Histeroscopia y Cirugía Intrauterina

Histeroscopia y Cirugía Intrauterina

Director

Luis Alonso Pacheco

Director de Unidad de Endoscopia Ginecológica,
Centro Gutenberg, Málaga.
Coordinador de Unidad de Histeroscopia,
Hospital Quirónsalud, Málaga.

Coordinadores

Jose Carugno

Director de la División de Ginecología Quirúrgica,
Universidad de Miami.
Profesor Asociado, Departamento de Ginecología
y Obstetricia, Universidad de Miami, Estados
Unidos.

Sergio Haimovich

Director, Servicio de Ginecología, Laniado
Hospital, Israel.
Clinical Assistant Professor, Facultad de Medicina
de la Universidad de la República del Uruguay.

Miguel Ángel Bigozzi

Facultativo Especialista de Área, Servicio de
Ginecología, Hospital Rivadavia.
Profesor Contratado Doctor, Facultad de
Medicina, Universidad de Buenos Aires,
Argentina.

Carlos Arturo Buitrago Duque

Médico Especialista, Área de Endoscopia
Ginecológica, Clínica Soma, Medellín.
Profesor Contratado Doctor, Departamento de
Ginecología, Facultad de Medicina, Universidad
Pontificia Bolivariana, Colombia.

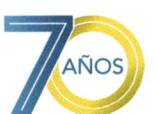 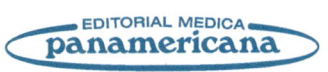

Desde 1953 formando Profesionales de la Salud

Buenos Aires - Bogotá - Madrid - México
www.medicapanamericana.com

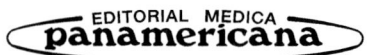

Visite nuestra página web:
http://www.medicapanamericana.com

ARGENTINA
Maipú 1300 (C 1300 ACT)
Ciudad Autónoma de Buenos Aires, Argentina
Tel.: (54-11) 5031-6919
e-mail: info@medicapanamericana.com

COLOMBIA
Carrera 7a A. N.º 69-19 - Bogotá DC - Colombia
Tel.: (57-1) 235-4068
e-mail: infomp@medicapanamericana.com.co

ESPAÑA
Sauceda, 10 - 5ª planta - 28050 Madrid, España
Tel.: (34-91) 131-78-00
e-mail: info@medicapanamericana.es

MÉXICO
Av. Miguel de Cervantes Saavedra, n.º 233, piso 8, oficina 801
Col. Granada, Alcaldía Miguel Hidalgo
CP 11520 Ciudad de México, México
Tel.: (52-55) 5250-0664
e-mail: infomp@medicapanamericana.com.mx

ISBN: 978-84-1106-067-7 (Versión impresa + Versión digital)
ISBN: 978-84-1106-068-4 (Versión digital)

Autores

Aguilar Romero, Mª Teresa
Facultativa Especialista de Área, Servicio de Obstetricia y Ginecología, Hospital Universitario Virgen de las Nieves, Granada.

Alanís Fuentes, José
Jefe de Sección, Servicio de Ginecología y Obstetricia, Hospital General Dr. Manuel Gea González, Ciudad de México.
Profesor Asociado, Posgrado de Alta Especialidad en Medicina, Universidad Nacional Autónoma de México.

Albert Fiorinelli, Milciades
Facultativo Especialista de Área, Servicio de Ginecología y Obstetricia, Instituto de Cirugía Especializada, Santo Domingo.
Coordinador de Cátedra, Área de Obstetricia y Ginecología, Escuela de Medicina, Pontificia Universidad Católica Madre y Maestra, Santo Domingo.

Alonso Pacheco, Luis
Director de Unidad de Endoscopia Ginecológica, Centro Gutenberg, Málaga.
Coordinador de Unidad de Histeroscopia, Hospital Quirónsalud, Málaga.

Álvarez López, Covadonga
Facultativa Especialista de Área, Servicio de Obstetricia y Ginecología, Hospital de la Paz, Madrid.

Arias Álvarez, Rodrigo Alfonso
Facultativo Especialista de Área, Unidad de Endoscopia, Servicio de Ginecología, Centro Médico Docente La Trinidad, Caracas, Venezuela.

Arjona Berral, José Eduardo
Jefe de Departamento, Servicio de Obstetricia y Ginecología, Hospital San Juan de Dios, Córdoba.

Bailón Queiruga, Marta
Facultativa Especialista de Área, Servicio de Ginecología y Obstetricia, Hospital Universitario Arnau de Vilanova, Lleida.

Bassil Lasmar, Ricardo
Profesor Asociado, Departamento de Cirugía General y Especialidades, Universidade Federale Fluminense, Niteroi, Brasil.

Bermejo López, Carmina
Ecografista, Servicio de Ginecología y Obstetricia, Delta Ecografía, Madrid.

Bettocchi, Stefano
Especialista en Ginecología y Obstetricia, Foggia, Italia.
Docente, Área de Ginecología y Obstetricia, Facultad de Medicina, Universidad Aldo Moro, Bari, Italia.

Bigozzi, Miguel Ángel
Facultativo Especialista de Área, Servicio de Ginecología, Hospital Rivadavia, Buenos Aires.
Profesor Contratado Doctor, Facultad de Medicina, Universidad de Buenos Aires, Argentina.

Buitrago Duque, Carlos Arturo
Médico Especialista, Área de Endoscopia Ginecológica, Clínica Soma, Medellín.
Profesor Contratado Doctor, Departamento de Ginecología, Facultad de Medicina, Universidad Pontificia Bolivariana, Colombia.

Burgos Mora, Leticia Esperanza
Médica Especialista, Servicio de Ginecología y Obstetricia, Hospital Ángeles Morelia, Michoacán, México.

Brito Pérez, Mª Alejandra
Facultativa Especialista de Área, Servicio de Ginecología, Unidad Clínico Quirúrgica Noroeste, Caracas, Venezuela.

Cabezas López, Elena
Facultativo Especialista de Área, Servicio de Ginecología, Hospital Universitario Ramón y Cajal, Madrid.
Colaboradora docente, Departamento de Obstetricia y Ginecología, Facultad de Medicina, Universidad de Alcalá de Henares.

Calles Sastre, Laura
Facultativa Especialista de Área, Servicio de Obstetricia y Ginecología Hospital Puerta de Hierro, Majadahonda.
Colaboradora Docente, Departamento de Ginecología y Obstetricia, Facultad de Medicina, Universidad Autónoma de Madrid.

Campo, Rudi Lodewijk
Especialista en Cirugía Histeroscópica, Servicio de Medicina Reproductiva, Life Expert Centre, Lovaina, Bélgica.

Carrera Roig, María
Facultativa Especialista de Área, Servicio de Ginecología y Obstetricia, Hospital Universitario Doce de Octubre, Madrid.

Carugno, Jose
Director de la División de Ginecología Quirúrgica, Universidad de Miami.
Profesor Asociado, Departamento de Ginecología y Obstetricia, Universidad de Miami, Estados Unidos.

Casadio, Paolo
Director Médico, Dipartamento Di Scienze Mediche e Chirurgiche, IRCCS Azienda Ospedaliero Universitaria di Bologna, Italia.

Chejin Orellana, Adid
Médico Especialista, Unidad de Endoscopia Ginecológica, Centro Médico Quirúrgico Hospital Privado, Barquisimeto, Venezuela.

Cicinelli, Ettore
Director de Departamento, Departamento de Obstetricia y Ginecología, Universidad de Bari, Italia.

Correa Duclos, Mauricio Esteban
Facultativo Especialista de Área, Servicio de Ginecología, Hospital Base Valdivia, Chile.
Profesor Asociado, Departamento de Ginecología y Obstetricia, Universidad Austral de Chile.

Cubo Abert, Montse
Facultativa Especialista de Área, Servicio de Ginecología, Hospital Vall d'Hebron, Barcelona.

Degollada Bastos, María
Médica Especialista, Servicio de Ginecología, Hospital Universitari d'Igualada, Barcelona.

Della Corte, Luigi
Especialista en Obstetricia y Ginecología, Azienda Ospedaliera Universitaria Federico II, Nápoles, Italia.
Docente, Departamento de Neurociencia, Ciencias Reproductivas y Odontología, Área de Obstétricia y Ginecología, Facultad de Medicina, Universidad de Nápoles, Italia.

Díaz Pinillos, Julio Víctor
Director Médico, Nacer Centro de Reproducción Humana, Lima, Perú.

Díez Lázaro, Santiago
Facultativo Especialista de Área, Servicio de Ginecología y Obstetricia, Hospital Universitario Cruces, Barakaldo.

Di Spiezio Sardo, Attilio
Médico Especialista, Unidad de Obstetricia y Ginecología, AOU Federico II, Nápoles.
Profesor Titular, Departamento de Salud Pública, AOU Federico II, Italia.

Domínguez Arroyo, Jose Antonio
Director Médico, Instituto Extremeño de Reproducción Asistida, Badajoz.

Dotto, Jorge Enrique
Profesor de Ginecología, Servicio de Ginecología, Hospital Rivadavia, Buenos Aires.

Duro Gómez, Jorge
Facultativo Especialista de área, Servicio de Obstetricia y Ginecología, Hospital San Juan de Dios, Córdoba.

Erasun Mora, Diego
Facultativo Especialista de Área, Servicio de Ginecología y Obstetricia, Hospital Universitario Marqués de Valdecilla, Santander.

Fernández Parra, Jorge
Jefe de Servicio, Servicio de Obstetricia y Ginecología, Hospital Universitario Virgen de las Nieves, Granada.
Profesor Asociado, Departamento de Obstetricia y Ginecología, Facultad de Medicina, Universidad de Granada.

Ferro Camargo, Jaime
Colaborador Docente, ADEIT, Fundación Universidad-Empresa, Universidad de Valencia.
Codirector Máster Propio de Cirugía Endoscopica Ginecológica Avanzada, Valencia.

Florio, Pasquale Mario
Jefe de Servicio, Área de Obstetricia y Ginecología, Ospedale San Jacopo di Pistoia, Italia.

Foreste, Virginia
Médica Interna Residente, Unidad de Obstetricia y Ginecología, AOU Federico II, Nápoles, Italia.

Franchini, Mario
Médico Especialista, Demetra IFC Center, Villa Cherubini, Florencia, Italia.

Gómez Díaz, Norman
Jefe de Sección, Servicio de Ginecología y Obstetricia, Equipo Juana Crespo, Valencia.

González Paredes, Aida
Facultativa Especialista de Área, Servicio de Obstetricia y Ginecología, Hospital Virgen de las Nieves, Granada.

Gubbini, Giampietro
Especialista en Obstetricia y Ginecología, Villa Toniolo Hospital, Bologna, Italia.

Haimovich, Sergio
Director, Servicio de Ginecología, Laniado Hospital, Israel.
Clinical Assistant Professor, Facultad de Medicina de la Universidad de la Republica del Uruguay.

Hermida Moscardi, Marcelo
Ginecólogo Endoscopista, Servidio de Endoscopia Ginecológica, Centro Hospitalario Pereira Rossel, Hospital de la Mujer, Montevideo, Uruguay.

Langde, Swapnil
Médico Especialista, Servicio de Obstetricia y Ginecología, Ruby Hall Clinic, Pune, India.

Lara Domínguez, Mª Dolores
Facultativa Especialista de Área, Servicio de Obstetricia y Ginecología, Hospital Universitario Virgen de Valme, Sevilla.

Lobo Abascal, Paloma
Médica Especialista, Servicio de Ginecología y Obstetricia, Hospital Universitario Infanta Sofía, Madrid.
Profesora Asociada, Departamento de Ginecología y Obstetricia, Facultad de Medicina, Universidad Europea de Madrid.

López-Yarto Elejabeitia, Maite
Facultativa Especialista de Área, Unidad de Ginecología General, Área de Histeroscopia, Servicio de Obstetricia y Ginecología, Hospital del Mar, Barcelona.

Malcom, Carrie
Médica Interna Residente, Minimally Invasive Gynecology Division, University of Miami Miller School of Medicine, Estados Unidos.

Marconi França, Maria Laura
Médica Especialista, Servicio de Ginecología, Facultade de Medicina do ABC, Sao Paulo, Brasil.

Martínez Morales, Sonia Ester
Médico Especialista, Servicio de Obstetricia y Ginecología, Hospital Universitario Torrecárdenas, Almería.

Menocal Tavernier, Ulises Armando
Jefe de Servicio, Servicio de Ginecología y Obstetricia, Hospital de la Mujer de Morelia, Michoacán, México.
Profesor Asociado, Posgrado de Alta Especialidad en Medicina, Universidad Nacional Autónoma de México.

Miranda Mendoza, Ignacio
Facultativo Especialista de Área, Servicio de Ginecología, Hospital Clínico Universidad de Chile.
Profesor Asociado, Departamento de Ginecología y Obstetricia, Facultad de Medicina, Universidad de Chile.

Montevecchi, Luigi
Médico Especialista en Ginecología y Obstetricia, Studio Medico, Roma, Italia.

Moratalla Bartolomé, Enrique
Jefe de Sección, Servicio de Ginecología, Hospital Universitario Ramón y Cajal, Madrid.

Moreno, Lucía Fuentes
Facultativa Especialista de Área, Servicio de Ginecología y Obstetricia, Hospital Universitario Puerta de Hierro, Majadahonda, Madrid.

Moscovitz, Thomas
Profesor Asociado, Departamento de Ginecología, Facultade de Medicina do ABC, Sao Paulo, Brasil.

Muñóz Núñez, Elena
Médica Interna Residente, Servicio de Obstetricia y Ginecología Hospital Puerta de Hierro, Majadahonda.
Colaboradora Docente, Departamento de Ginecología y Obstetricia, Facultad de Medicina, Universidad Autónoma de Madrid.

Nieto Pascual, Laura
Facultativa Especialista de Área, Servicio de Ginecología y Obstetricia, Hospital Universitario Reina Sofía, Córdoba.

Okohue, Jude Ehiabhi
Docente, Departamento de Obstetricia y Ginecología, Facultad de Ciencias Médicas, Madonna University, Elele, Nigeria.

Oña López, Mª Rosa
Jefa de Sección, Servicio de Obstetricia y Ginecología, Hospital Universitario Virgen de Valme, Sevilla

Ortiz Fumero, Alfonso Javier
Jefe de Unidad, Servicio de Ginecología, Clínica Grupo Médico Santa Paula, Caracas, Venezuela.

Parry, John Preston
Especialista en Obstetricia y Ginecología, Positive Steps Fertility, Madison, Mississippi, Estados Unidos.

Pérez Medina, Tirso
Jefe de Servicio, Servicio de Ginecología y Obstetricia, Hospital Universitario Puerta de Hierro, Majadahonda, Madrid.

Portugal Lasmar, Bernardo
Profesor Ayudante Doctor, Departamento de Cirugía General y Especialidades, Universidade Federale Fluminense, Niteroi, Brasil.

Povedano Cañizares, Balbino
Facultativo Especialista de Área, Servicio de Ginecología y Obstetricia, Hospital Universitario Reina Sofía, Córdoba.

Puente Gonzalo, Elena
Directora Médica, Unidad de Reproducción Asistida, Clínica Fertia, Fuengirola, Málaga.

Ríos Vallejo, Mar
Jefa de Sección, Servicio de Ginecología y Obstetricia, Hospital Universitario Puerta de Hierro, Majadahonda, Madrid.

Rodríguez, Suset
Médico Interno Residente, Servicio de Ginecología, Uhealth Towers, Miami, Florida, Estados Unidos.

Rovira Pampalona, Jennifer
Médico Especialista, Servicio de Ginecología, Hospital Universitario Igualada.
Profesora Asociada, Departamento de Ginecología, Facultad de Medicina, Universitat de Lleida.

Rubal Gil, Agustín
Ginecólogo Endoscopista, Centro Hospitalario Pereira Rossell, Montevideo, Uruguay.

Salazar, Christina
Cirujana Laparoscópica, Minimally Invasive Gynecology, Department of Women's Health, University of Texas at Austin Dell Medical School, Texas, Estados Unidos.

Sancho Saúco, Javier
Facultativo Especialista de Área, Servicio de Ginecología, Hospital Universitario Ramón y Cajal, Madrid.
Colaborador Docente, Departamento de Obstetricia y Ginecología, Facultad de Medicina, Universidad de Alcalá de Henares.

Simó González, Marta
Jefa de Servicio, Servicio de Ginecología y Obstetricia, Hospital Universitario Arnau de Vilanova, Lleida.
Profesora Asociada, Departamento de Cirugía, Facultad de Medicina, Universidad de Lleida.

Sinca Sánchez, Laura
Médica General, Servicio de Ginecología, Hospital Universitario Laniado, Netanya, Israel.

Serrano Flores, Carlos Alberto
Médico Especialista, Servicio de Ginecología y Obstetricia, Hospital General Dr. Manuel Gea González, Ciudad de México.
Profesor Asociado, Posgrado de Alta Especialidad en Medicina, Universidad Nacional Autónoma de México.

Tandulwadkar, Sunita
Jefa de Servicio, Ruby Hall Clinic, Pune.
Docente, Departamento de Endoscopia, Universidad Dr. D. Y. Patil, India.

Ubeda Hernández, Alicia
Jefa de Servicio, Servicio de Ginecología, Hospital Universitario Dexeus, Barcelona.

Urquijo Beamonte, Elena
Facultativa Especialista de Área, Servicio de Ginecología y Obstetricia, Hospital Universitario Cruces, Barakaldo.

Vázquez de Campo, Ana
Facultativa Especialista de Área, Servicio de Ginecología y Obstetricia, Hospital Universitario Marqués de Valdecilla, Santander.

Vázquez Rodríguez, Alberto
Facultativo Especialista de Área, Unidad de Cirugía Endoscópica Reproductiva, IVI Barcelona.

Vidal Mazo, Cinta
Facultativa Especialista de Área, Servicio de Obstetricia y Ginecología, Hospital Juan Ramón Jiménez, Huelva.

Vitale, Salvatore Giovanni
Investigador, Área de Ginecología y Obstetricia, Departamento de Ciencias Quirúrgicas, Universidad de Cagliari, Italia.

Prólogo

En los últimos años, la histeroscopia ha alcanzado hitos significativos en términos de diagnóstico y tratamiento de patologías intrauterinas, brindando la oportunidad de reconocer y tratar fácilmente lesiones que en el pasado no eran manejadas adecuadamente debido al uso de la cirugía intrauterina convencional, como el legrado. Con la ventaja que ofrece poder ver dentro de la cavidad uterina, la evaluación del endometrio se ha convertido en una realidad, haciendo que la toma de muestras endometriales sea un procedimiento preciso y exacto. Además, la histeroscopia permite evaluar el efecto de las lesiones miometriales en el endometrio, así como también del miometrio subendometrial, que se ha considerado fundamental en la valoración del factor uterino, especialmente en pacientes infértiles. Y sobre todo, la histeroscopia ha logrado en los últimos años grandes avances en el tratamiento del cáncer de endometrio en etapas tempranas, permitiendo a las pacientes que desean preservar su fertilidad la posibilidad de quedar embarazadas.

Todas estas ventajas significativas se han combinado también en los últimos años con innovaciones técnicas y tecnológicas. De hecho, la reducción progresiva de los diámetros y la mejora del rendimiento operativo de los instrumentos han garantizado la ejecución de numerosas operaciones, antes consideradas exclusivas de quirófano, en un entorno ambulatorio. En particular, el minirresestoscopio brinda la posibilidad de superar la necesidad de dilatación cervical, y permite al cirujano histeroscopista realizar procedimientos quirúrgicos complejos en un entorno ambulatorio, con las mismas maniobras que la cirugía resectoscópica tradicional, y los morceladores permiten extirpar lesiones intrauterinas (pólipos, miomas pequeños y residuos placentarios) de forma puramente mecánica, reduciendo significativamente los tiempos quirúrgicos gracias a la combinación del corte con la extracción de los fragmentos.

Los contenidos de este libro se han extraído del Máster en Histeroscopia y Cirugía Intrauterina, que combina el conocimiento científico más reciente con la práctica clínica avanzada, y abarca desde las patologías intrauterinas más habituales hasta campos de aplicación innovadores relacionados con el embarazo. Mediante una metodología interactiva, se pueden adquirir las habilidades necesarias para la ejecución correcta de un examen histeroscópico con gran confianza. El Dr. Luis Alonso Pacheco, histeroscopista de renombre mundial, ha logrado este propósito con el apoyo de coordinadores relevantes en el campo de la histeroscopia, como Miguel Ángel Bigozzi, Carlos Arturo Buitrago Duque, José Carugno y Sergio Haimovich, diseñando esta obra que abarca todas las técnicas y los avances de la histeroscopia moderna, correlacionándolos con diferentes situaciones clínicas como la reproducción asistida, la oncología y el sangrado uterino anormal.

Attilio di Spiezio Sardo

Prefacio

Presentar un libro de histeroscopia no es solo mostrar una recopilación de procedimientos y técnicas, sino también la manera en que los médicos transmitimos nuestra experiencia y conocimiento. Para el ginecólogo, adentrarse en las complejidades de la histeroscopia es como embarcarse en un viaje difícil, donde cada paso es una lección, y cada experiencia, una revelación.

Este es el caso de la histeroscopia, una técnica que, tras unos años en el olvido, se está implementando cada vez con más fuerza en los diferentes servicios de ginecología de todo el mundo. La utilización de este tipo de cirugía mínimamente invasiva no solo permite mejorar la calidad de vida de las pacientes, sino también solventar problemas que afectan a su reproducción.

En este mundo de la medicina que cambia constantemente, es esencial transmitir conocimientos. Es la base sobre la que construimos nuestro futuro, pero, hay que admitirlo, no es tarea fácil. Se necesita claridad, precisión y, sobre todo, pasión por lo que hacemos.

Un libro de texto no es solo un montón de datos. Es un reconocimiento a aquellos que han dedicado sus vidas a la medicina. Como una antorcha que se pasa de generación en generación, la transmisión de conocimientos es una responsabilidad que tomo muy en serio.

En este libro, se abordará todo el conocimiento que existe actualmente sobre la histeroscopia, desde los conocimientos básicos iniciales hasta la patología más compleja. La obra está dividida en diferentes módulos, que agrupan los distintos temas de manera ordenada, permitiendo al lector un aprendizaje estructurado sobre la histeroscopia y la cirugía intrauterina.

Recuerdo las enseñanzas de mi querido «Maestro», que moldearon mi comprensión de la histeroscopia. Ahora, es mi turno de hacer lo mismo por los demás. A través de este libro, no solo quiero transmitir información, sino también el amor por lo que hacemos y la dedicación a nuestros pacientes.

Quiero agradecer a los coordinadores del máster, José Carugno, Sergio Haimovich, Carlos Arturo Buitrago y Miguel Ángel Bigozzi, su GRAN esfuerzo. Ellos saben lo duro que ha sido sacar adelante esta obra. Mi agradecimiento también al elenco tan numeroso de autores, entre los que se encuentran algunos de los histeroscopistas más conocidos y respetados del mundo. Finalmente, quiero recordar a los compañeros de viaje, en mi caso, a mi mujer y mi familia, un pilar importante que me ha ayudado a alcanzar mis metas... las humanas y las divinas. ¡Gracias!

Querido lector: mientras nos embarcamos juntos en este viaje, recordemos que el aprendizaje nunca termina. Con cada página que leemos, tenemos la oportunidad de crecer e influir positivamente en la vida de nuestros pacientes.

Luis Alonso Pacheco

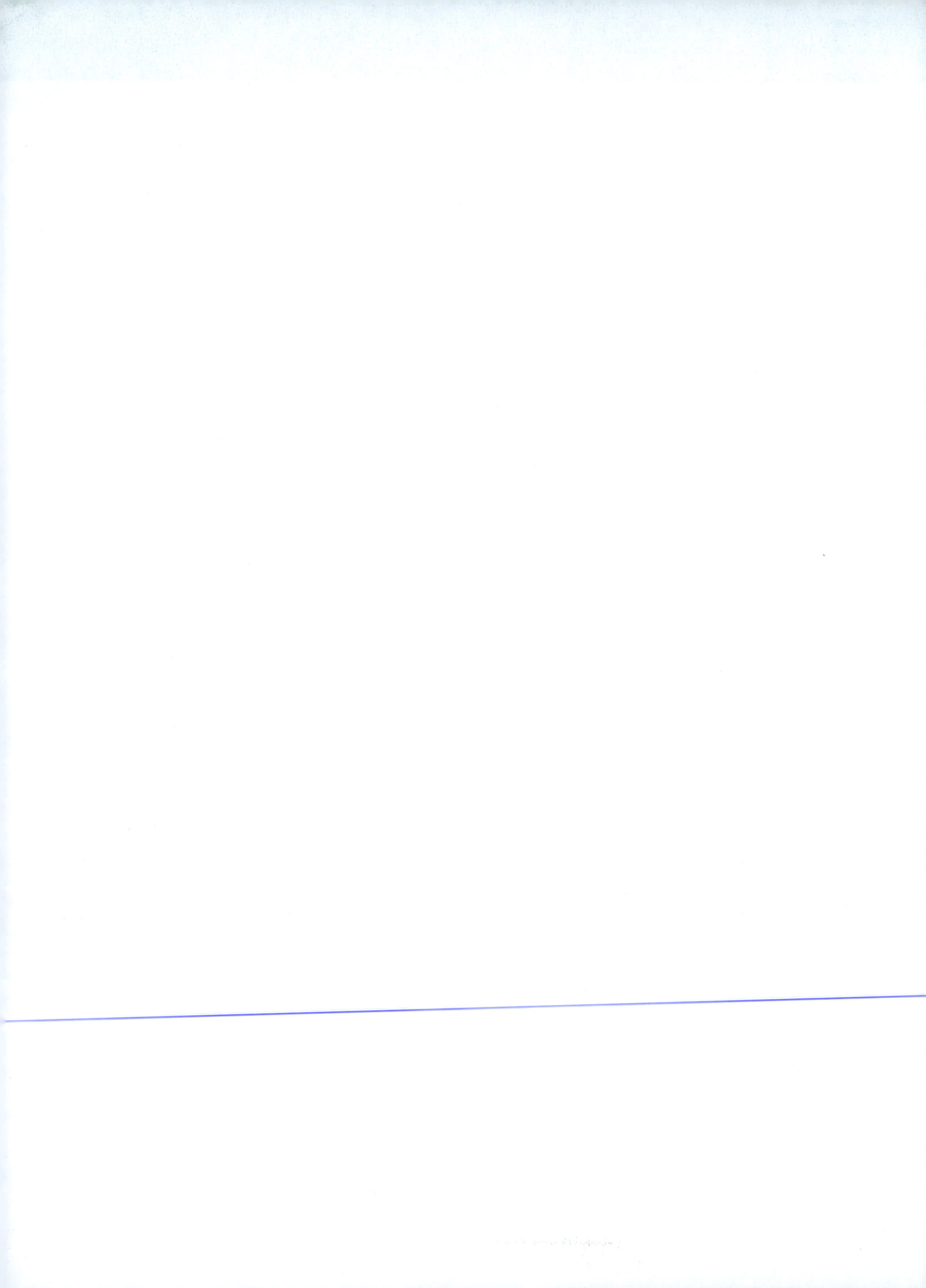

Índice

Prólogo IX

Prefacio XI

SECCIÓN I. ANATOMÍA, FISIOLOGÍA Y PATOLOGÍA DEL ÚTERO   1

1   Embriología y anatomía del útero 3
M. T. Aguilar Romero y J. Fernández Parra

2   Fisiología del útero 19
M. Ríos Vallejo, L. Fuentes Moreno y T. Pérez Medina

3   Patología del útero 31
B. Povedano Cañizares y L. Nieto Pascual

SECCIÓN II. PRINCIPIOS BÁSICOS DE LA HISTEROSCOPIA   43

4   Historia de la histeroscopia 45
S. Haimovich y L. Sinca Sánchez

5   Vaginoscopia y manejo de la estenosis cervical 53
S. Giovanni Vitale, L. Della Corte y S. Bettocchi

6   Cómo montar un equipo de histeroscopia 63
L. Calles Sastre, E. Muñoz Núñez y T. Pérez Medina

7   Distensión en histeroscopia y electrocirugía 73
M. Albert Fiorinelli y A. Chejin Orellana

8   Manejo del dolor en histeroscopia 85
S. E. Martínez Morales

9   Histeroscopia *in office* (en consulta) 97
C. A. Buitrago Duque y R. A. Arias Álvarez

10   Medicamentos en histeroscopia 107
M. Simó González y M. Bailón Queiruga

11   Correlación entre ecografía e histeroscopia 117
L. Alonso Pacheco y C. Bermejo López

12   Terminologia en histeroscopia y aspectos medicolegales 131
C. Malcom y J. Carugno

13   Formación en histeroscopia 143
A. Úbeda Hernández y L. Alonso Pacheco

SECCIÓN III. ALTERACIONES DEL ENDOMETRIO   151

14   Patrones histeroscópicos del endometrio 153
T. Moscovitz y M. L. Marconi França

15 Patrones vaginales, cervicales y tubáricos 165
M. Á. Bigozzi y A. Rubal Gil

16 Pólipos endometriales 177
J. Rovira Pampalona y M. Degollada Bastos

17 PALM-COEIN e histeroscopia 189
S. Rodríguez y J. Carugno

18 Endometritis crónica 201
E. Cicinelli y E. Puente Gonzalo

19 Metaplasia endometrial y depósitos cálcicos 217
M. Cubo Abert y L. Alonso Pacheco

20 Distrofia vascular, líquidos en cavidad y malformación arteriovenosa 227
M. Hermida Moscardi, J. Díaz Pinillos y L. Alonso Pacheco

21 Histeroscopia en menopausia 237
E. Urquijo Beamonte y S. Díez Lázaro

22 Medicamentos y endometrio 247
M. R. Oña López y M. D. Lara Domínguez

SECCIÓN IV. ALTERACIONES ESTRUCTURALES Y DE LA PARED MIOMETRIAL 261

23 Introducción a las malformaciones uterinas 263
D. Erasun Mora y A. Vazquez de Campo

24 Útero septo 281
A. Di Spiezio Sardo y V. Foreste

25 Útero dismórfico 293
L. Alonso Pacheco

26 Útero unicorne y útero bicorne 305
S. Tandulwadkar, S. Langde y L. Alonso Pacheco

27 Miomas submucosos 315
R. Bassil Lasmar y B. Portugal Lasmar

28 Adenomiosis e histeroscopia 329
L. Alonso Pacheco y R. Lodewijk Campo

29 Adherencias intrauterinas y síndrome de Asherman 341
L. Alonso Pacheco y J. E. Okohue

30 Istmocele 353
M. Franchini, P. Mario Florio, P. Casadio y G. Gubbini

SECCIÓN V. HISTEROSCOPIA Y GESTACIÓN 365

31 Restos gestacionales retenidos 367
C. Salazar y L. Alonso Pacheco

32 Embrioscopia 377
J. Ferro Camargo

33 Histeroscopia durante la gestación 385
J. Alanís Fuentes, U. A. Menocal Tavernier, C. A. Serrano Flores y L. E. Burgos Mora

34 El papel de la histeroscopia en los abortos de repetición 399
S. Haimovich

35 Histeroscopia y contracepción 409
J. E. Arjona Berral y J. Duro Gómez

36 Papel de la histeroscopia antes de las técnicas de reproducción
asistida 419
M. Carrera Roig y J. A. Domínguez

37 Histeroscopia y endometrio refractario 431
A. Vázquez Rodríguez

38 Histeroscopia en pacientes con fallo recurrente de implantación 441
N. Gómez Díaz

39 Evaluación tubárica por histeroscopia 451
J. P. Parry

SECCIÓN VI. ONCOLOGÍA — 459

40 Microcolpohisteroscopia.. 461
L. Montevecchi

41 Hiperplasias de endometrio 473
M. Á. Bigozzi y J. E. Dotto

42 Cáncer endometrial... 487
C. A. Buitrago Duque

43 Cáncer cervical-vaginal. Sarcomas.. 497
E. Moratalla Bartolomé, J. Sancho Saúco y E. Cabezas López

SECCIÓN VII. NOVEDADES EN INSTRUMENTAL — 505

44 Histeroscopios, resectoscopios y minirresectoscopios... 507
P. Lobo Abascal

45 Morceladores histeroscópicos.. 519
C. Vidal Mazo

46 Láser en histeroscopia 529
M. López-Yarto Elejabeitia y S. Haimovich

47 Sistemas de ablación endometrial.. 541
C. Álvarez López y A. González Paredes

SECCIÓN VIII. TÉCNICAS QUIRÚRGICAS. CIRUGÍA INTRAUTERINA — 555

48 Técnicas de biopsia endometrial.. 557
M. A. Brito Pérez y A. J. Ortiz Fumero

49 Técnicas quirúrgicas I: pólipos y miomas 569
S. Haimovich

50 Técnicas quirúrgicas II: malformaciones uterinas 579
L. Alonso Pacheco

51 Técnicas quirúrgicas III: adherencias intrauterinas, istmocele
y restos abortivos.. 591
L. Alonso Pacheco y J. E. Okohue

52 Técnicas quirúrgicas IV: adenomiosis, cuerpos extraños, cérvix
restantes y malformaciones arteriovenosas 605
C. A. Buitrago Duque, L. Alonso Pacheco, I. Miranda Mendoza y M. E. Correa Duclos

53 Complicaciones en histeroscopia.. 617
S. Rodríguez y J. Carugno

Índice analítico... 629

Anatomía, fisiología y patología del útero

1

1 • Embriología y anatomía del útero

2 • Fisiología del útero

3 • Patología del útero

Embriología y anatomía del útero

1

M. T. Aguilar Romero y J. Fernández Parra

 OBJETIVOS

- Conocer el desarrollo embriológico uterino normal.
- Valorar las malformaciones congénitas asociadas, su clasificación y su repercusión en la práctica clínica.
- Distinguir las principales características morfológicas del útero y sus diferencias entre las distintas etapas de la vida de la mujer (infantil, edad fértil, menopausia), las relaciones y el sistema de sostén.
- Aprender la vascularización y la inervación uterina, así como su histología.

EMBRIOLOGÍA

El desarrollo del tracto genital femenino es un proceso complejo que depende de una serie de acontecimientos que involucran la diferenciación celular, la migración, la fusión y la canalización. El fallo de cualquiera de estos procesos daría como resultado una anomalía congénita. Comienza a las 3 semanas de la embriogénesis y continúa hasta el segundo trimestre de la gestación.

> **!** El aparato urinario y el aparato genital se relacionan de forma estrecha desde el punto de vista anatómico y embriológico. El desarrollo de las gónadas ocurre de forma independiente del sistema urogenital. Por tanto, las mujeres con anomalías uterovaginales congénitas pueden tener ovarios normales con una producción hormonal normal.

El aparato urogenital se desarrolla a partir del mesodermo intermedio, que se extiende a lo largo de la pared dorsal del cuerpo del embrión. Durante el plegamiento embrionario, en el plano horizontal, este mesodermo se desplaza de forma ventral y pierde su conexión con las somitas. A cada lado de la aorta primitiva, se forma un pliegue longitudinal de mesodermo, denominado cresta urogenital, que se divide en una cresta nefrógena y una cresta gonadal.

Cerca de la cuarta semana, los pliegues nefrógenos originan los riñones mesonéfricos y los conductos mesonéfricos o de Wolff, que se encuentran laterales a la cresta gonadal. Estos conductos unen los riñones mesonéfricos (destinados a involucionar) con la cara posterior de la cloaca, donde también desembocan las vías genital y alimentaria del embrión.

Sobre la quinta semana, aparece la yema ureteral en la parte caudal del conducto mesonéfrico, la cual se elongará para formar el uréter definitivo, e induce la diferenciación del metanefros, que constituirá el riñón.

Hacia la séptima semana, el tabique urorrectal se ha desarrollado, y separa la cloaca en el recto primitivo y el seno urogenital. Este último se divide a su vez en tres partes: porción vesical o superior, que dará lugar a la vejiga; porción pélvica o media, que origina la uretra, y porción caudal, que dará lugar a la vagina (según la teoría aplicada), y las glándulas de Bartolino y Skene, entre otros.

Durante la sexta semana, se desarrollan los conductos paramesonéfricos o de Müller, que se encuentran laterales a la cresta gonadal y a los conductos mesonéfricos. Estos se forman a partir de invaginaciones longitudinales del epitelio celómico superficial, que acaban cerrándose.

A final de la sexta semana, los dos pares de conductos genitales de Wolff y Müller están presentes, y los sistemas genitales masculino y femenino son indistinguibles en apariencia. La fase indiferenciada del desarrollo genital termina en este punto (**Fig. 1-1**).

> **!** En el embrión femenino, la ausencia de testosterona y de hormona antimülleriana produce la regresión de los conductos de Wolff y el desarrollo de los conductos paramesonéfricos, que son estimulados para diferenciarse en trompa de Falopio y útero.

En la región craneal, el conducto paramesonéfrico se encuentra abierto en forma de embudo y desemboca en la cavidad abdominal. En la región caudal, primero se desplaza en sentido lateral con el conducto mesonéfrico, para, *a posteriori*, cruzarlo ventralmente y crecer en la parte caudomedial. En la línea media entra en contacto estrecho con el conducto paramesonéfrico del lado contrario.

Inicialmente los dos conductos de Müller están separados por un tabique, pero más tarde se fusionan para formar el primordio uterino. Este tabique se reabsorbe en dirección cra-

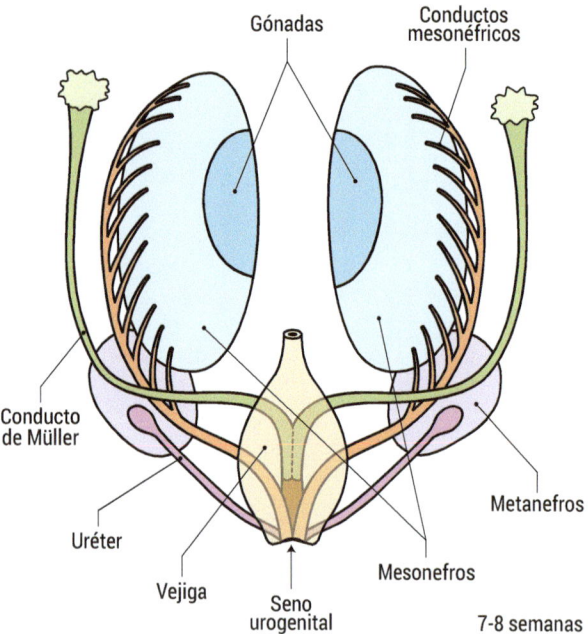

Figura 1-1. Desarrollo embriológico de los genitales internos y del sistema urinario.

neal sobre las 20 semanas o, como teoría alternativa, de forma bidireccional, es decir, desde el centro en sentido craneal y caudal de forma simultánea (teoría bidireccional de Müller). Así se explicarían algunas anomalías que no se podían comprender con la teoría clásica.

Por otro lado, la punta caudal de los conductos de Müller se proyecta al interior de la pared posterior del seno urogenital, donde produce una pequeña protuberancia, el tubérculo de Müller.

Así, los conductos de Müller se convierten en los principales conductos genitales de la mujer. Al inicio se distinguen tres partes en cada conducto: una parte vertical craneal que desemboca en la cavidad abdominal; una parte horizontal que cruza el conducto mesonéfrico; y una parte vertical caudal que se fusiona con su homólogo de la parte contraria.

Tras el descenso del ovario, las dos primeras partes se convierten en la trompa de Falopio, y las partes caudales se fusionarán, dando lugar a la cavidad uterina (semana 10-12) (**Fig. 1-2**). Después de que ambos conductos se fusionen en la línea media, se crea un amplio pliegue pélvico transversal, que será el ligamento ancho del útero. Este pliegue se extiende desde los lados laterales de los conductos paramesonéfricos fusionados hacia la pared de la pelvis. Poco después, la punta sólida de los conductos paramesonéfricos entra en contacto con el seno urogenital. Esta teoría es discutida por autores como Acién, que afirma que los conductos de Müller no llegan al seno urogenital y, por tanto, el tercio superior de la vagina no sería de origen mülleriano.

El desarrollo de la vagina ha sido un motivo de controversia en los últimos 100 años. En 1957, Bulmer resumió las tres teorías:

- La vagina procede completamente de los conductos müllerianos.
- El epitelio vaginal procede de la porción más caudal de los conductos de Wolff.
- El seno urogenital contribuye parcialmente (el tercio superior de la vagina procede de conductos de Müller) o totalmente a la formación del epitelio vaginal (**Fig. 1-3**).

Sin embargo, Acién *et al.* proponen la hipótesis embriológica de la vagina, basada en estudios experimentales y en análisis de casos de mujeres con malformación genital, según la cual, la vagina procede en su totalidad de los conductos mesonéfricos fusionados, con la participación del tubérculo de Müller. Es decir, los conductos de Müller fusionados forman el útero hasta el orificio cervical externo, y su adecuada formación es inducida por los conductos wolffianos que descienden a ambos lados. Estos últimos regresan cranealmente, pero desde el cuello uterino hacia abajo, se engruesan formando

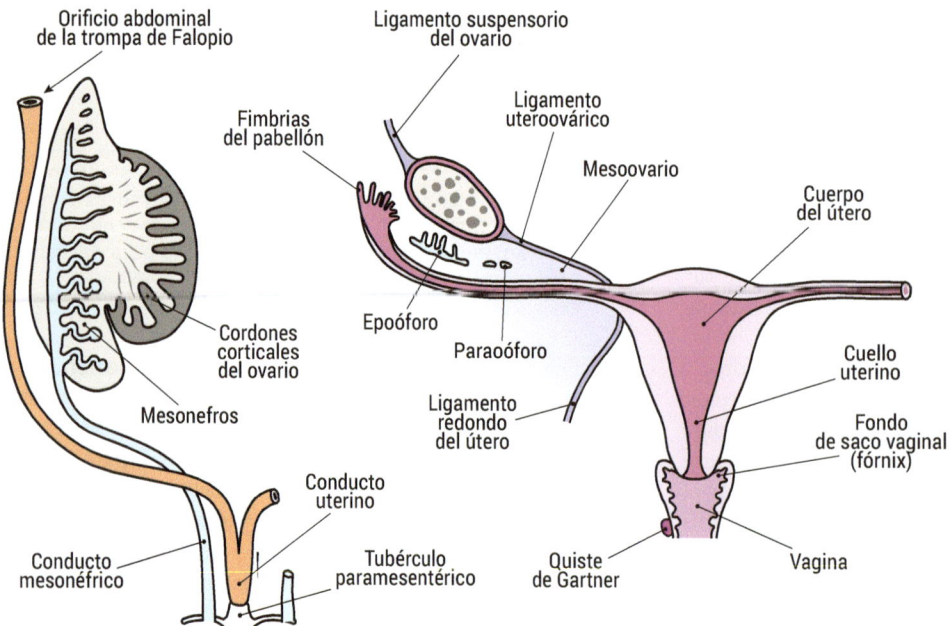

Figura 1-2. Correspondencia de la embriología-anatomía del aparato urogenital.

los bulbos sinovaginales. El tubérculo de Müller interpuesto se incorpora a la placa vaginal, formada por la fusión de los dos bulbos. La proliferación sigue en el extremo caudal de la placa, aumentando la distancia con el útero. La luz de la parte inferior de la vagina se forma por la degeneración de las células centrales de esta placa, que se produce en dirección cefálica. Esta cavitación posterior permite que las células müllerianas del tubérculo tapicen la luz vaginal primitiva.

Al igual que el embrión masculino, el femenino desarrolla un gubernáculo y un conducto inguinal rudimentario. En las mujeres, el gubernáculo no se acorta, aunque hace que los ovarios desciendan durante el tercer mes y sean barridos hacia el ligamento ancho del útero. Esta translocación ocurre porque, durante la séptima semana, el gubernáculo se une a los conductos paramesonéfricos en desarrollo.

En ausencia de hormonas masculinas, el gubernáculo femenino permanece intacto y crece al ritmo del resto del cuerpo. El inferior se convierte en el ligamento redondo del útero, que lo conecta con la fascia de los labios mayores, y el gubernáculo superior se convierte en el ligamento que conecta el útero con el ovario. Además, el ligamento suspensorio craneal persiste y ancla el ovario en la parte alta del abdomen.

> El desarrollo de los conductos de Müller guarda estrecha relación con el de los conductos de Wolff, lo que explica la asociación relativamente frecuente de las malformaciones uterovaginales con anomalías del tracto urinario.
> Los conductos de Müller son dos derivados mesodérmicos, que crecen en sentido medial y caudal. Originan las trompas de Falopio en su porción superior y el útero en su porción inferior. Estos canales se fusionan medialmente (fusión lateral); y el tabique central que separa los conductos fusionados se reabsorbe, dando lugar a la cavidad uterina.
> Lo ovarios tienen un origen independiente y no suelen estar afectados en este tipo de malformaciones.
> Con respecto al origen y desarrollo de la vagina, existen varias teorías que explican su procedencia.

Malformaciones congénitas del aparato genital femenino

El conocimiento de la embriología del aparato urogenital es fundamental para la comprensión, estudio, diagnóstico y posterior tratamiento de las malformaciones genitales. La gran mayoría de ellas ocurren en el período de organogénesis, durante el primer trimestre de la gestación.

Representan un problema de salud relevante, tanto por su prevalencia en todos los segmentos de edad, como por el hecho de que cada vez se diagnostican con más frecuencia en pacientes infértiles o con deseo reproductivo.

Se desconoce su causa directa; sin embargo, la patogenia de gran parte de ellas se puede explicar y entender correctamente a través de las hipótesis embriológicas del aparato genital femenino.

No existe un sistema de clasificación universalmente aceptado para las anomalías del tracto genital femenino que permita realizar una correlación clara entre el tipo y la extensión de la patología y su repercusión clínica. Una clasificación

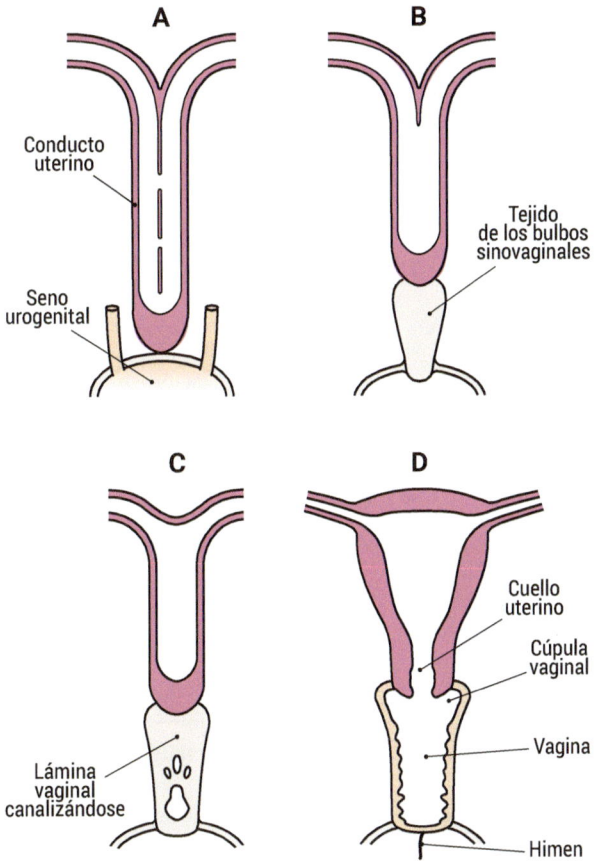

Figura 1-3. Teoría clásica sobre el desarrollo embriológico de la vagina.

correcta y adecuada de dichas malformaciones es fundamental para realizar un diagnóstico certero y evitar intervenciones quirúrgicas innecesarias.

La clasificación de la American Fertility Society de 1988 (**Fig. 1-4**) ha sido la más ampliamente reconocida y utilizada para las malformaciones uterinas. Las ventajas de este sistema de clasificación incluyen su simplicidad y reconocimiento. Sin embargo, ha sido criticada por: centrarse principalmente en las anomalías uterinas, excluyendo las anomalías de la vagina y el cuello uterino; su falta de criterios diagnósticos claros, y su incapacidad para clasificar las malformaciones complejas.

De manera similar, en el año 2013, la Sociedad Europea de Endoscopia Ginecológica (ESGE), junto con la Sociedad Europea de Reproducción Humana y Embriología (ESHRE), desarrollaron un nuevo sistema de clasificación basado en la anatomía, que permitía subclasificar las anomalías uterinas en diferentes apartados, incluyendo anomalías cervicales y vaginales. Esta clasificación divide las malformaciones uterinas en seis tipos y deja fuera de clasificación al útero arcuato. Por otro lado, se incorpora una categoría denominada útero dismórfico (**Fig. 1-5**). Es compleja de usar, meramente descriptiva y no se basa en la embriología, por lo que no sugiere otras malformaciones genitourinarias asociadas.

Así, Acién *et al.* propusieron un nuevo sistema de clasificación según el origen embriológico del aparato genital femenino (**Tabla 1-1**), con la finalidad de aclarar aún más la

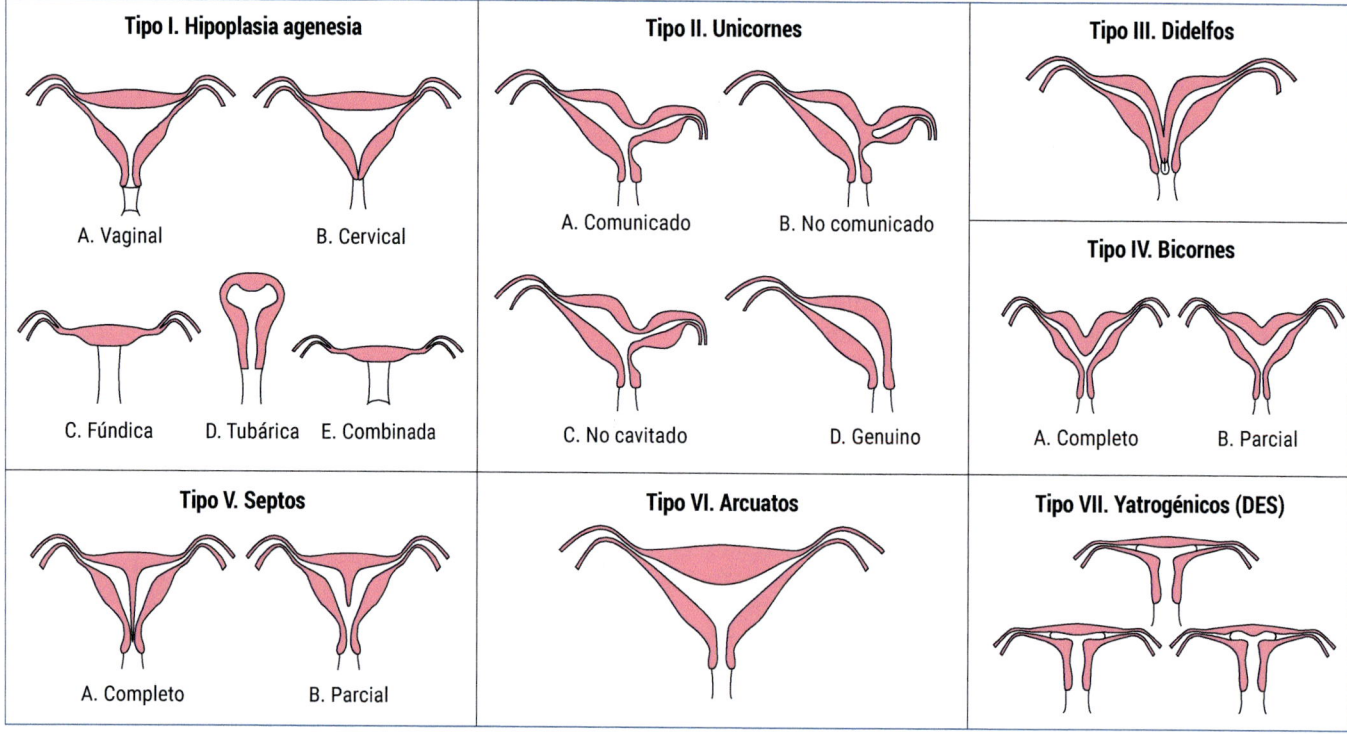

Figura 1-4. Clasificación de la American Fertility Society. Anomalías müllerianas.

amplia gama de anomalías complejas y poder evaluar cada caso de forma detallada. Dividieron las anomalías en seis grupos: agenesia o hipoplasia de un reborde urogenital completo, anomalías mesonéfricas, anomalías müllerianas aisladas, disfunciones del gubernáculo, anomalías del seno urogenital y combinaciones de malformaciones. En el tercer grupo, se incluye la clasificación de la American Fertility Society (AFS).

En el año 2021, la Sociedad Estadounidense de Medicina Reproductiva publicó una actualización en la clasificación de la AFS para intentar mejorar los inconvenientes de la anterior. Incluye las anomalías wolffianas y de Müller, ignorando el hecho de que la cresta urogenital, el seno urogenital y el gubernáculo están involucrados en el desarrollo embriológico del tracto genitourinario femenino.

Tabla 1-1. Clasificación de las anomalías genitourinarias según su origen embriológico

Alteración embriológica	Malformación del tracto urogenital
1. Agenesia o hipoplasia de la cresta urogenital	• Agenesia o hipoplasia genitourinaria unilateral (útero unicorne con agenesia renal contralateral). Posible anomalía vertebral y/o auditiva • Síndrome de Rokitansky con agenesia renal unilateral
2. Anomalías en los conductos mesonéfricos con ausencia del seno urogenital y de la yema ureteral	Duplicidad uterina (útero bicorne o didelfo) con hemivagina ciega (o atresia cervicovaginal unilateral) y agenesia renal isolateral. A veces, uréter ectópico, displasia renal: A. Hematocolpos, vagina ciega B. Seudoquiste de Gardner C. Reabsorción parcial del septo intervaginal D. Atresia completa vaginal o cervicovaginal, sin comunicación o con comunicación entre ambos hemiúteros
3. Anomalías müllerianas: A. Conducto de Müller B. Tubérculo de Müller C. Conducto y tubérculo de Müller	A. Anomalías uterinas y/o de trompas de Falopio, a veces segmentarias: útero unicorne, bicorne *unicollis-bicollis*, didelfo, útero septo, subsepto B. Agenesia o atresia vaginal-cervicovaginal. Atresia segmentaria (septo vaginal transverso completo o incompleto) C. Síndrome de Mayer-Rokitansky-Küster-Hauser (unilateral o bilateral)
4. Disfunciones del gubernáculo	Masas uterinas accesorias y cavitadas
5. Anomalías del seno urogenital	Himen imperforado con persistencia de membrana urogenital; fístula vesicovaginal congénita; anomalías cloacales
6. Combinación de varias malformaciones	Anomalías wolffianas, müllerianas y cloacales

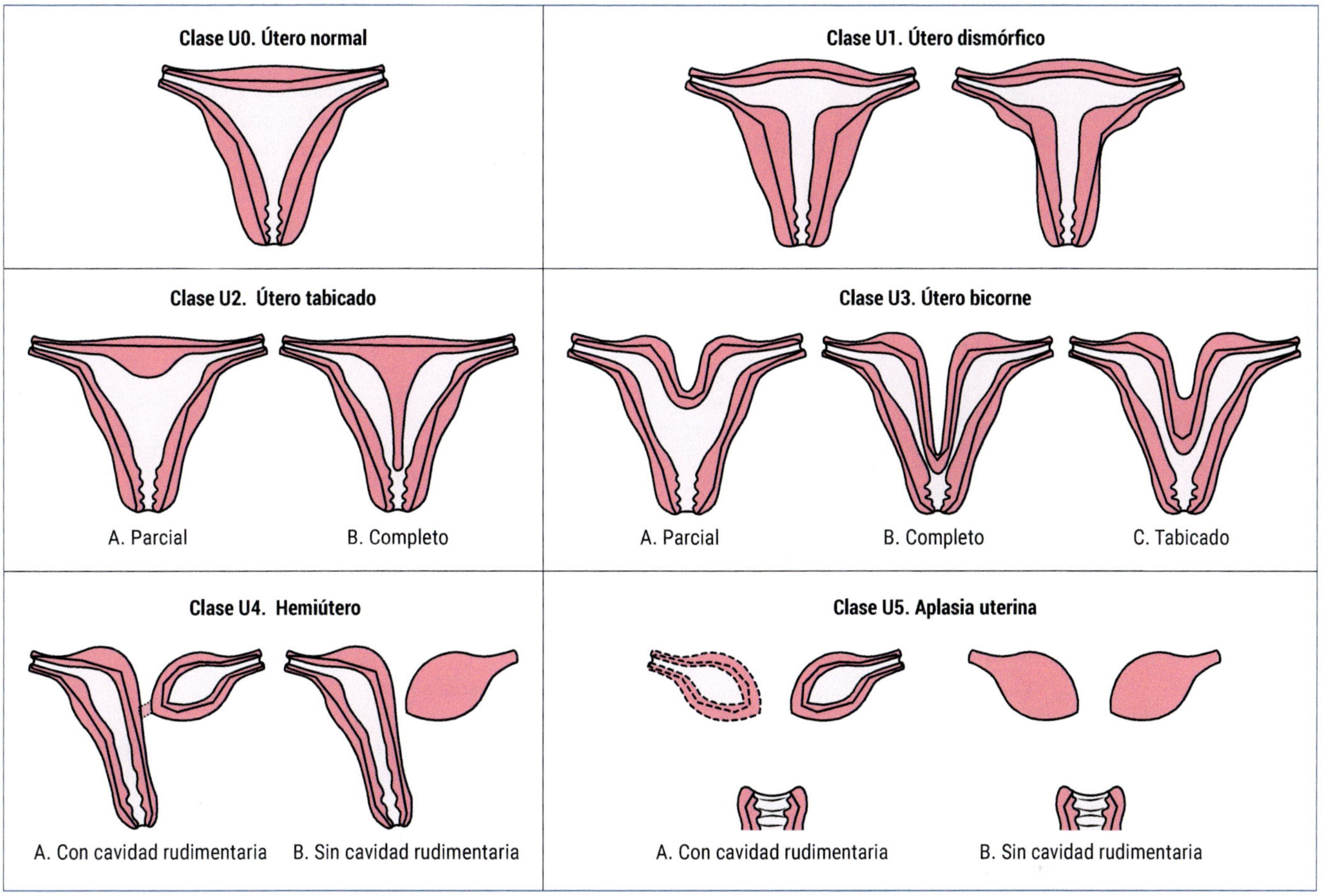

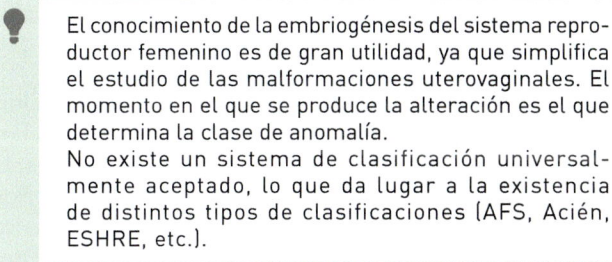

Clase U0. Útero normal

Clase U1. Útero dismórfico

Clase U2. Útero tabicado

A. Parcial   B. Completo

Clase U3. Útero bicorne

A. Parcial   B. Completo   C. Tabicado

Clase U4. Hemiútero

A. Con cavidad rudimentaria   B. Sin cavidad rudimentaria

Clase U5. Aplasia uterina

A. Con cavidad rudimentaria   B. Sin cavidad rudimentaria

Figura 1-5. Clasificación de la Sociedad Europea de Reproducción Humana y Embriología (ESHRE) de malformaciones uterinas.

> El conocimiento de la embriogénesis del sistema reproductor femenino es de gran utilidad, ya que simplifica el estudio de las malformaciones uterovaginales. El momento en el que se produce la alteración es el que determina la clase de anomalía.
> No existe un sistema de clasificación universalmente aceptado, lo que da lugar a la existencia de distintos tipos de clasificaciones (AFS, Acién, ESHRE, etc.).

ANATOMÍA UTERINA

El útero es un órgano hueco, de paredes gruesas y contráctiles, destinado a recibir el huevo fecundado, a albergar el feto durante la gestación y a expulsarlo en el parto.

Ocupa una posición anterocentral en la pelvis, y se encuentra situado entre la vejiga urinaria y el recto, por encima de la vagina y por debajo de las asas intestinales. En su estado de no embarazo, pesa entre 30 g y 80 g.

Dimensiones y forma

El tamaño uterino varía a lo largo de las distintas etapas de la vida de la mujer. Durante la infancia y en la menopausia, el cuerpo y el cuello uterino tienen casi la misma longitud. En la edad fértil, el cuerpo del útero mide dos terceras partes, y el cérvix, una tercera parte. Sus dimensiones difieren según haya tenido hijos o no.

En la nulípara, el útero mide por término medio 7 cm de longitud (3,5 cm para el cuerpo; 2,5 cm para el cuello; y 1 cm para el istmo). Su anchura alcanza 4 cm en la zona del cuerpo y 2,5 cm en la zona del cérvix. El espesor es de 2 cm por término medio, con un peso de 45-50 g.

En las multíparas, la longitud uterina varía entre 7-8 cm de longitud (5-5,5 cm para el cuerpo; 2-2,5 cm para el cuello). Su anchura en la base del cuerpo llega hasta 5 cm, mientras que no supera los 3 cm en la porción media del cérvix. Su espesor es de casi 3 cm, con un peso de 60-65 g (**Fig. 1-6**).

En la etapa prepuberal, la longitud uterina se encuentra entre los 2-3 cm, con un espesor inferior a 1 cm.

Su forma es la de un cono truncado, aplanado de delante hacia atrás, y cuyo vértice se orienta hacia abajo. Presenta un área estrechada entre el cuello uterino y el cuerpo, que se llama istmo.

El cuerpo, aplanado anteroposteriormente, es triangular. Su base mira hacia arriba (localizada entre los orificios de las trompas) y su vértice corresponde al istmo.

El cérvix, con forma cilíndrica, es más estrecho y menos voluminoso que el cuerpo. Se retrae ligeramente en sus dos extremos.

Dirección

La versión es la relación entre el eje longitudinal del útero y el eje de la pelvis ósea. Se puede hablar de anteversión o retroversión según el útero esté inclinado hacia delante o hacia atrás.

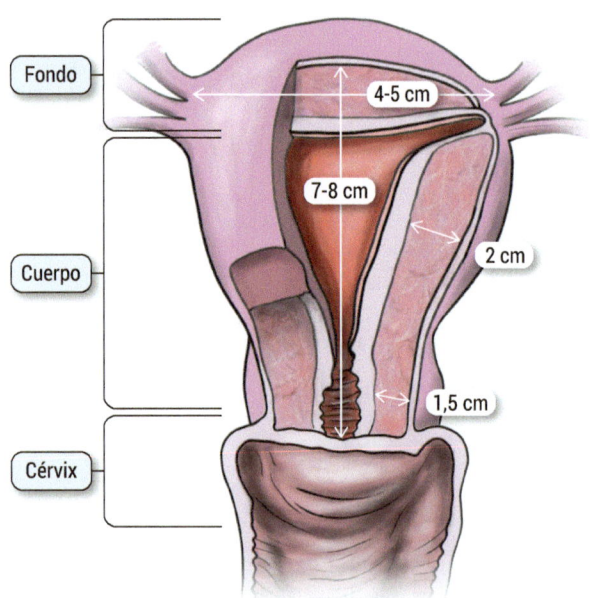

Figura 1-6. Dimensiones del útero en una mujer en edad fértil.

La flexión es la inclinación del cuerpo del útero sobre el cuello. En la anteflexión, el cuerpo se inclina hacia delante sobre el cuello y forma con él un ángulo cuya apertura varía entre 100 y 120°. Sin embargo, el útero es un órgano muy móvil, cuya situación y orientación pueden variar por la presión de los órganos que lo rodean, la presión abdominal, la actitud del sujeto, etc. En ocasiones, puede flexionarse hacia atrás, lo que se conoce como retroflexión.

 En términos generales, se puede decir que el útero se encuentra situado en la pelvis en anteversoflexión.

Configuración exterior del útero

El útero se divide en tres porciones: el cuello uterino, el cuerpo y el istmo.

Cuerpo uterino

Debido a su forma triangular, se pueden distinguir en el cuerpo: dos caras, tres bordes y tres ángulos.

La cara anteroinferior es ligeramente convexa, lisa y está recubierta por el peritoneo. Desciende hasta el istmo, en donde se refleja sobre la vejiga y forma la plica vesicouterina. La cara posterosuperior es acusadamente convexa. Está cubierta por peritoneo, que se extiende por debajo del istmo; y desciende hacia la cara posterior de la vagina, para formar, al reflejarse sobre el recto, el fondo de saco de Douglas.

Los bordes laterales del cuerpo son anchos y redondeados y están en relación con los ligamentos anchos. A lo largo de ellos, discurren los vasos uterinos. El borde superior, llamado base o fondo de útero, es grueso y redondeado de delante hacia atrás. En la niña, es ligeramente cóncavo; en la nulípara, rectilíneo o débilmente convexo; y en la multípara, francamente convexo. Se encuentra tapizado por peritoneo.

Los ángulos laterales corresponden con los cuernos del útero y se continúan con el istmo de la trompa. De cada uno de ellos parte el ligamento redondo y el ligamento uteroovárico del mismo lado. Se puede encontrar un vestigio de la porción urinaria de los conductos de Wolff, el paraóforo. El ángulo inferior se continúa con el istmo.

Istmo

Procede de la unión del cuerpo con el cuello. La estrangulación que lo señala es más evidente por delante y a los lados.

Cuello uterino

Las caras anterior y posterior del cuello son convexas, y sus bordes laterales, gruesos y redondeados.

 La inserción circular de la vagina a su alrededor lo divide en tres partes: supravaginal, vaginal y subvaginal o intravaginal.

Sus características son:

- **Porción supravaginal:** su cara anterior está separada de la vejiga por la fascia endopélvica. Su cara posterior está recubierta por peritoneo, que llega al fondo de saco de Douglas y al recto. Sus bordes laterales están en relación: en su extremo superior, con los ligamentos anchos; más abajo, con el tejido conjuntivo y muscular liso del espacio pelvirrectal superior, en el que pasan y se cruzan la arteria uterina y el uréter. Este cruzamiento se realiza a 1,5 cm por fuera del cuello uterino. De los bordes laterales del cuello se desprenden hacia atrás los ligamentos uterosacros, que limitan lateralmente el fondo de saco de Douglas.
- **Porción vaginal:** está representada por la línea de inserción de la vagina sobre el cuello. Esta línea, de 0,5 cm de ancho, es oblicua hacia abajo y hacia delante. La vagina por detrás se inserta a igual distancia en la unión del tercio superior con los dos tercios inferiores, mientras que por delante se fija en la unión del tercio medio con el tercio inferior del cuello. En consecuencia, la parte intravaginal es más alta por detrás que por delante.
- **Porción intravaginal u hocico de tenca:** se proyecta hacia el canal vaginal y está rodeada por cuatro fondos de saco vaginales. Comprende aproximadamente el 70 % de la sustancia cervical. Tiene forma cónica, con su vértice redondeado y horadado por una abertura, el orificio cervical externo, que da acceso a la cavidad uterina. Se identifican dos labios, el anterior, que es más corto y grueso, y el posterior, que es más largo y delgado.

Las características de la porción intravaginal difieren en la primípara y en la multípara. En aquella mujer que no ha mantenido relaciones sexuales, el cuello es liso, uniforme y de consistencia firme. El orificio cervical externo es circular o en forma de hendidura transversal, de 5-6 mm de longitud. En la primípara, la consistencia es menor, el orificio cervical externo se alarga transversalmente y, los labios presentan una o dos escotaduras poco profundas. En las multíparas, la porción intravaginal del cuello se reduce, pero se hace más ancha. Su consistencia es menos firme aún que la anterior. El orificio externo puede alcanzar hasta 1,5 cm de longitud y está bordeado por dos labios irregulares con escotaduras más profundas.

Configuración interna. Cavidad uterina-cavidad endocervical

El útero está excavado por una estrecha cavidad aplanada de delante hacia atrás. Esta cavidad estrecha y virtual se continúa superiormente con las trompas e inferiormente con la vagina. El istmo la divide en dos partes: la **cavidad uterina** y el **canal endocervical**.

La cavidad uterina es lisa y tiene **forma de un triángulo invertido**. La base de la misma, convexa en la nulípara y rectilínea o cóncava en la multípara, está formada por una línea trazada entre los dos orificios tubáricos y corresponde con el fondo uterino. El vértice de la cavidad se sitúa en la apertura ístmica, que la comunica con el cuello. De arriba a abajo, este espacio mide 4 a 5 cm (**Fig. 1-7**) y su capacidad es menor en la nulípara que en la multípara (2-3 cm^3 frente a 5-6 cm^3).

El canal endocervical tiene **forma de huso, pero aplanado de delante hacia atrás**. Presenta una cresta longitudinal en la cara anterior y posterior de la mucosa, sobre la cual se implantan unos pliegues oblicuos hacia arriba y hacia afuera llamados *plicae palmatae*. El conjunto de estas prominencias da aspecto de un árbol, y constituye el *arbor vitae*.

Además, tiene dos orificios: uno superior o interno, encargado de aislar la cavidad uterina de la vagina, y otro inferior o externo. La luz del cuello uterino varía entre 3 y 10 mm de diámetro.

Ligamentos uterinos

Una serie de ligamentos, de muy distinta capacidad y estructura, aseguran el mantenimiento de los órganos genitales en el interior de la pelvis.

El parametrio

Es un complejo sistema de ligamentos que suspenden el útero, la parte superior de la vagina, la vejiga y parte del recto. Mantiene la estática pélvica, la longitud vaginal y el eje de la vagina casi horizontal. Forma el primer nivel de los tres que estableció DeLancey, y su pérdida o alteración favorece el prolapso de útero o de la cúpula vaginal.

El parametrio está constituido por diversas estructuras, que fijan los órganos a las paredes laterales de la pelvis; además, constituye la base de la fascia endopélvica. Está formado por un entramado de ligamentos que se detallan a continuación.

Complejo de ligamentos uterosacros y cardinales

Es la parte más importante del parametrio. Suspende el útero y la parte superior de la vagina (**Fig. 1-8**). Se distinguen:

- **Los ligamentos cardinales:** son condensaciones de tejido conectivo que tienen varios centímetros de ancho. Se extienden desde el cuello uterino y la parte superior de la vagina hasta la pared lateral de la pelvis. Los vasos uterinos discurren dentro de los ligamentos cardinales durante gran parte de su curso. Se denominan también ligamentos cardinales de Mackenrodt.

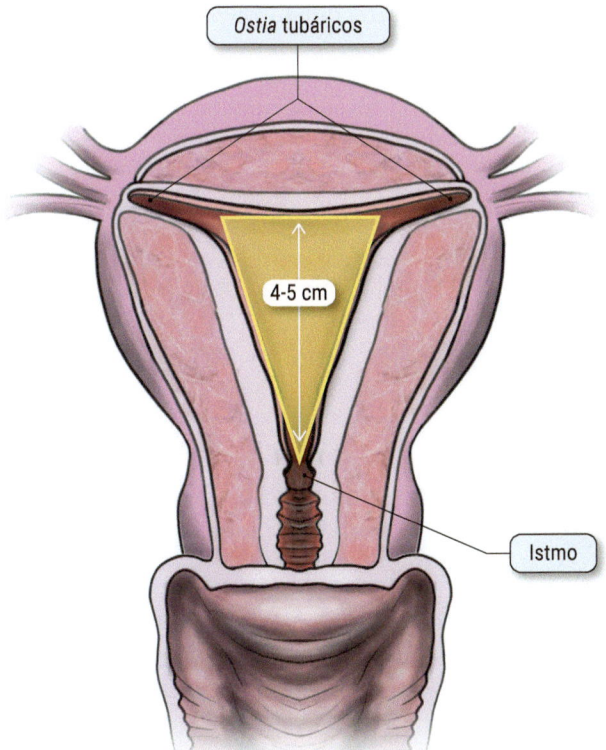

Figura 1-7. Visión de la configuración interna de la cavidad uterina e istmo.

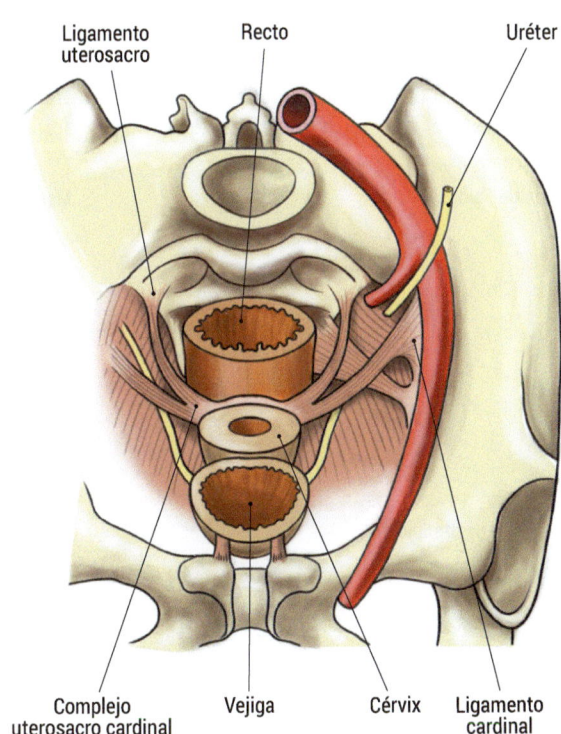

Figura 1-8. Relación entre los ligamentos cardinales y los uterosacros en su unión al cérvix, para formar el complejo uterosacro-cardinal.

- **Los ligamentos uterosacros:** son fascículos de tejido conectivo y muscular liso, que nacen en la cara posterior del cuello del útero a ambos lados de la línea media. Se dirigen hacia arriba y hacia atrás, rodeando las caras laterales del recto, y terminan en la cara anterior del sacro entre S2-S3. En su espesor, contienen una parte del plexo hipogástrico inferior, lo que le confiere gran sensibilidad.

Los ligamentos vesicouterinos o pilares vesicales

Mantienen la unión de la vejiga con el cérvix uterino. En la cirugía vaginal, deben identificarse para extirparlos y poder acceder a los espacios quirúrgicos

Los ligamentos pubouretrales

Fijan la vejiga y parte de la uretra a la sínfisis del pubis. Contribuyen al mantenimiento de la continencia urinaria.

Estas estructuras, además de sustentar las vísceras a las paredes de la pelvis y mantener la unión entre ellas, delimitan unos espacios que son de gran importancia en la cirugía ginecológica, pues la disección se hace a través de estos. Sus características son:

- **El espacio paravesical:** es tejido muy elástico y permite los grandes cambios de tamaño de la vejiga.
- **El espacio pararrectal:** permite igualmente las modificaciones de tamaño del recto.
- **El espacio vesicouterino:** entre la vejiga y el cérvix uterino, permite el deslizamiento de la vejiga sobre el útero.
- **El espacio retropúbico:** por delante de la vejiga.

Ligamentos redondos

Son unos cordones redondeados, constituidos por tejido conectivo y muscular liso. Comienzan en la parte anterior del ángulo lateral del útero, un poco por debajo y por delante de la trompa. Se extienden retroperitonealmente a través de las capas del ligamento ancho, luego ingresan en el canal inguinal y terminan en los labios mayores. Su longitud alcanza los 15 cm aproximadamente, y su espesor disminuye desde su origen a su terminación.

Ligamento ancho

El peritoneo de las caras y fondo del útero se extiende a cada lado hasta los bordes laterales de la cavidad pélvica. Así se forma un repliegue transversal, el ligamento ancho, que une el útero con las paredes laterales de la pelvis. Cada ligamento ancho comprende una hoja peritoneal anterior y una posterior, que se unen por arriba y forman un repliegue que prolonga hacia fuera el peritoneo del fondo del útero. Una vez que llega a la pared pélvica lateral, el peritoneo de los ligamentos anchos se continúa hacia delante, hacia atrás y hacia arriba, con el peritoneo parietal.

Presenta una cara anteroinferior, que mira hacia delante y hacia abajo, y está levantada por el ligamento redondo; una cara posterosuperior, dirigida hacia atrás y hacia arriba, alzada por el ligamento uteroovárico; un borde interno, que se une con el borde lateral del útero y contiene la arteria uterina, el conducto de Gartner y el paróoforo; un borde externo, que se fija a la pared lateral de la cavidad pélvica; un borde superior libre, que contiene la trompa uterina, y un borde inferior o base, que corresponde al suelo pélvico. Además, se describen tres cordones o aletas, que divergen a partir del cuerno uterino: la aleta anterior constituida por el ligamento redondo; la superior, por las trompas y el mesosálpinx; y la aleta posterior, que está representada por el ligamento uteroovárico, el ovario y el ligamento tuboovárico.

En el ligamento ancho, se distinguen dos partes: una superior, el mesosálpinx, y otra inferior, el mesometrio o base del ligamento (**Fig. 1-9**):

- **Mesosálpinx:** tiene forma triangular, con el vértice en el ángulo lateral del útero, con el límite superior en la

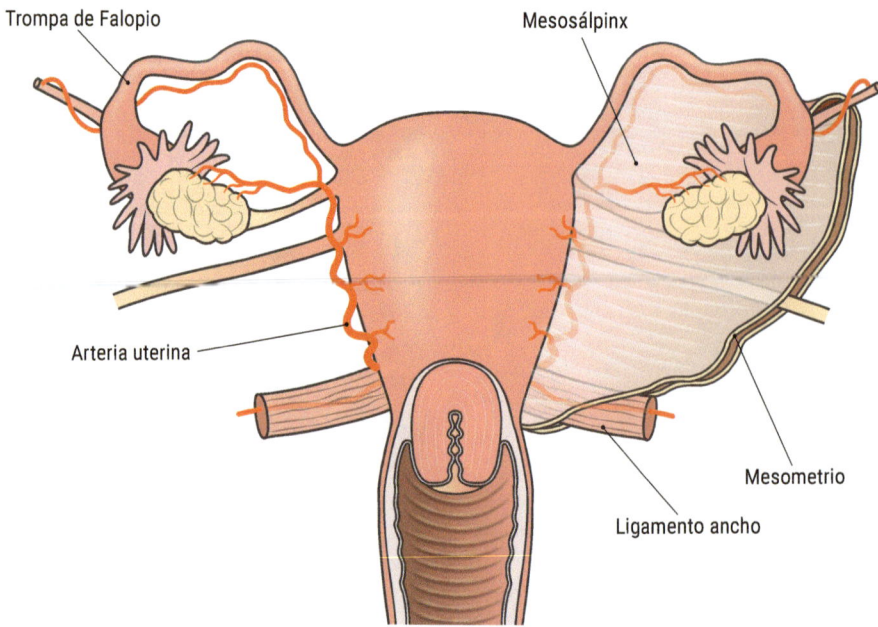

Trompa de Falopio

Mesosálpinx

Arteria uterina

Mesometrio

Ligamento ancho

Figura 1-9. Ligamento ancho. Mesosálpinx, mesometrio, mesoovario.

Figura 1-10. Aspecto de la fascia endopélvica cubriendo todas las vísceras de la pelvis.

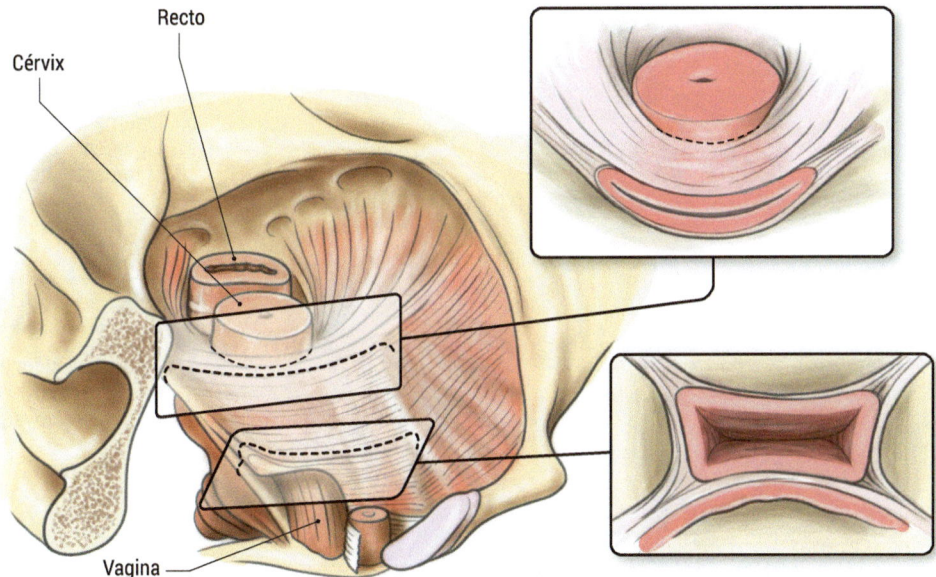

trompa y el límite inferior en el ligamento uteroovárico y el mesoovario. Las dos hojas del ligamento están muy cerca en esta extensión, encontrándose separadas por las ramas tubáricas de las vasos ováricos y uterinos, y por formaciones embrionarias: el epoóforo u órgano de Rosenmüller (vestigio de porción genital de conducto de Wolff) y el paraóforo (vestigio de porción urinaria del conducto mesonéfrico).

• **Mesometrio:** se extiende por debajo del mesosálpinx. Aquí, las dos hojas del ligamento ancho están separadas una de la otra por un espacio que aumenta en espesor de arriba hacia abajo y que está constituido por tejido celulofibroso y muscular liso, dispuesto alrededor de los vasos que lo atraviesan. Su borde superior se confunde con el límite inferior del mesosálpinx; su borde interno prolonga el borde lateral del útero, y el externo corresponde a la pared pélvica.

Ligamentos uteroováricos

Fascículo de fibras musculares lisas que nacen del ángulo del útero, un poco por debajo y por detrás de la trompa. Desde allí, se dirigen hacia fuera y hacia atrás, discurriendo por el borde inferior del mesosálpinx, y terminan en el extremo inferior del mesoovario y del ovario.

Fascia endopélvica

Las vísceras pélvicas están cubiertas por una fascia, **una capa de tejido conectivo que brinda soporte a los órganos pélvicos, pero permite su movilidad**. Histológicamente, se compone de colágeno, elastina, tejido adiposo, nervios, vasos, canales linfáticos y músculo liso. Comienza desde el parametrio, y envuelve la vagina y las vísceras procurando un sustento a las mismas e impidiendo que se produzca el prolapso de los órganos (**Fig. 1-10**). Lo más importante de la fascia es que va cambiando de composición y disposición, según la función del órgano al que asiste, dando lugar a diversas estructuras de soporte

y anclaje. Así, esta fascia endopélvica adquiere forma de potente ligamento cuando contiene vasos en su interior, como los ligamentos cardinales que contienen a la arteria uterina.

Cuando la fascia se encuentra entre las vísceras, adquiere el aspecto de **tabique**, que permite que una se desplace sobre otra. Se distinguen el tabique vesicouterino (llamado pubocervical o de Halban), entre la vejiga y el útero, y el tabique rectovaginal, entre el recto y el cérvix.

En el caso de que la fascia se distribuya por los lados de las vísceras, adquiere el aspecto de tejido alveolar muy elástico, que permite grandes variaciones de tamaño de estas. Destacan el espacio de Retzius, el espacio paravesical y el espacio pararrectal (**Fig. 1-11**).

 El útero es un órgano muscular hueco, intrapélvico, situado en el centro de la excavación pélvica, entre la vejiga y el recto. Pesa entre 40 y 80 g; mide 7 a 8 cm de longitud y 4 a 5 cm de anchura. Estas medidas varían en función de la edad, la fase del ciclo menstrual y la paridad.

El útero se encuentra inclinado hacia delante en una situación de anteversoflexión. Está dividido en tres partes: el cuerpo, el istmo y el cuello uterino. La parte del cuerpo que conecta con el origen de las trompas de Falopio se denomina fondo. El istmo mide cerca de 1 cm y es muy estrecho en las mujeres nulíparas. El cérvix tiene forma cilíndrica, mide 3-4 cm de longitud, y termina con una abertura circular o trasversal, el orificio cervical externo.

La cavidad uterina es triangular, y se comunica con la luz de las trompas en la zona de los cuernos y con el canal endocervical mediante el orifico cervical interno.

Los ligamentos aseguran el mantenimiento de los órganos en el interior de la pelvis. Destacan: el parametrio (que incluye los ligamentos cardinales, uterosacros, vesicouterinos y pubouretrales, y delimitan unos espacios importantes para la cirugía ginecológica); el ligamento ancho; el ligamento redondo; el ligamento uteroovárico; y la fascia endopélvica.

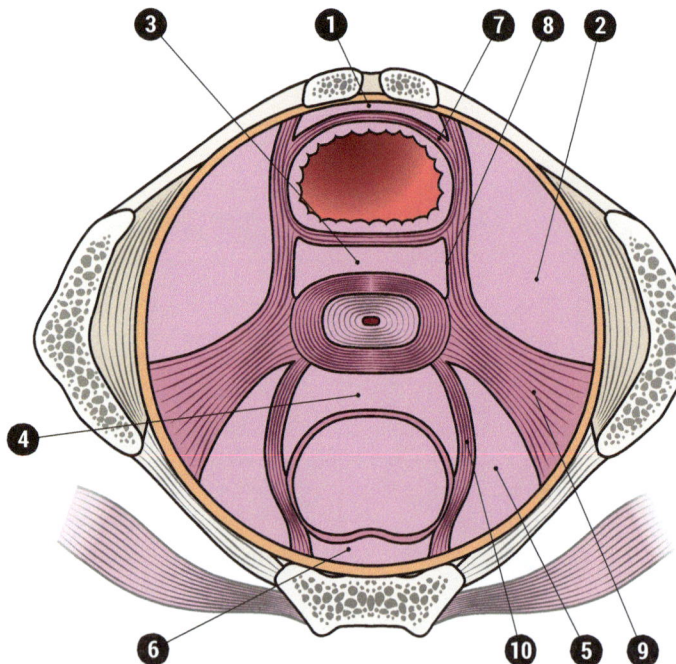

Figura 1-11. El parametrio: comprende el complejo uterosacro-cardinal, los ligamentos vesicouterinos o pilares vesicales, y los ligamentos pubouretrales. Estas estructuras delimitan unos espacios de gran importancia para la cirugía.

Esta última establece unos niveles de suspensión que impide que se prolapsen los órganos de la pelvis. Estos niveles los estableció DeLancey.

HISTOLOGÍA UTERINA

La pared uterina está compuesta por tres capas principalmente, que de dentro a fuera son: **mucosa** o **endometrio**, **miometrio**, y **serosa** o **peritoneo**.

Túnica mucosa o endometrio

Es la capa que recubre el cuerpo uterino. Es lisa, friable y suave. Responde a los estímulos hormonales del ovario, con cambios morfológicos importantes, y posee la propiedad de descamarse cada 28 días y regenerarse rápidamente, de tal manera que su aspecto histológico varía dependiendo de la etapa del ciclo.

 Se compone de un epitelio simple cilíndrico ciliado, glándulas tubulares simples y estroma endometrial (tejido conectivo laxo celular con abundante matriz amorfa).

Fisiológicamente, se divide en dos capas durante la vida fértil:

• Capa basal profunda (*stratum basale*): se conserva.
• Capa funcional (*stratum funtionale*) superficial: se desprende y se expone a modificaciones cíclicas. A su vez, está constituida por una capa compacta superficial y una capa profunda esponjosa.

En la etapa prepuberal, el endometrio generalmente es no aparente; a partir de la pubertad, debido a la influen-

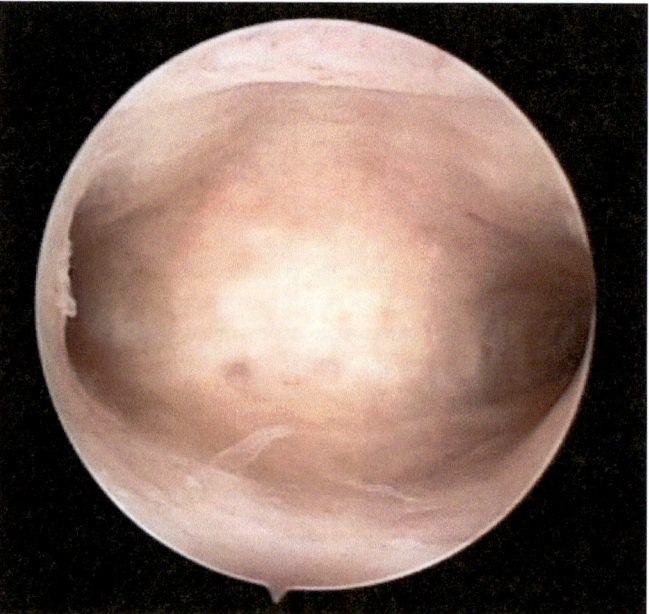

Figura 1-12. Visión histeroscópica de la cavidad uterina en una paciente menopáusica. Endometrio atrófico con sinequias en el fondo uterino.

cia hormonal, varía según la fase del ciclo menstrual. En la menopausia, el grosor endometrial es fino (menor de 5 mm) y está compuesto básicamente de escasas glándulas atróficas y estroma. Presenta una superficie fina (**Fig. 1-12**).

Túnica muscular o miometrio

En el cuerpo, las fibras lisas se disponen en tres capas:
• La capa externa, muy delgada, comprende un plano superficial de fibras longitudinales, que recubre solamente las caras y el fondo del cuerpo uterino, y un segundo plano de fibras circulares.

- La capa media, muy gruesa, llamada capa plexiforme, está constituida por fascículos entrecruzados en todos los sentidos, que envuelven a numerosos vasos que se le adhieren. Estos vasos son tan cuantiosos que le dan a dicha capa el nombre de *stratum vasculosum*.
- La capa interna, está integrada por fibras circulares.

Túnica serosa o peritoneal o perimetrio

Es la fina capa de revestimiento exterior del útero. El peritoneo, que tapiza la cara superior de la vejiga, se refleja sobre la cara anterior del istmo, y dicha serosa recubre enseguida la cara anterior del cuerpo uterino, el fondo y la cara posterior. Antes de reflejarse sobre el recto, desciende por la cara posterior de la vagina, a la que reviste en su parte más alta a lo largo de unos 2 cm.

El peritoneo se adhiere fuertemente en el fondo del útero y en las proximidades de las caras anterior y posterior del cuerpo. Sin embargo, esta zona adherente se extiende más por la posterior que por la anterior, descendiendo más abajo en la parte media que en los laterales.

HISTOLOGÍA DEL CUELLO UTERINO

A continuación, se desarrollarán la capa mucosa, la capa muscular o miometrio, y la capa externa.

Capa mucosa

Mide entre 2 y 3 mm de espesor, y durante el ciclo menstrual, su grosor varía poco. Está revestido en su superficie por dos tipos de epitelio totalmente distintos:

- **Exocérvix**: revestido por epitelio escamoso estratificado no queratinizado. Desempeña tanto una función protectora como secretora en la producción de glucógeno. Histológicamente se distinguen cinco capas: estrato cilíndrico, el más profundo y formado por una sola hilera de células cilíndricas con núcleos grandes; estrato espinoso profundo, constituido por varias hileras de células poliédricas con núcleos voluminosos y puentes intercelulares; estrato espinoso superficial, en el que destacan células grandes poligonales, con abundante citoplasma rico en glucógeno y núcleos ovales; estrato granuloso, formado por dos o tres hileras de células aplanadas; estrato córneo, en el que se observan células aplanadas, que orientan su eje mayor en sentido paralelo a la superficie y con núcleos pequeños. Este epitelio escamoso se separa del estroma por una membrana basal.
- **Endocérvix**: la mucosa está compuesta por una sola hilera de células cilíndricas altas, con abundante citoplasma y núcleos pequeños desplazados hacia la base. Algunas de estas células contienen cilios. Las glándulas secretoras de moco son menos numerosas que en el endometrio y se orientan oblicuamente respecto al eje cervical. Además, sufren cambios funcionales durante el ciclo según los niveles hormonales.

Antes de la pubertad y tras la menopausia, la cantidad de moco secretada es escasa. Durante la fase proliferativa del ciclo menstrual, el moco es más alcalino y menos viscoso, mientras que en la fase secretora, es más ácido, abundante y espeso. El moco regula la entrada de esperma a la cavidad uterina y constituye una barrera para la entrada de microorganismos.

En las cercanías del orificio cervical externo, se observa la transición abrupta entre el epitelio cilíndrico simple que tapiza el canal cervical y el epitelio plano estratificado que cubre el exocérvix. Sin embargo, con frecuencia, existe una **zona de transición** o **escamocilíndrica**, constituida por un epitelio de transición formado por varias hileras de células en distintos grados de maduración. En la niña recién nacida, en la mujer sexualmente madura y en el embarazo, muy frecuentemente, esta zona está situada por fuera del orificio cervical externo, es decir, el epitelio cilíndrico recubre parte del ectocérvix. En cambio, durante la infancia y la menopausia, se halla en el canal endocervical. Por tanto, el epitelio plano estratificado se extiende a las zonas más bajas del canal.

Capa muscular o miometrio

Contiene fibras musculares lisas (15 %) en proporción muy inferior al cuerpo uterino. Estos haces musculares se localizan sobre todo en la periferia del cuello, y suele ser una capa media de fibras circulares, comprendidas entre algunos fascículos de longitudinales. El cuello está constituido fundamentalmente por tejido conjuntivo fibroso elástico, que durante la menopausia se vuelve más rígido.

Capa externa

Epitelio estratificado plano no queratinizado.

 El útero está constituido por tres capas: la túnica mucosa o endometrio, expuesta a cambios cíclicos y cuyo grosor es variable; el miometrio, formado por una capa muscular longitudinal externa, una circular submucosa interna y una intermedia entre ambas; y el perimetrio o serosa. El cuello uterino está revestido en superficie por dos epitelios distintos, cuya constitución debe conocerse bien, ya que plantea problemas en la práctica ginecológica.

VASCULARIZACIÓN UTERINA

A continuación se desarrollarán los sistemas arterial, venoso y linfático.

Sistema arterial

La aorta proporciona el suministro de sangre a las estructuras pélvicas. Se bifurca, aproximadamente en la zona de L4 a L5, en las arterias ilíacas comunes derecha e izquierda, que se dividen a su vez en ilíaca externa e ilíaca interna o hipogástrica (**Fig. 1-13**). La arteria ilíaca externa, medial al músculo psoas, continúa su curso hacia abajo, para finalmente convertirse en la arteria femoral. La arteria ilíaca interna, de estructura retroperitoneal, se ramifica en las divisiones anterior y posterior (**Fig. 1-14**).

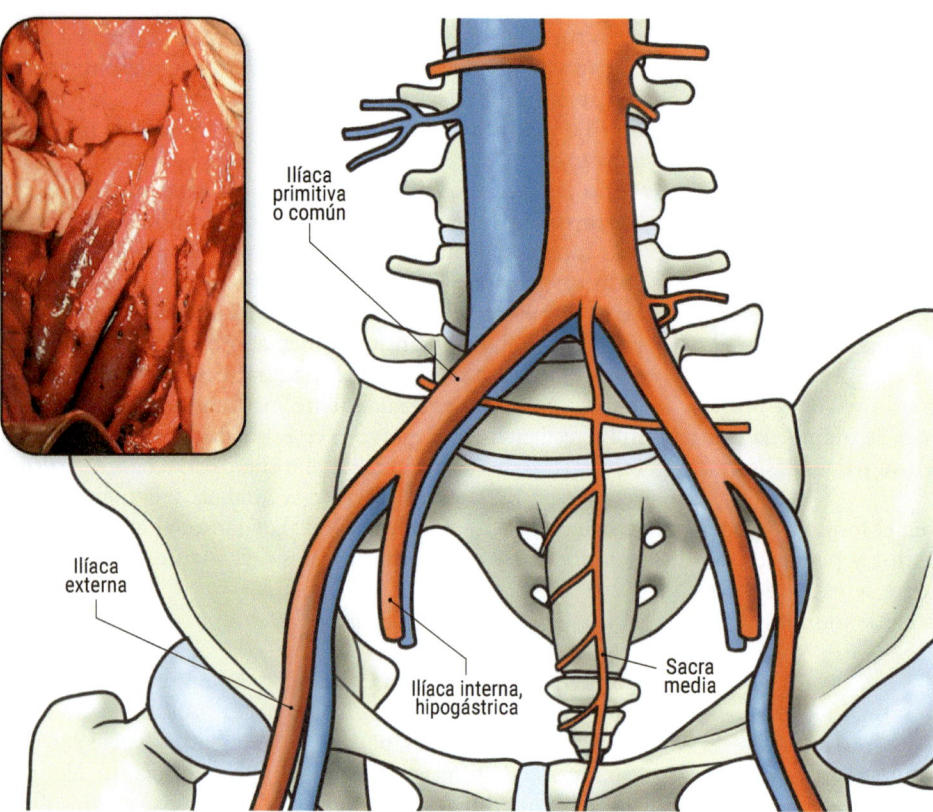

El útero recibe vascularización de tres arterias: uterina, ovárica y arteria del ligamento redondo, siendo la primera la de mayor relevancia.

La arteria uterina tiene un trayecto tortuoso, lo que le va a permitir distenderse durante el embarazo. Se origina en la división anterior de las arterias ilíacas internas. En su origen, se encuentra en la pared pélvica, 3 cm por debajo de los vasos ilíacos externos (en este punto se halla lateral al uréter). Se dirige hacia dentro, por debajo del ligamento ancho, y cruza el uréter por delante y por encima, a 2 cm del borde lateral del cuello. Inmediatamente después del entrecruzamiento, cambia de dirección, se acoda y forma el cayado de la uterina,

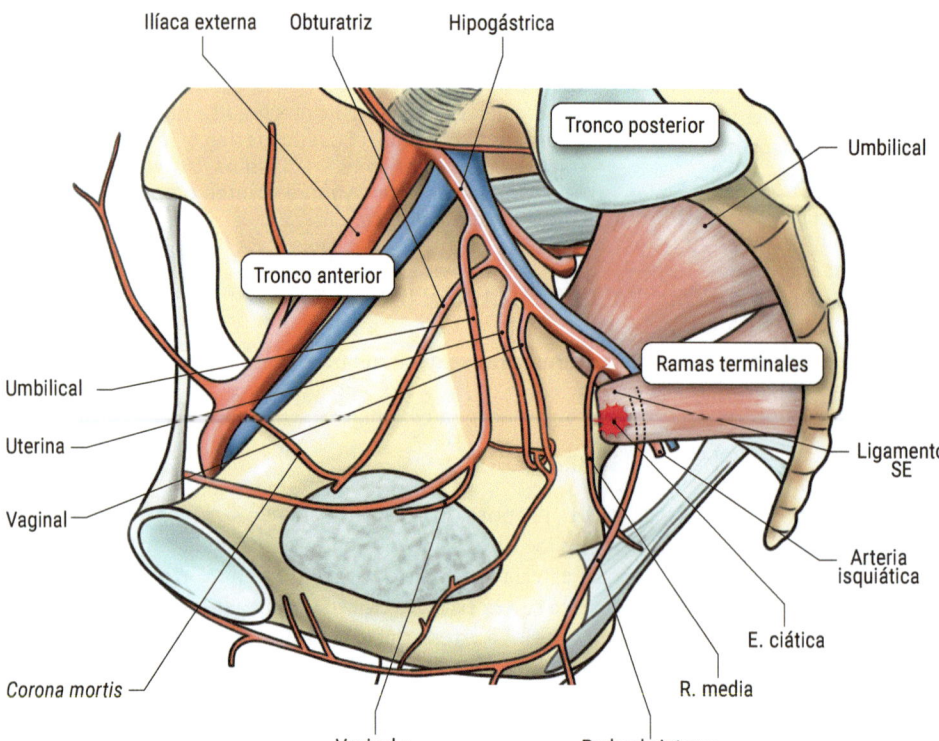

Figura 1-14. División anterior y posterior de la arteria ilíaca interna, dando la primera de ellas las ramas obturatriz, umbilical, uterina y vaginal, entre otras.

ascendiendo por el borde lateral del útero hasta las proximidades de la trompa. Esta porción ascendente se bifurca en ramas tubáricas y ováricas, que se anastomosan a su vez con las ramas tubáricas y ováricas procedentes de la arteria ovárica (con origen en la aorta abdominal). Este plexo vasculariza la trompa uterina y el ovario.

Un poco antes de llegar al cuello, la arteria uterina desprende las ramas: ureteral, vesicovaginal y la arteria cervicovaginal, destinada a irrigar la parte inferior del cuello y la cara anterolateral de la vagina.

Procedentes de la arteria uterina, parten las arterias arcuatas anterior y posterior, que penetran en el miometrio y siguen un trayecto horizontal paralelo a la superficie del útero.

De ellas se originan una serie de ramas radiales internas que atraviesan el miometrio. Al llegar al endometrio, se denominan arterias basales, y cuando penetran en la capa funcional, arterias espirales. Estos vasos son terminales y se distribuyen bajo el epitelio de superficie en torno a las glándulas. El desarrollo de estos vasos también experimenta cambios cíclicos (**Fig. 1-15**).

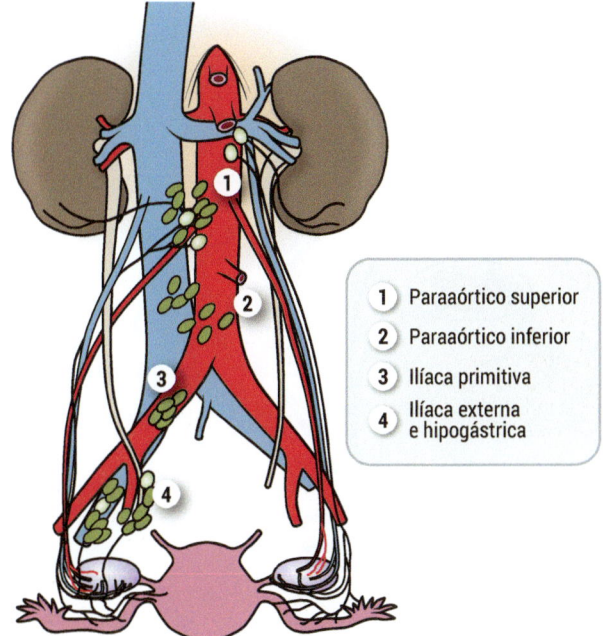

1 Paraaórtico superior
2 Paraaórtico inferior
3 Ilíaca primitiva
4 Ilíaca externa e hipogástrica

Figura 1-16. Principales ganglios de la cadena aortocava e interilíacos.

Sistema venoso

Las venas de las distintas vísceras pélvicas se agrupan en plexos (plexo de Santorini, uretral, vaginal, uterino y hemorroidal). Estos plexos confluyen en venas que, en términos generales, siguen el trayecto de las arterias.

El drenaje venoso del útero se realiza a través del **plexo venoso uterino**, que se encuentra en la zona de la raíz del ligamento ancho. Desde ahí, la sangre venosa fluye a las venas uterinas derecha e izquierda, que terminan en las venas hipogástricas.

Entre los distintos plexos pélvicos existen interconexiones. Por un lado, el plexo uterino está conectado a su vez con el plexo vaginal; por otro, parte de la sangre venosa de la porción superior del cuerpo y el fondo del útero drena hacia las venas ováricas, de tal manera que la ovárica derecha drena a la cava inferior, y la izquierda, a la renal izquierda.

Sistema linfático

Los principales grupos ganglionares donde drenan los linfáticos del útero y los ovarios serían (**Fig. 1-16**):

- **Ganglios paraaórticos superiores:** en el tercio superior de la aorta y la cava abdominal, debajo de los ganglios renales.
- **Grupo ganglionar paraaórtico inferior:** cerca de la bifurcación de la aorta.
- **Grupo ganglionar de la ilíaca primitiva.**
- **Grupo ganglionar de la ilíaca externa y la hipogástrica.**

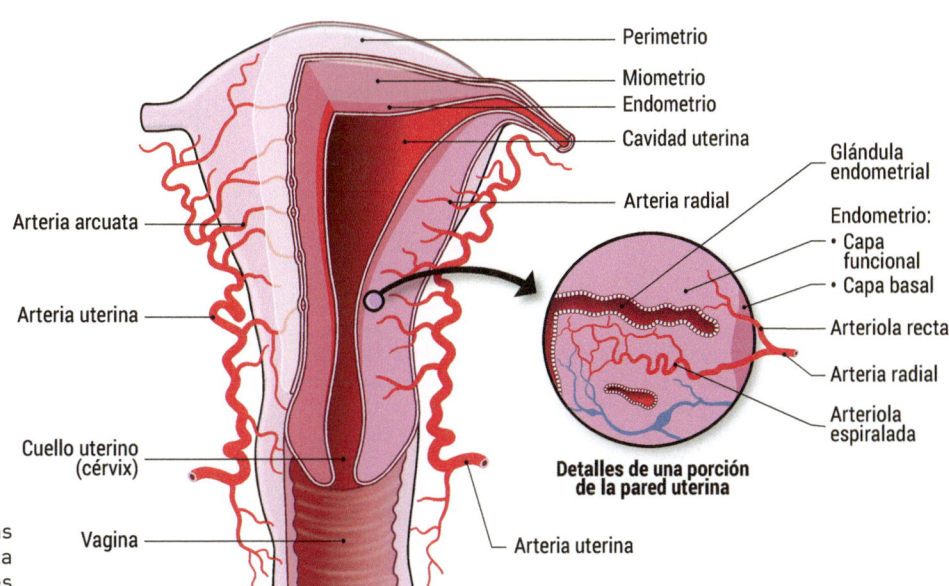

Perimetrio
Miometrio
Endometrio
Cavidad uterina
Arteria radial
Arteria arcuata
Arteria uterina
Cuello uterino (cérvix)
Vagina
Arteria uterina

Glándula endometrial
Endometrio:
• Capa funcional
• Capa basal
Arteriola recta
Arteria radial
Arteriola espiralada

Detalles de una porción de la pared uterina

Figura 1-15. Penetración de las arterias arcuatas en el miometrio. División en la zona del endometrio en arterias basales y espirales.

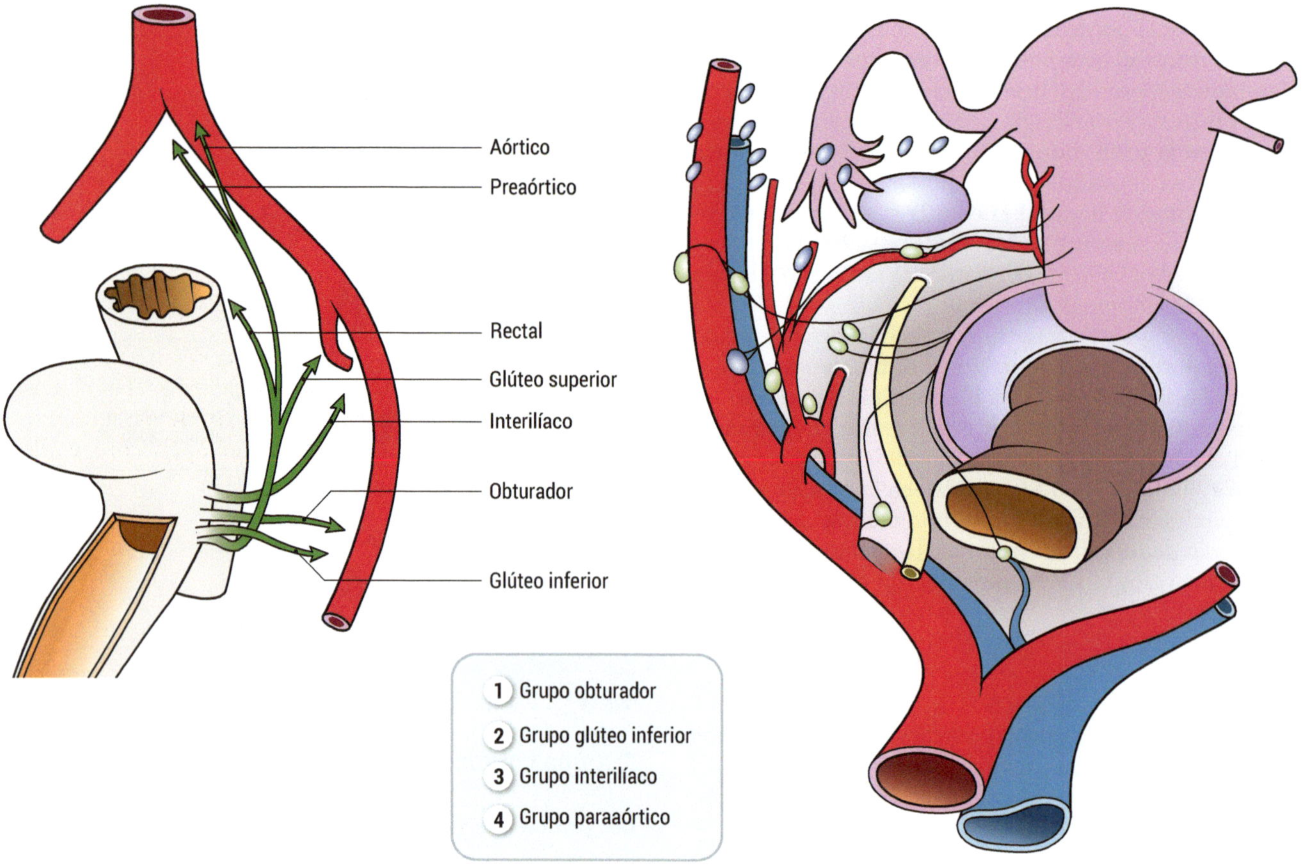

Aórtico
Preaórtico

Rectal
Glúteo superior
Interilíaco
Obturador
Glúteo inferior

1. Grupo obturador
2. Grupo glúteo inferior
3. Grupo interilíaco
4. Grupo paraaórtico

Figura 1-17. Drenaje linfático del cuello uterino.

Los linfáticos del cuerpo uterino, que siguen el trayecto del ligamento ancho, desembocan fundamentalmente en los **ganglios paraaórticos**. Los del fondo llegan en su mayoría a estos últimos, aunque algunos alcanzan los ilíacos externos, y un pequeño número alcanzan los inguinales superficiales siguiendo el ligamento redondo.

Los linfáticos del cuello uterino drenan en los **ganglios obturadores, hipogástricos e ilíacos externos (grupo interilíaco), grupo del glúteo inferior;** desde aquí, la linfa alcanza los **ilíacos primitivos** y los **ganglios paraaortocavos.** Algunos de los que proceden de la porción inferior del cuello se anastomosan con los de la vagina y drenan a los ganglios **presacros** (Fig. 1-17).

Sin embargo, ambas cadenas ganglionares pueden comunicarse entre sí por las numerosas anastomosis tronculares del cuerpo y el cuello.

💡 Las arterias uterinas, que se originan en las arterias ilíacas internas, son el principal aporte sanguíneo del útero. Se anastomosan con ramas de la arteria ovárica (procedente de la aorta) asegurando una circulación colateral.
Las venas drenan en el plexo venoso uterino, situado en la base del ligamento ancho. Finalmente, la sangre venosa fluye a las venas ilíacas internas.
El drenaje linfático uterino incluye los ganglios paraaórticos, y los ilíacos externos e internos.

INERVACIÓN UTERINA

Los órganos genitales internos están inervados por el sistema simpático-parasimpático.

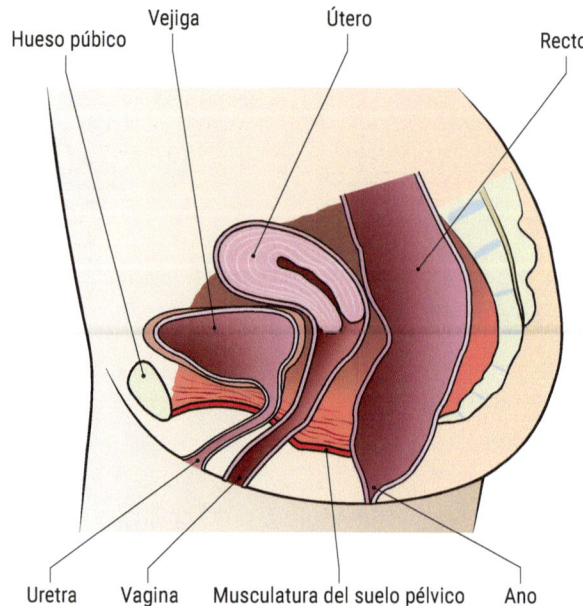

Hueso púbico   Vejiga   Útero   Recto

Uretra   Vagina   Musculatura del suelo pélvico   Ano

Figura 1-18. Posición normal del útero (anteversoflexión) y sus relaciones con estructuras pélvicas.

Las fibras simpáticas proceden de los últimos segmentos dorsales de la médula y de los segmentos lumbares. Estas fibras, a través de las raíces anteriores, penetran en la cadena simpática paravertebral, y de ahí se dirigen a los ganglios prevertebrales, desde donde van a originar dos importantes plexos:

- El **plexo uteroovárico**: sigue el camino de la arteria ovárica e inerva el ovario, la trompa y el fondo del útero.
- El **plexo hipogástrico superior o nervio presacro**: donde se originan los nervios hipogástricos, que corren a lo largo de los vasos ilíacos, y terminan en el plexo hipogástrico inferior o plexo de Lee-Frankenhauser.

Las fibras parasimpáticas se originan en el plexo sacro y dan origen al nervio pélvico, que viaja para unirse al plexo hipogástrico inferior a través de la pared pélvica lateral.

El **plexo hipogástrico inferior** se encuentra lateral a las vísceras pélvicas y consta de tres áreas: el plexo vesical, el uterovaginal y el rectal medio.

El plexo uterovaginal origina los nervios uterinos, que abordan el útero a la altura del istmo, y los vaginales, que se anastomosan con nervios del plexo hemorroidal y vesical. De especial importancia es el llamado ganglio de Lee-Frankenhauser, situado en el plexo uterovaginal, y en el que confluyen todas las fibras simpáticas y parasimpáticas que inervan los genitales internos. Recibe impulsos de T10 a L1 y de S2 a S4.

Por último, hay que destacar que la pelvis está inervada a su vez por el plexo sacro, cuyo ramo terminal es el nervio ciático; el plexo pudendo con el nervio pudendo, que aporta la inervación sensitiva y motora al suelo pélvico; y el plexo coccígeo.

 PUNTOS CLAVE

- El desarrollo del tracto genital femenino es un procedimiento complejo, que se inicia a las tres semanas de la embriogénesis y continúa hasta el segundo trimestre de la gestación.
- El aparato urinario y genital se relaciona de forma estrecha desde el punto de vista anatómico y embriológico. Las pacientes con anomalías congénitas uterinas tienen más riesgo de tener anomalías renales, esqueléticas o de la pared abdominal.
- Los conductos de Müller se convierten en los principales conductos genitales en la mujer, y darán lugar al útero y a las trompas de Falopio. El origen y desarrollo de la vagina tiene varias teorías, según los autores, y sigue siendo hoy en día motivo de controversia.
- No existe un sistema de clasificación universalmente aceptado para las anomalías congénitas del aparato genital femenino.
- El conocimiento integral de la anatomía es importante para lograr un acceso seguro, maximizar la exposición, garantizar la hemostasia, y evitar lesiones en las vísceras, los vasos sanguíneos y los nervios.
- El útero es un órgano hueco, formado por el cuerpo, el istmo y el cuello uterino. En mujeres en edad reproductiva, el cuerpo es más grande que el cérvix, mientras que, durante las etapas prepuberal y posmenopáusica, son de tamaños similares. Sin embargo, el tamaño del útero puede variar según los niveles hormonales o por la presencia de patología uterina.

- Su posición normal es de anteversoflexión, aunque puede presentar variaciones (v. **Fig. 1-18**).
- El soporte del útero lo proporcionan el parametrio (complejo del ligamento uterosacro/cardinal), el ligamento redondo, el ligamento ancho y la fascia endopélvica. La pérdida del mismo contribuye al prolapso del útero y/o vértice vaginal.
- El útero tiene tres capas: mucosa o endometrio, muscular o miometrio, y serosa o perimetrio. Mientras que la mucosa endometrial en la zona del cuerpo uterino está expuesta a cambios cíclicos, la endocervical sufre pocas modificaciones durante el ciclo menstrual.
- Las arterias uterinas se originan en la división anterior de las arterias ilíacas internas en el retroperitoneo y pasan sobre el uréter a 2 cm del cuello. Las ramas del cuerpo uterino se anastomosan con vasos que derivan de las arterias ováricas, proporcionando así un flujo sanguíneo colateral.
- Las arterias ováricas nacen de la aorta abdominal. La vena ovárica derecha regresa a la vena cava inferior, mientras que la vena ovárica izquierda regresa a la vena renal izquierda.
- El drenaje linfático es distinto en el cuerpo y en el cérvix. Sigue los vasos pélvicos y se localiza retroperitonealmente.
- La inervación pasa por el plexo hipogástrico superior e inferior, y viene determinada por el sistema autónomo simpático y parasimpático.

BIBLIOGRAFÍA

Acién P, Acién M. The history of female genital tract malformation classifications and proposal of an updated system. Human Reprod Update. 2011;17:693-705.

Acién P, Acién M. The presentation and management of complex female genital malformations. Hum Reprod Update. 2016;22:48-69.

Acién P, Sánchez del Campo F, Mayol MJ, Acién M. The female gubernaculum: role in the embryology and development. Eur J Obstet Gynecol Reprod Biol. 2011;159:426-32.

Aparato genital de la mujer. En: Rouviere H, Delmas A, eds. Anatomía humana: descriptiva, topográfica y funcional. Barcelons: Masson; 1987. p. 605-40.

Baggish MS. Anatomy of the uterus. En: Baggish MS, Valle RF, Guedj H, eds. Hysteroscopy: visual perspectives of uterine anatomy, physiology and pathology. Lippincott Williams & Wilkins; 2007. p. 15-26.

Barber M. Surgical female urogenital anatomy. En: UpToDate. Waltham, MA: UpToDate, Inc.; 2015. [Actualizado 11 Feb 2021]. Disponible en: htpp://www.uptodate.com

Bermejo López C, Puente Águeda JM, Graupera Nicolau B, Alcázar Zambrano JL. Diagnóstico ecográfico de las malformaciones uterinas y anomalías del tracto genital inferior. Prog Obstet Ginecol. 2021;64:94-105.

Corton MM. Anatomy of the pelvis: how the pelvis is built for support. Clin Obstet Gynecol. 2005;48:611-26.

Corton MM. Critical anatomy concept for safe surgical mesh. Clin Obstet Gynecol. 2013;56:247-56.

DeLancey JOL. Anatomy Uroginecology and reconstructive. En: Benson JT, ed. Atlas clinical gynecology. Filadelfia: Macgraw-Hill; 2000. p. 2-7.

Grimbizis GF, Gordts S, Di Spiezio Sardo A, Brucker S, De Angelis C, Gergolet M, et al. The ESHRE/ESGE consensus on the classification of female genital tract congenital anomalies. Hum Reprod. 2013;28:2032-44.

Grupo de Trabajo de Patología Uterina de la Sociedad Española de Fertilidad. Manejo de las anomalías uterinas en Reproducción, 2022. Guía de Práctica Clínica basada en la evidencia. SEF; 2022.

Guyer C, Rajesh S, Connor ME. Anatomy and Physiology of the uterus. En: Connor ME, Clark TJ, eds. Diagnostic and Operative Histeroscopy. Cambridge University Press; 2020. p. 6-20.

Ludwin A, Martins WP, Nastri CO, Ludwin I, Coelho Neto MA, Leitao M, et al. Congenital Uterine Malformation by Experts (CUME): better criteria for distinguishing between normal/arcuate and septate uterus? Ultrasound Obstet Gynecol. 2018;51:101-9.

Pfeifer SM, Attaran M, Goldstein J, Lindheim SR, Petrozza JC, Rackow BW, et al. ASRM mullerian anomalies classification 2021. Fertil Steril. 2021;116:1238-52.

Fisiología del útero

2

M. Ríos Vallejo, L. Fuentes Moreno y T. Pérez Medina

 OBJETIVOS

- Comprender correctamente el funcionamiento del aparato reproductor femenino.
- Analizar la acción de las hormonas a lo largo del ciclo menstrual.
- Conocer las diferentes fases del ciclo endometrial normal.
- Saber reconocer por vía histeroscópica los cambios endometriales a lo largo del ciclo menstrual.
- Aprender la fisiología peristáltica del útero a lo largo del ciclo.
- Detectar los cambios fisiológicos cervicales y su función reproductora.
- Valorar la receptividad endometrial para una correcta implantación.

INTRODUCCIÓN

El útero es una estructura dinámica, compuesta por tejidos complejos con funciones autocrinas y paracrinas importantes, que responde y cambia de una forma sensible a señales hormonales, dando lugar a los acontecimientos endocrinos del ciclo menstrual.

La función normal del aparato reproductivo y el ciclo menstrual en la mujer son consecuencia del funcionamiento coordinado del eje hipotálamo-hipofisario-ovárico. En la zona del encéfalo, el hipotálamo y la hipófisis son piezas fundamentales en la integración de la información procedente de múltiples tejidos, vía humoral y nerviosa, en la que participan neurohormonas, hormonas hipofisarias, neurotransmisores, feromonas, endorfinas, esteroides y péptidos ováricos, siendo imprescindibles para el correcto funcionamiento reproductor femenino.

No resulta difícil comprender que esta interacción tan compleja se pueda alterar en diferentes puntos del circuito a pesar de sus numerosos controles y mecanismos de seguridad. Por todo ello, el conocimiento funcional del eje hipotálamo-hipófisis-ovario es imprescindible para el clínico, ya que, de esta manera, se podrá comprender y afrontar la patología ginecológica de origen endocrinológico.

Además, para una correcta evaluación histeroscópica de la cavidad uterina, es necesario un conocimiento de la fisiología del endometrio y sus cambios a lo largo del ciclo menstrual, así como su respuesta a los agentes farmacológicos.

EJE HIPOTÁLAMO-HIPOFISARIO

El sistema endocrino se puede dividir en tres niveles generales: el regulador superior es el hipotálamo. El segundo escalón reside en la hipófisis, cuyo lóbulo anterior libera las hormonas glandulotropas (la hormona tirotropina, la hormona corticotropa o adrenocorticotropina, la hormona foliculoestimulante y la hormona luteinizante) bajo la influencia de los factores de liberación hipotalámicos. Estas hormonas ejercen sus efectos en el tercer nivel, las glándulas endocrinas periféricas, como la glándula tiroidea, la corteza suprarrenal y las gónadas. Todo ello está controlado por medio de un circuito regulador cerrado con un mecanismo de retroalimentación (*feedback*).

El componente principal en la regulación de los sistemas endocrinos es el cerebro y, en particular, el hipotálamo.

El **hipotálamo** está localizado en la base del cerebro por debajo del tálamo y detrás del quiasma óptico (**Fig. 2-1**). Es un componente del diencéfalo constituido por varios núcleos neuronales que conecta con la corteza cerebral, el tálamo, el tronco encefálico, la médula espinal, con el lóbulo posterior hipofisario mediante fibras nerviosas aferentes y eferentes, y con el lóbulo anterior hipofisario mediante una conexión vascular muy particular, ejerciendo importantes efectos sobre los sistemas endocrino, nervioso autónomo y límbico.

Como parte del sistema neuroendocrino, el hipotálamo es, por un lado, responsable de la integración de la información humoral y neuronal y, por otro, de la liberación de hormonas (neurohormonas) de gran importancia en el mantenimiento orgánico interno.

Los productos secretados por el hipotálamo (neurohormonas) constituyen los factores liberadores de las hormonas hipofisarias: la hormona liberadora de gonadotropinas (GnRH), el factor liberador de corticotropina, la hormona liberadora de hormona del crecimiento y la hormona liberadora de tirotropina, y los factores inhibidores: la somatostatina y la dopamina.

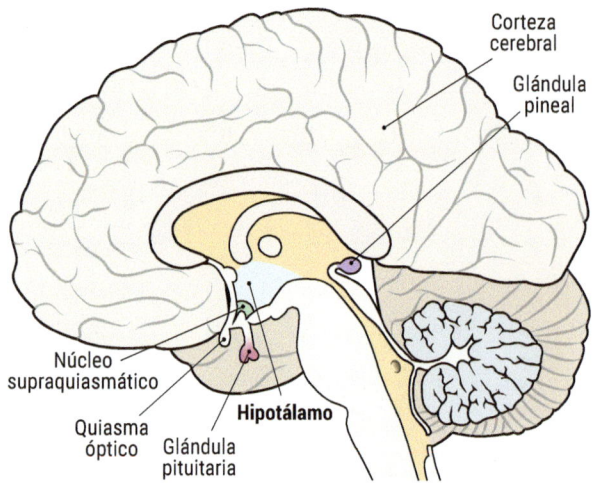

Figura 2-1. Corte del cerebro y localización del hipotálamo.

Además de regular la hipófisis, el hipotálamo desempeña otras importantes funciones homeostáticas, como la termorregulación y el ciclo sueño-vigilia.

De entre todas las neurohormonas, cabe destacar la GnRH, por su importante acción sobre la función gonadal.

La GnRH es la neurohormona principal en el funcionamiento del ciclo menstrual, es un decapéptido producido por las neuronas del núcleo arcuato y del área preóptica del hipotálamo (en la eminencia media). Desde allí, migra hasta las terminaciones dendríticas que desembocan cerca de los capilares del sistema vascular hipotálamo-hipofisario, y a través del sistema portal hipofisario ultracorto, ejerce su efecto en la adenohipófisis al unirse a los receptores de superficie de las células gonadotróficas.

La secreción pulsátil de la GnRH actúa como estimulante de la liberación súbita en las células gonadotróficas de la adenohipófisis de FSH (hormona gonadotropa estimulante del folículo) y de la hormona luteinizante a sangre. La FSH y la hormona luteinizante actúan sobre las gónadas con la activación de un gran número de procesos y la secreción de una vasta cantidad de hormonas peptídicas y esteroideas.

La GnRH tiene una vida media extremadamente **corta** de solo 2-4 minutos, ya que es degradada con rapidez por las peptidasas en el hipotálamo y la hipófisis. Aunque existe variabilidad individual en el patrón exacto de liberación pulsátil de GnRH, se puede describir un patrón general. La GnRH es liberada de forma **pulsátil**, y estos pulsos varían en amplitud y frecuencia en las distintas etapas de la vida (antes y después de pubertad) y a lo largo del ciclo genital.

La periodicidad de la amplitud del ritmo pulsátil de secreción de GnRH y gonadotropina es esencial para regular la actividad gonadal y, en consecuencia, la de todo el eje reproductor. Así, son más frecuentes y de menor amplitud en la primera mitad del ciclo genital que en la segunda.

Su actividad está sometida a la acción de *feedback* tanto estimuladora como inhibidora de los glucocorticoides y las hormonas proteicas gonadales. Las sustancias liberadas en otros lugares pueden modificar la frecuencia y la amplitud de los pulsos, como la dopamina, la noradrenalina, los opiáceos endógenos, la serotonina, la melatonina, la leptina y las feromonas, lo que explica los cambios en el ciclo menstrual y reproductivo en determinadas circunstancias.

En el hipotálamo, el estradiol, la progesterona y la testosterona pueden reducir la frecuencia de liberación de GnRH hacia la sangre portal como parte de un circuito de retroalimentación negativo. Sin embargo, las neuronas GnRH carecen de receptores de estrógenos, lo que indica que los efectos de estos sobre la secreción de GnRH son mediados por otros sistemas neurales que establecen vías aferentes hacia neuronas GnRH. El más importante de estos sistemas es la vía de señalización de la kisspeptina, que en la actualidad se sabe que interviene en la regulación central de la pubertad y la reproducción, estimulando la secreción hipotalámica de GnRH.

La **hipófisis** se sitúa debajo del hipotálamo y del quiasma óptico, en el interior de la silla turca, en la base del cráneo (**Fig. 2-2**). Está formada por dos lóbulos anatómicamente y funcionalmente distintos. La hipófisis anterior o adenohipófisis contiene tres tipos de células: eosinófilas, secretoras de hormona del crecimiento y prolactina; basófilas, secretoras de gonadotropinas (hormona luteinizante y FSH); y cromófobas, secretoras de TSH. No tiene conexiones neurales directas con el hipotálamo, sino a través del plexo venoso portal (**Fig. 2-3**), que permite un control de retroalimentación bidireccional entre ambas estructuras.

La hipófisis posterior o neurohipófisis, considerada como una extensión física del hipotálamo, libera oxitocina y vasopresina, producidas en el núcleo supraóptico y paraventricular, respectivamente. Existe además una pequeña zona entre ambos lóbulos, denominada parte intermedia, que es la responsable de la secreción de hormona melanocitoestimulante (**Tabla 2-1**).

La hipófisis está vascularizada por las arterias hipofisarias superiores e inferiores, ramas de la arteria carótida interna. La vascularización de la hipófisis anterior depende de la arteria hipofisaria superior a través del sistema porta hipotálamo-hipofisario en la zona de la eminencia media (infundíbulo) y de la parte proximal del tallo pituitario, que permite la comunicación entre las neuronas hipotalámicas y las células de la hipófisis anterior. La vascularización de la neurohipófisis se realiza de forma separada a partir de la arteria hipofisaria inferior (**Fig. 2-3**).

La hipófisis se regula por tres elementos que interactúan: el hipotálamo (factores liberadores u hormonas hipofisotropas), los efectos de retroalimentación de las hormonas

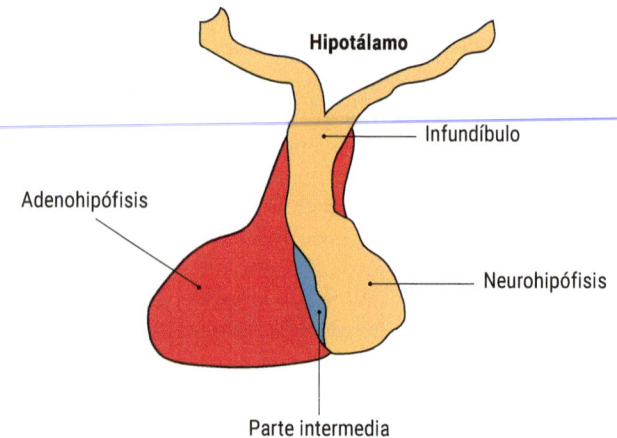

Figura 2-2. Anatomía de la hipófisis.

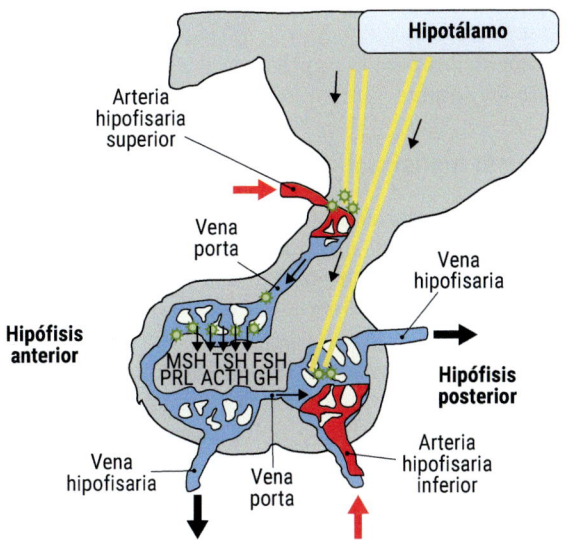

Figura 2-3. Circulación portal de la hipófisis. ACTH: hormona corticotropa o adrenocorticotropina; FSH: hormona foliculoestimulante; GH: hormona del crecimiento u hormona somatotropa; LH: hormona luteinizante; MSH: hormona melanocitoestimulante; PRL: prolactina; TSH: tirotropina

Tabla 2-1. Secreción hormonal de la hipófisis

Hipófisis anterior	• Hormona del crecimiento u hormona somatotropa • Prolactina • Hormona corticotropa o adrenocorticotropina • Hormona tiroestimulante, estimulante de la tiroides • Hormona luteinizante • Hormona estimulante del folículo
Hipófisis posterior	• Oxitocina • Vasopresina u hormona antidiurética

circulantes, y las secreciones autocrinas y paracrinas de la propia hipófisis (**Fig. 2-4**).

Los gonadotropos son tipos celulares especializados de la adenohipófisis que sintetizan y secretan hormona luteinizante y FSH. Tanto la síntesis como la liberación de la hormona luteinizante y la FSH están bajo la influencia de la secreción pulsátil de la GnRH hipotalámica. En la zona del ovario, la FSH y la hormona luteinizante se unen a las células de la granulosa y de la teca para estimular la foliculogénesis y la producción ovárica de hormonas esteroideas. Los esteroides (estradiol, progesterona) y péptidos (p.ej., la inhibina), de origen ovárico, y la activina y la folistatina, de origen hipofisario, modifican la secreción de FSH y hormona luteinizante.

En mujeres en edad reproductiva, en la interfase luteofolicular, se origina un leve aumento de FSH, que rescata de la atresia algunos folículos provenientes de un *pool* seleccionado por el ovario unos 80 días antes, en un proceso independiente de la FSH.

El aumento de la FSH en la fase folicular estimula la actividad mitótica de las células de la granulosa e induce la aparición de una aromatasa que estimula el paso de los andrógenos a estrógenos, lo que permite mantener unos

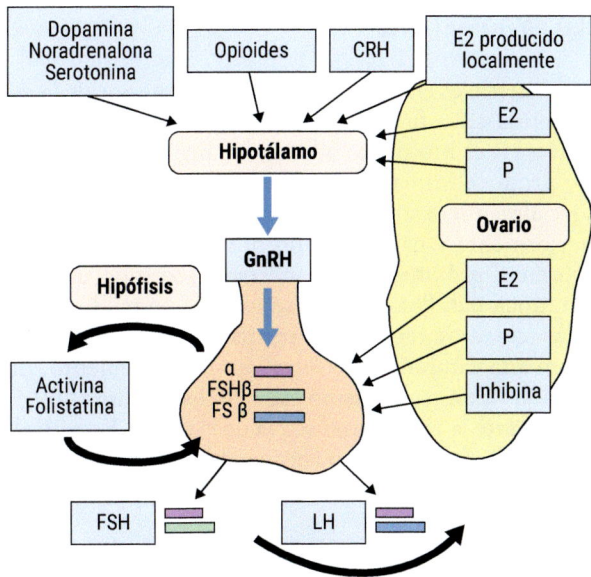

Figura 2-4. Interacción entre las hormonas esteroideas y no esteroideas en el control de la secreción de la hormona luteinizante y la hormona foliculoestimulante. CRH: hormona liberadora de corticotropina; E2: estradiol; FSH: hormona foliculoestimulante; GnRH: hormona liberadora de gonadotropinas; LH: hormona luteinizante; P: progesterona.

elevados niveles estrogénicos intrafoliculares, necesarios para la supervivencia y desarrollo del folículo y del ovocito. Finalmente, la FSH también induce en las células de la granulosa el desarrollo de los receptores para la hormona luteinizante, que resulta vital para la diferenciación de las células de la granulosa en células luteínicas tras la ovulación. El aumento de estradiol hasta concentraciones máximas deriva en el gran pico de hormona luteinizante, lo que desencadena la ovulación unas horas después.

En la segunda parte del ciclo, tras la ovulación, la secreción de progesterona por el cuerpo lúteo prepara adecuadamente el endometrio para una posible gestación y provoca un descenso de la FSH y de la LH.

Si no hay gestación, el descenso del nivel de estradiol y progesterona induce una elevación inicial crítica de FSH inmediatamente antes de la menstruación, y el ciclo vuelve a empezar.

La estrona y el 17-β -estradiol son los dos principales esteroides secretados durante un ciclo menstrual normal. Ambos esteroides están producidos directamente por el ovario o por la conversión periférica de los precursores androgénicos.

Los pulsos de hormona luteinizante y FSH tienen gran relevancia en la mujer, con una periodicidad fisiológica de **entre 60 y 90 min**. Así, en la fase folicular inicial con niveles muy bajos de estrógenos, la frecuencia de los pulsos es de aproximadamente cada 90 min. Posteriormente, en la fase folicular media y tardía, cuando los niveles de estrógenos se elevan, la frecuencia de pulsos se incrementa cada 60-70 min. Después de la ovulación, existe un marcado y progresivo descenso en la frecuencia de pulsos hasta un pulso cada 100 min durante la fase lútea temprana y de 200 min durante la lútea tardía, coincidiendo con la duración de exposición a la progesterona.

CICLO ENDOMETRIAL

El endometrio es el tejido que recubre el interior de la cavidad uterina cuya función es permitir la implantación del embrión en el momento adecuado. En el caso en el que no se produce implantación del embrión, el endometrio es parcialmente destruido, dando lugar a la menstruación. Posteriormente y bajo estímulo hormonal, se regenera de nuevo en el próximo ciclo menstrual, creando un nuevo tejido funcional. Por lo tanto, se trata de un tejido con una alta capacidad de renovación regulada por hormonas, que experimenta cambios casi completos de crecimiento, diferenciación y desprendimiento cada 28 días durante 400-500 ciclos durante la vida reproductiva de la mujer. Este nivel de regeneración tisular es solo comparable a otros tejidos con alto volumen de renovación tisular como epidermis, epitelio intestinal y médula ósea.

Morfológicamente, el endometrio se puede dividir en los dos tercios superiores, que forman una capa funcional, y el tercio inferior, que forma la capa basal (**Fig. 2-5**). La finalidad de la capa funcional es prepararse para la implantación del blastocisto, por lo que es el lugar de proliferación, secreción y degeneración. El objetivo de la capa basal es proporcionar el endometrio regenerador después de la pérdida de la capa funcional durante la menstruación.

El endometrio humano se compone principalmente de dos tipos de células principales, células epiteliales (luminal y glandular) y células mesenquimales de soporte (células estromales), así como células endoteliales y leucocitos.

Clásicamente, se admite que la duración normal del ciclo es de 28 días, considerando como primer día aquel en que se inicia la menstruación. Sin embargo, la mayoría de las mujeres tienen ciclos que duran entre 24 y 35 días y solo en un 12-15 % de mujeres es de 28 días.

El endometrio a lo largo del ciclo es sometido a una serie de cambios anatómicos y funcionales específicos en sus componentes glandulares, vasculares y estromales. Estos cambios se explicarán divididos en cinco fases:

- El endometrio menstrual.
- La fase proliferativa.
- La fase secretora.
- La preparación para la implantación.
- La fase de desprendimiento del endometrio.

Endometrio menstrual

Comprende del primer al cuarto día del ciclo. La duración habitual del flujo es de 4-6 días, pero en muchas mujeres es de tan solo 2 o incluso hasta 8 días. El volumen normal de la pérdida de sangre menstrual es de 30 mL y se considera anormal una pérdida mayor de 80 mL.

El endometrio menstrual es relativamente fino (con un grosor inferior a 3 mm), pero denso. Está formado por un componente basal estable, y por una cantidad variable de estrato esponjoso residual. En la menstruación, este último tejido atraviesa varios estados funcionales, con desorganización y rotura de glándulas, fragmentación de vasos y estroma con signos persistentes de necrosis. Pueden detectarse signos de reparación en todos los componentes tisulares, aunque los restos de la menstruación dominen en el aspecto global de este tejido. La regeneración endometrial se origina en las células precursoras (madre) del estroma y el epitelio.

Esta regeneración se lleva a cabo mediante la reepitelización de la superficie expuesta del endometrio y la proliferación glandular de la capa basal bajo la influencia de los crecientes niveles de estrógeno posmenstruales. Además, es probable que la capa del estroma contribuya con factores autocrinos y paracrinos importantes al crecimiento y la migración.

Como las concentraciones hormonales están en su nivel más bajo durante esta fase de reparación, la respuesta puede deberse a una lesión más que a un mecanismo hormonal, si bien la capa basal es rica en receptores estrogénicos. Esta «reparación» es rápida: hacia el día 4º del ciclo, más de las dos terceras partes de la cavidad están cubiertas del epitelio nuevo; y en los días 5º y 6º, toda la cavidad se ha reepitelizado y comienza el crecimiento del estroma.

Fase proliferativa

Comprende del 5º al 14º día del ciclo, y se asocia al crecimiento del folículo ovárico y al aumento de la secreción de estrógenos, que permite la reconstrucción y el crecimiento del endometrio.

En la zona del epitelio glandular, es donde se observa una mayor proliferación del mismo, pasando de ser un epitelio cúbico monoestratificado a un epitelio seudoestratificado. Las glándulas que al inicio de la fase son estrechas, rectilíneas y perpendiculares a la superficie pasan a ser voluminosas y tortuosas.

En la fase proliferativa precoz, se visualiza el alargamiento de vasos espirales recorriendo el estroma sin ramificarse ni enrollarse, generando una red capilar laxa.

El estroma que al principio de esta fase es denso y compacto hacia el 10º día, por la incorporación de iones, agua y aminoácidos, pasa a tener un aspecto discretamente edematoso.

Todos estos componentes del tejido (glándulas, células del estroma y células endoteliales) muestran una marcada proliferación que alcanza su máximo en los días 8-10 del ciclo, lo que refleja el aumento de las concentraciones de estradiol

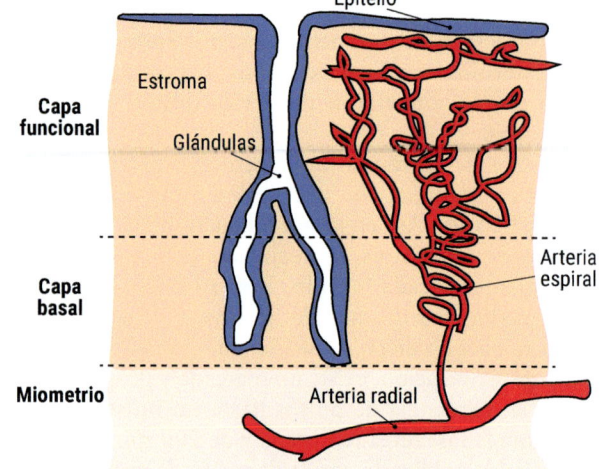

Figura 2-5. Anatomía funcional del endometrio.

circulante y una concentración máxima de receptores estrogénicos en el endometrio.

Durante la fase proliferativa, el endometrio crece aproximadamente desde 0,5 mm hasta 3,5-6 mm de altura a cada lado de las paredes opuestas del útero, lo que corresponde al endometrio trilaminar que se observa en la ecografía (**Fig. 2-6**).

Fase secretora

Después de la ovulación (del 15º al 28º día del ciclo), el endometrio muestra una reacción combinada frente a la actividad de los estrógenos y la progesterona.

El espesor total del endometrio se mantiene fijo en el nivel preovulatorio (5-6 mm) a pesar de que persiste la influencia de los estrógenos.

La proliferación epitelial cesa 3 días después de la ovulación y esta estabilización se cree que es inducida por la progesterona. La expresión del receptor de progesterona en las células endometriales es estimulada por el aumento de los estrógenos en la fase folicular a través del receptor de estrógenos α, lo que aumenta la capacidad de respuesta a la progesterona durante la fase lútea. Por el contrario, la expresión de receptor de estrógenos α en las células endometriales es inhibida por la progesterona mediante receptores de progesterona.

La acción de la progesterona es fundamental para los cambios que sufre el endometrio en la fase secretora, enfocados a prepararlo para la implantación del embrión.

En la fase lútea inicial, en los dos primeros días tras la ovulación, aparecen vacuolas en la base de las células del epitelio glandular. A medida que la fase lútea progresa, las glándulas responden a la progesterona haciéndose tortuosas, dilatadas y llenas de vacuolas ricas en glucógeno, con el fin de preparar el endometrio para la implantación. El estroma se vuelve edematoso por la secreción local de prostaglandinas E_2 y F_2-alfa (PGE_2 y $PGF_2\alpha$).

Durante esta fase, se objetiva una proliferación vascular progresiva que provoca el enrollamiento de los vasos espirales, en respuesta a los esteroides sexuales, a las prostaglandinas y a los factores autocrinos y paracrinos (**Fig. 2-7**).

Fase de implantación

Entre los días 7 y 13 después de la ovulación (días 21-27 del ciclo), se producen cambios significativos en el endometrio.

En el momento de la implantación, en los días 21-22 del ciclo, la característica morfológica predominante es el edema del estroma endometrial. Este cambio puede ser secundario al incremento de la producción local de prostaglandinas (PGE_2 y $PGF_2\alpha$) y del factor de crecimiento endotelial vascular mediado por estrógenos y progesterona en el endometrio, que aumentará la permeabilidad capilar en el lugar en el que se producirá la implantación.

Las células del estroma endometrial responden a las señales hormonales, sintetizan prostaglandinas y, cuando se transforman en células de la decidua, producen un gran número de sustancias, entre ellas la prolactina, la relaxina, la renina, factores de crecimiento insulinoides y proteínas fijadoras de factores de crecimiento insulinoides.

Se pensaba al principio que las células del estroma endometrial, los progenitores de las células de la decidua, derivaban de la médula ósea (de las células que invaden el endometrio), pero actualmente se considera que proceden de las células progenitoras primitivas del mesénquima uterino.

El proceso de decidualización comienza en la fase lútea, bajo la influencia de la progesterona. Las células deciduales, que derivan de las células del estroma, desempeñan un papel importante tanto en el proceso de la hemorragia endometrial (menstruación) como en el proceso de hemostasia endometrial necesario para la implantación y creación de la placenta.

La implantación requiere que se produzca la hemostasia endometrial mediante menores concentraciones de activador del plasminógeno, menor expresión de las enzimas que degradan la matriz extracelular del estroma (como las metaloproteinasas) y aumento de las concentraciones del inhibidor del activador del plasminógeno de tipo 1. Sin embargo, la desaparición del soporte de los estrógenos y la progesterona induce cambios en direcciones opuestas, lo que es compatible con el desprendimiento del endometrio.

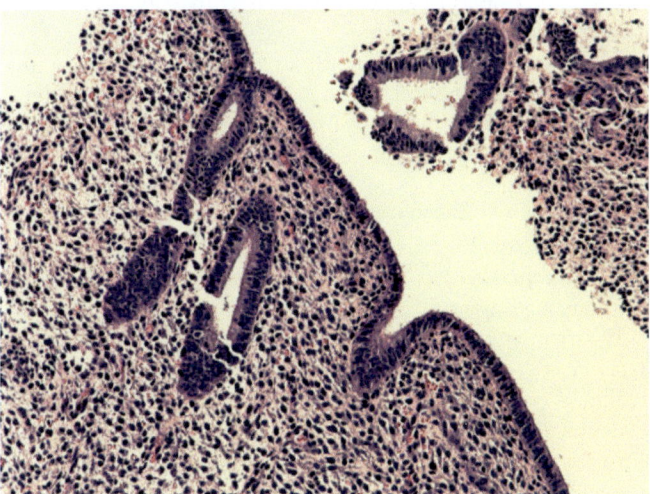

Figura 2-6. Endometrio en fase proliferativa.

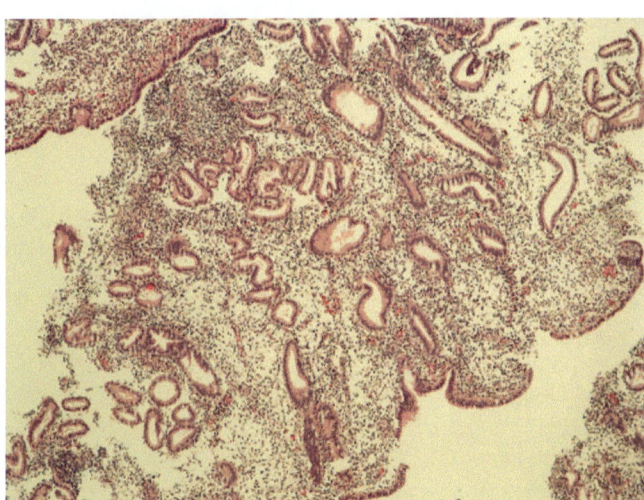

Figura 2-7. Endometrio en fase secretora.

Fase de descamación endometrial

La transformación predecidual ha formado la capa «compacta» en la parte superior de la capa funcional hacia el día 25 (3 días antes de la menstruación). Si no se producen la fecundación y la implantación, y por tanto no existen cantidades suficientes de gonadotropina coriónica humana procedente del trofoblasto, se produce la involución del cuerpo lúteo, y descienden los niveles de estrógenos y progesterona.

El efecto inmediato más destacado de la desaparición de estas hormonas es una moderada disminución de la altura del tejido y una importante respuesta vasomotora, con una vasoconstricción prolongada de las arteriolas espirales que produce estasis, congestión venosa y capilar e isquemia endometrial, con el consiguiente desprendimiento endometrial o menstruación. En las zonas intravasculares de la superficie descamada, se forman nuevos tapones de trombina-plaquetas, lo que limita la pérdida de sangre.

El contenido de prostaglandina ($PGF_2\alpha$ y PGE_2) en el endometrio secretor alcanza sus niveles más altos en el momento de la menstruación. Se cree que la vasoconstricción y las contracciones del miometrio asociadas a los acontecimientos menstruales están reguladas significativamente por las prostaglandinas de las células perivasculares y la endotelina 1, un potente vasoconstrictor derivado de las células deciduales del estroma.

En resumen, el endometrio tiene la capacidad de experimentar cambios cíclicos en respuesta a los diferentes estímulos hormonales que se producen durante el ciclo menstrual. Estos cambios se han denominado clásicamente ciclo endometrial.

CICLO ENDOMETRIAL POR HISTEROSCOPIA

La evaluación de las características de la cavidad endometrial por histeroscopia permitirá reconocer los cambios cíclicos endometriales en respuesta a los estímulos hormonales que se producen durante el ciclo menstrual.

Los patrones típicos de las fases proliferativas, secretora y menstrual durante la realización de una histeroscopia permiten hacer una valoración visual del estado del ciclo endometrial (**Tabla 2-2**).

Los patrones son:

- **Patrón menstrual:** durante los días 1-4 del ciclo, se puede observar una superficie endometrial irregular de **coloración desigual**, con muescas endometriales, en las que se encuentran zonas rojizas de endometrio descamado, alternando con zonas pálidas, blancas y violáceas de endometrio aún sin descamar. La presencia de zonas de hemorragia franca y coágulos en la cavidad dificulta en muchas ocasiones la valoración histeroscópica, y por ello no se recomienda la realización de histeroscopia diagnóstica en este momento del ciclo, con el fin de evitar errores diagnósticos.
- **Patrón proliferativo (Fig. 2-8):** se puede observar entre los días 5-14 del ciclo, aproximadamente. Se visualiza por histeroscopia una superficie endometrial lisa y de color rosado o nacarado, con la presencia de pequeños vasos capilares distribuidos por toda la cavidad, formando una red vascular superficial. Se pueden apreciar pequeñas glándulas redondeadas a modo de punteado fino, distribuidas de manera uniforme y regular. La muesca endometrial es pequeña y generalmente hemorrágica. La fase proliferativa inicial será la más adecuada para la realización de una histeroscopia, pues será el momento del ciclo de mayor uniformidad endometrial, permitiendo el diagnóstico adecuado de patología endometrial.
- **Patrón secretor (Fig. 2-9):** entre los días 14-28, se pueden distinguir dos tipos de patrones secretores, uno inicial donde se objetiva una superficie endometrial irregular y ligeramente ondulada entre los días 14-21. Posteriormente, en una fase secretora tardía entre los días 21-28, se observa un endometrio más esponjoso, aterciopelado, en forma de pliegues o arrugas a lo largo de todo su espesor. Desaparece la red vascular superficial, por lo que la coloración se vuelve más pálida, debido a la edematización del estroma endometrial, y las glándulas se aprecian más sobreelevadas y abiertas, como manchas blancas irregulares. La muesca endometrial es profunda y avascular.

Tabla 2-2. Descripción de los patrones endometriales fisiológicos en la visión histeroscópica

Endometrio Histeroscopia	Patrón menstrual	Patrón proliferativo	Patrón secretor inicial	Patrón secretor tardío
Días	1-4	5-14	14-21	21-28
Color	Rojo	Rosado	Blanquecino	Blanquecino
Superficie	Desigual	Lisa	Ondulada	Esponjosa
Grosor	0-1 mm	2-5 mm	> 6 mm	> 7 mm
Glándulas	Ausentes	Punteado blanco	Sobreelevadas	Sobreelevadas y abiertas
Muesca endometrial	No	Sí, hemorrágica	Sí, serosa	Sí, serosa
Vasos	No	Capilares finos	Ausentes	Ausentes

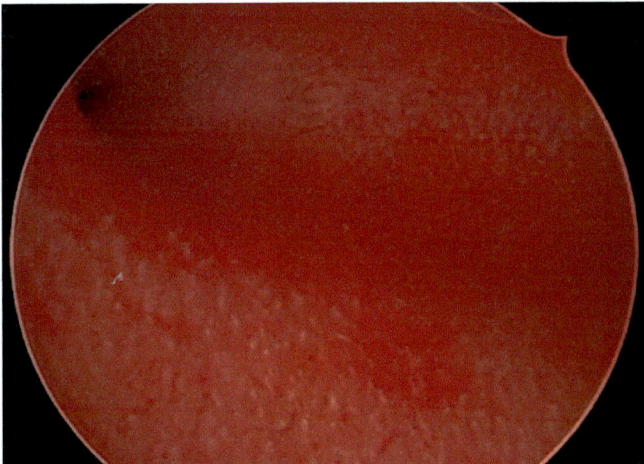

Figura 2-8. Patrón proliferativo.

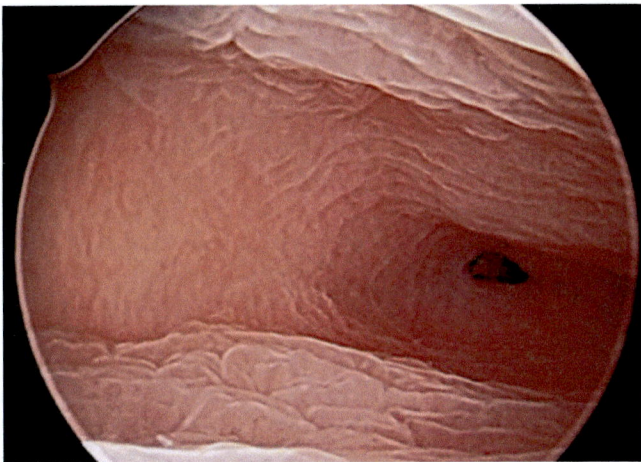

Figura 2-9. Patrón secretor.

CONTRACTILIDAD UTERINA

La contractilidad uterina se define como la actividad peristáltica del útero a lo largo del ciclo menstrual, que permite el correcto transporte de los gametos y la implantación adecuada del embrión.

La motilidad uterina se caracteriza por ondas endometriales que se originan en el miometrio debajo del endometrio, en el llamado **miometrio subendometrial** o zona de unión, y varían a lo largo del ciclo menstrual en frecuencia, amplitud y dirección. Así, durante la fase folicular, la contractilidad uterina se estimula al aumentar los niveles séricos de estrógenos, y se sabe que aumenta la expresión de estrógenos, oxitocina, $PGF_2\alpha$, endotelina 1 y receptores de bradicinina. Por el contrario, en la fase lútea, debido a los efectos de la progesterona, la expresión de estos receptores disminuye, con la consiguiente disminución de la actividad contráctil.

En el útero no gestante, las contracciones uterinas subendometriales están involucradas en la expulsión de detritus en el momento de la menstruación, en la migración de los espermatozoides, desde el cuello uterino hasta el extremo distal de las trompas, y el retorno de ovocitos/embriones a la cavidad uterina. Además, la contracción uterina puede favorecer la colocación adecuada de los productos de la concepción en la cavidad y favorecer así su implantación. Por ello, las contracciones van a ser débiles durante la primera fase del ciclo y más intensas en la fase lútea y la menstruación.

Ijland *et al.,* en 1996, y posteriormente Van Gestel *et al.,* en 2003, propusieron una clasificación de las ondas endometriales en cinco tipos, en función de la dirección y propagación de las contracciones:

- **Ondas anterógradas:** con una progresión de fondo a cérvix. Predominan en la fase menstrual y folicular temprana, están involucradas en la expulsión del material menstrual y posiblemente eviten el ascenso de gérmenes patógenos.
- **Ondas retrógradas**: tienen una progresión de cérvix a fondo uterino. Predominan en la fase folicular tardía (periovulatoria), y se cree que facilitan el transporte espermático hacia las trompas, debido a su progresión ascendente. Estas ondas van aumentando su frecuencia a lo largo de la fase folicular, en respuesta al aumento de los niveles de estrógenos, tienen una frecuencia máxima de 5/min, y no son percibidas por la mujer.
- **Ondas opuestas:** con inicio simultáneo en el fondo y el cérvix. Durante la fase de implantación, las ondas endometriales disminuyen de una manera casi total, predominando las ondas opuestas, que desempeñan un papel importante en la implantación del embrión. Los niveles de progesterona inducen un descenso en la frecuencia de las ondas endometriales, disminuyendo hasta un máximo de 2,5/min.
- *Random* **u ondas aleatorias**: son aquellas que reflejan la actividad endometrial que se genera en distintos puntos de la cavidad uterina.
- **Sin actividad:** ausencia de actividad durante la fase secretora, para facilitar el proceso de implantación del embrión.

En el útero gestante, al inicio, los movimientos uterinos están disminuidos, debido a que los estrógenos, potenciados por progesterona hiperpolarizan las células miometriales y se suprime la actividad espontánea. Al final de la gestación, aparecen las contracciones, aumenta su fuerza y frecuencia, y se coordinan entre sí durante el parto.

Las hormonas neurohipofisarias (vasopresina y oxitocina) son importantes en la regulación de la actividad del miometrio. La liberación de oxitocina puede estimularse mediante ciertos estímulos periféricos, como la succión del pezón. La dilatación cervical también puede favorecer su liberación.

El útero humano no gestante y el útero al inicio del embarazo tienen una mayor sensibilidad a la vasopresina que a la oxitocina, mientras que al final del embarazo y en el posparto, la situación es a la inversa.

La actividad peristáltica uterina disfuncional puede dar lugar a una alteración del transporte de los espermatozoides y a la correcta implantación del embrión. Varios estudios sugieren que la presencia de patología uterina, como endometriosis, adenomiosis, presencia de leiomiomas o malformaciones uterinas, entre otras, podrían afectar a este proceso de contractilidad, aumentado la infertilidad, así como la tasa de abortos espontáneos, pérdidas gestacionales y gestaciones ectópicas en estas mujeres.

FISIOLOGÍA DEL CÉRVIX

El cérvix tiene una forma cilíndrica con una longitud de unos 3 cm y un diámetro de unos 2 cm. El cérvix uterino tiene una apertura hacia la vagina denominada orificio cervical externo. En el área de división entre el cérvix y el cuerpo uterino, se encuentra una zona fibromuscular denominada orificio cervical interno. El área localizada entre ambos orificios se denomina canal cervical, que tiene una forma fusiforme y una sección oval y un diámetro que varía entre 3 y 10 mm.

El epitelio del cérvix en su porción intravaginal corresponde a un epitelio escamoso (su extensión se ve afectada por la edad, la paridad y el estatus hormonal). Este cambia a un epitelio columnar en la zona del canal cervical. El área de transición entre los dos epitelios corresponde a la unión escamocolumnar, también conocida como zona de transformación.

El epitelio cervical esta compuesto aproximadamente de un 95 % de células secretoras y un 5 % de células ciliadas. Las secretoras se ubican en las criptas cervicales y producen moco cervical (también conocido como secreción cervical), en tanto que las células ciliadas están organizadas en forma de cepillo junto con microvellosidades en la superficie de la mucosa.

La cantidad y las características del moco cervical varían a lo largo del ciclo en respuesta a las hormonas sexuales ováricas. Los cilios se mueven en dirección vaginal, originando una corriente mucociliar (similar a una «correa transportadora de moco»), que expele células y diversas partículas hacia la vagina. El cérvix tiene un papel rol importante en el ascenso de los espermatozoides hacia el sitio de la fecundación, función que es atribuida a las características variables del moco presente en el canal cervical.

La disposición del epitelio en la zona del canal cervical está formada por puentes longitudinales a lo largo del canal, que es lo que se llama *plica palmatae*. Sobre estos tractos longitudinales, existen ramas de disposición oblicua que le dan apariencia de ramas de un árbol, por lo que se llama también *arbor vitae* (**Fig. 2-10**).

Sobre el cuello uterino, durante la fase folicular, los estrógenos producen un aumento de la anchura del conducto endocervical y del orificio cervical externo, que alcanza su máximo en el momento de la ovulación, mediante cambios de la vascularización cervical, la congestión y el edema cervical.

El epitelio del ectocérvix experimenta los mismos cambios, bajo la acción de los estrógenos, que el vaginal. El epitelio endocervical es estimulado por los estrógenos, bajo la acción de los cuales la secreción cervical producida es abundante, acuosa, transparente, de baja viscosidad, alcalina, de gran elasticidad y favorable a la penetración de los espermatozoides. La arborización del moco en forma de helechos se hace más patente.

Por el contrario, la progesterona secretada por el cuerpo lúteo contrarresta el efecto del estradiol, e induce una secreción cervical escasa, espesa, opaca, ligeramente alcalina o ácida, con algunos leucocitos y poco favorable a la penetración de los espermatozoides. Esto genera una pérdida de elasticidad y de capacidad de ramificarse en forma de helechos. El diámetro del orificio cervical externo disminuye.

RECEPTIVIDAD ENDOMETRIAL

El proceso de implantación embrionaria es un proceso **complejo** y **multifactorial** que requiere dos factores claves, independientes, pero igualmente necesarios: un endometrio receptivo (decidualizado) y un embrión competente en estadio de blastocisto (**Fig. 2-11**) capaz de implantar. Además, tanto la receptividad endometrial como la capacidad implantatoria del embrión requieren un diálogo sincronizado entre ambos, así como tolerancia/protección inmunológica del huésped.

La implantación en la especie humana parece ser relativamente «poco eficaz» si se compara con la de otras especies animales, ya que se estima que la tasa de implantación en humanos es del 30 % por ciclo. Esto es debido, entre otras causas, a que este fenómeno solo puede tener lugar en un momento muy específico dentro del ciclo menstrual, denominado **ventana de implantación**. Esta se define como el momento en que el endometrio es receptivo para que se implante el embrión. Este período comienza aproximadamente 6 días después de la ovulación, y tiene una duración de unos 4 días (alrededor del día 19-20 del ciclo endometrial y hasta el día 24-25 (desde el día 6º hasta el 10º postovulatorio).

La implantación consta de cuatro fases, relacionadas y consecutivas: aproximación o precontacto, aposición, contacto o adhesión, e invasión del blastocisto, y en este proceso, están implicados factores moduladores endocrinos, paracrinos y autocrinos, tanto de origen materno como embrionario (**Fig. 2-12**).

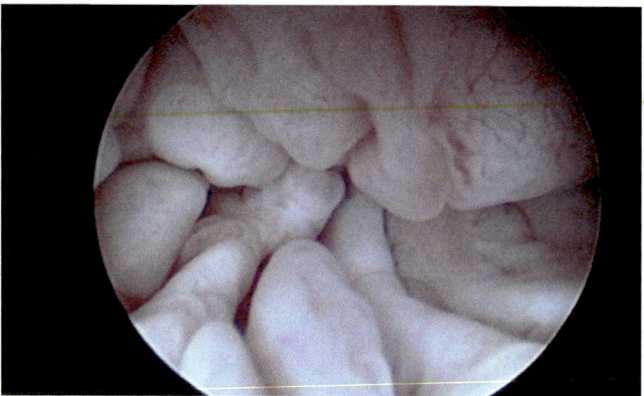

Figura 2-10. Canal endocervical con sus pliegues longitudinales.

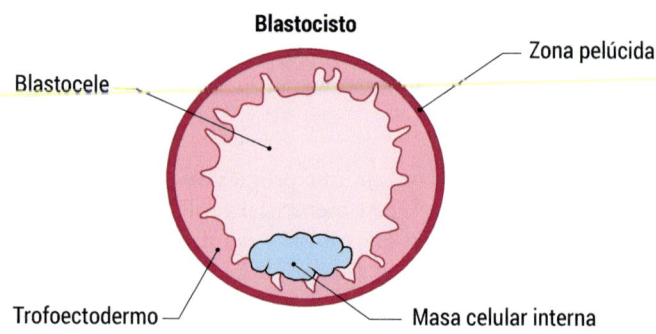

Figura 2-11. El blastocisto es un embrión de 5/6 días de desarrollo compuesto por aproximadamente 200 células.

Figura 2-12. Las cuatro fases de la implantación.

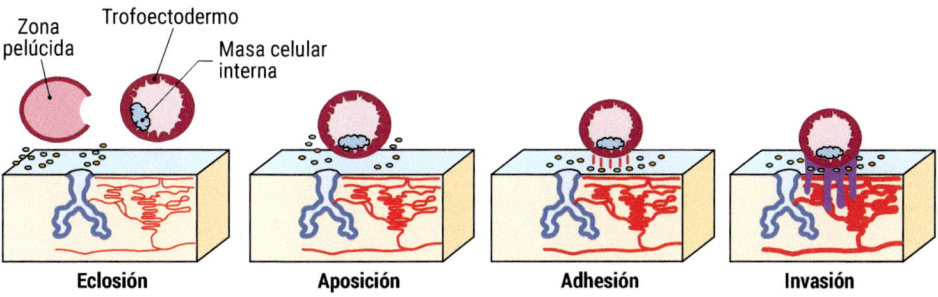

Hay evidencias que apoyan la hipótesis de que una receptividad endometrial inadecuada contribuye significativamente al fracaso de la nidación. Ha sido identificado un gran número de mediadores moleculares que, bajo la influencia de hormonas ováricas, parecen estar involucrados en la interacción maternoembrionaria.

Tradicionalmente, la valoración del endometrio receptivo se ha realizado mediante técnicas de imagen, como la histeroscopia, la ecografía, la eco-Doppler, la histología y la inmunohistoquímica. Con la era de las técnicas genómicas, la **transcriptómica endometrial** (expresión de genes) ha permitido estudiar con mayor exactitud el estadio de receptividad endometrial, identificando el patrón génico que codifica los cambios histológicos y moleculares correspondientes a la ventana de implantación, es decir, definir el patrón génico del endometrio receptivo.

A lo largo del ciclo menstrual, numerosos genes intervienen en la modulación del ciclo y la actividad celular que, en definitiva, va constituyendo paso a paso la transición de una fase a otra del ciclo. La expresividad de los genes viene determinada por la concentración de estrógenos y progesterona en cada fase del ciclo.

El estudio de los genes disregulados durante la ventana de implantación es la base del *endometrial receptivity assay* (ensayo de receptividad endometrial), que es una plataforma de *array* (chip de ácido desoxirribonucleico) que contiene 238 genes relacionados con la implantación, ajustado a un predictor computacional, que identifica el estado de receptividad endometrial en función de los genes que se expresan en una muestra de biopsia endometrial.

La muestra no se puede tomar en el mismo ciclo en el que se realice la transferencia, por lo que el estudio se deberá realizar reproduciendo las condiciones que se darán en este último, y se realizará cuando presumiblemente se abra la ventana de implantación. La muestra se clasificará como en endometrio receptivo y no receptivo, y dentro de este último subgrupo, hay diferencia entre el endometrio prerreceptivo y posreceptivo. Ello permite reajustar el momento de la toma de la muestra en el siguiente ciclo, hasta dar con el perfil de receptividad correcto y realizar la transferencia en el momento óptimo, y posibilita realizar transferencias personalizadas.

 PUNTOS CLAVE

- El útero es una estructura dinámica cuyo funcionamiento se regula por el eje hipotálamo-hipofisario.
- La hipófisis anterior secreta hormona del crecimiento, prolactina, hormona corticotropa, hormona estimulante del tiroides, hormona luteinizante y hormona estimulante del folículo, mientras que la hipófisis anterior produce oxitocina y vasopresina.
- El endometrio, a lo largo del ciclo, experimenta una serie de cambios anatómicos y funcionales que se conocen como ciclo endometrial.
- El ciclo endometrial se puede evaluar por histeroscopia, presentando, en cada fase del mismo, una serie de características identificables que es importantes conocer para una correcta evaluación endometrial.

BIBLIOGRAFÍA

Aguilar HN, Mitchell BF. Physiological pathways andmolecular mechanisms regulating uterine contractility. Hum Reprod Update. 2010;16:725-44.

Colomar Colomer F, Costa Castella S, Saiz Giorgeta I. Ciclo endometrial normal. En: Colomar Colomer F, Costa, Castella S, Saiz Giorgeta I. Guía iconografica de patrones histeroscopicos. Madrid: Ergon; 2013. p. 2-24.

Connor ME, Justin Clark T, eds. Diagnostic and operative hysteroscopy Cambridge: Cambridge University Press; 2020.

Evbuomwan O, Chowdhury YS. Physiology, Cervical Dilation. 2021 May 7. En: StatPearls [Internet]. Treasure Island (FL): StatPearls Publishing; 2022. [Actualizado 20 May 2022] .

Hawkins SM, Matzuk MM. The menstrual cycle: basic biology. Ann N Y Acad Sci. 2008;1135:10-8.

Jain V, Chodankar RR, Maybin JA, Critchley HOD. Uterine bleeding: how understanding endometrial physiology underpins menstrual health. Nat Rev Endocrinol. 2022;18:290-308.

Kuijsters NPM, Methorst WG, Kortenhorst MSQ, Rabotti C, Mischi M, Schoot BC. Uterine peristalsis and fertility: current knowledge and future perspectives: a review and meta-analysis. Reprod Biomed Online. 2017;35:50-71.

Kuijsters NPM, Sammali F, Rabotti C, Huang Y, Mischi M, Schoot BC. Visual inspection of transvaginal ultrasound videos to characterize uterine peristalsis: an inter-observer agreement study. J Ultrasound. 2020;23:37-44.

Kunz G, Leyendecker G. Uterine peristaltic activity during the menstrual cycle: characterization, regulation, function and dysfunction. Reprod Biomed Online. 2002;4:5-9.

Messinis IE, Messini CI, Dafopoulos K. Novel aspects of the endocrinology of the menstrual cycle. Reprod Biomed Online. 2014;28:714-22.

Revel A. Defective endometrial receptivity. Fertil Steril. 2012;97:1028-32.

Shawki O, Deshmukh S, Alonso L. Anatomy, embriology and hysteroscopy. En: Shawki O, Deshmukh S, Alonso L. Mastering the techniques in hysteroscopy. Nueva Dehli: Jaypee Brothers; 2017. p. 25-31.

Taylor H, Pal L, Seli E. Speroff. Endocrinología ginecológica clínica y esterilidad. 9ª ed. Wolters Kluwer Health; 2020.

The Use of Hysteroscopy for the Diagnosis and Treatment of Intrauterine Pathology: ACOG Committee Opinion, Number 800. Obstet Gynecol. 2020;135:e138-48.

Patología del útero

3

B. Povedano Cañizares y L. Nieto Pascual

OBJETIVOS

- Conocer la patología del útero, centrándose en aquella en la que la histeroscopia tenga un papel preeminente.
- Valorar las diferentes alteraciones uterinas estructurales y funcionales susceptibles de diagnóstico y tratamiento histeroscópico, todo ello desde la perspectiva de su origen fisiopatológico, que ayudará a comprender la clínica que producen, así como a realizar un buen diagnóstico y un óptimo tratamiento.

INTRODUCCIÓN

El útero es un órgano anatómico con una función endocrina, y su principal función es la reproducción. Se encuentra en el centro de la pelvis femenina englobado por el ligamento ancho, que junto con los ligamentos redondos, uterosacros y cervicales transversos o de Mackenrodt le dan sostén. Está conectado a las trompas de Falopio y a la vagina, mientras que los ovarios se unen a él.

Para estudiar la patología del útero, hay que establecer un sistema de clasificación que puede obedecer a distintos criterios:

- Según la zona anatómica afectada: el cuerpo uterino, distinguiendo en él las alteraciones del músculo (miometrio), el estroma o la mucosa (endometrio); y el cérvix uterino, donde se pueden afectar el estroma, el epitelio glandular endocervical o el epitelio plano poliestratificado.
- Según la histología de la afectación uterina: diferenciando así la patología benigna (malformaciones uterinas, pólipos, miomas, endometriosis, endometritis), la patología premaligna o susceptible de evolucionar a malignidad (hiperplasia endometrial, hiperplasia endocervical, displasia cervical) o la patología maligna (cáncer de endometrio, cáncer de endocérvix o exocérvix, sarcoma).
- Según el estado menstrual o neuroendocrino de la mujer: diferenciando las causas del sangrado uterino anómalo (SUA) según la clasificación de la Federación Internacional de Ginecología y Obstetricia (FIGO). Así se encontrarían causas estructurales (morfológicas) y no estructurales (funcionales) de SUA, que responden al acrónimo inglés PALM-COEIN (**Fig. 3-1**):
  - Causas estructurales son: pólipos (P), adenomiosis (A), leiomioma (L), malignidad (M).
  - Causas no estructurales son: coagulopatías (C), disfunción ovulatoria (O), disfunción endometrial (E), yatrogenia (I), no clasificadas (N).

En este capítulo, se intentará realizar una adaptación a esta clasificación, entendiendo que no todas las patologías uterinas producen SUA y considerando que las enfermedades/anomalías estructurales no siempre tienen una correspondencia funcional, y que las alteraciones funcionales suelen tener una correlación estructural no siempre visible a los ojos del histeroscopista, ya que las transformaciones pueden alterar la estructura de los tejidos en el ámbito macroscópico (visible en la histeroscopia) y/o microscópico o molecular (visibles para el patólogo).

Se abordarán, obviamente, las enfermedades o anomalías en las que la histeroscopia tiene un papel preeminente.

ALTERACIONES ESTRUCTURALES

Se distinguirá entre anomalías congénitas, miomas submucosos, pólipos endometriales, adenomiosis, hiperplasia endometrial, cáncer de endometrio, sarcoma y cáncer cervical.

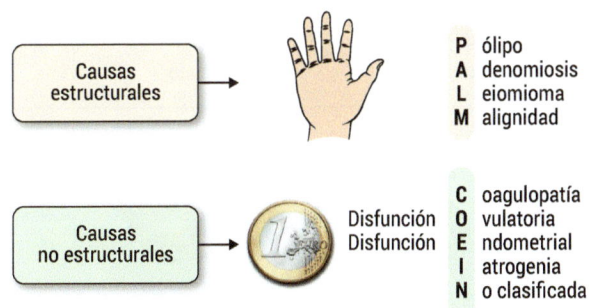

Figura 3-1. Sistema de clasificación PALM-COEIN para el sangrado uterino anómalo. Adaptada de: Munro MG, Critchley HOD, Broder MS, Fraser IS, FIGO Working Group on Menstrual Disorders. FIGO classification system (PALM-COEIN) for causes of abnormal uterine bleeding in nongravid women of reproductive age. Int J Gynaecol Obstet. 2011;113:3-13.

Anomalías congénitas

Las anomalías congénitas del útero resultan relativamente frecuentes, con una prevalencia del 4-7 %. Son consecuencia del mal desarrollo embriológico de los conductos paramesonéfricos o de Müller, bien por anomalías en su fusión, que comienza en la línea media y se extiende en dirección caudal y cefálica, o bien por alteraciones en la reabsorción de la línea media una vez se han fusionado los conductos de Müller, que se inicia caudalmente y se extiende en dirección cefálica.

El origen embriológico y la cronología de la génesis embriológica del útero son conceptos fundamentales que ayudarán a entender y abordar con seguridad el diagnóstico y el tratamiento de estas anomalías.

Las anomalías congénitas uterinas se han asociado a mayor riesgo de parto prematuro, presentación anómala, ruptura prematura de membranas, crecimiento intrauterino restringido, desprendimiento de placenta, placenta previa, incompetencia cervical, retención de placenta, cesárea y bajo peso al nacer. Clínicamente pueden asociarse a adenomiosis, dismenorrea y sangrado uterino anómalo.

Se han propuesto múltiples clasificaciones de las anomalías congénitas del útero, imponiéndose en los últimos años la clasificación de consenso propuesta en 2013 por la European Society of Human Reproduction and Embryology (ESHRE) y la European Society for Gynaecological Endoscopy (ESGE).

El diagnóstico de sospecha de las anomalías uterinas congénitas suele establecerse por pruebas de imagen, fundamentalmente ecografía transvaginal. La ecografía tridimensional (3D) ha supuesto un gran avance para el conocimiento completo de las alteraciones morfológicas del útero previo al tratamiento quirúrgico, habiendo desplazado a la resonancia magnética (RM), ya que esta es más costosa y menos accesible para el ginecólogo.

La confirmación de la anomalía debe establecerse por histeroscopia, y el tratamiento quirúrgico, cuando es posible y necesario, es fundamentalmente histeroscópico (**Fig. 3-2**).

Miomas submucosos

Los miomas uterinos, fibromas o leiomiomas, son tumores benignos que se originan en las fibras del músculo liso uterino. Son los tumores más frecuentes del aparato reproductor femenino a partir de los 50 años, y afectan a más del 50 % de las mujeres, siendo además la causa más frecuente de histerectomía. Aunque en la mayoría de las pacientes son asintomáticos, pueden provocar dolor pélvico, síntomas por compresión de órganos vecinos o infertilidad, siendo además la causa estructural más frecuente de sangrado uterino anómalo.

La patogénesis de la formación de los miomas no se conoce con exactitud. Parece claro el papel de las hormonas estrógenos y progesterona en el crecimiento de los miomas, que

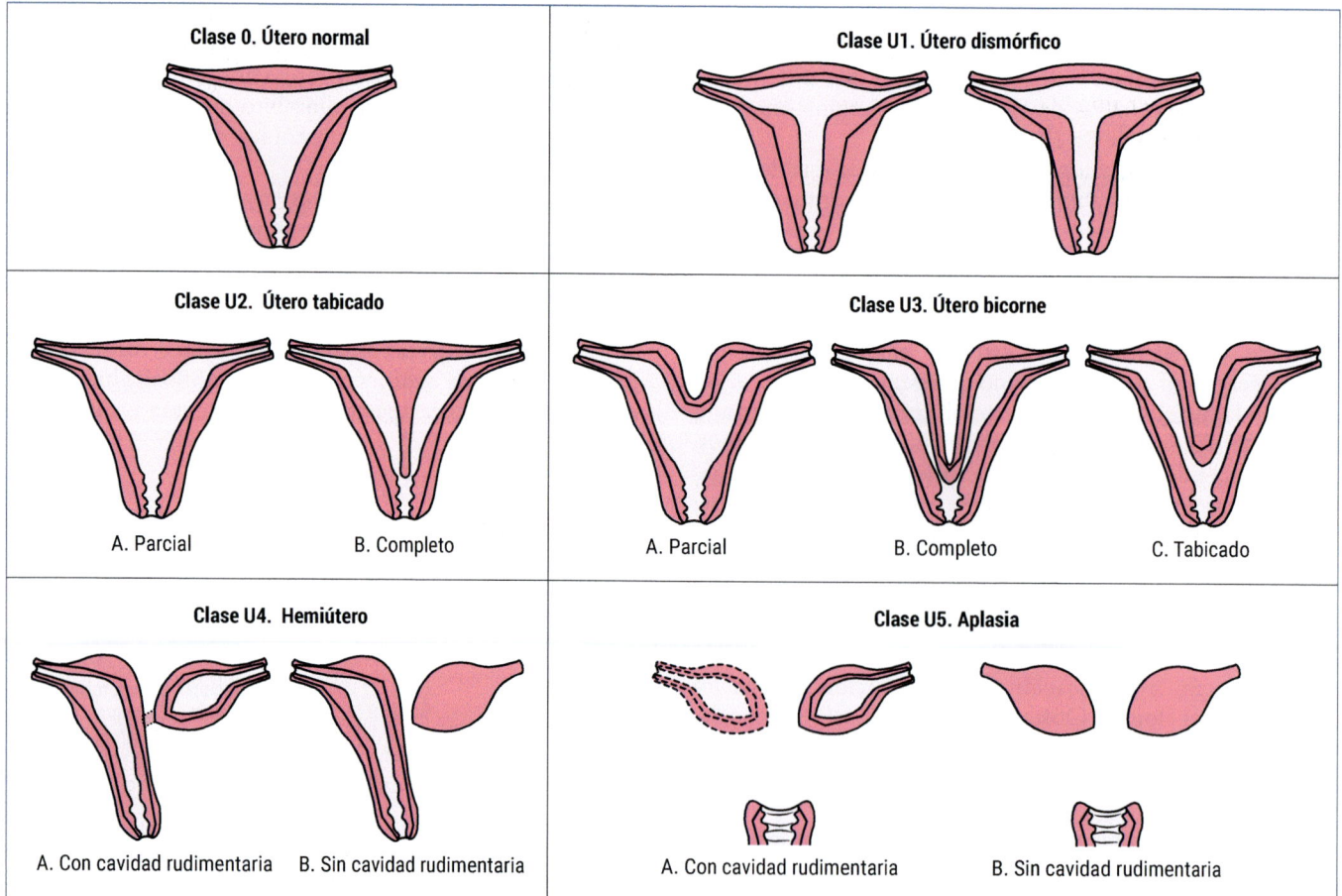

Figura 3-2. Consenso de la European Society of Human Reproduction and Embryology (ESHRE) y la European Society for Gynaecological Endoscopy (ESGE) sobre la clasificación de las anomalías congénitas del aparato genital femenino.

podría estar modulado por la producción de factores de crecimiento, citocinas y quimiocinas. La ausencia de miomas antes de la menarquia, la detención de su crecimiento y, con frecuencia, la disminución de volumen en esta etapa, respaldan el papel de las hormonas en el mantenimiento y crecimiento de estos tumores benignos.

Existen muchas clasificaciones de los miomas en función de su localización, y pueden ser: subserosos, si afectan al peritoneo visceral que recubre el exterior del útero; intramurales, si se encuentran en el espesor del miometrio; o submucosos, si afectan al endometrio.

Hoy día la clasificación más utilizada es la de la FIGO (**Tabla 3-1**). Dentro de ella se distinguen a su vez los miomas submucosos, aquellos que se encuentran total o parcialmente en la cavidad uterina, los cuales son identificables y tratables en la gran mayoría de los casos por histeroscopia. Los miomas submucosos se clasifican a su vez en:

- Tipo 0: miomas pediculados intracavitarios, es decir, sin componente intramural.
- Tipo 1: miomas submucosos con menos del 50 % de componente intramural.
- Tipo 2: miomas submucosos con el 50 % o más de componente intramural.

El aspecto macroscópico de los miomas es el de una tumoración habitualmente sólida (aunque en ocasiones presenta áreas de degeneración quística), de tamaño muy variable, ya que puede englobar desde pocos milímetros hasta varios centímetros, pudiendo llegar a ocupar toda la cavidad abdominal. Suelen tener una coloración blanca-nacarada y una morfología esférica (**Fig. 3-3**). Microscópicamente, se pue-

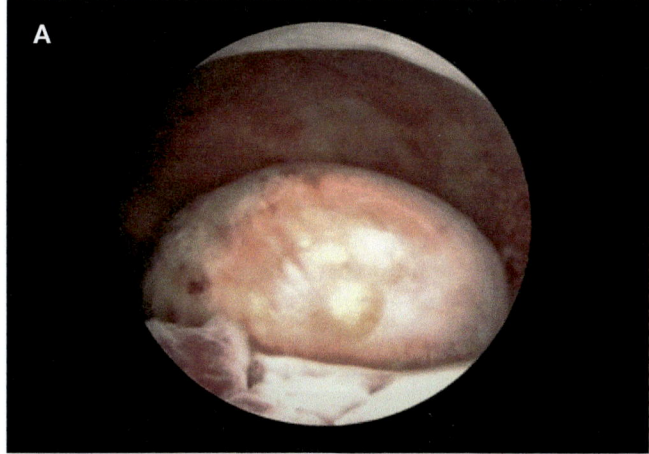

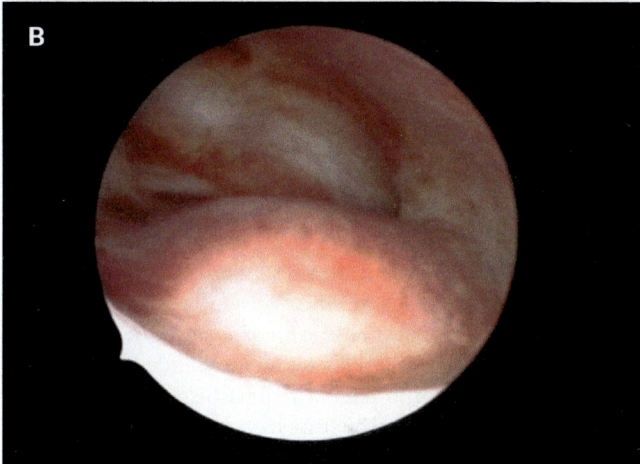

Figura 3-3. Miomas submucosos. **A)** Mioma submucoso de grado 1. **B)** Mioma submucoso de grado 2.

Tabla 3-1. Clasificación de los miomas uterinos de la Sociedad Europea de Endoscopia Ginecológica (ESGE).

SM-submucoso	0	Pedunculado intracavitario	
	1	< 50 % intramural	
	2	> 50 % intramural	
O-otro	3	Contacta con el endometrio, 100 % intramural	
	4	Intramural	
	5	Subseroso, > 50 % intramural	
	6	Subseroso, < 50 % intramural	
	7	Subseroso pedunculado	
	8	Otro (especifique, por ejemplo, cervical, parasitario, etc.)	
Leiomiomas híbridos (afectan el endometrio y la serosa)	Se enlistan dos números separados por un guión. Por acuerdo, el primero se refiere a la relación con el endometrio, mientras que el segundo se refiere a las relaciones con la serosa. Se muestra un ejemplo abajo		
SM-submucosa	2-5	Submucoso y subseroso, cada uno con menos de la mitad de diámetro en las cavidades endometrial y peritoneal	

Adaptada de: Munro MG, Critchley HOD, Broder MS, Fraser IS, FIGO Working Group on Menstrual Disorders. FIGO classification system (PALM-COEIN) for causes of abnormal uterine bleeding in nongravid women of reproductive age. Int J Gynaecol Obstet. 2011;113:3-13.

den observar células fusiformes con citoplasma eosinófilo y núcleos alargados.

El diagnóstico diferencial con los sarcomas es en ocasiones difícil y se basa en la presencia de necrosis, atipia celular y aumento en la actividad mitótica.

La mayoría de los miomas son asintomáticos y no requieren tratamiento. Los miomas sintomáticos pueden ser tratados con análogos de la hormona liberadora de gonadotropinas y tratamientos hormonales, incluyendo el dispositivo intrauterino (DIU) de levonorgestrel en aquellas pacientes que presenten sangrado menstrual abundante o dismenorrea.

Otros tratamientos posibles son la embolización de las arterias uterinas o la destrucción total o parcial del mioma por radiofrecuencia, la indicación dependerá de su tamaño y su localización.

En el abordaje quirúrgico de los miomas, es vital el concepto de seudocápsula neurovascular. Al crecer el mioma, comprime el tejido sano miometrial que lo rodea, formándose a su alrededor un espacio de tejido conectivo, colágeno y fibroblastos.

Mientras que el tumor en sí mismo está relativamente hipovascularizado, una red de vasos que circulan por la seudocápsula nutren al mioma. A esta red vascular se le denomina «anillo de fuego» y se visualiza con ecografía Doppler. Si la extirpación del mioma se realiza respetando la seudocápsula, en la mayoría de los casos, se conseguirá una extracción «limpia» del tumor, sin dañar el miometrio sano que lo rodea y minimizando el sangrado. Esta técnica es válida tanto para la cirugía abdominal como para la cirugía histeroscópica.

La utilización de instrumentos histeroscópicos fríos (pinzas, tijeras, asa fría o morceladores) minimizará el daño en el miometrio y ayudará a preservar la fertilidad de la paciente.

En el abordaje quirúrgico histeroscópico, siempre que sea posible, se intenta realizar una histeroscopia del tipo *see and treat* (ver y tratar). Durante la histeroscopia, inicialmente, se visualizará el mioma y su tamaño, a la vez que se valorará su componente submucoso, clasificándolo en sus diferentes grados (G): G0, G1 o G2 (v. **Fig. 3-3**).

Dependiendo del tamaño y la tolerancia a la histeroscopia ambulatoria de la paciente, se iniciará la resección completa o, si no es factible, se intentará penetrar en la seudocápsula liberando el mioma, en todo lo posible, de su anclaje al miometrio. En una segunda histeroscopia, se procederá a la resección completa. En caso de grandes miomas, se recomienda que su exéresis en cirugía ambulatoria se realice con instrumentos fríos, como las microtijeras o los morceladores, sobre todo estos últimos, porque además de la resección ayudarán a la extracción, a realizar un procedimiento de forma más rápida y, por tanto, a ser mejor tolerados por la paciente; aunque carecen de coagulación, y si antes se ha enucleado el mioma siguiendo la seudocápsula, el sangrado será mínimo.

Los instrumentos fríos como los morceladores son mejor tolerados cuando la cirugía es ambulatoria con anestesia local; si antes se ha enucleado el mioma siguiendo la seudocápsula, el sangrado será mínimo. Los pequeños miomas o aquellos que no puedan ser extraídos se pueden dejar en la cavidad uterina para su expulsión espontánea; al estar desconectados del miometrio degeneran y se necrosan, lo que favorece su expulsión. En estos casos, siempre se recomienda una segunda histeroscopia de control.

El límite para la resección histeroscópica de los miomas submucosos es discutible. Clásicamente se ha situado en 5 cm, pero miomas de mayor tamaño son resecables por histeroscopia. Depende de la habilidad del cirujano y de la necesidad de conservar el útero y preservar la fertilidad. En caso de grandes miomas submucosos, puede requerirse una resección en dos tiempos.

Pólipos endometriales

Los pólipos endometriales son estructuras compuestas de glándulas, estroma y vasos sanguíneos producidas por un sobrecrecimiento del endometrio. En algunos casos, pueden contener fibras de músculo liso, y se denominan pólipos adenomatosos. También pueden contener moco en su interior. Pueden ser únicos o múltiples, pediculados o planos con la base de inserción ancha, localizándose en cualquier cara de la cavidad uterina. Su tamaño es muy variable: desde unos milímetros hasta varios centímetros, llegando a ocupar toda la cavidad uterina. Su etiología es desconocida. Dado que en muchos casos son asintomáticos, la prevalencia es difícil de estimar: desde un 7,8 % hasta un 34,9 %, dependiendo de la población estudiada.

El síntoma más frecuente producido por los pólipos endometriales es el SUA, por lo que se incluyen en la clasificación PALM-COEIN de la FIGO como causa estructural de dicho sangrado. En pacientes premenopáusicas, causan manchado intermenstrual o sangrado menstrual abundante, siendo también motivo de sangrado en pacientes amenorreicas desde hace más de un año, es decir, posmenopáusicas. Igualmente se han relacionado con infertilidad, aunque no está claro que la extirpación de los pólipos endometriales mejore las tasas de embarazo en pacientes infértiles sometidas a tratamientos de fecundación *in vitro* (FIV).

El diagnóstico se establece por ecografía, sospechándose en pacientes posmenopáusicas con endometrio engrosado mayor de 5 mm. Dado que en pacientes premenopáusicas el grosor endometrial es variable en función de la fase del ciclo, hay que sospechar la existencia de un pólipo endometrial cuando el grosor del endometrio es mayor de 8 mm en fase proliferativa o mayor de 14 mm en fase secretora.

En caso de duda, si la ecografía se ha realizado en fase secretora, es conveniente realizar una nueva ecografía en fase proliferativa para verificar el grosor endometrial aumentado. La histerosonografía y la ecografía transvaginal 3D pueden ser de gran utilidad para diagnosticar los pólipos endometriales. Con Doppler color, en ocasiones, se puede ver el vaso sanguíneo que discurre a través del pedículo en los pólipos sésiles.

Tras la sospecha diagnóstica, el método de elección para confirmar el diagnóstico es la histeroscopia. Con los histeroscopios de pequeño calibre, se puede realizar la histeroscopia mediante vaginoscopia en consulta en la mayoría de las pacientes, observando durante el procedimiento una protuberancia endometrial de aspecto glandular o, en ocasiones, atrófica o glándulo-quística. Al tocarlos con la pinza o la tijera, pueden ser blandos o de consistencia más fibrosa y dura (**Fig. 3-4**).

El tratamiento es la extirpación y extracción histeroscópica, habitualmente en consulta, siguiendo la máxima de «ver y tratar». Se pueden usar distintos instrumentos, y la elección de la herramienta dependerá de la disponibilidad, el tamaño, la localización del pólipo y la experiencia del histeroscopista. En general, las pinzas, las tijeras y los morceladores son mejor tolerados al ser instrumentos fríos. Los electrodos bipolares y minirresectoscopios controlan mejor el sangrado, permitiendo cauterizar pequeños vasos, además de ser muy útiles para pólipos de tamaño intermedio e incluso grandes pólipos en manos expertas.

Los morceladores se están utilizando cada vez con más frecuencia por ser bien tolerados, permitir la extracción del pólipo por aspiración a la vez que es seccionado, ser más rápidos y requerir una curva de aprendizaje más corta, siendo el coste su inconveniente.

Dado que en ocasiones se encuentra cáncer de endometrio o hiperplasia en los pólipos, se recomienda siempre su extirpación. En mujeres posmenopáusicas que consultan por sangrado uterino, en las que se visualiza un pólipo endometrial, la prevalencia de hiperplasia o cáncer es del 9 %.

Adenomiosis

La adenomiosis se define tradicionalmente como la invasión del miometrio por las glándulas endometriales y/o el estroma con una penetración igual o mayor a 2,5 mm bajo la interfaz endometrio-miometrio, acompañado de la hiperplasia del músculo liso uterino que envuelve la lesión. El diagnóstico de certeza, por ello, es histológico.

La adenomiosis puede ser focal o más frecuentemente difusa. La presentación difusa produce un aumento del tamaño uterino, adquiriendo este un aspecto globuloso con zonas anecógenas milimétricas visibles ecográficamente, lo que puede ayudar a sospechar la enfermedad.

Con el uso cada vez mayor de la RM para el diagnóstico de las enfermedades ginecológicas y, en concreto, de la endometriosis, se han definido dos subgrupos de adenomiosis: si se encuentra afectado el miometrio externo por fuera de la interfaz miometrio-endometrio, se hablaría de adenomiosis externa (*outer adenomyosis*), mientras que si la ade-

nomiosis atañe a la unión (interfaz) miometrio-endometrio, se trataría de una adenomiosis interna (*inner adenomyosis*). Lógicamente algunas pacientes presentan ambos patrones de infiltración.

Clínicamente, los síntomas de adenomiosis son: dolor (puede presentarse como dismenorrea, dispareunia o dolor pélvico crónico), sangrado uterino anómalo (sangrado menstrual abundante o sangrado durante el ciclo, fuera de la menstruación) e infertilidad. La adenomiosis se incluye en la clasificación PALM-COEIN del sangrado uterino anómalo como causa estructural de sangrado.

El mecanismo por el que la adenomiosis produce sangrado es desconocido y podría deberse al aumento del tamaño del útero, a la mayor vascularización o la presencia de contracciones uterinas anormales.

La adenomiosis externa parece que afecta a mujeres más jóvenes y se asocia con mayor frecuencia a infertilidad, nuliparidad y endometriosis.

La adenomiosis de la unión miometrio-endometrio (interna) afecta a mujeres de mayor edad, multíparas, y con antecedentes de cirugía uterina previa, incluyendo cirugía histeroscópica, miomectomía, cesárea y legrado.

La relación entre endometriosis e infertilidad parece estar bien establecida; el papel de la adenomiosis sin endometriosis asociada es más discutido y difícil de demostrar, dado que muchas pacientes con adenomiosis presentan a su vez endometriosis.

Algunos autores relacionan la adenomiosis con peores resultados en tratamientos tras FIV y lo atribuyen a una menor receptividad endometrial y fallo de implantación, en relación con la presencia de contracciones y alteraciones en el peristaltismo de la interfaz miometrio-endometrio.

El diagnóstico de la adenomiosis es histológico y, en ese sentido, la biopsia histeroscópica puede ayudar a confirmarla. La enfermedad se sospecha por la clínica y los hallazgos ecográficos. La RM ayuda al diagnóstico y a diferenciar la afectación miometrial para distinguir entre adenomiosis focal o difusa, y sobre todo para diferenciar entre adenomiosis externa o interna; por contrapartida, es menos asequible y más cara que la ecografía.

La histeroscopia permite la visualización directa de la superficie endometrial, pero si la adenomiosis no afecta a la cavidad uterina, el diagnóstico no es posible. Los hallazgos histeroscópicos que deben hacer sospechar adenomiosis son:

- Endometrio irregular con pequeños orificios en su superficie.
- Hipervascularización endometrial.
- Patrón difuso «en campo de fresas».
- Lesiones quísticas de coloración azul oscuro o achocolatadas (**Fig. 3-5**).

Ante alguno de estos hallazgos, se debe realizar una biopsia dirigida a las lesiones más llamativas para que el anatomopatólogo confirme el diagnóstico.

El tratamiento de la adenomiosis puede ser médico con anticonceptivos combinados o de solo gestágenos, DIU hormonal o análogos de la hormona liberadora de gonadotropinas.

El tratamiento quirúrgico sería la histerectomía.

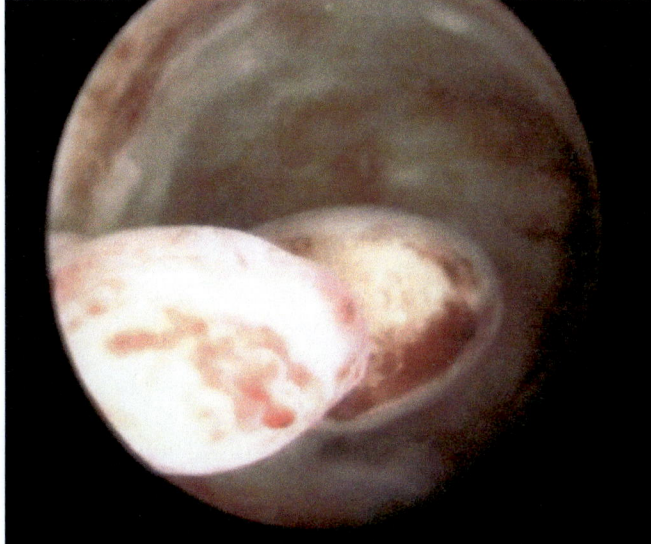

Figura 3-4. Pólipo endometrial.

El tratamiento histeroscópico se basa en la resección de las lesiones. Si estas afectan a gran parte de la superficie endometrial y la paciente no tiene deseo genésico, se puede contemplar la resección endometrial con resectoscopio o la ablación del endometrio con los distintos dispositivos disponibles para ello.

Hiperplasia endometrial

La hiperplasia endometrial consiste en una proliferación anormal de las glándulas endometriales con un incremento en la ratio glándula/estroma en comparación con el endometrio proliferativo normal. Se trata de lesiones potencialmente premalignas, con una probabilidad de progresión a cáncer de endometrio en el caso de las hiperplasias con atipia de entre el 8-12 %.

Hasta 2014, se utilizó la clasificación de la Organización Mundial de la Salud (OMS) de 1994, que distinguía cuatro categorías: hiperplasia simple, hiperplasia compleja, hiperplasia simple con atipia e hiperplasia compleja con atipia. En 2014, la OMS ha simplificado la clasificación distinguiendo dos grupos: hiperplasia benigna (sin atipia) e hiperplasia con atipia/neoplasia intraepitelial endometrial.

Los factores de riesgo para el desarrollo de hiperplasia son los mismos que para el cáncer de endometrio tipo I (endometrioide-hormonodependiente). Se trata de todas las situaciones en las que el endometrio está sobre expuesto a estrógenos. El factor de riesgo más importante es la obesidad, aunque también lo son la menarquia temprana o la menopausia tardía, la nuliparidad, y la anovulación crónica asociada a síndrome de ovario poliquístico. Entre los factores genéticos predisponentes, destaca el síndrome de Lynch.

El diagnóstico se establece mediante biopsia endometrial ante la sospecha clínica. El síntoma más frecuente es el sangrado uterino anómalo que puede afectar a mujeres tanto premenopáusicas como a mujeres menopáusicas. Tras la presunción clínica, la ecografía transvaginal ayuda al diagnóstico de sospecha. Ecográficamente el signo más importante es el engrosamiento endometrial, que en ocasiones se observa con áreas microquísticas, estando conservada habitualmente la interfaz endometrio-miometrio.

Aunque la biopsia endometrial puede hacerse a ciegas con cánula de aspiración o legrado, la biopsia histeroscópica, bajo visión directa, es mucho más específica (**Fig. 3-6**).

Todas las hiperplasias endometriales con atipia que se diagnostiquen mediante biopsia a ciegas deberían confirmar el diagnóstico con biopsia histeroscópica, ya que en muchos casos coexisten áreas de cáncer endometrial, como se ha demostrado en piezas de histerectomía inicialmente realizadas con la indicación de hiperplasia con atipia.

Los hallazgos histeroscópicos que deben hacer sospechar de hiperplasia son:

- Engrosamiento endometrial difuso o focal, sobre todo en mujeres menopáusicas.
- Aumento de la vascularización superficial y vasos «en sacacorcho».
- Glándulas dilatadas, quísticas o de aspecto seudopolipoideo.
- Orificios glandulares anormales en número, tamaño y coloración.

El tratamiento de la hiperplasia puede ser médico o quirúrgico. En caso de hiperplasia sin atipia, se suele optar por el tratamiento médico que se basa en la administración de gestágenos continuos. Los más utilizados han sido acetato de megestrol y acetato de medroxiprogesterona. Otras opciones son: DIU de levonorgestrel y recientemente se ha probado la clormalidona con buenos resultados y con menos efectos secundarios mineralocorticoides o androgénicos que con acetato de medroxiprogesterona o acetato de megestrol.

El tratamiento de elección de la hiperplasia con atipia es la histerectomía. No obstante, se puede contemplar el tratamiento médico con gestágenos en aquellas pacientes que deseen preservar la fertilidad o en pacientes con alto riesgo quirúrgico secundario a obesidad mórbida u otras enferme-

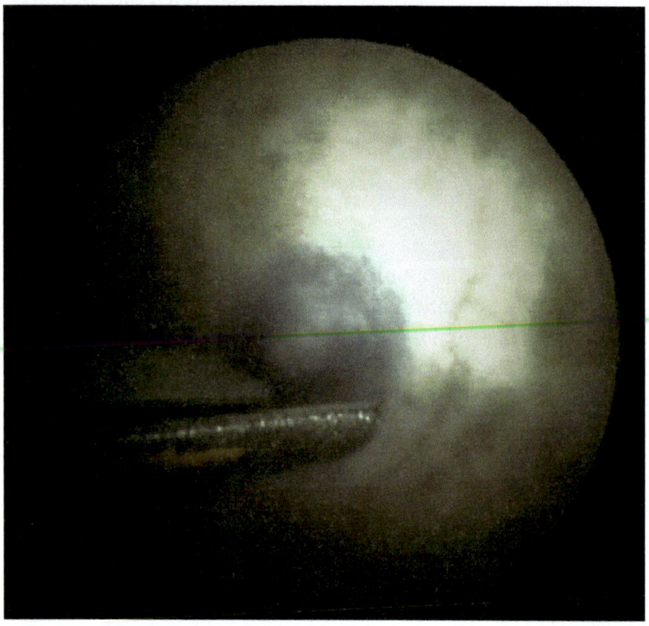

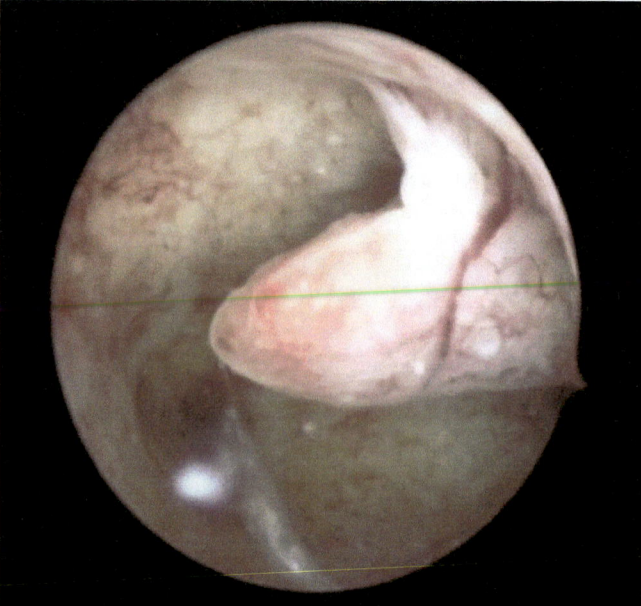

Figura 3-5. Adenomiosis. Lesión quística azulada.

Figura 3-6. Hiperplasia endometrial con atipia.

dades sistémicas. También se puede contemplar la resección histeroscópica de la lesión con o sin tratamiento médico en pacientes que quieran preservar la fertilidad.

Si se opta por tratamiento médico, se harán controles periódicos del endometrio mediante ecografía transvaginal y biopsia histeroscópica. La frecuencia y duración del seguimiento es variable según los distintos autores, la mayoría establecen el primer control a los 3 meses del inicio del tratamiento médico, con un seguimiento periódico durante varios años, hasta que la biopsia endometrial confirme la resolución de la enfermedad.

Cáncer de endometrio

El cáncer de endometrio es el más frecuente del aparato reproductor. En España, la incidencia es de 10,4/100.000 mujeres. En las últimas décadas, se ha observado un aumento de la incidencia en países occidentales. El 90 % se diagnostican en mujeres posmenopáusicas, y solo el 10 % se diagnostican en premenopáusicas; de estas, el 2-4 % son menores de 40 años. A pesar de ello, debido a su mejor pronóstico al compararlo con otros cánceres del aparato reproductor, como el de ovario o el de cérvix, en ocasiones, no ha recibido la atención que merece.

Los factores de riesgo son los mismos que se han expuesto para la hiperplasia endometrial: obesidad, anovulación crónica asociada a síndrome de ovario poliquístico, exposición prolongada a estrógenos, diabetes, síndrome de Lynch y tratamiento con tamoxifeno.

El cáncer de endometrio se clasifica, dependiendo de si se trata de tumores hormonodependientes o no, en:

- **Tipo I:** se corresponde histológicamente con el cáncer endometrioide, es hormonodependiente, la progresión es más lenta y se origina a partir de hiperplasias. Tiene mejor pronóstico.
- **Tipo II:** sin relación con la exposición a estrógenos, histológicamente se corresponde con los serosos y de células claras. Tiene peor pronóstico.

El síntoma más frecuente en el cáncer de endometrio es el sangrado posmenopáusico. En general, es de varios meses de evolución, irregular, intermitente y poco abundante. Este comienzo insidioso hace que muchas mujeres tarden en consultar. Sin embargo, la mayoría de las mujeres que consultan por sangrado posmenopáusico no presentan un cáncer de endometrio, y el sangrado suele ser debido a la presencia de patología benigna o atrofia. Las mujeres premenopáusicas afectadas por cáncer de endometrio suelen consultar por sangrado intermenstrual o sangrado menstrual abundante.

Ante la sospecha clínica, se debe realizar una ecografía transvaginal midiendo el grosor endometrial en un corte longitudinal del útero. El punto de corte en las posmenopáusicas para indicar un estudio histológico del endometrio varía entre 3 y 5 mm. Todas las pacientes que consulten por episodios repetidos de sangrado anómalo deben estudiarse biopsiando el endometrio, aunque en la ecografía este aparezca lineal, no engrosado.

La biopsia del endometrio se puede realizar: a ciegas, con cánulas de aspiración, bajo anestesia, mediante dilatación cervical y legrado; o mediante visión directa por histeroscopia (**Fig. 3-7**).

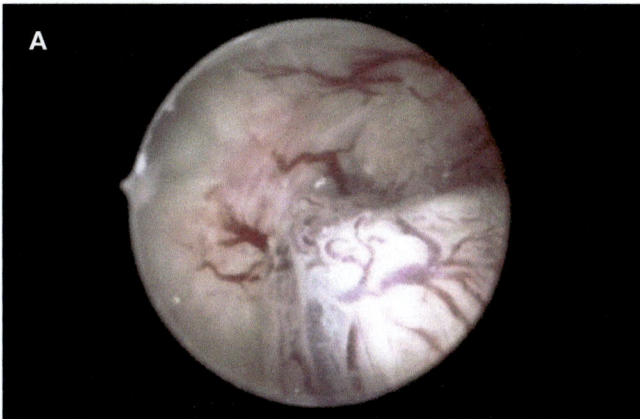

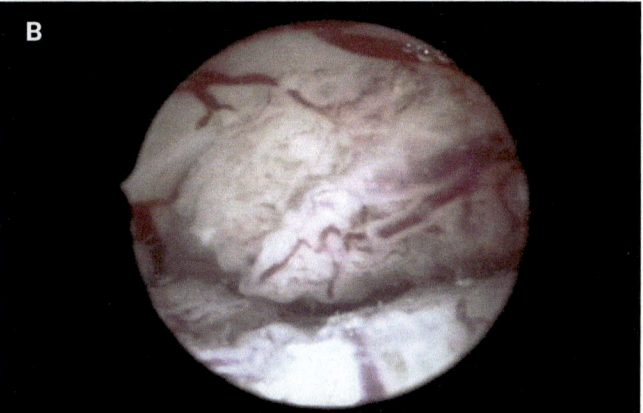

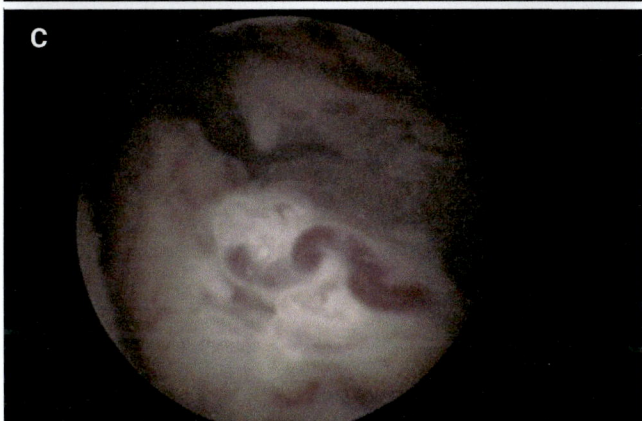

Figura 3-7. Patrones histeroscópicos de cáncer de endometrio. **A)** Cáncer de endometrio: vascularización atípica. **B)** Cáncer de endometrio: pólipo atípico. **C)** Cáncer de endometrio: formaciones papilares.

La histeroscopia tiene una mayor sensibilidad y especificidad para el diagnóstico, al permitir evaluar toda la cavidad uterina, biopsiando las zonas más sospechosas, y ayuda a estimar la extensión del tumor y su propagación cervical. En más del 90 % de las pacientes, se puede realizar en consulta con una buena tolerancia.

Se ha especulado con que la histeroscopia podría facilitar la dispersión del cáncer de endometrio por migración de las células cancerosas a través de las trompas de Falopio transportadas por el medio de distensión. Diversos estudios y metaanálisis no han confirmado esta teoría. El diagnóstico histeroscópico no empeora el pronóstico ni la supervivencia libre de enfermedad.

Si se utilizan presiones inferiores a 80 mmHg, tampoco aumenta la probabilidad de positividad en las células de lavado peritoneal, aunque en cualquier caso, el que aparezcan células neoplásicas en el líquido de lavado peritoneal no afecta a la supervivencia ni al período libre de enfermedad.

Los hallazgos histeroscópicos que harán sospechar la presencia de una neoplasia endometrial son:

• Pólipos atípicos de superficie irregular.
• Vasos atípicos.
• Tumoraciones papilares «en alga marina».
• Tumoraciones irregulares de aspecto cerebroide.
• Combinaciones de todos los patrones anteriores.

El pronóstico de la enfermedad depende del estadio de los tumores, ganglios y metástasis (TMN), del tipo histológico, del grado de diferenciación y otros factores anatomopatológicos.

En 2020, en una reunión de consenso de la Sociedad Europea de Ginecología Oncológica, la Sociedad Europea de Radioterapia y Oncología y la Sociedad Europea de Patología (ESGO/ESTRO/ESP), se recomendó el estudio molecular de los cánceres de endometrio mediante técnicas de inmunohistoquímica y biología molecular. Se diferenciaron cuatro tipos de cáncer de endometrio: POLE mut, MMRd, NSMP, P53abn. Cada grupo, con una incidencia y unas implicaciones pronósticas determinadas.

Actualmente, la tendencia es clasificar el cáncer de endometrio según su valor pronóstico en cinco grupos: bajo riesgo, riesgo intermedio, riesgo alto-intermedio, riesgo alto y avanzado-metastásico. La inclusión en cada uno de estos grupos se hace atendiendo a todos los factores pronósticos antes mencionados. Las decisiones terapéuticas se tomarán teniendo en cuenta estas cinco categorías pronósticas.

El tratamiento del cáncer de endometrio es la histerectomía total más doble anexectomía. La decisión de realizar una linfadenectomía pélvica y aortocava dependerá de varios factores y básicamente del grupo de riesgo pronóstico anteriormente mencionado. En ocasiones, debido a lo avanzado de la enfermedad, o a enfermedades sistémicas u obesidades mórbidas, no es posible el abordaje quirúrgico. La introducción de la técnica del ganglio centinela puede, en los casos indicados, sustituir a la linfadenectomía completa.

La necesidad de tratamiento adyuvante se decidirá tras el estadiaje posquirúrgico. Incluye radioterapia externa, braquiterapia y quimioterapia. Hay estudios clínicos en marcha para valorar el papel de la inmunoterapia en el cáncer de endometrio.

Sarcoma

Los sarcomas del estroma endometrial son tumores uterinos raros, representando tan solo el 0,2 % de los tumores ginecológicos. Existen pocas descripciones en las publicaciones científicas sobre su aspecto histeroscópico. La mayoría de las veces se diagnostican como un hallazgo incidental tras extirpar un pólipo o un mioma. Se pueden presentar con el aspecto de un mioma atípico con zonas papilares, o como un pólipo atípico duro al biopsiar (**Fig. 3-8**).

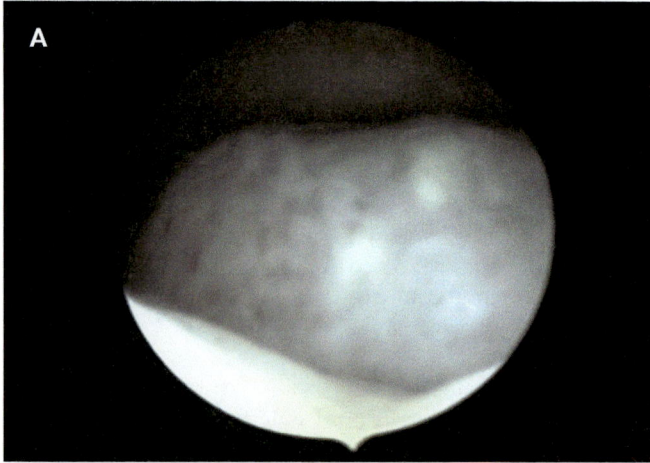

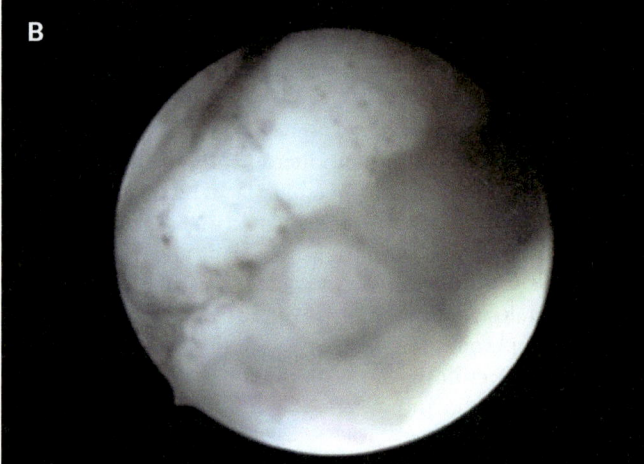

Figura 3-8. Sarcoma endometrial. **A)** Sarcoma: apariencia de mioma submucoso. **B)** Sarcoma: detalle de la zona papilar del caso anterior.

El tratamiento es la histerectomía total más doble anexectomía y tratamiento adyuvante con radioterapia con/sin quimioterapia. El pronóstico dependerá en gran medida de si se trata de tumores de alto o bajo grado.

Cáncer cervical

El cáncer de cérvix es el segundo cáncer ginecológico más frecuente en países desarrollados y el más frecuente en países en vías de desarrollo. El diagnóstico de sospecha se realiza tras una citología anormal o una prueba positiva de virus del papiloma humano; el segundo escalón en el diagnóstico es la colposcopia y biopsia de las lesiones sospechosas.

En ocasiones la unión escamocolumnar no es completamente visible durante la colposcopia, informando el colposcopista de una zona de transformación tipo 3. Asimismo, la citología puede informar de anomalías en las células glandulares. En estos casos, lo habitual es realizar una biopsia a ciegas o un legrado endocervical para obtener tejido que permita descartar lesiones ocultas. Una alternativa es la visión directa del canal endocervical mediante histeroscopia, técnica denominada cervicoscopia, endocervicoscopia o microcolpohisteroscopia.

Tras la inspección histeroscópica del canal endocervical utilizando suero salino como medio de distensión, se consigue identificar la unión escamocolumnar en la mayoría de las pacientes; la estenosis cervical, sobre todo en pacientes previamente conizadas, es la mayor limitación de la prueba.

Una vez localizada la unión escamocolumnar, se puede administrar ácido acético con una torunda en el exocérvix, siguiendo la misma técnica empleada en la colposcopia e instilando 1 mL de ácido acético al 5 % con una aguja de insulina en el canal endocervical, para poner de manifiesto las lesiones sospechosas, que deben ser biopsiadas y que se muestran como lesiones acetoblancas densas. Aunque poco extendido, algunos autores han comunicado buenos resultados tiñendo la unión escamocolumnar con tinta azul (*Waterman ink*). Tras la tinción, se visualizan las células ya teñidas como si se tratase de una visión «a lupa» de la citología clásica.

Según los hallazgos, se clasifican en:

- G0: células regulares con núcleos picnóticos y proporción núcleo-citoplasma normal.
- G1: células con núcleos de volumen moderadamente aumentados, regulares.
- G2: células con núcleos muy aumentados e irregulares y con una proporción núcleo-citoplasma alterada.

Si la cervicoscopia revela alteraciones G2 o G3, estaría indicada la biopsia dirigida. En estos casos, serán especialmente útiles los minirresectoscopios, debido a que el tejido endocervical es más duro, lo que dificulta la biopsia con pinza, y el manejo de la tijera o el electrodo bipolar es más difícil, al disponer de menos espacio, por la escasa distensión del canal endocervical.

ALTERACIONES FUNCIONALES (NO ESTRUCTURALES)

Se distinguirás entre endometritis, istmocele, síndrome de Asherman, malformación arteriovenosa, metaplasia ósea y otras causas de sangrado uterino anómalo.

Endometritis

La endometritis es la inflamación del endometrio y se caracteriza por cambios edematosos, alta densidad de las células estromales, disociación madurativa entre estroma y epitelio e infiltración del estroma por células plasmáticas.

Su patogénesis está relacionada con una alteración cuantitativa y cualitativa de la microbioma endometrial que favorece la colonización y proliferación de distintos microorganismos, principalmente gramnegativos. Habitualmente es asintomática, aunque puede producir dolor abdominal, dispareunia, sangrado uterino anómalo o leucorrea.

El diagnóstico se establece por biopsia endometrial. El estudio histológico demuestra la presencia de células plasmáticas. La técnica de inmunohistoquímica con expresión de CD138 es específica de las células plasmáticas, y es la clave para el diagnóstico de endometritis, habiendo desplazado a otros estudios histopatológicos por su alta sensibilidad y la reducción de las diferencias interobservador.

Los hallazgos histeroscópicos que deben hacer sospechar la presencia de endometritis son:

- Hiperemia difusa de la mucosa endometrial con punteado «en campo de fresas».

- Mucosa endometrial edematosa y engrosada.
- Micropólipos inferiores a 1 mm.

Aunque alguno de estos hallazgos sugiera la presencia de endometritis, el diagnóstico debe confirmarse por histología, dado que la especificidad del procedimiento histeroscópico es del 62,07 al 68,7 %. El hallazgo que mejor se correlaciona con la presencia de células plasmáticas CD138 es la aparición de micropólipos. Igualmente, la combinación de dos o tres alteraciones aumenta la especificidad.

La endometritis se ha relacionado con infertilidad, abortos y fallo de implantación en tratamientos de FIV. El mecanismo por el que se producirían estos resultados gestacionales desfavorables es desconocido, podría ser concausal, interviniendo alteraciones en las citocinas, infiltración leucocitaria, alteraciones vasculares, cambios en las ondas contráctiles uterinas y decidualización inadecuada.

El tratamiento usual de la endometritis es con antibióticos orales, siendo la doxiciclina el más utilizado. Un metaanálisis reciente no encuentra que el tratamiento antibiótico de la endometritis mejore las tasas de embarazo, la implantación tras tratamiento de FIV o el niño en casa. La relación entre endometritis, infertilidad y aborto requiere nuevos estudios.

Istmocele

El istmocele es un defecto triangular en la pared anterior del miometrio, visible en el segmento uterino inferior, en el lugar de la incisión uterina en algunas pacientes con antecedente de cesárea. Se identifica en la ecografía como un saco quístico, de contenido líquido (hipoecoico), bajo la vejiga en el lugar de la incisión de la cesárea. Es más visible a mitad de ciclo, cuando el saco está relleno de moco ovulatorio, o inmediatamente tras finalizar la menstruación, cuando está distendido por la sangre menstrual acumulada en su interior.

Clínicamente puede dar lugar a sangrado uterino anómalo, caracterizándose por un manchado de sangre oscura en el período posmenstrual que puede llegar a ser muy molesto para la paciente. Por otro lado, se ha relacionado con infertilidad secundaria, especulándose que la sangre acumulada en el defecto miometrial puede, en sentido caudal, dificultar la progresión de los espermatozoides, y en sentido craneal, impedir la implantación por flujo retrógrado de la sangre desde el istmocele a la cavidad uterina.

El diagnóstico de sospecha se establece por ecografía especialmente en período posmenstrual, y se debe confirmar mediante histeroscopia, en la que se aprecia una cavidad en la cara anterior del útero, con forma de arco, en ocasiones con sangre oscura en su interior. Al fondo, se puede apreciar el orificio cervical interno (**Fig. 3-9**). Aun cuando no se realice la histeroscopia en fase posmenstrual, el medio de distensión utilizado en la histeroscopia evidencia el istmocele, que en ocasiones es invisible con la ecografía.

El tratamiento es únicamente necesario en caso de que la presencia del defecto miometrial tenga una traducción clínica. Puede ser médico, con fármacos que reduzcan o supriman el flujo menstrual, o quirúrgico.

El abordaje quirúrgico puede ser histeroscópico, abdominal (por laparoscopia o laparotomía) o vaginal.

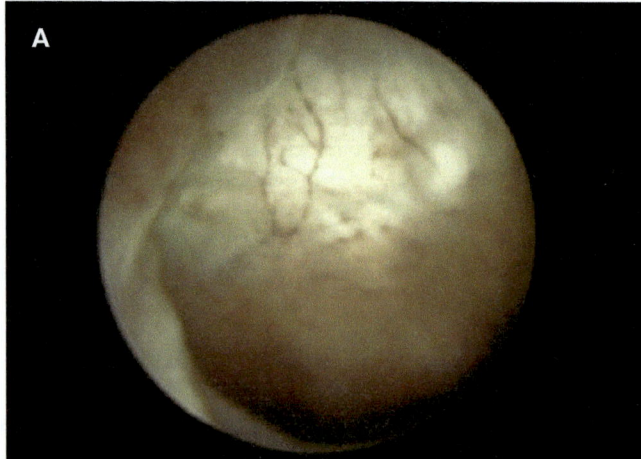

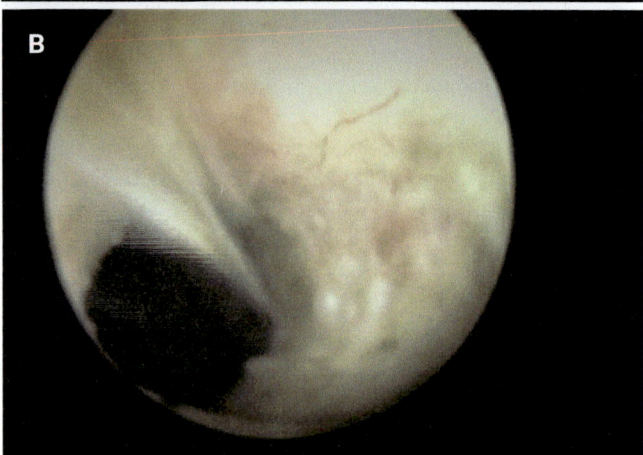

Figura 3-9. Istmoceles. **A)** Istmocele de arco anterior. **B)** Istmocele. Al fondo, orificio cervical interno.

El abordaje histeroscópico es aconsejable por ser técnicamente más fácil y con una rápida recuperación para la paciente, recomendándose siempre que el grosor del miometrio por encima del defecto sea superior a 3 mm.

Síndrome de Asherman

El síndrome de Asherman, también llamado sinequias o adherencias intrauterinas, consiste en la aparición de tiras de tejido fibroso en el interior de la cavidad uterina. En casi todos los casos, se trata de lesiones yatrogénicas secundarias a un traumatismo instrumental sobre el endometrio.

El principal factor de riesgo es el embarazo asociado a legrado por aborto, mola o legrado posparto para evacuar restos placentarios. El parto por cesárea también se ha asociado a sinequias uterinas.

El estado grávido parece que favorece la aparición de adherencias, y se especula que sea debido al daño producido sobre la capa basal del endometrio que se encuentra más adelgazado por el hipoestrogenismo propio del embarazo.

Cualquier maniobra instrumental sobre el endometrio puede causar síndrome de Asherman. Las cirugías que con más frecuencia se asocian a este síndrome son: miomectomía abdominal o histeroscópica, metroplastia, septoplastia y ablación endometrial. La única infección que se ha descrito asociada a adherencias intrauterinas ha sido la tuberculosis,

rara en nuestro entorno. La endometritis, en ausencia de tuberculosis, no se ha demostrado que aumente el riesgo de síndrome de Asherman.

Clínicamente se debe sospechar en pacientes con amenorrea o hipomenorrea en las que existe un antecedente de cirugía que haya podido afectar al endometrio. La ausencia de menstruación en una paciente amenorreica, tras tratamiento con estrógenos y gestágenos, debe hacer sospechar un síndrome de Asherman.

La prueba diagnóstica de referencia es la histeroscopia. La ecografía proporciona poca información; es la histeroscopia, indicada por la sospecha clínica, el estándar de referencia para el diagnóstico. En caso de amenorrea en la que se sospeche que la cavidad uterina está completamente obliterada, durante la realización de la histeroscopia, es posible ayudarse de la ecografía para confirmar que el histeroscopio se encuentra en la cavidad uterina y minimizar así el riesgo de perforación.

El tratamiento del síndrome de Asherman sería la adhesiólisis histeroscópica. Se recomienda utilizar instrumentos «fríos» (pinza, tijera, asa fría), evitando en lo posible instrumental eléctrico, para minimizar la posibilidad de lesión térmica del endometrio, así como el tratamiento simultáneo en lesiones en espejo con electrocirugía.

La liberación de las sinequias puede requerir varias sesiones, y no es infrecuente que tras la misma se vuelvan a reproducir.

Algunos autores utilizan distintos instrumentos intracavitarios tras la adhesiólisis para impedir que las paredes del útero, previamente separadas, vuelvan a contactar al finalizar la cirugía reparadora histeroscópica, habiéndose utilizado sondas de Foley, globos similares al Foley pero con un diseño triangular más parecida a la morfología del útero o DIU.

También se ha propuesto la instilación tras la histeroscopia de geles reabsorbibles de ácido hialurónico. Dado que la práctica totalidad de los síndromes de Asherman son yatrogénicos, en ginecología, se deberían tener presente los beneficios de la prevención primaria, lo que incluye el tratamiento médico del aborto, la extracción de los restos ovulares mediante histeroscopia en lugar de con legrado siempre que sea posible, evitando dañar las zonas de endometrio no ocupadas por restos ovulares.

Otras prácticas preventivas son la realización de histeroscopias de control tras procedimientos con un alto riesgo de formación de adherencias intracavitarias, en particular, tras miomectomías múltiples o de miomas de gran tamaño, septoplastias y legrados. El diagnóstico precoz permitiría una intervención temprana cuando las adherencias son laxas y más fáciles de escindir.

Malformación arteriovenosa

Las malformaciones arteriovenosas del útero son una causa rara de SUA. Pueden ser congénitas, en cuyo caso se suelen acompañar de múltiples malformaciones arteriovenosas en otras localizaciones anatómicas. Las adquiridas suelen ser secundarias a traumatismos sobre el útero, sobre todo legrado, cesárea u otras cirugías uterinas. Clínicamente se manifiestan como SUA que no responde a tratamiento médico y que puede ser intenso y provocar anemia.

El diagnóstico se establece por ecografía, la eco 3D Doppler, es muy útil para delimitar la zona afectada, y puede mostrar un área de vascularización anómala en mosaico con flujo multidireccional turbulento. La angiografía es la técnica «patrón oro» para el diagnóstico. Se debe establecer el diagnóstico diferencial con hemangioma, enfermedad trofoblástica gestacional o restos placentarios.

La histeroscopia puede mostrar una cavidad uterina normal o con orificios vasculares. Al bajar la presión del medio de distensión, se visualizarán los vasos sangrantes, y como el sangrado, cesa al volver a aumentar la presión (**Fig. 3-10**).

El tratamiento en mujeres que han finalizado su deseo genésico y no responden a tratamiento médico es la histerectomía. La embolización de las arterias uterinas es una alternativa para evitar la histerectomía y preservar la fertilidad. Hay casos descritos de embarazo tras la embolización de arterias uterinas por miomas o por malformaciones arteriovenosas.

Metaplasia ósea

La metaplasia es una alteración rara del endometrio que se caracteriza por la presencia de hueso en el endometrio. En muchos casos, se trata de un hallazgo casual cuando se realiza una ecografía del útero.

La etiología es desconocida, y básicamente hay dos teorías que la explican:

- Una sostiene que se trata de tejido fetal que persiste tras un aborto. Esta teoría se sustenta en que, en la mayoría de los casos, existe el antecedente de un aborto en las pacientes diagnosticadas de metaplasia ósea.
- Otros casos pueden ser secundarios a la transformación metaplásica de las células del estroma uterino.

Probablemente ambas teorías sean cierta,s ya que los estudios genéticos han demostrado que el tejido metaplásico es genéticamente idéntico a la paciente en unos casos y al tejido fetal en otros.

Ecográficamente, se muestra como una imagen hiperrefringente en la cavidad uterina, no vascularizada, que si es alargada puede confundirse con un DIU de cobre. Puede verse en el centro de la cavidad uterina, en un lateral, en el istmo o incluso pueden observarse áreas dispersas que representan distintos fragmentos de metaplasia distribuidos por la cavidad uterina.

Clínicamente, tiene trascendencia por ser causa de infertilidad al actuar como un cuerpo extraño que impide la implantación. También puede originar sangrado uterino anómalo o dolor pélvico.

El diagnóstico se confirma mediante histeroscopia. Se ve como un hueso alargado o, en otros casos, como una placa plana trabeculada de aspecto coraliforme. El tratamiento es la extirpación histeroscópica con pinza. Puede ser necesario fragmentarlo previamente para lograr su extracción por el cérvix uterino.

Otras causas de sangrado uterino anómalo

Como se mencionó en la introducción, muchas de las patologías uterinas a las que se ha hecho referencia a lo largo de este capítulo pueden provocar SUA. Otras casusas funcionales son: disfunción ovulatoria, coagulopatías o yatrógena por medicamentos.

La disfunción ovulatoria puede provocar sangrado irregular o continuo por discordancia en la maduración endometrial. En la histeroscopia, se identifican áreas de endometrio en fase proliferativa y otras en fase secretora o incluso menstrual. El tratamiento es hormonal con anticonceptivos combinados o de solo gestágenos, DIU de levonorgestrel o implante subdérmico.

Algunas pacientes pueden mejorar exclusivamente con cambios en sus hábitos de vida, siguiendo una dieta equilibrada y con pérdida de peso.

El endometrio yatrogénico más comúnmente diagnosticado por histeroscopia es el secundario a tratamiento con tamoxifeno en pacientes con cáncer de mama. Se visualiza como un endometrio atrófico quístico, en muchos casos asociado a pólipos endometriales, también de aspecto atrófico quístico y generalmente con una base de implantación amplia.

La atrofia endometrial de la posmenopausia puede provocar sangrado, generalmente leve e irregular. La ecografía transvaginal mostrará un endometrio lineal inferior a 3 mm. En ocasiones, con una cavidad distendida por moco acumulado intraútero en pacientes con estenosis cervicales por cuellos muy atróficos. La histeroscopia revela un endometrio atrófico con sufusiones hemorrágicas secundarias a vasos superficiales (**Fig. 3-11**).

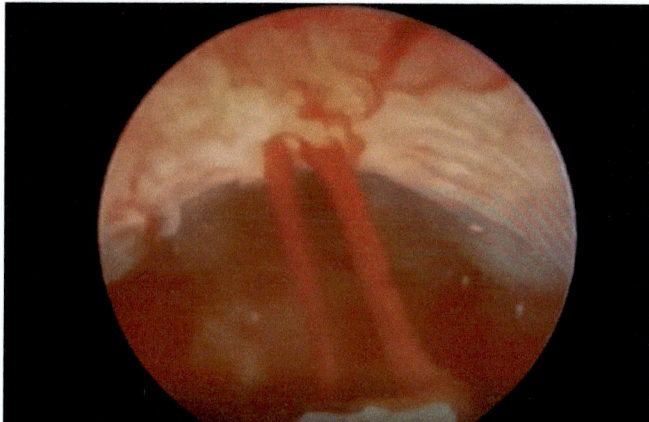

Figura 3-10. Visión histeroscópica de malformación arteriovenosa.

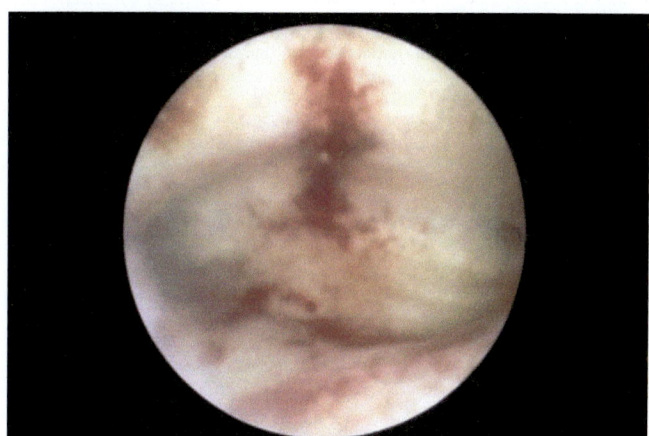

Figura 3-11. Endometrio atrófico con sufusiones hemorrágicas.

PUNTOS CLAVE

- La clasificación ESHRE-ESGE de 2013 es la más aceptada en la actualidad para las anomalías congénitas del útero, y la histeroscopia desempeña un papel fundamental en el diagnóstico y tratamiento de la mayoría de ellas.

- La histeroscopia es la única técnica mínimamente invasiva que permite ver en directo el útero por dentro. Gracias a la miniaturización de los histeroscopios y la aparición de nuevos instrumentos, cada vez está adquiriendo mayor relevancia para el diagnóstico y tratamiento de la patología intrauterina.

- El abordaje histeroscópico de los miomas submucosos debe realizarse siempre respetando la seudocápsula para no dañar el endometrio adyacente, y se realizará en uno o dos tiempos, dependiendo de las características del mioma, la habilidad del cirujano y la tolerancia de la paciente.

- Se recomienda la polipectomía histeroscópica en mujeres posmenopáusicas por un riesgo de malignización cercano al 9 %.

- Es posible el tratamiento histeroscópico de la adenomiosis endometrial extensa en mujeres que hayan cumplido deseos genésicos.

- En casos muy seleccionados de hiperplasia con atipia, se puede intentar realizar una resección histeroscópica de la lesión, principalmente en preservación de la fertilidad o pacientes con gran riesgo quirúrgico.

- La sospecha macroscópica de sarcoma endometrial durante la histeroscopia es muy difícil, siendo su diagnóstico incidental en la mayoría de los casos.

- La histeroscopia quirúrgica en consulta desempeña un papel importante en la cirugía histeroscópica, debido a la miniaturización de los histeroscopios y la aparición de los instrumentos.

- En los casos en los que la colposcopia muestre una zona de transformación tipo 3 o la citología informe de la presencia de células glandulares, la histeroscopia se convierte en una alternativa diagnóstica, ya que ofrece una visualización directa del canal endocervical en busca de lesiones sospechosas, y permite la toma de biopsias.

- Aunque existen varios hallazgos histeroscópicos de sospecha de endometritis, la presencia de micropólipos es el que mejor se correlaciona con la presencia de células plasmáticas CD138.

- El abordaje histeroscópico del istmocele solo debe efectuarse en casos sintomáticos en los que el miometrio suprayacente al defecto sea superior a 3 mm.

- La histeroscopia es clave para el diagnóstico y el tratamiento del síndrome de Asherman. No hay que olvidar que la cirugía ginecológica intrauterina y el uso de electrocirugía favorecen la aparición de adherencias.

- La visualización durante la histeroscopia de orificios sangrantes en el endometrio, que cesan el sangrado al aumentar la presión intrauterina, debe hacer sospechar una malformación arteriovenosa. En caso de que esto suceda, es preciso tener siempre presente el riesgo de absorción intensa del medio de distensión.

- La histeroscopia ofrece la posibilidad de diagnosticar y tratar la metaplasia ósea.

BIBLIOGRAFÍA

Alonso L. Istmocele: overwiew. [Internet].En: Hysteroscopy Newletter. 9 Jul 2021. Disponible en: https://hysteroscopynewsletter.com/2021/07/09/ist-mocele-overview/

Atallah D, El Kassis N, Safi J, El Hachem H, Chahine G, Moubarak M. The use of hysteroscopic endometrectomy in the conservative treatment of early endometrial cancer and atypical hyperplasia in fertile women. Arch Gynecol Obstet. 2021;304:1299-305.

Bai H, Yuan F, Liang B, Sun H, Gao Y, Jin M, et al. Clinicopathological characteristics and treatment of patients with high-grade endometrial stromal sarcoma: A retrospective study of 40 cases. Medicine. 2022;101:e28490.

Bosteels J, Weyers S, Mol BW, D'Hooghe T. Anti-adhesion barrier gels following operative hysteroscopy for treating female infertility: a systematic review and meta-analysis. Gynecol Surg. 2014;11:113-27.

Bourdon M, Oliveira J, Marcellin L, Santulli P, Bordonne C, Maitrot Mantelet L, et al. Adenomyosis of the inner and outer myometrium are associated with different clinical profiles. Hum Reprod. 2021;36:349-57.

Buzzaccarini G, Vitagliano A, Andrisani A, Santarsiero CM, Cicinelli R, Nardelli C, et al. Chronic endometritis and altered embryo implantation: a unified pathophysiological theory from a literature systematic review. J Assist Reprod Genet. 2020;37:2897-911.

Cai M, Pan X, Xia W, Liang X, Yang X. Intra-cavitary fluid resulted from caesarean section but not isthmocele compromised clinical pregnancy after IVF/ICSI treatment. Arch Gynecol Obstet. 2022;306:229-37.

Cayuela E, Pérez-Medina T, Vilanova J, Alejo M, Cañadas P. True osseous metaplasia of the endometrium: the bone is not from a fetus. Fertil Steril. 2009;91:1293.e1-4.

Ciarmela P, Delli Carpini G, Greco S, Zannotti A, Montik N, Giannella L, et al. Uterine fibroid vascularization: from morphological evidence to clinical implications. Reprod Biomed Online. 2022;44:281-94.

Dong H, Wang Y, Zhang M, Sun M, Yue Y. Whether preoperative hysteroscopy increases the dissemination of endometrial cancer cells: A systematic review and meta-analysis. J Obstet Gynaecol Res. 2021;47:2969-77.

Du Y, Xu Y, Qin Z, Sun L, Chen Y, Han L, et al. The Oncology Safety of Diagnostic Hysteroscopy in Early-Stage Endometrial Cancer: A Systematic Review and Meta-Analysis. Front Oncol. 2021;11:742761.

Flam F, Rådestad A. Endometrial stromal sarcoma diagnosed by operative hysteroscopy. Hum Reprod. 1996;11:2797-8.

Ghoubara A, Price MJ, Fahmy MSE, Ait-Allah AS, Ewies A. Prevalence of hyperplasia and cancer in endometrial polyps in women with postmenopausal bleeding: A systematic review and meta-analysis. Post Reprod Health. 2019;25:86-94.

Gordts S, Grimbizis G, Campo R. Symptoms and classification of uterine adenomyosis, including the place of hysteroscopy in diagnosis. Fertil Steril. 2018;109:380-8.e1.

Gorostidi M. Guía ESGO/ESTRO/ESP Cáncer de endometrio, píldora informativa de la Sociedad Española de Ginecología (SEGO). SEGO; 24 enero 2021.

Grigore M, Pristavu A, Gafitanu D. Ultrasound features of osseous metaplasia of the endometrium-Case series and review of the literature. Clin Imaging. 2018;52:260-3.

Grimbizis GF, Gordts S, Di Spiezio Sardo A, Brucker S, De Angelis C, Gergolet M, et al. The ESHRE/ESGE consensus on the classification of female genital tract congenital anomalies. Hum Reprod. 2013;28:2032-44.

Harjee R, Khinda J, Bedaiwy MA. Reproductive Outcomes Following Surgical Management for Isthmoceles: A Systematic Review. J Minim Invasive Gynecol. 2021;28:1291-302.e2.

Hoffmann B. Normal endometrium. https://obgyn-mhmedical-com.bvsspa. idm.oclc.org/MultimediaPlayer.aspx?MultimediaID=7027373

Indraccolo U, Bini V, Favilli A. Likelihood of Accomplishing an In-Patient Hysteroscopic Myomectomy in a One-Step Procedure: A Systematic Review and Meta-Analysis. Biomed Res Int. 2020;2020:4208497

James K. Robinson JK Hazen ND. What today's ob/gyn needs to know about Asherman's síndrome. En: contemporaryobgyn.net. 17 Jun 2019.

Kato H, Yamagishi Y, Hagihara M, Hirai J, Asai N, Shibata Y, et al. Systematic review and meta-analysis for impacts of oral antibiotic treatment on pregnancy outcomes in chronic endometritis patients. J Infect Chemother. 2022;28:610-5.

Kumar V, Abbas AK, Fausto N. Robbins y Cotran. Patología estructural y funcional. 7ª ed. Elsevier; 2005.

Marc AA. Fritz, Leon Speroff . Endocrinologia ginecológica clínica y esterilidad, 8ª ed. ISBN edición española: 978-84-96921-97-9

McCormick CC, Kim HS. Successful pregnancy with a full-term vaginal delivery one year after n-butyl cyanoacrylate embolization of a uterine arteriovenous malformation. Cardiovasc Intervent Radiol. 2006;29:699-701.

Meena P, Suneja A, Aggarwal R, Vaid NB, Mishra K. Endocervicoscopy with Office Hysteroscope for Complete Visualization of Transformation Zone in Cases of Invisible Squamocolumnar Junction on Colposcopy. J Midlife Health. 2021;12:281-6.

Mencaglia L, Ciociola F, Magnolfi S. Endometrial hiperplasia. [Internet]. En: Tinelli A, Pacheco LA, Haimovich S, eds. Hysteroscopy. Springer; 2017. Disponible en: https://doi.org/10.1007/978-3-319-57559-9_27

Miyamoto T, Abiko K, Murakami R, Furutake Y, Baba T, Horie A, et al. Hysteroscopic morphological pattern reflects histological grade of endometrial cancer. J Obstet Gynaecol Res. 2019;45:1479-87.

Moneim MEA, Latif AAA , Said Shehata M, Latif Ghanem IA. Accuracy of office hysteroscopy in the diagnosis of chronic endometritis. Clin Exp Obstet Gynecol. 2022;49:44.

Ouasti S, Bucau M, Larouzee E, Clement De Givry S, Chabbert-Buffet N, Koskas M. Prospective study of fertility-sparing treatment with chlormadinone acetate for endometrial carcinoma and atypical hyperplasia in young women. Int J Gynaecol Obstet. 2022;157:452-7.

Panagiotopoulos M, Tseke P, Michala L. Obstetric Complications in Women With Congenital Uterine Anomalies According to the 2013 European Society of Human Reproduction and Embryology and the European Society for Gynaecological Endoscopy Classification: A Systematic Review and Meta-analysis. Obstet Gynecol. 2022;139:138-48.

Petersdorf K, Groettrup-Wolfers E, Overton PM, Seitz C, Schulze-Rath R. Endometrial hyperplasia in pre-menopausal women: A systematic review of incidence, prevalence, and risk factors. Eur J Obstet Gynecol Reprod Biol. 2022;271:158-71.

Salim R, Lee C, Davies A, Jolaoso B, Ofuasia E, Jurkovic D. A comparative study of three-dimensional saline infusion sonohysterography and diagnostic hysteroscopy for the classification of submucous fibroids. Hum Reprod. 2005;20:253-7.

Shen Y, Feng W, Yang J, Yi J. Effect of Hysteroscopic Polypectomy Combined with Mirena Placement on Postoperative Adverse Reactions and Recurrence Rate of Endometrial Polyps: Based on a Large-Sample, Single-Center, Retrospective Cohort Study. Biomed Res Int. 2022;2022:1232495.

Song D, Li TC, Zhang Y, Feng X, Xia E, Huang X, et al. Correlation between hysteroscopy findings and chronic endometritis. Fertil Steril. 2019;111:772-9.

Tinelli A, Malvasi A, Rahimi S, Negro R, Cavallotti C, Vergara D. Myoma pseudocapsule: a distinct endocrino-anatomical entity in gynecological surgery. Gynecol Endocrinol. 2009;25:661-7.

Tinelli A, Sparić R. Myoma pseudocapsule – a biological and surgical structure to respect during myomectomy. Srp Arh Celok Lek. 2020;148:236-41.

Tinelli R, Tinelli FG, Cicinelli E, Malvasi A, Tinelli A. The role of hysteroscopy with eye-directed biopsy in postmenopausal women with uterine bleeding and endometrial atrophy. Menopause. 2008;15:737-42.

Valli E, Fabbri G, Centonze C, Bompiani A, Baiocco F, Larciprete G, et al. Cervicoscopy and Microcolposcopy in the Evaluation of Squamo Columnar Junction and Cervical Canal in LSIL Patients with Inadequate or Negative Colposcopy. Int J Biomed Sci. 2013;9:148-52.

Vercellini P, Consonni D, Dridi D, Bracco B, Frattaruolo MP, Somigliana E. Uterine adenomyosis and in vitro fertilization outcome: a systematic review and meta-analysis. Hum Reprod. 2014;29:964-77.

Vohra S, Papadopoulou A, Economides DL. Vascular malformation in the uterus: a case report and literature review. Ultrasound. 2011;19:102-6.

Zhang H, He X, Tian W, Song X, Zhang H. Hysteroscopic Resection of Endometrial Polyps and Assisted Reproductive Technology Pregnancy Outcomes Compared with No Treatment: A Systematic Review. J Minim Invasive Gynecol. 2019;26:618-27.

Principios básicos de la histeroscopia

4 • Historia de la histeroscopia

5 • Vaginoscopia y manejo de la estenosis cervical

6 • Cómo montar un equipo de histeroscopia

7 • Distensión en histeroscopia y electrocirugía

8 • Manejo del dolor en histeroscopia

9 • Histeroscopia *in office* (en consulta)

10 • Medicamentos en histeroscopia

11 • Correlación entre ecografía e histeroscopia

12 • Terminología en histeroscopia y aspectos medicolegales

13 • Formación en histeroscopia

Historia de la histeroscopia

4

S. Haimovich y L. Sinca Sánchez

OBJETIVOS

- Conocer el desarrollo de la histeroscopia desde sus inicios hasta hoy.
- Ver cómo se han ido añadiendo elementos hasta configurar los instrumentos utilizados en la actualidad..

INTRODUCCIÓN

Si bien se considera que la primera histeroscopia la llevó a cabo Pantaleoni en 1869, las bases de la endoscopia que llevaron a ese momento se fueron creando durante siglos.

Aunque han pasado más de 100 años desde esa primera histeroscopia, los grandes avances se han producido a partir de la década de 1990, con el inicio de la denominada histeroscopia moderna.

BASES DE LA ENDOSCOPIA

En diferentes países, a lo largo de la historia, se han desarrollado simultáneamente instrumentos similares con la misma finalidad: explorar las cavidades de los orificios naturales del cuerpo.

Existen evidencias de que los antiguos egipcios utilizaron técnicas similares a la endoscopia. También en la antigua China se describe lo que se conoce como «cámara oscura» (Mo-Tzum 500 a. de C.). La cámara oscura es un instrumento óptico que es negro y permite obtener una proyección plana de una imagen externa sobre la zona interior de su superficie.

El primer espéculo lo desarrollaron médicos que practicaban la antigua medicina india ayurvédica (500 a. de C.). Este tipo de espéculo era de forma tubular. Posteriormente fue descrito en la Grecia antigua por Hipócrates (460-370 a. de C.), quien utilizó un espéculo para inspeccionar el recto. El médico romano, Aulus Cornelius Celsus (25-50 d. de C.) describió el uso de una cánula de cobre o plomo para mirar hacia el interior del abdomen.

En torno al año 500 d. de C., en el Talmud judío se hace mención a un fotoendoscopio o *sifoferot*, que era un tubo de plomo utilizado para visualizar el interior de los genitales femeninos.

Hace unos 1.000 años, el médico Abu-al-Qasim (936-1013), en Oriente Medio, diseñó lo que aparenta ser un instrumento quirúrgico endoscópico utilizado para examinar el oído y la uretra, así como para extraer cuerpos extraños de la garganta. También se le atribuye la descripción del primer trocar.

Más o menos al mismo tiempo, Ibn Sina (980-1037), también conocido como Avicena, un médico persa y autor del texto médico de referencia de la época *El canon de medicina,* una enciclopedia médica, utilizó luz solar mediante espejos como fuente de iluminación para ver la imagen reflejada de la vagina o el cérvix durante la exploración con un espéculo.

No hubo grandes novedades hasta el siglo XVI, cuando el matemático, médico, físico, químico, astrólogo, astrónomo, filósofo y escritor italiano Gerolamo Cardano (1501-1576) inventa una lámpara mecánica que suministra luz artificial a la hora de examinar las cavidades corporales, añadiendo a la cámara oscura un disco de cristal.

Un compañero italiano de Bolonia, Giulio Cesare Aranzio (1530-1589), persona que lidera la historia de la ciencia de la anatomía humana, utilizó el principio de la cámara oscura para reflejar luz natural dentro de las vías nasales.

Paralelamente, el francés Pierre Franco (1505-1578), considerado uno de los mejores cirujanos del Renacimiento, litotomista y uno de los padres de la urología, desarrolló un espéculo mejorado que utilizó para inspeccionar la uretra femenina e incluso para extraer piedras urinarias.

Aureolus Bombastus von Hohenheim (1493-1541), filósofo, médico, botánico, astrólogo oculista y fundador de la toxicología, conocido también como Paracelsus, describe los inicios de las insuflaciones, aunque algunos creen que el concepto se remonta a Hipócrates casi 200 años antes.

En el siglo XVII, otro francés, Pierre Borel (1620-1671), médico personal del rey Luis XIV, inventa un espejo cóncavo que mejora la reflexión de la luz. Asimismo, fue el primero en usar un microscopio para fines médicos.

Si bien no era médico, Johan Michael Conradi (1676-1751), un pastor y óptico alemán, escribió un libro sobre la evolución de la óptica, incluyendo una historia de la endoscopia y dibujos detallados de instrumentos ópticos que probablemente influyeron a otros pioneros.

El inglés Archibald Cleland (1700-1770), mientras servía como cirujano al tercer regimiento de Guardias Dragones, desarrolló varios instrumentos, incluyendo un iluminador con luz de vela utilizado para inspeccionar el tímpano y un tubo de succión para corregir las membranas timpánicas retraídas de los soldados que sufrían retracción debido a explosiones cercanas.

Casi coincidiendo en el tiempo, el médico alemán Samuel Gottlieb Vogel (1750-1837) utilizó un pequeño espejo para reflejar la luz solar dentro del canal auditivo y visualizar el tímpano.

Si bien los trocares se habían utilizado durante mucho tiempo, el italiano Domenico Masotti (1698-1779), de Florencia, diseñó en 1756 un nuevo trocar con un canal de drenaje para evitar problemas de bloqueo. Otro italiano, Lazzaro Spallanzani (1729-1799), sacerdote, biólogo y fisiólogo, fue el primero en introducir un tubo metálico dentro del estómago de un animal vivo.

De mayor relevancia para la histeroscopia, André Levret (1703-1780), obstetra francés y contemporáneo de William Smellier, conocido por sus avances en la ciencia obstétrica, también desarrollo un espéculo con capacidad de reflejar luz e iluminar, con el objetivo de ligar pólipos uterinos. Posiblemente llevó a cabo el primer procedimiento endoscópico terapéutico usando luz reflejada en lugar de luz solar, también inventó un instrumento para visualizar indirectamente la laringe.

INICIOS DE LA HISTEROSCOPIA

El *primum non nocere* o «primero no dañar» es el principio antropológico en el que se basa Hipócrates (460 a. de C.) en el acercamiento al enfermo. Esa necesidad de poder acceder e incluso tratar con el mínimo daño posible ha sido y es una de las mayores preocupaciones en la cirugía moderna. Probablemente, en tiempos de Hipócrates, se debiera a la alta mortalidad de la infección de las heridas, aunque él se basaba en «dejar que los propios poderes milagrosos de sanar hicieran su efecto».

La palabra «endoscopia» tiene un origen griego, y se define literalmente como «mirar dentro» u «observar hacia dentro». Esa inquietud por parte de quienes querían entender y sanar ha estado presente a lo largo de la historia, pero las limitaciones técnicas para poder acceder a las cavidades profundas del cuerpo han retrasado este desarrollo.

El primer instrumento desarrollado para mirar dentro de cavidades profundas fue probablemente el espéculo rectal, cuya mención más antigua figura en el tratado de Hipócrates sobre la fístula. Ese dispositivo, un espéculo sencillo bivalvo al que llamó *catopter* (que actualmente se encuentra en el Museo de Nápoles, en Italia), fue utilizado por él para la cauterización de hemorroides sangrantes.

El problema central en el desarrollo de los dispositivos capaces de explorar cavidades fue conseguir la reflexión de la luz hacia el interior. Esto llevó al desarrollo del «sistema de luz guiada». Philipp Bozzini (1773-1809), nacido en Alemania en el seno de una familia aristocrática de origen italiano, fue el primero en desarrollar el *lichleiter* o conductor de luz (**Fig. 4-1**).

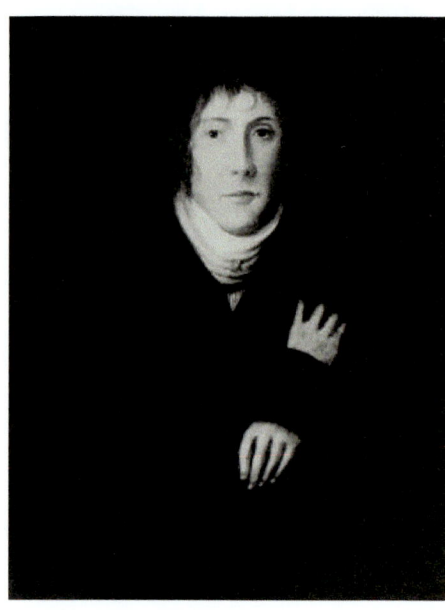

Figura 4-1. Autorretrato de Philipp Bozzini (1805). Adaptada de: Philipp Bozzini. Institut für Stadtgeschichte. Frankfurt/Main.

Bozzini fue un punto de inflexión entre la medicina antigua y moderna. Su éxito se basa en penetrar en cavidades naturales del cuerpo creando la menor lesión traumática posible.

Puso fin a los antiguos diagnósticos superficiales con espéculo y palpación ciega, de tal manera que así presagió la transición a la investigación científica objetiva.

La idea de iluminar las cavidades internas del cuerpo de un ser humano vivo se remonta a la antigüedad. Bozzini retomó la idea, según Ernst Roediger.

El conductor de luz de Bozzini posee la forma aproximada de una vasija metálica de 35 cm de altura, revestida en cuero. En su cara anterior, tiene una abertura circular que se encuentra dividida verticalmente por un tabique. En la mitad izquierda, se encuentra la fuente lumínica (una vela de cera), y por detrás, se encuentra un espejo, que proyecta la luz producida hacia el interior de la cavidad corporal a explorar. En la otra mitad, el observador recibe la luz reflejada y la imagen del órgano explorado. En la cara posterior, se adaptan, según la cavidad, diversos espéculos o tubos, que permiten inspeccionar el oído, la uretra, el recto, la vejiga femenina, el cérvix y la cavidad uterina, la boca, las fosas nasales o las heridas. Aunque no lo utilizó para realizar una histeroscopia, se sabe que la mayoría de los experimentos realizados con el conductor de luz estaban dirigidos a la visualización del recto y del útero (**Fig. 4-2**).

Con este dispositivo, Bozzini, se convirtió en el primero que colocó un espejo reflectante entre el campo visual y la luz de la vela, consiguiendo que la luz se proyecte únicamente hacia el órgano explorado y no hacia el ojo del explorador.

Aunque Bozzini publicó en un periódico de Frankfurt, en 1804, una breve descripción de su instrumento, no fue hasta 1805 cuando anunció, nuevamente mediante la prensa, que había creado un dispositivo que hacía posible la inspección de las cavidades internas del cuerpo humano, cuya descripción extensa y formal fue publicada en 1807 (**Fig. 4-3**).

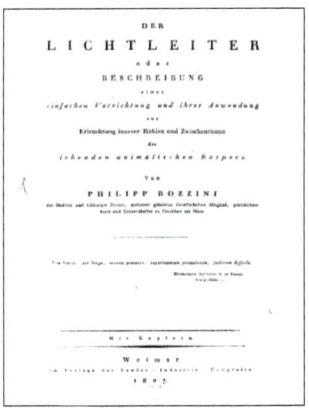 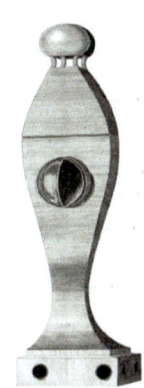

Figura 4-2. Endoscopio de Bozzini. Adaptada de: Bozzini P. Der Lichtleiter oder die Beschreibung einer einfachen Vorrichtung innerer Höhlen und Zwischenräume des lebenden animalischen Körpers. Weimar: Verlag des landes Industrie Comptoir; 1807.

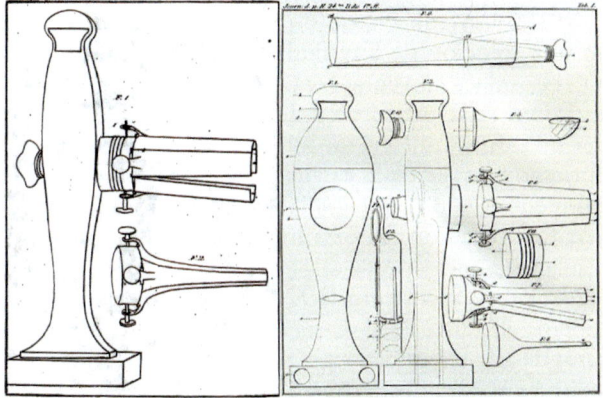

Figura 4-3. Esquema del conductor de luz (1807).

Durante una epidemia de tifus y con la misma dedicación que lo caracterizó, se volcó en realizar visitas domiciliarias a los enfermos, durante una de las cuales se infectó y falleció por la enfermedad a los 35 años.

A pesar de que sufrió por su invención envidias profesionales y problemas burocráticos, Bozzini es considerado en la actualidad merecidamente como el padre de la endoscopia.

En su epitafio escrito en latín sobre una lápida de mármol de su tumba, que se encuentra en una pared adjunta a la catedral de Frankfurt, se lee:

«En memoria de la devota e incansable alma de Philip Bozzini, médico. El nacido alemán fue el primero que intento mirar dentro de las cavidades del cuerpo humano mediante luz conducida ingeniosamente. Durante la fiebre maligna, que él con coraje mantuvo alejada de otros y de la que curó a muchos más con su arte y devoción, la muerte se llevó su vida a los 36 años, la noche del 4 al 5 de abril de 1809. Él, un victorioso, fue derrotado. Sus leales amigos».

Unos años más tarde, en 1853, Antonin Jean Desormeaux describió, en la Academia Francesa de Medicina, un tubo abierto destinado a la exploración de las vías genitourinarias. Como fuente de luz, utilizó una mezcla de alcohol y trementina. Un orificio central permitía la visión, y la luz se reflejaba mediante un espejo dentro del tubo. Este instrumento permitía el llenado de la vejiga con líquido y se observaba mediante una ventana de cristal situada en el extremo del endoscopio.

También permitía la instrumentación a través de un canal lateral (**Fig. 4-4**).

El mérito a la realización de la primera histeroscopia es para Pantaleoni, que publica en 1869 una comunicación donde describe a una paciente de 60 años que presentaba un sangrado uterino. Pantaleoni lleva a cabo una exploración histeroscópica con el hallazgo de un pólipo endometrial que cauterizó con nitrato de plata bajo visión histeroscópica. Tres años antes de la publicación, ya había intentado utilizar el mismo endoscopio para observar las vías nasales y tratar pólipos de forma similar. Como es habitual, se levantaron voces críticas dentro del colectivo médico, alegando que lo mismo se podía realizar mediante palpación digital del útero, a lo que Pantaleoni respondió que ese hecho era cierto en caso de un cérvix dilatado posparto, pero que era extremadamente difícil, si no imposible, en ausencia de dilatación.

Además, agregó que cuando se requería dilatar un cérvix para la palpación digital, esta dilatación debería ser al menos el doble de la requerida para su instrumento, y que si la palpación digital permitía diagnosticar lesiones anómalas, desde luego, no permitía ofrecer un tratamiento directo.

Si bien otros intentaron seguir el camino de Pantaleoni, la limitación en la transmisión de la luz, el sangrado intrauterino y la falta de capacidad para crear una distensión apropiada del útero, retrasaron el desarrollo y las aplicaciones del histeroscopio.

En los años posteriores, la histeroscopia fue más una curiosidad que una técnica clínica útil. Llevó más de 100 años hasta que la histeroscopia obtuvo su importancia clínica, y esto fue así gracias al desarrollo de sistemas ópticos y medios de distensión adecuados que hicieron posible conseguir una visualización satisfactoria de la cavidad uterina.

El 2 de octubre de 1877, Maximilian Nitze, a los 28 años, demostró en el Instituto de Patología, ante los miembros del Real Colegio Médico de Sajonia, en la ciudad de Dresden (Alemania), el funcionamiento de su primer cistoscopio (**Fig. 4-5**). En las semanas siguientes, emplearon el nuevo instrumento no solo para la exploración y observación de la uretra y la vejiga, sino también de la laringe, la cavidad nasofaríngea, el esófago y el estómago.

El instrumento poseía dos particularidades especiales:

- La fuente de luz se encontraba en la punta misma del aparato.
- La óptica, las lentes y el prisma permitían el aumento de la superficie explorada.

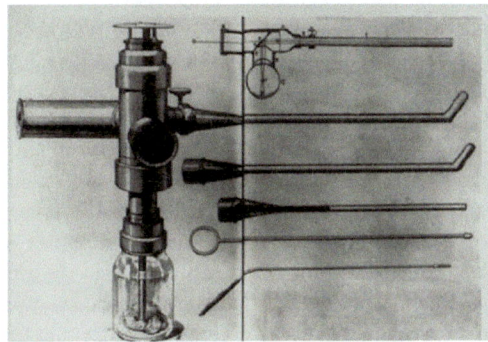

Figura 4-4. Endoscopio de Desormeaux (autor desconocido). Adaptada de: Association Francaise d'Urologie.

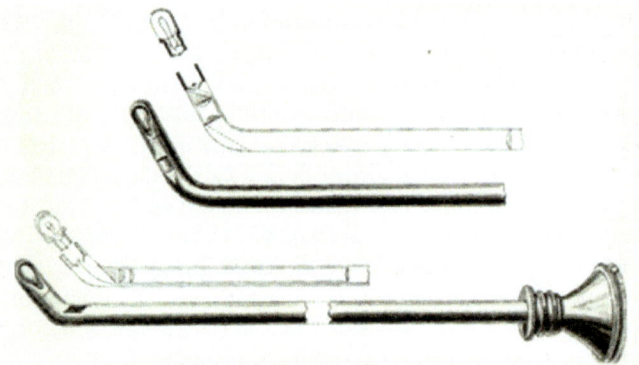

Figura 4-5. Primer cistoscopio de 1877.

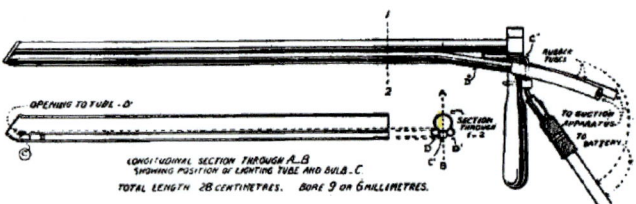

Figura 4-6. Histeroscopio de flujo continuo de Seymour (1926). Adaptada de: Seymour, HF. Endoscopy of the uterus: With a description of a hysteroscope. Br Med J. 1925 Dec 26;2(3391):1220.

Con este instrumento, se sentaron las bases fundamentales de la endoscopia clínica moderna. Su utilización se efectuó tanto en el campo de las afecciones genitourinarias como gastroenterológicas. Los principios básicos de esta técnica diagnóstica y terapéutica se conservaron hasta la actualidad.

Dado que los medios de distensión aumentaban las infecciones, se planteó la idea del *histeroscopio de contacto* para conseguir una visualización directa de la superficie endometrial. Fue Charles David quien desarrolló en 1907 el primer histeroscopio de contacto y fue él quien publicó el primer tratado sobre histeroscopia.

Este instrumento de contacto no permitía la completa y correcta visualización de la cavidad uterina. Su aplicación quedó relegada a la visualización del endocérvix o de áreas endometriales específicas que se orientaron como sospechosas durante la histeroscopia panorámica.

El concepto de canal de entrada y canal de salida para la irrigación uterina fue introducido de forma independiente por Heineberg en 1914 y Seymour en 1926.

El endoscopio utilizado por Heineberg disponía de un canal interno de iluminación y un sistema de irrigación con líquidos de baja viscosidad, que lavaban la sangre y permitían una distensión uterina. Este método representó el inicio de la histeroscopia de flujo continuo y sentó las bases para el desarrollo de los siguientes.

Seymour utilizó un broncoscopio de 6 mm de diámetro dentro de una vaina y con tubo de aspiración (**Fig. 4-6**), gracias al cual obtuvo una excelente visualización de la cavidad uterina y consiguió realizar cirugías, como la exéresis de miomas y otras lesiones. Sus resultados fueron publicados en 1926.

Gauss, en 1928, investigó el uso del agua como medio de distensión con buenos resultados, llegando a publicar un atlas de imágenes histeroscópicas normales y patológicas.

Fue Schroeder, discípulo de Gauss, quien notó que la presión intrauterina variaba con la altura en la que se colocaba el contenedor del líquido, que una presión de 23 a 30 mmHg era suficiente para una buena visualización endocavitaria y que el líquido probablemente se volcaba hacia la cavidad peritoneal cuando la presión excedía los 55 mmHg.

En 1925, Rubin informó sobre su experiencia y los excelentes resultados obtenidos con la utilización de dióxido de carbono (CO_2) como medio de distensión de la cavidad uterina. No obstante, el uso de este gas fue infrecuente, ya que la mayoría prefirió trabajar con líquidos de baja viscosidad, especialmente en Alemania. No fue hasta 1972 cuando Lin-demann propone este método de distensión utilizando un insuflador con control automático de la presión, posicionándose como la mejor opción.

Segond, en Francia, diseñó un histeroscopio quirúrgico con un sistema de irrigación con fluido y un instrumento óptico fijo, el primero de su tipo, y fue mejorando en el tiempo para la histeroscopia quirúrgica que se conoce hoy en día.

En 1968, Menken hizo pública su experiencia pionera con una solución de Luviskol® K 90 al 4 %, un fluido de alta viscosidad. La ventaja era que con menor cantidad del fluido, en relación con los de baja viscosidad, se conseguía una buena distensión uterina con una disminución del riesgo de salida a la cavidad peritoneal durante el procedimiento. La no biodegradabilidad del líquido y su tono amarillento fueron factores limitantes que impidieron su popularización.

Edstrom y Fernstrom (1970) evaluaron con éxito otro fluido de alta viscosidad, hasta el punto de convertir los dextranos de alta viscosidad en el medio de uso habitual para la histeroscopia diagnóstica, pero gracias a la excelente calidad de la visualización de la cavidad uterina, este método fue también adoptado para la histeroscopia quirúrgica.

Paralelamente a la lucha entre el CO_2 y los fluidos de alta viscosidad, para decidir cuál es el ideal en la histeroscopia, otros autores volvían a los fluidos de baja viscosidad. Así, Quiñones-Guerrero (1972) *et al.* informan del uso de una solución acuosa al 5 % de dextrosa, aumentando las presiones intrauterinas mediante torniquetes y bombas.

En ese mismo año, Sugimoto consigue el aumento de presiones y la distensión de la cavidad uterina mediante el uso de una solución salina normal y la presión generada por la gravedad asociada al uso de una conexión de tres vías conectada a una jeringuilla que generaba presión positiva.

Sin embargo, el problema continuaba siendo conseguir un sistema de flujo continuo que permitiera una visión clara, a la vez que evitaba la excesiva intravasación vascular del fluido.

BASES DE LA HISTEROSCOPIA MODERNA

El siguiente paso fue la mejora del histeroscopio de contacto, que culmina en 1980 con la introducción por parte de J. Hamou del microcolpohisteroscopio, con un diámetro máximo de 5 mm. Este nuevo instrumento permitía tanto la histeroscopia de contacto como la panorámica, con la ventaja añadida de la posibilidad de magnificación de la imagen de contacto x150, por lo que convertía al «microcolpohisteroscopio Hamou I», como fue llamado, en una nueva combinación de histeroscopio y microscopio.

También al principio de la década de 1970, el profesor alemán Hans-Joechim Lindermann y R. Porto de Francia continuaron desarrollando el trabajo de Rubin sobre la distensión gaseosa de la cavidad uterina, publicando diversos trabajos sobre el uso de CO_2, convirtiendo en real y segura esta técnica alternativa al líquido para la distensión de la cavidad.

En 1975, Iglesias diseñó un resectoscopio de doble vía, con canales independientes de succión e irrigación, que permitió trabajar a menor presión con mejor visualización. Fue la base de los modelos modernos posteriores.

En 1981, Goldrath realizó la primera ablación endometrial y utilizó el láser compuesto por granate de itrio y aluminio. En 1982, se realizó el I Simposio Europeo sobre Histeroscopia, y un año después, en 1983, se funda la Sociedad Europea de Histeroscopia en el Instituto Dexeus de Barcelona.

En 1995, Bettochi y Salvaggi propusieron la histeroscopia por vaginoscopia, sin espéculo vaginal, sin pinzamiento ni dilatación cervical.

Otro importante avance al final de la década de 1970 e inicio la década de 1980 fue la introducción del resectoscopio. Este dispositivo, herencia de la urología, fue utilizado por primera vez en ginecología por Robert Neuwirth (1933-2013) para la miomectomía histeroscópica, comenzando una revolución en la cirugía histeroscópica, especialmente con la introducción de instrumentos de flujo continuo. Inicialmente monopolar y luego bipolar, este versátil dispositivo, gracias a diferentes accesorios, permitió tratar prácticamente la totalidad de la patología intrauterina, además de permitir realizar una ablación endometrial (**Fig. 4-7**).

Durante la década de 1980, no se consigue ningún avance significativo en el campo de la histeroscopia. El procedimiento se realizaba mediante la llamada «técnica tradicional». Era habitual el uso de espéculo y pinza de Pozzi, el CO_2 como medio de distensión más utilizado y, por el diámetro de los histeroscopios, se requería una dilatación cervical con el consiguiente uso de anestesia local o general, y con la paciente hospitalizada.

Una tendencia nueva comienza al principio de la década de 1990. Gracias a desarrollos en técnica e instrumental, se consigue una histeroscopia menos invasiva y menos dolorosa. Esto aumenta la realización en pacientes externas y la reducción del número de procedimientos realizados en el quirófano.

Se podrían resumir los nuevos desarrollos en:

- Inserción de la óptica mediante vaginoscopia o técnica *no touch* (no tocar), ahorrando el uso del espéculo y de la pinza de Pozzi.
- Miniaturización de las ópticas, consiguiéndose la reducción del diámetro total del histeroscopio.
- El uso del suero salino como medio de distensión.

Kremer publicó, en el año 2000, en el *British Medical Journal*, los resultados del primer estudio aleatorizado controlado, en el que se comparaban pacientes intrahospitalarias y extrahospitalarias sometidas a histeroscopia. Las pacientes extrahospitalarias se recuperaban de forma significativa, más rápidamente que las intrahospitalarias.

A lo largo de los años, diferentes estudios han demostrado que las pacientes extrahospitalarias presentaban diferentes ventajas sobre las internas, reducción del riesgo anestésico,

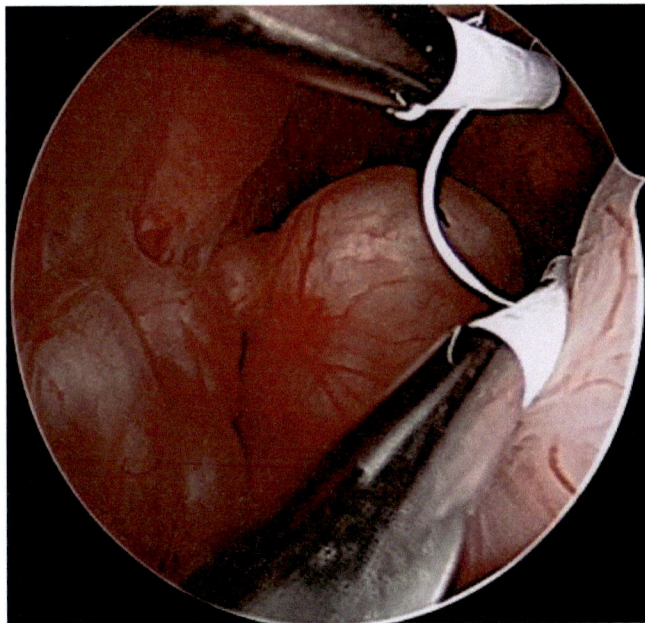

Figura 4-7. Resectoscopio.

una mejor efectividad tiempo-coste y una mayor preferencia por parte de las usuarias.

Se puede decir que, actualmente, la histeroscopia en una paciente externa representa el estándar de referencia para la evaluación de la cavidad uterina.

HISTEROSCOPIA MODERNA. HISTEROSCOPIA EN CONSULTA (*IN OFFICE HYSTEROSCOPY*)

Actualmente, los esfuerzos para mejorar la histeroscopia se dirigen hacia la aparición de instrumental que facilite realizar el procedimiento de forma ambulatoria, como los micromorceladores, y mejorar la precisión en la indicación de la técnica histeroscópica.

Concepto *see and treat*

En la década de 1990, comienza un nuevo enfoque en la histeroscopia diagnóstica, la filosofía de *see and treat* o «ver y tratar», de forma que se diagnostica y se ofrece tratamiento todo en un solo tiempo.

Hasta ese momento, existía la histeroscopia diagnóstica pura por un lado, y en un segundo tiempo, la histeroscopia quirúrgica. Gracias al desarrollo de ópticas de diámetro reducido con flujo continuo, conjuntamente con instrumental adecuado para trabajo con histeroscopios más finos, como el sistema de electrodos bipolar Versapoint® (1997) (**Fig. 4-8A**) o el láser (**Fig. 4-8B**), la frontera divisoria entre la histeroscopia diagnóstica y la quirúrgica comienza a difuminarse.

El resector tradicional tenía un calibre de 26-27 unidades French (Fr), demasiado grueso para poder utilizarse en consulta; incluso con la utilización de resectores disponibles de 22 Fr, un calibre sensiblemente menor, se requería habitualmente la realización de dilatación cervical previa a su uso.

En los primeros años del siglo XXI, se desarrolla un prototipo de resector basado en el resectoscopio pediátrico, con un diámetro exterior de 16 Fr (5,3 mm). Este instrumento se

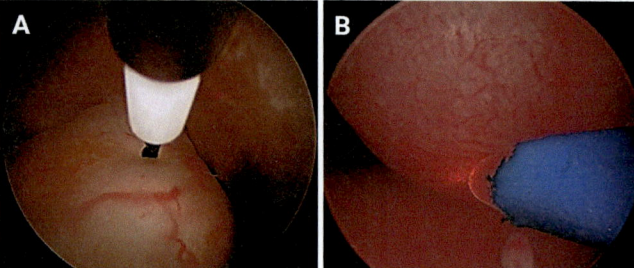

Figura 4-8. A) Sistema Versapoint®; **B)** Láser diodo.

denomina minirresector, y permite la realización de cirugía histeroscópica con las ventajas de un resector, pero con el calibre de un histeroscopio convencional (**Fig. 4-9**).

El último gran avance que se ha producido en la historia de la histeroscopia es el desarrollo de los denominados morceladores intrauterinos o *shavers*. Son dispositivos que reliminan la patología intrauterina bajo visión directa al mismo tiempo que extraen los fragmentos, disminuyendo el tiempo quirúrgico e incrementando la seguridad. El primer dispositivo aprobado por la Food and Drug Administration (FDA), en 2005, fue el Truclear (Smith and Nephew). Cuatro años después se aprobó el Myosure® (Hologic). En Europa, apareció el Intrauterine BIGATTI Shaver (*IBS*) (Karl Storz) (**Fig. 4-10**).

Los pasos que se están dando en los últimos años tienden a la miniaturización del instrumental, al desarrollo de modelos de un solo uso, así como de modelos que integren diferentes partes en un solo instrumento.

Ventajas de la histeroscopia moderna

La externalización del procedimiento pasando de quirófano a consulta conlleva una importante reducción de costes. Esta reducción se deriva tanto en el uso de recursos humanos, ya que es necesario menos personal, además del menor coste de uso de una consulta al compararlo con un quirófano.

A partir de entonces, se dispone de:

• Capacidad para visualizar la cavidad mediante un instrumento diagnóstico «perfecto».
• Posibilidad de poder obtener biopsias dirigidas.
• Opción de tratamiento de patología intrauterina benigna, y todo sin la necesidad de anestesia.

La consecuencia de ello ha sido la reducción del número de resectoscopias y la liberación de quirófanos para otras necesidades.

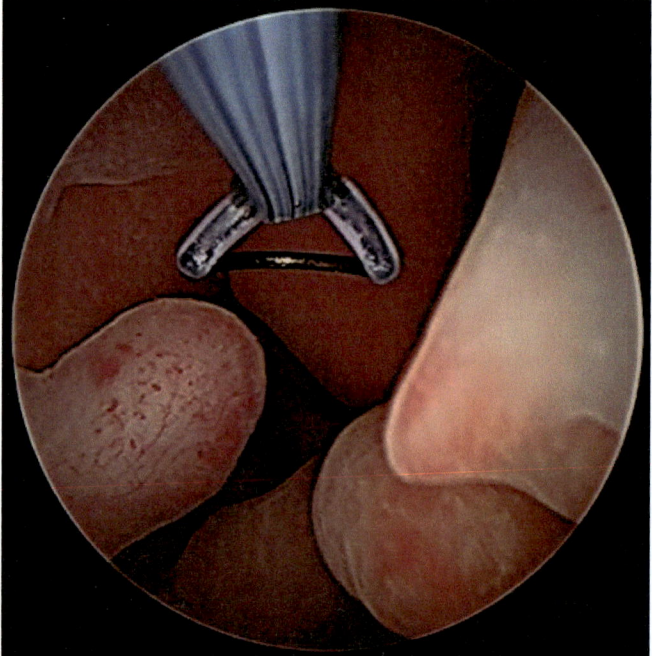

Figura 4-9. Minirresector con asa ecuatorial.

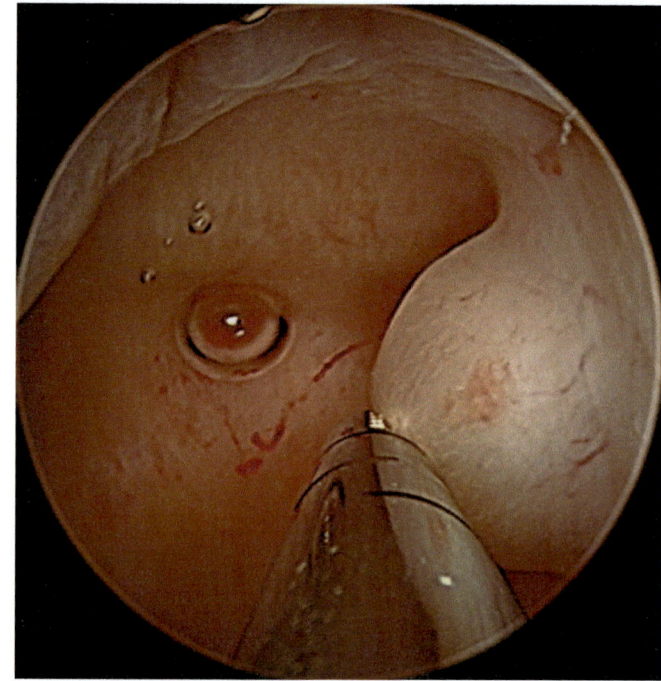

Figura 4-10. Morcelador intrauterino.

 PUNTOS CLAVE

• La histeroscopia ha evolucionado desde inicios del siglo XIX lentamente, buscando inicialmente cómo acceder y visualizar la cavidad uterina.
• Desde mediados hasta finales del siglo XX, los avances fueron espectaculares tanto en la disminución del diámetro de las ópticas, la calidad de imagen y, especialmente, en la opción de poder tratar patologías diversas.

• Hoy en día, la totalidad de la patología de la cavidad uterina se soluciona mediante cirugía intrauterina disponiendo de tecnología, dispositivos quirúrgicos y fuentes de energía accesibles, pero sobre todo permiten solventar la patología en consulta y, la mayoría de las veces, sin necesidad de anestesia.

BIBLIOGRAFÍA

Berci G, Forde KA. History of endoscopy: what lessons have we learned from the past? Surg Endosc. 2000;14:5-15.

Garuti G, Cellani F, Colonnelli M, Grossi F, Luerti M. Outpatient hysteroscopic polypectomy in 237 patients: feasibility of a one-stop "see-and-treat" procedure. J Am Assoc Gynecol Laparosc. 2004;11:500-4.

Guerrero RQ, Durán AA, Ramos R. Tubal catheterization: applications of a new technique. Am J Obstet Gynecol. 1972;114:674-8.

Gulumser C, Narvekar N, Pathak M, Palmer E, Parker S, Saridogan E. See-and-treat outpatient hysteroscopy: an análisis of 1109 examinations. Reprod Biomed Online. 2010;20:423-9.

Histeroscopia diagnóstica ambulatoria. Técnica e indicaciones. Prog Obstet Ginecol. 2006;49:215-8.

Kremer C, Duffy S, Moroney M. Patient satisfaction with outpatient hysteroscopy versus day case hysteroscopy: randomised controlled trial. BMJ. 2000;320:279-82.

Lindemann HJ, Mohr J. CO2 hysteroscopy: diagnosis and treatment. Am J Obstet Gynecol. 1976;124:129-33.

Lindemann HJ. Eine neue Untersuchungs methode für die Hysteroskopie. Endoscopy. 1971;3:194-9.

Lindemann HJ. Pneumometra for hysteroscopy. Geburtshilfe Frauenheilkd. 1973;33:18-23.

Lindemann HJ. The use of CO2 in the uterine cavity for hysteroscopy. Int J Fertil. 1972;17:221-4.

Lobo P, Rubio J, Cabrera Y, Duch S, Álvarez J. Impacto económico de la histeroscopia quirúrgica en consulta. Modelo con escenarios progresivos. Prog Obstet Ginecol. 2014:57:155-63.

Nezhat C. Nezhat´s Hystory of Endoscopy: A Hystorical Analysis Endoscopy´s Ascension Since Antiquity. Tuttingen: Endo Press; 2011.

Porto R, Gaujoux J. Une nouvelle méthode d'hystéroscopie: note préliminaire. CR Soc Fr Gynecol. 1972;42:89-95.

Porto R, Gaujoux J. Une nouvelle méthode d'hystéroscopie: instrumentation et technique. J Gynecol Obstet Biol Reprod. 1972;1:691-5.

Porto R, Serment H. Pneumo-hystéroscopie. Gynecol Med Fr. 1973;80:4985-8.

Porto R. Une nouvelle methode d'hystéroscopie. [Tesis doctoral]. Marsella; 1972.

Quiñones R, Alvarado A, Ramos RA. Histeroscopia, una nueva técnica. Ginecol Obstet Mex. 1972;32:237-50.

Reuter MA, Reuter HJ, Engel RM. History of Endoscopy. Museum Für Medizinische Endoskopie Max Nitze. Stuttgart; 1999.

Sanz Pérez CM. Beneficios de la histeroscopia previa a realizar un ciclo de fecundación in vitro/inyección intracitoplasmática de espermatozoides. [Tesis doctoral]. Departamento de Obstetricia y Ginecología. Universidad Autónoma de Madrid; 2016.

Saridogan E, Tilden D, Sykes D, Davis N, Subramanian D. Cost-Analysis Comparison of Outpatient See-and-Treat Hysteroscopy Service with Other Hysteroscopy Service Models. J Minim Invasive Gynecol. 2010;17:518-25.

Sugimoto O. Diagnostic and Therapeutic Hysteroscopy. Tokyo: Igaku-Shoin; 1978.

Sugimoto O. Hysteroscopic diagnosis of endometrial carcinoma. A report of fifty-three cases examined at the Women's Clinic of Kyoto University Hospital. Am J Obstet Gynecol. 1975;121:105-13.

Verger-Kuhnke AB, Beccaria ML. The biography of Maximilian Nitze (1848-1906) and his contribution to urology. Actas Urol Esp. 2007;31:697-704.

Lindheim SR. Echosight Patton coaxial catheter-guided hysteroscopy. J Am Assoc Gynecol Laparosc. 2001;8:307-11.

Vaginoscopia y manejo de la estenosis cervical

5

S. G. Vitale, L. Della Corte y S. Bettocchi

OBJETIVOS

- Conocer el origen y el fundamento de la técnica de vaginoscopia.
- Entender por qué es la técnica de elección en la histeroscopia moderna.
- Tener un correcto conocimiento de la estenosis cervical, motivo frecuente de imposibilidad de completar la histeroscopia en consulta, así como de los diferentes métodos utilizados para solventarla.

INTRODUCCIÓN

El acceso a la cavidad uterina a través del canal cervical supone uno de los pasos más dificultosos en la realización de una histeroscopia. La técnica clásica de abordaje implica la utilización de espéculo y pinzas de Pozzi, mientras que el abordaje mediante vaginoscopia evita su uso, reduciendo la molestia experimentada por la paciente y permitiendo, además, la evaluación de la vagina y el canal cervical. Las situaciones de estenosis en la zona cervical que dificultan o impiden el paso a través de esta son una causa común de imposibilidad de realizar la histeroscopia y precisan un manejo especial.

ABORDAJE HISTEROSCÓPICO

El abordaje de la cavidad uterina mediante histeroscopia ha sido clásicamente precedido de la exposición cervical con un espéculo y de la fijación de este mediante unas pinzas de Pozzi.

La técnica de la vaginoscopia se publica por primera vez en 1997, por Bettocchi y Selvaggi, como una manera de reducir el dolor en contraposición a la técnica clásica que se venía utilizando hasta entonces. Desde esa primera publicación, este tipo de abordaje se ha impuesto, al resultar más confortable para la paciente, más rápido de realizar y tener menor posibilidad de que desarrolle una reacción vagal.

Técnica clásica

La técnica clásica de entrada en la cavidad y que se venía utilizando hasta la aparición de la vaginoscopia consiste en la colocación de un espéculo en la zona vaginal, habitualmente uno de Cusco, para conseguir una exposición del orificio cervical externo (OCE). Tras la limpieza de este con suero o alguna otra solución antiséptica, se fija el cérvix con la aplicación de unas pinzas de Pozzi en la zona del labio anterior. Una vez completada esta fase previa, se introduce la punta del histeroscopio a la altura del OCE, abriendo la entrada de suero y comenzando a avanzar a través del canal cervical.

Esta técnica de entrada está cada día más en desuso, debido al dolor que experimenta la paciente durante la colocación de la pinza de Pozzi, y debería reservarse solo a aquellos casos en los que falla el abordaje mediante vaginoscopia o bien cuando se precisa de la realización de una dilatación cervical.

Técnica de vaginoscopia

Dos cirujanos italianos, Bettocchi y Selvaggi, fueron los primeros en describir el uso del abordaje vaginoscópico de la histeroscopia en el consultorio para evaluar el canal endocervical y la cavidad uterina, además de la vagina y el OCE. En un artículo publicado en 1997 y titulado «*A vaginoscopic approach to reduce the pain of office hysteroscopy*», Bettocchi y Selvaggi evaluaron 1.200 histeroscopias diagnósticas realizadas entre 1992 y 1996: la mejor opción para ambos era no usar el tenáculo en la histeroscopia en consulta, ya que observaron que los grados de dolor de sus pacientes comenzaron a disminuir bastante y los casos de dolor intenso desaparecieron por completo.

Se trata de la técnica de entrada más utilizada en la práctica diaria. La entrada mediante vaginoscopia evita tanto el uso del espéculo como de la pinza para fijar el cérvix uterino, disminuyendo de una manera evidente las molestias.

Esta técnica consiste en la introducción directa del histeroscopio a nivel vaginal, consiguiendo la distensión de la vagina por la entrada de líquido. Esta separación de las paredes vaginales permite localizar el OCE e introducir el histeroscopio para posteriormente avanzar a través del canal cervical.

La descripción de la técnica publicada en el artículo original es la siguiente:

«Se inserta el histeroscopio en la vagina al mismo tiempo que se insufla CO_2 a la máxima presión disponible con el Hysteroflator, por lo general entre 80 y 90 mL/min, mientras se cierran los labios con una gasa para reducir la pérdida de CO_2. Normalmente obtiene una presión intravaginal de 10 a 15 mmHg, suficiente para visualizar el cuello uterino en la vagina dilatada y al mismo tiempo suficientemente bajo para evitar complicaciones de absorción de CO_2. La visión en el monitor es lo suficientemente clara como para que se pueda ver el cuello uterino y el OCE.

Mientras inserta la punta del histeroscopio en el cuello uterino, la insuflación de CO_2 se reduce a los niveles establecidos para comenzar el examen histeroscópico (aproximadamente 15-20 mL/min). La dirección del canal endocervical se determina por la presencia de burbujas de aire o por la dirección de flujo de líquido. El histeroscopio se introduce tomando en cuenta la vista oblicua anterior de 30° hasta que se ingresa a la cavidad.

Se realiza un examen panorámico, observando el fundus, los *ostia* tubáricos derecho e izquierdo y las paredes anterior y posterior».

Aunque hoy en día se ha sustituido el dióxido de carbono (CO_2) por suero salino, la técnica sigue estando totalmente vigente. El avance por el canal cervical debe realizarse con una visión clara y completa del conducto y siguiendo la angulación que este presenta. La orientación de las crestas longitudinales de la *plica palmatae* orientará el camino hacia el orificio cervical interno (OCI) (**Fig. 5-1**).

Evidentemente, la técnica varía según la angulación de la óptica que se utilice (0°-12°-30°), pero el secreto es avanzar por la parte central del conducto, intentando evitar el contacto con las paredes laterales de este canal cervical. Quizás la zona que más dificultad presenta en todo este camino corresponde al OCI (**Fig. 5-2**), donde existe un área fibromuscular que estrecha el acceso final a la cavidad uterina.

En una revisión sistemática y un metaanálisis recientemente publicado sobre el uso del abordaje mediante vaginoscopia se observó que este se asociaba a una reducción estadísticamente significativa en el dolor experimentado por la paciente (cuatro estudios que incluían 2.214 pacientes; diferencia de medias estandarizada [SMD]) –0,27; intervalo de confianza [IC] del 95 %, de –0,48 a –0,06), tiempo invertido en la realización del procedimiento (seis estudios que incluían 2.443 pacientes; SMD –0,25; IC del 95 %, de –0,43 a –0,08) y en la incidencia de episodios vasovagales (tres estudios que incluían 2.127 pacientes; *odds ratio* o razón de posibilidades de 0,35; IC del 95 %, de 0,15 a 0,82). La tasa de fallo en ambas técnicas fue similar ($p = 90$).

ESTENOSIS CERVICAL

No existe consenso sobre la definición de la estenosis cervical, aunque, desde el punto de vista de la histeroscopia, se podría definir como aquel cérvix que presenta dificultad de acceso y que precisa maniobras especiales para introducir un histeroscopio en el canal cervical.

Quizás la definición de Bandalf de establecer estenosis del canal cervical cuando no permite el paso de un tallo de Hegar de 2,5 mm sea la más acertada, mientras que la estenosis del OCE se ha descrito con una dilatación inferior a 4,5 mm. En las mujeres posmenopáusicas, no es raro encontrarse con casos de estenosis cervical durante una histeroscopia, lo que representa un desafío incluso para el cirujano más experto.

Epidemiología

No se puede estimar la verdadera incidencia de la estenosis cervical. Sin embargo, en una serie de 31.052 histeroscopias en consultorio, Bettocchi *et al.* identificaron estenosis cervical en

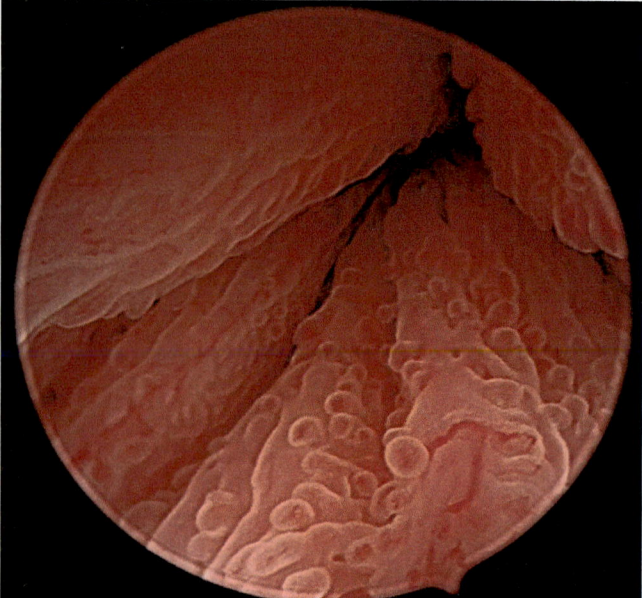

Figura 5-1. Vista histeroscópica de canal endocervical en edad fértil, con el típico *arbor vitae uteri*, utilizando un medio de distensión líquido.

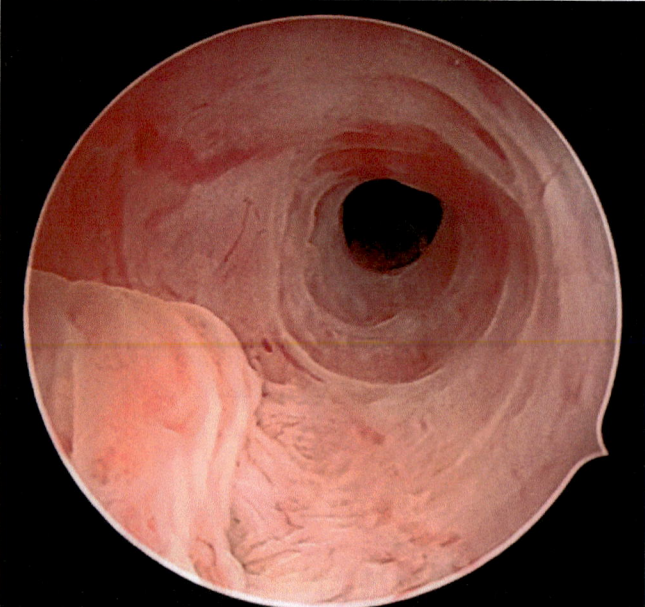

Figura 5-2. Parte proximal del endocérvix, con el orificio cervical interno visualizado como un área de estrechamiento fisiológico bajo examen histeroscópico.

el 32,7 % de las pacientes. Del total de casos, el 70,1 % eran mujeres posmenopáusicas, y el 29,9 %, mujeres en edad fértil.

Un dato relevante es que la frecuencia de presentación del tipo de estenosis difería según el grupo de edad. La estenosis del *ostium* cervical externo fue encontrada más frecuentemente en mujeres fértiles que en las posmenopáusicas, mientras que aquellos casos que afectan al OCI son más frecuentes en menopáusicas (**Fig. 5-3**). La estenosis combinada de *ostium* cervical externo y *ostium* cervical interno (44,3 %) fue la más frecuentemente observada.

Clasificación

Bettocchi planteó una clasificación de la estenosis cervical en la que tomaba tres referencias en el cérvix: OCE, canal cervical y OCI. Según la estructura o estructuras afectadas, estableció cuatro tipos (**Tabla 5-1**) :

- Tipo I: estenosis del OCE.
- Tipo II: estenosis del canal cervical en su tercio superior y del OCI.
- Tipo III: estenosis del OCI.
- Tipo IV: estenosis del OCI y OCE.

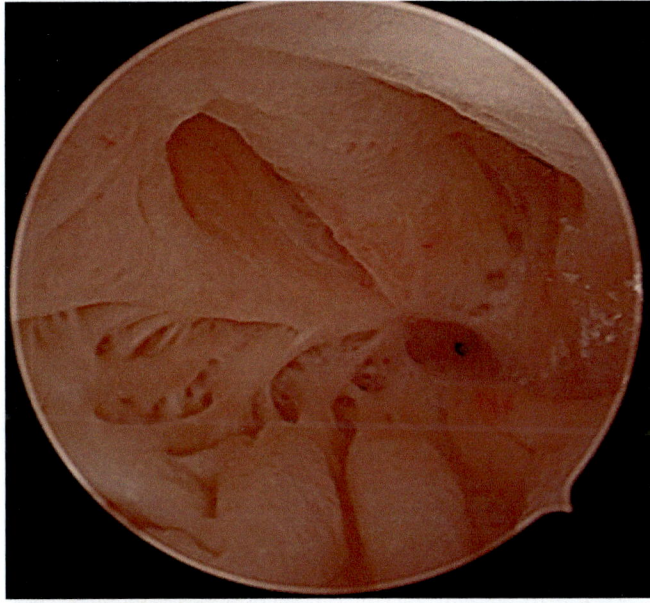

Figura 5-3. Estenosis moderada del orificio cervical interno en una mujer posmenopáusica sometida a examen histeroscópico con medio líquido de distensión.

Tabla 5-1. Clasificación de los diferentes tipos de estenosis según Bettocchi	
Tipo	
I	Estenosis del OCE
II	Estenosis del canal cervical y del OCI
III	Estenosis del OCI
IV	Estenosis del OCE y el OCI

OCE: orificio cervical externo; OCI: orificio cervical interno.

Según se observó en este estudio de Bettocchi, las estenosis cervicales son significativamente más frecuentes en las mujeres posmenopáusicas que en las fértiles (70,1 % frente al 29,9 %), a excepción de las estenosis tipo I, que son más frecuentes en las mujeres fértiles que en las posmenopáusicas. En este estudio, la estenosis cervical tipo IV (44,3 %) fue la más detectada.

En general, la estenosis cervical se trató eficazmente con mínimas molestias en el 98,5 % de los casos mediante el uso de maniobras técnicas e instrumentos mecánicos miniaturizados y/o bipolares. De hecho, es posible abordar la estenosis cervical leve y moderada con la punta distal de un histeroscopio biselado o, como opción alternativa, girando el perfil ovalado del histeroscopio 90°, hasta que su diámetro mayor esté alineado con el eje transversal del canal cervical. En este caso, podría ser útil un histeroscopio de pequeño diámetro, como puede ser el histeroscopio de flujo continuo de 4 mm, especialmente en caso de que la histeroscopia se realice en un entorno ambulatorio sin sedación. Este es uno de los histeroscopios de flujo continuo más novedoso para la realización de procedimientos ambulatorios, debido a su reducido tamaño (Office Hysteroscope, Karl Storz, Tuttlingen, Alemania); se basa en una óptica de 2 mm y tiene un diámetro exterior de 4 mm.

Es de destacar que los electrodos bipolares fueron más utilizados en casos de estenosis tipo I y tipo IV (39,7 %), en comparación con los otros tipos de estenosis cervical.

Patogénesis

La estenosis cervical puede ser congénita o secundaria a un traumatismo cervical, infección, cáncer de cuello uterino o de endometrio, radiación, atrofia posmenopáusica, infecciones vaginales repetidas o bien al efecto masa, debido a la presencia de quistes de Naboth (**Fig. 5-4**) o leiomiomas grandes en las proximidades del cuello uterino.

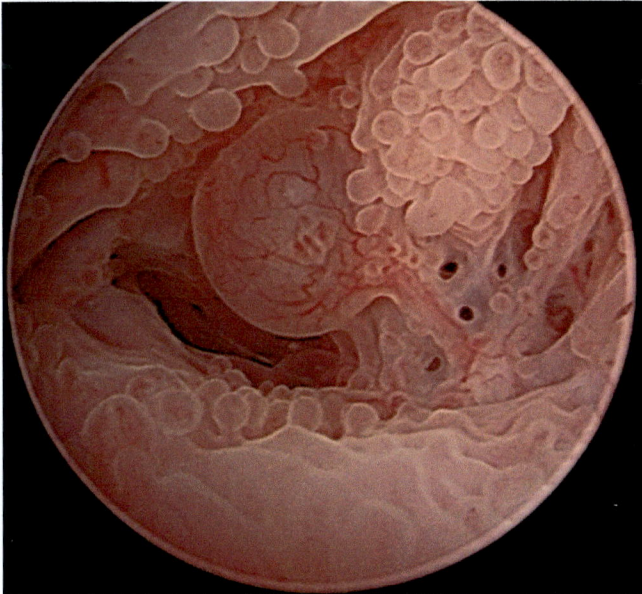

Figura 5-4. Quiste de Naboth bajo examen histeroscópico usando un medio líquido de distensión; aparece translúcido, rosado como la mucosa circundante, y puede cusar la obstrucción del canal endocervical.

La estenosis cervical congénita se observa en el caso de atresia cervical en la que hay un cuerpo cervical intacto con un canal que tiene un orificio obstruido. Las estenosis cervicales congénitas son muy poco frecuentes, mientras que las adquiridas son más frecuentes. Entre los factores de riesgo más comúnmente asociados a la existencia de una estenosis cervical, se pueden encontrar la nuliparidad, el legrado endometrial previo y los tratamientos para la displasia cervical, como la conización cervical, la crioterapia y las biopsias colposcópicas.

Síntomas

Cuando la estenosis cervical es incompleta y el canal cervical aún permite el drenaje parcial de la sangre menstrual, las pacientes pueden estar inicialmente asintomáticas. Flujo menstrual escaso, dismenorrea importante, dolor pélvico, infertilidad y amenorrea secundaria son los síntomas más detectados. En las mujeres que menstrúan, la estenosis cervical puede provocar endometriosis, con el consiguiente dolor pélvico crónico asociado y, en casos más graves, dispareunia.

Complicaciones

Cuando se encuentra una estenosis cervical durante la realización de una histeroscopia, los principales riesgos a afrontar incluyen, por un lado, la formación de una «falsa vía» en el estroma cervical y el miometrio y, por otro, la posibilidad de producir una perforación uterina, que puede ocurrir durante la realización de una histerometría, durante la dilatación cervical o en el mismo momento de la histeroscopia.

Cuando ocurre una perforación uterina, la cavidad uterina ya no es capaz de mantener una distensión adecuada, y el cirujano se da cuenta de que hay una pérdida repentina de la visualización histeroscópica y un aumento del déficit de líquido histeroscópico; el histeroscopio avanza más allá del fondo uterino y se puede observar el epiplón o el intestino adyacentes.

En este caso, la histeroscopia debe finalizar. Si se detecta o se sospecha que la pérdida de sangre es mínima, se puede dejar a la paciente en observación. Sin embargo, a veces, se debe realizar una laparoscopia diagnóstica para descartar lesiones en los órganos circundantes, incluidos el intestino, la vejiga o los vasos sanguíneos principales, ya que puede producirse una hemorragia potencialmente mortal.

En pacientes con estenosis cervical, el aumento del dolor y la incomodidad en el momento de los procedimientos en el consultorio a menudo provocan la interrupción del procedimiento.

En aproximadamente el 1 % de las pacientes sometidas a conización con bisturí frío se ha observado hematometra. Sin embargo, la parte distal del cuello uterino afectada por la conización puede representar una zona de poca resistencia, que puede dilatarse fácilmente por la sangre menstrual acumulada, llevando a la formación de un hematocérvix.

Prevención

La estenosis cervical es más probable que ocurra entre las mujeres menopáusicas y nuligrávidas. Las mujeres con cesárea previa, procedimiento de conización electroquirúrgica con asa (LEEP, *loop electrosurgical excision procedure*) o conización con asa fría, también tienen un mayor riesgo de estenosis cervical.

Por las implicaciones clínicas, la estenosis cervical es la complicación más importante inherente a la conización. Los estudios muestran tasas de estenosis cervical que oscilan entre el 1,3 y el 19 % después de la conización. Además, genera dificultades en la detección de enfermedades residuales o recurrentes, ya que dificulta el seguimiento citológico y colposcópico posterior al tratamiento de enfermedades cervicales preinvasivas. No existen criterios precisos para definir la estenosis cervical, y aunque al principio del capítulo se han publicado los más aceptados, algunos autores utilizan otros, como la imposibilidad de tomar una muestra intracervical a través del cuello uterino con cepillos celulares, la imposibilidad de pasar una legra cervical de 3 mm a través del canal cervical o la incapacidad para pasar un hisopo de algodón de 4 mm. Debido a la gran confusión sobre la definición de estenosis cervical, no existen datos unívocos sobre su incidencia global y su aparición tras la conización.

Luesley *et al.* describieron un enfoque novedoso para prevenir la estenosis cervical después de una conización. La técnica implicó la colocación de *stents* (endoprótesis) cervicales, con suturas inmediatamente después de la cirugía y mantenidas durante 2 semanas para la prevención de la estenosis cervical en 33 pacientes. El dispositivo tiene forma de embudo hueco, que encaja en la herida cervical: su cuerpo contiene múltiples orificios perforados para permitir el drenaje del exudado del estroma cervical, el extremo cónico se coloca en el canal residual, y el otro extremo contiene ocho orificios perforados para permitir el anclaje de suturas. En el seguimiento, 6 meses después, la tasa de estenosis cervical fue del 6 %.

En un ensayo clínico aleatorizado, de Andrade Vieira *et al.*, evaluaron un nuevo dispositivo para la prevención de la estenosis cervical: en la fase II, incluyeron a 25 pacientes a quienes se les realizó conización y colocación del dispositivo para determinar su toxicidad y eficacia. En la fase III, compararon el grupo control y las pacientes que utilizaron el dispositivo antiestenosis para evaluar su eficacia y seguridad. El dispositivo está compuesto por una porción cilíndrica, que hace contacto con la superficie externa del cuello uterino, y una varilla cilíndrica de 4 mm de diámetro y luz central, que se introduce en el canal endocervical. Los resultados no mostraron ninguna diferencia estadísticamente significativa entre el uso o no del dispositivo antiestenosis para prevenir la estenosis cervical.

En un ensayo clínico prospectivo aleatorizado en mujeres posmenopáusicas que se sometieron a conización, las pacientes se asignaron a tres grupos: las que no tomaron ninguna medida preventiva contra la estenosis cervical (grupo control) y las que previnieron la estenosis cervical utilizando el Hegar para dilatar el cuello uterino, que fueron asignados al azar al grupo de intervención A (dilatación cervical regular a las semanas 3, 5 y 8 después de la conización) y al grupo de intervención B (dilatación cervical regular a las semanas 4, 8 y 12 después de la conización), respectivamente.

En ambos grupos de intervención (A y B), después de la desinfección habitual, se colocó el cuello uterino en posición mediante el uso de unas pinzas cervicales y se dilató gradualmente con un tallo de Hegar. En el grupo control, la incidencia de estenosis cervical fue del 39,3 %; en los grupos de intervención, la incidencia fue del 18,5 %. Las tasas de estenosis cervical fueron diferentes entre el grupo A (9,6 %) y el grupo B (27,7 %). Los resultados indicaron que la tasa de estenosis cervical puede reducirse en gran medida mediante una dilatación regular del cuello uterino en la tercera, quinta y octava semana después de la conización.

Tratamiento no quirúrgico

El cérvix suele dividirse en cuatro cuadrantes (anterior, posterior, lado izquierdo o derecho) y en tres niveles (inferior, medio y superior), para identificar y localizar eventuales anomalías.

El principal objetivo del tratamiento, tanto médico como quirúrgico, es restablecer la anatomía normal del canal cervical.

Laminaria

Dentro de las opciones no quirúrgicas para el tratamiento de la estenosis cervical, se incluye la inserción de tallos de laminaria antes del procedimiento, con el objetivo de facilitar la dilatación cervical. Están compuestos de algas marinas secas que extraen líquido del tejido cervical, expandiendo en este proceso de hidratación su diámetro, por lo que, actúan como dilatadores osmóticos que alcanzan su efecto máximo en 24 horas. Sin embargo, existen algunas limitaciones, ya que estos tallos pueden teóricamente aumentar el riesgo de infección. Además, la colocación del tallo de laminaria requiere que exista al menos cierto grado de dilatación del OCE.

Misoprostol

El misoprostol, un análogo de la prostaglandina E1, puede facilitar la dilatación gracias a sus efectos sobre el cuello uterino mediados por los estrógenos, y puede usarse por vía oral, sublingual o vaginal. Los estudios de control aleatorizados que han comparado misoprostol con placebo en mujeres premenopáusicas nulíparas sometidas a histeroscopia indican un beneficio potencial del misoprostol cuando se sospecha un cuello uterino de difícil acceso. En uno de estos estudios, se observó que las dosis de 400 µg por vía oral o 200 µg por vía vaginal durante al menos 9-12 horas pueden ser beneficiosas antes de la histeroscopia, aunque la administración vaginal se asocia a más dolor de tipo menstrual y sangrado vaginal que el misoprostol oral.

En mujeres posmenopáusicas y aquellas tratadas con análogos de la hormona liberadora de gonadotropina, el misoprostol tiene implicaciones diferentes, ya que las prostaglandinas necesitan estrógeno para los efectos de maduración cervical y estas pacientes están en un estado hipoestrogénico. Sin embargo, Oppegaard *et al.* demostraron los beneficios de la terapia con estrógenos en pacientes posmenopáusicas: se encontró que la terapia con estrógenos sistémicos durante 2 semanas antes del procedimiento en estas pacientes ofrecía beneficios similares a los observados en pacientes premenopáusicas que se sometieron a maduración cervical previa al procedimiento.

Tomás *et al.* administraron 400 µg de misoprostol por vía oral 12 y 24 horas antes del procedimiento en lugar de placebo, obteniendo mejoría: este ensayo sugirió que, en pacientes posmenopáusicas, el misoprostol puede requerir un mayor tiempo de acción previo al procedimiento para lograr la eficacia clínica.

En un ensayo aleatorizado que utilizaba misoprostol vaginal para la preparación cervical previa a la histeroscopia en mujeres posmenopáusicas, Kant *et al.* administraron 200 µg de misoprostol en la vagina al menos 12 horas antes del procedimiento; el grupo control no recibió misoprostol. El estudio demostró una diferencia significativa entre el grupo de estudio y el grupo de control al evaluar varios criterios: la anchura del canal cervical previo al procedimiento (7,7 ± 1,7 mm frente a 4,5 ± 1,8 mm), el número de mujeres que requirieron dilatación adicional (7/25 frente a 22/25) y el tiempo requerido para la dilatación (4,7 ± 8 segundos frente a 20,6 ± 9,3 segundos). En un estudio comparativo observacional, Casadei *et al.* asignaron mujeres posmenopáusicas a tres grupos: las mujeres que no recibieron ningún tratamiento farmacológico en el grupo A; las mujeres que se autoadministraron tabletas vaginales de estradiol una vez al día durante 2 semanas antes de la histeroscopia quirúrgica y 400 µg de misoprostol, dos tabletas en la vagina 12 horas antes del procedimiento en el grupo B; y las mujeres que se autoadministraron dos tabletas de Cytotec® profundamente en la vagina 12 horas antes de la histeroscopia quirúrgica en el grupo C. El estudio destacó la relevancia del pretratamiento con estrógeno para permitir el efecto del misoprostol en la maduración cervical: de hecho, en el grupo A, la dilatación cervical media en el inicio del procedimiento fue de 5,82 ± 1,85 mm; en el grupo B, fue de 7,09 ± 1,87 mm; y en el grupo C, fue de 5,46 ± 2,07 mm.

Darwish *et al.* observaron que tanto el misoprostol intravaginal como los tallos de laminaria fueron efectivos en la dilatación del cuello uterino, obteniendo beneficios muy similares antes de la histeroscopia en mujeres con cuello uterino difícil; sin embargo, la inserción de laminaria es más difícil en comparación con el misoprostol.

Mifepristona

En las publicaciones científicas, existen estudios contradictorios sobre los efectos de la preparación cervical de la mifepristona, un fármaco antiprogestágeno; por lo tanto, no existen recomendaciones claras con respecto a su uso. De hecho, Gupta y Johnson demostraron beneficios al administrar 600 mg de mifepristona 48 horas antes de una dilatación y legrado en mujeres posmenopáusicas, con mayor dilatación preoperatoria del cuello uterino; sin embargo, Ben-Chetrit *et al.* no mostraron ninguna ventaja al usar 200 mg de mifepristona administrados 30 horas antes de la histeroscopia.

Dinoprostona

Los efectos de maduración cervical previos al procedimiento mediados por estrógenos también se han formulado como hipótesis para la dinoprostona, una prostaglandina E2 vaginal. También se reportan estudios opuestos sobre este tema.

En un ensayo, se demostró que la dinoprostona vaginal es más eficaz en la maduración del cuello uterino que el misoprostol vaginal o el placebo; sin embargo, Preutthipan y Herabutya, en un estudio prospectivo aleatorizado, encontraron que el misoprostol vaginal era más efectivo en la maduración cervical en comparación con la dinoprostona vaginal.

Ultrasonido intraoperatorio

En la estenosis cervical, a menudo se necesita una orientación intraoperatoria para prevenir complicaciones, como la perforación uterina, y es por eso que se utilizan ecografías intraoperatorias, tanto por vía transabdominal, como transvaginal o transrectal. La ecografía transabdominal realizada con una vejiga llena de líquido permite sobre todo al cirujano controlar el trayecto mientras manipula instrumentos como la legra, las pinzas para pólipos y el histeroscopio.

Existen varios estudios sobre el uso de un catéter coaxial de 5,7 French con una vaina ecogénica externa y una guía interna de 0,018 pulgadas de diámetro con punta curva, que primero se introduce en la cavidad uterina y se visualiza con ecografía transabdominal o transvaginal. Después de colocar el sistema de catéteres, el cirujano avanza el histeroscopio diagnóstico u operatorio, y puede corregir la patología cervical, ya sea con electrodos electroquirúrgicos o tijeras de resección, a través del canal operatorio del histeroscopio.

Se ha descrito otro método para superar la dificultad de acceso al cuello uterino: un trocar guiado por ultrasonido que contiene una aguja de calibre 18 que perfora el área central del cuello uterino. A continuación, se puede pasar una guía de punta flexible a través de la aguja y enrollarla en la cavidad endometrial, lo que confirma la ubicación uterina al realizar una ecografía con una sonda endorrectal. Posteriormente, se pasan dilatadores progresivos sobre el alambre, de modo que se crea un canal para pasar la instrumentación.

Tratamiento quirúrgico

Para facilitar la entrada, es necesario conocer el eje y la posición del útero mediante un examen bimanual, esto le proporcionará al cirujano información importante sobre la trayectoria requerida durante la inserción de los dilatadores cervicales o el histeroscopio, ya que las flexiones uterinas extremas se han asociado a mayor dificultad en la navegación a través del canal endocervical. Es un hecho bien conocido que posicionar correctamente el histeroscopio ayuda a acceder a la cavidad uterina. En caso de anteflexión extrema, el cirujano coloca a la paciente de modo que las nalgas queden ligeramente fuera de la mesa.

Dilatadores

La dilatación del cuello uterino con dilatadores rígidos progresivos es el tratamiento tradicional de la estenosis cervical, pero puede provocar complicaciones, como la creación de una falsa vía o la perforación uterina. Se ha reportado que la utilización de vasopresina, una hormona neurohipofisaria, reduce la fuerza requerida para la entrada en los casos de estenosis cervical. Se cree que el mecanismo de acción se basa en su capacidad para provocar contracciones en el músculo liso del útero y el lecho vascular circundante, induciendo una disminución de la tensión tisular, la resistencia al estiramiento o ambas. Vale la pena recordar sus efectos cardiorrespiratorios cuando la inyección es sistémica; por ello, la vasopresina solo debe usarse en quirófano y bajo monitorización, para prevenir cualquier efecto adverso.

El manejo histeroscópico de un cérvix estenótico incluye vaginoscopia, histeroscopia *no-touch* (sin tocar) y revisión del canal cervical, empleando microtijeras, micropinzas o un electrodo de asa de corte, y se abordará con más detalle más adelante. Un cuello uterino normal, sin ninguna patología, puede convertirse en un cuello uterino «resistente» si la histeroscopia se realiza de manera incorrecta. El impacto de la punta del histeroscopio sobre las paredes del canal cervical provoca dolor a la paciente y sangrado, lo que dificulta la correcta visualización del canal cervical y, por lo tanto, el avance hacia la cavidad uterina.

Vaginoscopia

El abordaje por vaginoscopia otorga una visión de 360°, ofreciendo a los endoscopistas nuevas posibilidades, considerando que, antes de su introducción, el estudio de la vagina se realizaba mediante la palpación manual, la inspección visual y la colposcopia.

La vaginoscopia se ha descrito en las publicaciones científicas desde la década de 1950 y, en realidad, comenzó como una técnica utilizada para el diagnóstico de endometriosis vaginal, fístulas, erosiones de la malla del suelo pélvico y patología cervical, así como para la extirpación de lesiones vaginales o tabiques vaginales longitudinales.

También existe una aplicación pediátrica de la vaginoscopia, especialmente en recién nacidos y niñas peripúberes, que debido al efecto estrogénico sobre el tejido himeneal, son capaces de tolerar mejor el estiramiento yatrogénico sin desgarrarse, comparado con las niñas de 3 a 8 años en las que existe un menor efecto estrogénico. Así, con este uso en pediatría es posible obtener biopsias sin dañar el himen.

Las ópticas rígidas tienen una terminación en bisel, lo que le confiere cierta capacidad de penetración en el tejido y la capacidad de separar las fibras. La mayoría de los casos de estenosis cervical se solucionan mediante un movimiento de rotación de la punta del histeroscopio que separará el tejido fibroso y permitirá el avance del histeroscopio.

Medios mecánicos

La utilización de las pinzas de biopsia o de la tijera de histeroscopia ayudará a solucionar casos más graves que no se solucionan con la técnica anterior. La introducción de la tijera o pinza cerrada en el canal estenótico y su extracción abierta (**Figs. 5-5** y **5-6**) dilatará el cérvix lo justo para poder introducir la punta del histeroscopio. A veces, es necesario utilizar la tijera para realizar cortes laterales a la altura de las comisuras cervicales o secciones de tejido fibroso en las adherencias a nivel del OCI.

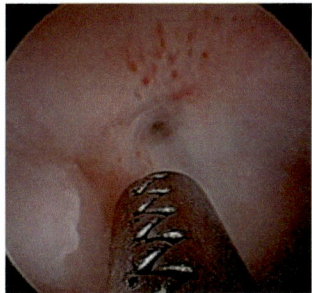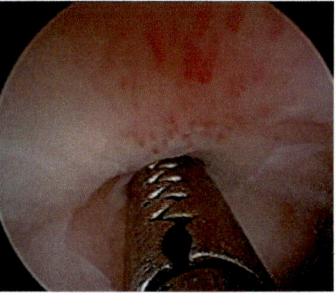

Figura 5-5. Pinzas histeroscópicas insertadas en el canal operativo de 5 French de un histeroscopio de flujo continuo de 4 mm (Karl Storz, Tuttlingen, Alemania). El fórceps se inserta en el tejido fibrótico y luego se abre para agrandar el orificio cervical externo estenótico.

Electrodo bipolar

La utilización de un electrodo bipolar tipo aguja, como el Twizzle, permitirá la sección de los anillos fibrosos en la zona cervical, ampliando los orificios cervicales y permitiendo así el paso del histeroscopio. Estas secciones se deben hacer preferiblemente en la zona de las comisuras laterales de los orificios cervicales o del canal cervical.

También se puede utilizar un resectoscopio ginecológico estándar o bien un minirresectoscopio y un electrodo quirúrgico de asa, resecando fragmentos de tejido en la zona intracervical, siguiendo la técnica utilizada por Lin *et al.,* quienes propusieron una técnica de resección cervical histeroscópica para superar la estenosis cervical.

El procedimiento se realizó resecando gradualmente las protuberancias y el tejido cervical hasta alcanzar la cavidad uterina a partir del orificio externo. Un mes después de este procedimiento, se realizó una transferencia de prueba que resultó exitosa en todos los pacientes en los que se completó el procedimiento, lo que demuestra que la resección cervical histeroscópica es un método seguro y eficiente para crear un canal que permita la transferencia embrionaria o la inseminación, incluso en los casos más complicados de estenosis cervical.

Otros

Dickey *et al.* y Zreik *et al.* informaron sobre la guía fluoroscópica para tratar pacientes con infertilidad y estenosis cervical. Gracias a la guía fluoroscópica, canularon el cuello uterino y dilataron el canal endocervical utilizando un balón de angioplastia o dilatadores. De las 15 pacientes, cuatro de ellas finalmente quedaron embarazadas; la dilatación del cue-

llo uterino ha permitido el tratamiento de la infertilidad con varias opciones.

Salari *et al.* describieron una técnica histeroscópica usando un morcelador para superar la estenosis cervical importante. Se utilizó un terminal Myosure® XL (Hologic) de 4 mm. Mediante un sistema electromecánico se accionaba la hoja de corte, generando sobre la misma un movimiento de rotación. Con este dispositivo se fue resecando y extrayendo tejido hasta acceder a la cavidad uterina a través de la estenosis cervical.

Baggish *et al.* presentaron un grupo de 15 pacientes tratadas con láser de CO_2. Gracias a la aplicación del láser, se puede eliminar el tejido cicatricial que conduce a la estenosis cervical y es posible detectar un remanente de mucosa endocervical para crear el canal neoendocervical.

La técnica consiste en la inserción de un dilatador Baby Hegar en el canal cervical y en la vaporización «en plano» a niveles incrementales de 5 mm, dejando un margen periférico de tejido en forma de pedestal alrededor del canal. Durante este procedimiento, se analiza el tejido, cuidando la vaporización de todas las áreas de cicatrización visibles en las inmediaciones de la mucosa endocervical. Luego, el cirujano vaporiza periféricamente a la mucosa y aplica láser en una zanja alrededor del canal hacia el estroma subyacente; así se logra la eversión de la mucosa endocervical. Finalmente, el área de tratamiento con láser se lava con ácido acético y los puntos sangrantes se sellan con un haz de coagulación.

Los resultados fueron favorables: 12 mujeres se sometieron a la corrección de su estenosis.

Es raro que sea necesario tener que realizar una histerectomia en casos de estenosis cervical marcada; sin embargo, en presencia de un endometrio no visualizado o engrosado o displasia cervical, se debe considerar la histerectomía. Un estudio retrospectivo de pacientes con sangrado posmenopáusico y estenosis cervical, que impidió una evaluación adicional y que fueron tratadas con histerectomía, tenían patología benigna (64 %), displasia cervical (12 %) o cáncer uterino (4 %).

Más allá del cuello uterino

Algunos autores han descrito técnicas que evitan la estenosis cervical para acceder a la cavidad uterina. Hammoud *et al.* probaron la biopsia endometrial en pacientes con estenosis cervical. Ellos introdujeron una aguja en el endometrio a través de la bóveda vaginal y la pared uterina anterior bajo guía ecográfica. Kato *et al.* informaron una técnica de transferencia de embriones para la fecundación *in vitro* que evita un cuello uterino difícil, incluidos 104 casos en los que se realizó una punción

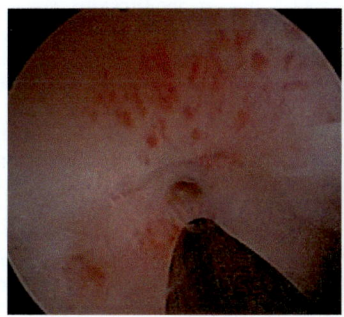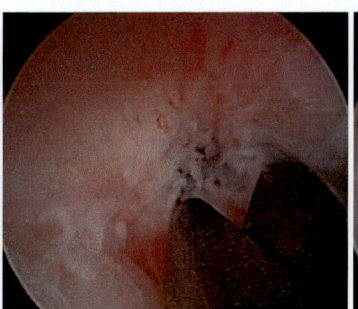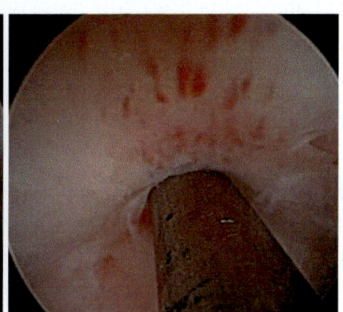

Figura 5-6. Estenosis grave del orificio cervical externo tratada con tijera de 5 French e histeroscopio de flujo continuo de 4 mm (Karl Storz, Tuttlingen, Alemania). En este caso, una vez localizado el *ostium* estenótico y el tejido fibrótico, se realizó la sinequiolisis en el plano transversal.

transmiometrial guiada por ecografía transvaginal para superar los problemas relacionados con la estenosis cervical.

Gestión alternativa

Pisal *et al.* describieron una técnica para realizar una ecohisterografía con infusión de solución salina mediante la inserción de una aguja espinal a través del cuello uterino hasta la cavidad endometrial.

Gracias a esta técnica, se puede visualizar la cavidad endometrial bajo guía ecográfica, y se pueden aspirar y analizar lavados endometriales; permite examinar el sangrado uterino anormal y la enfermedad endometrial. Este método es seguro y efectivo en mujeres con estenosis cervical para investigar la cavidad endometrial.

Después de la cirugía

Se ha evaluado la efectividad del dispositivo intrauterino para la estenosis cervical, ya que la dilatación requerida para su inserción permite el drenaje de la sangre menstrual. También se cree que el mecanismo de acción se basa en la fuerte actividad de la progesterona, que provoca adelgazamiento y atrofia del endometrio, y en la supresión de los receptores de estrógeno, que contribuyen a reducir el sangrado menstrual. Por lo tanto, el sistema intrauterino liberador de levonorgestrel (LNG-IUS) puede ser efectivo en mujeres con dismenorrea y estenosis cervical compleja, debido a su efecto hormonal y mecánico (**Fig. 5-7**).

Motegui *et al.* describieron el uso del LNG-IUS después de la cirugía de dilatación cervical para dos pacientes con estenosis grave después de la conización del cuello uterino. Sus síntomas mejoraron y el LNG-IUS se dejó colocado durante 5 meses después del tratamiento. Es necesario realizar más estudios con un mayor número de pacientes para respaldar la eficacia de esta estrategia.

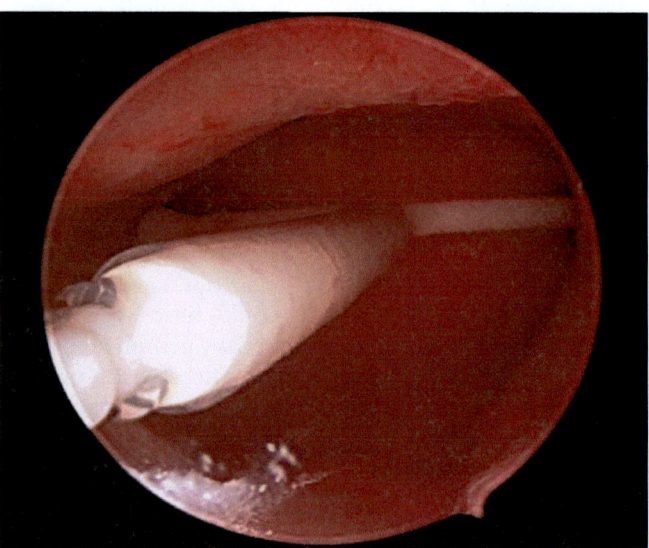

Figura 5-7. Vista histeroscópica de un dispositivo intrauterino de levonorgestrel insertado en la cavidad uterina después de sinequiolisis de estenosis severa del graveo cervical interno.

PUNTOS CLAVE

- La superación de la estenosis cervical en histeroscopia en consulta es un reto, y a menudo requiere la programación del paciente para un tratamiento bajo anestesia general. La medida más utilizada consiste en la rotación de la óptica en la que, al aprovechar el bisel de esta, se va separando el tejido, lo que permitirá el avance del histeroscopio.
- La utilización de las pinzas de biopsia o de la tijera de histeroscopia ayudará a solucionar casos más graves que no se solucionan con la técnica anterior. Con la utilización de una de estas dos técnicas se solventa la mayoría de casos de estenosis cervical.
- En determinadas situaciones, especialmente en aquellas en las que existe una desestructuración cervical, la estenosis cervical puede suponer un verdadero reto para el histeroscopista.

BIBLIOGRAFÍA

Baggish MS, Baltoyannis P. Carbon dioxide laser treatment of cervical stenosis. Fertil Steril. 1987;48:24-8.

Barbieri RL. Stenosis of the external cervical os: an association with endometriosis in women with chronic pelvic pain. Fertil Steril. 1998;70:571-3.

Ben-Chetrit A, Eldar-Geva T, Lindenberg T, Farhat M, Shimonovitz S, Zacut D, et al. Mifepristone does not induce cervical softening in non-pregnant women. Hum Reprod. 2004;19:2372-6.

Bettocchi S, Selvaggi L. A vaginoscopic approach to reduce the pain of office hysteroscopy. J Am Assoc Gynecol Laparosc. 1997;4:255-8.

Bettocchi S, Bramante S, Bifulco G, Spinelli M, Ceci O, Fascilla FD, et al. Challenging the cervix: strategies to overcome the anatomic impediments to hysteroscopy: analysis of 31,052 office hysteroscopies. Fertil Steril. 2016;105:e16-7.

Bradley L, Falcone T. Hysteroscopy: office evaluation and management of the uterine cavity. Mosby; 2009.

Casadei L, Piccolo E, Manicuti C, Cardinale S, Collamarini M, Piccione E. Role of vaginal estradiol pretreatment combined with vaginal misoprostol for cervical ripening before operative hysteroscopy in postmenopausal women. Obstet Gynecol Sci. 2016;59:220-6.

Christianson MS, Barker MA, Lindheim SR. Overcoming the challenging cervix: techniques to access the uterine cavity. J Low Genit Tract Dis. 2008;12:24-31.

Darwish AM, Ahmad AM, Mohammad AM. Cervical priming prior to operative hysteroscopy: a randomized comparison of laminaria versus misoprostol. Hum Reprod. 2004;19:2391-4.

Di Spiezio Sardo A, Giampaolino P, Manzi A, De Angelis MC, Zizolfi B, Alonso L, et al. The Invisible External Cervical Os. Tips and Tricks to Overcome this Challenge during In-Office Hysteroscopy. J Minim Invasive Gynecol. 2021;28:172-3.

Dickey KW, Zreik TG, Hsia HC, Eschelman DJ, Keefe DL, Olive DL, et al. Transvaginal uterine cervical dilation with fluoroscopic guidance: Preliminary results in patients with infertility. Radiology. 1996;200:497-503.

Gupta JK, Johnson N. Effect of mifepristone on dilatation of the pregnant and non-pregnant cervix. Lancet. 1990;335:1238-40.

Hammoud AO, Deppe G, Elkhechen SS, Johnson S. Ultrasonography-guided transvaginal endometrial biopsy: a useful technique in patients with cervical stenosis. Obstet Gynecol. 2006;107:518-20.

Inal H, Ozturk Inal Z, Tonguc E, Var T. Comparison of vaginal misoprostol and dinoprostone for cervical ripening before diagnostic hysteroscopy in nulliparous women. Fertil Steril. 2015;103:1326-31.

Kant A, Divyakumar, Priyambada U. A randomized trial of vaginal misoprostol for cervical priming before hysteroscopy in postmenopausal women. J Midlife Health. 2011;2:25-7.

Kato O, Takatsuka R, Asch RH. Transvaginal-transmyometrial embryo transfer: the Towako method; experiences of 104 cases. Fertil Steril. 1993;59:51-3.

Lin J, Meng Y, Chen Y, Li Z, Xu Y, Wu D. A new approach to prevent cervical stenosis in postmenopausal women after loop electrosurgical excision procedure: a randomized controlled trial. Sci Rep. 2020;10:8512.

Lin YH, Hwang JL, Huang LW, Seow KM, Chen HJ, Tzeng CR. Efficacy of hysteroscopic cervical resection for cervical stenosis. J Minim Invasive Gynecol. 2013;20:836-41.

Lindheim SR. Echosight Patton coaxial catheter-guided hysteroscopy. J Am Assoc Gynecol Laparosc. 2001;8:307-11.

Luesley DM, Redman CW, Buxton EJ, Lawton FG, Williams DR. Prevention of post-cone biopsy cervical stenosis using a temporary cervical stent. Br J Obstet Gynaecol. 1990;97:334-7.

Monteiro AC, Russomano FB, Camargo MJ, Silva KS, Veiga FR, Oliveira RG. Cervical stenosis following electrosurgical conization. Sao Paulo Med J. 2008;126:209-14.

Motegi E, Hasegawa K, Kawai S, Kiuchi K, Kosaka N, Mochizuki Y, et al. Levonorgestrel-releasing intrauterine system placement for severe uterine cervical stenosis after conization: two case reports. J Med Case Rep. 2016;10:56.

Noyes N, Licciardi F, Grifo J, Krey L, Berkeley A. In vitro fertilization outcome relative to embryo transfer difficulty: a novel approach to the forbidding cervix. Fertil Steril. 1999;72:261-5.

Oppegaard K, Nesheim B, Istre O, Qvigstad E. Comparison of selfadministered vaginal misoprostol versus placebo for cervical ripening prior to operative hysteroscopy using a sequential trial design. BJOG. 2008;115:663, e1-9.

Pabuccu R, Ceyhan ST, Onalan G, Goktolga U, Ercan CM, Selam B. Successful treatment of cervical stenosis with hysteroscopic canalization before embryo transfer in patients undergoing IVF: a case series. J Minim Invasive Gynecol. 2005;12:436-8.

Pisal N, Sindos M, O'Riordan J, Singer A. Use of spinal needle for transcervical saline infusion sonohysterography in presence of cervical stenosis. Acta Obstet Gynecol Scand. 2005;84:1019-20.

Preutthipan S, Herabutya Y. A randomized comparison of vaginal misoprostol and dinoprostone for cervical priming in nulliparous women before operative hysteroscopy. Fertil Steril. 2006;86:990-4.

Pschera H, Kjaeldgaard A. Haematocervix after conization diagnosed by ultrasonography. Gynecol Obstet Invest. 1990;29:309-10.

Salari BW, Bhagavath B, Galloway ML, Findley AD, Yaklic JL, Lindheim SR. Hysteroscopic morcellator to overcome cervical stenosis. Fertil Steril. 2016;106:e12-3.

Scanlan KA, Propek PA, Lee FT. Invasive procedures in the female pelvis: value of transabdominal, endovaginal and endorectal US guidance. Radiographics. 2001;21:491-506.

Suen MWH, Bougie O, Singh SS. Hysteroscopic management of a stenotic cervix. Fertil Steril. 2017;107:e19.

Thomas J, Leyland N, Durand N, Windrim RC. The use of oral misoprostol as a cervical ripening agent in operative hysteroscopy: a double-blind, placebo-controlled trial. Am J Obstet Gynecol. 2002;186:876-9.

Tinelli A, Alonso Pacheco L, Haimovich S. Hysteroscopy. Springer; 2018.

Vieira MA, De Araújo RLC, Da Cunha Andrade CEM, Schmidt RL, Filho AL, Reis RD. A randomized clinical trial of a new anti-cervical stenosis device after conization by loop electrosurgical excision. PLoS One. 2021;16:e0242067.

Vitale SG, Riemma G, Carugno J, Chiofalo B, Vilos GA, Cianci S, et al. Hysteroscopy in the management of endometrial hyperplasia and cancer in reproductive aged women: new developments and current perspectives. Transl Cancer Res. 2020;9:7767-77.

Wood MA, Kerrigan KL, Burns MK, Glenn TL, Ludwin A, Christianson MS, et al. Overcoming the Challenging Cervix: Identification and Techniques to Access the Uterine Cavity. Obstet Gynecol Surv. 2018;73:641-9.

Wortman M, Daggett A. Hysteroscopic endocervical resection. J Am Assoc Gynecol Laparosc. 1996;4:63-8.

Yang L, Kanagalingam D. Spontaneous uterine rupture secondary to recurrent haematometra from cervical stenosis. Singapore Med J. 2012;53:e114-6.

Yordan EE, Yordan RA. The hymen and tanner staging of the breast. Adolesc Pediatr Gynecol. 1992;5:76-9.

Zanoio L, Barcellona E, Zacché G. Ginecologia e Ostetricia. Milano: Edra Masson; 2013.

Zhu X, Xu D, Allornuvor G, Gao F, Xue M. Hysteroscopic man- agement of congenital external cervical os stenosis using a «no touch» technique in an adolescent. J Pediatr Adolesc Gynecol. 2015;28:e23-6.

Zreik TG, Dickey KW, Keefe DL, Glickman MG, Olive DL. Fluoroscopically guided cervical dilatation in patients with infertility. J Am Assoc Gynecol Laparosc. 1996;3:S56.

Cómo montar un equipo de histeroscopia

6

L. Calles Sastre, E. Muñoz Núñez y T. Pérez Medina

OBJETIVOS

- Conocer el equipamiento básico y avanzado de una consulta de histeroscopia.
- Valorar la importancia tanto del equipo material como del equipo humano que integra una unidad de histeroscopia.
- Aprender el proceso de esterilización y el mantenimiento del material de una unidad de histeroscopia.
- Reconocer los diferentes tipos de histeroscopios, tipos de luz y medios de distensión, y los beneficios e inconvenientes de cada uno de ellos para poder realizar una buena elección.
- Comprender la organización de una unidad de histeroscopia, cómo gestionar las citas de las pacientes, el tiempo de espera y la recogida de datos.
- Saber cuál es la preparación previa necesaria para una paciente que va a ser sometida a una histeroscopia en consulta, el manejo del consentimiento informado, la premedicación si procede, el manejo de analgésicos, antibióticos y la toma de anticoagulantes.

INTRODUCCIÓN

Todas las guías internacionales coinciden en indicar que todos los servicios de ginecología deberían disponer de una unidad de histeroscopia para el manejo de las pacientes con hemorragia uterina anormal. Existen beneficios clínicos y económicos asociados a este tipo de unidades.

EQUIPAMIENTO

A continuación se describen la sala, los recursos humanos, la mesa, el sistema videóptico, la iluminación, los histeroscopios, la óptica, las vainas, el material operatorio, el material auxiliar en la consulta de histeroscopia y los medios de distensión.

Sala

Actualmente y gracias a múltiples avances tecnológicos, es posible llevar a cabo infinidad de procedimientos en la consulta, siendo necesario el quirófano en un número muy reducido de pacientes.

La histeroscopia diagnóstica no se debe realizar en quirófano de forma habitual, dado que aumenta la ansiedad de la paciente y los costes económicos asociados.

La sala en la que se realice la histeroscopia debe tener una serie de características: ha de ser una sala espaciosa, en la que se pueda organizar todo el material necesario para la histeroscopia, y además debe permitir la adecuada movilidad tanto del personal sanitario como de la paciente (**Fig. 6-1**).

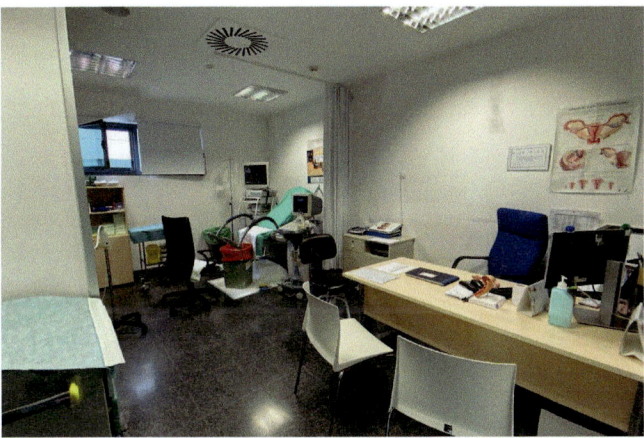

Figura 6-1. Consulta de histeroscopia.

Aunque no siempre es posible, puede resultar interesante disponer de dos salas contiguas separadas por una puerta, esto permite organizar una consulta donde realizar el procedimiento, la limpieza y el mantenimiento del material, y dejar la otra para recibir a la paciente, que se pueda vestir y desvestir, e incluso que se pueda recuperar unos minutos después del procedimiento si esto es necesario. Del mismo modo, es interesante disponer de un baño de uso exclusivo para la unidad.

Es preciso que la consulta esté bien organizada. Esto va a permitir el buen desarrollo de la intervención y disminuye sus costes. La fuente de luz fría, la bomba de perfusión, la cámara y los sistemas de cirugía eléctrica disponibles se colocan habitualmente en una estantería en el lado contrario del dominante del ginecólogo (**Fig. 6-2**).

La sala en la que se realice la histeroscopia debe ser:
- Espaciosa, en la que se pueda organizar todo el material necesario para la histeroscopia.
- Debe permitir la adecuada movilidad tanto del personal sanitario como de la paciente.

Recursos humanos

La consulta de histeroscopia ha de contar idealmente con los siguientes recursos humanos, siempre que sea posible:

- Facultativo especialista en ginecología y obstetricia: preferiblemente formado en endoscopia ginecológica y concretamente en histeroscopia en consulta.
- Enfermera: encargada de supervisar el buen funcionamiento del material, administrar la medicación si es necesario o en caso de complicaciones.
- Técnico en cuidados auxiliares de enfermería: encargada de la limpieza y mantenimiento del material, gestionar reparaciones o sustituciones de pinzas en caso necesario, reponer material fungible, etcétera.
- Residente de ginecología y obstetricia y/o estudiante de medicina en prácticas.

! Dada la ansiedad que conlleva la prueba, es importante presentarse a la paciente para que se sienta cómoda y en un ambiente distendido. La presencia de muchas personas en la sala puede incomodarla si no sabe la función que desempeña cada una.

Mesa

Existen diferentes modelos de mesas de exploración disponibles en el mercado. Es importante que la mesa sea

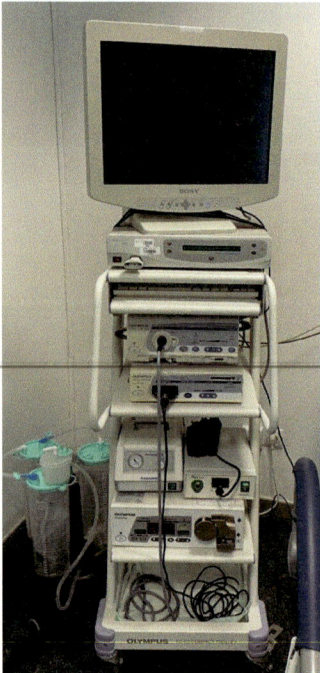

Figura 6-2. Torre de histeroscopia.

cómoda y pueda regularse en altura, preferiblemente mediante motor eléctrico. No es indispensable que disponga de un cajón para la recogida del suero bajo el asiento, puesto que se puede utilizar un cubo grande en el suelo con esa finalidad.

Sistema videóptico

- Monitor de televisión: existen diferentes tipos en el mercado, desde los más sencillos a los más sofisticados. Para conseguir un buen rendimiento de la cámara, es preciso tener un buen monitor y viceversa. Todo el equipo debe ir en consonancia de calidad.
- Videocámara endoscópica: a la hora de elegir una videocámara, hay que tener presente:
  - La resolución: expresada por número de líneas en píxeles.
  - La sensibilidad por unidades de lux.
  - La alta calidad de salida y de imágenes de vídeo.
- Unidad de vídeo o capturadora de imágenes para la grabación y edición del material.
- Impresora para obtener material fotográfico.

Iluminación

- Fuente de luz:
  - Se denomina luz fría porque se ha suprimido del espectro lumínico la franja correspondiente a los rayos infrarrojos, con objeto de evitar el efecto de calentamiento.
  - Las características de la fuente de luz tienen gran repercusión sobre la calidad de las imágenes histeroscópicas. Existen dos tipos de luz fría: la halógena o convencional, que proporciona una luz más amarillenta, o la de xenón que es más blanca y ofrece una mejor calidad de imagen con el inconveniente de ser más cara.
  - En cuanto a la potencia del haz de luz, 175 W serán suficientes para realizar intervenciones habituales, mientras que para otro tipo de intervenciones más complejas se recomiendan potencias en torno a los 300 W.
  - El cuidado de la fuente de luz es muy importante y debe ser el último elemento que se encienda al comenzar una intervención y el primero que se apague al finalizarla. La conexión y desconexión múltiple puede dañar la fuente de luz, por lo que se podrá utilizar el modo *standby* (en espera) cuando no se necesite que la luz esté encendida pero tampoco se haya terminado la consulta.
- Cable de luz: sirve para absorber la luz de una fuente de luz y para transferirla a un sistema óptico. Normalmente tiene 5 mm de diámetro y 180 cm de longitud. Hay que evitar enrollar el cable para evitar que las fibras se dañen, y es importante utilizar un sistema de esterilización adecuada (**Fig. 6-3**).

El cuidado del sistema de iluminación es muy importante:
- La fuente de luz debe ser el último elemento que se encienda y el primero que se apague. Es preciso usar *standby* cuando no se éste utilizando.
- Hay que evitar enrollar el cable para evitar que las fibras se dañen.

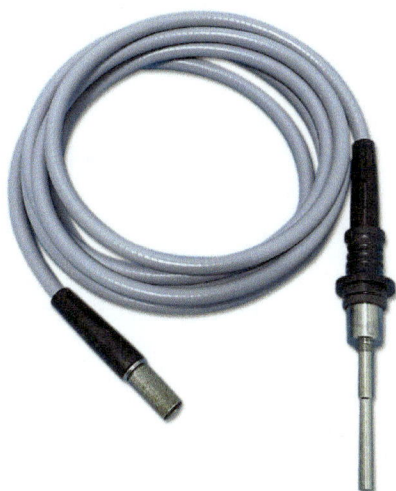

Figura 6-3. Cable de luz fría.

Histeroscopios

El histeroscopio se compone de óptica, vainas e instrumental operatorio, que se introduce por el canal de trabajo. Existen histeroscopios integrados que permiten un mejor manejo, aunque a día de hoy son poco utilizados.

Existen diferentes tipos de histeroscopios disponibles en el mercado:

- **Histeroscopios flexibles:** su ventaja es que son histeroscopios, en general, muy bien tolerados por las pacientes en términos de dolor. Su principal inconveniente es su precio y que, al ser frágiles, son difíciles de esterilizar.
- **Histeroscopio semirrígido:** son histeroscopios con fibra óptica de 1,9 mm, con vaina de flujo continuo desechable, con canal operatorio de 7 unidades French (Fr) y un calibre global de 3,5 mm. Es muy bien tolerado, aunque el campo de visión es limitado (óptica de 0°) y exige destreza histeroscópica. Su coste es mayor.
- **Histeroscopio rígido:** a pesar de ser rígidos y de que producen algo más de molestia, en general, son bien tolerados. Ofrecen una mejor calidad de imagen y tienen menor coste.

> ! No existe suficiente evidencia para recomendar un tipo u otro de histeroscopio. La elección debe quedar a criterio del ginecólogo (grado de recomendación B).

Óptica

Es un telescopio de pequeño calibre que consta de tres partes: el ocular, el cañón y el objetivo (**Fig. 6-4**). El extremo distal tiene una angulación (visión foroblicua) que puede oscilar entre 0, 12 y 30°. Las más utilizadas son las de 30°, porque facilitan la exploración de los cuernos y los cantos uterinos sin tener que mover el histeroscopio de un lado a otro.

Vainas

Las vainas son canales por los que pasa el medio de distensión y los instrumentos de trabajo:

- Vaina interna: alberga el canal de entrada del medio de distensión uterino y el canal de trabajo por el que se van a introducir los instrumentos operatorios (generalmente entre 5 y 7 Fr, que equivalen a 1 mm (**Fig. 6-5**).
- Vaina externa, que alberga el canal de drenaje del medio de distensión (**Fig. 6-6**).

El calibre global del histeroscopio será, por tanto, el mismo que el de la vaina externa, y suele oscilar entre 3 y 10 mm. Los minihisteroscopios tienen un calibre de 3 mm y los histeroscopios tradicionales entre 4 y 5 mm. Si no se dispone de un minihisteroscopio en la consulta, es posible utilizar el histeroscopio tradicional quitando la vaina externa para mejorar el confort de la paciente.

> ! Los minihisteroscopios o histeroscopios tradicionales sin vaina externa deberían usarse para la histeroscopia diagnóstica dado que reducen significativamente el dolor que experimenta la paciente (grado de recomendación A).

Material operatorio

Se trata de diferentes instrumentos que, introducidos a través del canal de trabajo, van a ayudar desde la toma de pequeñas biopsias hasta la realización de importantes cirugías intrauterinas. Generalmente tienen un diámetro de 1 a 3 mm y una longitud de 34 cm.

El material operatorio va desde los elementos más básicos como los mecánicos o electroquirúrgicos hasta los más avanzados como el láser, los morceladores histeroscópicos o los minirresectores:

- **Instrumentos mecánicos:** se trata de instrumentos semirrígidos que se introducen por el canal de trabajo. Es posible disponer de tijera roma, tijera puntiaguda, tenáculo, pinza «en sacabocados», pinza de agarre, pinza de cuchara y pinza de agarre con tenáculos y púa. Los más usados son las pinzas de agarre, pinzas de biopsia y tijeras (**Fig. 6-7**).

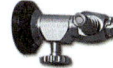

Figura 6-4. Óptica.

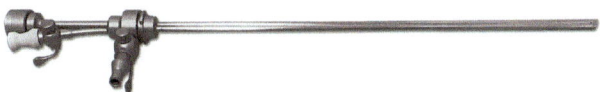

Figura 6-5. Vaina interna.

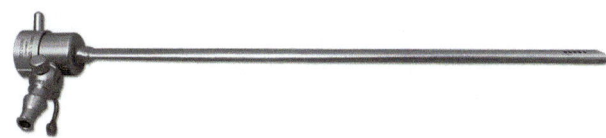

Figura 6-6. Vaina externa.

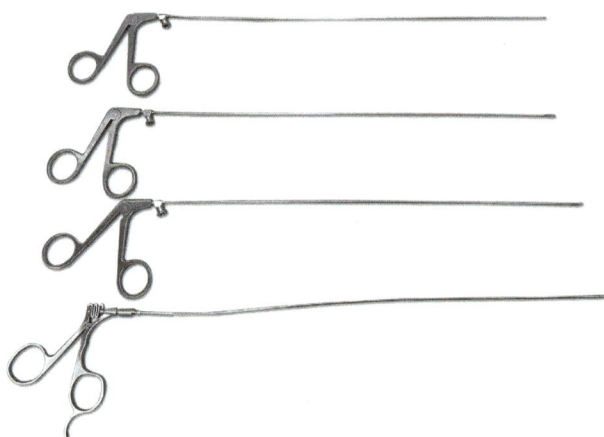

Figura 6-7. Material operatorio.

- **Instrumentos electroquirúrgicos:** para la histeroscopia en consulta, se utilizará la energía bipolar que permite utilizar suero salino como medio de distensión. Esta técnica ofrece la ventaja de que la corriente fluye únicamente entre los electrodos, mientras que en la monopolar, al utilizar como parte del circuito el cuerpo del paciente, puede provocar quemaduras involuntarias. En la actualidad, hay disponibles electrodos semibipolares, que aunque son teóricamente terminales monopolares, se comportan como un electrodo bipolar, puesto que el electrodo activo está muy cerca del electrodo de retorno, separados únicamente por una pieza de cerámica, y solo se reseca o vaporiza el tejido que se pone en contacto con el electrodo activo, utilizando la capacidad conductora del suero salino fisiológico.
- **Láser de diodo:** son fibras láser de pequeño diámetro, que permite su uso con histeroscopios de pequeño calibre. Produce una longitud de onda de 980 nm y puede cortar y vaporizar el tejido al tiempo que consigue una buena hemostasia. En general, son bien tolerados por las pacientes y, a diferencia de los electrodos bipolares, no produce burbujas que dificulten la visión.
- **Morcelador histeroscópico:** se introduce a través de un histeroscopio rígido. Está constituido por dos tubos de metal, huecos y rígidos, que se introducen uno dentro del otro. El interno gira dentro del externo, y el material se va cortando con una cuchilla y recogiendo mediante aspiración. Se trata de un elemento mecánico, por lo que no utiliza energía y tiene el inconveniente de que no puede coagular los vasos sanguíneos.
- **Minirresectoscopio:** se trata de una miniaturización del resectoscopio tradicional hasta los 5,3 mm, lo que hace que no requiera dilatación cervical y permite su uso en la consulta con muy buena tolerancia por parte de la paciente. Utiliza energía bipolar y hay disponibles en el mercado diferentes terminales, como: asa de corte, asa de Collins, bola, etcétera.

Material auxiliar en la consulta de histeroscopia

Toda consulta de histeroscopia debe disponer de material auxiliar que podría ser necesario durante la histeroscopia o en caso de complicaciones. Aquí se detalla un listado (**Fig. 6-8**):

- Botes con formaldehído para el envío de muestras a anatomía patológica.

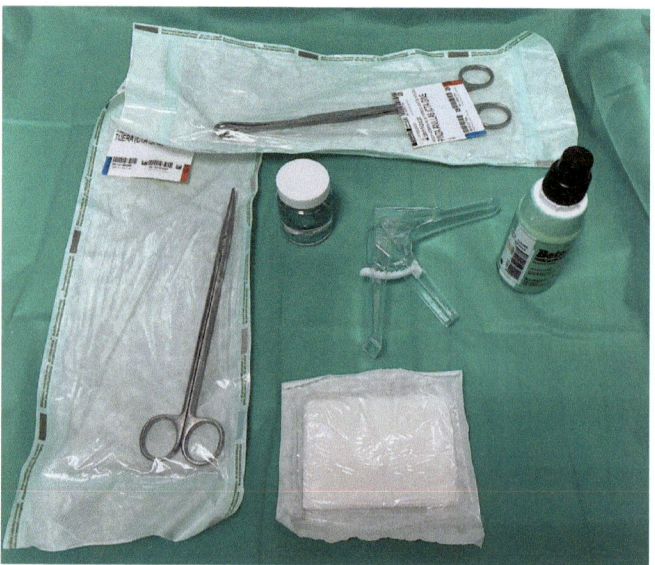

Figura 6-8. Material auxiliar.

- Cánula de aspirado endometrial.
- Espéculo, en diferentes tamaños.
- Pinza de Pozzi, aunque rara vez se necesitará en la consulta, ya que no se utiliza con la técnica de vaginoscopia, pero es recomendable tenerla disponible.
- Histerómetro: puede resultar útil para medir el útero antes de la colocación de un dispositivo intrauterino, por ejemplo.
- Gasas: en ocasiones, es posible necesitar valorar el sangrado procedente de la cavidad y precisar unas gasas para limpiar.
- Aguja 22 G: en caso de que se necesite administrar anestesia paracervical.
- Pinzas de Foerster o Pean: por ejemplo, para sujetar o dirigir las gasas, para extraer algo de la vagina, etcétera.
- Antisépticos: aunque en histeroscopia en consulta, utilizando la técnica de vaginoscopia, no es necesario utilizar antisépticos para la vagina y el cérvix, será recomendable tenerlos disponibles en la consulta.
- Guantes estériles: para la realización de la histeroscopia, será suficiente con unos guantes de nitrilo o vinilo, pero es recomendable tener unos guantes estériles por si algún procedimiento pudiera requerir una asepsia mayor.
- Equipo de sueroterapia y venoclisis: no será necesario de rutina, pero sí en caso de complicación para la canalización de vías periféricas.
- Tensiómetro: para poder controlar la tensión de la paciente durante la prueba o al finalizarla, o en caso de complicaciones, como el síncope vasovagal.
- Equipo de reanimación, ambú, tubos de Guedel: para poder utilizarlos en caso de complicaciones mayores que, aunque muy infrecuentes, podrían tener lugar.

Medios de distensión

El útero necesita un medio para distenderse y poder observar y trabajar dentro de la cavidad uterina.

En los inicios de la histeroscopia, se utilizó el dióxido de carbono como medio de distensión y, aunque es un medio con buenas propiedades ópticas, es muy limitado en cuanto a la visibilidad, ya que cualquier elemento como el moco o la sangre impedía la visión. Además, presenta un riesgo elevado de complicaciones, como la embolia gaseosa.

Actualmente, los medios de distensión más utilizados son los líquidos, y son de elección los de bajo peso molecular. Los medios de bajo peso molecular no electrolíticos, como la glicina o el sorbitol, tienen que ser utilizados con energía monopolar y tienen el inconveniente de una extravasación excesiva.

El suero salino es el medio de distensión más recomendado por su bajo peso molecular, su contenido electrolítico, amplia disponibilidad, bajo coste y reabsorción fisiológica a través del peritoneo. Además, posibilita la utilización de electrodos bipolares y láser (no permite utilizar la energía monopolar).

El riego de reacciones vasovagales es significativamente menor con suero que con dióxido de carbono.

El medio de distensión más recomendado es el suero salino:
- Da mejores imágenes.
- Tiene menor coste.
- Permite la utilización de electrodos bipolares y láser.
- Produce menos reacciones vasovagales.

Para perfundir el medio de distensión, en este caso el suero salino, existen diferentes métodos:

- Caída libre: utiliza el efecto de la gravedad, se deben elevar las bolsas de suero unos 90-100 cm sobre el periné de la paciente y disponerlas en forma de «Y» según el teorema de Torricelli.
- Manguito de presión: se coloca alrededor de la bolsa de suero. Se debe mantener una presión en torno a 80 mmHg.
- Bomba electrónica de perfusión: para realizar procedimientos más allá de la simple histeroscopia diagnóstica y biopsia dirigida, es aconsejable perfundir el medio de distensión con bomba. Para alcanzar una distensión uterina de alrededor de 50 mmHg, hay que tener en cuenta los siguientes ajustes: flujo de 200 mL/min, presiones de irrigación 75 mmHg y presiones de succión de –0,25.

Es recomendable el uso de bombas de perfusión para realizar el procedimiento con mayor seguridad.

DESINFECCIÓN Y MANTENIMIENTO DEL MATERIAL

El material endoscópico es delicado y tiene un coste elevado, por lo que tanto el médico como el personal que trabaje en la unidad de histeroscopia (enfermera y auxiliar de enfermería) deben conocer su mantenimiento, desinfección y su correcto montaje.

En este apartado, hay que centrarse fundamentalmente en la esterilización del material, ya que, si no se realiza de manera correcta, los instrumentos pueden predisponer a la paciente al desarrollo de infecciones del tracto genital leves o incluso, en algunos casos, graves.

La esterilización consiste en eliminar o desactivar todos los microorganismos (bacterias, virus, hongos y esporas) presentes en una superficie, mientras que la desinfección elimina la mayoría de los gérmenes.

Se puede clasificar el instrumental en función del riesgo de infección en: críticos, semicríticos y no críticos. La mayoría de instrumentos manuales endoscópicos (instrumentos críticos) deben ser esterilizados, mientras que los endoscopios (instrumentos semicríticos) no es obligatorio esterilizarlos, pero sí desinfectarlos.

La limpieza y desinfección se llevará a cabo preferiblemente en la propia consulta o en una sala contigua, para así evitar el traslado del material y optimizar el tiempo entre pacientes (**Fig. 6-9**).

Previamente al proceso de esterilización, se han de llevar a cabo una serie de pasos fundamentales:

- Limpieza del material: para ello, es importante desmontar los instrumentos y limpiarlos con ayuda de un cepillo y agua. Se pueden utilizar detergentes, pero hay que evitar soluciones corrosivas.
- Aclarado: los instrumentos huecos han de ser enjuagados con agua para evitar que cualquier material se haya quedado en la luz del instrumento.
- Secado: una vez limpios y aclarados, los instrumentos han de secarse antes de utilizarse de nuevo o de guardarlos.

Limpieza y mantenimiento del instrumental

- Ópticas: se han de manipular siempre con extrema delicadeza y cuidado para evitar arañazos o roturas. Hay que sujetarla por el extremo del cabezal de la cámara y es preciso evitar apilar otros instrumentos sobre ella, ya que se podría dañar.
- Cables de luz: como se comentaba anteriormente, en su interior están formados por fibras de vidrio, por lo que el cable no ha de doblarse de manera inadecuada. Pueden lavarse con agua, pero no se deben sumergir, ya que el cable se calienta y puede provocar daños. Como alternativa, se puede utilizar alcohol para desinfectarlos.
- Sistema videóptico: se incluye el cabezal de la cámara, los anillos de *zoom* (ampliación de la imagen) y el enfoque, y los cables de la cámara. El objetivo de la cámara puede limpiarse con agua, mientras que el resto puede desinfectarse con alcohol.
- Sistema de irrigación: lo ideal es que las bombas de irrigación se coloquen a una altura superior a la que está la

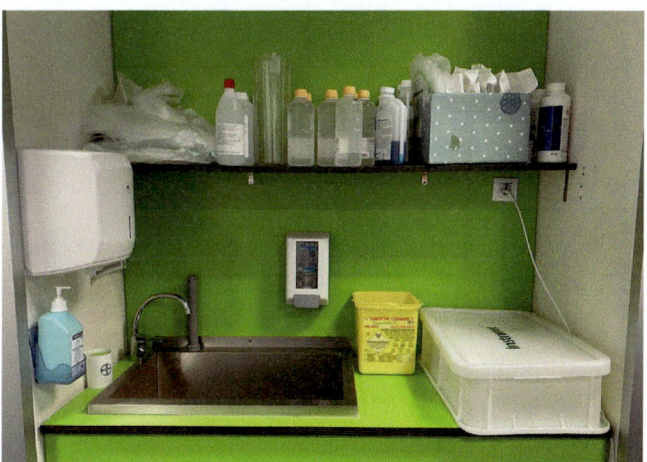
Figura 6-9. Limpieza y desinfección del material.

paciente. No debe haber fugas, ya que se pueden dañar los sensores. Tanto el tubo de aspiración como el de irrigación han de limpiarse con agua y secarse al aire.

- Material operatorio: los instrumentos en ocasiones son difíciles de limpiar, porque son largos y de pequeño calibre. Se ha de abrir la llave de paso y las hendiduras y hacer pasar el agua con velocidad, ayudándose a veces de un cepillo. Se prefiere sumergir los instrumentos en soluciones enzimáticas para descontaminarlos después de la histeroscopia.

Métodos de esterilización

- **Autoclave:** de elección para esterilizar el instrumental metálico. Se realiza a una temperatura de 121 °C durante aproximadamente 15 minutos. Los telescopios se esterilizan con el método de vacío (esterilización a 135 °C durante 1 hora a 30 pascales de presión), y los cables y los tubos deben cubrirse con un paño para evitar el contacto directo con la superficie metálica caliente. El secado se realiza en la máquina de autoclave.
- **Esterilización con gas:** se utiliza el óxido de etileno. Puede ser con gas frío (a 85 °C) o con gas caliente (a 145 °C) seguido de un período de aireamiento. Este gas es no corrosivo y tiene permeabilidad a través de materiales porosos. Por el contrario, factores como el coste, la toxicidad, la larga duración del procedimiento (aproximadamente 3 horas o más) y la necesidad de aireación son los principales inconvenientes.
- **Sterrad® (Jonhson and Johnson):** esterilización disponible en algunos hospitales con una rápida rotación de casos. Utiliza el vapor de peróxido de hidrógeno y plasma gaseoso a baja temperatura y no deja residuos tóxicos. Se realiza en 75 minutos y, una vez finalizado el procedimiento, los instrumentos están secos y disponibles para su uso inmediato o su almacenamiento estéril. El único requisito es el suministro eléctrico, no necesita ventilación ni conexión de agua.

Desinfectantes

Se trata de productos químicos utilizados para destruir los microorganismos o sus formas vegetativas. No se recomienda el uso de óxido de etileno, debido al excesivo tiempo requerido para la esterilización y los riesgos laborales del gas para el personal.

La desinfección se clasifica en tres grados:

- Alto: destruye microorganismos vegetativos e inactiva virus, pero no un gran número de esporas bacterianas.
- Intermedio: elimina los microorganismos vegetativos y todos los hongos, e inactiva la mayoría de los virus.
- Bajo: mata la mayoría de las bacterias vegetativas y algunos hongos, inactiva algunos virus también. Las micobacterias quedan sin destruir.

La Food and Drug Administration (FDA) ha aprobado diversas soluciones para la desinfección de alto grado, siendo las más utilizadas el glutaraldehído y el ortoftaldehído.

Glutaraldehído

Es el desinfectante más utilizado, requiere activación y se utiliza a una dilución del 2 % con una solución tampón. Es preciso una temperatura de 25 °C y un tiempo de 20 minutos. En el caso de micobacterias, el tiempo requerido es de 45 minutos y, para la acción esporicida, puede ser de hasta 6-10 horas.

Tiene limitaciones, como son la irritabilidad en la mucosa nasal y los ojos, y la obstrucción de los telescopios, debido a la coagulación de las proteínas en presencia de sangre o residuos. Otros, como la cámara de formalina, no se suelen utilizar porque son extremadamente irritantes para la piel, los ojos, la nariz y las vías respiratorias, y además su eficacia no es concluyente.

Ortoftaldehído

No requiere ninguna activación, por lo que supone una gran ventaja con respecto al anterior. El tiempo necesario es menor (5 minutos). Al ser menos tóxico, es más seguro para la manipulación por parte del personal. Sus inconvenientes son el alto coste y la posibilidad de manchar permanentemente la piel o la ropa.

- Se han de limpiar los instrumentos después de la histeroscopia para que no se sequen las manchas de sangre y otros restos biológicos.
- Las soluciones enzimáticas deben utilizarse según las instrucciones del fabricante.
- La mayoría de los instrumentos han de limpiarse manualmente.
- Solo las personas con conocimientos adecuados sobre la correcta manipulación y esterlilización tienen que manipularlos.
- Es preciso evitar apilar y dejar caer los instrumentos.
- El almacenaje ha de hacerse de manera que se evite la recontaminación y se mantengan secos.
- Los cables se deben enrollar sin apretarlos.
- Hay que evitar la reutilización de los instrumentos fabricados para un solo uso.

ORGANIZACIÓN DE LA UNIDAD

La organización de la unidad es fundamental para su buen funcionamiento. Todos los medios humanos y materiales han de estar perfectamente organizados y coordinados antes de comenzar la jornada laboral. Por ello, se recomienda que una media hora antes de que dé comienzo la consulta, se compruebe que todo el material está a punto y se han hecho las reposiciones oportunas.

Cómo gestionar las citas de las pacientes

Así mismo la buena organización de la agenda hará optimizar el tiempo y tener menos número de histeroscopias fallidas y reducir el tiempo de espera de las pacientes (factor que se ha relacionado con el dolor percibido durante la histeroscopia). La programación dependerá de cada unidad y de varios factores, como:

- El tiempo necesario para esterilizar el material, en este caso si se disponen de dos equipos completos, se podrá comenzar la siguiente histeroscopia sin necesidad de esperar a que todo el material termine de esterilizarse.
- El tiempo asignado a cada prueba dependerá también del grado de experimentación del ginecólogo que va a llevar a cabo la técnica.

Se propone, con un operador con una experiencia moderada y dos histeroscopios para no esperar el tiempo de esterilización completo, un tiempo de 30 minutos para procedimientos sencillos, y 1 hora para aquellos que *a priori* puedan parecer más complejos (grandes miomas o estenosis cervicales que puedan requerir entrada ecoguiada, por ejemplo).

En cuanto al momento de ciclo en mujeres premenopáusicas con ciclos regulares, de forma general, el momento óptimo es en fase proliferativa después de la menstruación; si los ciclos son impredecibles, se puede hacer en cualquier momento previa realización de una prueba de embarazo. Si la paciente está tomando anticonceptivos, se podrá hacer en cualquier momento del ciclo, siendo las ventajas e inconvenientes una mezcla de las anteriores.

Cuando se prevé la necesidad de realizar una polipectomía o miomectomía en consulta, la toma de preparados hormonales combinados o solo gestágenos parece que podrían disminuir el daño endometrial, el sangrado, el volumen necesario de medio de distensión, mejorar la calidad de la visualización, la satisfacción de la paciente, y acortar el tiempo de realización de forma significativa.

En mujeres posmenopáusicas, la histeroscopia puede realizarse en cualquier momento.

Para la organización de citas en las pacientes premenopáusicas sin toma de anticonceptivos, se propone que sea la propia paciente la que solicite la cita, a través de un correo electrónico, comunicando el primer día de su menstruación.

Las pacientes posmenopáusicas y aquellas premenopáusicas que tomen anticonceptivos podrán irse con la cita asignada el mismo día en que se les indique la histeroscopia.

> **!** En mujeres posmenopáusicas, no es relevante el momento en el que se realiza la histeroscopia. En mujeres premenopáusicas, la fase del ciclo ideal para hacerla es en fase proliferativa después de la menstruación.

PREPARACIÓN PREVIA DE LA PACIENTE

Una parte importante y fundamental a la hora de llevar a cabo una histeroscopia en consulta es la preparación previa de la paciente, donde se engloba tanto la recogida del consentimiento informado como la valoración e información aportada, la fase del ciclo adecuada para aumentar el rendimiento de la prueba, la premedicación necesaria en los casos en los que está indicado y la interrupción de tratamientos previos a la prueba.

Consentimiento informado

Desde las principales sociedades científicas, se recomienda, como norma de buena práctica clínica, la entrega a la paciente de un consentimiento informado, que no es más que una hoja informativa explicando en qué consiste la prueba, cómo se realiza, las normas de preparación previas y los efectos esperables que le producirá.

Los puntos de obligada aparición en el consentimiento informado son:

- La Ley Básica Reguladora de la Autonomía del Paciente y de Derechos y Obligaciones en Materia de Información y Documentación Clínica 41/2002, de 14 de noviembre, por la cual este consentimiento se formula.
- El centro sanitario y el servicio.
- Los objetivos del procedimiento, incluyendo un espacio en blanco para rellenar según sea la patología de la paciente.
- Una descripción del procedimiento y las complicaciones.
- Un estudio de anatomía patológica, en los casos en los que se obtenga una muestra de material biológico.
- La autorización por parte de la paciente y la revocación.

En el consentimiento informado, se ha de recoger que los efectos secundarios más frecuentes en el momento de la prueba son el dolor abdominal leve tipo dismenorrea y la percepción de pequeños «calambres» al utilizar energía eléctrica. Es importante mencionar que cualquier actuación médica tiene riesgos, la mayoría son leves, como dolor, hemorragias o disminución de la frecuencia cardíaca con sensación de mareo; pero en algunas ocasiones, existen efectos secundarios graves, como infecciones, lesiones de órganos vecinos en caso de perforación uterina, sobrecarga circulatoria, etcétera.

Al final del consentimiento, deberá firmar la paciente con la fecha en la que se realiza la intervención, pero también ha de aparecer una revocación del mismo, asumiendo las consecuencias que puedan derivarse para la salud de la paciente.

> La entrega y la recogida del consentimiento informado firmado es recomendado desde las principales sociedades científicas como norma de buena práctica clínica.

Valoración e información previa

A lo largo de los años se han visto que las principales causas de fracaso de esta prueba son el dolor, la estenosis cervical y la mala visualización histeroscópica. Es por ello por lo que resulta clave poder desempeñar estrategias para disminuir estos tres puntos y así aumentar la tasa de éxito de este procedimiento.

La información previa irá encaminada a resolver todas las dudas sobre la prueba y disminuir los niveles de ansiedad, contribuyendo positivamente a la realización y la tolerancia de la prueba. Es preciso ofrecerla en la consulta, desde donde se solicita la prueba, y se han de resolver todo tipo de preguntas.

Es fundamental valorar el riesgo-beneficio de la prueba según sea la patología de base de la paciente, ya que en algunos casos esto puede condicionar o contraindicar la realización de la histeroscopia en consulta y tener que hacerla en quirófano.

Tratamiento previo a la histeroscopia

En este apartado, se describirán los aspectos fundamentales de los diversos tratamientos disponibles que se utilizan previamente a la realización de la histeroscopia, así como sus indicaciones.

Analgesia

El dolor es una de las causas fundamentales por las que se fracasa a la hora de realizar una histeroscopia en consulta (variación de la tasa de éxito de un 77 a un 97 %). Se han descrito múltiples causas, entre las que destacan: la manipulación cervical, la contracción miometrial, la distensión de la cavidad endometrial y, tras su realización, se debe fundamentalmente a la liberación endógena de prostaglandinas y la contractilidad uterina. Esto tiene repercusión negativa a la hora de la cooperación por parte de la paciente limitando la exploración.

Entre los aspectos relacionados con la técnica histeroscópica, está demostrado que evitar el uso del espéculo y un garfio para la tracción cervical disminuyen el dolor de la prueba y mejoran su tolerancia. La vaginoscopia resulta más rápida de realizar, menos dolorosa, y supone una mayor tasa de éxito, por lo que se considera la técnica de elección en mujeres a las que se va a realizar una histeroscopia en consulta.

El problema surge cuando los estudios y revisiones sistemáticas publicadas en las publicaciones científicas no aportan una evidencia de buena calidad en cuanto a una diferencia clínicamente significativa en la seguridad o efectividad entre diferentes fármacos analgésicos (opioides, antiinflamatorios no esteroideos [AINE], etc.). Es por eso por lo que la mayoría de las sociedades científicas no aprueban el uso de analgésicos de manera sistemática, ya que pueden causar efectos secundarios sin disminuir significativamente el dolor en histeroscopia en consulta. Sin embargo, otras sociedades concluyen que, dado que los efectos secundarios son escasos y generalmente leves, y podría darse un beneficio potencial, se podrían emplear pautas combinadas de AINE/opioide +/- benzodiacepinas para mejorar la experiencia de las pacientes en la consulta.

En caso de tomarlos, ya que el clínico valora el riesgo-beneficio de los mismos, si observa un claro aporte beneficioso para la paciente, se deben aconsejar una hora antes de la realización de la prueba.

Preparación cervical

Otra de las causas por las que se fracasa en las histeroscopias en consulta es la dificultad para entrar a través del cuello uterino (en hasta un 50 %). Existen opiniones contradictorias en las guías de práctica clínica en el uso de prostaglandinas (misoprostol 200 µg) antes de realizar la histeroscopia. Algunos las recomiendan si se sospecha estenosis cervical, aunque no se define ni la dosis, ni la vía de administración ni el momento adecuado.

Se ha de mencionar en este apartado el uso de sedación oral que, en casos seleccionados, se puede utilizar para disminuir la ansiedad de las pacientes y actúa como relajante muscular, evitando las contracciones uterinas. Se utiliza diazepam 5-10 mg 1 hora antes del procedimiento, ya que es seguro desde el punto de vista cardiorrespiratorio.

 No se recomiendan las prostaglandinas de manera sistemática, aunque se podría utilizar en pacientes son alta sospecha de estenosis cervical misoprostol 200 µg por vía vaginal o sublingual.

Profilaxis antibiótica

Muchas de las infecciones son polimicrobianas y están causadas por agentes residentes en la vagina, así como por gérmenes anaerobios. En la actualidad, la tasa de infección tras una histeroscopia en consulta es muy baja y se encuentra en menos del 1 %, por lo que no se recomienda administrar tratamiento antibiótico sistemático a aquellas pacientes a las que se les va a realizar una histeroscopia en consulta.

Estudios con tamaño muestral superior a 2.000 pacientes reportan una incidencia de endometritis en torno a un 0,1-0,9 % y el 0,6 % de infecciones del tracto urinario. Se ha visto que la reducción del tiempo quirúrgico es el principal método para disminuir el riesgo de infección. Se ha de mencionar que tampoco se recomienda la desinfección vaginal previa por los mismos motivos.

Según lo descrito en las publicaciones científicas, no existen diferencias estadísticamente significativas en cuanto a las complicaciones infecciosas en aquellos grupos a los que se les administraba antibióticos profilácticos frente a aquellas pacientes asignadas al grupo placebo en las histeroscopias para resecciones de pólipos, útero septo, liberación de adherencias, etcétera.

Únicamente se recomienda profilaxis antibiótica en una historia reciente de enfermedad inflamatoria pélvica (EIP) o hidrosálpinx. La pauta antibiótica más frecuentemente utilizada es azitromicina 1 g vía oral previo a la histeroscopia.

No está recomendada la profilaxis de endocarditis bacteriana sistemática; únicamente se debe valorar en pacientes con cardiopatías de alto riesgo (válvulas protésicas, endocarditis previa, cardiopatías congénitas cianóticas o aquellas reparadas con material protésico).

 Teniendo en cuenta la evidencia científica disponible, no se recomienda la administración de antibioterapia profiláctica para una histeroscopia en consulta, salvo historia reciente de EIP o hidrosálpinx.

Necesidad de interrupción de tratamiento previo a la histeroscopia

Se comenta el caso de los anticoagulantes y los antiagregantes.

Anticoagulantes

Cada vez existen más pacientes en tratamiento con fármacos anticoagulantes a las que se les realizan histeroscopias en consulta. Aunque estén publicadas recomendaciones acerca del paciente anticoagulado, su implementación en la práctica clínica es baja, sobre todo en procedimientos endoscópicos. Existen más de 800.000 pacientes anticoagulados en España. La decisión de retirar o no el tratamiento a la hora de llevar a cabo un procedimiento quirúrgico varía en función del riesgo trombótico y el riesgo hemorrágico.

Se considera que el riesgo hemorrágico es bajo cuando esta posibilidad es menor del 1 %, e intermedio-alto si es mayor del 1 %. La histeroscopia en consulta se considera de riesgo hemorrágico bajo (diagnósticas con toma de biopsias, polipectomías, inserción y retirada de dispositivos intrauterinos, etc.). A lo largo de los años, lo recomendado es dejar entre la toma del fármaco y la realización de la histeroscopia al menos 12 horas, pero actualmente, el grupo de trabajo español entre cuyos colaboradores está la Sociedad Española de Ginecología y Obstetricia (SEGO), se recomienda valorar no interrumpir la anticoagulación para procedimientos de bajo riesgo de sangrado. Esto se explica porque las complicaciones hemorrágicas inmediatas de la prueba son mínimas en comparación con el riesgo que se asume, por ejemplo, ante la sospecha de un proceso neoplásico endometrial.

En cuanto a la terapia puente con heparina de bajo peso molecular (HBPM), se ha visto que el riesgo trombótico sin ella es bajo, y en aquellas pacientes con terapia puente, existen más eventos hemorrágicos sin aumentar los eventos trombóticos.

Es importante individualizar el tratamiento en función de los factores de riesgo y, aunque hay cierta evidencia acerca de la seguridad de algunos procedimientos sin la suspensión del tratamiento anticoagulante, son necesarios más estudios.

En usuarias de antagonistas de la vitamina K (Sintrom®), se recomienda discontinuar la toma durante 2-3 días o bien continuar su ingesta tomando además, durante el día de la prueba, ácido tranexámico vía oral.

- Se recomienda valorar no interrumpir la anticoagulación para procedimientos de bajo riesgo de sangrado, como las histeroscopias en consulta.
- Se recomienda no utilizar terapia puente con HBPM, ya que aumenta el riesgo de sangrado sin elevar el riesgo de eventos trombóticos.

Antiagregantes

No se recomienda la suspensión de antiagregantes, como el ácido acetil salicílico o sus derivados, ya que en procedimientos menores no está documentado un mayor riesgo de sangrado, especialmente si su riesgo cardiovascular es alto.

- Desde las grandes sociedades científicas, se recomienda la entrega y la recogida del consentimiento informado firmado como norma de buena práctica clínica.
- En mujeres premenopáusicas, la mejor fase del ciclo para realizar la histeroscopia es en fase proliferativa.
- Las sociedades científicas no aprueban el uso de analgésicos de manera rutinaria.
- Las prostaglandinas (misoprostol) no se recomiendan a modo de preparación cervical, salvo en sospecha de estenosis cervicales graves.
- En caso de que se indique a la paciente tomar una premedicación, el momento óptimo para hacerlo es una hora antes de la realización de la histeroscopia.
- No se recomienda la administración de antibioterapia profiláctica para una histeroscopia en consulta, salvo historia reciente de EIP o hidrosálpinx.
- Se recomienda valorar no interrumpir la anticoagulación ni la antiagregación para procedimientos de bajo riesgo de sangrado, como las histeroscopias en consulta.

PUNTOS CLAVE

- Todas las guías internacionales coinciden en indicar que todos los servicios de ginecología deberían disponer de una unidad de histeroscopia para el manejo de las pacientes con hemorragia uterina anormal. Existen beneficios clínicos y económicos asociados a este tipo de unidades.
- Hoy en día y gracias a los avances tecnológicos, la mayoría de los procedimientos se van a llevar a cabo en la consulta.
- Es fundamental la correcta organización de los medios materiales y humanos para el buen funcionamiento de una unidad de histeroscopia.
- La correcta selección y preparación de las pacientes permitirá optimizar el tiempo de la consulta y reducir el número de histeroscopias fallidas.

- Todo el personal que forma parte de la consulta debe conocer el proceso de esterilización y mantenimiento básico del instrumental.
- La creación de una cuenta de correo electrónico a disposición de las pacientes puede resultar de gran ayuda para organizar las citas, especialmente en aquellas pacientes premenopáusicas en las que se necesite conocer la fecha de la última regla.
- La administración de antibioterapia profiláctica solo está indicada en pacientes con antecedente reciente de EIP o con hidrosálpinx.
- Se recomienda valorar no interrumpir la anticoagulación ni la antiagregación para procedimientos de bajo riesgo de sangrado, como las histeroscopias en consulta.

BIBLIOGRAFÍA

Cooper N, Smith P, Khan K, Clark T. A systematic review of the effect of the distension medium on pain during outpatient hysteroscopy. Fertil Steril. 2011;95:264-71.

De Angelis C, Santoro G, Re M, Nofroni I. Office hysteroscopy and compliance: mini -histeroscopy versus traditional hysteroscopy in a randomized trial. Human Reprod. 2003;18:2441-5.

Deffieux X, Gauthier T, Menager N, Legendre G, Agostini A, Pierre F, et al. Hysteroscopy: guidelines for clinical practice from the french college of gynaecologists and obstetricians. Eur J Obstet Gynecol Reprod Biol. 2014;178:114-22.

Douketis JD, Spyropoulos AC, Spencer FA, Mayr M, Jaffer AK, Eckman MH, et al. Perioperative management of antithrombotic therapy: Antithrombotic Therapy and Prevention of Thrombosis, 9th ed: American College of Chest Physicians Evidence-Based Clinical Practice Guidelines. Chest. 2012;141:326S-50S.

Farrugia M. Modern Operative Hysteroscopy. 4ª ed. Johnson & Johnson Medical; 2010.

Ferrandis Comes R, Llau Pitarch JV. Perioperative and periprocedural management of antithrombotic therapy: Multidisciplinar consensus document. Rev Esp Anestesiol Reanim. 2018;65:423-5.

Huertas Fernández MÁ, Rojo Riol JM. Manual de histeroscopia diagnóstica y quirúrgica. Barcelona: Editorial Glosa; 2008.

Kasius J, Broekmans F, Fauser B, Deuroey P, Fatemi H. Antibiotic prophylaxis for histeroscopy evaluation of the uterine cavity. Fertil Steril. 2011;95:792-4.

Krishnakumar S, Kaveri R, Joshi A. Sterilization and Maintenance of Hysteroscopy Instruments. En: Hysteroscopy Simplified by Masters. Singapore: Springer Nature Singapore; 2021. p. 39-43.

Mencaglia L, Hamou J. Manual of gynecological hysteroscopy. Diagnosis and surgery. Florence Center of Ambulatory Surgery. Florence: Endo Press; 2001.

Nappi l, Spiezio A, Spinelli M, Guida M, Mencaglia l, Greco P, et al. A multicenter, double-blind, randomized, placebo-controlled study to assess whether antibiotic administration should be recommended during office operative hysteroscopy. Reprod Sci. 2013;20:755-61.

Pérez Medina T, Cayuela Font E, eds. Diagnostic and operative hysteroscopy. Tunbridge Wells, Kent: Anshan Publishing; 2007.

Royal College of Obstetricians and Gynaecologist. Best practice in outpatient hysteroscopy. Green-top Guideline. 2011;59;2011.

The Use of Hysteroscopy for the Diagnosis and Treatment of Intrauterine Pathology: ACOG Committee Opinion, Number 800. Obstet Gynecol. 2020;135:e138-48.

Tsampras N, Ma K, Arora R, McLeod G, Minchelotti F, Craciunas L. Office hysteroscopy safety and feasibility in women receiving anticoagulation and anti-platelet treatment. Eur J Obstet Gynecol Reprod Biol. 2021;260:110-3.

Unfried G, Wieser F, Albrecht A, Kaider A, Nagele F. Flexible versus rigid endoscopes for outpatient hysteroscopy: a prospective randomized clinical trial. Hum Reprod. 2001;16:168-71.

Van Eyk N, van Schalkwyk J. Nº 275-Antibiotic prophylaxis in gynaecologic procedures. J Obstet Gynaecol Can. 2018;40:e723-33.

Wright TC, Massad LS, Dunton CJ, Spitzer M, Wilkinson EJ, Solomon D, et al. 2006 consensus guidelines for the management of women with abnormal cervical cancer screening tests. Am J Obstet Gynecol. 2007;197:346-55.

Distensión en histeroscopia y electrocirugía

7

M. A. Fiorinelli y A. Chejin Orellana

OBJETIVOS

- Entender las bases de la distensión en histeroscopia.
- Tener conocimiento de los diferentes medios de distensión que se han utilizado en histeroscopia a lo largo de los años.
- Aprender las nociones básicas sobre electrocirugía, aplicables a cualquier disciplina quirúrgica.

INTRODUCCIÓN

Aunque hoy en día la histeroscopia moderna está cambiando y alguno de los apartados expuestos en este tema están en desuso, es importante tener conocimiento de los diferentes medios de distensión, así como sobre conceptos básicos sobre electrocirugía.

Determinados medios de distensión ya han sido abandonados, mientras que otros son poco utilizados, a la vez que el suero salino se ha convertido en el medio de distensión ideal. La solución salina (cloruro de sodio [NaCl]: 0,9 %) constituye un medio de distensión seguro, útil y eficaz, constituyendo una buena opción en muchos tipos de procedimientos histeroscópicos, sobre todo en el consultorio, la cirugía bipolar y el láser.

En cuanto al uso de electrocirugía en histeroscopia, el uso del circuito monopolar esta cayendo en desuso, ya que precisa un medio de distensión sin electrólitos,, con el consiguiente riesgo de efectos secundarios asociados a una posible sobrecarga hídrica. El uso de electrocirugía bipolar debe recomendarse en la histeroscopia moderna siempre que sea posible.

DISTENSIÓN EN HISTEROSCOPIA

Se decidió denominar a este capítulo «distensión en histeroscopia» con la intención no solo de abordar las formas de expandir los espacios a estudiar, sino para poder ampliarlos.

Además de detallar los medios utilizados para la distensión de la vagina, el canal cervical y la cavidad uterina, se detallan los sistemas de distensión, las presiones idóneas, las modificaciones de las presiones según el órgano estudiado, el paso de los fluidos por cada estructura, los límites de seguridad y las complicaciones, sin olvidar la historia que dio inicio a este maravilloso recurso diagnóstico y terapéutico.

Para hacer histeroscopia, es necesario distender o separar las paredes de las estructuras a estudiar, ya que las paredes de la vagina, el canal endocervical y la cavidad uterina se encuentran adosadas una frente a la otra, por lo que para visualizar ese espacio virtual hay que generar un espacio real.

Antecedentes históricos

Es importante tener conocimiento del desarrollo experimentado a lo largo de los años en la distensión utilizada en histeroscopia: desde los primeros pasos dados por Rubin en 1925, consiguiendo la distensión con dióxido de carbono (CO_2), hasta la utilización de salino como medio de distensión, algo que propuso Sugimoto en 1972.

A continuación, se destacan algunas fechas importantes:

- 1864: Aubinais se esforzaba en inspeccionar la cavidad uterina humana «a ojo desnudo».
- 1869: Pantaleoni describía su primera histeroscopia con éxito en el *Medical Press and Circular*. Utilizó el endoscopio de Desormeaux para curar a una mujer de 60 años con un pólipo endometrial.
- 1893: Blondel utiliza un histeroscopio de doble tubo para separar las paredes uterinas.
- 1920: Rubin describía la insuflación tubárica con gas.
- 1925: Rubin combinaba un cistoscopio con la insuflación de la cavidad uterina con CO_2.
- 1928: Gauss investigaba el uso del agua como medio de distensión.
- 1943: Maddi *et al.* documentaban los efectos adversos del dextrano de elevado peso molecular. Emmett *et al.* demostraban que se puede producir una hiponatremia dilucional, debido a la absorción de líquido durante la resección transuretral.
- 1972: Lindemnann (Alemania) y Porto (Francia) renovaban el interés en la insuflación de la cavidad uterina con CO_2, la cual seguía siendo impopular.
- 1985: Parent *et al.* desarrollaban un sistema unitario que proporcionaba iluminación y gas al mismo tiempo para distender la cavidad uterina. Gomar *et al.* describían que el embolismo gaseoso puede producirse cuando se emplea aire en lugar de CO_2 para la insuflación.
- 1986: Goldrath documentaba las complicaciones por la absorción de líquido en la histeroscopia operatoria.
- 1972: Sugimoto consigue la distensión de la cavidad uterina mediante el uso de una solución salina normal.

Medios de distensión

Los medios de distensión utilizados en histeroscopia se dividen en medios gaseosos y en medios líquidos. A su vez, los medios líquidos se pueden dividir en medios de alta o de baja viscosidad, de alto o de bajo peso molecular, y conductores o no. A continuación, se describen los medios de distensión comúnmente utilizados.

Medios gaseosos

El único de los medios gaseosos utilizados para la distensión de la cavidad es el CO_2. En la actualidad, se acepta solo para histeroscopia diagnóstica.

Esta opción es un medio altamente soluble en la sangre, y uno de los detalles que más se señalan es que se debe emplear un equipo específico para histeroscopia, ya que la presión y el flujo deben ser muy bien regulados. Se recomienda el uso de un insuflador de baja presión (American Association of Gynecologic Laparoscopists [AAGL]) y desestimar el uso de un insuflador de otras técnicas endoscópicas o similares. El resumen del artículo escrito por Taglieferri *et al.* señala la importancia del insuflador de histeroscopia, ya que los equipos de alta presión se asocian a embolias por CO_2.

En general, no se acepta el uso de CO_2 en la histeroscopia quirúrgica por dos motivos principales. Primero, porque la sangre y lo desechos se acumulan, lo que afecta claramente a la visión. Segundo, porque al ser un medio soluble en sangre, la absorción de grandes volúmenes de CO_2 puede conllevar un colapso cardiocirculatorio catastrófico.

Por otro lado, los estudios comparativos entre la utilización de CO_2 y los medios líquidos para la distensión de la cavidad uterina señalan lo siguiente:

- Una mayor asociación con la necesidad de usar anestesia cuando se usa CO_2.
- Se presenta dolor postoperatorio con mayor frecuencia.
- La duración del estudio es mayor si se compara con el uso de solución salina.
- Aparecen reacciones vasovagales con mayor frecuencia.
- Hay una mayor demanda de uso de analgésicos.
- Muchos pacientes refieren una mayor insatisfacción con el procedimiento.

Por todos los motivos anteriormente expuestos, la distensión con CO_2 ha sido desplazada en la histeroscopia moderna por la distensión con medio líquido.

Medios líquidos

Los medios líquidos se clasifican según tres parámetros principales: su osmolaridad o tonicidad, la presencia o no de electrólitos y la viscosidad (**Tabla 7-1**). Que un medio líquido sea isotónico significa que tiene una osmolaridad similar a la del plasma en suero (272-300 mOsm/L). Las soluciones hipotónicas tienen menor osmolaridad, y las hipertónicas, una osmolaridad superior al plasma. Respecto a la viscosidad, casi todos los medios líquidos utilizados son de baja viscosidad salvo el dextrano.

Medios de alta viscosidad

Tienen la ventaja de ser inmiscibles con la sangre, es decir, que no se mezclan con esta, lo que permite una buena evaluación de la cavidad uterina. El representante más conocido de este medio es la solución hiperosmolar compuesta por 32 % dextrano 70 y glucosa al 10 %, cuyo nombre comercial es Hyskon®.

Fuera de los beneficios expresados, la empresa fabricante plantea un límite en la administración para no exceder los 500 mL, aunque se han presentado reacciones adversas con solo 300 mL. Estas reacciones se han dado en cuadros de fallo cardíaco o edema pulmonar, además de reacciones anafilácticas.

Además de los efectos colaterales en las pacientes, al ser una solución viscosa y que además se precipita a temperatura ambiente, puede llegar a obstruir el instrumental, lo que

Medio líquido	Tonicidad			Contiene electrólitos		Viscocidad	
	Isotónico	Hipotónico	Hipertónico	Sí	No	Baja	Alta
Suero salino (ClNa 0,9 %)	✓	–	–	✓	–	✓	–
Glucosa 5 %	–	✓	–	–	✓	✓	–
Glicina 1,5 %	–	✓	–	–	✓	✓	–
Dextrosa 5 %	–	✓	–	–	✓	✓	–
Manitol 5 %	✓	–	–	–	✓	✓	–
Sorbitol 3 %	–	✓	–	–	✓	✓	–
Manitol/sorbitol (Purisol®)	–	✓	–	–	✓	✓	–
32 % dextrano 70 (Hyskon®)	–	–	✓	–	✓	–	✓

Tabla 7-1. Características de los medios líquidos de distensión utilizados en histeroscopia

ClNa: cloruro de sodio.

demanda una exhaustiva limpieza de este, y no se recomienda utilizar en equipos flexibles. Los problemas mencionados, además de la disponibilidad de otros medios fluidos adecuados, cuestionan la utilidad del dextrano 70 en la histeroscopia contemporánea y la cirugía histeroscópica actual.

Medios de baja viscosidad

Los medios de baja viscosidad se dividen en dos:

- Libres de electrólitos (sin electrólitos): sorbitol, glicina, manitol, dextrosa 5 o 10 %.
- Ricos en electrólitos (con electrólitos): solución salina 0,9 %, lactato de Ringer.

Libres de electrólitos (hipoosmóticos)

Los medios de baja viscosidad pueden variar en su osmolalidad y su contenido de electrólitos. Estos nacen con el uso de la electrocirugía monopolar y la resectoscopia en la que se precisan niveles bajos de electrólitos. El agua estéril es el medio libre de electrólitos por excelencia, el problema es que su absorción genera riesgo de hemólisis, por lo que se decidió adicionarle solutos como la glucosa, sorbitol y la glicina, aumentando así la osmolalidad y disminuyendo el riesgo de hemólisis. Otro de los riesgos de utilizar medios hipotónicos libres de electrólitos es la posibilidad de que se produzca una hiponatremia cuando existe una absorción excesiva de este.

- Sorbitol (3 %): es una forma reducida de dextrosa (D-glucitol) y un isómero de manilo que, cuando se absorbe sistémicamente, se elimina intacto por el riñón o se metaboliza rápidamente por vía de la fructosa en el CO_2 y al agua.
- Glicina (1,5 %): es un aminoácido no conductor con una vida media en plasma de 85 minutos y que se metaboliza únicamente en el hígado a amoníaco y agua.
- Manitol (5 %): es un 6-carbón poliol a menudo llamado alcohol del azúcar por su estructura química, es isotónico cuando se mezcla con el agua. Las soluciones de manitol son isotónicas cuando se mezclan con agua a una concentración del 5 %, y debido a que no son absorbidas por los túbulos renales, funcionan como un diurético osmótico al aumentar la excreción de sodio y agua extracelular. Estos tres medios de distensión favorecen una excelente visibilidad en el estudio histeroscópico.
- Dextrosa (5 % o 10 %): es poco lo que aparece en las publicaciones científicas en torno al uso de la dextrosa, se citan un par de casos complicados y atribuibles a la presión en ambos procedimientos, fuera de esto, la información se limita a experiencia y comentarios de algunos profesionales que la utilizan por facilidad de acceso y coste.

Cabe destacar que, en torno a estos medios, existe una gran controversia en cuanto a las experiencias de sus usos entre un grupo de expertos iberoamericanos. Por ejemplo, en torno a la glicina, unos la han usado con muy buenos resultados, mientras otros se oponen totalmente a su utilización, algunos dicen que se inclinan por dextrosa al 5 % si no disponen de sorbitol o manitol.

Asimismo, en torno al uso de agua destilada o bidestilada, las recomendaciones son de un uso muy limitado, porque hay gran temor a casos de severas hemólisis.

Ricos en electrólitos

La solución salina (NaCl 0,9 %) es isotónica, con electrólitos y de baja viscosidad. Esta constituye un medio de distensión seguro, útil y eficaz de la cavidad, y es una buena opción en muchos tipos de procedimientos histeroscópicos, sobre todo en el consultorio, la cirugía bipolar y el láser.

La solución salina normal debe usarse siempre que sea posible para la cirugía histeroscópica quirúrgica, para reducir el riesgo de hiponatremia e hipoosmolaridad. De igual manera se recomienda en los procedimientos histeroscópicos operativos que no requieren el uso de instrumentos electroquirúrgicos monopolares. El desarrollo de la instrumentación de radiofrecuencia bipolar para la cirugía histeroscópica ha permitido la aplicación de la solución salina como medio de distensión en procedimientos aún más avanzados y complejos. La solución salina isotónica o el lactato de Ringer, si se absorben en un volumen suficiente, también se han asociado con una sobrecarga de líquidos que conduce a insuficiencia cardíaca derecha y edema pulmonar.

El lactato de Ringer, aunque se informa con poca frecuencia como un medio utilizado para la histeroscopia, posee propiedades similares a la solución salina normal, pero es aún más «fisiológico» y, por lo tanto, se espera que tenga un perfil de riesgo similar. Sin embargo, no se identificaron estudios que evaluaran específicamente el uso de lactato de Ringer para aplicaciones histeroscópicas.

Mecanismos de absorción sistémica

La principal causa señalada de absorción sistémica de los fluidos de distensión uterina es la disrupción quirúrgica de la integridad de los senos venosos en el endometrio profundo y el miometrio. Ante el corte de estos vasos, los líquidos tienen la oportunidad de acceder a la circulación sistémica, sobre todo si la presión intrauterina es mayor que la del vaso sanguíneo.

Se debe tener en cuenta que la absorción es mayor en histeroscopia quirúrgica que en la diagnóstica (miomectomía, metroplastia o resección endometrial). A esto se le suma el grado de distensión de la cavidad y la duración del procedimiento, que aumentan la absorción.

Elección del fluido

Existen una serie de recomendaciones a la hora de elegir el fluido para la distensión:

- Escoger el medio con menor tendencia a causar complicaciones, producto de su absorción, teniendo en cuenta qué procedimiento se va a realizar.
- Trabajar con agilidad para minimizar el tiempo del procedimiento.
- Saber reconocer los síntomas de absorción excesiva.

La monitorización del líquido absorbido debe ser la diferencia entre lo infundido y lo recolectado. Hay muchas limitaciones en establecer estos valores, por lo que el profesional debe estar atento a signos de sobrecarga, en especial al usar sorbitol, glicina o manitol.

Límites recomendados de los fluidos

Faltan datos para evaluar el déficit de líquidos durante la cirugía histeroscópica, lo que impide una definición estándar de la sobrecarga de líquidos. Cuando se usan fluidos de alta viscosidad (Hyskon®), el límite en pacientes sanas es de 500 mL, y en ancianas, se recomienda no pasar de 300 mL.

Una disminución en el sodio sérico de 10 mmol/L corresponde a un volumen absorbido de aproximadamente 1.000 mL cuando se usa 1,5 % de glicina. Por esta razón, un déficit de líquido de 1.000 mL ha sido tradicionalmente el umbral que se aplica. Este déficit debe reducirse en mujeres sanas y en edad reproductiva cuando usan medios hipotónicos. Cuando se trata de mujeres ancianas y/o trastornos cardiovasculares, el límite es de 750 mL, aunque se han reportado casos de edema cerebral con 500 mL.

Con el advenimiento de los sistemas electroquirúrgicos bipolares que usan soluciones isotónicas, las mujeres sanas tolerarán los déficits de líquidos mayores de 1.000 mL, pero el límite superior de seguridad no está aun establecido, y dependerá del peso, la edad y el estado físico de la paciente. En ausencia de evidencia para definir un umbral de seguridad superior para medios isotónicos, el grupo de desarrollo de directrices de la British Society for Gynaecological Endoscopy (BSGE) y la European Society of Gynaecological Endoscopy (ESGE) recomienda un límite de 2.500 mL. Esto va acorde con otras guías de directrices.

Sin embargo, en mujeres con enfermedad cardiovascular e insuficiencia renal, se reduce el límite a 1.500 mL. En la experiencia del maestro y doctor Alfonso Arias, dice: «he tenido complicaciones con volúmenes de solución salina al 0,9 % tan altas como 5.000 mL de volumen total más, también se me han presentado con 4.000 y 3.000 mL…», por lo que recomienda tener a mano los fármacos para el manejo de la sobrecarga cardíaca derecha, que son los diuréticos.

Técnicas y equipos de distensión

Además de los fluidos o líquidos para expandir la cavidad uterina, es necesario aplicar cierta fuerza que pueda vencer la resistencia de la musculatura de las paredes uterinas y, más aún, el canal endocervical. Las técnicas desarrolladas y los equipos son múltiples y variados:

- La presión mínima para distender la cavidad uterina se sitúa entre 25 y 50 mmHg, con una media de 40 mmHg.
- Si se coloca una bolsa de 3.000 mL en un pie de suero, a una distancia de 150 cm (1,5 m) sobre el nivel de la camilla de examen, se logrará una presión entre 70 y 100 mmHg, la cual esta por debajo de la presión arterial media de la paciente (por cada 30 cm de altura de la bolsa, se genera un aumento de la presión de 25 mmHg).

- Hay que colocar en un pie de suero una bolsa de 1.000 mL, rodearlo de un esfigmomanómetro o infusor de líquidos (sangre) y mantener un control de presión de manera manual: la recomendación generalizada es mantener la misma entre 70 y 100 mmHg. Se aconseja no utilizar equipos que no permitan una medición precisa.
- Bombas de infusión. Hay varios tipos: las que mantienen una presión y volumen constante independiente de la presión del útero, y las que poseen sensores de presión que controlan el flujo cuando se alcanza un nivel preestablecido.
- No se deben usar presiones de distensión mayores de 90 mmHg, para no sobrepasar la presión arterial media y evitar el paso forzado de mayor cantidad de líquido expansor al torrente sanguíneo.
- En los casos quirúrgicos de procedimientos, sobre todo prolongados y con cierto nivel de complejidad, es muy conveniente utilizar bombas para mantener distendida la cavidad durante la cirugía. Esto es importante, ya que las disminuciones y ascensos de la presión del fluido motivan contracciones uterinas que llegan a producir una contractura del útero que luego imposibilita la continuación del procedimiento. También cabe destacar que los niveles muy altos de presión, por encima de 120 mmHg ofrecen un campo visual muy cómodo para el médico, y tienden a producir cuadros de lipotimia graves, como náuseas, vómitos, sudoración, hipotensión y taquicardia.
- En casos de cáncer de endometrio, es recomendable bajar la presión hasta 40 mmHg para reducir el paso hacia la cavidad abdominal, y minimizar la siembra de células tumorales. Se ha demostrado que 70 mmHg es la presión a no superar para reducir el flujo a través de las trompas.

Los medios de distensión son necesarios y el progreso de los equipos ha minimizado los efectos colaterales de la técnica para las pacientes. Ahora bien, es necesario tener una buena curva de aprendizaje que permita mejorar las destrezas quirúrgicas en el profesional para reducir el tiempo del procedimiento.

Duración del estudio

El **tiempo de duración de una histeroscopia** depende de varios factores: el paciente, la patología, el equipamiento o instrumental disponible, el lugar donde se realiza el procedimiento (consultorio o quirófano), el tipo de estudio y la pericia del cirujano.

Usualmente, un estudio dura desde unos pocos minutos hasta media hora o un poco más. El médico debe ser cauteloso con el tiempo, el procedimiento que está realizando, monitorizar el volumen de líquido administrado, la absorción asociada al trauma que está produciendo y, ante cualquier signo y/o síntoma de complicaciones, actuar en consecuencia.

Sobrecarga hídrica

La incidencia de sobrecarga hídrica está en el 0,1-0,2 % para algunos autores, y menos del 5 % para otros. Las soluciones sin electrólitos permiten la cirugía monopolar, pero en caso de absorción masiva, se asocian a alteraciones como hiponatremia, hipoosmolalidad, náuseas, vómitos, contracciones musculares, ataques convulsivos, estados comatosos, así como daño cerebral permanente o muerte, mayormente en mujeres premenopáusicas.

Las mujeres premenopáusicas son 25 veces más susceptibles de fallecer o tener fallo cerebral permanente que los hombres o las posmenopáusicas, ya que la bomba de sodio y potasio, que extrae los cationes osmóticamente activos para suprimir la inflamación, se encuentra inhibida por las hormonas sexuales femeninas, probablemente los estrógenos.

En casos de hiponatremia, el agua se desplaza al interior de las células cerebrales, causando edema cerebral, que puede conducir a necrosis por presión, herniación cerebral y muerte. El manitol 5 %, por ser casi isotónico, parece ser una elección más segura que la glicina 1,5 o el sorbitol 3 %, sobre todo cuando se trata de cirugía monopolar.

Ante la sospecha de sobrecarga hídrica, es preciso:

- Suspender la cirugía.
- Elevar la natremia 1,5 a 2 mEq/L cada 2 horas, hasta lograr su estabilización en 135 mEq/L. No es conveniente la elevación brusca del sodio porque puede dar complicaciones neurológicas. Se sugiere el uso de solución hipertónica de NaCl al 3 %.
- Restringir la administración de otros fluidos intravenosos.
- Control de laboratorio cada 4 horas (hematología, proteínas, electrólitos).
- Control continuo de signos vitales y función cardíaca (presión arterial, frecuencia cardíaca, electrocardiograma) (**Figs. 7-1**, **7-2** y **7-3**).

ELECTRICIDAD EN CIRUGÍA

El uso terapéutico del calor o energía para eliminar tejidos enfermos o detener hemorragias ha sido planteado por el hombre desde hace mucho tiempo. Los egipcios usaron la cauterización para tratar tumores 3.000 años a. de C. Y 400 años a. de C., Hipócrates mencionó el uso del calor para tratar enfermedades como las hemorroides. En la Roma antigua, Celsus recomendaba el uso de hierro caliente para contener grandes hemorragias. Aun en el siglo XVI, se promovían técnicas como calentar una punta metálica en una fuente de calor para aplicar al tejido enfermo destruyéndolo o cauterizándolo.

Fue entonces cuando, a comienzos del siglo XIX, Koch describió la cauterización por electricidad, donde una corriente eléctrica calentaba la punta de un fórceps, aplicando luego el metal caliente al tejido para su cauterización. El mismo Koch, en 1878, describió la primera esterilización tubárica con esta técnica.

De este modo, se pasó del calentamiento indirecto de una punta metálica al calentamiento directo a través del paso de una corriente eléctrica en el propio conductor metálico, produciendo su calentamiento por medio un fenómeno conocido como efecto Joule. Este se define como un «fenómeno irreversible por el cual, si en un conductor circula corriente eléctrica, parte de la energía cinética de los electrones se transforma en calor, debido a los choques que sufren con los átomos del material conductor por el que circulan, elevando la temperatura del mismo». Este principio hoy día es ampliamente usado tanto en el ámbito industrial como doméstico.

A continuación, se va a tratar de explicar de la manera más sencilla y gráfica la definición de electrocirugía, sus componentes o fuerzas, y de qué manera interactúan con los tejidos.

La electrocirugía no es más que la interacción de electrones con los tejidos vivos, teniendo como objetivo generar calor y producir un efecto de corte o coagulación según sea lo previsto.

Para tratar de simplificar la explicación sobre sus componentes, se usará una analogía con el fútbol. Los componentes principales son:

- **Intensidad de corriente (I):** es la cantidad de electrones que pasan por un conductor en una unidad de tiempo. Su

Figura 7-1. Efectos de la hiponatremia en el cerebro y el mecanismo adaptativo. **A)** Normonatremia: la osmolalidad del cerebro está en equilibrio con la osmolalidad del líquido extracelular. **B)** Hiponatremia aguda: el agua se mueve hacia el cerebro en respuesta a un gradiente osmótico, causando edema cerebral. **C)** Hiponatremia crónica: en pocas horas, las células pierden electrólitos (adaptación rápida) y, posteriormente, osmólitos orgánicos (adaptación lenta); la consiguiente pérdida forzada de agua reduce osmóticamente la hinchazón celular y normaliza el volumen cerebral. **D)** Desmielinización osmótica: una corrección excesivamente rápida de la hiponatremia provoca un gradiente osmótico inverso con una pérdida excesiva de agua de las células, provocando deshidratación cerebral y desmielinización de la sustancia blanca. Adaptada de: Moscovitz T, Alonso L, Tcherniakovsky M. Tratado de Histeroscopia. Uma viagem pelas lentes do mundo. São Paulo: Di Livros; 2021. Cl: cloro; H_2O: agua; K: potasio; Na: sodio.

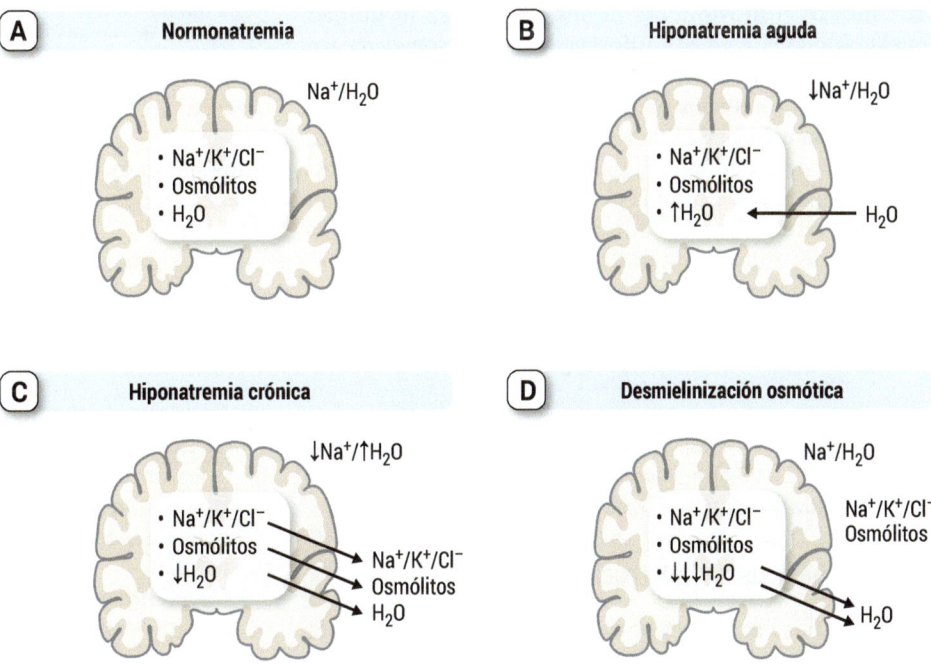

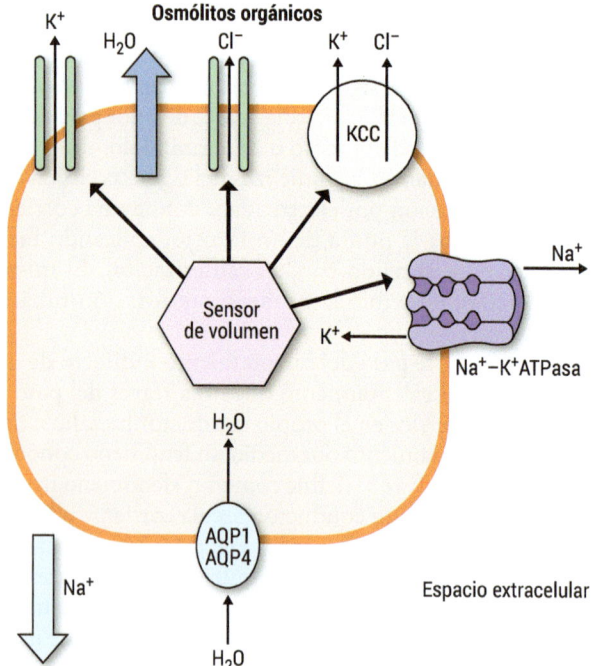

Figura 7-2. Representación esquemática de las respuestas celulares que conducen a la hinchazón en la hiponatremia crónica. Cuando el Na^+ extracelular disminuye, la entrada de agua en las células a través de AQP1 y AQP4 provoca un aumento en el volumen celular que activa un sensor de volumen. La activación del sensor de volumen provoca una salida de electrólitos a través de la Na^+-K^+ ATPasa, los canales de K^+, el transportador KCC y un canal de Cl sensible al volumen que también interviene en la extrusión de osmólitos orgánicos y Cl^-. Adaptada de: Moscovitz T, Alonso L, Tcherniakovsky M. Tratado de Histeroscopia. Uma viagem pelas lentes do mundo. São Paulo: Di Livros; 2021. AQP1: canal de agua de acuaporina tipo 1; AQP4: canal de agua de acuaporina tipo 4; Cl: cloro; H_2O: agua; K: potasio; KCC: cotransportador K^+-Cl^-; Na: sodio.

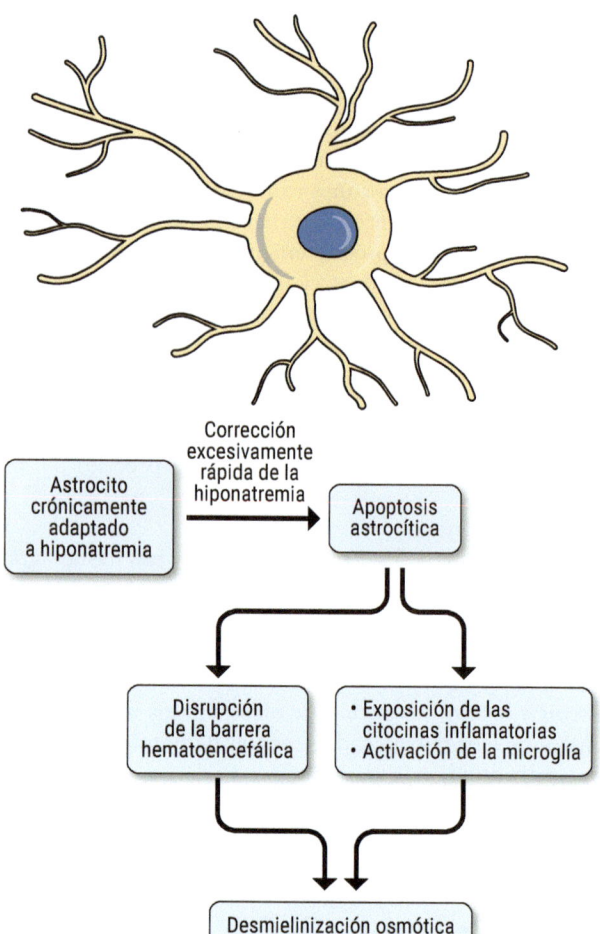

Figura 7-3. Representación esquemática de las respuestas celulares que conducen a la hinchazón en la hiponatremia crónica. Cuando el Na^+ extracelular disminuye, la entrada de agua en las células a través de AQP1 y AQP4 provoca un aumento en el volumen celular que activa un sensor de volumen. La activación del sensor de volumen provoca una salida de electrólitos a través de la Na^+-K^+ ATPasa, los canales de K^+, el transportador KCC y un canal de Cl sensible al volumen que también interviene en la extrusión de osmólitos orgánicos y Cl^-. Adaptada de: Moscovitz T, Alonso L, Tcherniakovsky M. Tratado de Histeroscopia. Uma viagem pelas lentes do mundo. São Paulo: Di Livros; 2021.

unidad es el amperio (A). Esto sería el equivalente a los balones de fútbol.

- **Voltaje (V):** es la fuerza o cantidad de presión eléctrica que induce el movimiento de los electrones. Su unidad es el voltio (V). Esto equivaldría a la patada que ejerce un futbolista sobre el balón. Es decir, a mayor voltaje (fuerza de la patada), más lejos podrá llegar el electrón (balón).
- **Resistencia o impedancia (R):** es la capacidad que posee un cuerpo para oponerse al paso de electrones. Su unidad es el ohmio. Este factor sería el césped del campo de fútbol. A mayor altura del césped, mayor dificultad tendrán los balones (electrones) para trasladarse.

Estos tres elementos están relacionados entre sí mediante la *ley de Ohm*:

$$V = R \times I$$

En resumen, el flujo electrónico o corriente eléctrica no es más que el flujo de electrones (*intensidad = balones*), inducido por un estímulo (*voltaje = patada*), que deberá vencer una impedancia ofrecida por el tejido (*resistencia = césped*) (**Fig. 7-4**).

Principios básicos de electrocirugía

La endoscopia ginecológica se acopló a la electrocirugía para optimizar los procedimientos en términos de rapidez y segu-

ridad. Para poder aprovechar al máximo estas cualidades, se deben comprender varias propiedades físicas de la electricidad.

Tipos de corriente

Varias formas de corriente eléctrica están asociadas a aplicaciones quirúrgicas.

- **Corriente continua:** es cuando la corriente eléctrica fluye en una sola dirección dentro del conductor, en la cual el intercambio de electrones es continuo y unidireccional. Este tipo de corriente se puede utilizar en medicina con fines terapéuticos (p.ej., la acupuntura y el dolor, electroterapia).
- **Corriente pulsada:** es cuando una cantidad relativamente alta de energía es descargada en pequeños intervalos. En medicina, es usada durante la electromiografía.

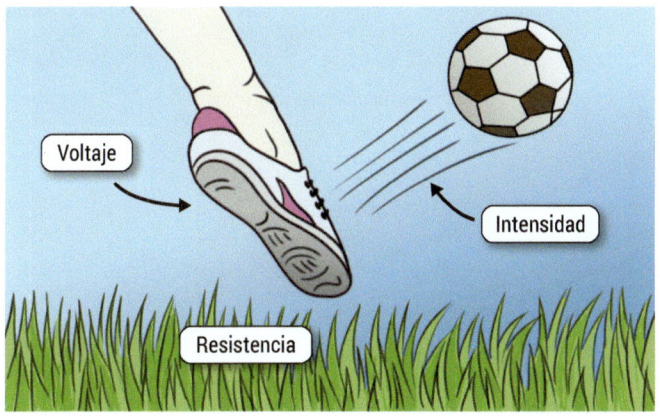

Figura 7-4. Representación esquemática de la corriente eléctrica.

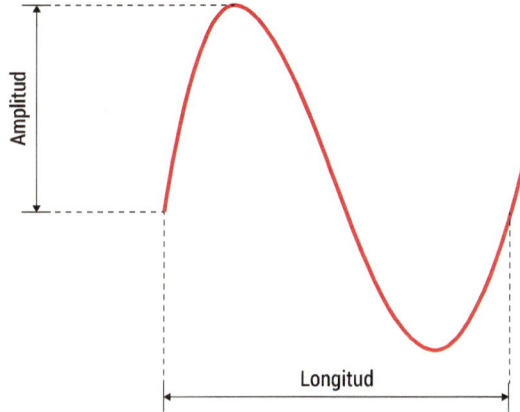

Figura 7-5. Características de la onda.

- **Corriente alterna:** es cuando el intercambio de electrones es bidireccional y, al cambiar de dirección, puede pasar de un polo a otro y viceversa. Este tipo de corriente eléctrica es la utilizada en electrocirugía.

Formas de onda eléctrica

Todas estas corrientes se pueden representar gráficamente y se tiende a hacerlo como ondas sinusoidales periódicas, con el fin de facilitar la comprensión. Las ondas sinusoidales tienen dos parámetros característicos: longitud y amplitud (**Fig. 7-5**).

Esa onda puede ser modificada, resultando en ondas con diferentes formas y efectos. Lo que determina si una forma de onda eléctrica es capaz de vaporizar el tejido o coagular es la rapidez con la que se produce calor y la temperatura alcanzada. Por ejemplo, un rápido calentamiento del tejido que alcance los 100 °C genera vaporización o corte; por el contrario, un lento y bajo calentamiento produce coagulación.

En electrocirugía, se usan principalmente dos tipos de onda eléctrica (**Fig. 7-6**):

- **Onda no modulada:** se obtiene usando una corriente alterna en forma libre continua, dando lugar a una onda balanceada y simétrica, en la cual la amplitud en todas las oscilaciones es la misma. Este tipo de onda produce un efecto en el tejido altamente focalizado, que resulta en la separación del tejido (efecto de corte) con muy poca coagulación.

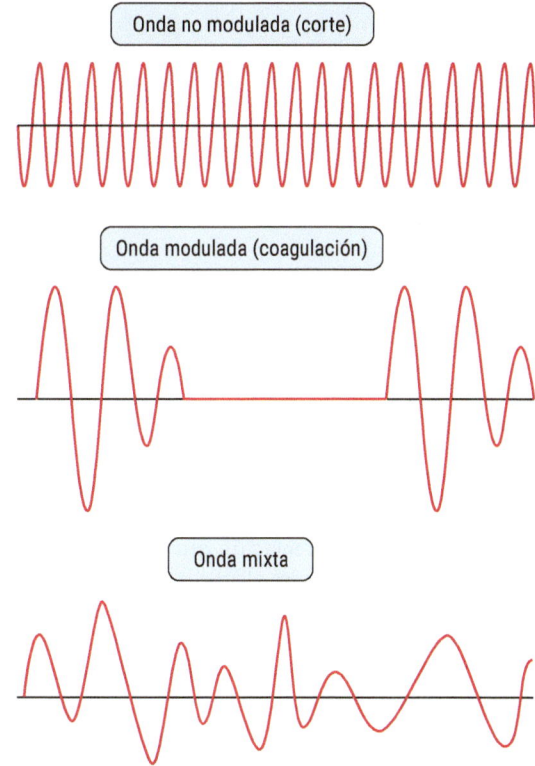

Figura 7-6. Tipos de onda.

- **Onda modulada:** llamada así porque tiene algunos cambios en frecuencia y amplitud. Es una forma de onda que ocurre como un grupo de oscilaciones, la primera oscilación del grupo presenta la máxima amplitud seguida de un tren de pequeñas ondas. Esta configuración de onda se utiliza principalmente para el efecto de coagulación.
- Existe un tercer tipo de onda que suele llamarse ***onda mixta***. No se trata de una mezcla de la corriente de corte y de coagulación, sino de una variación del ciclo de trabajo con la finalidad de exponer los tejidos a más o menos calor, y así promover un efecto de mayor o menor vaporización o hemostasia.

Efectos de la corriente eléctrica en los tejidos

Cuando la corriente eléctrica recorre el tejido, ocurren tres efectos básicos:

- **Efecto farádico:** consiste en la estimulación de las células musculares o neurales por parte de la corriente eléctrica en su paso a través de los tejidos, induciendo contracciones musculares y dolor. Este efecto es causado principalmente por frecuencias bajas de corriente. Frecuencias mayores a 100 kHz no inducen este efecto, por lo que, en la práctica, la mayoría de los generadores electroquirúrgicos trabajan con corrientes alternas por encima de 200 kHz y por debajo de 1 MHz.
- **Efecto electrolítico:** cuando la corriente continua fluye a través de un tejido que tiene una alta concentración de electrólitos, puede causar la polarización de los compuestos electrolíticos, en cuyo caso los iones pueden fluir en la dirección correspondiente a la polaridad. Esto puede

Tabla 7-2. Tiempo de necrosis tisular

Temperatura	Mecanismos	Tiempo de exposición
40-45 °C	Aceleración del metabolismo	> 2 horas
50 °C	Desnaturalización proteica	10 minutos
70 °C	Coagulación	
	Deshidratación	< 1 segundo
100 °C	Vaporización	Milisegundos

Adaptada de: Crispi C, Martins F, Damian J, Pinho M, Errico G, Zamagna L, et al. Tratado de Videoendoscopia y Cirugía Mínimamente invasiva en Ginecología. 2ª ed. Brasil: AMOLCA; 2009.

inducir oxidación celular, alteraciones enzimáticas y cauterización química. De esta manera, la concentración de iones puede aumentar en relación directa con la intensidad y la duración de la corriente eléctrica. Para evitar el efecto electrolítico, la electrocirugía hace uso de una corriente alterna, en la que la inversión de polaridad constante reduce el daño potencial causado por la polarización.

- **Efecto térmico:** cuando la corriente eléctrica pasa a través del tejido, se altera su equilibrio térmico, calentando el agua intracelular y promoviendo su ebullición y consiguiente evaporación. La cantidad de calor generado depende de la intensidad de la corriente eléctrica, la resistencia del tejido y la duración del flujo eléctrico, dando lugar a modificaciones intracelulares, tanto reversibles como irreversibles (**Tabla 7-2**). El efecto térmico es el único efecto deseado en electrocirugía.

Por su parte, la transformación de la energía eléctrica en energía calórica está ilustrada con la *ley de Joule*:

$$E = R \times I^2 \times t$$

Donde:

- E = energía eléctrica transformada en calor (Joules).
- R = resistencia eléctrica (ohmios).
- I = intensidad de la corriente eléctrica (amperios).
- T = tiempo durante el cual la corriente circula por el conductor (segundos).

Con el uso de estos conceptos, se idearon dos técnicas con grandes diferencias: el electrocauterio y la electrocirugía. En el primero, la electricidad calienta un instrumento de metal que se aplica al tejido. En la electrocirugía, ocurre lo contrario: es la corriente la que pasa a través del tejido, generando calor.

Los generadores electroquirúrgicos son capaces de producir varias formas de ondas eléctricas y, según la morfología de la onda emitida, se obtienen **efectos tisulares diferentes**. Como resumen, cabe resaltar que las ondas para corte son de alta intensidad y baja potencia (muchos balones pateados con muy baja fuerza), es decir, el electrón entra en el tejido, hace el corte y no tiene la fuerza suficiente para viajar muy lejos (**Fig. 7-7**).

La onda de coagulación es de baja intensidad y alta frecuencia (pocos balones pero golpeados con mucha fuerza); en otras palabras, el electrón de coagulación, una vez realizado su trabajo, tiene el suficiente empuje para causar daños colaterales a tejidos vecinos (**Fig. 7-8**).

Se puede deducir entonces que **la corriente de corte es más caliente que la de coagulación, pero mucho más segura en cuanto a causar menor daño colateral.**

- **Efecto de corte:** cuando se acciona la corriente continua, el calentamiento del agua intracelular pasa rápidamente de 37 a 100 °C, no permitiendo su evaporación y haciendo que la presión de vapor resultante provoque una explosión de las membranas celulares. La separación del tejido por medio de calor puede usarse para cortar, y tiene muchas ventajas en comparación con el corte mecánico (menos sangrado y mínimo efecto de coagulación en la incisión). Este modo es más potente y, generalmente, menos penetrante. El uso de los electrodos finos produce un efecto de corte preciso con una coagulación mínima. Para obtener un efecto de corte apropiado, la unidad debe activarse antes de que el electrodo toque el tejido; de este modo, se forma una capa

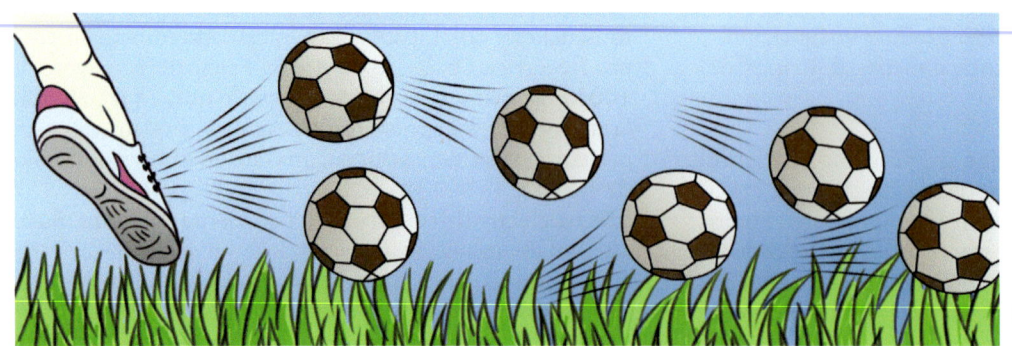

Figura 7-7. Representación de la onda de corte.

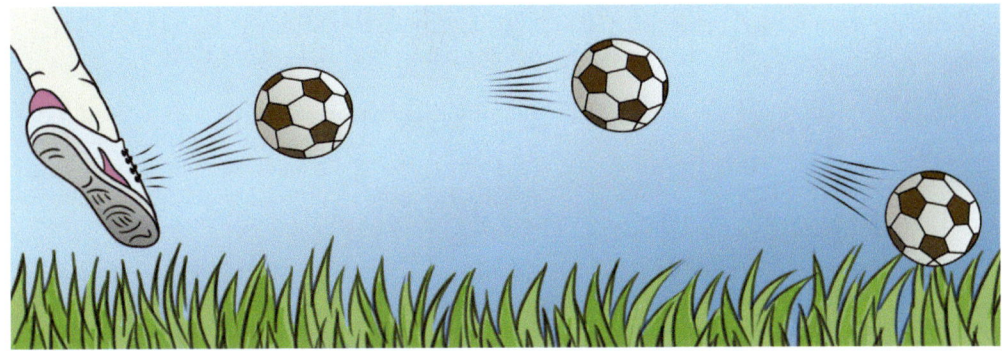

Figura 7-8. Representación de la onda de coagulación.

de vapor y partículas de carbono que crean un canal para la corriente. Si el electrodo se utiliza lentamente o se mantiene estacionario, aumenta la posibilidad de daño térmico al tejido.

- **Efecto de coagulación:** para este efecto suele aplicarse una corriente de baja densidad, de modo que la temperatura del tejido aumente lentamente. Esto produce evaporación del agua intracelular y coagulación de las proteínas contenidas en el tejido conectivo. El sustrato provoca una contracción residual, resultando en hemostasia tanto por deshidratación de la sangre y el tejido como por acción directa de contracción sobre vasos de pequeño calibre, produciendo su oclusión. El resultado es la creación de un coágulo, en lugar de vaporización celular.

Puede hacerse un corte usando la corriente de coagulación. De igual modo, es posible coagular con la corriente de corte manteniendo el electrodo en contacto directo con el tejido. La ventaja de la coagulación con la corriente de corte es el uso de un voltaje mucho más bajo.

Principios electroquirúrgicos aplicados a la cirugía

La potencia eléctrica es la capacidad para realizar un trabajo. Se cuantifica en vatios (W), y es el producto de multiplicar la intensidad (balones) por el voltaje (fuerza de la patada). Entonces hay que tener en cuenta que cuando se suben o se bajan los valores en los generadores de electricidad, se está actuando sobre dos variables a la vez (**Fig. 7-9**).

En la **figura 7-9**, se puede visualizar lo peligroso de la onda de coagulación, ya que posee mayor voltaje que la de corte. Extrapolando esto al fútbol, con la corriente de coagulación se están pateando 2 balones a 40 km/h, y con la corriente de corte se patean 40 balones, pero solo a 2 km/h. Con esta última sería mucho más difícil causar algún daño.

Tipos de circuito eléctrico en electrocirugía

Para completar un circuito eléctrico, es necesario usar dos electrodos. La forma en que estos se utilicen permite clasificar los circuitos eléctricos en:

- **Circuito monopolar:** el modo monopolar es el utilizado más comúnmente en la electrocirugía, debido a su versatilidad y eficacia clínica. En este caso, el electrodo activo (que es el que ejecuta la acción de corte o coagulación)

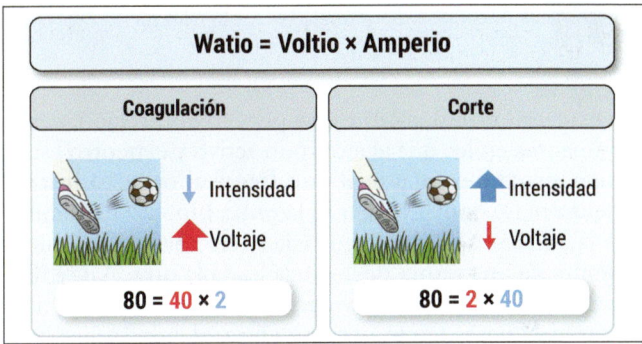

Figura 7-9. Diferencia entre la potencia de corte y la de coagulación.

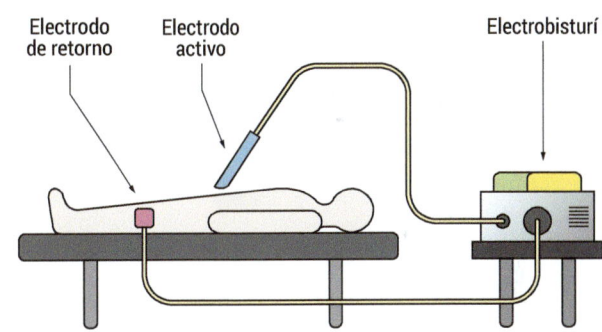

Figura 7-10. Circuito monopolar.

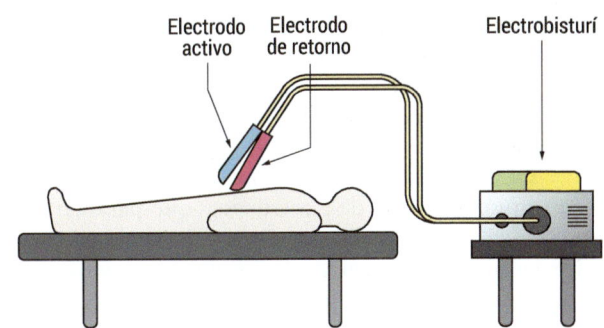

Figura 7-11. Circuito bipolar.

puede tener diversas formas (asa, esfera, aguja, etc.). En este circuito, el flujo de corriente va desde el electrodo activo, a través del tejido biológico, y en dirección el electrodo neutro, el cual se encuentra en alguna parte del cuerpo del paciente, para pasar de nuevo al generador, cerrando el circuito eléctrico (**Fig. 7-10**).

- **Circuito bipolar:** en este circuito, la corriente de alta frecuencia no fluye a través del cuerpo del paciente hacia el electrodo neutro, sino que, por medidas especiales de

Tabla 7-3. Ventajas del circuito bipolar con respecto al circuito monopolar

	Circuito monopolar	Circuito bipolar
Flujo de corriente	Pasa a través de tejidos fuera del control visual del cirujano	Limitado a las dos ramas de los electrodos bajo visión directa del cirujano
Riesgo de lesión térmica a distancia (contacto directo con instrumental, aislamiento imperfecto o difusión de corriente eléctrica)	Más probable	Menos probable
Riesgo de interferencia con otros equipos electrónicos (electrocardiograma, marcapasos)	Mayor	Menor

construcción (aislamiento), se pueden confeccionar instrumentos en los que el electrodo activo y el neutro están asignados directamente el uno frente al otro. El instrumento más conocido aquí es la pinza bipolar. El camino de la corriente de alta frecuencia se efectúa en ella únicamente, de una punta de la pinza hacia la otra. Así se dan caminos de corriente muy cortos y zonas de coagulación definidas, necesitando poca potencia, siendo sometido a los efectos de la corriente eléctrica solo el tejido sostenido por el instrumento, lo que lo hace más seguro y preciso para la hemostasia. Debido a que la función de retorno se lleva a cabo por una de las puntas de las pinzas, no hay necesidad del electrodo de retorno del paciente (**Fig. 7-11**).

Los circuitos bipolares en electrocirugía representan varias ventajas con respecto a los circuitos monopolares (**Tabla 7-3**).

Seguridad y riesgos

La electrocirugía lleva siendo usada durante más de 25 años. Las grandes complicaciones en este aspecto suelen ser producidas ya sea por el uso inadvertido del instrumental y los equipos o por escaso conocimiento de los principios que la dirigen.

Sistemas electroquirúrgicos con conexión a tierra

Después de entender que la corriente eléctrica es en principio un flujo continuo de electrones y que para cerrar el circuito ha de haber un electrodo activo y otro de retorno, hay que prestar atención al modo en que la corriente tiene que volver a algún lugar y de alguna forma. El lugar es la unidad generadora, y la forma es a través de la placa de retorno. A veces, el flujo eléctrico puede desviarse en su camino de vuelta y buscar más de un punto de retorno (división de la corriente).

Esto podría acarrear para el paciente riesgo de quemaduras en un tercer sitio, porque:

- La corriente sigue el camino más fácil y con mayor conducción.
- Cualquier objeto a tierra puede convertirse en electrodo de retorno.
- El entorno quirúrgico presenta muchos caminos alternativos a tierra.

- Si la vía alterna ofrece baja resistencia y la corriente que tome este camino se concentra lo suficiente, pueden ocurrir quemaduras accidentales en el sitio de descarga a tierra alternativo.

Sistemas electroquirúrgicos

Si el cierre del circuito hacia el electrodo de retorno del paciente se detiene o la fuga a un electrodo alternativo es alta, el generador, al detectar la ausencia o menor flujo de electrones de vuelta con respecto a los emitidos, debe ser capaz de desactivar el sistema.

Las quemaduras en el sitio del electrodo de retorno del paciente representan el 70 % de las lesiones relacionadas con la electrocirugía. No es que el electrodo de retorno del paciente sea «inactivo» o «pasivo», su única diferencia con respecto al electrodo activo es que el de retorno es más grande y con mayor conductividad relativa, por lo que se debe preservar la calidad de la conductividad y el área de contacto de la placa en el paciente para evitar lesiones en el sitio de electrodo de retorno.

Los electrodos de retorno del paciente

Su función es cerrar el circuito eléctrico capturando y eliminando la corriente del paciente de forma segura. Las quemaduras aquí ocurren cuando el tamaño o la conductividad no le permite disipar el calor producido en el tiempo.

El electrodo de retorno ideal recoge de manera segura la corriente emitida al paciente y la lleva de vuelta al generador. Para que esta sea adecuadamente disipada, la placa debe tener una amplia superficie de contacto con el paciente (que permita distribuir la energía eléctrica y dispersar el calor) y tener baja impedancia. Para ello también es importante que esté localizada sobre un área corporal con buena conducción eléctrica (área muscular bien vascularizada) y cerca del sitio de la cirugía.

Si se reduce la superficie de contacto del electrodo de retorno con el paciente, o hay un aumento de la impedancia en ese punto de contacto, puede haber peligro de lesiones.

En caso de reducción del área de contacto, el flujo de corriente podría concentrarse en un área pequeña, ocasionando un aumento de la temperatura del electrodo de retorno, y si esta aumenta lo suficiente, pueden producirse quemaduras en el sitio de contacto con el paciente. Los elementos que pueden causar un aumento de la impedancia, pueden ser:

- Contacto de placa en un área corporal con exceso de vello.
- Contacto de placa en un área corporal con exceso de tejido adiposo.
- Contacto de placa sobre prominencias óseas.
- Contacto de placa sobre tejido cicatricial.
- Placa húmeda o presencia de líquido en la superficie de contacto.
- Falta de adhesión del electrodo de retorno.

Recomendaciones para evitar complicaciones

La mayoría de los problemas potenciales derivados de la electrocirugía pueden evitarse mediante el seguimiento de estas simples recomendaciones:

- Usar la menor potencia posible.
- Para corte, usar el circuito monopolar con onda de corte a una potencia entre 50 y 60 W.
- Para coagulación, usar un circuito bipolar con una potencia entre 35 y 40 W.
- Usar períodos cortos e intermitentes de activación, en lugar de activación prolongada.
- No activar la unidad en un circuito sin cerrar.
- No activar el circuito cerca o en contacto directo con otro instrumento.
- Usar circuitos bipolares siempre que sea posible.
- Revisión habitual del aislamiento de los instrumentos.

 PUNTOS CLAVE

- Para realizar el estudio histeroscópico, siempre será necesario un medio de distensión de manera obligatoria, y sea cual sea el que el profesional elija o tenga que utilizar, debe dominarlo en detalle.
- La combinación de elementos como la presión, la iluminación, la calidad del equipo, la duración del procedimiento y la pericia del operador, son elementos que, junto con los medios de distensión, favorecen un buen estudio y disminuyen los riesgos de complicaciones.
- Una de las complicaciones más temidas en histeroscopia es la sobrecarga hídrica, que está muy ligada al manejo de fluidos. En torno a lo último, es preciso terminar este apartado haciendo referencia a la vasta experiencia de un gran maestro latinoamericano (el doctor Alfonso Arias) que dice: «para mí es muy riesgoso guiarse solo por el

volumen de líquido usado o solo por el volumen diferencial», y lo explica así:
  - Cada paciente absorbe de forma particular, dependiendo de múltiples factores, como vascularización, enfermedades coadyuvantes, edad, etcétera.
  - Cada patología tiene factores de riesgo diferentes.
  - Son muy importantes los equipos utilizados para la distensión y el control de la presión. «Por lo que yo prefiero guiarme por la presencia o no de manifestaciones clínicas durante la cirugía, por ser más fidedignas, y para ello, es muy importante usar anestesia epidural sin ninguna sedación adicional, para que el paciente se mantenga consciente, lo que permite detectar los signos precoces de retención de líquido y, a partir de ahí vendrán las medidas apropiadas a tomar».

BIBLIOGRAFÍA

AAGL Advancing Minimally Invasive Gynecology Worldwide; Munro MG, Storz K, Abbott JA, Falcone T, Jacobs VR, et al. AAGL Practice Report: Practice Guidelines for the Management of Hysteroscopic Distending Media: (Replaces Hysteroscopic Fluid Monitoring Guidelines. J Am Assoc Gynecol Laparosc. 2000;7:167-8.). J Minim Invasive Gynecol. 2013;20:137-48.

Aydeniz B, Gruber IV, Schauf B, Kurek R, Meyer A, Wallwiener D. A multicenter survey of complications associated with 21,676 operative hysteroscopies. Eur J Obstet Gynecol Reprod Biol. 2002;104:160-4.

Baker VL, Adamson GD. Minimum intrauterine pressure required for uterine distention. J Am Assoc Gynecol Laparosc. 1998;5:51-3.

Bradley LD. Complications in hysteroscopy: prevention, treatment and legal risk. Curr Opin Obstet Gynecol. 2002;14:409-15.

Crispi C, Martins F, Damian J, Pinho M, Errico G, Zamagna L, et al. Tratado de Videoendoscopia y Cirugía Mínimamente invasiva en Ginecología. 2ª ed. Brasil: AMOLCA; 2009.

Deffieux X, Gauthier T, Menager N, Legendre G, Agostini A, Pierre F, et al. Hysteroscopy: guidelines for clinical practice from the French College of Gynaecologists and Obstetricians. Eur J Obstet Gynecol Reprod Biol. 2014;178:114-22.

González F, Ng Y, Arias A, De Ponte A, Del Guidice AM, Hebert Q. Manejo Médico pre y post histeroscopia. En: Castañeda J, Sarrouf J, Celis A, Pedraza L, Carrera E, eds. Cirugía Mínimamente Invasiva en Ginecología. FLASOG; 21017. p. 202-207.

Mencaglia L, Minelli L, Wattiez, A. Manual of Gynecological Laparoscopic Surgery. 11ª ed. Tuttlingen: Endo Press; 2009.

Palancsai Siftar J, Sobocan M, Takac I. The passage of fluid into the peritoneal cavity during hysteroscopy in pre-menopausal and post-menopausal patients. J Obstet Gynaecol. 2018;38:956-60.

Paschopoulos M, Kaponis A, Makrydimas G, Zikopoulos K, Alamanos Y, O'Donovan P, et al. Selecting distending medium for out-patient hysteroscopy. Does it really matter? Hum Reprod. 2004;19:2619-25.

Quintero R. Electrónica física. Principios físicos, materiales y dispositivos. Material de apoyo a la docencia. México, DF: Universidad Autónoma Metropolitana - Unidad Azcapotzalco; 1996.

Shankar M, Davidson A, Taub N, Habiba M. Randomised comparison of distension media for outpatient hysteroscopy. BJOG. 2004;111:57-62.

Tagliaferri V, Ricciardi L, Ricciardi R, Pinto LR, Lanzone A, Scambia G, et al. Carbon dioxide in office diagnostic hysteroscopy: An open question. A multicenter randomized trial on 1982 procedures. Eur J Obstet Gynecol Reprod Biol. 2019;235:97-101.

Timmons D, Ulker A, Tony Carugno T. Gestión de fluidos en Histeroscopia (I). Revisión del informe de la AAGL: Practice Guidelines for the Management of Hysteroscopic Distention Media. Hysteroscopy Newsletter. 2018;4:6-8

Umranikar S, Clark TJ, Saridogan E, Miligkos D, Arambage K, Torbe E, et al. BSGE/ESGE guideline on management of fluid distension media in operative hysteroscopy. Gynecol Surg. 2016;13:289-303.

Valdivia L. Electrocirugía. Dermatol Perú. 2013;23:11-25.

Valdivia-Blondet L. Electrocirugía. Principios y aplicación. En: Tincopa-Wong O. Dermatología. Lima; 2012. p. 749-61.

Manejo del dolor en histeroscopia

8

S. Martínez Morales

OBJETIVOS

- Comprender la importancia del dolor en la histeroscopia ambulatoria.
- Aplicar una técnica correcta de histeroscopia para minimizar el dolor.
- Aprender los distintos fármacos y vías de administración para el control del dolor.
- Conocer y aplicar las distintas técnicas de infiltración anestésica local en histeroscopia.
- Valorar el tipo de anestesia de forma personalizada según el procedimiento y las necesidades de la paciente.
- Identificar y prevenir las complicaciones derivadas de los anestésicos locales.
- Adaptar el entorno y el personal para hacer más confortable el procedimiento.

IMPORTANCIA DEL CONTROL DEL DOLOR EN HISTEROSCOPIA AMBULATORIA

La histeroscopia es un procedimiento diagnóstico y terapéutico que ha ido ganando importancia en los últimos años en la especialidad. Gracias a la aparición de histeroscopios de menor diámetro y de nuevos instrumentos de resección y cauterización, actualmente es posible realizar la mayoría de los procedimientos fuera del quirófano convencional, en quirófanos de anestesia local o en la propia consulta de histeroscopia, muchas veces sin necesidad de anestesia o mediante la infiltración de anestesia local.

De esta forma es posible llevar a cabo tanto histeroscopias diagnósticas o con pequeña cirugía como procedimientos complejos (miomectomías, tratamiento de malformaciones uterinas o ablaciones endometriales) en un entorno ambulatorio con muy buena tolerancia y rápida recuperación. Existen además otras ventajas adicionales, como el menor número de complicaciones histeroscópicas (p. ej., perforaciones) o de complicaciones anestésicas, así como una mayor rentabilidad.

Es muy importante tener en cuenta la opinión de las pacientes, que cada vez más prefieren tratamientos mínimamente invasivos sin ingreso o con corta estancia hospitalaria y que permitan una incorporación lo más precoz posible a su actividad habitual. Pero para hacer posible la realización de técnicas quirúrgicas complejas fuera del quirófano de forma confortable para la paciente, es fundamental conseguir un buen control del dolor que asegure que la histeroscopia será bien tolerada, y que además permita trabajar con comodidad y hacer posible el principio de «ver y tratar» en el mismo acto quirúrgico si es posible.

Es cierto que el grado de tolerancia al dolor es muy variable de unas personas a otras, por lo que es muy importante

identificar a las pacientes candidatas a procedimientos ambulatorios que estén dispuestas a aceptar cierto grado de molestia y aquellas otras en las que se optará por una histeroscopia en el quirófano bajo anestesia general.

Generalmente, la histeroscopia diagnóstica o con pequeñas intervenciones es bien tolerada por la mayoría de las pacientes sin ningún tipo de anestesia, sobre todo en mujeres multíparas en edad reproductiva en las que el canal cervical es más amplio y distensible.

En caso de cérvix estenótico, sobre todo en pacientes nulíparas o menopáusicas, o bien cuando haya que introducir instrumentos de mayor calibre o el tiempo estimado sea largo, se puede valorar infiltrar anestesia local antes de iniciar la histeroscopia.

 Son preferibles los procedimientos ambulatorios por su mejor tolerancia, menores complicaciones, más rápida recuperación y mayor rentabilidad.

ASPECTOS TÉCNICOS DE LA HISTEROSCOPIA PARA DISMINUIR EL DOLOR

La anestesia no es ni mucho menos el único elemento que puede evitar el dolor; hay otros factores que también contribuyen a potenciar o a mitigar esta sensación.

Una paciente bien informada será mucho más colaboradora, por lo que es preciso proporcionarle, ya desde la consulta, una **información** sobre el procedimiento lo más completa posible mediante el consentimiento informado y resolviendo las dudas que puedan surgir. Posteriormente, el día de la histeroscopia, hay que explicarle los pasos que se van a seguir y las sensaciones que puede notar en cada momento.

Debe establecerse una **comunicación** bidireccional entre el médico y la paciente: «anestesia vocal» que permita, por ejemplo, parar temporalmente el procedimiento en caso de dolor o malestar, bajar la presión del fluido, o bien administrar anestesia local en el caso de que no se hubiese puesto al inicio y fuese necesaria.

El **equipo humano** multidisciplinar debe estar perfectamente coordinado en el desempeño de sus funciones y debe haber una persona, enfermera o auxiliar, pendiente de dar apoyo a la paciente y transmitir al médico sus comentarios o necesidades.

El **entorno** ha de ser tranquilo y el tiempo de espera no debe ser largo.

> **!** Una adecuada información del procedimiento, la comunicación del equipo humano con la paciente y un entorno tranquilo favorecerán la colaboración de la paciente y harán que la histeroscopia sea mucho mejor tolerada.

La **técnica de la histeroscopia** debe ser especialmente cuidadosa, como se detalla a continuación.

Entrada en el canal cervical

Es preferible utilizar instrumentos de pequeño calibre, por ejemplo, el histeroscopio de Bettocchi® de 4-5 mm, que incluso puede utilizarse sin la vaina externa, con un diámetro de 3,5 mm (**Fig. 8-1**).

Existen además fundas estériles desechables, que se colocan directamente sobre la óptica y que permiten entrar con un diámetro de 2,9 mm, que es el de la propia óptica; disponen además de un canal de trabajo por el que se puede introducir una pinza o tijera de 5 unidades French (Fr) (**Fig. 8-2**).

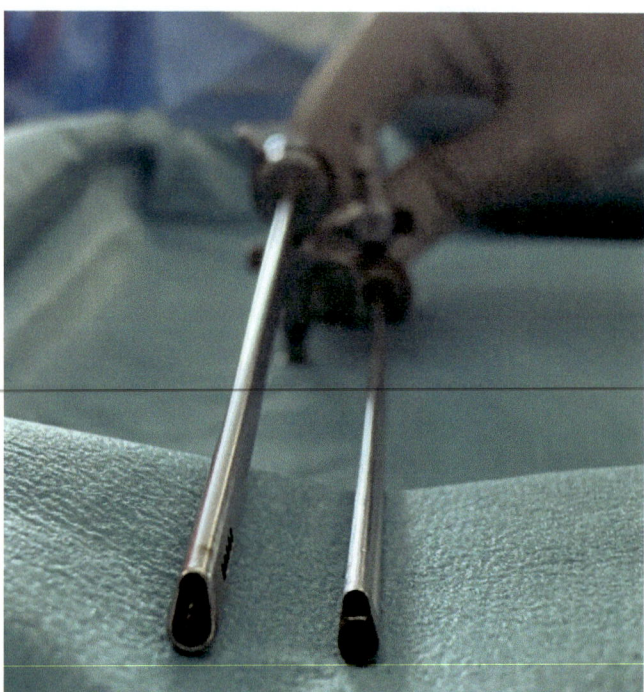

Figura 8-1. Histeroscopio de Bettocchi, vaina externa y vaina interna con canal de trabajo.

Las pautas a seguir son:

- La entrada debe hacerse mediante vaginoscopia *no touch* (sin tocar), evitando la introducción de hisopos con antiséptico, espéculo vaginal o pinza de Pozzi.
- Hay que localizar el orificio cervical externo sin tocar la vulva o la vagina, e introducir suavemente el histeroscopio, evitando movimientos bruscos.
- Orientar el histeroscopio en sentido transversal adaptándolo a la morfología ovalada del canal, lo que facilitará su entrada (**Fig. 8-3**).
- Dejar que el suero distienda el canal y muestre el camino a seguir, sobre todo en úteros en anteflexión o retroflexión marcadas.
- En caso de estenosis cervical o cuando sea necesario introducir un histeroscopio con diámetro mayor de 5,5 mm, puede ser necesario realizar una suave tracción del cérvix con un tenáculo colocado en el labio anterior; en este caso, se puede infiltrar el labio anterior con anestesia local, aunque no siempre es necesario.
- Solo se pondrá anestesia local de forma sistemática en aquellos casos en los que sea necesaria la dilatación cervical.

Medio de distensión

El medio de distensión habitualmente utilizado es el suero salino isotónico. En pacientes ambulatorias, hay que utilizar presiones de unos 50 mmHg y no superiores a 80 mmHg para evitar el dolor debido a la distensión excesiva de la cavidad.

Entrada en la cavidad uterina

Atravesar el orificio cervical interno suele ser el punto más doloroso en la histeroscopia ambulatoria, por eso debe hacerse suavemente.

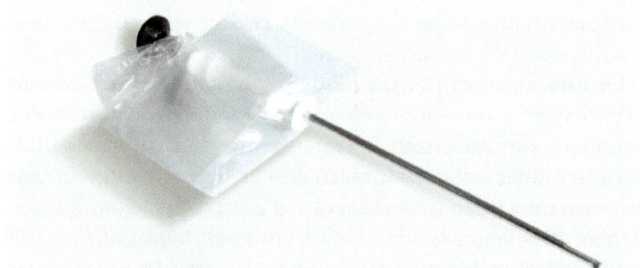

Figura 8-2. Funda desechable para óptica de 2,9 mm con canal de trabajo.

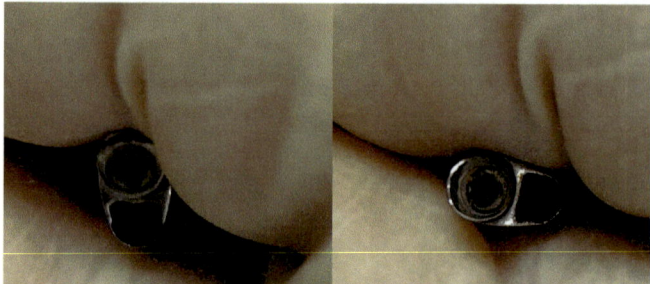

Figura 8-3. Orientación del histeroscopio en relación con el canal cervical.

Una vez sobrepasado el orificio cervical interno, hay que dejar que el suero distienda la cavidad y lave las secreciones, para tener una visión panorámica de la misma evitando lesiones sobre la mucosa y sangrados.

Si se utiliza una óptica de 30°, es suficiente con girar la lente sobre su eje a derecha e izquierda sin mover el histeroscopio para poder visualizar ambos cuernos uterinos (**Fig. 8-4**).

Es preciso hacer una valoración de la patología a tratar y, si es posible, resolverla con instrumentos finos a través del canal de trabajo, como tijeras o electrodos de corte/coagulación bipolar, o bien, si es necesario, introducir otro tipo de dispositivo de mayor calibre, como un minirresectoscopio o un morcelador y, en este caso, evaluar una infiltración anestésica local paracervical.

Si se va a realizar una polipectomía o una biopsia sin anestesia, se debe evitar profundizar por debajo del endometrio, sobre todo con los electrodos bipolares, para no estimular las terminaciones nerviosas sensitivas del miometrio, lo que hará que el procedimiento sea mejor tolerado.

Una vez terminada la histeroscopia, es preciso retirar la óptica, obteniendo de nuevo una visión completa de la cavidad y del canal cervical.

SELECCIÓN DE LAS PACIENTES

La indicación de un procedimiento ambulatorio bajo anestesia local **depende de los medios técnicos disponibles**, la dificultad de la patología y de los deseos de la paciente, por lo que, la decisión siempre será personalizada para cada caso.

Es importante hacer una valoración de las pacientes lo más completa posible teniendo en cuenta su patología, la etapa reproductiva, las comorbilidades y los deseos de la paciente, para hacer una correcta indicación del procedimiento de forma ambulatoria sin anestesia o con anestesia local, en régimen de hospital de día con sedación o anestesia raquídea o general, o con hospitalización y anestesia raquídea o general.

La **histeroscopia diagnóstica** se puede realizar en régimen ambulatorio sin anestesia en la mayoría de los casos, salvo estenosis cervical importante o dolor manifestado por la paciente.

La **histeroscopia con pequeñas intervenciones**, como polipectomías sencillas, adhesiólisis, o biopsias, suelen ser bien toleradas sin anestesia o con infiltración paracervical.

La **histeroscopia quirúrgica** tiene tres factores limitantes para realizarla fuera del quirófano: el tipo de dispositivos disponibles en cada centro, la propia patología a tratar y la experiencia del histeroscopista, y la tercera limitación depende de la propia paciente.

En cuanto a la primera limitación, **el tipo de dispositivos disponibles en cada centro**, los resectoscopios de 26 Fr requieren dilatación cervical, y entradas y salidas repetidas de la cavidad con mayor manipulación, por lo que, es necesario utilizarlos bajo anestesia general o locorregional.

En los centros donde hay disponibilidad de instrumentos de menor calibre, como minirresectoscopios, morceladores o dispositivos de ablación endometrial con radiofrecuencia, estos procedimientos pueden ser realizados también de forma ambulatoria fuera del quirófano mediante anestesia local, como se explicará más adelante, haciendo posible la realización de prácticamente todas las histeroscopias fuera del quirófano, ya que el único factor limitante será la patología coexistente de la paciente o su deseo expreso de anestesia general o raquídea.

En lo referente a *la propia patología a tratar y la experiencia del histeroscopista*, los miomas de gran tamaño parcialmente intramurales o pólipos grandes pueden precisar tiempos largos de intervención y generar mayor pérdida de sangre o balance hídrico negativo, por lo que es más seguro tratarlos en quirófano. Sin embargo, los morceladores han supuesto una revolución en este sentido, ya que permiten la resección bajo anestesia local de grandes miomas fuera del quirófano, pues acortan de forma importante el tiempo quirúrgico, no requieren dilatación del cuello uterino y la curva de aprendizaje es más corta.

La resección de los septos uterinos o el tratamiento de los úteros dismórficos, aunque suele realizarse con instrumentos de bajo calibre como el electrodo bipolar o el minirresectoscopio, requiere cortes y coagulación en el tercio superior del útero, y esto provoca dolor, pues la anestesia paracervical no es suficiente para anestesiar esta zona del útero, por lo que habitualmente se realiza bajo anestesia general o locorregional en el quirófano.

Sin embargo, si el ginecólogo tiene la formación adecuada, la realización de una infiltración del fondo uterino con anestesia local puede hacer posible estos tratamientos en la unidad de histeroscopia ambulatoria.

Y la tercera limitación, **depende de la propia paciente**, por una parte, por las patologías coexistentes que presente y, por otra, porque manifieste su deseo de una anestesia general o regional.

- Entrada mediante vaginoscopia *no touch*.
- Orientación transversal del histeroscopio en el canal cervical.
- Presión del medio de distensión < 80 mmHg.
- Giro de la óptica de 30° para visualizar los *ostium*.
- Evitar el corte o la coagulación sobre el miometrio.

PREMEDICACIÓN EN HISTEROSCOPIA AMBULATORIA

Se distinguirá entre fármacos antiinflamatorios no esteroideos, opiáceos, benzodiacepinas, y misoprostol.

Fármacos antiinflamatorios no esteroideos

La administración de antiinflamatorios no esteroideos, como el ibuprofeno en dosis de 600 mg, o el dexketopro-

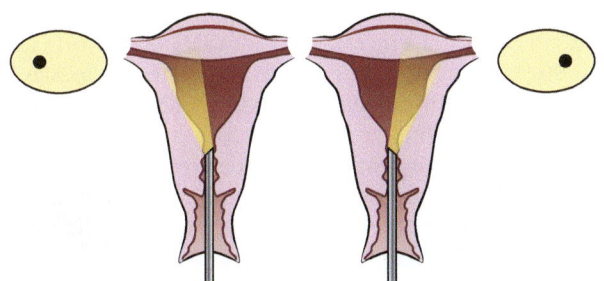

Figura 8-4. Manejo de la óptica de 30° para la visualización de los *ostium*.

feno 25 mg, han demostrado una reducción del dolor en los 30 min posteriores a la histeroscopia, pero no de forma significativa durante el procedimiento.

En la histeroscopia diagnóstica, no se recomienda administrarlos de forma sistemática, sino solo cuando las pacientes lo soliciten de forma expresa.

En la histeroscopia quirúrgica, se deben administrar con 30 min de antelación, que es el tiempo que tarda en alcanzarse el pico máximo en sangre.

Opiáceos

Los opiáceos como el tramadol en dosis de 50 mg reducen de forma significativa el dolor durante la histeroscopia; sin embargo producen frecuentes efectos secundarios, como náuseas o vómitos, por lo que habitualmente no se recomienda su uso.

Benzodiacepinas

En pacientes con mayor grado de ansiedad, se puede administrar diazepam de 5 o 10 mg, 30 min antes de la prueba, ya que se trata de un medicamento seguro que ayudará a que la paciente se encuentre más tranquila durante la histeroscopia.

Misoprostol

Actualmente no se recomienda de forma sistemática el uso de misoprostol antes de la histeroscopia, pues no ha demostrado un beneficio claro en la reducción del dolor ni en la disminución de fallos de la entrada en la cavidad. Además, aumenta los sangrados y la laxitud del canal cervical, dificultando la distensión de la cavidad uterina, y puede desencadenar efectos secundarios, como dolor abdominal, fiebre o diarrea.

En casos de estenosis cervical marcada, sobre todo en pacientes premenopáusicas o nulíparas, puede emplearse en dosis de 200 mg, 12 h antes del procedimiento vía vaginal o 1 h antes vía sublingual.

> • En **histeroscopia diagnóstica**, no es necesaria la premedicación.
> • En **histeroscopia quirúrgica**, las pacientes pueden beneficiarse de los antiinflamatorios no esteroideos y, eventualmente, de las benzodiacepinas, como el diazepam de 5-10 mg media hora antes de la intervención si existen niveles elevados de ansiedad.
> • El misoprostol solo se recomienda en casos puntuales de estenosis cervical marcada.

ANESTESIA LOCAL

La infiltración del útero con anestesia local reduce tanto el dolor durante la histeroscopia como en el postoperatorio inmediato, por lo que, esta es la herramienta más valiosa para controlar el dolor en los procedimientos ambulatorios. A diferencia de la anestesia general, la aplicación de anestesia local tiene la ventaja de que el efecto analgésico puede permanecer durante varias horas según el fármaco utilizado, lo que permite a la paciente salir de la unidad de histeroscopia por su propio pie y no precisar analgesia oral en el postoperatorio

inmediato, lo que hará el procedimiento más satisfactorio para la paciente.

El dolor uterino generalmente se desencadena por distensión y da lugar a calambres uterinos o dolor tipo cólico.

Las fibras responsables del dolor en el cuello uterino, la parte inferior del cuerpo y la parte superior de la vagina siguen los nervios parasimpáticos del plexo hipogástrico inferior, el plexo uterovaginal y los nervios esplácnicos pélvicos hacia las raíces sacras S2-S4, mientras que las fibras que conducen el dolor del fondo uterino y el tercio superior del cuerpo discurren a través del plexo hipogástrico superior, el plexo intermesentérico y los nervios esplácnicos lumbares, y van hacia las raíces torácicas T8-T10 y lumbares superiores L1.

El cuello uterino también tiene inervación parasimpática, y la irritación de estos nervios puede hacer que la paciente experimente un episodio vasovagal, con hipotensión, bradicardia y, como consecuencia, desmayo o pérdida de conocimiento (**Fig. 8-5**).

>
> El bloqueo cervical con anestesia local no produce analgesia del fondo uterino, pues la inervación de esta zona tiene un origen diferente.
> En casos necesarios, se puede realizar una infiltración del fondo uterino vía histeroscópica.

Mecanismo de acción de los anestésicos locales

Los anestésicos locales actúan impidiendo la propagación del impulso nervioso de forma reversible al disminuir la permeabilidad del canal de sodio; bloquean de esta forma la fase inicial del potencial de acción, inhibiendo la propagación del estímulo doloroso.

Los anestésicos locales se clasifican en dos grupos:

• **Tipo éster:** procaína, tetracaína, benzocaína. Su metabolización es plasmática (vida media muy corta), son menos estables, con alergias relativamente elevadas. Su uso actualmente está restringido a la aplicación tópica, fundamentalmente sobre mucosas.
• **Tipo amida:** lidocaína, mepivacaína, prilocaína, articaína, bupivacaína y ropivacaína. Su metabolización es hepática, resultan más estables, con menos alergias. Son más potentes a concentraciones bajas, por su mayor liposolubilidad, y difunden más rápidamente.

Existen cuatro características que determinan la actividad de un anestésico local:

• **Liposolubilidad:** determina principalmente la **potencia** del anestésico local. La membrana de los axones está formada en un 90 % por lípidos, por lo que los anestésicos locales más lipófilos tendrán una entrada más rápida y un efecto más duradero y potente.
• **Grado de unión a proteínas:** esto determina la fracción libre de anestésico local disponible para unirse a los receptores y producir un efecto. Usualmente, fármacos con alta unión a proteínas se asocian a una mayor **duración de acción**.
• **El pKa:** es el pH en el que un fármaco está en equilibrio con un 50 % en su forma ionizada y un 50 % en su forma no ionizada. Determina la **velocidad de inicio**. Las moléculas

Figura 8-5. Inervación del útero.

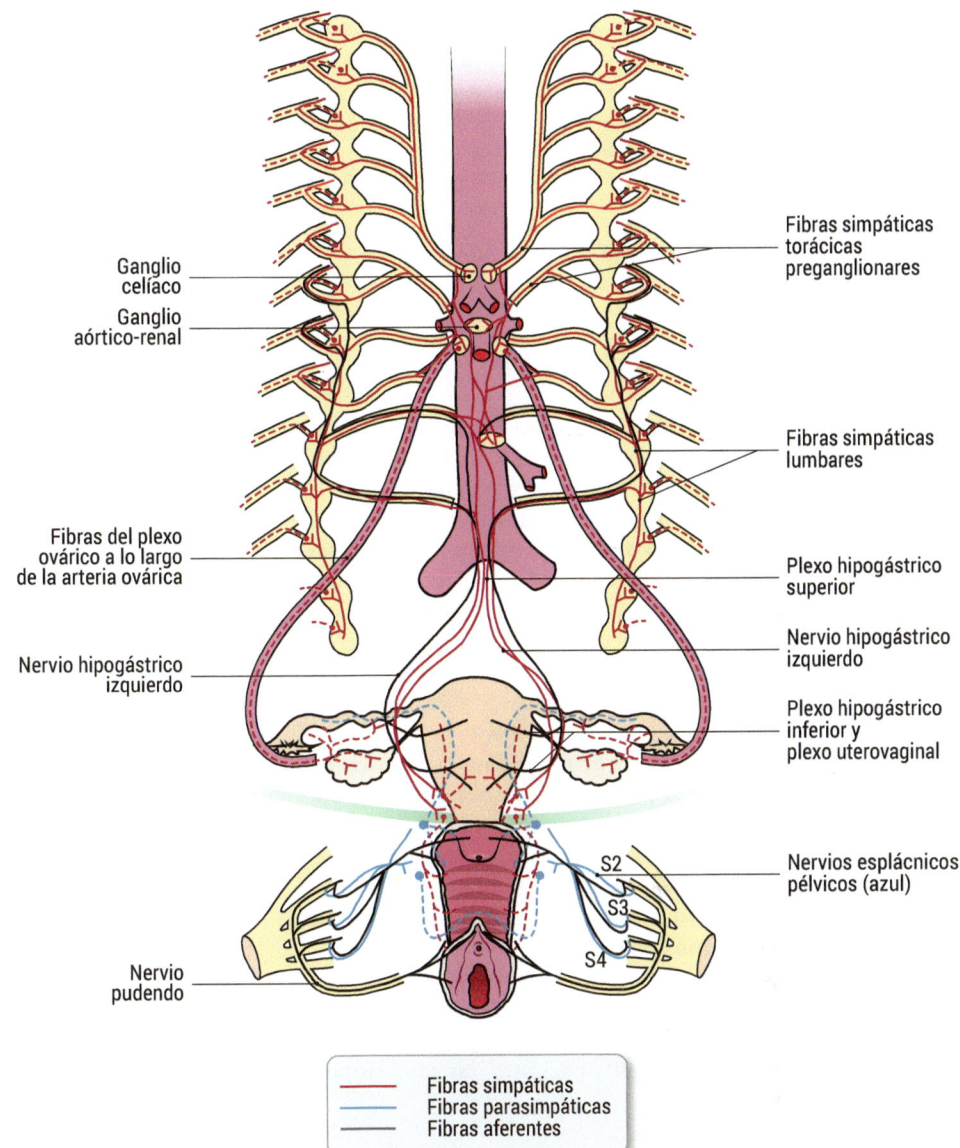

Ganglio celíaco

Ganglio aórtico-renal

Fibras del plexo ovárico a lo largo de la arteria ovárica

Nervio hipogástrico izquierdo

Nervio pudendo

Fibras simpáticas torácicas preganglionares

Fibras simpáticas lumbares

Plexo hipogástrico superior

Nervio hipogástrico izquierdo

Plexo hipogástrico inferior y plexo uterovaginal

Nervios esplácnicos pélvicos (azul)

S2
S3
S4

— Fibras simpáticas
— Fibras parasimpáticas
— Fibras aferentes

ionizadas son incapaces de atravesar la membrana celular, por lo que el pH del tejido influye mucho en la eficacia de los anestésicos locales.

Los anestésicos locales con **pKa más alto** tendrán un **inicio de acción más lento**, porque tienen mayor grado de ionización a pH fisiológico, y los que tienen **pKa bajo** actuarán de manera **más rápida**, al tener menor grado de ionización a este pH.

Por ejemplo, en los tejidos infectados con pH más alto, los anestésicos locales son menos efectivos y habrá que utilizar mayores concentraciones o anestésicos con un pKa más bajo.

• **El peso molecular:** desde 220 a 288 dalton (Da), es inversamente proporcional a la capacidad de difundir a los tejidos. Su variación se asocia a cambios en pKa y la liposolubilidad.

La mepivacaína o la lidocaína son los anestésicos tipo amida más utilizados para la infiltración local; su efecto dura 2-3 h para la mepivacaína y 1-2 h para la lidocaína, y su potencia es suficiente para controlar el dolor cervical durante la histeroscopia diagnóstica o en cirugías cortas en los casos de intolerancia por parte de la paciente.

Para procedimientos más largos o que se prevean más dolorosos, los anestésicos más recomendados son la bupivacaína y la ropivacaína, pues al ser más liposolubles, su potencia es mayor; además, su efecto dura de 6-8 h en el caso de la bupivacaína y 4-6 h para la ropivacaína.

Otro factor importante es la **toxicidad**, que depende directamente de la potencia del anestésico.

Las **formas levo** producen menos toxicidad que las **formas dextro**.

Existen dos anestésicos de última generación comercializados en su totalidad en forma **levo**: la levobupivacaína (forma **levo** de la bupivacaína) y la ropivacaína (que es forma **levo** en el 100 %). Si se comparan, se puede ver que la levobupivacaína tiene menor neurocardiotoxicidad que la bupivacaína, con idéntica potencia.

La levobupivacaína tiene una potencia superior a la ropivacaína, con seguridad equivalente, ya que ambos son enantiómeros L.

Por tanto, la levobupivacaína será el anestésico de elección cuando se necesita potencia y duración de efecto, pues además aporta seguridad y menor toxicidad.

En la **tabla 8-1** se puede ver la potencia de los distintos anestésicos locales tipo amida y su duración de la acción.

- Los anestésicos locales tipo amida son los más utilizados, sobre todo mepivacaína y lidocaína.
- La liposolubilidad determina la potencia y la toxicidad.
- La unión a proteínas determina la duración de la acción.
- Las formas levo son menos tóxicas y más seguras: levobupivacaína y ropivacaína.

Efectos secundarios de los anestésicos

- **Complicaciones locales:** son las más frecuentes: hematomas, dolor en la zona de punción, reacciones locales, infecciones, lesiones de estructuras subyacentes.
- **Complicaciones por alergia o hipersensibilidad:** dermatitis de contacto, urticaria y anafilaxia. Son poco frecuentes con los anestésicos tipo amida, y más probables con los tipo éster, ya que son derivados del ácido paraaminobenzoico, que es una sustancia alergénica.
  Se puede presentar picor, urticaria, eritema, náuseas, vómitos, dolor, diarrea, tos, disnea. En casos graves, edema de glotis, broncoespasmo, hipotensión y *shock*.
- **Complicaciones sistémicas por toxicidad:** la mayoría de los efectos secundarios se producen por sobredosificación, generalmente por inyección intravenosa accidental: los síntomas se producen por toxicidad en el sistema nervioso central y en el cardiovascular. El sistema nervioso central es más sensible que el miocardio, por lo que, **los síntomas neurológicos serán más precoces**:
  – Complicaciones a nivel del sistema nervioso central:
    ▪ Leves: acúfenos, sabor metálico, parestesias, náuseas, vómitos, vértigo, inquietud.
    ▪ Moderadas: nistagmo, alucinaciones, fasciculaciones, temblor y convulsiones.
    ▪ Graves: apnea y coma.
  – Complicaciones cardiovasculares: hipotensión (primer signo), bradicardia, disminución de la contractilidad cardíaca, bloqueo auriculoventricular, síncope secundario a vasodilatación e hipotensión, arritmias cardíacas, excepcionalmente paro cardiorrespiratorio.

– Metahemoglobinemia: efecto colateral exclusivo de la prilocaína a altas dosis.

Al realizar la maniobra de infiltración, siempre hay que aspirar antes de infiltrar, para comprobar que no se está inyectando el anestésico en el interior de un vaso sanguíneo.

- Los síntomas neurológicos de toxicidad son los más precoces.
- El primer signo de toxicidad cardiovascular es la hipotensión.
- Es importante estar atento a posibles signos de toxicidad durante los 15 primeros minutos tras la infiltración.

Tratamiento de las complicaciones por anestésicos locales

Ante la aparición de signos de toxicidad por anestésicos locales, hay que llevar a cabo las siguientes medidas:

- Canalizar una vía venosa.
- Colocar un pulsioxímetro.
- Monitorizar la presión arterial.
- Realizar un electrocardiograma.
- Detener inmediatamente la infiltración con anestesia local (si aún no se ha terminado).
- Administrar oxígeno al 100 % y asegurar una ventilación adecuada. La hipoxemia y la acidosis facilitan la progresión a paro cardíaco.
- Las convulsiones agravan la acidosis metabólica, por lo que deben ser tratadas precozmente con benzodiacepinas como midazolam i.v. 0,05-0,1 mg/kg o, si son refractarias a benzodiacepinas, se puede utilizar propofol i.v. 0,5-1 mg/kg, aunque este último debe evitarse, pues su efecto cardiodepresor puede conducir a paro cardíaco.
- Si se produce paro cardíaco, se debe realizar un soporte vital cardiovascular avanzado.
- Si aparece arritmia cardíaca, se puede usar amiodarona i.v. 15 mg/min en infusión rápida 10 min y, después, 1 mg/min durante 6 h, y un mantenimiento posterior con 0,5 mg/min durante 18 h.

Anestésico	Tipo	Potencia relativa		Lipofilia relativa	pKa	Latencia	Duración (h)	T medio (h)	Concentración habitual	Dósis máxima	
		Analgesia	tóxica							S/V	C/V
Bupivacaína	A	12	8	30	8,1	5 min	6-8	2,7	0,25-0,50	300	200
Ropivacaína	A	10	8	25	8,1	4 min	4-6	2,5	0,5-1	400	300
Lidocaína	A	2	2	3,5	7,8	3 min	1-2	1,5	0,5-2	500	300
Mepivacaína	A	2	2	2	7,7	4 min	2-3	2	0,5-2	500	300

Tabla 8-1. Características de los anestésicos tipo amida

T: tiempo.

- Uno de los grandes avances en los últimos años es el tratamiento intravenoso con emulsión lipídica, pues se une al anestésico local inactivándolo y además aumenta el metabolismo mitocondrial de ácidos grasos y la síntesis de ATM en el miocardio. También actúa como ionótropo directo al aumentar el calcio en la zona miocárdica. Una de las más utilizadas es Intralipid® al 20 %. Si se sospecha toxicidad sistémica por anestésico local, deberá administrarse precozmente un bolo de 1,5 mg/kg vía i.v. 1 min y, después, una infusión de 0,25 mg/kg por min. Se pueden repetir otros dos bolos si no se consigue respuesta cardiovascular, separados 5 min uno de otro, y se debe aumentar la perfusión i.v. al doble, con un límite superior de 10 mg/kg durante los 30 primeros min. Se deben realizar controles de lipasa y amilasa en las 48 h posteriores para descartar una pancreatitis secundaria.

Prevención de las complicaciones

Para prevenir las reacciones adversas mencionadas, es muy importante tomar las siguientes medidas:

- No exceder nunca la **dosis máxima** recomendada en mg/kg.
- Evitar la absorción intravenosa, para lo que se debe **aspirar siempre** antes de inyectar el anestésico local, verificando que no se ha canalizado un vaso (lo cual se evidenciaría con presencia de sangre en la jeringa; en este caso, retroceder y volver a aspirar).
- Cuidar **asepsia y antisepsia** durante el procedimiento.
- Preguntar por **alergias** a algún medicamento.
- Esperar el **tiempo de latencia de 7-15 min.**
- Disponer siempre de **material y medicación de reanimación cardiopulmonar** para tratar eventuales convulsiones, hipotensión, bradicardia, arritmias y paro cardiorrespiratorio.

Técnicas de infiltración

A continuación se describen el bloqueo paracervical, la infiltración pericervical, la infiltración de fondo uterino, la instilación transcervical y la aplicación tópica al exocérvix y endocérvix.

Bloqueo paracervical

Consigue el bloqueo de las terminaciones mediadoras del dolor tanto en los ligamentos uterosacros como aquellas que transcurren por el ligamento ancho, por lo que es el abordaje preferido para la histeroscopia quirúrgica.

Se utilizará una aguja intramuscular de 21 números de Gauge (G) o bien una aguja de punción lumbar en la que se habrá cortado la vaina protectora, dejando 1 cm de aguja descubierto (**Fig. 8-6**)

Se emplearán dos jeringas de 20 mL cada una de ellas, con:

- Mepivacaína al 2 %: 5 mL.
- Más lidocaína al 2 % o levobupivacaína al 2,5 %: 5 mL.
- Más suero fisiológico: 10 mL.

Hay que inyectar el anestésico en el espacio paracervical, en la unión de la mucosa vaginal y del tejido cervical, en los fondos de saco laterales, a las 3 y a las 9 h o bien a las 4 y a las 8 h, cerca de los ligamentos uterosacros y evitando las arterias uterinas (**Fig. 8-7**).

La aguja se debe insertar justo debajo de la mucosa, realizar la aspiración para asegurarse de que no se está en el interior de un vaso sanguíneo e infiltrar 1-2 mL.

Es preciso avanzar la aguja a la profundidad de 1 cm, volver a realizar una aspiración e infiltrar el resto de la solución anestésica lentamente.

Por último, hay que monitorizar a la paciente para detectar precozmente cualquier signo de toxicidad o reacción alérgica.

> **!** La técnica de infiltración más empleada en histeroscopia es el bloqueo paracervical, pues consigue anestesiar no solo el cérvix, sino también los dos tercios inferiores del cuerpo uterino.

Bloqueo intracervical

Este tipo de bloqueo consigue una anestesia más focalizada del canal cervical, por lo que es más utilizada en la conización que en la histeroscopia.

Se colocará un tenáculo cervical en el labio anterior (se puede infiltrar 1-2 mL de anestésico previamente), lo que ayudará a fijar el cérvix para poder introducir la aguja a la profundidad necesaria.

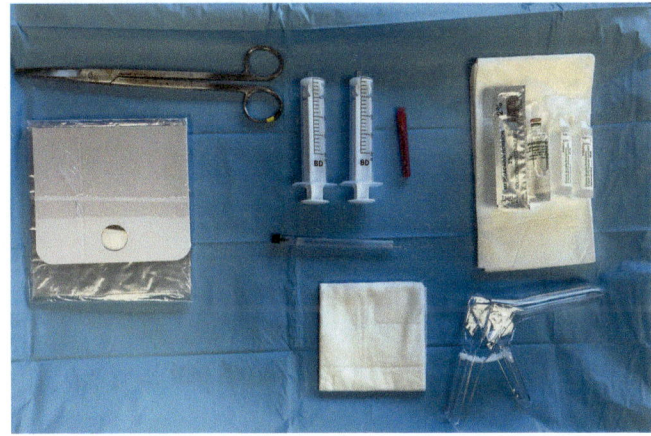

Figura 8-6. Material necesario para la infiltración paracervical.

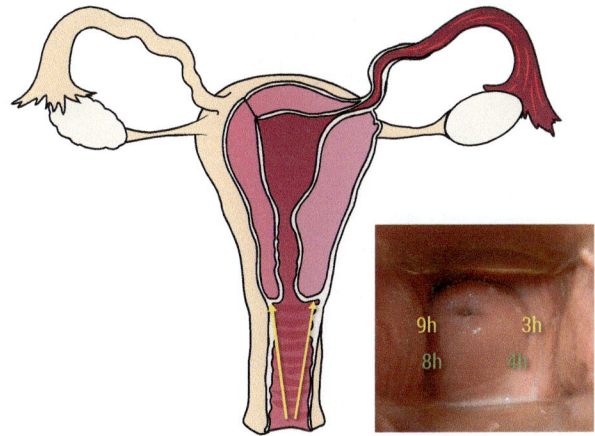

Figura 8-7. Puntos de punción para la infiltración paracervical.

Se utilizará una jeringa con una aguja intramuscular de un calibre de 21 G, o una jeringa dental y una aguja de Carpule (calibre de 27 G larga), y se realizará una aspiración para prevenir la inyección intravascular (**Fig. 8-8**).

A continuación, se infiltrará el anestésico local directamente en el tejido cervical, a intervalos, alrededor del orificio cervical. La aguja debe insertarse a una profundidad de 3-4 cm para garantizar que el anestésico se inyecte en la zona del orificio cervical interno (**Fig. 8-9**).

Se utilizará una jeringa de 20 mL con:

- Mepivacaína al 2 %, 10 mL.
- Más lidocaína al 2 %, 10 mL, o levobupivacaína al 2,5 %, 10 mL.

Los puntos de inyección son 3, 6, 9 y 12 h o bien 3, 5, 7 y 9 h, 5 mL en cada lugar de punción.

La solución debe inyectarse lentamente, mientras se monitoriza a la paciente para detectar cualquier reacción adversa.

Infiltración pericervical

Se usa para procedimientos en los que se requiere una anestesia más profunda y extensa del cuerpo uterino, por ejemplo, para la ablación endometrial con radiofrecuencia, aunque también puede utilizarse para el tratamiento de úteros dismórficos o de miomas tipo 2 localizados en el fondo uterino bajo anestesia local.

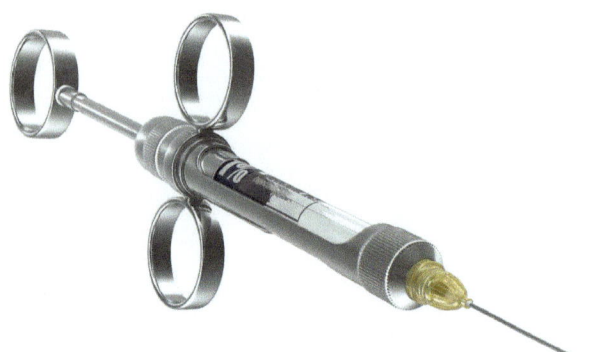

Figura 8-8. Jeringa dental y aguja de Carpule.

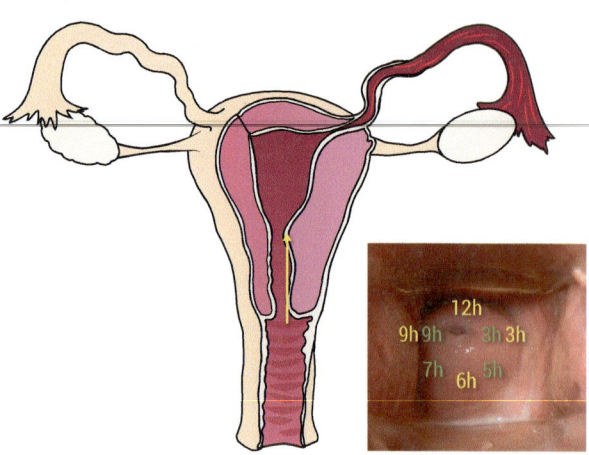

Figura 8-9. Puntos de punción para la infiltración intracervical.

Hay que emplear una aguja de punción lumbar en la que se cortará la vaina protectora, dejando 5 cm de aguja descubierto, o bien una jeringa dental y una aguja de Carpule (calibre de 27 G larga).

Se utilizarán ocho jeringas de 5 mL con levobupivacaína al 2,5 % (**Fig. 8-10**).

Se infiltra el anestésico local en el fondo vaginal alrededor del cuello, en la reflexión de la mucosa hacia el cérvix, procurando seguir la superficie del útero, sin penetrar en el miometrio.

A continuación, se introducirá la aguja un total de 5 cm en cada punto, pero se hará progresivamente de 1 cm en 1 cm hasta el total de 5 cm. En cada centímetro, se introducirá 1 mL de anestésico previa aspiración siempre; antes empujar el émbolo para evitar una intravasación (**Fig. 8-11**).

Estos pasos se realizan en los siguientes ocho puntos de punción: 3, 4, 5, 7, 8, 9, 11 y 1 h, o bien en seis puntos de punción 3, 5, 7, 9, 11 y 1 h, según la potencia de la anestesia necesaria.

Infiltración del fondo uterino

Esta infiltración se usa en combinación con la paracervical o pericervical cuando es necesaria una anestesia del fondo uterino, por ejemplo, para la ablación endometrial, tratamiento de septos uterinos con electrodo bipolar o miomas fúndicos tipo 1-2.

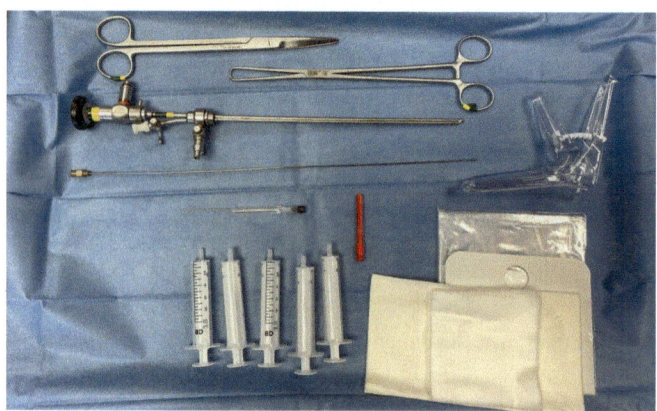

Figura 8-10. Material necesario para la infiltración pericervical y de fondo uterino.

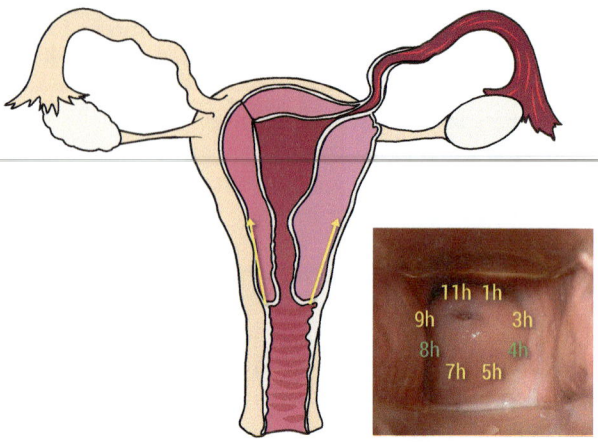

Figura 8-11. Puntos de punción para la infiltración pericervical; las punciones en verde a las 8 y 4 horarias son opcionales según la intensidad de anestesia que se quiera conseguir.

Para realizarla, se entrará en la cavidad uterina con un histeroscopio de Bettocchi® y, a través del canal de trabajo, se introducirá una aguja de punción cistoscópica de 35 mm (**Fig. 8-12**), con la que se realizarán dos punciones en cada cuerno uterino a 0,5 cm a la derecha y a la izquierda de cada *ostium* tubárico en la interfase entre endometrio y miometrio, y en cada punto de punción, se infiltrará con 1 mL de anestésico local.

Otra pauta de infiltración consiste en aplicar la anestesia en cuatro puntos distribuidos a lo largo del fondo uterino (**Fig. 8-13**).

Es necesario utilizar una jeringa con 4 mL de levobupivacaína al 2,5 %.

> **!** La infiltración pericervical y/o de fondo uterino se puede emplear en la ablación endometrial, el tratamiento de septos uterinos o miomas fúndicos.

Instilación transcervical

Consiste en la aplicación de un gel anestésico o aerosol que se introduce o pulveriza en la cavidad uterina a través del canal cervical. Esto puede realizarse a través del canal de trabajo del histeroscopio o mediante el uso de una cánula introducida a lo largo del canal cervical. La absorción del anestésico administrado de esta manera puede ser poco fiable y tener un inicio lento de acción (**Fig. 8-14**).

Aplicación tópica al exocérvix y endocérvix

La anestesia local se aplica en el exocérvix y el canal endocervical en forma de gel (Instillagel®, clorhidrato de lidocaína al 2 %), crema (mezcla eutéctica de anestésicos locales [EMLA]), lidocaína al 2,5 % y prilocaína 2,5 %) o como espray (xilocaína al 10 %). El inicio de la acción puede ser lento y poco fiable (**Fig. 8-15**).

ÓXIDO NITROSO

El óxido nitroso o «gas de la risa» es un fármaco inhalado que, cuando se mezcla con oxígeno (Entonox®), proporciona analgesia y una sensación de euforia y relajación.

Es un compuesto de acción rápida y buen perfil de seguridad.

No existen estudios con evidencia suficiente que avale su uso en histeroscopia ambulatoria.

SEDACIÓN CONSCIENTE

Consiste en la administración de benzodiacepinas u opioides con efecto analgésico e hipnótico en dosis que disminuyan el dolor y a la vez permitan la respiración espontánea y la capacidad de responder órdenes verbales.

El efecto puede variar desde una sedación mínima (paciente despierta, tranquila), una sedación consciente (somnolienta, pero responde a órdenes verbales o estímulos lumínicos) o una sedación profunda (no se despierta fácilmente, salvo por estímulos dolorosos).

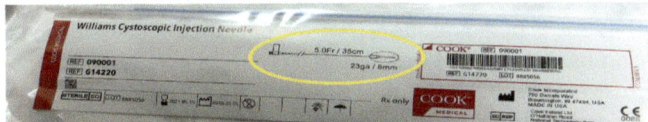

Figura 8-12. Aguja de punción cistoscópica para la infiltración en el fondo de útero.

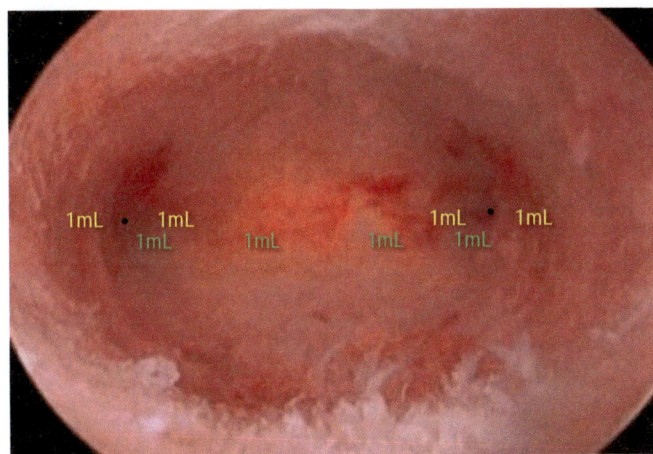

Figura 8-13. Puntos de punción para la infiltración: en amarillo, pauta 1; y en verde, pauta 2.

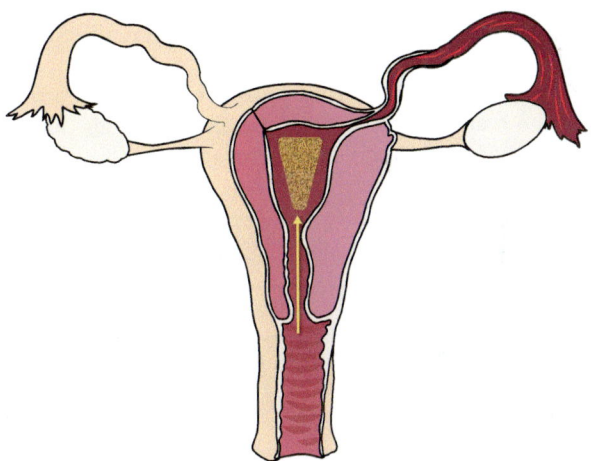

Figura 8-14. Instilación transcervical: introducción del anestésico en la cavidad uterina, a través del canal cervical.

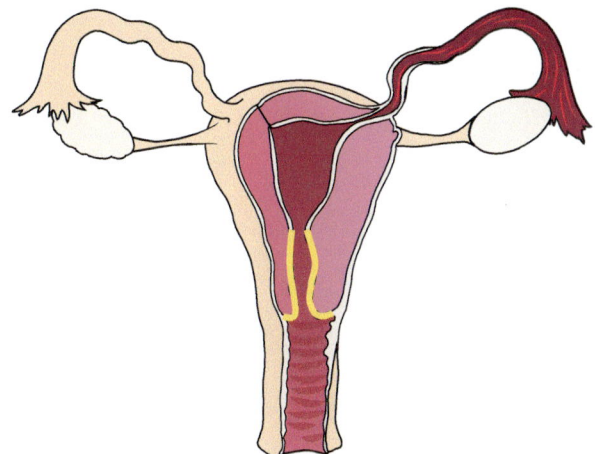

Figura 8-15. Aplicación tópica del anestésico en el exocérvix y el endocérvix.

Existe el riesgo de que la paciente caiga en un estado de sedación más profundo del esperado, lo que requiere vigilancia por parte de personal diferente del que está realizando la histeroscopia, y no es la técnica más adecuada en un entorno ambulatorio.

La sedación consciente proporciona un buen alivio del dolor para la histeroscopia ambulatoria, pero no es mejor que un bloqueo cervical con anestésico local para el control del dolor o la experiencia del paciente.

Los sedantes más comúnmente utilizados son:

- **Midazolam:** benzodiacepina de acción corta de efecto ansiolítico. La dosis habitual es un bolo de 2 mg.
- **Fentanilo:** este analgésico opioide se usa comúnmente para la sedación consciente. Tiene un inicio más rápido y una duración más corta que la morfina. La dosis habitual son bolos de 25 µg.
- **Remifentanilo:** este opioide es un potente analgésico y depresor respiratorio y tiene un inicio extremadamente rápido. La administración por perfusión suele prevenir la apnea, aunque se requiere monitorización.
- **Propofol:** produce un inicio rápido de la hipnosis. La administración puede ser a través de bolo, infusión o controlada, según el grado de sedación de la paciente. Existe riesgo de apnea, especialmente cuando se combina con otros medicamentos sedantes, por ejemplo remifentanilo.

Es importante administrar junto con la sedación un analgésico o anestésico local, lo que disminuirá las dosis del sedante y evitará el riesgo de sobresedación.

Por el contrario, la acción sedante de los medicamentos hipnóticos es potenciada por analgésicos opioides.

CONTROL DEL DOLOR DESPUÉS DE LA ANESTESIA GENERAL

Durante la histeroscopia bajo anestesia general, es importante cuidar la *posición* de la paciente, ser cuidadosos con la *técnica* y pautar *analgesia* tras el procedimiento, para evitar el dolor postoperatorio.

Posición de la paciente

Durante la anestesia general, la paciente no experimenta dolor durante la histeroscopia, por lo que, es importante tomar una serie de precauciones que eviten traumatismo en nervios y articulaciones y la aparición de dolor o paresia posterior.

La colocación de las piernas sobre las perneras debe realizarse, si es posible, con la paciente despierta, para que no se adopte una posición forzada, evitando una hiperflexión excesiva de la cadera que pueda dañar los nervios ciático, cutáneo o femoral, y producir dolor o daño motor. La cadera y las rodillas deben estar en ligera flexión, abducción y rotación externa, y las perneras deben estar acolchadas y colocadas a la misma altura, sin ejercer una presión excesiva sobre las piernas.

Los brazos también deben estar debidamente apoyados en los reposabrazos acolchados, en pronación y separados 90°, evitando la hiperabducción, que puede dañar el plexo braquial por excesiva abducción.

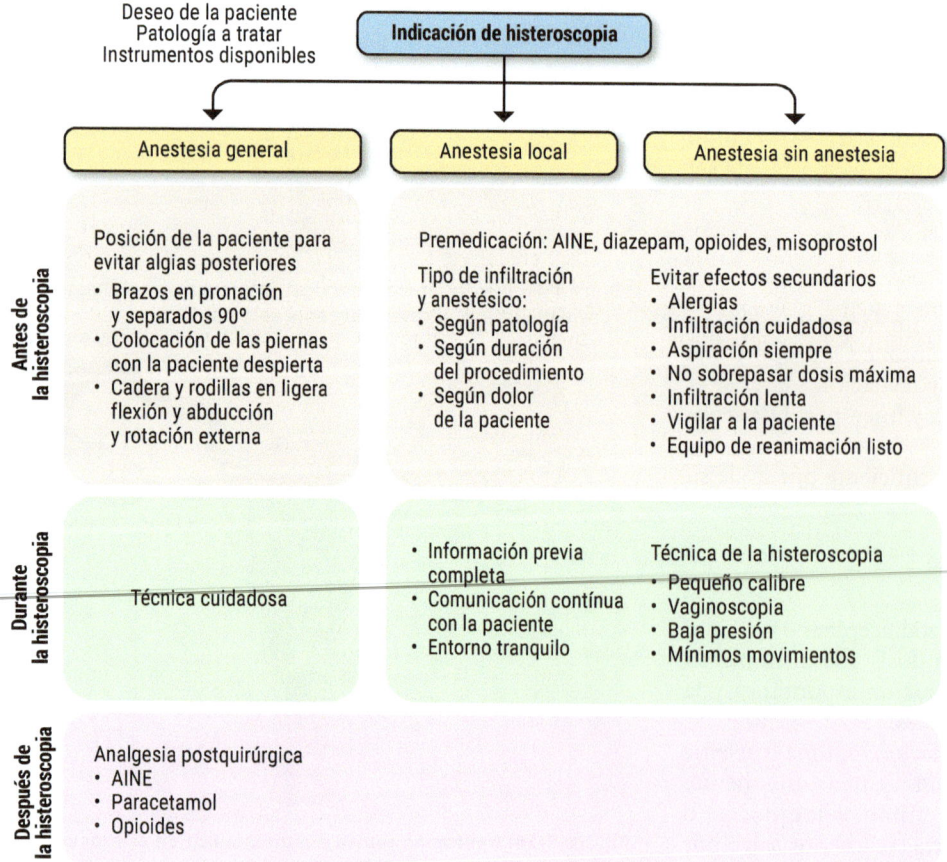

Figura 8-16. Algoritmo sobre los puntos fundamentales del manejo del dolor en histeroscopia.

Durante la histeroscopia

Los movimientos deben ser cuidadosos, tanto al atravesar el canal cervical como en la cavidad, lo que evitará lesiones de los tejidos y disminuirá el riesgo de perforación.

Tras la histeroscopia

Es importante pautar analgesia tras el despertar de la anestesia general en procedimientos histeroscópicos que puedan generar más dolor, como miomectomías profundas o ablación endometrial.

Los analgésicos más utilizados son:

- **Paracetamol** 1 g cada 4-6 h vía oral, rectal o i.v. hasta un máximo de 4 g diarios. Efectos secundarios: raros.
- **Analgésicos opioides:**
  - Codeína 30-60 mg cada 4 h hasta un máximo de 240 mg diarios vía oral o i.m.
  - Tramadol 50-100 mg cada 4 h hasta un máximo de 400 mg diarios vía oral, i.m. o i.v.
    - **Contraindicaciones:** alergia; evitar o reducir la dosis en insuficiencia hepática y renal.
    - **Efectos secundarios:** náuseas y vómitos, estreñimiento, boca seca, espasmo biliar; dosis mayores producen rigidez muscular, hipotensión, depresión respiratoria.
- **Medicamentos antiinflamatorios no esteroideos (AINE):**
  - Ibuprofeno 400-600 mg 3-4 veces al día, aumentado si es necesario hasta un máximo de 2,4 g diarios vía oral.
  - Diclofenaco 75-150 mg al día en 2-3 dosis divididas vía oral o rectal.
  - Ácido mefenámico 500 mg tres veces al día vía oral.
    - **Contraindicaciones:** alergia, defectos de la coagulación, insuficiencia cardíaca grave; evitar en pacientes con asma o deterioro hepático/renal. El diclofenaco está contraindicado en la cardiopatía isquémica, la enfermedad cerebrovascular periférica, enfermedad arterial y la insuficiencia cardíaca.
    - **Efectos secundarios:** náuseas, diarrea, ulceración gastrointestinal.

El algoritmo de la **figura 8-16**, resume los puntos fundamentales para conseguir un buen control del dolor durante la histeroscopia.

PUNTOS CLAVE

- La histeroscopia diagnóstica es un procedimiento sencillo y poco doloroso, que puede realizarse en la mayoría de los casos de forma ambulatoria sin premedicación ni anestesia.
- La histeroscopia quirúrgica también puede ser realizada en la mayoría de los casos de forma ambulatoria. La administración de premedicación y de anestesia local contribuirán a evitar el dolor y aumentar la satisfacción de la paciente.
- La decisión de realizar la histeroscopia de forma ambulatoria depende de los medios técnicos disponibles, la patología a tratar y el deseo de la paciente.
- Es muy importante disponer tanto de medios técnicos como de personal cualificado para tratar eventuales complicaciones.
- La información adecuada sobre el procedimiento y la comunicación con la paciente durante la histeroscopia contribuirán a que sea segura y bien tolerada.
- La técnica histeroscópica debe ser muy cuidadosa con mínima manipulación, movimientos suaves y baja presión del medio de distensión.

- El misoprostol no se recomienda antes de la histeroscopia, salvo casos de estenosis cervical grave.
- La técnica de infiltración más utilizada es la paracervical.
- Los anestésicos locales utilizados en histeroscopia son los del tipo amida, fundamentalmente la mepivacaína y la lidocaína, y para los preparados más potentes, son preferibles las formas levo, por ser menos tóxicas: ropivacaína y levobupivacaína.
- La toxicidad por anestésicos locales debe ser prevenida o detectada precozmente.
- Las dos medidas de prevención más importantes son: no exceder la dosis máxima y aspirar siempre antes de infiltrar, para evitar la inyección intravascular.
- Los efectos secundarios pueden ser neurológicos (son los más precoces) o cardiovasculares, como la hipotensión, llegando hasta el paro cardíaco.
- Es muy importante conocer estos signos de toxicidad y tener disponibles todos los recursos para un tratamiento precoz.

BIBLIOGRAFÍA

Ahmad G, Saluja S, O´Flynn M, Sorrentino A, Leach D, Watson A. Pain relief for outpatient hysteroscopy. Cochrane Database Syst Rev. 2017:CD007710.

American College of Obstetricians and Gynecologists. The use of hysteroscopy for the diagnosis and treatment of intrauterine pathology: ACOG Committee Opinion Number 800. Obstet Gynecol. 2020;135:138-48.

Arribas JM, Rodríguez M, Esteve B, Beltrán M. Anestesia local y locorregional en cirugía menor. Semergen. 2001;27:471-81.

Butterworth J, Lahaye L. Clinical use of local anesthetics in anesthesia. [Internet]. En: Uptodate.com. UpToDate; 2020. [Actualizado 30 Sep 2022].

Campo R, Santangelo F, Gordts S, Di Cesare C, Van Kerrebroeck H, De Angelis MC, et al. Outpatient hysteroscopy. Facts Views Vis Obgyn. 2018;10:115-22.

Carta G, Palermo P, Marinangeli F, Piroli A, Necozione S, De llellis V, Patcchiola F. Waiting time and pain during office hysteroscopy. J Minim Invasive Gynecol. 2012:19:360-4.

Cherobin ACFP, Tavares GT. Safety of local anesthetics. An Bras Dermatol. 2020;95:82-90.

Cooper AM, Ireland N. Analgesia and Anaesthesia for Hysteroscopy. En: Connor ME, Clark TJ, eds. Diagnostic and Operative Hysteroscopy. New York: Cambridge University Press, 2020; p. 72-82.

Cooper NAM, Clark TJ, Middleton L, Diwakar L, Smith P, Denny E, et al. Outpatient versus inpatient uterine polyp treatment for abnormal uterine bleeding: randomised controlled noninferiority study. BMJ. 2015;350:h1398.

Cooper NAM, Smith P, Khan KS, Clark TJ. Royal College of Obstetricians and Gynaecologists. Hysteroscopy, Best Practice in Outpatient. Green-top Guideline. 2011;59.

Cooper NA, Smith P, Khan KS, Clark TJ. Vaginoscopic approach to outpatient hysteroscopy: a systematic review of the effect on pain. BJOG. 2010;117:532-9.

De Freitas Fonseca M, Sessa FV, Resende JA, Guerra CG, Andrade CM, Crispi CP. Identifying predictors of unacceptable pain at office hysteroscopy. J Minim Invasive Gynecol. 2014;21:586-59.

De Silva PM, Carnegy A, Grahan C, Smith PP, Clark TJ. Conscious sedation for office hysteroscopy: A systematic review and meta-analysis Eur J Obstet Gynecol Reprod Biol. 2021;266:89-98.

De Silva PM, Mahmud A, Smith PP, Clark TJ. Analgesia for Office Hysteroscopy: A Systematic Review and Meta-analysis. J Minim Invasive Gynecol. 2020;27:1034-47.

De Silva PM, Stevenson H, Smith PP, Clark TJ. Pain and Operative Technologies Used in Office Hysteroscopy: A Systematic Review of Randomized Controlled Trials. J Minim Invasive Gynecol. 2021;28:1699-711.

Deffieux X, Gauthier T, Menager N, Legendre G, Agostini A, Pierre F. Hysteroscopy: guidelines for clinical practice from the french college of gynaecologists and obstetricians. Eur J Obstet Gynecol Reprod Biol. 2014;178:114-22.

Del Valle Rubido C, Solano Calvo JA, Rodríguez Miguel A, Delgado Espeja JJ, González Hinojosa J, Zapico Goñi Á. Inhalation analgesia with nitrous oxide versus other analgesic techniques in hysteroscopic polypectomy: a pilot study. J Minim Invasive Gynecol. 2015;22:595-600.

Esin S, Baser E, Okuyan E, Kucukozkan T. Comparison of sublingual misoprostol with lidocaine spray for pain relief in office hysteroscopy: a randomized, double-blind, placebo-controlled trial. J Minim Invasive Gynecol. 2013;20:499-504.

Fernández H, Alby JD, Tournoux C, Chauveaud-Lambling A, De Tayrac R, Frydman R, et al. Vaginal misoprostol for cervical ripening before operative hysteroscopy in premenopausal women: a double-blind, placebo controlled trial with three dose regimens. Hum Reprod. 2004;19:1618-21.

Fouda UM, Gad Allah SH, Elshaer HS. Optimal timing of misoprostol administration in nulliparous women undergoing office hysteroscopy: a randomized double-blind placebo-controlled study. Fertil Steril. 2016;106:196-201.

Fuentes R, Molina I, Contreras JI, Nazar C. Toxicidad sistémica por anestésicos locales: consideraciones generales, prevención y manejo. ARS MEDICA. 2017;42:47-54.

Glasser MH, Heinlein PK, Hung YY. Office endometrial ablation with local anesthesia using the HydroThermAblator system: comparison of outcomes in patients with submucous myomas with those with normal cavities in 246 cases performed over 5(1/2) years. J Minim Invasive Gynecol. 2009;16:700-7.

Gutiérrez S, Moreno LA, Ornaque I. Aspectos farmacológicos de la anestesia regional. Cap 1. En: Aliaga F, Castro MA, Catalá E, Ferrrándiz M, García A, Genové M, et al, coords. Anestesia regional hoy. 3ª ed. Publicaciones Permanyer; 2006.

Huertas Fernández MA, Rojo Riol JM. Manual de histeroscopia diagnóstica y quirúrgica. Barcelona: Editorial Glosa; 2008.

Kremer C, Duffy S, Moroney M. Patient satisfaction with outpatient hysteroscopy versus day case hysteroscopy: randomised controlled trial. BMJ. 2000;320:279-82.

Kumar V, Tryposkiadis K, Gupta JK. Hysteroscopic local anesthetic intrauterine cornual block in office endometrial ablation: a randomized controlled trial. Fertil Steril. 2016;105:474-80.

Lau WC, Tam WH, Lo WK, Yuen PM. Yuen A randomized double-blind placebo-controlled trial of transcervical intrauterine local anaesthesia in outpatient hysteroscopy. BJOG. 2000;107:610-3.

Lukes AS, Roy KH, Presthus JB, Diamond MP, Berman JM, Konsker KA. Randomized comparative trial of cervical block protocols for pain management during hysteroscopic removal of polyps and myomas. Int J Womens Health. 2015;833-9.

Mencaglia L, Hamou J. Manual of gynecological hysteroscopy. Diagnosis and surgery. Florence Center of Ambulatory Surgery. Florence: Media Service; 2001.

National Institute for Health and Clinical Excellence. Heavy menstrual bleeding: Assessment and management. NICE guideline. 2018:88.

Nikolaou D, Slamn G, Richardson R. Operative hysteroscopy in the outpatient setting: its role within a gynecology service. Gynecol Surg. 2009;6:21-4.

Pérez Medina T, Cayuela Font E. Diagnostic and operative hysteroscopy. Jaypee Brothers Medical Publishers; 2007.

Pessa Valente E, Ramos de Amorim MM, Ribeiro Costa AA, Verissimo de Miranda D. Vaginal misoprostol prior to diagnostic hysteroscopy in patients of reproductive age: a randomized clinical trial. J Minim Invasive Gynecol. 2008;15:452-8.

Prasad P, Powell MC. Prospective observational study of Thermablate Endometrial Ablation System as an outpatient procedure. J Minim Invasive Gynecol. 2008;15:476-9.

Reinders I, Geomini P, Timmermans A, De Lange ME, Bongers MY. Local anaesthesia during endometrial ablation: a systematic review. BJOG. 2017;124:190-9.

Smith P, Kolhe S, O'connor S, Clark T. Vaginoscopy against standard treatment: A randomised controlled trial. BJOG. 2019;126:891-9.

Sociedad Española de Ginecología y Obstetricia. Histeroscopia en consulta. Guía de asistencia práctica actualizada en octubre de 2020. SEGO.

Sordia-Hernández LH, Rosales-Tristán E, Vázquez-Méndez J, Merino M, Iglesias JL, Garza-Leal JG, et al. Effectiveness of misoprostol for office hysteroscopy without anesthesia in infertile patients. Fertil Steril. 2011;95:759-61.

Tasma ML, Louwerse MD, Hehenkamp WJ, Geomini PM, Bongers MY, Veersema S, et al. Misoprostol for cervical priming prior to hysteroscopy in postmenopausal and premenopausal women; a multicenter randomized placebo controlled trial. BJOG. 2018;125:81-9.

Teran-Alonso MJ, De Santiago J, Usandizaga R, Zapardiel I. Evaluation of pain in office hysteroscopy with prior analgesic medication: a prospective randomized study. Eur J Obstet Gynecol Reprod Biol. 2014;178:123-7.

Zhuo Z, Yu H, Jiang X. A systematic review and metanalysis of randomized controlled trials on the effectiveness of cervical ripening with misoprostol administration before hysteroscopy. Int J Gynaecol Obstet. 2016;132:272-7.

Histeroscopia *in office* (en consulta)

9

C. Arturo Buitrago Duque y R. A. Arias Álvarez

OBJETIVOS

- Entender la histeroscopia en consulta como una técnica distinta de la histeroscopia realizada en quirófano.
- Conocer el instrumental y los dispositivos comúnmente utilizados.
- Aprender las indicaciones, contraindicaciones y limitaciones de esta técnica.
- Tener consciencia de las complicaciones que pueden presentarse.

INTRODUCCIÓN

La histeroscopia es un procedimiento endoscópico antiguo, que permite la exploración bajo la visión directa de la vagina, el canal y la cavidad uterina. En 1869, Pantaleoni realizó la primera histeroscopia sin anestesia en consulta y, posteriormente, otros autores han reportado la realización de este procedimiento con éxito en consulta, pero las dificultades técnicas lo llevaron a un escenario en quirófano.

En 1980, Hamou la traslada del quirófano a consulta, pero se realizaba con espéculo y demás instrumentos metálicos que la hacían mal tolerada por muchas pacientes, y es en 1997 cuando **Stefano Bettocchi** introduce sus diseños de quinta generación (set de Bettocchi) e inicia la verdadera era moderna de la histeroscopia de consulta. Esto lo logra por una disminución del tamaño de las camisas, las lentes y el instrumental, y el cambio de camisas circulares a ovaladas, haciéndolas más ergonómicas para adaptase mejor al cérvix, con diámetros promedio de menos de 5 mm, con una camisa operatoria de flujo simple que permite un acceso más fácil y menos traumático. También tiene una segunda camisa de flujo continuo, para un excelente barrido o lavado de la sangre, y un canal operatorio de 5 unidades French (Fr) que permite el paso de instrumentos. De esta manera, simplifica el procedimiento, describiendo la **técnica *no touch*** (sin tocar), que se realiza sin medicación previa, sin uso de espéculo ni pinza de cuello, eliminando las principales molestias de las pacientes y convirtiéndolo en un verdadero procedimiento de mínima invasión.

CLASIFICACIÓN DE LA HISTEROSCOPIA MODERNA

Desde el punto de vista del ambiente de realización, la histeroscopia se clasifica en (**Fig. 9-1**) histeroscopia de consulta y de quirófano.

Histeroscopia de consulta

Es la que se realiza totalmente en la consulta, sin ningún tipo de sedación o medicación durante el procedimiento. En el resto del mundo, se conoce como *outpatient hysteroscopy* u *office hysteroscopy*. De acuerdo con la tecnología con que se cuente y el entrenamiento del ginecólogo, las unidades de histeroscopia de consulta se clasifican hoy en día en (**Fig. 9-2**):

- **Servicios de baja complejidad:** son aquellos con el equipamiento básico, que consiste en:
  - Ginecólogo con entrenamiento básico en histeroscopia.
  - Asistente.
  - Histeroscopio (set de Bettocchi): camisa operatoria simple (menor de 5 mm de promedio).
  - Instrumental mecánico (tijeras y pinzas de Grasper).
  - Equipo de irrigación y aspiración del medio de distensión.
  - Sistema de monitor y captura de imágenes y vídeos.

  En los servicios de baja complejidad, se podrá realizar casi el 100 % de los diagnósticos, y la toma de biopsias de endometrio, y puede ser terapéutica en un 30 a 40 % de los casos con patología estructural.
- **Servicios de alta complejidad:** requiere todos los elementos de histeroscopia de baja complejidad, y adicionalmente:
  - Ginecólogo con entrenamiento en histeroscopia quirúrgica.
  - Electrocoagulador con herramientas de trabajo miniaturizadas (de 5 a 16 Fr).
  - Nuevas tecnologías, como minirresectoscopio, morceladores, láser, etcétera.

Se podrán realizar cerca del 100 % de los procedimientos diagnósticos y un alto porcentaje de los operatorios, según los equipos disponibles, la habilidad y experiencia del histeroscopista y la tolerancia individual de cada paciente.

De quirófano

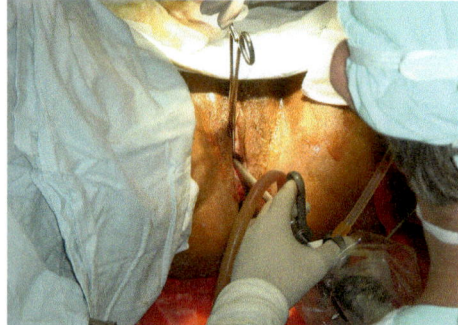

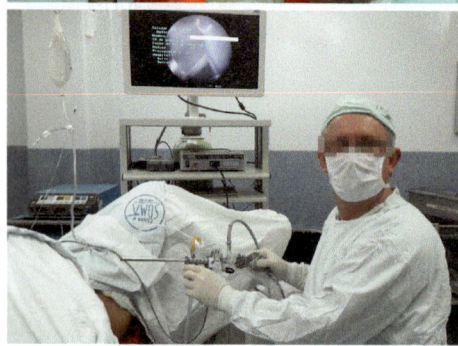

De consultorio

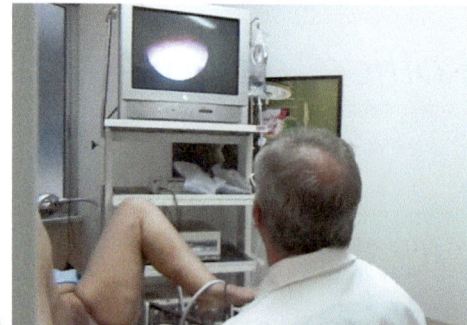

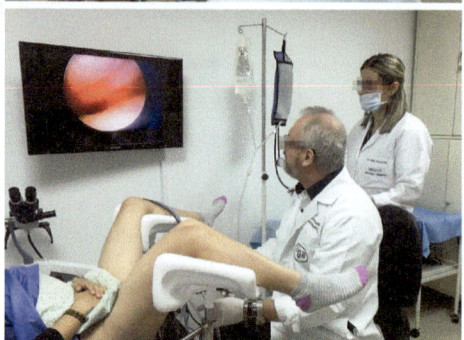

Figura 9-1. Clasificación de la histeroscopia.

Histeroscopia de quirófano

Es la que se realiza totalmente en quirófano, bajo anestesia, preferiblemente conductiva. En la mayoría de los casos, el instrumental predominante es el resectoscopio. El quirófano está reservado para los procedimientos histeroscópicos que no se pudieron realizar en consulta, ya sea por poca tolerancia de la paciente, por la complejidad de la cirugía o por falta de tecnología e instrumental. Como regla general, los procedimientos que se prevean de más de 20 minutos, con lesiones múltiples, con mala tolerancia, o si la paciente no desea el procedimiento en consulta, deberán ser llevados al quirófano.

Se estima que, en Estados Unidos, solo el 25 % de los ginecólogos realizan histeroscopia, y menos del 15 % la practican en consulta. Seguramente, en América Latina se está muy por debajo de estos porcentajes. Varias pueden ser las causas para esto, pero la falta de entrenamiento en los programas de posgrado es probablemente la más importante.

Los avances más significativos de la histeroscopia son: la miniaturización de todos los dispositivos utilizados, principalmente las lentes, las camisas y el instrumental; y la aceptación general apoyada con la mejor evidencia. Esto ha dado como resultado que:

- Todos los procedimientos histeroscópicos se deben programar inicialmente en consulta.
- Deja de ser un método diagnóstico visual y pasa a ser uno con comprobación histológica.
- Convierte un método puramente diagnóstico en diagnóstico y terapéutico.

Se ha informado que la satisfacción de las pacientes en consulta es mayor que en la histeroscopia de quirófano. Y está claramente asociado a una reducción importante en los costes para los sistemas de salud públicos o privados.

En la **tabla 9-1**, se describen las ventajas más importantes de la histeroscopia de consulta.

INSTRUMENTAL Y EQUIPOS PARA HISTEROSCOPIA DE CONSULTA

- Sala de procedimientos: la histeroscopia se puede realizar en un área pequeña, como en un consulta con suficiente amplitud para colocar los equipos o una sala de procedimientos menores multiuso (**Fig. 9-3**).
- Mesa de examen: se prefiere una mesa de examen cómoda, con descansapiés.
- Histeroscopio: existen múltiples diseños, y pueden dividirse en flexibles y rígidos. Los flexibles tienen como inconveniente su alto coste, mayor fragilidad, imposibilidad de esterilizar en autoclave y menor calidad de la imagen. Los rígidos son más utilizados en la actualidad, con diámetros totales de 4 y 5 mm, con lentes de 2 y 2,9 mm, de 0, 12 y 30°, las de 0 y 12° para el resector, y el de 30° para el set de Bettocchi (**Fig. 9-4**). Tienen una camisa operatoria

Tabla 9-1. Ventajas de la histeroscopia de consultorio

No requiere	Disminuye
Espéculo	Riesgos (anestésicos, intoxicación hídrica, infección, perforación uterina)
Pinza de cuello	Costes
Medicamentos	Tiempo
Preparación cervical	Morbilidad
Prequirúrgicos	–

Figura 9-2. Clasificación de la histeroscopia de consulta.

Baja complejidad

Alta complejidad

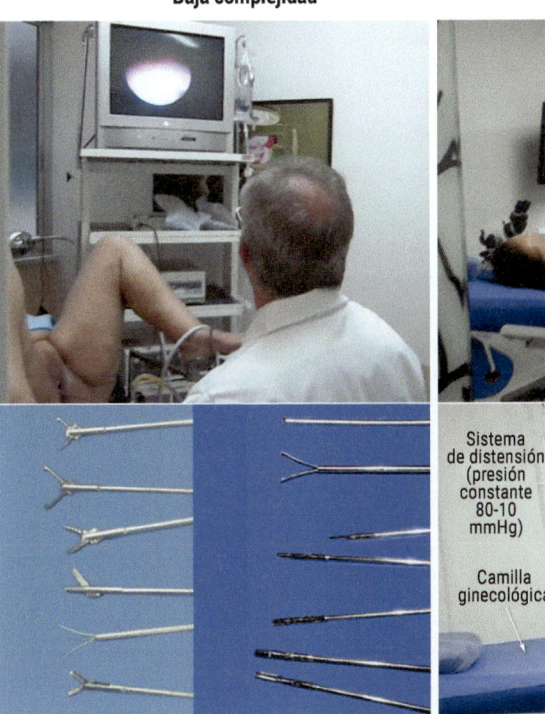
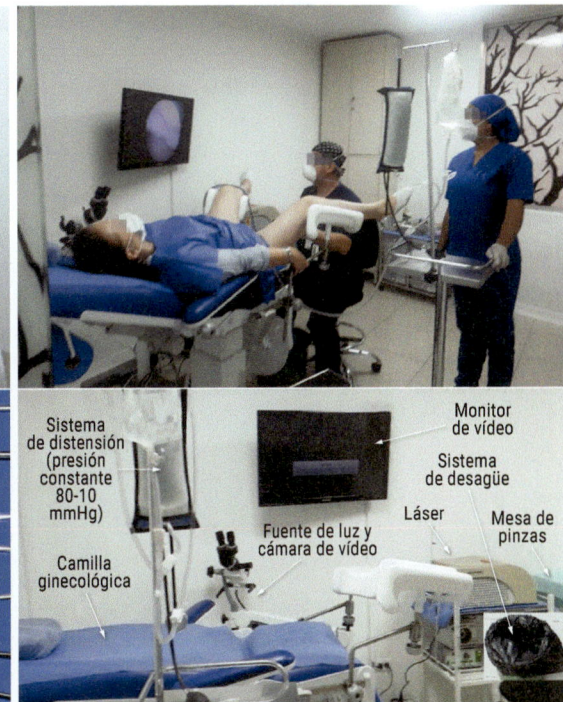

de flujo simple con canal operatorio de 5 Fr (1,67 mm) y entrada para el líquido de infusión, y una camisa externa para flujo continuo que se usa con poca frecuencia, con canal de salida del líquido. Otras versiones de histeroscopios, como el B.I.O.H.® (BETTOCCHI® Integrated Office Hysteroscope), The TROPHYscope® CAMPO Compact Hysteroscope, GYNECARE VERSASCOPE™ Hysteroscopy System, son opciones comerciales.

- Torre endoscópica: cámara, fuente de luz y monitor. Puede utilizarse una torre compartida para cualquier procedimiento endoscópico o pueden utilizarse equipos compactos que tienen todo en uno (Tele Pack), preferiblemente sistemas con captura de imágenes para la historia clínica electrónica (**Fig. 9-5**).
- Instrumental histeroscópico básico de 5 Fr (1,67 mm) (**Fig. 9-6**):
  - Pinzas de Grasper.
  - Tijeras de punta fina y punta roma.
  - Pinza con garra.
- Equipos adicionales:
  - Bomba de infusión y aspiración automática tipo Endomat®. En la actualidad, la utilización de dióxido de carbono como medio de distensión no tiene utilidad práctica y aumenta el riesgo de complicaciones propias del gas. La mayoría de los servicios de histeroscopia utilizan una solución salina, que permite buena visibilidad, flujo continuo con lavado de la cavidad, y es muy segura por ser isotónica. Para la infusión del medio líquido de distensión, se prefiere usar un dispositivo electrónico o bomba, que permite mantener una presión estable del líquido infundido, disminuyendo el dolor producido por la utilización de sistemas manuales que distienden y relajan el útero, ocasionándole contracciones y generando dolor durante y después del procedimiento. Además, estos equi-

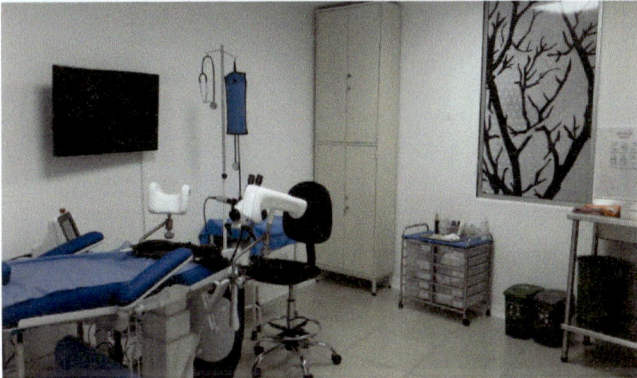
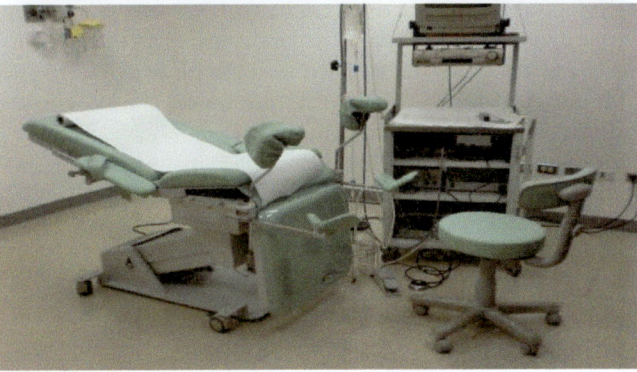

Figura 9-3. Espacios para histeroscopia de consulta.

pos permiten medir la pérdida de líquidos. En su defecto, puede realizarse por gravedad, colocando suero a más de 1 metro por encima del nivel de la paciente; o con un infusor mecánico o tensiómetro en su defecto, para dar presión positiva entre 80 y 100 mmHg.

  - Pulsioxímetro: es opcional, pero permite vigilar continuamente la frecuencia cardíaca de la paciente y suspender

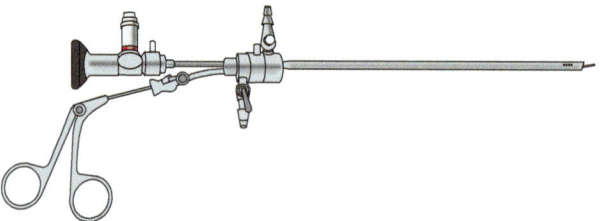

Figura 9-4. Histeroscopio rígido.

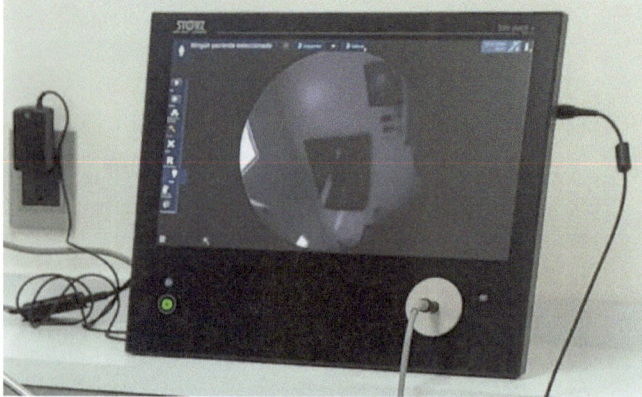

Figura 9-5. *Tele pack*.

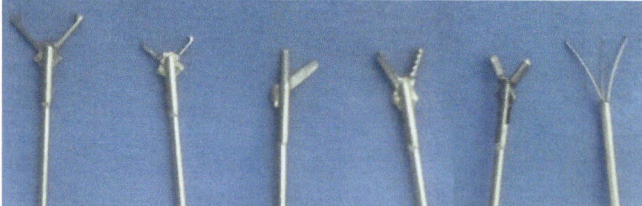

Figura 9-6. Instrumental mecánico.

incluso el procedimiento antes de presentarse el cuadro clínico de un reflejo vagal completo.

• Instrumental de apoyo: no son usados permanentemente, pero permiten resolver algunas de las dificultades que se presentan dentro de un servicio de histeroscopia, y son: espéculos de diferente tamaño, tenáculos, dilatadores, jeringas, anestésico local, dispositivos desechables de biopsia de endometrio, pinza de Foerster, curetas de Novak, curetas de Kevorkian (endocervicales).

• Instrumental con tecnología avanzada para histeroscopia (**Fig. 9-7**):
– Minirresectoscopio bipolar (13-16 Fr de diámetro): es simplemente la miniaturización del resectoscopio clásico; maneja energía monopolar y bipolar, y ha demostrado ser seguro y bien tolerados en consulta.
– Láser: su utilización en ginecología va en aumento. Aunque hoy se utiliza mucho en estética vaginal, en histeroscopia también se ha estado utilizando, en especial el láser de diodo. Este produce longitudes de onda de 980 a 1.470 nm con alta afinidad por el agua y la hemoglobina, dando una propiedad hemostática mayor que otros láser. Maneja fibras de cuarzo de diferente diámetro.
– La utilización de láser en histeroscopia tiene como ventajas que: es menos dolorosa, la fibra permite mayor paso de flujo por la camisa, tiene perfecta hemostasia, es muy bueno para vaporizar, con menores recidivas por su alta afinidad por los

vasos sanguíneos, produce pocas burbujas, siempre funciona con la misma potencia. Sus inconvenientes son que: no está disponible en la mayoría de los centros, hay poca experiencia y los costes son elevados, en especial en los equipos que no permiten reutilizar la fibra y no extrae el tejido.
– Morceladores (sistemas histeroscópicos de remoción tisular): el primero aprobado por la Food and Drug Administration (FDA) fue en 2005. Son instrumentos con una camisa en la que rota una cuchilla, que corta el tejido interpuesto en la ventana ubicada en el extremo distal del dispositivo. La evidencia disponible permite considerarlos como una herramienta segura, eficaz y rentable para la extracción de lesiones intrauterinas, como pólipos, miomas (tipo 0 y tipo 1) y restos de placenta. Tiene como ventajas que: el procedimiento es más rapido que con otros instrumentos, la buena visibilidad, ya que no produce burbujas y los fragmenos son aspirados inmediatamente por la misma cuchilla, se ha demostrado que la curva de aprendizaje es más rápida y las tasas de complicaciones menores que con resectoscopio y, finalmente, se obtiene una muestra para estudio patológico, que se acumula en una bolsa en el aspirado del fluido. Sin embargo, el coste de los equipos, las cuchillas y las mangueras limitan su uso. Las cuchillas son reutilizables, pero van perdiendo efectividad a medida que se usan.
– Electrodos bipolares (5 Fr de diámetro).

• Sistema de limpieza y esterilización: la mayoría de servicios de alto flujo en histeroscopia usan sistemas de limpieza de alto nivel, como ácido peracético, glutaraldehído y cloroxidante electrolítico. La utilización de sistemas de limpieza de alto grado frente a la esterilización en autoclave en una central de esterilización dependerá de las normas exigidas en cada país.

Requisitos que debe cumplir un servicio de histeroscopia de consulta:

• Espacio destinado para tal fin.
• Equipos más el instrumental necesario.
• Personal entrenado.
• Enfermera auxiliar.
• Consentimiento informado e instructivo.
• Dar información previa a la cita.
• Asesoría permanente tras el alta.
• Equipo de reanimación de fácil acceso (requisito en algunos países).

Con respecto al informe histeroscópico, no se ha desarrollado ningún consenso internacional, cada centro de referencia tiene su propio informe. Sin embargo, se recomienda que incluya:

• Identificación de la paciente.
• Indicación del procedimiento.
• Fecha de la última menstruación.
• Historia obstétrica con número de cesáreas.
• Descripción del procedimiento.
• Descripción de hallazgos (normales y anormales).
• Diagnóstico histeroscópico.
• Procedimiento realizado y registro de si hubo toma de biopsias y el sitio donde se practicó.

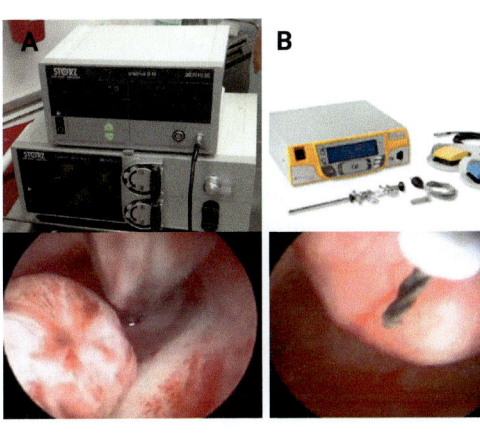
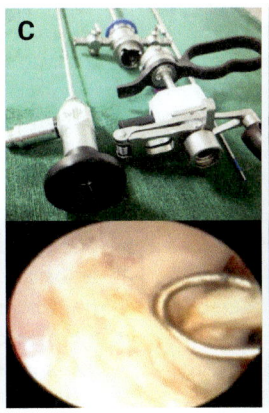
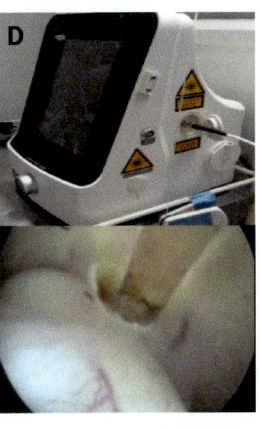

Figura 9-7. Desarrollo tecnológico. **A)** Morceladores; **B)** Electrodos bipolares; **C)** Minirresectoscopio bipolar; **D)** Láser.

- Inclusión de imágenes y/o gráficos.
- Conducta sugerida.

INDICACIONES

La histeroscopia puede usarse con fines diagnósticos y terapéuticos. Existe la filosofía de ver y tratar; es decir, una vez encontrado un hallazgo patológico, se procede con el tratamiento inmediato si es factible.

Todas las histeroscopias deberían ser programadas inicialmente en la consulta; allí se diagnóstica y, si es posible, se resuelve la patología encontrada, lo cual ocurre en un alto porcentaje de los casos, dependiendo de si el servicio de histeroscopia de consulta es de alta o baja complejidad. De no resolverse la patología, este acceso inicial en la consulta permite planificar mejor el procedimiento en el quirófano. Las indicaciones más comunes son:

- Sangrado uterino anormal, incluido el diagnóstico precoz del adenocarcinoma endometrial focal o difuso.
- Infertilidad primaria o secundaria.
- Amenorrea primaria o secundaria.
- Sospecha ecográfica de patología intrauterina (miomas, pólipos, hiperplasia endometrial, metaplasia ósea, etc.).
- Localización, extracción o reacomodación de dispositivos intrauterinos.
- Diagnóstico y tratamiento de malformaciones müllerianas.
- Seguimiento posvaciamiento uterino en enfermedad trofoblástica (mola hidatiforme).
- Exploración de niñas y mujeres vírgenes.
- Metrorragias posgestación, evaluación y extracción de restos ovulares.
- Embrioscopia y extracción del embrión para su estudio genético.
- Evaluación y pronóstico previos a cirugía compleja (tabique, sinequia, mioma, ablación).
- Diagnóstico y valoración del istmocele.

Consideraciones en patologías específicas

Se puede practicar la histeroscopia en consulta en:

- **Pólipos endometriales:** comprobar su existencia, clasificar los pólipos según la apariencia, toma de biopsias, resección completa, estudio anatomopatológico.

- **Miomas submucosos:** clasificar el mioma submucoso, practicar la preparación en consulta de leiomiomas parcialmente intramurales, enucleación preoperatoria del mioma en consulta mediante instrumentos no eléctricos (OpenInM) o eléctricos (OPIUM), miomectomía, enucleación parcial o completa, miomectomía con o sin extracción, miólisis.
- **Dispositivos intrauterinos (DIU):** evaluación, extracción, reacomodación, colocación en casos difíciles y retirada del DIU en embarazo temprano.
- **Fertilidad:** permite evaluar anomalías estructurales, sinequias, anomalías müllerianas, permeabilidad tubárica, evaluar la fase del endometrio, descartar la endometritis crónica, la presencia de pólipos, como instrumento de ayuda en la transferencia de embriones, la fertilización *in vitro*, el fallo recurrente de la implantación y la retención de productos de la concepción.
- **Oncología:** control de pacientes que consumen tamoxifeno, diagnóstico y seguimiento de hiperplasia endometrial, descartar el compromiso endocervical de cáncer endometrial, control posterior a embarazo molar, tratamiento conservador y control después de tratamiento quirúrgico o médico conservador en hiperplasia endometrial atípica y cáncer endometrial.

Las contraindicaciones son:

- Embarazo intrauterino viable (relativa).
- Cáncer cervical conocido (relativa).
- Infección pélvica aguda.
- Perforación uterina reciente.
- Tuberculosis genital y herpes activo.

Manejo preoperatorio de la paciente

- **Preparación cervical:** muchos trabajos se han realizado sobre el uso de misoprostol previo a histeroscopia y más recientemente con dinoprostona. La mayoría de ellos son ensayos aleatorizados y controlados con pocos estudios comparativos. Una revisión **Cochrane** muestra que hay pruebas de calidad moderada de que la administración de misoprostol para la maduración preoperatoria del cuello uterino antes de la histeroscopia quirúrgica es más efectiva que el placebo o ningún tratamiento, y se asocia a menos complicaciones intraoperatorias, como laceraciones y falsas vías, no así en la perforación uterina o la hemorragia. Dos revisiones sistemáticas recientes muestran que la combinación de misoprostol más anestesia local parece ser la más eficaz para el dolor durante y después del procedimiento de histeroscopia de consulta. Estos medicamentos pueden ser usados de forma vaginal, oral o sublingual. Tienen muchos efectos secundarios, como diarrea (18 %), dolor abdominal (24 %), sangrado vaginal (16 %) y fiebre (6 %), lo que limita mucho su uso.

- La gran mayoría de centros no lo usa de manera sistemática, porque son más los inconvenientes que produce que las ventajas que pudiera ofrecer. Su utilidad solo está demostrada para pacientes premenopáusicas, ya que su acción depende de receptores estrogénicos. El misoprostol se recomienda solo para casos específicos de estenosis cervical en pacientes premenopáusicas o en posmenopáusicas, asociado al uso previo de estrógenos vaginales durante 2 semanas.
- **Manejo del dolor en histeroscopia de consulta:** se abordó en el **capítulo 8**. De manera resumida, hay que considerar dos tipos de dolor, el intraoperatorio y el postoperatorio. Para el dolor postoperatorio, la utilización de analgésicos parenterales y el reposo en la camilla de al menos 5 a 15 minutos permite una recuperación completa de la paciente y una mejor percepción del procedimiento. Dos revisiones sistemáticas recientes evalúan todas las medidas farmacológicas y no farmacológicas existentes. El manejo del dolor intraoperatorio y postoperatorio deben ser aplicados de manera multimodal (**Tabla 9-2**).
- **Momento de la realización de la histeroscopia:** el momento óptimo para los procedimientos histeroscópicos dependerá de la patología sospechada y si requiere o no biopsia de endometrio. En general, en la mujer premenopáusica, es durante la etapa proliferativa temprana (días 4 a 11 de la menstruación) cuando el revestimiento endometrial es más delgado y permite mejor visión de patologías orgánicas. En las pacientes premenopáusicas que consumen anticonceptivos, progestágenos o análogos de la hormona liberadora de gonadotropinas, y en las postmenopáusicas, esta medida no se aplica.

Técnica quirúrgica

La histeroscopia de consulta se realiza en tres tiempos:

- **Tiempo vaginal:** se procede a la inserción del histeroscopio en la vulva, entre los labios. De manera opcional, se avanza sin tocar a la paciente o se coaptan los labios mayores con la mano libre. Es más fácil si el pulgar de la mano izquierda se coloca en el labio mayor derecho y se desplaza sobre el labio izquierdo, para impedir la salida del medio de distensión; simultáneamente se va infundiendo el medio expansor para convertir la vagina de cavidad virtual en cavidad real y realizar la vaginoscopia. Se avanza fácilmente por la vagina localizando el orificio cervical externo, el cual en la mayoría de los casos está posterior, por lo que se debe elevar la mano que sostiene el histeroscopio (**Fig. 9-8**).
- **Tiempo cervical:** terminada la vaginoscopia, se introduce el histeroscopio por el cérvix con maniobras de rotación de la camisa, logrando hacer coincidir el diámetro mayor del histeroscopio con el diámetro mayor del cérvix, lo que facilita enormemente el procedimiento con una mínima o nula molestia. Se avanza por el endocérvix, evaluando todo el canal hasta el orificio interno.
- **Tiempo uterino:** posteriormente al llegar a la cavidad endometrial y evitando los movimientos de rotación, se observa toda la parte lateral de la cavidad por donde entró la lente. Luego, con movimientos suaves de rotación, se evalúa en orden toda la superficie de la cavidad endometrial. Hay que tratar de hacer el menor número de movimientos rotatorios y, sobre todo, evitar tocar las paredes endometriales, para mejorar la tolerancia del procedimiento.

Se puede ingresar el histeroscopio armado con las dos camisas, pero esto aumenta todo su contorno en 1 mm el diámetro del instrumento, lo que dificulta en muchos casos su entrada, excepto si se dispone de equipos de mínimo diámetro con lentes de 2 mm. Muchos histeroscopistas prefieren ingresar solo con la camisa, la operatoria de flujo simple o interna. Esta lleva un canal operatorio de 5 Fr, que permite el paso de diferentes instrumentos, como láser, pinzas de agarre, tijeras, electrodos monopolares, tirabuzón, electrodos bipolares, lazos, etc., que cumplen satisfactoriamente el cometido de expandir, cortar, resecar y vaporizar, es decir, resolver la patología encontrada. Se recomienda no iniciar la histeroscopia con el canal operatorio ocupado por un instrumento, ya que disminuye el paso del medio de distensión y dificulta la rotación de la camisa.

Posteriormente, se cierra el flujo de líquidos y se retira el histeroscopio. Se le permite un par de minutos a la paciente

Tabla 9-2. Métodos para mejorar el dolor	
Farmacológicos	**No farmacológicos**
Analgésicos	Música
Antiespasmódicos	Temperatura
Opioides	Electroestimulación transcutánea de nervios
Misoprostol	Información
Otros	Otros (presión suprapúbica, vejiga llena, conversación, acompañante, hipnosis)

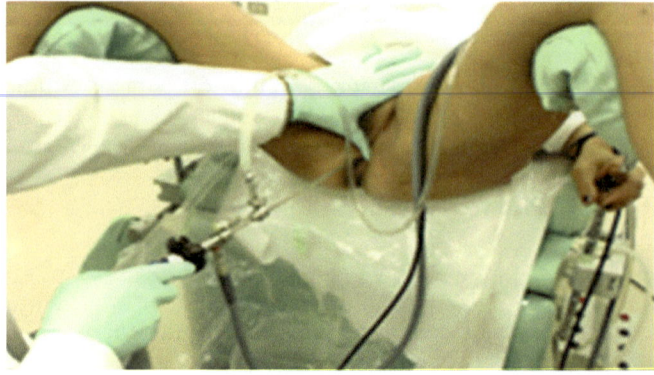

Figura 9-8. Técnica vaginoscópica. Posición adecuada de la mano izquierda, que sobrepone el labio derecho sobre el izquierdo para la coaptación de la vagina.

para que se recupere en la camilla. Raramente, en caso de mareo, reflejo vagal, se pasará a una sala de reposo y se manejará con analgésicos, según el caso.

Con respecto a la toma de biopsias, el procedimiento más realizado durante la histeroscopia es la biopsia de endometrio y está dentro de los procedimientos básicos. Para ello, se han reportado varias técnicas que incluyen la utilización de la pinza en cuchara o *punch*, la pinza de Grasper o «de cocodrilo», la tijera e incluso morceladores. Los estudios comparativos muestran puntuaciones de dolor más bajas y una biopsia más amplia con más tejido disponible para histología con pinzas «de cocodrilo» y en comparación con pinzas de cuchara.

Esta técnica, descrita por Stefano Bettocchi en 2002, consiste en utilizar la pinza de Grasper que se acopla al endometrio abierta, y se avanza 1 cm, y luego, se cierra y se desprende el endometrio atrapado con esta maniobra. A continuación, se aproxima a la punta del histeroscopio sin entrar en el canal operatorio, para no perder la muestra, y se retira la pinza y el histeroscopio concomitantemente.

Se ofrecen las siguientes recomendaciones:

- Al inicio de la formación, es preciso iniciarse con prácticas de la técnica (particularmente la vaginoscopia) en quirófano en la paciente anestesiada. Una vez que se identifica fácilmente el canal cervical, se prueba la técnica de consulta.
- Hay que empezar con procedimientos simples a medida que se gana confianza y experiencia. Esto incluye la histeroscopia diagnóstica, pequeñas polipectomías o biopsias visualmente dirigidas y la extracción del DIU.
- Se debe capacitar adecuadamente al personal auxiliar y establecer roles específicos para ellos.
- Es conveniente usar la **mínima presión de distensión** necesaria para una visualización adecuada. Esto reducirá la incomodidad de la paciente. Hay que utilizar solo medios de distensión fisiológicos. No se ha de realizar ningún procedimiento que requiera más de 3 L de solución expansora, salvo que haya un sistema de monitoreo ponderado disponible.
- Debe haber una lista de verificación de crisis y hay que practicar cada crisis con el equipo.
- Es fundamental equipar el servicio con la bomba, histeroscopios e instrumentación adecuados.
- Es preciso que la paciente descanse de 5 a 30 minutos, y usar antiinflamatorios no esteroideos si es necesario.

COMPLICACIONES

La histeroscopia de consulta es un procedimiento seguro; las complicaciones descritas de la histeroscopia en quirófano desaparecen casi totalmente en este lugar.

El uso de las pinzas de cuello o pinzas de Pozzi se asocian a desgarros cervicales, sangrado, dolor y reflejo vagal. La dilatación a ciegas puede generar falsas rutas, perforación uterina, sangrado y dolor. El uso de espéculo también se asocia a dolor y molestia durante el procedimiento. Con la técnica de consulta, se evitan todas estas molestias y complicaciones, ya que en ningún momento se utilizan.

Las complicaciones causadas por el medio de distensión tampoco son posibles en la histeroscopia de consultorio, ya

que normalmente se usa solución salina y los volúmenes utilizados son bajos al inicio de su formación generalmente es menor de 1.000 mL por paciente, después se usará mucho menos. En consulta, muy pocos histeroscopistas utilizan energía monopolar, por lo que, no se usan soluciones sin electrólitos.

Las complicaciones infecciosas son extremadamente raras. En las publicaciones científicas, se reportan casos excepcionales con tasas menores de 0,01 %. Por ello, no se requiere la utilización de antibióticos profilácticos ni el lavado previo de vagina para su prevención.

Los problemas a los que se enfrenta el histeroscopista en consulta son (**Tabla 9-3**):

- El ingreso fallido por dificultad técnica o intolerancia de la paciente: se informa de ello en las publicaciones científicas entre el 3 y el 11 % de los casos. Y se deben principalmente a: dolor (4,1 %), estenosis cervical (1,1 %), dificultad para obtener la distensión de la cavidad (0,7 %) y sangrado activo (0,5 %).
- El reflejo vagal, manifestado por sudoración, mareo, náuseas, vómito, hipotensión y bradicardia, aparece cuando el procedimiento ha sido muy laborioso, en pacientes con bajo umbral al dolor o mujeres vagotónicas, en quienes las maniobras de expansión son intolerables. Para esto, la utilización de un pulsioxímetro facilita ver la disminución de la frecuencia cardíaca por debajo de 60, y esto permite la suspensión del procedimiento antes de presentar el cuadro completo. El manejo de esta complicación en la mayoría de los casos es suspender el procedimiento, elevar las piernas y dejar en reposo durante 20 minutos, y con esto es suficiente; raramente se requiere la canalización de la vena para la utilización de líquidos intravenosos y la utilización de 5 mg de atropina subcutánea o intramuscular. También se ha descrito la utilización de sales de amonio para que la paciente huela.
- El dolor intenso, que se presenta aproximadamente en un 12 %. El dolor intenso y el reflejo vagal se asocian con frecuencia. Su prevención y manejo ya se ha comentado anteriormente.
- La hemorragia y la perforación uterina son complicaciones que pueden presentarse con la histeroscopia, pero en consulta se limitan a aquellas pacientes con estenosis o cierre total del canal endocervical sin embargo, es muy poco frecuente, debido a que la entrada se hace bajo visión directa y el dolor percibido por la paciente sin anestesia harían detener el procedimiento antes de que se tenga realmente

Tabla 9-3. Eventos adversos en histeroscopia de consultorio
Ingreso fallido: 1,2-3,8 %
Reacción vasovagal: 0,19-0,97 %
Dolor intenso: 25 %
Perforación uterina: 0,1 %
Infección: 0,01 %

una complicación, ya que la misma paciente lo impide con su reacción dolorosa. La pérdida de la visualización adecuada y de los puntos de referencia normal hacen sospechar una falsa ruta. De persistir en el procedimiento, la aparición del signo de la **bandera japonesa** (se ve todo el círculo rojo por el sangrado) y el **signo del oro** (al aparecer tejido amarillo brillante) hace sospechar una **perforación uterina**, y obliga a suspender inmediatamente el procedimiento y vigilar la evolución de la paciente. El caso muy raro de la aparición de sangrado abundante, que puede presentarse en mujeres jóvenes con restos ovulares o posmenopáusicas con cáncer de endometrio, la utilización de una sonda de Foley de un calibre de 8-10, que se infla con 5-10 mL de solución salina, suele ser suficiente mientras se remite a la paciente a un lugar apropiado de atención.

En relación con la perforación uterina, la simple observación es suficiente en la gran mayoría de los casos.

La nuliparidad, la menopausia y la edad avanzada se correlacionaron significativamente con una mayor tasa de fracaso de la técnica y/o complicaciones. El estado menopáusico, los antecedentes de cirugía cervical, la historia de dismenorrea o sangrado menstrual abundante y la ansiedad se relacionan con menor tolerancia al procedimiento; por el contrario, las obesas parecen percibir menor dolor.

En el inicio de la práctica de la histeroscopia, se recomienda una selección precisa de las pacientes que se someterán a la histeroscopia en la consulta, lo que es crucial para lograr el mejor resultado. Con el tiempo y la adquisición de destreza, se podrán manejar casos más complejos en consulta.

 PUNTOS CLAVE

- La histeroscopia de consulta es un procedimiento factible, seguro, bien tolerado por la mayoría de las pacientes. Además, es rentable y economiza gran cantidad de recursos de los servicios de salud.
- La alta sensibilidad, la especificidad, el valor predictivo positivo, pero en especial, el alto valor predictivo negativo, llevaron, desde hace muchos años, a establecer que la histeroscopia es el método de referencia para el diagnóstico y manejo de toda la patología intrauterina.
- La filosofía de ver y tratar permite en casi el 100 % de las pacientes hacer diagnósticos precisos y, en un porcen-

taje muy alto, el tratamiento inmediato de su patología. Con el desarrollo de nuevas tecnologías y la miniaturización de todos los equipos, cada día se logra resolver más patologías en el ámbito de la consulta que anteriormente requerían quirófano y anestesia.
- Es importante no perder la simplicidad del procedimiento, puesto que asegura su reproducibilidad y su utilización en todos los servicios de salud públicos, favoreciendo la atención de las personas con menores recursos.

BIBLIOGRAFÍA

ACOG Practice Bulletin No. 104: Antibiotic Prophylaxis for Gynecologic Procedures. Obstet Gynecol. 2009;113:1180-9.

Al-Fozan H, Firwana B, Al Kadri H, Hassan S, Tulandi T. Preoperative ripening of the cervix before operative hysteroscopy. Cochrane Database Syst Rev. 2015:CD005998.

Baskett TF. Pantaleoni, D Commander (c. 1869): Hysteroscopy. En: Eponyms and Names in Obstetrics and Gynaecology. [Internet]. 3.a ed. Cambridge: Cambridge University Press; 2019. [Citado 9 de abril de 2022]. p. 310. Disponible en: https://www.cambridge.org/core/books/eponyms-and-names-in-obstetrics-and-gynaecology/pantaleoni-d-commander-c-1869/6E86E195B2D2C406DF85CA1D6C3B1A90

Bettocchi S, Ceci O, Di Venere R, Pansini MV, Pellegrino A, Marello F, et al. Advanced operative office hysteroscopy without anaesthesia: analysis of 501 cases treated with a 5 Fr. bipolar electrode. Hum Reprod. 2002;17:2435-8.

Carvalho AP, Estevinho C, Meireles I, Oliveira C, Nunes C. Office hysteroscopy: Identifying risk factors for technique failure and surgical complications. Eur J Obstet Gynecol Reprod Biol. 2019;234:e122.

Cullen MT, Reece EA, Whetham J, Hobbins JC. Embryoscopy: description and utility of a new technique. Am J Obstet Gynecol. 1990;162:82-6.

Cholkeri-Singh A, Sasaki KJ. Hysteroscopy safety. Curr Opin Obstet Gynecol. 2016;28:250-4.

De Silva PM, Mahmud A, Smith PP, Clark TJ. Analgesia for Office Hysteroscopy: A Systematic Review and Meta-analysis. J Minim Invasive Gynecol. 2020;27:1034-47.

Dealberti D, Riboni F, Cosma S, Pisani C, Montella F, Saitta S, et al. Feasibility and Acceptability of Office-Based Polypectomy With a 16F Mini-Resectoscope: A Multicenter Clinical Study. J Minim Invasive Gynecol. 2016;23:418-24.

Fouda UM, Elsetohy KA, Elshaer HS, Hammad BEM, Shaban MM, Youssef MA, et al. Misoprostol Prior to Diagnostic Office Hysteroscopy in the Subgroup of Patients with No Risk Factors for Cervical Stenosis: A Randomized Double Blind Placebo-Controlled Trial. Gynecol Obstet Invest. 2018;83:455-60.

Ghamry NK, Samy A, Abdelhakim AM, Elgebaly A, Ibrahim S, Ahmed AA, et al. Evaluation and ranking of different interventions for pain relief during outpatient hysteroscopy: A systematic review and network meta-analysis. J Obstet Gynaecol Res. 2020;46:807-27.

Haimovich S, López-Yarto M, Urresta Ávila J, Saavedra Tascón A, Hernández JL, Carreras Collado R. Office Hysteroscopic Laser Enucleation of Submucous Myomas without Mass Extraction: A Case Series Study. BioMed Res Int. 2015;2015:e905204.

Haimovich S, Tanvir T. A Mini-Review of Office Hysteroscopic Techniques for Endometrial Tissue Sampling in Postmenopausal Bleeding. J Midlife Health. 2021;12:21-9.

Hysteroscopy, Best Practice in Outpatient. [Internet]. Green-top Guideline nº 59. Royal College of Obstetricians and Gynecologists; 2011. [Citado 23 de marzo de 2022]. Disponible en: https://www.rcog.org.uk/guidance/browse-all-guidance/green-top-guidelines/hysteroscopy-best-practice-in-outpatient-green-top-guideline-no-59/

Isaacson K. Office hysteroscopy: a valuable but under-utilized technique. Curr Opin Obstet Gynecol. 2002;14:381-5.

Jain S, Inamdar DB, eds. Manual of Fertility Enhancing Hysteros. [Internet]. Springer; 2018. [Citado 23 de marzo de 2022]. Disponible en: https://www.scribd.com/document/514687014/Manual-of-Fertility-Enhancing-Hysteroscopy

Jakopič Maček K, Blaganje M, Kenda Šuster N, Drusany Starič K, Kobal B. Office hysteroscopy in removing retained products of conception - a highly successful approach with minimal complications. J Obstet Gynaecol J. 2020;40:1122-6.

Karavani G, Bahar R, Herzberg S, Yanai N. A "See and Treat" Office Procedure for Retained Products of Conception Removal After Normal Vaginal Delivery Using Manual Vacuum Aspiration: Preliminary Efficacy and Reproductive Outcomes. J Minim Invasive Gynecol. 2017;24:1007-13.

Kremer C, Duffy S, Moroney M. Patient satisfaction with outpatient hysteroscopy versus day case hysteroscopy: randomised controlled trial. BMJ. 2000;320:279-82.

Marsh FA, Rogerson LJ, Duffy SRG. A randomised controlled trial comparing outpatient versus daycase endometrial polypectomy. BJOG. 2006;113:896-901.

Moscovitz T, Tcherniakovsky M. Tratado de histeroscopia uma viagem pelas lentes do mundo. Di Livros; 2021. Cap 29. p. 349-362.

Munro MG, Kasiewicz JL, Desai VB. Office versus Institutional Operative Hysteroscopy: An Economic Model. J Minim Invasive Gynecol. 2022;29:535-48.

Nandita P, Dhillon R, Pai HD. Textbook of Hysteroscopy. Jaypee Brothers Medical Publishers; 2013.

Nappi L, Sorrentino F, Angioni S, Pontis A, Greco P. The use of laser in hysteroscopic surgery. Minerva Ginecol. 2016;68:722-6.

Noventa M, Ancona E, Quaranta M, Vitagliano A, Cosmi E, D'Antona D, et al. Intrauterine Morcellator Devices: The Icon of Hysteroscopic Future or Merely a Marketing Image? A Systematic Review Regarding Safety, Efficacy, Advantages, and Contraindications. Reprod Sci. 2015;22:1289-96.

Oppegaard KS, Lieng M, Berg A, Istre O, Qvigstad E, Nesheim BI. A combination of misoprostol and estradiol for preoperative cervical ripening in postmenopausal women: a randomised controlled trial. BJOG. 2010;117:53-61.

Papalampros P, Gambadauro P, Papadopoulos N, Polyzos D, Chapman L, Magos A. The mini-resectoscope: a new instrument for office hysteroscopic surgery. Acta Obstet Gynecol Scand. 2009;88:227-30.

Passos IMPE, Britto RL. Diagnosis and treatment of müllerian malformations. Taiwan J Obstet Gynecol. 2020;59:183-8.

Paulo AAS, Solheiro MHR, Paulo COS, Afreixo VMA. What proportion of women refers moderate to severe pain during office hysteroscopy with a mini-hysteroscope? A systematic review and meta-analysis. Arch Gynecol Obstet. 2016;293:37-46.

Philipp T, Kalousek DK. Transcervical embryoscopy in missed abortion. J Assist Reprod Genet. 2001;18:285-90.

Rund NMA, El Shenoufy H, Islam BA, El Husseiny T, Nassar SA, Mohsen RA, et al. Determining the Optimal Time Interval between Vaginal Dinoprostone Administration and Diagnostic Office Hysteroscopy in Nulliparous Women: A Randomized, Double-blind Trial. J Minim Invasive Gynecol. 2022;29:85-93.

Salazar CA, Isaacson KB. Office Operative Hysteroscopy: An Update. J Minim Invasive Gynecol. 2018;25:199-208.

Samy A, Abbas AM, Rashwan ASSA, Talaat B, Eissa AI, Metwally AA, et al. Vaginal Dinoprostone in Reducing Pain Perception During Diagnostic Office Hysteroscopy in Postmenopausal Women: A Randomized, Double-Blind, Placebo-Controlled Trial. J Minim Invasive Gynecol. 2020;27:847-53.

Shah PR. Newer Developments and Future Applications of Hysteroscopy in Infertility. En: Jain S, Inamdar DB, eds. Manual of Fertility Enhancing Hysteroscopy. [Internet]. Singapur: Springer; 2018. [Citado 23 de marzo de 2022]. p. 191-202. Disponible en: https://doi.org/10.1007/978-981-10-8028-9_13

Van Kerkvoorde TC, Veersema S, Timmermans A. Long-Term Complications of Office Hysteroscopy: Analysis of 1028 Cases. J Minim Invasive Gynecol. 2012;19:494-7.

Vitale SG, Alonso Pacheco L, Haimovich S, Riemma G, De Angelis MC, Carugno J, et al. Pain management for in-office hysteroscopy. A practical decalogue for the operator. J Gynecol Obstet Hum Reprod. 2021;50:101976.

Vitale SG, Bruni S, Chiofalo B, Riemma G, Lasmar RB. Updates in office hysteroscopy: a practical decalogue to perform a correct procedure. Updat Surg. 2020;72:967-76.

Vitale SG, Laganà AS, Caruso S, Garzon S, Vecchio GM, La Rosa VL, et al. Comparison of three biopsy forceps for hysteroscopic endometrial biopsy in postmenopausal patients (HYGREB-1): A multicenter, single-blind randomized clinical trial. Int J Gynaecol Obstet. 2021;155:425-32.

Wortman M, Daggett A, Ball C. Operative hysteroscopy in an office-based surgical setting: review of patient safety and satisfaction in 414 cases. J Minim Invasive Gynecol. 2013;20:56-63.

Yin X, Cheng J, Ansari SH, Campo R, Di W, Li W, et al. Hysteroscopic tissue removal systems for the treatment of intrauterine pathology: a systematic review and meta-analysis. Facts Views Vis ObGyn. 2018;10:207-13.

Medicamentos en histeroscopia

10

M. Simó González y M. Bailón Queiruga

OBJETIVOS

- Conocer las indicaciones de preparación cervical y endometrial en histeroscopia, así como la administración de analgesia, y los fármacos utilizados.
- Reconocer las indicaciones de administración de profilaxis antibiótica previamente a la realización de una histeroscopia.
- Detectar las situaciones en las que debe administrarse tratamiento antiadherente y/u hormonal tras la realización de procedimientos histeroscópicos.
- Valorar de forma individualizada en cada caso el beneficio-riesgo de la administración de un fármaco.

INTRODUCCIÓN

Algunas medicaciones permiten realizar con más facilidad o con mayor tasa de éxito los procedimientos histeroscópicos. En este capítulo, se abordarán las principales indicaciones de uso de medicamentos en histeroscopia.

PREPARACIÓN CERVICAL

Casi el 50 % de las complicaciones detectadas durante la realización de una histeroscopia están relacionadas con el paso del histeroscopio a través del cérvix o su dilatación mecánica. Algunas de estas complicaciones, entre ellas las laceraciones cervicales, creación de falsas vías, perforación uterina o sangrado, podrían reducirse con una adecuada preparación del cérvix previamente a la histeroscopia. Cabe recordar que el riesgo de lesiones traumáticas uterinas (laceraciones cervicales o perforaciones uterinas) es bajo en el caso de histeroscopias en consulta con utensilios con un diámetro menor de 5,5 mm y bajo visión directa/vaginoscopia.

Los factores de riesgo asociados a traumatismo uterino incluyen: necesidad de dilatación cervical a ciegas, estenosis cervical (principalmente en casos de atrofia cervical o cirugía cervical previa) (**Fig. 10-1**), canal cervical tortuoso (p.ej., asociado a miomas uterinos) o desviación de la cavidad uterina (flexión acentuada, presencia de adherencias pélvicas, miomas).

Existen diferentes agentes farmacológicos utilizados para la preparación o maduración cervical, destacando el uso de prostaglandinas vía oral o vaginal.

Una revisión sistemática de Cochrane publicada en 2015 concluyó que el misoprostol es más efectivo que el placebo o ningún tratamiento, con menor necesidad de dilatación cervical mecánica en el grupo de tratamiento con misoprostol. También se asoció el misoprostol a una tasa menor de laceración cervical o falsa vía, aunque no hubo diferencias en cuanto a tasa de perforación uterina o sangrado. Aun así, el uso de misoprostol se asoció a una mayor tasa de efectos adversos, incluyendo dolor abdominal, aumento de la temperatura corporal y sangrado vaginal.

En cuanto a la comparación con dinoprostona, el uso de misoprostol se asoció a una dilatación cervical más efectiva, con menor necesidad de dilatación mecánica y menor incidencia de complicaciones quirúrgicas, pero presentando el grupo de misoprostol más efectos adversos que el grupo de dinoprostona.

La tasa de procedimientos fallidos no se ve influenciada por el uso de preparación cervical con prostaglandinas. Aun así, en casos de procedimientos en consulta con histeroscopios de más de 5 mm de diámetro para la administración de misoprostol 400 µg vía vaginal 4 h antes de la prueba, ha demostrado reducir el dolor durante y después de la histeroscopia en consulta, al disminuir la necesidad de dilatación mecánica cervical durante el procedimiento.

Otra opción posible consiste en añadir 25 µg de estrógenos vía vaginal durante los 14 días previos a la histeroscopia, juntamente con 400-1.000 µg de misoprostol vaginal administrado hasta 12 h antes del procedimiento. Esta combinación farmacológica puede facilitar la dilatación cervical y disminuir el dolor en pacientes posmenopáusicas.

En cuanto a la dosis de misoprostol, vía de administración y momento de su administración, no están claramente definidas. Aun así, la mayoría de estudios utilizan dosis entre 200 y 400 µg administrados entre 3 y 12 h previamente a la histeroscopia.

La administración de misoprostol vía vaginal y vía oral es similar en términos de grado de dilatación del canal cervical, facilidad de dilatación cervical en caso de ser necesaria y la mayoría de efectos adversos, a excepción de que la vía vaginal se ha asociado a una dilatación cervical más rápida y una prevalencia menor de diarrea.

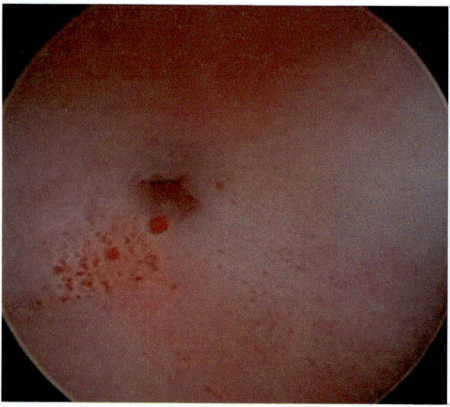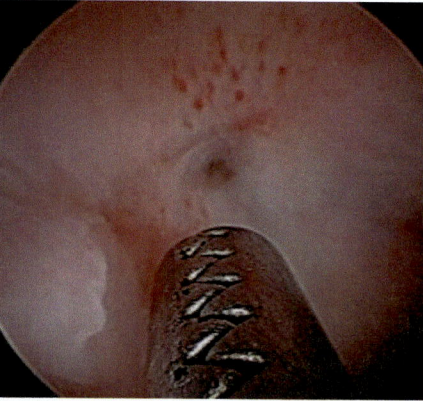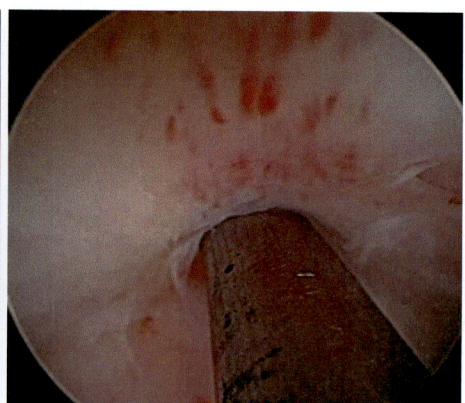

Figura 10-1. Estenosis cervical y dilatación mecánica cervical con pinza.

En un ensayo clínico publicado por Fouda *et al.* en 2016, se comparó la administración de misoprostol vaginal 3 h frente a 12 h antes de la histeroscopia, y se concluyó que el grupo de 12 h presentó mayor facilidad en la inserción del histeroscopio y menor dolor que el grupo de 3 h.

Respecto a la seguridad farmacológica, no deben olvidarse los efectos secundarios de los fármacos y es preciso evaluar su relación beneficio-riesgo antes de su administración. Las prostaglandinas se asocian principalmente a efectos adversos gastrointestinales (náuseas, vómitos y diarrea), aumento de la temperatura corporal, dolor abdominal y sangrado vaginal.

> ❗ Tras esta revisión, y de acuerdo con la mayoría de guías nacionales e internacionales, no existe evidencia suficiente para recomendar el uso sistemático de misoprostol u otros agentes farmacológicos previamente a la realización de una histeroscopia diagnóstica o quirúrgica, especialmente con el uso de los histeroscopios de pequeño calibre (≤ 5mm). Aún así, esta puede ser considerada en aquellas pacientes con antecedentes de procedimientos fallidos por estenosis cervical, historia de cirugías cervicales previas o cuando se prevé el uso de histeroscopios con diámetro mayor a 5-6 mm en consulta.
>
> El fármaco más utilizado es el misoprostol, con dosis de 200 μg y administrado 12 h antes del procedimiento, bien por vía vaginal o sublingual.

Antes de pautar la preparación cervical con prostaglandinas, los riesgos deben contraponerse a los beneficios, dado el potencial riesgo de efectos adversos del tratamiento farmacológico.

PREPARACIÓN ENDOMETRIAL

En mujeres premenopáusicas, es importante el estado del endometrio y, por ello, el momento del ciclo en el que se realiza la histeroscopia.

La realización de la histeroscopia con un endometrio lo más delgado posible facilita los procedimientos intrauterinos.

Un endometrio delgado facilita las maniobras intrauterinas, asegura un buen control visual, reduce el tiempo operatorio, aumenta la facilidad de la cirugía y disminuye el riesgo de sangrado e intravasación de líquidos. Por ello, en

los ciclos naturales, los días inmediatamente posteriores a la menstruación se consideran la etapa óptima para la cirugía histeroscópica. Sin embargo, programar y realizar intervenciones en los pocos días de la fase folicular temprana puede producir problemas de organización y, para evitar este límite temporal, se han propuesto varios fármacos para minimizar el grosor del endometrio. La preparación endometrial facilita la histeroscopia en consulta.

Con un endometrio delgado, la cavidad uterina es más ancha y más fácil de explorar, las anomalías intracavitarias (p. ej., pólipos y miomas) son fácilmente detectables y con frecuencia más pequeñas en comparación con la evaluación previa. Esto implica que la extracción puede ser más fácil, el tiempo quirúrgico más corto y el volumen de medio de distensión necesario menor y, por todo ello, el procedimiento puede ser más seguro y mejor aceptado por la paciente.

En las **figuras 10-2** y **10-3**, se muestra la diferencia entre un endometrio con preparación y otro en fase secretora. Se han utilizado diversos tratamientos médicos para adelgazar el endometrio y así obtener estas importantes ventajas intraoperatorias, como danazol vaginal, raloxifeno vaginal, anticonceptivos orales, análogos de la hormona liberadora de gonadotropina (GnRHa) y progestágenos como desogestrel o dienogest. Sin embargo, hasta la fecha, no hay datos concluyentes que permitan una conclusión final sobre el mejor tratamiento preoperatorio que se debe utilizar para la preparación endometrial antes de la cirugía de histeroscopia.

En 2002 y 2013, Cochrane publicó una revisión sobre el uso de la eficacia y seguridad de los GnRHa, danazol, estroprogestágenos y gestágenos, para lograr el adelgazamiento del endometrio antes de la ablación endometrial debido al sangrado menstrual abundante en mujeres premenopáusicas. Tras el análisis, concluyeron que había poca evidencia para recomendar el uso de estos agentes para adelgazar el endometrio. Los resultados con los GnRha fueron mejores, pero también resultaron mayores los efectos secundarios.

Sin embargo, otras publicaciones sí apoyan el uso de estos tratamientos antes de realizar procedimientos histeroscópicos. En el estudio de Florio *et al.*, se observa que el endometrio de las mujeres que recibieron gestágenos antes del procedimiento histeroscópico se redujo de forma estadísticamente significativa en comparación con las que recibieron placebo, y esto mejoró significativamente las condiciones histeroscópicas.

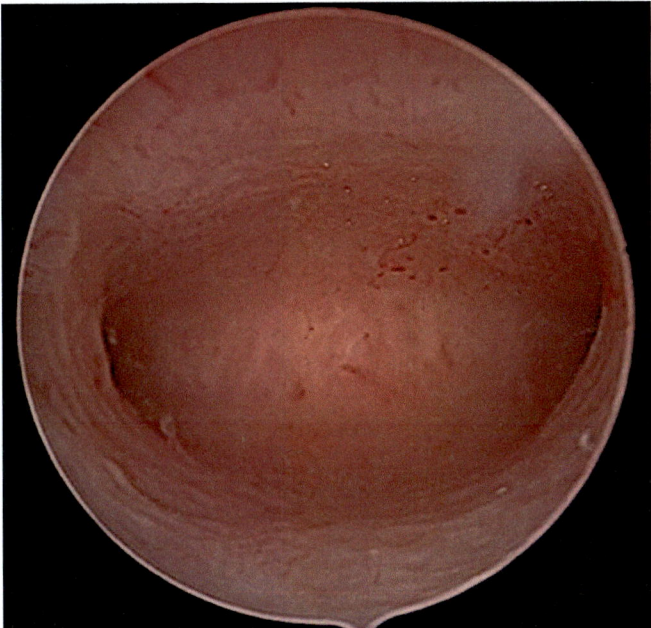

Figura 10-2. Endometrio preparado con gestágenos.

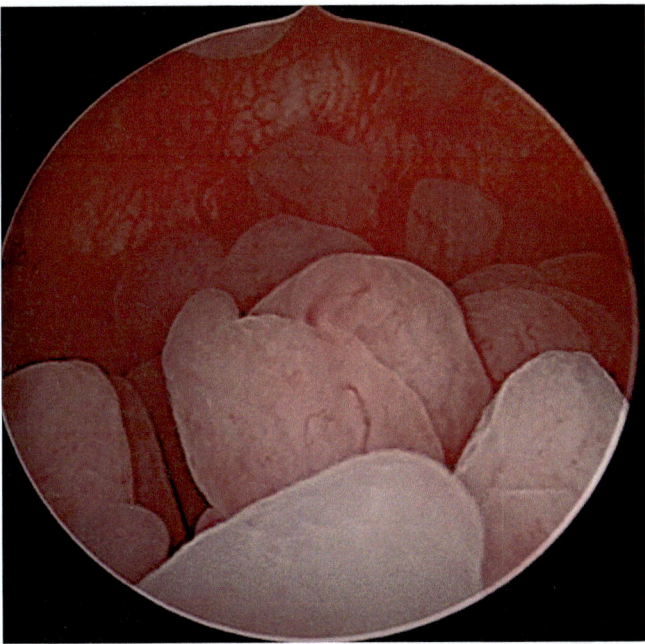

Figura 10-3. Endometrio secretor no preparado de aspecto polipoide.

La administración de GnRHa es un método efectivo para la preparación del endometrio. Se obtiene un adelgazamiento fiable de la mucosa endometrial después de 2 meses de tratamiento. Sin embargo, su coste y efectos secundarios hacen que no sea considerada la preparación endometrial más adecuada valorando el riesgo-beneficio.

Debido a sus características androgénicas y su capacidad para reducir las concentraciones circulantes de estradiol y progesterona, el **danazol** en dosis de 600 mg/día por vía oral durante 6 semanas produce una atrofia endometrial confiable. El danazol es menos costoso que los agonistas de GnRH, pero podría inducir efectos adversos desfavorables debido a su actividad antiestrogénica y la propensión androgénica, por lo que tampoco resulta el fármaco de elección.

Los **anticonceptivos combinados orales** también se han propuesto como un tratamiento simple y económico para obtener un endometrio delgado. Grow e Iromloo informaron que un anticonceptivo oral combinado monofásico de dosis baja que contiene 150 mg de desogestrel y 30 mg de etinilestradiol, cuando se iniciaba en la fase folicular temprana, mantenía un endometrio confiablemente delgado en 100 mujeres el día 18 del paquete de píldoras anticonceptivas orales. Según el estudio de Bifulco *et al.*, donde se compara el uso de anticonceptivos orales (dienogest/valerato de estradiol) 3 meses antes de la histeroscopia frente al no tratamiento en pacientes con sospecha ecográfica de patología intrauterina (pólipo/tabiques), se encontró que el uso de anticonceptivos hizo que el procedimiento fuera más rápido y fácil que si se hacía sin tratamiento hormonal previo.

Laganà *et al.* publicaron un estudio que comparó el uso de **desogestrel** frente a danazol en mujeres sometidas a histeroscopia en consulta por patología intracavitaria y observaron que, con el uso de desogestrel, el tiempo del procedimiento, los efectos secundarios y la cantidad de sangrado se redujeron estadísticamente de manera significativa en relación con el danazol. Posteriormente, este autor obtuvo los mismos resultados utilizando estos dos fármacos en las miomectomías histeroscópicas en consulta.

> **!** No se recomienda el uso de anticonceptivos combinados o desogestrel como tratamiento previo a la histeroscopia en consulta de forma sistemática. Sin embargo, pueden tener utilidad si se utilizan durante un período corto, como tratamiento previo a la escisión de patología intracavitaria, como pólipos, fibromas o tabiques uterinos, ya que pueden facilitar la visión y el procedimiento histeroscópico.

Dienogest es un progestágeno esteroideo activo por vía oral eficaz en el tratamiento de la endometriosis que combina las ventajas de la 19-norprogestina y las clases de derivados de progesterona: por un lado, se une al receptor de progesterona con alta especificidad y produce potentes efectos progestágenos y antiestrogénicos endometriales.

Recientemente, se ha utilizado dienogest como tratamiento preoperatorio para la preparación endometrial en pacientes programadas para cirugía histeroscópica por miomas submucosos, con excelentes resultados en la inducción de hipotrofia endometrial, con la consiguiente reducción del tiempo operatorio, volumen de infusión e intensidad del sangrado durante el procedimiento.

En una revisión sistemática de las publicaciones científicas publicadas, Laganà concluyó que dienogest tiene una muy buena acción para la preparación endometrial de pacientes que deben someterse a cirugía histeroscópica. En particular, en todos los estudios descritos, este gestágeno permitió lograr la hipotrofia endometrial con un papel fundamental para reducir el daño y sangrado endometrial intraoperatorio, el tiempo operatorio y el volumen de infusión del medio de distensión.

En su revisión, Laganà también concluyó que el tratamiento hormonal previo a la cirugía histeroscópica en mujeres en edad reproductiva no es obligatorio, ya que es posible obtener una hipotrofia endometrial moderada realizando el procedimiento quirúrgico inmediatamente después de la menstruación, aunque no siempre es factible programar a la paciente para la cirugía en la fase deseada del ciclo menstrual, debido a problemas logísticos.

Además, la terapia con dienogest solo no está diseñada para usarse como anticonceptivo, y si la anticoncepción es necesaria, se debe utilizar un método no hormonal. Desde este punto de vista, los anticonceptivos orales combinados utilizados como preparación endometrial antes de la cirugía histeroscópica también tienen la ventaja de ser anticonceptivos con respecto a la terapia con dienogest solo con el mismo propósito, y pueden evitar un embarazo no deseado.

En los últimos años, se ha introducido en el mercado Qlaira' (Bayer-Schering Pharma AG, Berlín, Alemania), un anticonceptivo oral que contiene estradiol y dienogest, una progestina con fuertes actividades endometriotópicas.

En teoría, esta formulación tendría algunas ventajas sobre los anticonceptivos orales tradicionales para la preparación del endometrio, porque combina las ventajas del estradiol, que es unas 1.000 veces menos potente que el etinilestradiol, con las del dienogest, un agonista específico del receptor de progesterona con una fuerte actividad endometrial antiproliferativa.

La administración de Qlaira' durante 10 días proporciona una supresión endometrial rápida y eficaz. El corto tiempo necesario para obtener una preparación endometrial satisfactoria mejora tanto la aceptabilidad de la paciente como la organización del trabajo, porque facilita la programación y evita la necesidad de posponer la cirugía por un período prolongado.

PREPARACIÓN PARA EL DOLOR

Actualmente, la histeroscopia en consulta se considera el método de elección para el diagnóstico y tratamiento de la patología uterina intracavitaria. La tecnología histeroscópica moderna ha mejorado reduciendo el calibre de los instrumentos diagnósticos y quirúrgicos de tal manera que actualmente se considera un procedimiento mínimamente invasivo factible, altamente resolutivo y con una tasa de complicaciones muy baja. Gracias a los avances e innovaciones tecnológicas en el campo de la histeroscopia en consulta, el enfoque de «ver y tratar» permite integrar el diagnóstico y el tratamiento de muchas afecciones en una sola intervención. Sin embargo, en algunos casos, la histeroscopia puede percibirse como dolorosa y difícil de tolerar cuando se realiza sin aplicar ninguna técnica ni tratamiento analgésico.

> La elección de utilizar una preparación endometrial hormonal antes de la cirugía histeroscópica y el tipo de fármaco deben evaluarse cuidadosamente y adaptarse a la paciente.

La preparación de la paciente y la adecuada selección de la misma son fundamentales para que la histeroscopia ambulatoria pueda realizarse con éxito. Las principales causas de fracaso de la técnica en consulta son el dolor, la estenosis cervical y la mala visualización. En las pacientes en las que se prevé alguna dificultad o presentan un nivel importante de ansiedad, es importante hacer una adecuada evaluación y preparación previa para evitar exploraciones fallidas.

La principal causa de dolor durante la histeroscopia es la manipulación cervical. La primera sensación dolorosa que refiere la paciente durante un procedimiento histeroscópico en consulta es en el momento de la manipulación del cuello uterino, especialmente si se sujeta con un tenáculo y, por ello, esta práctica está muy desaconsejada en favor del abordaje vaginoscópico sin tenáculo. La distensión de la cavidad uterina, así como tocar las paredes uterinas con el histeroscopio, también puede ser causa de dolor como resultado de la estimulación de las terminaciones nerviosas del miometrio y las contracciones uterinas.

La experiencia dolorosa puede verse exacerbada por la ansiedad de la paciente generada por el procedimiento en sí, lo que reduce la capacidad de las pacientes para tolerar el procedimiento histeroscópico, y puede afectar a la percepción general de la histeroscopia.

> Es importante considerar el desarrollo de estrategias efectivas para reducir la ansiedad y el dolor durante la histeroscopia ambulatoria para mejorar la tolerancia y experiencia de la paciente.

Varios estudios han evaluado la efectividad de diferentes estrategias de manejo del dolor durante los procedimientos histeroscópicos, como el uso de histeroscopios flexibles o de pequeño calibre, el abordaje vaginoscópico, sin el uso de espéculo vaginal ni tenáculo, y la administración de prostaglandinas para facilitar el paso cervical. Además, se han investigado varias intervenciones no farmacológicas con el objetivo de reducir el dolor experimentado durante la histeroscopia ambulatoria.

En la gran mayoría de casos, la histeroscopia ambulatoria en consulta se tolera bien sin el uso de agentes farmacológicos. En ocasiones, sin embargo, las molestias pueden requerir la administración de medicación para el control del dolor. Actualmente, no hay consenso sobre el mejor método para el alivio del dolor en la histeroscopia en consulta.

En los últimos años, es una rutina común el uso de premedicación con antiinflamatorios no esteroideos (AINE) o paracetamol antes de realizar la histeroscopia en consulta. Un análisis Cochrane de 2017 evaluó que no hay datos suficientes para probar su efectividad en la obtención del alivio del dolor experimentado durante la exploración. De hecho, el uso de ácido mefenámico administrado antes de la histeroscopia ambulatoria no reportó una disminución significativa del malestar de la paciente durante o después de la prueba. El uso de premedicación como AINE o paracetamol antes de la histeroscopia no fue efectivo para reducir el dolor durante el procedimiento en un ensayo de Teran Alonso et al.

Sin embargo, en un ensayo reciente, Abbas et al. demostraron que el uso de diclofenaco potásico oral, programado 1 hora antes de la histeroscopia en consulta, reduce significativamente las molestias percibidas por la paciente, acortando el tiempo del procedimiento y aumentando el grado de tolerancia, ayudando al operador a realizar un procedimiento más sencillo con una menor duración, incluso cuando se compara con el antiespasmódico bromuro de butilo de hioscina.

> ! Las pautas del Royal College of Obstetrics and Gynecology (RCOG) sobre histeroscopia ambulatoria recomiendan tomar una dosis estándar de AINE alrededor de 1 hora antes de la cita en consulta.

El uso de AINE antes del procedimiento podría actuar como un analgésico preventivo, modulando negativamente la sensibilización de las fibras nociceptivas, además de desempeñar un papel en el enfoque multimodal cuando se administran otros anestésicos locales. La administración preoperatoria de fármacos como tramadol es un método eficaz para reducir el dolor, aunque a menudo produce algunos efectos secundarios relacionados con los opioides, como náuseas.

En una revisión sistemática de la bibliografía publicada sobre el uso de analgésicos en la histeroscopia en consulta, se incluyeron seis ensayos que compararon el uso de analgésicos frente al control. De estos seis artículos, tres eran opioides y tres AINE. Uno de los artículos incluidos, en los que se utilizaban opioides, comparó el uso de tramadol administrado 50 min antes de la prueba intramuscular con otras formas de analgesia o placebo. Aquellas mujeres a las que se les había administrado el opioide presentaban una disminución estadísticamente significativa de dolor percibido al final del procedimiento en comparación con aquellas que no habían recibido medicación o habían recibido anestesia paracervical.

Posteriormente, estos resultados fueron confirmados por otro estudio en el que se administró tramadol por vía intravenosa, con una disminución estadísticamente significativa del dolor durante la prueba y 15 min después de finalizarla en comparación con el grupo placebo. En cuanto a los efectos secundarios, en ambos estudios no hubo diferencias significativas en cuanto a la aparición de náuseas, vómitos o bradicardia.

Sin embargo, en un tercer ensayo incluido en la revisión en el que se utilizó buprenorfina, la incidencia de eventos adversos fue significativamente mayor que en el resto de los grupos control.

En cuanto a los tres artículos revisados con el uso de AINE, aunque se incluyeron tres artículos, solo dos mostraron resultados más concluyentes. Compararon el uso de diclofenaco y ácido mefenámico frente a placebo, respectivamente. En el primero, se administró diclofenaco 50 mg por vía oral 1-2 h antes de la prueba frente a placebo. No hubo diferencias significativas entre los dos grupos con respecto a la disminución del dolor durante la prueba o la aparición de efectos adversos.

Aunque la heterogeneidad en el momento exacto de administración del AINE afectó a la interpretación de los resultados, se observó que el pico máximo de efecto de las dosis administradas de diclofenaco se alcanzaba a los 20-60 min de la administración del analgésico, por lo que los pacientes a los que se les había administrado 2 h antes tuvieron un mal control del dolor, porque el pico máximo de acción del AINE se alcanzó antes de concluir la histeroscopia.

En el estudio con ácido mefenámico administrado 1 h antes frente a placebo, no se encontraron diferencias entre ambos grupos en cuanto a la aparición de efectos adversos y disminución del dolor durante la prueba, pero sí una reducción estadísticamente significativa del dolor percibido por los pacientes a los 30 y 60 min después de finalizado el procedimiento. Este resultado puede explicarse por el hecho de que el pico de acción del ácido mefenámico se alcanza a las 2-4 h de su administración, por lo que se produciría después de la prueba.

Otro metaanálisis sobre el uso, la seguridad y la efectividad de varios fármacos en el manejo del dolor en la histeroscopia de consulta incluyó quince ensayos clínicos controlados aleatorios, en los que se evaluaron los efectos adversos y se completó con éxito la prueba. Los ensayos incluidos compararon el uso de analgésicos opioides y no opioides (incluidos los anestésicos locales) frente a placebo, con ningún tratamiento o entre ellos.

Algunos estudios incluyeron el uso de paracetamol en analgésicos no opioides. Dado que el paracetamol no tiene efecto antiinflamatorio, no se observó efecto sobre el dolor causado por la liberación de prostaglandinas por manipulación cervical y distensión uterina, por lo que es preferible utilizar antiinflamatorios no esteroideos para este fin.

> ! Actualmente, no se recomienda el uso de analgésicos opioides como primera opción de tratamiento para el dolor causado por la histeroscopia, debido a los posibles efectos secundarios.

En la actualidad no existen estudios que analicen el momento óptimo para la administración del analgésico ni cuál es el fármaco ideal, ya que ello depende de las características farmacológicas y farmacocinéticas del fármaco utilizado. En general, se recomienda que cuando se administre un analgésico no opioide por vía oral, se haga una hora antes del procedimiento.

ANTIBIÓTICOS

La profilaxis antibiótica consiste en el uso de antibióticos para la prevención de infecciones. En cuanto al uso de antibióticos en ginecología, existe una consideración especial, ya que el tracto genital inferior es un área del cuerpo con abundante flora bacteriana. Los procedimientos intrauterinos transcervicales, que incluyen el paso de un instrumento a través del canal endocervical hasta la cavidad uterina, pueden favorecer la contaminación por flora vaginal y aumentar potencialmente el riesgo de infecciones ascendentes.

La incidencia de infección en procedimientos intrauterinos transcervicales es muy baja, estimada entre el 0,01 y el 1,42 %.

El uso de líquido de distensión, que puede favorecer la absorción bacteriana a través de la superficie endometrial dañada, junto con repetidas inserciones y extracciones del histeroscopio a través del canal cervical y la vagina, son elementos que potencialmente pueden causar infecciones en la cavidad endometrial.

En cuanto al uso de antibióticos, numerosas guías publicadas por las sociedades española, americana y canadiense de ginecología y obstetricia, consideran que la evidencia disponible es suficientemente sólida para desaconsejar el uso sistemático de profilaxis antibiótica en los procedimientos histeroscópicos.

Un estudio aleatorizado (1:1) y doble ciego elaborado por Nappi *et al.* en 2012 comparó el uso de antibiótico (cefazolina 1 g intramuscular) frente a placebo en 1.046 histeroscopias quirúrgicas. No se encontraron diferencias estadísticamente significativas en cuanto a la tasa de infección a los 5 días del procedimiento (1 % en el grupo de antibiótico frente al 1,3 % en el grupo placebo, $p > 0,05$), siendo leves en todos los casos.

En 2018, Florio *et al.* publicaron los resultados de un estudio observacional prospectivo y multicéntrico en el que se evaluó la incidencia de infección tras la realización de histeroscopias diagnósticas y quirúrgicas en 42.934 procedimientos. Se objetivó una tasa de infección del 0,06 %. De las 25 pacientes afectadas, 5 estaban diagnosticadas de endometriosis grave y/o endometriomas, y las 5 presentaron abscesos tuboováricos monolaterales o bilaterales. Estos hallazgos sugieren que la presencia de trompas afectadas por adherencias pélvicas o endometriosis favorece que el líquido de distensión permanezca en las trompas de Falopio y pueda desencadenar una infección.

En un estudio observacional de 1.952 histeroscopias quirúrgicas elaborado por Agostini *et al.* (2002), la tasa de endometritis registrada fue mayor después de la adhesiólisis comparada con otros procedimientos, incluyendo la resección de miomas, pólipos o ablación endometrial ($p < 0,05$).

Posteriormente, en 2019, fue publicado un metaanálisis de cinco ensayos clínicos que concluyó que el uso de antibióticos de forma sistemática no parece ser beneficioso para prevenir infecciones tras la realización de una histeroscopia. Destaca la falta de estudios de calidad, y añade que, dada la baja tasa de infección posterior a procedimientos histeroscópicos, probablemente una diferencia entre grupos difícilmente podrá ser demostrada en un ensayo clínico aleatorizado, ya que requeriría una muestra de gran tamaño.

Además, debe tenerse en cuenta que la administración de antibióticos *per se* está relacionada con efectos adversos potencialmente graves y letales, aunque raros, como el *shock* anafiláctico (0,2 %) y contribuyen al desarrollo de resistencias bacterianas.

Como conclusión, considerando el bajo riesgo de complicaciones infecciosas de la histeroscopia, no se recomienda el uso sistemático de antibiótico profiláctico previamente al procedimiento.

> ! Existen algunas circunstancias en que existe un riesgo aumentado de infección tras procedimientos ginecológicos transcervicales y en las que se recomienda el uso de profilaxis antibiótica.
> • Historia reciente de enfermedad inflamatoria pélvica.
> • Diagnóstico de hidrosálpinx o endometriosis.
> • Realización de adhesiólisis transhisteroscópica.

Aunque no existe consenso de la pauta de antibiótico a administrar en estas situaciones, la más utilizada parece ser el uso de doxiciclina 100 mg cada 12 h durante 5 días, realizando la primera dosis 1 h antes del procedimiento.

En cuanto a la **profilaxis de endocarditis bacteriana**, no se recomienda de forma sistemática en pacientes con cardiopatía.

Se debe valorar la profilaxis previamente a la histeroscopia en pacientes con alto riesgo de endocarditis infecciosa:

• Pacientes con válvulas protésicas.
• Episodio previo de endocarditis infecciosa.
• Cardiopatías congénitas cianóticas.
• Cardiopatías congénitas reparadas con material protésico.

En estos casos, se recomienda utilizar un régimen de antibiótico que cubra enterococos, como ampicilina, amoxicilina o vancomicina, en casos de alergia a betalactámicos.

ANTIADHERENTES Y SU USO EN HISTEROSCOPIA

Las adherencias intrauterinas (AIU) son procesos adhesivos que afectan al cuerpo o al cuello uterino. Dependiendo del componente predominante (mucoso, muscular o fibroso) las AIU aparecen como bandas de adhesión densas o peliculares con márgenes claros o irregulares; pueden ser parciales o completas, lo que conduce a la reducción del volumen y la deformación, y finalmente pueden provocar una obliteración completa de la cavidad. En las **figuras 10-4** y **10-5**, se observan adherencias intracervicales y en la cavidad uterina.

Las adherencias pueden formarse *de novo* o, más frecuentemente, ser secundarias a procedimientos traumáticos intrauterinos, o infecciones en que se produce una lesión de la capa basal del endometrio, que precipitan la formación de cicatrices en la superficie dañada y una posterior fusión de las superficies de las pareces uterinas opuestas.

Aunque el estándar de referencia para el tratamiento de pólipos, miomas con componente submucoso, septos o ablaciones endometriales es la cirugía histeroscópica, no debe olvidarse que a su vez esta puede ser el desencadenante para la formación de sinequias uterinas.

La tasa reportada de incidencia de sinequias uterinas en una histeroscopia de *second look* (segunda mirada) es del 3,6 % posteriormente a polipectomías, 6,7 % tras la resección de septos uterinos, 31 % en casos de miomectomías únicas y de hasta un 45 % en resección de miomas múltiples.

Las adherencias pueden conllevar un importante impacto en la fertilidad, produciendo infertilidad, abortos recurrentes, y aumento del riesgo de complicaciones obstétricas, como placentación anómala o parto pretérmino. También son causa de alteraciones menstruales, principalmente amenorrea y dismenorrea. Además, las AIU que obstruyen parcialmente o completamente el istmo o el orificio uterino interno pueden causar hematometra y dolor abdominal, así como dificultad para acceder a la cavidad uterina en la histeroscopia.

En cuanto a las adherencias en histeroscopia, es preciso considerar dos situaciones diferentes: hay que prevenir su formación en procedimientos traumáticos en la superficie endometrial sana y también evitar su reaparición en caso de adhesiólisis vía histeroscópica.

Los agentes antiadherentes desempeñan un papel esencial tanto en la prevención primaria de adherencias en ciertos

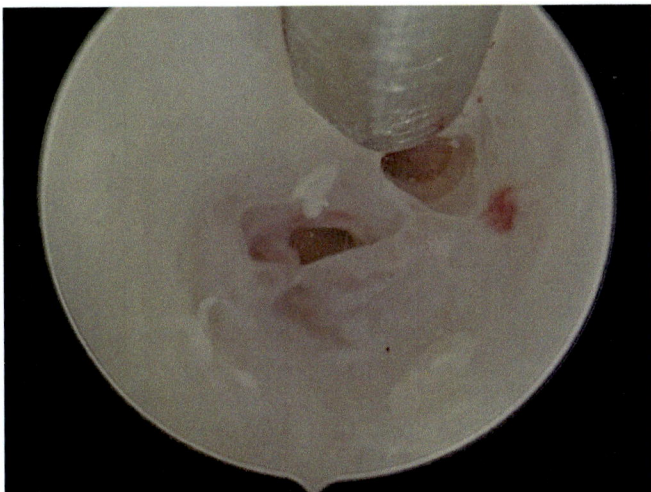

Figura 10-4. Adherencias laxas intracervicales.

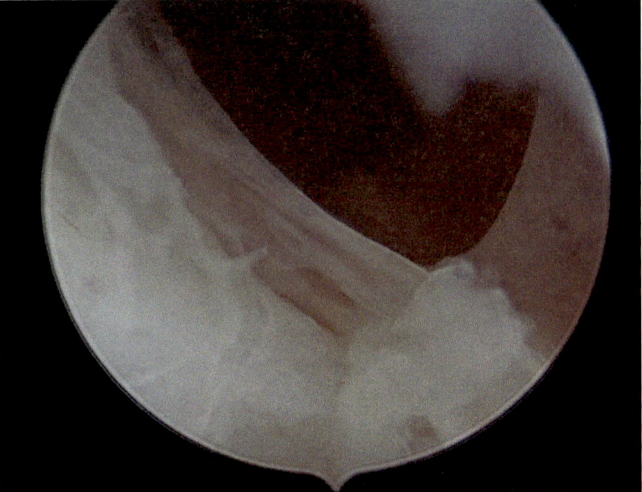

Figura 10-5. Adherencias laxas en la cavidad uterina.

procedimientos histeroscópicos como en evitar la reaparición de estas tras adhesiólisis transhisteroscópica.

El gel de ácido hialurónico actúa como método barrera, manteniendo separadas las paredes endometriales opuestas tras la cirugía y, a su vez, permite la correcta regeneración endometrial reduciendo la formación de sinequias. Además, puede unirse a moléculas de agua y mejorar la hidratación de los tejidos, mejorando la resistencia celular a las lesiones mecánicas y reduciendo la formación de tejido de granulación y tejido fibroso postraumático.

> **!** El gel se introduce en la cavidad uterina al finalizar la cirugía histeroscópica a través del canal de aspiración del histeroscopio, al mismo tiempo que se interrumpe la entrada del medio de distensión a través del canal de entrada (**Fig. 10-6**). El procedimiento se considera completo cuando, bajo visión histeroscópica, el gel reemplaza al medio de distensión y la cavidad aparece completamente ocupada por el gel. Se ha observado mediante ecografía que el gel se mantiene intracavitario hasta 72 h.

Diversas revisiones sistemáticas y metaanálisis han evaluado la efectividad del gel de ácido hialurónico o derivados en la prevención primaria de adherencias intrauterinas tras histeroscopia o legrado, demostrando una menor incidencia de sinequias intrauterinas y también una reducción de su gravedad.

El metaanálisis más reciente fue publicado por Zheng *et al.* en 2020. En este trabajo, concluyeron que el gel de ácido hialurónico reduce de forma significativa la formación de adherencias intrauterinas tras procedimientos quirúrgicos (riesgo relativo: 0,42; intervalo de confianza [IC] del 95 %, 0,30-0,57; $p < 0,001$) y la gravedad de las mismas, evaluada a través de la puntuación de la Sociedad Americana de Fertilidad: diferencia media: 1,29 puntos; IC del 95 % ([−1,73]-[−0,84]); $p > 001$). Añade también que el gel de ácido hialurónico aumenta las tasas de embarazo tras histeroscopias quirúrgicas (riesgo relativo: 1,94; IC del 95 % 2,46-2,60; $p < 0,001$).

Existen diferentes presentaciones de ácido hialurónico disponibles, demostrando ser todas ellas efectivas en la prevención de adherencias. Aun así, las presentaciones con mayor

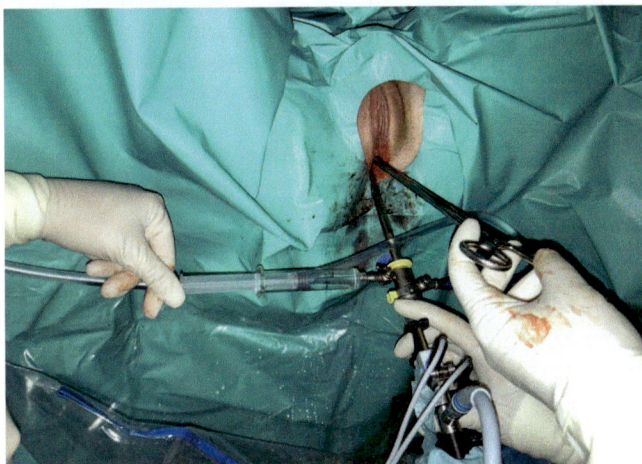

Figura 10-6. Instilación intracavitaria de gel de ácido hialurónico.

cantidad de ácido hialurónico (40 mg/mL frente a 30 mg/mL, ambas en dosis de 10 mL) disminuyen en mayor medida la aparición de sinequias tras histeroscopias quirúrgicas de forma estadísticamente significativa.

> **!** El uso de agentes antiadherentes está recomendado en procedimientos histeroscópicos con alto riesgo de formación de sinequias intrauterinas, que son aquellos en que se lesiona el miometrio y, principalmente, dos caras opuestas de la cavidad uterina (las recomendaciones aparecen detalladas en la **tabla 10-1**).

Actualmente están en estudio otras sustancias antiadherentes con buenos resultados preliminares, pero son necesarios más trabajos para recomendar su uso.

TRATAMIENTO HORMONAL DESPUÉS DE HISTEROSCOPIA

El tratamiento con estrógeno cíclico, con o sin progesterona, administrado en un programa que imita el ciclo menstrual fisiológico, estimula la regeneración del endometrio, aumenta su grosor y puede ser un método efectivo para prevenir las AIU secundarias.

Tabla 10-1. Indicaciones de administración de gel de ácido hialurónico en histeroscopia
Recomendación de uso de ácido hialurónico
Prevención primaria
• Miomectomía múltiple en casos de miomas en caras opuestas uterinas • Septoplastia
Prevención secundaria
En todos los casos de adhesiólisis transhisteroscópica

Muchos investigadores han utilizado estrógenos después de la adhesiólisis intrauterina para prevenir la recurrencia. La guía práctica de la American Association of Gynecologic Laparoscopists (AAGL), del 2010, indicó que había evidencia de grado B de que la terapia hormonal posoperatoria con estrógeno puede reducir la recurrencia de las adherencias intrauterinas, pero no recomendó la dosis de estrógeno a utilizar.

Si bien la opinión actual respalda el uso de la terapia con estrógenos posoperatorios para prevenir la reformación de adherencias (Johary *et al.*, 2014), existe una falta de acuerdo sobre la dosis óptima de estrógenos necesaria.

> **!** Actualmente, no hay consenso sobre la dosis óptima de estrógeno que se debe usar después de la adhesiólisis intrauterina, principalmente porque hay pocos datos en las publicaciones científicas que comparen la eficacia de diferentes dosis.

La revisión de las publicaciones científicas sugiere que la dosis de estrógeno utilizada varía considerablemente, de 2 hasta 12 mg diarios de estradiol. Una dosis diaria de 4 mg de valerato de estradiol, o su equivalente durante 21 días es el régimen más utilizado; sin embargo, no existe ningún estudio prospectivo o estudio de cohortes con poder estadístico suficiente para comparar la eficacia de diferentes dosis de estrógeno en la prevención de la formación de adherencias postoperatorias después de la adhesiólisis histeroscópica. En una revisión en la que el tratamiento varió desde ningún tratamiento hormonal postoperatorio hasta tres ciclos de 28 días, con dosis que oscilaron entre 2 y 10 mg diarios de valerato de estradiol o estrógeno conjugado, dos estudios compararon el uso de diferentes dosis de estrógeno (2 mg frente a 6 mg y 4 mg frente a 10 mg), y no mostraron diferencias significativas en las tasas de reformación de adherencias o cambios en el grado de adherencias en la histeroscopia de revisión.

En relación con la monoterapia estrogénica o asociada a gestágenos, se puede decir que el endometrio pasa por etapas de proliferación, desprendimiento y renovación mensual, regulado por las hormonas endógenas, estrógeno y progesterona, y la terapia con estrógeno con o sin progesterona parece aceptarse como el tratamiento principal después de la adhesiólisis histeroscópica. Hasta la actualidad, ningún estudio ha comparado los resultados del uso de estrógeno con o sin progesterona. El tratamiento combinado puede tener una

función en la restauración de la menstruación y el grosor del endometrio como un área de investigación futura.

El síndrome de Asherman consiste en una afección adquirida caracterizada por el desarrollo de adherencias intrauterinas fibrosas que se asocia a síntomas como hipomenorrea, amenorrea y problemas de fertilidad, como la dificultad para concebir espontáneamente y pérdidas recurrentes de embarazo y placentación invasiva, relacionada con el grosor insuficiente de la línea endometrial y su trauma, que conduce a defectos o ausencia de decidua basal.

Se han realizado varios estudios durante los últimos 10 años para encontrar una solución que restaure la línea endometrial regular y resuelva el problema de la fertilidad en estas mujeres. La terapia hormonal, así como el uso de células madre, parecen representar opciones válidas para regenerar el endometrio, abriendo un nuevo escenario en el tratamiento de fertilidad para estas mujeres.

El objetivo terapéutico del síndrome de Asherman es la restauración de la menstruación regular y la capa endometrial normal, especialmente en presencia del deseo de fertilidad, así como la prevención de la recurrencia. Esta estrategia debe contemplar, además de la liberación de las adherencias, diferentes acciones para prevenir la recidiva como agentes de barrera, terapias farmacológicas y *second look*.

La asociación de un tratamiento preoperatorio y postoperatorio prolongado con estrógenos representa otra estrategia para tratar a las pacientes con síndrome de Asherman con amenorrea grave. En un estudio en el que se administraron 4-6 mg de estradiol oral diariamente, 4-8 semanas antes de la adhesiólisis histeroscópica, y se continuaron durante 4-10 semanas después de la cirugía, todas las mujeres reanudaron un patrón menstrual normal, y el 50 % de ellas quedaron embarazadas.

Un estudio reciente sugiere la efectividad de la combinación de 4 mg diarios de valerato de estradiol durante 4 semanas, y 10 mg diarios de acetato de medroxiprogesterona durante 2 semanas, como terapia posoperatoria en el síndrome de Asherman.

También se informó de resultados satisfactorios utilizando la asociación de estrógeno y progestina después de la adhesiólisis. Además, Tsui *et al.* propusieron un tratamiento prolongado con estrógenos (acetato de estradiol 2 mg dos veces al día durante 8-10 semanas) después de la adhesiólisis histeroscópica asociada a balón intrauterino e histeroscopia de *second look*. El grosor endometrial por ecografía era significativamente más grueso que al inicio, y todas las mujeres concibieron con éxito espontáneamente o después de la transferencia de embriones.

Aunque el papel de la terapia hormonal en pacientes con síndrome de Asherman nunca ha sido confirmado con ensayos controlados aleatorizados adecuados, puede ser útil para restablecer el grosor del endometrio, evitando la recurrencia de las adherencias y restaurando la menstruación regular.

El tratamiento hormonal poscirugía en el síndrome de Asherman se cree que funciona según el principio de regeneración del endometrio tratado, pero dado que se ha utilizado principalmente como complemento de otras modalidades, su función es difícil de predecir salvo que se realicen algunos ensayos controlados aleatorios.

En este contexto, se puede recomendar la suplementación postoperatoria prolongada con estrógenos (8-10 semanas) después de una adhesiólisis histeroscópica, eventualmente seguida de la aposición de dispositivos que limitan la recurrencia de las adherencias (ácido hialurónico y/o dispositivos mecánicos). La histeroscopia de *second look* se puede realizar después de 2 meses de la intervención anterior, para evaluar la eventual recurrencia de las adherencias.

En el caso de la sección del tabique uterino, el uso de terapia adyuvante para reducir la formación de adherencias es más controvertido por dos razones. En primer lugar, el riesgo de formación de adherencias después de este tipo particular de cirugía es más bajo que el del síndrome de Asherman, con una incidencia informada que oscila entre el 5,3 y el 25 %. En segundo lugar, varios estudios recientes arrojaron dudas sobre el valor de las terapias adyuvantes como el dispositivo intrauterino o el tratamiento con estrógenos para reducir la formación de adherencias después de la sección del tabique.

PUNTOS CLAVE

- No se recomienda el uso sistemático de preparación cervical farmacológica.
- La preparación cervical puede ser considerada en pacientes con procedimientos fallidos previos, historia de cirugía cervical previa o cuando se prevé el uso de histeroscopios de más de 5 mm en consulta.
- El fármaco más usado es el misoprostol 200 μg vía vaginal o sublingual, administrado 12 h antes del procedimiento.
- La realización de la histeroscopia con un endometrio lo más delgado posible facilita los procedimientos intrauterinos, por lo que se debería realizar en fase folicular temprana o bajo preparación endometrial.
- El manejo de la ansiedad y el dolor es un factor relevante para el éxito de la histeroscopia ambulatoria.
- Se recomienda el desarrollo de estrategias efectivas para reducir la ansiedad y la toma de dosis estándar de un AINE 1 h antes de la exploración.

- No se recomienda el uso sistemático de profilaxis antibiótica.
- Hay que realizar profilaxis antibiótica en casos de historia reciente de enfermedad inflamatoria pélvica, hidrosálpinx, endometriosis y adhesiólisis transhisteroscópica.
- La pauta de profilaxis antibiótica de elección es doxiciclina 100 mg cada 12 h durante 5 días, administrando la primera dosis antes del procedimiento.
- Se recomienda el uso de ácido hialurónico tras miomectomías de miomas en caras opuestas uterinas y septoplastias (prevención primaria), y en casos de adhesiólisis de sinequias intrauterinas (prevención secundaria).
- El tratamiento con estrógeno cíclico, más o menos progesterona, administrado en un programa que imita el ciclo menstrual fisiológico después de una cirugía de adhesiólisis histeroscópica, puede ser un método efectivo para prevenir la recidiva.

BIBLIOGRAFÍA

AAGL Advancing Minimally Invasive Gynecology Worldwide. AAGL practice report: practice guidelines for management of intrauterine synechiae. J Minim Invasive Gynecol. 2010;17:1-7.

AAGL Advancing Minimally Invasive Gynecology Worldwide. AAGL practice report: practice guidelines on intrauterine adhesions developed in collaboration with the European Society of Gynaecological Endoscopy (ESGE). Gynecol Surg. 2017;1:6.

Abbas AM, Elzargha AM, Ahmed AGM, Mohamed II, Altraigey A, Abdelbadee AY. Oral diclofenac potassium versus hyoscine-N-butyl bromide in reducing pain perception during office hysteroscopy: a randomized double-blind placebo-controlled trial. J Minim Invasive Gynecol. 2019;26:709-16.

Abdelhakim AM, Gadallah AH, Abbas AM. Efficacy and safety of oral vs vaginal misoprostol for cervical priming before hysteroscopy: A systematic review and meta-analysis. Eur Obstet Gynecol Reprod Biol. 2019;243:111-9.

ACOG Committee Opinion No 800. American College of Obstetricians and Gynecologists. The use of hysteroscopy for the diagnosis and treatment of intrauterine pathology. Obstet Gynecol. 2020;135:e138-48.

ACOG Practice Bulletin No. 195. Prevention of Infection After Gynecologic Procedures. Obstet Gynecol. 2018;104:172-89.

Agostini A, Cravello L, Shojai R, Ronda I, Roger V, Blanc B. Postoperative infection and surgical hysteroscopy. Fertil Steril. 2002;77:766-8.

Ahmad G, Attarbashi S, O'Flynn H, Watson AJ. Pain relief in office gynecology: a systematic review and meta-analysis. Eur J Obstet Gynecol Reprod Biol. 2011;155:3-13.

Ahmad G, Saluja S, O'Flynn H, Sorrentino A, Leach D, Watson A. Pain relief for outpatient hysteroscopy. Cochrane Database Syst Rev. 2017;10:CD007710.

Al-Fozan H, Firwana B, Kadri H, Hassan S, Tulandi T. Preoperative ripening of the cervix before operative hysteroscopy. Cochrane Database Syst Rev. 2015:CD005998.

Bifulco G, Di Spiezio Sardo A, De Rosa N, Greco E, Spinelli M, Di Carlo C, et al. The use of an oral contra- ceptive containing estradiol valerate and dienogest before office operative hysteroscopy: a feasibility study. Gynecol Endocrinol. 2012;28:949-55.

Cañete Palomo ML, Rojas Ruiz S, Alcazar Pérez-Olivares G. Medical Preparation and Treatment Prior to Hysteroscopy. En: Tinelli A, Alonso Pacheco L, Haimovich S, eds. Hysteroscopy. Springer International Publishing AG; 2018. p. 545-55.

Casadei L, Piccolo E, Manicuti C, Cardinale S, Collamarini M, Piccione E. Role of vaginal estradiol pretreatment combined with vaginal misoprostol for cervical ripening before operative hsyteroscopy in postmenopausal women. Obstet Gynecol Sci. 2016;59:220-6.

Cheng M, Chang WH, Yang ST, Huang HY, Tsui KH, Chang CP, et al. Efficacy of Applying Hyaluronic Acid Gels in the Primary Prevention of Intrauterine Adhesion after Hysteroscopic Myomectomy: A Meta-Analysis of Randomized Controlled Trials. Life. 2020;10:285.

Cicinelli E, Pinto V, Quattromini P, Fucci MR, Lepera A, Mitola PC, et al. Endometrial preparation with estradiol plus dienogest (Qlaira) for office hysteroscopic polypectomy: randomized pilot study. J Minim Invasive Gynecol. 2012;19:356-9.

Ciebiera M, Zgliczyńska M, Zgliczyński S, Sierant A, Laganà AS, Alonso Pacheco L, et al. Oral Desogestrel as Endometrial Preparation before Operative Hysteroscopy: A Systematic Review. Gynecol Obstet Invest. 2021;86:209-17.

Connor ME, Clark TJ, eds. Diagnostic and Operative Hysteroscopy. Cambridge: Cambridge University Press; 2020.

Cooper NAM, Smith P, Khan KS, Clark TJ. Local anaesthesia for pain control during outpatient hysteroscopy: systematic review and meta-analysis. BMJ. 2010;340:c1130.

De Silva PM, Wilson L, Carnegy A, Smith PP, Clark TJ. Cervical dilatation and preparation prior to outpatient hysteroscopy: a systematic review and meta-analysis. BJOG. 2021;128:1112-23.

Deans R, Abbott J. Review of intrauterine adhesions. J Minim Invasive Gynecol. 2010;17:555-69.

De Silva PM, Carnegy A, Graham C, Smith PP, Clark TJ. Conscious sedation for office hysteroscopy: A systematic review and meta-analysis. Eur J Obstet Gynecol Reprod Biol. 2021;266:89-98.

Deffieux X, Gauthier T, Ménager N, Legendre G, Agostini A, Pierre F. Prevention of the complications related to hysteroscopy:guidelines for clinical practice. J Gynecol Obstet Biol Reprod. 2013;42:1032-49.

Di Guardo F, Palumbo M. Asherman syndrome and insufficient endometrial thickness: A hypothesis of integrated approach to restore the endometrium. Med Hypotheses. 2020;134:109521.

Di Spiezio Sardo A, Calagna G, Scognamiglio M, O'Donovan P, Campo R, De Wilde RL. Prevention of intrauterine post-surgical adhesions in hysteroscopy. A systematic review. Eur J Obstet Gynecol Reprod Biol. 2016;203:182-92.

Florio P, Imperatore A, Litta P, Franchini M, Calzolari S, Angioni S, Gabbanini M, et al. The use of nomegestrol acetate in rapid preparation of endometrium before operative hysteroscopy in pre-menopausal women. Steroids. 2010;75:912-7.

Florio P, Nappi L, Mannini L, Pontrelli G, Fimiani R, Casadio P, et al. Prevalence of Infections After In-Office Hysteroscopy in Premenopausal and Postmenopausal Women. J Minim Invasive Gynecol. 2019;26:733-9.

Floris S, Piras B, Orrù M, Silvetti E, Tusconi A, Melis F, et al. Efficacy of intravenous tramadol treatment for reducing pain during office diagnostic hysteroscopy. Fertil Steril. 2007;87:147-51.

Fouda UM, Gad Allah SH, Elshaer HS. Optimal timing of misoprostol administration in nulliparous women undergoing office hysteroscopy: a randomized double-blind placebo-controlled study. Fertil Steril. 2016;106:196-201.

Gkrozou F, Koliopoulos G, Vrekoussis T, Valasoulis G, Lavasidis L, Navrozoglou I, et al. A systematic review and meta-analysis of randomized studies comparing misoprostol versus placebo for cervical ripening prior to hysteroscopy. Eur J Obstet Gynecol Reprod Biol. 2011;158:17-23.

Gregoriou O, Bakas P, Grigoriadis C, Creatsa M, Sofoudis C, Creatsas G. Antibiotic prophylaxis in diagnostic hysteroscopy: Is it necessary or not? Eur J Obstet Gynecol Reprod Biol. 2012;163:190-2.

Habib G, Lancellotti P, Antunes MJ, Bongiorni MG, Casalta JP, Del Zotti F, et al. 2015 ESC Guidelines for the management of infective endocarditis: The Task Force for the Management of Infective Endocarditis of the European Society of Cardiology (ESC). Endorsed by: European Association for Cardio-Thoracic Surgery (EACTS), the European Association of Nuclear Medicine (EANM). Eur Heart J. 2015;36:3075-128.

Huang CY, Chang WH, Cheng M, Huang HY, Horng HC, Chen YJ, et al. Crosslinked Hyaluronic Acid Gels for the Prevention of Intrauterine Adhesions after a Hysteroscopic Myomectomy in Women with Submucosal Myomas: A Prospective, Randomized, Controlled Trial. Life. 2020;10:67.

Italian Society of Gynecological Endoscopy. Practical guideline in office hysteroscopy. SEGI; 2013.

Kasius JC, Broekmans FJ, Fauser BC, Devroey P, Fatemi HM. Antibiotic prophylaxis for hysteroscopy evaluation of the uterine cavity. Fertil Steril. 2011;95:792-4.

Kelley AS, Giuliani E, Schon SB. Secondary Prevention of Intrauterine Adhesions Following Hysteroscopic Surgery in Women With Asherman Syndrome: Is Something Better Than Nothing? Clin Obstet Gynecol. 2020;63:320-6.

Konci R, Caminsky N, Tulandi T, Dahan MH. Supplements to Conventional Treatment After Hysteroscopic Lysis of Intrauterine Adhesions: A Systematic Review. J Obstet Gynaecol Can. 2020;42:984-1000.

Malhotra N, Gupta S, Manchanda R, Malhotra J, Malhotra K, Sharma M, Bansal S. Prevention of Adhesion Reformation After Hysteroscopic Surgery. En: Tinelli A, Alonso Pacheco L, Haimovich S, eds. Hysteroscopy. Springer International Publishing AG; 2018. p. 719-24.

Morrill MY, Schimpf MO, Abed H, Carberry C, Margulies RU, White AB, et al. Antibiotic prophylaxis for selected gynecologic surgeries. Int J Gynecol Obstet. 2013;120:10-5.

Muzii L, Di Donato V, Di Tucci C, Pinto AD, Cascialli G, Monti M, et al. Efficacy of Antibiotic Prophylaxis for Hysteroscopy: A Meta-Analysis of Randomized Trials. J Minim Invasive Gynecol. 2020;27:29-37.

Nagele F, Lockwood G, Magos AL. Randomised placebo con- trolled trial of mefenamic acid for premedication at outpatient hys- teroscopy: a pilot study. Br J Obstet Gynaecol. 1997;104:842-4.

Nappi L, Di Spiezio Sardo A, Spinelli M, Guida M, Mencaglia L, Greco P, et al. A multicenter, double-blind, randomized, placebo-controlled study to assess whether antibiotic administration should be recommended during office operative hysteroscopy. Reprod Sci. 2013;20:755-61.

Laganà AS, Giacobbe V, Triolo O, Granese R, Ban Frangež H, Vrtačnik-Bokal E, et al. Dienogest as preop- erative treatment of submucous myomas for hysteroscopic sur- gery: a prospective, randomized study. Gynecol Endocri- nol. 2016;32:408-11.

Laganà AS, Palmara V, Granese R, Ciancimino L, Chiofalo B, Triolo O. Desogestrel versus danazol as preoperative treatment for hysteroscopic surgery: a prospective, randomized evaluation. Gynecol Endocrinol. 2014;30:794-7.

Lee WL, Liu CH, Cheng M, Chang WH, Liu WM, Wang PH. Focus on the Primary Prevention of Intrauterine Adhesions: Current Concept and Vision. Int J Mol Sci. 2021;22:5175.

Liu L, Huang X, Xia E, Zhang X, Li TC, Liu Y. A cohort study comparing 4 mg and 10 mg daily doses of postoperative oestradiol therapy to prevent adhesion reformation after hysteroscopic adhesiolysis. Hum Fertil. 2019;22:191-7.

Oppegaard KS, Lieng M, Berg A, stre O, Qvigstad E, Nesheim BI. A combination of misoprostol and estradiol for preoperative cervical ripening in postmenopausal women: a randomised controlled trial. BJOG. 2010;117:53-61.

Pittaway DE, Winfield AC, Maxson W, Daniell J, Herbert C, Wentz AC. Prevention of acute inflammatory disease after hysterosalpingography: efficacy of doxycycline prophylaxis. Am J Obstet Gynecol 1983;147:623-6.

Polyzos NP, Zavos A, Valachis A, Dragamestianos C, Blockeel C, Stoop D, et al. Misoprostol prior to hysteroscopy in premenopausal and post-menopausal women. A systematic review and meta-analysis. Hum Reprod Update. 2012;18:393-404.

Riemma G, Schiattarella A, Colacurci N, Vitale SG, Cianci S, Cianci A, et al. Pharmacological and non-pharmacological pain relief for office hysteroscopy: an up-to-date review. Climacteric. 2020;23:376-83.

Royal College of Obstetricians and Gynaecologist. Best practice in outpatient hysteroscopy. Green-top Guideline. 2011;59.

Salazar CA, Isaacson K, Morris S. A comprehensive review of Asherman's syndrome: causes, symptoms and treatment options. Curr Opin Obstet Gynecol. 2017;29:249-56.

Selk A, Kroft J. Misoprostol in operative hysteroscopy: a systematic review and meta-analysis. Obstet Gynecol. 2011;118:941-9.

Sociedad Española de Ginecología y Obstetricia. Histeroscopia en consulta. Prog Obstet Ginecol. 2021;64:230-3.

Song T, Kim MK, Kim ML, Jung YW, Yoon BS, Seong SJ. Effectiveness of different routes of misoprostol administration before operative hysteroscopy: a randomized, controlled trial. Fertil Steril. 2014;102:519-24.

Tam WH, Yuen PM. Use of diclofenac as an analgesic in outpa- tient hysteroscopy: a randomized, double-blind, placebo-controlled study. Fertil Steril. 2001;76:1070-2.

Tan YH, Lethaby A. Pre-operative endometrial thinning agents before endometrial destruction for heavy menstrual bleeding. Cochrane Database Syst Rev. 2013:CD010241.

Teran-Alonso MJ, De Santiago J, Usandizaga R, Zapardiel I. Evaluation of pain in office hysteroscopy with prior analgesic medication: a prospective randomized study. Eur J Obstet Gynecol Reprod Biol. 2014;178:123-7.

Thinkhamrop J, Laopaiboon M, Lumbiganon P. Prophylactic antibiotics for transcervical intrauterine procedures. Cochrane Database Syst Rev. 2013;2013:CD005637.

Van Eyk N, van Schalkwyk J, Yudin MH; Infectious Diseases Committee. Antibiotic Prophylaxis in Gynaecologic Procedures. J Obstet Gynaecol Can. 2012;34:382-91.

Van Wessel S, Hamerlynck T, Schutyser V, Tomassetti C, Wyns C, Nisolle M, et al. Anti-adhesion Gel versus No gel following Operative Hysteroscopy prior to Subsequent fertility Treatment or timed InterCourse (AGNOHSTIC), a randomised controlled trial: protocol. Hum Reprod Open. 2021;2021:hoab001.

Vitale SG, Alonso Pacheco L, Haimovich S, Riemma G, De Angelis MC, Carugno J, et al. Pain management for in-office hysteroscopy. A practical decalogue for the operator. J Gynecol Obstet Hum Reprod. 2021;50:101976.

Weyers S, Capmas P, Huberlant S, Dijkstra JR, Hooker AB, Hamerlynck T, et al. Safety and Efficacy of a Novel Barrier Film to Prevent Intrauterine Adhesion Formation after Hysteroscopic Myomectomy: The PREG1 Clinical Trial. J Minim Invasive Gynecol. 2022;29:151-7.

Yu X, Yuhan L, Dongmei S, Enlan X, Tinchiu L. The incidence of post-operative adhesion following transection of uterine septum: a cohort study comparing three different adjuvant therapies. Eur J Obstet Gynecol Reprod Biol. 2016;201:61-4.

Zheng F, Xin X, He F, Liu J, Cui Y. Meta-analysis on the use of hyaluronic acid gel to prevent intrauterine adhesion after intrauterine operations. Exp Ther Med. 2020;19:2672-8.

Correlación entre ecografía e histeroscopia

11

L. Alonso Pacheco y C. Bermejo López

 OBJETIVOS

- Conocer la correlación existente entre la ecografía y la histeroscopia en el estudio de la patología uterina.
- Aprender los distintos patrones ecográficos que se utilizan para el diagnóstico por imagen. Se abordan tanto por ecografía en dos dimensiones (US2D) como por ecografía en tres dimensiones (US3D).
- Ser capaz de diagnosticar, catalogar y conocer el tratamiento de los diferentes tipos de afecciones uterinas y que reconozca con facilidad la patología tanto por ecografía como por histeroscopia.

INTRODUCCIÓN

La ecografía es una técnica que se utiliza desde principios de la década de 1990, a finales del siglo pasado. Fue aceptada por la Food and Drug Administration (FDA) en 1998, creando importantes expectativas. Pero ha sido sin duda en los últimos años cuando ha experimentado un gran desarrollo y ha comenzado a obtener mayor difusión. En la actualidad, es la primera herramienta de diagnóstico por la imagen en la evaluación del aparato genital femenino, concretamente la técnica de ultrasonido transvaginal, que permite colocar el transductor en contacto estrecho con el útero, lo que, junto con la utilización de altas frecuencias, permite una mayor definición de la imagen al compararlo con la ecografía transabdominal.

La US3D tiene su origen en la ecografía convencional o US2D, aunque como técnicas diagnósticas son conceptualmente distintas. La unidad de información utilizada en la US2D es el píxel, y en US3D se habla de un concepto 3D: vóxel (píxel volumétrico, *volumetric pixel-volumetric element*: elemento de volumen que representa un punto en una malla regular en las 3D del espacio).

Para pasar de US2D a US3D, se necesita en primer lugar el aparataje adecuado, es decir, un ecógrafo con tecnología 3D y sonda volumétrica transvaginal. La US3D se basa en la captura de un volumen o adquisición desde una imagen 2D, que el ecógrafo 3D procesa y desglosa en los tres planos ortogonales del espacio, ofreciendo el plano que aparece en la ventana C, que es por tanto virtual.

En el útero, este tercer plano que ofrece la US3D es el coronal (desde un plano de adquisición medio sagital), y es muy difícil, casi siempre imposible, de obtener con US2D (**Fig. 11-1**). Por eso, su introducción ha sido revolucionaria en el estudio de la morfología uterina, ya que se puede valorar de forma simultánea el fondo y la cavidad del útero. También permite estudiar el cuello uterino en los tres pla-

nos del espacio. La US3D ha supuesto una revolución en el diagnóstico de las malformaciones uterinas, siendo la técnica recomendada de primera línea por las sociedades de medicina de la reproducción (la European Society of Human Reproduction and Embryology [ESHRE], la European Society for Gynaecological Endoscopy [ESGE], la American Society of Reproductive Medicine [ASRM] y la Royal College of Obstetrics and Gynecology [RCOG]).

Como es sabido, la histeroscopia es considerada como el estándar de referencia en el diagnóstico y tratamiento de la patología intrauterina, ya que proporciona una visión directa de la cavidad. A pesar de esto, tiene una gran limitación, ya que no permite visualizar el contorno uterino exterior, y por eso, en determinadas ocasiones, debe complementarse con otra técnica diagnóstica, generalmente la ecografía, y más concretamente la US3D, ya que esta posibilita valorar el contorno uterino exterior.

La utilización de ecografía junto con la histeroscopia permite un diagnóstico preciso de la práctica totalidad de la patología uterina, tanto intracavitaria como extracavitaria. Además, ambas son pruebas que se realiza el ginecólogo, aumentando así la precisión diagnóstica.

En este capítulo, se tratará la correlación entre la ecografía (tanto US2D como US3D) y la histeroscopia, tratando de mostrar dos maneras diferentes pero complementarias de observar la misma patología.

ESTUDIO DEL ENDOMETRIO NORMAL: CAMBIOS A LO LARGO DE LA VIDA Y A LO LARGO DE CICLO DURANTE LA ETAPA REPRODUCTIVA

El endometrio es la capa más interna del útero, y presenta diferente aspecto durante las distintas etapas de la vida de la mujer, relacionado sobre todo con su estado hormonal. Se trata de una estructura dinámica. Así, es posible estudiarlo en tres períodos distintos: premenarquia, edad fértil y menopausia.

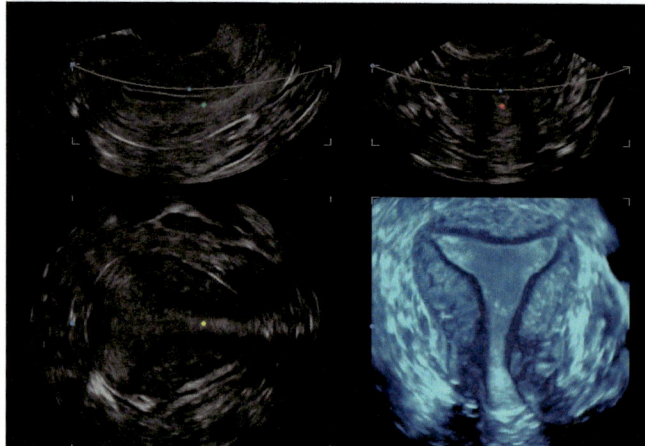

Figura 11-1. Imagen multiplanar de ecografía 3D.

Endometrio previo a la menarquia

Durante la fase infantil, el útero pasa por una fase quiescente, como si estuviera dormido, en la que no tiene ninguna actividad ni funcionalidad. Se produce un cierto aumento de tamaño de la porción corporal con respecto al útero fetal, existiendo por tanto una menor desproporción entre el cuerpo y el cuello, acercándose a la proporción 1:1. El endometrio en esta etapa no es visible, aunque puede observarse una línea ecogénica central por ecografía.

Como consecuencia del aumento del nivel de hormonas que se produce durante la pubertad, se produce un incremento significativo del cuerpo uterino con respecto al cérvix. Así, el útero va adquiriendo la morfología que se encuentra en la mujer adulta, con una proporción de 2:1 cuerpo/cérvix. Durante esta fase, se produce además un aumento del volumen uterino, y el órgano adquiere su característica forma piriforme. La línea endometrial se hace claramente visible.

No existe documentación sobre el patrón histeroscópico del endometrio previo a la menarquia, y la utilización de la histeroscopia en este período de vida se limita a casos clínicos, la mayor parte de los cuales son vaginoscopias para la extracción de cuerpos extraños introducidos accidentalmente.

Endometrio durante la edad reproductiva

El endometrio en edad reproductiva tiene la capacidad de experimentar cambios en respuesta a los diferentes niveles hormonales que se producen durante el ciclo menstrual. Estos cambios se han denominado clásicamente ciclo endometrial. El ciclo endometrial se divide en tres fases: la proliferativa, la secretora y la menstrual.

Fase proliferativa

Comprende desde el final de la menstruación hasta la ovulación, es decir, entre los días 4 y el 14 del ciclo. Coincide con la fase de desarrollo ovular y está mediada principalmente por los estrógenos. El endometrio alcanza un grosor total de unos 10-12 mm. Durante esta fase, se produce el crecimiento del espesor del endometrio, debido al desarrollo de las glándulas endometriales, del estroma y de la red vascular.

Mediante la ecografía, el endometrio en fase proliferativa se ve normalmente como una triple línea con una capa basal más ecogénica, una capa interna hipoecogénica y una línea central ecogénica, que corresponde a la interfase de las dos capas endometriales (**Fig. 11-2**). La vascularización se va incrementando gradualmente hasta alcanzar el máximo justo en el momento de la ovulación.

Por histeroscopia, el endometrio presenta una coloración rosada, debido a la presencia de pequeños vasos y capilares que surcan el endometrio. La superficie es lisa y las glándulas son pequeñas y redondeadas, presentándose como un punteado fino y uniforme (**Fig. 11-3**). La muesca endometrial es pequeña y generalmente hemorrágica.

Fase secretora o lútea

Comprende desde el momento de la ovulación hasta la menstruación, es decir, entre los días 14 y 28 del ciclo. Es esta fase, el cuerpo lúteo produce altos niveles de estrógenos y progesterona. El endometrio alcanza un grosor de 10-12 mm. Las

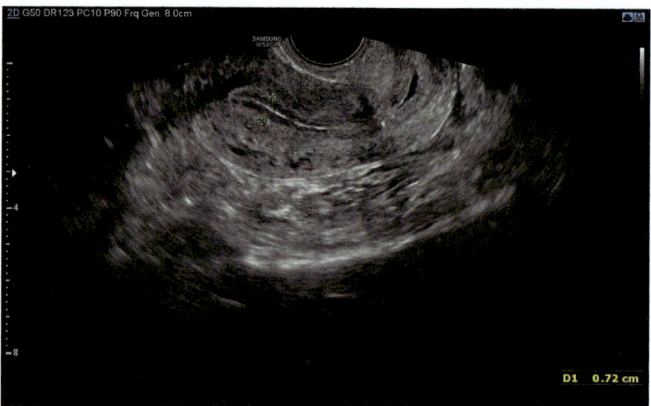

Figura 11-2. Medición del grosor endometrial en fase proliferativa por ecografía 2D.

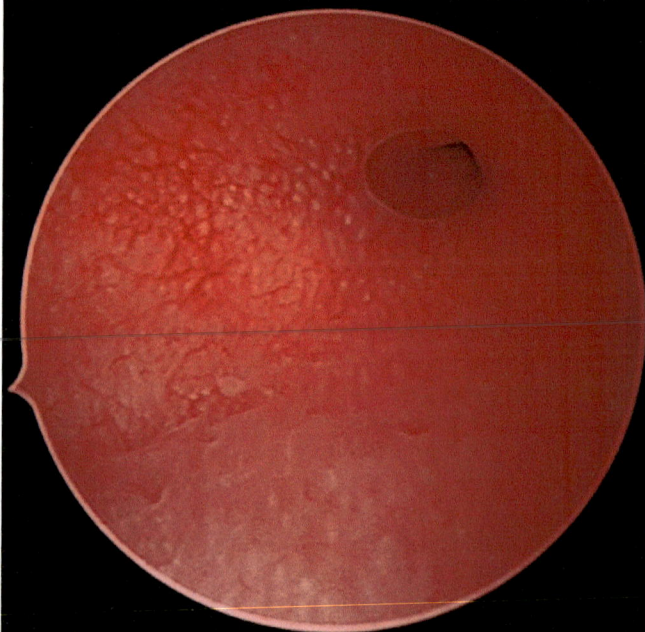

Figura 11-3. Visión en detalle del endometrio proliferativo.

glándulas presentan ciertos cambios morfológicos, así como actividad secretora, convirtiéndose en más tortuosas y dilatadas. Se desarrollan igualmente las arterias espirales.

Mediante la ecografía, se aprecia cómo el endometrio se torna hiperecogénico; este aumento en la ecogenicidad parece debido al edema estromal existente, y se produce de manera gradual, iniciándose en la zona basal y dirigiéndose progresivamente a la línea media, tornándose totalmente hiperecogénico hacia el día 19 del ciclo (**Fig. 11-4**).

Por histeroscopia, el endometrio presenta una coloración rosada pálida u ocre. La superficie es ligeramente ondulada e irregular. Las glándulas se observan amplias, abiertas y sobreelevadas. Los vasos desaparecen de la superficie endometrial debido al edema estromal (**Fig. 11-5**). El endometrio alcanza su máximo grosor en esta fase, observándose una muesca endometrial profunda y avascular.

Fase menstrual

En ausencia de embarazo, se produce un descenso brusco de los niveles de estrógenos y progesterona, lo que desencadena un proceso de isquemia endometrial. Esta isquemia se produce debido a la vasoconstricción de las arterias espirales unas 4-24 horas antes de la menstruación. Tras el período de vasoconstricción, se produce un nuevo paso de sangre al endometrio superficial, lo que produce un desprendimiento de este, quedando únicamente la capa basal. Durante esta fase, se producen contracciones uterinas asociadas que facilitan la expulsión del tejido endometrial.

Mediante la ecografía, el endometrio menstrual aparece como hiperecogénico e irregular. Al final de la menstruación, se aprecia fino, con un espesor de 1-4 mm y sin apenas flujo subendometrial.

Por histeroscopia, el endometrio adquiere un color rojizo, con hendiduras hemorrágicas. En esta fase, se alternan áreas con endometrio descamado junto con otras en las que el endometrio esta aún conservado. La histeroscopia no suele dar una buena visualización en esta fase.

Endometrio en la menopausia

En la menopausia, debido al declive hormonal que se produce, el endometrio experimenta un proceso de atrofia secundaria. Este tipo de atrofia puede ser simple o quística, y en ambos casos se observa que el endometrio está compuesto solo por la capa basal y no se muestra ninguna actividad proliferativa glandular. Dichas glándulas pueden estar completamente vacías, que es lo que sucede en la atrofia simple, o bien presentar cierto grado de dilatación con contenido líquido en su interior, lo que corresponde a la atrofia quística.

Mediante ecografía, el patrón es diverso según el tipo de atrofia. En casos de atrofia simple, la línea endometrial aparece fina, homogénea e hiperecogénica. El endometrio atrófico normal en una mujer menopáusica mide menos de 5 mm (**Fig. 11-6**). En los casos de atrofia quística, aunque el endometrio es muy fino, la presencia de los quistes endometriales puede dar lugar a una apariencia de endometrio engrosado. Este tipo de atrofia se ha relacionado clásicamente con pacientes en tratamiento con tamoxifeno, llegando a aparecer hasta en casi un 30 % de las mujeres.

Por histeroscopia, se aprecia un endometrio ausente, sin glándulas endometriales, con vascularización muy escasa o ausente, todo esto en una cavidad de espacio muy reducido, debido también a la atrofia, en la que se marcan las fibras musculares de la capa muscular interna del útero (**Fig. 11-7**). En la atrofia quística, se observa igualmente un endometrio ausente en el que se aprecian áreas quísticas, generalmente de contenido transparente o blanco amarillento.

PÓLIPOS ENDOMETRIALES

Los pólipos endometriales son formaciones exofíticas de tejido endometrial de la cavidad uterina compuestos por estroma y glándulas endometriales que rodean a un eje vascular. Pueden ser únicos o múltiples, pediculados o sésiles, y variar en número o tamaño. Normalmente son procesos benignos, aunque en un 20 % de los pólipos sintomáticos se aprecian áreas de hiperplasia, y entre un 0,5 y un 1 % son malignos.

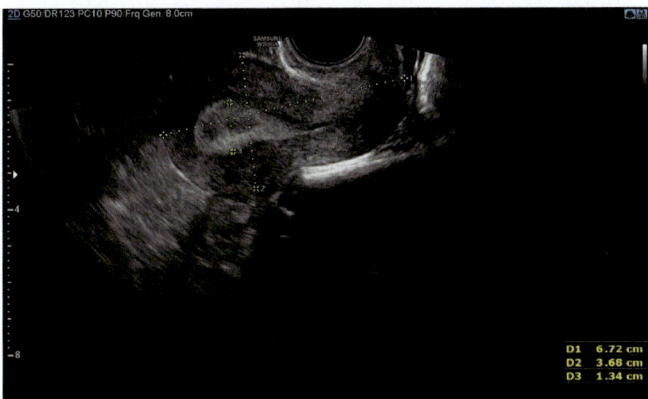

Figura 11-4. Endometrio secretor de aspecto ecogénico.

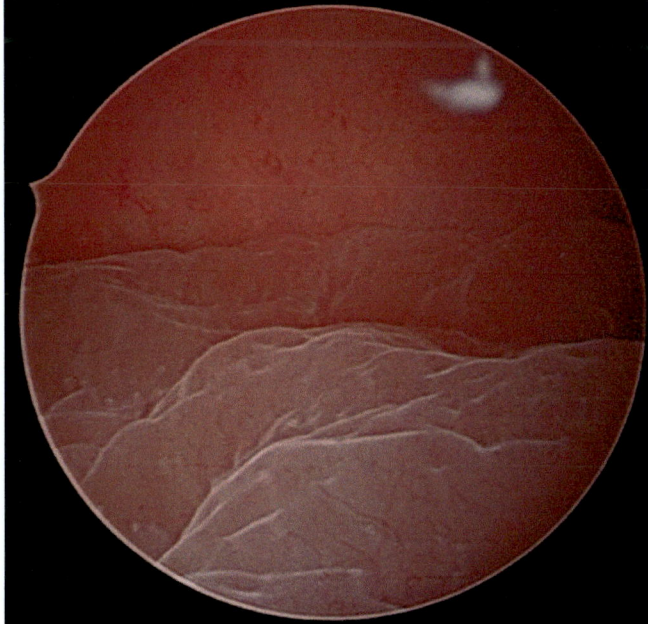

Figura 11-5. Visión en detalle del endometrio secretor.

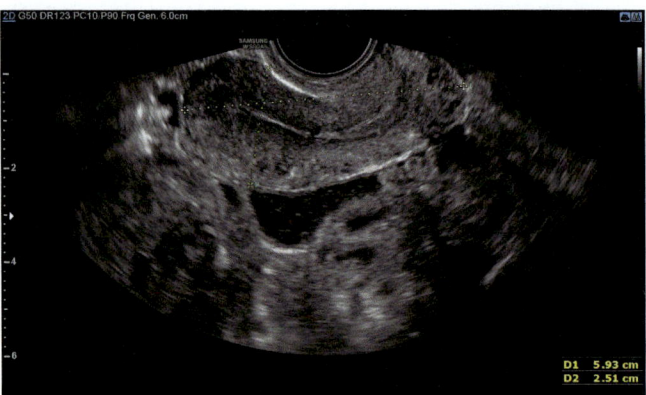

Figura 11-6. Endometrio atrófico en mujer menopaúsica.

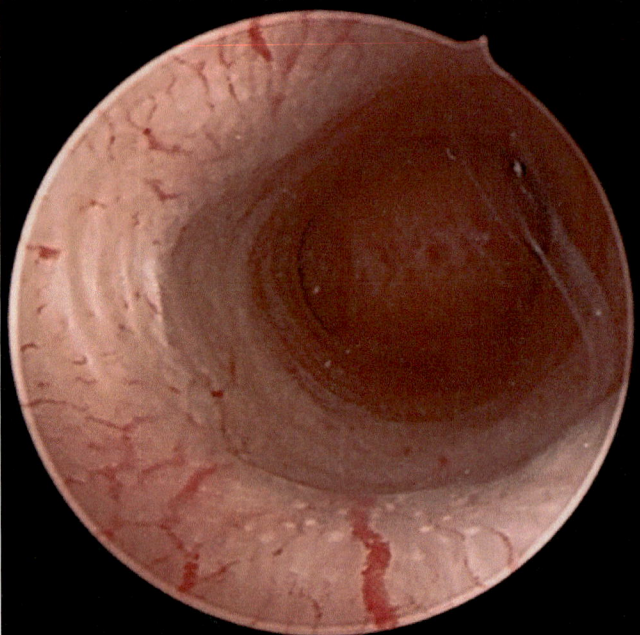

Figura 11-7. Visión histeroscópica de cavidad en la menopausia.

Los pólipos endometriales benignos se pueden clasificar según sus características morfológicas en cinco tipos: funcionales, hiperplásicos, atróficos, mixtos endocervicales/endometriales y adenomatosos. A veces coexisten diversos tipos en el mismo pólipo.

Por ecografía, los pólipos aparecen como imágenes hiperecogénicas, bien circunscritas a la cavidad endometrial, a veces con un halo hiperecogénico, y son observados con más facilidad en la fase proliferativa. Utilizando la ecografía Doppler, es típico encontrar el vaso nutricio que alcanza el pólipo desde el miometrio circundante. Este eje vascular puede orientar sobre la localización del pólipo en la cavidad endometrial (Fig. 11-8). Además, la visualización de este eje vascular ofrece una sensibilidad diagnóstica del 89 % y una especificidad del 87 %. Utilizando una interfase líquida, como en la sonohisterografía (SHG), el pólipo aparece como un área hiperecogénica anclada a la pared de la cavidad y rodeada por fluido.

La US3D con la visualización del plano coronal ofrece una alta precisión diagnóstica en los casos de pólipo endometrial. Los pólipos se aprecian como áreas bien definidas, hiperecogénicas, localizadas en la cavidad endometrial

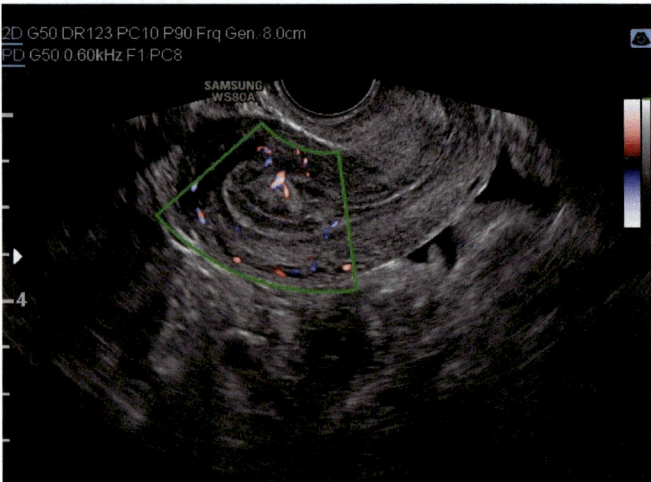

Figura 11-8. Detalle del eje vascular de un pólipo endometrial.

(Fig. 11-9). En un estudio sobre 3.850 mujeres, se observó una sensibilidad del 100 % y una especificidad del 99 % en el diagnóstico de los pólipos endometriales. Los pólipos atróficos suelen mostrar pequeños espacios quísticos en su interior, que corresponden a las glándulas dilatadas.

La histeroscopia varía según el tipo de pólipos. Los pólipos hiperplásicos son los más frecuentes, y presentan una proliferación irregular de glándulas en su interior que recuerdan a una hiperplasia simple. Los pólipos funcionales o típicos presentan una respuesta hormonal similar al endometrio que existe a su alrededor, mostrando cambios proliferativos o secretores (Fig. 11-10). A su vez, se subdividen en glandulares y en fibrosos, dependiendo de si predomina en ellos el componente glandular o el estromal. Los pólipos atróficos presentan cambios regresivos o atróficos, pudiendo contener áreas quísticas en su interior, y son los pólipos que se suelen encontrar en las pacientes menopáusicas (Fig. 11-11). Los pólipos mixtos con patrón endocervical/endometrial se suelen localizar en la zona ístmica, y muestran glándulas tanto endometriales como endocervicales. Por último, los pólipos adenomatosos suelen tener cierto componente muscular junto con cambios hiperplásicos en la zona glandular.

Quedan por incluir los pólipos malignos. Son aquellos que presentan células cancerígenas en su seno (Fig. 11-12). Es importante diferenciar un cáncer endometrial focal (que corresponde a una zona de crecimiento focal, de aspecto polipoide y bien circunscrita) con la malignización de un pólipo endometrial, concepto que se debe atribuir al Dr. F. Coloma, y que hace referencia a pólipos en los que se encuentran células malignas, pero que su base, así como el resto de la cavidad, son completamente normales. Habitualmente los pólipos endometriales malignos suelen presentar una vascularización aumentada y aberrante, con distribución irregular de vasos en su superficie. Suelen ser muy friables al roce y sangran con facilidad.

MIOMAS SUBMUCOSOS

Los leiomiomas o fibromas son los tumores benignos más frecuentes del tracto genital femenino. Pueden localizarse en cualquier parte del útero, pero desde el punto de vista de la histeroscopia, los miomas relevantes son aquellos denomina-

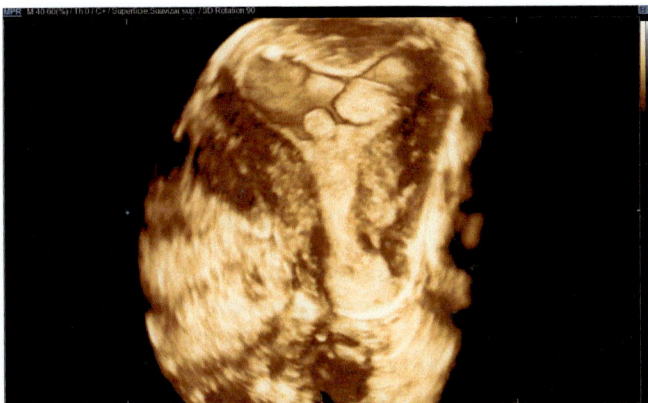

Figura 11-9. Visualización de pólipos mediante sonohisterografía 3D.

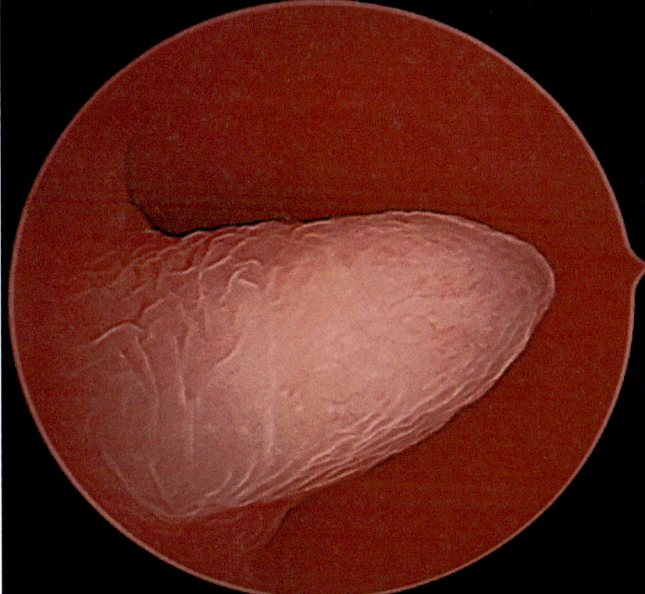

Figura 11-10. Pólipo funcional.

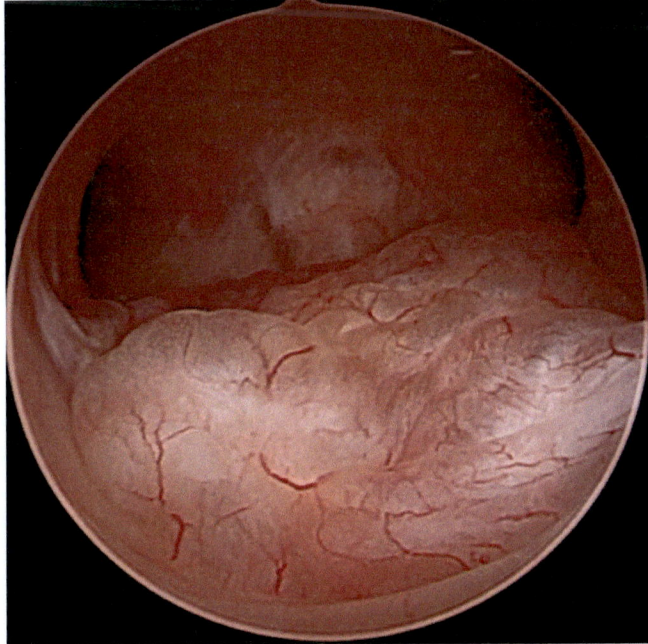

Figura 11-11. Pólipo atrófico-quístico.

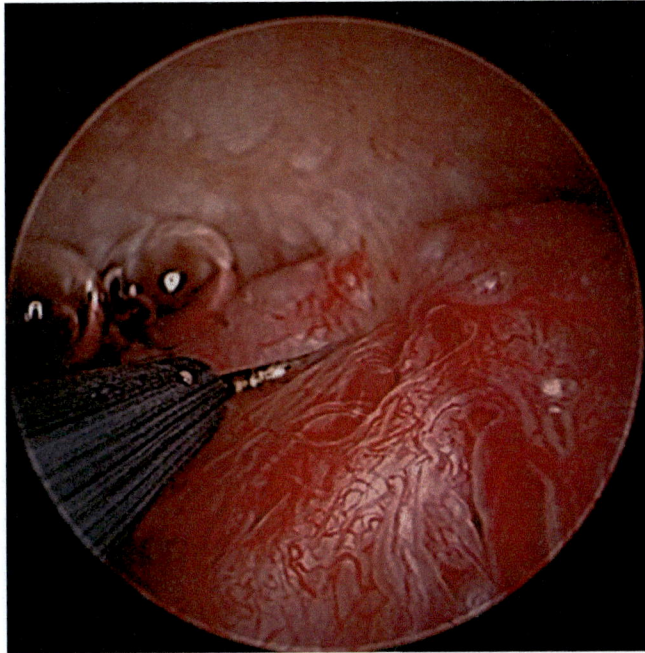

Figura 11-12. Vascularización anormal de un pólipo maligno.

dos submucosos, es decir, con cierta porción de estos dentro de la cavidad uterina.

En 1993, Wamsteker propuso un sistema de clasificación para fibromas submucosos, que posteriormente fue adoptada por la ESGE, y el sistema de clasificación de leiomiomas de la Federación Internacional de Ginecología y Obstetricia (FIGO). Esta clasificación dividía los miomas en tipos 0, I y II.

Los miomas submucosos tipo 0 son aquellos que están totalmente intracavitarios; los miomas tipo I tienen más del 50 % en la zona intracavitaria; y los miomas tipo II son aquellos de localización sobre todo intramural, con menos del 50 % del mioma en la cavidad.

Ecográficamente los miomas aparecen como formaciones redondeadas, bien definidas, localizadas en la zona uterina o que emergen de ella. Los miomas presentan distintas ecogenicidades, dependiendo de la proporción que posean entre fibra muscular y tejido fibroso. Generalmente son isoecogénicos o hipoecogénicos con respecto al miometrio normal (**Fig. 11-13**) y característicamente presentan un flujo periférico aumentado (denominado anillo de fuego), que corresponde al plexo vascular localizado en la seudocápsula (**Fig. 11-14**). Pueden presentar en su interior áreas calcificadas y áreas quísticas hipoecogénicas, así como liponecrosis. Es importante conocer igualmente los distintos tipos de degeneración que pueden sufrir y que harán que presenten patrones ecográficos distintos. La SHG puede resultar útil, ya que al crear una interfase líquida, permite identificar con mayor facilidad el tipo de mioma submucoso que se estudia. La utilización de la US3D en el estudio de los miomas submucosos ofrece una mejor visualización de la cavidad uterina que la US2D, así como una mejor estimación del tamaño y la forma del mioma.

Histeroscópicamente, los miomas se objetivan como lesiones sólidas que ocupan la cavidad. Suelen presentar un color blanquecino, y no es raro encontrar una vascularización aumentada en su superficie, que a veces es muy llamativa (**Fig. 11-15**). Dependiendo del tamaño y del tipo de mioma, pueden estar recubiertos por endometrio, lo cual es más frecuente en los miomas tipo II. Durante la realización de la histeroscopia, el grado que forma el borde del mioma con la pared uterina es un dato importante a la hora de evaluar el componente intracavitario del mioma y, por lo tanto, el tipo de este. Cuanto más agudo sea el ángulo, mayor componente intracavitario presenta.

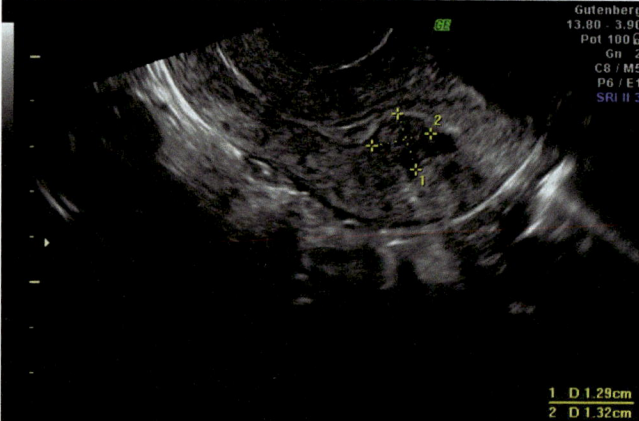

Figura 11-13. Mioma submucoso tipo II por ecografía 2D.

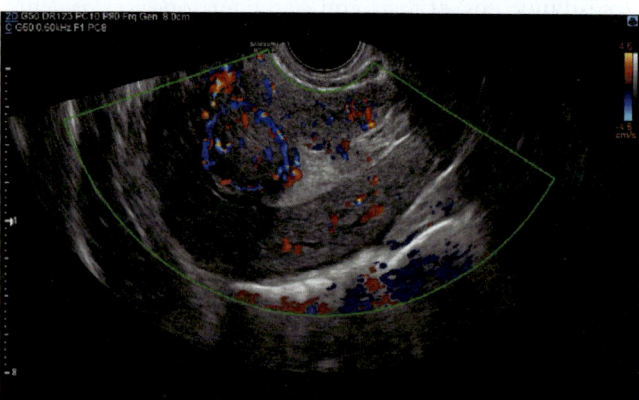

Figura 11-14. Visualización del «anillo de fuego».

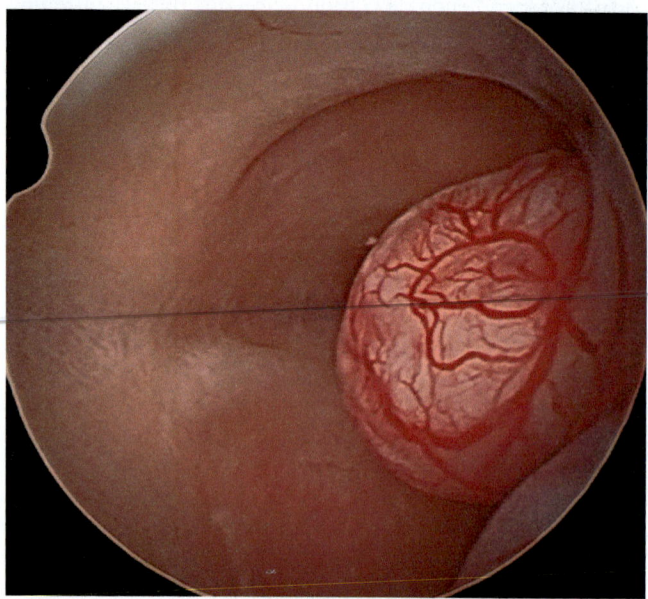

Figura 11-15. Visión histeroscópica de un mioma submucoso.

HIPERPLASIA ENDOMETRIAL

La hiperplasia endometrial es aquella condición en la que existe una proliferación excesiva de las glándulas endometriales, con diferentes formas y tamaños, así como un aumento de las estructuras estromales, lo que da como resultado un aumento del grosor endometrial. Existe una mayor proporción en la relación glándula/estroma de lo que se observa en el endometrio normal.

Bajo el concepto de hiperplasia endometrial se engloban diferentes lesiones, y mientras algunas carecen de potencial de malignización, otras son claramente premalignas. El estudio anatomopatológico es la clave en la evaluación de esta entidad y ofrece el diagnóstico definitivo. La clasificación más ampliamente utilizada es la de la Organización Mundial de la Salud (OMS). de 1994, que dividía la hiperplasia en cuatro tipos: simple, compleja, simple con atipias y compleja con atipias.

Posteriormente y dado que la importancia de la hiperplasia es identificar el potencial de malignización, la OMS publicó en 2014 un nuevo sistema de clasificación que dividía la hiperplasia en dos categorías: hiperplasia sin atipias o hiperplasia benigna, e hiperplasia con atipias (neoplasia endometrial intraepitelial/carcinoma bien diferenciado).

Ecográficamente es difícil encontrar patrones de hiperplasia endometrial, ya que estos se encuentran entre el endometrio normal y el cáncer endometrial. Habitualmente se evidencia un endometrio engrosado que suele ser el signo ecográfico más común. Así, se considera que un endometrio está anormalmente engrosado cuando supera los 3 mm en una mujer sintomática, o los 11 mm en una asintomática durante la menopausia, o los 15 mm en una mujer en edad reproductiva en cualquier momento del ciclo. Este endometrio puede presentar aspecto de triple línea o bien polipoide, algo que puede beneficiarse de la SHG, en la que no se aprecia una superficie lisa endometrial, sino una superficie recubierta por múltiples ondulaciones del tejido o seudopólipos. El endometrio suele mostrar un aumento de vascularización, no tan llamativo como en los casos de cáncer endometrial. Suele responder a un patrón en vasos dispersos.

Por histeroscopia, los criterios utilizados para diagnosticar la hiperplasia endometrial (**Fig. 11-16**) (recordando siempre que el diagnóstico definitivo lo da el estudio anatomopatológico) son los siguientes: engrosamiento endometrial tanto focal como difuso, patrón vascular anormal, evidencia de quistes glandulares y alteraciones de la arquitectura glandular normal (sobre todo dilatación de los orificios glandulares). La presencia de tejido endometrial friable junto a estructuras polipoides irregulares es más característico de la hiperplasia con atipias.

CÁNCER ENDOMETRIAL

El cáncer endometrial es el cáncer ginecológico más frecuente en los países desarrollados y, aunque está típicamente asociado a la menopausia, hasta el 14 % de los casos se diagnostican en mujeres premenopáusicas, y hasta un 5 % de los casos en menores de 40 años. Habitualmente se diagnostica en etapas iniciales y con el tumor generalmente confinado al interior del útero, lo que le confiere generalmente un buen pronóstico. El principal factor de riesgo para el tipo más frecuente (adenocarcinoma endometrioide) es la exposición continuada a niveles elevados de estrógenos, influyendo tanto los endógenos como los exógenos.

Ecográficamente, al igual que en los casos de hiperplasia endometrial, se objetiva un endometrio anormalmente engrosado, por encima de los 3 mm en la mujer menopáusica sintomática (11 mm en la asintomática) o de los 15 mm en la mujer en edad reproductiva en cualquier momento del ciclo, con aspecto de endometrio heterogéneo. No es raro encontrar líquido intracavitario como consecuencia de la necrosis asociada a los casos más avanzados. El cáncer puede ser focal o difuso y afectar al cérvix, algo importante en el estadiaje. En casos avanzados y debido a la infiltración miometrial del cáncer endometrial, se objetiva una alteración e incluso desaparición de la *junctional zone* o zona de transición endometrio-miometrio, que se visualiza como una zona periendometrial hipoecogénica y se puede valorar en los tres planos del espacio con US3D. La US3D ayuda a valorar la infiltración miometrial. La vascularización suele estar aumentada con vasos tortuosos y con Doppler de baja resistencia (**Fig. 11-17**). Si existe interfase líquida debido al acúmulo en su interior o mediante la realización de una SHG, se objetiva una superficie irregular, amamelonada y mal definida.

Histeroscópicamente, se distinguen diversos patrones morfológicos que fueron descritos por F. Coloma, basándose en los datos obtenidos de la observación de 272 casos y que los definió como seudohiperplásico, nodular y malignización de pólipo. El patrón seudohiperplásico, también definido como papilomatoso por otros autores, ofrece una imagen similar a un «mar de algas», con papilas individualizadas y vascularización en cada una de ellas. Se subdivide a su vez en focal, que aparece como una placa, y difuso, en el que existe afectación de más del 50 % de la superficie endometrial (**Fig. 11-18**). El patrón nodular aparece como nódulos compactos, adheridos a la pared endometrial. Estos nódulos presentan una vascularización atípica aberrante característica. Y el patrón de malignización de pólipo, como se ha comentado con anterioridad en el apartado de pólipos, corresponde a pólipos endometriales con signos de malignización en su totalidad o de manera parcial.

Los tres patrones presentan a su vez un subpatrón avanzado, en el que se encuentran depósitos de fibrina y áreas de necrosis, que además se suelen acompañar de mucometra o piometra. Este subpatrón avanzado se suele asociar a enfermedad avanzada.

RESTOS GESTACIONALES RETENIDOS

El término de restos gestacionales retenidos se refiere a la presencia de restos fetales o placentarios que persisten en la cavidad tras un aborto, parto o cesárea. Se estima que su incidencia es de un 0,5 % tras abortos quirúrgicos del primer trimestre, siendo este porcentaje algo mayor tras abortos médicos. Su incidencia aumenta según aumenta la semana de gestación en la que se produce la terminación del embarazo. Los síntomas más frecuentes son: sangrado vaginal, dolor pélvico y molestias en la zona uterina. Como regla general, se debe sospechar la exis-

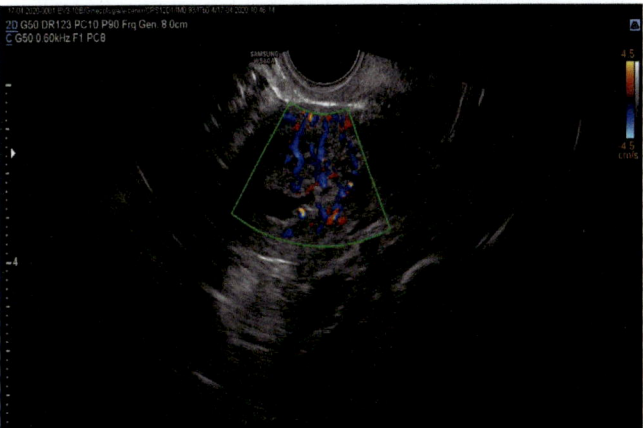

Figura 11-17. Vascularización aumentada en caso de cáncer endometrial.

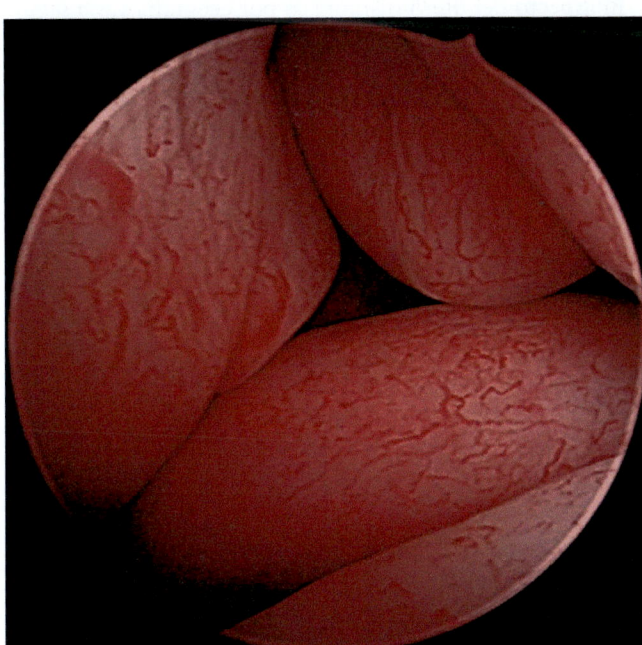

Figura 11-16. Hiperplasia endometrial simple por histeroscopia.

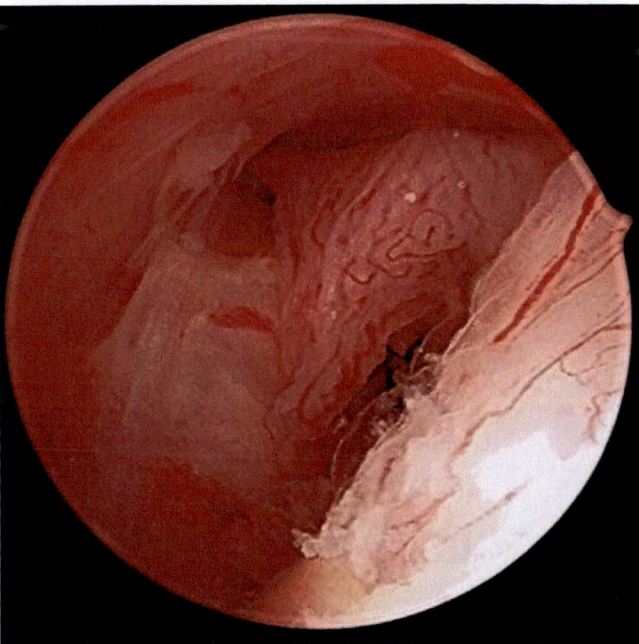

Figura 11-18. Patrón seudohiperplásico de cáncer endometrial.

tencia de restos gestacionales retenidos en cualquier paciente que, tras un aborto, parto o cesárea, presente un sangrado más abundante o prolongado de lo habitual.

La ecografía es, sin lugar a duda, la principal prueba de imagen en el diagnóstico de los restos gestacionales retenidos. La visualización de una masa hiperecogénica dentro de la cavidad endometrial es el hallazgo fundamental en el diagnóstico ecográfico de los restos. La visualización de un endometrio lineal excluye esta patología con un valor predictivo del 100 %.

Tras los cambios que se producen en la cavidad en los días posteriores a la finalización de un embarazo, es posible afirmar que la ausencia de masa intracavitaria 8 semanas posparto o 2 semanas postaborto excluye la presencia de restos gestacionales retenidos, mientras que un grosor endometrial por encima de 13 mm es un criterio diagnóstico ecográfico de esta entidad. Normalmente los restos tienen un aumento de vascularización que puede afectar también al miometrio subyacente. Basada en la apariencia sonográfica de los restos y en la vascularización tanto intracavitaria como miometrial, la clasificación de Gutenberg divide los restos en: tipo 0: patrón hiperecogénico avascular; tipo I: patrón ecográfico heterogéneo con mínima vascularización intracavitaria; tipo II: patrón heterogéneo con gran vascularización intracavitaria pero no miometrial; y tipo III: patrón heterogéneo con hipervascularización intracavitaria y miometrial en el área de implantación (**Fig. 11-19**).

La apariencia histeroscópica de los restos retenidos varía según el grado de involución, la vascularización y el grado de necrosis del trofoblasto retenido, por lo que se puede concluir que no existe un patrón histeroscópico único. Los distintos patrones histeroscópicos tienen una relación directa con los patrones ecográficos presentados con anterioridad; así la clasificación de Gutenberg distingue cuatro patrones histeroscópicos: tipo 0: masa intracavitaria blanquecina en la que no se identifica ninguna estructura; tipo I: en la que se identifican vellosidades coriales bien definidas y blanquecinas, debido a la escasa vascularización; tipo II: vellosidades coriales vascularizadas de color rojizo; y tipo III: vellosidades coriales vascularizadas con áreas de dilataciones vasculares, derivaciones o *shunts* arteriovenosos y aneurismas en el área de implantación (**Fig. 11-20**).

MALFORMACIONES UTERINAS

Las malformaciones uterinas se producen como consecuencia de un fallo en el desarrollo uterino. La formación del útero es un proceso dinámico que finaliza al completarse las cuatro fases de: diferenciación, migración, fusión y canalización. Ya que se trata de un proceso evolutivo, el resultado de la malformación es diferente según la fase en la que se produzca el fallo y, generalmente, cuanto más precoz sea, más grave es la malformación resultante.

Para establecer un diagnóstico correcto de las diferentes malformaciones uterinas, es necesario evaluar tanto la forma de la cavidad uterina como el contorno uterino exterior. Por lo tanto, se puede afirmar que aquellas modalidades diagnósticas que permitan evaluar estos dos parámetros, como la ecografía o la resonancia magnética (ambas por la aportación del plano coronal), tienen mayor precisión diagnóstica que aquellas que solo evalúan uno de los dos, como es el caso de la laparoscopia o la histeroscopia cuando se utilizan de forma individual. Aunque hoy en día aún se considera la combinación de histeroscopia más laparoscopia como el estándar dereferencia, la precisión diagnóstica de la ecografía 3D y de la resonancia ofrecen una sensibilidad y una especificidad cercana al 100 %.

La introducción de la US3D en el estudio de las malformaciones uterinas ha supuesto una auténtica revolución, ya que mediante una técnica no invasiva, reproducible, poco cara y bien tolerada, es posible conseguir un diagnóstico de gran precisión.

ÚTERO DISMÓRFICO

El útero dismórfico incorpora todos los casos con contorno uterino exterior normal, pero con una forma anormal de la cavidad uterina, excluido el septo. Se subdivide en U1a o útero «en T», U1b o útero infantil y U1c u otros.

El aspecto del útero dismórfico por ecografía varía según el subtipo. Mediante US2D, el aspecto del contorno uterino exterior en el corte sagital es igual al útero normal excepto en el caso del U1b o útero infantil, en el que la longitud uterina total de fundus uterino a orificio cervical externo está disminuida (menos de 6 cm), así como la proporción

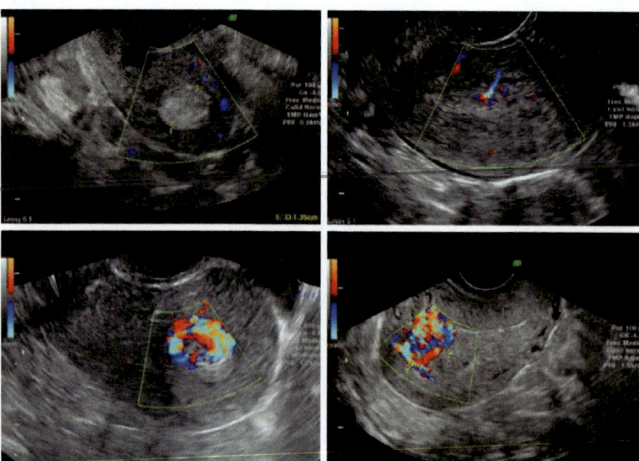

Figura 11-19. Patrones ecográficos de la clasificación de Gutenberg.

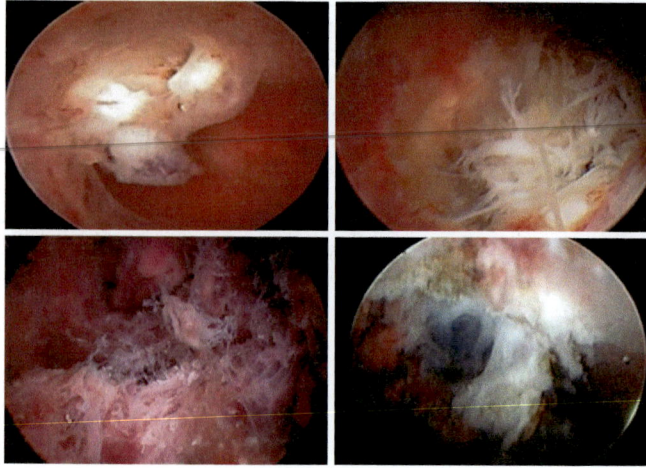

Figura 11-20. Patrones histeroscópicos de la clasificación de Gutenberg.

cuerpo uterino/cérvix, que en estos casos suele ser de: 1/3 cuerpo y 2/3 cérvix.

La utilización de la US3D, y más concretamente del plano coronal, ofrece, en los casos del útero U1a, una morfología «en T», caracterizada por una cavidad uterina estrecha debida a un engrosamiento de las paredes laterales con una correlación de: 2/3 cuerpo uterino y 1/3 cérvix (**Fig. 11-21**). La ecografía del útero U1b o infantil muestra una cavidad muy estrecha en un útero de pequeño tamaño y con correlación cuerpo/cérvix invertida.

Se han descrito tres subtipos de útero «en T», que cumplen los criterios de cavidad estrecha por engrosamiento de paredes laterales, y que se les ha denominado útero T, útero Y y útero I, por presentar una forma de cavidad uterina que simula esas letras. El grupo de expertos en malformaciones uterinas congénitas (CUME, *Congenital Uterine Malformation by Experts*), en un estudio publicado en 2020, establece tres criterios diagnósticos del útero T, basados en mediciones en el plano coronal:

- Ángulo de indentación lateral menor de 130°.
- Ángulo T (ángulo en la zona del *ostium* tubárico) menor o igual a 40°.
- Indentación lateral interna mayor o igual a 7 mm, medida como la distancia entre una línea imaginaria trazada entre el orificio cervical interno y el punto más lateral de la cavidad uterina y una línea que cruza la indentación lateral. Se considera que un útero es: normal, cuando no se cumple ninguno de los criterios anteriormente expuestos o bien solo uno; *borderline* (limítrofe), cuando se cumplen dos de los mismos; y útero T, cuando se cumplen los tres criterios previamente descritos.

Más recientemente se ha propuesto un método sencillo y eficaz para el diagnóstico ecográfico del útero con forma de T. Se denomina «regla de los 10» (**Fig. 11-22**) y consiste en medir la anchura de la cavidad trazando una línea paralela a la interostial a 10 mm hacia el cérvix. Si esta medida es ≤ 10 mm, establece el diagnóstico de útero T.

El aspecto histeroscópico en pacientes con U1a es el de una cavidad tubular en el tercio medio e inferior de la cavidad uterina (**Fig. 11-23**), y en la que, en casos del útero T,

es muy difícil o imposible visualizar los *ostium* incluso con la rotación de la óptica de 30°. En los casos de los úteros Y, se visualiza una mínima indentación fúndica y ambos *ostium* son visibles con facilidad utilizando la rotación de la óptica. Los úteros I muestran una cavidad tubular con una reducción muy marcada de la distancia *interostium*. Por otro lado, la visión histeroscópica de los úteros U1b o infantiles muestra una cavidad de muy pequeño tamaño, con una distancia muy reducida entre el orificio cervical interno y el fundus de la cavidad.

ÚTERO SEPTO

Según la clasificación de la ESGE/ESHRE, se define el útero septo o U2 como aquel con un contorno uterino exterior normal que presenta una indentación en la cavidad en la zona fúndica que excede el 50 % del grosor de la pared uterina medido a nivel del fondo. Esta indentación puede dividir la cavidad uterina de manera parcial o completa, llegando en algunos casos a dividir el cérvix e incluso la vagina.

Mediante US2D, el contorno exterior del útero septo en el plano sagital es similar al del útero normal. En un plano transverso a nivel del fundus, se aprecian dos cavidades endometriales separadas por el septo (**Fig. 11-24**). La obtención del plano coronal en la US3D muestra una indentación de la cavidad que divide, parcialmente o com-

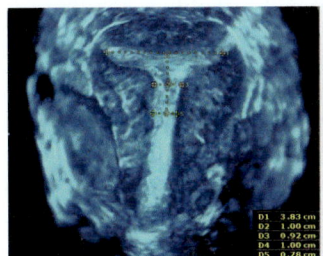
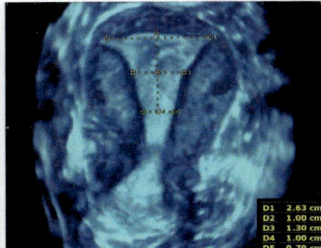

Figura 11-22. Detalle de la «regla de los 10».

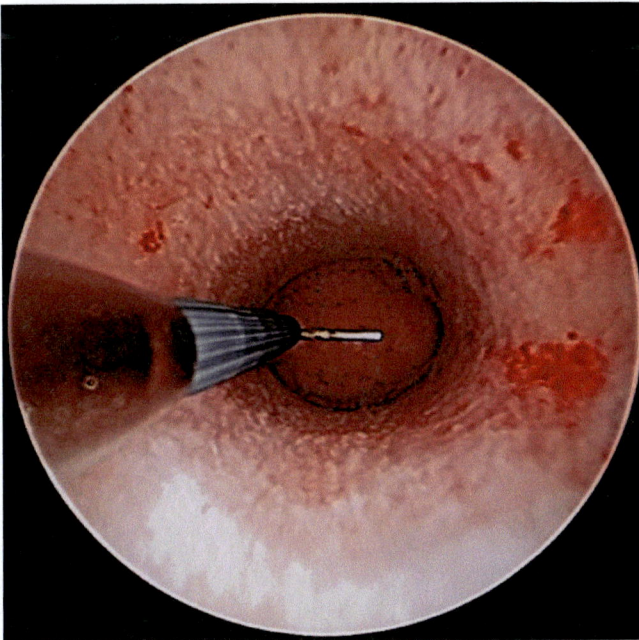

Figura 11-23. Visión histeroscópica de una cavidad tubular.

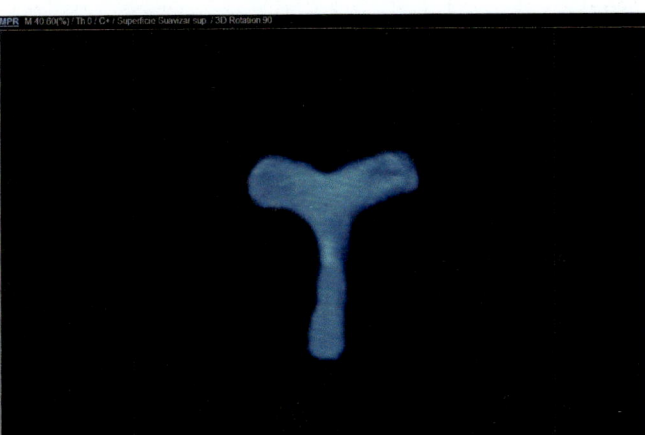

Figura 11-21. Renderización de un útero dismórfico.

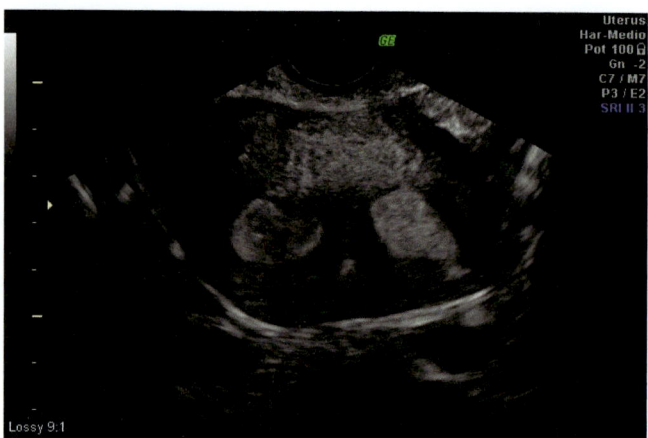

Figura 11-24. Plano transversal a nivel fúndico de un septo.

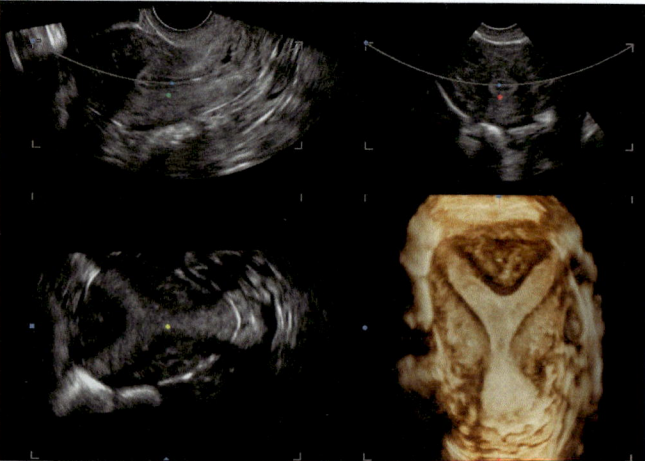

Figura 11-25. Visión multiplanar de un útero septo.

pletamente, la cavidad (**Fig. 11-25**). Actualmente existen varias clasificaciones basadas en la ecografía 3D para el diagnóstico del útero septo. Las mas utilizadas son las de la ESGE/ESHRE y la de la ASRM.

La clasificación de la ESGE/ESHRE cataloga un útero como septo cuando tiene una indentación a nivel fúndico en la cavidad mayor del 50 % del grosor de la pared uterina en el fondo. Esta clasificación se ha criticado porque engloba como septo a muchos úteros que antes eran catalogados como arcuatos. Por su parte, la clasificación de la ASRM cataloga un útero como septo cuando el ángulo de la indentación en la cavidad en la zona fúndica es menor de 90° y la profundidad del tabique es mayor de 1 cm.

La histeroscopia muestra dos hemicavidades uterinas separadas en las que se aprecia, en la parte fúndica de cada una de ellas, el *ostium* ipsilateral (**Fig. 11-26**). El vértice del septo puede estar localizado a distinta altura, dependiendo de si el septo es completo o parcial. Las cavidades son generalmente pequeñas, de apariencia tubular, en las que se observan anillos de fibra muscular a lo largo de las mismas.

ÚTERO BICORPORAL O BICORNE

Según la clasificación de la ESGE/ESHRE, el útero bicorporal o U3 incluye todos los casos con defecto de fusión. El útero bicorne está caracterizado por la existencia de un contorno uterino exterior anormal, en el que se aprecia una indentación en la zona del fundus uterino mayor del 50 % del grosor de la pared uterina. Esta indentación puede dividir parcialmente o completamente el útero.

Mediante la US2D, y moviendo la sonda de lado a lado en el eje sagital, se pueden observar dos cuerpos uterinos separados, así como dos cavidades uterinas. Un corte transversal en la zona fúndica muestra dos hemiúteros separados por un área central en la que no hay miometrio. La obtención del plano coronal mediante US3D muestra dos cuernos uterinos bien definidos que pueden unirse o no en algún punto a lo largo de su trayecto.

La visión histeroscópica es similar a los casos de útero septo con dos cavidades separadas, de aspecto tubular y en las que se aprecian los anillos musculares. El punto de división puede localizarse a diferente altura según el tipo de útero bicorne.

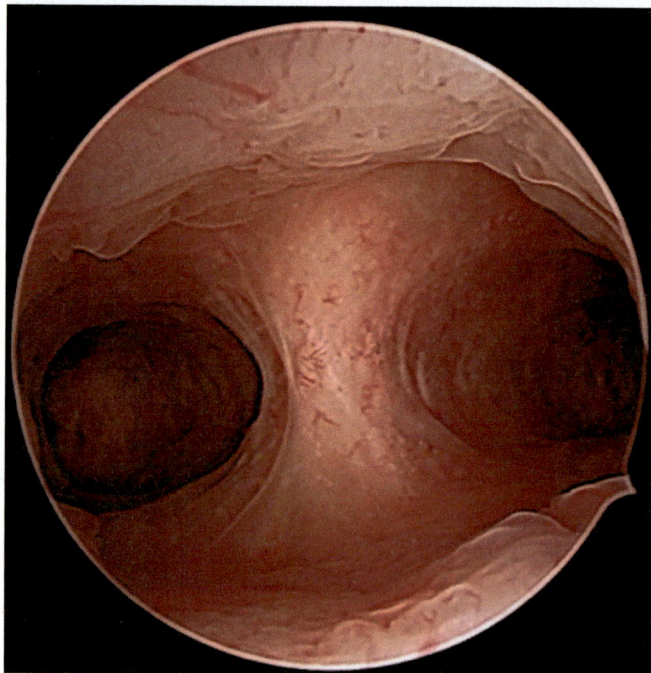

Figura 11-26. Septo visto por histeroscopia.

HEMIÚTERO O ÚTERO UNICORNE

El útero unicorne, denominado hemiútero o U4 en la clasificación de la ESGE/ESHRE de malformaciones uterinas, se define por la existencia de un desarrollo uterino unilateral. La parte contralateral puede faltar o presentar un desarrollo incompleto.

La imagen ecográfica es generalmente difícil de interpretar, lo que favorece que muchas veces este tipo de malformación pase desapercibida, sobre todo si se utiliza solo US2D. Generalmente se ve como un útero normal o con un tamaño ligeramente disminuido, en el que suele destacar una lateralización uterina muy acusada; el corte transversal suele mostrar una línea endometrial de aspecto circular. Solo se visualiza un *ostium*. La utilización de US3D facilita el diagnóstico del útero unicorne al mostrar la denominada «forma de banana» (**Fig. 11-27**) con un contorno fúndico estrecho y redondeado, en lugar de la forma típica del contorno uterino exte-

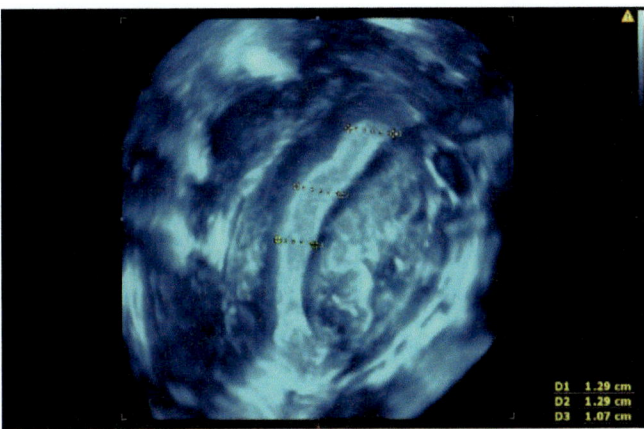

Figura 11-27. Renderización de un útero unicorne.

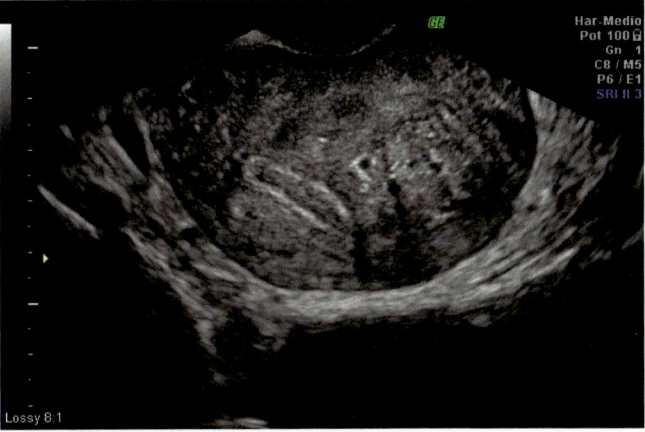

Figura 11-28. Quistes e islotes hipoecogénicos en el espesor miometrial en caso de adenomiosis.

rior. Además se comprueba, navegando en los tres planos del espacio, que solo hay un *ostium*.

La histeroscopia demuestra una cavidad tubular, en la que se suelen apreciar los anillos musculares correspondientes al miometrio de la capa uterina muscular interna. En el fondo de esta cavidad tubular, se aprecia la existencia de un único *ostium* tubárico.

ADENOMIOSIS

Se define la adenomiosis como la presencia de tejido endometrial ectópico localizado en el espesor del miometrio. Este acúmulo de glándulas endometriales y estroma en el miometrio causa un proceso inflamatorio, con hipertrofia del miometrio circundante.

Clásicamente se ha dividido en tres tipos: focal, difusa y quística. La adenomiosis focal afecta a un área determinada del miometrio y a veces simula un mioma, de ahí el término adenomioma. La adenomiosis difusa afecta a la práctica totalidad de la pared uterina, causando generalmente un aumento en el tamaño y en el volumen uterino. La adenomiosis quística cursa con la presencia de quistes con contenido hemático de más de 1 cm de diámetro.

Existen diferentes patrones ecográficos sugestivos de adenomiosis que fueron establecidos en un documento de consenso publicado por el grupo de trabajo *Morphological Uterus Sonographic Assessment* (MUSA), entre los que destacan el engrosamiento asimétrico de las paredes uterinas, la vascularización translesional, la presencia de quistes o islotes hipoecogénicos en el espesor miometrial (**Fig. 11-28**), el sombreado miometrial, las estriaciones lineales hiperecogénicas subendometriales y la interrupción de la transición endometrio-miometrial. Los marcadores que mayor precisión diagnóstica presentan en la US2D son: la vascularización translesional, las estriaciones lineales hiperecogénicas subendometriales y la interrupción de la transición endometrio-miometrial.

La precisión diagnóstica con esos criterios ecográficos es mayor del 90 %. El plano coronal que se obtiene mediante US3D demuestra una transición endometrio-miometrial irregular y anormalmente engrosada. Este engrosamiento constituye un criterio ecográfico de alta precisión para el diagnóstico ecográfico de la adenomiosis.

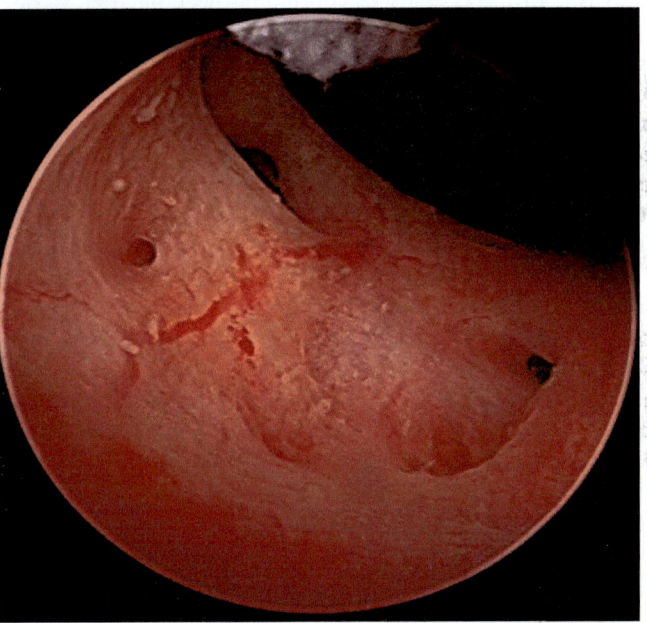

Figura 11-29. Defectos en la superficie vistos por histeroscopia.

Aunque la adenomiosis es una patología que afecta principalmente al miometrio y no al endometrio, existe una serie de hallazgos histeroscópicos altamente sugestivos de la existencia de adenomiosis, como la existencia de un endometrio irregular con defectos en su superficie, la existencia de lesiones quísticas hemorrágicas con contenido hemático en su interior y la existencia de áreas de aspecto fibroso (**Fig. 11-29**).

ADHERENCIAS INTRAUTERINAS

Las adherencias son áreas de tejido fibroso o fibromuscular que se producen en la cavidad uterina como respuesta a una lesión endometrial inducida sobre la basal del endometrio. La gravedad de este cuadro adherencial puede variar desde mínimas adherencias laxas hasta una obliteración completa de la cavidad, que da como consecuencia alteraciones en la cantidad de menstruación y dificultad a la hora de concebir. La combinación de hipomenorrea/amenorrea e infertilidad se denomina síndrome de Asherman, aunque muchas veces se ha utilizado este término para definir la existencia de simples adherencias intrauterinas.

La US2D suele ser la herramienta de estudio de primera línea en pacientes con adherencias intrauterinas. Mediante US2D convencional, los signos de sospecha de la existencia de adherencias intrauterina son la presencia de áreas hiperecogénicas dentro del endometrio, así como la existencia de un grosor asimétrico en el corte transversal. Sin embargo, la sensibilidad y la especificidad de la ecografía convencional en el diagnóstico de adherencias intrauterinas es del 52 y del 11 %, respectivamente, siendo por lo tanto escaso su poder diagnóstico. La utilización de una interfase líquida en la cavidad, como en el caso de la SHG, aumenta el poder diagnóstico, alcanzando cifras similares a las conseguidas con la HSG.

La US3D con suero salino o gel puede proporcionar información detallada sobre la cavidad uterina para determinar con mayor exactitud el grado de compromiso endometrial, ya que ofrece la posibilidad de tener imágenes que muestran la relación entre el miometrio y el endometrio, permiten evaluar las regiones cornuales con mayor precisión y visualizar el canal cervical desde el plano coronal (**Fig. 11-30**). Knopman demostró que la capacidad de la US3D transvaginal para clasificar la gravedad de la adherencias intrauterinas, evaluando porcentajes de obstrucciones de la cavidad y del tracto cervical, era cercana al 100 %, mientras que la sensibilidad por HSG fue solo del 66,7 %.

La histeroscopia es el método de referencia para el diagnóstico de las adherencias intrauterinas, ya que permite su visión directa y su clasificación, determinando el tipo y la extensión de las adherencias (**Fig. 11-31**).

Por histeroscopia, las adherencias pueden dividirse en laxas, fibrosas, fibromusculares y obliteración total de la cavidad. Las adherencias laxas son bandas de tejido fibroso recubiertas de endometrio, poco consistentes y que generalmente se rompen durante la misma distensión de la cavidad o al presionarlas con la punta de la óptica. Las adherencias fibrosas pueden estar o no recubiertas de endometrio y no se rompen con facilidad, precisando generalmente instrumentos mecánicos, como tijeras, para la sección de estas. Las fibromusculares poseen además tejido miometrial en su interior, suelen ser adherencias más extensas y suelen producir cuadros graves de alteración de la anatomía normal. Por último, en el grado de obliteración total, una vez atravesado el canal cervical, no se puede identificar la cavidad uterina, constituyendo este caso el verdadero síndrome de Asherman.

ISTMOCELE

El istmocele o cicatrización patológica de una cesárea anterior se define como un defecto de continuidad del miometrio de al menos 2 mm en el segmento uterino inferior, coincidente con la cicatriz de una cesárea previa. Este defecto puede ser mínimo, sin repercusión clínica para la paciente, o bien extenso, suponiendo una verdadera dehiscencia de la cicatriz, presentando en este caso sintomatología importante. El síntoma asociado más frecuente es el sangrado posmenstrual, habitualmente de sangre oscura y de duración variable. El sangrado posmenstrual ocurre en una de cada tres mujeres con istmocele, y existe una relación directa entre el tamaño del defecto y la cantidad y duración del

sangrado, así como con la retroversión uterina. Otros síntomas asociados son la existencia de dolor pélvico crónico, dispareunia e infertilidad.

La ecografía suele mostrar un área econegativa, generalmente de morfología triangular, con el vértice hacia la vejiga y localizada a nivel ístmico (**Fig. 11-32**). El istmocele se visualiza con más facilidad cuando existe cierto acúmulo de moco en su interior, ya que el moco rellena el defecto y facilita su diagnóstico, por lo que, se identifica con mayor facilidad a mitad del ciclo menstrual, al final de la fase proliferativa, en época preovulatoria.

Los trabajos de Park clasificaron los distintos patrones ecográficos del istmocele y los catalogó en seis tipos diferentes: forma triangular, semicircular, rectangular, circular, gota y quistes de inclusión.

La US2D también es útil a la hora de determinar en un corte sagital el miometrio sano residual o miometrio restante, considerando un istmocele grave/dehiscencia de la cicatriz cuando queda menos del 20 % del grosor total de la pared de miometrio residual.

Esta medida del miometrio residual también es importante a la hora de determinar la vía de abordaje, así como el

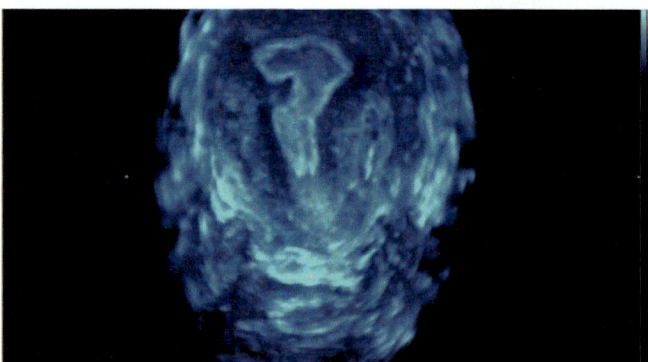

Figura 11-30. Visión por ecografía 3D de una adherencia intrauterina.

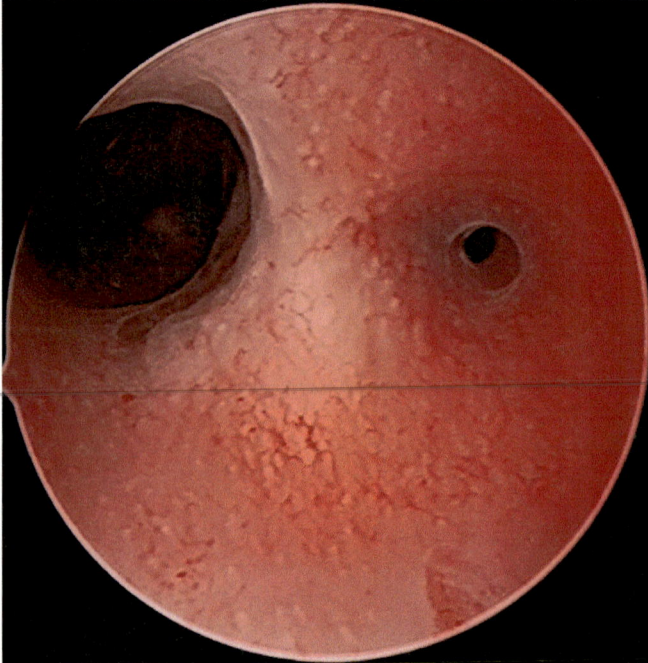

Figura 11-31. Detalle de adherencias por histeroscopia.

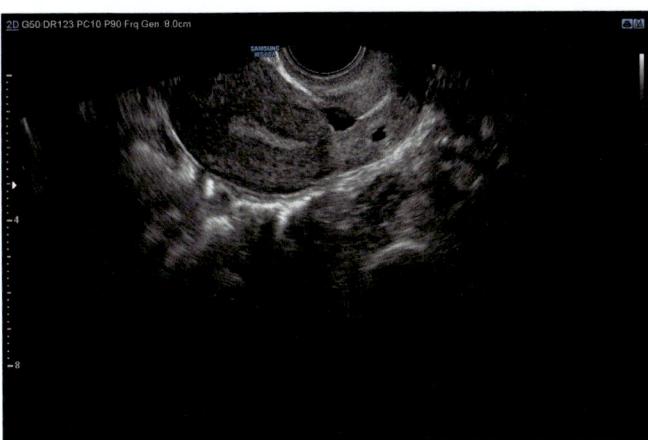

Figura 11-32. Istmocele visto por ecografía bidimensional.

tipo de cirugía a realizar. Por último, se puede determinar en este mismo plano sagital la distancia del istmocele al orificio cervical externo, determinando así su localización más o menos alta en el área ístmica (**Fig. 11-33**).

La instilación de una interfase líquida o SHG permite ver el istmocele en cualquier momento del ciclo, aumentando la capacidad diagnóstica.

La histeroscopia permite la visualización directa del defecto, así como su arco anterior y posterior. Dependiendo del momento del ciclo en el que se realice la histeroscopia, se puede encontrar acúmulo hemático en el interior de este. El endometrio en el fondo del nicho o defecto puede estar ausente, o bien presentar áreas de hipervascularización e inflamación. No es raro encontrar igualmente cambios inflamatorios en la cara posterior, relacionados con el acúmulo hemático (**Fig. 11-34**).

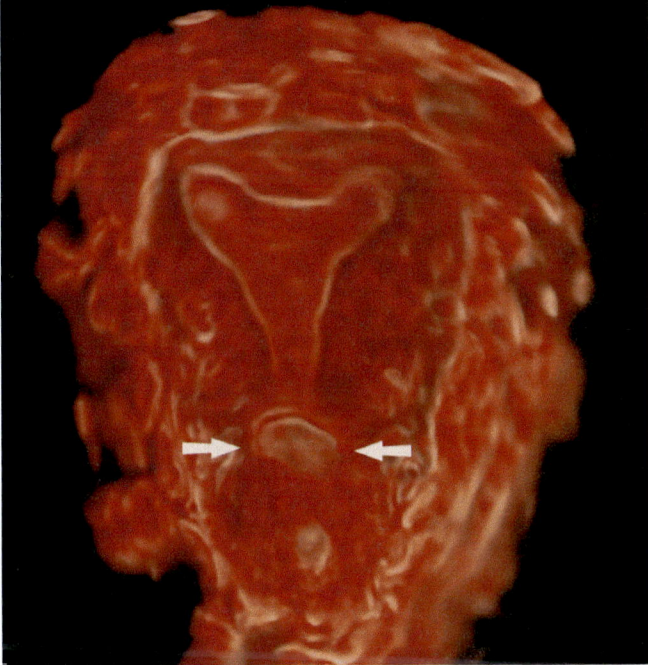

Figura 11-33. Localización del istmocele mediante ecografía 3D.

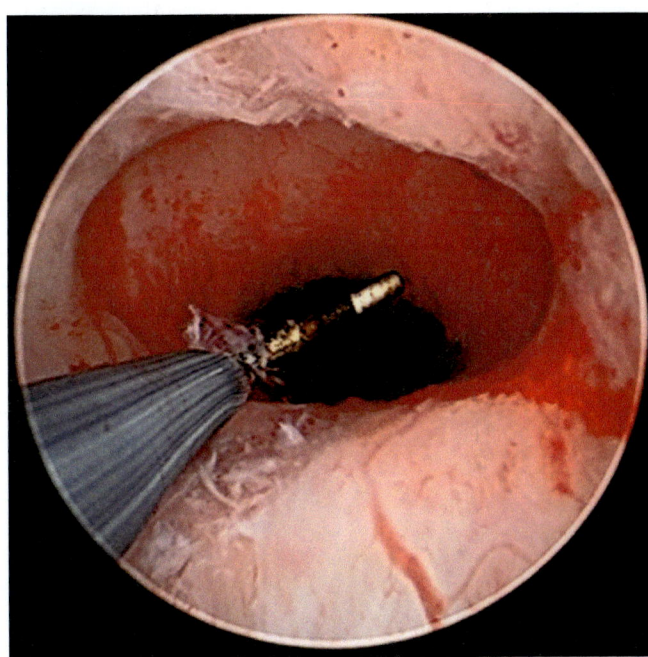

Figura 11-34. Istmocele visto por histeroscopia.

PUNTOS CLAVE

- La US2D es la herramienta de imagen diagnóstica inicial utilizada por los ginecólogos.
- La introducción de la US3D ha supuesto un gran paso en el diagnóstico de la patología uterina.
- El gran avance de la US3D consiste en la aportación del plano coronal del útero.

- Existen diferentes patrones ecográficos e histeroscópicos que suelen mostrar un alto grado de correlación.
- La utilización conjunta de la histeroscopia y US3D permite tasas de diagnóstico de la patología intrauterina, así como de las malformaciones uterinas cercanas al 100 %.

BIBLIOGRAFÍA

Alonso Pacheco L, Laganà AS, Ghezzi F, Haimovich S, Azumendi Gómez P, Carugno J. Subtypes of T-shaped uterus. Fertil Steril. 2019;112:399-400.

De Godoy Borges PC, Dias R, Bonassi Machado R, Borges JB, Spadoto Dias D. Transvaginal ultrasonography and hysteroscopy as predictors of endometrial polyps in postmenopause. Womens Health. 2015;11:29-33.

Farquhar C, Ekeroma A, Furness S, Arroll B. A systematic review of transvaginal ultrasonography, sonohysterography and hysteroscopy for the investigation of abnormal uterine bleeding in premenopausal women. Acta Obstet Gynecol Scand. 2003;82:493-504.

Grimbizis GF, Gordts S, Di Spiezio Sardo A, Brucker S, De Angelis C, Gergolet M, et al. The ESHRE/ESGE consensus on the classification of female genital tract congenital anomalies. Gynecol Surg. 2013;10:199-212.

Ludwin A, Coelho Neto MA, Ludwin I, Nastri CO, Costa W, Acién M, et al. Congenital Uterine Malformation by Experts (CUME): diagnosticcriteria for T-shaped uterus. Ultrasound Obstet Gynecol. 2020;55:815-29.

Salim R, Lee C, Davies A, Jolaoso B, Ofuasia E, Jurkovic D. A comparative study of three-dimensional saline infusion sonohysterography and diagnostic hysteroscopy for the classification of submucous fibroids. Human Reprod. 2005;20:253-7.

Van den Bosch T, Dueholm M, Leone FP, Valentin L, Rasmussen CK, Votino A, et al. Terms, definitions and measurements to describe sonographic features of myometrium and uterine masses: a consensus opinion from the Morphological Uterus Sonographic Assessment (MUSA) group. Ultrasound Obstet Gynecol. 2015;46:284-98.

Van der Voet L F, Bij de Vaate A M, Veersema S, Brölmann H A, Huirne J A. Long-term complications of caesarean section. The niche in the scar: a prospective cohort study on niche prevalence and its relation to abnormal uterine bleeding. BJOG. 2014;121:236-44.

Yao Y, Lv W, Xie X, Cheng X. The value of hysteroscopy and transvaginal ultrasonography in the diagnosis of endometrial hyperplasia: a systematic review and meta-analysis. Transl Cancer Res. 2019;8:1179-87.

Terminología en histeroscopia y aspectos médicolegales

12

C. Malcom y J. Carugno

OBJETIVOS

- Conocer las cinco categorías de terminología estandarizada de la histeroscopia establecidas en 2021 por líderes en ginecología mínimamente invasiva.
- Ser capaz de definir la negligencia médica e identificar las razones comunes por las que los pacientes presentan demandas.
- Comprender el proceso de consentimiento informado y cómo crear formularios de consentimiento informado completos para procedimientos histeroscópicos.

TERMINOLOGÍA EN HISTEROSCOPIA

La histeroscopia es uno de los procedimientos ginecológicos más comunes, y con mejor sensibilidad y especificidad que la ecografía transvaginal y la sonohisterografía con infusión de solución salina para el diagnóstico de patología intrauterina. La histeroscopia también permite el tratamiento de la patología intrauterina a través de un enfoque mínimamente invasivo y, a menudo, se puede realizar en el consultorio, lo que reduce la necesidad del quirófano y los riesgos de anestesia asociados.

Uno de los usos más habituales de la histeroscopia es para el diagnóstico y tratamiento de pacientes con sangrado uterino anormal (SUA). El SUA se puede caracterizar además como sangrado menstrual abundante (SMA), anteriormente denominado menorragia, y sangrado intermenstrual (SIM), antes llamado metrorragia. El SMA se define como sangrado menstrual de más de 80 mL por ciclo o un ciclo menstrual que dura más de 7 días y/o está afectando la calidad de vida de la mujer. El SIM se define como el sangrado que ocurre separado de la menstruación esperada, lo cual puede ser un incidente aislado o puede ocurrir varias veces a lo largo de un ciclo menstrual.

Dentro del SUA, una terminología ampliamente aceptada para describir las diferentes etiologías de esta circunstancia se conoce como el sistema de clasificación PALM-COIEN. PALM agrupa las etiologías de carácter estructural:

- P: los **pólipos** son proliferaciones epiteliales focales que surgen del endometrio.
- A: la **adenomiosis** es una afección en la que las glándulas y/o el estroma endometrial se encuentran dentro del miometrio. La histeroscopia se puede utilizar para el diagnóstico y tratamiento de lesiones adenomióticas focales superficiales.
- L: los **leiomiomas** son tumores benignos del miometrio y se pueden subclasificar, según su ubicación, en submucosos (dentro del endometrio), intramurales (en el miometrio), subserosos (en el perimetrio/superficie uterina serosa). Esta

subclasificación se divide en una escala numérica que va de 0 a 8 para describir con mayor precisión la ubicación del leiomioma. Los fibromas submucosos se clasifican en tipo 0 (fibroma intracavitario pedunculado), tipo I (> 50 % del fibroma es intracavitario y < 50 % se extiende al miometrio), tipo II (fibroma parcialmente intracavitario; > 50 % se extiende al miometrio) y tipo III (fibroma intracavitario que entra en contacto con el endometrio; 100 % ubicado en el miometrio) y tipo IV (fibromas completamente dentro del miometrio; no tocan el endometrio ni el perimetrio). Por su lado, los fibromas subserosos se clasifican en tipo V (> 50 % del fibroma está dentro del miometrio y < 50 % se extiende más allá de la serosa uterina), tipo VI (< 50 % del fibroma es intramural y > 50 % se extiende más allá de la serosa uterina) y tipo VII (pedunculado subseroso). Los fibromas tipo VIII son los que se encuentran fuera del útero, como en el cuello uterino o el ligamento ancho. Los leiomiomas híbridos entran en contacto tanto con el endometrio como con las capas serosas (tipos II-V).
- M: son patologías **malignas** y premalignas del cuello uterino, el endometrio y el cuerpo uterino. La histeroscopia se ha convertido en la principal herramienta para el diagnóstico y tratamiento de pólipos, leiomiomas submucosos y diagnóstico de neoplasias malignas.

Por su lado, COIEN agrupa las etiologías de carácter funcional:

- C: trastornos de la **coagulación.**
- O: trastornos de la **ovulación.**
- E: trastornos del **endometrio** (diagnóstico de exclusión en mujeres con ciclos menstruales regulares, predecibles y sin patología intrauterina estructural).
- I: **iatrogenia.**
- N: **no clasificado** (anomalías vasculares también conocidas como malformaciones arteriovenosas e istmocele).

ESTANDARIZACIÓN DE PROCEDIMIENTOS HISTEROSCÓPICOS

A pesar de la creciente popularidad de los procedimientos histeroscópicos, ha faltado una terminología estandarizada para describir el tipo, el entorno y el modelo de atención médica utilizada durante los procedimientos histeroscópicos. En 2021, un grupo de profesionales en ginecología mínimamente invasiva de todo el mundo se reunieron para categorizar y estandarizar la terminología histeroscópica. Miembros líderes de la American Association of Gynecologic Laparoscopists (AAGL), la European Society for Gynaecological Endoscopy (ESGE) y el Global Community Histeroscopy (GCH) formaron el comité. La terminología propuesta se divide en cinco categorías:

- Manejo del dolor.
- Ámbito en el que se realizan los procedimientos.
- Modelo de atención.
- Tipo de procedimiento.
- Abordaje histeroscópico.

 La terminología estandarizada para describir los procedimientos histeroscópicos se divide en cinco categorías: manejo del dolor, ámbito en el que se realizan los procedimientos, modelo de atención, tipo de procedimiento y enfoque histeroscópico.

Manejo del dolor

El manejo del dolor se divide en cinco niveles:

- Nivel I: consiste en procedimientos que no utilizan ningún medicamento o se limitan al uso de medicamentos orales no sedantes.
- Nivel II: abarca los procedimientos que usan solo anestesia local en el tracto genital.
- Nivel III: describe la sedación consciente. Este se divide en subtipos:
  - Medicamentos orales o inhalatorios con efecto sedante.
  - Medicamentos parenterales con efecto sedante.
- Nivel IV: implica el uso de anestesia regional.
- Nivel V: supone el empleo de anestesia general.

Si se usan terapias combinadas, el procedimiento debe etiquetarse de acuerdo con el nivel más alto de manejo del dolor utilizado.

Se ha demostrado que varias estrategias de nivel I reducen la percepción del dolor durante los procedimientos histeroscópicos. Idealmente, el manejo del dolor debe comenzar incluso antes de que comience el procedimiento histeroscópico, con asesoramiento y consentimiento informado de la paciente. Además, los estudios han evidenciado que las pacientes reportan un aumento del dolor durante e inmediatamente después de un procedimiento histeroscópico en el consultorio si tienen altos niveles de ansiedad previa al procedimiento. Del mismo modo, intraoperatoriamente, los operadores deben comunicarse con la enferma sobre lo que se está haciendo y las sensaciones que la paciente está a punto de notar.

Las posibles molestias durante un procedimiento histeroscópico en el consultorio incluyen mareos, náuseas, síntomas vasovagales, y malestar o dolor durante la manipulación cervical, dilatación cervical y distensión de la cavidad uterina, así como quejas de calambres durante el procedimiento. Las estrategias no farmacológicas incluyen el uso de endoscopios de diámetro miniaturizado (5 mm o menos), de forma ovalada o flexibles para alinearse mejor con la forma ovalada natural del orificio cervical. También se recomienda el uso de histeroscopios con un ángulo de lente de 12 o 30 grados, ya que los aspectos laterales de la cavidad uterina se pueden visualizar simplemente girando el cable de luz en lugar de inclinar el histeroscopio, que ejercerá fuerza sobre el canal cervical y activará los nervios sensoriales del dolor. El uso de un enfoque vaginoscópico para eliminar la necesidad de ténaculos y espéculos, el uso de medios de distensión calentados en lugar de a temperatura ambiente, música, estimulación nerviosa eléctrica transcutánea y la hipnosis también han demostrado ser efectivos métodos no farmacológicos para reducir el dolor durante procedimientos histeroscópicos.

Otra estrategia farmacológica destinada a disminuir el dolor durante este proceso contempla el uso de prostaglandinas antes de comenzar, como el misoprostol, para facilitar la dilatación y la suavidad del cuello uterino. En pacientes premenopáusicas, los estudios han demostrado que la administración vaginal de 400-800 µg de prostaglandina E1 sintética (como el misoprostol) 12 horas antes del procedimiento disminuye el dolor. La aplicación de misoprostol por vía vaginal 12 horas antes del procedimiento histeroscópico junto con la aplicación de 2 µg de estradiol por vía vaginal durante las 2 semanas previas puede disminuir el dolor y mejorar el ablandamiento del cuello uterino, incluso en pacientes posmenopáusicas. Los agentes orales, también los antiinflamatorios no esteroideos (AINE), como celecoxib e indometacina, así como la administración preoperatoria de tramadol, han sido efectivos para reducir la incomodidad y el dolor percibido por la paciente. Un ensayo clínico realizado por Hassan *et al.* observó que las pacientes que recibieron 100 mg de tramadol o 200 mg de celecoxib 1 hora antes de un procedimiento histeroscópico habían notado significativamente menos dolor durante este, así como inmediatamente y 30 minutos después en comparación con las que recibieron un placebo oral. Además, el celecoxib provocó una disminución de las náuseas en comparación con el tramadol y fue mejor tolerado. De hecho, las pautas del Royal College of Obstetricians and Gynecologists (RCOG) para la histeroscopia ambulatoria recomiendan la administración de una dosis estándar de AINE 1 hora antes del inicio del procedimiento para disminuir el dolor de manera preventiva.

Las estrategias de nivel II (medicamentos anestésicos locales) también pueden ser útiles intraoperatoriamente. Los estudios han demostrado una mejor tolerancia de la paciente y una disminución del dolor postoperatorio si se usa levobupivacaína o ropivacaína diluida en una solución salina normal como medio de distensión. Los agentes anestésicos también se pueden colocar por vía intracervical o mediante un bloqueo paracervical para un mayor control del dolor. En un estudio de Al-Sunaidi *et al.* se evidenció que las pacientes que recibieron una inyección intracervical de 2 mL de clorhidrato de bupivacaína al

0,5 % en el labio anterior del cuello uterino junto con anestesia paracervical, que consistía en 4 mL de bupivacaína inyectados en el fórnix vaginal lateral bilateralmente, habían disminuido de manera significativa el dolor durante el procedimiento, así como 10-30 minutos después, en comparación con las mujeres que recibieron una sola inyección intracervical.

Entorno

El entorno de un procedimiento histeroscópico se basa en las definiciones utilizadas por la terminología y definiciones internacionales sugeridas por la International Association for Ambulatory Surgery (IASS). Asimismo, se tiene en cuenta el nivel de control del dolor disponible en el centro donde se realiza el procedimiento histeroscópico. El entorno se divide en tres categorías: consultorio, clínica ambulatoria y quirófano.

 El entorno de un procedimiento histeroscópico se divide en tres categorías: consultorio, clínica ambulatoria y quirófano.

Una configuración de consultorio *office* describe la histeroscopia realizada en las instalaciones de un despacho médico. En este nivel solo se puede administrar control del dolor hasta un nivel IIIa (sedación consciente por vía oral o por inhalación).

Una clínica ambulatoria es un centro de atención médica diseñado específicamente para el manejo de pacientes ambulatorios. Esto puede incluir un hospital, una clínica comunitaria o un centro quirúrgico independiente. Cabe destacar que, en ciertos países, el control del dolor hasta un nivel IIIb (sedación consciente a través de una vía parenteral) también se puede administrar en consultorios y clínicas ambulatorias. Sin embargo, cuando se utilice la vía parenteral, la documentación postoperatoria debe especificar que se utilizó el nivel IIIb de control del dolor.

Se considera una sala de operaciones todo quirófano certificado con capacidad de administrar control del dolor hasta un nivel V (anestesia general).

Modelo de atención

El modelo de atención tiene en cuenta la necesidad de admitir a la paciente, la duración de la estancia hospitalaria y el tipo de establecimiento. Se divide en cinco categorías: consultorio, *outpatient*, ambulatorio, recuperación prolongada y hospitalización.

 El modelo de atención considera la necesidad de admitir a la paciente, la duración de la estancia hospitalaria y el tipo de establecimiento. Se divide en cinco categorías: consultorio, *outpatient*, ambulatorio, recuperación prolongada y hospitalización

Los procedimientos de *office* son aquellos que ocurren en el consultorio médico y no requieren admisión nocturna. Se llevan a cabo en las instalaciones profesionales de un médico (consultorio) con salas debidamente equipadas para la histeroscopia.

Los procedimientos *outpatient* no se requieren ingreso de la paciente durante la noche, pero se llevan a cabo en una instalación separada del consultorio personal del médico, incluida la clínica/departamento para pacientes ambulatorios de un hospital, una comunidad, una clínica o un centro quirúrgico independiente.

Los procedimientos ambulatorios tienen lugar cuando una paciente es ingresada en un centro (centro quirúrgico u hospital), se realiza la histeroscopia y la paciente es dada de alta el mismo día.

El modelo de recuperación prolongada implica la admisión de la paciente a un centro (centro quirúrgico u hospital), la realización del procedimiento histeroscópico y el alta al siguiente día. La duración total de la estancia es inferior a 24 horas.

El modelo de paciente hospitalizado implica el ingreso de la paciente en un centro quirúrgico u hospital, la finalización del procedimiento histeroscópico y el alta no antes del siguiente día. La duración total de la estancia es de 24 horas o más.

Un estudio de Bettocchi *et al.* demostró el gran éxito de la histeroscopia en el consultorio. Además, puso de relieve que el 94 % de las histeroscopias con endoscopio rígido fueron eficaces (se evaluó adecuadamente toda la cavidad uterina), así como el 93 % con endoscopio flexible. El dolor durante el procedimiento fue tolerable en el 84 % de las pacientes, mientras que solo el 16 % afirmó que el dolor fue intenso. Sin embargo, los expertos recomiendan mantener procedimientos por debajo de los 30 minutos, ya que los que duran más de 30 minutos son difíciles de tolerar por muchas mujeres.

Tipos de procedimientos histeroscópicos

Los procedimientos histeroscópicos se dividen en dos categorías generales: diagnóstico y operativo.

Se realiza un procedimiento histeroscópico de diagnóstico para evaluar la cavidad uterina o el canal cervical, y puede incluir biopsias dirigidas bajo visualización directa. Su propósito es diagnosticar o excluir una patología endometrial y estructural.

Estudios previos han demostrado que la patología maligna se puede pasar por alto con el muestreo endometrial ciego, como con un Pipelle®, en el 11 % de los casos; las lesiones precancerosas se pasan por alto en un 7 % adicional de los casos. El beneficio de la histeroscopia es que permite la visualización directa del endometrio y tomar biopsias dirigidas de áreas de apariencia anormal.

 Los procedimientos histeroscópicos se dividen en dos categorías generales: diagnóstico y operativo. El diagnóstico se realiza para evaluar la cavidad uterina o el canal cervical, y puede incluir biopsias dirigidas bajo visualización directa. El procedimiento quirúrgico permite el tratamiento de patologías uterinas y cervicales con el uso de instrumentos histeroscópicos bajo visualización directa.

La histeroscopia quirúrgica se define como el tratamiento de patologías uterinas y cervicales con el uso de instrumentos histeroscópicos bajo visualización directa. Los procedimientos quirúrgicos se pueden realizar con el fin de aliviar los síntomas o para permitir el diagnóstico definitivo. También se pueden usar para el tratamiento de la infertilidad. Los expertos desaconsejan el uso de la histeroscopia para evaluar o tratar a pacientes con cáncer de cuello uterino o lesiones precancerosas de cuello uterino.

La histeroscopia quirúrgica se puede utilizar para: tratamiento de pólipos endometriales, eliminar adherencias intrauterinas, corregir anomalías uterinas congénitas, como úteros tabicados mediante metroplastia, o tratamiento de leiomiomas submucosos, entre otras indicaciones.

La miomectomía histeroscópica se ha convertido en un procedimiento extremadamente común, dado que alrededor del 80 % de las mujeres afroamericanas y el 70 % de las mujeres blancas presentan miomas uterinos a los 50 años. En comparación con el tratamiento médico, la histeroscopia quirúrgica para la extirpación de pólipos y miomas ofrece un tratamiento definitivo, sobre todo en mujeres en las que fracasa el tratamiento médico, aunque estas patologías pueden reaparecer.

Hay varias técnicas dentro del ámbito de la histeroscopia quirúrgica. La más simple es el uso de herramientas mecánicas como pinzas histeroscópicas y tijeras. Estas funcionan bien para el tratamiento de pequeños pólipos.

Una técnica más avanzada es el uso de energía, que se subdivide en monopolar y bipolar. Los resectoscopios («camisas» de entrada y salida y un asa de electrodo de alambre unido a un generador electroquirúrgicos) entran en esta categoría, y pueden usar energía monopolar o bipolar, según el modelo. Los resectoscopios tradicionales tienen alrededor de 27 Fr de diámetro, pero los modelos más nuevos son muy pequeños (15-16 Fr). Estos permiten realizar con éxito polipectomías y miomectomías histeroscópicas en el consultorio sin el uso de anestesia, ya que pueden ser introducidos en la cavidad uterina sin necesidad de dilatar el cuello uterino.

Los resectoscopios son efectivos para la extirpación de pólipos y miomas grandes, a diferencia de las pinzas histeroscópicas y las tijeras, que podrían no ser tan efectivas cuando se trata de patologías más grandes. Otra técnica es la vaporización electroquirúrgica, que también se puede utilizar para eliminar y «vaporizar» los miomas. Su ventaja es que las piezas cortadas del pólipo o mioma no bloquean la vista de la cámara ni necesitan ser retiradas de la cavidad uterina, como ocurre cuando se usa un resectoscopio. El inconveniente es que no queda ninguna muestra para el análisis patológico.

El resectoscopio de asa fría también se puede utilizar para miomectomías histeroscópicas. Consiste en un asa de corte eléctrico para extirpar la porción intracavitaria de un mioma; luego se utiliza una cuchilla fría no conectada a energía eléctrica para extirpar la porción intramural del fibroma.

La innovación más reciente en histeroscopia quirúrgica es la invención de dispositivos de extracción de tejido histeroscópico mecánico (HTRS): TruClear®, MyoSure® y Bigatti Shaver®. Estos consisten en una hoja de corte que mecánicamente corta y succiona la patología. La cuchilla está conectada a la succión, por lo que los fragmentos de tejido cortados se succionan inmediatamente fuera del útero y se colocan en una copa de recolección.

Abordaje histeroscópico

El enfoque histeroscópico puede ser vaginoscópico o asistido por espéculo. Este último es el método clásico, que implica la colocación de un espéculo en la vagina para visualizar el cuello uterino, el cual se sujeta con un tenáculo para que actúe como contratracción a medida que el histeroscopio avanza a través del canal cervical y hacia la cavidad uterina. Con el avance tecnológico, los histeroscopios se han vuelto más delgados y requieren menos dilatación cervical y causan menos dolor durante la inserción del histeroscopio a través del cuello uterino. Estos avances también han permitido que la histeroscopia se realice en entornos de consulta *office* sin el uso de anestesia.

 La histeroscopia se puede realizar con técnica vaginoscópica o asistida por espéculo. La primera permite el avance del histeroscopio con solo la ayuda de un medio de distensión que fluye, mientras que la segunda usa un espéculo y un tenáculo para agarrar el cuello uterino.

La técnica de avance del histeroscopio a través del canal cervical y dentro del útero sin el uso de un espéculo o tenáculo se denomina vaginoscopia o técnica «sin contacto». En este método, se introduce el histeroscopio directamente en la vagina, la cual se dilata con solución salina. El histeroscopio se coloca en el fórnix vaginal posterior y se tira lentamente hacia atrás y hacia arriba hasta que se visualiza el cuello uterino con el orificio cervical externo. Luego se guía el histeroscopio hacia el canal cervical usando el medio de distensión, que fluye para dilatar poco a poco el canal cervical. Como este método elimina el estímulo doloroso causado por el espéculo y el tenáculo en el canal cervical y la vagina, suprime también la necesidad de analgesia y/o sedación. El abordaje vaginoscópico se ha vuelto cada vez más popular, no solo porque elimina la necesidad de anestesia general y regional, sino porque reduce las tasas de complicaciones, es más rentable, acelera el tiempo de recuperación y permite que la histeroscopia se realice en entornos ambulatorios.

ASUNTOS MEDICOLEGALES

Los médicos de hoy en día no solo necesitan conocer y practicar los tratamientos más actualizados, sino que también deben practicar la medicina comprendiendo las principales consecuencias legales de sus decisiones.

En Estados Unidos, por ejemplo, se estima que 98.000 personas mueren cada año por errores médicos prevenibles, según el Instituto de Medicina en 1999. Ese número aumentó a 250.000 en 2015, según un estudio de la Universidad Johns Hopkins. Estos errores médicos son la tercera causa principal de muerte en Estados Unidos. Se estima que entre el 75 y el 85 % de los médicos que practican obstetricia y ginecología en ese país tendrán una demanda por mala praxis médica en su contra en algún momento de su carrera.

Los médicos de obstetricia y ginecología y de las subespecialidades quirúrgicas, en general, tienen el doble de riesgo de tener un litigio medicolegal en comparación con otras especialidades médicas (no quirúrgicas). Las especialidades quirúrgicas (obstetricia, ginecología, ortopedia y cirugía general) en Reino Unido y Arabia Saudí representan más de la mitad de los litigios por negligencia médica en comparación con todas las especialidades. En el Reino Unido, la obstetricia y ginecología está a la cabeza (representó el 49 % de los litigios de mala praxis médica en 2017).

Dada la gran cantidad y el coste de las reclamaciones por mala práctica, en muchos países, los médicos están obligados a adquirir un seguro de cobertura de mala práctica.

Una razón particular por la que hay un mayor número de demandas en el campo de la ginecología es que las pacientes tienden a ser jóvenes y saludables, se someten a procedimientos electivos y no esperan tener complicaciones en el tratamiento.

 Se estima que el 75-85 % de los médicos de obstetricia y ginecología tendrán una demanda por mala praxis médica en su contra en algún momento de su carrera.

A pesar de que alrededor del 70 % de los casos se defienden con éxito, las demandas pueden ser un proceso largo y agotador, emocionalmente y financieramente. En algunos países, como Italia, los errores médicos pueden dar lugar a un proceso penal, además de una sanción económica derivada de una condena judicial civil.

Se ha demostrado que este mayor riesgo de litigios disminuye la moral de los médicos y tiene un impacto negativo en el reclutamiento de profesionales y en las relaciones médico-paciente. También puede conducir a una disminución de la retención, y casi el 75 % de los médicos en formación en obstetricia y ginecología lamentan la elección de esta carrera y consideran abandonar la especialidad. En el Reino Unido, los costes del seguro por mala praxis siguen aumentando. En 2016, el Servicio Nacional de Salud del Reino Unido destinó 1.080 millones de libras esterlinas para daños por mala praxis, lo que supuso un aumento del 14 % con respecto a 2015. Dada la creciente tasa de demandas por esta circunstancia contra obstetras y ginecólogos, es importante que los médicos entiendan las leyes médicas.

CAUSAS DE LITIGIOS POR NEGLIGENCIA MÉDICA

La **mala praxis** se puede definir como la incapacidad de un médico para completar un plan de gestión según lo planeado o la ejecución de un plan incorrecto. En la ley romana, la mala práctica se define como «el error profesional que produce un perjuicio al paciente, que puede generar responsabilidad civil, administrativa y penal». Estos errores profesionales se pueden dividir en errores en las acciones médicas o en conocimiento insuficiente de un profesional (un diagnóstico erróneo, una mala gestión de un paciente o causar daño a un paciente), o errores relacionados con acciones no médicas de un proveedor, como no recibir el consentimiento informado de un paciente o una violación de la confidencialidad. En la sociedad romana, existen diferentes penas por negligencia médica. Estas incluyen la pena civil, para compensar a los pacientes por el daño y los costes adicionales que resultaron de los errores médicos, la pena

administrativa, y la acción disciplinaria contra los profesionales y el castigo penal en casos de daños graves, como homicidio involuntario o lesiones corporales.

 La mala praxis se puede definir como la incapacidad de un profesional médico para completar un plan de gestión según lo planeado o la ejecución de un plan incorrecto. En la ley romana, la mala práctica se define como «el error profesional que produce un perjuicio al paciente, que puede generar responsabilidad civil, administrativa y penal».

Las razones comúnmente citadas en las demandas contra los médicos incluyen el consentimiento inadecuado para un procedimiento dado, el cambio de un procedimiento acordado sin conocimiento del paciente, el diagnóstico y tratamiento retrasados, las complicaciones del tratamiento, la realización de un procedimiento no indicado, la práctica más allá de la capacitación del profesional y la insatisfacción del paciente con el resultado del tratamiento. Otras razones para el litigio incluyen el deseo del paciente de comprender mejor una complicación del tratamiento, el deseo de que el médico asuma la responsabilidad por su resultado deficiente, el deseo del afectado de mejorar el estándar de atención y prevenir resultados deficientes similares en otros pacientes o la necesidad de una compensación financiera para pagar nuevas facturas médicas y el disminuido potencial de ingresos después de una complicación.

 Las razones comúnmente citadas en las demandas contra los médicos incluyen el consentimiento inadecuado para un procedimiento dado, el cambio de un procedimiento acordado sin conocimiento del paciente, el diagnóstico y tratamiento retrasados, las complicaciones del tratamiento, la realización de un procedimiento no indicado, la práctica más allá de la capacitación del profesional y la insatisfacción del paciente con el resultado del tratamiento.

Se han realizado estudios para descifrar mejor las características de los médicos que conducen a un mayor riesgo de ser citado en una demanda por mala praxis. Studdert *et al.* buscó en el National Practitioner Data Bank (NPDB), un depósito de datos creado por el Congreso de los Estados Unidos en 1986, entre el 1 de enero de 2005 y el 31 de diciembre de 2014, para obtener información sobre las reclamaciones que los médicos tenían que pagar y sus características: especialidad, sexo, pago, año y mes. De 66.426 reclamaciones pagadas contra 54.099 médicos (lo que equivale al 6 % de todos los médicos en ejercicio en Estados Unidos en el momento del estudio), el 82 % eran hombres. Más del 50 % de las reclamaciones pagadas fueron de médicos de cirugía general (12 %), medicina interna (15 %), práctica general/medicina familiar (11 %) y obstetricia y ginecología (1 %). Las especialidades con las tasas más bajas de siniestros pagados fueron en neurología y psiquiatría (1 % del total de siniestros pagados). Los médicos con un título de DO (doctor en medicina osteopática) constituían el 8 % y los que tenían un título de MD (doctor en medicina) el 92 %. Además, el 87 % de los médicos ejercen en las grandes ciudades. En cuanto a la naturaleza de la demanda, el 54 % de las reclamaciones pagadas se referían a lesiones físicas significativas o importantes como resultado de un error médico, y alrededor del 33 % estaban relacionadas con la muerte de un paciente. Cabe destacar que la mayoría de los pagos se realizaron como resultado de acuerdos extrajudiciales (9 %) y que la mediana del importe del pago fue de 204.750 dólares y la media de 371.054 dólares (según las tasas de inflación de 2014). Curiosamente, cuantas más reclamaciones pagadas tenía un médico, más probable era que tuviera otras pagadas adicionales. En comparación con los médicos con una sola reclamación pagada, los que tenían dos tenían el doble de riesgo de recurrencia, los que tenían tres pagadas tenían el triple de riesgo de tener una recurrencia, y los que tenían seis o más tenían doce veces el riesgo de recurrencia. El riesgo de recurrencia también varió según la especialidad, ya que los médicos de cirugía general, neurocirugía, plástica y ortopédica, obstetricia y ginecología tienen el doble de riesgo en comparación con los médicos de medicina interna.

HISTORIA DE LITIGIOS POR NEGLIGENCIA MÉDICA

Antes del siglo xx, la mayoría de los casos de litigios por negligencia contra los médicos se debían a errores de comisión: el médico hizo algo mal o cometió un error, como tratar una enfermedad incorrectamente o administrar el medicamento equivocado, o se produjo una complicación grave después de un procedimiento quirúrgico, incluyendo la muerte del paciente. Sin embargo, a mediados del siglo xx, las demandas contra los médicos por errores de omisión se hicieron más frecuentes: el médico no hizo algo bien, como no hacer un diagnóstico correcto. Esto llevó a un aumento exponencial en el número de demandas por mala praxis y el comienzo de la era de la práctica de la medicina defensiva.

El primer caso de negligencia médica registrado en Estados Unidos se remonta a 1794, en Connecticut, después de que un paciente muriera debido a una complicación quirúrgica. Antes de este incidente, un experto legal británico llamado Sir William Blackstone había publicado un libro de principios legales titulado *Comentarios sobre las leyes de Inglaterra* en 1765. En él describió la **negligencia** o el manejo inexperto de un médico o un cirujano como **mala praxis**.

El número de casos de negligencia médica comenzó a aumentar en el siglo xix y la mayoría ellos eran contra médicos que trataron incorrectamente dislocaciones, fracturas y amputaciones. La invención de los rayos X a finales del siglo xix se convirtió en un catalizador para el creciente número de casos de negligencia médica, ya que muchos pacientes demandaron después de sufrir lesiones por radiación excesiva o fueron diagnosticados incorrectamente debido a una interpretación incorrecta de las películas radiográficas. El inicio de los litigios contra los médicos por errores de omisión (no hacer algo bien) en la década de los cincuenta en el siglo xx condujo a un aumento de los casos de negligencia en las décadas de los sesenta y los setenta de aproximadamente el 300 %. Esto hizo que los médicos ordenaran más pruebas, lo que elevó enormemente los costos de atención médica y las primas de seguro por negligencia, como se describe en el informe del

Subcomité de Reorganización Ejecutiva del Senado de los Estados Unidos en 1969. Algunos expertos estiman que a principios de la primera década del siglo xxi los costos adicionales de atención de la salud derivados de la práctica de la medicina defensiva sumaban entre 56.000 mil millones y 162.000 millones de dólares en los Estados Unidos.

La medicina defensiva se define como una desviación de las prácticas médicas estandarizadas por temor a la responsabilidad. Las prácticas defensivas incluyen el comportamiento de seguridad o medicina defensiva positiva (pedir pruebas adicionales o realizar exámenes adicionales y estudios por imágenes para confirmar un diagnóstico) y el comportamiento de evitación o medicina defensiva negativa (no realizar procedimientos de alto riesgo pero esenciales en los pacientes por temor a un resultado adverso). Si bien la popularidad inicial de la medicina defensiva fue para evitar reclamaciones por mala práctica y la creencia de que hacer algo era mejor que no hacer nada, la medicina defensiva puede tener consecuencias negativas, además del aumento de los costes de atención médica. Ordenar pruebas adicionales, a veces innecesarias, puede conducir a un diagnóstico excesivo, derivado de falsos positivos. Esto conduce a tratamientos y cirugías innecesarias, que tienen sus propios riesgos y resultados adversos.

 La medicina defensiva se define como una desviación de las prácticas médicas estandarizadas por temor a la responsabilidad. Las prácticas incluyen conductas de seguridad, como ordenar pruebas adicionales o realizar exámenes y estudios de imágenes adicionales para confirmar un diagnóstico, y conductas de evitación, como no realizar procedimientos considerados de alto riesgo pero esenciales en pacientes por temor a un resultado adverso.

ELEMENTOS DE UNA DEMANDA POR NEGLICENCIA

La capacidad de enjuiciar y condenar a un médico por negligencia médica varía dependiendo de los países. En algunos utilizan un código de derecho civil en el que los juicios legales se basan en estatutos codificados, como el derecho romano utilizado en Italia y España, mientras que en otros países, como en Gran Bretaña, emplean un sistema de derecho consuetudinario o jurisprudencia, donde los juicios legales se guían por dictámenes judiciales publicados anteriormente. En los países de derecho consuetudinario, la jurisprudencia, en forma de opiniones judiciales publicadas, es de primordial importancia, mientras que en los sistemas de derecho civil predominan los estatutos codificados. Arabia Saudí, por ejemplo, sigue un sistema de jurisprudencia islámica y la ley religiosa *sharía*. A diferencia de los sistemas de derecho consuetudinario, en el sistema legal saudí las sentencias se basan en la interpretación de un juez de los textos de jurisprudencia y no en los precedentes legales. De hecho, muchos fallos judiciales y veredictos de casos específicos no se hacen públicos.

En Italia, los casos de mala praxis involucran lesiones del paciente secundarias a la negligencia del médico. Esto incluye **negligencia** (comportamiento pasivo, falta de cuidado o precauciones apropiadas), **imprudencia** (comportamiento activo o imprudente; intencionalmente no adoptar rutinas o precauciones necesarias) y **falta de habilidad** (deficiencia de conocimiento, práctica, intuición y capacidad).

Los casos de Gran Bretaña implican un incumplimiento del deber. Más específicamente, en Gran Bretaña, Arabia Saudí y Estados Unidos se deben cumplir los siguientes cuatro criterios para que un médico sea condenado por mala práctica o negligencia médica:

- Falta de atención del médico para proporcionar una operación, examen o prescripción.
- Incumplimiento de ese deber o desviación del estándar de atención (procedimiento incorrecto realizado, medicamento incorrecto administrado o exámenes innecesarios).
- Se le hizo un daño específico a un paciente (necesidad de procedimientos adicionales, recuperación prolongada, daño a otros órganos o reducción de la calidad de vida después del procedimiento).
- Vínculo o causalidad entre el daño específico y el incumplimiento del deber del médico.

Por lo tanto, es importante definir de forma más detallada cada uno de estos requisitos. El estándar de atención se define como las decisiones o los procedimientos que un médico habría realizado de manera razonable como profesional, como se describe en el caso del Comité de Gestión del Hospital Bolam contra Friern en 1957 en el Reino Unido. El **estándar de atención** debe definirse como el conocimiento médico disponible en el momento particular de un incidente, no en el momento en que se produce un juicio, como se describe en el caso de Roe contra el ministro de Salud en 1954 en el Reino Unido. Sin embargo, existen limitaciones para el estándar de atención. El caso de Bolitho v. City and Hackney Health Authority en 1997 en el Reino Unido apuntó que un médico no solo debe contar con el apoyo de otros expertos en su campo, sino que debe ser capaz de justificar sus acciones como lógicas y apropiadas para un escenario clínico dado.

En Rumanía, para que un proveedor sea condenado por negligencia, se deben cumplir cuatro condiciones: un acto ilícito ocurrido, el daño resultante de tal acto, que se pruebe que el profesional es culpable de realizar el acto ilícito, y que exista una relación de causa y efecto entre el acto ilícito y el daño.

En Italia, la condena por mala praxis antes se basaba en la negligencia grave de un médico. Hay que tener presente que se esperaba que hicieran todo lo posible para llegar al diagnóstico o tratar de obtener el mejor resultado para el paciente. Sin embargo, no estaban obligados a lograr el diagnóstico correcto y/o curar al afectado. Pero desde la década de 1980 en el siglo pasado, los médicos tienen un nivel de expectativa más alto. Cualquier deficiencia para lograr el diagnóstico correcto o un resultado satisfactorio a juicio del paciente puede dar lugar a litigios. Esto se ve en el aumento del número de demandas por negligencia e importes de liquidación.

PREVENCIÓN DE LITIGIOS POR NEGLIGENCIA

Consentimientos informados

Una herramienta clave que los médicos deben usar para ayudar a evitar una demanda son los consentimientos integrales. El **consentimiento**, por definición, según el Royal College of Obstetricians and Gynecologists (RCOG), es «un entendimiento compartido entre el médico y el paciente». El término **consentimiento informado** se originó en Estados Unidos en la década de 1950 en el siglo xx. Se definió como la autorización voluntaria de un paciente a un tratamiento o procedimiento propuesto por un médico, después de que el paciente fuera asesorado y entendiera el diagnóstico, los detalles del tratamiento médico o el procedimiento quirúrgico, los riesgos de un tratamiento y los tratamientos alternativos. El consentimiento es más que una simple firma del paciente; es una conversación con un paciente que tiene la capacidad (un paciente debe ser capaz de comprender la información que le brinda un profesional) de apreciar cómo se relaciona esta información con él, usarla para tomar una decisión racional y tomar consistentemente la misma decisión a lo largo del tiempo. Se debe informar a los pacientes sobre todos los posibles riesgos y complicaciones que pueden surgir de un procedimiento específico, sobre todo si un paciente tiene factores de riesgo conocidos que aumentan el riesgo de complicaciones, y todas las opciones de tratamiento alternativas. El paciente debe ser capaz de tomar una decisión informada y aceptar voluntariamente si continúa o no.

 El **consentimiento informado** se define como la autorización voluntaria de un paciente para un tratamiento o procedimiento propuesto por un médico después de que el paciente haya recibido asesoramiento y entendido el diagnóstico, los detalles del tratamiento médico o procedimiento quirúrgico, los riesgos de un tratamiento y los tratamientos alternativos.

La ley romana requiere que el consentimiento informado incluya los siguientes tres elementos:

- Un diagnóstico médico, un plan de tratamiento y las consecuencias de no estar de acuerdo con dicho tratamiento.
- Los riesgos del tratamiento o intervención propuesta.
- Explicación al paciente de las alternativas al tratamiento propuesto y los riesgos de cada opción especificada.

Se sugiere que los elementos enumerados anteriormente se entreguen al paciente por escrito y con la firma de este.

La ley médica coreana requiere cinco elementos en sus consentimientos:

- El diagnóstico del paciente.
- Detalles quirúrgicos, incluida su necesidad, enfoque y pasos.
- El nombre del profesional de atención médica que explica un procedimiento o lo realiza.
- Los efectos secundarios de una cirugía o los posibles efectos secundarios.
- Otros aspectos que se deben observar o esperar antes y después de la cirugía.

La ley especifica que los pacientes deben ser asesorados por un médico y que deben dar su consentimiento, salvo que estén inconscientes o se consideren desde un punto de vista legal incompetentes. Además, se ha de obtener el consentimiento antes del procedimiento para que el afectado tenga tiempo suficiente para pensar. También es necesario que la conversación se modifique para adaptarse al nivel intelectual del paciente.

> El consentimiento informado requiere tres elementos:
> • Un diagnóstico médico, un plan de tratamiento y las consecuencias de no realizar dicho tratamiento.
> • Los riesgos del tratamiento o intervención propuesta.
> • Las alternativas al tratamiento presentado y los riesgos de cada alternativa.

Muchos hospitales exigen que se firmen formularios de consentimiento con todas las posibles complicaciones enumeradas antes de comenzar un procedimiento. Los expertos recomiendan que los formularios de consentimiento expliquen el procedimiento exacto con detalle junto con otros procedimientos alternativos, los beneficios y todas las posibles complicaciones y riesgos. Además, han de estar firmados por el paciente.

Algunos sistemas de atención médica tienen formularios de consentimiento estandarizados para mejorar la comprensión del paciente y ayudar a prevenir demandas médicas, como la Sociedad Coreana de Oncología Ginecológica que estandarizó dichos formularios para cirugías oncológicas ginecológicas. En concreto, para los procedimientos histeroscópicos, los consentimientos tienen que detallar los riesgos de infección, anestesia, lesión de otros órganos y necesidad de reparación quirúrgica, complicaciones específicas según el medio de distensión utilizado, sobrecarga de líquidos, embolia gaseosa y sus tratamientos asociados, complicaciones raras y graves, como la necesidad de laparotomía o histerectomía, y complicaciones a largo plazo de la histeroscopia, incluidas las cicatrices y la infertilidad.

Las complicaciones conocidas de los procedimientos histeroscópicos incluyen: sangrado (incidencia del 0,2-1,9 % de todos los procedimientos y 2-3 % de todos los casos de miomectomía), perforación uterina (0,12-1,6 % de incidencia), sobrecarga de líquidos (0,06-0,2 %), embolia gaseosa sintomática (menos del 0,06 %), infección (0,01-1,9 %), pérdida de sangre de más de 500 mL o necesidad de transfusión (0,03 %), laparotomía no planificada (sobre todo después de una perforación uterina), y lesiones intestinales y del tracto urinario (0,02 %).

La complicación más común de la histeroscopia quirúrgica es la perforación uterina. Los factores que aumentan este riesgo incluyen: estenosis cervical, retroflexión o anteflexión grave del útero, sinequias intrauterinas, miomas del segmento inferior u otras anomalías o distorsiones uterinas por cirujanos sin experiencia. Se estima que alrededor del 70 % de las perforaciones ocurren durante la dilatación cervical, pero también pueden suceder como resultado de una electrocirugía extensa o del uso de instrumentos sin una visualización adecuada.

Otra complicación conocida en la histeroscopia es la sobrecarga de líquidos. La absorción excesiva de líquidos puede provocar anemia, edema pulmonar, insuficiencia cardíaca y edema cerebral, lo que provoca convulsiones, coma y, posiblemente, la muerte. Cuando se utilizan soluciones de distensión pobres en electrólitos, el déficit de líquido estándar se esta-

blece en 1.000 mL, momento en el que se debe finalizar el procedimiento o pueden surgir complicaciones. Si se utilizan soluciones ricas en electrólitos, el déficit de líquidos estándar es de 2.500 mL. Los dispositivos que utilizan energía eléctrica mo electrólitos nopolar deben utilizarse con soluciones pobres en electrólitos, mientras que los dispositivos eléctricos bipolares se usan con soluciones ricas en electrólitos. Sin embargo, es importante recordar que estos parámetros se establecen para la población general y se deben considerar los factores individuales del paciente. Las personas de edad avanzada pueden ser menos tolerantes al exceso de líquidos, en especial si tienen comorbilidades, como afecciones renales, pulmonares o cardíacas. Algunos expertos sugieren usar un umbral de déficit inferior a 750 mL en estos pacientes. Existen diversos factores que pueden explicar por qué un déficit de líquido supera este punto de parada estandarizado, incluido el cálculo inexacto del déficit o el intento de eliminar completamente la patología intrauterina.

Por otro lado, el asesoramiento previo a un procedimiento histeroscópico varía según el entorno, el tipo de histeroscopia, el abordaje, el manejo del dolor, el tamaño asociado del histeroscopio que se utiliza, el tipo de medio de distensión, los instrumentos utilizados, la técnica empleada en la histeroscopia quirúrgica (tijeras, pinzas, energía monopolar o bipolar, sistemas mecánicos de recuperación de tejido) y la extensión de la patología.

Además de enumerar los riesgos anteriores, los médicos también deben explicar por qué es necesario cierto tipo de histeroscopia. Asimismo, se ha de realizar el procedimiento menos invasivo y con menor riesgo posible. Si surge una complicación de la cirugía, un abogado puede argumentar que el procedimiento no era necesario si no está documentado que el paciente falló con la terapia médica o que se podría haber realizado un procedimiento más simple o de menor riesgo en su lugar. Esto puede conducir a un mayor interrogatorio de un médico y reducir su credibilidad.

Sin embargo, es importante tener en cuenta que el consentimiento no solo implica que un médico explique los riesgos anteriores, sino que el paciente también los comprenda y acepte que se lleven a cabo. La comprensión del afectado de estos riesgos debe documentarse con detalle, no solo en los formularios de consentimiento preoperatorios formales, sino también en las notas de progreso de la manifestación clínica preoperatoria, los cuales han de reflejar que se ha llevado a cabo una explicación detallada y que el paciente acepta continuar con el procedimiento. Los expertos sugieren enumerar cada riesgo en una línea separada del formulario de consentimiento y hacer que los afectados firmen después de cada riesgo para resaltar que estaban al tanto de todos los riesgos existentes.

Otra herramienta para aumentar la comprensión del paciente de un procedimiento y sus riesgos asociados es proporcionar material escrito mucho antes de un procedimiento junto con material escrito de los distintos procedimientos alternativos o tratamientos médicos. Esto les da a los pacientes más tiempo para comprender en profundidad el proceso y hacer preguntas con antelación. De esa manera, si surge alguna complicación, el afectado no puede alegar que no se le aconsejó o informó adecuadamente sobre todos los riesgos, beneficios y alternativas.

La comprensión por parte del paciente de los riesgos del procedimiento debe documentarse con detalle y no solo en los formularios de consentimiento preoperatorios formales, sino también en las notas de progreso de la manifestación clínica preoperatoria. Estas deben mostrar que se ha llevado a cabo una explicación detallada y que el afectado acepta continuar con el procedimiento.

Un estudio de Biyazin *et al.* investigó más a fondo las prácticas de consentimiento que condujeron a una mayor comprensión de la paciente en cirugía obstétrica y ginecológica. Las personas que dieron su consentimiento con la presencia de su pareja tenían tres veces más probabilidades de obtener un consentimiento más completo. Este hecho puede que se deba a que la pareja alienta al paciente o hace más preguntas sobre las alternativas, los riesgos y los beneficios de un procedimiento. El informe también refleja que las pacientes reciben mejor asesoramiento de un médico especialista en ginecología que de una partera o enfermera.

El momento del consentimiento es importante, ya que los pacientes reciben un asesoramiento más completo si el consentimiento se da el día antes del procedimiento en lugar de inmediatamente antes de la cirugía, ya que la conversación con el profesional dura de 5 a 10 minutos en lugar de menos de 5 minutos.

Planificación y documentación quirúrgica

Para evitar complicaciones y posibles demandas posteriores, los médicos deben planificar de forma adecuada los procedimientos en función de la patología que ha de tratarse y de acuerdo con el nivel de habilidad del profesional. Por ejemplo, la extirpación histeroscópica de un fibroma submucoso tipo II mayor de 5 cm podría no ser factible para todos los cirujanos según su experiencia, o la extirpación histeroscópica de varios pólipos en un consultorio o en un quirófano. Es necesario realizar las imágenes adecuadas antes de un procedimiento; algunos expertos sugieren, como mínimo, una ecografía pélvica antes de la histeroscopia quirúrgica.

Los registros médicos son el principal documento utilizado por el equipo legal de un afectado en una demanda por negligencia. Antes del procedimiento, los médicos deben considerar y documentar por qué se usará un medio de distensión en particular y qué tipo de energía eléctrica o instrumento (monopolar o bipolar) se usará, además de asegurarse de que todo el equipo esté en buenas condiciones de funcionamiento. Además, durante un procedimiento, es importante que todos los eventos se documenten con detalle. En la histeroscopia, esto incluye la documentación de la cantidad, la concentración y el tiempo que se administró un medio de distensión. También se debe prestar atención a la presión de los medios de distensión uterina, la duración del procedimiento, el cálculo preciso del déficit de líquidos y las medidas adicionales que se deben tomar para evitar la absorción excesiva de líquidos y el sangrado. La falta de documentación puede llevar al abogado del demandante a asumir que los hechos están tratando de ocultarse, o a insertar sus propias especulaciones o suposiciones. Asimismo, por falta de información se puede percibir que ciertos hechos no sucedieron.

Los registros incompletos también pueden ser utilizados por los abogados para demostrar que un médico es incompetente y/o está brindando una atención deficiente.

Otras formas de documentación incluyen secuencias de vídeo y fotografías antes y después del tratamiento. Sin embargo, la documentación visual puede ser de poca ayuda en ciertos casos, ya que los jurados y los abogados pueden afirmar que un médico omitió intencionalmente fotografías de los sitios lesionados o de cierta patología. Y lo que es más importante, la documentación no se debe cambiar ni hacer de forma retroactiva en el expediente de un paciente después de una complicación. Esto se considera manipulación y los expertos legales pueden detectar alteraciones en un registro. Si surge una complicación, esto debe estar completamente detallado en la historia clínica del afectado y han de iniciarse los tratamientos resultantes.

Trasparencia

La comunicación con los pacientes es uno de los pasos más importantes que los médicos deben tener en cuenta para evitar una demanda. Esto incluye escuchar de manera activa las quejas de los pacientes y responder a ellas, así como discutir las expectativas del afectado antes y después de un procedimiento. Muchas personas presentan demandas debido a la ira o la creencia de que su médico fue evasivo y no se podía confiar en él. De hecho, las encuestas realizadas a pacientes han demostrado que un motivo principal para presentar una demanda por negligencia médica es el deseo del afectado de conocer la verdad.

La comunicación con los pacientes es uno de los pasos más importantes que los médicos deben tener en cuenta para evitar una demanda. Esto incluye escuchar de manera activa las quejas de los pacientes y responder a ellas, así como discutir las expectativas de un afectado antes y después de un procedimiento.

Si surge una complicación, el médico tratante o su designado debe ser sincero acerca de tal situación, y abordar de inmediato cualquier inquietud o pregunta que tenga el paciente. Los profesionales médicos no deben esperar hasta tener una explicación completa de por qué ocurrió un error antes para revelar lo que ocurre. Se puede notificar a los pacientes que hay una investigación en curso sobre un resultado adverso y que se les hará saber más datos tan pronto como se obtenga más información a lo largo de la investigación. Por otro lado, durante la exposición de los hechos, los proveedores deben ser honestos y no deben culpar a ninguna parte en concreto ni discutir qué puede haber causado el error durante la conversación inicial. Ofrecer una disculpa a un paciente y/o a su familia puede ser apropiado si un proveedor es honesto y siente que una disculpa es adecuada, o si se ha producido un error grave. En muchos estados en Estados Unidos tienen **leyes de disculpa**, que brindan protección legal a los profesionales que ofrecen una disculpa. Estas leyes impiden que una disculpa se utilice como admisión de culpabilidad en un tribunal de justicia. Además, se recomienda que los médicos consulten con su asesor de asuntos legales en su organización antes de hacer públicos los hechos en los casos en que se han producido daños graves.

Gleason *et al.* desarrollaron un esquema sobre cómo revelar un error médico a un paciente:

1. Introducción: el profesional establece el objetivo de la conversación para discutir un error que ha tenido lugar.
2. Explicación de los hechos: el profesional indica qué errores médicos se han cometido de manera objetiva, sin culpar ni explicar por qué.
3. Próximos pasos: los médicos indican qué estudio se está realizando y qué atención médica actual se le está brindando al paciente para tratar el error.
4. Invitar a hacer preguntas: el profesional pregunta si tienen dudas el paciente y/o los miembros de la familia.

Esta responsabilidad de transparencia con los pacientes, sobre todo cuando se dan eventos adversos en un tratamiento, se denomina **deber de franqueza** (*duty of candour*) en el Reino Unido, y se detalló en la Ley de atención social y de salud de 2008. En Estados Unidos, después de que el Institute of Medicine publicara los hallazgos de que aproximadamente 98.000 personas mueren anualmente debido a errores médicos, la Joint Commission on Accreditation of Healthcare Organization (JCAHO) de este país exigió que los hospitales revelaran los resultados imprevistos a los pacientes y muchos estados han comenzado a exigir la trasparencia de estos datos a los afectados. La American Medical Association (AMA) ha establecido en su Código de Ética Médica que «los médicos deben tratar en todo momento con honestidad y franqueza a los pacientes».

> Se deben dar cuatro pasos para revelar un error médico a un paciente: introducción, explicación de los hechos, siguientes pasos e invitar a hacer preguntas.

PREVENCIÓN DE LITIGIOS POR NEGLIGENCIA: MANEJO DE COMPLICACIONES

Es vital que los médicos identifiquen las complicaciones del procedimiento de manera oportuna para que la reparación se pueda realizar en el intraoperatorio o inmediatamente después de la operación, de forma que se puedan evitar demandas por daños y perjuicios. Cuanto antes se identifique y repare una complicación, más difícil será para un paciente presentar una demanda reclamando daños. La mayoría de las demandas que surgen de los casos de histeroscopia están relacionadas con complicaciones posteriores a la perforación uterina, en concreto, a la falta de reconocimiento intraoperatorio de esta complicación y su corrección, o al retraso en el manejo postoperatorio.

Intraoperatoriamente, si la perforación ocurre sin una fuente eléctrica, como con un dilatador, el procedimiento debe terminarse de inmediato, ya que el líquido de distensión se perderá en la cavidad abdominal. Si la perforación se produce en el fondo uterino y se observa un sangrado mínimo, se puede dejar a la paciente en observación. Si se produce una perforación con un dispositivo de succión durante la fragmentación con una fuente eléctrica o si se observa un sangrado importante, se debe realizar una lapa-

roscopia y/o una laparotomía para buscar una posible lesión del intestino y/o de los vasos sanguíneos. En casos de perforación en las paredes laterales del útero, se recomienda laparoscopia o laparotomía para evaluar posibles lesiones vasculares. Si hay una perforación uterina anterior o posterior, se necesita una evaluación adicional del intestino y la vejiga para descartar posibles daños.

Es importante destacar que muchos pacientes que sufren una lesión intestinal inducida por electricidad no muestran síntomas hasta 2-10 días después del procedimiento. Por lo tanto, los pacientes deben ser observados de cerca después de la operación para identificar posibles lesiones. Esto incluye la documentación detallada de los exámenes abdominales regulares y la evaluación de fiebre, náuseas, vómitos, dolor abdominal, dolor de pecho, dificultad para respirar, dolor de cabeza, cambios visuales y sangrado vaginal.

En casos de sobrecarga de líquidos, se debe observar al paciente durante un prolongado período de tiempo para detectar signos de intoxicación por agua, lo que puede provocar una hiponatremia grave. El tratamiento principal de esta intoxicación es eliminar el exceso de líquido y normalizar los niveles séricos de sodio. Además, el médico debe documentar la producción de orina y las funciones renales con precisión, los controles de sangre periódicos del hematocrito, los electrólitos y la osmolaridad del plasma del paciente, así como el tratamiento adecuado con diuréticos o solución salina hipertónica en casos graves de hiponatremia.

Asimismo, es importante que los médicos sigan las pautas de la sociedad local en la que se desempeñan y los estándares de atención, ya que no se puede presentar una demanda por negligencia si un experto médico puede testificar que no se desvió del estándar de atención. Por esta razón, es esencial que los ginecólogos y sus organizaciones asociadas creen políticas y procedimientos estandarizados para que los sigan los profesionales individuales.

> Es importante que los médicos sigan las pautas de la sociedad local en la que se desempeñan y los estándares de atención, ya que no se puede presentar una demanda por negligencia si un experto médico puede testificar que no se desvió del estándar de atención.

Se han desarrollado varios grupos de supervisión para estandarizar los nuevos procedimientos mínimamente invasivos, como la histeroscopia, y la capacitación y acreditación de estructuras. Entre ellos se encuentran la European Society for Gynaecological Endoscopy (ESGE), la British Society for Gynaecological Endoscopy (BSGE), la American Association of Gynecologic Laparoscopists (AAGL) y las Australasian Gynaecological Endoscopy & Surgery Society (AGES). También se han creado bases de datos nacionales en diferentes países para recopilar datos de seguridad y eficacia de las nuevas tecnologías quirúrgicas. Estos incluyen la base de datos Manufacturer and User Facility Device Experience (MAUDE) en Estados Unidos, la Medicines and Healthcare products Regulatory Agency (MHRA) en Reino Unido y en Australia el Registro Australiano de Seguridad y Eficacia de nuevos Procedimientos Intervencionistas-Quirúrgicos (ASERNIP-S).

PUNTOS CLAVE

- La comunicación adecuada de los profesionales en la atención médica es obligatoria para garantizar la asistencia necesaria del paciente y la interacción científica. La adopción de una clasificación universal de los procedimientos histeroscópicos facilitará esa comunicación.
- Respecto a los aspectos medicolegales de la histeroscopia, es importante comprender que varios factores pueden influir en por qué puede surgir una complicación durante un procedimiento histeroscópico. La complicación en sí misma, probablemente, no exponga a un médico a una demanda, pero lo hará cuando surjan complicaciones y no se informe a la paciente de estas posibilidades antes del procedimiento, si las complicaciones se manejan de manera inapropiada o si no se informa a la afectada sobre las complicaciones después de la operación.
- Una de las mejores maneras de evitar litigios por negligencia médica es brindar atención y práctica médica sólidas dentro de los límites de la propia experiencia. También es importante mantenerse actualizado sobre los estándares de atención actuales e implementarlos en la práctica diaria.
- La buena comunicación también es clave en el preoperatorio, en términos de planificación del tratamiento o cirugía, el consentimiento de los pacientes, tanto oralmente como por escrito, y el establecimiento de expectativas, y en el postoperatorio sobre las complicaciones que puedan haber ocurrido.
- Cuando surgen complicaciones, es vital que los médicos las reconozcan y las traten de inmediato, además de informar de todos los eventos al paciente. Estas conversaciones, así como los eventos intraoperatorios y la recuperación postoperatoria, deben documentarse meticulosamente para proteger al médico en caso de que se analicen en un tribunal de justicia.

BIBLIOGRAFÍA

Alkhenizan AH, Shafiq MR. The process of litigation for medical errors in Saudi Arabia and the United Kingdom. Saudi Med J. 2018;39(11):1075-81.

Al-Sunaidi M, Tulandi T. A randomized trial comparing local intracervical and combined local and paracervical anesthesia in outpatient hysteroscopy. J Minim Invasive Gynecol. 2007;14(2):153-5.

Appelbaum PS, Grisso T. Assessing patients' capacities to consent to treatment. N Engl J Med. 1988;319(25):1635-8.

Berlin L. Medical errors, malpractice, and defensive medicine: an ill-fated triad. Diagnosis (Berl). 2017;4(3):133-9.

Bettocchi S, Bramante S, Bifulco G, Spinelli M, Ceci O, Divina Fascilla F, et al. Challenging the cervix: strategies to overcome the anatomic impediments to hysteroscopy: analysis of 31,052 office hysteroscopies. Fertility and Sterility. 2016;105(5):e16-7.

Biyazin T, Yetwale A, Fenta B. The practice of surgical informed consent in obstetric and gynecologic surgery. Perioperative Care and Operating Room Management, 2022;26:100229.

Blackstone SW. Commentaries on the laws of England. Oxford, England: Clarendon Press; 1768.

Bradley LD, Widrich T. State-of-the-art flexible hysteroscopy for office gynecologic evaluation. The Journal of the American Association of Gynecologic Laparoscopists. 1995;2(3):263-7.

Care Quality Commission. Regulation 20: Duty of candour; 2022. Disponible en: https://www.cqc.org.uk/guidance-providers/regulations-enforcement/regulation-20-duty-candour.

Carugno J, Grimbizis G, Franchini M, Alonso L, Bradley L, Campo R, et al. International Consensus Statement for Recommended Terminology Describing Hysteroscopic Procedures. J Minim Invasive Gynecol. 2022;29(3):385-91.

Chang HK, Shim S, Lee M, Moo Lee W, Jin Eoh K, Jong Yoo H, Kyung Kim M, et al. Informed consent forms for gynecologic cancer surgery: recommendations from the Korean Society of Gynecologic Oncology. Obstet Gynecol Sci. 2022;65(2):105-12.

Cholkeri-Singh A, Sasaki KJ. Hysteroscopy safety. Curr Opin Obstet Gynecol. 2016;28(4):250-4.

Code of medical ethics of the American Medical Association: current opinions with annotations. Chicago: AMA Press; 2009.Curran WJ. Senator Ribicoff's report on medical malpractice. N Engl J Med. 1970;282(6):325-6.

Day Baird D, Dunson DB, Hill MC, Cousins D, Schectman JM. High cumulative incidence of uterine leiomyoma in black and white women: Ultrasound evidence. American Journal of Obstetrics and Gynecology. 2003;188(1):100-7.

Dealberti, D., et al., Feasibility and Acceptability of Office-Based Polypectomy With a 16F Mini-Resectoscope: A Multicenter Clinical Study. Journal of Minimally Invasive Gynecology. 2016;23(3):418-24.

Deutsch A, Sasaki KJ, Cholkeri-Singh A. Resectoscopic Surgery for Polyps and Myomas: A Review of the Literature. J Minim Invasive Gynecol. 2017;24(7):1104-110.

Di Spiezio Sardo A, Calagna G, Santangelo F, Zizolfi B, Tanos V, Perino A, et al. The Role of Hysteroscopy in the Diagnosis and Treatment of Adenomyosis. Biomed Res Int. 2017;2017:2518396.

Gleason JL, Swisher E, Weiss PM. Transparency and Disclosure. Obstet Gynecol Clin North Am. 2019;46(2):247-55.

Hassan A, Wahba A, Haggag H. Tramadol versus Celecoxib for reducing pain associated with outpatient hysteroscopy: a randomized double-blind placebo-controlled trial. Human Reproduction, 2015;31(1):60-6.

Hershey N. The defensive practice of medicine. Myth or reality. Milbank Mem Fund Q. 1972;50(1):69-98.

Institute of Medicine Committee on Quality of Health Care in America, Kohn LT, Corrigan JM, Donaldson MS. To Err is Human: Building a Safer Health System. Washington: National Academies Press; 2000.

Levy-Zauberman Y, Pourcelot AG, Capmas P, Fernandez H. Update on the management of abnormal uterine bleeding. J Gynecol Obstet Hum Reprod 2017;46(8):613-22.

Lindheim SR, Williams D, Newman I, Weitz EH, Lindheim JA. Avoiding legal pitfalls of hysteroscopy. OBG Management. 2005;17(2):58-65.

Mahomed K, McLean J, Ahmed M, Zolotarev B, Shaddock N. Intrauterine anaesthetic after hysteroscopy to reduce post-operative pain – A double blind randomised controlled trial. Australian and New Zealand Journal of Obstetrics and Gynaecology. 2016;56(5):484-8.

Makary MA, Daniel M. Medical error-the third leading cause of death in the US. BMJ. 2016;353:i2139.

McCarthy CM, O'Sullivan S, Corcoran P, Eogan M, Bennett D, Horgan M. Medicine, media and the law: The effect on training in obstetrics and gynaecology. Eur J Obstet Gynecol Reprod Biol. 2021;257:35-41.

McGurgan PM, McIlwaine P. Complications of hysteroscopy and how to avoid them. Best Pract Res Clin Obstet Gynaecol. 2015;29(7):982-93.

Organizations, J.C.o.A.o.H., Comprehensive accreditation manual for hospitals: the official handbook. Illinois: Oakbrook Terrace; 2001.

Pritts EA, Parker WH, Olive DL. Fibroids and infertility: an updated systematic review of the evidence. Fertility and Sterility. 2009;91(4):1215-23.

Raposo VL. Telemedicine: The legal framework (or the lack of it) in Europe. GMS Health Technol Assess. 2016;12:Doc03.

Royall College of Obstetricians and Gynaecologists. Green-top guideline. Best practice in outptatient hysteroscopy; 2011. Disponible en: https://www.rcog.org.uk/media/5llizces/gtg59hysteroscopy.pdf

Salazar CA, Isaacson KB. Office Operative Hysteroscopy: An Update. J Minim Invasive Gynecol. 2018;25(2):199-208.

S'raru IC. Medical malpractice regulation. Civil, administrative, and criminal liability. Rom J Ophthalmol. 2018;62(2):93-5.

Siracusa M, Scuri S, Grappasonni I, Petrelli F. Healthcare acquired infections: malpractice and litigation issues. Ann Ig. 2019;31(5):496-506.

Studdert DM, Bismark MM, Mello MM, Singh H, Spittal MJ. Prevalence and Characteristics of Physicians Prone to Malpractice Claims. N Engl J Med. 2016;374(4):354-62.

Syam P. What is the Difference Between Common Law and Civil Law? Washington University School of Law: @WashULaw Blog; 2014. Disponible en: https://onlinelaw.wustl.edu/blog/common-law-vs-civil-law/

van Hanegem N. Prins MMC, Bongers MY, Opmeer BC, Singh Sahota D, Willem J Mol B. The accuracy of endometrial sampling in women with postmenopausal bleeding: a systematic review and meta-analysis. European Journal of Obstetrics & Gynecology and Reproductive Biology. 2016;197:147-55.

Vickers H, Jha S, Medicolegal issues in gynaecology. Obstetrics, Gynaecology & Reproductive Medicine. 2020;30(2):43-7.

Vitale SG, Caruso S, Ciebiera M, Török P, Tesarik J, Vilos GA. Management of anxiety and pain perception in women undergoing office hysteroscopy: a systematic review. Arch Gynecol Obstet, 2020;301(4):885-94.

Vitale SG, Pacheco LA, Haimovich S, Riemma G, De Angelis MC, Carugno J, et al. Pain management for in-office hysteroscopy. A practical decalogue for the operator. J Gynecol Obstet Hum Reprod, 2021;50(1):101976.

Witman AB, Park DM, Hardin SB. How do patients want physicians to handle mistakes? A survey of internal medicine patients in an academic setting. Arch Intern Med, 1996;156/22):2565-9.

Formación en histeroscopia

13

A. Úbeda Hernández y L. Alonso Pacheco

OBJETIVOS

- Orientar al profesional que desea iniciarse en el proceso y los modelos de aprendizaje y adquisición del manejo de la histeroscopia.
- Exponer las diversas fuentes de conocimiento teórico.
- Informar de los caminos para pasar de la formación teórica a la práctica a través de diferentes niveles de modelos de aprendizaje práctico, básicos, intermedios y avanzados.
- Conocer los niveles de complejidad de los actos histeroscópicos, desde la histeroscopia diagnóstica hasta los diferentes actos quirúrgicos.
- Mostrar uno de los programas de formación más consensuado en la actualidad.

INTRODUCCIÓN

El aprendizaje y la formación en histeroscopia es un proceso complejo en el que intervienen múltiples factores, tanto del propio alumno como del entorno educativo. Existen múltiples medios de aprendizaje disponibles, tanto virtuales como presenciales; la mayoría de ellos ofrecen la posibilidad de desarrollar los primeros pasos y facilitan una enseñanza básica que sirve simplemente como punto de partida.

Desde un punto de vista crítico, aunque son muchos los profesionales que ofrecen cursos de formación, muchos no tienen la formación educacional adecuada. Estos cursos son más una transmisión de experiencia personal que una fuente verdadera de formación. Bandaranayake sugirió en 1985 que para que un curso de formación posea la calidad y relevancia adecuada es necesario que siga una secuencia de pasos lógica basada en los principios del aprendizaje.

El médico aprende durante toda la vida, a veces de una manera consciente, al acudir a cursos o congresos, y a veces, de manera inconsciente durante su labor asistencial diaria al enfrentarse a nuevos retos diagnósticos y terapéuticos.

En este tema se aborda la formación en histeroscopia de manera integral. Para ello, se presta atención al proceso de aprendizaje desde un punto de vista psicológico y, posteriormente, se analiza su aplicación en la formación en histeroscopia. El aprendizaje en esta técnica no solo consiste en saber entrar en la cavidad o en realizar bien una miomectomía, sino también en conocer los patrones histeroscópicos, las indicaciones y contraindicaciones, el funcionamiento del instrumental y tener capacidad de tomar las decisiones adecuadas según el caso.

EL PROCESO DE APRENDIZAJE

Aprender es un proceso complejo que va mucho más allá de la simple memorización; es necesario comprender esa información, analizarla e integrarla en los conocimientos previos para lograr una aplicación real de lo aprendido. Esta aplicación abrirá nuevas vertientes de aprendizaje, por lo que se puede concluir que el aprendizaje es un proceso dinámico e infinito.

A lo largo del siglo pasado se intentó dar respuesta a las bases del aprendizaje; así, surgieron las teorías básicas del aprendizaje:

- Conductismo: basado en los estudios de Pavlov y en su trabajo sobre el condicionamiento clásico, este sostiene que las personas aprenden cuando se enfrentan a nuevas situaciones y reciben una respuesta, positiva o negativa.
- Cognitivismo: se basa en los estudios sobre el aprendizaje observacional realizados por Albert Bandura en los que se demuestra que el ser humano es capaz de aprender simplemente observando a otros cómo realizan determinadas acciones, algo que ponía en duda las afirmaciones de la teoría conductista.
- Constructivismo: es una evolución de la teoría anterior; en ella, se destaca el papel que tienen las vivencias personales del individuo en el proceso de aprendizaje.

Con posterioridad, han ido apareciendo nuevas teorías más actuales y que tienen en cuenta los nuevos modelos de aprendizaje. Estas nuevas teorías, entre las que destaca el conectivismo, han ido desarrollando y adaptando las teorías clásicas antes descritas.

Es cierto que no toda la información que recibe un individuo se integra de la misma manera, según refleja el cono de Edgar Dale que apareció por primera vez en 1946 en el libro de texto *Audiovisual Methods in Teaching*. En un principio, esta pirámide del aprendizaje era meramente descriptiva y no contenía ningún porcentaje. Años después, en 1967, D. G. Treichler publica por primera vez los porcentajes. De aquí la frase célebre de «se aprende un 10 % de lo que se lee, un 20 % de lo que se oye y un 90 % de los que se dice y se hace».

Una parte esencial en el aprendizaje en cirugía, en general, y en la histeroscopia, en particular, es el desarrollo de las habilidades psicomotoras complejas. Adquirirlas es parte de un proceso complejo en el que están implicados diversos factores:

- Factores dependientes del individuo: se ha propuesto la posibilidad de que aquellas personas con una inteligencia visual-espacial innata tienen un proceso de aprendizaje más rápido de las habilidades psicomotoras complejas.
- Proceso cognitivo: las personas son capaces de aprender por observación de los procesos realizados por otros.
- Habilidad psicomotora desarrollada por otros medios: las personas habituadas a jugar con consola desarrollan más rápidamente las habilidades psicomotoras en cirugía endoscópica.

Una parte esencial de todo este proceso de aprendizaje está en la motivación, que, según Dale H. Schunk, es el proceso de instigar y mantener la conducta dirigida a ciertas metas. La motivación conduce a los estudiantes a aquellas actividades que facilitan el aprendizaje, ya que estos se establecen metas y objetivos que están dispuestos a conseguir. Esta motivación hace que dediquen su tiempo a tareas relacionadas con el objetivo que quieren alcanzar, a que busquen información extra y a que se preocupen de aumentar su formación y conocimiento en un campo de interés determinado.

MODELOS DE APRENDIZAJE

Modelo mentor-aprendiz

Clásicamente, el modelo de aprendizaje en medicina y, específicamente, en cirugía se ha basado en el modelo desarrollado en Alemania por Bernhard Rudolf Konrad y perfeccionado, con posterioridad, por William Halsted en Estados Unidos. Este, muy involucrado en la formación de sus pupilos, dijo: «Necesitamos un sistema, y debemos asegurarnos de tenerlo, que produzca no solo cirujanos, sino cirujanos de la más alta clase, hombres que estimulen a los jóvenes más brillantes de nuestro país a estudiar cirugía y dedicar su energía y sus vidas a elevar los estándares de la ciencia quirúrgica».

Gracias a este modelo, el alumno va adquiriendo su conocimiento y sus competencias de una manera lenta y gradual a lo largo de un determinado número de años. Aquí el proceso de aprendizaje surge de la observación en la práctica clínica diaria, teniendo como referencia a su mentor.

Durante el período de formación, el aprendiz va adquiriendo cada vez más responsabilidades hasta que es capaz de llevar a cabo todo el proceso de diagnóstico y tratamiento adecuado de la patología en cuestión. Es difícil establecer cuándo el alumno está suficientemente preparado para desarrollar su labor asistencial de una manera independiente, lo cual debe evaluarse de manera subjetiva por parte del mentor. Se han propuesto distintas tablas de evaluación del nivel de competencia que valoran el conocimiento adquirido, el cual va en ascenso (de más básico a más complejo). Estas tablas suelen incluir los siguientes aspectos:

- Posee el conocimiento teórico.
- Es capaz de realizar un procedimiento bajo supervisión estricta.
- Es capaz de realizar un procedimiento bajo supervisión limitada.
- Es capaz de realizar un procedimiento sin supervisión.
- Es capaz de supervisar y formar a otros.

Modelo basado en competencias

El avance que ha experimentado la medicina ligada, sobre todo, al desarrollo de la tecnología y las nuevas formas de comunicación ha conducido a un nuevo modelo de aprendizaje por competencias. Este se basa en el diseño y la planificación de un programa que ayude al alumno a adquirir conocimientos relevantes que pueda aplicar en su práctica diaria. Además, este modelo necesita una implicación tanto del alumno como del profesorado, así como una evaluación de la adquisición de las competencias. En este caso, el alumno junto con el profesorado son los responsables de establecer su ruta de aprendizaje y de alcanzar los objetivos previamente establecidos.

APRENDIZAJE TEÓRICO

Una parte esencial, y a veces olvidada, de la formación en histeroscopia es el conocimiento teórico de la técnica en sí, de las indicaciones y de los diferentes patrones que se pueden observar, así como de la resolución quirúrgica de la patología si es precisa. Este aprendizaje teórico es probablemente la parte menos atractiva del proceso de aprendizaje de la histeroscopia en general, ya que muchos de los alumnos dan prioridad a la formación quirúrgica. Hay que recordar que el conocimiento teórico es fundamental, puesto que supone la base para un manejo adecuado de la patología.

Hasta la fecha, la vía habitual de formación cuando se dispara la curiosidad por la histeroscopia es la asistencia presencial o virtual a cursos teóricos o teórico-prácticos. Hoy en día es fácil consultar la disponibilidad de cursos a través de diversas páginas web como www.educaweb.com, www.emagister.com, www.techtitute.como www.lectiva.com, y webs de centros hospitalarios y universidades. Además, las bases de datos de los centro educativos envían correos electrónicos de difusión de forma más o menos periódica.

¿Cómo escoger? Probablemente para esta primera incursión sean los centros o los profesionales de renombre quienes atraigan la atención. Hay que tener en cuenta que la adición de créditos de formación médica continuada añade valor al programa médico y si, además, incluyen formación práctica, seguramente fomentarán la asistencia.

Tradicionalmente, eran los libros de texto especializados los que suponían el primer pilar de aprendizaje en la histeroscopia. Autores como Ramón Labastida (Ed. Salvat, 1989), Miguel Ángel Huertas y José María Rojo (Ed. Glosa, 2008), Carmine Nappi y Attilio DiSpiezio (Endo-Press, 2014), Osama Shawki, Sushma Deshmukh y Luis Alonso (Ed. Jaypee Brothers,

2017), el trabajo colaborativo de diversos autores dirigido por Andrea Tinelli, Luis Alonso y Sergio Haimovich (Ed. Springer, 2018), el tratado de Jorge Dotto y Miguel Ángel Bigozzi (Ed. Médica Panamericana, 2019) y el más reciente libro de Garza Leal y Bustos López (Ed. Médica Panamericana, 2021) han supuesto un esfuerzo en pro de la difusión de la histeroscopia diagnóstica y quirúrgica. Pero con el incremento de los conocimientos, para profundizar en los temas se acaba recurriendo a las bibliotecas virtuales en diferentes idiomas (https://pubmed.ncbi.nlm.nih.gov o https://medlineplus.gov/spanish), de las cuales la National Library of Medicine's (NLM) supone la más importante fuente de información bibliográfica en todo el mundo en ciencias de la salud.

Indicaciones y contraindicaciones

Hoy en día, la histeroscopia es una prueba ampliamente utilizada con muy pocas contraindicaciones y en la que el número de indicaciones va en aumento en los últimos años. No obstante, es fundamental conocer las indicaciones y contraindicaciones de esta técnica. Entre las indicaciones se encuentran las siguientes:

- Menstruación anormal (> 45 años).
- Sangrado poscoital a pesar de citología normal.
- Historia sugerente de patología endometrial:
  - Sangrado intermenstrual persistente o irregular.
  - Sangrado abundante en mujeres obesas, con ovarios poliquísticos, con toma de tamoxifeno o en aquellas en las que el tratamiento para el sangrado no ha sido efectivo.
- Sangrado posmenopáusico, sobre todo si es persistente o recurrente, en mujeres que toman tamoxifeno o cuando el grosor endometrial es mayor de 4 mm y no es posible una toma endometrial en consulta.
- Hallazgos anormales en la cavidad durante la realización de una ecografía.
- Infertilidad.
- Abortos de repetición.
- Cuando hay sospecha clínica o ecográfica de síndrome de Asherman o de anomalía uterina.

Entre las contraindicaciones, cabe destacar las siguientes:

- Embarazo intrauterino viable (relativa).
- Cáncer conocido del tracto genital femenino (esta es relativa, puesto que se estudia el cáncer de endometrio).
- Infección pélvica activa.
- Médico inexperto.

Conocimiento del instrumental

El instrumental se puede dividir en el que es común a otras técnicas de endoscopia ginecológica, como es la torre, y el específico de la histeroscopia. El rápido avance de la tecnología ha hecho que se haya producido un aumento casi exponencial del material disponible para la realización de la histeroscopia, tanto diagnóstica como quirúrgica.

Es importante conocer las últimas novedades, así como las variantes que existen de cada sistema. Este tema del instrumental se desarrolla con más profundidad a lo largo de la sección final.

Elementos comunes

Dentro de los elementos comunes y que pueden utilizarse en otras técnicas endoscópicas, como es el caso de la laparoscopia, se encuentran los siguientes (**Figs. 13-1** y **13-2**):

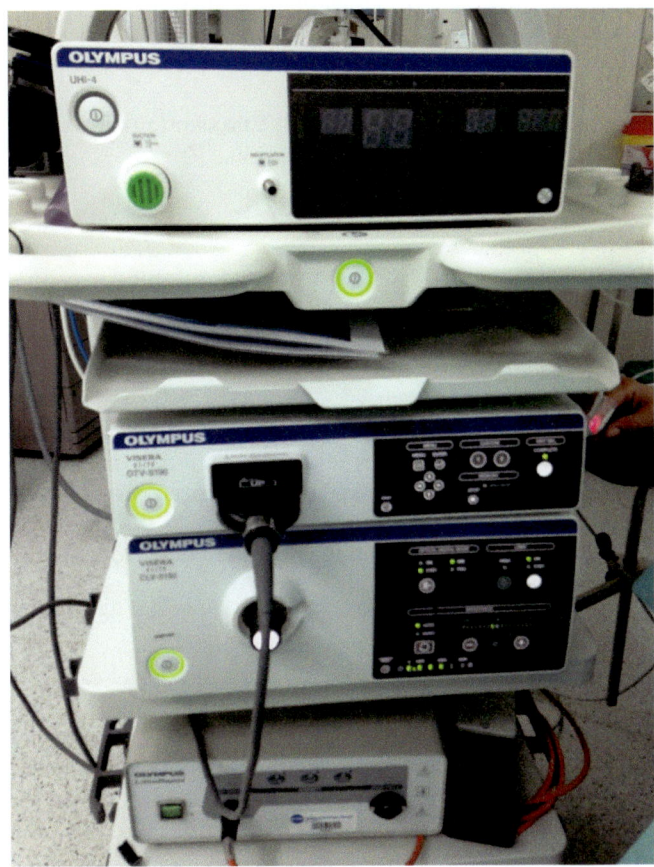

Figura 13-1. Torre de histeroscopia de Olympus®.

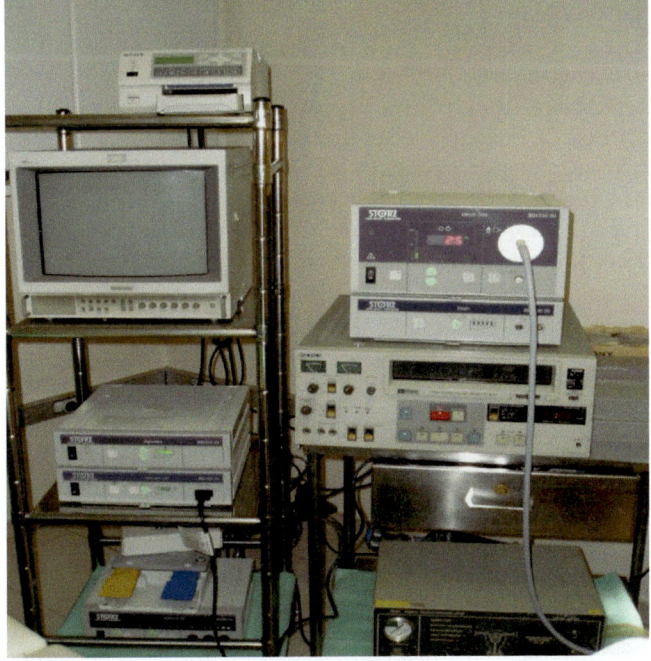

Figura 13-2. Torre de histeroscopia de Storz®.

- Videocámara: permite la obtención de la imagen y la envía a un monitor para su correcta visualización; este monitor puede estar integrado en el sistema o ser independiente. Es importante la definición que viene dada por el número de píxeles y la sensibilidad.
- Monitor: facilita la visualización de la imagen obtenida. La calidad de esta viene determinada por la resolución.
- Fuente de luz: permite generar la luz que será transmitida al histeroscopio.
- Cable de luz: medio por el que se transmite la luz desde la fuente.
- Sistemas de grabación.
- Modelos compactos (**Fig. 13-3**).

Elementos específicos

Son aquellos que solo se utilizan durante la histeroscopia. Entre ellos destacan:

- Sistemas de distensión: están encaminados a enviar el medio de distensión al histeroscopio. Aunque esto puede conseguirse por simple gravedad, los sistemas más utilizados son mecánicos o electrónicos.
- Sistema de succión: permiten el aspirado del medio de distensión.
- Histeroscopio: pueden ser rígidos (**Fig. 13-4**) y flexibles, y con diferentes calibres y angulaciones.
- Instrumental accesorio: para ser utilizado por el canal de trabajo del histeroscopio.
- Resectores y minirresectores: tienen un diseño diferente y se basan en la utilización de electrocirugía monopolar o bipolar.
- Morceladores: introducido recientemente en la práctica clínica, permite el corte y la extracción de tejido.

Conocimiento teórico

Patrones histeroscópicos

El aprendizaje de los distintos patrones histeroscópicos y su correlación con las diferentes patologías es esencial en la histeroscopia. Ser capaz de reconocer aquello que se ve constituye el primer paso diagnóstico en histeroscopia y permite al histeroscopista ir mejorando con la práctica diaria.

La manera habitual de aprender estos patrones histeroscópicos se basa en el denominado sistema de aprendizaje visual,

con el que se relacionan las imágenes observadas con ideas o conceptos y, en el caso de histeroscopia, con diagnósticos. Existen patrones casi patognomónicos y otros menos específicos. El aprendizaje de estos es un proceso largo en el tiempo. Los denominados **atlas de histeroscopia** constituyen un compendio de imágenes que sirven de gran ayuda al menos experto en el proceso de correlacionar imagen y diagnóstico.

El primer paso en este aprendizaje es el conocimiento de la normalidad para, posteriormente, pasar al manejo de la patología (**Figs. 13-5**, **13-6** y **13-7**).

Manejo de la patología

El manejo de la patología encontrada no solo consiste saber interpretar lo que se ve, sino también en conocer el manejo adecuado teniendo en cuenta los distintos factores de la paciente. Aprender histeroscopia no es solo saber operar bien, es ser capaz de tomar la decisión correcta sobre la actitud que hay que seguir ante una determinada patología una vez evaluado el caso en su totalidad.

Tan importante es saber tomar decisiones con respecto al manejo, el abordaje y el material que hay que utilizar como ser habilidoso en el quirófano. Un buen programa de formación debe tener también en cuenta la adquisición de estas competencias por parte del alumno.

APRENDIZAJE PRÁCTICO

Una parte fundamental del aprendizaje práctico de la histeroscopia es conseguir una buena coordinación ojo-mano y el desarrollo de habilidades psicomotoras complejas. Para comenzar a adquirir estas competencias se han desarrollado determinados simuladores que abarcan desde elementos muy simples hasta nuevos dispositivos con realidad virtual.

La simulación en cirugía tiene como objetivo que los estudiantes adquieran conocimientos y habilidades en un ambiente adecuado y estimulante. Los primeros modelos de simuladores para la formación en cirugía datan del siglo III. a. C., cuando Sushruta utilizó melones para practicar las incisiones y muñecos para la aplicación de vendajes.

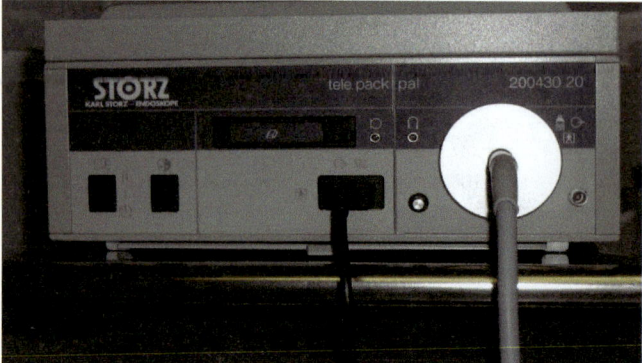

Figura 13-3. Formato compacto de histeroscopia de Storz®.

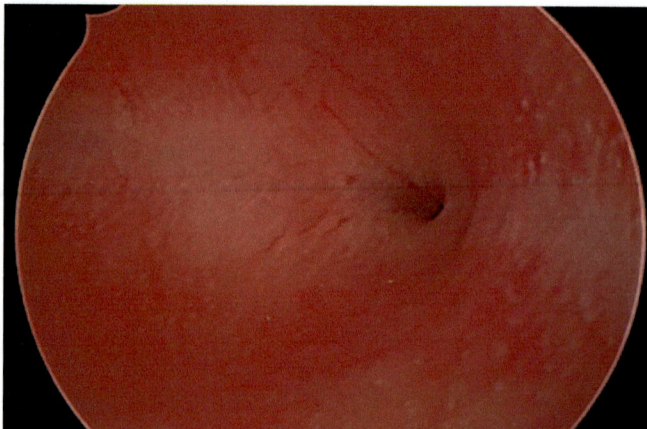

Figura 13-4. Endometrio en fase proliferativa: color más anaranjado de la mucosa por la transparencia de los vasos perpendiculares a la superficie y punteado glandular evidente.

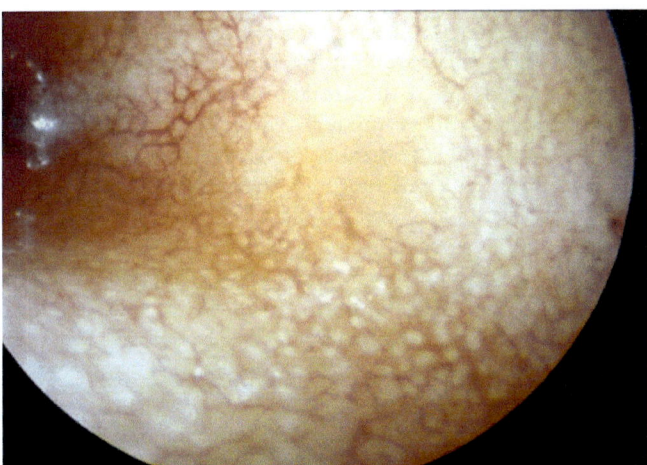

Figura 13-5. Endometrio en fase intervalar: a mitad del ciclo las imágenes se corresponden con una fase intermedia, entre el proliferativo y el secretor. Las glándulas se amplían de tamaño en su boca, los vasos dejan de verse parcialmente y empieza a haber un mínimo edema en la mucosa.

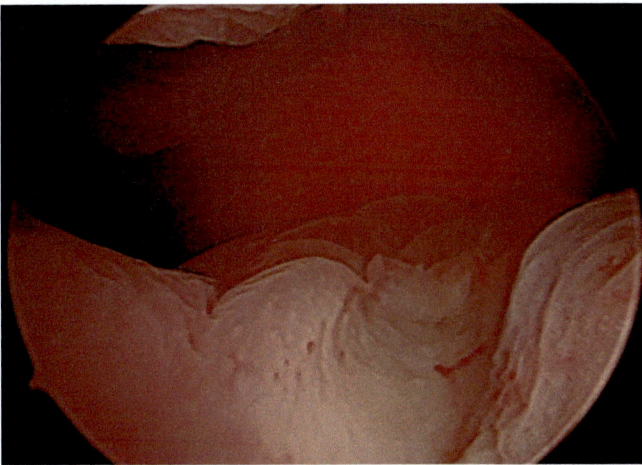

Figura 13-6. Endometrio secretor: desaparición de las glándulas de forma independiente, desaparición de la vascularización en la superficie y edema en la mucosa al presionarla con el bisel de la óptica.

La utilización de estos simuladores va encaminada, sobre todo, a conseguir que los alumnos adquieran las competencias básicas iniciales antes de comenzar a ponerlas en práctica. Se puede concluir que el objetivo del uso de simuladores es mejorar la seguridad de los pacientes.

Modelos básicos

El modelo butternut pumpkin (calabaza)

Uno de los primeros modelos utilizados para la práctica inicial en histeroscopia fue el modelo sobre una calabaza, propuesto por Ashley Kingston y publicado en 2004. Se trata de un modelo efectivo, barato y reproducible para el desarrollo de la coordinación ojo-mano y que es útil para desarrollar habilidades tanto diagnósticas como quirúrgicas. La ventaja de utilizar este tipo de modelos con tejido orgánico es que permite la utilización de electrocirugía, por lo que se puede emplear también para ejercicios de resección y electrocoagulación. Además, el tamaño de la cavidad de la calabaza es del tamaño adecuado para la realización de estos ejercicios.

Modelo bell pepper (pimiento)

El modelo de pimiento es otro tipo de modelo con tejido orgánico ampliamente utilizado en el aprendizaje básico para adquirir la coordinación de movimientos en una cavidad. El pimiento posee en su interior trabéculas y semillas que permiten la realización de ejercicios con elementos mecánicos de extracción selectiva de semillas, así como de corte con tijeras de las trabéculas. Se trata de un modelo igualmente barato.

Modelo potato (patata)

Este modelo lo desarrolló M. Peta Dunkley, quien utilizó una patata grande a la que habían vaciado parte de su interior y, posteriormente, lo habían tintado de color rojizo. Los extractos de patata que sacaron los congelaron durante

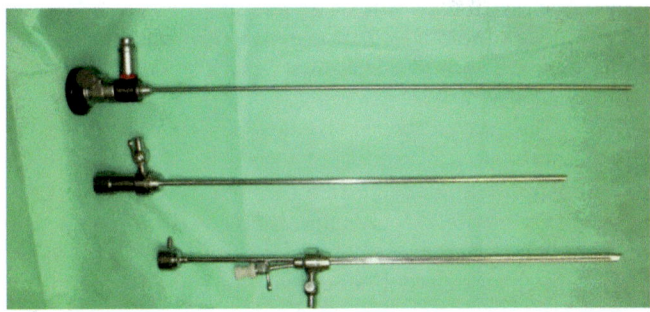

Figura 13-7. De arriba a abajo, histeroscopio de calibre 2,9 mm con visión foroblicua de 30º, vaina interna de irrigación de 4 mm y vaina quirúrgica de Bettocchi® con canal de trabajo para material de 5 Fr de calibre, todas ellas de Storz™.

unos días, lo que cambió su consistencia y color. Después se colocaron en la cavidad simulando pólipos y miomas. Al ser tejido orgánico, se puede usar electrocirugía y realizar ejercicios de corte y coagulación con un resector simulando una ablación. Los principales inconvenientes que encontraron los autores son la «incompetencia cervical», que hace que refluya el líquido hacia el exterior con facilidad, la falta de colapso de la cavidad y la ausencia de sangrado. Aun así, se trata de un modelo barato y útil en las fases iniciales del aprendizaje.

Modelo heart (corazón)

Para este modelo se pueden utilizar corazones de diferentes animales, como cordero, pavo, cerdo o cabra. Este tipo de tejido orgánico animal se parece tanto en tamaño como en estructura el interior del útero. El modelo se suele preparar ligando los vasos pulmonares, así como la vena cava; después se introduce el resectoscopio a través de la aorta y se accede al ventrículo izquierdo. Este tiene una superficie interna trabeculada por la presencia de los músculos papilares, y su pared es comparable, tanto en tamaño como en grosor, a la pared de la cavidad uterina atrófica. Sobre este modelo se pueden realizar diferentes ejercicios de resección.

Modelo pig bladder (vejiga de cerdo)

Este modelo surgió tratando de dar una alternativa a la falta de modelos con tejido blando utilizados en el entrenamiento en histeroscopia. Fue publicado por primera vez por Ying Woo en 2011. Este destaca cuatro similitudes anatómicas entre la vejiga del cerdo y el útero humano que facilitan la adquisición de las competencias básicas:

- El paso a través de la uretra simula el canal cervical.
- Los pliegues de la mucosa, tanto de la uretra como de la vejiga, tienen una apariencia similar a la del endocérvix y endometrio.
- La distensibilidad de la cavidad de la vejiga es similar a la del útero.
- Los orificios ureterales simulan los *ostium* tubáricos.

Este modelo presenta, además, otras dos ventajas. Por un lado, al ser un tejido orgánico, puede utilizarse electrocirugía, por lo que es útil en ejercicios de resección; por otro lado, la vejiga puede modificarse para simular miomas o malformaciones uterinas, por lo que es más versátil en la formación.

Modelos intermedios

En este grupo se engloban los simuladores histeroscópicos. Se trata, generalmente, de pelvis simuladas con distintos tipos de úteros que incluyen úteros normales y úteros con patologías.

El primer modelo del que existe referencia se denominó HysteroTrainer y se presentó en el trabajo *The HysteroTrainer, a simulator for diagnostic and operative hysteroscopy*, publicado en 1994 por D. Wallwiener. Este sistema se presentaba como un modelo práctico y seguro para entrenar al médico en el espectro completo de la histeroscopia tanto diagnóstica como quirúrgica, incluyendo la utilización del láser, así como de la electrocirugía.

El número de estos modelos va en aumento en los últimos años y se desarrollan variantes cada vez más complejas y perfeccionadas. Aquí se comentan algunos de los modelos más utilizados.

GynTrainer®

El modelo GynTrainer® desarrollado por Karl Storz en un simulador portátil que permite ejercitar habilidades básicas como la coordinación ojo-mano y el diagnóstico por histeroscopia. Más aún, facilita realizar ejercicios de cirugía completos como la polipectomía, la miomectomía o la ablación endometrial. Este modelo no solo permite efectuar dichos ejercicios, sino que, además, hace una evaluación individual de cada alumno emitiendo un informe de competencias y aptitudes de este.

Modelo de la European Academy of Gynecological Surgery

Este es un modelo sintético que ha recibido una valoración positiva por parte de los expertos, a pesar de su falta de realismo y de detalles anatómicos. Es el modelo utilizado en el programa de formación Gynaecological Endoscopic Surgical Education and Assessment (GESEA) y permite, siguiendo una serie de ejercicios escalonados, ir adquiriendo las competencias de navegación y coordinación de movimientos.

Los ejercicios que se desarrollan incluyen el de navegación con la cámara de 30º a lo largo de toda la cavidad uterina y el de desarrollo de la coordinación visomotriz.

El modelo tiene seis úteros intercambiables para la realización de ejercicios. Tres de ellos tienen números y letras localizados a lo largo de toda la cavidad para, de una manera evolutiva, ir recorriendo esta según un orden establecido. Los otros tres permiten la inserción de pequeños terminales de diferentes colores que deben cogerse con las pinzas y extraerse de la cavidad siguiendo un orden previamente establecido.

Bozzini® Hysteroscopic Simulator

Se trata de un sistema portátil de simulación de histeroscopia desarrollado por Inovus Medical. Permite experimentar la simulación práctica en *wet lab*, es decir, con utilización de medio líquido debido a que los modelos son altamente irrigables, además de ser muy realistas. Este sistema viene con diferentes úteros que pueden montarse en anteversión o retroversión. Los úteros permiten una vaginoscopia simulada, la visualización del orificio cervical externo, la navegación a través del canal cervical y observación de la cavidad uterina y de los *ostium*. Existen úteros con pólipos que pueden resecarse con medios mecánicos o incluso con morceladores, por lo que este simulador se convierte en un modelo perfecto tanto para el aprendizaje como para la demostración del funcionamiento del instrumental.

HystoEASIE®

Se trata de un sistema compacto, ligero y duradero de simulación desarrollado por EndoSim. Este sistema permite una simulación realista de distintos procedimientos de histeroscopia intervencionista, ya que utiliza modelos de tejido real. Estas muestras se obtienen de carne animal y proporcionan una respuesta táctil realista con la posibilidad de utilizar los diferentes dispositivos disponibles en el mercado.

Modelos avanzados

Los modelos más avanzados para la práctica y el entrenamiento en histeroscopia lo constituyen los simuladores de realidad virtual. Los simuladores han sido utilizados ampliamente por la industria aeronáutica en la formación de los pilotos y en la industria militar. Estos, generalmente, consisten en un computador que recrea un campo quirúrgico virtual en el que es posible realizar diversos procedimientos utilizando un interfaz que muestra instrumentos idénticos a los reales.

El *software* genera un número variable de escenarios, tanto diagnósticos como terapéuticos, que tienen la opción de ir variando en grados de dificultad. Además, en estos modelos el cirujano tiene la posibilidad de controlar los movimientos dentro de toda la cavidad, la entrada y la salida de flujo, así como el pedal para el uso de electrocirugía.

Entre las principales ventajas de estos modelos hay que destacar que, por un lado, reducen la necesidad de animales de experimentación y, por otro, que permiten que el alumno se haya enfrentado a la resolución de determinadas patologías antes de tener que afrontarlas en el quirófano.

Este tipo de modelos de realidad virtual son útiles no solo como entrenamiento, sino también como una manera objetiva de evaluar la curva de aprendizaje de los alumnos de una manera validada y rentable. Asimismo, estos modelos de formación pueden ser utilizados por los profesionales de manera regular, mejorando, así, sus habilidades al repetir determinados ejercicios una y otra vez.

El futuro va hacia el desarrollo de los denominados *haptic simulators*, es decir, simuladores hápticos que no solo incluyen la percepción táctil, sino que, además, tienen en cuenta la percepción auditiva y visual, dando un realismo total al proceso de aprendizaje.

VirtaMed Gynos®

El sistema VirtaMed Gynos® es una plataforma específicamente diseñada para la formación y el entrenamiento en ginecología mediante el uso de la realidad virtual. Posee un gran realismo, así como la posibilidad de utilizar diversos módulos de formación en la misma plataforma. Los módulos que incluyen son:

- Ecografía obstétrica vaginal del primer trimestre.
- Ecografía obstétrica transabdominal del segundo trimestre.
- Transferencia de embriones.
- Colocación de dispositivo intrauterino (DIU).
- Histeroscopia (básica y avanzada).
- Morcelación.

HystSim®

El módulo de habilidades básicas HystSim® es un plan de estudios completo diseñado para el entrenamiento en histeroscopia en programas de residencia en obstetricia y ginecología. Contiene ocho ejercicios con diferente nivel de dificultad que se evalúan y se ofrece al final un informe personalizado.

Los ejercicios se realizan con un histeroscopio original con canal de trabajo, lo que proporciona una formación excelente. Cada una de las tareas que se realizan se centra en momentos críticos del procedimiento: paso a través del canal cervical, obtener una distensión uterina adecuada, aprender a navegar dentro de la cavidad, extracción de pólipos con pinzas y tijeras y tratamiento de sinequias en casos leves.

Hysteroscopy Module®

Este módulo ofrece 12 pacientes virtuales con distintas patologías, así como diferentes niveles de dificultad. El sistema analiza la superficie uterina visualizada, el tiempo empleado, la seguridad durante el procedimiento contabilizando las colisiones con las paredes uterinas y el manejo de fluidos, tanto con histeroscopio como con resectoscopio.

Los ejercicios que vienen incluidos son: polipectomía sobre ocho tipos distintos de pólipos, miomectomía que incluye ocho tipos de miomas tipo 0 de diferente localización y tamaño, y, por último, ablación endometrial con bola en cuatro pacientes distintas.

Advanced hysteroscopy resection module

Este incluye distintas pacientes con patología ginecológica compleja. Está enfocado a ginecólogos con experiencia que ya poseen habilidades tanto en histeroscopia diagnóstica como quirúrgica. Estos casos suponen un verdadero reto para el médico en formación. Entre los casos incluidos destacan aquellos con múltiples pólipos, pacientes con múltiples miomas tipo I y II, casos de sinequias intrauterinas y el tratamiento del útero septo.

Myosure® Tissue Removal Module

Este sistema utiliza un histeroscopio de Myosure® de 0° adaptado y el dispositivo morcelador. Este módulo, especialmente diseñado para Hologic, incluye ocho casos en los que el alumno debe eliminar diversas patologías intracavitarias manejando el balance de líquidos, así como el sangrado que se produce. Al ir incrementando la dificultad de los casos, el alumno va ganando experiencia en el manejo, tanto del dispositivo como de la óptica.

Hyst Mentor®

Este sistema de simulación en histeroscopia está desarrollado por Simbionix. Ofrece una simulación de alta fidelidad que permite una experiencia muy realista. Al principio de cada procedimiento, ofrece un tutorial didáctico que presenta los puntos clave de la patología que hay que tratar. Asimismo, incluye una amplia gama de procedimientos histeroscópicos.

Por otro lado, ofrece diferentes casos y patologías que clasifica en:

- Competencias básicas: con ocho ejercicios básicos con diferente nivel de dificultad que son evaluados emitiendo al final del entrenamiento una evaluación personalizada del alumno.
- Histeroscopia diagnóstica: con doce pacientes virtuales con diferentes patologías y grados de dificultad.
- Polipectomía: con ocho pacientes virtuales con pólipos en diferentes localizaciones.
- Miomectomía: con ocho pacientes virtuales con miomas tipo 0 en diferentes localizaciones.
- Ablación con bola: con doce paciente virtuales.
- Resección avanzada: dirigido a profesionales con experiencia en histeroscopia. Incluye casos de múltiples pólipos, miomas de diferentes tamaños y localización tipo I y II, adherencias y septo uterino.
- Morcelación: con ocho pacientes con patología intracavitaria para tratarla con un morcelador.

NIVELES DE COMPLEJIDAD

El aprendizaje de un cirujano se da durante toda su vida profesional; es un proceso dinámico que no tiene fin. Es importante que los pasos se den de manera adecuada, aumentando el nivel de dificultad una vez que se han asentado perfectamente las bases de los procedimientos más sencillos.

Es fundamental tener en cuenta que en la histeroscopia existen procedimientos más sencillos y otros más complejos.

Por ello, el histeroscopista en formación debe conocer sus limitaciones e ir avanzando en complejidad de modo paulatino, para tener una formación sólida y por el bien de las pacientes.

La European Society for Gynaecological Endoscopy (ESGE) publicó en 2014 una clasificación de los procedimientos histeroscópicos según su nivel de dificultad. Esta clasificación puede servir para evaluar el grado de formación:

- Primer nivel:
  - Histeroscopia diagnóstica.
  - Procedimientos simples sin uso de electrocirugía (biopsias dirigidas, extracción de DIU o adherencias intrauterinas mínimas).
- Segundo nivel:
  - Polipectomía.
  - Resección de mioma tipo 0.
  - Ablación endometrial.
  - Tratamiento del septo.
  - Canulación tubárica.
- Tercer nivel:
  - Resección de miomas tipo I y II.
  - Síndrome de Asherman.

PROGRAMA DE FORMACIÓN GESEA

La ESGE ha desarrollado junto a The European Academy of Gynaecological Surgery un programa formativo denominado

Gynaecological Endoscopic Surgical Education and Assessment (GESEA)

Este programa se desarrolló para afrontar alguno de los problemas actuales en cuestiones relacionadas con la cirugía endoscópica, como:

- Curvas de aprendizaje excesivamente largas en el modelo de aprendiz-tutor y cantidad limitada de intervenciones en los hospitales universitarios.
- Ausencia de centros de formación para cirugía endoscópica y limitada accesibilidad de programas de aprendizaje específicos.
- Ausencia de un sistema universalmente aceptado y validado de certificación en cirugía mínimamente invasiva.

El plan de estudios de GESEA es un programa de diploma único desarrollado para la formación de los futuros cirujanos ginecológicos mínimamente invasivos. El programa se basa en la evidencia de que un cirujano endoscópico requiere dos tipos de habilidades: las psicomotoras del manejo del instrumental endoscópico (histeroscopia y laparoscopia) y las competencias quirúrgicas adecuadas.

Asimismo, este programa desarrolla una parte específica en histeroscopia que comienza con el denominado HYSTT 1 y HYSTT 2, programas de formación en histeroscopia que van desde el desarrollo de las habilidades básicas hasta el entrenamiento en procesos y habilidades más complejas.

 PUNTOS CLAVE

- El proceso de aprendizaje y formación en medicina, en general, y en histeroscopia, en particular, no tiene fin. Se va aprendiendo de los aciertos y errores con la práctica diaria.
- La formación no es solo saber operar bien. Es importante el conocimiento teórico de la patología, del material que va cambiando y evolucionando, y las nuevas indicaciones y los cambios en las recomendaciones de las diferentes sociedades. Todo esto es formación.

- La utilización de simuladores, desde los más básicos hasta los más complejos, ayuda a desarrollar las habilidades necesarias para ser más eficaces y eficientes ante una paciente real. La formación en histeroscopia con simuladores es necesaria, sobre todo por seguridad de las pacientes.

BIBLIOGRAFÍA

Ahmad G, Saluja S, O'Flynn H, Sorrentino A, Leach D, Watson A. Pain relief for outpatient hysteroscopy. Cochrane Database Syst Rev. 2017;2017(10):CD007710.

Al-Husban N, Abu Rokbeh R. Operative hysteroscopy platform at a university teaching hospital: a retrospective study. J Int Med Res. 2019;47(10): 5028-36.

Chatzipapas I, Kathopoulis N, Protopapas A, Loutradis D. Hysteroscopy for training residents using uterine post-hysterectomy specimens with a mobile hysteroscope. Facts Views Vis Obgyn. 2020;12(1): 43-6.

De Wilde RL, Hucke J, Kolmorgen K, Tinneberg H, Gynecologic Endoscopy Working Group of the German Society of Obstetrics and Gynecology. Recommendations by the gynecologic endoscopy working group of the german society of obstetrics and gynecology for the advancement of training and education in minimal-access surgery. Arch Gynecol Obstet. 2011;283(3): 509-12.

Erian MM, McLaren GR, Erian AM. Advanced Hysteroscopic Surgery Training. JSLS. 2014;18(4): e2014.00396.

Muhammad K, Ahmad J, Sajjad M, Wook Baik S. Visual saliency models for summarization of diagnostic hysteroscopy videos in healthcare systems. Springerplus. 2016;5(1):1495.

Papanikolaou IG, Haidopoulos D, Paschopoulos M, Chatzipapas I, Loutradis D, Vlahos NF. Changing the way we train surgeons in the 21th century: A narrative comparative review focused on box trainers and virtual reality simulators. Eur J Obstet Gynecol Reprod Biol. 2019;235:13-8.

Rackow BW, Jonathon Solnik M, Tu FF, Senapati S, Pozolo KE, Du H. Deliberate Practice Improves Obstetrics and Gynecology Residents Hysteroscopy Skills. J Grad Med Educ. 2012;4(3):329-34.

Siang Chan K, Zary N. Applications and Challenges of Implementing Artificial Intelligence in Medical Education: Integrative Review. JMIR Med Educ. 2019;5(1):e13930.

Yang Y, Yan Li L, Wei Sang L, Yong Yang B, Ya Zhu P, Dai L, et al. An Observation of a Resident-as-Teacher Combined with Tutor Guided Hysteroscopy Teaching Program for Standardized Residency Training (SRT) in Obstetrics and Gynecology. J Healthc Eng. 2020;2020: 8855099.

Alteraciones del endometrio

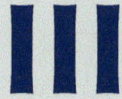

14 • Patrones histeroscópicos del endometrio

15 • Patrones vaginales, cervicales y tubáricos

16 • Pólipos endometriales

17 • PALM-COEIN e histeroscopia

18 • Endometritis crónica

19 • Metaplasia endometrial y depósitos cálcicos

20 • Distrofia vascular, líquidos en cavidad y malformación arteriovenosa

21 • Histeroscopia en menopausia

22 • Medicamentos y endometrio

Patrones histeroscópicos del endometrio

14

T. Moscovitz y M. L. Marconi França

OBJETIVOS

- Conocer los distintos patrones histeroscópicos en el área endometrial.
- Exponer las clasificaciones más utilizadas de las distintas patologías que afectan a la cavidad endometrial.
- Familiarizar al alumno con las imágenes y sea capaz de reconocerlas con facilidad.
- Recopilar las clasificaciones más aceptadas, así como reunir en un mismo texto los patrones histeroscópicos de las patologías más comúnmente encontradas esperando que sirvan de guía en la formación.

INTRODUCCIÓN

El endometrio no tiene siempre el mismo aspecto, y presenta variaciones según el momento del ciclo menstrual, la situación hormonal y la patología que le afecte. Para una persona dedicada a la histeroscopia, es importante reconocer estos patrones, tanto los que presenta el endometrio normal, como los de la patología endometrial y la subendometrial que se visualiza desde el interior de la cavidad.

A lo largo de los años, han sido múltiples los intentos por identificar, definir y clasificar los distintos patrones que presenta el endometrio, siendo ampliamente conocida la clasificación de los miomas o el aspecto del endometrio en las diferentes fases del ciclo. En este capítulo, se recopilan los patrones y las clasificaciones más aceptadas sobre las distintas afecciones del endometrio.

ENDOMETRIO

Endometrio en edad reproductiva

El endometrio en la edad reproductiva presenta diferentes patrones según la etapa del ciclo menstrual y, por lo tanto, según la situación hormonal de ese momento.

Para comprender los cambios que se producen en el endometrio, es importante recordar brevemente la fisiología del ciclo menstrual. El primer día del ciclo menstrual está marcado por el comienzo de la menstruación. En el ovario, se acentúa el proceso de reclutamiento folicular, estimulado por la gonadotropina estimulante del folículo ovárico (FSH). De manera progresiva, hasta el día 14 del ciclo menstrual (considerando un ciclo de 28 días) los folículos inician el proceso de producción de estradiol hasta que esta hormona alcanza su punto máximo. En este momento, a través del mecanismo de retroalimentación positiva, hay un predominio de la hormona luteinizante (LH), que con-

tribuye a la ovulación. Tras ello, se forma el cuerpo lúteo, que es una estructura ovárica encargada de producir progesterona. Desde este momento del ciclo y hasta la próxima menstruación, la progesterona es la hormona predominante, aunque hay cierta producción de estrógenos. Aproximadamente 14 días después de la ovulación, el cuerpo lúteo retrocede, con lo que se genera una caída en los niveles de progesterona y da lugar, en consecuencia, a la menstruación.

Volviendo al endometrio, este se puede dividir en dos capas: la basal y la funcional. La primera contiene las glándulas y la vascularización presentes entre ellas, mientras que la segunda es responsable de la propia estructura endometrial, compuesta también por glándulas y vasos sanguíneos, y que se desarrolla en cada ciclo menstrual según el estímulo hormonal.

Se puede dividir el ciclo menstrual en cuatro fases: la proliferativa, la periovulatoria, la secretora y la menstrual:

- Fase proliferativa: comprende desde el final de la menstruación hasta la ovulación, es decir, entre los días 4 a 14 del ciclo. Coincide con la fase de desarrollo ovular y está mediada, principalmente, por los estrógenos. En esta primera fase del ciclo se pueden distinguir tres patrones (regenerativo, proliferativo temprano y proliferativo tardío):
  - Período regenerativo: ocurre entre el 2º y el 4º día del ciclo menstrual. El endometrio es de color rojizo, con glándulas aisladas de superficie rugosa y evidente vascularización de la capa basal. Su grosor varía de 0 a 1 mm y la mucosidad está ausente. Cuando se marca el tejido con el histeroscopio, suele haber sangrado. En el examen microscópico se aprecian glándulas con secreción intraluminal, linfocitos, agregados estromales, fragmentos de vasos que han sufrido trombosis local y células de carácter inflamatorio. Además, gradualmente, se produce la proliferación del epitelio que va tapizando la capa basal, denudada en esta etapa.

– Período proliferativo temprano: cuando se cubre la capa basal, comienza el período proliferativo inicial, que ocurre entre el 5º y el 10º día del ciclo. El color del endometrio cambia, pues en este momento se pueden ver los capilares de la capa funcional, que son más delgados, produciendo un color rosado, con una superficie plana y uniforme, además de glándulas punteadas y espaciadas (**Fig. 14-1**). La mucosidad es todavía escasa y fina, y el roce con el histeroscopio produce un sangrado discreto. El grosor del endometrio varía de 2 a 5 mm. Histológicamente, hay presencia de glándulas tubulares y leve edema estromal.

– Período proliferativo tardío: ocurre del día 11 al 14 del ciclo. La coloración endometrial puede ser rosada o amarillenta, aún con una superficie uniforme y glándulas agrupadas. Los capilares visibles aún son delgados, con sangrado al producir una muesca endometrial. En este momento, el grosor del endometrio varía entre 6 y 7 mm. A medida que se acerca la ovulación, las glándulas, en la histología, se vuelven más tortuosas y están revestidas por epitelio seudoestratificado. El estroma vuelve a ser más compacto.

• Fase periovulatoria: coincide con el momento de la ovulación y los primeros días posteriores. Alrededor del día 15 al 18 ocurre este período periovulatorio. La superficie permanece plana pero brillante, yl puede ser rosada o amarillenta. Las glándulas se elevan y engrosan, el grosor del endometrio no cambia y la vascularización adquiere el patrón de rombos vasculares. Si se realiza el marcaje endometrial, hay sangrado leve; el estroma se vuelve cada vez más compacto en los cortes histológicos.

• Fase secretora o lútea: comprende desde el momento de la ovulación hasta la menstruación, es decir, entre los días 18 a 28 del ciclo. En esta fase, el cuerpo lúteo produce altos niveles de progesterona. Las glándulas presentan ciertos cambios morfológicos, así como una cierta actividad secretora, lo que las convierte en más tortuosas y dilatadas. Igualmente, se desarrollan las arterias espirales. Esta tercera fase se puede dividir en:

– Período secretor inicial: comprendido entre el día 19 y el 21 del ciclo, la coloración endometrial adquiere un tono rosado-blanquecino, con una superficie aún plana, pero con algunas ondulaciones (**Fig. 14-2**). Este período está influenciado por la progesterona. Las glándulas que se visualizan en el examen están levantadas y engrosadas, y la mucosidad, aún fina, se vuelve abundante. El patrón de vascularización cambia, disminuyendo, y no hay sangrado en el roce con el histeroscopio. El espesor en este momento es de 8-9 mm. En los cortes de microscopia, se observa que hay poca secreción intraluminal, asociada a la pérdida del edema estromal y la aparición de vacuolas subnucleares, que contienen algunas figuras mitóticas y se asemejan a las teclas de un piano. Además, se puede observar la aparición de secreción luminal y la pérdida del infiltrado leucocitario. Las glándulas se vuelven más tortuosas y el estroma alcanza su mayor grado de edema.

– Período secretor tardío: comprende desde el día 22 al 25 y se caracteriza por la coloración del endometrio, que

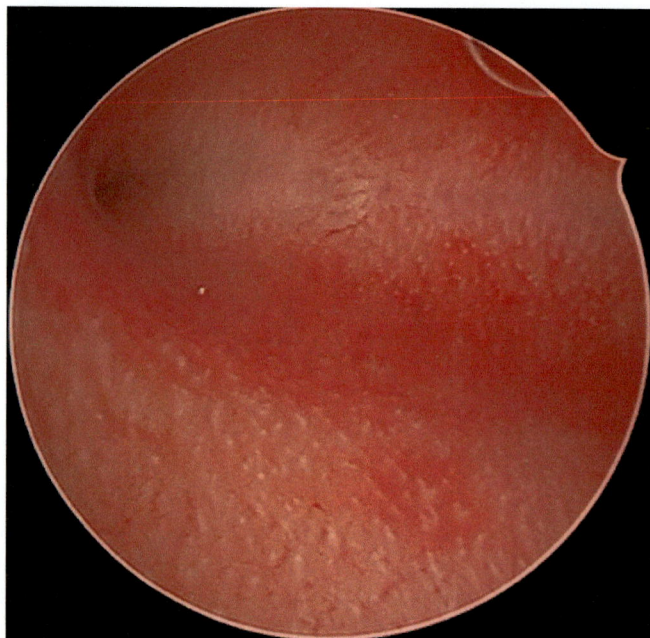

Figura 14-1. Endometrio proliferativo.

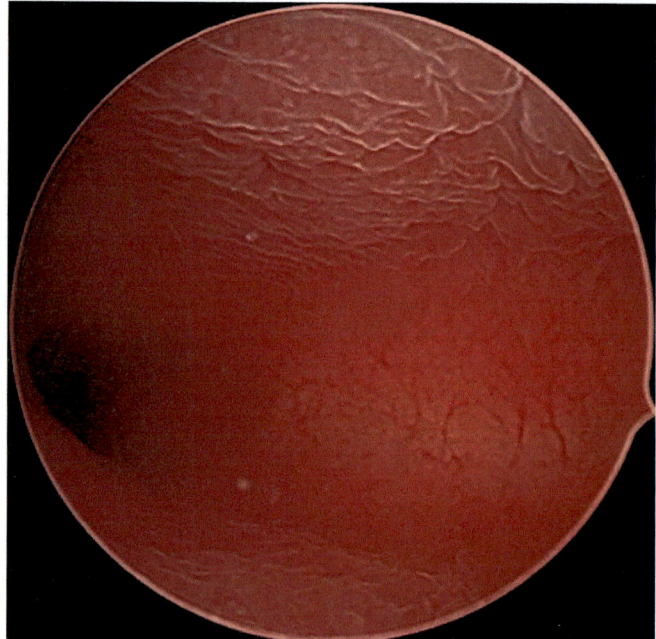

Figura 14-2. Endometrio secretor.

vuelve al rosa, con una superficie ondulada y el mismo patrón glandular. En este caso, el moco se vuelve acuoso y burbujeante, con vascularización reducida. El espesor es superior a 7 mm y puede ser variable. En cortes histológicos es posible observar edema perivascular del estroma, asociado a proliferación endotelial, además de figuras mitóticas. También destaca el predominio de células mononucleares con citoplasma granular eosinofílico. Este complejo celular pertenece al linaje de los linfocitos T, que desempeña un papel importante en la implantación del embrión en el endometrio tras la fecundación.

• Fase menstrual: al final del ciclo, sigue el período menstrual, que ocurre del día 26 al 28 del ciclo. La superficie es friable e irregular, con una coloración rojiza o blanquecina, que se presenta cuando descienden los niveles de progesterona. Las glándulas mantienen el mismo patrón y la mucosidad se vuelve sanguinolenta. Hay aparición de lagos hemorrágicos y, en el marcaje endometrial, hay sangrado. Finalmente, cuando se produce la menstruación, la superficie del endometrio se vuelve de color rojizo, con una superficie irregular, y las glándulas ya no son visibles. El moco permanece sanguinolento y la vascularización mantiene el mismo patrón. En este momento de desprendimiento endometrial, esta estructura adquiere el menor espesor, que varía de 0 a 1 mm.

Endometrio atrófico

Como consecuencia de la llegada de la menopausia, el endometrio se atrofia debido al descenso de hormonas endógenas circulantes en la sangre. Generalmente, la cavidad endometrial presenta un tamaño reducido y, además, existe una pérdida de la capa funcional con una alteración de las glándulas y fibrosis del estroma endometrial. Existen cuatro tipos histológicos de atrofia endometrial que se correlacionan con el aspecto histeroscópico:

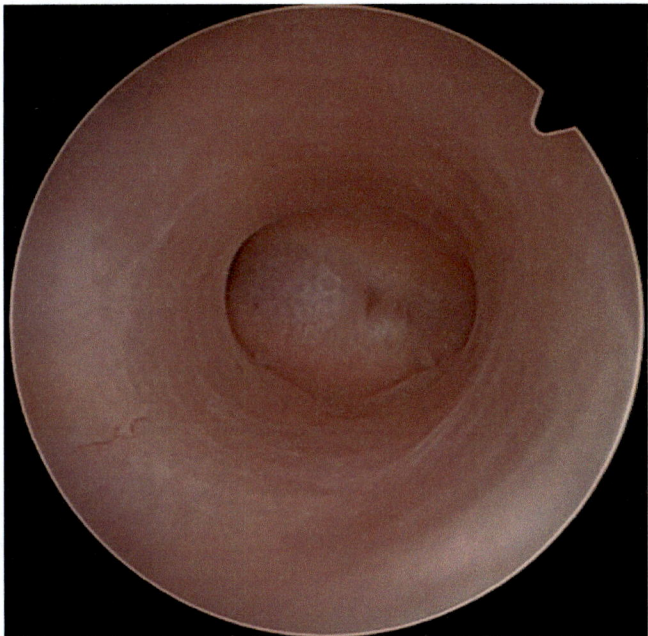

Figura 14-3. Atrofia.

- Endometrio atrófico inactivo: suele observarse en pacientes con menopausia de años de evolución. Es aquel en el que existe una pérdida total de la capa funcional (**Fig. 14-3**), restando solo la capa basal. Histeroscópicamente, se ve como un endometrio ausente y con una superficie lisa y brillante. Las glándulas endometriales han desaparecido, al igual que la vascularización del endometrio, aunque se suelen visualizar los capilares subendometriales.
- Endometrio atrófico no inactivo (levemente proliferativo): suele observarse en etapas iniciales de la menopausia. Aún no existe una pérdida total de la capa proliferativa. Histeroscópicamente, se aprecian áreas de endometrio residual, pero con muy escaso desarrollo, como si estuviese en una fase proliferativa muy inicial. Las glándulas endometriales son muy escasas y la vascularización deficiente.
- Endometrio mixto: es aquel en el que coexisten áreas de endometrio atrófico inactivo con zonas no inactivas.
- Atrofia quística: el aspecto de la cavidad es similar al de otros tipos de atrofia, con cavidad de tamaño reducido. La diferencia con el resto de las atrofias es la presencia de formaciones quísticas que se suponen son vestigios de las glándulas endometriales. Estos quistes suelen tener secreción serosa en su interior (**Fig. 14-4**) y, dependiendo del tamaño de estos, la atrofia se divide en macroquística o microquística.

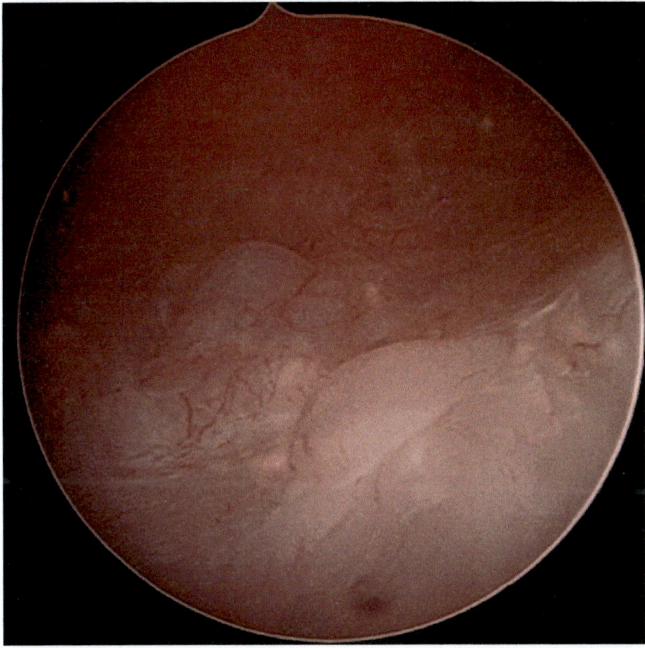

Figura 14-4. Atrofia quística.

PÓLIPOS

Los pólipos endometriales son zonas de crecimiento del tejido endometrial en la cavidad uterina. Están compuestos por estroma, glándulas y vasos sanguíneos, y se hallan recubiertos de endometrio. Los pólipos son la patología más frecuentemente encontrada durante la realización de la histeroscopia diagnóstica y son los causantes de la mayoría de las histeroscopias quirúrgicas.

A pesar de todo lo anterior, no ha existido un especial interés en definir los diferentes patrones histeroscópicos de esta patología y no hay una única clasificación aceptada. Probablemente, esto sea debido a la gran heterogeneidad de imágenes que se pueden dar.

La realización de la histeroscopia, además de identificar el pólipo, permite observar su localización y tamaño, el número y la base de implantación, así como estimar por el patrón histeroscópico el tipo de pólipo endometrial que se observa. Se han propuesto varias clasificaciones, entre las que destacan la de Labastida y la de Sugimoto. Recientemente, Di Spiezio publicó una clasificación que, con alguna variante, es la que se utilizará aquí. Así, los pólipos pueden ser:

- Funcionales: formados por mucosa que responde a las variaciones de los niveles, por lo que tienen un aspecto similar al endometrio normal y presentan cambios proliferativos o secretores, según el momento del ciclo. A su vez, se subdividen en glandulares y fibrosos, dependiendo de si predomina en ellos el componente glandular o el estromal (**Fig. 14-5**).
- No funcionales: crecen como respuesta a los niveles de estrógenos, pero no responden a la progesterona. Peterson y Novak (1956) los dividieron en tres categorías:
  - Hiperplásicos: tienen una estructura similar a la hiperplasia endometrial. Surgen de la capa basal que es sensible a los estrógenos y son la consecuencia de un estímulo estrogénico continuo sin oposición progestogénica. Pueden ser aislados o asociarse a hiperplasia difusa. Histológicamente, los pólipos hiperplásicos están compuestos por glándulas con un patrón irregular que puede parecer hiperplásico. La característica distintiva es que los pólipos tienen menos estroma celular y más fibroso en comparación con las secciones hiperplásicas (**Fig. 14-6**). Por lo general, aparecen en la perimenopausia.
  - Regresivos o atróficos: son los típicos de la menopausia. Se producen por cambios regresivos sobre pólipos previamente existentes, tanto funcionales como hiperplásicos. Suelen presentar quistes de retención (**Fig. 14-7**).
  - Adenomatosos: caracterizados por poseer una cantidad variable de células lisas y tejido fibroso, las formas atípicas se caracterizan por la presencia concomitante de glándulas endometriales benignas con áreas de atipia estructural. Estos casos tienen una posibilidad de un 9 % de malignizar.

Existen otros dos conceptos que es importante destacar en este apartado: la malignización del pólipo y los seudopólipos:

- Malignización del pólipo: este concepto, que se debe atribuir a F. Coloma, hace referencia a pólipos en los que hay células malignas en alguna parte de ellos, pero que su base, así como el resto de la cavidad, son completamente normales.
- Seudopólipos: hace referencia a zonas endometriales engrosadas con aspecto de pólipo, menores de 1 cm y que desaparecen tras la menstruación, ya que no poseen vasos nutricios propios.

MIOMAS

Los miomas son los tumores benignos más frecuentes del aparato genital femenino en mujeres en edad reproductiva. Según el número, tamaño y localización, pueden llegar a afectar a la calidad de vida de la mujer. Cabe destacar que

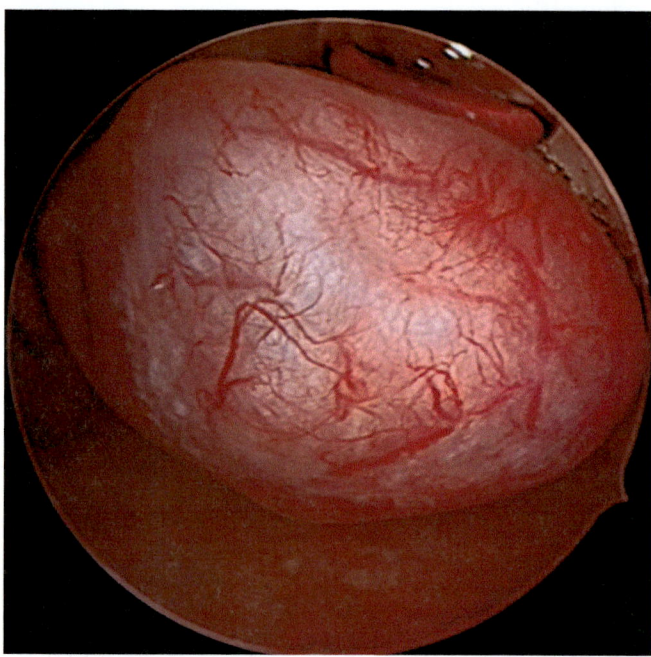

Figura 14-6. Pólipo hiperplásico.

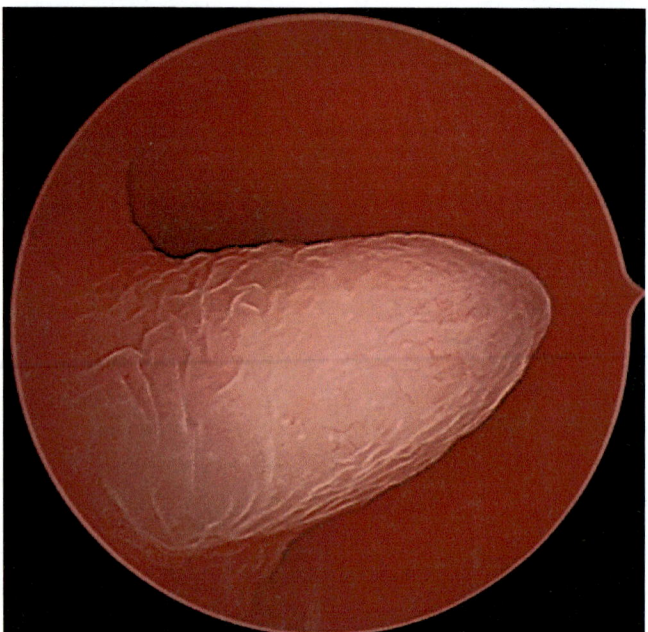

Figura 14-5. Pólipo funcional.

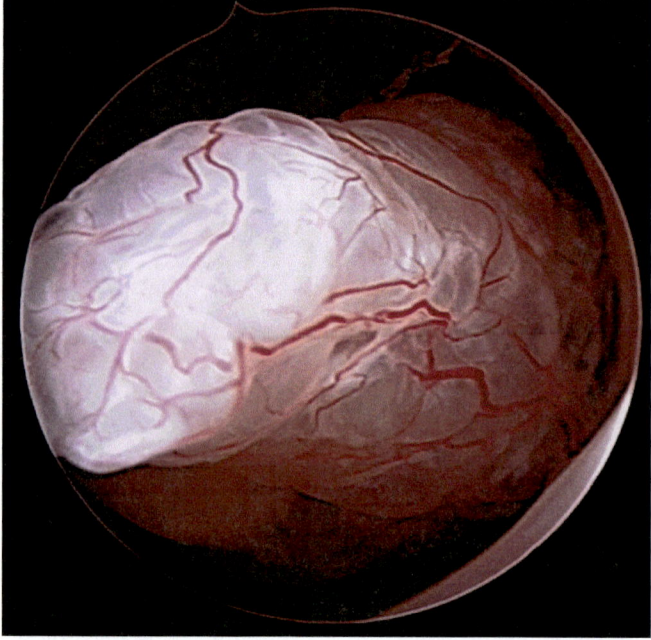

Figura 14-7. Pólipo atrófico quístico.

los miomas submucosos suelen asociarse a sangrado uterino anormal, dismenorrea e infertilidad.

Desde el punto de vista histeroscópico, es importante catalogar los miomas de acuerdo con el grado de distorsión de la cavidad que estos producen. El grado de penetración en la pared, la localización, el número de miomas y el tamaño de estos son importantes para determinar la dificultad quirúrgica.

La clasificación de los miomas submucosos se ha basado en la organización original del Wamsteker de 1993 y que, con posterioridad, fue adoptada por la European Society of Gynaecological Endoscopy (ESGE) y, más tarde, por la Fédération Internationale de Gynécologie et d'Obstétrique (FIGO). Esta clasificación definía tres tipos de miomas submucosos:

- Tipo 0: los que están totalmente localizados en la cavidad uterina, pediculados. Suelen observarse como tumoraciones sólidas y redondeadas, de color blanquecino y con una abundante vascularización superficial. No suelen tener endometrio recubriendo su superficie (**Fig. 14-8**).
- Tipo I: son los que tienen más del 50 % en la cavidad. Poseen aspecto sésil, con color blanquecino y abundante vascularización superficial. No suelen tener endometrio recubriendo su superficie. El ángulo que forma el mioma con la pared uterina es menor de 90° (**Fig. 14-9**).
- Tipo II: son aquellos con menos del 50 % en la cavidad. También tienen un aspecto sésil y son de color blanquecino, aunque no es raro que estén recubiertos de endometrio, sobre todo cuanto menos componente intracavitario posean. El ángulo que forma el mioma con la pared uterina es mayor de 90° (**Fig. 14-10**).

La clasificación de la FIGO incluye también los miomas intramurales y subserosos, y describe la relación de los miomas tanto con el endometrio como con la serosa. Según esta clasificación, un mioma submucoso que alcance la serosa peritoneal viene definido como mioma 2-5 y no son candidatos para un abordaje histeroscópico.

En 2005, Lasmar desarrolló la clasificación STEPW (tamaño [*size*], topografía, extensión, penetración, pared [*wall*]) con el objetivo de evaluar prequirúrgicamente los miomas submucosos tratando de evaluar la viabilidad y el grado de dificultad de la miomectomía histeroscópica. Una de las principales ventajas de esta clasificación reside en su capacidad de agrupar los miomas submucosos según la puntuación, identificando un grupo en el que podrán completarse el 100 % de las miomectomías y otro grupo en el que se darán algunas miomectomías incompletas.

HIPERPLASIA

La hiperplasia endometrial consiste en una proliferación excesiva de las glándulas endometriales, con distintas formas y tamaños, con lo que existe una mayor proporción en la relación glándula/estroma de lo observado en un endome-

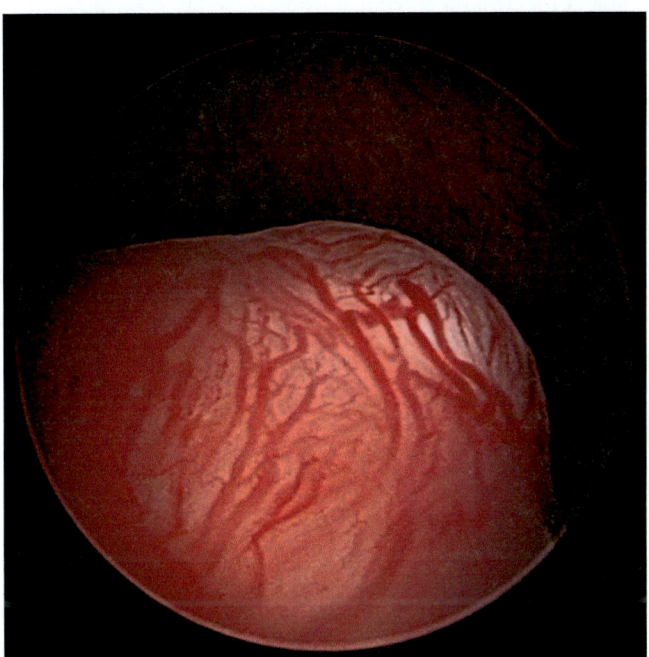

Figura 14-9. Mioma tipo I.

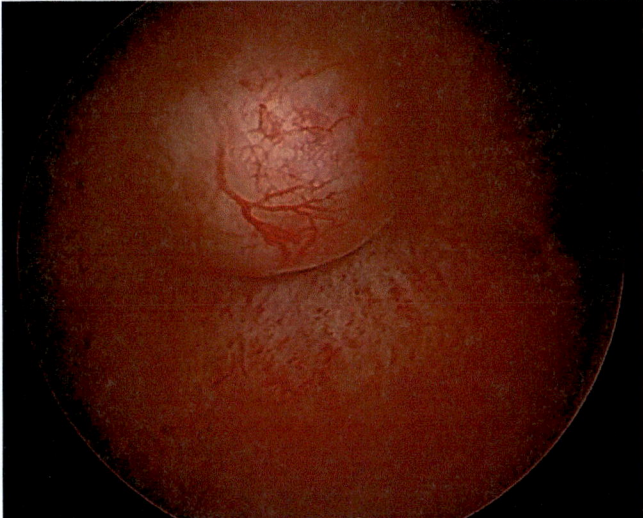

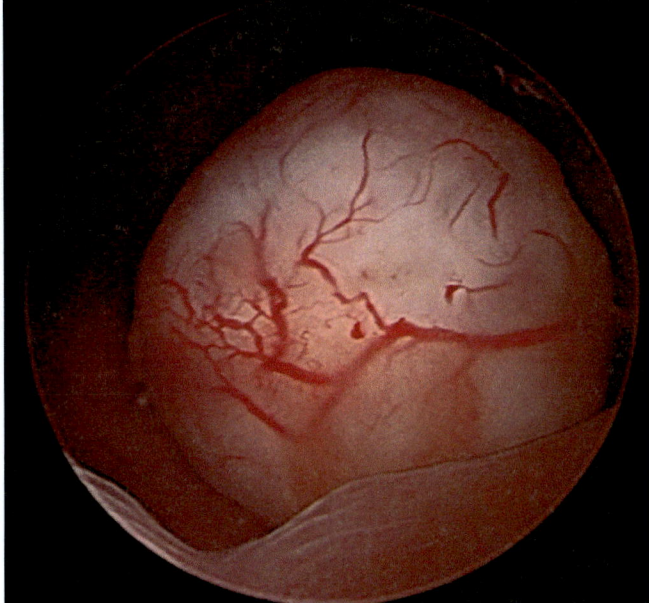

Figura 14-8. Mioma tipo 0.

Figura 14-10. Mioma tipo II.

trio normal. Esta hiperplasia produce un aumento del grosor endometrial.

Se considera una lesión precursora del cáncer de endometrio tipo I, y tiene los mismos factores de riesgo para su desarrollo que la neoplasia, como la obesidad, la exposición a estrógenos sin la protección de la progesterona y el síndrome metabólico.

La histeroscopia se considera el método de referencia en el diagnóstico de la patología premaligna y maligna de la cavidad uterina, ya que permite una visualización directa de esta y de las lesiones existentes que pueden ser biopsiadas y/o extirpadas. El diagnóstico se basa en el estudio anatomopatológico que cataloga el endometrio según los diferentes parámetros y la presencia o no de atipia.

En 1994, la Organización Mundial de la Salud (OMS) estableció una clasificación basada en la de Kurman y que, según la arquitectura tisular y la presencia de atipia, catalogaba la hiperplasia en cuatro tipos:

• Hiperplasia simple sin atipias: se evidencia dilatación glandular y un aumento de las glándulas y el estroma.
• Hiperplasia simple con atipias: gran crecimiento de las glándulas endometriales sin apenas estroma. El patrón de distribución glandular aparece claramente desordenado.
• Hiperplasia compleja sin atipias: existen células atípicas tapizando las glándulas.
• Hiperplasia compleja con atipias: patrón de hiperplasia compleja con células atípicas tapizando las glándulas.

Posteriormente, en 2014 la OMS revisó su propia clasificación y definió dos grupos:

• Hiperplasia endometrial no atípica (hiperplasia benigna).
• Hiperplasia endometrial atípica o neoplasia endometrial intraepitelial o carcinoma bien diferenciado.

Aunque no existe consenso sobre los criterios objetivos para definir la hiperplasia endometrial por histeroscopio, es aceptado, por parte de muchos autores, basar el diagnóstico histeroscópico de hiperplasia en la presencia de uno o más de los siguientes hallazgos:

• Engrosamiento endometrial focal o difuso, papilar o polipoide.
• Patrones vasculares anormales.
• Evidencia de quistes glandulares.
• Anormalidades en la arquitectura de las glándulas endometriales (engrosamiento, densidad glandular irregular o dilatación).

Histeroscópicamente, se observan de la siguiente manera:

• Hiperplasia no atípica: tiene las características de un patrón proliferativo normal, pero con una superficie hipertrófica, de aspecto polipoide y con fallas en su superficie. Se suelen observar vasos surcando la superficie (**Fig. 14-11**).
• Hiperplasia atípica: suelen presentar un aspecto desigual con vasos superficiales cortos e irregulares en su superficie, además de excrecencias externas (**Fig. 14-12**).

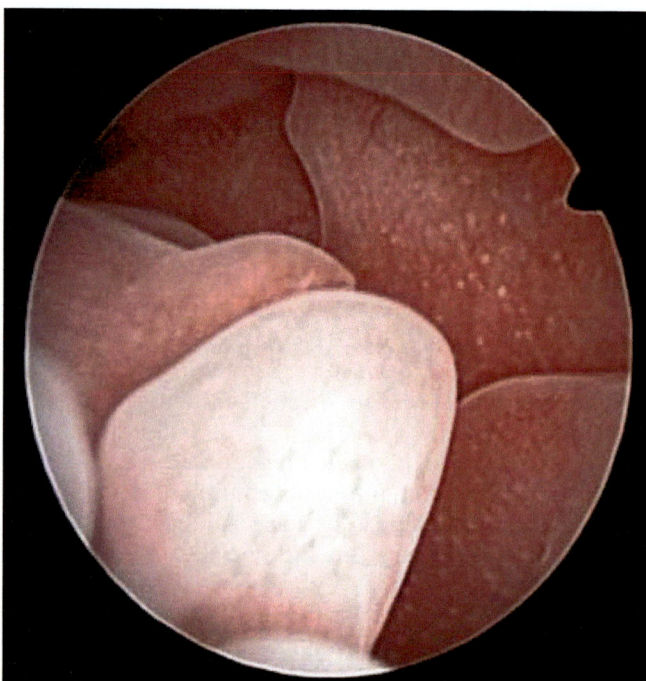

Figura 14-11. Hiperplasia simple.

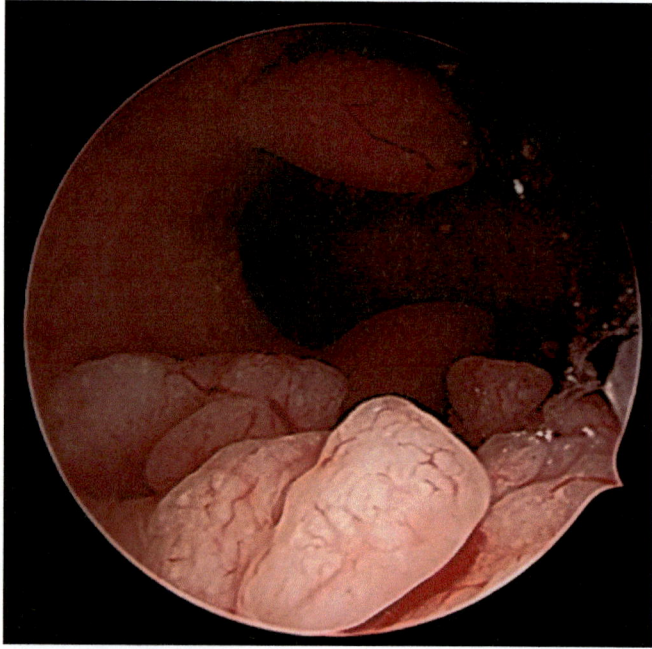

Figura 14-12. Hiperplasia compleja.

CÁNCER ENDOMETRIAL

El cáncer endometrial es el cáncer ginecológico más habitual en los países desarrollados y constituye el quinto que con más frecuencia afecta a las mujeres. Típicamente está asociado a la menopausia, aunque hasta el 14 % de los casos se diagnostican en mujeres premenopáusicas y hasta un 5 % en menores de 40 años. Se suele diagnosticar en etapas iniciales y con el tumor, por lo general, confinado al interior del útero, lo que le confiere, de forma común, un buen pronóstico.

El principal factor de riesgo es la exposición continuada a niveles elevados de estrógenos, influyendo tanto los endógenos como los exógenos. La histeroscopia diagnóstica con toma de biopsia dirigida es en la actualidad el método ideal para el diagnóstico del cáncer de endometrio con una sensibilidad de casi el 100 %.

Osamu Sugimoto destacó el papel de la histeroscopia tanto en el diagnóstico del carcinoma de endometrio como en la valoración de la extensión y la afectación cervical. Sugimoto definió cuatro patrones histeroscópicos de adenocarcinoma de endometrio:

- Polipoide: con crecimiento polipoide e histológicamente bien diferenciado. La superficie presenta pocos vasos sanguíneos atípicos y suele ser de color blanquecino-grisáceo.
- Nodular: aspecto sólido con vascularización atípica muy marcada y existencia de vasos atípicos en zigzag en la superficie del tumor (**Fig. 14-13**).
- Papilomatoso: es el patrón más comúnmente hallado y aparece en más del 50 % de las pacientes con carcinoma endometrial. Aunque es de apariencia nodular, el examen detallado revela una superficie cubierta de numerosas proyecciones como tentáculos (*tentacle-like proyections*). Cada proyección está compuesta por un vaso sanguíneo recubierto de tejido canceroso.
- Carcinoma difuso: en este caso se ve afectada la totalidad de la cavidad endometrial. Este patrón se suele asociar a un carcinoma poco diferenciado. Los casos de carcinoma metastásico habitualmente presentan este patrón.

Existe una serie de hallazgos morfológicos específicos del cáncer de endometrio que no se encuentran en otro tipo de neoplasia, por lo que su identificación puede ayudar en el diagnóstico:

- Lesión polipoide que cambia a color blanquecino.
- Ausencia de orificios glandulares.
- Patrón cerebroide (**Fig. 14-14**).
- Vascularización anormal con patrón glomerular (**Fig. 14-15**).

Un grupo de investigadores dirigido por Ianieri publicó un nuevo sistema de puntuación de riesgo para el diagnóstico de la hiperplasia y el cáncer de endometrio. Los patrones histológicos analizados incluyeron: vasos atípicos, engrosamiento endometrial generalizado e irregular, orificios glandulares dilatados, desintegración de la neoplasia endometrial, pólipos endometriales múltiples, apariencia irregular del pólipo, crecimiento cerebroide de la lesión y tinción irregular del endometrio. Cada patrón recibe una puntuación. Si el total es superior a 16 puntos, existe una alta sospecha de carcinoma endometrial.

ENDOMETRITIS CRÓNICA

Consiste en una inflamación de la mucosa endometrial que cursa con edema, aumento en la densidad celular y presen-

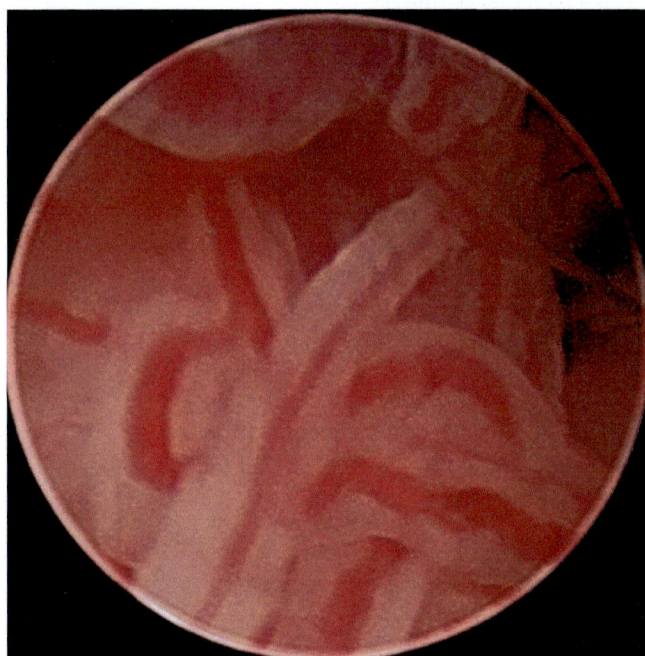
Figura 14-14. Patrón cerebroide.

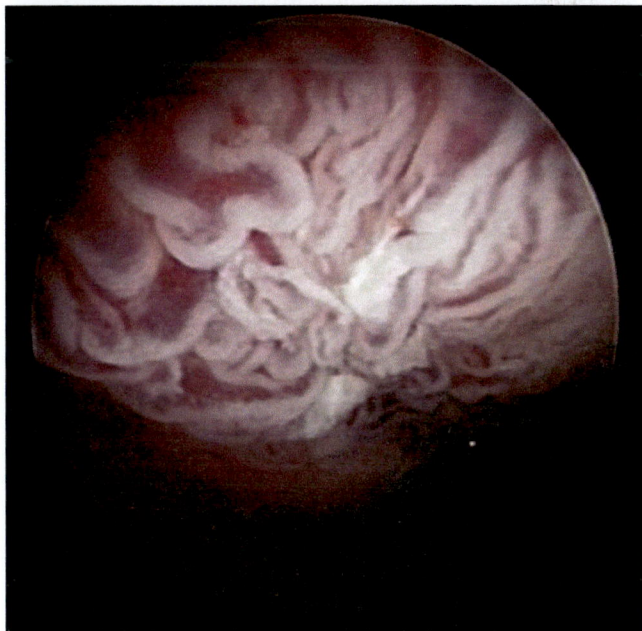
Figura 14-15. Patrón glomerular.

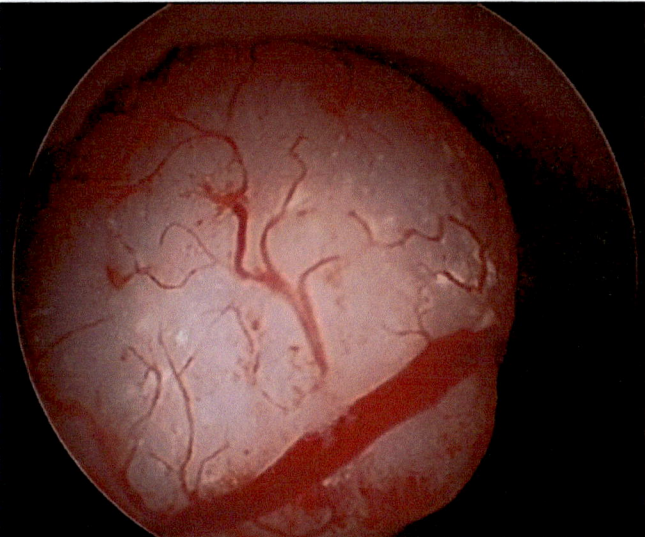
Figura 14-13. Cáncer endometrial (patrón nodular).

cia de células plasmáticas infiltrando el estroma. Es difícil establecer su verdadera prevalencia, ya que por lo general es asintomática. En mujeres en edad fértil, la causa más habitual es bacteriana; los agentes más frecuentemente implicados son las bacterias comunes, como *Streptococcus*, *Escherichia coli*, *Enterococcus faecalis*, etc. También puede tener un origen no infeccioso relacionado con factores que causen inflamación crónica en el endometrio, como la presencia de dispositivos intrauterinos.

La primera referencia sobre hallazgos histeroscópicos de la endometritis crónica es de Cicinelli, quien definió los micropólipos como estructuras polipoideas menores de 1 mm, visibles cuando se realiza la histeroscopia con medio líquido. Se considera un signo histeroscópico diagnóstico bastante preciso para esta patología.

El estudio anatomopatológico no proporciona el diagnóstico definitivo que se basa en la presencia de células plasmáticas en el estroma, bajo la superficie epitelial. La presencia de estas células es un marcador importante y se considera el método de referencia para el diagnóstico, aunque también pueden verse en infecciones cervicales, fibromas, pólipos e, incluso, en usuarias de dispositivos intrauterinos.

En 2019, un grupo de trabajo encabezado por el propio Cicinelli trató de definir unos criterios histeroscópicos unificados para el diagnóstico de la endometritis crónica, entre los que están:

- Patrón «en fresa»: grandes áreas de endometrio hiperémico enrojecido con puntos blancos centrales.
- Manchas hemorrágicas: áreas rojas focales con bordes nítidos e irregulares (**Fig. 14-16**).
- Edema-hiperemia focal: pequeñas áreas de endometrio hiperémico (**Fig. 14-17**).
- Micropólipos focales o difusos: neoformaciones intrauterinas pequeñas (< 1 mm de tamaño) con un eje conectivo vascular definido (**Fig. 14-18**).
- Aspecto engrosado y pálido del endometrio: se observa en la fase folicular por el edema estromal.

Siguiendo los criterios de hiperemia focal o difusa, micropólipos de menos de 1 mm y presencia de edema estromal, Cicinelli halló una correlación diagnóstica con el estudio anatomopatológico del 94 %.

TUBERCULOSIS

La tuberculosis es una enfermedad rara en nuestro medio, aunque en los últimos años se está observando un aumento en el número de casos. La infección por tuberculosis suele ser pulmonar, pero hasta en un 20 % de los pacientes existe afectación extrapulmonar. Dentro de estas afecciones extrapulmonares, la tuberculosis genital es extremadamente rara y afecta al 0,2 % de las pacientes.

Casi la mitad de los casos son asintomáticos. Entre los síntomas que se observan destacan la infertilidad, que está presente en la mitad de las mujeres con tuberculosis genital, alteraciones del ciclo menstrual, que llega a amenorrea y dolor abdominal.

La localización más frecuente de afectación por tuberculosis en el tracto genital son las trompas de Falopio (más del

90 % de las pacientes), seguidas del endometrio (hasta un 50 %), de ahí la relación con la esterilidad.

Dentro de los diferentes hallazgos histeroscópicos que se pueden observar en casos de tuberculosis endometrial, destacan:

- Patrón endometrial extraño: el endometrio pierde su color y las glándulas, y aparece como sucio, deslucido, como salpicado de polvo blanquecino y con adherencias laxas (**Fig. 14-19**).
- Granulomas o tubérculos: aparecen como pequeños nódulos blanquecinos irregulares sobre el endometrio o pegados a las adherencias. Los tubérculos pueden tener diferentes tamaños (**Fig. 14-20**).

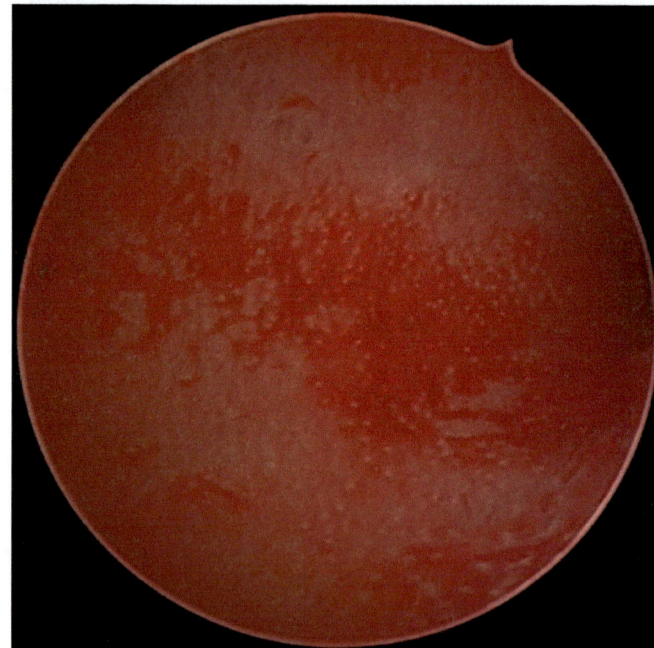

Figura 14-16. Manchas hemorrágicas.

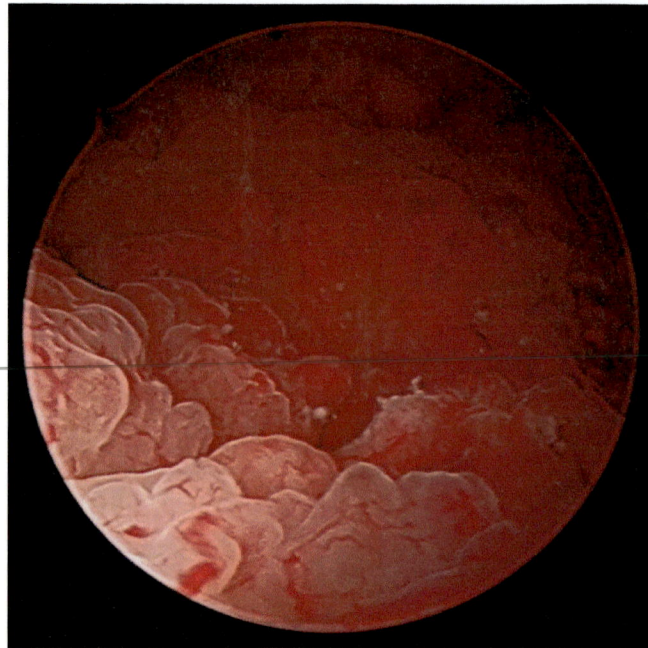

Figura 14-17. Edema/hiperemia.

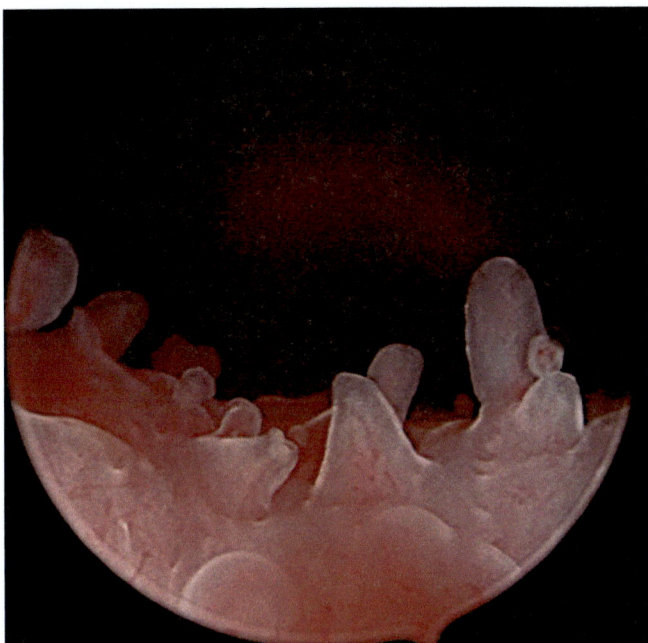

Figura 14-18. Micropólipos.

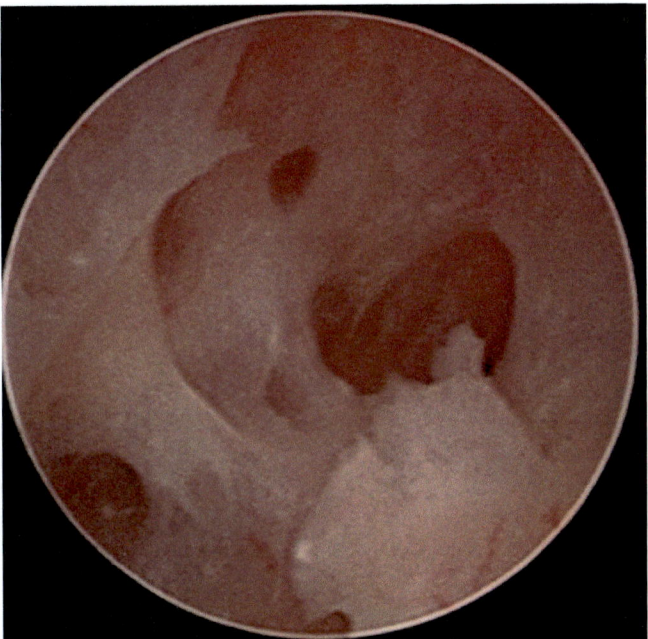

Figura 14-19. Patrón endometrial extraño.

- Adherencias: las adherencias pueden ser desde laxas hasta moderadas o graves. A menudo, cuando se las observa con detalle, tienen granulomas adheridos.
- *Ostia* tubáricos afectados: suelen estar afectados en la tuberculosis endometrial. Los pliegues endotubáricos aparecen cicatriciales y blanquecinos. Además, pueden observarse adherencias tanto laxas como firmes rodeando los *ostia*; a veces, estos aparecen completamente ocultos tras las adherencias.

ADHERENCIAS

Las adherencias intrauterinas son bandas de tejido mucoso, fibroso o fibromuscular que aparecen en la cavidad como respuesta a una lesión sobre la capa basal del endometrio. La gravedad puede variar desde cuadros leves con adherencias mucosas y sin prácticamente repercusión hasta casos graves con obliteración total de la cavidad que produce oligo o amenorrea, e infertilidad, como en los casos de síndrome de Asherman.

Entre las principales causas que pueden producir esta lesión sobre el endometrio destaca el legrado uterino relacionado con la gestación, la miomectomía o la corrección de las malformaciones uterinas y algunas infecciones, como la tuberculosis genital.

Han sido múltiples las clasificaciones presentadas para catalogar las malformaciones uterinas, la American Fertility Society (actual American Society for Reproductive Medicine, ASRM) introdujo un sistema de clasificación que, con los años, se convirtió en el más aceptado en todo el mundo. Incluía el patrón menstrual como indicador de la gravedad de la enfermedad, considerándose algo muy importante, ya que estima la cantidad de endometrio disponible para una potencial regeneración tras la liberación de las adherencias y sirve como un marcador importante para definir el pronóstico posterior al tratamiento.

Se otorga una puntuación (1-3) a cada una de las características incluidas (extensión de la cavidad afectada, tipo de adherencia y patrón menstrual) y se realiza la catalogación

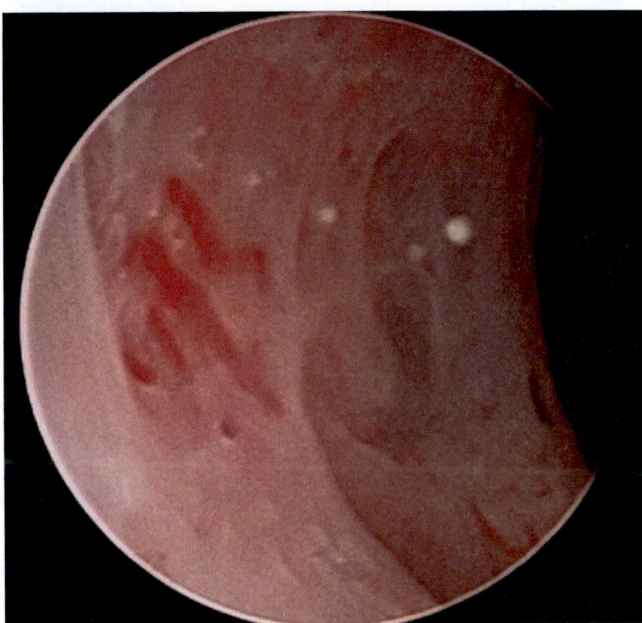

Figura 14-20. Granulomas.

de las adherencias (estadio I, II y III, es decir, leve, moderada y grave) según la puntuación obtenida.

Histeroscópicamente, las adherencias pueden tener diversos aspectos según el componente predominante:

- Laxas: compuestas solo por endometrio, suelen ser bandas muy débiles que se rompen incluso con la presión del suero. No son tan importantes como para coaptar la cavidad ni suelen alterar de manera llamativa el patrón menstrual (**Fig. 14-21**).
- Densas (fibrosas): están compuestas principalmente por tejido cicatricial. Son de color blanquecino y no suelen estar recubiertas de endometrio. Suelen formar puentes conectivos entre las paredes anterior y posterior uterinas. No es habitual que sangren al corte (**Fig. 14-22**).

- Densas (musculares): compuestas por tejido muscular, son adherencias muy densas, de color rojizo que suelen coaptar la cavidad. Es común que estén recubiertas por endometrio y que sangren con facilidad al corte (**Fig. 14-23**).

El tratamiento es quirúrgico. Uno de los principales problemas es evitar que las adherencias se vuelvan a formar tras la cirugía.

RESTOS GESTACIONALES RETENIDOS

Se refiere a la presencia de tejido fetal o placentario retenido en la cavidad uterina tras la finalización de una gestación por cualquier vía y a cualquier edad gestacional. Se observa hasta en un 0,5 % de los embarazos y, aunque se desconocen las causas por las que se produce, existen ciertos factores de riesgo conocidos, como el aborto del segundo trimestre, las anomalías uterinas y el acretismo placentario.

El principal síntoma es el sangrado uterino anormal, que puede ir desde un sangrado leve hasta una situación que afecte hemodinámicamente a la paciente. Otros síntomas son el dolor abdominal acompañante y la fiebre. El diagnóstico se basa, además de en la historia clínica y la sintomatología, en los hallazgos ecográficos y en la histeroscopia.

La histeroscopia se considera el método de referencia para el diagnóstico de la patología intrauterina, incluidos los restos gestacionales retenidos. El aspecto histeroscópico de este tejido retenido es diferente según la involución del trofoblasto y de las vellosidades coriónicas, la necrosis del tejido no viable y el depósito de fibrina. La clasificación de Gutenberg distingue cuatro patrones histeroscópicos basados en la estructura de las vellosidades coriónicas, la vascularización del tejido y la vascularización en el miometrio subyacente:

- Tipo 0: se observa una masa blanquecina intracavitaria en la que prácticamente no se define ninguna estructura (**Fig. 14-24**).
- Tipo I: se aprecian vellosidades coriónicas bien definidas y de color blanquecino debido a la escasa vascularización de este tejido (**Fig. 14-25**).

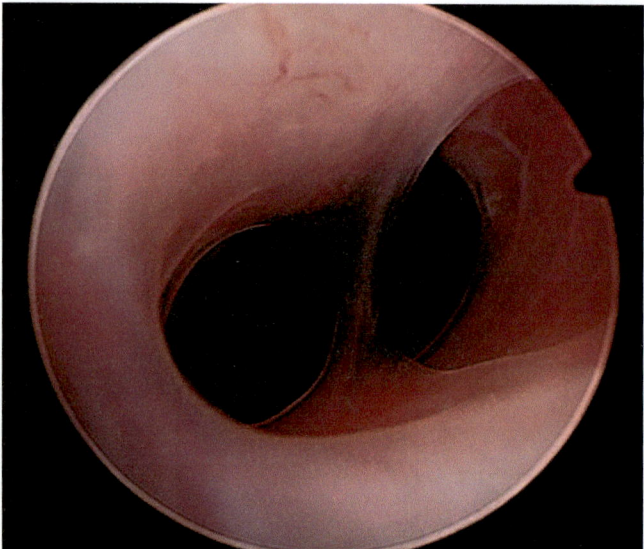

Figura 14-21. Adherencia laxa.

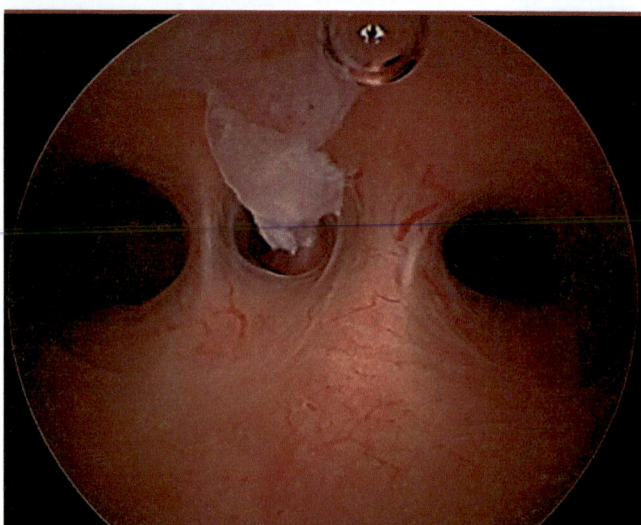

Figura 14-22. Adherencia densa fibrosa.

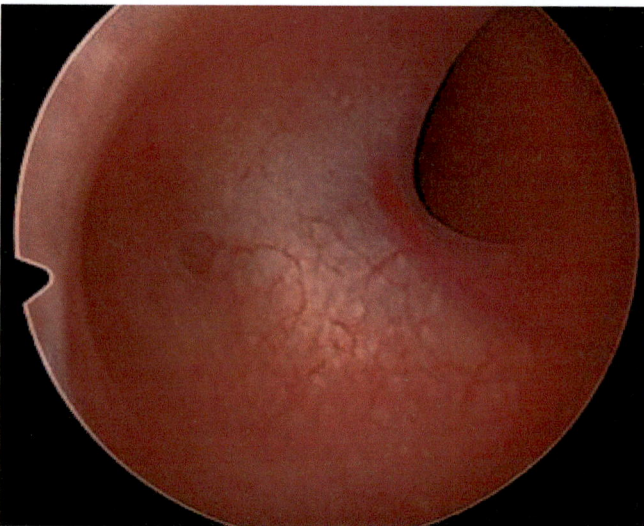

Figura 14-23. Adherencia densa muscular.

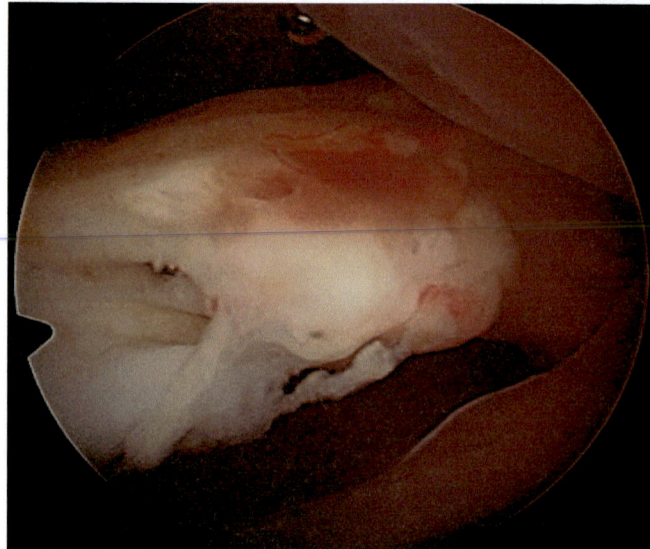

Figura 14-24. Restos gestacionales retenidos tipo 0.

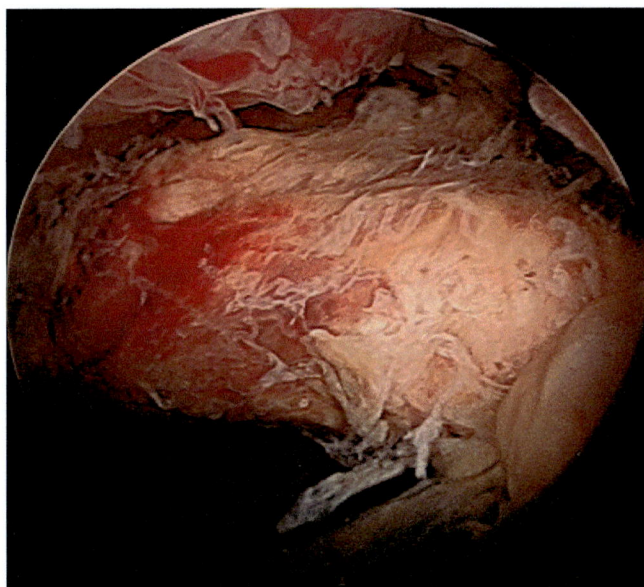

Figura 14-25. Restos gestacionales retenidos tipo I.

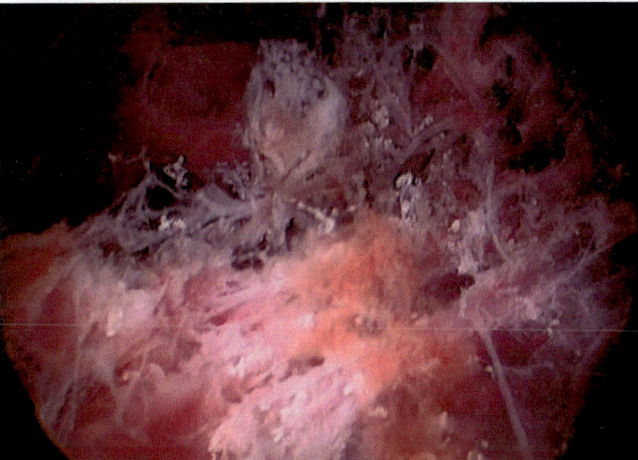

Figura 14-26. Restos gestacionales retenidos tipo II.

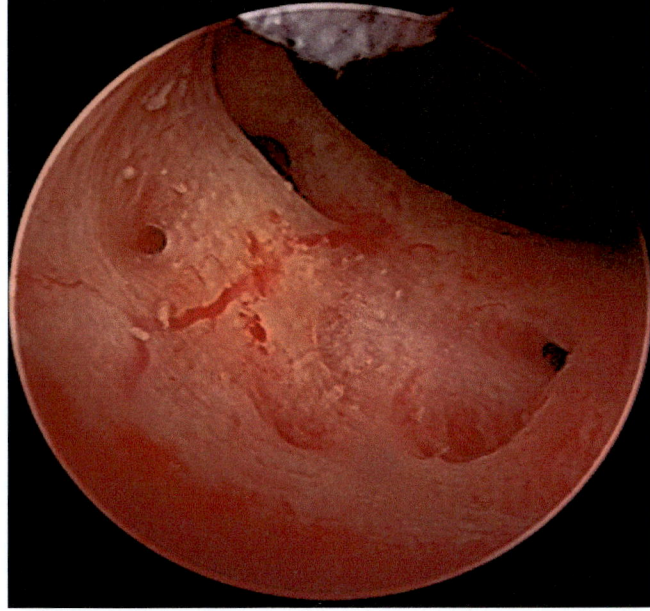

Figura 14-27. Defectos en superficie en adenomiosis.

- Tipo II: existen vellosidades coriónicas de color rojizo debido a que se trata de un tejido vascularizado (**Fig. 14-26**).
- Tipo III: el aspecto de las vellosidades es similar al patrón histeroscópico del tipo II; la diferencia está en la zona de implantación donde se suelen observar dilataciones vasculares, aneurismas y *shunts* AV.

Como se puede observar, existe una gran variedad de patrones histeroscópicos de los restos gestacionales retenidos en los que es muy importante determinar la vascularización. La clasificación de Gutenberg puede ser muy útil en la planificación quirúrgica, ya que predice el riesgo de sangrado durante la extracción histeroscópica de los restos permitiendo determinar el entorno más seguro (en consulta o en el quirófano) donde realizar con seguridad la evacuación.

ADENOMIOSIS

Se define la adenomiosis como la presencia de tejido endometrial ectópico en el espesor del miometrio. Este acúmulo de glándulas endometriales y estroma en el espesor miometrial da lugar a la existencia de hiperplasia e hipertrofia del miometrio circundante.

A pesar de que el verdadero origen permanece desconocido, sí que se sabe que hay determinados factores de riesgo asociados al desarrollo de esta patología. Varios estudios han hallado una relación entre el número de embarazos y la presencia de adenomiosis (existe una tendencia mayor en aquellas mujeres con antecedentes de abortos). Aunque la adenomiosis puede aparecer también en pacientes jóvenes, parece que existe un mayor riesgo en las de mayor edad.

Las mujeres afectadas de adenomiosis tienen distintos síntomas, entre los que destacan dismenorrea, sangrado uterino anormal e infertilidad. No todas las mujeres con adenomiosis son sintomáticas y la intensidad de los síntomas es variable según el tipo y extensión de esta afectación. Aunque el diagnóstico definitivo se basa en el estudio anatomopatológico, hoy en día son las pruebas de imagen las que tienen un papel fundamental en el diagnóstico de presunción, sobre todo mediante ecografía (2D y 3D) y resonancia magnética nuclear.

Aunque la adenomiosis afecta al miometrio y no al endometrio, existen ciertos patrones histeroscópicos altamente sugestivos de adenomiosis, entre los que destacan:

- Endometrio irregular con pequeños defectos en la superficie (**Fig. 14-27**).
- Hipervascularización pronunciada debido a la presencia de una red vascular endometrial irregular (**Fig. 14-28**).
- Patrón endometrial «en fresa» (grandes áreas de endometrio hiperémico enrojecidas con puntos centrales blancos).
- Lesiones quísticas hemorrágicas con aspecto azul oscuro o marrón chocolate (**Fig. 14-29**).
- Aspecto fibroso quístico de lesiones intrauterinas.

Generalmente, todas estas lesiones superficiales se pueden evaluar de forma adecuada solo con disminuir la presión intracavitaria. Es importante aclarar que la histeroscopia, por sí sola, no puede diagnosticar ni excluir la adenomiosis, ya que su campo de observación se limita a la superficie endometrial.

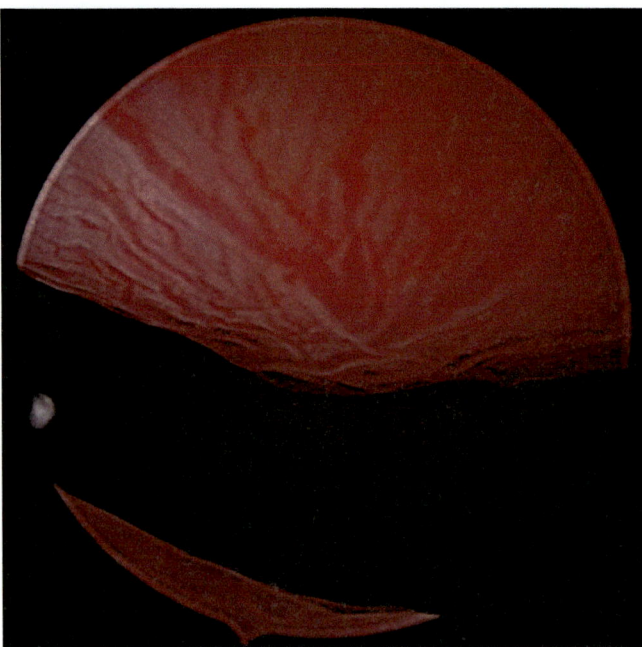

Figura 14-28. Hipervascularización en cara anterior.

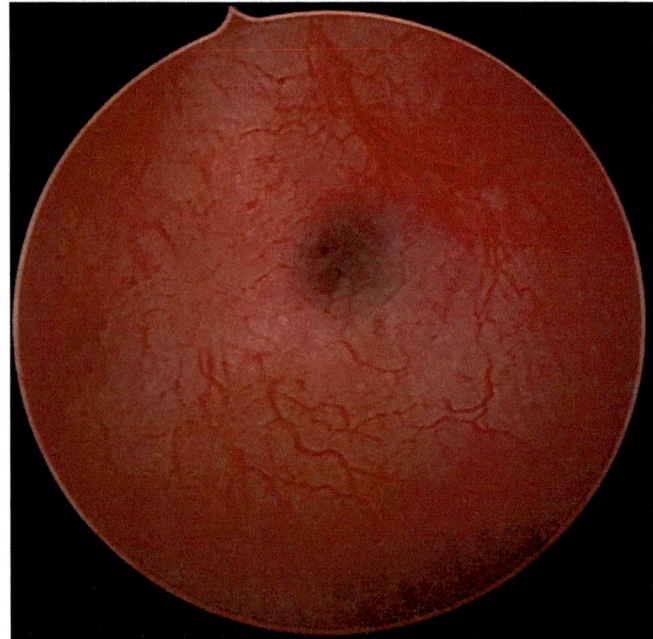

Figura 14-29. Lesiones quísticas hemorrágicas.

PUNTOS CLAVE

- A lo largo de los años se ha intentado definir y clasificar los patrones histeroscópicos de cada patología que afecta a la cavidad uterina.
- Algunas clasificaciones son ampliamente aceptadas y utilizadas por todos, como, por ejemplo, la de los miomas submucosos.

- Otras clasificaciones aún están en período de validación o han sido recientemente propuestas.

BIBLIOGRAFÍA

Alonso Pacheco L, Timmons D, Saad Naguib M, Carugno J. Hysteroscopic management of retained products of conception: A single center observational study. Facts, views & vision in ObGyn. 2019;11(3):217-22.

Attilio di Spiezio Sardo, Rudi Campo. State of the art - Hysteroscopic approaches to pathologies of the genital tract. Endo-press. 2022

Tinelli A, Alonso Pacheco L, Haimovich S. Atlas of Hysteroscopy. Springer Nature Switzerland; 2020.

Cicinelli E, Vitagliano A, Kumar A, Lasmar RB, Bettocchi S, Haimovich S, et al. Unified diagnostic criteria for chronic endometritis at fluid hysteroscopy: proposal and reliability evaluation through an international randomized-controlled observer study. Fertility and sterility. 2019;112(1):162-73.e2.

Coloma F, et al. (2006). Clasificación morfológico-histeroscópica del cáncer endometrial. Prog. obstet. ginecol.; 49(10): 553-559, oct. 2006

Gordts S, Grimbizis G, Campo R. Symptoms and classification of uterine adenomyosis, including the place of hysteroscopy in diagnosis. Fertility and sterility. 2018;109(3):380-8 e1.

Janieri MM, et al. «A New Hysteroscopic Risk Scoring System for Diagnosing Endometrial Hyperplasia and Adenocarcinoma.» J Minim Invasive Gynecol 2016;23(5): 712-718.

Kurman RJ, et al. «The behavior of endometrial hyperplasia. A long-term study of «untreated» hyperplasia in 170 patients.» Cancer 1985;56(2): 403-412.

Kumar A. «Hysteroscopic Markers: Endometrial Tuberculosis Versus Chronic Endometritis.» J Minim Invasive Gynecol 2015;22(6S): S187.

Labastida Nicolau R, Cararach i Tur M. Tratado y atlas de histeroscopia. Barcelona: Masson, 1990.

Lasmar RB, et al. (2005). «Submucous myomas: a new presurgical classification to evaluate the viability of hysteroscopic surgical treatment--preliminary report.» J Minim Invasive Gynecol 2005;12(4): 308-311

Osamu Sugimoto. Diagnostic and Therapeutic Hysteroscopy. USA. Igaku-Shoin Med. 1982

Peterson WF, Novak ER. «Endometrial polyps.» Obstet Gynecol 956; 8(1): 40-49.

Su H, Pandey D, Liu LY, Yen CF, Wang CJ, Huang KG, et al. Pattern Recognition to Prognosticate Endometrial Cancer: The Science Behind the Art of Office Hysteroscopy-A Retrospective Study. International journal of gynecological cancer: official journal of the International Gynecological Cancer Society. 2016;26(4):705-10.

«The American Fertility Society classifications of adnexal adhesions, distal tubal occlusion, tubal occlusion secondary to tubal ligation, tubal pregnancies, mullerian anomalies and intrauterine adhesions.» Fertil Steril 1988;49(6): 944-955.

Uno LH, Sugimoto O, Carvalho FM, Bagnoli VR, Fonseca AM, Pinotti JA. Morphologic hysteroscopic criteria suggestive of endometrial hyperplasia. International journal of gynaecology and obstetrics: the official organ of the International Federation of Gynaecology and Obstetrics. 1995;49(1):35-40.

Valle RF, Sciarra JJ. Intrauterine adhesions: hysteroscopic diagnosis, classification, treatment, and reproductive outcome. American journal of obstetrics and gynecology. 1988;158(6 Pt 1):1459-70.

Wamsteker K, et al. «Transcervical hysteroscopic resection of submucous fibroids for abnormal uterine bleeding: results regarding the degree of intramural extension.» Obstet Gynecol 1993;82(5): 736-740.

Patrones vaginales, cervicales y tubáricos

15

M. Ángel Bigozzi y A. Rubal Gil

OBJETIVOS

- Conocer los distintos patrones histeroscópicos que se pueden hallar a nivel vaginal como en el canal cervical y en los *ostia* tubáricos.
- Aprender sobre determinada patología que puede aparecer en estas localizaciones y que al tener una baja incidencia, se consideran como casos poco habituales.
- Familiarizarse con las imágenes y ser capaz de reconocerlas con facilidad.

INTRODUCCIÓN

Clásicamente la histeroscopia ha sido una prueba que se ha limitado durante años y casi exclusivamente al estudio y tratamiento de la patología que afecta a la cavidad uterina, olvidando el estudio de la vagina y del canal cervical. Durante los últimos años, el avance experimentado tanto en la tecnología como en la técnica, ha permitido la utilización de la histeroscopia para la evaluación y el tratamiento tanto de la patología vaginal como de la intracervical, convirtiéndose así en vaginohisteroscopia.

El término vaginoscopia fue utilizado por primera vez en lla década de 1950 para definir la exploración de la vagina mediante cualquier instrumento distinto del espéculo, siendo uno de los primeros dispositivos utilizados un otoscopio de uso veterinario modificado, que poseía terminales intercambiables de distintos tamaños. Esto constituyó la denominada vaginoscopia de Cameron-Myers e inicialmente se utilizó para examinar la vagina de las niñas.

Posteriormente, en 1997, los doctores Bettocchi y Selvagi propusieron la técnica de la vaginoscopia también denominada de *no-touch* (no tocar). Esta consistía en la introducción del histeroscopio directamente en la vagina, sin utilización de ningún otro instrumental. Aprovechando la distensión que ofrece el medio, es posible explorar la vagina, localizar el canal cervical y realizar una histeroscopia sin utilización de espéculo ni pinzas de Pozzi.

Dado que es un campo relativamente nuevo, muchos de los patrones que se pueden encontrar durante la vaginohisteroscopia son aún desconocidos para un grupo amplio de histeroscopistas. En este capítulo, se recopilan las afecciones más comúnmente encontradas y se exponen los patrones histeroscópicos más habituales encontrados tanto a nivel vaginal como cervical y tubárico.

PATRONES VAGINALES

Como se ha comentado con anterioridad, es posible evaluar correctamente la vagina con la técnica de la vaginoscopia.

Es cierto que la mayoría de las veces no se consigue una distensión adecuada de esta, resultando imposible obtener una visión panorámica y, por lo tanto, la evaluación se va haciendo por partes, corriendo así el riesgo de dejarse algún área de la vagina sin evaluar.

Algunos autores, para conseguir una correcta visualización de la vagina, realizan un «cierre» de esta, evitando que el medio de distensión fluya libremente hacia el exterior. Lo puede realizar el propio histeroscopista o bien con la ayuda de un asistente que aproxima los labios mayores de la paciente, manteniendo así el líquido en la vagina. Esta técnica que generalmente no es incómoda para la paciente, permite una distensión total de la vagina y una correcta evaluación de esta por histeroscopia.

Epitelio vaginal

La vagina está tapizada por un epitelio plano estratificado no queratinizado. Las células de este epitelio contienen receptores hormonales en su interior, lo que hace que el grosor y la maduración de este epitelio vaya modificándose a lo largo de la vida de la mujer en respuesta a los diferentes niveles hormonales presentes.

Epitelio vaginal en edad reproductiva

El epitelio vaginal está dividido en tres partes, denominadas: membrana basal, capa intermedia y capa superficial. Se ha estimado que puede llegar a tener hasta 40 capas celulares superpuestas, que van madurando, hasta que las más superficiales se exfolian. Las células de la capa intermedia y superficial se van cargando de glucógeno durante este proceso de maduración, que servirá posteriormente de sustrato a los lactobacilos.

Epitelio vaginal en menopausia

Durante la menopausia y debido al descenso en el nivel de estrógenos circulantes, se produce un proceso de atrofia sobre la mucosa vaginal. Como consecuencia de esta atrofia, hay una reducción del grosor del epitelio, desapareciendo primero la capa superficial y posteriormente la intermedia, quedando solo la capa basal. La pérdida de glucógeno lleva un cambio en la flora vaginal, con reducción de los lactobacilos y, consecuentemente, una elevación del pH vaginal. Este epitelio es similar al de las niñas antes de la menarquia.

Pólipos vaginales

Los pólipos vaginales constituyen una lesión poco frecuente de la vagina, generalmente son benignos, y la mayoría de las veces, asintomáticos. Fueron descritos por primera vez por Norris y Taylor en 1966 y, desde entonces, son pocas las series publicadas al respecto.

Estos pólipos vaginales están compuestos por un eje vascular junto a tejido conectivo, y todo ello rodeado de la propia mucosa vaginal. Cuando su superficie es lisa, son fácilmente identificados como benignos, pero cuando es irregular, pueden confundirse con un rabdomiosarcoma, un sarcoma botrioides o un tumor mesodérmico mixto, siendo necesaria la biopsia para su correcta catalogación (**Fig. 15-1**).

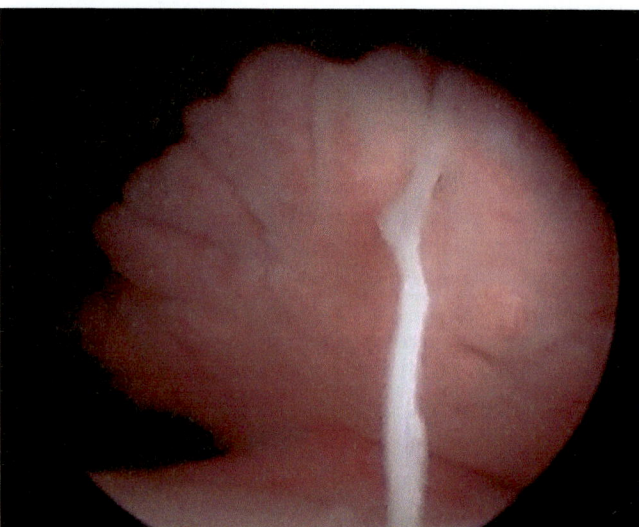

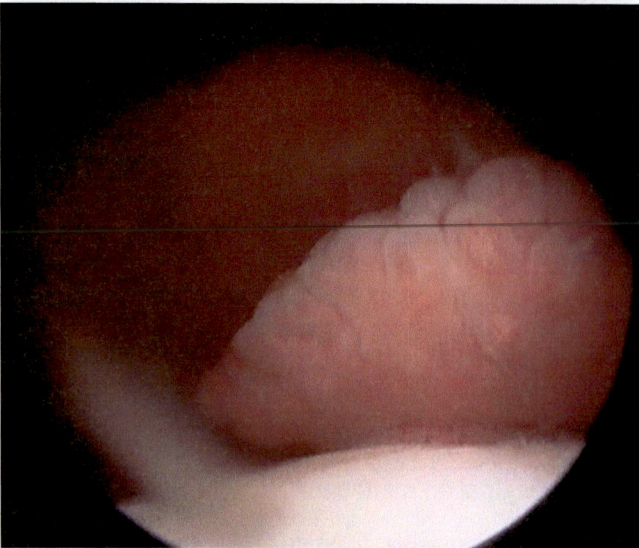

Figura 15-1. Pólipo vaginal.

Suelen afectar a mujeres en edad reproductiva, aunque también se han encontrado en niñas y durante la menopausia. Aunque se desconoce su etiología, parece ser que aparecen como consecuencia de una reacción exagerada del tejido de granulación ante una lesión local de la mucosa vaginal. De hecho, no es raro encontrar pequeñas formaciones polipoides en la zona de la cicatriz, en la cúpula vaginal, tras la realización de una histerectomía total. También la terapia hormonal de reemplazo en menopáusicas, sobre todo la tibolona, se ha asociado a la aparición de estos pólipos vaginales.

Generalmente los pólipos suelen ser asintomáticos y se suelen descubrir de manera casual durante una exploración rutinaria. Cuando dan sintomatología, suelen debutar con sangrado vaginal o con sensación de presión u ocupación en la zona vaginal. Existen casos publicados de pólipos gigantes en los que aparecen síntomas relacionados con la compresión de estructuras vecinas, como es el caso de la uretra o el recto.

El tratamiento de este tipo de pólipos es su escisión local, y no suelen recurrir. Hoy en día, esta exéresis se puede realizar de una manera precisa mediante vaginoscopia.

Patología infecciosa

A continuación se desarrollan los condilomas vaginales, la vaginitis, la endometriosis vaginal, el cáncer vaginal, los tabiques vaginales, los miomas vaginales y las lesiones de la cúpula vaginal.

Condilomas vaginales

Los condilomas se producen como consecuencia de la infección por el virus del papiloma humano (VPH), generalmente los subtipos 6 y 11, y son las lesiones de transmisión sexual víricas más frecuentemente diagnosticadas. Afecta predominantemente a la zona vulvar, aunque también pueden encontrarse lesiones condilomatosas en la zona vaginal, cervical, genital perianal y orofaríngea.

El aspecto de los condilomas es el de una lesión verrucosa, con superficie rugosa que se asemeja a la cresta de gallo (**Fig. 15-2**). El tamaño de las mismas es variable, y aunque pueden ser únicas, habitualmente son múltiples y en distintas localizaciones. Debido a su aspecto tan típico, el diagnóstico generalmente se hace *de visu* (de vista, con los propios ojos), obteniéndose un diagnóstico definitivo con el estudio anatomopatológico de la muestra.

Los condilomas de localización vaginal generalmente pasan desapercibidos a la exploración y puede verse dificultado su diagnóstico al quedar oculto tras el espéculo. Es en estos casos en los que la vaginoscopia puede ayudar en el diagnóstico de estas lesiones.

Un tipo especial de lesión condilomatosa lo constituye el síndrome de Buschke-Lowenstein, que corresponde a un condiloma gigante que presenta un alto grado de recurrencia, así como de transformación maligna con invasión local, aunque sin metástasis. El tumor proviene de la confluencia de múltiples condilomas que presentan un crecimiento rápido en pacientes con una situación inmunitaria deficiente. El único tratamiento eficaz es la exéresis radical de la lesión con márgenes amplios.

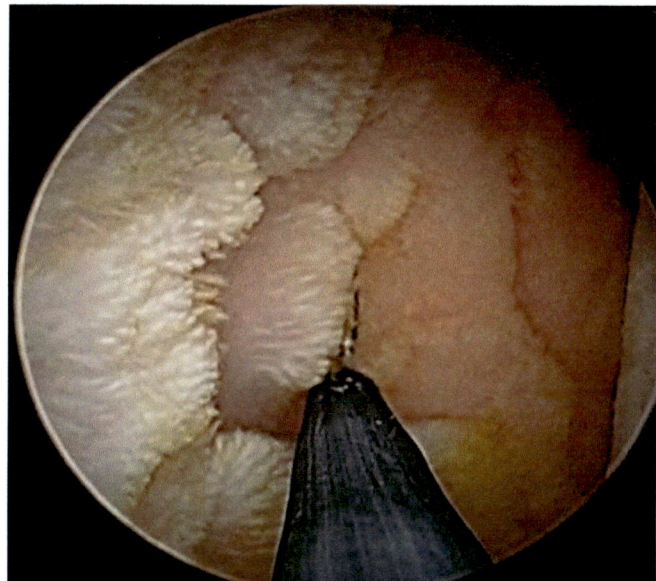

Figura 15-2. Condilomas vaginales con aspecto en «cresta de gallo».

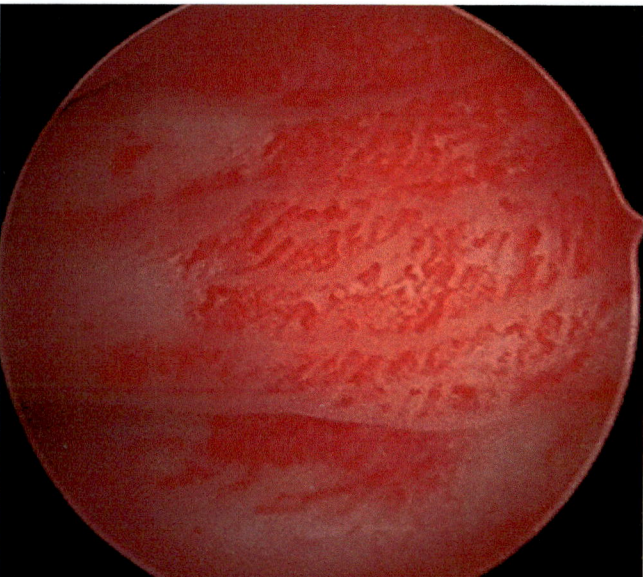

Figura 15-3. Áreas hiperémicas en caso de vaginitis.

El tratamiento de los condilomas depende del número, la localización y determinadas características de la paciente, como la edad y la gestación. Los condilomas de localización vaginal precisan tratamientos realizados por el especialista, no siendo posible utilizar aquellos de aplicación por el propio paciente. Hoy en día, los más utilizados son la crioterapia y, sobre todo, el tratamiento con láser.

Vaginitis

La vaginitis se define como la inflamación de la vagina y suele asociarse a síntomas como picor, escozor, secreción anormal de flujo que puede ser maloliente, dispareunia y disuria. Generalmente tienen un origen infeccioso y suelen estar relacionadas con alteraciones de la flora vaginal normal.

La vaginosis bacteriana es la infección más frecuente en mujeres sexualmente activas y está producida por bacterias anaerobias, destacando *Gardnerella vaginalis*. Suele presentar una secreción de color blanco grisáceo, que característicamente es maloliente, y asociar irritación y eritema vulvar.

La micosis vaginal es la segunda infección en frecuencia en mujeres sexualmente activas y la primera previa a la menarquia y en menopáusicas. La mayor parte de las veces está causada por *Candida albicans*. Se presenta con un flujo de color blanco amarillento espeso y con prurito genital intenso.

La tricomoniasis vaginal es una enfermedad de transmisión sexual. Se presenta con un cuadro de secreción vaginal verdosa, espumosa y maloliente, y se acompaña de prurito, eritema y edema vaginal.

La visualización de la vagina durante estas infecciones permite observar el tipo de flujo presente, así como la existencia de áreas eritematosas en la zona de la mucosa vaginal, caracterizadas por la presencia de áreas petequiales (**Fig. 15-3**).

Endometriosis vaginal

La endometriosis es una patología crónica caracterizada por la presencia de glándulas endometriales y estroma fuera de la cavidad uterina y que afecta aproximadamente a 1 de cada 10 mujeres en edad reproductiva. Aunque generalmente tiene localización pélvica, afectando al peritoneo y los ovarios, puede perjudicar a otras estructuras incluidas, algunas extrapélvicas.

La endometriosis en la zona vaginal puede ser primaria o secundaria. La primaria aparece en pacientes sin antecedentes de cirugía previa y se localiza habitualmente en la zona del fondo de saco posterior. Se desconoce por qué se producen estos implantes, que pueden aparecer relacionados con una endometriosis del tabique rectovaginal o como nódulos solitarios sin relación con la endometriosis profunda.

La endometriosis vaginal secundaria se relaciona con la cirugía vaginal previa, y se considera un implante de tejido endometrial dentro de la propia cicatriz, pudiendo afectar a la episiotomía o a la cúpula vaginal en el caso de histerectomías totales (**Fig. 15-4**).

La endometriosis primaria vaginal se subdivide en superficial y profunda. La profunda es más frecuente y se asocia

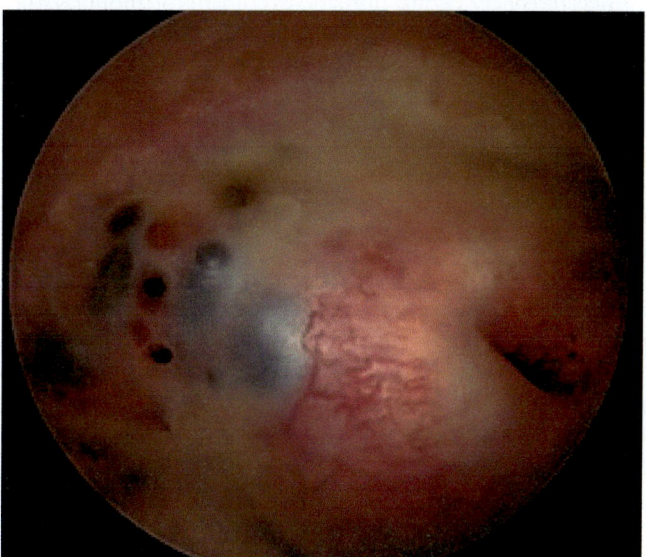

Figura 15-4. Endometriosis vaginal.

típicamente a la endometriosis del tabique rectovaginal, constituyendo una extensión de esta hacia la vagina. La endometriosis vaginal superficial es la que no guarda relación con la endometriosis profunda del tabique. Histeroscópicamente son similares y generalmente se visualizan como masas nodulares o polipoides en el fórnix vaginal posterior, localizándose las lesiones entre ambos ligamentos uterosacros. Estos nódulos pueden presentar áreas quísticas de color marronáceo o azulado, debido a la presencia de material hemático retenido.

Los síntomas clínicos suelen ser dispareunia y sangrado genital anormal, que puede ser profuso tras las relaciones sexuales (coitorragia). La dispareunia es el principal motivo de consulta en pacientes con este tipo de endometriosis, aunque en algunos casos se comporta de una manera paucisintomática. En el diagnóstico, es importante descartar la existencia de una endometriosis profunda del tabique rectovaginal asociada, ya que su presencia determinará el tipo de cirugía. El tratamiento médico puede ser una primera opción, sobre todo en pacientes jóvenes, aunque el tratamiento definitivo consiste en la resección completa de la lesión.

Cáncer vaginal

El cáncer vaginal primario es poco frecuente y supone 2-3 % de todos los cánceres ginecológicos. Aunque se desconoce su causa, existe una relación estrecha con la infección por VPH, suponiendo el factor de riesgo más importante y estando presente en más del 75 % de los casos. Otros factores de riesgo son la edad, la menopausia y la promiscuidad.

Por otro lado, las pacientes con neoplasia vaginal epitelial son más propensas a desarrollar cáncer de vagina, sobre todo en los casos de alto grado que se considera una verdadera lesión preneoplásica.

Existen varios tipos de carcinoma vaginal primario, siendo el de células escamosas el tipo más común, ya que supone aproximadamente el 80 % de los casos. Este tipo es el que tiene como lesión precursora la neoplasia vaginal epitelial, una lesión vaginal premaligna causada por el VPH. El segundo tipo en frecuencia de cáncer vaginal primario es el adenocarcinoma. Otras formas menos frecuentes son el melanoma y los sarcomas.

La mayoría de los casos de cáncer vaginal aparecen en mujeres posmenopáusicas, aunque el adenocarcinoma afecta sobre todo a mujeres jóvenes, con mayor incidencia alrededor de los 20 años. Muchos casos son asintomáticos, sobre todo en los estadios iniciales. El síntoma principal de presentación es el de un sangrado vaginal profuso indoloro, bien de manera espontánea o tras relaciones sexuales. En casos más avanzados, aparecen síntomas derivados del efecto masa, como alteraciones urinarias, sensación de ocupación en la zona pélvica y dolor pélvico crónico.

El cáncer vaginal primario suele afectar al fondo de saco posterior y la mayoría de los casos están localizados en el tercio superior de la vagina. El aspecto macroscópico es variable y puede aparecer como áreas ulceradas, masas irregulares altamente vascularizadas o como áreas de retracción de consistencia friable. Histeroscópicamente no existe un patrón específico, observándose áreas ulceradas en la zona de la mucosa vaginal y, en los casos de adenocarcinoma, la imagen histeroscópica suele ser similar a los casos de cáncer endometrial (**Fig. 15-5**).

La radioterapia es el tratamiento de elección en la mayoría de los casos de cáncer vaginal, sobre todo en pacientes con estadios avanzados de la enfermedad, consistiendo en una combinación de radioterapia externa y braquiterapia. La cirugía se suele reservar para casos muy iniciales, en estadio I, de menos de 2 cm de diámetro y localizados en la parte proximal de la vagina.

Tabiques vaginales

Los tabiques vaginales constituyen una malformación congénita poco frecuente de la vagina. Se pueden clasificar en longitudinales o transversales, los cuales se pueden subdividir en completos o parciales.

Generalmente asintomáticos, suelen encontrarse como un hallazgo casual durante un examen ginecológico de rutina o en un control de embarazo. En determinadas ocasiones, pueden ser sintomáticos, presentando flujo vaginal anormal, criptomenorrea, dispareunia o sangrado poscoital, así como por infecciones vaginales de repetición.

Tabiques vaginales transversales

Se originan por un defecto en la fusión vertical entre los conductos de Müller y el seno urogenital.

Es muy difícil diagnosticar la presencia de estos tabiques transversales en recién nacidos o niñas de corta edad, a no ser que causen mucocolpo en la porción superior de la vagina.

Pueden diagnosticarse en la pubertad, sobre todo los tabiques transversos completos que presentan amenorrea primaria, dolor pélvico o masas pélvicas ocasionadas por el hematocolpos, hematometra o un hematosálpinx. El flujo menstrual retrógrado puede favorecer la aparición de una endometriosis en estas pacientes. Los transversos incompletos suelen presentar síntomas como dispareunia y dismenorrea. Suelen tener un grosor no mayor a 1 cm y se pueden localizar en la parte

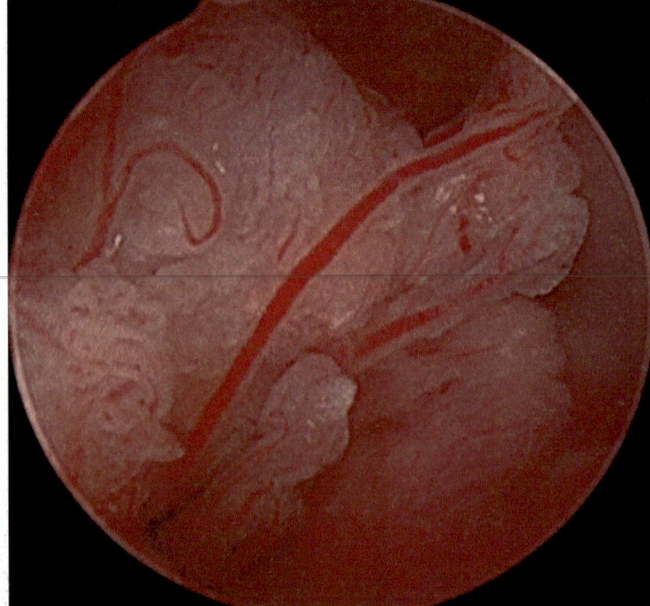

Figura 15-5. Cáncer vaginal.

superior, media o inferior de la vagina, siendo esta última la ubicación más frecuente. Por lo general, suelen tener una pequeña fenestración y no estar completamente obstruidos.

Tabiques vaginales longitudinales

Los tabiques longitudinales se deben a la falta de reabsorción de la zona de unión de los conductos müllerianos. Generalmente se observan como un tabique longitudinal total o parcial que divide la vagina en dos cavidades (**Fig. 15-6**).

Los tabiques vaginales longitudinales se pueden presentar de diferentes maneras:

- Dos hemivaginas permeables: siendo estos casos siempre asintomáticos y diagnosticados incidentalmente, en ellos se debe descartar la asociación potencial con un útero septo o bicorne.
- Una hemivagina permeable y la otra imperforada: con un hemiútero ipsilateral normofuncionante, se presenta con dismenorrea producida por la retención de sangre. Si no está conectada a un hemiútero funcionante, puede dar paso a colecciones de sangre que se vacían en forma ocasional, provocando la salida de líquido hemático, en ocasiones, de forma acíclica.
- Síndrome de Herlyn-Werner-Wünderlich o síndrome OHVIRA (acrónimo inglés de hemivagina obstruida y anomalía renal ipsilateral), en el cual una hemivagina imperforada se asocia a un útero bicorpóreo completo con dos cuellos y una agenesia ipsilateral del riñón, siendo el síntoma sobresaliente una dismenorrea progresiva o dolor pélvico posterior a la menarquia ocasionalmente asociado a tumor pélvico o vaginal en presencia de ciclos menstruales. Aunque la ecografía es de elección para la valoración inicial, la resonancia magnética es la técnica que permite clasificar la anomalía. El reconocimiento temprano facilita la exéresis quirúrgica del septo vaginal obstructivo, con alivio rápido de los síntomas y prevención de complicaciones.

La bibliografía ha demostrado que ciertas anomalías vaginales pueden ser tratadas de manera efectiva y segura a través de la cirugía histeroscópica. El abordaje con resectoscopio o minirresectoscopio permite una resección precisa del tabique con un asa de Collins, teniendo la ventaja sobre la técnica tradicional de tener una imagen de vídeo ampliada con una cavidad bien distendida, lo cual da seguridad al resecar el tabique, evitando lesiones de recto o de vejiga. Además, la técnica histeroscópica permite conseguir una buena hemostasia, dado que la electrocirugía que se usa para cortar el tabique fibroso también permite coagular los pequeños vasos que lo atraviesan.

Miomas vaginales

El leiomioma vaginal es una entidad rara, suelen ser de crecimiento lento y tamaño pequeño, por lo que generalmente son asintomáticos. Los de mayor tamaño pueden causar síntomas por compresión según su localización, puede presentarse con variadas formas clínicas: simulando un prolapso vaginal, con obstrucción urinaria, dispareunia, estreñimiento, sangrado vaginal, dolor abdominal, etc. Estos tumores se presentan con más frecuencia en la pared vaginal anterior, pero pueden verse también en la pared posterior o los bordes de la vagina. La vaginoscopia lo muestra, en general, como una masa redondeada recubierta por mucosa vaginal dura al contacto (**Fig. 15-7**). La resonancia magnética es el mejor método para valorarlo previamente a su tratamiento.

Lesiones de la cúpula vaginal

La pérdida de sangre u orina en pacientes a las cuales se les realizó un tratamiento radical por una enfermedad maligna es una causa de preocupación. La vaginoscopia es el procedimiento de elección para evaluarlas, dado que muchas veces presentan vaginas cortas estrechas y fibrosas por la radiación.

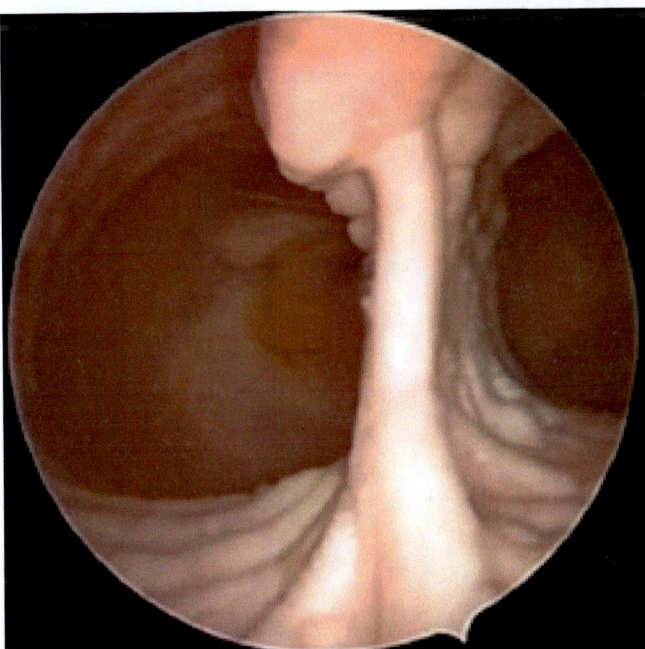

Figura 15-6. Visión panorámica de un tabique vaginal.

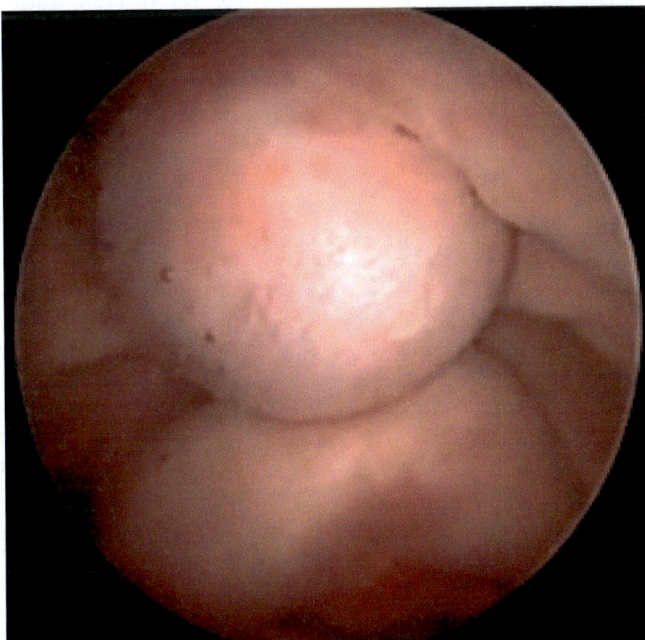

Figura 15-7. Mioma vaginal.

La vaginoscopia no solo permite observar la lesión, sino que en muchos casos permite un estudio radiológico mejorado, al realizar la instilación del medio de contraste en las zonas patológicas (**Fig. 15-8**).

PATRONES CERVICALES

A lo largo de los años, se han ensayado diferentes técnicas para el estudio del canal cervical, especialmente para la detección precoz de patologías neoplásicas o preneoplásicas, como los adenocarcinomas. Durante la exploración del canal, hay que poder reconocer y tratar diferentes entidades. El momento ideal del ciclo menstrual para hacer la evaluación del endocérvix se encuentra en fase proliferativa, ya que las glándulas secretoras contienen una mucosidad clara que hace que el canal sea más fácil de ver.

Canal cervical

El término cérvix deriva del latín y significa «cuello». Corresponde a la porción inferior del útero y comunica la cavidad uterina con la cavidad vaginal. Tiene una forma cilíndrica, con una longitud de unos 3 cm y un diámetro de aproximadamente 2 cm. El cérvix uterino presenta una abertura a la vagina llamada orificio cervical externo (OCE). En la zona de división entre el cérvix y el cuerpo uterino, se encuentra un área fibromuscular denominada orificio cervical interno (OCI).

El canal localizado entre el OCE y el OCI se denomina canal cervical, que tiene una forma fusiforme y un corte ovalado transversalmente, y tiene un diámetro que varía entre 3 y 10 mm.

Canal cervical en edad reproductiva

El epitelio del cérvix en su porción intravaginal corresponde a un epitelio escamoso, y en el canal cervical, a un epitelio columnar. El área de transición de ambos epitelios corresponde a la unión escamocolumnar. La disposición del epitelio en la zona del canal cervical es en forma de crestas longitudinales a lo largo del canal, esto se llama *plica palmatae*. Sobre

estas sobreelevaciones longitudinales, aparecen ramas oblicuas que le dan un aspecto de ramas de árbol y se denomina *arbor vitae* (**Fig. 15-9**).

El canal cervical durante la edad reproductiva, debido al influjo hormonal, presenta variaciones cíclicas en su aspecto, así como en el flujo menstrual que hay en este. Igualmente, determinadas circunstancias personales, como la paridad o las cirugía previas, pueden alterar su aspecto.

Canal cervical en la menopausia

Durante la menopausia, se produce atrofia en la zona del canal cervical que causa una disminución en el número y el tamaño de las glándulas cervicales, así como un adelgazamiento del epitelio columnar. Esto, junto con el cambio del tejido estructural cervical normal por otro más fibroso, hace que se haga más visible la *plica palmatae* (**Fig. 15-10**).

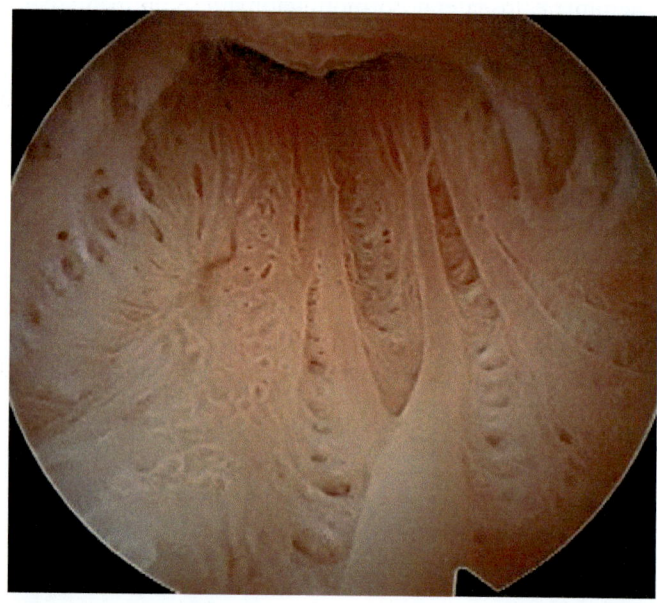

Figura 15-9. *Plica palmatae y arbor vitae.*

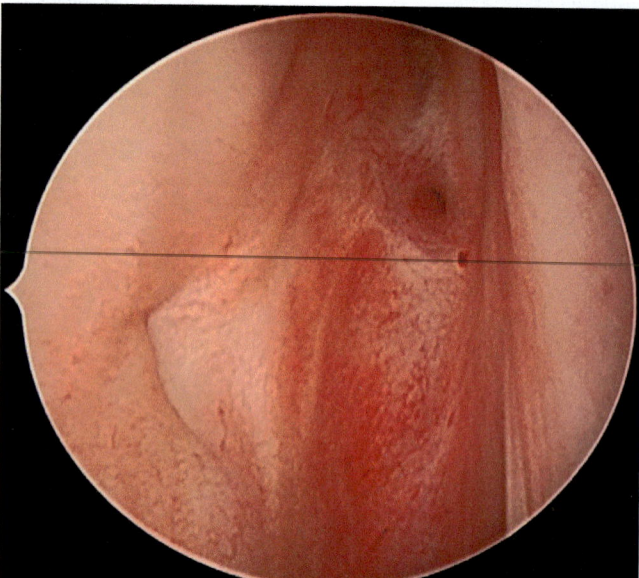

Figura 15-8. Detalle de la cúpula vaginal.

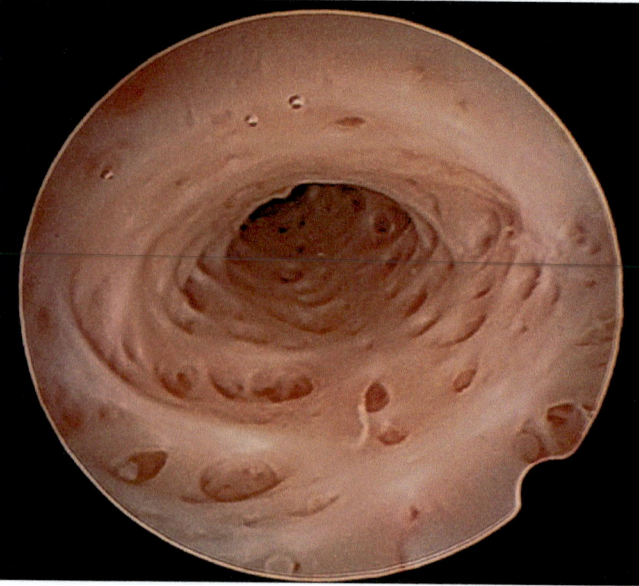

Figura 15-10. Canal cervical en paciente menopáusica.

Muñón cervical

El muñón cervical o *cervical stump* corresponde a la porción de cérvix restante que queda tras la realización de una histerectomía subtotal. Los defensores de la histerectomía subtotal argumentan que la conservación del muñón cervical tiene implicaciones positivas en la esfera sexual, además de influir positivamente en el soporte del suelo pélvico y en la función urinaria. Por contrapartida, son varios los problemas que pueden aparecer asociados a la persistencia del cérvix restante, como el desarrollo de un posible cáncer cervical, aunque se estima que aparece en menos de un 1 % de las pacientes o la aparición de pólipos o miomas.

El problema más frecuentemente asociado al cérvix restante es la existencia de un sangrado cíclico que se mantiene en el tiempo, como consecuencia de la persistencia de tejido endometrial que responde a los cambios hormonales. Este sangrado cíclico aparece entre un 0 y 25 % de las pacientes, según las distintas series. La histeroscopia permite una evaluación del canal cervical y del muñón residual en busca de patología (**Fig. 15-11**).

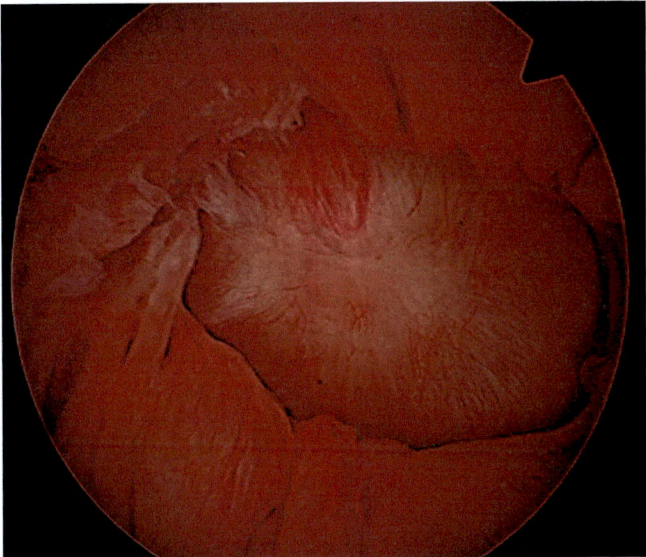

Figura 15-11. Muñón cervical.

Cervicitis

La inflamación del cérvix se puede dividir en dos categorías, dependiendo de si la etiología que causa esta condición es o no infecciosa.

La endocervicitis no infecciosa se relaciona con una causa mecánica o irritativa, como sucede en las pacientes portadoras de dispositivo intrauterino. El subtipo más frecuente dentro de las no infecciosas es la cervicitis crónica no específica, en la que existe una infiltración de células mononucleares. El segundo tipo más frecuente es la endocervicitis papilar (**Fig. 15-12**), en la que se aprecia la mucosa endocervical cubierta por papilas con infiltración de células mononucleares.

La endocervicitis infecciosa es mucho más frecuente y los patógenos generalmente asociados son *Chlamydia trachomatis* y *Neisseria gonorrhoeae*. Generalmente es asintomática, y cuando da síntomas, suelen ser inespecíficos, como aumento del flujo menstrual o sangrado intermenstrual.

A su vez, se distinguen la endocervicitis aguda y la crónica. En la aguda, se produce una afectación del epitelio columnar por patógenos infecciosos que pueden llegar a producir una endocervicitis mucopurulenta. La endocervicitis crónica suele ser asintomática y pueden llegar a observarse determinados signos ecográficos sugestivos de endocervicitis crónica, como son la combinación de heterogeneidad estructural, incremento de la ecogenicidad, la presencia de una forma irregular o de pequeñas cavidades quísticas, las inclusiones hiperecogénicas, así como un incremento en la vascularización. Las inclusiones hiperecogénicas son fácilmente identificables por histeroscopia como pequeñas formaciones blanquecinas dispuestas a lo largo del canal cervical (**Fig. 15-13**).

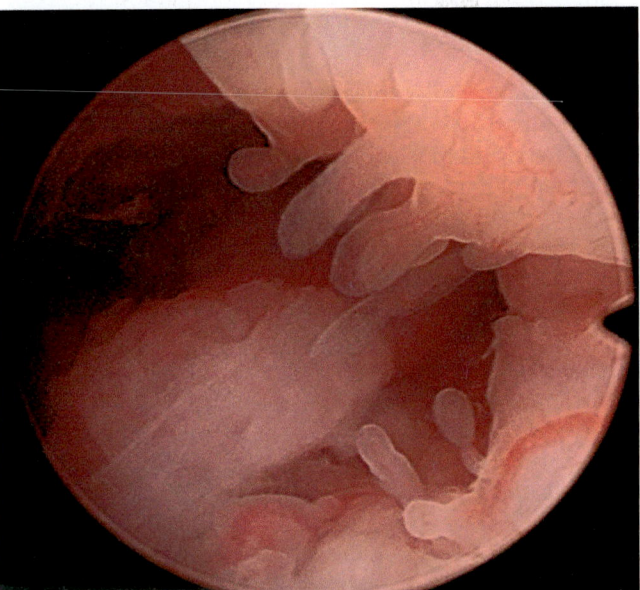

Figura 15-12. Endocervicitis papilar.

Quistes de Naboth

Los quistes de retención mucosos localizados en la zona cervical fueron descritos por primera vez por el doctor Naboth en 1707. Actualmente se conocen como quistes de Naboth y representan un acúmulo de material mucoso. Estos quistes se

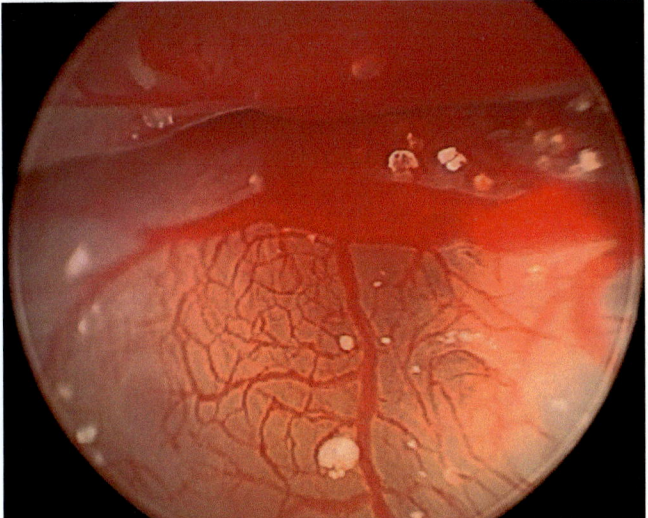

Figura 15-13. Microdepósitos de calcio en endocervicitis crónica.

producen en la zona de transformación, como consecuencia de una metaplasia escamosa que cubre y obstruye las aperturas glandulares del epitelio; el tejido glandular continúa produciendo material mucoso que queda retenido. Pueden localizarse en la zona de la superficie cervical o en el canal cervical.

Los quistes de Naboth son generalmente asintomáticos y suelen diagnosticarse de forma casual. En muchas ocasiones, tienden a resolverse espontáneamente, por lo que el tratamiento solo está indicado en los casos en que por su gran tamaño generen obstrucción del sangrado menstrual, interfieran en la colocación de un catéter para realizar fertilización asistida o si existe sangrado intermenstrual asociado. En tales casos, el tratamiento consistirá en la incisión del quiste, permitiendo la salida de su contenido.

No se han identificado causas predisponentes, aunque sí parece que existe relación con la multiparidad. Histeroscópicamente se ven como lesiones quísticas translucidas, en las que se identifica el contenido de su interior, y presentan una consistencia elástica (**Fig. 15-14**).

Pólipos cervicales

Los pólipos cervicales constituyen la lesión tumoral primaria más frecuente del cérvix uterino, estimándose una incidencia de hasta un 30 % de las mujeres y hallándose con más frecuencia en multíparas entre los 40-60 años. Se consideran procesos proliferativos hiperplásicos de la mucosa endocervical más que verdaderas neoplasias. Son valorados como procesos benignos, y su transformación maligna es excepcional, con cifras de 2-3/1.000. La mayoría son asintomáticos y se descubren de manera accidental.

El estroma del pólipo está constituido por tejido conectivo junto a un eje vascular con vasos dilatados. Su superficie está recubierta de epitelio columnar. Pueden distinguirse varios tipos de pólipos según su composición, el subtipo endocervical o mucosecretor es el más frecuente (casi un 70 %), estando constituido por epitelio endocervical normal. El segundo en frecuencia es el endometrial, que experimenta cambios cíclicos característicos de este tipo de epitelio. Otros menos frecuentes son el vascular, el fibroso, el inflamatorio, el seudodecidual y el sarcomatoso.

El aspecto histeroscópico es el de una zona de crecimiento con superficie de aspecto irregular y rugosa, en la que se identifica el pedículo en el canal cervical. Pueden ser únicos o múltiples, y su tamaño no suele exceder los 2 cm. Cuando son mayores, generalmente asoman a través del OCE y presentan cambios metaplásicos en su parte distal (**Fig. 15-15**).

La histeroscopia se considera el estándar de oro tanto para el diagnóstico como para el tratamiento, y la exéresis de los pólipos se puede realizar en consulta dependiendo del tamaño, las características de la base y su vascularización. En los casos de pólipos de base de implantación ancha y muy vascularizados, se recomienda la utilización de energía que permita la coagulación de los vasos sangrantes.

Estenosis cervical

No existe consenso sobre la definición de la estenosis cervical, aunque desde el punto de vista de la histeroscopia, se podría definir como aquel cérvix que presenta dificultad de acceso y que precisa de maniobras especiales para introducir un histeroscopio en el canal cervical. Quizás la definición de Bandalf de establecer estenosis del canal cervical cuando no permite el paso de un tallo de Hegar de 2,5 mm sea la más acertada. Mientas que la estenosis del orificio cervical externo se ha descrito con una dilatación inferior a 4,5 mm.

Las estenosis cervicales pueden ser congénitas o adquiridas. Las congénitas se observan en el caso de atresias cervicales, constituyendo esta una patología muy infrecuente. Las adquiridas son las más frecuentes y se relacionan con la edad, el estado hormonal y procesos quirúrgicos previos sobre el cérvix.

Las estenosis en la zona cervical pueden afectar al OCE, al OCI o a la totalidad del canal cervical. De las tres localizaciones, la más frecuentemente afectada por estenosis es el OCI. La estenosis cervical es una patología que afecta sobre todo a mujeres posmenopáusicas.

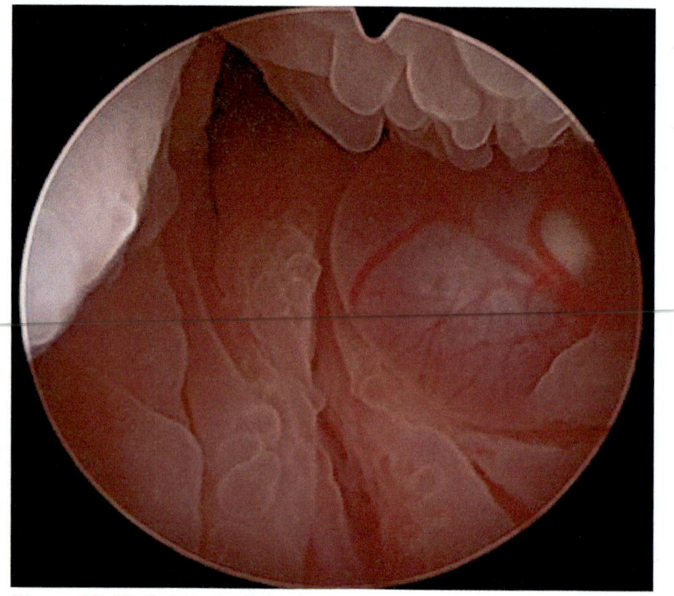

Figura 15-14. Quiste de Naboth.

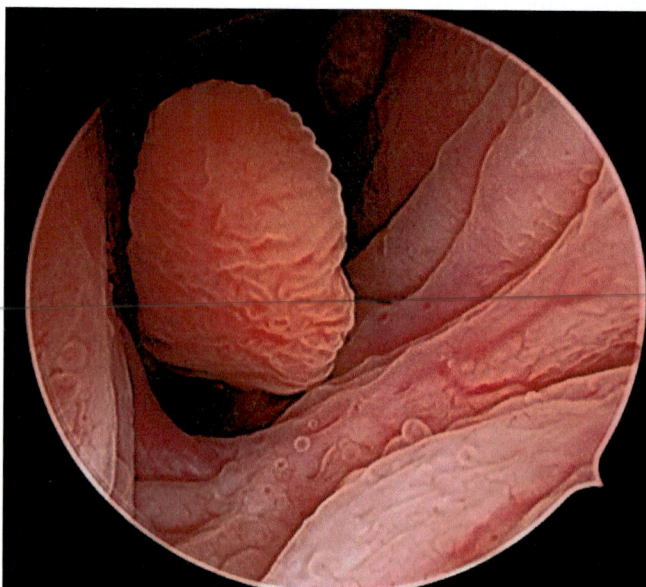

Figura 15-15. Visión en detalle de un pólipo cervical.

Bettocchi propuso una clasificación según la ubicación de las estenosis cervicales:

- Tipo I: estenosis cervical externa (OCE).
- Tipo II: estenosis que afecta tanto al tercio superior del canal cervical como al OCI (**Fig. 15-16**).
- Tipo III: estenosis de OCI.
- Tipo IV: estenosis que compromete el OCE y el OCI.

Ante la aparición de un cérvix estenótico durante la realización de una histeroscopia en consulta, se ofrecen diversas posibilidades encaminadas a hacer un camino de entrada a la cavidad uterina, que dependerá de la localización y consistencia del tejido adherencial. Entre estas posibilidades, están la entrada con rotación de la óptica, la utilización de medios mecánicos y la utilización de electrodo bipolar. La estenosis cervical es una de las causas principales de imposibilidad de realizar una histeroscopia en consulta (**Fig. 15-17**).

Adenocarcinoma de cérvix

La incidencia de esta neoplasia del tejido endocervical está en aumento. Su etiología es variable, algunos de ellos están relacionados con el VPH, especialmente el genotipo 18. Su diagnóstico es difícil cuando es incipiente, ya que el canal es inaccesible para el profesional que lo valora en un examen ginecológico de rutina y también para la colposcopia.

La buena accesibilidad del endoscopista al endocérvix puede ayudar con el diagnóstico y guiar la biopsia en él. Sin embargo, no es fácil reconocer las imágenes de este cáncer cuando es pequeño, aunque hay cambios en el canal que pueden ayudar en el diagnóstico. Los vasos atípicos, las papilas con patrón atípico o seudohiperplásico similar al observado en el endometrio, tienen que hacer sospechar de adenocarcinoma (**Fig. 15-18**).

A medida que avanza, ocupa parte del canal que se extiende hasta el exocérvix, los hallazgos resultan más evidentes, las papilas son de diferente tamaño, de superficie irregular, con aspecto de coliflor, y erosiones amarillentas, vasos y áreas atípicas necróticas.

Metástasis en el cérvix

Las metástasis son entidades poco frecuentes en el canal cervical, si bien algunos cánceres pueden muy raramente generarlas, como el de colon, el de recto o algunos tumores de ovarios o uterinos (**Fig. 15-19**).

Endometriosis cervical

Es una patología poco frecuente, caracterizada por la presencia de implantes formados por glándulas endometriales y estroma ectópico. Puede acompañarse de dispareunia, dismenorrea, dolor pélvico crónico y sangrado. Se presentan como

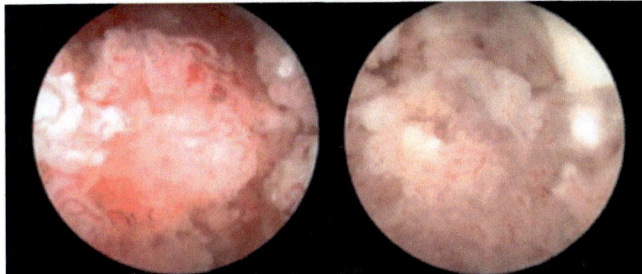

Figura 15-18. Adenocarcinoma de cérvix. Imagen cedida por la Dra. Natalia Pérez.

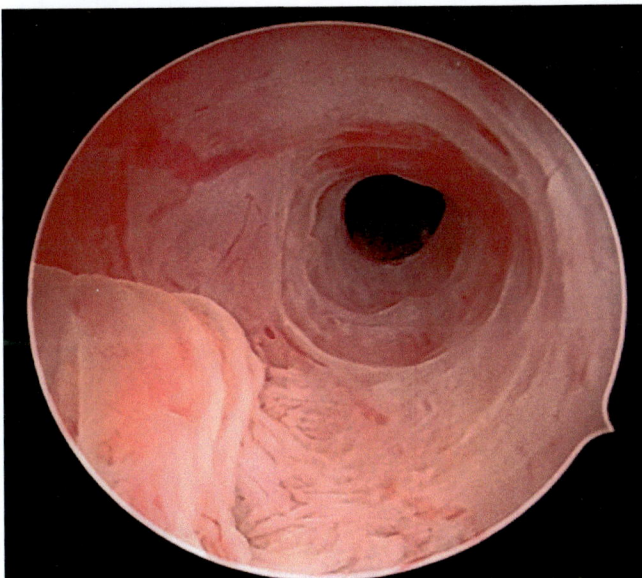

Figura 15-16. Estenosis del OCI.

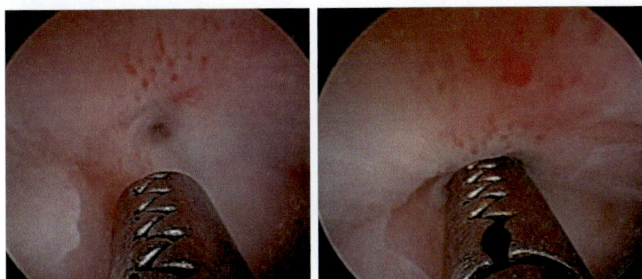

Figura 15-17. Estenosis del OCE. Apertura con pinzas.

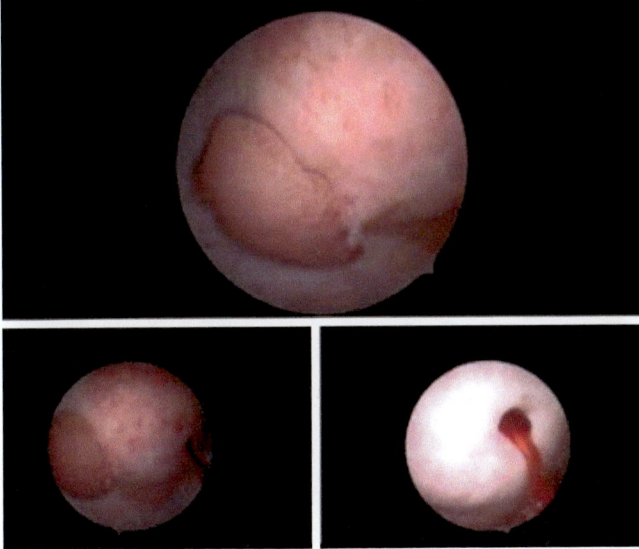

Figura 15-19. Metástasis cervical de un tumor mülleriano mixto.

lesiones puntiformes, siendo el estudio anatomopatológico el diagnóstico definitivo (**Fig. 15-20**).

Leiomiomatosis cervical

Los leiomiomas uterinos son tumores benignos dependientes de hormonas formados por músculo liso y tejido conjuntivo. La degeneración maligna es rara, en menos del 1 %. La localización cervical de los leiomiomas es de aproximadamente el 2 %, y esta condición puede acompañarse de síntomas urinarios, estreñimiento, sangrado uterino anormal y dispareunia.

Se pueden clasificar en subserosos y submucosos. Estos últimos son susceptibles de tratamiento clásico mediante resectoscopia, pero los de gran tamaño o con componente intramural no son susceptibles de resolución mediante histeroscopia ambulatoria.

PATRONES TUBÁRICOS

Las trompas de Falopio tienen una longitud entre 7 y 14 cm y están compuestas por tres capas: mucosa, muscular y serosa. La mucosa descansa directamente sobre la capa muscular que está formada por haces de músculo liso, con una disposición circular en su interior y longitudinal en el exterior. La apertura tubárica proximal se denomina *ostium* tubárico y desempeña un papel importante en la prevención de la menstruación retrógrada, en el transporte de los espermatozoides y en el transporte del embrión hasta la cavidad uterina.

Existen pocos patrones tubáricos visibles por histeroscopia, ya que solo se puede observar el *ostium* tubárico debido a que el calibre de la trompa suele ser inferior a 1 mm de diámetro y no permite el paso del histeroscopio (**Fig. 15-21**).

Pólipos tubáricos

Los pólipos en la zona de los *ostium* tubáricos se presentan como lesiones pequeñas y bien definidas que presentan la

base de implantación en algún lugar en el interior de la trompa de Falopio. Es un hallazgo histeroscópico relativamente frecuente. Según Reasbeck, se encuentran lesiones polipoides benignas en la porción tubárica intramural hasta en el 10 % de las histerosalpingografías realizadas a pacientes infértiles (**Fig. 15-22**).

Aunque derivan de la trompa y deberían estar compuestos por mucosa endotubárica, curiosamente, en una serie de 52 pólipos de esta localización resecados por Gordts, se observó que todos ellos estaban compuestos por tejido endometrial, y ello se debe a un fenómeno de metaplasia que se produce sobre la porción intracavitaria de los pólipos endotubáricos.

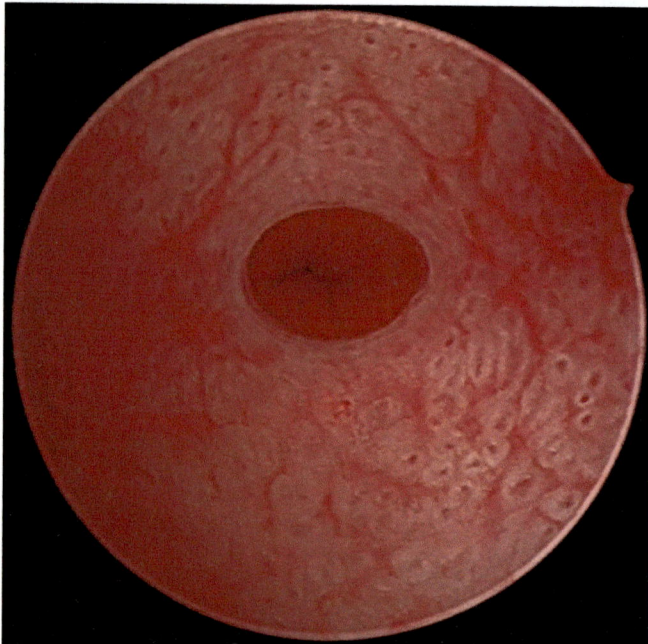

Figura 15-21. Visión detallada del *ostium* tubárico.

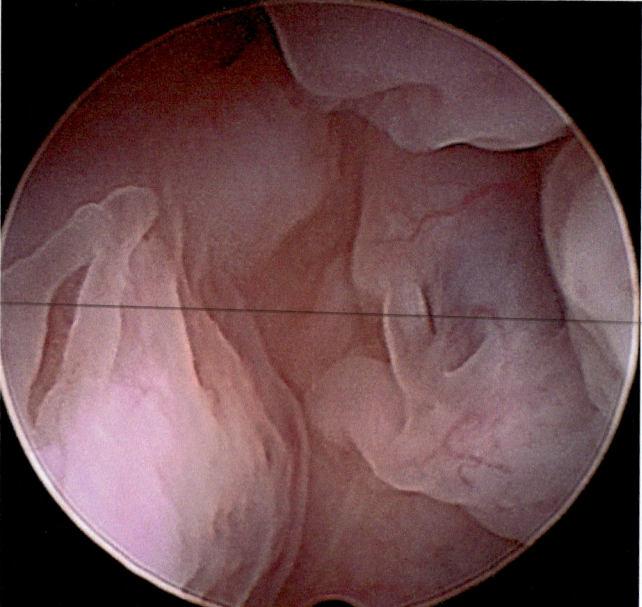

Figura 15-20. Endometriosis cervical.

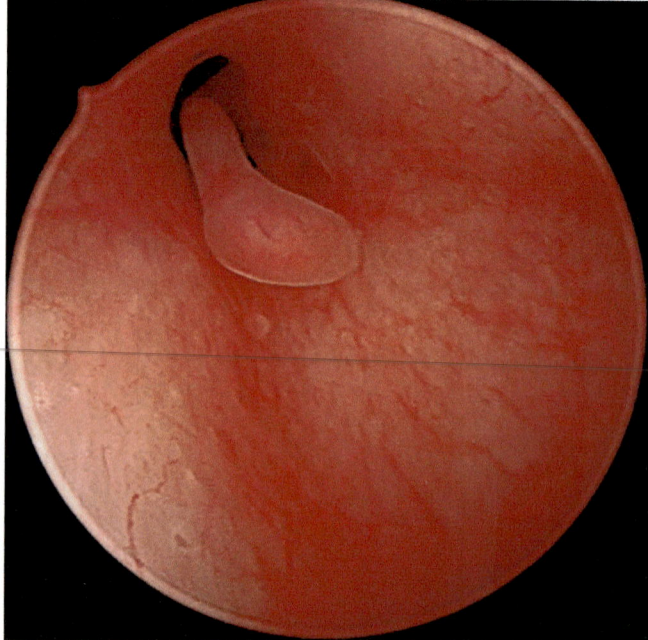

Figura 15-22. Pólipo tubárico.

Raramente producen una obstrucción total de la luz de la trompa y, aunque no está claro el papel que desempeñan en la fertilidad, cada vez son más los autores que piensan que existe una relación clara entre los pólipos tubáricos y determinados casos de infertilidad.

Tubal ostia sunshine

Han sido múltiples los intentos por evaluar el rol de la histeroscopia en la evaluación tubárica. En determinadas ocasiones, se observa un patrón histeroscópico determinado por la existencia de un área hiperémica alrededor del *ostium,* con una distribución radial de los vasos, dando aspecto de los rayos de sol.

Este patrón se ha correlacionado con la existencia de una salpingitis en esa trompa, así como con la existencia de un hidrosálpinx ipsilateral. Parece que el paso del liquido inflamatorio contenido en el hidrosálpinx a la cavidad produce una reacción local que da como resultado la inflamación local y el aumento de vascularización (**Fig. 15-23**).

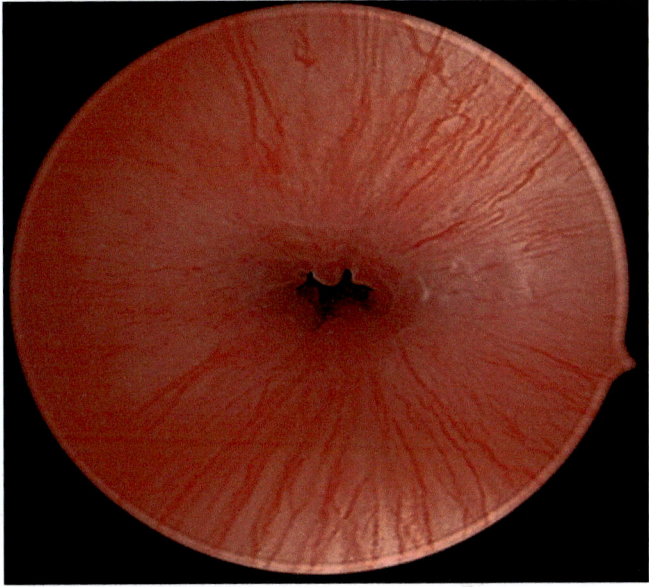

Figura 15-23. *Tubal ostia sunshine.*

 PUNTOS CLAVE

- La histeroscopia representa una excelente herramienta para el diagnóstico y tratamiento de patologías que se asientan en la vagina, el canal endocervical y los *ostia* tubáricos.

- El histeroscopista debe tener un conocimiento sólido de las imágenes, tanto normales como patológicas.

- Es cierto que no existen patrones tan definidos como en los casos de la patología endometrial y que probablemente aparezcan nuevos patrones y clasificaciones en el futuro, pero hoy en día es esencial el conocimiento de los patrones más comunes en estas localizaciones.

BIBLIOGRAFÍA

Bettocchi S, Bramante S, Bifulco G, Spinelli M, Ceci O, Fascilla FD, et al. Challenging the cervix: strategies to overcome the anatomic impediments to hysteroscopy: analysis of 31,052 office hysteroscopies. Fertil Steril. 2016;105:e16-7.

Bettocchi S, Selvaggi L. A vaginoscopic approach to reduce the pain of office hysteroscopy. J Minim Invasive Gynecol. 1997;4:255-8.

Cates W, Rolfs RT, Aral SO. Sexually transmitted diseases, pelvic inflammatory disease, and infertility: an epidemiologic update. Epidemiol Rev. 1990;12:199-220.

Cetinkaya SE, Kahraman K, Sonmezer M, Atabekoglu C. Hysteroscopic management of vaginal septum in a virginal patient with uterus didelphys and obstructed hemivagina. Fertil Steril. 2011;96:e16-8

Chiyoda T, Lin BL, Saotome K, Kiyokawa S, Nakada S. Hysteroscopic transcervical resection for atypical polypoid adenomyoma of the uterus: a valid, fertility-preserving option. J Minim Invasive Gynecol. 2018;25:163-9.e1.

Chung KW, Chung HM, Halliday NL. Gross anatomy. 8ª ed. Philadelphia: Wolters Kluwer Health; 2015. p. 218-22.

Coloma F, Costa S, Saiz I. Guía iconográfica de patrones histeroscópicos. Cap 8. Madrid: Ergon; 2013. p. 304-20.

Cooper NAM, Smith P, Khan KS, Clark TJ. Vaginoscopic approach to outpatient hysteroscopy: a systematic review of the effect on pain. BJOG. 2010;117:532-9.

Di Spiezio Sardo A, Bettocchi S, Bramante S, Guida M, Bifulco G, Nappi C. Office vaginoscopic treatment of an isolated longitudinal vaginal septum: a case report. J Minim Invasive Gynecol. 2007;14:512-5.

Di Spiezio Sardo A, Bettocchi S, Spinelli M, Guida M, Nappi L, Angioni S, et al. Review of new office-based hysteroscopic procedures 2003–2009. J Minim Invasive Gynecol. 2010;17:436-48.

Di Spiezio Sardo A, Calagna G, Di Carlo C. Tips and tricks in office hysteroscopy, Gynecol Minim Invasive Ther. 2015;4:3-7.

Di Spiezio Sardo A, Mazzon I, Gargano V, Di Carlo C, Guida M, Mignogna C, et al. Hysteroscopic treatment of atypical polypoid adenomyoma diagnosed incidentally in a young infertile woman. Fertil Steril. 2008;89:456.e9-e12.

Di Spiezio Sardo A, Di Iorio P, Guida M, Pellicano M, Bettocchi S, Nappi C. Vaginoscopy to identify vaginal endometriosis. J Minim Invasive Gynecol. 2009;16:128-9.

Di Spiezio Sardo A, Guida M, Pellicano M, Nappi C, Bettocchi S. New technique to perform hysteroscopy in "women with an intact hymen" is really just the vaginoscopic approach (no-touch technique). J Minim Invasive Gynecol. 2006;13:489-90.

Eddy CA, Pauerstein CJ. Anatomy and physiology of the fallopian tube. Clin Obstet Gynecol. 1980;23:1177-93.

Ezzati M, Djahanbakhch O, Arian S, Carr BR. Tubal transport of gametes and embryos: a review of physiology and pathophysiology. J Assist Reprod Genet. 2014;31:1337-47.

Giovagnoli M, Carico E, Montevecchi L, Atlante M, Vecchione A. Precancerous lesions of the uterine cervix. Oncol Rep. 1996;3:287-92.

Guida M, Di Spiezio Sardo A, Mignogna C, Bettocchi S, Nappi C. Vaginal fibro-epithelial polyp as cause of postmenopausal bleeding: office hysteroscopic treatment. Gynecol Surg. 2008;5:69-70.

Kim TE, Lee GH, Choi YM, Jee BC, SY K, Suh CS, et al. Hysteroscopic resection of the vaginal septum in uterus didelphys with obstructed hemivagina: a case report. J Korean Med Sci. 2007;22:766-9.

Longacre TA, Chung MH, Rouse RV, Hendrickson MR. Atypical polypoid adenomyofibromas (atypical polypoid adenomyomas) of the uterus. A clinicopathologic study of 55 cases. Am J Surg Pathol. 1996;20:1-20.

McCluggage WG. A practical approach to the diagnosis of mixed epithelial and mesenchymal tumours of the uterus. Mod Pathol.2016;29:S78-91.

Mendoza GO, Castañón FJ, Hernández M, Maguregui SC, Orozco VM. Endometriosis cervical profunda causante de sangrado transvaginal profuso. Presentación de un caso clínico y revisión de la bibliografía Caso clínico. Ginecol Obstet Mex. 2009;77:518-22.

Mitchell C, Prabhu M. Pelvic inflammatory disease: current concepts in pathogenesis, diagnosis and treatment. Infect Dis Clin North Am. 2013;27:793-809.

Montevecchi L. La colpomicrohisteroscopia: una nuova técnica diagnóstica. En: Patologia e Clinica de Ostetrica e Ginecologica. Vol. 10; Nº 3. Roma: Ed Luiggi Pozzi SRL; 1982.

Nassif J, Al Chami A, Abu Musa A, Nassar AH, Kurdi A, Ghulmiyyah L. Vaginoscopic resection of vaginal septum. Surg Technol Int. 2012;22:173-6.

Remezal Solano M, Ortiz Reina S, Polo García L, González Morales M. Malignización y subtipos histopatológicos de los pólipos cervicales uterinos. [Internet]. En: VII Congreso Virtual Hispanoamericano de Anatomia Patologica y I congreso de Preparaciones Virtuales por Internet. 1-31 Oct 2005. Disponible en: http://www.conganat.org/7congreso/trabajo.asp?id_trabajo=466

Shawki O, Deshmunk S, Alonso L. Mastering the techniques in hysteroscopy. Jaypee Brothers Medical Publishers; 2017.

Smorgick N, Padua A, Lotan G, Halperin R, Pansky M. Diagnosis and treatment of pediatric vaginal and genital tract abnormalities by small diameter hysteroscope. J Pediatr Surg. 2009;44:1506-8.

Tsai EM, Chiang PH, Hsu SC, JH S, Lee JN. Hysteroscopic resection of vaginal septum in an adolescent virgin with obstructed hemivagina. Hum Reprod. 1998;13:1500-1.

Witkin SS, Linhares I, Giraldo P, Jeremias J, Ledger WJ. Individual immunity and susceptibility to female genital tract infection. Am J Obstet Gynecol. 2000;183:252-6.

Young RH, Treger T, Scully RE. Atypical polypoid adenomyoma of the uterus. A report of 27 cases. Am J Clin Pathol. 1986;86:139-45.

Pólipos endometriales

16

J. Rovira Pampalona y M. Degollada Bastos

OBJETIVOS

- Definir el concepto de pólipo endometrial a nivel macroscópico y microscópico.
- Comprender la etiología e identificar los factores predisponentes para el crecimiento del pólipo.
- Conocer la epidemiología, la manifestación clínica y su relación con la fertilidad, la premalignidad y malignidad endometrial.
- Comparar las diferentes pruebas diagnósticas existentes.
- Evaluar las opciones terapéuticas para su manejo, discerniendo e individualizando según las características y los factores de riesgo de la paciente.
- Conocer las distintas técnicas histeroscópicas disponibles para el tratamiento quirúrgico.
- Valorar los resultados de la polipectomía a corto y largo plazo diferenciando según el motivo de su realización.

DEFINICIÓN

El pólipo endometrial se define como aquella protrusión nodular benigna originada por una hiperplasia focal en la capa basal del endometrio. El epitelio que lo constituye está formado por glándulas, estroma y vasos sanguíneos.

Los pólipos pueden ser únicos o múltiples, pediculados o sésiles, y grandes o pequeños. Su localización puede ser en cualquier lugar de la cavidad endometrial y/o canal endocervical. Según la fase del ciclo y/o el estado hormonal de la paciente, los pólipos pueden presentar diferentes características macroscópicas:

- En fases funcionales: aparecen cubiertos por un endometrio similar al circundante, aunque con frecuencia presenta una maduración irregular (**Fig. 16-1**).
- En fase premenopáusica o menopáusica reciente: su superficie se muestra trófica con áreas hipotróficas y zonas quísticas (**Fig. 16-2**).
- En fase menopáusica avanzada: su superficie es atrófica, lisa, nacarada y con textura fibrosa; además, pueden observarse quistes residuales y vasos finos superficiales (**Fig. 16-3**).

Microscópicamente, los pólipos endometriales presentan un estroma fibroso denso y vasos sanguíneos largos de paredes musculares gruesas (**Fig. 16-4**).

Debido a la variación histológica en la composición de los pólipos endometriales, es necesario precisar la etiología de la estructura para ofrecer el diagnóstico y tratamiento adecuado. Desde el punto de vista histológico, y según su composición y proporción de estroma y epitelio, se pueden clasificar en:

- Pólipos hiperplásicos: se asemejan al aspecto de una hiperplasia difusa del endometrio.

- Pólipos atróficos: característicos en la posmenopausia.
- Pólipo funcional: sigue la ciclicidad endometrial normal, relativamente habitual.
- Pólipo endocervical: existe una asociación entre pólipo cervical y endometrial (24-27 %).
- Pólipo adenomiomatoso: posible asociación a endometriosis y leiomioma.

> **!** En las pacientes con células glandulares atípicas en la citología cervical se puede encontrar un pólipo endometrial en un 3,4-5 % de los casos.

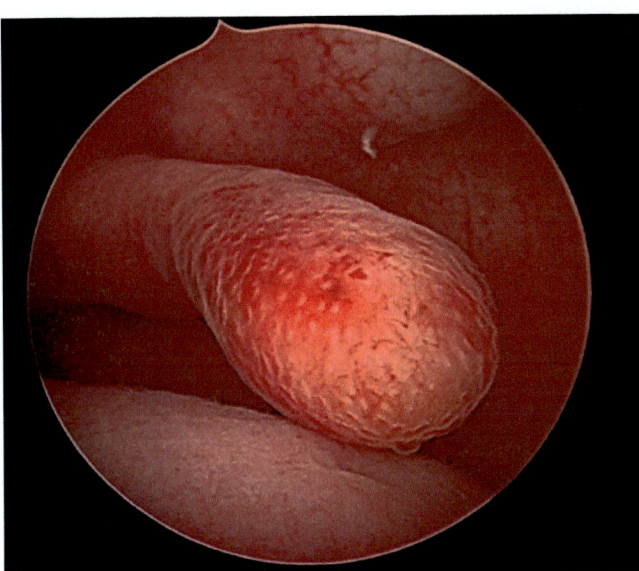

Figura 16-1. Imagen histeroscópica de pólipo endometrial en fase funcional.

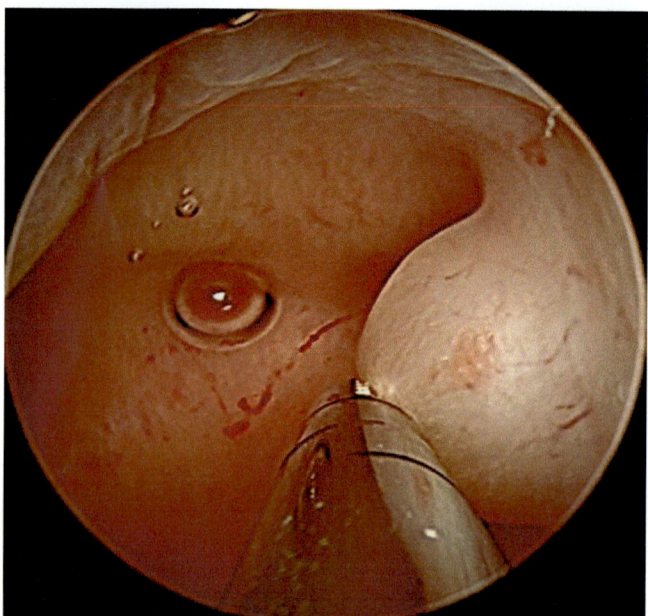

Figura 16-2. Imagen histeroscópica de pólipo endometrial en fase premenopáusica o menopáusica reciente.

El diagnóstico diferencial de los pólipos endometriales a nivel microscópico se tiene que hacer con: hiperplasia endometrial, carcinoma endometrial polipoide, adenofibroma, adenosarcoma, tumor mülleriano mixto maligno y adenomioma polipoide atípico.

Las diferentes definiciones realizadas para el diagnóstico histopatológico de malignidad en los pólipos endometriales pueden contribuir a variaciones relativamente grandes en la prevalencia de malignidad notificada.

 El pólipo endometrial se compone de glándulas endometriales y estroma alrededor de un núcleo vascular. Presenta una disposición paralela al eje longitudinal con respecto al epitelio de superficie.

ETIOLOGÍA

El mecanismo subyacente de la patogénesis en la formación de pólipos endometriales sigue siendo desconocida. Existen diversas hipótesis propuestas en la bibliografía médica que tratan de explicar la etiopatogenia; sin embargo, no se ha logrado llegar a una conclusión clara sobre su origen. Algunas de las teorías descritas son:

- Anomalías en el cariotipo: reacomodamiento cromosómico clonal que alteraría el proceso proliferativo determinando un sobrecrecimiento endometrial. Estas anomalías se localizan en el cromosoma 6 (6p21-p22), 12 (12q13-15) y 7 (7q22).
- Mutaciones genéticas: relacionadas con los genes *HMGIC* y *HMGIY*, que determinan una sobreexpresión de la aromatasa endometrial, la cual tiene que ver con una mayor producción de estrógenos locales con la subsecuente sobreestimulación de la proliferación endometrial.
- Sobreexpresión de la proteína p63: es una proteína marcadora y reguladora de las células de reserva de la capa basal

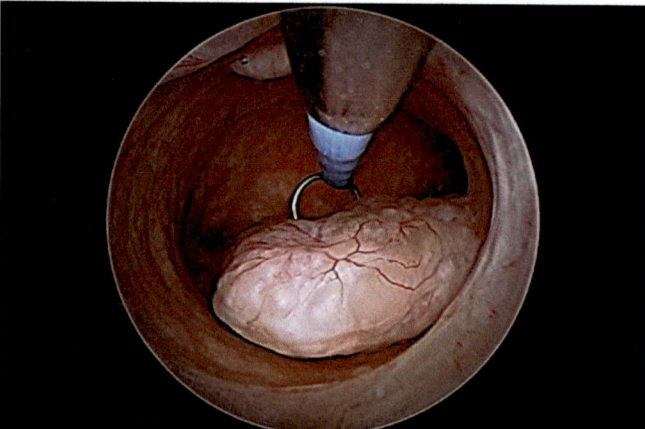

Figura 16-3. Imagen histeroscópica de pólipo endometrial en fase menopáusica avanzada.

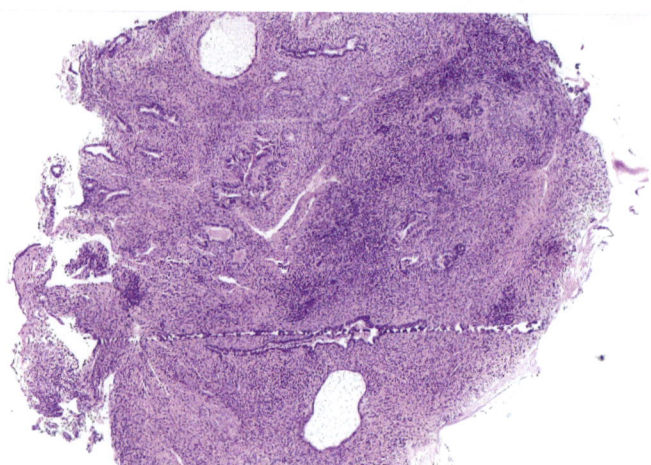

Figura 16-4. Imagen histológica de pólipo endometrial.

del endometrio; su expresión estaría aumentada en mujeres portadoras de pólipos endometriales.
- Aumento de metaloproteinasas de matriz y citocinas: se ha demostrado un aumento de estas enzimas en pacientes con pólipos endometriales. No existe claridad sobre si este fenómeno obedece a esta causa o es consecuencia de la enfermedad.
- Aumento de los niveles de la proteína Bcl-2: proteína relacionada con la inhibición de la apoptosis celular programada.
- Factores hormonales: los estrógenos y los progestágenos son moduladores de la proliferación y diferenciación endometrial a través de sus receptores. Un hiperestrogenismo no compensado podría conducir a un aumento anormal de ciertos factores de crecimiento que estimulan la formación de los pólipos endometriales.

! Los receptores endometriales tienen un papel esencial en la fisiología reproductiva y son determinantes del estado morfológico y funcional del endometrio. Se pueden encontrar receptores de estrógenos en útero, hígado, riñón, ovario, cerebro, hueso, sistema cardiovascular, tracto urinario, hipófisis y mama.

Entre los fenómenos asociados a la aparición de los pólipos endometriales se contempla un proceso proliferativo asociado a un fenómeno inflamatorio.

FACTORES PREDISPONENTES

Dada la heterogeneidad de los pólipos endometriales, no se reconoce una causa única en su formación en la cavidad uterina. En su etiopatogenia se han descrito factores predisponentes ampliamente estudiados y aceptados:

- Hipertensión arterial: vinculada a la alteración de los mecanismos apoptóticos celulares, lo que favorece el crecimiento celular.
- Diabetes *mellitus* tipo II: favorece el crecimiento y las alteraciones celulares por el aumento de la hormona IGF-1 (factor de crecimiento insulínico) en estado de hiperinsulinemia.
- Obesidad: determina el hiperestrogenismo, relacionado con la estimulación de los receptores endometriales asociados al crecimiento celular.
- Edad: factor de riesgo conocido y aceptado, con mayor prevalencia en los 45-50 años.
- Menopausia tardía: relacionado con un mayor tiempo de exposición a estímulos estrogénicos.
- Tratamiento con tamoxifeno: está asociado a fenómenos de proliferación celular y renovación tisular, donde se incluye la formación de pólipos, hiperplasia con atipia y malignidad. La prevalencia de pólipos endometriales en pacientes que toman moduladores selectivos de los receptores de estrógenos (tamoxifeno o raloxifeno) es del 30-60 %. Cabe destacar el resultado positivo de los receptores de estrógenos en aquellas pacientes que desarrollan pólipos durante la toma de tamoxifeno.
- Terapia hormonal combinada: hasta el momento, y según los datos publicados, la relación entre la terapia hormonal y los pólipos endometriales es contradictoria, posiblemente debido a la heterogeneidad de los regímenes farmacológicos y las poblaciones estudiadas. Dentro de la terapia hormonal, hay que diferenciar la tibolona, relacionada con un mayor riesgo de proliferación endometrial, causada por una hiperplasia del estroma, lo que se traduce en un incremento de pólipos.
- Factores relacionados con el hiperestrogenismo: desequilibrio entre estrógenos y progestágenos, la terapia de estrógenos sin progestágenos y los agentes proestrogénicos. Las patologías relacionadas con este desequilibrio serían el síndrome del ovario poliquístico, la anovulación crónica, los tumores estromales gonadales secretores de estrógenos y la enfermedad hepática crónica.

! Hasta el momento, no está claro si hipertensión arterial, diabetes *mellitus* y obesidad influyen principalmente en el crecimiento o la degeneración maligna de los pólipos endometriales.
La prevalencia de pólipos endometriales presenta un aumento importante después de los 40 años y parece descender ligeramente después de la menopausia.
La patogénesis de los pólipos endometriales es multifactorial, aunque la estimulación de estrógenos parece desempeñar un papel central, contribuyendo en la elongación de arterias espirales, estroma y glándulas endometriales, lo que da la apariencia polipoide a estos crecimientos.

 El hiperestrogenismo, la edad avanzada y la posmenopausia son los factores principales que se asocian a un incremento en la probabilidad de formación de pólipos endometriales. Dada su relación con el aumento anormal de factores de crecimiento en la zona endometrial, se consideran también factores de riesgo la diabetes *mellitus*, la hipertensión arterial y la obesidad.

EPIDEMIOLOGÍA

Su prevalencia fluctúa entre un 7,8 % y un 34,9 %, según los diferentes trabajos publicados. El amplio intervalo se debe a diferencias en su definición, método diagnóstico y población estudiada.

Por otro lado, gracias a la ultrasonografía de alta definición, la histerosonografía y la histeroscopia, su frecuencia diagnóstica ha aumentado de manera ostensible en las pacientes asintomáticas y/o infértiles. En pacientes premenopáusicas con sangrado uterino anormal, la prevalencia de pólipos endometriales presenta un porcentaje de 10-40 %. En posmenopáusicas sintomáticas, el rango de prevalencia es del 5,3 %-32,9 % y en mujeres posmenopáusicas asintomáticas del 13-37,9 %.

La prevalencia de los pólipos endometriales parece tener un incremento con la edad reproductiva. Se ha encontrado una asociación con enfermedades benignas, como miomas, pólipos cervicales y endometriosis. En las pacientes con infertilidad o esterilidad, el diagnóstico de pólipo endometrial suele ser un hallazgo incidental. Se ha observado una prevalencia del 11-45 % en mujeres que realizan técnicas de reproducción asistida.

 La prevalencia de los pólipos endometriales presenta un amplio intervalo dependiendo de la población estudiada y, sobre todo, de su sintomatología. Por norma general, parece ser mayor en mujeres premenopáusicas que en las posmenopáusicas.

MANIFESTACIÓN CLÍNICA

El síntoma predominante es el sangrado uterino anormal, representado por un 50-68 % de las pacientes premenopáusicas o posmenopáusicas. La forma de manifestarse en las segundas es como una metrorragia posmenopáusica y en las premenopáusicas como hemorragia uterina disfuncional. En la mayoría de ellas, la metrorragia/hipermenorrea (60 %) o el sangrado intermenstrual se observa en el 19 %.

La clasificación PALM-COEIN (pólipos, adenomiosis, leiomioma, malignidad e hiperplasia, coagulopatía, trastornos ovulatorios, trastornos endometriales, causas iatrogénicas y no clasificadas) aprobada por la Fédération Internationale de Gynécologie et d'Obstétrique (FIGO) ordena las causas de hemorragia uterina anormal al sangrado atribuible a los pólipos endometriales en pacientes premenopáusicas.

El mecanismo de producción de esta hemorragia anormal es debido al rozamiento continuo con el endometrio circundante, la atrofia progresiva, los infartos vasculares y la eventual degeneración de su seno.

El 10-40 % de las pacientes premenopáusicas y el 56 % de las posmenopáusicas presentan sintomatología. En las asintomáticas, el diagnóstico incidental de pólipo endometrial ocurre sobre todo en el estudio por imágenes realizado por otras causas o patologías ginecológicas. La gravedad de los síntomas no se correlaciona con el número, ni con el tamaño ni la ubicación de los pólipos dentro de la cavidad.

Otras de las manifestaciones clínicas descritas de los pólipos endometriales son:

- Esterilidad e infertilidad: es conocida una posible relación causal entre la fertilidad y el pólipo endometrial, con prevalencias de hasta un 32 % en aquellas pacientes introducidas en técnicas de reproducción asistida. El mecanismo por el cual los pólipos pueden interferir en la implantación no está claro. Según algunas hipótesis propuestas, los pólipos mayores de 2 cm podrían determinar una obstrucción mecánica en la zona de los *ostium*, lo que puede alterar la migración espermática y/o generar alteraciones bioquímicas en la implantación y el desarrollo embrionario.
- Dolor pélvico: la regresión de los pólipos endometriales se ha asociado a episodios de sangrado uterino abundante, así como a algias pélvicas agudas transitorias que podrían relacionarse con la probable expulsión del pólipo.

POTENCIAL ONCOLÓGICO

Los pólipos endometriales se califican como benignos en la mayoría de pacientes, aunque existe un cierto riesgo de premalignización y malignización, con una estimación de prevalencia general del 0,2-23,8 % y un 0-12,9 %, respectivamente.

A pesar de desarrollarse a partir de una hiperplasia focal de la capa basal del endometrio, el pólipo endometrial no debe considerarse como precursor directo del carcinoma endometrial. No obstante, el pólipo endometrial refleja una tendencia proliferativa sobre la que puede desarrollarse un carcinoma, principalmente en aquellos casos en los que coexisten otros factores de riesgo.

Asimismo, si se tiene en cuenta el estado hormonal de la paciente, hay un riesgo de malignidad del 3,4-4,9 % en mujeres posmenopáusicas y del 0,46-1,7 % en las premenopáusicas. Cabe destacar que se reporta más prevalencia de malignidad en posmenopáusicas sintomáticas que en asintomáticas (4,47 % respecto a 1,51 %). En mujeres asintomáticas, la incidencia de cáncer sobre pólipos presenta un porcentaje menor si lo se compara con las

sintomáticas (**Fig. 16-5**). Aun así, la presencia o no de manifestación clínica no es suficiente como única sospecha de malignidad.

El carcinoma endometrial endometrioide representa el 75-80 % del cáncer de endometrio. Su patogénesis se asocia a la exposición prolongada de estrógenos endógenos o exógenos, responsables de la proliferación endometrial continuada que conduce a la hiperplasia endometrial y posterior transformación a adenocarcinoma.

Existe gran heterogeneidad para los diferentes factores de riesgo relacionados con la transformación maligna de los pólipos endometriales. Los estudios presentan resultados contradictorios, probablemente debido a la superposición de distintos aspectos. Algunos de los factores de riesgo asociados a premalignidad y malignidad son:

- Estado menopáusico (ratio de prevalencia de 1,67).
- Edad avanzada > 60 años (ratio de prevalencia de 2,41)
- Sangrado uterino anormal (ratio de prevalencia de 1,47).
- Diabetes *mellitus* (ratio de prevalencia de 1,76).
- Tratamiento con tamoxifeno (ratio de prevalencia de 1,53).
- Hipertensión arterial (ratio de prevalencia de 1,50).
- Índice de masa corporal > 32 (ratio de prevalencia de 1,41).
- Antecedentes de cáncer de mama (ratio de prevalencia de 0,83).
- Uso de terapia hormonal (ratio de prevalencia de 0,93).
- Multiparidad (ratio de prevalencia de 0,87).
- Otros factores de riesgo propuestos que podrían orientar hacia dicha sospecha serían el tamaño del pólipo superior a 15 mm o presentar al menos tres pólipos (ratio de prevalencia de 1,05).

El uso de tamoxifeno debido a su efecto agonista en el endometrio es un factor independiente asociado a la hiperplasia atípica, así como la malignidad en los pólipos endometriales.

En general se considera el estado menopáusico, así como la asociación a sintomatología, como los dos predictores más potentes relacionados con la malignidad en las pacientes con pólipos endometriales. Otros factores asociados a este mayor riesgo de transformación maligna son la obesidad, la diabetes *mellitus*, la hipertensión arterial y el uso de tamoxifeno. El

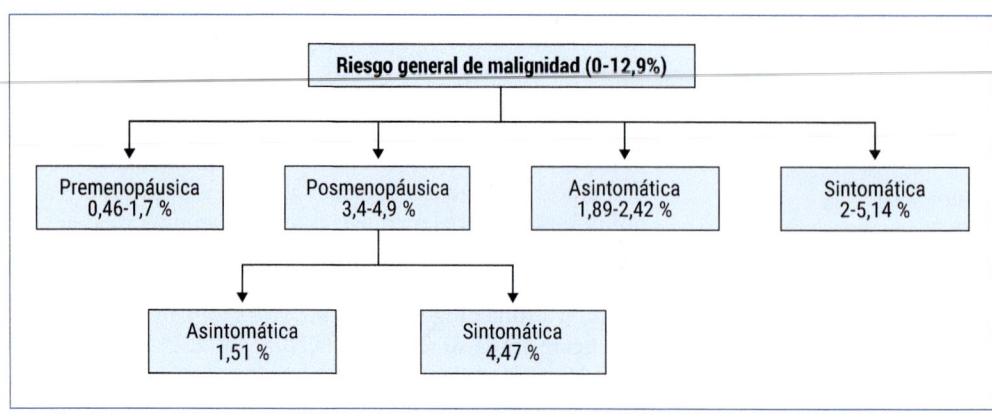

Figura 16-5. Factores de riesgo de malignidad en los pólipos endometriales.

cáncer de mama, el uso de terapia hormonal, la multiparidad y el tamaño de los pólipos no se consideran factores de riesgo independientes para la transformación maligna de los pólipos endometriales.

Si bien son infrecuentes (0-1,8 %), las hiperplasias atípicas, así como la presencia de un adenocarcinoma, pueden originarse en el mismo pólipo endometrial. En estos casos, el tumor está confinado en el ápice, sin lesión en la base y sin alteraciones en el endometrio adyacente.

Estos hechos suponen un reto importante en el ámbito de la histeroscopia, dado que una biopsia endometrial normal mediante aspirado endometrial no descarta la presencia de premalignidad o malignidad y puede complicar el diagnóstico histológico por la fragmentación del pólipo.

> **!** La presencia de atipias intrapólipo determina el potencial premaligno del pólipo. Según la evolución natural existe un riesgo de hasta un 28 % de transformación maligna y de un 42,6 % de riesgo de progresión a carcinoma endometrial en el endometrio circundante.

> **💡** Los pólipos endometriales normalmente son benignos y, aunque existe riesgo de malignización, sobre todo cuando coexisten factores de riesgo, no se deben considerar como auténticas neoformaciones.

DIAGNÓSTICO DE LOS PÓLIPOS

Ecografía transvaginal

La utilización de forma sistemática en la consulta ginecológica de la ecografía transvaginal hace que en la actualidad el diagnóstico de pólipos endometriales sea sumamente habitual en mujeres asintomáticas (con porcentajes del 1 % al 12 %).

El aspecto ecográfico de un pólipo endometrial se caracteriza por una imagen intrauterina nodular, de contornos regulares, alta ecogenicidad, homogénea o con pequeñas zonas sonoluscentes de aspecto quístico (**Fig. 16-6**). El halo hiperecogénico externo que lo separa del endometrio es otro signo ecográfico característico.

El pólipo puede aparecer como un engrosamiento endometrial inespecífico o como una masa focal dentro de la cavidad endometrial. A pesar de su aspecto característico, los pólipos de pequeño tamaño o el engrosamiento endometrial inespecífico pueden confundirse con otras patologías y pasar desapercibidos, lo que se considera como falsos negativos de la ecografía. Para disminuir estos falsos negativos y lograr una mayor precisión diagnóstica, es importante realizar el examen ultrasonográfico durante la fase proliferativa del ciclo menstrual.

Para el diagnóstico de pólipos endometriales, la ecografía transvaginal tiene un amplio rango de sensibilidad (19-96 %), una especificidad de 53-100 %, un valor predictivo positivo (VPP) del 75-100 % y un valor predictivo negativo (VPN) del 87-97 %.

La ecografía Doppler es una herramienta que permite incrementar la eficacia diagnóstica de la ecografía transvaginal en el diagnóstico de los pólipos endometriales. Con el Doppler se consigue observar la vascularización tanto del endometrio como de las estructuras que se encuentran en su seno, con lo que se incrementa la sensibilidad y especificidad al 97 % y 95 %, respectivamente.

La vascularización de los pólipos endometriales procede de vasos sanguíneos preexistentes que se originan a partir de las ramas terminales de las arterias uterinas.

La arteria que irriga el pólipo en el seno de su pedículo puede observarse mediante ecografía Doppler, que es una herramienta muy útil en su diagnóstico (**Fig. 16-7**).

En lo que respecta al Doppler pulsado, hay pocos datos que respalden su uso. No existe evidencia de su utilidad para diferenciar premalignidad de malignidad en los pólipos endometriales. Por consiguiente, el examen Doppler color o pulsado no sustituye la extirpación quirúrgica de los pólipos con la consecuente evaluación histológica en aquellos casos sospechosos de malignidad.

> **💡** La ecografía transvaginal debe utilizarse como prueba diagnóstica de elección para detectar pólipos endometriales. La adición de contraste intrauterino incrementa la precisión diagnóstica

La ecografía transvaginal tridimensional (3D) permite una mejora limitada para el diagnóstico de los pólipos endometriales, con una sensibilidad del 100 %, una especificidad 99 %, un VPP del 99 % y un VPN del 100 % (**Fig. 16-8**).

Algunos estudios sugieren que la combinación de ecogenicidad, grosor y volumen del endometrio con la ecografía 3D facilitan mejor predicción diagnóstica que las mediciones individuales con la ecografía 2D para detectar pólipos endometriales.

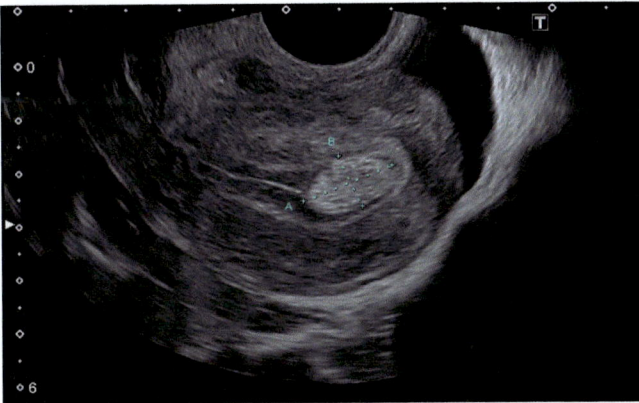

Figura 16-6. Imagen ecográfica en 2D de pólipo endometrial.

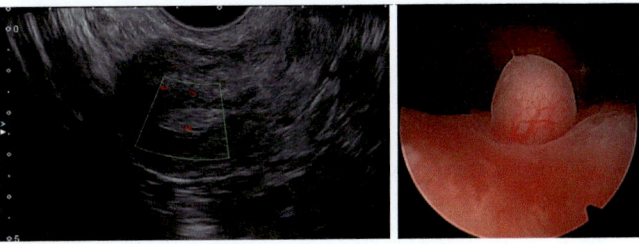

Figura 16-7. Imagen ecográfica e histeroscópica de arteria que irriga el pólipo en el seno de su pedículo.

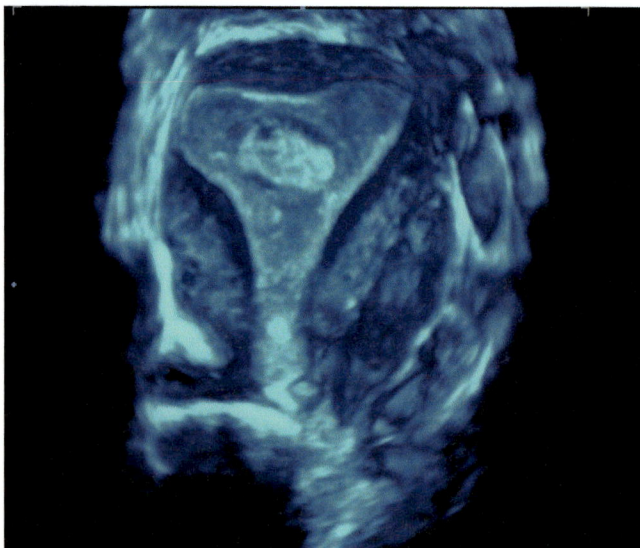

Figura 16-8. Imagen ecográfica en 3D de pólipo endometrial.

Histerosonosalpingografía

La histerosonosalpingografía es la técnica que permite el estudio de la cavidad uterina y las estructuras pélvicas, así como la valoración de la permeabilidad tubárica gracias a la ecografía transvaginal después de la instilación de contraste a través del cérvix. El contraste puede ser en forma de suero fisiológico (*hysterosalpingo contrast sonography*, HyCosy) o gel/*foam* (*hysterosalpingo foam sonography*, HyFosy), lo que permite resaltar los pólipos endometriales de pequeño tamaño e incrementar la precisión diagnóstica.

> ! El ExEm® Foam (HyFosy) contiene hidroxietilcelulosa y glicerol mezclado con solución salina. Ambos forman una espuma no embriotóxica con una vida media de 5-7 minutos que permite una visualización muy clara de la cavidad uterina y las trompas de Falopio.

La histerosonosalpingografía ofrece ciertas ventajas respecto la histerosalpingografía clásica, entre las que las más importantes son la no radiación, la mejor tolerancia por parte de la paciente y el menor coste. Entre los inconvenientes de la histerosonografía e histerosonsalpingografía cabe destacar que la curva de aprendizaje es más lenta en comparación con la ecografía transvaginal sin contraste, así como su mayor incomodidad durante el examen.

Según diversas publicaciones, no existe diferencia significativa entre la histerosonografía y la histeroscopia diagnóstica para el diagnóstico de los pólipos endometriales.

Biopsia «a ciegas»

Dentro de las técnicas diagnósticas para los pólipos endometriales, la dilatación con la posterior biopsia o legrado es una técnica imprecisa con una baja sensibilidad de 8-46 % si se compara con la histeroscopia con biopsia guiada. La biopsia «a ciegas» podría causar la fragmentación del pólipo lo que dificultaría el diagnóstico histológico posterior.

La dilatación y el legrado o la biopsia «a ciegas» no deben utilizarse para el diagnóstico de los pólipos endometriales, ya que no los detecta en un 50-85 % de los casos.

Histeroscopia

La histeroscopia permite la visualización directa de la cavidad uterina. A pesar de la sospecha diagnóstica que pueda establecer la ecografía, con o sin Doppler, el diagnóstico de certeza del pólipo endometrial se realiza tras la observación, biopsia o extracción y posterior análisis histológico de este, por lo general, mediante histeroscopia. La histeroscopia se considera el método de referencia para el estudio de la cavidad uterina. Además de visualizar la lesión, la histeroscopia permite caracterizarla por tamaño, número, localización, forma, sitio de implantación y vascularización, así como la valoración del endometrio adyacente y la presencia o no de lesiones asociadas.

La histeroscopia diagnóstica ofrece obtener una evaluación subjetiva del tamaño y las características de la lesión, con una sensibilidad del 99 %, una especificidad del 100 %, un VPP del 100 % y un VPN del 99 % si se le añade la biopsia guiada a la técnica.

Durante la histeroscopia, el pólipo se puede observar como una formación lisa, de superficie regular, cubierta de endometrio similar al del resto de la cavidad. En pacientes perimenopáusicas o menopáusicas, se pueden encontrar pólipos con zonas hipotróficas y otras quísticas en su superficie, mientras que en la posmenopausia los pólipos suelen visualizarse pálidos, nacarados y atróficos, con vasos finos superficiales.

Las características que deben hacer sospechar de malignización del pólipo son: aparición de áreas ausentes de brillo, vasos atípicos, pequeñas excrecencias anormales focales o difusas sobre su superficie, focos caseosos o necróticos no distales y, por último, proliferaciones blancas grisáceas alrededor del pedículo (**Fig.16-9**).

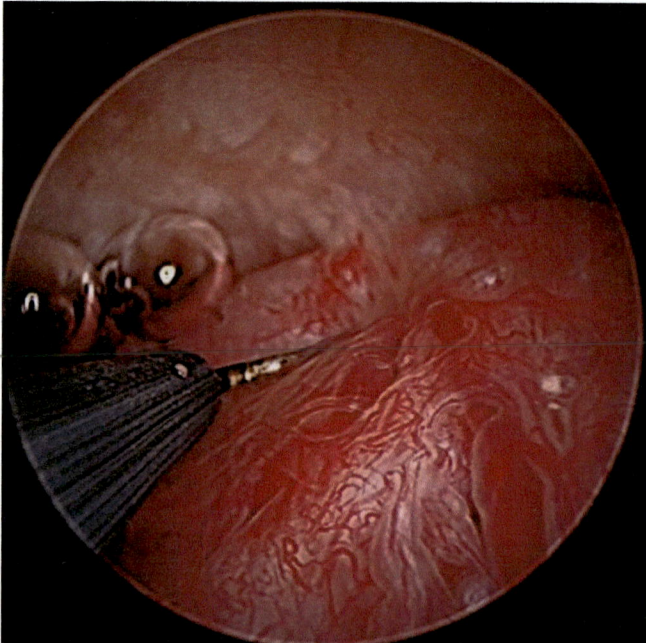

Figura 16-9. Imagen histeroscópica de pólipo endometrial con signos de malignidad.

Es importante observar toda la superficie del pólipo endometrial para descartar signos de posible malignización: vasos atípicos, necrosis no distal, excrecencias o ausencia de brillo.

Otras técnicas de diagnóstico

La histerosalpingografía es una técnica diagnóstica para los pólipos endometriales que presenta una alta tasa de falsos positivos y negativos. Como inconvenientes relacionados con esta técnica, cabe destacar el uso de radiación ionizante, así como de materiales de contraste yodados, hechos que, junto con la menor tolerancia por la paciente, cuestionan su uso y utilidad.

La resonancia magnética, así como la tomografía computarizada, a pesar de su potencial diagnóstico para el pólipo endometrial, representan un coste muy elevado con una disponibilidad limitada si se comparan con la ecografía transvaginal, hecho que limita su utilización.

TRATAMIENTO

Actualmente, no existe un consenso claro en la bibliografía médica sobre la conducta que hay que seguir ante el diagnóstico del pólipo endometrial. La mayoría de los autores recomiendan la extracción sistemática de todos los pólipos sintomáticos, aunque otros son algo más conservadores.

El tratamiento de los pólipos endometriales se realiza con la finalidad de excluir una atipia y/o malignidad en los cambios endometriales o para aliviar y eliminar los síntomas en la paciente con hemorragia uterina anormal o infertilidad. No obstante, ningún estudio ha establecido criterios claros sobre el tamaño de los pólipos y la necesidad de extirpación.

Por otro lado, deben considerarse diferentes factores antes de decidir la actitud ante el pólipo, entre ellos: la sintomatología asociada, el riesgo o potencial de malignidad, la existencia de infertilidad/esterilidad y la experiencia y habilidades del cirujano.

No existe un beneficio claro respecto a la supervivencia si el cáncer de endometrio se diagnostica precozmente en mujeres asintomáticas con factores de riesgo en comparación con pacientes sintomáticas.

En la paciente estéril/infértil, existen distintos estudios con resultados incluso contradictorios. Por lo general, en las mujeres con esterilidad de causa desconocida, la polipectomía podría ser beneficiosa para un futuro embarazo natural. En las pacientes estériles con previa inseminación artificial, existe una cierta duda sobre los beneficios de la polipectomía.

En mujeres con diagnóstico de pólipo endometrial antes de iniciar la estimulación ovárica o la trasferencia de embriones congelados, se debe realizar la polipectomía histeroscópica. Sin embargo, no hay pruebas sólidas a favor de una mejora en la tasa de embarazo en aquellas pacientes en las que se realiza una polipectomía durante el transcurso de la fecundación *in vitro*. En aquellas con fallos repetitivos de implantación, la polipectomía también estaría justificada.

Una vez evaluadas dichas características, la actitud puede ser conservadora (expectante o con manejo médico) o quirúrgica (exéresis completa del pólipo endometrial).

 Aunque el pólipo endometrial es una afección común y la histeroscopia diagnóstica terapéutica es un procedimiento generalizado y frecuente, las recomendaciones del tratamiento de los pólipos endometriales en la bibliografía especializada varían de manera sustancial. Del mismo modo, y conociendo los posibles efectos negativos en la fertilidad, no hay consenso sobre el tratamiento adecuado en las mujeres infértiles y/o estériles.

Tratamiento conservador

Actitud expectante

El conocimiento de la historia natural, así como de las posibles consecuencias clínicas de los pólipos endometriales sin tratamiento, es limitado. Existe evidencia de una regresión espontánea anual de hasta el 27 % a los 12 meses, sobre todo en aquellos pólipos de tamaño inferior a los 10 mm en pacientes premenopáusicas, aunque son, en contrapartida, los mayores de 15 mm los que tienden a persistir.

Dentro del tratamiento conservador, se incluyen aquellas pacientes premenopáusicas con pólipos asintomáticos de pequeño tamaño sin factores de riesgo relacionados con malignidad. En las posmenopáusicas asintomáticas, la observación es una opción, siempre después de discutirlo con la paciente. Asimismo, es esencial asegurarse de que la afectada está informada de las pruebas disponibles, así como de los riesgos del no tratamiento para poder tomar una decisión consensuada sobre su plan de tratamiento.

Respecto a las pacientes estériles o infértiles, como se ha comentado anteriormente, no existe un acuerdo sobre la actitud que hay que seguir antes de intentar un embarazo natural, mediante inseminación intrauterina o fecundación *in vitro*. Se debe individualizar según las características de la paciente, sus antecedentes y la técnica de reproducción que se ha de realizar, así como las preferencias del médico responsable.

 La actitud expectante en el manejo de los pólipos endometriales se acepta por el carácter predominantemente benigno y dada la posibilidad de resolución espontánea a los 12 meses de seguimiento.

Manejo médico

Los análogos de la hormona liberadora de gonadotropina no cuentan, hasta el momento, con una suficiente evidencia para ser recomendados como tratamiento único. Debido a las diferentes innovaciones tecnológicas aparecidas durante las últimas décadas, la utilización de análogos de prerresección histeroscópica para reducir el tamaño y así facilitar el procedimiento ya no tienen cabida.

 Los análogos de hormona liberadora de gonadotropinas (GnRh) causan un bloqueo hipofisario que impide la síntesis y liberación de la hormona luteinizante, así como la hormona foliculoestimulante, responsables de la producción de estrógenos.

Es conveniente mencionar la actividad antiestrogénica de la progesterona, a través del dispositivo intrauterino liberador de levonorgestrel como por los anticonceptivos orales. Su uso continuado se asocia a una disminución en la tasa de proliferación y a un descenso en la expresión de los factores antiapoptóticos del endometrio (Bcl-2 y Ki-67), lo que se traduce en una proliferación y descamación cíclica endometrial. Sin embargo, su uso como tratamiento de primera línea en los pólipos endometriales debe limitarse actualmente a estudios de investigación.

 El manejo médico en los pólipos endometriales, preventivo o como tratamiento, no puede ser recomendado debido a su limitado papel.

Tratamiento quirúrgico

La histeroscopia es considerada en la actualidad el método de referencia tanto para el diagnóstico como para el tratamiento de la patología intrauterina. Dada su alta efectividad, bajo riesgo de complicaciones y rentabilidad adecuada, la histeroscopia diagnóstica terapéutica es ampliamente aceptada para la resección de los pólipos endometriales.

La extracción de estos con un legrado «a ciegas» tiene éxito en menos del 50 % de las pacientes. En muchos casos, la exéresis es incompleta, motivo por el cual no debería usarse como una opción, ni diagnóstica ni terapéutica.

Se dispone de diferentes tipos de histeroscopios, así como técnicas quirúrgicas para el tratamiento de los pólipos endometriales. El procedimiento se puede realizar en el ámbito ambulatorio, la consulta y el quirófano.

! Se define histeroscopia ambulatoria o en consulta a aquel procedimiento en el cual el manejo del dolor se controla sin medicación, con medicación vía oral, anestesia cervical o sedación, vía oral o inhalatoria. Por el contrario, la histeroscopia quirúrgica es el procedimiento en el que para el manejo del dolor se utiliza medicación parenteral con efecto sedativo, anestesia regional o general.

Las diferentes innovaciones tecnológicas realizadas durante estas últimas décadas en el ámbito de la histeroscopia (en métodos de iluminación y aumento de la imagen, y medios de distensión uterina) han permitido incorporar en la práctica clínica diaria histeroscopios con un menor diámetro, un flujo continuo y un canal de trabajo.

Todas estas innovaciones han facilitado enormemente la realización de la histeroscopia diagnóstica terapéutica en el ámbito ambulatorio o de consulta.

Son múltiples las ventajas que implican efectuar esta técnica *see and treat* en la misma consulta, sin la necesidad de derivación quirúrgica: para la paciente, una disminución del porcentaje de complicaciones, disminución del estrés quirúrgico, menor tiempo de recuperación y rápida reincorporación a las actividades diarias; para el sistema sanitario, disminución de la estancia hospitalaria, las jornadas de quirófano y del impacto económico. Asimismo,

la histeroscopia ambulatoria permite disminuir el número de complicaciones a menos del 1 %.

TÉCNICAS DE RESECCIÓN HISTEROSCÓPICA

Existen varios métodos y técnicas histeroscópicas disponibles para la extirpación de los pólipos endometriales. Hasta la fecha, el método de elección debe seleccionarse de acuerdo con las preferencias y experiencia del operador, las características de la paciente y el instrumental e infraestructura disponible. Cada instrumento presenta sus características con sus ventajas y sus inconvenientes. Las tasas de éxito en cada una de las técnicas son altas en manos expertas, lo que ofrece seguridad a la paciente.

Debido a las innovaciones aparecidas durante estas últimas décadas, el tratamiento de los pólipos endometriales, y sobre todo aquellos de pequeño tamaño, se debería realizar mediante histeroscopios de menor diámetro que no requieran de forma estandarizada anestesia cervical o preparación cervical. Cuando esto no es posible, por condiciones de la paciente o por una técnica no satisfactoria, se requiere la realización del procedimiento quirúrgico bajo anestesia.

Dentro de las diferentes técnicas de resección para los pólipos endometriales, se encuentran: instrumentos mecánicos, electrocirugía, con energía mecánica (morceladores) y otras energías (como el láser de diodo).

Instrumentos mecánicos

El uso de instrumentos mecánicos, como los fórceps o las tijeras introducidos a través del canal de trabajo de un histeroscopio convencional, permiten la fragmentación o resección de pólipos endometriales de diferentes diámetros.

La técnica consiste en localizar la base del pólipo e ir seccionando para desinsertarlo y liberarlo completamente de la cavidad uterina. Después se extrae a través del canal cervical para el estudio histológico correspondiente (**Fig. 16-10**). Es importante resecar la base del pólipo lo más cerca de la pared uterina para conseguir su escisión completa y evitar posibles recidivas.

Con los instrumentos mecánicos se pueden extraer pólipos de diferentes tamaños (a mayor tamaño del pólipo, mayor

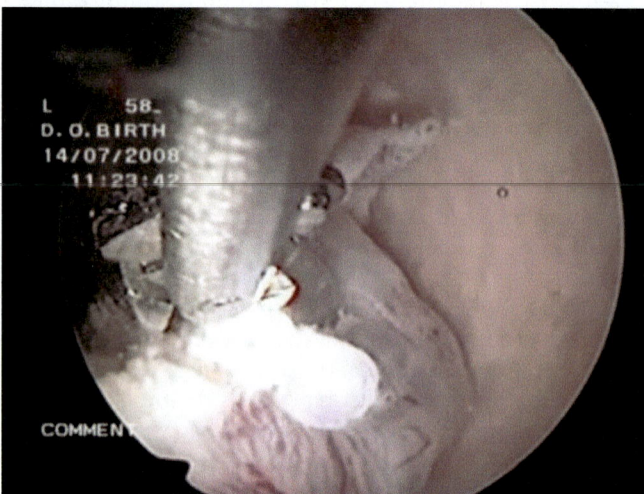

Figura 16-10. Polipectomía con instrumentos mecánicos.

tiempo de intervención y mayor experiencia por parte del médico especialista).

Los instrumentos mecánicos (pinzas y tijeras) son inventariables, motivo por el cual la polipectomía a través de esta técnica se considera como la técnica más rentable en cuanto a costes directos.

Electrocirugía

La electrocirugía, definida como la aplicación de corriente de alta frecuencia con efecto térmico sobre los tejidos, es la técnica más utilizada en el ámbito histeroscópico para el tratamiento de las formaciones endouterinas, en el ámbito ambulatorio o quirúrgico.

Dentro de la electrocirugía, se encuentra la energía monopolar y la bipolar, con las características diferenciales en cada una de ellas.

Por otra parte, existen diferentes histeroscopios que utilizan electrocirugía, entre ellos, el resectoscopio, el minihisterorresectoscopia y el sistema de electrodo bipolar Versapoint.

La diferencia entre el clásico resectoscopio y el minihisterorresectoscopio es el menor diámetro del segundo, hecho que evita el trauma cervical y la necesidad de dilatación cervical, lo que disminuye las complicaciones y favorece el procedimiento en el ámbito ambulatorio.

Ambos histeroscopios disponen diferentes electrodos o asas miniaturas que son introducidas a través del canal operatorio del histeroscopio. Dichos electrodos presentan diferentes formas, diámetros y energías (corte y coagulación) según la necesidad e indicación quirúrgica (**Fig. 16-11**).

El sistema Versapoint está formado por un generador, un pedal y los correspondientes electrodos (resorte, berbiquí, bola y asa) que se introducen a través del canal de trabajo de un histeroscopio convencional.

Las diferentes técnicas que incluyen electrocirugía tienen como característica la fragmentación de los pólipos con

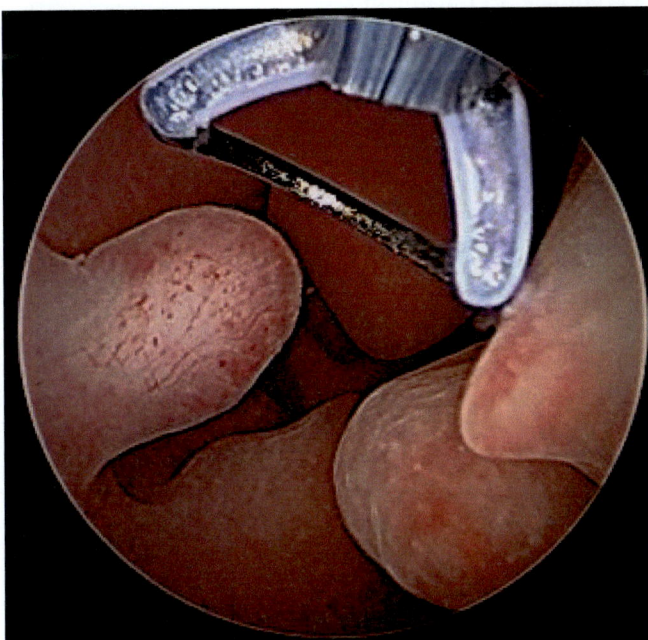

Figura 16-11. Polipectomía con electrocirugía.

energía, en forma de corte o coagulación con la posterior extracción por el canal endocervical para el correspondiente estudio histológico.

 En el pólipo endometrial, se recomienda la escisión con tijeras y utilizar un instrumento eléctrico solo si se es un histeroscopista experimentado.

Los pólipos de mayor tamaño pueden presentar cierta dificultad técnica con electrocirugía. La formación de burbujas fruto de la electricidad y el tejido resecado libre dentro de la cavidad dificultan la visualización durante el proceso operatorio, lo que hace que la polipectomía sea un proceso más complejo.

En pólipos de mayor tamaño, conviene trocearlos antes de resecar su base directamente para evitar dificultades en su extracción por el canal cervical.

 La polipectomía con electrocirugía es la técnica tradicional en el ámbito ambulatorio como en quirófano. Permite una resección del pólipo con la posibilidad de hemostasia. Hay que recordar el mayor porcentaje de complicaciones, así como la necesidad de una mayor curva de aprendizaje.

Otras energías (láser de diodo)

Como alternativa a la electrocirugía en el ámbito de la histeroscopia diagnóstica terapéutica existe el láser. El más utilizado es el de diodo o láser semiconductor, que permite seccionar o reducir el pólipo desde su base.

El láser de diodo está formado por un dispositivo responsable de la formación del haz de luz con una longitud de onda continua de 980 nanómetros). Para poder canalizar a nivel tisular dicha energía existen diferentes tipos de fibras de vidrio con distintas formas de puntas, diámetros y modos de irradiar la energía (por vaporización, ablación de los tejidos, coagulación o corte).

La técnica de la polipectomía con láser es muy similar a la utilizada en la electrocirugía: trocear el pólipo en diferentes fragmentos a nivel longitudinal o transversal para proceder después a su extracción y estudio histológico.

Debido a sus propiedades en la absorción de la hemoglobina, así como la desnaturalización de las proteínas del tejido, el láser de diodo presenta una excelente capacidad de hemostasia, de corte y vaporización.

 El láser presenta como característica fundamental la hemostasia y la posibilidad de vaporización de los pólipos endometriales.

Energía mecánica (morceladores)

Dentro de la energía mecánica destacan los morceladores intrauterinos. Su principal diferencia con respecto a los otros histeroscopios es que seccionan, fragmentan y extraen el pólipo sin la necesidad de electrocirugía (**Fig. 16-12**). La no utilización de energía evita el daño tisular, así como el posterior riesgo de adherencias.

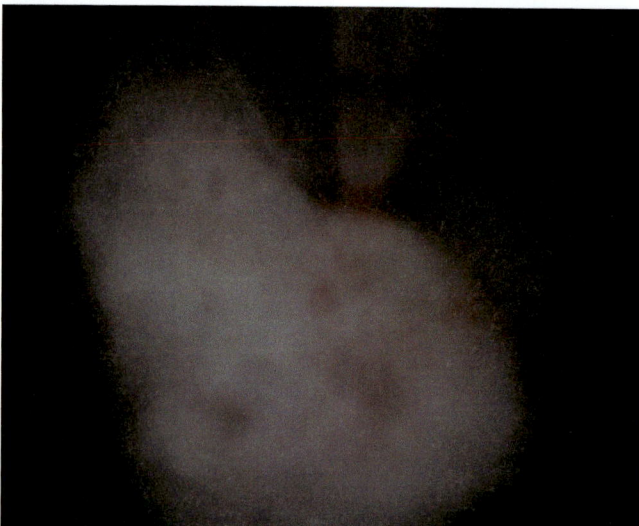

Figura 16-12. Polipectomía con morcelador.

Los morceladores mecánicos están formados por un histe-roscopio rígido a través del cual se inserta la cánula de morce-lación, responsable de la resección y aspiración de la patología intrauterina. Asimismo, el tejido resecado se recoge para un posterior análisis histológico.

Como principal ventaja de los morceladores está la resección y, al mismo tiempo, la aspiración del tejido. Esta característica diferencial facilita la visualización durante todo el acto opera-torio con una única inserción del histeroscopio en la cavidad uterina y con una mayor tolerancia por parte de la paciente.

La velocidad de extracción con los histeroscopios de energía mecánica depende del volumen de la patología, la densidad del tejido, las revoluciones y el tamaño de la ventana del morcelador.

 La polipectomía con morceladores es una técnica rápida, con menor porcentaje de complicaciones, mejor tolerada por la paciente y con un mayor porcentaje de éxito. Como inconveniente cabe mencionar la no posi-bilidad de hemostasia.

RESULTADOS TRAS LA POLIPECTOMÍA

Se ha indicado anteriormente que el tratamiento médico de los pólipos endometriales tiene un papel limitado. La polipec-tomía histeroscópica permite eliminar los pólipos de manera efectiva con una mejoría en el sangrado uterino anormal a corto plazo en la mayoría de las mujeres (75-100 %), en términos generales. Sin embargo, el riesgo de recurrencia o persistencia de la sintomatología de sangrado tras polipecto-mía en pacientes premenopáusicas a medio y/o largo plazo es relativamente alta (40-60 %).

La recidiva de un pólipo endometrial se define por dos criterios: el mismo tipo de histología y la misma localización.

La recurrencia confirmada histológicamente en el segui-miento a largo plazo (10 años) después de la polipectomía histeroscópica es de alrededor del 3 %. No obstante, en los casos de pólipos múltiples e hiperplásicos, la tasa de recidiva podría alcanzar el 10 %.

Algunos de los factores de riesgo conocidos que podrían pre-disponer a dicha recurrencia son la estimulación endometrial con terapia hormonal estrogénica, el síndrome de los ovarios poliquísticos, la multiparidad, la edad de la paciente (joven), la obesidad y el tratamiento concomitante con tamoxifeno. Las pacientes en edad reproductiva con un número elevado de póli-pos son mucho más propensas a la recurrencia de pólipos endo-metriales que aquellas con uno solo (45,5 % frente a 13,4 %).

Si la polipectomía viene acompañada de otras terapias adyuvantes, como la colocación de un dispositivo intraute-rino de levonorgestrel o la resección endometrial, el riesgo de recurrencia en pacientes premenopáusicas se puede reducir en un 45 %. En el caso de mujeres posmenopáusicas, la poli-pectomía conlleva, por lo general, la resolución del sangrado de forma definitiva.

Respecto a la técnica de resección histeroscópica utilizada, se conocen factores relacionados que podrían aumentar el riesgo de recurrencia, como el uso de la técnica de dilatación y curetaje o la utilización de fórceps o tijeras como técnica de extracción, ambas asociadas a un porcentaje de recurrencia del 15 %. Asimismo, la resección con electrocirugía o con energía mecánica a largo plazo se definen como técnicas altamente efectivas en el tratamiento de los pólipos endometriales, con un índice de recurrencia del 0-4,5 %.

El tamaño del pólipo no parece influir de forma significa-tiva en la recidiva. Respecto a los factores de riesgo para los pólipos endometriales, tampoco se ha encontrado una aso-ciación significativa con la edad, la paridad, el índice de masa corporal, la hipertensión arterial, la diabetes, el tamoxifeno, la terapia hormonal ni el estado de la menopausia.

 Es importante mencionar la fuerte asociación encon-trada entre la endometriosis y la recurrencia de pólipos endometriales, con porcentajes del 23 % a los 2 años y del 56 % a los 5 años.

El entorno en el que se realiza la polipectomía (en consulta o en quirófano) no refleja diferencias significativas en cuanto a la eficacia del tratamiento.

En el contexto de la fertilidad, la polipectomía histeroscópica podría estar justificada para la restauración de la cavidad uterina en pacientes con deseo de gestación. Esta técnica se asocia con un aumento en la tasa de embarazo en mujeres que han tenido una previa inseminación artificial. Los resultados menos beneficiosos en las tasas de embarazo y recién nacidos vivos se observan en mujeres que se someten a un proceso de fecundación *in vitro*.

Si bien el tamaño del pólipo extirpado no parece guardar relación con la tasa de embarazos, la localización de este den-tro de la cavidad si parece relacionarse con la fertilidad. Así, hay una tasa más alta de embarazos (50-60 %) en aquellas pacientes que sufren una polipectomía uterotubárica o con pólipos múltiples (40,3 %).

Los estudios concernientes a la fertilidad tras una polipec-tomía son escasos, lo que no permite extraer conclusiones definitivas del papel de esta técnica en dichas pacientes.

 En la paciente con infertilidad o esterilidad de causa desconocida y diagnóstico de pólipo endometrial, se recomienda la extirpación quirúrgica para permitir que la concepción natural o la técnica de reproducción asis-tida tengan más posibilidades de éxito.

PUNTOS CLAVE

- Los pólipos endometriales representan una patología ginecológica frecuente en la práctica clínica diaria, con una prevalencia de hasta el 40 % según la población estudiada.
- La mayoría de los pólipos endometriales son asintomáticos, generalmente diagnosticados de forma incidental mediante una ecografía pélvica.
- La prevalencia de premalignidad y malignidad en los pólipos endometriales es baja, con porcentajes del 0,8 % y del 3,1 %, respectivamente.
- Se deben considerar como principales factores de riesgo para una transformación maligna el estado posmenopáusico y la hemorragia uterina anormal.
- Otros factores de riesgo que hay que tener en cuenta son la hipertensión arterial, el uso de tamoxifeno, la obesidad y la diabetes *mellitus*.
- Los pólipos podrían alterar la receptividad del endometrio y la implantación embrionaria, lo cual reduce las tasas de embarazo.
- La ecografía transvaginal es la técnica de elección para el diagnóstico de los pólipos endometriales. Su capacidad diagnóstica aumenta cuando se utiliza el Doppler o el contraste intracavitario (con o sin imágenes 3D).
- No existe un tratamiento preventivo ni médico probado. El único tratamiento efectivo para la eliminación de los pólipos endometriales es la cirugía.

- La histeroscopia diagnóstica terapéutica en el ámbito ambulatorio es una técnica rentable para la patología intrauterina.
- Existen diferentes técnicas histeroscópicas para la polipectomía (instrumentos mecánicos, electrocirugía, energía mecánica y láser), cada una de ellas con sus características, sus ventajas y sus inconvenientes.
- En pacientes premenopáusicas con deseo genésico, la polipectomía ambulatoria se presenta como un tratamiento rentable.
- En mujeres posmenopáusicas sintomáticas con sospecha ecográfica de pólipo endometrial, está indicada la histeroscopia para realizar el correspondiente diagnóstico histológico, así como el tratamiento.
- En pacientes asintomáticas, hay que individualizar y valorar factores de riesgo de cáncer endometrial, así como la preocupación de la mujer por la malignidad.
- Se requieren ensayos aleatorizados que permitan evaluar el impacto de los pólipos en la receptividad endometrial, así como estudios a largo plazo que evalúen la tasa de recurrencia de los pólipos después de su extirpación histeroscópica, para lo que se evalúan las técnicas utilizadas y los posibles factores de riesgo.

BIBLIOGRAFÍA

AlHilli MM, Nixon KE, Hopkins MR, Weaver AL, Laughlin-Tommaso SK, Famuyide AO. Long-term outcomes after intrauterine morcellation vs hysteroscopic resection of endometrial polyps. J Minim Invasive Gynecol. 2013;20(2):215-21.

Anastasiadis PG, Koutlaki NG, Skaphida PG, Galazios GC, Tsikouras PN, Liberis VA. Endometrial polyps: prevalence, detection, and malignant potential in women with abnormal uterine bleeding. Eur J Gynaecol Oncol. 2000;21:180-3.

Antunes A, Costa-Paiva L, Arthuso M, Costa JV, Pinto-Neto AM. Endometrial polyps in pre-and postmenopausal women: Factors associated with malignancy. Maturitas. 2007;57:415-21.

Bajo JM, Pérez-Medina T, Martínez-Cortés L, Granados L, Uguet C. Ultrasonografía vaginal en la detección de trastornos del endometrio y el miometrio. Pólipos y miomas que pueden interferir con la fertilidad. En: Bajo Arenas JM. Ultrasonografía y reproducción. Barcelona: Prous Science;1996. p:157-68.

Bakour SH, Khan KS, Gupta JK. The risk of premalignant and malignant pathology in endometrial polyps. Acta Obstet Gynecol Scandynavia. 2000;79:317-20.

Bel S, Billard C, Godet J, Viviani V, Akladios C, Host A, et al. Risk of malignancy on suspicion of polyps in menopausal women. Eur J Obstet Gynecol Reprod Biol. 2017;216:138-42.

Ben-Arie A, Goldchmit C, Laviv Y, Levy R, Caspi B, Huszar M, et al. The malignant potential of endometrial polyps. Eur J Obstet Gynecol Reprod Biol. 2004;115:206-10.

Bettocchi S, Ceci O, Vicino M, Marello F, Impedovo L, Selvaggi L. Diagnostic inadequacy of dilatation and curettage. Fertil Steril. 2001;75:803-5.

Bradshaw KD, Cunningham FG. Williams Gynecology. Columbus: McGraw-Hill Professional; 2008.

Cheng WF, Lin H, Torng PL, Huang SC. Comparison of endometrial changes among symptomatic tamoxifen-treated and nontreated premenopausal and postmenopausal breast cancer patients. Gynecol Oncol. 1997;66:233-7.

Ciscato A, Zare SY, Fadare O. The significance of recurrence in endometrial polyps: a clinicopathologic analysis. Hum Pathol. 2020;100:38-44.

Clark TJ, Godwin J, Khan KS, Gupta JK. Ambulatory endoscopic treatment of symptomatic benign endometrial polyps: a feasibility study. Gynaecol Endosc. 2002;11:91-7.

Costa-Paiva L, Godoy CE Jr, Antunes A Jr, Caseiro JD, Arthuso M, Aarao M. Pinto-Neto AM. Risk of malignancy in endometrial polyps in premenopausal and postmenopausal women according to clinicopathologic characteristics. Menopause 2011;18(12):1278-82.

DeWaay DJ, Syrop CH, Nygaard IE, Davis WA, Van Voorhis BJ. Natural history of uterine polyps and leiomyomata. Obstet Gynecol 2002;100:3-7.

Dijkhuizen F, De Vries LD, Mol BW, Brölmann HA, Peters HM, Moret E, et al. Comparison of transvaginal ultrasonography and saline infusion sonography for the detection of intracavitary abnormalities in premenopausal women. Ultrasound Obstet Gynecol. 2000;15:372-6.

Dreisler E, Sorensen S, Lose G. Endometrial polyps and associated factors in Danish women aged 36-74 years. Am J Obstet Gynecol. 2009;200:147e1-e6.

Dreisler E, Stampe Sorensen S, Ibsen PH, Lose G. Prevalence of endometrial polyps and abnormal uterine bleeding in a Danish population aged 20-74 years. Ultrasound Obstet Gynecol. 2009;33:102-8.

Elliott J, Connor M, Lashen H. The value of outpatient hysteroscopy in diagnosing endometrial pathology in postmenopausal women with and without hormone replacement therapy. Acta Obstet GynecolScand. 2003;82:1112-9.

Engels V, Medina M, Antolín E, Ros C, Amaro A, De-Guirior C, et al. Feasibility, tolerability, and safety of hysterosalpingo-foam sonography (hyfosy). multicenter, prospective Spanish study. J Gynecol Obstet Hum Reprod 2021;50 (5):102004.

Exalto N, Stappers C, van Raamsdonk LA, Emanuel MH. Gel instillation sonohysterography: first experience with a new technique. Fertil Steril. 2007;87:152-5.

Fadl SA, Sabry AS, Hippe DS, Al-Obaidli A, Yousef RR, Dubinsky TJ. Diagnosing Polyps on Transvaginal Sonography: Is Sonohysterography Always Necessary? Ultrasound Q 2018;34(4):272-7.

Fernández-Parra J, Rodríguez Oliver S, López Criado F, Parrilla Fernández F, Montoya Ventoso F. Hsteroscopic evaluation of endometrial polyps. Inter J Gynaecol Obstet. 2006;2:144-8.

Ferrazzi E, Zupi E, Leone FP, Savelli L, Omodei U, Moscarini M, et al. How often are endometrial polyps malignant in asymptomatic postmenopausal women? A multicenter study. Am J Obstet Gynecol. 2009;200:235.e1-6.

Gardner FJ, Konje JC, Bell SC, Abrams KR, Brown LJR, Taylor DJ, et al. Prevention of tamoxifen induced endometrial polyps using a levonorgestrel releasing intrauterine system long-term follow-up of a randomised control trial. Gynecol Oncol. 2009;114:452-6.

Garuti G, Cellani F, Colonnelli M, Grossi F, Luerti M. Outpatient hysteroscopic polypectomy in 237 patients: feasibility of a one-stop "see-and-treat" procedure. J Am Assoc Gynecol Laparosc. 2004;11:500-4.

Gebauer G, Hafner A, Siebzehnrubl E, Lang N. Role of hysteroscopy in detection and extraction of endometrial polyps: Results of a prospective study. Am J Obstet Gynecol. 2001;184:59-63.

Granados Galainena L, Bajo Arenas JM. Tesis doctoral: ultrasonografía transvaginal en el diagnóstico de los pólipos endometriales y de su génesis. Facultad de Medicina. Universidad Autónoma de Madrid; 1998.

Gu F, Zhang H, Ruan S, Li J, Liu X, Xu Y, et al. High number of endometrial polyps is a strong predictor of recurrence: findings of a prospective cohort study in reproductive-age women. Fertil Steril. 2018;109(3):493-500.

Haimov-Kochman R, Deri-Hasid R, Hamani Y, Voss E. The natural course of endometrial polyps: Could they vanish when left untreated? Fertil Steril 2009;92:828. e11-2.

Hann LE, Gretz EM, Bach AM, Francis SM. Sonohysterography for evaluation of the endometrium in women treated with tamoxifen. AJR Am J Roentgenol. 2001;177:337-42.

Heinonen PK, Helin K, Nieminen K. Long-term impact and risk factors for hysterectomy after hysteroscopic surgery for menorragia. Obst and Gynecology Survey. 2006;3:265-9.

Henriquez DD, van Donger H, Wolterbeek R, Jansen FN. Polypectomy in premenopausal women with abnormal uterine bleeding: effectiveness of hysteroscopic removal. J Minim Invasive Gynecol 2007;14:59-63.

Hinckley MD, Milki AA. 1000 office-based hysteroscopies prior to in vitro fertilization: feasibility and findings. JSLS. 2004;8:103-7.

Inceboz US, Nese N, Uyar Y, Ozcakir HT, Kurtul O, Baytur YB, et al. Hormone receptor expressions and proliferation markers in postmenopausal endometrial polyps. Gynecol Obstet Invest. 2006;61:24-8.

Jakab A, Ovári L, Juhasz B, Birinyi L, Bacsko G,Toth Z. Detection of feeding artery improves the ultrasound diagnosis of endometrial polyps in asymptomatic patients. Eur J Obstet Gynecol Reprod Biol. 2005;119:103-7.

Jansen FW, de Kroon CD, van Dongen H, Grooters C, Louwé L, Trimbos-Kemper T. Diagnostic hysteroscopy and saline infusión sonography: prediction of intrauterine polyps and myomas. J Minim Invasive Gynecol. 2006;13:320-4.

Jou P, Martínez MA, Nonell R, Vanrell JA, Cardona M, Alonso I. Pólipos endometriales. Riesgo de malignización y correlación clínico-anatómica. Prog Obstet Gynecol. 2004;47:506-10.

Kamel HS, Darwish AM, Mohamed SA. Comparison of transvaginal ultrasonography and vaginal sonohysterography in the detection of endometrial polyps. Acta Obstet Gynecol Scand. 2000;79(1):60-4.

Kilicdag EB, Haydardedeoglu B, Cok T, Parlakgumus AH, Simsek E, Bolat FA. Polycystic ovary syndrome and increased polyp numbers as risk factors for malignant transformation of endometrial polyps in premenopausal women. Int J Gynaecol Obstet. 2011;112(3):200-3.

Kim KR, Peng R, Ro JY, Robboy SJ. A diagnostically useful histopathologic feature of endometrial polyp: the long axis of endometrial glands arranged parallel to surface epithelium. Am J Surg Pathol 2004;28:1057-62.

Kupfer MC, Schiller VL, Hansen GC, Tessler FN. Transvaginal sonographic evaluation of endometrial polyps. J Ultrasound Med. 1994;13(7):535-9.

La Torre R, De Felice C, De Angelis C, Coacci F, Mastrone M, Cosmi EV. Transvaginal sonographic evaluation of endometrial polyps: a comparison with two dimensional and three dimensional contrast sonography. Clin Exp Obstet Gynecol. 1999;26(3-4):171-3.

Lee SC, Kaunitz AM, Sánchez-Ramos L, Rhatigan RM. The oncogenic potential of endometrial polyps: a systematic review and meta-analysis. Obstet Gynecol. 2010;116(5):1197-205.

Lieng M, Istre O, Qvigstad E. Treatment of endometrial polyps: a systematic review. Acta Obstet Gynecol Scand. 2010;89:992-1002.

Lieng M, Istre O, Sandvik L, Qvigstad E. Prevalence, 1-year regression rate, and clinical significance of asymptomatic endometrial polyps: cross-sectional study. J Minim Invasive Gynecol. 2009;16(4):465-71.

Maia H Jr, Barbosa IC, Marques D, Calmon LC, Ladipo OA, Coutinho EM. Hysteroscopy and transvaginal sonography in menopausal women receiving hormone replacement therapy. J Am Assoc Gynecol Laparosc. 1996;4(1):13-8.

Makris N, Kalmantis K, Skartados N, Papadimitriou A, Mantzaris G, Antsaklis A. Three-dimensional hysterosonography versus hysteroscopy for the detection of intracavitary uterine abnormalities. Int J Gynecol Obstet. 2007;97(1):6-9.

Nappi L, Indraccolo U, Di Spiezio Sardo A, Gentile G, Palombino K, Castaldi MA, et al. Are diabetes, hypertension, and obesity independent risk factors for endometrial polyps? J Minim Invasive Gynecol. 2009;16(2):157-62.

Nathani F, Clark J. Uterine polypectomy in the management of abnormal uterine bleeding: a systematic review. J Minim Invasive Gynecol 2006;13(4):260-8.

Oguz S, Sarzin A, Kelekci S, Aytan H, Tapisiz OL, Mollamahmutoglu L. The role of hormone replacement therapy in endometrial polyp formation. Maturitas. 2005;50:231-6.

Preutthipan S, Herabutya Y. Hysteroscopic polypectomy in 240 premenopausal and postmenopausal women. Fertil Steril. 2005;83(3):705-9.

Rahimi S, Marani C, Renzi C, Natale ME, Giovannini P, Zeloni R. Endometrial polyps and the risk of atypical hyperplasia on biopsies of unremarkable endometrium: a study on 694 patients with benign endometrial polyps. Int J Gynecol Pathol. 2009;28(6):522-8.

Salim S, Won H, Nesbitt-Hawes E, Campbell N, Abbott J. Diagnosis and management of endometrial po- lyps: a critical review of the literature. J Minim Invasive Gynecol. 2011;18(5):569-81.

Savelli J, De Iaco P, Santini D, Rosati F, Ghi T, Pignotti E, et al. Histopathologic features and risk factors for benignity, hyperplasia, and cancer in endometrial polyps. Am J Obstet Gynecol. 2003;188(4):927-31.

Schwarzler P, Concin H, Bosch H, Berlinger A, Wohlgenannt K, Collins WP, Bourne TH. An evaluation of sonohysterography and diagnostic hysteroscopy for the assessment of intrauterine pathology. Ultrasound Obstet Gynecol. 1998;11(5):337-42.

Shokeir TA, Shalan HM, El-Shafei MM. Significance of endometrial polyps detected hysteroscopically in eumenorrheic infertile women. J Obstet Gynaecol Res. 2004;30(2):84-9.

Silva Reis PA, Nogueira AA, Reis FJ, Campolungo A, Carrara HH, Andrade JM. Is hysteroscopic appearance a safe means of differentiating malignant from benign endometrial polyps in postmenopausal women? Gynaecol Endosc 2001;10(1):49-51.

Spiegel GW. Edometrial carcinoma in situ in postmenopausal women. Am J Sur Pathol. 1995;19(4):417-32.

Spiewankiewicz B, Stelmachow J, Sawicki W, Cendrowski K, Wypych P, Swiderska K. The effectiveness of hysteroscopic polypectomy in cases of female infertility. Clin Exp Obstet Gynecol. 2003;30(1):23-5.

Stamatellos I, Apostolides A, Stamatopoulos P, Bontis J. Pregnancy rates after hysteroscopic polypectomy depending on the size or number of the polyps. Arch Gynecol Obstet. 2008;277(5):395-9.

Svirsky R, Smorgick N, Rozowski U, Sagiv R, Feingold M, Halperin R, et al. Can we rely on blind endometrial biopsy for detection of focal intrauterine pathology? Am J Obstet Gynecol. 2008;199(2):115.e1-3.

Taylor L, Jackson T, Reid J, Duffy S. The differential expression of estrogen receptors, progesterone receptors, Bcl-2 and Ki67 in endometrial polyps. BJOG. 2003;110(9):794-8.

Trimble CL, Kauderer J, Zaino R, Silverberg S, Lim PC, Burke JJ, et al. Concurrent en- dometrial carcinoma in women with a biopsy diagno- sis of atypical endometrial hyperplasia: a Gynecologic Oncology Group study. Cancer. 2006;106(4):812-9.

Uglietti A, Buggio L, Farella M, Chiaffarino F, Dridi D, Vercellini P, et al. The risk of malignancy in uterine polyps: a systematic review and meta-analysis. Eur J Obstet Gynecol Reprod Biol 2019;237:48-56.

Van Bogaert LJ. Clinicopathologic findings in endometrial polys. Obstet Gynecol. 1988;71(5):771-3.

Varaste N, Neuwirth R, Levin B, Kelts M. Pregnancy rates after hysteroscopic polypectomy and myomectomy in infertile women. Obstet gynecol 1999;94(2):168-71.

Vercellini P, Cortesi I, Oldani S, Moschetta M, De Giorgi O, Crosignani PG. The role of transvaginal ultrasonography and outpatient diagnostic hysteroscopy in the evaluation of patients with menorrhagia. Hum Reprod. 1997;12(8):1768-71.

Vilodre LC, Bertat R, Petters R, Reis FM. Cervical polyp as risk factor for hysteroscopically diagnosed endometrial polyps. Gynecol Obstet Invest. 1997;44(3):191-5.

Vroom AJ, Timmermans A, Bongers MY, van den Heuvel ER, Geomini P, van Hanegem N. Diagnostic accuracy of saline contrast sonohysterography in detecting endometrial polyps in women with postmenopausal bleeding: systematic review and meta-analysis. Ultrasound Obstet Gynecol. 2019;54(1):28-34.

Yang JH, Chen CD, Chen SU, Yang YS, Chen MJ. Factors influencing the recurrence potential of benign endometrial polyps after hysteroscopic polypectomy. PLoS One 2015;10:e0144857.

Zhang X, Lin J, Xu K. Study on women with abnormal uterine bleeding treated by hysteroscopic electric resection. Zhonghua Fu Chan Ke Za Zhi. 2000;35(12):727-9.

Zheng QM, Mao HI, Zhao YJ, Zhao YJ, Wei X, Liu PS. Risk of endometrial polyps in women with endometriosis: a meta-analysis. Reproductive biology and endocrinology: RB&E. 2015;13:103.

PALM-COEIN e histeroscopia

17

S. Rodríguez y J. Carugno

OBJETIVOS

- Conocer los componentes de PALM-COEIN: causas estructurales (pólipo, adenomiosis, leiomioma, malignidad, hiperplasia) y no estructurales (coagulopatía, disfunción ovulatoria, endometrial, iatrogénico, aún no clasificado).
- Comprender la aplicación de la histeroscopia en el diagnóstico y tratamiento de pacientes con sangrado uterino anormal en relación con PALM-COEIN.
- Entender las limitaciones de la histeroscopia con respecto a PALM-COEIN.
- Aplicar los principios aprendidos de histeroscopia relacionados con PALM-COEIN en la práctica clínica.

INTRODUCCIÓN

El sangrado uterino anormal (SUA) se define como cualquier variación en la frecuencia, regularidad, duración o volumen del sangrado menstrual, y, adicionalmente, incluye sangrado intermenstrual y sangrado irregular debido al uso de progesterona con o sin estrógeno. El SUA altera la cantidad de sangre perdida durante las menstruaciones, el dolor, la salud sexual y la productividad de la mujer; además, aumenta el uso de servicios de atención médica y costes.

El sistema PALM-COEIN (pólipo, adenomiosis, leiomioma, malignidad, hiperplasia, coagulopatía, disfunción ovulatoria, endometrial, iatrogénico, aún no clasificado) fue creado para simplificar y estandarizar las definiciones del SUA. En 2010, la Fédération Internationale de Gynécologie et d'Obstétrique (FIGO) adoptó un sistema de nomenclatura creado por el FIGO Comité de Trastornos Menstruales e Impactos Relacionados con la Salud llamado PALM-COEIN como clasificación para causas de SUA. PALM se refiere a causas estructurales y COEIN se refiere a causas no estructurales (funcionales) (**Tabla 17-1**).

> **!** En 2010, la Fédération Internationale de Gynécologie et d'Obstétrique (FIGO) adoptó un sistema de nomenclatura creado por el FIGO Comité de Trastornos Menstruales e Impactos Relacionados con la Salud llamado PALM-COEIN como clasificación para causas de SUA. PALM se refiere a causas estructurales y COEIN se refiere a causas no estructurales (funcionales). Este sistema se recomienda que sea utilizado por clínicos, educadores e investigadores.

Para establecer el diagnóstico usando PALM-COEIN, es indispensable obtener la historia clínica y realizar un examen físico detallado, además de obtener estudios de imágenes.

El estudio de imágenes más frecuentemente utilizado es la ecografía transvaginal, ya que es sencilla, factible y económica. Con el uso de la histeroscopia de «oficina», se puede visualizar de modo directo la cavidad endometrial y el cuello uterino. Debido a la miniaturización del instrumental y al abordaje vaginoscópico, la histeroscopia ha tenido un papel cada vez más importante en la evaluación y el manejo del SUA. En este tema, se analiza el papel de la histeroscopia en la evaluación y el manejo de SUA usando la clasificación PALM-COEIN.

PÓLIPOS

Los pólipos endometriales son crecimientos hiperplásicos focales de las glándulas endometriales y el estroma alrededor de un centro vascular que crea una proyección sésil o pediculada desde la superficie endometrial (**Fig. 17-1**). Por lo general, son benignos, pero pueden ser malignos en pacientes con factores de riesgo para cáncer endometrial, como posmenopausia, obesidad y anovulación. Las mujeres con pólipos se presentan con SUA, comúnmente con sangrado intermenstrual. La evaluación de pacientes con sospecha de pólipo endometrial comienza con una ecografía transvaginal. Sin embargo, debido a desarrollos recientes del histeroscopio con uso de instrumentos miniaturizados, la histeroscopia con biopsia guiada se considera el método de referencia para el diagnóstico y manejo de mujeres con patología intrauterina. Comparada con la ecografía transvaginal y la histerosonografía, la histeroscopia tiene la ventaja de ver de forma directa el cuello uterino y la cavidad endometrial, y, al mismo tiempo, extraer el pólipo para el diagnóstico histológico. La biopsia guiada con histeroscopia de pólipos ofrece una sensibilidad y especificidad más alta en comparación con la histerosonografía. Así, posee una sensibilidad y especificidad del 91,3 % y 81,4 %, respectivamente.

Tabla 17-1. Causas estructurales y no estructurales de sangrado uterino anormal

Causas estructurales	**P**ólipo **A**denomiosis **L**eiomioma **M**alignidad
Causas no estructurales	**C**oagulopatía **O**vulatoria **E**ndometrial **I**atrogenia **N**o clasificada

La polipectomía histeroscopia es el método de referencia en el tratamiento de los pólipos endometriales. El legrado uterino «a ciegas» era, en origen, el tratamiento para extirpar los pólipos; hoy en día, la polipectomía histeroscópica es el método preferido, porque con dilatación y legrado «a ciegas» pueden quedarse pólipos sin extirpar y, además, se asocia a un mayor riesgo de perforación. Los métodos «a ciegas» deben evitarse cuando existan otros con visualización directa para la extirpación. Para poder realizar una polipectomía histeroscópica, se requiere ver la cavidad uterina, una escisión del tejido polipoide y extirpar el tejido de la cavidad uterina. Esta técnica es efectiva y segura, y permite una rápida recuperación y regreso a las actividades normales, así como una estancia hospitalaria más corta.

 Debido a desarrollos recientes del histeroscopio, que permite un diámetro más pequeño con instrumentos miniaturas, la polipectomía histeroscópica es el método de referencia en el tratamiento para pacientes con pólipos endometriales.

Los elementos disponibles para llevar a cabo una polipectomía incluyen instrumentos mecánicos para pólipos pequeños, como pinza de biopsia, pinza Grasper, tijera recta, pinza de fijación Grasper dentada y asa (**Fig. 17-2**); para pólipos de mayor tamaño se requiere otro tipo de instrumental. El resectoscopio ha sido ampliamente utilizado y una de sus principales limitaciones radica en el diámetro del mismo. Los resectoscopios clásicos tienen un diámetro entre 22 y 27 Fr, y dado que se requiere una dilatación cervical previa a su inserción, su uso se realiza bajo anestesia. Los minirresectoscopios (15-16 Fr) se han creado para su uso en consulta sin tener que usar anestesia o dilatación cervical, y son igual de eficientes y aceptables. Otra opción para polipectomía son los sistemas de extracción de tejido (morcelador) por histeroscopia. Estos aparatos extraen el tejido mientras lo resecan, lo cual permite una visión continua y evita la necesidad de retirar el instrumento de la cavidad uterina para extraer el tejido, lo que resulta en un menor tiempo operatorio, menos movimiento del instrumento a través del cuello uterino y menor potencial para una laceración cervical y sangrado, lo cual conlleva menos déficit de líquidos, una curva de aprendizaje más corta y no necesita energía eléctrica, como los resectoscopios tradicionales. Algunos sistemas disponibles en el marcado son TruClear® (Smith & Nephew, Andover, Massachusetts, EE.UU.) y MyoSure® (Hologic, Marlborough, Massachusetts, EE.UU.).

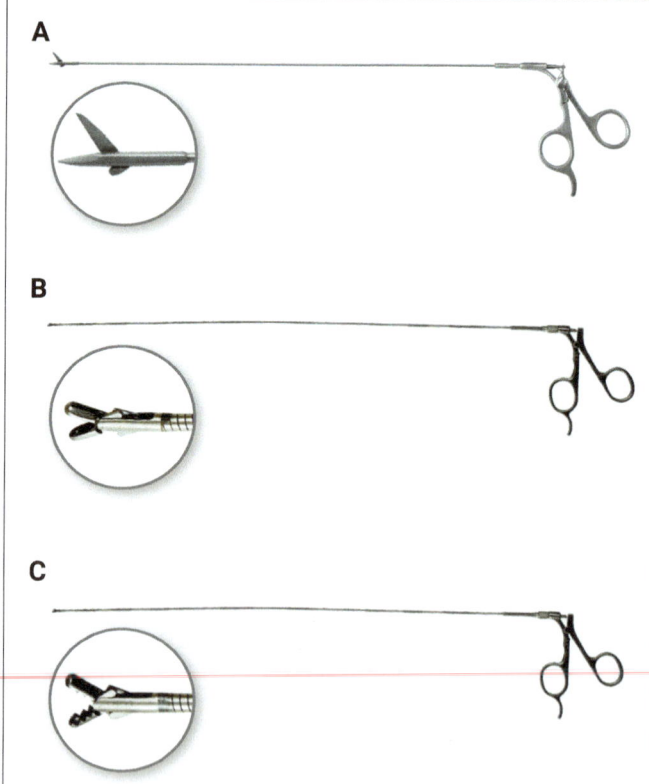

Figura 17-2. Instrumentos histeroscópicos. **A)** Tijera histeroscópica; la imagen destacada muestra una vista ampliada de la punta de la tijera. **B)** Pinza de biopsia histeroscópica, con la imagen destacada mostrando una vista ampliada de la punta de la pinza usada para adquirir una muestra de tejido. **C)** Pinza de biopsia histeroscópica, con la imagen destacada mostrando una vista ampliada de la punta de la pinza donde se puede ver los dientes de la pinza para sujetar tejido.

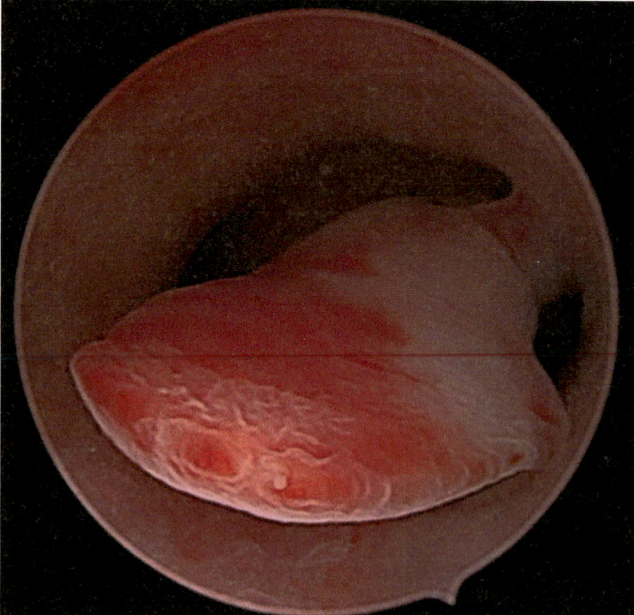

Figura 17-1. Pólipo endometrial con su base pediculada que se proyecta desde el endometrio.

Tradicionalmente, la polipectomía histeroscópica era realizada bajo anestesia general en el quirófano. Sin embargo, debido a los avances en la tecnología que han permitido la miniaturización de los instrumentos e histeroscopios con canales para instrumentos, sistemas de flujo continuo y un abordaje vaginoscópico, más médicos están realizando histeroscopia diagnóstica y quirúrgica en la consulta y de manera ambulatoria; así, ahora ha pasado a denominarse polipectomía histeroscópica «ver y tratar», ya que se realiza durante la histeroscopia diagnóstica. Con el abordaje vaginoscópico, se evita el uso del espéculo, el tenáculo y la instrumentación adicional en la vagina, lo cual reduce el dolor y permite más grados de movimientos externos para facilitar la manipulación de la cavidad uterina.

 Gracias a la miniaturización de los instrumentos e histeroscopios con canales para instrumentos, sistemas de flujo continuo y abordaje vaginoscópico, más médicos están realizando histeroscopia diagnóstica y quirúrgica en la consulta y de manera ambulatoria; así, en la actualidad se denomina polipectomía histeroscópica «ver y tratar», donde la polipectomía se realiza durante la histeroscopia diagnóstica.

La histeroscopia «office» y ambulatoria han demostrado ser sumamente eficaces en la extirpación de pólipos, con una tasa de éxito del 91,8-96,4 % y con menos complicaciones comparado con las pacientes ingresadas. La evidencia científica demuestra que la histeroscopia en consulta o ambulatoria puede ser realizada con histeroscopios con diámetro de 6 mm o menos, sin necesidad de dilatar el cuello, sin anestesia local y sin diferencia en el número de procedimientos fallidos cuando se usa el abordaje vaginoscópico en comparación con el abordaje tradicional con espéculo. Además, las pacientes, por lo general, prefieren el entorno del consultorio o ambulatorio, porque el tratamiento es inmediato, evita el ingreso en el hospital, implica menos tiempo perdido del trabajo mientras se recupera del procedimiento y es más conveniente comparado con el quirófano, el cual es asociado con más fallos técnicos, más dolor postoperatorio y, en general, menos aceptabilidad de las pacientes. Los morceladores histeroscópicos también han sido usados en el entorno de consulta y ambulatorio para realizar polipectomía histeroscópica, con eficaz extirpación de pólipos, sobre todo en menos de 10 minutos y con niveles de dolor aceptables.

 La polipectomía histeroscópica en consulta se puede realizar con histeroscopios con diámetro de 6 mm o menos y sin anestesia local; además, es más rentable comparado con la histeroscopia en el quirófano.

Las histeroscopias quirúrgicas en consulta suelen completarse sin fallos o complicaciones mayores. No obstante, las razones más comunes por las que se realiza la histeroscopia en el quirófano son por preferencia de las afectadas y por dolor durante el procedimiento. Las pacientes toleran este procedimiento normalmente bien, con niveles de dolor reportado sobre todo leve y tolerable, por lo que 79 % de las mujeres lo completan sin incomodidad. La histeroscopia diagnóstica y quirúrgica se puede llevar a cabo sin el uso de anestesia, pero algunos médicos eligen administrar medicamentos antiinflamatorios no esteroides (AINE) o medicamentos para la maduración del cuello uterino antes del procedimiento. Otros usan anestesia local cuando es necesario dilatar el cuello; sin embargo, la evidencia médica no apoya el uso de estas estrategias para disminuir el dolor durante el procedimiento.

Los médicos pueden elegir usar anestesia local cuando se requiere dilatación del cuello uterino; sin embargo, la evidencia médica no apoya el uso de estas estrategias para disminuir el dolor durante el procedimiento.

Otra limitación de la polipectomía histeroscópica es el diámetro del cuello uterino en relación con el tamaño del pólipo extirpado, lo cual puede hacer difícil sacar el pólipo, ya que este se puede deslizar del agarre del instrumento mientras se intenta extraerlo de la cavidad uterina. En algunos casos, la dilatación del cuello uterino «a ciegas» se efectúa para acomodar el tamaño del pólipo en el canal cervical. Otra limitación puede ser la localización anatómica del pólipo y la experiencia del operador.

ADENOMIOSIS

La adenomiosis es la invasión del miometrio por glándulas endometriales y/o estromas más de 2,5 mm de la unión endometrio-miometrial, acompañado por hiperplasia e hipertrofia de las células del músculo liso. Las pacientes con adenomiosis suelen presentar un útero con aumentado de tamaño, SUA y períodos dolorosos. El diagnóstico requiere una evaluación patológica del útero después de la histerectomía; sin embargo, con los avances tecnológicos en la histeroscopia antes mencionados, los procedimientos con preservación del útero se pueden lograr para el diagnóstico y el tratamiento de mujeres con adenomiosis.

El diagnóstico de adenomiosis se puede realizar con histeroscopia. Al usarla, no hay signos patognomónicos de la adenomiosis. No obstante, varios hallazgos del endometrio pueden indicar la presencia de adenomiosis:

- Endometrio irregular con aberturas pequeñas en la superficie endometrial, lo que sugiere una ruptura de la unión endomiometrial.
- Hipervascularización de la unión endomiometrial.
- Forma «de fresa» del endometrio.
- Apariencia fibrosa y quística de lesiones intrauterinas.
- Lesiones quísticas hemorrágicas con apariencia azul oscuro o marrón oscuro.

Algunos de los conceptos se observan en la **figura 17-3**.
Para adquirir una muestra histológica y determinar la extensión de la infiltración, se puede conseguir una muestra del tejido a través de una biopsia usando un resectoscopio con asa diatérmica, con ello se puede resecar la capa endometrial anormal. Al tomar muestras con el resectoscopio, hay tres hallazgos que sugieren la presencia de adenomiosis:

- Miometrio subendometrial irregular (espiral y/o fibrótico).
- Contorsión de la arquitectura normal del miometrio notado cuando se realiza la resección.
- Presencia de endometriomas intramurales.

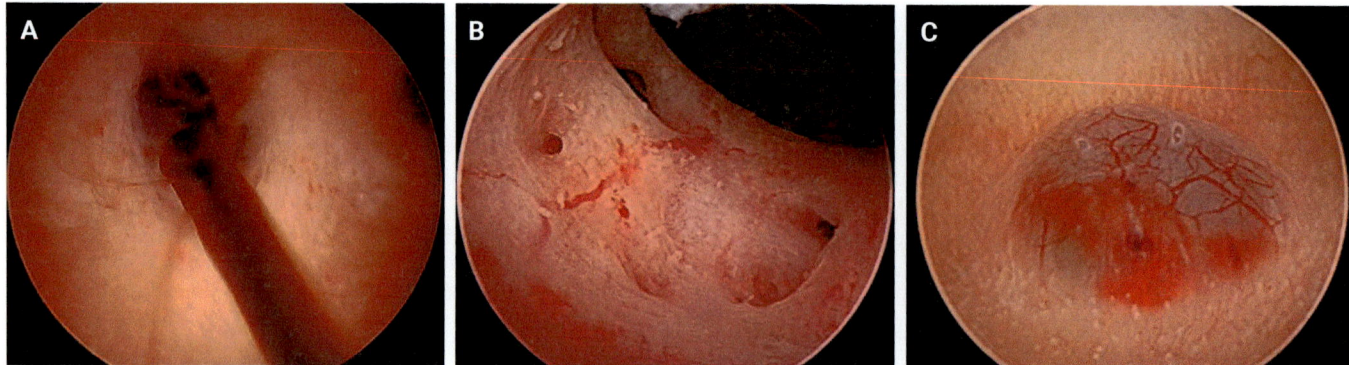

Figura 17-3. Apariencia de adenomiosis en histeroscopia. **A)** Se visualiza una lesión quística en el endometrio con sangrado drenaje del material a cavidad. **B)** Se visualiza el endometrio irregular con defectos en la superficie endometrial. **C)** Se visualiza una lesión quística hemorrágica de color azulado.

Las biopsias histeroscópicas de lesiones sospechosas también se pueden hacer usando una técnica de punción con biopsia mecánica. Además, esto permite llevar a cabo biopsias del endomiometrio de hasta 1 cm de profundidad guiadas por ultrasonidos con un dispositivo denominado útero-espirotomo, el cual utiliza una aguja con una hélice de corte en el extremo distal y una cánula de corte como vaina exterior llamado Spirotome® Soft Tissue Biopsy System (Blue Endo, Lenexa, Kansas, EE.UU.) (**Fig. 17-4**).

> **!** Los hallazgos del endometrio en la histeroscopia que pueden indicar la presencia de adenomiosis son:
> - Endometrio irregular con aberturas pequeñas en la superficie endometrial, lo cual sugiere una ruptura de la unión endomiometrial.
> - Hipervascularización de la unión endomiometrial.
> - Forma «de fresa» del endometrio.
> - Apariencia fibrosa y quística de lesiones intrauterinas.
> - Lesiones quísticas hemorrágicas con apariencia azul oscuro o marrón oscuro.

El tratamiento de la adenomiosis con histeroscopia es una opción viable para casos seleccionados con adenomiosis focal o difusa superficial en mujeres que desean preservar su útero. La histeroscopia en consulta se puede usar para lesiones que se pueden ver desde una perspectiva histeroscópica para enuclear adenomiomas focales superficiales y evacuar lesiones hemorrágicas quísticas de menos de 1,5 cm de diámetro usando electrodos mecánicos o bipolares.

Otra técnica desarrollada recientemente para las mujeres que desean un tratamiento conservador de adenomiosis conlleva la escisión radical histeroscópica de las lesiones, el endometrio adyacente y el miometrio subyacente, junto a

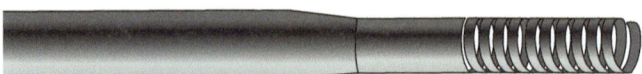

Figura 17-4. El instrumento Spirotome® Soft Tissue Biopsy System es usado para hacer biopsias endomiometriales usando la hélice de corte (visualizado) en el extremo distal y una cánula de corte como vaina exterior.

biopsias aleatorias endometriales del endometrio. Para lesiones adenomióticas superficiales de más de 1,5 cm de diámetro y para adenomiosis difusa superficial, se puede llevar a cabo un tratamiento con resectoscopio guiado por ecografía. En el caso de adenomiosis difusa superficial, la ablación endometrial se puede realizar en pacientes que no desean un futuro embarazo, pero quieren preservar su útero. Esta técnica se puede efectuar con láser, bola, asa y técnicas ablativas de tercera generación, como el balón térmico y la ablación con radiofrecuencia. Otra opción para el tratamiento histeroscópico de la adenomiosis superficial es la electrocoagulación del miometrio, que provoca una disminución de la adenomiosis debido a la necrosis. Esta es una opción para pacientes con enfermedad difusa y localizada, y puede ser una opción en mujeres sintomáticas con enfermedad extensa en las que ha fracasado el manejo médico y desean una preservación uterina.

En general, el tratamiento histeroscópico de la adenomiosis ha demostrado ser seguro, sin mayor complicación intra o postoperatoria. Además, se observa que los resultados se correlacionan con la profundidad de la adenomiosis en pacientes que se sometieron a una ablación o resección endometrial. Las afectadas también notan una mejoría significativa en la dismenorrea, el volumen de sangre menstrual y una reducción del volumen uterino.

LEIOMIOMA

Los leiomiomas, también llamados fibromas uterinos, son tumores benignos con origen en el miometrio y cuyo crecimiento es dependiente de estrógenos y progesterona. Las pacientes con fibromas presentan SUA, sangrado menstrual abundante, sensación de presión o dolor pélvico, aumento de la frecuencia urinaria, dificultad para vaciar la vejiga, estreñimiento o dolor de espalda o piernas. Los fibromas son clasificados según el sistema de clasificación FIGO. Los de tipo 0, 1 y 2 son submucosos, con un componente creciente de fibroma que se encuentra en el miometrio a medida que aumenta el número asignado; los tipos 3 y 4 son fibromas intramurales; los tipos 5, 6 y 7 son subserosos, y, finalmente, el tipo 8 está ubicado en otros lugares, como en el cuello uterino (**Fig. 17-5**). Se ha de tener en cuenta que hay miomas que se superponen en grupos y se denominan tipo 2-5 cuando se extienden desde el endometrio hasta la serosa.

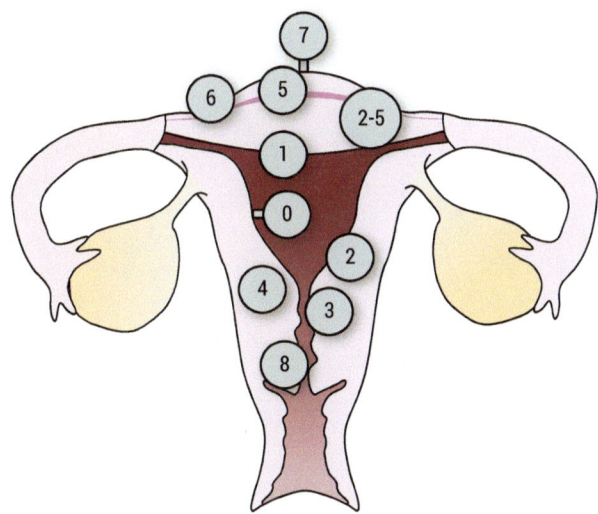

Figura 17-5. Clasificación de la Fédération Internationale de Gynécologie et d'Obstétrique (FIGO) de fibromas. Los fibromas tipo 0, 1 y 2 son submucosos con un componente creciente de fibroma que se encuentra en el miometrio a medida que aumenta el número; los tipos 3 y 4 son fibromas intramurales; los tipos 5, 6 y 7 son subserosos, y, finalmente, el tipo 8 son fibromas en otros lugares, como en el cuello uterino.

Las pacientes con síntomas sospechosos de fibromas por lo general se someten a técnicas de imagen para establecer un diagnóstico, típicamente con ecografía transvaginal, aunque a veces también se puede usar la resonancia magnética. La ecografía transvaginal convencional tiene una sensibilidad y especificidad del 90 % y 98 % respectivamente, pero puede ser que no detecte fibromas pequeños y que no clasifique de forma adecuada el tipo de fibroma. Con la adición de la histeroscopia, aumentan la sensibilidad y la especificidad al 100 % en los dos casos. Cuando se compara con una histerosonografía, la histeroscopia es equivalente en precisión diagnóstica, como norma general, pero se tiene una mejor predicción del tipo 0 en comparación con los fibromas tipo 1 y 2. El manejo de fibromas depende de la localización y el tamaño de estos, así como de la edad de la paciente, los síntomas, su deseo de preservación de fertilidad, los tratamientos disponibles y las preferencias del médico. Las opciones van desde el manejo expectante con vigilancia clínica hasta el manejo médico y la cirugía, incluida la miomectomía, la embolización de las arterias uterinas, la cirugía con ultrasonido focalizado guiado por resonancia magnética y la histerectomía para tratamiento definitivo.

Tradicionalmente, la miomectomía para fibromas submucosos puede ser hacerse con histeroscopia, laparoscopia o laparotomía; la ruta depende del tipo de fibroma, los equipos disponibles y las preferencias del cirujano. La miomectomía histeroscópica es el método de referencia para miomas submucosos. Se puede efectuar en la consulta o de forma ambulatoria, según los equipos disponibles, la experiencia del cirujano y el tipo, tamaño y localización de los fibromas. Está técnica se logra utilizando una variedad de instrumentos, incluyendo tijeras, pinzas, energía de radiofrecuencia (resectoscopio), vaporización electroquirúrgica, minirresectoscopio y sistemas de extirpación de tejido por

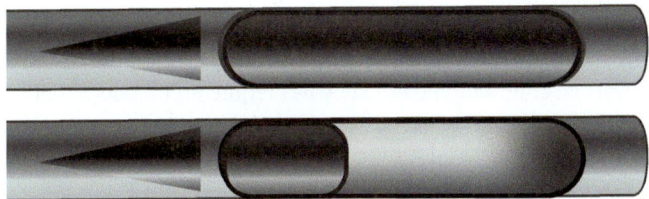

Figura 17-6. MyoSure® (Hologic, Marlborough, Massachussets, EE.UU.) es un sistema de extirpación de tejido por histeroscopia. Puede visualizar la punta del instrumento que se compone de un borde cortante para resecar el tejido, que luego se succiona dentro del endoscopio y se extrae de la cavidad uterina.

histeroscopia, como MyoSure˙ (Hologic, Marlborough, Massachussetts, EE.UU.) (**Fig. 17-6**).

> **!** La miomectomía histeroscópica es el método de referencia en el tratamiento para fibromas submucosos. Se puede efectuar en consulta o de forma ambulatoria, según los equipos disponibles, la experiencia del cirujano y el tipo, tamaño y localización de los fibromas.

Se han descrito varias técnicas según los instrumentos utilizados. Clásicamente, los fibromas tipo 0 pueden ser resecados desde su base en el endometrio y extirpados con un asa sin corriente. Pero si el fibroma es más grande de 2 cm, es necesario resecar en cortes hasta alcanzar la base del endometrio. Los fibromas tipo 1 y 2 pueden ser resecados hasta llegar al endometrio con una disección con el asa del resectoscopio. La miomectomía de fibromas tipo 0 y 1 superficial de menos de 2 cm se puede realizar con varias técnicas, entre las que se incluyen usar un electrodo bipolar espiculado con vaporización, un asa del resectoscopio en frío para enuclear el fibroma de la seudocápsula y un sistema de extracción de tejido por histeroscopia.

La resección histeroscópica evita la laparotomía y permite una reducción en costes e ingresos hospitalarios con buenos resultados. Comparado con la resección laparoscópica de fibromas tipo 2, las pacientes que se sometieron a una miomectomía histeroscópica tuvieron menos tiempo operatorio, padecieron menos pérdida de sangre intraoperatoria, permanecieron menos tiempo en el hospital, tuvo que pasar menos tiempo para sanar completamente y sufrieron menos complicaciones intraoperatorias.

Los resultados a largo plazo han demostrado altas tasas de satisfacción, con mejoría en síntomas menstruales y mayores tasas de embarazo en pacientes con deseo de fertilidad. La miomectomía histeroscópica es, por lo general, segura; sin embargo, tiene la mayor incidencia de complicaciones, 14 % comparado con otras cirugías histeroscópicas. Las complicaciones de mayor incidencia se han notado con fibromas tipo 1 y fibromas más grandes de 3 cm, pero pese a este riesgo, el índice de complicaciones es bajo (5,6 %).

> La miomectomía histeroscópica tiene la mayor incidencia de complicaciones en comparación con otras cirugías histeroscópicas, con una incidencia del 14 %; sin embargo, la tasa de complicaciones, en general, es baja (5,6 %).

MALIGNIDAD E HIPERPLASIA

Las pacientes con diagnóstico sospechoso de sangrado uterino anormal con malignidad (SUA-M) requieren una documentación histológica de hiperplasia endometrial con atipia o cáncer de endometrio. La hiperplasia endometrial es una proliferación de las glándulas endometriales con dos categorías: sin atipia y con atipia, también referido como neoplasia intraepitelial endometrial (NIE). La NIE es una proliferación del endometrio precancerosa, no fisiológica y no invasiva. Su importancia clínica radica en que puede progresar o coexistir con un cáncer endometrial. La presentación típica de pacientes con neoplasia intraepitelial endometrial o hiperplasia endometrial es SUA. La hiperplasia endometrial sin atipia se suele tratar con progestágenos, pero cuando es con atipia o NIE en pacientes que no desean preservar su fertilidad, el tratamiento indicado es la histerectomía, dado el riesgo de coexistir o progresar a un cáncer endometrial. El papel de la histeroscopia en referencia a la neoplasia intraepitelial endometrial o el cáncer endometrial está mayormente enfocado a la evaluación inicial. En mujeres con sangrado posmenopáusico, SUA en mayores de 45 años o menos de 45 años con factores de riesgo debido a una exposición a estrógeno sin oposición (p. ej., obesidad, uso de tamoxifeno, nuliparidad, hipertensión o diabetes), se recomienda hacer una biopsia del endometrio bajo visualización directa.

> ! La histeroscopia es el método de referencia para evaluar la cavidad uterina y diagnosticar neoplasia endometrial. Las investigaciones, comparando el legrado «a ciegas» con la biopsia del endometrio guiada por histeroscopia, demuestran que la histeroscopia es un procedimiento con menos riesgos y mayor precisión diagnóstica.

Las pacientes pueden someterse a la histeroscopia en el quirófano, que era la manera tradicional. Pero con la miniaturización de los instrumentos y los histeroscopios, y con el abordaje vaginoscópico, las afectadas pueden optar por biopsia dirigida con histeroscopia en consulta con el beneficio de evitar la anestesia general y resumir sus actividades normales inmediatamente después del procedimiento solo con medicamentos tipo AINE para el manejo del dolor en aquellas que lo requieran. Para el diagnóstico de cáncer de endometrio, la sensibilidad y la especificidad son del 50-82,6 % y 94,2-99,7 %, respectivamente, mientras que para la hiperplasia endometrial la sensibilidad y la especificidad son del 75,2-90,4 % y 58,4-91,5 %, respectivamente.

Durante la histeroscopia, ciertos parámetros se asocian a malignidad o hiperplasia atípica: engrosamiento endometrial local o difuso con apariencia papilar o polipoide, patrones vasculares anormales, presencia de quistes glandulares, salidas glandulares con características arquitectónicas anormales, necrosis focal, microcalcificaciones y consistencia friable (**Fig. 17-7**).

La histeroscopia también desempeña un papel importante en el manejo de SUA-M. En pacientes con NIE y/o cáncer de endometrio, según la FIGO, estadio 1A, grado 1 endometrioide, que desean mantener la fertilidad, se puede realizar un abordaje quirúrgico conservador con terapias hormonales en combinación con resección histeroscópica. Este abordaje implica la extirpación de la lesión exofítica, la resección del

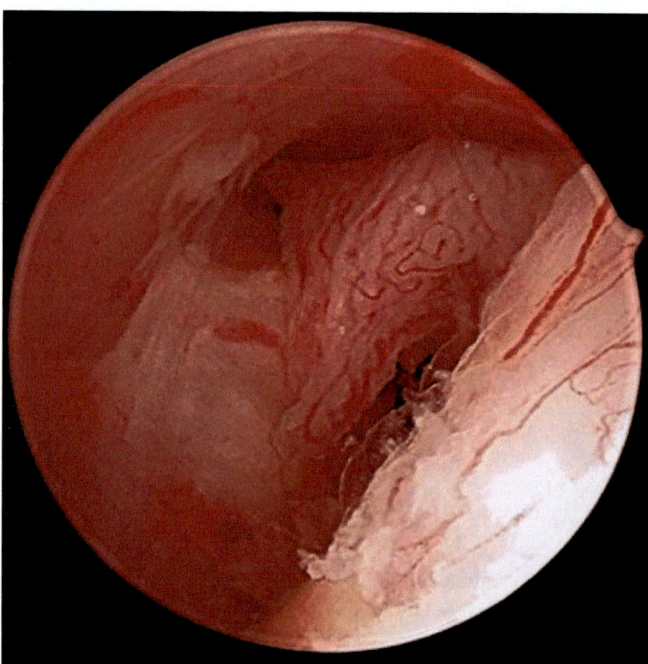

Figura 17-7. Cáncer endometrial visto por histeroscopia.

tejido endometrial circundante a cada lado de la lesión y la extirpación de la capa miometrial debajo de la lesión.

Otros estudios en pacientes que desean la preservación de la fertilidad con cáncer de endometrio en etapa temprana bien diferenciada y NIE muestran una tasa de regresión y de nacidos vivos más alta, y una tasa de recurrencia más baja en aquellas que se sometieron a una resección histeroscópica en combinación con terapia de progesterona que con terapia de progestágenos sola. La resección histeroscópica también se puede utilizar después del tratamiento con agonista de hormona liberadora de gonadotropinas durante 3 meses en mujeres que desean la preservación de la fertilidad con NIE y cáncer de endometrio de grado 1.

> La resección histeroscópica, junto con la terapia hormonal, se puede realizar en pacientes con NIE y/o cáncer de endometrio, según la FIGO estadio I, tipo endometrioide, grado 1, que desean conservar la fertilidad.

Algunos médicos dudan sobre llevar a cabo una histeroscopia en mujeres con sospecha de cáncer de endometrio debido al riesgo teórico de diseminación de células cancerosas en la cavidad peritoneal. Numerosos estudios observacionales y metaanálisis han encontrado que la histeroscopia se asocia con un mayor riesgo de hallazgos citológicos peritoneales positivos en mujeres con cáncer de endometrio, pero no se ha hallado riesgo de metástasis en los ganglios linfáticos, el abdomen o el retroperitoneo.

Por otro lado, existen limitaciones menores de la histeroscopia con respecto a SUA-M. Las lesiones pueden ser difíciles de identificar y la extensión de NIE y cáncer de endometrio pueden ser difíciles de delinear para una resección focal histeroscópica completa. Además, ciertas lesiones pueden carecer de características histeroscópicas específicas, lo que dificulta su reconocimiento.

COAGULOPATÍA

El SUA en el contexto de coagulopatía requiere pruebas de laboratorio para confirmar su condición. Los trastornos hemostáticos más comunes son la enfermedad de Von Willebrand, la disfunción plaquetaria y las deficiencias del factor XI y X. Las coagulopatías se sospechan en mujeres con antecedentes de sangrado menstrual abundante desde la menarquia, que se define como una pérdida de sangre menstrual superior a 80 mL por menstruación; no obstante, el informe subjetivo de la paciente sobre el sangrado menstrual abundante es suficiente para el diagnóstico. Las afectadas también pueden reportar hematomas espontáneos, epistaxis, sangrado de las encías, sangrado postoperatorio, sangrado abundante después de una cirugía odontológica y sangrado posparto.

La evaluación de pacientes con sospecha de sangrado uterino anormal en el contexto de la coagulopatía (SUA-C) consiste en una historia detallada y estructurada. Cuando la historia es sospechosa de una coagulopatía, se realizan pruebas hematológicas primarias y secundarias. La paciente debe ser tratada en conjunto con un hematólogo.

El manejo del sangrado menstrual abundante en pacientes con SUA-C depende de la coagulopatía subyacente, así como de las causas coexistentes, como la patología uterina estructural. En este caso, la histeroscopia se usa para evaluar mujeres con SUA y determinar si existe una etiología estructural o, cuando se diagnostica una coagulopatía, para evaluar si hay una lesión estructural coexistente que pueda empeorar el sangrado menstrual. Muchas intervenciones terapéuticas son similares para pacientes con y sin trastornos hemorrágicos, mientras que otras, como la desmopresina, pueden ser específicas para la coagulopatía. Si las afectadas con SUA-C requieren manejo quirúrgico, es prudente una cuidadosa planificación preoperatoria y es posible que se requiera medicación prequirúrgica. Antes de someterse a una cirugía, se deben evaluar los niveles de factores de coagulación de la paciente y proporcionar una cobertura adecuada si necesario.

 La histeroscopia se usa para evaluar pacientes con SUA-C, determinar si existe una etiología estructural o, cuando se diagnostica una coagulopatía, para evaluar si hay una lesión estructural coexistente que pueda empeorar el sangrado menstrual.

TRASTORNOS DE LA OVULACIÓN

La disfunción ovulatoria se refiere a pacientes con sangrados impredecibles y con cantidad variable de flujo menstrual; puede resultar en un sangrado menstrual abundante. La causa, en la mayoría de las ocasiones, sigue siendo desconocida. No obstante, en algunos casos puede ocurrir como consecuencia de alteraciones en el eje hipotalámico-hipofisario-ovárico, como hipotiroidismo, hiperprolactinemia, etc. Por lo demás, el sangrado uterino anormal con disfunción ovulatoria SUA-O es un diagnóstico de exclusión, una vez que se han descartado otras causas estructurales y fisiológicas con anamnesis, examen físico, análisis de laboratorio e imágenes, según corresponda.

El papel de la histeroscopia en la evaluación de estas pacientes es obtener imágenes de la cavidad uterina para evaluar las causas estructurales, como evaluación de primera línea cuando lo justifican los antecedentes o en mujeres en las que ha fracasado el tratamiento médico. Las pacientes mayores de 45 años o aquellas más jóvenes con antecedentes de exposición a estrógenos sin oposición, tratamiento médico fallido o SUA persistente deben someterse a una muestra endometrial, idealmente bajo visualización directa con histeroscopia.

El manejo del SUA-O implica tratar cualquier endocrinopatía subyacente; también depende del deseo de fertilidad futura de la paciente. El manejo quirúrgico se reserva para mujeres en las que ha fallado el manejo médico. Las que se han sometido a una biopsia de endometrio con resultado benigno y desean preservar su útero, pero no desean preservar su fertilidad, son buenas candidatas para la ablación endometrial histeroscópica global o la resección endometrial. La ablación endometrial global histeroscópica se puede lograr usando láser, radiofrecuencia eléctrica o líquido calentado para coagular o vaporizar el tejido endometrial. La **figura 17-8** muestra una ablación con radiofrecuencia. La ablación endometrial resectoscópica implica la escisión del endometrio utilizando el resectoscopio.

Las ablaciones endometriales globales tienen el beneficio de requerir menos entrenamiento, habilidad y experiencia en comparación con la ablación resectoscópica tradicional e involucran un tiempo operatorio más corto, con un riesgo menor de perforación uterina y absorción de líquidos sistémicos. Algunas pueden emplearse en el entorno ambulatorio.

 Las pacientes con SUA-O que han fracasado en el manejo médico son candidatas para cirugía histeroscópica que implica ablación endometrial global o resección endometrial.

ENDOMETRIAL

El SUA-E se refiere a un trastorno primario del endometrio. Suele ocurrir con sangrado menstrual predecible y cíclico en el marco de ciclos ovulatorios sin una causa definible. Estas pacientes pueden tener deficiencias en la reparación endometrial a nivel molecular, inflamación o infección endometrial (endometritis), alteraciones de la respuesta inflamatoria local o anomalías en la vasculogénesis endometrial. El diagnóstico de trastornos endometriales se determina por la exclusión de otras causas identificables en mujeres de edad reproductiva con función ovulatoria normal.

La histeroscopia desempeña un papel importante en el SUA-E secundario a endometritis crónica, es decir, una inflamación localizada de la mucosa endometrial caracterizada por la presencia de edema, aumento de la densidad celular del estroma, maduración disociada entre las células epiteliales y los fibroblastos del estroma, y la presencia de infiltrado de células plasmáticas en el estroma. Las pacientes con endometritis crónica pueden ser asintomáticas o presentar una amplia variedad de síntomas: dolor pélvico, SUA, dispareunia, flujo vaginal, vaginitis, cistitis recurrente, molestias gastrointestinales leves, pérdida del embarazo y fallo de implantación en aquellas que se someten a un tratamiento de fertilización *in vitro*.

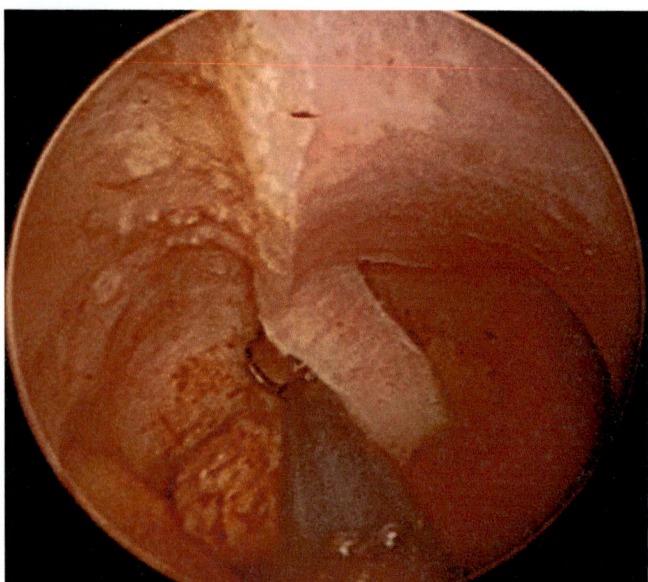

Figura 17-8. Ablación endometrial clásicamente se ha realizado con el resector, aquí vemos una imagen de ablación realizada con el minirresector.

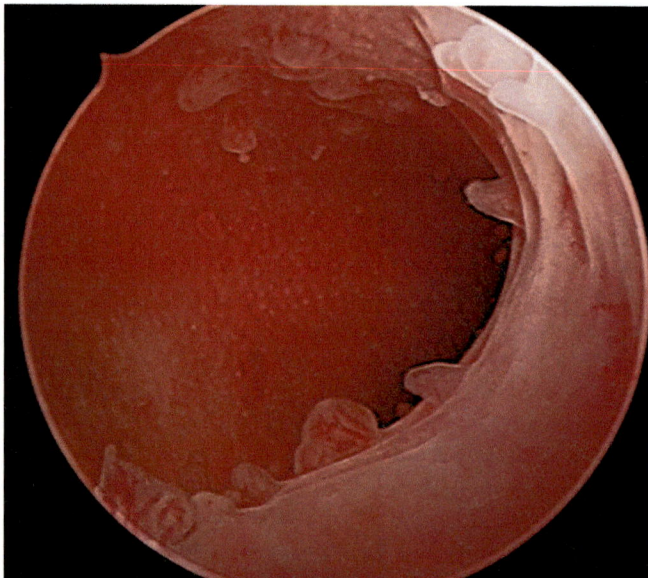

Figura 17-9. Los micropólipos son pequeños crecimientos vascularizados cubiertos por endometrio y caracterizados por la acumulación de células inflamatorias (linfocitos, células plasmáticas o granulocitos eosinofílicos).

El método de referencia en el diagnóstico de endometritis crónica es la presencia de células plasmáticas en el tejido endometrial. En este caso, la histeroscopia desempeña un papel importante, ya que permite la inspección de la superficie endometrial y la detección de signos de inflamación. Las características histeroscópicas de la endometritis crónica descritas previamente son: micropólipos (pólipos de menos de 1 mm de tamaño) (**Fig. 17-9**), hiperemia endometrial y edema intersticial endometrial. Con estas características, en comparación con el diagnóstico histológico, la sensibilidad, la especificidad, el valor predictivo positivo y negativo, y la precisión diagnóstica de la histeroscopia fueron del 55,4-86,4 %, 69,7-99,9 %, 42,1-98,4 %, 82,8-94,8 % y 66,9-93,4 %, respectivamente. Solo usando la presencia de micropólipos en la histeroscopia, se sugiere la existencia de endometritis crónica, con una correlación diagnóstica positiva del 93,4 %. Otros hallazgos histeroscópicos propuestos son el aspecto «de fresa» del endometrio (presencia de grandes áreas de endometrio hiperémico, enrojecido y con puntos centrales blancos) y manchas hemorrágicas endometriales (áreas rojas focales del endometrio con bordes afilados e irregulares, posiblemente en continuidad con el capilar).

> ! La histeroscopia desempeña un papel importante en el diagnóstico de cáncer de endometrio, donde las siguientes características tienen alta sensibilidad y especificidad para su diagnóstico: micropólipos, hiperemia endometrial y edema intersticial endometrial. Otros hallazgos que han mejorado la capacidad diagnóstica de los médicos son el aspecto «de fresa» del endometrio y las manchas hemorrágicas del endometrio en conjunto con los anteriormente mencionados.

El tratamiento de la endometritis crónica implica el tratamiento con antibióticos en caso de fallo de implantación, lo que mejora las tasas de implantación y disminuye la tasa de aborto. Por otro lado, la histeroscopia también puede desempeñar un papel terapéutico en la endometritis crónica mediante la eliminación física de biopelículas bacterianas involucradas en la fisiopatología de la endometritis crónica y la promoción de la secreción de citocinas y factores de crecimiento en el endometrio involucrado en la implantación del embrión. La histeroscopia es una herramienta complementaria útil y apropiada para confirmar un diagnóstico como herramienta de segunda línea y debe ir acompañada de una muestra endometrial y una evaluación histológica.

IATROGENIA

Las causas iatrogénicas de SUA son secundarias a dispositivos médicos (sobre todo sistemas anticonceptivos intrauterinos), medicamentos que interfieren con el eje hipotalámico-hipofisario-ovárico (antidepresivos tricíclicos que afectan el metabolismo de la dopamina) o el uso de anticoagulantes que interrumpen la formación del coagulo (warfarina, heparina, etc.).

El manejo implica confirmar que el sangrado proviene del endometrio y no es secundario de una patología estructural. El papel de la histeroscopia diagnóstica en este caso es evaluar la cavidad uterina para descartar una patología estructural, dado que la histeroscopia es el método de referencia para la evaluación de la cavidad uterina. A continuación, las pacientes deben recibir el tratamiento adecuado.

NO CLASIFICADO

SUA-N se refiere a entidades adicionales que pueden resultar en SUA en algunos pacientes, pero que no se han probado de manera colectiva debido a una definición deficiente, una evidencia médica inadecuada o ambos. Un aspecto importante del SUA-N implica un defecto de cicatriz uterina, también conocido como istmocele, nicho poscesárea, dehiscencia uterina o divertículo. Un istmocele es un defecto iatrogénico similar a una bolsa en el sitio de una cicatriz de cesárea anterior debido a una cicatrización defectuosa del tejido. Las pacientes pueden presentar varios síntomas: sangrado irregular, dismenorrea, dolor pélvico, dispareunia e infertilidad secundaria, entre otros.

El diagnóstico de istmocele se puede establecer mediante ecografía transvaginal, histerosonografía, ecografía 3D, resonancia magnética o histeroscopia (**Fig. 17-10**). La histerosonografía es la modalidad diagnóstica preferida, ya que detecta una mayor prevalencia, identifica nichos más grandes y miometrio residual más delgado en comparación con la ecografía transvaginal. La histeroscopia se puede utilizar para la evaluación de la pared uterina anterior, pero no proporciona información sobre el grosor del miometrio residual que cubre el defecto. El diagnóstico implica un espacio anecoico de, al menos, 1 mm de profundidad en la distancia vertical entre la base y el vértice, con o sin líquido, y de, como mínimo, 2 mm de profundidad en el miometrio en la ubicación de la cicatriz de la cesárea. Con la histeroscopia, el istmocele aparece como una bolsa o cuña similar a un reservorio en la pared anterior del istmo uterino, por lo general rodeada por un anillo fibrótico, ubicado en la cicatriz de la cesárea.

El tratamiento está indicado cuando hay síntomas presentes. La opción quirúrgica se puede contemplar dependiendo de la naturaleza del istmocele y el deseo de la paciente de preservar su útero y su futura fertilidad. El manejo quirúrgico conservador se puede conseguir mediante istmoplastia histeroscópica. Otras opciones de manejo quirúrgico implican un abordaje vaginal o transabdominal con laparotomía, laparoscopia o robótica, o, incluso un abordaje combinado. Los istmoceles grandes, con menos de 3 mm de grosor miometrial residual, y aquellos con riesgo de perforación con histeroscopia se benefician de la reparación por vía abdominal. El tratamiento definitivo para mujeres que no deseen conservar su útero es la histerectomía.

La resección histeroscópica se ha sugerido como tratamiento de primera línea de los istmoceles. El objetivo es eliminar la infiltración inflamatoria en el endocérvix, centrándose en suprimir por completo los aspectos superior e inferior del tejido cicatricial del defecto hasta que se vea el tejido muscular que se encuentra debajo, lo cual también permite la evacuación de sangre del útero.

Existen varias técnicas histeroscópicas, entre ellas el *rollerball* para destruir los vasos sanguíneos expuestos y dilatados, corregir cualquier divertículo residual potencial e inducir la

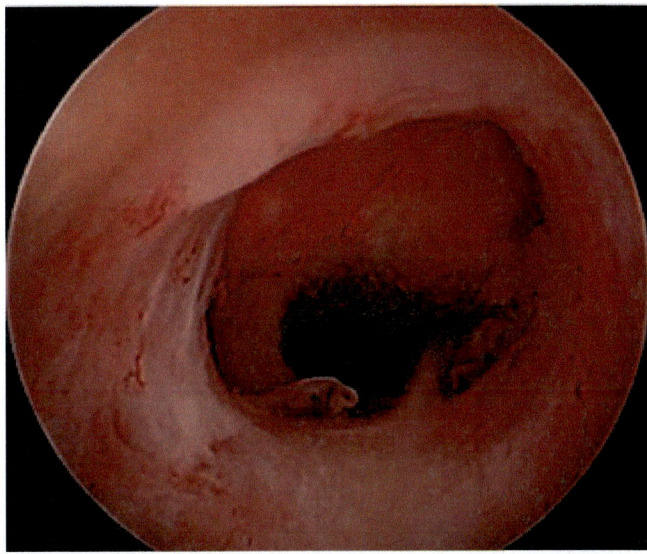

Figura 17-10. En el aspecto superior de la imagen se visualiza el istmocele con histeroscopia. El defecto se ve como una cuña similar a un reservorio, en la pared anterior del istmo uterino.

retracción de la cicatriz de la bolsa o el uso de un asa de corte para resecar el tejido fibrótico hasta llegar al miometrio. Se recomienda realizar la reparación histeroscópica bajo guía ecográfica.

La istmoplastia histeroscópica es una opción de tratamiento segura y eficaz en los casos de istmocele con un nicho de, al menos, 2 mm de profundidad y un espesor miometrial residual de, como mínimo, 3 mm. Cuando el grosor residual del miometrio es inferior a 2-3 mm, se recomienda no realizar un abordaje histeroscópico debido al riesgo de lesión vesical y de perforación de la pared anterior; en su lugar se puede considerar el abordaje laparoscópico o vaginal. La histeroscopia también se puede utilizar al final de un abordaje laparoscópico para visualizar la reparación del canal cervical.

 La istmoplastia histeroscópica es una opción de tratamiento segura y eficaz en los casos de istmocele con un nicho de, al menos, 2 mm de profundidad y un espesor miometrial residual de, como mínimo, 3 mm. Cuando el grosor residual del miometrio es inferior a 2-3 mm, se recomienda no realizar un abordaje histeroscópico debido al riesgo de lesión vesical y de perforación de la pared anterior.

 PUNTOS CLAVE
- El sangrado uterino anormal es una causa frecuente de consulta ginecológica.
- La histeroscopia, reconocida como el método de referencia para el diagnóstico y tratamiento de pacientes con patología intrauterina, desempeña un papel importante en el manejo de pacientes con SUA.
- La adopción de la clasificación PALM-COEIN ha permitido una comunicación clara entre los proveedores clínicos y la estandarización de la investigación en pacientes con SUA.

BIBLIOGRAFÍA

AAGL Advancing Minimally Invasive Gynecology Worldwide, Munro MG, Storz K, Abbott JA, Falcone T, Jacobs VR, et al. AAGL Practice Report: Practice Guidelines for the Management of Hysteroscopic Distending Media: (Replaces Hysteroscopic Fluid Monitoring Guidelines. J Am Assoc Gynecol Laparosc. 2000;7:167-168.). J Minim Invasive Gynecol. 2013;20(2):137-48.

ACOG Committee on Practice Bulletins. ACOG Practice Bulletin. Clinical management guidelines for obstetrician-gynecologists. Number 81, May 2007. Obstet Gynecol. 2007;109(5):1233-48.

Ahmadi F, Rashidy Z, Haghighi H, Akhoond M, Niknejadi M, Hemat M, et al. Uterine cavity assessment in infertile women: Sensitivity and specificity of three-dimensional Hysterosonography versus Hysteroscopy. Iran J Reprod Med. 2013;11(12):977-82.

Alonso S, Castellanos T, Lapuente F, Chiva L. Hysteroscopic surgery for conservative management in endometrial cancer: a review of the literature. Ecancermedicalscience. 2015;9:505.

American College of Obstetricians and Gynecologists' Committee on Practice Bulletins—Gynecology. ACOG Practice Bulletin No. 194: Polycystic Ovary Syndrome. Obstet Gynecol. 2018 Jun;131(6):e157-71.

Armstrong AJ, Hurd WW, Elguero S, Barker NM, Zanotti KM. Diagnosis and management of endometrial hyperplasia. J Minim Invasive Gynecol. 2012;19(5):562-71.

Bedner R, Rzepka-Górska I. Hysteroscopy with directed biopsy versus dilatation and curettage for the diagnosis of endometrial hyperplasia and cancer in perimenopausal women. Eur J Gynaecol Oncol. 2007;28(5):400-2.

Bettocchi S, Ceci O, Nappi L, Di Venere R, Masciopinto V, Pansini V, et al. Operative office hysteroscopy without anesthesia: analysis of 4863 cases performed with mechanical instruments. J Am Assoc Gynecol Laparosc. 2004;11(1):59-61.

Bettocchi S, Di Spiezio Sardo A, Ceci O, Nappi L, Guida M, Greco E, et al. A new hysteroscopic technique for the preparation of partially intramural myomas in office setting (OPPIuM technique): A pilot study. J Minim Invasive Gynecol. 2009;16(6):748-54.

Bij de Vaate AJ, Brölmann HA, van der Voet LF, van der Slikke JW, Veersema S, Huirne JA. Ultrasound evaluation of the Cesarean scar: relation between a niche and postmenstrual spotting. Ultrasound Obstet Gynecol. 2011;37(1):93-9.

Bij de Vaate AJ, van der Voet LF, Naji O, Witmer M, Veersema S, Brölmann HA, et al. Prevalence, potential risk factors for development and symptoms related to the presence of uterine niches following Cesarean section: systematic review. Ultrasound Obstet Gynecol. 2014;43(4):372-82.

Bouet PE, El Hachem H, Monceau E, Gariépy G, Kadoch IJ, Sylvestre C. Chronic endometritis in women with recurrent pregnancy loss and recurrent implantation failure: prevalence and role of office hysteroscopy and immunohistochemistry in diagnosis. Fertil Steril. 2016;105(1):106-10.

Bulun SE. Uterine fibroids. N Engl J Med. 2013;369(14):1344-55.

Capmas P, Levaillant JM, Fernández H. Surgical techniques and outcome in the management of submucous fibroids. Curr Opin Obstet Gynecol. 2013;25(4):332-8.

Carugno J, Grimbizis G, Franchini M, Alonso L, Bradley L, Campo R, et al. International Consensus Statement for Recommended Terminology Describing Hysteroscopic Procedures. J Minim Invasive Gynecol. 2022;29(3):385-91.

Cicinelli E, Matteo M, Tinelli R, Pinto V, Marinaccio M, Indraccolo U, et al. Chronic endometritis due to common bacteria is prevalent in women with recurrent miscarriage as confirmed by improved pregnancy outcome after antibiotic treatment. Reprod Sci. 2014;21(5):640-7.

Cicinelli E, Resta L, Nicoletti R, Tartagni M, Marinaccio M, Bulletti C, et al. Detection of chronic endometritis at fluid hysteroscopy. J Minim Invasive Gynecol. 2005;12(6):514-8.

Cicinelli E, Vitagliano A, Kumar A, Lasmar RB, Bettocchi S, Haimovich S, et al. Unified diagnostic criteria for chronic endometritis at fluid hysteroscopy: proposal and reliability evaluation through an international randomized-controlled observer study. Fertil Steril. 2019;112(1):162-73.e2.

Ciscato A, Zare SY, Fadare O. The significance of recurrence in endometrial polyps: a clinicopathologic analysis. Hum Pathol. 2020;100:38-44.

Clark TJ, Middleton LJ, Cooper NA, Diwakar L, Denny E, Smith P, et al. A randomised controlled trial of Outpatient versus inpatient Polyp Treatment (OPT) for abnormal uterine bleeding. Health Technol Assess. 2015;19(61):1-194.

Clark TJ, Stevenson H. Endometrial Polyps and Abnormal Uterine Bleeding (AUB-P): What is the relationship, how are they diagnosed and how are they treated? Best Pract Res Clin Obstet Gynaecol. 2017;40:89-104.

Committee on Practice Bulletins—Gynecology. Practice bulletin no. 128: diagnosis of abnormal uterine bleeding in reproductive-aged women. Obstet Gynecol. 2012;120(1):197-206.

Cooper NA, Clark TJ, Middleton L, Diwakar L, Smith P, Denny E, et al. Outpatient versus inpatient uterine polyp treatment for abnormal uterine bleeding: randomised controlled non-inferiority study. BMJ. 2015;350:h1398.

Cooper NA, Smith P, Khan KS, Clark TJ. Vaginoscopic approach to outpatient hysteroscopy: a systematic review of the effect on pain. BJOG. 2010;117(5):532-9.

Dakhly DM, Abdel Moety GA, Saber W, Gad Allah SH, Hashem AT, Abdel Salam LOE. Accuracy of Hysteroscopic Endomyometrial Biopsy in Diagnosis of Adenomyosis. J Minim Invasive Gynecol. 2016;23(3):364-71.

Daud S, Jalil SS, Griffin M, Ewies AA. Endometrial hyperplasia - the dilemma of management remains: a retrospective observational study of 280 women. Eur J Obstet Gynecol Reprod Biol. 2011;159(1):172-5.

De Franciscis P, Riemma G, Schiattarella A, Cobellis L, Guadagno M, Vitale SG, et al. Concordance between the Hysteroscopic Diagnosis of Endometrial Hyperplasia and Histopathological Examination. Diagnostics (Basel). 2019;9(4):142.

Deneris A. PALM-COEIN Nomenclature for Abnormal Uterine Bleeding. J Midwifery Womens Health. 2016;61(3):376-9.

Deutsch A, Sasaki KJ, Cholkeri-Singh A. Resectoscopic Surgery for Polyps and Myomas: A Review of the Literature. J Minim Invasive Gynecol. 2017;24(7):1104-10.

Di Spiezio Sardo A, Calagna G, Guida M, Perino A, Nappi C. Hysteroscopy and treatment of uterine polyps. Best Pract Res Clin Obstet Gynaecol. 2015;29(7):908-19.

Di Spiezio Sardo A, Calagna G, Santangelo F, Zizolfi B, Tanos V, Perino A, et al. The Role of Hysteroscopy in the Diagnosis and Treatment of Adenomyosis. Biomed Res Int. 2017;2017:2518396.

Di Spiezio Sardo A, Mazzon I, Bramante S, Bettocchi S, Bifulco G, Guida M, et al. Hysteroscopic myomectomy: a comprehensive review of surgical techniques. Hum Reprod Update. 2008;14(2):101-19.

Di Spiezio Sardo A, Zizolfi B, Calagna G, Giampaolino P, Paolella F, Bifulco G. Hysteroscopic Isthmoplasty: Step-by-Step Technique. J Minim Invasive Gynecol. 2018;25(2):338-9.

Dilley A, Drews C, Miller C, Lally C, Austin H, Ramaswamy D, et al. von Willebrand disease and other inherited bleeding disorders in women with diagnosed menorrhagia. Obstet Gynecol. 2001;97(4):630-6.

Diwakar L, Roberts TE, Cooper NAM, Middleton L, Jowett S, Daniels J, et al. An economic evaluation of outpatient versus inpatient polyp treatment for abnormal uterine bleeding. BJOG. 2016;123(4):625-31.

Drayer SM, Catherino WH. Prevalence, morbidity, and current medical management of uterine leiomyomas. Int J Gynaecol Obstet. 2015;131(2):117-22.

Dueholm M. Minimally invasive treatment of adenomyosis. Best Pract Res Clin Obstet Gynaecol. 2018;51:119-37.

Elfayomy AK, Habib FA, Elkablawy MA. Role of hysteroscopy in the detection of endometrial pathologies in women presenting with postmenopausal bleeding and thickened endometrium. Arch Gynecol Obstet. 2012;285(3):839-43. Erratum in: Arch Gynecol Obstet. 2015 Mar;291(3):709. Alkabalawy, Mohamed A [corrected to Elkablawy, Mohamed A].

Farghali MM, Abdelazim IA, El-Ghazaly TE. Relation between chronic endometritis and recurrent miscarriage. Prz Menopauzalny. 2021;20(3):116-21.

Gambadauro P, Martínez-Maestre MA, Torrejón R. When is see-and-treat hysteroscopic polypectomy successful? Eur J Obstet Gynecol Reprod Biol. 2014;178:70-3.

Ghoubara A, Sundar S, Ewies AAA. Predictors of malignancy in endometrial polyps: study of 421 women with postmenopausal bleeding. Climacteric. 2018;21(1):82-7.

Gkrozou F, Dimakopoulos G, Vrekoussis T, Lavasidis L, Koutlas A, Navrozoglou I, et al. Hysteroscopy in women with abnormal uterine bleeding: a meta-analysis on four major endometrial pathologies. Arch Gynecol Obstet. 2015;291(6):1347-54.

Gkrozou F, Tsonis O, Dimitriou E, Paschopoulos M. In women with chronic or subclinical endometritis is hysteroscopy suitable for setting the diagnosis? A systematic review. J Obstet Gynaecol Res. 2020;46(9):1639-50.

Goldstein SR. Modern evaluation of the endometrium. Obstet Gynecol. 2010;116(1):168-76.

Gordts S, Campo R, Brosens I. Hysteroscopic diagnosis and excision of myometrial cystic adenomyosis. Gynecol Surg. 2014;11(4):273-78.

Gordts S, Grimbizis G, Campo R. Symptoms and classification of uterine adenomyosis, including the place of hysteroscopy in diagnosis. Fertil Steril. 2018;109(3):380-8.e1.

Graziano A, Lo Monte G, Piva I, Caserta D, Karner M, Engl B, et al. Diagnostic findings in adenomyosis: a pictorial review on the major concerns. Eur Rev Med Pharmacol Sci. 2015;19(7):1146-54.

Gubbini G, Centini G, Nascetti D, Marra E, Moncini I, Bruni L, et al. Surgical hysteroscopic treatment of cesarean-induced isthmocele in restoring fertility: prospective study. J Minim Invasive Gynecol. 2011;18(2):234-7.

Jiménez-Lopez JS, Granado-San Miguel A, Tejerizo-Garcia A, Muñoz-Gonzalez JL, Lopez-Gonzalez G. Effectiveness of transcervical hysteroscopic endometrial resection based on the prevention of the recurrence of endometrial polyps in post-menopausal women. BMC Womens Health. 2015;15:20.

Johnston-MacAnanny EB, Hartnett J, Engmann LL, Nulsen JC, Sanders MM, Benadiva CA. Chronic endometritis is a frequent finding in women with recurrent implantation failure after in vitro fertilization. Fertil Steril. 2010;93(2):437-41.

Jones K, Sung S. Anovulatory Bleeding. 2021. En: StatPearls [Internet]. Treasure Island (FL): StatPearls Publishing; 2022.

Kerbage Y, Dericquebourg S, Collinet P, Verpillat P, Giraudet G, Rubod C. Cystic adenomyoma surgery. J Gynecol Obstet Hum Reprod. 2022;51(3):102313.

Kim MK, Seong SJ. Conservative treatment for atypical endometrial hyperplasia: what is the most effective therapeutic method? J Gynecol Oncol. 2014;25(3):164-5.

Koutlaki N, Dimitraki M, Zervoudis S, Skafida P, Nikas I, Mandratzi J, et al. Hysteroscopy and endometrial cancer. Diagnosis and influence on prognosis. Gynecological surgery. 2010;7(4):335-41.

Krentel H, Cezar C, Becker S, Di Spiezio Sardo A, Tanos V, Wallwiener, et al. From Clinical Symptoms to MR Imaging: Diagnostic Steps in Adenomyosis. Biomed Res Int. 2017;2017:1514029.

Kulshrestha V, Agarwal N, Kachhawa G. Post-caesarean Niche (Isthmocele) in Uterine Scar: An Update. J Obstet Gynaecol India. 2020;70(6):440-6.

Kumar V, Chodankar R, Gupta JK. Endometrial ablation for heavy menstrual bleeding. Womens Health (Lond). 2016;12(1):45-52.

LA Marca A, Gaia G, Mignini Renzini M, Alboni C, Mastellari E. Hysteroscopic findings in chronic endometritis. Minerva Obstet Gynecol. 2021;73(6):790-805.

Laganà AS, Pacheco LA, Tinelli A, Haimovich S, Carugno J, Ghezzi F, et al. Optimal Timing and Recommended Route of Delivery after Hysteroscopic Management of Isthmocele? A Consensus Statement From the Global Congress on Hysteroscopy Scientific Committee. J Minim Invasive Gynecol. 2018;25(4):558.

Lethaby A, Penninx J, Hickey M, Garry R, Marjoribanks J. Endometrial resection and ablation techniques for heavy menstrual bleeding. Cochrane Database Syst Rev. 2013;30(8):CD001501.

Marotta ML, Donnez J, Squifflet J, Jadoul P, Darii N, Donnez O. Laparoscopic repair of post-cesarean section uterine scar defects diagnosed in nonpregnant women. J Minim Invasive Gynecol. 2013;20(3):386-91.

Marsh FA, Rogerson LJ, Duffy SR. A randomised controlled trial comparing outpatient versus daycase endometrial polypectomy. BJOG. 2006;113(8):896-901.

Mazzon I, Bettocchi S, Fascilla F, DE Palma D, Palma F, Zizolfi B, et al. Resectoscopic myomectomy. Minerva Ginecol. 2016;68(3):334-44.

Middleton LJ, Champaneria R, Daniels JP, Bhattacharya S, Cooper KG, Hilken NH, et al. Hysterectomy, endometrial destruction, and levonorgestrel releasing intrauterine system (Mirena) for heavy menstrual bleeding: systematic review and meta-analysis of data from individual patients. BMJ. 2010;341:c3929.

Modaffari P, & Ferrero A, Salusso P, Liberale V, Ottino L, Perrini G, Mariani L. "See and treat hysteroscopy" in the management of endometrial polyp. European Journal of Obstetrics & Gynecology and Reproductive Biology. 2016. 206. e78. 10.1016/j.ejogrb.2016.07.214.

Munro MG, Critchley HO, Fraser IS; FIGO Menstrual Disorders Working Group. The FIGO classification of causes of abnormal uterine bleeding in the reproductive years. Fertil Steril. 2011;95(7):2204-8, 2208.e1-3.

Munro MG, Critchley HOD, Fraser IS; FIGO Menstrual Disorders Committee. The two FIGO systems for normal and abnormal uterine bleeding symptoms and classification of causes of abnormal uterine bleeding in the reproductive years: 2018 revisions. Int J Gynaecol Obstet. 2018;143(3):393-408. Erratum in: Int J Gynaecol Obstet. 2019;144(2):237.

Munro MG. Endometrial ablation. Best Pract Res Clin Obstet Gynaecol. 2018;46:120-39.

Namazov A, Karakus R, Gencer E, Sozen H, Acar L. Do submucous myoma characteristics affect fertility and menstrual outcomes in patients underwent hysteroscopic myomectomy? Iran J Reprod Med. 2015;13(6):367-72.

Oh ST, Ryu HK. Two-Step Office-Based Hysteroscopic Operation for Submucosal Myoma. JSLS. 2019;23(3):e2019.00028.

Polyzos NP, Mauri D, Tsioras S, Messini CI, Valachis A, Messinis IE. Intraperitoneal dissemination of endometrial cancer cells after hysteroscopy: a systematic review and meta-analysis. Int J Gynecol Cancer. 2010;20(2):261-7.

Practice bulletin no. 136: management of abnormal uterine bleeding associated with ovulatory dysfunction. Obstet Gynecol. 2013;122(1):176-85.

Practice Bulletin No. 149: Endometrial cancer. Obstet Gynecol. 2015;125(4):1006-26.

Puente E, Alonso L, Laganà AS, Ghezzi F, Casarin J, Carugno J. Chronic Endometritis: Old Problem, Novel Insights and Future Challenges. Int J Fertil Steril. 2020;13(4):250-56.

Raz N, Feinmesser L, Moore O, Haimovich S. Endometrial polyps: diagnosis and treatment options - a review of literature. Minim Invasive Ther Allied Technol. 2021;30(5):278-87.

Salazar CA, Isaacson KB. Office Operative Hysteroscopy: An Update. J Minim Invasive Gynecol. 2018;25(2):199-208.

Setúbal A, Alves J, Osório F, Sidiropoulou Z. Demonstration of Isthmocele Surgical Repair. J Minim Invasive Gynecol. 2021;28(3):389-90.

Sobociński K, Doniec J, Biela M, Szafarowska M, Paśnik K, Kamiński P. Usefulness of Cryoprobe in Office Hysteroscopy for Removal of Polyps and Myomas. Biomed Res Int. 2018;2018:7104892.

Song D, Li TC, Zhang Y, Feng X, Xia E, Huang X, et al. Correlation between hysteroscopy findings and chronic endometritis. Fertil Steril. 2019;111(4):772-79.

Struble J, Reid S, Bedaiwy MA. Adenomyosis: A Clinical Review of a Challenging Gynecologic Condition. J Minim Invasive Gynecol. 2016;23(2):164-85.

Sun W, Guo X, Zhu L, Fei X, Zhang Z, Li D. Hysteroscopic Treatment of a Uterine Cystic Adenomyosis. J Minim Invasive Gynecol. 2018;25(3):374-75.

Tanos V, Berry KE, Seikkula J, Abi Raad E, Stavroulis A, Sleiman Z, et al. The management of polyps in female reproductive organs. Int J Surg. 2017;43:7-16.

Tanvir T, Garzon S, Alonso Pacheco L, Lopez Yarto M, Rios M, Stamenov, et al. Office hysteroscopic myomectomy without myoma extraction: A multicenter prospective study. Eur J Obstet Gynecol Reprod Biol. 2021;256:358-63.

Telang M, Shetty TS, Puntambekar SS, Telang PM, Panchal S, Alnure Y. Three Thousand Cases of Office Hysteroscopy: See and Treat an Indian Experience. J Obstet Gynaecol India. 2020;70(5):384-89.

Tock S, Jadoul P, Squifflet JL, Marbaix E, Baurain JF, Luyckx M. Fertility Sparing Treatment in Patients With Early Stage Endometrial Cancer, Using a Combination of Surgery and GnRH Agonist: A Monocentric Retrospective Study and Review of the Literature. Front Med (Lausanne). 2018;5:240.

van der Voet LF, Vervoort AJ, Veersema S, BijdeVaate AJ, Brölmann HA, Huirne JA. Minimally invasive therapy for gynaecological symptoms related to a niche in the caesarean scar: a systematic review. BJOG. 2014;121(2):145-56.

Vilà Famada A, Cos Plans R, Costa Canals L, Rojas Torrijos M, Rodríguez Vicente A, Bainac Albadalejo A. Outcomes of surgical hysteroscopy: 25 years of observational study. J Obstet Gynaecol. 2022;42(5):1365-9.

Vitale SG, Haimovich S, Laganà AS, Alonso L, Di Spiezio Sardo A, Carugno J, et al. Endometrial polyps. An evidence-based diagnosis and management guide. Eur J Obstet Gynecol Reprod Biol. 2021;260:70-7.

Vitale SG, Ludwin A, Vilos GA, Török P, Tesarik J, Vitagliano A, et al. From hysteroscopy to laparoendoscopic surgery: what is the best surgical approach for symptomatic isthmocele? A systematic review and meta-analysis. Arch Gynecol Obstet. 2020;301(1):33-52.

Vitale SG, Riemma G, Carugno J, Chiofalo B, Vilos GA, Cianci S, et al. Hysteroscopy in the management of endometrial hyperplasia and cancer in reproductive aged women: new developments and current perspectives. Transl Cancer Res. 2020;9(12):7767-77.

Wong CLH, So PL. Prevalence and risk factors for malignancy in hysteroscopy-resected endometrial polyps. Int J Gynaecol Obstet. 2021;155(3):433-41.

Xia W, Zhang D, Zhu Q, Zhang H, Yang S, Ma J, et al. Hysteroscopic excision of symptomatic myometrial adenomyosis: feasibility and effectiveness. BJOG. 2017;124(10):1615-20.

Yang B, Xu Y, Zhu Q, Xie L, Shan W, Ning C, et al. Treatment efficiency of comprehensive hysteroscopic evaluation and lesion resection combined with progestin therapy in young women with endometrial atypical hyperplasia and endometrial cancer. Gynecol Oncol. 2019;153(1):55-62.

Yao Y, Lv W, Xie X, Cheng X. The value of hysteroscopy and transvaginal ultrasonography in the diagnosis of endometrial hyperplasia: a systematic review and meta-analysis. Transl Cancer Res. 2019;8(4):1179-87.

Yu J, Zhang D, Xia W, Zhang J. Hysteroscopic treatment of symptomatic adenomyoma. J Turk Ger Gynecol Assoc. 2020;21(2):140-2.

Zhang J, Shi W. Treatment of Adenomyosis by Hysteroscopy. J Minim Invasive Gynecol. 2015;22(6S):S123.

Zhang RC, Wu W, Zou Q, Zhao H. Comparison of clinical outcomes and postoperative quality of life after surgical treatment of type II submucous myoma via laparoscopy or hysteroscopy. J Int Med Res. 2019;47(9):4126-33.

Endometritis crónica

18

E. Cicinelli y E. Puente Gonzalo

OBJETIVOS

- Identificar los cambios característicos en la zona endometrial que permiten el diagnóstico histeroscópico de endometritis crónica.
- Conocer la fisiopatología de la endometritis crónica para comprender sus implicaciones clínicas.
- Ser capaz de diagnosticar, aplicar el tratamiento adecuado y realizar el manejo clínico idóneo de la endometritis crónica.

INTRODUCCIÓN

En los últimos años, se ha despertado un interés creciente en el estudio de la patología inflamatoria crónica del endometrio. Han aumentado sustancialmente el número de publicaciones sobre endometritis crónica e infertilidad, dada la posible implicación de esta entidad en la infertilidad de origen desconocido, con fallo de implantación o aborto de repetición.

En este capítulo, se analizará su prevalencia, la etiología, la fisiopatología, los criterios diagnósticos, su implicación en la fertilidad, así como las diversas opciones terapéuticas.

DEFINICIÓN

Se define endometritis crónica como la inflamación localizada en la mucosa endometrial que se caracteriza por la presencia de edema, aumento en la densidad de células del estroma, maduración disociada entre las células del epitelio y los fibroblastos del estroma y la presencia de infiltrado de células plasmáticas en el estroma, que por otro lado raramente se encuentran en el tejido endometrial.

PREVALENCIA

A menudo, cursa de forma asintomática o se presenta con clínica inespecífica, como dolor pélvico, sangrado disfuncional, dispareunia, leucorrea, cistitis, vaginitis de repetición, molestias intestinales leves, etc. Dado que se trata de síntomas muy inespecíficos y que precisa realización de biopsia endometrial para su diagnóstico, se hace más difícil estimar su prevalencia.

Esta varia en la población general entre el 10 % y el 11 %, según diversos estudios, basado en biopsias de pacientes sometidas a histerectomía por patología benigna. Está presente en el 3-10 % de mujeres sometidas a biopsia endometrial por sangrado uterino disfuncional, y en el 72 % de las que tienen

sospecha de enfermedad inflamatoria pélvica que consultaron en una clínica de enfermedades de transmisión sexual.

En cuanto a las mujeres infértiles, su prevalencia varía mucho en función del método de diagnóstico empleado y la población infértil a estudio. Se estima que su prevalencia en las mujeres con infertilidad de causa desconocida es del 28 %, dos veces más frecuente que en las fértiles y más prevalente, por tanto, que en la población general. Su prevalencia es mayor en el grupo de mujeres con fallo de implantación o con aborto de repetición.

ETIOLOGÍA

En la población general, la endometritis crónica puede deberse a la presencia de cuerpos extraños o crecimientos anómalos en la cavidad (dispositivos intrauterinos, miomas submucosos, pólipos, restos de placenta, aborto incompleto), radioterapia, o bien a agentes infecciosos (**Figs. 18-1 y 18-2**).

En la población de mujeres infértiles, la causa más frecuente es la microbiana. Esta afirmación se basa en la eficacia de la terapia antibiótica en su resolución.

Los agentes infecciosos más frecuentes son bacterias comunes como *Streptococcus*, *Escherichia coli*, *Enterococcus faecalis*, *Klebsiella pneumoniae*, *Staphylococcus* sp., *Gardnerella vaginalis*, *Corynebacterium* sp., *Mycoplasma hominis* y *Ureaplasma urealyticum*. La presencia de *Chlamydia trachomatis* y *Neisseria gonorrhoeae* es prácticamente indetectable.

Esto coincide también con los hallazgos del estudio PEACH que mostraba que el 60 % de las mujeres con enfermedad inflamatoria pélvica presentan infección no gonocócica ni en relación con *Chlamydia*.

Se ha descrito además una menor proporción de las especies anaerobias de lactobacilos, que constituyen las bacterias

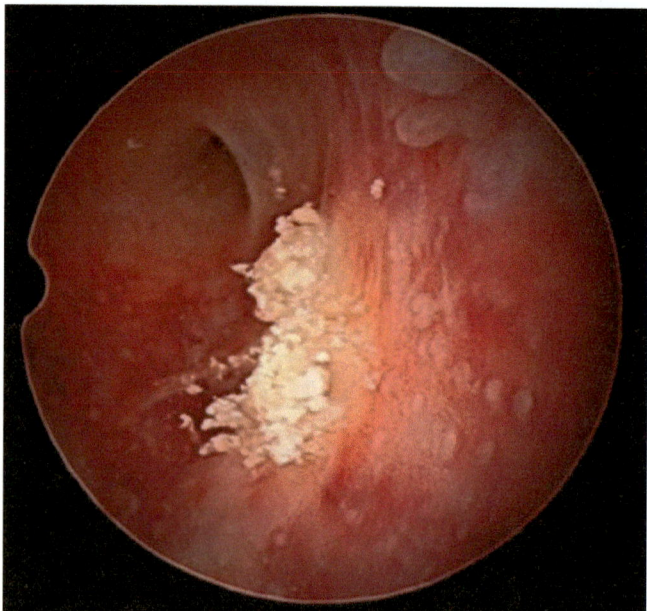

Figura 18-1. La imagen muestra la presencia de restos coriales y mucosa endometrial hiperémica con presencia de micropólipos.

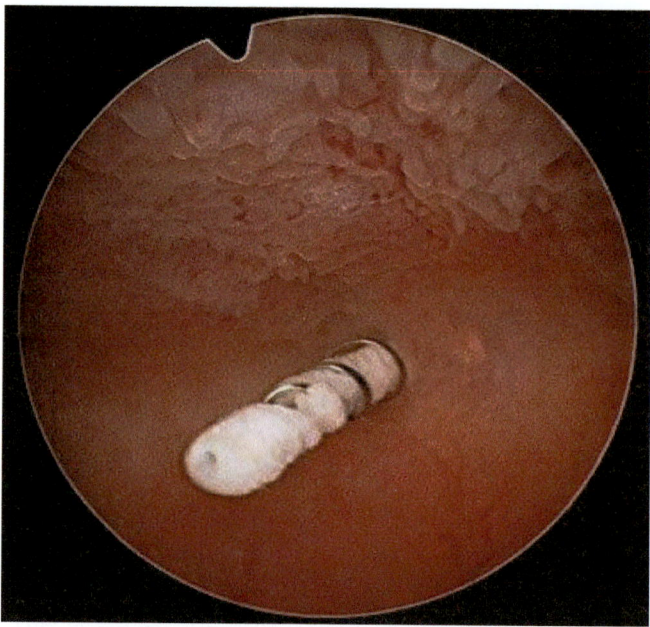

Figura 18-2. Muestra la presencia de un dispositivo intrauterino que ha perforado la cavidad, y micropólipos de localización en el fondo y en la cara anterior de la cavidad.

dominantes en el tracto genital femenino, y que son capaces de inhibir el crecimiento de otras bacterias gracias a la producción de peróxido de hidrógeno y ácido láctico, ello podría conllevar un estado de disbiosis que podría contribuir al desarrollo posterior de endometritis, según ha sido descrito por la doctora Moreno (2016).

En determinadas zonas, *Mycobacterium tuberculosis* es muy prevalente, y se presenta de forma secundaria tras una infección respiratoria o abdominal, con una clara predilección por la afectación anexial. En presencia de endometritis tuberculosa, se producen alteraciones en la menstruación, y casi de forma universal se asocia a infertilidad, ocasiona fallo de implantación debido a la alteración de la respuesta inmunitaria en la zona endometrial, las alteraciones hormonales y la liberación de anticuerpos antifosfolípido (**Fig. 18-3A**).

Hoy se sabe que el útero no es una cavidad estéril, y que la presencia de microorganismos no significa inflamación. Durante la segunda mitad del siglo XX, se han publicado numerosos artículos que demuestran la presencia de bacterias en la zona endometrial, ya sea en biopsia transfúndica, transcervical o posthisterectomía: Butler (1958), Bollinger (1964), Mishell *et al.* (1966), Ansbacher Boyson y Morris (1967), Spore *et al.* (1970), Grossman *et al.* (1978), Pezzlo *et al.* (1979), Sparks *et al.* (1981), Knuppel *et al.* (1981), Heinonen *et al.* (1985), Nelson y Nichols (1986), Eschenbach *et al.* (1986), Teisala (1987), Hemsell *et al.* (1989), Cowling *et al.* (1992), Moller *et al.* (1995), etcétera.

Mas recientemente, y gracias a la metagenómica, es posible estudiar y secuenciar el microbioma endometrial. La metagenómica estudia un gen específico conservado

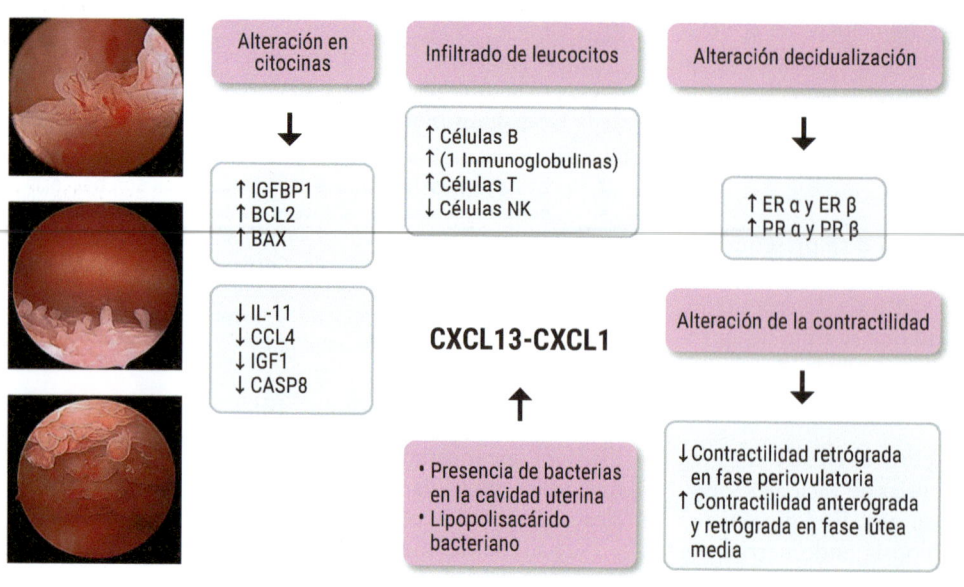

Figura 18-3. Esquema ilustrativo de la fisiopatología de la endometritis crónica. CCL4: quimiocina ligando 4; IGFBP1: proteína de unión al factor de crecimiento de la insulina; IL-11: interleucina 11; NK:(células) asesinas naturales.

durante la evolución y único para todas las especies bacterianas, denominado gen del 16S del ácido ribonucleico ribosómico, tiene 1.500 pares de bases y contiene nueve regiones hipervariables V1-V9 interpuestas entre regiones altamente conservadas. Se utilizan primero las que identifican estas regiones altamente conservadas, identificando así los distintos taxones. Las regiones hipervariables clasifican los microorganismos en unidades taxonómicas y se utilizan para realizar análisis filogenéticos.

Las técnicas de secuenciación masiva permiten secuenciar gran cantidad de ácido desoxirribonucleico (ADN) bacteriano, y permiten identificar la composición del microbioma y la riqueza de la muestra. Por otro lado, dentro de las técnicas de secuenciación, la reacción en cadena de la polimerasa en tiempo real es un método muy sensible para detectar especies bacterianas específicas.

En el estudio realizado por el grupo Mitchel C.M. 2015 sobre 58 mujeres a las que se realiza biopsia posthisterectomía, en el que se analiza la presencia de un total de 12 especies bacterianas mediante estas técnicas, se objetivó que el 93 % de mujeres histerectomizadas por patología ginecológica benigna presentaban bacterias.

> **!** Como expresa Romero y Espinoza (2006), es difícil pensar que el endometrio, que está continuamente expuesto a gérmenes del tracto genital y es invadido por el semen, esté libre de gérmenes. Por tanto, no es la mera presencia de gérmenes lo que determina la existencia de patología, sino la interrelación entre el agente infeccioso y el microambiente endometrial.

PATOFISIOLOGÍA DE LA ENDOMETRITIS CRÓNICA, CAMBIOS EN EL MICROAMBIENTE ENDOMETRIAL

Alteraciones en la población de células inmunitarias

En el endometrio normal, los linfocitos B constituyen menos del 1 % de la población leucocitaria del endometrio no patológico, solo se encuentra en el endometrio basal; sin embargo, en la endometritis crónica, hay una amplia población de células B, no solo en el endometrio basal en la zona del estroma, sino también en el epitelio glandular y en la luz de las glándulas endometriales.

Un lipopolisacárido derivado de *E. coli* es capaz de inducir la expresión de selectina E *in vitro*, que es una adhesina que promueve el paso de células B al endotelio de la microvascularización endometrial, además de promover la expresión de ligando 13 de quimiocina (motivo CXC) (CXCL13) quimioatrayente, que activa las moléculas de adhesión de células B y la expresión de CXCL1 en la zona del epitelio del endometrio glandular, quimiocina relacionada con la migración de células B.

De este modo, las bacterias gramnegativas presentes en la zona endometrial inducen una respuesta inmunitaria anómala con llegada de linfocitos B circulantes al compartimento del estroma endometrial y a las glándulas endometriales. Es de todos conocido que las células B son las precursoras de los plasmocitos; en la zona endometrial, las células plasmáticas del estroma expresan múltiples inmunoglobulinas (Ig) (IgM, IgA1, IgA2, IgG1, IgG2). La más frecuentemente expresada es la IgG2, principal efector frente a los antígenos de la cápsula de polisacáridos bacteriana. Este exceso de anticuerpos podría afectar negativamente a la implantación del embrión.

Se ha visto también que hay un patrón alterado en las subpoblaciones de linfocitos en la fase secretora, con un menor porcentaje de células CD16 negativo CD56 positivo, o células asesinas naturales (*natural killer cells*) endometriales, implicadas en la decidualización, promoviendo el adecuado remodelado de las arterias espirales, además de promover una adecuada inmunomodulación en la interfase maternofetal.

Alteraciones en la expresión de diferentes citocinas, factores de crecimiento y proteínas

El grupo de Di Pietro compara la expresión de un total de 25 genes en la zona endometrial mediante la reacción en cadena de la polimerasa en tiempo real, que codifican para la respuesta inflamatoria, proliferación y apoptosis en el endometrio, durante la ventana de implantación, en 16 mujeres con diagnóstico histeroscópico e histológico de endometritis crónica y 10 mujeres sanas, y encuentran que la expresión endometrial de algunos genes está significativamente alterada. Algunos están sobreexpresados: proteína de unión al factor de crecimiento de la insulina (IGFBP1, *insulin growth factor binding protein*), BCL2, y BAX y otros presentan menor grado de expresión de interleucina 11 (IL-11), la quimiocina ligando 4 (CCL4), *IGF1* y *CASP8*. Esta expresión génica alterada podría afectar a la implantación embrionaria.

IGF1 es un gen que media el efecto de los estrógenos sobre el endometrio proliferativo, *IGF2* media el efecto de la progesterona sobe el endometrio en fase secretora, facilitando así la implantación.

En la endometritis crónica, el IGFBP1 es secretado por las células del estroma durante el proceso de decidualización, ejerciendo un efecto negativo sobre el proceso de implantación y contrarrestando el efecto de *IGF2*. Por tanto, un aumento en la expresión de *IGFB1*, y la reducción de la expresión de *IGF1* en la endometritis crónica, da lugar a unas condiciones desfavorables para la implantación y el desarrollo embrionario.

La IL-11 es una citocina con propiedades antiinflamatorias, producida por las células del epitelio y del estroma. Durante la decidualización, una producción inadecuada de esta citocina conduce a una disregulación de la invasión del trofoblasto y se ha asociado a infertilidad.

La CCL4 recluta a células naturales asesinas y macrófagos y estimula la producción por parte de estas células de citocinas proinflamatorias. La menor actividad de CCL4 en la endometritis crónica podría resultar en fallo de implantación o placentación anómala.

La expresión de BCL2 aumenta en fase proliferativa y disminuye en fase secretora, casi ausente en fase secretora tardía y menstrual. La sobreexpresión de BCL2 se asocia a expresión reducida de caspasa 8, involucrada en el proceso de muerte celular programada. La mayor expresión de BCL2 en endometritis crónica hace a las células más resistentes a la apoptosis.

BAX, presente en toda la fase secretora, también está sobreexpresada, y ello hace a las células más resistentes a la apoptosis, lo cual podría afectar a la remodelación del tejido endometrial durante la implantación del blastocisto y el desarrollo de la placenta.

 En resumen, la endometritis crónica puede alterar la producción de citocinas, dañar la función endometrial e inducir un patrón anormal de la población leucocitaria en la zona endometrial, que conduce a una secreción alterada de factores paracrinos implicados en la receptividad endometrial.

Alteraciones en la decidualización endometrial

El grupo de Kotaro Kitaya ha observado que un tercio de las mujeres infértiles con endometritis crónica expresan altos niveles de receptores de estrógenos, progesterona y de Ki-67, marcador nuclear de proliferación celular, tanto en las células del epitelio como en el estroma Así mismo, la expresión de genes antiapoptóticos *BCL2* y *BAX* está aumentada, todos ellos son cambios que favorecen un fenotipo proliferativo del endometrio incluso en fase secretora.Este aumento en niveles de expresión de receptores de estrógeno y progesterona también ha sido corroborado por el grupo de Di Wu, que sostiene que la endometritis crónica modifica la decidualización de las células del estroma, alterando la función de estos receptores hormonales que se encuentran sobreexpresados.

También se han observado niveles más elevados de IL-1 beta y factor de necrosis tumoral (TNF). El TNF alfa promueve la síntesis de estrógenos en las células del endometrio glandular y esto puede explicar el desarrollo de micropólipos, que son un hallazgo histeroscópico muy frecuente en la endometritis crónica.

Alteraciones en la contractilidad uterina

Se ha descrito que la endometritis crónica provoca un cambio en el patrón de contractilidad uterina, tanto en fase periovulatoria como en la lútea media. En fase proliferativa inicial, hay una contractilidad anterógrada en dirección fundus-cérvix que facilita la eliminación del tejido menstrual. En fase periovulatoria, hay predominio de contractilidad retrógrada cérvix-fundus, que favorece la llegada de los espermatozoides a las trompas. Y en fase lútea media, existe una ausencia de contractilidad anterógrada y retrógrada.

El grupo de Pinto *et al.* (2015) realiza un estudio sobre un total de 45 mujeres con diagnóstico histeroscópico confirmado por histología de endometritis crónica y 45 controles sin evidencia histeroscópica e histológica de endometritis crónica, y observan 3,3 veces menor ocurrencia de contractilidad retrograda (cérvix-fundus) durante la fase periovulatoria en comparación con el grupo control, y un aumento en la contractilidad anterógrada y retrograda en fase lútea media. Esta disperistalsis inducida por la presencia de endometritis crónica podría relacionarse con infertilidad y explicar algunos de los síntomas, como la dismenorrea (**Fig. 18-3B**).

DIAGNÓSTICO

La sintomatología (dolor pélvico, leucorrea, dispareunia, sangrado anómalo, etc.) es muy inespecífica, y en torno a un cuarto de las pacientes con endometritis crónica están asintomáticas. Los marcadores de inflamación en sangre periférica, como la proteína C-reactiva, la leucocitosis, la leptina y la IL-6, no predicen su presencia.

El diagnóstico mediante ecografía transvaginal es complicado, debido a la ausencia de signos patognomónicos asociados a esta entidad. Solo puede sospecharse en caso de complicaciones, como la presencia de adherencias, piometra, hidrometra o hematometra.

Por todo ello, su diagnóstico es a menudo accidental durante la evaluación diagnóstica de diversas alteraciones ginecológicas, como el sangrado uterino anómalo, la infertilidad o el dolor pélvico crónico.

Diagnóstico histopatológico

El método de referencia para el diagnóstico histológico es la presencia de células plasmáticas. Sin embargo, su identificación por el patólogo se ve dificultada en ocasiones por la presencia de infiltrado de células mononucleares, mitosis y proliferación de las células del estroma, la apariencia plasmocitoide de células del estroma (fibroblastos y mononucleares) o la transformación decidual del endometrio en fase secretora tardía. Las células plasmáticas se caracterizan por la presencia de cromatina en forma de esfera de reloj dentro de un núcleo excéntrico con halo perinuclear.

El sindecano 1 es un proteoglicano del tipo heparán sulfato de transmembrana presente en la superficie de las células plasmáticas y queratinocitos, pero que no se expresa en las células mononucleares, los linfocitos o las células del estroma endometrial. Conocido también como CD138, facilita la detección de células plasmáticas y el diagnóstico de endometritis crónica, no sujeto a variabilidad intraobservador e interobservador.

 Se recomienda combinar la inmunohistoquímica y el estudio mediante hematoxilina eosina convencional para realizar un mejor diagnóstico, pues la capacidad diagnóstica de sindecano 1 frente a la tinción convencional con hematoxilina eosina es superior al 56 % frente al 13 % (**Figs. 18-4** y **18-5**).

Es conveniente además estandarizar las técnicas empleadas, como se indica a continuación.

Dilución de sindecano 1

En función de la dilución de sindecano 1, el diagnóstico puede variar. Así para una dilución de 1:1.000, Kasius detectó una incidencia de endometritis en mujeres infértiles asintomáticas previamente a la fertilización *in vitro* solo del 2,8 %, que contrasta con otros autores como Johnston-MacAnanny, con una incidencia del 30 % en mujeres con fallo de implantación tras fertilización *in vitro*, o Kitaya, con una incidencia del 10 % en mujeres con aborto de repetición, ambos con diluciones 1:100 (10 %).

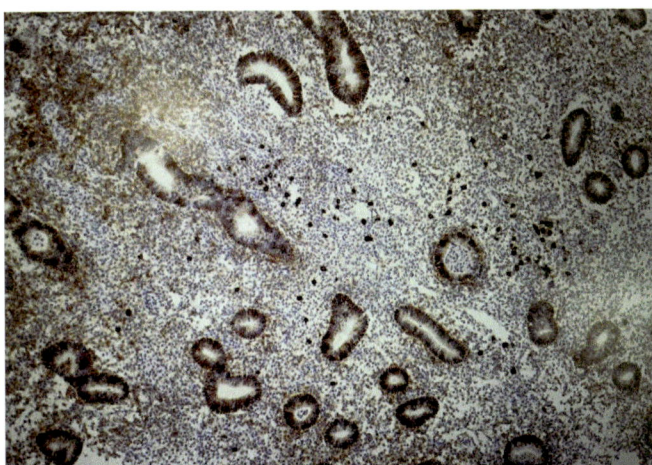

Figura 18-4. Endometrio secretor, tinción de sindecano 1,, presencia de plasmocitos.

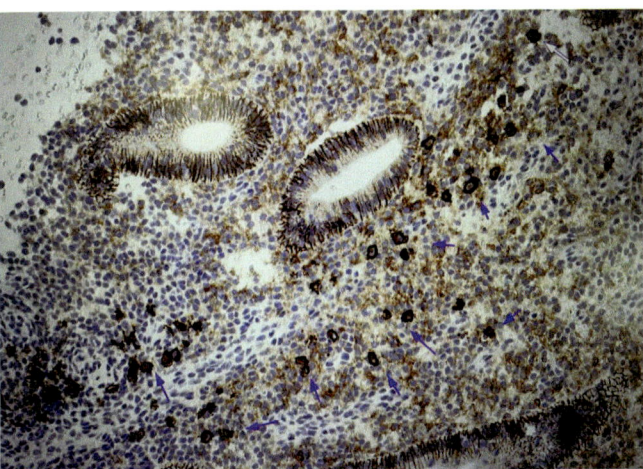

Figura 18-5. Plasmocitos (flechas) en preparación inmunohisto-quimica de sindecano 1.

Fase del ciclo

También es importante saber en qué momento del ciclo se realiza la biopsia y el grosor de esta, pues en fase secretora, en el 15 % de las muestras, las células plasmáticas solo están presentes en el estroma basal. Debido a ello, se ha descrito una mayor prevalencia de endometritis en la fase proliferativa que en la fase secretora.

Número de células plasmáticas necesarias para establecer el diagnóstico

Aunque la mayoría de los autores sostiene que ha de haber dos o más células plasmáticas por sección, otros establecen el diagnóstico con la presencia de 1-5 células plasmáticas por campo de gran aumento (Mc Queen) o de cinco o más en al menos una de las tres secciones de la biopsia (Bayer Garner); para otros, sin embargo, basta con una o más por campo de gran aumento (Johnston MacAnnanny, Kasius).

Método utilizado para la cuantificación de células plasmáticas

Debe haber consenso en los diferentes métodos utilizados para cuantificar células plasmáticas. Algunos autores las cuantifican por sección completa (Cicinelli, Kasius); otros, sin embargo, por un numero definido de campos de gran aumento, y más recientemente, el grupo de Yingyu Liu ha propuesto un nuevo método: el recuento de células por sección completa, medición del área de la sección de tejido examinado y la expresión del resultado como células plasmáticas por unidad de área. Tiene una buena correlación intraobservador e interobservador.

> ! Es crucial por tanto redefinir el volumen mínimo de la biopsia y el número de células plasmáticas necesarias para el diagnóstico, así como el método adecuado para su cuantificación.

Recientemente se ha introducido otro marcador alternativo de células plasmáticas, la proteína de mieloma múltiple 1,

conocido también como factor 4 regulador del interferón. Se trata de un factor de transcripción codificado por el gen *IRF4* en el cromosoma 6 en humanos. Su utilización de forma conjunta con CD138 podría facilitar el diagnóstico, aunque esto no ha sido confirmado en la actualidad.

Diagnóstico histeroscópico

Se trata de un procedimiento ginecológico mínimamente invasivo que permite el diagnóstico y tratamiento de la patología intrauterina. Es una herramienta rentable, pues tiene una baja tasa de complicaciones, y constituye parte integral del estudio diagnóstico en mujeres con sangrado uterino anómalo o alteraciones reproductivas.

El uso de la histeroscopia realizada en fase proliferativa permite identificar signos de inflamación endometrial. La distensión de la cavidad mediante una solución salina no afecta a la microcirculación endometrial, lo que facilita el diagnóstico. En 2005, se establecieron los primeros criterios diagnóstico de endometritis por Cicinelli: hiperemia, aumento de la red de vascularización, sobre todo en la zona periglandular, edema del estroma y endometrio engrosado pálido en la fase folicular similar al endometrio normal en fase secretora.

Los micropólipos son pequeñas protrusiones pedunculadas vascularizadas de la mucosa endometrial de tamaño inferior a 1 mm, que se caracterizan por presentar un gran número de células inflamatorias entremezcladas con células del estroma normal. Su presencia se asocia casi siempre a hiperemia o edema del estroma, y constituyen, por tanto, el signo más determinante para el diagnóstico de endometritis.

Mediante la utilización de estos criterios, la correlación entre los hallazgos histeroscópicos e histológicos para el diagnóstico de endometritis es del 93,4 % para este grupo.

Esta correlación diagnóstica cercana al 90 % también ha sido corroborada por otros autores (Guo, 86,5%).

Otro hallazgo frecuente que también es considerado diagnóstico es la presencia de endometrio «en fresa» descrito por Cravello en 1997, que se caracteriza por la presencia de una mucosa hiperémica con un punteado blanco central similar a la imagen que ofrece una colpitis vista al colposcopio.

> Más recientemente, el grupo de trabajo internacional para la estandarización de los criterios diagnósticos de endometritis crónica ha establecido mediante el método Delphi los siguientes criterios diagnósticos (**Figs. 18-6, 18-7** y **18-8**):
>
> - Endometrio «en fresa».
> - Hiperemia focal.
> - Punteado hemorrágico: pequeñas áreas eritematosas de bordes afilados e irregulares en continuidad con capilares; se cree que está en relación con el daño vascular, debido a la presencia de inflamación crónica.
> - Micropólipos.
> - Edema del estroma.

Estos criterios pretenden estandarizar la terminología y los criterios de diagnóstico para endometritis crónica, mejorar así la capacidad de diagnóstico del histeroscopista, con un alto grado de acuerdo interobservador, y lograr una menor dependencia del grado de experiencia del observador a la hora de realizar el diagnóstico correcto. El grado de consenso fue del 80 %, sin encontrar diferencias entre médicos en formación y especialistas.

Es importante considerar que esta técnica permite la inspección de toda la cavidad uterina y la identificación de áreas afectadas de endometritis, que pueden además biopsiarse mediante visión directa, frente al uso de biopsia endometrial «a ciegas», y el riesgo potencial de que se biopsien únicamente áreas de tejido endometrial sano, con el consiguiente error diagnóstico. Ello explicaría la discordancia observada por algunos autores entre el diagnóstico histopatológico e histeroscópico, y es especialmente relevante en los casos de endometritis más leve.

En lo que se refiere a la endometritis tuberculosa, existen una serie de hallazgos sugestivos, como la presencia de un endometrio pálido y fino con presencia de manchas blanquecinas irregulares en las paredes uterinas. No es infrecuente el hallazgo de adherencias intrauterinas, si bien es poco habitual la presencia de los tubérculos clásicos (**Fig. 18-9**).

Existe una forma muy rara de endometritis que puede semejar un carcinoma endometrial; es la endometritis xantugranulomatosa, que macroscópica e histológicamente es similar a la descrita en otros órganos, como el riñón, la vesícula biliar y epidídimo. Se da fundamentalmente en mujeres de edad avanzada, su mecanismo etiopatogénico es poco conocido. Se ha descrito su asociación al adenocarcinoma endometrial, especialmente la variedad de células claras. Histológicamente se caracteriza por la presencia de histiocitos con citoplasma espumoso, células gigantes, linfocitos, neutrófilos y células plasmáticas.

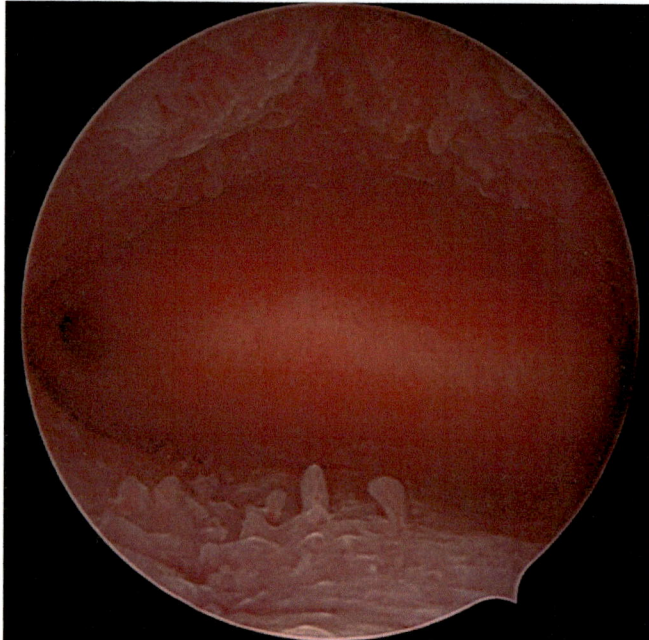

Figura 18-7. Edema de la mucosa y micropólipos.

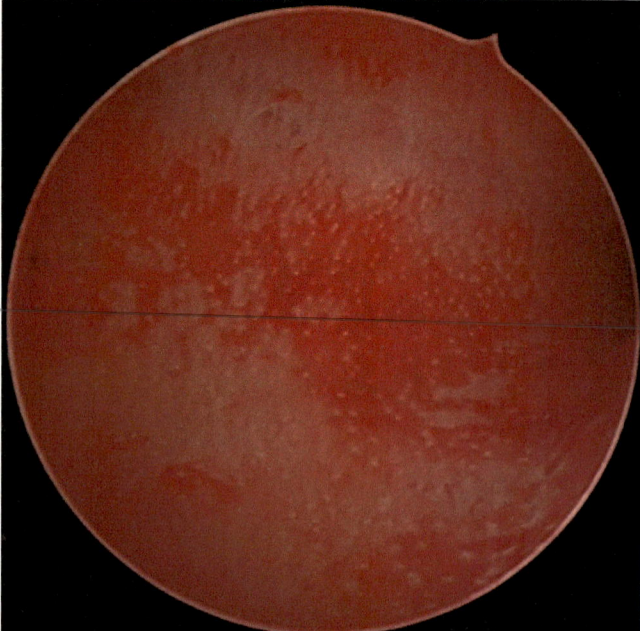

Figura 18-6. Endometrio «en fresa».

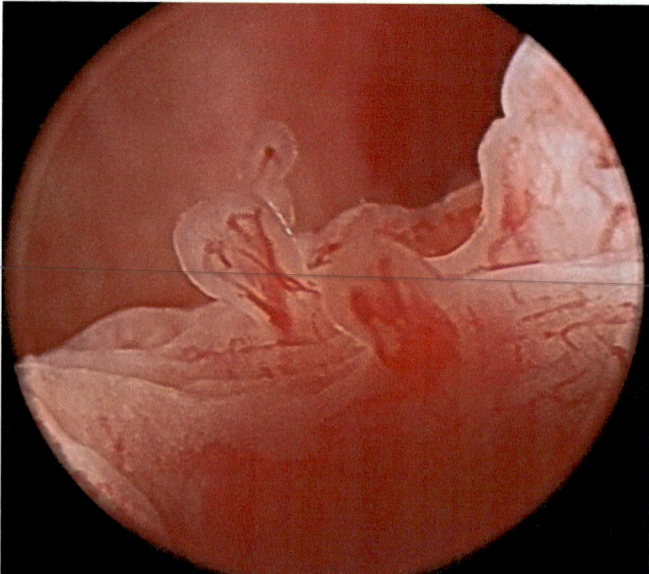

Figura 18-8. Detalle de micropólipos con pedículo vascular.

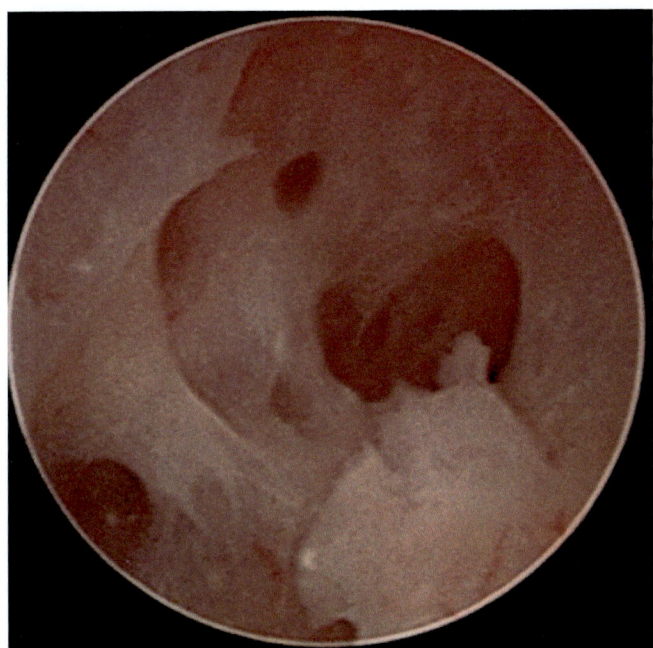

Figura 18-9. Endometritis tuberculosa, adherencias intrauterinas y manchas blanquecinas.

Diagnóstico mediante microbiología molecular

Históricamente se ha considerado la cavidad uterina como una cavidad estéril, y el endocérvix como barrera al ascenso de bacterias desde la vagina, gracias a las propiedades viscoelásticas del moco cervical y la presencia de citocinas, inmunoglobulinas y péptidos con propiedades antimicrobianas. Pero ya en 1997, Kunz realizó un experimento depositando macroesferas de albúmina marcadas del tamaño de un espermatozoide en el orificio cervical externo, y documentó la presencia de estas en la cavidad uterina pasados 2 minutos.

Hay más de 20 estudios que muestran la existencia de un pequeño pero activo microbioma en la cavidad uterina. Muchos de ellos han tomado muestras a través del fundus uterino, evitando la contaminación en el tránsito por la vagina o el canal cervical. La mayoría de estos estudios se han basado en técnicas de cultivo convencional.

Cada vez es más evidente que el microbioma no es simplemente un acúmulo de bacterias flotando libremente, se organizan en *biofilms* tridimensionales con una o dos capas, una capa externa compuesta por polisacáridos, ácidos nucleicos y proteínas que puede inhibir su detección por el sistema inmunitario y reducir la eficacia del tratamiento antimicrobiano. Estos *biofilms* se encuentran en la vagina, pero se extienden por la cavidad uterina y las trompas.

La interacción entre estos *biofilms* y la cavidad uterina y su impacto sobre el éxito reproductivo son objeto de investigación en el momento actual.

> **!** Los cultivos microbianos convencionales presentan limitaciones a la hora de establecer el diagnóstico de endometritis. De hecho, en más de la mitad de las mujeres infértiles con diagnóstico de endometritis, los cultivos resultan negativos.

En los últimos años, se han desarrollado nuevos métodos moleculares para la identificación de microorganismos no cultivables en diferentes campos de la medicina. El grupo de Inmaculada Moreno ha publicado recientemente sus resultados aplicando la reacción en cadena de la polimerasa en tiempo real a muestras de tejido endometrial, congelado con diagnóstico de endometritis crónica por métodos convencionales (histología, histeroscopia y/o cultivo) de 65 pacientes y un grupo control (10 pacientes) de mujeres sometidas a miomectomía, cirugía de teratoma ovárico o mujeres con diagnóstico previo de endometritis tratadas con antibióticos y sin signos de endometritis, ni en la histología ni en el cultivo. Detectan un total de nueve bacterias más frecuentemente asociadas a endometritis.

> **!** Obtienen un grado de coincidencia con el diagnóstico convencional del 76,92 %. Sus hallazgos coinciden con los estudios previos de Cicinelli. En los casos con concordancia con los tres métodos, objetivan: *Streptococcus* (47 %), *Enterococcus* (15 %), *E. coli* (12 %), *K. pneumoniae* (5 %), *Staphylococcus* (3 %) y *Mycoplasma hominis* (2 %). Y corroboran también que tanto *Chlamydia trachomatis* como *Neisseria gonorrhoeae* son apenas detectables.

Su principal limitación es que tiene un valor predictivo negativo bajo (del 25 %) con respecto a los métodos convencionales. No puede discriminar ADN bacteriano proveniente de bacterias vivas/inertes. Queda por establecer además la cantidad mínima de ADN bacteriano que causa enfermedad, ya que la presencia de ADN en algunas mujeres puede ser inocua, pues depende de la respuesta del huésped a dichos microorganismos. Aplican también técnicas de secuenciación masiva de secuenciación de nueva generación, observando un alto porcentaje de lactobacilos (más del 90 %) en los casos con ausencia de endometritis. En cuanto a sus ventajas, es rápido, objetivo, y cuantifica el tipo y la cantidad de patógeno, facilitando la terapia posterior.

IMPACTO DE LA ENDOMETRITIS CRÓNICA ZEN EL PROCESO REPRODUCTIVO

Se estima que la prevalencia de endometritis crónica en mujeres infértiles es mayor que en la población general, siendo esta prevalencia mayor en mujeres con fallo recurrente de implantación (14-41 %) y aborto de repetición (8-28 %). Por otro lado, las mujeres en edad fértil con endometritis tienen un riesgo 60 % mayor de presentar infertilidad que aquellas que no la presentan.

Endometritis crónica en pacientes con infertilidad de causa desconocida

Las alteraciones en el microambiente endometrial presentes en pacientes con endometritis crónica pueden alterar la receptividad endometrial y ser una causa potencial de infertilidad. En torno a un 15 % de las parejas que consultan por infertilidad, esta es de causa inexplicada.

En 2017, el grupo de Cicinelli realiza un estudio retrospectivo en un total de 117 pacientes remitidas a su unidad con diagnóstico de esterilidad de causa desconocida para la realización de histeroscopia.

Practicaron una histeroscopia en fase folicular y posterior biopsia para su estudio histológico y cultivo en la fase folicular del ciclo siguiente. El 56,8 % de estas pacientes fueron diagnosticadas de endometritis crónica mediante histeroscopia, y un 55,7 % mediante estudio histológico. Realizaron terapia antibiótica y objetivaron que el grupo de pacientes con respuesta a terapia presentó mayor tasa de gestación espontánea y recién nacido vivo que el grupo sin respuesta a antibiótico o las pacientes sin diagnóstico de endometritis, confirmando así el hecho de que la endometritis es una causa de infertilidad «curable».

Xiong, en 2021, mediante un estudio de cohortes sobre un total de 640 pacientes infértiles, analiza el efecto de la terapia antibiótica en un ciclo de transferencia de embriones criopreservados, tras una primera transferencia en fresco fallida, en mujeres con estudio histológico positivo para endometritis crónica. Y de nuevo observa que, las mujeres con presencia de cinco o más células plasmáticas por campo de gran aumento con buena respuesta a terapia presentan mejor tasa de implantación, gestación clínica y recién nacido vivo que aquellas con endometritis persistente de forma estadísticamente significativa, corroborando así los resultados obtenidos por otros autores.

Endometritis crónica y fracaso de implantación

El éxito de la implantación depende de la calidad de los gametos, la calidad embrionaria, la receptividad endometrial, la técnica y el momento adecuado de la transferencia embrionaria, la correcta interacción entre los factores endometriales y embrionarios durante la ventana de implantación, así como de un correcto soporte de la fase lútea.

No hay consenso en la definición de fallo de implantación; según la revisión de Coughlan de 2013, se define como un fracaso en la consecución de embarazo tras la transferencia de al menos cuatro embriones de buena calidad en un mínimo de tres ciclos en fresco o congelados en una mujer menor de 40 años. Si bien los avances en las técnicas de reproducción asistida de los últimos años, mejorando las tasas de gestación, han hecho que muchos centros se planteen iniciar un estudio de fallo de implantación cuando no se consigue la gestación tras dos transferencias de embrión único en estado de blastocisto de buena calidad. Se estima que el fallo de implantación se produce en el 15-20 % de las mujeres infértiles sometidas a fertilización *in vitro*.

! El impacto de la presencia de endometritis crónica en la implantación embrionaria es controvertido, aunque muchos estudios señalan el impacto negativo sobre la receptividad endometrial del infiltrado de células plasmáticas y anticuerpos IgM, IgG, IgA, así como la alteración en genes que codifican proteínas involucradas en la respuesta inflamatoria, proliferación y apoptosis.

Varios estudios han observado una prevalencia aumentada de endometritis crónica en fallo de implantación. A continuación, se señalan los más destacados. El grupo de Bouet realizó un estudio observacional prospectivo de noviembre de 2012 a marzo de 2015, incluyendo a todas las mujeres con fallo recurrente de implantación, un total de 46 pacientes, y encontró que el 14% de las pacientes con fallo de implantación presentan endometritis (define el fallo de implantación como el fallo en la consecución de embarazo tras una transferencia de tres embriones de buena calidad en ciclo fresco o congelado en mujeres de menos de 35 años, o cuatro embriones de buena calidad en mujeres de más de 35 años).

Realizaron un estudio inicial en todas ellas para descartar otras causas: glucemia, hormona tiroestimulante, prolactina, cribado de trombofilia (anticuerpos antifosfolípido, anticoagulante lúpico, anti-beta-2 glicoproteína y factor V), y evaluación uterina con ecografía tridimensional. Se realizó una histerosalpingografía, además de histeroscopia diagnóstica. No incluyeron en el estudio a mujeres con anomalías de la cavidad uterina, presencia de mioma submucoso o pólipo endometrial de más de 5 mm, y descartaron aquellas con terapia antibiótica en el mes previo a la biopsia o sangrado inexplicado. Realizaron la histeroscopia en los días 6-12 y biopsia posterior. Efectuaron un diagnóstico histológico de endometritis mediante inmunohistoquímica CD138 con dilución 1:100. Lo consideran positivo en presencia de cinco o más células plasmáticas en 10 campos de gran aumento (x400). La coincidencia del diagnóstico de endometritis crónica histeroscópico e histológico es del 80 %, y observaron presencia de endometritis crónica en el 14% de las pacientes con fallo de implantación.

El grupo de Johnston MacAnanny realizó un estudio retrospectivo de 2001 a 2007 sobre 33 mujeres con fallo de implantación (define el fallo de implantación si tras dos ciclos de fertilización *in vitro,* con transferencia de al menos un embrión de buena calidad, no hay embarazo). Descartan otras causas mediante cariotipo, anticuerpos antifosfolípido, y cavidad uterina normal mediante histeroscopia e histerosalpingografía. Practicaron biopsia e inmunohistoquímica, dilución de 1:100. La consideran negativa si hay menos de una célula plasmática por campo de gran aumento, y encontraron una prevalencia del 30,3 % (solo realizaron biopsia y estudio histológico, no histeroscopia ni cultivo endometrial).

El grupo de Cicinelli realizó un estudio retrospectivo de enero 2009 a junio 2012, incluyó un total de 106 pacientes menores de 40 años con transferencia de al menos seis embriones de buena calidad en tres o más ciclos previos de fecundación *in vitro* /inyección intracitoplásmica de espermatozoides, con una respuesta de al menos seis ovocitos con protocolo de estimulación estándar y cariotipo normal.

Descartaron aquellas pacientes con hormona foliculoestimulante mayor de 10 en el día 3, índice de masa corporal mayor de 30, endometriosis, aborto de repetición, uso de corticoides para enfermedad autoinmunitaria, síndrome antifosfolípido, trombofilia o presencia de anticuerpos antiespermatozoide.

Realizaron histeroscopia y biopsia en la fase folicular del ciclo siguiente a la histeroscopia para su estudio histológico y cultivo. El diagnóstico de endometritis en la histeroscopia se dio en el 66 % de los casos; en el estudio histológico, en el 57,5 %; y cultivo positivo, en el 45 %. Atribuyeron una incidencia doble a la del grupo de MacAnanny, que puede explicarse por sus estrictos criterios de selección, así como la experiencia de su grupo en el diagnóstico histológico e histeroscópico de endometritis, además de un posible sesgo de selección determinado por el hecho de que se les referencian pacientes en las que se sospecha endometritis. La coincidencia del diagnóstico histeroscópico e histológico es del 87 %.

Kitaya (2017), en un estudio prospectivo que incluía 438 pacientes con historia de fallo de implantación, que define como una serie de pruebas negativas tras la transferencia de tres o más embriones de buena calidad en el día 3 o blastocisto, excluye pacientes con anomalías uterinas realizando histeroscopia previa a todos los casos. La biopsia se tomó en fase proliferativa, y al terminar la histeroscopia realizaron un cultivo y estudio histológico con CD138, calcularon el índice de densidad de células plasmáticas: total de células positivas para CD138 dividido por el número de campos de gran aumento evaluados. Se considera positivo si es mayor de 0,25. Obtuvieron una prevalencia de endometritis crónica del 33,7 %, similar a la de MacAnanny y la mitad de la observada por Cicinelli.

Tersoglio (2015) llevó a cabo un estudio prospectivo sobre un total de 75 pacientes receptoras de ovocitos que presentaron fallo de implantación (ausencia de implantación tras dos o más ciclos de fertilización *in vitro* con transferencia de no menos de dos blastocistos de buena calidad).

Excluyeron del estudio a aquellas pacientes con: malformación uterina, enfermedad tiroidea autoinmunitaria, alteraciones de la cavidad diagnosticadas mediante histeroscopia o histerosalpingografía, presencia de miomas, pólipos o hidrosálpinx. Diagnosticaron endometritis crónica tras un estudio histológico con CD138, utilizando el criterio de presencia de al menos una célula plasmática por campo de gran aumento, con una prevalencia del 46,7 % mediante histología y del 42,8 % mediante histeroscopia.

Li (2020), en un estudio retrospectivo en 275 pacientes con fallo de implantación tras excluir anomalías uterinas, alteraciones endocrinas y autoinmunitarias, estableció el diagnóstico de endometritis crónica ante la presencia de al menos cinco o más células plasmáticas mediante CD138 en al menos un campo de gran aumento de 30 estudiados, y encontró una prevalencia del 10,5 % (**Tabla 18-1**).

Cabe resaltar que MacAnanny, Kitaya, Tersoglio y Cicinelli realizan tratamiento antibiótico, el primero con doxicilina 200 mg/día durante dos semanas, y si persiste la biopsia positiva, un segundo ciclo con ciprofloxacino y metronidazol 500 mg dos veces al día durante dos semanas.

Cicinelli recomienda ciprofloxacino 500 mg dos veces al día durante 10 días para gramnegativos, y amoxicilina clavulánico 1 g dos veces al día durante ocho días en grampositivos. Si persiste el cultivo positivo, repiten el protocolo hasta tres veces; en los casos con cultivo negativo, administran ceftriaxona 250 mg intramuscular en dosis única, doxiciclina 100 mg dos veces al día durante 14 días y metronidazol 500 mg/día dos veces al día durante 14 días. El grupo con respuesta al antibiótico presenta una tasa de recién nacido vivo del 61 %, y si no hay respuesta, del 13 %.

Para el grupo de MacAnanny, también se da mejor tasa de embarazo tras una buena respuesta a la terapia antibiótica. Tersoglio realiza una terapia antibiótica según el antibiograma si el cultivo es positivo, y en los casos con cultivo negativo, pauta doxiciclina 200 mg día durante 14 días, y continúa con una asociación de metronidazol 1 g diario y ciprofloxacino 1 g durante 14 días. Si de nuevo el cultivo es positivo, repite el mismo protocolo y asocia linezolid 600 mg día durante 10 días. Los casos con respuesta a terapia presentan una tasa de recién nacido vivo del 66,6 %. Y en el estudio con más casos, Kitaya realiza terapia con doxiciclina 100 mg/12 h durante 14 días y una nueva biopsia postratamiento en el día 6-12 del siguiente ciclo. Si persiste positivo, realiza terapia con metronidazol 250 mg cada 12 h y ciprofloxacino 200 mg/12 h durante 14 días y posterior biopsia de control.

Observó que la tasa de recién nacido vivo tras la primera transferencia (37,1 % frente a 27 %) y la tasa acumulada

Tabla 18-1. Prevalencia de endometritis crónica en las publicaciones científicas en mujeres con fallo de implantación

Referencia	Criterio de inclusión	Criterio diagnóstico (recuento de células plasmáticas)	Estadio de biopsia endometrial	Coincidencia diagnóstica	Prevalencia
Johnston-Mac. Ananny, 2010	≥ 2 ET fallidas o > 10 ET fallidas	≥ 1 HPFs	No mencionado	No HC	30 % (10/33)
Kitaya, 2017	≥ 3 ET fallidas o > 10 ET fallidas	ESPDI ≥ 0,25	Fase folicular	NA	34 % (142/421)
Cicinelli *et al.*, 2015	≥ 3 ciclos con ET fallidas	≥ 1/sección	Fase folicular	87 %	57 % (61/106)
Bouet *et al.*, 2016	≥ 3 ET fallidas	≥ 5/10 HPFs	Fase folicular	80 %	14 % (6/43)
Tersoglio, 2015	≥ 2 ET fallidas	≥ 1 HPFs	LH+6-8	> 80%	46,7 % (14/30)
Li, 2020	≥ 2 abortos	≥ 5/30 HPFs	LH + 6 - 8	No HC	10,5 % (29/275)

Prevalencia de endometritis crónica en las publicaciones científicas en mujeres con fallo recurrente de implantación en relación con los criterios de inclusión, los criterios de diagnóstico y el momento de la biopsia endometrial.

ET: transferencia de embriones; HC: histeroscopia; HPF: *high power field*; LH: hormona luteinizante; NA: no disponible después de tres transferencias (45,7 % frente a 34,1 %) era significativamente más alta en el grupo con endometritis crónica curada con respecto al grupo de fallo de implantación sin diagnóstico de endometritis crónica. Objetivaron además que tras la terapia antibiótica se producía un aumento en la población de lactobacilos. Hay que reseñar que el microbioma endometrial con flora de lactobacilos dominante se asocia a un mejor éxito reproductivo, como reflejan los estudios del grupo de Carlos Simón.

> **!** Los cuatro estudios sugieren que la endometritis crónica ejerce un impacto negativo sobre la receptividad endometrial, y que la adecuada respuesta a terapia antibiótica mejora el éxito reproductivo.

De todos ellos, se desprende que la incidencia estimada de endometritis crónica es del 29,67 %, con una tasa de resolución de endometritis crónica tras terapia antibiótica del 87,9 %.

ENDOMETRITIS CRÓNICA Y ABORTO DE REPETICIÓN

Según la Sociedad Europea de Reproducción Humana y Embriología (ESHRE) y la American Society of Reproductive Medicine (ASRM), se define aborto de repetición como la existencia de dos o más pérdidas gestacionales no necesariamente consecutivas.

> **!** Según la Sociedad Española de Fertilidad (SEF), la recomendación es iniciar el estudio de aborto de repetición tras dos abortos, pues la probabilidad de volver a abortar es similar después de tres abortos (24-30 % frente a 30-33 %).

Al igual que ocurre en el fallo de implantación, el microambiente endometrial aberrante, consecuencia de un patrón anómalo en la población linfocitaria presente en la endometritis crónica, se ha relacionado con aborto de repetición.

Según el estudio de Kitaya en 2011 sobre un total de 58 mujeres con aborto de repetición (con tres o más abortos), detectan mediante sindecano 1 la presencia de endometritis crónica en el 9,3 % de los casos.

Zolghadri, también en 2011, documenta un total de 142 mujeres con tres o más abortos una prevalencia de endometritis crónica del 42,9 %.

Dana McQueen, en un estudio en 2013 sobre un total de 395 mujeres con dos o más abortos antes de la semana 10 o al menos una pérdida gestacional de más de 10 semanas, tras excluir otras causas de aborto de repetición, realiza una biopsia endometrial y encuentra una prevalencia del 9 % de endometritis crónica. Con un estudio histológico, realiza terapia antibiótica, y tras el primer curso de antibiótico, hay una respuesta del 94 %, y del 100 % tras dos cursos de antibióticos, y objetiva un aumento de la tasa de recién nacido vivo del 7 % antes del tratamiento al 56 % tras el tratamiento antibiótico durante dos semanas.

El grupo de Cicinelli realiza un estudio retrospectivo sobre 360 mujeres menores de 40 años con tres o más abortos antes

de la semana 20. Excluyen pacientes con factor masculino importante, endometriosis, anomalías uterinas, alteraciones metabólicas u hormonales, enfermedad autoinmunitaria, síndrome antifosfolípido y trombofilia.

Realizan una histeroscopia en fase folicular. A aquellas con diagnóstico histeroscópico de endometritis crónica, se les realiza una biopsia en el ciclo siguiente a la histeroscopia, para un cultivo y su estudio histológico. El 57,8 % presentan hallazgos de endometritis crónica en la histeroscopia, de las cuales se confirma el 91,3 % en la histología, y el 68 % presentan cultivo positivo. Y observan que tras el tratamiento antibiótico y su respuesta al mismo, la tasa de recién nacido vivo era superior comparándolo con el grupo sin respuesta al antibiótico.

Y concluyen que más que la presencia del agente infeccioso en la cavidad uterina es la interacción de este con el ambiente endometrial lo que determina finalmente la presencia de patología.

Dana B McQueen (2015) realiza un estudio observacional de casos y controles en 107 mujeres con dos o más abortos antes de la semana 20. Tras descartar otras causas, realizan una biopsia endometrial, pero esta vez, hacen un estudio con hematoxilina eosina y también CD138 (aplicado con posterioridad en biopsias archivadas), definida la endometritis crónica como presencia de 1-5 células plasmáticas en inmunohistoquímica (CD138). La prevalencia de endometritis crónica pasa del 13 % al 56 % con CD138. Y observan que hay una tendencia a mayor tasa de aborto en aquellas mujeres con endometritis crónica no tratada si se compara con el grupo de aborto de repetición que no presenta endometritis crónica.

Bouet, en 2015, realiza un estudio observacional prospectivo, desde noviembre de 2012 hasta marzo de 2015, en 53 mujeres con dos o más perdidas gestacionales por debajo de la semana 14 de causa inexplicada. Practica una histeroscopia y, al finalizar la biopsia, utilizan sindecano 1 (positivo si hay más de cinco células plasmáticas en 10 campos de gran aumento), y ven una prevalencia de endometritis crónica del 27 %.

Li (2020), en un estudio retrospectivo sobre 433 pacientes con dos o más pérdidas gestacionales antes de la semana 20, establece una prevalencia de endometritis crónica del 10,4 % (**Tabla 18-2**).

Tratamiento

Dana McQueen realiza tratamiento antibiótico, y tras el primer curso de antibiótico hay respuesta en el 94 %, y del 100 % tras dos cursos. Objetiva un aumento de la tasa de recién nacido vivo del 7 % antes de tratamiento al 56 % tras el antibiótico, durante dos semanas.

El grupo de Cicineli observa que tras tratamiento antibiótico y respuesta al mismo, la tasa de recién nacido vivo era superior comparándolo con el grupo sin respuesta a terapia antibiótica.

El grupo de Li estudia el efecto de la terapia antibiótica en la población de células inmunitarias en la zona endometrial. Objetivan que las mujeres con aborto de repetición y fallo de implantación con diagnóstico de endometritis crónica presentan un aumento significativo de macrófagos y células dendríticas.

Tabla 18-2. Prevalencia de endometritis crónica en las publicaciones científicas en mujeres con aborto de repetición

Referencia	Criterio de inclusión	Criterio diagnóstico (recuento de células plasmáticas)	Estadio de biopsia endometrial	Coincidencia diagnóstica HCp histológico	Prevalencia
Kitaya, 2011	≥ 3 abortos	≥ 1/10 HPFs	LH + 6 - 8	NA	9 %
Zolghadri et al., 2011	≥ 3 abortos	≥ 1/sección	Fase folicular	NA	43 %
Cicinelli et al., 2014	≥ 3 abortos	≥ 1/sección	Fase folicular	91,3 %	53 %
McQueen et al., 2015	≥ 2 abortos	1-5/ HPFs o grupos < 20	No mencionado	No HC	56 %
Li, 2020	≥ 2 abortos	-	LH + 6 - 8	No HC	10,4 % (45/433)
Bouet et al., 2016	≥ 2 abortos OD	≥ 5/10 HPFs	Fase folicular	80 %	27 %

Prevalencia de endometritis crónica en las publicaciones científicas en mujeres con aborto espontáneo recurrente en relación con los criterios de inclusión, los criterios de diagnóstico y el momento de la biopsia endometrial. HC: histeroscopia; HCp: histeroscopia; HPFs: *high power fields*; OD: origen desconocido.

Tanto los macrófagos como las células dendríticas son células presentadoras de antígenos, fundamentales en la activación de la inmunidad adaptativa mediante la presentación de antígenos a linfocitos T. Ambos tipos celulares desempeñan un papel preponderante en la defensa frente a patógenos y en la inmunotolerancia fetal. Por otro lado, observan además un aumento significativo del número total de linfocitos T citotóxicos (CD8+) y T reguladores (Foxp3+). Sostienen que en las pacientes con abortos de repetición y fallo de implantación con diagnóstico de endometritis crónica, los macrófagos y células dendríticas estimulan los linfocitos T citotóxicos, con el fin de eliminar las células infectadas por patógenos e inducir las células T reguladoras para prevenir una activación excesiva del sistema inmunitario.

> **!** En definitiva, la endometritis crónica induce la inmunidad innata y adaptativa a nivel endometrial. Dicha alteración a nivel de células inmunitarias puede afectar la receptividad endometrial y la gestación posterior.

Observan además que la población de células dendríticas, macrófagos y células T reguladoras disminuye tras terapia antibiótica en aquellas mujeres con endometritis crónica y buena respuesta al antibiótico. Estos cambios en la población de células inmunitarias pueden ser la consecuencia del tratamiento antibiótico exitoso y contribuir, por tanto, a la mejora en las tasas de gestación observadas por los diferentes autores.

Algunos autores, por el contrario, sostienen que la endometritis crónica puede resolverse de forma espontánea, tras el desprendimiento mensual de los dos tercios superiores del tejido endometrial, con lo que la eficacia de la terapia antibiótica puede estar en entredicho. El grupo de Cicinelli, en 2021, con el objeto de dilucidar esta hipótesis, realiza un estudio en el que recluta un total de 115 pacientes con endometritis crónica que diagnostica mediante estudio histeroscópico e inmunohistoquímico: 64 de ellas reciben terapia antibiótica y 51 la rechazan. Analizan después la tasa de curación, de nuevo

mediante histeroscopia y CD138, y encuentran una tasa de curación en el grupo con terapia antibiótica del 81,25 % frente al 6,25 % en las no tratadas.

Posteriormente Song, en 2021, lleva a cabo un estudio prospectivo aleatorizado ciego en el que participan 120 mujeres referidas para estudio histeroscópico por infertilidad, aborto de repetición, fallo de implantación o sangrado uterino anómalo, con diagnóstico de endometritis crónica mediante histeroscopia e inmunohistoquímica, y las aleatorizan, de modo que 60 reciben terapia con levofloxacino 500 mg y tinidazol 1.000 mg diarios durante 14 días, y el grupo control no recibe tratamiento. Tras un curso de antibiótico, logran una tasa de curación del 89,8 %, y en el grupo control, la tasa de curación es tan solo del 12,7 %.

> **!** De todos los estudios analizados, tanto en mujeres con aborto de repetición como con fallo de implantación, la tasa de resolución de endometritis crónica tras terapia antibiótica se encuentra en torno al 87,9 % y se asocia a mejoría en el éxito reproductivo, como puede verse en la **tabla 18-3**.

El grupo de Kaku, en 2020, realiza un estudio en el tejido decidual de pacientes que presentan aborto tras un año del diagnóstico de endometritis crónica sin terapia antibiótica, y observa que en un total de 13 casos con presencia en el tejido corial de cinco o más células plasmáticas en 10 campos de gran aumento, el 100 % habían presentado endometritis crónica previamente a la gestación.

Del total de pacientes con diagnóstico previo de endometritis crónica, más de la mitad presentaban deciduitis. Este hallazgo de más de cinco células plasmáticas por 10 campos de gran aumento en el tejido corial tras un aborto de primer trimestre, sin embargo, estaba ausente en las pacientes sin diagnóstico previo de endometritis crónica. Esto puede sugerir que el efecto de la endometritis crónica se mantiene en la decidua durante la gestación. Y apoya el impacto positivo de la terapia antibiótica de la endometritis crónica en el éxito reproductivo.

Esto es lo que sostiene Ghildini, que considera que el origen de la deciduitis viene determinado por la presencia de endometritis crónica en el período preconcepcional, más que por infección ascendente en el período gestacional.

Finalmente cabe señalar el estudio de Morimune, en el que valoran la relación entre deciduitis crónica y preeclampsia. Para ello, analizan las placentas de pacientes sometidas a cesárea, ya sea por sufrimiento fetal, retraso de crecimiento, parto pretérmino o trastornos hipertensivos del embarazo. Encuentran una prevalencia significativamente mayor de preeclampsia en las mujeres con diagnóstico de deciduitis (72,7 % frente a 27,8 %). Y mediante análisis de regresión logística, encuentran que las variables relacionadas con preeclampsia en su grupo de estudio fueron: edad mayor de 40 años, índice de masa corporal superior a 25, multiparidad y deciduitis. Proponen que la inflamación endometrial puede persistir en algunos casos en las etapas iniciales de la gestación, y esta inflamación persistente puede afectar el normal remodelado de las arterias espirales y conducir al desarrollo posterior de preeclampsia.

No obstante, no está clara la etología ni la fisiopatología de esta entidad, así como su posible relación con la endometritis crónica.

ENDOMETRITIS CRÓNICA Y ADHERENCIAS INTRAUTERINAS

Las adherencias intrauterinas (descritas en el **capítulo 29**) se producen como consecuencia de un trauma, radiación o infección en la zona endometrial, con mayor frecuencia tras la dilatación y el legrado en aborto incompleto (66,7%), legrado puerperal (21,5%) o aborto electivo (17,5%).

La mayor incidencia se da cuando el legrado se realiza entre la segunda y cuarta semana posparto. La tuberculosis genital como causa de adherencias intrauterinas fue descrita por primera vez por Netter, también se ha asociado a desarrollo de adherencias intrauterinas la infección por *Schistosoma* sp. Según las publicacipnes científicas, no hay evidencia de que la profilaxis antibiótica pueda prevenir el desarrollo secundario de adherencias en estas dos entidades, pero ante su diagnóstico, es obligada la terapia antibiótica.

Una de las principales complicaciones que se presentan tras la resolución histeroscópica de las adherencias intrauterinas es la alta tasa de recurrencia, que oscila entre un 21-41,9 %, con mayor riesgo de recurrencia tras adhesiólisis a mayor severidad de estas.

Algunos autores sostienen que la presencia de endometritis crónica en estos casos se asocia a mayor riesgo de recurrencia,

Tabla 18-3. Efecto del tratamiento antibiótico sobre las tasas de curación de endometritis crónica en las publicaciones científicas					
Estudio	Diseño	N	Tratamiento (T) antibiótico	Porcentaje de curación	Resultado reproductivo
Cicinelli et al., 2015	Retrospectivo	n = 106 EC y FI	T1: doxiciclina (200 mg/día durante 14 días) T2: ciprofloxacino y metronidazol (500 mg/12 h durante 14 días)	75 %	PR y LBR significativamente más altos en pacientes curadas en comparación con las mujeres con EC persistente (PR: 65,2 % frente a 33,0%, P = 0,039; LBR: 60,8 % frente a 13,3 %, P = 0,02, respectivamente)
Kitaya et al., 2017	Prospectivo observacional	n = 438 FI n = 142 FI/EC n = 279 FI/no EC	T1: doxiciclina (200 mg/día durante 14 días) T2: ciprofloxacino y metronidazol (500 mg/12 h durante 14 días)	99,1 % (92,3 % con T1 y 99,1 % con T2)	LBR en el primer ciclo de ET (P = 0,031; RR: 1,48; IC del 95 %: 1,03-0,12) y tres ET acumuladas (P = 0037; RR: 1,39; IC del 95 %: 1,02-1,90) tras tratamiento antibiótico en el grupo FI/EC curado (32,8 % y 38,8 %, respectivamente) fue significativamente mayor que en el grupo FI/no EC (22,1 y 27,9 %, respectivamente)
Johnston-MacAnanny et al., 2010	Retrospectivo	n = 33 FI n = 10 FI/EC n = 23 RIF/no EC	T1: doxiciclina (200 mg/día durante 14 días) T2: ciprofloxacino y metronidazol (500 mg/12 h durante 14 días)	99,1 % (92,3 % con T1 y 88,9 % con T2)	El grupo EC/FI tuvo menor tasa de implantación (11,5 %) en el ciclo de FIV siguiente al tratamiento (resolución no confirmada) que el no-CE/FI y FI/EC indeterminado (32,7 y 20,3%); la RCP (20,0, 52,1 y 40,6 %, P = NS) y la OPR (10,0%, 52,1 y 34,4%, P = NS) fueron similares entre todos los grupos

(Continúa)

Tabla 18-3. Efecto del tratamiento antibiótico sobre las tasas de curación de endometritis crónica en las publicaciones científicas (*Cont.*)

Estudio	Diseño	N	Tratamiento (T) antibiótico	Porcentaje de curación	Resultado reproductivo
Tersoglio *et al.*, 2015	Prospectivo	75 pacientes con FI en ovodonación y 12 controles	Doxiciclina 200 mg/día durante 14 días, metronidazol 1 g/día y ciprofloxacino 1 g/día durante 14 días. Si no hay remisión, el tratamiento se repite, añadiendo linezolid 600 mg/día por vía oral durante 10 días. Todas los pacientes recibieron corticoides: meprednisona vía oral de 4 a 8 mg diarios; glicina 100 mg/día, Vit E 300 mg, Vit. B6 100 mg y Vit. A 10.000 UI/día, vía oral	9/14 64 %	Tasa de implantación 75,7 % frente a 36,6 %, P = 0,05 OR: 6,75 (0,64-61,1) (NS) para LBR cuyo endometrio se normalizó después del tratamiento en comparación con EC persistente
Vitagliano *et al.*, 2018	Metaanálisis de 5 estudios observacionales	n = 796 mujeres infértiles con FI con uno o más ciclos de FIV	Tratamientos antibióticos diversos	No disponible	Los pacientes con EC curada mostraron mayor OPR/LBR (OR: 6,81), CPR (OR 4,02) y la IR (OR: 3,24) en comparación con las pacientes con EC persistente. Los resultados de la FIV fueron comparables entre mujeres con y sin EC (OPR/LBR, CPR e IR). La tasa de aborto espontáneo no fue significativamente diferente
Cicinelli *et al.*, 2018	Retrospectivo	95 mujeres con esterilidad de origen desconocido	Tratamientos antibióticos no especificados	82,3 %	La PR y la LBR fueron significativamente más altas en mujeres curadas de EC en comparación con mujeres con EC persistente y mujeres sin diagnóstico de EC (RP: 76,3 % frente a 20 % frente a 9,5 %, P < 0,0001; LBR: 65,8 % frente a 6,6 % frente a 4,8 %, P < 0,0001)
McQueen *et al.*, 2014	Prospectivo observacional	395 mujeres con EC y 2 o más abortos n = 35 EC/AR	T1: ofloxacino (800 mg) y metronidazol (100 mg) durante 2 semanas. T2: doxiciclina sola, doxiciclina y metronidazol, o ciprofloxacina y metronidazol	100 % (94 % con T1 y 100 % con T2)	La LBR 88 % (21/24) para el grupo con EC tratado frente a 74 % (180/244) para el grupo sin EC. LBR por embarazo para EC tratado: 7% (7/98) antes del tratamiento frente a 56% (28/50) después del tratamiento

AR: aborto de repetición; EC: endometritis crónica; ET: transferencia de embriones; FI: fallo de implantación; FIV: fecundación *in vitro*; IC: intervalo de confianza; IR: tasa de implantación; LBR: tasa de nacidos vivos; NS: no significativo; OPR: tasa de embarazo en curso; OR: razón de probabilidad; PR: tasa de gestación; RIF: fallo de implantación recurrente; RPL: pérdida recurrente del embarazo; RR: riesgo relativo; T1: primer curso de terapia con antibióticos; T2: segundo curso de terapia con antibióticos; T3: tercer curso de terapia con antibióticos; Vit.: vitamina.

dado el efecto que la inflamación crónica puede tener agravando la fibrosis en la zona endometrial. De hecho, se ha visto que las pacientes con endometritis crónica presentan niveles más bajos de metaloproteinasa de la matriz 9, involucrada en la degradación de la matriz extracelular, que promueve el proceso de reparación en la zona endometrial, favoreciendo la degradación del colágeno en el tejido fibrótico y promoviendo la regeneración vascular. Y presentan, por otro lado, niveles más elevados de expresión del factor de crecimiento transformante

beta-1 asociado a desarrollo de fibrosis. Estas alteraciones pueden en su conjunto afectar a la homeostasis en la zona de la matriz extracelular, favoreciendo la recurrencia de fibrosis.

El grupo de Liu, 2019, analizando pacientes con diagnóstico de adherencias intrauterinas, objetivaron que el 46,28 % de los casos con adherencias moderadas o graves presentaban diagnóstico de endometritis crónica en el estudio inmunohistoquímico, y que la tasa de recurrencia tras la adhesiólisis histeroscópica era del 35,9 % en los casos con endometritis crónica, frente al 19,1 % en mujeres sin evidencia de endometritis crónica. Se plantean, por tanto, el tratamiento de la endometritis crónica previo a la resolución histeroscópica con el fin de mejorar el pronóstico en estas pacientes.

ENDOMETRITIS CRÓNICA Y ENDOMETRIOSIS

La endometriosis es una enfermedad inflamatoria crónica que cursa con dolor e infertilidad. Algunos autores encuentran una mayor prevalencia de endometritis en mujeres con endometriosis, e incluso sugieren una conexión etiopatogénica entre ambas entidades.

Según el estudio de Cicinelli de 2017, sobre un total de 156 pacientes sometidas a histerectomía, 78 con diagnóstico de endometriosis, encuentran un riesgo de presentar endometritis crónica 2,7 veces más alto en las mujeres con endometriosis frente al grupo control.

El estudio realizados por el grupo de Khan, sobre un total de 73 mujeres con endometriosis y 55 controles, objetivan una mayor prevalencia de colonización bacteriana intraútero en las mujeres con endometriosis, y que el riesgo de presentar colonización bacteriana e infección subclínica era mayor en las mujeres sometidas a terapia con análogos de la hormona liberadora de gonadotropina.

En cuanto a la relación entre ambas entidades, se han desarrollado dos teorías. Por un lado, el fenómeno inflamatorio asociado a la endometriosis puede favorecer cambios en el microbioma endometrial, con mayor presencia de bacterias patógenas, y ello puede contribuir al desarrollo de endometritis. Y por otro lado, los cambios en el microbioma endometrial presentes en la endometritis crónica y el fenómeno inflamatorio que conlleva pueden inducir cambios en el endometrio eutópico, contribuyendo a su transformación en tejido endometriósico, que puede invadir la pelvis. Si bien ambos extremos carecen de la suficiente evidencia.

PUNTOS CLAVE

- La endometritis crónica se asocia a peor éxito reproductivo, fallo de implantación y aborto de repetición.
- La endometritis crónica modifica el microambiente endometrial a diferentes niveles. Promueve cambios en la población de células inmunocompetentes y citocinas inflamatorias, algunas de ellas involucradas en el reclutamiento de células, que juegan un papel crucial en la respuesta nmunitaria local que favorece la implantación y la gestación temprana. Ejerce también un impacto negativo sobre la decidualización del endometrio, pues promueve la proliferación, disminuye la apoptosis, modifica la expresión de receptores esteroideos, afectando así a la receptividad endometrial, y altera el patrón de contractilidad uterina.
- La histeroscopia en manos expertas es una buena herramienta para su diagnóstico, así como para la confirmación de su resolución tras la terapia antibiótica. La visualización de toda la cavidad permite identificar focos aislados de endometritis crónica y minimiza la posibilidad de error diagnóstico frente a la biopsia a ciegas.
- Es necesario establecer unos criterios estrictos para su diagnóstico mediante inmunohistoquímica, que ha de combinarse con el diagnóstico histológico convencional. Es importante definir el volumen mínimo de biopsia, el método más adecuado para cuantificar células plasmáticas, así como establecer el número de dichas células necesarias para el diagnóstico.
- La microbiología molecular probablemente sea una buena herramienta para el diagnóstico etiopatogénico en un futuro muy cercano.
- El tratamiento antibiótico parece mejorar las tasas de implantación y disminuye la tasa de aborto, aunque son necesarios estudios prospectivos bien diseñados que lo corroboren.
- En el futuro, es necesario el desarrollo de estudios que evalúen la influencia de esta entidad en la recurrencia de adherencias en la zona de la cavidad uterina, así como la necesidad o no de su despistaje en pacientes con diagnóstico de endometriosis sometidas a terapia con análogos de la hormona liberadora de gonadotropina.
- La metagenómica y el mejor conocimiento del microbioma del tracto reproductor permitirá en el futuro el desarrollo de terapias encaminadas no a la eliminación de la flora patógena, sino al establecimiento de una flora beneficiosa para el éxito reproductivo.

BIBLIOGRAFÍA

Ahmadi F, Zafarini F, Shahrzad GS. Hysterosalpingographic appearance of female genital tract tuberculosis: Part II: Uterus. Int J Fertil Steril. 2014;8:13-20.

Alonso L, Carugno J. Chronic endometritis: Three-dimensional ultrasound and hysteroscopy correlation. J Minim Invasive Gynecol. 2020;27:993-4.

Bayer Garner IB, Nickell JA, Korourian S. Routine syndecan-1 Immunohistochemistry aids in the diagnosis of chronic endometritis. Arch Pathol Lab Med. 2004;128:1000-3.

Bouet PE, El Hachem H, Monceau E, Gariépy G, Kadoch IJ, Sylvestre C. Chronic endometritis in women with recurrent pregnancy loss and recurrent implantation failure: prevalence and role of office hysteroscopy and immunohistochemistry in diagnosis. Fertil Steril. 2016;105:106-10.

Buzzaccarini G, Vitagliano A, Andrisani A, Santarsiero CM, Cicinelli R, Nardelli C, et al. Chronic endometritis and altered embryo implantation: a unified pathophysiological theory from a literature systematic review. J Assist Reprod Genet. 2020;37:2897-911.

Chen P, Chen P, Guo Y, Fang C, Li T. Interaction Between Chronic Endometritis Caused Endometrial Microbiota Disorder and Endometrial Immune Environment Change in Recurrent Implantation Failure. Front Immunol. 2021;12:748447.

Cicinelli E, De Ziegler D, Nicoletti R, Colafiglio G, Saliani N, Resta L, et al. Chronic endometritis: correlation among hysteroscopic, histologic, and bacteriologic findings in a prospective trial with 2190 consecutive office hysteroscopies. Fertil Steril. 2008;89:677-84.

Cicinelli E, Matteo M, Tinelli R, Lepera A, Alfonso R, Indraccolo U, et al. Prevalence of chronic endometritis in repeated unexplained implantation failure and the IVF success rate after antibiotic therapy. Hum Reprod. 2015;30:323-30.

Cicinelli E, Matteo M, Tinelli R, Pinto V, Marinaccio M, Indraccolo U, et al. Chronic endometritis due to common bacteria is prevalent in women with recurrent miscarriage as confirmed by improved pregnancy outcome after antibiotic treatment. Reprod Sci. 2014;21:640-7.

Cicinelli E, Resta L, Loizzi V, Pinto V, Santarsiero C, Cicinelli R, et al. Antibiotic therapy versus no treatment for chronic endometritis: a case-control study. Fertil Steril. 2021;115:1541-8.

Cicinelli E, Resta L, Nicoletti R, Zappimbulso V, Tartagni M, Saliani N. Endometrial micropolyps at fluid hysteroscopy suggest the existence of chronic endometritis. Hum Reprod. 2005;20:1386-9.

Cicinelli E, Trojano G, Mastromauro M, Vimercati A, Marinaccio M, Mitola PC, et al. Higher prevalence of chronic endometritis in women with endometriosis: a possible etiopathogenetic link. Fertil Steril. 2017;108:289-95.e1.

Cicinelli E, Vitagliano A, Kumar A, Lasmar RB, Bettocchi S, Haimovich S, et al. Unified diagnostic criteria for chronic endometritis at fluid hysteroscopy: proposal and reliability evaluation through an international randomized-controlled observer study. Fertil Steril. 2019;112:162-173.e23.

Coughlan C, Ledger W, Wang Q, Liu F, Demirol A, Gurgan T, Cutting R, Ong K, Sallam H, Li TC. Recurrent implantation failure: definition and management. Reprod Biomed Online. 2014;28:14-38.

Di Pietro C, Cicinelli E, Guglielmino MR, Ragusa M, Farina M, Palumbo MA, et al. Altered transcriptional regulation of cytokines, growth factors, and apoptotic proteins in the endometrium of infertile women with chronic endometritis. Am J Reprod Immunol. 2013;69:509-17.

Espinós JJ, Fabregues F, Fontes J, García-Velasco JA, Llácer J, Requena A, et al. Impact of chronic endometritis in infertility: a SWOT analysis. Reprod Biomed Online. 2021;42:939-51.

Espinoza J, Erez O, Romero R. Preconceptional antibiotic treatment to prevent preterm birth in women with a previous preterm delivery. Am J Obstet Gynecol. 2006;194:630-7.

Farooki MA. Epidemiology and pathology of chronic endometritis. Int Surg. 1967;48:566-73.

Ghidini A, Salafia CM. Histologic placental lesions in women with recurrent preterm delivery. Acta Obstet Gynecol Scand. 2005;84:547-50.

Greenwood SM, Moran JJ. Chronic endometritis: morphologic and clinical observations. Obstet Gynecol. 1981;58:176-84.

Guo GL, Chen SY, Zhang W, Zhang C, He L. Diagnosis value of hysteroscopy for chronic endometritis. Clin Exp Obstet Gynecol. 2013;40:250-2.

Hemsell DL, Obregon VL, Heard MC, Nobles BJ. Endometrial bacteria in asymptomatic, nonpregnant women. J Reprod Med. 1989;34:872-4.

Jindal UN, Verma S, Bala Y. Favorable infertility outcomes following anti-tubercular treatment prescribed on the sole basis of a positive polymerase chain reaction test for endometrial tuberculosis. Hum Reprod. 2012;27:1368-74.

Johnston-MacAnanny EB, Hartnett J, Engmann LL, Nulsen JC, Sanders MM, Benadiva CA. Chronic endometritis is a frequent finding in women with recurrent implantation failure after in vitro fertilization. Fertil Steril. 2010;93:437-41.

Kaku S, Kubo T, Kimura F, Nakamura A, Kitazawa J, Morimune A, et al. Relationship of chronic endometritis with chronic deciduitis in cases of miscarriage. BMC Womens Health. 2020;20:114.

Kasius JC, Broekmans FJ, Sie-Go DM, Bourgain C, Eijkemans MJ, Fauser BC, et al. The reliability of the histological diagnosis of endometritis in asymptomatic IVF cases: a multicenter observer study. Hum Reprod. 2012;27:153-8.

Kim CJ, Romero R, Chaemsaithong P, Kim JS. Chronic inflammation of the placenta: definition, classification, pathogenesis, and clinical significance. Am J Obstet Gynecol. 2015;213:S53-69.

Kitaya K. Prevalence of chronic endometritis in recurrent miscarriages. Fertil Steril. 2011;95:1156-8.

Kitaya K, Matsubayashi H, Yamaguchi K, Nishiyama R, Takaya Y, Ishikawa T, et al. Chronic Endometritis: Potential Cause of Infertility and Obstetric and Neonatal Complications. Am J Reprod Immunol. 2016;75:13-22.

Kitaya K, Takeuchi T, Mizuta S, Matsubayashi H, Ishikawa T. Endometritis: new time, new concepts. Fertil Steril. 2018;110:344-50.

Kitaya K, Yamaguchi T, Yasuo T, Okubo T, Honjo H. Post-ovulatory rise of endometrial CD16(-) natural killer cells: in situ proliferation of residual cells or selective recruitment from circulating peripheral blood? J Reprod Immunol. 2007;76:45-53.

Kitaya K, Yasuo T. Inter-observer and intra-observer variability in immunohistochemical detection of endometrial stromal plasmacytes in chronic endometritis. Exp Ther Med. 2013;5:485-88.

Krolikowski A, Janowski K, Larsen JV. Asherman syndrome caused by schistosomiasis. Obstet Gynecol. 1995;85:898-9.

Kuroda K, Horikawa T, Moriyama A, Nakao K, Juen H, Takamizawa S, et al. Impact of chronic endometritis on endometrial receptivity analysis results and pregnancy outcomes. Immun Inflamm Dis. 2020;8:650-8.

Li Y, Yu S, Huang C, Lian R, Chen C, Liu S, et al. Evaluation of peripheral and uterine immune status of chronic endometritis in patients with recurrent reproductive failure. Fertil Steril. 2020;113:187-96.e1.

Liu Y, Chen X, Huang J, Wang CC, Yu MY, Laird S, et al. Comparison of the prevalence of chronic endometritis as determined by means of different diagnostic methods in women with and without reproductive failure. Fertil Steril. 2018;109:832-39.

Matteo M, Cicinelli E, Greco P, Massenzio F, Baldini D, Falagario T, et al. Abnormal pattern of lymphocyte subpopulations in the endometrium of infertile women with chronic endometritis. Am J Reprod Immunol. 2009;61:322-9.

McQueen DB, Bernardi LA, Stephenson MD. Chronic endometritis in women with recurrent early pregnancy loss and/or fetal demise. Fertil Steril. 2014;101:1026-30.

McQueen DB, Maniar KP, Hutchinson A, Confino R, Bernardi L, Pavone ME. Redefining chronic endometritis: the importance of endometrial stromal changes. Fertil Steril. 2021;116:855-61.

McQueen DB, Perfetto CO, Hazard FK, Lathi RB. Pregnancy outcomes in women with chronic endometritis and recurrent pregnancy loss. Fertil Steril. 2015;104:927-31.

Mitchell CM, Haick A, Nkwopara E, Garcia R, Rendi M, Agnew K, et al. Colonization of the upper genital tract by vaginal bacterial species in nonpregnant women. Am J Obstet Gynecol. 2015;212:611.e1-9.

Michels TC. Chronic endometritis. Am Fam Physician. 1995;52:217-22.

Moreno I, Codoñer FM, Vilella F, Valbuena D, Martinez-Blanch JF, Jimenez-Almazán J, Alonso R, Alamá P, Remohí J, Pellicer A, Ramon D, Simon C. Evidence that the endometrial microbiota has an effect on implantation success or failure. Am J Obstet Gynecol. 2016;215:684-703.

Moreno I, García-Grau I, Pérez-Villaroya D, González-Monfort M, Bahçeci M, Barrionuevo MJ, et al. Endometrial microbiota composition is associated with reproductive outcome in infertile patients. Microbiome. 2022;10:1.

Moreno I, Simon C. Deciphering the effect of reproductive tract microbiota on human reproduction. Reprod Med Biol. 2018;18:40-50.

Morimune A, Kimura F, Moritani S, Tsuji S, Katusra D, Hoshiyama T, et al. The association between chronic deciduitis and preeclampsia. J Reprod Immunol. 2022;150:103474.

Morimune A, Kimura F, Nakamura A, Kitazawa J, Takashima A, Amano T, et al. The effects of chronic endometritis on the pregnancy outcomes. Am J Reprod Immunol. 2021;85:e13357.

Ness RB, Soper DE, Holley RL, Peipert J, Randall H, Sweet RL, et al. Effectiveness of inpatient and outpatient treatment strategies for women with pelvic inflammatory disease: results from the Pelvic Inflammatory Disease Evaluation and Clinical Health (PEACH) Randomized Trial. Am J Obstet Gynecol. 2002;186:929-37.

Paavonen J, Aine R, Teisala K, Heinonen PK, Punnonen R, Lehtinen M, et al. Chlamydial endometritis. J Clin Pathol. 1985;38:726-32.

Pinto V, Matteo M, Tinelli R, Mitola PC, De Ziegler D, Cicinelli E. Altered uterine contractility in women with chronic endometritis. Fertil Steril. 2015;103:1049-52.

Pirtea P, Cicinelli E, De Nola R, De Ziegler D, Ayoubi JM. Endometrial causes of recurrent pregnancy losses: endometriosis, adenomyosis, and chronic endometritis. Fertil Steril. 2021;115:546-60.

Polisseni F, Bambirra EA, Camargos AF. Detection of chronic endometritis by diagnostic hysteroscopy in asymptomatic infertile patients. Gynecol Obstet Invest. 2003;55:205-10.

Pons Mc. Evaluación morofológica del estadio de morula al de blastocisto. D+4,D+5,D+6: Criterios ASEBIR de Valoración Morfológica de Ovocitos, Embriones Tempranos y Blastocistos Humanos. 3ª ed. Madrid: Góbalo. Agencia Creativa Digital; 2015. p. 58-68.

Puente E, Alonso L, Laganà AS, Ghezzi F, Casarin J, Carugno J. Chronic Endometritis: Old Problem, Novel Insights and Future Challenges. Int J Fertil Steril. 2020;13:250-6.

Puente Gonzalo E, Alonso Pacheco L, Vega Jiménez A, Vitale SG, Raffone A, Laganà AS. Intrauterine infusion of platelet-rich plasma for severe Asherman syndrome: a cutting-edge approach. Updates Surg. 2021;73:2355-62.

Scott RT, Upham KM, Forman EJ, Hong KH, Scott KL, Taylor D, et al. Blastocyst biopsy with comprehensive chromosome screening and fresh embryo transfer significantly increases in vitro fertilization implantation and delivery rates: a randomized controlled trial. Fertil Steril. 2013;100:697-703.

Song D, Feng X, Zhang Q, Xia E, Xiao Y, Xie W, et al. Prevalence and confounders of chronic endometritis in premenopausal women with abnormal bleeding or reproductive failure. Reprod Biomed Online. 2018;36:78-83.

Song D, He Y, Wang Y, Liu Z, Xia E, Huang X, et al. Impact of antibiotic therapy on the rate of negative test results for chronic endometritis: a prospective randomized control trial. Fertil Steril. 2021;115:1549-56.

Song D, Li TC, Zhang Y, Feng X, Xia E, Huang X, et al. Correlation between hysteroscopy findings and chronic endometritis. Fertil Steril. 2019;111:772-9.

Takebayashi A, Kimura F, Kishi Y, Ishida M, Takahashi A, Yamanaka A, Takahashi K, Suginami H, Murakami T. The association between endometriosis and chronic endometritis. PLoS One. 2014;9:e88354.

Tersoglio AE, Salatino DR, Reinchisi G, González A, Tersoglio S, Marlia C. Repeated implantation failure in oocyte donation. What to do to improve the endometrial receptivity? JBRA Assist Reprod. 2015;19:44-52.

Vitagliano A, Saccardi C, Noventa M, Di Spiezio Sardo A, Saccone G, Cicinelli E, et al. Effects of chronic endometritis therapy on in vitro fertilization outcome in women with repeated implantation failure: a systematic review and meta-analysis. Fertil Steril. 2018;110:103-12.e1.

Volodarsky-Perel A, Badeghiesh A, Shrem G, Steiner N, Tulandi T. Prevalence of chronic endometritis in patients with endometrial polyps and unexplained infertility. Fertil Steril. 2019;112:e332.

Wu D, Kimura F, Zheng L, Ishida M, Niwa Y, Hirata K, et al. Chronic endometritis modifies decidualization in human endometrial stromal cells. Reprod Biol Endocrinol. 2017;15:16.

Zargar M, Ghafourian M, Nikbakht R, Mir Hosseini V, Moradi Choghakabodi P. Evaluating Chronic Endometritis in Women with Recurrent Implantation Failure and Recurrent Pregnancy Loss by Hysteroscopy and Immunohistochemistry. J Minim Invasive Gynecol. 2020;27:116-21.

Zolghadri J, Momtahan M, Aminian K, Ghaffarpasand F, Tavana Z. The value of hysteroscopy in diagnosis of chronic endometritis in patients with unexplained recurrent spontaneous abortion. Eur J Obstet Gynecol Reprod Biol. 2011;155:217-20.

Metaplasia endometrial y depósitos cálcicos

19

M. Cubo Abert y L. Alonso Pacheco

OBJETIVOS

- Conocer en profundidad los distintos tipos de metaplasia y reconocer aquellas que tienen un patrón histeroscópico característico.
- Analizar los depósitos cálcicos y nódulos grasos que pueden hallarse tanto en la zona intracavitaria como en el canal cervical.
- Aprender a diagnosticar, catalogar y conocer las diferentes metaplasias y cambios endometriales.

INTRODUCCIÓN

Hoy en día, en plena era endoscópica, existen hallazgos sorprendentes en la zona de la cavidad endometrial que tienen un origen confuso. Un ejemplo claro de esto lo constituyen las metaplasias endometriales, los depósitos cálcicos y los depósitos adiposos. Estos cambios endometriales pueden proporcionar hallazgos histeroscópicos fascinantes. No obstante, la bibliografía médica relacionada con estos hallazgos es escasa, así como los cuadros histeroscópicos.

La relación entre la metaplasia endometrial, hiperplasia y carcinoma no está muy clara y no se ha demostrado que las proliferaciones metaplásicas sean preneoplásicas. Sin embargo, sí se observa asociación con estas patologías (hiperplasia y adenocarcinoma) y otras como los pólipos endometriales; además las metaplasias pueden influir negativamente en la fertilidad.

 La metaplasia endometrial es una lesión benigna. Su relación con el carcinoma no está clara y no se ha demostrado que sean lesiones preneoplásicas.

DEFINICIÓN

La metaplasia se define como una transformación celular no neoplásica y potencialmente reversible desde un tipo de célula diferenciada madura a otra; por lo general, se corresponde con una reacción celular producida por la exposición continuada a algunos estímulos externos (irritantes, tóxicos u hormonales). Estos cambios celulares pueden regresar al patrón celular original al desaparecer el estímulo externo.

El fenómeno de la metaplasia puede aparecer en distintas partes del organismo. En el caso de la de tipo endometrial, es un grupo poco común de metaplasias que tiene un origen confuso y que puede dar lugar a sorprendentes y fascinantes hallazgos intrauterinos en la exploración histeroscópica. La bibliografía científica en relación con este tema es escasa (la metaplasia ósea es la más conocida y documentada) (**Fig. 19-1**).

Cabe destacar que la histeroscopia diagnóstica ofrece la posibilidad de hacer un diagnóstico de presunción con un alto grado de correlación con el estudio histopatológico definitivo, además de poder hacer biopsias. El diagnóstico definitivo de la metaplasia endometrial se basa en el estudio histopatológico en la mayoría de los casos.

 La metaplasia puede regresar al desaparecer el estímulo. El diagnóstico definitivo de metaplasia endometrial se basa en el estudio histopatológico en la mayoría de los casos, aunque la precisión diagnóstica de la imagen histeroscópica es alta.

CLASIFICACIÓN

La metaplasia endometrial fue descrita por primera vez por Hendrickson y Kempson en 1980 en un estudio de 89 pacientes en las que se demostró la transformación metaplásica. La mayoría de las pacientes que se incluyeron en este proyecto eran posmenopáusicas y habían recibido algún tipo de terapia con estrógenos dentro de los 3 meses anteriores a la biopsia endometrial. Según observaron los autores, la mayoría de los cambios metaplásicos podían ubicarse en una de las siguientes siete categorías: mórulas y metaplasia escamosa, metaplasia papilar sincitial, metaplasia de células ciliadas (metaplasia tubárica), metaplasia eosinofílica, metaplasia mucinosa, metaplasia *hobnail* y metaplasia de células claras. Este primer trabajo sirvió como base para las clasificaciones posteriores.

La clasificación tradicionalmente utilizada se basa en la propuesta por Hendrickson y Kempson, y divide las metaplasias en epiteliales y estromales (o mesenquimatosas). En el caso de la epitelial, se trata de una alteración en la que el endometrio es sustituido por otro tipo de epitelio maduro, mientras que la metaplasia mesenquimatosa involucra al

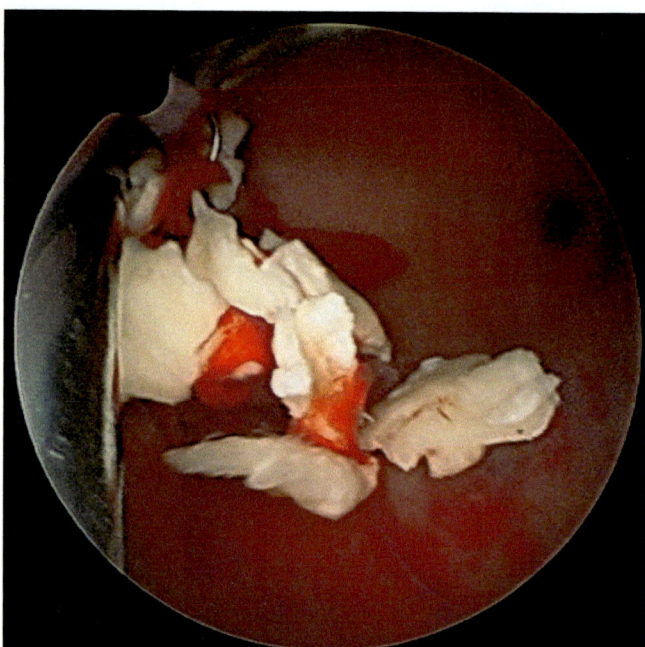

Figura 19-1. Detalle de unos fragmentos óseos intracavitarios.

estroma endometrial, y este puede ser reemplazado por diferentes tejidos, como hueso, cartílago, grasa o músculo liso. Los cambios metaplásicos mesenquimatosos del endometrio son menos frecuentes, aunque es importante reconocer estos patrones histeroscópicos para poder establecer un diagnóstico y tratamiento adecuados. La mayoría de las alteraciones comúnmente denominadas como metaplasias endometriales no son verdaderas metaplasias, por lo que muchos autores prefieren denominarlas cambios citoplásmicos. Así, la clasificación tradicional se denomina **clasificación de los cambios y metaplasias endometriales**. Esta subdivide las metaplasias y los cambios epiteliales en cinco tipos (ciliada, mucinosa, escamosa, morular y cambios reactivos) y a la estromal en cuatro (ósea, cartilaginosa, adiposa y de músculo liso) (**Tabla 19-1**).

Tabla 19-1. Clasificación de metaplasia y cambios endometriales	
Metaplasias y cambios endometriales	
Epitelial	Ciliada o tubárica
	Mucinosa
	Escamosa (queratinizante o morular)
	Morular
	Cambios reactivos: cambios sincitial papilar, cambios eosinofílicos y oxifílicos, células claras y Arias Stella
Estromal o mesenquimal	Ósea
	Cartilaginosa
	Adiposa
	Músculo liso

Posteriormente, en 1995, la Organización Mundial de la Salud (OMS) dividió las metaplasias endometriales epiteliales en nueve tipos: metaplasia escamosa, metaplasia mucinosa, metaplasia de células ciliadas, metaplasia *hobnail cells* (células en tachuela), cambios de células claras, metaplasia eosinofílica, cambio sincitial superficial, cambio papilar y Arias Stella.

 Las metaplasias endometriales se dividen en dos grupos en función de la estirpe celular: epitelial o mesenquimal. La más documentada en la bibliografía médica es la metaplasia mesenquimatosa ósea.

METAPLASIAS EPITELIALES

La metaplasia epitelial endometrial se refiere al reemplazo, focal o difuso, del epitelio glandular endometrial normal por otro tipo de epitelio diferenciado que no se encuentra habitualmente en el endometrio; además, refleja la capacidad del epitelio derivado de los conductos de Müller para sufrir diferenciación ante cualquier otra forma de epitelio que se encuentre en el sistema mülleriano. Debido a que estas células parecen inusuales o atípicas, y a que pueden revestir glándulas arquitectónicamente complejas, este proceso benigno podría confundirse con el adenocarcinoma.

Las metaplasias suelen afectar al endometrio no secretor y son comunes dentro de los pólipos endometriales. Asimismo, es frecuente que coexistan las diversas metaplasias epiteliales; a menudo, se asocian con hiperestrogenismo, terapia con hormonas exógenas, terapia con tamoxifeno, dispositivo intrauterino (DIU), endometritis crónica y piometra; las dos últimas condiciones se asocian particularmente a metaplasia escamosa. En algunos casos, no hay una causa subyacente obvia. A continuación, se detallan los diferentes tipos de metaplasias epiteliales endometriales.

Metaplasia escamosa

En esta metaplasia, existe una sustitución de la superficie del epitelio o glándulas endometriales por células escamosas. Si bien este tipo de metaplasia se suele encontrar en el cuello uterino, es una condición rara en el endometrio normal. Constituye el segundo tipo más común de metaplasia epitelial tras la ciliada.

La metaplasia escamosa endometrial suele ser un proceso focal, pero, en algunos casos, involucra todo el endometrio. Este raro hallazgo se denomina **ictiosis uterina**. Este tipo de metaplasia suele estar asociada a estímulos irritativos crónicos, como una obstrucción cervical, endometritis crónica, tuberculosis, piometra y cuerpos extraños, como el DIU, como consecuencia de la terapia con progesterona, relacionada con VPH 6 y 11, después de la embolización de la arteria uterina por leiomioma sintomático y por hiperplasia endometrial y carcinoma.

El potencial maligno de este tipo de metaplasia es bajo, con solo algunos casos aislados de carcinoma escamoso desarrollado sobre una ictiosis uterina. No obstante, hay que establecer la diferencia con la afectación endometrial por una extensión ascendente de una lesión cervical escamosa relacionada con el virus del papiloma humano. Se pueden encontrar dos tipos diferentes: la metaplasia escamosa queratinizante (la sustitución del endometrio normal se realiza por células escamosas maduras bien diferenciadas) y la escamosa morular (compuesta por agregados de células no queratinizadas con un aspecto que recuerda a las moras). Ambos tipos coexisten en alrededor del 20 % de los casos.

La diferencia entre ambas la publicó Robert Mayer en 1930, aunque el término **morular** se estableció en 1959 debido a su similitud con las moras. Algunos autores sugieren que la metaplasia morular es una diferenciación escamosa inmadura o incompleta, mientras que el estudio de Nicolae *et al.* sugiere que son entidades diferentes de acuerdo con las características biológicas, morfológicas e inmunohistoquímicas de cada tipo.

Cuando se identifica una metaplasia escamosa en una biopsia, existe una alta probabilidad de coexistir con una hiperplasia endometrial o un carcinoma endometrial. El estudio de Toomine *et al.* para evaluar la frecuencia de metaplasia endometrial en 103 casos sometidos a histerectomía por carcinoma endometrial encontró metaplasia queratinizante en el 68 % de los casos y metaplasia escamosa morular en solo el 10,7 %.

Metaplasia mucinosa

La metaplasia mucinosa se refiere al cambio del epitelio endometrial normal por epitelio mucinoso. Su diagnóstico se establece cuando las células endometriales normales, que suelen tener escasa cantidad de mucina, son reemplazadas por células llenas de mucina intracitoplasmática similar a las células endocervicales. Este diagnóstico suele ser un gran desafío y, en ocasiones, es difícil de distinguir del adenocarcinoma mucinoso bien diferenciado.

Este tipo de metaplasia epitelial suele ser de localización focal y es relativamente poco habitual. La metaplasia mucinosa endometrial abarca un espectro de alteraciones epiteliales que van desde el epitelio mucinoso de tipo endocervical simple hasta una proliferación mucinosa arquitectónicamente compleja que, por lo general, se asocia a una lesión premaligna o maligna.

La metaplasia mucinosa a menudo se asocia a estados hiperestrogénicos, terapia de reemplazo hormonal y al uso de tamoxifeno. Este tipo de metaplasia es típicamente asintomática, aunque puede producir mucometra no asociado a estenosis cervical.

Nucci clasificó la diferenciación mucinosa del endometrio según su grado de complejidad arquitectónica y estableció tres categorías:

- Metaplasia mucinosa tipo A: consiste en epitelio de tipo endocervical cuboidal en el epitelio glandular o superficial con glándulas arquitectónicamente benignas.
- Metaplasia mucinosa tipo B: se caracteriza por una arquitectura poco compleja con células que forman pequeñas seudoglándulas y una arquitectura seudopapilar.
- Metaplasia mucinosa tipo C: exhibe un patrón de crecimiento filiforme y atipia citológica.

El riesgo de carcinoma asociado está ausente (0 %) en el tipo A, mientras que en el tipo B es del 64,7 %, y en el tipo C el riesgo de encontrar un adenocarcinoma en posteriores tomas de muestra o histerectomía es del 100 %. En el estudio realizado por Su Hyun Yoo para vincular la metaplasia mucinosa y el carcinoma mucinoso del endometrio el autor concluyó que el perfil inmunohistoquímico y genético molecular de la metaplasia mucinosa papilar corresponde al de una posible lesión precancerosa en un subconjunto de carcinomas endometriales. Se cree que la metaplasia mucinosa simple tiene un riesgo bajo de carcinoma asociado, mientras que los casos arquitectónicamente complejos tienen un riesgo de cáncer proporcional al grado de complejidad y, a menudo, muestran malignidad invasiva en la biopsia posterior.

El manejo propuesto para la metaplasia mucinosa compleja es realizar un legrado D&C (*dilation and curettage*). En los casos de metaplasia mucinosa simple con cambios de baja complejidad, se efectúa el seguimiento mediante la toma de biopsias de control a los 6 meses. En los casos arquitectónicamente complejos, así como en los persistentes, se aconseja llevar a cabo una histerectomía por el riesgo de desarrollar un cáncer de endometrio. Alrededor del 75 % de los casos complejos desarrollaran un adenocarcinoma endometrial.

Metaplasia ciliada (tubárica)

Las células ciliadas normalmente están presentes en la superficie del endometrio, en especial en la fase proliferativa del ciclo menstrual, y pueden verse en endometrios no neoplásicos, hiperplásicos y malignos. Constituye el tipo de metaplasia encontrada con más frecuencia en la zona endometrial; de hecho, no es inusual encontrar células ciliadas en la superficie endometrial y en las glándulas endometriales, y su presencia en la zona ístmica se considera normal. Suele ser más habitual durante la fase proliferativa del ciclo menstrual debido a los estímulos estrogénicos.

El estudio de Masterton sobre el número de células ciliadas en el endometrio encontró que este porcentaje aumenta durante la fase proliferativa hasta llegar a un máximo del 20 %; dicho porcentaje persiste durante la ovulación y disminuye en la fase secretora.

El diagnóstico de metaplasia solo debe realizarse cuando una o más glándulas endometriales contienen células ciliadas que pueden estar intercaladas entre las células no ciliadas o ser confluentes y recubren la mayor parte de las glándulas. Es importante señalar que la metaplasia ciliada se diagnostica cuando la mayor parte de la superficie del epitelio o de las glándulas endometriales es reemplazada por células ciliadas. Por su lado, la metaplasia tubárica se diagnostica cuando están presentes los tres tipos de células del epitelio tubárico (ciliadas, secretoras e intercalares). El diagnóstico diferencial con la endosalpingiosis se realiza mediante el estudio histológico.

La primera referencia sobre metaplasia tubárica fue publicada en 1932 por Novak, quien encontró una metaplasia con patrón del epitelio similar al encontrado en la trompa de Falopio en una paciente con hiperplasia quística. Esta metaplasia suele estar asociada a casos de anovulación o menopausia que han estado en terapia de reemplazo de estrógenos.

La metaplasia endometrial ciliada y tubárica se considera una enfermedad benigna y, ocasionalmente, puede mostrar atipia citológica. La posible relación entre esta metaplasia tubárica atípica y el desarrollo de una hiperplasia o malignidad endometrial se ha evaluado con el análisis de p53, Ki-67 y TERT en 63 pacientes, y no se ha encontrado un aumento en el riesgo de desarrollar hiperplasia o malignidad endometrial.

No existe un tratamiento estándar para esta metaplasia tubárica, y el seguimiento y tratamiento depende de la presencia de cualquier otra patología, como hiperplasia endometrial compleja o carcinoma endometrial.

Cambios reactivos

Este término cubre un grupo heterogéneo de lesiones que aparecen en el endometrio normal comúnmente asociado a descamación o desequilibrio hormonal. Los cambios reactivos del endometrio incluyen:

- Cambio sincitial papilar: descrito también como cambio sincitial papilar superficial, metaplasia papilar, cambio papilar y cambio sincitial eosinofílico. La clasificación de la OMS utiliza dos términos, cambio sincitial superficial y cambio papilar, y las describe como lesiones que pueden coexistir. Se trata de un proceso degenerativo o reparador asociado a la ruptura endometrial, más que de una verdadera metaplasia. Su riesgo potencial y asociación a malignidad es muy bajo. Existe una variante denominada cambio de *hobnail*, una lesión reactiva relacionada con un legrado reciente o en un pólipo infartado.
- Cambios eosinofílicos y oxifílicos: los cambios eosinófilos a menudo se encuentran en la hiperplasia endometrial y en los carcinomas. Un estudio reciente de Moritani sugiere que esos cambios pueden representar un subtipo inmaduro de metaplasia mucinosa.
- Células claras: esta metaplasia se suele identificar dentro de las glándulas y no en el epitelio. En este cambio reactivo se pueden observar células con citoplasma abundante y claro. Cabe destacar que no tiene riesgo potencial de malignidad.
- Arias Stella: ocurre cuando las células endometriales desarrollan un patrón «en tachuela» (*hobnail*). Su presencia se asocia a niveles elevados de progesterona, que puede estar en relación con un embarazo, con enfermedad trofoblástica gestacional o con la administración hormonal externa.

 Las metaplasias endometriales epiteliales son hallazgos histológicos benignos. Por su lado, la metaplasia escamosa puede coexistir con una hiperplasia endometrial o con un carcinoma. La disposición arquitectónica de sus células podría confundirse con un adenocarcinoma. Además, se han descrito algunos casos aislados de carcinoma escamoso desarrollado sobre una ictiosis uterina. Cabe destacar que la metaplasia mucinosa puede confundirse histológicamente con un carcinoma mucinoso bien diferenciado. Tiene un riesgo de asociación con un adenocarcinoma del 0 % en el tipo A y hasta del 100 % en el tipo C, por lo que el manejo propuesto para los casos arquitectónicamente complejos es la histerectomía.

METAPLASIAS ESTROMALES O MESENQUIMALES

La metaplasia mesenquimal se refiere al reemplazo del estroma endometrial normal por otro tipo de tejido estromal (hueso, cartílago, músculo liso o grasa). La aparición de estos tejidos dentro del útero proporcionan imágenes histeroscópicas muy reveladoras.

Metaplasia ósea

La metaplasia ósea es una condición rara en la que se produce una transformación del tejido endometrial normal en hueso (**Fig. 19-2**). Es una afección clínica poco común con una incidencia de 0,3/1.000 pacientes. La mayoría de los casos ocurren después de un aborto espontáneo o parto.

La presencia de hueso en el endometrio fue descrita por primera vez por Virchow, quien relacionó esta afección con una diferenciación espontánea de fibroblastos en osteoblastos. Por lo general, este tipo de metaplasia ocurre durante los años reproductivos y más del 80 % de los casos informados ocurren después del embarazo.

Existen dos teorías principales para explicar la existencia de fragmentos óseos en el tejido endometrial:

- Teoría de Thaler: relaciona esta entidad con la retención de partes óseas fetales después de un parto o aborto espontáneo después de las 12 semanas de embarazo. Pero no puede explicar los casos que ocurren en pacientes sin embarazos previos.
- La segunda teoría es la de una verdadera metaplasia ósea endometrial, en la cual hay una transformación ósea de las células del estroma endometrial. Esta metaplasia es consecuencia de estímulos irritativos, tóxicos u hormonales.

Probablemente, ambas teorías sean correctas, con casos de verdadera metaplasia y casos en los que los huesos retenidos provocan una inflamación endometrial que conduce a una metaplasia ósea secundaria. Un trabajo publicado por Cayuela, en 2009, mostró que la metaplasia ósea tiene un código genético igual que el de la paciente, a diferencia de lo que se esperaría encontrar con los restos fetales.

La mayoría de las pacientes con metaplasia ósea endometrial son asintomáticas. Los síntomas clínicos asociados son: infertilidad secundaria, sangrado vaginal, dismenorrea, dolor pélvico crónico y expulsión espontánea de fragmentos óseos con la menstruación. La infertilidad es consecuencia del efecto mecánico de los fragmentos óseos en la cavidad uterina; este tejido actúa como un DIU provocando una obliteración de la cavidad uterina y un efecto inflamatorio crónico de los fragmentos sobre el endometrio.

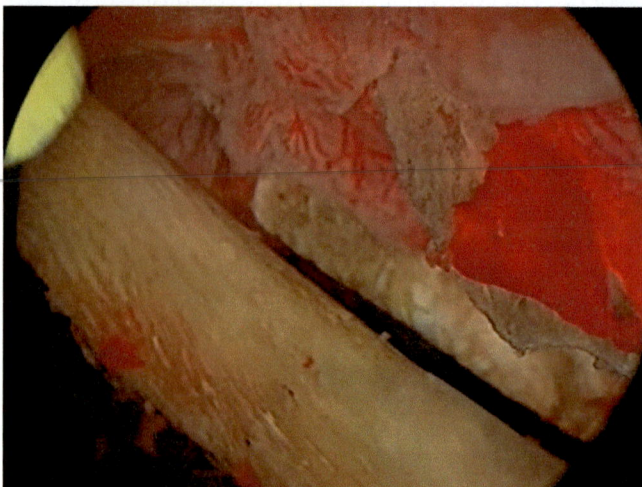
Figura 19-2. Fragmentos óseos de localización intrauterina.

El diagnóstico y el seguimiento se basan en la ecografía. En ella suele visualizarse un área hiperecogénica con sombra acústica localizada en la cavidad uterina. Según el tamaño de los fragmentos óseos, en ocasiones toda la cavidad se llena con esta masa, lo que da la apariencia de un DIU falso (**Fig. 19-3**). La histeroscopia es el método de referencia para el diagnóstico, ya que permite observar espículas óseas o, menos frecuentes, huesos fetales bien formados.

La extracción histeroscópica debe considerarse la primera opción en el tratamiento de fragmentos óseos en el útero. El uso de esta técnica permite la exéresis completa de este tejido sin dañar el endometrio sano (**Fig. 19-4**). Tras la cirugía, existe el riesgo de persistencia de fragmentos óseos y, como se ha comentado anteriormente, el seguimiento suele basarse en la exploración ecográfica.

En los casos en los que existe infertilidad secundaria asociada, la extirpación completa de este tejido se asocia a una restauración de la fertilidad. En una revisión publicada recientemente de 21 informes que incluyeron a 64 mujeres, Bozdag encontró que la restauración de la cavidad endometrial a la anatomía normal, mediante histeroscopia o legrado, se relaciona con una tasa de embarazo espontáneo del 52 % dentro del primer año

> La metaplasia ósea es el tipo de metaplasia endometrial con más referencias bibliográficas documentadas, a pesar de que es una entidad poco común. La mayoría son asintomáticas, están asociadas a una gestación previa y son fácilmente reconocibles mediante un estudio ecográfico (da una apariencia similar al DIU de cobre). La técnica recomendada para el diagnóstico y el tratamiento de los fragmentos óseos es la histeroscopia.

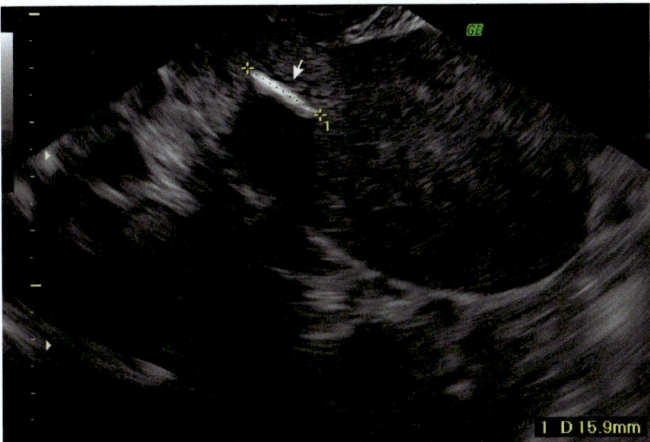

Figura 19-3. Imagen ecográfica de metaplasia ósea con aspecto de «falso dispositivo intrauterino».

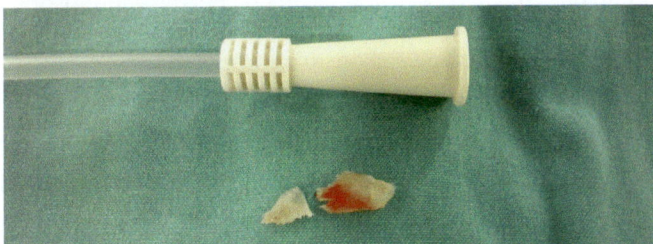

Figura 19-4. Detalle de fragmento óseo extraído.

Metaplasia cartilaginosa

Se trata de una metaplasia endometrial en la que se pueden encontrar focos de cartílago hialino maduro benigno dentro de la cavidad uterina. La visualización de células cartilaginosas en transición con estroma endometrial es la pista diagnóstica para identificar esta lesión como metaplásica.

Al igual que en los casos de metaplasia ósea, existen dos teorías para explicar la formación de tejido cartilaginoso en el endometrio: una teoría relaciona este tema con una transformación metaplásica de las células del estroma endometrial; la otra asocia la existencia de tejido cartilaginoso de origen fetal.

Esta metaplasia suele ser asintomática y se diagnostica como un hallazgo incidental, aunque, en ocasiones, las pacientes con metaplasia cartilaginosa presentan menorragia. Esta rara metaplasia se ha documentado solo en algunos informes de casos.

Metaplasia adiposa

El endometrio rara vez desarrolla tejido graso y la metaplasia adiposa del endometrio es un hallazgo muy poco común. Conviene destacar que la presencia de tejido adiposo en una muestra de endometrio es presuntiva de perforación uterina.

En los escasos casos publicados, la histología muestra nódulos de células grasas maduras en transición con células del estroma endometrial. Se desconoce el significado clínico de esta patología (**Fig. 19-5**).

Metaplasia de músculo liso

La metaplasia del músculo liso es un tipo común de metaplasia mesenquimatosa del endometrio. Es probable que la mayoría de los casos pasen desapercibidos y se diagnostiquen como una miomatosis uterina simple (**Fig. 19-6**).

En la metaplasia del músculo liso, el endometrio es invadido extensamente por múltiples miomas pequeños no conec-

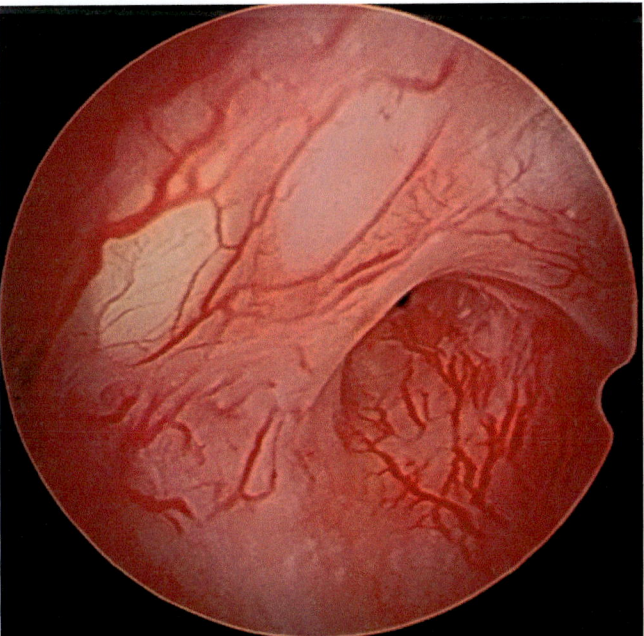

Figura 19-5. Nódulo graso en el espesor del endometrio.

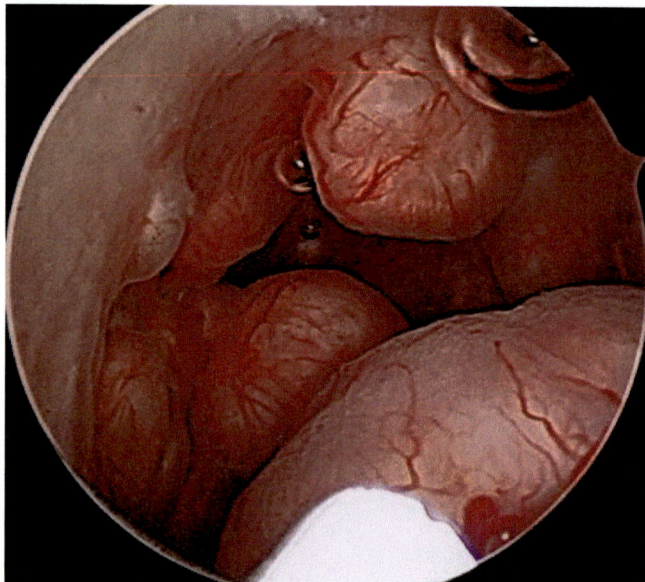

Figura 19-6. Metaplasia endometrial de músculo liso.

tados al miometrio y sin incremento significativo del tamaño uterino (**Fig. 19-7**). Goldrath recogió en una serie única de pacientes afectadas por esta metaplasia que el tamaño uterino era pequeño, no mayor al tamaño de un útero grávido de 6-8 semanas. En esa serie, el examen histopatológico de 2 de las 3 pacientes describió múltiples nódulos pequeños que oscilaban entre 1 y 30 mm; algunos de los más pequeños estaban totalmente rodeados por endometrio y otros cubiertos de manera parcial por tejido endometrial. No se observó actividad mitótica prominente ni apiñamiento nuclear.

Por lo general, esas pacientes tienen menorragia intensa anemizante. En algunos casos, hay dismenorrea en relación con las contracciones uterinas y también infertilidad secundaria. La histeroscopia muestra una cavidad uterina llena de miomas de diferentes tamaños y ubicaciones.

El tratamiento consiste en la escisión de los miomas sin el uso de electrocirugía para evitar el daño de la unión endometrio-miometrial y disminuir el riesgo de formación de adherencias intrauterinas (**Figs. 19-8** y **19-9**). Después de la cirugía se puede indicar tratamiento hormonal con estrógenos como prevención ante las adherencias intrauterinas.

 Existe una doble teoría que explica la presencia de algunos tipos de tejido estromal anómalo dentro de la cavidad uterina: persistencia de restos fetales por evacuación uterina incompleta o metaplasia mesenquimatosa. El tejido estromal producto del proceso de la metaplasia tiene un código genético igual que el de la paciente. Los miomas derivados de la metaplasia endometrial no tienen origen en el miometrio ni un componente intramural.

DEPÓSITOS CÁLCICOS

Dispositivos intrauterinos

No es raro encontrar depósitos de calcio milimétricos en distintas partes y tejidos del organismo, así como en los diferentes implantes utilizados. En 1980, Sheppard y Bon-

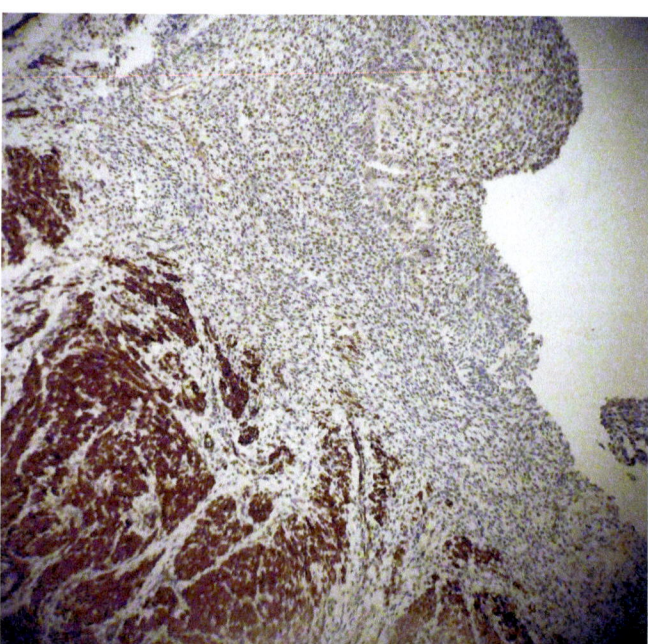

Figura 19-7. Transición del músculo liso con el estroma endometrial.

nar demostraron por primera vez mediante la utilización de microscopia de emisión de electrones la presencia de material cálcico adherido a un DIU. Recientemente, se han publicado casos de depósitos de sales cálcicas sobre los dispositivos Essure° (**Figs. 19-10** y **19-11**).

Los depósitos cálcicos se han estudiado con técnicas de análisis químico y se ha establecido que están compuestos por carbonato de calcio ($CaCO_3$) (75 %), matriz orgánica (20 %) y apatita (5 %).

La presencia de depósitos de calcio en la superficie de los DIU aumenta de manera significativa la posibilidad de que la portadora desarrolle efectos secundarios, como sangrado uterino anormal y vaginitis. El mecanismo por el que se produce este depósito no es bien conocido.

El número y tamaño de los depósitos no depende solo del tipo y tamaño del DIU, sino que existe un cierto factor individual que hace que determinadas pacientes produzcan un mayor número de iones de calcio en la zona intrauterina que podrían determinar su depósito sobre dispositivos intrauterinos. Asimismo, se ha encontrado una relación directa entre la cantidad de depósitos de calcio y el tiempo de uso del DIU; además, se ha observado que la formación de estos depósitos se produce de manera más veloz en los DIU plásticos que en los de Cooper (**Fig. 19-10**).

Recientemente, se han reportado algunos casos con depósitos cálcicos en el extremo intracavitario de los dispositivos Essure° utilizados en el pasado como técnica de esterilización tubárica histeroscópica. El estudio del material depositado ha sido también identificado como carbonato cálcico. En el caso del Essure°, no está claro si estos depósitos son consecuencia de la teórica corrosión galvánica de las bobinas del dispositivo (**Fig. 19-11**).

Microcalcificaciones endometriales

En determinadas ocasiones, se pueden apreciar durante la realización de una ecografía transvaginal de rutina la existencia de depósitos cálcicos milimétricos localizados dentro de la cavidad uterina.

En el examen histopatológico se han observado tres tipos diferentes de microcalcificaciones endometriales: el denominado tipo laminado (dispuestas de manera concéntrica), las pequeñas concreciones rocosas y las de tipo amorfo. Las de tipo laminado, también denominadas cuerpos de psamoma endometriales, se han descrito en asociación con el carcinoma ovárico seroso, el tumor ovárico *borderline* seroso y el cistoadenoma, así como con otras patologías no neoplásicas, como la endometriosis o la endosalpingiosis. Los microdepósitos hallados de manera accidental durante la realización de una ecografía, raramente se asocian a malignidad.

Las calcificaciones endometriales se pueden asentar en cualquier cavidad uterina, aunque, por lo general, se localizan en la superficie de un pólipo endometrial o sobre el endometrio atrófico. Son más frecuentes en la menopausia y perimenopausia (**Fig. 19-12**).

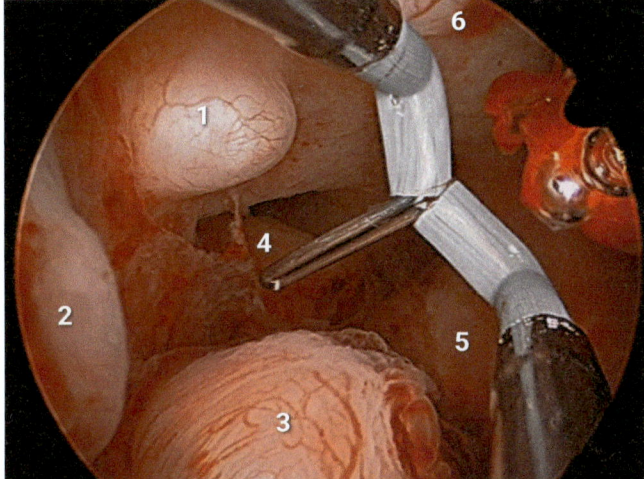

Figura 19-8. Extracción de los nódulos miomatosos.

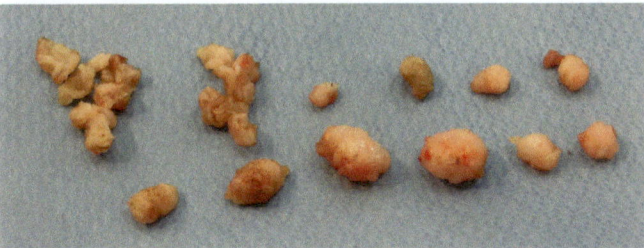

Figura 19-9. Detalle del número de miomas extraídos.

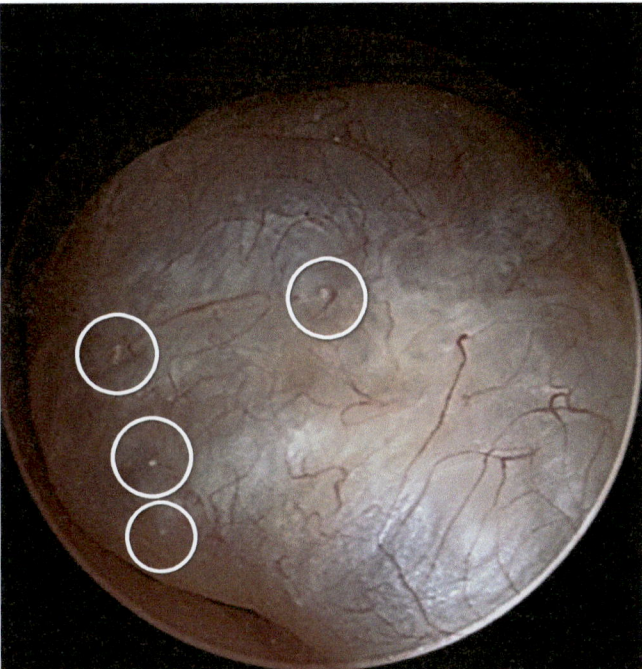

Figura 19-12. Pólipo atrófico-quístico con depósitos de calcio en su superficie.

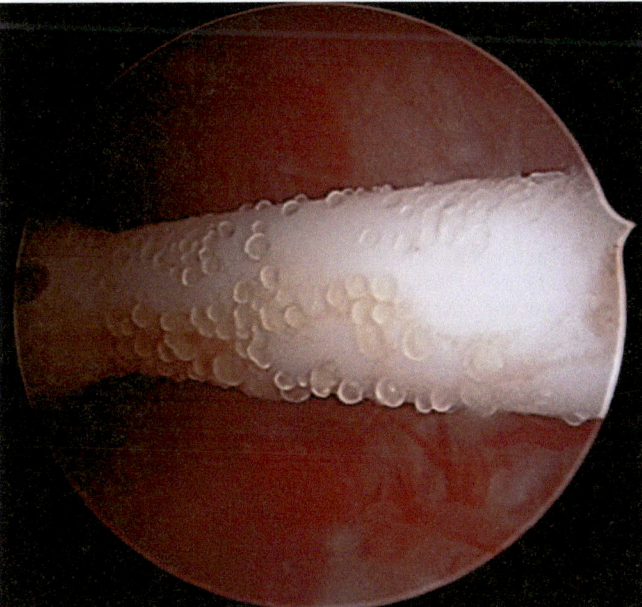

Figura 19-10. Depósitos cálcicos sobre dispositivo intrauterino de levonorgestrel.

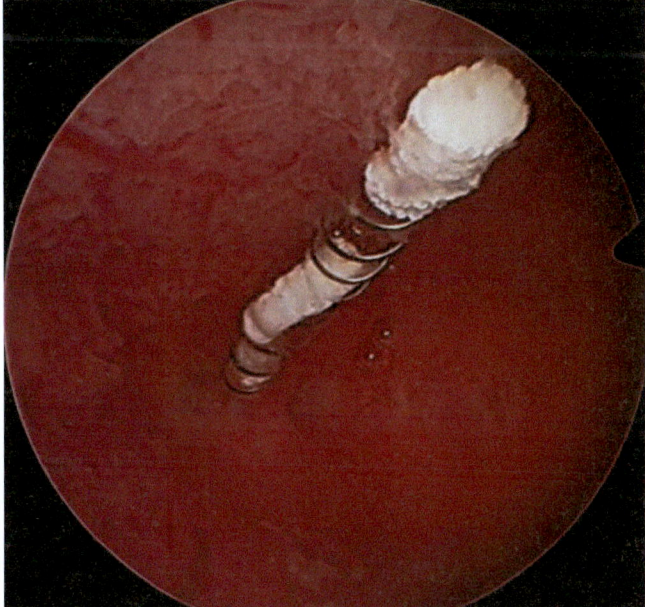

Figura 19-11. Depósitos cálcicos sobre los dispositivos Essure®.

Microcalcificaciones endocervicales

No es raro encontrar en la práctica diaria pequeñas áreas hiperecogénicas localizadas en la zona del canal cervical al realizar una ecografía ginecológica, con lo que se observan puntos blancos bien definidos que persisten en el tiempo. La presencia de microcalcificaciones en el canal cervical es la causa más frecuente de este hallazgo ecográfico; los focos hiperecogénicos parecen ser más un hallazgo incidental que un indicador de patología.

Cuando se visualizan en el momento de la histeroscopia, aparecen como áreas blanquecinas en el canal cervical que pueden ser una sola imagen aislada o un grupo de múltiples áreas que pueden seguir el trayecto de los vasos sanguíneos (**Fig. 19-13**).

Hay muy pocos estudios publicados que analicen los focos hiperecogénicos intracervicales. En un trabajo muy interesante publicado sobre microdepósitos (Duffeld, 2005) de calcio endometrial y endocervical, se indica que la gran mayoría de las pacientes habían usado hormonas o DIU, habían sido sometidas a intervenciones como legrado uterino, abortos espontáneos o terapéuticos y cesáreas o habían tenido una infección.

NÓDULOS GRASOS AISLADOS

En ocasiones, durante la realización de la histeroscopia se objetiva una pequeña estructura brillante, de color dorado y con aspecto de diamante que se suele encontrar libre en la cavidad y que se mueve con facilidad debido a las turbulencias generadas por el medio de distensión.

Este nódulo suele ser subcentimétrico, es totalmente asintomático y, por lo general, se trata de un hallazgo casual (**Fig. 19-14**). El examen histológico demuestra que es una masa compuesta enteramente de tejido adiposo, donde las células aparecen vacías, con su núcleo desplazado hacia el borde, dando el aspecto de células en «anillo de sello». Se desconoce su etiología y su repercusión.

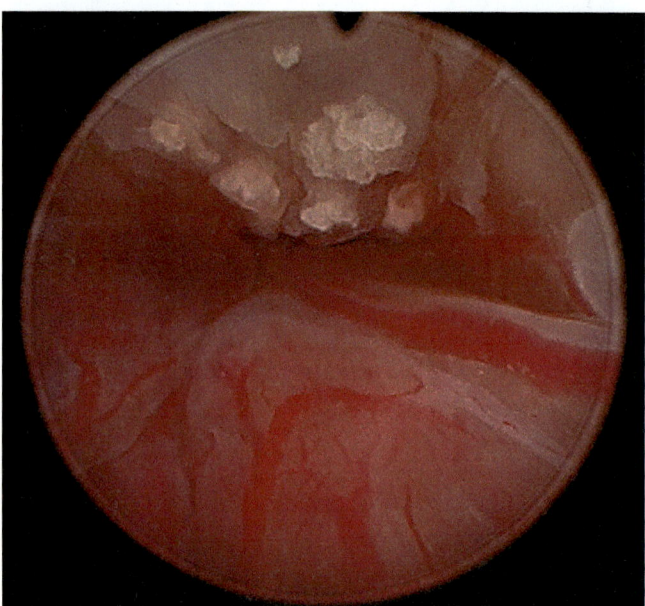

Figura 19-13. Microdepósitos cálcicos en la zona del canal cervical.

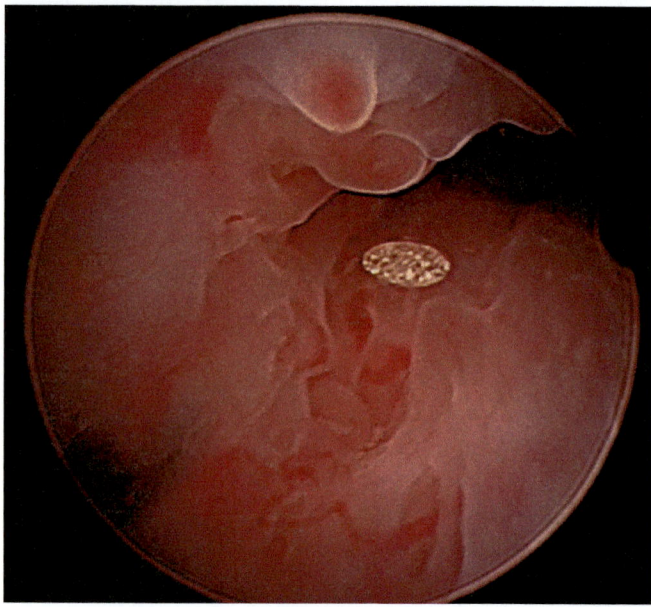

Figura 19-14. Nódulo graso aislado con aspecto de diamante.

 PUNTOS CLAVE

- Existen determinadas patologías del endometrio que sorprenden al histeroscopista. De todas ellas, la más conocida es la metaplasia ósea, una condición clínica poco frecuente y que, por lo general, se encuentra relacionada con una gestación previa.
- Las metaplasias endometriales son procesos benignos. Aunque en la mayoría de los casos el diagnóstico se basa en el estudio histopatológico, es importante conocer su existencia y su clasificación, así como su posible relación con procesos malignos e infertilidad.
- Son cuadros poco habituales que probablemente se encuentren en contadas ocasiones.

BIBLIOGRAFÍA

Alonso L, Nieto L, Carugno JJ. Hysteroscopic Management f Endometrial Smooth Muscle Metaplasia: A Rare Cause of Abnormal Uterine Bleeding. Minim Invasive Gynecol. 2019;26(1):13-5.

Bozdag G, Mumusoglu S, Dogan S, Esinler I, Gunalp S. Osseous Metaplasia and Subsequent spontaneous Pregnancy Chance: A Case Report and Review of the Literature. Gynecologic and obstetric investigation. 2015;80(4):217-22.

Cayuela E, Perez-Medina T, Vilanova J, Alejo M, Cañadas P. True osseous metaplasia of the endometrium: the bone is not from a fetus. Fertil Steril. 2009;91(4):1293.e1-4.

Creux H, Hugues JN, Sifer C, Cedrin-Durnerin I, Poncelet C. [Fertility after endometrial osseous metaplasia elective hysteroscopic resection]. Gynecologie, obstetrique & fertilite. 2010;38(7-8):460-4.

Dallenbach-Hellweg G, Hahn U. Mucinous and clear cell adenocarcinomas of the endometrium in patients receiving antiestrogens (tamoxifen) and gestagens. International journal of gynecological pathology. 1995;14(1):7-15.

Duffield C, Gerscovich E, Gillen M, McGahan J, Truskinovsky A. Endometrial and Endocervical Micro Echogenic Foci. J Ultrasound Med. 2005;24(5):583-90.

Fruin AH, Tighe JR. Tubal metaplasia of the endometrium. The Journal of obstetrics and gynaecology of the British Commonwealth. 1967;74(1):93-7.

Garzon S, Laganà AS, Carugno J, Cayuela Font E, Jiménez J, Kar S, et al. Osseous metaplasia of the endometrium: A multicenter retrospective study. Eur J Obstet Gynecol Reprod Biol. 2021;265:150-5.

Goldrath MH, Husain M. The hysteroscopic management of endometrial leiomyomatosis. Journal of the American Association of Gynecologic Laparoscopists. 1997;4(2):263-7.

Hendrickson MR, Kempson RL. Endometrial epithelial metaplasias: proliferations frequently misdiagnosed as adenocarcinoma. Report of 89 cases and proposed classification. American journal of surgical pathology. 1980;4(6):525-42.

Lane ME, Dacalos E, Sobrero AJ, Ober WB. Squamous metaplasia of the endometrium in women with an intrauterine contraceptive device: Follow-up study. American journal of obstetrics and gynecology. 1974;119(5):693-7.

Masterton R, Armstrong EM, More IA. The cyclical variation in the percentage of ciliated cells in the normal human endometrium. Journal of reproduction and fertility. 1975;42(3):537-40.

McCluggage WG. Miscellaneous disorders involving the endometrium. Seminars in diagnostic pathology. 2010;27(4):287-310.

Miranda MC, Mazur MT. Endometrial squamous metaplasia. An unusual response to progestin therapy of hyperplasia. Archives of pathology & laboratory medicine. 1995;119(5):458-60.

Moritani S, Kushima R, Ichihara S, Okabe H, Hattori T, Kobayashi TK, et al. Eosinophilic cell change of the endometrium: a possible relationship to mucinous differentiation. Modern pathology. 2005;18(9):1243-8.

Nicolae A, Goyenaga P, McCluggage WG, Preda O, Nogales FF. Endometrial intestinal metaplasia: a report of two cases, including one associated with cervical intestinal and pyloric metaplasia. International journal of gynecological pathology : official journal of the International Society of Gynecological Pathologists. 2011;30(5):492-6.

Novak E. The morphology of the genital epithelia, with special reference to differentiation anomalies. American Journal of Obstetrics and Gynechology. 1932;24(5):635-653

Nucci MR, Prasad CJ, Crum CP, Mutter GL. Mucinous endometrial epithelial proliferations: a morphologic spectrum of changes with diverse clinical significance. Modern pathology : an official journal of the United States and Canadian Academy of Pathology, Inc. 1999;12(12):1137-42.

Sheppard L, Bonnar J. Scanning and transmission electron microscopy of material adherent to intrauterine contraceptive devices. British Journal of Obstetrics and Gynaecology. 1980;87:155–162.

Toomine Y, Watanabe S, Ohishi Y, Tamiya S, Sugishima S, Kobayashi H, et al. Endometrial metaplasia: correlation of histological and cytological specimens obtained from 103 cases undergoing hysterectomy for endometrial carcinoma. Cytopathology : official journal of the British Society for Clinical Cytology. 2014;25(2):78-85.

Turashvili G, Childs T. Mucinous metaplasia of the endometrium: current concepts. Gynecologic oncology. 2015;136(2):389-93.

Virchow R. Ueber metaplasia. Vichows Arch Abt Pathol Anat 1884; 97: 410.

Yoo SH, Park BH, Choi J, Yoo J, Lee SW, Kim YM, et al. Papillary mucinous metaplasia of the endometrium as a possible precursor of endometrial mucinous adenocarcinoma. Modern pathology : an official journal of the United States and Canadian Academy of Pathology, Inc. 2012;25(11):1496-507.

Zidi YS, Bouraoui S, Atallah K, Kchir N, Haouet S. Primary in situ squamous cell carcinoma of the endometrium, with extensive squamous metaplasia and dysplasia. Gynecologic oncology. 2003;88(3):444-6.

Zschoch H, Ertel G. Ichthyosis uteri--squamous cell epithelial metaplasia of the endometrium. Zentralbl Allg Pathol.1987;133(4):355-60.

Distrofia vascular, líquidos en cavidad y malformación arteriovenosa

20

M. Hermida Moscardi, J. Díaz Pinillos y L. Alonso Pacheco

 OBJETIVOS

- Valorar las situaciones que se pueden encontrar en la práctica clínica diaria y que son poco conocidas.
- Aprender a relacionar con una patología maligna la presencia de líquido en la cavidad que suele verse en mujeres menopáusicas.
- La distrofia vascular es una entidad enigmática, que una vez vista por histeroscopia, nunca se olvida y no precisa tratamiento. Hoy en día, se sabe que no tiene relación con los vasos del endometrio.
- Las malformaciones arteriovenosas (MAV) uterinas son igualmente poco frecuentes. Tienen un diagnóstico y tratamiento por vía histeroscópica que el alumno debe conocer.

ACÚMULO DE LÍQUIDO EN LA CAVIDAD

La utilización rutinaria de la ecografía transvaginal ha permitido la observación en determinadas pacientes de cierta cantidad de líquido en la cavidad uterina. Este acúmulo de líquido se ha estimado que puede aparecer en mayor o menor medida hasta en un 4-18 % de las pacientes menopáusicas.

La presencia de líquido en la cavidad uterina es un hallazgo anormal que generalmente se diagnostica de manera acccidental al realizar un estudio ecográfico. Algunos autores sugieren establecer un punto de corte de 3 mm para comenzar a considerar la cantidad de líquido como relevante. No existen muchas publicaciones científicas al respecto, y en este apartado se tratará de ofrecer una visión global de este hallazgo poco frecuente.

Clasificación

El líquido que se observa acumulado en la cavidad uterina puede catalogarse dentro de una de estas cuatro posibilidades, que como se verá más adelante tiene cada una sus características especiales y son predominantes en diferentes grupos de edad.

- **Hidrometra:** corresponde a acúmulo de líquido seroso y es el tipo más frecuentemente hallado.
- **Piometra:** corresponde a pus y suele aparecer en mujeres posmenopáusicas.
- **Hematometra:** acúmulo de sangre en la cavidad.
- **Mucometra:** material mucoso que procede generalmente de las glándulas endocervicales.

Se desconoce cuál es la etiología de muchos de los casos. Entre las causas relacionadas con la aparición de fluido en la cavidad, hay que distinguir entre pacientes premenopáusicas y pacientes posmenopáusicas.

Pacientes premenopáusicas

En general, la situación de acúmulo líquido en la cavidad en este grupo de pacientes es muy poco frecuente, y en la mayoría de los casos, se puede identificar su causa. El hidrometra y el mucometra son los acúmulos que se observan con más frecuencia, seguido del hematometra, considerando el piometra como un hallazgo excepcional.

Hidrometra

Como se ha comentado con anterioridad, es el acúmulo más frecuente en todos los grupos de edad, y se suele observar por ecografía como una zona econegativa que ocupa la cavidad. Esta separación de las paredes uterinas sirve para evaluar el grosor endometrial y su superficie, como cuando se realiza una sonohisterografía.

Dentro de las causas relacionadas con la existencia de hidrometra o líquido seroso en la cavidad en pacientes premenopáusicas, se puede afirmar que el hidrosálpinx es el factor causal más frecuentemente hallado. El acúmulo de líquido en la cavidad suele ser consecuencia de un reflujo del líquido inflamatorio del propio hidrosálpinx a la cavidad endometrial (**Fig. 20-1**).

Es muy difícil observar este hidrometra por histeroscopia, ya que el propio medio de distensión que se utiliza lo enmascara. Sí se puede apreciar en determinadas ocasiones el paso de este líquido a la cavidad a través del *ostium* tubárico. Esto se consigue acercando la óptica al *ostium* y cortando el flujo de entrada del medio de distensión. En algunas ocasiones, se observa cómo un líquido de aspecto «sucio» refluye al disminuir la presión intracavitaria.

Existen casos de hidrometra no relacionados con la existencia de patología tubárica, como aquellos de obstrucción

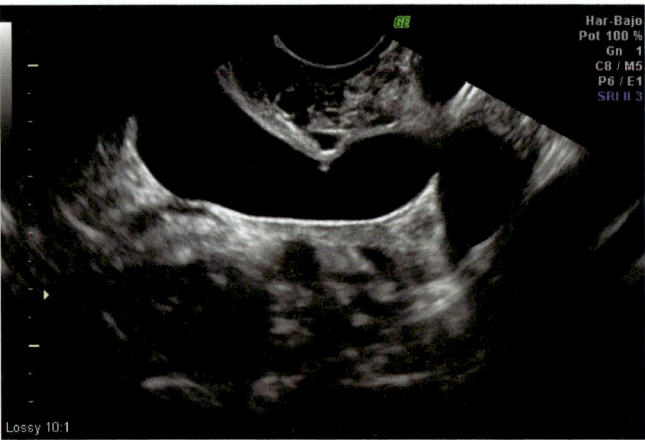

Figura 20-1. Típica imagen de hidrosálpinx visto por ecografía en dos dimensiones.

del canal cervical, bien por cirugía previa o por patología cervical que afecte al canal, sobre todo endocervicits. También se ha demostrado una asociación de hidrometra con casos de endometriosis grave y con ovarios poliquísticos, en ausencia de patología tubárica asociada.

La existencia de líquido durante la estimulación ovárica también ha sido profusamente descrita en las publicaciones científicas, y presenta una incidencia de un 4,7 %, estando la mayoría de las veces en relación con la existencia de un hidrosálpinx. El momento de la detección del líquido y la cantidad de líquido acumulado se ha relacionado con las tasas de embarazo en los tratamientos de fecundación *in vitro*. La presencia de este líquido afecta negativamente a la implantación embrionaria, como se demostró en el estudio de Chien, en el cual no quedó embarazada ninguna de las mujeres que presentaban este acúmulo en la cavidad en el momento de la transferencia embrionaria.

Habitualmente aparece tras la administración de gonadotropina coriónica humana, aunque en algunos casos se presenta con anterioridad. La presencia de líquido ejerce una acción negativa sobre la implantación, ya que parece que este puede contener sustancias embriotóxicas similares a las del líquido del hidrosálpinx.

Algunos autores han propuesto la aspiración del líquido visible en la cavidad antes de la transferencia embrionaria, aunque sin los resultados esperados. La solución es el bloqueo tubárico que impida el reflujo a cavidad.

Hematometra

La existencia de un hematometra en este grupo de edad está generalmente relacionada con la existencia de una obstrucción que impide la salida del flujo menstrual, como en los casos de himen imperforado o tabique vaginal transverso. Estos casos suelen asociar la presencia de un hematocolpos o acúmulo hemático en la vagina, y aparece en chicas jóvenes que presentan un cuadro de amenorrea con dolores abdominales cíclicos que van en aumento a lo largo del tiempo.

El tratamiento de estos casos es quirúrgico, con incisión del himen y drenaje del material acumulado en casos de himen imperforado (**Fig. 20-2**) o bien con la sección del tabique vaginal, de manera que se permita la evacuación normal del flujo menstrual.

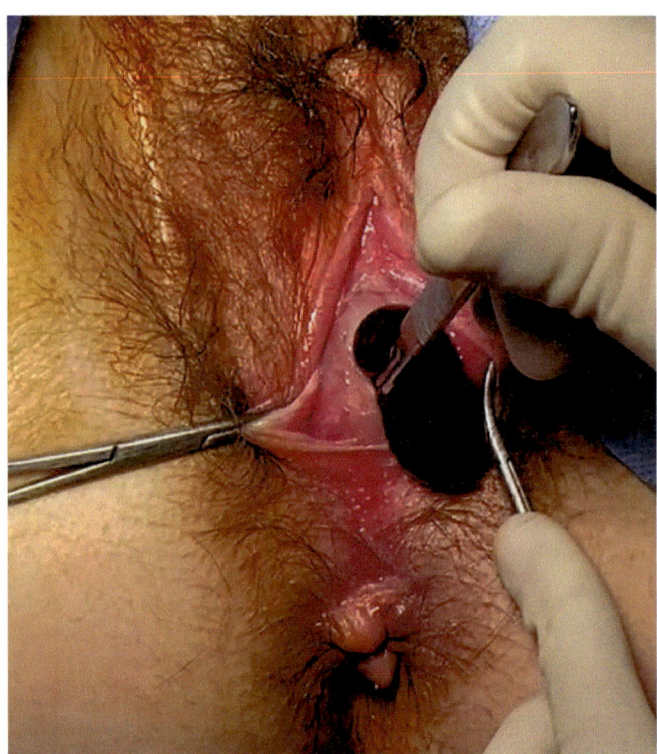

Figura 20-2. Incisión de himen imperforado.

Otra de las circunstancias que puede dar como resultado el acúmulo hemático en pacientes premenopáusicas es la existencia de un útero unicorne con un útero rudimentario asociado funcionante y no comunicante.

El útero unicorne tiene una muy baja incidencia (1/100.000 mujeres), siendo la variante no comunicante la más infrecuente, según la clasificación de malformaciones uterinas de la American Fertility Society (AFS), se cataloga como IIb. Se suele presentar con dismenorrea cíclica, que va en aumento, además de, en casos muy evolucionados, la existencia de una masa pélvica unilateral. La histeroscopia en estos casos demostrará la existencia de un útero unicorne, al no existir comunicación con el rudimentario no comunicante. El tratamiento es la extirpación del cuerno rudimentario.

La tercera posibilidad es el denominado útero de Robert. Se trata de una variante asimétrica del útero septo, que se caracteriza por tener un septo uterino completo que divide la cavidad de manera asimétrica desde el fundus hasta el orificio cervical interno, lo que da como resultado una hemicavidad no comunicante y otra de aspecto de útero unicorne. Clínicamente se suele presentar en aquellos casos que existe hematometra con dismenorrea cíclica creciente desde el inicio de la menarquia. La histeroscopia demuestra un útero unicorne, pero, a diferencia del unicorne, en los casos de útero de Robert, el contorno uterino exterior es normal. El tratamiento puede realizarse por vía histeroscópica, realizando una metroplastia de comunicación de ambas hemicavidades.

Se han descrito también casos de hematometra no relacionados con malformaciones uterinas, generalmente con circunstancias que conllevan un cierre del canal cervical, como en casos de legrados, presencia de cirugía previa o bien radiación previa.

Dentro de la cirugía, desde el punto de vista de la cavidad, es importante destacar los casos de aparición tras la realización de una ablación endometrial, en la que queda endometrio residual que se regenera y produce acúmulo hemático cuando existe una obstrucción a su salida.

Por último, en determinadas ocasiones, el contenido hemático refluye a la cavidad desde otras localizaciones. Una posibilidad es que lo haga desde la zona ístmica, como en los casos de istmoceles que acumulan sangre residual en su interior, y que puede, sobre todo en los úteros en retroversión y en los istmoceles graves, pasar de manera retrógrada a la cavidad (**Fig. 20-3**). La otra posibilidad es que se produzca el paso de contenido hemático desde la trompa en aquellos casos de hematosálpinx, una entidad que generalmente está relacionada con la endometriosis.

Histeroscópicamente se aprecia un acúmulo de sangre en la cavidad, generalmente de color marronáceo o negruzco, ya que se suele tratar de sangre retenida, que dificulta la visión de la cavidad, por lo que es necesario realizar un lavado continuo de esta cavidad (**Fig. 20-4**). Aunque la evacuación del hema-tometra suele resolver el cuadro, esta solución es generalmente temporal y suele reaparecer en el tiempo.

Mucometra

Los casos de mucometra son raros, y se producen como consecuencia de un reflujo retrógrado de moco producido por las glándulas endocervicales. Esta circunstancia se observa en relación con la presencia de un defecto de cicatrización de una cesárea anterior o istmocele en los que, en algunos casos y sobre todo en el istmocele de localización muy baja, existe un irritación crónica de las glándulas endocervicales, probablemente producida por el acúmulo hemático, que lleva a que estas aumenten la producción de material mucoso (**Fig. 20-5**). Este material es mas fácilmente visible tanto *de visu* como por ecografía durante la fase periovulatoria, y a veces es tan frecuente que ocupa y distiende todo el canal cervical, el istmocele y la propia cavidad uterina. Histeroscópicamente se aprecia como un material mucoso transparente que ocupa la cavidad uterina.

Piometra

Los casos de piometra en pacientes premenopáusicas son extremadamente raros, no pasando de algunos casos publicados. Se han descrito casos en relación con embolización de la arteria uterina, miólisis por radiofrecuencia y en casos de hipoestrogenismo, bien en pacientes con anorexia o con terapia hormonal utilizada para la supresión menstrual. Una revisión realizada sobre 81 casos publicados observó que los organismos más frecuentemente aislados en casos de piometra eran *Streptococcus, Bacteroides fragilis* y *Escherichia coli.*

Histeroscópicamente se aprecia como un material líquido, espeso, de color blanco-amarillento, que dificulta la visión de la cavidad, algo que solo se consigue tras la aspiración del propio piometra (**Fig. 20-6**). El manejo habitual de estos consisten en el lavado/aspiración de la cavidad junto con la toma de biopsia en caso de que se aprecie alguna lesión en la superficie de la cavidad de aspecto sospechoso. Tras la técnica histeroscópica se aconseja la toma de antibióticos vía oral. Hay descrito solo un caso de sepsis tras la realización de una histeroscopia en un paciente con piometra.

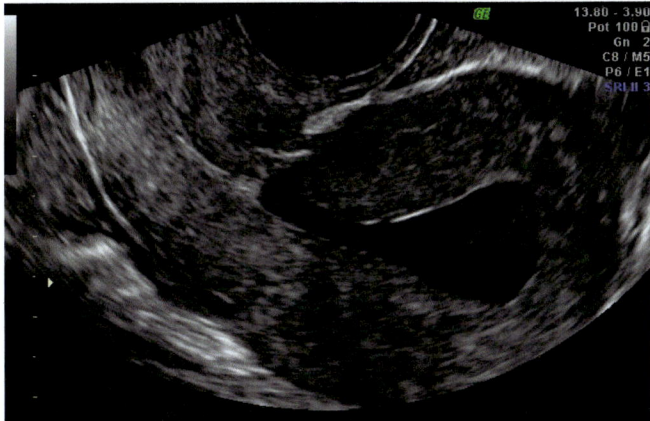

Figura 20-3. Hematometra con origen en istmocele. Visión ecográfica.

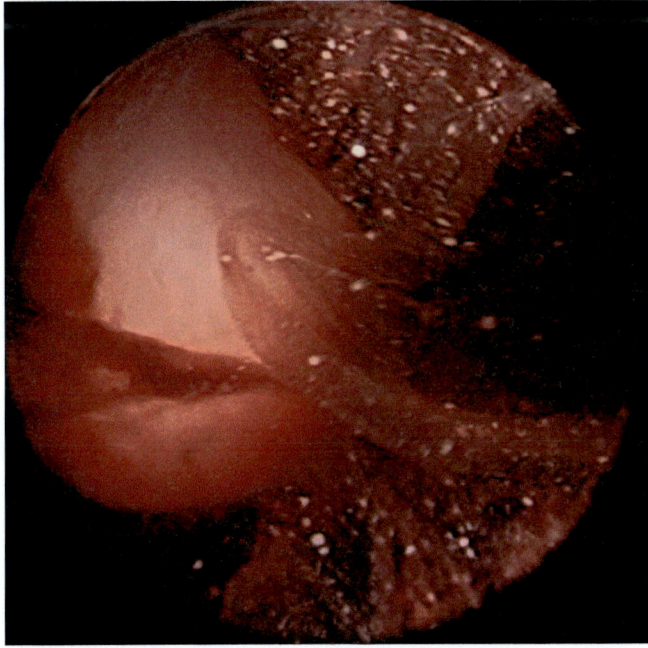

Figura 20-4. Aspecto histeroscópico del hematometra.

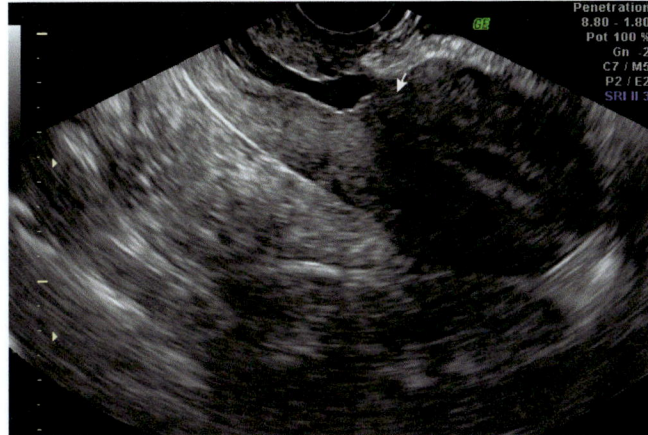

Figura 20-5. Mucometra que rellena canal cervical, istmocele y cavidad.

Pacientes posmenopáusicas

El acúmulo de líquido en la cavidad en pacientes en este grupo de edad es un hallazgo más frecuente que en premenopáusicas, estimándose que puede afectar a un 4-18 % de las pacientes menopáusicas. Según los resultados de la serie publicada por Sik, casi la totalidad de los casos corresponden a piometras (47,8 %) o a hidrometra (43 %), mientras que el hallazgo de hematometra fue menos frecuente (9,2 %) y apenas existen casos de mucometras.

Piometra

Como ya se ha comentado, el piometra consiste en el acúmulo de material purulento en la cavidad uterina, y es mucho mas frecuente en pacientes menopáusicas que en pacientes en edad reproductiva. Generalmente asociado al desarrollo del piometra existe cierta dificultad en el drenaje del material acumulado en la cavidad.

Hay una asociación entre la presencia de piometra y la posibilidad de una lesión maligna que se ha estimado entre un 22-35 %, según las series. Así, se ha relacionado con la presencia de cáncer cervical, endometrial e incluso del recto-sigma, que en su evolución natural obstruyen el tracto de salida de secreciones de la cavidad, dando lugar al acúmulo de líquido y posterior desarrollo del piometra.

Como ya se ha indicado, los gérmenes más frecuentemente aislados son *Streptococcus*, *Bacteroides fragilis* y *Escherichia coli*. Algunos estudios han demostrado que la presencia de anaerobios era significativamente mayor en aquellas pacientes que tuvieron un desenlace mortal en comparación con las que superan el cuadro.

El tratamiento en mujeres posmenopáusicas consiste en el drenaje transcervical junto a la **toma de biopsia y la toma de antibióticos**, aunque solo con esta medida la reaparición del cuadro en el tiempo es relativamente frecuente.

Histeroscópicamente se observa un acúmulo de material líquido y espeso, generalmente de color blanco-amarillento, que suele movilizarse junto con el flujo del medio de disten-

sión, enturbiando la visión. Es necesario lavar y aspirar el contenido para visualizar correctamente la cavidad uterina (**Fig. 20-7**).

La mayoría de las pacientes son asintomáticas o presentan síntomas inespecíficos. En determinadas circunstancias, se puede llegar a producir una rotura uterina espontánea, con drenaje del material purulento a la cavidad abdominal. Esta situación es extremadamente rara, afectando a un 0,01-0,05 % de las pacientes ginecológicas, pero una vez que se produce, la paciente desarrolla una peritonitis. Dado que suele acontecer en pacientes ancianas con comorbilidades asociadas, la ruptura espontánea se asocia a una mortalidad de aproximadamente un 40 % de los casos, siendo el lavado y el drenaje de la cavidad abdominal, junto a la realización de una histerectomía total y terapia antibiótica, el tratamiento adecuado.

Hidrometra

Entre las distintas causas relacionadas con hidrometra en pacientes menopáusicas, destaca la existencia de una estenosis cervical, generalmente secundaria a una atrofia genital severa y que, junto a la existencia de un trasudado de líquido de un endometrio igualmente atrófico, llevan al acúmulo de líquido en la cavidad en mujeres menopáusicas.

Otro factor importante también relacionado es el cáncer de endometrio. Aunque los diversos estudios publicados difieren mucho en cuanto a la relación existente entre ambas patologías, la mayoría cifran la tasa de esta relación en alrededor de un 25 %. La relación entre fluido en la cavidad y pólipo endometrial es también bien conocida, y según diversos estudios, se estima que es de un 20 %. Finalmente, el uso de tamoxifeno también se ha relacionado con la aparición de líquido en la cavidad, debido a la acción progestágena que tiene el tamoxifeno sobre la mucosa endometrial.

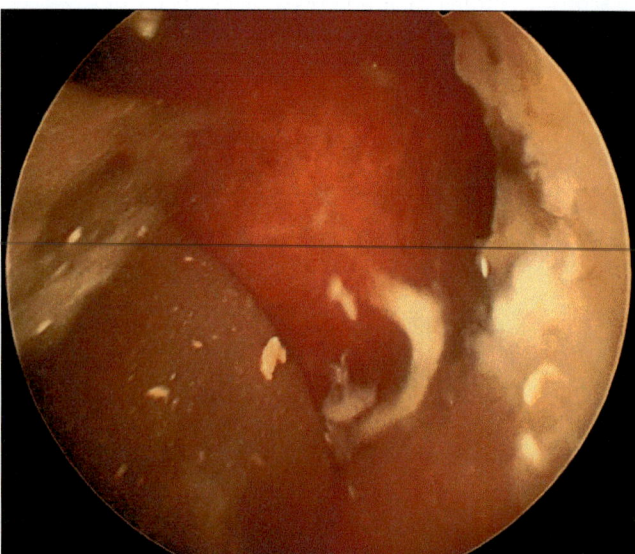

Figura 20-6. Visión detallada de moco en la cavidad.

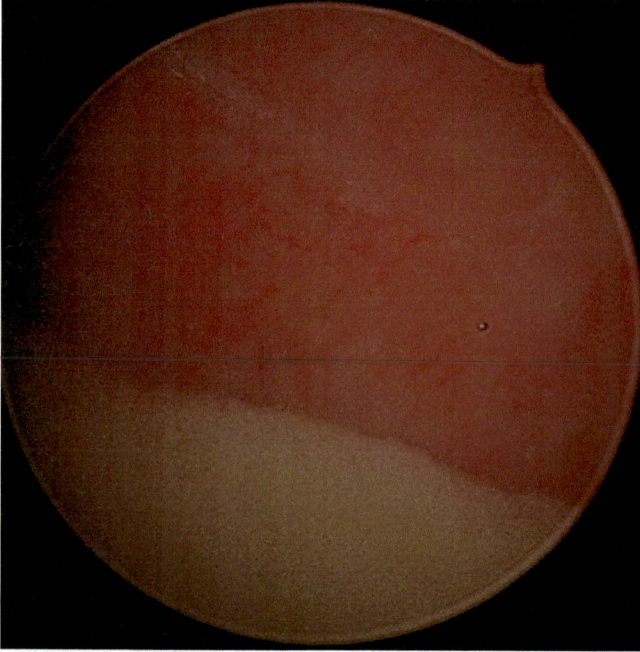

Figura 20-7. Obsérvese el nivel entre el medio de distensión (suero salino) y el piometra de color blanquecino-amarillento.

En la evaluación del hidrometra, es más importante la valoración del grosor del endometrio remanente en la cavidad que la propia valoración de la cantidad y del aspecto del líquido. Como ya se ha dicho, la valoración del grosor y la simetría de la línea endometrial puede hacer sospechar la existencia de patología endometrial asociada. La existencia de líquido, al separar las paredes endometriales, sirve de interfase que permite una valoración completa de la cavidad al simular una histerosonografía (**Fig. 20-8**).

Aunque algunos estudios han postulado que, si se encuentra un endometrio atrófico menor de 3 mm tras evaluar toda la cavidad, es muy poco probable que existan alteraciones histopatológicas del endometrio asociados a la existencia del líquido, independientemente de la naturaleza del mismo, otros autores llegan a la conclusión de que el estudio histológico es obligatorio en los casos de acúmulo de líquido, independientemente del grosor endometrial.

El valor de la histeroscopia en la valoración del hidrometra fue puesto de manifiesto en un estudio sobre 32 casos de pacientes con colección líquida intrauterina. Los hallazgos de dicho estudio fueron 19 casos de atrofia endometrial (59,5 %), siete casos de pólipo endometrial (21,75 %) y seis casos de carcinoma de endometrio (18,75 %). Es importante destacar que en este estudio se observó que existía una correlación entre la histeroscopia y el estudio anatomopatológico del 100 %. Cancelo concluyó que era recomendable realizar una histeroscopia en todos los casos en los que existiera líquido acumulado en la cavidad en pacientes posmenopáusicas (**Fig. 20-9**).

Hematometra

El hematometra en la menopáusica se encuentra generalmente asociado a la presencia de una estenosis cervical, bien por atrofia o como consecuencia de una lesión neoplásica que afecte a la parte baja de la cavidad uterina o al cérvix. Se han reportado casos de adenocarcinoma de endometrio que han debutado con la presencia de un hematometra, casi siempre asociando una obstrucción a la salida del material hemático retenido en la cavidad.

El manejo es el lavado y la aspiración por histeroscopia, junto a la toma de biopsia de las áreas sospechosas.

DISTROFIA VASCULAR

La primera referencia que existe sobre esta entidad se debe a Hamou, quien describió la distrofia vascular como una alteración de los vasos endometriales que aparecían aumentados de tamaño y tortuosos y que, en ocasiones, presentaban trombosis. Posteriormente, Labastida menciona a la distrofia vascular como un hallazgo patológico del endometrio, catalogándolo dentro de las endometritis crónicas como una variedad inespecífica y que histeroscópicamente está caracterizada por la presencia de puntos rojos vasculares sin hemorragia (ovillos vasculares) que asientan en un endometrio normal hipervascularizado (**Fig. 20-10**).

La incidencia de este hallazgo es baja, como lo demuestra el estudio de Bullón, que es, de hecho, la mayor serie publicada. En esta revisión, hallaron ocho casos entre 7.658 histeroscopias realizadas en un período de 8 años, lo que supone una incidencia de 0,1 por mil.

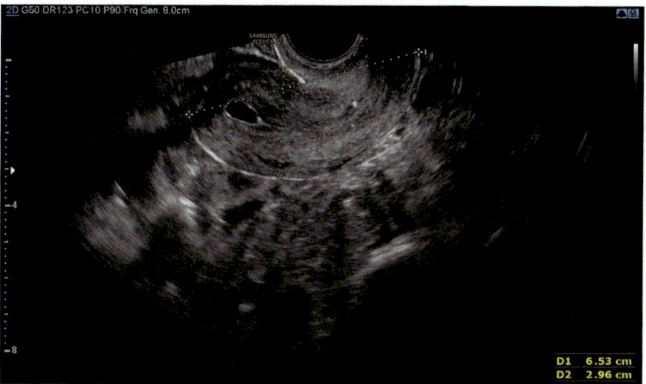

Figura 20-8. Mínimo hidrometra en una mujer menopáusica. Grosor de las paredes endometriales normal.

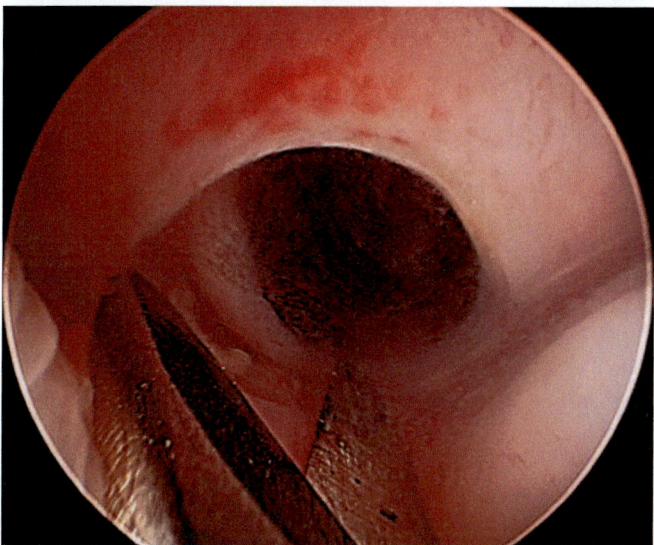

Figura 20-9. Apertura del orificio cervical interno en una mujer menopáusica y drenaje del líquido contenido en la cavidad.

Etiopatogenia

La etiología es desconocida, aunque la totalidad de los casos descritos se han observado en la fase secretora, planteándose la hipótesis de una relación entre la aparición de este hallazgo y el estatus hormonal de la paciente. Otros autores han descrito este hallazgo en mujeres en tratamiento con progesterona, lo que refuerza aún su probable origen hormonodependiente, así como su relación con la presencia de pólipos endometriales.

Aunque se ha hipotetizado su relación con la enfermedad de Rendu-Osler-Weber, parece que se trata en realidad de dos enfermedades diferentes, por lo que debería plantearse como diagnóstico diferencial. Esta alteración vascular, denominada también telangiectasia hemorrágica hereditaria, se trata de una rara enfermedad autosómica dominante en la que se produce una afectación generalizada de los vasos sanguíneos, en los que se producen telangiectasias y existe tendencia al sangrado espontáneo.

La patogénesis es desconocida, y existe una tendencia actual a considerarla una variación de la normalidad más que una patología en sí. El trabajo de Bullón demostró que, en el estudio anatomopatológico de la toma de biopsia de la lesión, lo que observaba en realidad eran las glándulas endometriales

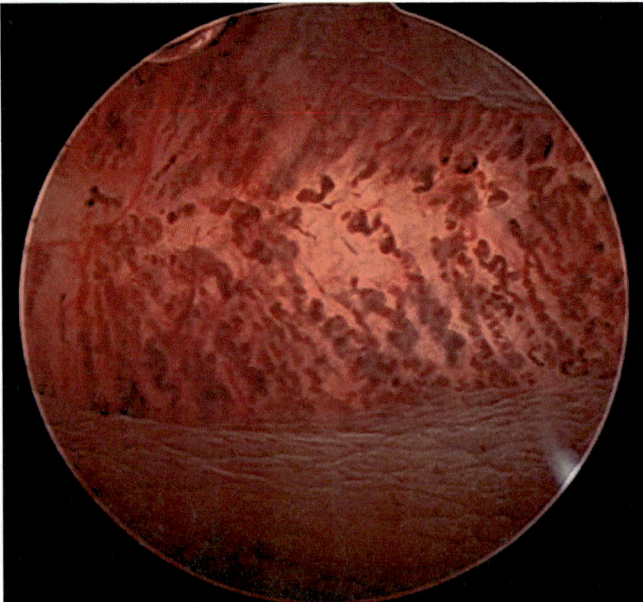

Figura 20-10. Típicas imágenes de aspecto tortuoso.

tortuosas con sangre envejecida y productos de secreción en su interior (**Fig. 20-11**). Por lo tanto, se descarta la vinculación de este hallazgo histeroscópico con alteraciones vasculares, como propuso en un principio Hamou.

Estudios anatomopatológicos

El estudio de la toma de biopsia de la zona afectada fue sometido a distintas técnicas de estudio, para evaluar correctamente el contenido que se encontraba en las glándulas dilatadas y poder así establecer un diagnóstico preciso:

- Se realizaron tinciones con hematoxilina y eosina, mostrando que había hematíes dentro de las glándulas.
- Usando la técnica del ácido peryódico de Schiff (PAS, *peryodic acid-Schiff*), se observó que las glándulas en fase secretora tenían contenido PAS positivo por los mucopolisacáridos, mientras que su membrana basal era normal.
- Con tinción de azul de alcián, se demostró también la presencia de hematíes intraglandulares.
- Selectivamente, se determinó por inmunohistoquímica que la glicoforina A, una sialoglicoproteína que se encuentra en las membranas de los hematíes humanos, estaba presente en la luz de las glándulas endometriales, además de en los vasos sanguíneos que hay entre las glándulas.

Este último dato es importante, porque no se explica cómo, sin existir una rotura vascular, hay ese acúmulo de hematíes en el interior de la luz glandular.

Clínica

Generalmente se trata de un hallazgo casual, ya que la denominada distrofia vascular se trata de una afección totalmente asintomática y, además, con resolución espontánea.

Solo un caso publicado lo relaciona con infertilidad, aunque sin aportar ningún dato científico que lo avale.

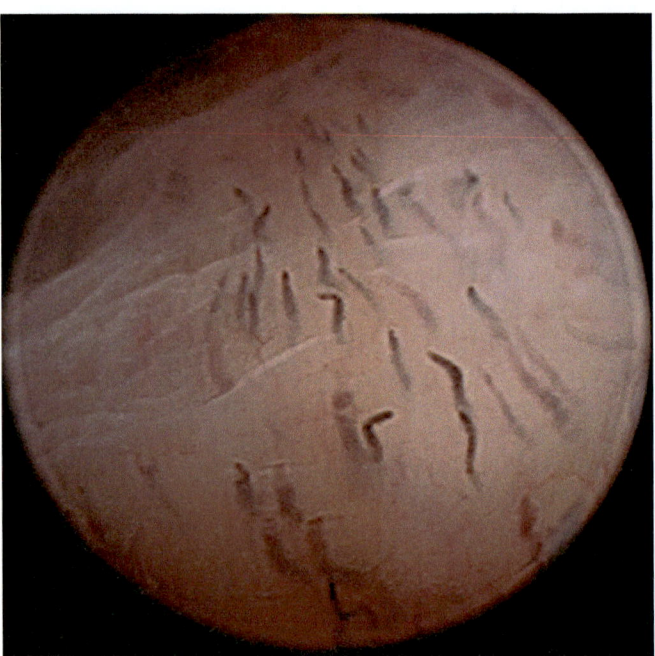

Figura 20-11. Visión en detalle de las glándulas endometriales con contenido hemático en su interior.

Diagnóstico histeroscópico

En la etapa inicial, se observan puntos rojos hemorrágicos en el centro de una glándula, con la apariencia de una diana, asentando en un endometrio poco vascularizado. La visión histeroscópica de esta etapa inicial es de un endometrio liso de color amarillento-ocre con manchas difusas grisáceas que, vistas con aumento, parecen vasos varicosos con trombosis antiguas.

En etapas evolutivas de esta patología, se observan estas lesiones vasculares con un color más amarronado y más nítidas, con aspecto de «comas», por lo que le da una imagen «atigrada», asentando en un endometrio liso, de color amarillento-ocre.

En cuanto a la localización, se han reportado casos de localización predominantemente fúndica o alrededor de los *ostium*, mientras que otros casos presentan una afectación difusa de toda la cavidad (**Fig. 20-12**).

Una característica común en estas histeroscopias es la existencia de un material de color marronáceo flotando en la cavidad, que dificulta una visión clara durante la realización de la histeroscopia. Probablemente se trate del mismo material que se encuentra rellenando las glándulas endometriales.

Tratamiento

No precisa tratamiento, salvo un control histeroscópico posterior para confirmar su desaparición espontánea.

MALFORMACIÓN ARTERIOVENOSA UTERINA

La MAV, también denominada fístula arteriovenosa, constituye una afección muy poco frecuente y potencialmente grave, debido al sangrado anormal que se puede originar en estos casos en los que existe una comunicación anómala entre las arterias y las venas.

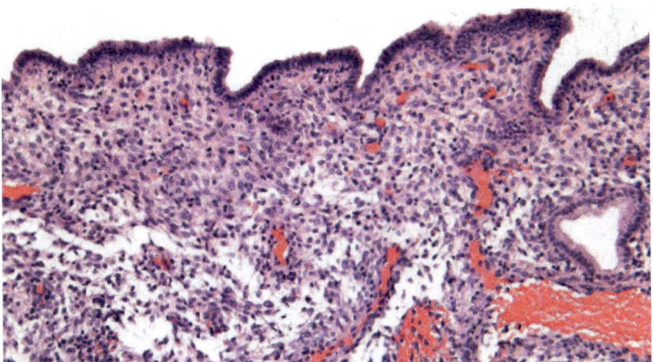

Figura 20-12. Tinción con hematoxilina-eosina. Glándulas con hematíes en su interior.

El primer caso reportado se debe a Dubreuil y Loubat en 1926. Desde entonces, son contados los casos publicados. Existen autores que sostienen que los casos de MAV, sobre todo los adquiridos, son probablemente más frecuentes de lo que se piensa, y que la mayoría de los casos pasan inadvertidos.

Etiología

Los casos de MAV se pueden dividir en dos tipos: congénitos y adquiridos. Algunos autores proponen reservar el término fístula arteriovenosa para los casos adquiridos y utilizar el de MAV para los congénitos, aunque esto no es aceptado por todos. En este capítulo, se utilizará el término MAV indistintamente para ambas etiologías:

- MAV congénitas: suponen un hallazgo muy poco frecuente y está en relación con defecto en la diferenciación del plexo capilar durante el período de angiogénesis fetal. Generalmente es de arquitectura muy compleja, suelen agrupar múltiples comunicaciones arteriovenosas y afectar a otros órganos y estructuras extrauterinas.
- MAV adquiridas: se han asociado clásicamente a un traumatismo sobre la pared uterina que pone en comunicación vasos arteriales con el plexo venoso miometrial. Generalmente el origen del trauma suele ser quirúrgico, como el legrado uterino, la cesárea o la miomectomía. Además, se ha observado que aparece con más frecuencia tras los abortos, probablemente por la situación de hipoestrogenismo que existe, que da como resultado una alteración en la angiogénesis normal.

En la mayoría de los artículos, se plantea el diagnóstico diferencial entre MAV y aborto incompleto con retención de restos intrauterinos y aumento de vascularización miometrial. Tras una revisión minuciosa de los diferentes artículos existentes y un examen a conciencia de las imágenes publicadas, Alonso observó que, en la mayoría de ellos, coexisten la MAV en la zona intramiometrial con la existencia de restos en la zona intrauterina, por lo que establecer un diagnóstico diferencial es realmente complicado. Parece que existe una coexistencia de ambas entidades, en lugar de que se trate de dos afecciones diferentes. La histeroscopia permite establecer si realmente existen restos intracavitarios asociados o no (**Fig. 20-13**).

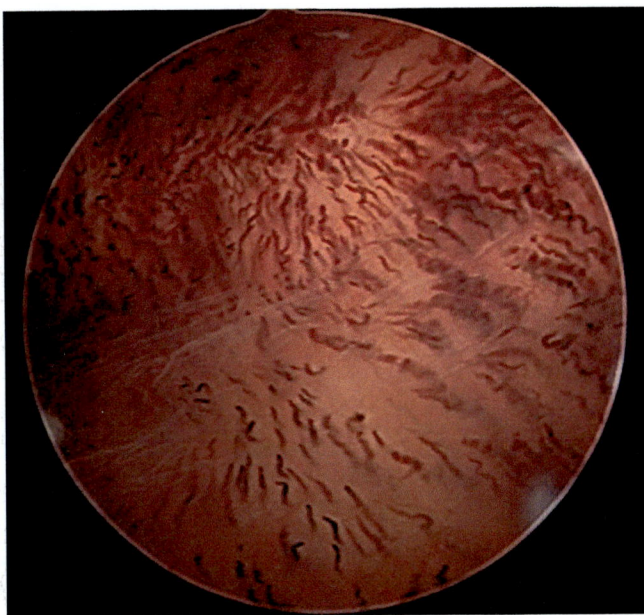

Figura 20-13. Afectación difusa de la cavidad.

Clínica

Entre los síntomas clínicos, destaca la presencia de cuadros de sangrado generalmente profuso y persistente. Dependiendo de su etiología, este sangrado puede aparecer de manera espontánea o bien tras la realización de un legrado, y se puede acompañar o no de dolor abdominal. No siempre aparece justo tras el legrado, pudiendo acontecer desde días hasta años después de la realización del mismo. Otros síntomas asociados a esta patología son: pérdida gestacional recurrente, dolor abdominal en el hipogastrio, dispareunia y existencia de anemia secundaria.

Otra particularidad que presenta la existencia de MAV es su relación con cuadros de esterilidad secundaria que, probablemente, estén determinados por la hipervascularización que se presenta en la fístula arteriovenosa, y que presumiblemente altera la implantación embrionaria. Estos casos de esterilidad se solucionan con la resolución de dicha fístula.

Diagnóstico

El diagnóstico suele hacerse por la clínica y por la ecografía, siendo la arteriografía el método de referencia para el diagnóstico definitivo de las fístulas arteriovenosas.

La ecografía muestra áreas hipoecoicas tortuosas en la zona intramiometrial, como describieron Torres *et al.* en 1979. La utilización del estudio Doppler color demuestra el típico ovillo vascular con flujos turbulentos de alta velocidad, aunque no se han descrito criterios específicos para catalogar los casos verdaderos. Son varios los estudios que correlacionan la evolución de la MAV con la medición de los parámetros del flujo, así las lesiones con pico sistólico bajo son más tendentes a resolución espontánea que aquellos con pico sistólico alto.

La resonancia magnética ofrece un patrón similar al de la ecografía, aunque se puede observar con más claridad la MAV con la utilización de contraste intravenoso. Es también importante determinar si existe un aumento de captación de contraste en la zona intracavitaria, lo que estaría en relación con la existencia de material gestacional retenido en la cavidad.

Histeroscópicamente no presenta un patrón único. La presencia de un área vascular, que característicamente presenta pulsatilidad, debe hacer pensar en la existencia de una MAV (**Fig. 20-14** y **20-15**). Es muy importante determinar la superficie de la cavidad afectada y si existen restos gestacionales retenidos asociados que puedan ayudar a establecer la causa.

Como ya se ha comentado con anterioridad, la angiografía da el diagnóstico definitivo, a la vez que permite el tratamiento de determinados casos.

Tratamiento

El tratamiento depende del tipo de MAV, de su tamaño y del valor del pico sistólico medido por eco Doppler.

Las MAV pequeñas y con pico sistólico por debajo de 40 cm/s generalmente tienen una resolución espontánea, por lo que una actitud expectante parece ser la medida más adecuada.

En las MAV con pico sistólico entre 40 y 60 cm/s, se puede instaurar un tratamiento médico. Se ha utilizado metotrexato, misoprostol y análogos de la hormona liberadora de gonadotropinas con resultados dispares. Un estudio que evaluó la utilización de noretisterona oral demostró una resolución del sangrado en pacientes con MAV postaborto del 90 %. Es de destacar que, en los casos en que no resultó efectiva, fue porque presentaban un pico sistólico mayor de 80 cm/s.

Existen algunas series que demuestran que el manejo histeroscópico de las MAV asociadas a restos retenidos en la cavidad constituye una opción segura, y que permite la resolución del caso en una sola sesión. El manejo histeroscópico debe reservarse para pacientes hemodinámicamente estables y sin sangrado profuso en el momento del tratamiento. Esta opción no se aconseja en casos de MAV congénitas.

En los casos de MAV extensas o con pico sistólico mayor de 60 cm/s, se propone la realización de una embolización selectiva del punto de fistulización de la arteria en el plexo venoso miometrial. Esta embolización tiene una tasa de éxito entre un 71 a 93 %. En aquellos casos en que falla, la histerectomía sigue siendo la recomendación mas frecuentemente utilizada.

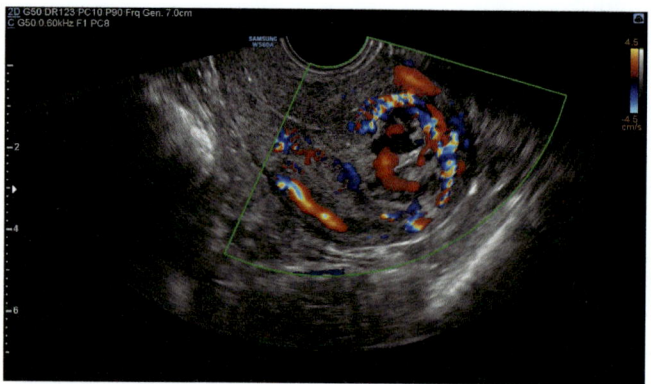

Figura 20-14. Malformación arteriovenosa uterina asociada a restos retenidos en la cavidad.

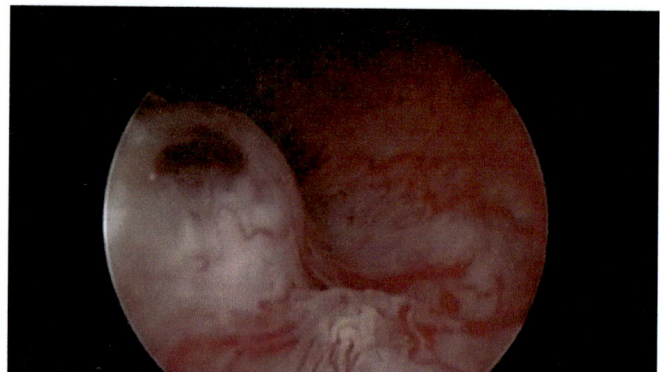

Figura 20-15. Imagen histeroscópica de malformación arteriovenosa uterina.

PUNTOS CLAVE

- El hallazgo de líquido retenido en la cavidad endometrial en pacientes sometidas a técnicas de reproducción asistida interfiere en las tasas de implantación y requiere el tratamiento previo de los factores causales. El hidrosálpinx es la causa más frecuentemente asociada y su resolución aumenta las tasas de embarazo.
- En pacientes posmenopáusicas, la causa más frecuente se encuentra en relación con la atrofia endometrial y la estenosis cervical, y algunos casos se asocian a cáncer endometrial. Ante la presencia de un hidrometra con un grosor endometrial de menos de 3 mm, parece aconsejable la realización de controles periódicos. En aquellos casos en los que existan áreas de engrosamiento endometrial mayores de 3 mm, la realización de una histeroscopia con toma de biopsia es la opción más recomendable.
- La mal llamada distrofia vascular se trata en realidad del acúmulo de material hemático en el interior de las glándulas endometriales. Se trata más de un hallazgo histeroscópico que de una patología en sí.

- Su origen es desconocido, aunque los casos publicados se refieren siempre a su hallazgo en fase secretora, por lo que deben tener cierta relación con la situación hormonal. Al ser asintomática y tener una resolución espontánea, no precisa tratamiento.
- La MAV es una situación poco frecuente, aunque los casos adquiridos probablemente sean mas frecuentes de lo que se piensa. En su diagnóstico, es importante la historia clínica, así como la realización de una ecografía Doppler color, que permitirá observar el aumento de vascularización en la zona miometrial.
- La histeroscopia demuestra la existencia de una lesión en la pared uterina que tiene pulsatilidad. Es muy importante determinar si existen restos gestacionales retenidos asociados, ya que facilitará el diagnóstico y el tratamiento.
- Existen series publicadas de manejo de MAV asociadas a restos retenidos mediante histeroscopia, con muy buenos resultados a corto y a largo plazo, por lo que se debe pensar en la posibilidad de un manejo histeroscópico en casos pequeños y con pico sistólico no muy alto.

BIBLIOGRAFÍA

Alonso Pacheco L, Rodrigo Olmedo M, Narbona Arias I, Hijano Mir JV. Fístulas arteriovenosas uterinas tras legrado. Manejo histeroscópico. Prog Obstet Ginecol. 2014;57:126-9.

Bullón Sopelana F, Pascual Martín A, Cristobal García I. Hysteroscopy: Endometrial vascular dystrophy. Prog Obstet Ginecol. 2019;62:119-21.

Caine TP. Postmenopausal hematometra. Am J Obstet Gynecol. 1974;120:199-200.

Calzolari S, Cozzolino M, Castellacci E, Dubini V, Farruggia A, Sisti G. Hysteroscopic Management of Uterine Arteriovenous Malformation. JSLS. 2017;21:e2016.00109.

Hamou J. Hysteroscopie et Microcolpohysteroscopie: Atlas et Traite. París: Masson; 1984. p. 188-9.

Ikeda M, Takahashi T, Kurachi H. Spontaneous perforation of pyometra: a report of seven cases and review of the literature. Gynecol Obstet Invest. 2013;75:243-9.

Janjua A, Smith P, Dawoud K, Gray J, Clark J. Fatal systemic infection following an outpatient hysteroscopic diagnosis of a chronic pyometra: a case report and survey of practice. Eur J Obstet Gynecol Reprod Biol. 2015;194:250-1.

Labastida R. Tratado y atlas de histeroscopia. Barcelona: Salvat Editores; 1990. p. 101-5.

Liu S, Shi L, Shi J. Impact of endometrial cavity fluid on assisted reproductive technology outcomes. Int J Gynaecol Obstet. 2016;132:278-83.

Machado L, Raga F, Chagas K, Bonilla F, Castillo J, Bonilla-Musoles F. La malformación arteriovenosa uterina. Una lesión más frecuente y grave de lo sospechado. Prog Obstet Ginecol. 2010;53:10-7.

Paoletti R, Di Spiezio Sardo A, Spinelli M, Insabato L, Nappi C. Hysteroscopic diagnosis of endometrial vascular dystrophy. J Minim Invasive Gynecol. 2012;19:543-4.

Pedreschi RF, Santos Silva SM, Werstab SJ, Souza Gomes FMC, Giordano MV, Souza AM, et al. Distrofia Vascular Endometrial - Relato de caso. [Póster]. Revista Medica HSE. 2001;35.

Puzey MS, Wright M. A case of haematocervix and hematometra. S Afr Med J. 1990;78:46.

Schmiech K, Woods C, Hylton J, Karjane N. Case Report: Recurrent Pyometra in an Adolescent. J Pediatr Adolesc Gynecol. 2020;33:574-6.

Vuento MH, Pirhonen JP, Mäkinen JI, Tyrkkö JE, Laippala PJ, Grönroos M, et al. Endometrial fluid accumulation in asymptomatic postmenopausal women. Ultrasound Obstet Gynecol. 1996;8:37-41.

Yeung SW, Cheung CW, Wong AS, Fan HL, Chan JH, Sahota DS, et al. Epidemiology and spectrum of positive bacteriological culture in intrauterine fluid collected from women with postmenopausal bleeding. Menopause. 2014;21:794-8.

Zhang WX, Cao LB, Zhao Y, Li J, Li BF, Lv JN, et al. Endometrial cavity fluid is associated with deleterious pregnancy outcomes in patients undergoing in vitro fertilization/intracytoplasmic sperm injection: a retrospective cohort study. Ann Transl Med. 2021;9:9.

Histeroscopia en menopausia

21

E. Urquijo Beamonte y S. Díez Lázaro

OBJETIVOS

- Conocer los cambios hormonales que se producen antes y después de la menopausia.
- Reconocer los cambios que se producen en el cérvix, útero y endometrio en la menopausia.
- Identificar las causas principales de hemorragia uterina en mujeres posmenopáusicas.
- Describir la actitud frente a un sangrado posmenopáusico.
- Explicar el manejo ante el hallazgo casual de un endometrio engrosado en una mujer posmenopáusica.
- Distinguir las peculiaridades que hay que tener presentes para realizar una histeroscopia en mujeres posmenopáusicas.

INTRODUCCIÓN

La menopausia se define como el cese permanente de menstruación en la mujer debido a la supresión de la actividad ovárica. Es difícil definir el momento exacto de la menopausia, ya que, en muchas mujeres, va precedida por ciclos anovulatorios que provocan períodos variables de amenorrea previos al cese completo de la menstruación. El diagnóstico de menopausia se realiza retrospectivamente, puesto que se ha establecido de manera arbitraria que la mujer debe pasar 12 meses en amenorrea para establecerlo.

Con independencia de la causa de la menopausia, esta se caracteriza por una disminución de los niveles de estrógenos y progestágenos, lo cual conlleva una atrofia de los órganos reproductores, incluido el endometrio.

Hoy en día, la esperanza de vida es mayor y los hábitos de la población hacen que la incidencia de obesidad y otras patologías aumente, por lo que es presumible que se produzca un incremento de la patología endometrial estrógeno-dependiente, incluyendo el cáncer de endometrio. Por este motivo, es necesario que el ginecólogo domine el manejo de estas patologías.

El sangrado uterino anormal en mujeres posmenopáusicas es uno de los motivos de consulta preferentes más habitual en la práctica clínica. Por ello, el estudio y manejo correcto de estos cuadros es fundamental. Las mejoras técnicas y el mayor uso de la ecografía transvaginal y la histeroscopia ambulatoria han aportado herramientas esenciales para el manejo de esta circunstancia. De hecho, la histeroscopia ha revolucionado el estudio y el tratamiento de la patología endocavitaria en las últimas décadas debido a la mayor experiencia e interés sobre técnicas mínimamente invasivas por parte de los ginecólogos y al perfeccionamiento del instrumental.

Otras indicaciones habituales para realizar una histeroscopia en una mujer posmenopáusica, aparte del sangrado uterino anormal, es el hallazgo en una prueba de imagen de una patología endometrial, como pólipos o engrosamiento endometrial.

VARIACIONES HORMONALES EN LA MENOPAUSIA

La menopausia natural se produce como resultado de un proceso fisiológico de envejecimiento que comienza 2-8 años antes de la desaparición de la menstruación. La edad media de su aparición en los 50-51 años, aunque puede ocurrir antes debido a causas médicas o quirúrgicas.

Cuando la menopausia ocurre antes de los 40 años se define como fallo ovárico prematuro y puede estar causado, entre otras, por enfermedades autoinmunitarias, patologías tiroideas, diabetes *mellitus*, quimioterapia, radioterapia, ser portadora del síndrome del X frágil o ser de causa desconocida (idiopática).

En la menopausia fisiológica, en el quinto decenio de la vida, los ciclos menstruales comienzan a alargarse por mayor duración de la fase folicular. Se produce una elevación de la hormona folitropina (FSH) con una disminución de la inhibina, pero con cifras normales de la hormona lutropina (LH) y ligeramente elevadas de estradiol. Estos cambios son debidos a la reducción del número de ovocitos y a su envejecimiento, que cuando alcanzan un número total de 25.000, comienza una acelerada pérdida de estos hasta llegar a una cifra límite de 1.000, que es el umbral crítico y el momento en el que ocurre la menopausia. Así, la mayoría de las mujeres presentan un período de 2-8 años antes de la menopausia en la que la anovulación cada vez es más frecuente. Durante esta etapa, los folículos ováricos presentan un ritmo acelerado de pérdida hasta que se agotan.

> ! Los folículos pierden calidad y envejecen, por lo que disminuye la secreción de inhibina por parte de las células de la granulosa. La inhibina produce una importante influencia de retroalimentación negativa sobre la secreción de FSH en la hipófisis, por lo que esta aumenta. Se cree que esta pérdida acelerada de folículos se debe a que, al estar aumentada la FSH, crece el estímulo sobre estos y acelera su pérdida.

Según aumentan los valores de FSH, la fase folicular se va acortando para, posteriormente, aumentar la variabilidad en la duración de los ciclos a medida que las ovulaciones se tornan menos regulares y frecuentes.

La hormona antimülleriana (AMH) es un marcador para los folículos ováricos residuales en relación con la reserva ovárica, pero no participa en la regulación de las gonadotropinas en la hipófisis, como realiza la inhibina. La AMH es producida por las células de la granulosa y reflejan el número de folículos residuales y esperan ser estimuladas por la FSH.

Poco después de la menopausia, se aprecia un incremento de la FSH de 10-20 veces y de la LH de tres veces, hasta alcanzar una cifra máxima después de 1-3 años de la menopausia. Posteriormente, se produce un ligero descenso de las gonadotropinas, momento en el que las concentraciones de FSH son mayores que las de LH por tener una vida media más larga (**Fig. 21-1**).

En la posmenopausia temprana, el ovario secreta androstenodiona y testosterona. La concentración de la primera cae a la mitad en comparación con la premenopáusica y su procedencia es principalmente la glándula suprarrenal (aunque la androstenodiona es el principal andrógeno secretado por el ovario posmenopáusico).

La producción de testosterona disminuye un 25 % después de la menopausia, pese a que el ovario posmenopáusico secrete más testosterona que el premenopáusico. Esto es debido a que el aumento de las gonadotropinas estimula el tejido ovárico residual produciendo más testosterona. Sin embargo, la cantidad total de testosterona disminuye porque también lo hace la principal fuente de esta (conversión periférica de la androstenodiona).

En la posmenopausia tardía, las concentraciones de andrógenos proceden prácticamente en su totalidad de las glándulas suprarrenales.

Después de la menopausia, la concentración circulante de estradiol es de 10-20 pg/mL, procedentes sobre todo de la conversión periférica de estrona, que, a su vez, deriva de la conversión periférica de androstenodiona (la estrona es el estrógeno principal en esta etapa de la vida).

El cociente andrógenos/estrógenos varía por el descenso más pronunciado de los estrógenos que los andrógenos (**Tabla 21-1**).

> El tejido graso es capaz de aromatizar andrógenos y formar estrona. Esto adquiere especial relevancia en mujeres obesas por la relación entre el hiperestrogenismo relativo y la patología endometrial estrógeno-dependiente.

VARIACIONES DEL CÉRVIX Y EL ÚTERO EN LA MENOPAUSIA

El estado de hipoestrogenismo existente en la menopausia ocasiona una serie de modificaciones en los órganos genitales que pueden dificultar la realización de una histeroscopia.

Con los años, el cérvix se vuelve atrófico y los fondos de saco vaginales pueden borrarse, lo que dificulta la manipulación cervical, como sujetar el labio anterior del cérvix con una pinza de Pozzi. Además, el cérvix es frágil y una manipulación no cuidadosa de este puede producir sangrado fácilmente o desgarros de este. Con el fin de evitar estos problemas, el acceso para realizar la histeroscopia se puede llevar a cabo mediante una vaginoscopia, que, además de evitar la manipulación cervical, disminuye de forma importante o evita el malestar provocado por el uso del espéculo en una vagina o un introito atrófico.

Tanto el orificio cervical externo como el interno puede estenosarse, también debido a la deficiencia de estrógenos, por lo que aumenta la probabilidad de crear una falsa vía e incluso provocar una perforación. La utilización de histeroscopios con forma ovalada, que se adaptan mejor a la forma del canal o la utilización de minihisteroscopios puede facilitar la entrada en estos casos.

El útero, sin tener en cuenta el endometrio, que se tratará más adelante, también sufre cambios debidos al déficit de estrógenos. La capa muscular del útero se hipotrofia, adelgaza y debilita, lo que reduce la distensibilidad uterina y, puede tentar al clínico a aumentar la presión para mejorar la visibilidad, lo que puede favorecer una absorción excesiva del

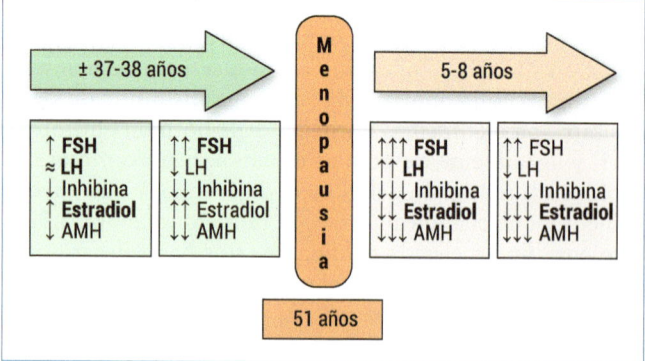

Figura 21-1. Esquema de los cambios hormonales que se producen durante la transición a la menopausia. AMH: hormona antimülleriana; FSH: hormona folitropina; LH: hormona lutropina.

Tabla 21-1. Comparación de los niveles hormonales antes y después de la menopausia		
	Premenopausia	Posmenopausia
Estradiol	40-400 pg/mL	10-20 pg/mL
Estrona	30-200 pg/mL	30-70 pg/mL
Testosterona	20-80 ng/dL	15-70 ng/dL
Androstenodiona	60-300 ng/dL	30-150 ng/dL

Adaptada de: Menopause transition and menopause hormonal therapy. En: Taylor HS, Pal L, Sell E. Speroff's clinical gynecologic endocrinology and infertility. Philadelphia: Wolters Kluwer; 2020. p. 192-270.

medio de distensión. Además, como consecuencia del adelgazamiento del miometrio, existe mayor riesgo de perforación uterina, por lo que adquiere gran importancia la realización de las maniobras de forma cuidadosa. La perforación uterina debe sospecharse cuando se objetive un sangrado abundante procedente del miometrio (si bien es cierto que las perforaciones en un útero posmenopáusico no provocan sangrados importantes por la escasa vascularización e hipotrofia de este), una pérdida súbita de la distensión uterina y un aumento brusco en el déficit del medio de distensión.

> **!** Se deben monitorizar las entradas y salidas de los líquidos utilizados durante la histeroscopia por la morbilidad que asocian muchas de las pacientes, lo cual las hace más susceptibles ante las complicaciones de la sobrecarga hídrica, sobre todo si se realiza una histeroscopia quirúrgica.

ENDOMETRIO ATRÓFICO

El útero es una estructura dinámica, es decir, que cambia de forma en función de los cambios hormonales. El componente más dinámico del útero es el endometrio, que se modifica cíclicamente a lo largo del período fértil de la mujer bajo la influencia hormonal.

Morfológicamente, el endometrio se divide en dos tercios superiores, que forman una capa funcional, que es donde sucede la proliferación, secreción y degeneración de este si no ha habido implantación, y el tercio inferior, que es la capa basal, que es la encargada de proporcionar el endometrio regenerador tras la pérdida de la capa funcional en la menstruación (**Fig. 21-2**).

El tejido endometrial está compuesto por el epitelio (glándulas endometriales) y el estroma (estroma endometrial). Durante la fase proliferativa, el aumento de la secreción de estrógenos origina el crecimiento del endometrio, sobre todo, a expensas de las glándulas, que son las que más responden a esta hormona.

Después de la ovulación, debido a la influencia combinada de los estrógenos y la progesterona, las glándulas se vuelven tortuosas, con luces distendidas y el estroma cada vez más edematoso. Durante la ventana de implantación, las glándulas secretoras son tortuosas, muy prominentes y con poco estroma interpuesto. Si no se produce la implantación, el cuerpo lúteo involuciona y desaparecen las concentraciones de estrógenos y progesterona. Esto provoca reacciones vasomotoras, procesos de apoptosis, la pérdida de tejido y, finalmente, la menstruación.

El tejido endometrial se vuelve atrófico después de la menopausia como resultado del cese de producción de estrógenos y progesterona por parte del ovario. Asimismo, se pierde la capa funcional del endometrio y las glándulas endometriales son tubulares simples o mínimamente cuboideas con nula actividad proliferativa o secretora. El estroma endometrial se transforma en fibrótico y el diámetro de las glándulas es de 0,1 mm.

Existen cuatro tipos de patrones de endometrio atrófico:

- Endometrio atrófico inactivo: la capa basal es fina con escasas glándulas tubulares estrechas recubiertas por epitelio cuboideo sin mostrar actividad proliferativa o secretora.

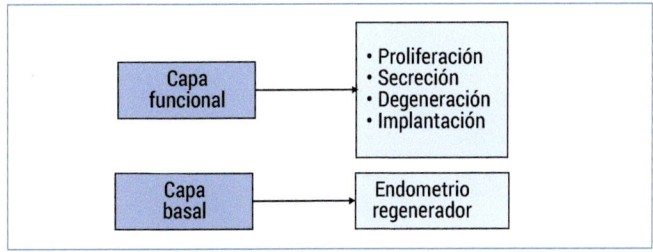

Figura 21-2. Representación esquemática de las capas del endometrio.

- Endometrio atrófico débilmente proliferativo (atrófico no inactivo): endometrio de 2 mm, más o menos, con pérdida de diferenciación de la capa basal y funcional. las glándulas epiteliales de tipo proliferativo son ligeramente tortuosas con epitelio columnar seudoestratificado con escasas mitosis. El estroma endometrial es fibrótico con ausencia de mitosis.
- Patrón mixto: endometrio atrófico inactivo con áreas focales de glándulas débilmente proliferativas.
- Endometrio atrófico quístico: estroma fibroso hipocelular y glándulas quistificadas con epitelio aplanado sin mitosis.

El aspecto histológico que adquiere el endometrio depende del patrón hormonal que haya existido antes de la menopausia. Cuando el último ciclo finaliza en una proliferación o secreción deficiente, se produce una atrofia simple.

Si antes del descenso definitivo de estrógenos existe una proliferación irregular del endometrio o una hiperplasia glandular quística, aparece una atrofia quística. En el caso de que exista una prolongada deficiencia hormonal, surge una atrofia completa del endometrio (**Figs. 21-3, 21-4, 21-5** y **21-6**).

> **💡** Debido a la reducción de los niveles de estrógenos y progesterona se produce una atrofia progresiva de los órganos reproductores, que también se refleja a nivel endometrial; sin el estímulo hormonal periódico del ciclo menstrual el endometrio en la menopausia se vuelve atrófico.

SANGRADO EN LA POSMENOPAUSIA

El sangrado vaginal en la posmenopausia supone el 5 % de las consultas en ginecología y afecta al 4-11 % de las mujeres. El principal objetivo en estas pacientes es descartar la posibilidad de un cáncer, que se diagnostica en un 5-7 % de los casos.

La incidencia de este trastorno está incrementándose en las últimas décadas, fundamentalmente por dos motivos:

- El incremento de la esperanza de vida, sobre todo en los países desarrollados, que hace que la mujer viva alrededor del 40 % de su vida en la etapa posmenopáusica.
- Los cambios en los hábitos de vida, que provocan un aumento en la población de mujeres con obesidad, hipertensión o diabetes *mellitus*, todos ellos factores de riesgo para desarrollar cáncer de endometrio, una de cuyas manifestaciones típicas (hasta en un 90 % de los casos) es el sangrado uterino anormal.

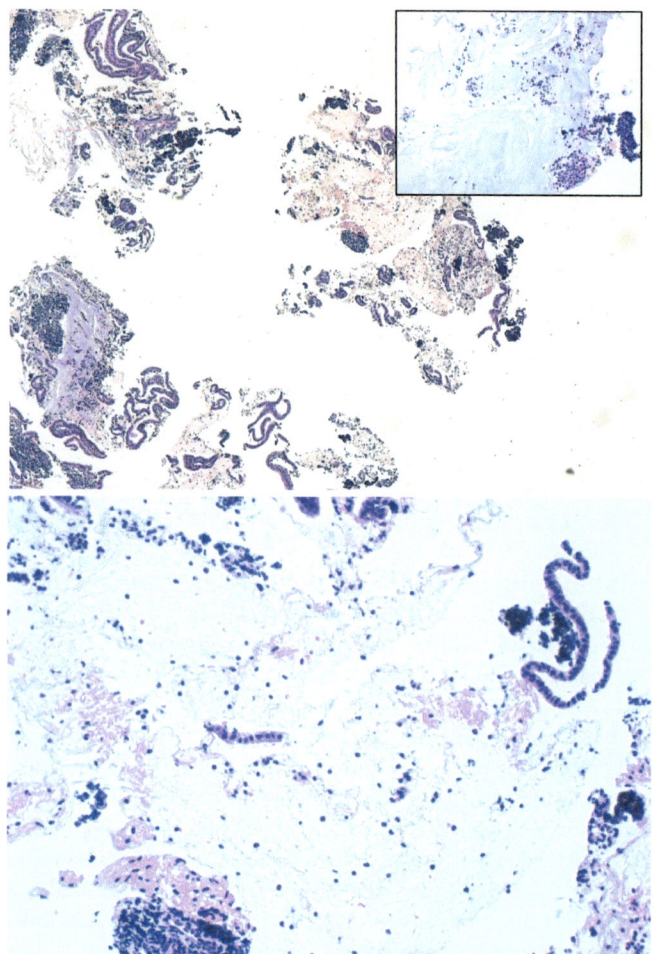

Figura 21-3. Endometrio atrófico: material escaso compuesto por fragmentos disgregados de estroma colapsado y glándulas disgregadas tubulares, además de tiras epiteliales aplanadas sin atipias ni mitosis.

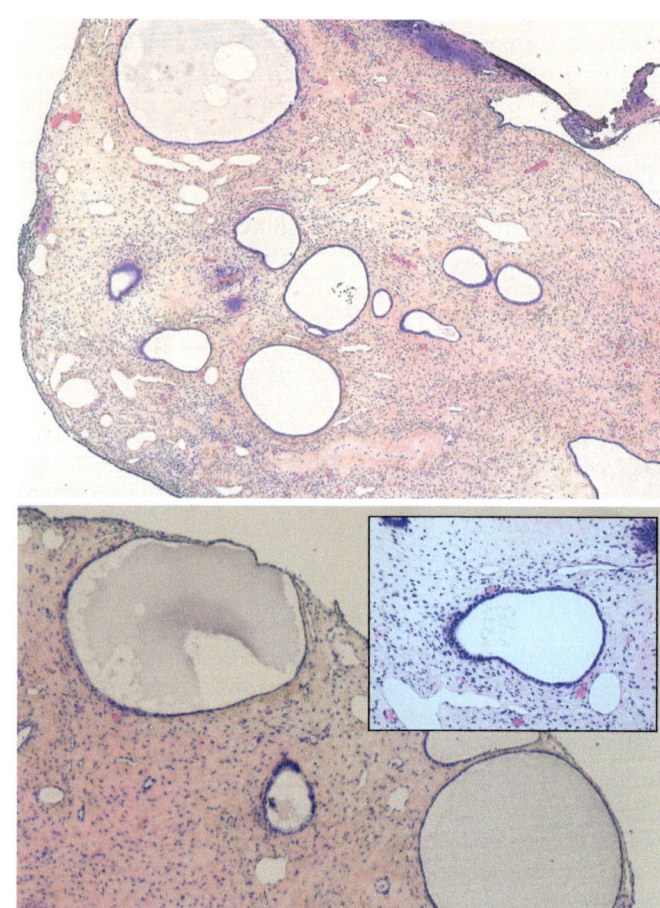

Figura 21-4. Endometrio atrófico quístico: estroma fibroso hipocelular y glándulas quistificadas con epitelio aplanado sin atipias ni mitosis.

Entre las causas más frecuentes de hemorragia uterina en la posmenopausia se encuentran las siguientes:

- Pólipos endometriales (15-50 %).
- Atrofia/hipotrofia endometrial (0-66 %).
- Cáncer de endometrio (4-13 %).
- Hiperplasia endometrial con o sin atipias (3-10 %).
- Miomas submucosos (5-10 %).

Es difícil establecer el peso de cada una de las entidades como causa de sangrado anormal, ya que depende, en gran medida, de las técnicas empleadas para su diagnóstico. Si la evaluación incluye un estudio histeroscópico, la precisión en el diagnóstico será mayor. La atrofia, como consecuencia del hipoestronismo, daría lugar a microerosiones e inflamación crónica de la mucosa, lo que provocaría hemorragia. Si persisten dudas diagnósticas tras una biopsia con cánula, estaría indicada una exploración histeroscópica. La tasa de error en el diagnóstico con una biopsia endometrial (por imposibilidad para realizarla o por obtención de material insuficiente) oscila entre el 0 % y el 54 %. Además, cabe la posibilidad de que el origen de la hemorragia no sea la cavidad endometrial y se trate de un sangrado cervical, vaginal, vulvar o, incluso, no ginecológico.

Para llevar a cabo un diagnóstico etiológico es fundamental realizar una historia clínica exhaustiva en la que hay que investigar antecedentes familiares y personales, toma de medicación que pueda promover el sangrado (antiagregantes, anticoagulantes, tamoxifeno, terapia hormonal de menopausia,

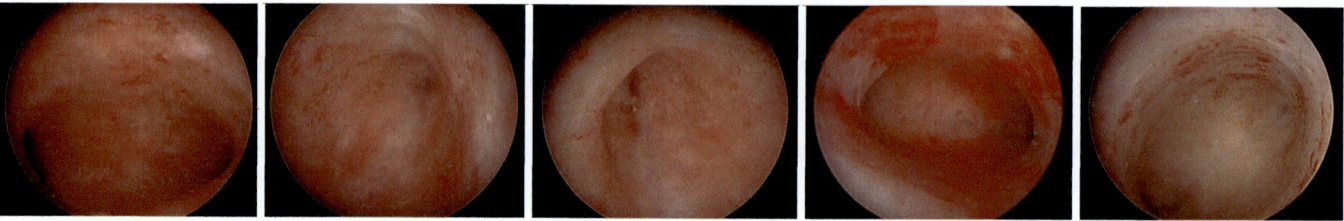

Figura 21-5. Diferentes imágenes histeroscópicas de endometrio atrófico simple, en las que se aprecia un tejido liso de coloración rosa pálido e, incluso, algunas petequias.

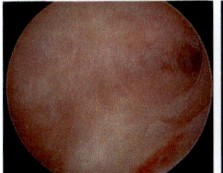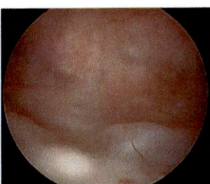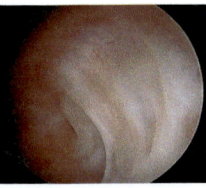

Figura 21-6. Imágenes de endometrio atrófico quístico visualizadas por histeroscopia en las que se aprecian pequeños quistes en el endometrio atrófico.

etc.), así como características del sangrado (comienzo, factores precipitantes, episodios previos, cantidad de sangrado, etcétera) (**Tabla 21-2**).

Tras una exploración física general (con valoración de sobrepeso/obesidad) y ginecológica (inspección de genitales externos, vagina y cérvix, tacto bimanual para comprobar características del útero y posibilidad de masas anexiales), la prueba complementaria inicial es una ecografía transvaginal para, entre otras exploraciones, valorar el endometrio. A veces, es útil complementar el estudio ultrasonográfico con una histerosonografía tras introducir una solución salina en la cavidad endometrial, sobre todo para el diagnóstico de lesiones estructurales, como pólipos o miomas.

El valor predictivo para el cáncer ante un grosor endometrial ≤ 4 mm es del 99 %, por lo que existe consenso en establecer ese límite de normalidad para un endometrio de ecoestructura homogénea (≤ 3 mm si asocia presencia de líquido en la cavidad).

Ante hallazgos patológicos o no concluyentes por ecografía, el siguiente paso es el estudio histológico a través de tomas realizadas con cánulas de biopsia, legrado o guiado por histeros-

copia. El legrado diagnóstico en estos cuadros clínicos debe ser una técnica que se tiende a abandonar en la práctica asistencial actual, ya que se trata de un procedimiento sin visión directa y más cruento que la toma con cánula de Cornier. El rendimiento de la histeroscopia (método de referencia en el diagnóstico) es mayor que el de la ecografía o la biopsia endometrial «a ciegas». La tasa de fallos en el diagnóstico (por imposibilidad de realización o por resultados no concluyentes) en biopsias de endometrio con cánula oscila es del 0-54 %. Por su lado, la mayor o menor liberalización en el uso de la histeroscopia está en función de la mayor o menor facilidad de acceso a esta, teniendo en cuenta que las mejorar en los aspectos técnicos y en el manejo del dolor y la ansiedad en las pacientes hacen de esta exploración endoscópica un procedimiento seguro y confortable, además de permitir tratar en el mismo acto patologías diversas, como pólipos, miomas, extracción de dispositivos intrauterinos y cuerpos extraños, etc. (*see and treat*).

No hay que olvidar que en el caso de que el sangrado sea abundante y/o crónico, debe hacerse una valoración analítica con hemograma.

 La histeroscopia es considerada como el método de referencia en el diagnóstico del sangrado uterino anormal.

La actuación adecuada en función de los hallazgos ecográficos es la siguiente:

- Ecografía no resolutiva (obesidad, cirugía uterina previa, miomas, etc.): estudio histológico, preferiblemente bajo visión histeroscópica.
- Ecografía normal (endometrio homogéneo ≤ 4 mm): seguimiento clínico con histeroscopia ante sangrado persistente o recurrente.
- Alteración estructural: histeroscopia.
- Endometrio engrosado (grosor endometrial > 4 mm o > 3 mm con líquido intracavitario): biopsia endometrial:
  - Inadecuada: histeroscopia.
  - Adecuada: actuación según hallazgos. Si la decisión es la abstención terapéutica por ausencia de patología, se realiza una histeroscopia siempre que el sangrado sea persistente o recurrente.

Una vez realizado el diagnóstico se debe efectuar:

- Neoplasia endometrial: es necesario remitir a ginecología oncológica para completar el estudio y planificar el tratamiento.
- Hiperplasia endometrial sin/con atipias: cuando el diagnóstico histológico se obtiene de una toma con cánula de biopsia, en esta población de pacientes es recomendable completar el estudio con una histeroscopia ante la posibilidad de que exista un adenocarcinoma adyacente al endometrio hiperplásico, en especial si hay atipias. La progresión de hiperplasia endometrial a cáncer oscila entre el 2 % si no hay atipias y el 23-29 % si estas están presentes. El tratamiento puede ser médico (análogos de hormona liberadora de gonadotropinas, gestágenos *depot* o por vía oral) o quirúrgico, aunque si la hiperplasia es con atipias, hay más consenso en la cirugía (histerectomía).

Tabla 21-2. Factores de riesgo para el cáncer de endometrio	
Factores de riesgo	**Riesgo relativo**
Exposición a estrógenos exógenos	10-20
Riesgo familiar o genético (Lynch II)	5-20
Tamoxifeno	2-3
Obesidad (creciente según el aumento de IMC)	2-5
Edad avanzada (creciente a los 50-70 años)	2-3
Diabetes *mellitus*	2
Hipertensión arterial	1,3-3
Menopausia tardía (> 55 años)	2-3
Anovulación crónica (SOPQ)	1,5-3
Nuliparidad	2-3
Antecedentes de infertilidad	2-3
Menarquia temprana	1,5-2
Antecedentes de cáncer de mama	> 5

IMC: índice de masa corporal. SOPQ: síndrome de ovario poliquístico.

- Pólipos: son más frecuentes de encontrar tras la menopausia (x2). Su prevalencia es mayor en mujeres que toman tamoxifeno (30-60 % de ellas) o que sean obesas. La prevalencia de cáncer en lesiones polipoideas halladas en mujeres con sangrado posmenopáusico es 10 veces mayor que en asintomáticas, por lo que hay consenso en extirpar todos los pólipos encontrados en posmenopáusicas que consultan por hemorragia genital (**Fig 21-7**).
- Miomas: en la posmenopausia es poco frecuente el sangrado derivado de la presencia de miomas submucosos debido a la atrofia que se produce, tanto del mioma como del endometrio. En caso de sangrado persistente o recurrente, una vez descartada otra patología por histeroscopia, se plantea un tratamiento invasivo sobre el mioma o el útero.

El sangrado posmenopáusico puede producirse también en mujeres que están en tratamiento farmacológico:

- Anticoagulantes o antiagregantes: en estos casos, además del estudio del sangrado anormal descrito previamente, se debe investigar sobre sangrados a otros niveles (epistaxis, hematomas, etc.) y revisar si la prescripción de fármaco que toma la paciente está bien ajustada.
- Tratamiento hormonal de menopausia: el sangrado uterino es casi la norma cuando la pauta terapéutica es cíclica. En terapia continua, si se produce sangrado, la valoración ecográfica suele mostrar endometrios finos y homogéneos, pero puede verse lastrada por una mayor tasa de falsos positivos (endometrio iatrogénico o restos hemáticos). De cualquier manera, se debe realizar una valoración histológica del endometrio si el sangrado es persistente o recidivante.
- Tamoxifeno: es un modulador selectivo de los receptores de estrógenos con efecto agonista sobre el útero, por lo que se asocia a mayor presencia de pólipos, hiperplasia endometrial y cáncer. En mujeres en tratamiento con tamoxifeno con sangrado uterino está indicado el estudio histológico por histeroscopia (**Fig. 21-8**).

 El principal objetivo en el estudio de un sangrado posmenopáusico es descartar la posibilidad de una lesión premaligna o maligna.

MANEJO DEL ENDOMETRIO ENGROSADO EN LA POSMENOPAUSIA

En ocasiones, en una valoración ginecológica de una mujer por una patología ginecológica (mioma, masa anexial, endometriosis, etc.) o, de forma casual, en un estudio de imagen de la pelvis en una mujer para descartar patología no ginecológica, se puede observar la presencia de un endometrio engrosado, sin historia previa de sangrados vaginales.

La patología más habitual en estas mujeres son los pólipos endometriales, que se encuentran en hasta el 70-80 % de los casos. En estas situaciones, la práctica más extendida es la polipectomía histeroscópica.

Se recomienda realizar un estudio histológico en este grupo de pacientes cuando el engrosamiento endometrial sea ≥ 11 mm. También está indicado su estudio en endome-

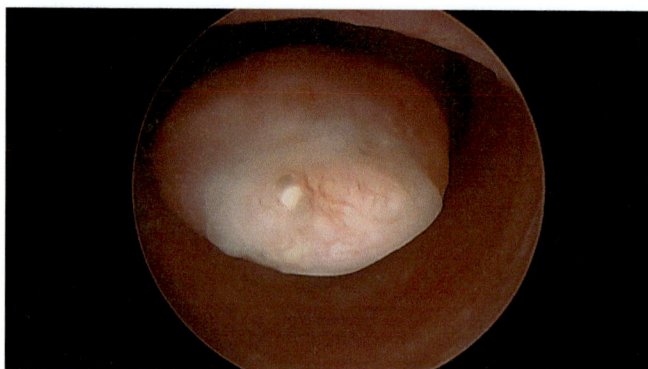

Figura 21-7. Pólipo endometrial.

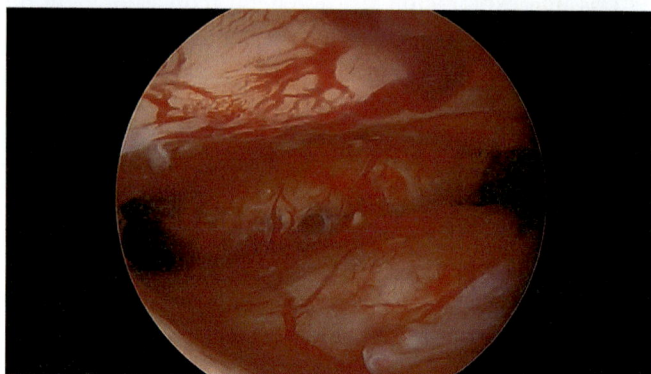

Figura 21-8. Cambios endometriales por tamoxifeno.

trios ≥ 5 mm en mujeres con factores de riesgo para cáncer de endometrio o ante características ecográficas sugestivas (aumento de vascularización, endometrio heterogéneo o presencia de líquido endocavitario). Aunque la probabilidad de encontrar un cáncer de endometrio en estas pacientes es baja (alrededor del 1 %), es muy útil la valoración histeroscópica de la cavidad endometrial (**Fig. 21-9**).

 El hallazgo estructural más común en el interior del útero de mujeres posmenopáusicas con endometrio engrosado y/o con sangrado vaginal es el pólipo endometrial.

PECULARIDADES DE LA HISTEROSCOPIA EN LA MENOPAUSIA

Como ya se ha comentado, el cese de actividad ovárica en la menopausia conlleva una disminución importante en los niveles de estrógenos, lo cual provoca una serie de modificaciones en el aparato genital. Estas pueden alterar las condiciones para realizar la histeroscopia, por lo que hay que conocerlas y tenerlas en cuenta para evitar complicaciones que se pueden evitar.

Estenosis cervical

Anteriormente se ha mencionado la atrofia que sufre el cérvix en la menopausia con el eventual borramiento de sus labios y/o estenosis cervical. Además, hay que tener presente que la utilización de histeroscopios con forma ovalada, que se

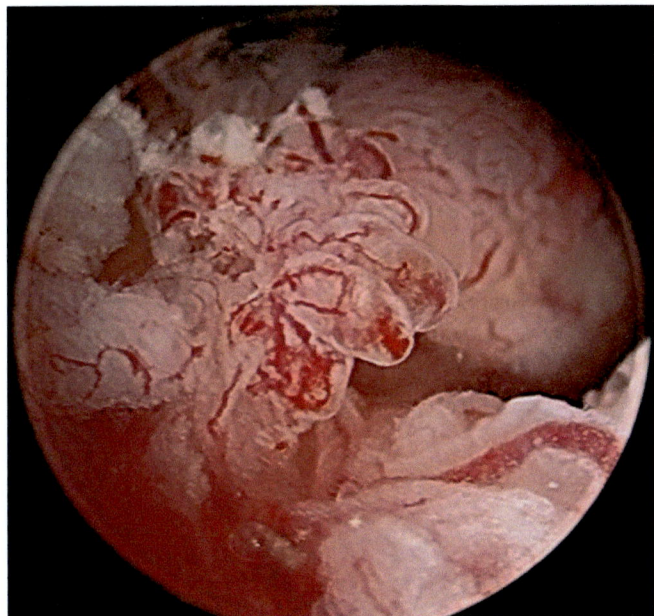

Figura 21-9. Cáncer de endometrio focal.

adaptan mejor a la forma del canal, o de minihisteroscopios puede facilitar la entrada en estos casos.

En ocasiones, al realizar la vaginoscopia, se observa un orificio cervical externo (OCE) puntiforme. En estos casos, se puede ampliar cuidadosamente el OCE con el uso de un *grasper* (abriendo las palas en el canal), las tijeras (seccionando) o, incluso, utilizando bipolar o láser. Estas técnicas poseen buena tolerancia, por lo que normalmente se pueden realizar en consulta. En la mayoría de estos casos, una vez superado el OCE, el canal endocervical es más accesible y permite su canalización.

Además, se pueden utilizar presiones más altas en el canal endocervical (en función de la tolerancia de la paciente o en quirófano con anestesia) para mejorar la visibilidad a dicho nivel y reducir con ello el riesgo de perforación.

Cuando es preciso dilatar el cérvix, una alternativa a los dilatadores progresivos convencionales, para disminuir la probabilidad de perforación, es un dilatador con tecnología de balón. Se introduce hasta el OCI un catéter, de incluso 5 mm, y después se va hinchando, con lo que se consigue la dilatación cervical de forma progresiva.

Sin embargo, en algunas mujeres, la estenosis cervical es tan intensa que hace que su canalización sea francamente dificultosa, sobre todo, si se va a realizar una histeroscopia quirúrgica y se precisa dilatar el cérvix. Esto aumenta la probabilidad de crear falsas vías y/o provocar una perforación uterina.

Con el fin de facilitar la dilatación o canalización cervical y disminuir las complicaciones derivadas de este inconveniente, se han propuesto distintas técnicas para madurar el cérvix: prostaglandinas orales o vaginales, sintéticas (misoprostol) o naturales (dinoprostona) o dilatadores osmóticos intracervicales (tallos de laminaria). Estos últimos absorben los fluidos del cérvix y se produce la dilatación de este. Tiene el inconveniente de que tiene que ser colocado por el ginecólogo a la paciente y permanecer en el cuello 1-2 días.

El misoprostol es una prostaglandina E1 sintética empleada para las úlceras pépticas, pero que ha demostrado, tanto si se administra por vía oral como vaginal, tener efecto en la maduración cervical y producir contracciones uterinas. Se ha utilizado con éxito en obstetricia para finalizar la gestación en los diferentes trimestres del embarazo y para tratar las hemorragias posparto. Sin embargo, su uso para la maduración cervical en mujeres no gestantes es más limitado y los resultados de los estudios controvertidos: no se han aclarado la dosis y la vía de administración correcta, ni se ha establecido de forma adecuada el efecto del misoprostol en la maduración cervical en las mujeres posmenopáusicas. Hay autores que sugieren que el estrógeno endógeno podría desempeñar un papel esencial en la maduración cervical, por lo que las mujeres en hipoestrogenismo podrían no responder de igual forma a las prostaglandinas. Por lo tanto, son necesarios más estudios aleatorios con muestra amplia para conocer las dosis, las vías de administración y los efectos adversos, y estratificarlos por el estado menopáusico.

> **!** Según la revisión realizada por la *Cochrane Library*, existe evidencia de calidad moderada en la que el misoprostol es más efectivo que el placebo o no tratamiento en la maduración cervical, lo cual se asocia a menos complicaciones intraoperatorias. Sin embargo, se relaciona con más efectos secundarios, como dolor abdominal preoperatorio y sangrado vaginal.
> Por otro lado, hay evidencia de calidad sobre que los tallos de laminaria son más efectivos que el misoprostol con resultados imprecisos sobre la tasa de complicaciones. Sin embargo, es necesario sopesar estos beneficios por la incomodidad de su inserción.

Analgesia y anestesia

En capítulos anteriores se ha estudiado cómo manejar el dolor en la histeroscopia con diferentes técnicas para poder realizarse de forma ambulatoria: premedicación, abordaje mediante vaginoscopia, utilización de histeroscopios de forma ovalada, uso de minihisteroscopios, realización de procedimientos fríos evitando el miometrio y a bajas presiones, anestesia cervical, paracervical e intrauterina, etcétera.

En la mujer posmenopáusica, las complicaciones derivadas de la anestesia son similares a las que se pueden producir en otras intervenciones, pero suelen ser pacientes de edad avanzada con patología asociada. Además, esta comorbilidad aumenta la susceptibilidad para complicaciones como el edema agudo de pulmón si hay un desequilibrio debido a la absorción del medio de distensión a través del endometrio atrófico (permite mayor absorción) o debido a una perforación uterina facilitada por un cérvix estenótico e hipotrofia miometrial.

> **!** La morbilidad asociada a pacientes de edad avanzada aumenta el riesgo anestésico, por lo que es de gran importancia evitar el quirófano e intentar la histeroscopia ambulatoria con las técnicas descritas.

Posición de la paciente

La paciente debe encontrarse cómoda a la hora de realizar una histeroscopia. Normalmente, esto es fácil de conseguir cuando se efectúa en la consulta. Sin embargo, cuando se lleva a cabo en quirófano, con la paciente anestesiada, se debe movilizar y colocar a la afectada con mucho cuidado con el objetivo de no producir lesiones osteoarticulares y nerviosas. Si se abduce en exceso el brazo, se puede lesionar el plexo braquial. Hay que tener en cuenta que el nervio femoral se puede lesionar por flexión, abducción o rotación lateral excesivas de la articulación de la cadera. Además, el sobreestiramiento de la articulación coxofemoral puede causar la distensión del nervio genitofemoral, lo que puede producir una alteración en la sensibilidad en la cara interna del muslo y la región genital. El nervio peroneo se puede lesionar al ejercer presión sobre la cabeza del peroné.

Asimismo, se debe tener presente que las mujeres de edad avanzada poseen cierta fragilidad osteoarticular que puede dificultar el acceso al perineo por dificultad en la abducción de las caderas (prótesis, artrosis, etc.).

> Se recomienda una colocación cuidadosa de la paciente y, si es posible, con ella consciente para que pueda indicar si se está forzando la postura.

Complicaciones derivadas de la cirugía

Ya se ha comentado anteriormente el mayor riesgo de perforación uterina debido a la estenosis cervical e hipotrofia miometrial. También se ha indicado la morbilidad asociada en las pacientes mayores que las hace más susceptibles al síndrome de absorción intravascular, por lo que es fundamental un control estricto del balance hídrico y la realización de la histeroscopia con las mínimas presiones intracavitarias posibles.

Se han descrito complicaciones importantes con sobrecargas de fluidos no conductores, como los que contienen glicina o manitol, en déficits de 500 mL, sobre todo en pacientes con patología renal y/o cardíaca o de edad avanzada. En general, la tendencia es a ser más precavidos cuando se utilizan estos medios de distensión y trabajar con más tranquilidad cuando la histeroscopia se realiza con fluidos ricos en electrólitos, por contar con más margen de seguridad. Sin embargo, muchas de las pacientes posmenopáusicas son de edad avanzada y con morbilidad asociada, lo que obliga a ser cautos y controlar en todo momento el balance hídrico porque, con déficits de 750 mL y en función de las características de la paciente, puede ser necesario finalizar la histeroscopia.

Como contrapartida y debido a la atrofia del endometrio y a la disminución de la vascularización, no suele haber un sangrado importante que dificulte la visualización durante el procedimiento.

 PUNTOS CLAVE

- La menopausia se produce por un envejecimiento de los ovocitos y la reducción del número de estos que comienza 2-8 años antes de la desaparición de la regla. Todo este proceso conlleva cambios hormonales progresivos, como aumento de las gonadotropinas y disminución de estrógenos.
- La producción de estrógenos por los ovarios no continúa tras la menopausia y la fuente principal de estos es la conversión de los andrógenos en el tejido graso. Por este motivo, existe un hiperestrogenismo relativo en mujeres obesas que aumenta el riesgo de patología endometrial estrógeno-dependiente.
- En mujeres con sangrado uterino posmenopáusico, la valoración histeroscópica de la cavidad proporciona más información que el estudio histológico «a ciegas».
- La prevalencia de cáncer de endometrio en mujeres con sangrado posmenopáusico o engrosamiento endometrial asintomático es baja.
- La patología orgánica más habitual en mujeres con sangrado y/o engrosamiento endometrial en la posmenopausia es el pólipo endometrial.

- La realización de una histeroscopia en mujeres posmenopáusicas posee una serie de particularidades por trabajar en un tejido atrófico, que puede aumentar el riesgo de perforación y sobrecarga hídrica en pacientes que manejan esta sobrecarga con más dificultad.
- La estenosis cervical puede dificultar la canalización de este, por lo que existen diferentes técnicas para solucionarlo, como la apertura con tijeras o el aumento de la presión intracervical. El misoprostol puede ayudar en estas situaciones, pero hace falta clarificar dosis, vía de administración y pauta.
- El adecuado manejo del dolor en la histeroscopia en pacientes posmenopáusicas es esencial para minimizar riesgos anestésicos.
- La morbilidad asociada a las mujeres de edad avanzada obliga a un manejo delicado a la hora de colocarlas en litotomía dorsal y les hace más susceptibles a las complicaciones debidas al síndrome de absorción intravascular.

BIBLIOGRAFÍA

Al-Fozan H, Firwana B, Al Kadri H, Hassan S, Tulandi T. Preoperative ripening of the cervix before operative hysteroscopy. Cochrane Database of Systematic Reviews. 2015;(4):CD005998.

Astrup K, Olivarius N de F. Frequency of spontaneously occurring postmenopausal bleeding in the general population. Acta Obstet Gynecol Scan 2004; 83:203-7.

Barcaite E, Bartusevicius A, Raiaite DR, Nasisauskiene R. Vaginal misoprostol for cervical priming before hysteroscopy in perimenopausal and postmenopausal women. Int J Gynecol Obstet. 2005;91:141-5.

Carugno J, Laganà AS. Hysteroscopy During Menopause. En: Tinelli A, Alonso Pacheco L, Haimovich S. Atlas of Hysteroscopy. 1ª ed. Switzerland: Springer Nature; 2020. p. 179-88.

Ferenczy A. Pathophysiology of endometrial bleeding. Maturitas 2003; 45:1-14.

Histeroscopia en consulta. Guía de Asistencia Práctica de la Sociedad Española de Ginecología y Obstetricia. Prog Obstet Ginecol. 2021;64:230-53.

Hucke J, Campo RL. Realización y complicaciones de la laparoscopia. En: Keckstein J, Hucke J. Cirugía laparoscópica en Ginecología. 1ª ed. Madrid: Editorial Médica Panamericana;2003. p. 46-75.

Korkmazer E, Solak N, Üstünyurt E. Hysteroscopic assessment of postmenopausal endometrial thikenning. Prz Menopauzalny. 2014;13(6):330-3.

Krishnakumar S, Krishnakumar R, Kaveri R, Joshi A. Hysteroscopy in Postmenopausal Group. En: Tandulwadkar S, Pal B. Hysteroscopy Simplified by Masters. 1ª ed. Singapore: Springer Nature Singapore; 2021. p. 182-90.

Menopause transition and menopause hormonal therapy. En: Taylor HS, Pal L, Sell E. Speroff's clinical gynecologic endocrinology and infertility. Philadelphia: Wolters Kluwer; 2020. p. 192-270.

Moawad NS, González AM, Artazcoz S. The atrophic endometrium. En: Tinelli A, Alonso Pacheco L, Haimovich S. Atlas of Histeroscopy. 1ª ed. Switzerland: Springer Nature; 2020. p. 179-88.

Oppegaard KS, Lieng M, Berg A, Istre O, Qvigstad E, Nesheim BI. A combination of misoprostol and estradiol for preoperative cervical ripening in postmenopausal women: a randomised controlled trial. BJOG. 2010;117(1):53-61.

Otify M, Fuller J, Ross J, Shaikh H, Johns J. Endometrial pathology in the postmenopausal woman – an evidence based approach to management. Obstet Gynaecol. 2015;17:29-38.

Rotenberg O, Goldberg GL. The significance of "atrophic endometrium" in women with postmenopausal bleeding. Archives Gynecol Obstet 2022; 306(3):579-83.

Tandulwadkar S, Deshmukh P, Lodha P, Agarwal B. Histeroscopy in Posmenopausal Bleeding. J Gynecol Endosc Surg. 2009;1(2):89-93.

The Role of Transvaginal Ultrasonography in Evaluating the Endometrium of Women with Postmenopaual Bleeding. ACOG Committee Opinion No. 734. Obstet & Gynecol 2018;131(5):e124-e9.

The uterus, endometrial physiology and menstruation. En: Taylor HS, Pal L, Sell E. Speroff's clinical gynecologic endocrinology and infertility. Philadelphia: Wolters Kluwer; 2020. p: 1420-878.

Van de Bosch T, Ameye L, Van Schoubroeck D, Bourne T, Timmerman D. Intra-cavitary uterine pathology in women with abnormal uterine bleeding: a prospective study of 1220 women. Facts Views Vis Obgyn 2015; 7:17-24.

Xue H, Shen WJ, Zhang Y. Pathological pattern of endometrial abnormalities in postmenopausal women with beeding or thickened endometrium. World J Clin Cases. 2022;10(7):2159-65.

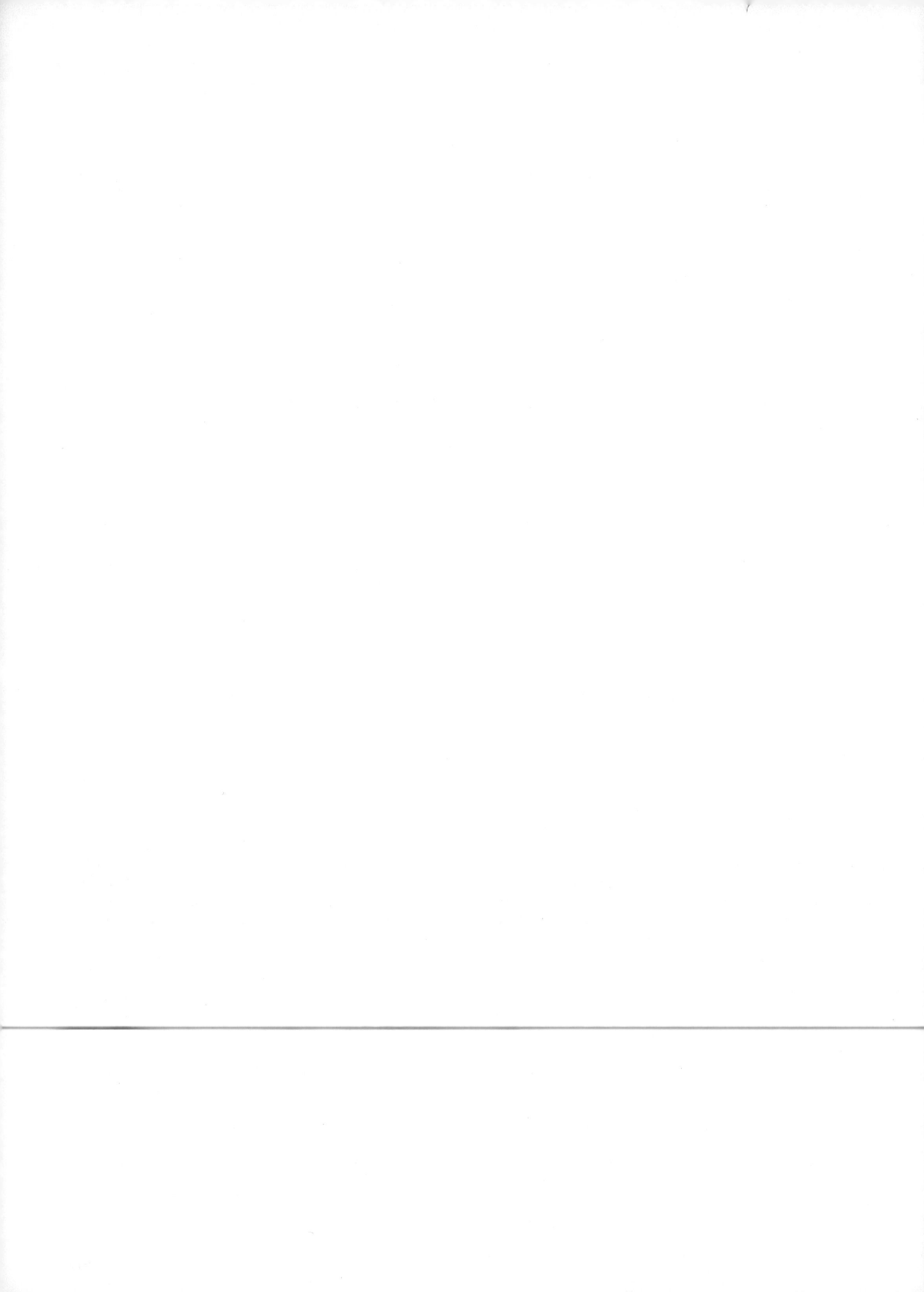

Medicamentos y endometrio

22

M. R. Oña López y M. D. Lara Domínguez

OBJETIVOS

- Definir las características del ciclo endometrial normal y sus imágenes histeroscópicas.
- Conocer los cambios que provocan ciertos fármacos en la zona endometrial.
- Desarrollar los diferentes patrones histeroscópicos que se producen con la toma de los medicamentos citados y analizar cómo pueden afectar al desarrollo de la histeroscopia..

INTRODUCCIÓN. EL ENDOMETRIO

El endometrio es la mucosa que recubre la cavidad uterina y actúa como un órgano regulado hormonalmente. Su principal función es permitir y regular la implantación del embrión. Está formado por un componente epitelial, estromal, vascular e inmunológico que sufre cambios cíclicos.

Consta de dos capas, la funcional y la basal. La capa funcional se va regenerando cada mes en respuesta a los estrógenos y la progesterona; en ausencia de gestación, se desprende como una menstruación. En el útero, se encuentran receptores de hormonas esteroideas (estrógenos, andrógenos y progesterona), por lo que se ve afectado por la administración exógena de este tipo de fármacos.

El **componente epitelial** o **funcional** de la mucosa endometrial es una monocapa de células cuboidales polarizadas cuya función es regulada por las hormonas esteroideas. La célula epitelial, en respuesta a los estrógenos, desarrolla unas microvellosidades largas y unas uniones estrechas en la membrana lateral más apical. Durante la fase secretora, por acción de la progesterona, las microvellosidades disminuyen y las protuberancias apicales se hacen más prominentes en el lumen uterino. En esta capa, se implanta el blastocisto y se lleva a cabo la proliferación, la secreción y la degeneración. El epitelio se divide en un componente luminal y glandular:

- **Luminal o superficial:** formado por una capa superficial de epitelio cilíndrico simple con mezcla de células ciliadas y secretoras. También es llamado **estrato compacto**. Va modificando su morfología según la fase del ciclo.
- **Glandular:** formado por las glándulas endometriales propiamente dichas, que durante la fase secretora temprana proliferan formando glándulas largas que van aumentando y desarrollan invaginaciones a medida que la fase secretora avanza. Las células acumulan glucógeno en su citoplasma subnuclear. También es denominado **estrato esponjoso**.

Durante la menstruación, la capa epitelial (estrato compacto y estrato esponjoso) se descama y disminuye su espesor, pasando de un grosor inicial de unos 5 mm a un espesor de 0,5 mm al final del ciclo endometrial.

El **componente estromal** o **estrato basal** del endometrio es el que proporciona el sustrato para su regeneración después de cada menstruación de forma cíclica, y se mantiene constante. Está formado por tejido conectivo compuesto por células y matriz extracelular, en su mayoría fibroblastos.

El componente estromal es el que sufre la **transformación decidual**, que se trata de una serie de modificaciones en respuesta a la exposición de estrógenos y progesterona. Un 10-15 % del estroma está formado por células del sistema inmunológico, que son importantes para regular la respuesta inmune local y evitar el rechazo inmunológico durante la implantación. También existen células inmunocompetentes, como linfocitos T, *natural killer* (asesinas naturales), macrófagos, etcétera.

El **componente vascular** del endometrio está formado por una red vascular terminal. Las arterias uterinas forman las arterias arcuatas, las cuales dan lugar a las arterias radiales que llegan a la unión endometrio-miometrio, donde se diferencian en arterias basales. Dichas arterias, a su vez, forman una red anastomótica de donde nacen las arterias espirales, que son de tipo terminal y mantienen la capa basal.

La angiogénesis se produce en la fase proliferativa bajo la influencia de los estrógenos, en la cual el endometrio cuadruplica su grosor. La angiogénesis continúa en la fase secretora, cuando las arterias espirales muestran un crecimiento significativo, así como durante la menstruación, para reparar el lecho vascular. La angiogénesis del endometrio está regulada por varios factores e influenciada en gran medida por numerosos fármacos.

El endometrio está formado por el epitelio, el estroma y los vasos sanguíneos. El componente epitelial se compone de un estrato compacto (capa de células ciliadas y secretoras) y un estrato esponjoso (glándulas). El estroma está compuesto de tejido conectivo, células y matriz extracelular (**Fig. 22-1**).

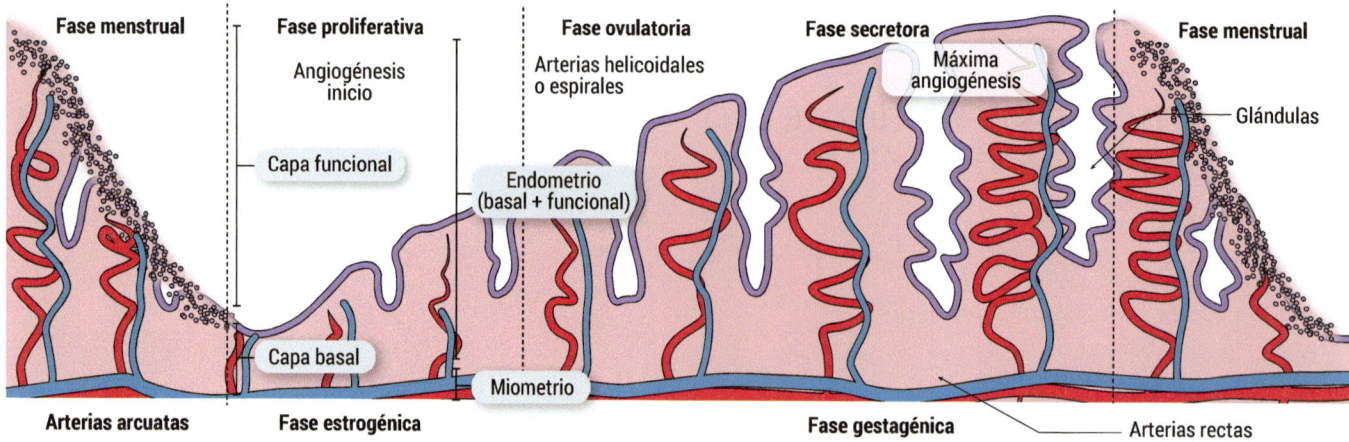

Figura 22-1. Fases del ciclo endometrial.

> **!** La proliferación de las células endometriales se encuentra regulada por estrógenos, y estos a su vez regulan su vascularización. Los progestágenos contrarrestan las acciones proliferativas de los estrógenos, interfiriendo en el metabolismo del estradiol.

VALORACIÓN DEL ENDOMETRIO EN EL CICLO MENSTRUAL

Cuando se describe el endometrio durante la realización de una histeroscopia, es preciso tener en cuenta los siguientes parámetros:

- Color: rojo, amarillo anaranjado, ocre, rosado o blanquecino.
- Superficie: si es lisa, rugosa, regular o uniforme, irregular o desigual, polipoide o seudopolipoide.
- Glándulas: redondas, pequeñas, espaciadas, quistes glandulares.
- Vasos: ausentes o presentes; finos, gruesos o tortuosos.
- Espesor: grosor, milímetros de endometrio.

- Relieve, resalte o muesca: hemorrágica, serosa-hemorrágica o serosa.
- Distribución: si es homogéneo o está localizado en la zona proximal o distal. En la cara anterior, posterior o lateral y en el tercio inferior, medio o superior.
- Hay que identificar el patrón endometrial según el momento del ciclo en el que se encuentre la paciente (**Tabla 22-1** y **Fig. 22-2**).

CARACTERÍSTICAS DEL ENDOMETRIO DISFUNCIONAL

A continuación se desarrollan el endometrio inactivo, hipotrófico o atrofia, el endometrio proliferativo desordenado, la fase lútea insuficiente, las alteraciones de la fase descamativa y la hiperplasia endometrial.

Endometrio inactivo, hipotrófico o atrofia

- **Alteraciones en la fase proliferativa:** da lugar a un endometrio atrófico con cavidad reducida, coloración blanque-

Tabla 22-1. Patrón histeroscópico del ciclo endometrial normal

	Menstrual		Proliferativo	Ovulatorio	Secretor	
Días	1-2	3-4	5-14	14-16	Inicial 17-24	Tardío 25-28
Color	Rojizo	Anaranjado	Rosado anaranjado	Ocre rosado	Blanquecino Ocre	Ocre, inicio color vinoso
Superficie	Desigual Descamativo	Más regular Menor descamación	Lisa Aplanada	Lisa con inicio de pliegues secretores	Ondulada Pliegues Edemas	Rugosa Prominente Esponjosa
Espesor	0-1 mm	1-2 mm	2-5 mm	5-6 mm	> 6 mm	> 7 mm
Glándulas	Algún punteado en zonas que no han iniciado la descamación	Ausentes	No los primeros días. Punteado blanco al avanzar	Comienzan a elevarse y aproximarse	Prominentes Elevadas Orificio ancho	No visible por grietas estromales
Muesca Resalte	Hemorragia franca, denudaciones	Hemorragia más o menos avanzada	Alguna muesca hemorrágica	Alguna serosa y hemorrágica mínima	Numerosas Serosas	Serosas
Vasos	No apreciables	No apreciable	Red superficial Capilares finos	Mínimos y finos	Ausentes	Ausentes

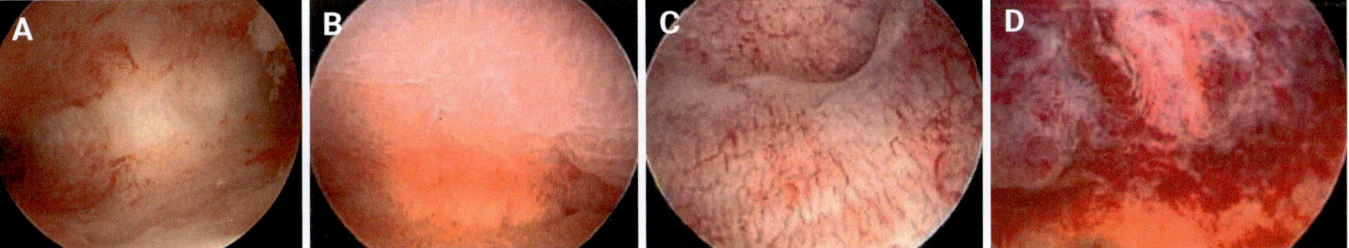

Figura 22-2. Fases del endometrio. **A)** Endometrio proliferativo. **B)** Endometrio en fase ovulatoria. **C)** Endometrio secretor tardío. **D)** Endometrio en fase menstrual.

cina ocre, superficie lisa, sin muesca. Los pliegues son los relieves musculares. Vascularización ausente o de base. En el fondo y las caras laterales, se puede observar un seudotabique (**Fig. 22-3A**).

- **El patrón atrófico quístico** es similar al patrón atrófico, pero se pueden apreciar quistes que son vestigios de las antiguas glándulas. El contenido de los quistes es blanco, amarillo, marrón o translúcido. En casos graves, se puede confundir con endometrio neoplásico (**Fig. 22-3B**).
- **El patrón atrófico macroquístico** tiene la misma base que los anteriores, pero existe cierta actividad estrogénica. Se suele encontrar en pacientes con obesidad, y es **patognomónico en el tratamiento con tamoxifeno** (**Fig. 22-3C**).
- **El patrón hipotrófico** rojo se aprecia en los 5 primeros años de la menopausia. Hay una mayor actividad estrogénica que en el endometrio atrófico macroquístico, pero menos que en la hipotrofia blanca. Se observan finas bandas rojas sobre un endometrio atrófico blanco y puntos blancos glandulares (**Fig. 22-3D**).
- **El patrón hipotrófico** blanco aparece en la perimenopausia, denota una actividad estrogénica superior a la del endometrio hipotrófico rojo y la atrofia macroquística, pero marcada deficiencia en la fase proliferativa. Hay mayor cantidad de glándulas que en el hipotrófico rojo con una base blancagrisácea y una red vascular fina. Es característico la visualización de una superficie arrugada (**Fig. 22-3E**).

Endometrio proliferativo desordenado

Se trata de un endometrio histológicamente anormal que responde fisiológicamente a un estímulo estrogénico prolongado y sin oposición progestágena, como el que se puede observar en la producción estrogénica excesiva por un folículo persistente, en el síndrome de ovario poliquístico o los tumores ováricos. También se puede ver en ausencia de receptores endometriales para la progesterona. Algo similar es el **endometrio débilmente proliferativo**, que se trata de una proliferación insuficiente de la fase proliferativa inicial (**Fig. 22-4**).

Fase lútea insuficiente

Las alteraciones en la fase secretora por una fase lútea insuficiente pueden dar lugar a un endometrio madurativo irregular, en el cual se aprecian glándulas de características secretoras en diversos grados de maduración, con el estroma que corresponda al día del ciclo. Se produce un retardo coordinado del desarrollo endometrial (**Fig. 22-5**).

El patrón **disociativo glandular-estromal**, sin embargo, es una maduración incompleta que afecta tanto al estroma como a las glándulas, produciendo una asincronía. El estroma presenta características secretoras maduras y cabezas glandulares secretoras y proliferativas. La superficie puede observarse seudopolipoide (**Fig. 22-6**).

Alteraciones de la fase descamativa

La descamación irregular del endometrio se produce cuando la paciente está en fase proliferativa, pero continúa con un patrón semejante al menstrual terminal. Se aprecian zonas denudadas, con predominio rojizo, y otras no descamadas de endometrio secretor desnaturalizado (**Fig. 22-7**).

Hiperplasia endometrial

Distintos grados de un patrón donde los estrógenos estimulan el crecimiento endometrial de forma mantenida sin contraposición de gestágenos. Al inicio, es similar al patrón proliferativo, pero se pueden observar mayor número de cabezas glandulares.

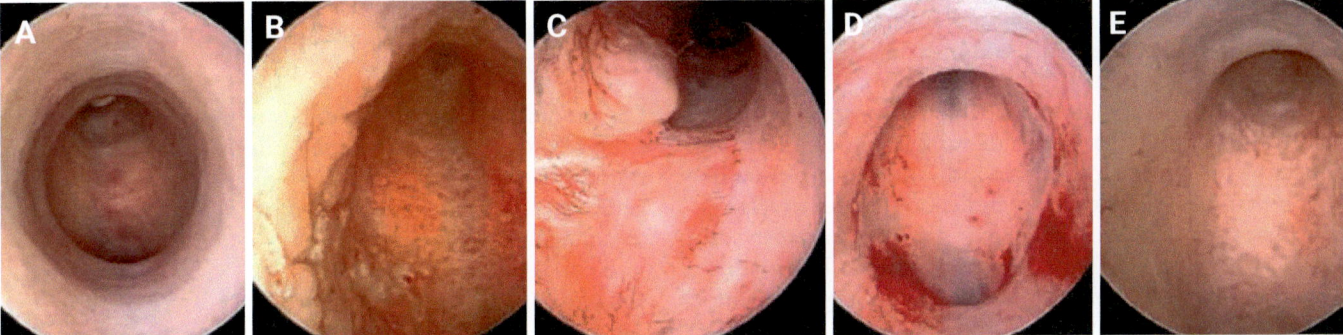

Figura 22-3. Endometrio disfuncional. **A)** Endometrio de características atróficas. **B)** Endometrio atrófico quístico. **C)** Endometrio atrófico macroquístico característico del tamoxifeno. **D)** Endometrio hipotrófico blanco en perimenopausia. **E)** Endometrio hipotrófico blanco

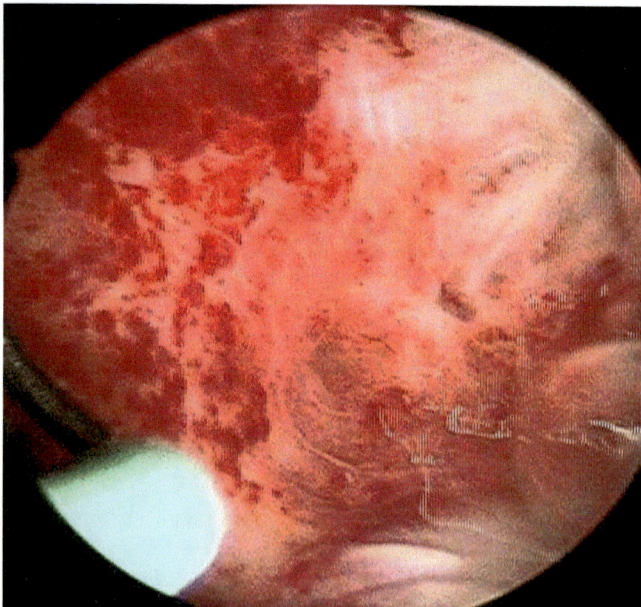

Figura 22-4. Endometrio proliferativo desordenado.

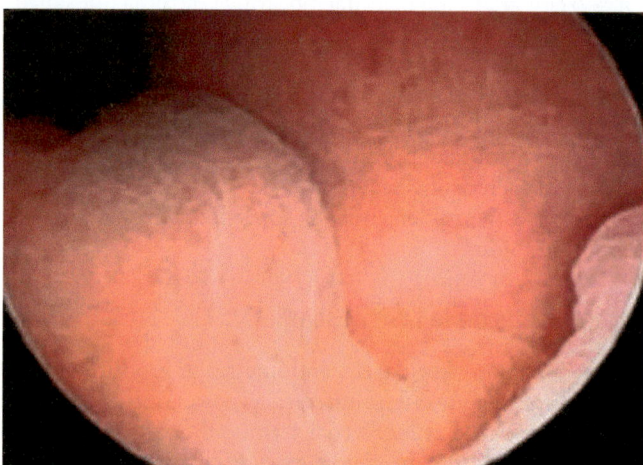

Figura 22-5. Endometrio madurativo irregular.

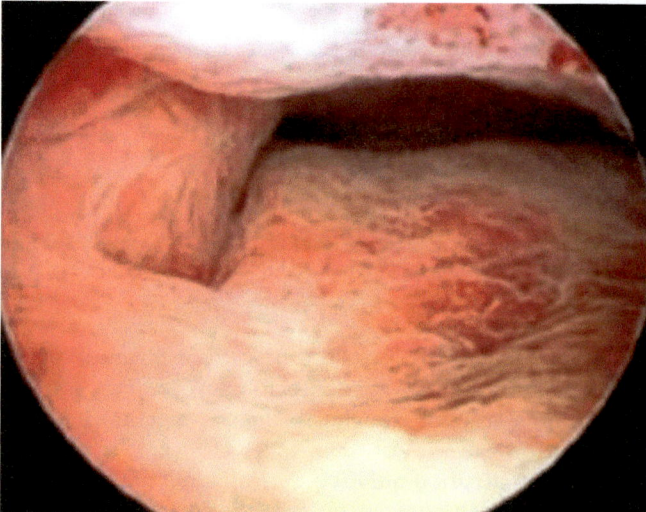

Figura 22-6. Endometrio con disociación glandular-estromal.

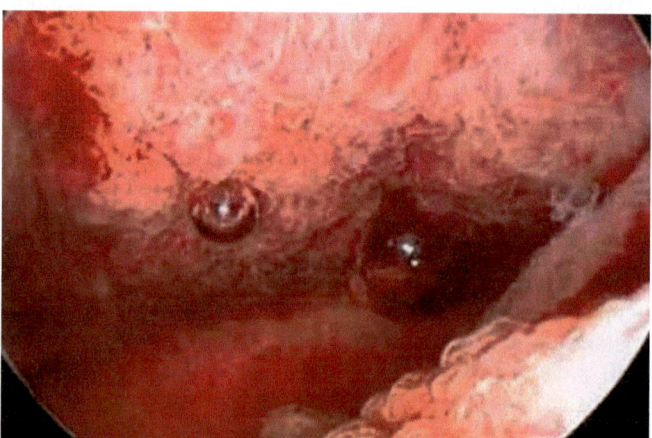

Figura 22-7. Fase descamativa irregular o alterada.

Conforme esta situación se prolonga en el tiempo, la superficie se torna más hipertrófica, polipoide, con vasos de mediano y gran calibre que surcan los seudopólipos y muescas hemorrágicas acentuadas. Si se produjera una disminución de la acción de los estrógenos en el endometrio, permaneciendo la ausencia de gestágenos, se tendría un patrón regresivo o una hiperplasia quística o regresiva, con coloración pálida, seudópolipos aplanados, con quistes serosos, dando el característico endometrio agujereado o con cráteres (**Fig. 22-8**).

Estos patrones también se pueden observar sobre la superficie de un pólipo. La presencia de vasos superficiales cortos, hipertróficos y azulados, estaría indicando que se trata de una hiperplasia compleja. Dependiendo de las alteraciones vasculares y la presencia en mayor grado de excrecencias, podría hacer sospechar la presencia de atipia. El principal rasgo, según los autores, para diferenciar la hiperplasia atípica del **adenocarcinoma de endometrio** sería la **invasión estromal**, que conlleva una fusión de glándulas que dejan de estar separadas por estroma.

MEDICAMENTOS QUE AFECTAN EL ENDOMETRIO

Se describen los moduladores selectivos de los receptores de estrógenos, los inhibidores de la aromatasa, los anticonceptivos orales combinados, anticonceptivos con solo gestágenos, las píldoras anticonceptivas orales con progestágenos, la terapia hormonal sustitutiva, la tibolona, los andrógenos, los moduladores selectivos del receptor de progesterona, el misoprostol, los análogos de la hormona liberadora de gonadotropinas y los medicamentos no hormonales.

Moduladores selectivos de los receptores de estrógenos

Los moduladores selectivos de los receptores de estrógenos (SERM) son compuestos que se unen a los receptores de estrógenos con alta afinidad, provocando una actividad estrogénica en determinados tejidos, mientras que producen efectos antagónicos en otros.

Tamoxifeno

El tamoxifeno, un SERM derivado sintético de trifeniletileno no esteroideo, se utiliza habitualmente como tratamiento

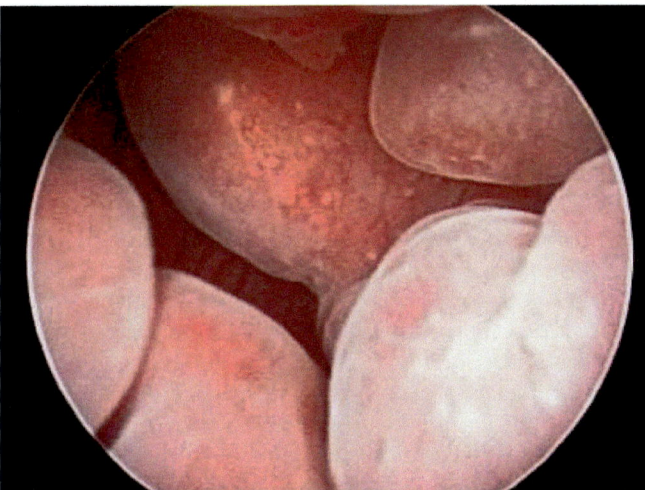

Figura 22-8. Hiperplasia endometrial.

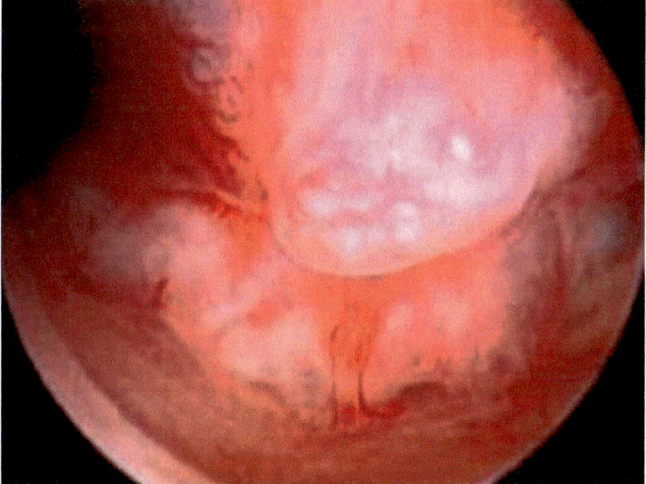

Figura 22-9. Patrón atrófico macroquístico por tamoxifeno.

adyuvante, quimioprevención y recidivas de pacientes con cáncer de mama, debido a que mejora la supervivencia en el caso de tumores con receptores de estrógenos positivos. El efecto final del fármaco en el útero dependerá del entorno estrogénico durante la administración del agente.

En las mujeres premenopáusicas, el tamoxifeno actuará en la zona del endometrio, en cierto modo, como un antiestrógeno. En las mujeres posmenopáusicas, actuará de forma estrogénica provocando un efecto agonista en el endometrio. Este efecto final puede variar de una paciente a otra. La evaluación histeroscópica muestra un espectro de hallazgos que va desde atrofia, pólipos, hiperplasia hasta adenocarcinoma de endometrio. En la capa muscular del útero, puede inducir miohiperplasia y adenomiosis.

La mayoría de las pacientes premenopáusicas que utilizan tamoxifeno tienen ciclos menstruales regulares, pero algunas desarrollan amenorrea y, por lo tanto, presentarán endometrio atrófico blanquecino en la histeroscopia. Este efecto se produce porque el tamoxifeno compite por el receptor de estrógeno en el endometrio, con un efecto antiproliferativo, provocando una superficie lisa, ocre, sin glándulas ni vascularización, característico de la atrofia.

La atrofia descrita es la presentación más común en pacientes posmenopáusicas asintomáticas que toman tamoxifeno, sin embargo, este grupo de pacientes es el que presenta una mayor incidencia de anormalidades endometriales.

> **!** La evaluación histeroscópica patognomónica del útero afectado por el tamoxifeno de larga evolución se trata de un patrón atrófico-macroquístico. El aspecto es de una cavidad atrófica con reducción del tamaño, arrugas, seudotabique, con presencia de quistes de mayor tamaño, aplanados, con vasos azulados hipertrofiados.

Los macroquistes aparecen enmarcados por los vasos, dando el característico tono azulado. La coloración rojiza de base indica la actividad estrogénica. La gran cantidad de macroquistes puede simular un auténtico empedrado, debido al denso edema en el estroma (**Fig. 22-9**).

En las pacientes usuarias de tamoxifeno, hay que intentar obviar las imágenes vasculares macroquísticas asentadas sobre

la atrofia y centrarse en descubrir un posible foco endometrial patológico que esté desarrollando una hiperplasia o cáncer.

Lo habitual es encontrarse durante el primer año de tratamiento con tamoxifeno un patrón endometrial atrófico blanquecino (**Fig. 22-10**). Posteriormente, a partir del segundo año, se produce un aumento de la vascularización con una superficie polipoide que puede dar lugar a metrorragias. A partir del tercer año, lo habitual es el hallazgo del patrón atrófico macroquístico, que es el más característico y frecuente del tamoxifeno, y se prolonga en los posteriores años de tratamiento.

Los pólipos endometriales también suelen aparecer durante el tratamiento con tamoxifeno, con un riesgo similar durante los 5 años de tratamiento, que oscila en torno a un 10-30 %, según diversas publicaciones. Los pólipos se caracterizan por ser grandes, múltiples, hipervascularizados y recurrentes. La mitad de ellos suelen presentar sangrados y el riesgo de malignización de estos pólipos es muy bajo.

Aunque los riesgos derivados del tratamiento con tamoxifeno están enormemente compensados por sus beneficios, hay

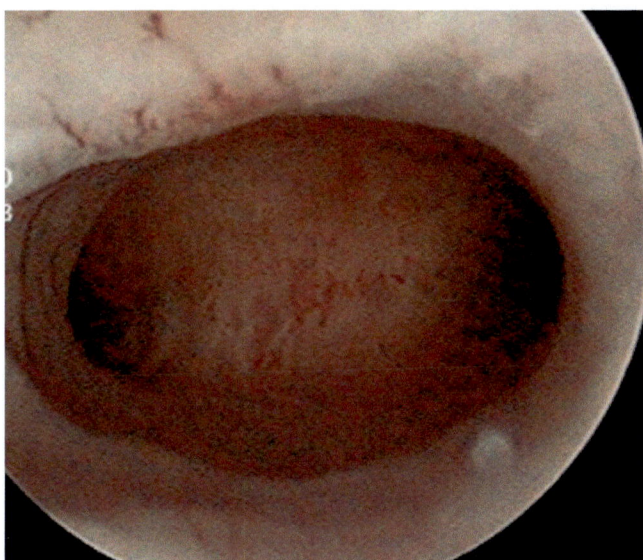

Figura 22-10. Patrón atrófico blanquecino durante el primer año de tratamiento con tamoxifeno.

que explicar a las pacientes que el riesgo de padecer cáncer de endometrio a causa del tamoxifeno se estima entre el 0,5 y el 0,8 %, según las publicaciones.

 El patrón histeroscópico atrófico macroquístico es patognomónico del tamoxifeno, pero también se puede observar un patrón atrófico blanquecino, a veces con vascularización aumentada. Son frecuentes los pólipos, que suelen ser grandes, múltiples e hipervascularizados.

Raloxifeno

El raloxifeno es un derivado benzotiofénico que pertenece a la familia de los SERM. Tiene actividad agonista estrogénica sobre el hueso en el tratamiento y prevención de la osteoporosis y actúa como antagonista de los receptores alfaestrogénicos del útero, inhibiendo la proliferación endometrial. Debido a su efecto antiestrogénico en la mama, es usado en pacientes con osteoporosis y antecedentes de cáncer de mama.

En el estudio *Multiple Outcomes of Raloxifene Evaluation* (MORE), la incidencia de cáncer de endometrio se situó al mismo nivel que el placebo. Contrariamente al tamoxifeno y a los estrógenos, no existen evidencias de que el raloxifeno aumente el riesgo de cáncer de endometrio, aunque son necesarios un mayor período de seguimiento y de casos para confirmar estos resultados. Hay estudios que muestran una disminución significativa de la patología endometrial benigna (endometrio proliferativo, pólipos y atrofia quística). La mayoría de estudios muestran un ligero incremento no significativo de pólipos endometriales benignos en las usuarias de raloxifeno (**Fig. 22-11**).

 La imagen histeroscópica de las pacientes menopáusicas usuarias de raloxifeno muestra un endometrio atrófico blanquecino con una disminución de la red vascular, debido a que parece ser un antagonista estrogénico más puro, sin los efectos del tamoxifeno. En la premenopausia, no se han detectado cambios significativos en el endometrio.

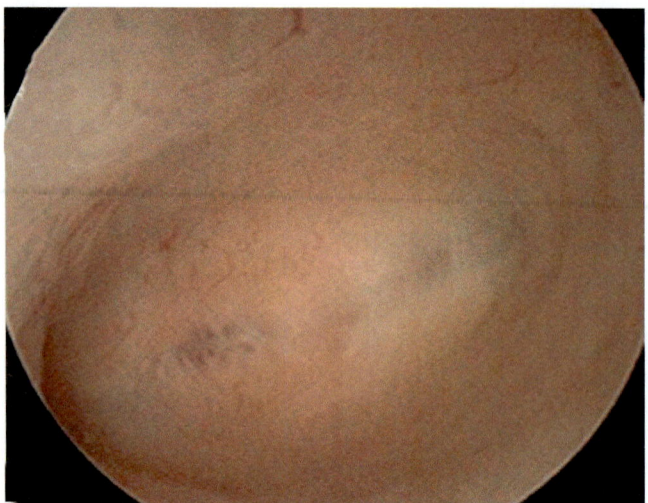

Figura 22-11. Endometrio hipotrófico blanco en el tratamiento con raloxifeno.

Clomifeno

El citrato de clomifeno es otro SERM y se utiliza predominantemente para el tratamiento de la infertilidad, específicamente para inducir la ovulación. El clomifeno actúa como un agonista o antagonista de estrógenos en los tejidos sensibles a esta hormona. En el hipotálamo y la hipófisis, actúa como un antiestrógeno, lo que dispara el mecanismo de retroalimentación positiva que resulta en la secreción de la hormona liberadora de gonadotropinas (GnRH) y, a su vez, esta secreción induce la descarga de hormona foliculoestimulante (FSH) en la hipófisis anterior, lo que conlleva un aumento del reclutamiento folicular con la consiguiente ovulación.

Los efectos del clomifeno sobre el endometrio pueden ser variados, dependiendo de si ha habido ovulación, del efecto antiestrogénico o de si existe un déficit de fase lútea. Los cambios producidos en el endometrio se aprecian en la fase secretora y en la proliferativa tardía.

Los efectos antiestrogénicos afectan fundamentalmente a la fase secretora, afectando en mayor medida al componente glandular que al estroma, dando lugar a una maduración estromal avanzada con retraso del desarrollo glandular, sin observarse glándulas alargadas ni tortuosas, disminución de la vascularización y del grosor endometrial. Por lo tanto, conduce a la formación de un **endometrio asíncrono** con la fase del ciclo menstrual. Estos cambios, a veces, son poco apreciables en la imagen histeroscópica.

Hay estudios que sugieren que el citrato de clomifeno altera significativamente la morfología endometrial de la fase secretora. Otro estudio demostró que produce cambios endometriales asociados a la fase secretora temprana, con vacuolización subnuclear y glucógeno en las células glandulares, además de protrusiones en las células epiteliales luminales y secreción en la luz glandular. Estos cambios quizá estén asociados a la capacidad del citrato de clomifeno de producir ovulación.

 El clomifeno afecta principalmente a la fase secretora, produciendo un endometrio asincrónico, con retraso del desarrollo glandular y una maduración estromal avanzada.

Ospemifeno

Se trata de otro SERM de tercera generación, agonista en hueso y vagina, agonista parcial débil en el endometrio y antagonista en la mama. El grosor endometrial en las usuarias de ospemifeno puede aumentar mínimamente, sin que esa diferencia sea significativa. A diferencia de otros SERM, no se detectaron cambios quísticos en el endometrio de las pacientes tratadas con ospemifeno. Tampoco ha mostrado mayor riesgo de hiperplasia endometrial ni cáncer de endometrio.

Bacedoxifeno

El bacedoxifeno es un SERM que se ha asociado a estrógenos conjugados para el tratamiento de los síntomas de la menopausia en mujeres que conservan el útero y no pueden recibir tratamiento con progestágenos (complejo de estrógeno selectivo de tejido).

La incorporación de bacedoxifeno, que actúa como antagonista de los receptores estrogénicos en el útero, además participa en la degradación de los propios receptores estrogénicos alfa, por lo que reduce el riesgo de hiperplasia endometrial que conlleva el uso de estrógenos. En el estudio SMART, se concluyó que la tasa de hiperplasia endometrial fue similar a la del placebo.

Inhibidor de la aromatasa

Son fármacos clasificados como no esteroideos, como anastrazol y letrozol, y esteroideos, como exemestano. Los tres producen una marcada reducción de los estrógenos circulantes en la mujer posmenopáusica, al bloquear la conversión por la enzima aromatasa de los andrógenos a estrógenos. Actualmente estos tratamientos se incluyen en el tratamiento de las pacientes con cáncer de mama y receptores hormonales positivos tras 2 o 3 años de tratamiento con tamoxifeno.

Como estos fármacos suelen introducirse tras el tratamiento con tamoxifeno, el patrón histeroscópico puede ser parecido en cuanto a la presencia de macroquistes al inicio; posteriormente, la cavidad se atrofia y se retrae (**Fig. 22-12**).

> ! En la histeroscopia, se aprecian al inicio macroquistes, pero estos disminuyen con el tiempo. La coloración azulada se pierde y se torna amarillenta ocre, la vascularización se difumina indicando atrofia. Se aprecian imágenes anulares de retracción de la cavidad.

Anticonceptivos orales combinados

Se trata de uno de los medicamentos más consumidos en todo el mundo, contiene un estrógeno y un progestágeno. Para lograr su efecto anticonceptivo y de control del ciclo menstrual, se requiere un sinergismo entre ambos componentes. Existen dos formas de receptores de endometrio: alfa y beta (RE-α y RE-β). El RE-α es el principal responsable de los efectos estrogénicos en el útero y el RE-β en otros tejidos como el hueso. Esta distribución diferencial de los receptores de endometrio determinará la respuesta de los órganos finales a los estrógenos.

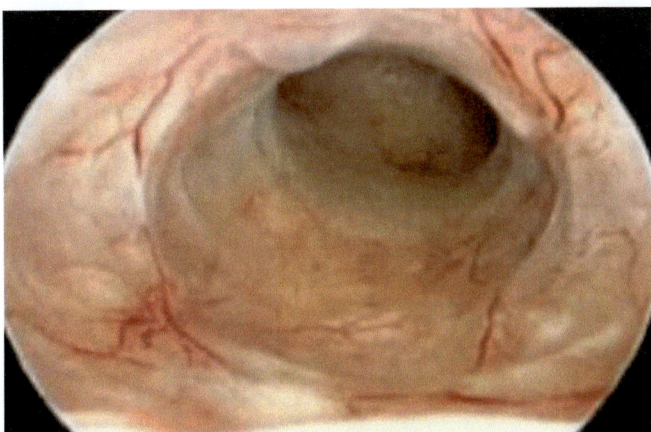

Figura 22-12. Atrofia y retracción de la cavidad en forma anular, característica de los inhibidores de la aromatasa.

Las progestinas o progestágenos sintéticos tienen una estructura similar a la progesterona. Existen igualmente dos formas principales del receptor de progesterona: A y B (PR-A y PR-B). Se desconoce su función exacta. Los estrógenos ejercen un efecto sobre las células endometriales, principalmente en la capa funcional, dando lugar a un endometrio proliferativo y aumentando el edema estromal.

La función principal de los progestágenos en la zona del útero es permitir la diferenciación de las células endometriales. El progestágeno desempeña el papel más importante desde el punto de vista anticonceptivo, ya que tiene un efecto dominante sobre el estrógeno. El componente progestágeno de la píldora altera el efecto proliferativo en el endometrio, que fue iniciado por el componente estrogénico. El estrógeno, a su vez, potencia la acción del progestágeno induciendo la síntesis de receptores de progesterona en las células endometriales. Los progestágenos también pueden disminuir el número de sus propios receptores y los de los estrógenos, disminuyendo así la sensibilidad del endometrio a estas hormonas.

Los cambios que inducen los anticonceptivos orales sobre el endometrio dependen de varios factores como:

- Tipo o combinación de hormonas utilizadas.
- Dosis y tiempo del tratamiento.
- Vía de administración.
- Edad y metabolismo de la paciente.
- Receptividad del endometrio.

Se pueden reconocer ciertos patrones histológicos asociados a terapias hormonales específicas. Se trata de un patrón iatrogénico heterogéneo; ya que su aspecto varía dependiendo del día de tratamiento en que se encuentre la paciente al realizar la histeroscopia.

> ! Las principales características histeroscópicas son: disociación glandular-estromal a expensas de un estroma hipotrófico, glándulas con maduración irregular y vascularización aumentada con formas anormales, debido al efecto del gestágeno.

Con el uso de anticonceptivos combinados, existe un patrón frecuente de discordancia entre la actividad estromal y la glandular. En los primeros ciclos de tratamiento con anticonceptivos combinados a baja dosis, existe un efecto predominantemente gestagénico, que induce una diferenciación secretora donde coexisten hallazgos secretores y débilmente proliferativos. Tras varios ciclos de tratamiento a dosis bajas, el progestágeno disminuye la expresión del receptor de estrógenos, dando lugar a un endometrio atrófico con características débilmente secretoras. Con los anticonceptivos a dosis altas en un corto período de tiempo, el estroma se observa similar al de la decidua del embarazo.

Se pueden identificar los patrones histeroscópicos durante el tratamiento con anticonceptivos orales combinados que se detallan a continuación.

Decidualización estromal

La decidualización estromal es característica del tratamiento con progestágenos solos o con preparados combinados de estrógenos-progestágenos a altas dosis durante un corto período de tiempo. Se produce debido a la disminución de receptores de progesterona, que conlleva a una decidualización del endometrio, y consiste en un cambio de las células estromales del endometrio, caracterizado por agrandamiento celular con citoplasma claro y rico en glucógeno, característico del embarazo. A su vez, se produce una supresión de los esteroides endógenos que causaría un efecto hipoestrogénico en el útero (**Fig. 22-13**).

Endometrio disociado

Se trata de una asincronía entre las glándulas y el estroma que se produce ante la administración prolongada de anticonceptivos orales combinados. Se caracteriza por la presencia de glándulas atróficas y reacción predecidual extensa del estroma, como una especie de reacción inflamatoria, observándose glándulas pequeñas, rectilíneas, tapizadas por epitelio inactivo (**Fig. 22-14**).

Endometrio proliferativo

En los casos en los que hay una alta influencia estrogénica, el endometrio se va a tornar proliferativo. Si esta alta influencia persiste, se pueden observar imágenes de hipertrofia nuclear, superposición y presencia de nucleolos, que hacen pensar en cuadros hiperplásicos. La histeroscopia revela un endometrio polipoide o hipertrófico, pero con una reducción significativa de las glándulas, que se tornan pequeñas e inactivas. Es posible observar una distribución endometrial irregular, en algunas zonas, endometrio de estirpe débilmente secretor, y en otras, proliferativo inicial (**Fig. 22-15**).

Endometrio débilmente secretor

Es frecuente observar este cuadro en la ingesta de anticonceptivos orales combinados con dosis bajas, de escasa potencia y de tipo combinado. Las glándulas del endometrio secretor son estrechas o levemente tortuosas, menos llamativas, con disminución de la actividad de las glándulas, reducción del número, del diámetro y de la altura del epitelio glandular. Se aprecia la superficie panorámica polipoide y con fallas típicas del endometrio secretor, pero con escaso desarrollo. También este patrón puede alternar con zonas proliferativas (**Fig. 22-16**).

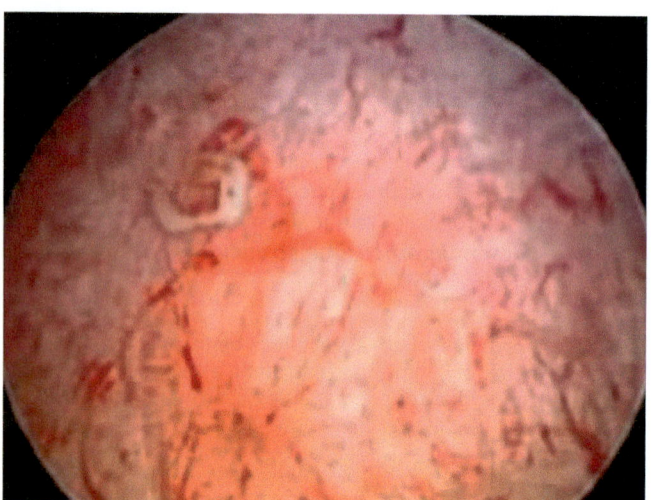

Figura 22-13. Decidualización estromal por anticonceptivos orales.

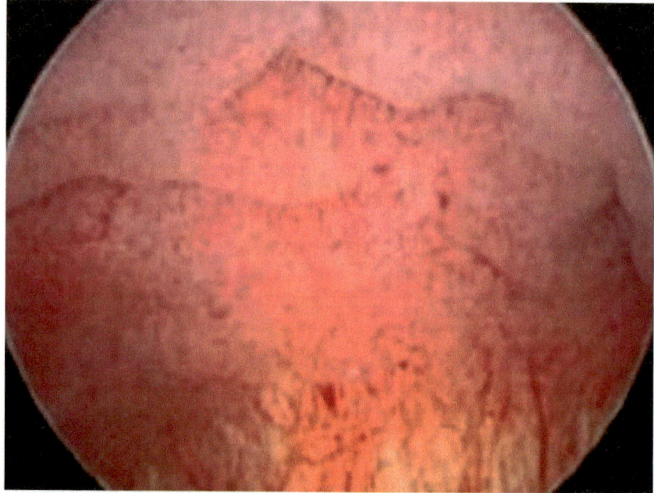

Figura 22-15. Endometrio proliferativo por anticonceptivos orales.

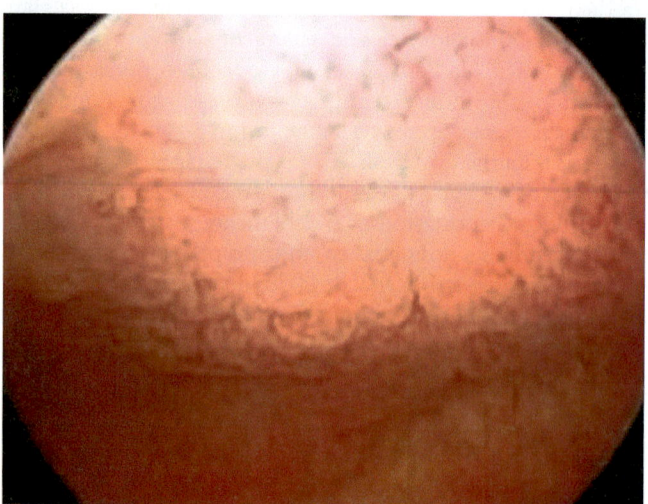

Figura 22-14. Endometrio disociado por anticonceptivos orales.

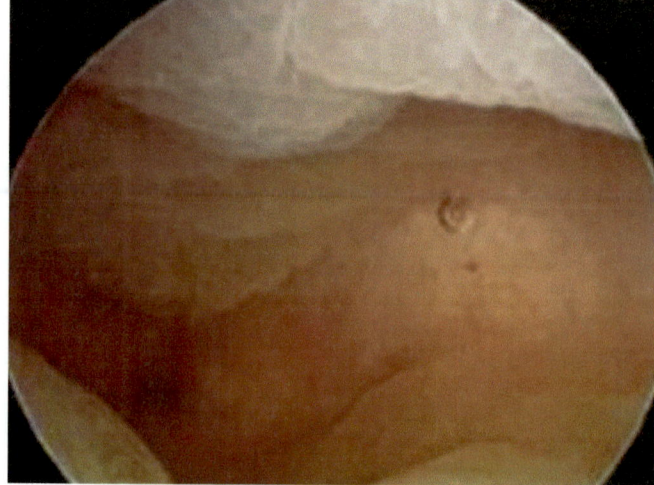

Figura 22-16. Endometrio débilmente secretor por anticonceptivos orales.

Endometrio atrófico

Aparece tras terapias prolongadas con anticonceptivos orales. El endometrio presenta glándulas atróficas, estrechas, que muestran algunos cambios secretores. La vascularización está aumentada por el efecto del gestágeno. Las células estromales son grandes, pero sin cambios deciduales manifiestos, con una sola capa de epitelio inactivo. La relación estroma/glándulas esta incrementada a favor del estroma y, si este cuadro persiste, se puede llegar a la atrofia total del endometrio (**Fig. 22-17**).

Anticonceptivos con solo gestágenos

Los preparados que contiene únicamente progestágenos pueden administrarse por vía oral, subdérmica, intramuscular de depósito o continua mediante un dispositivo intrauterino. Cada uno de ellos tendrá efectos sobre el endometrio, dependiendo de la dosis y del tiempo de tratamiento.

Al iniciar el uso de progestágenos, se puede observar un patrón secretor, pero debido al desarrollo incompleto de la vascularización arteriolar, se puede presentar un sangrado irregular en la mitad de las usuarias durante el primer año de tratamiento. Sin embargo, con la administración prolongada, se observa un patrón similar al de las pacientes que utilizan preparados combinados, y tras 6 meses de tratamiento, se presenta un endometrio atrófico en la mayoría de las usuarias.

Recientemente se ha demostrado que los gestágenos sintéticos presentan un efecto estimulador de la actividad de los receptores de endometrio dosis dependiente. Entre ellos, noretisterona, noretinodrel y desogestrel manifestaron un efecto estimulador de la expresión del RE-α más potente. Solo norgestrel, levonorgestrel, noretidronel y noretisterona indujeron funciones activadoras del RE-β de manera dosis dependiente.

Píldoras anticonceptivas orales con progestágenos

El tratamiento con píldoras anticonceptivas orales con progestágenos inducen la amenorrea en las mujeres a través de su efecto de antagonizar la acción proliferativa de los estrógenos en el endometrio.

Los comprimidos orales con progestina sola se utilizan diariamente sin un intervalo de descanso. Puede haber un patrón proliferativo si hay secreción de estradiol por un folículo en desarrollo o un cuerpo lúteo ausente o en disminución. El patrón secretor asemeja la fase lútea del ciclo menstrual normal, pero hay menor desarrollo estromal y glandular de lo esperado.

Con el uso continuado, se observa el patrón atrófico, con glándulas pequeñas y escasas que pierden tortuosidad; los vasos del endometrio superficial son de paredes delgadas y están dilatados. El uso a largo plazo de estas píldoras con progestina produce un patrón de seudodecidualización en el endometrio; las células estromales crecen y muestran citoplasma abundante, semejando a la decidua del embarazo (**Fig. 22-18**).

> **!** Los progestágenos producen un importante desarrollo vascular en el endometrio, que puede dar lugar a confusión con imágenes patológicas histeroscópicas. Produce un patrón hipotrófico, pero con carácter secretor, vasos hipertróficos en cuanto a grosor y trayecto, con disposición atáxica. Se trata de un endometrio poco desarrollado, donde se aprecian cabezas glandulares secretoras y decidualización estromal.

El **dienogest** es una progestina sintética de cuarta generación que tiene alta actividad antiproliferativa en el endometrio. Se une a los receptores de progesterona con una afinidad de 10 a 30 veces mayor que otras progestinas sintéticas, carece de actividad androgénica, mineralocorticoide y glucocorticoide, pero sí tiene actividad antiandrogénica. Su alta eficacia en el tratamiento de la endometriosis se debe a las propiedades antiproliferativas y antiinflamatorias que posee.

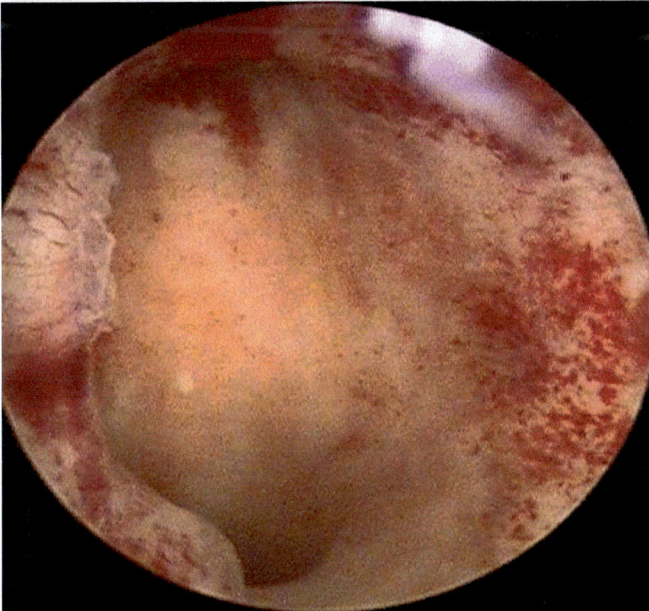

Figura 22-17. Endometrio atrófico por anticoncepción hormonal con vascularización aumentada por el gestágeno.

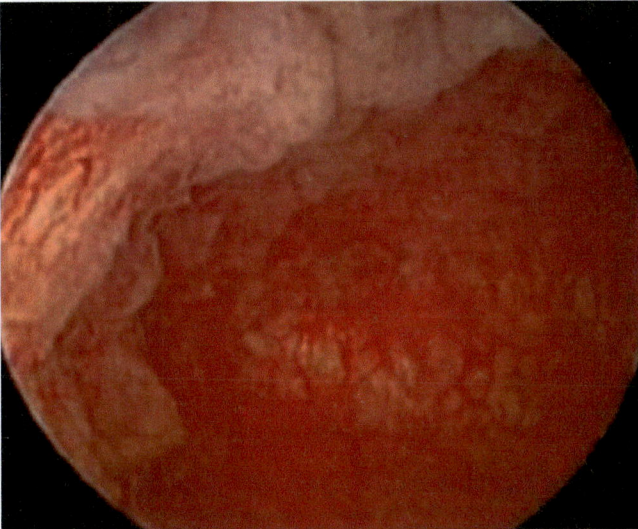

Figura 22-18. Endometrio durante el tratamiento con anticonceptivos solo con gestágenos.

Es necesaria una mención aparte de este fármaco debido a su uso actual como tratamiento previo a la histeroscopia. En los estudios que comparan dienogest y danazol para la preparación del endometrio en pacientes que van a tener una cirugía histeroscópica por miomas submucosos, dienogest se ha mostrado más eficaz y con menos efectos adversos. Al compararlo con los análogos de la GnRH, dienogest adelgazó el endometrio y tuvo resultados quirúrgicos favorables similares a los agonistas de la GnRH administrados dos semanas antes de a la histeroscopia.

La administración de dienogest puede ser un tratamiento efectivo y seguro para el adelgazamiento endometrial antes de la cirugía histeroscópica. Sin embargo, deberían realizarse estudios más amplios que apoyen estos datos.

Acetato de medroxiprogesterona

El acetato de medroxiprogesterona (MPA) de depósito es un progestágeno sintético que se utiliza actualmente como anticonceptivo a largo plazo. También puede utilizarse para el tratamiento de los trastornos menstruales y de la endometriosis.

El efecto a largo plazo cuando se usa más de 12 meses es inducir el adelgazamiento del endometrio, lo que hace que el endometrio tenga un aspecto pálido y plano en la histeroscopia. A corto plazo, en tratamientos de menos de 12 meses, el MPA puede tener un efecto más irregular. La inyección con medroxiprogesterona de depósito se administra por vía intramuscular cada 3 meses. Al año de tratamiento, el 80 % de las usuarias presentan amenorrea.

> ❗ El MPA, al inicio, produce cambios que consisten en una hiperplasia glandular con cambios nucleares marcados en una base de estroma decidualizado, previamente descrito en el tratamiento gestagénico. Posteriormente, induce cambios endometriales hipotróficos, que consisten en glándulas atróficas con el trasfondo de decidualización estromal.

Se hace referencia a un estudio en el que se administró MPA *depot* 200 mg por vía intramuscular durante 6 semanas antes de la histeroscopia, y describieron el endometrio como «esponjoso», sin signos de adelgazamiento o atrofia. También observaron mayor vascularización y grosor endometrial, por lo que, en lugar de favorecer el procedimiento, podría dificultar la valoración histeroscópica y el tratamiento quirúrgico de lesiones.

Dispositivo intrauterino de levonorgestrel

El dispositivo intrauterino (DIU) con progestágeno (levonorgestrel) protege al endometrio del efecto proliferativo de los estrógenos. El patrón histeroscópico del DIU de levonorgestrel muestra una superficie atrófica con una vascularización anormal muy numerosa, que abarca vasos finos, medianos y gruesos. A veces, es posible observar un patrón seudopolipoide con decidualización estromal, además de las modificaciones vasculares. Esta vascularización yatrógena puede dar, en ocasiones, aspecto cerebroide y llega a ser inquietante para el histeroscopista.

La principal diferencia que distingue este patrón y el neoplásico es el brillo y la translucidez que se presentan con el DIU de levonorgestrel, frente a la matidez y opacidad que produce el cáncer y la vascularización, con ausencia de los vasos atípicos que son característicos del cáncer. Estas imágenes serán menos llamativas en las pacientes que tienen atrofia permanente.

El patrón llamativo de vasos sanguíneos suele ser más frecuente al inicio del tratamiento, provocando los sangrados esporádicos característicos de esta etapa inicial. La prominencia de estos hallazgos depende de la proximidad del endometrio afectado al dispositivo. Este patrón vascular puede aparecer sobre la superficie de un pólipo (**Fig. 22-19**).

> 💡 El DIU de levonorgestrel produce en la histeroscopia un endometrio atrófico con una vascularización exagerada con vasos de distinto calibre. En ocasiones, se visualiza la decidualización estromal.

Terapia hormonal sustitutiva

La terapia hormonal sustitutiva (THS) combinada, con estrógeno más progestágeno, se utiliza como tratamiento para aliviar los síntomas de la menopausia.

El uso cíclico de THS con estrógeno diario y progestágenos añadidos en la segunda fase del ciclo induce la menstruación, mientras que la terapia combinada diaria de estrógenos y progestágenos hace que el endometrio se suprima, debido al efecto diario del progestágeno.

La evaluación histeroscópica de la cavidad uterina de las pacientes que siguen una THS depende de si el tratamiento es continuo con estrógenos y progestágenos o cíclico, añadiendo el gestágeno en la segunda fase del ciclo.

El patrón histeroscópico característico de las pacientes que realizan THS es hipotrófico rojo, característico del estrógeno,

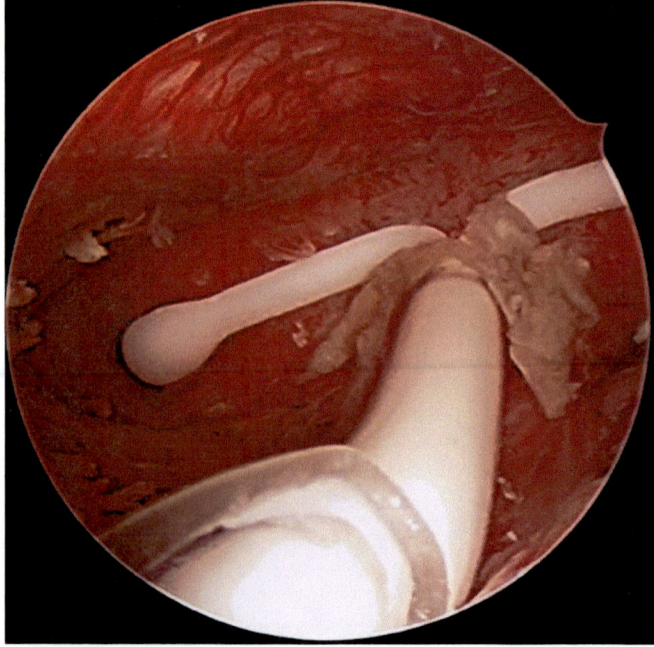

Figura 22-19. Vascularización aumentada con dispositivo intrauterino de levonorgestrel.

y una vascularización hipertrófica característica del gestágeno. La visualización de la cavidad atrófica o atrófica-quística puede dar lugar a la imagen de seudotabique en el fondo, con endometrio hipotrófico rojo, pero también zonas de endometrio hipotrófico blanco (**Fig. 22-20**).

Los hallazgos histeroscópicos están relacionados con el tipo, la dosis y el momento de la exposición a los estrógenos, así como el momento de la menopausia. El endometrio de algunas pacientes es muy sensible a la estimulación de los estrógenos, mientras que, en otros casos, existe un endometrio refractario que responde con ausencia o leve proliferación endometrial a la misma dosis de estrógenos.

El tratamiento con estrógenos vaginales locales diarios y prolongados pueden producir un endometrio hipotrófico rojo y, a veces, un hipotrófico blanco.

Se pueden encontrar tres formas histeroscópicas características de la THS, que se detallan a continuación.

Endometrio atrófico

Este hallazgo histeroscópico se encuentra en las pacientes que reciben dosis muy bajas de estrógenos y gestágenos continuos o durante un corto período de tiempo; también en pacientes que son posmenopáusicas durante muchos años. En este caso, hay una disminución de los receptores, debido al predominio del efecto progestágeno y, en consecuencia, hay una supresión del estroma y de las glándulas. Cuando estas pacientes experimentan un sangrado irregular con grosor endometrial menor de 4 mm, en la visión histeroscópica se apreciará un endometrio atrófico con exposición de múltiples vasos endometriales de aspecto petequial con un endometrio fino y blanquecino (**Fig. 22-20**).

Endometrio débilmente proliferativo

Es muy común en pacientes jóvenes que reciben terapia hormonal, debido a un fallo ovárico precoz o en los primeros años de la menopausia. Estos hallazgos pueden ser un endometrio pobremente proliferativo, con glándulas tubulares pequeñas en un estroma escaso. Dicho endometrio puede apreciarse igualmente en las pacientes sometidas a histeroscopia usuarias de THS cíclica en la fase estrogénica de tratamiento.

Endometrio proliferativo desordenado, hiperplasia endometrial o cáncer de endometrio

La exposición a largo plazo de estrógenos sin oposición puede dar lugar a una proliferación glandular endometrial anormal e irregular, característica del endometrio proliferativo desordenado. En algunos casos, si continúa esta exposición a estrógenos incluso a dosis bajas, puede provocar una hiperplasia endometrial. El riesgo disminuye considerablemente al realizar un tratamiento con adecuada dosis de gestágenos en contraposición del estrógeno.

 La THS produce principalmente una cavidad atrófica en la histeroscopia, con un endometrio hipotrófico rojo, alternando con zonas hipotróficas blanquecinas, con imagen de seudotabique en el fondo. La vascularización suele ser hipertrófica por el gestágeno.

Tibolona

La tibolona es un esteroide sintético relacionado con la 19-nortestosterona, ampliamente utilizado en Europa y otros países para la sintomatología climatérica. Este fármaco tiene tres metabolitos biológicamente activos con actividad estrogénica, progestágena y androgénica. Por su efecto progestágeno, la tibolona no estimula el endometrio, incluso en tratamientos prolongados.

Histeroscópicamente, produce una atrofia o hipotrofia bastante uniforme. Los estudios refieren un 90 % de amenorrea. En algunos casos, se han reportado endometrios muy débilmente proliferativos. En el caso de existir un sangrado, suele ser debido a la atrofia. La incidencia de pólipos endometriales entre usuarias de tibolona puede estar ligeramente aumentada.

La tibolona reduce los síntomas vasomotores en comparación con el placebo, pero es menos eficaz que la THS. También tiene un efecto beneficioso sobre la densidad mineral ósea y para los síntomas de disfunción sexual. Sin embargo, aumenta el riesgo de recurrencia en mujeres con antecedentes de cáncer de mama y puede incrementar el riesgo de accidente cerebrovascular en mujeres mayores de 60 años.

En el ensayo *Long-Term Intervention on Fractures with Tibolone* (LIFT), se produjo sangrado vaginal en casi el 10 % de las mujeres que tomaban tibolona, significativamente más que en el 3 % que tomaba placebo. Sin embargo, la tibolona tuvo un mejor perfil de sangrado que la terapia combinada de estrógeno y progestágeno en el estudio *Tibolone Histology of Endometrium and Breast Endpoints Study* (THEBES), así como mayor tasa de amenorrea.

Este último estudio mostró que la tibolona no aumentaba el riesgo de hiperplasia endometrial ni de adenocarcinoma de endometrio. Existen otros estudios que muestran datos contradictorios al respecto.

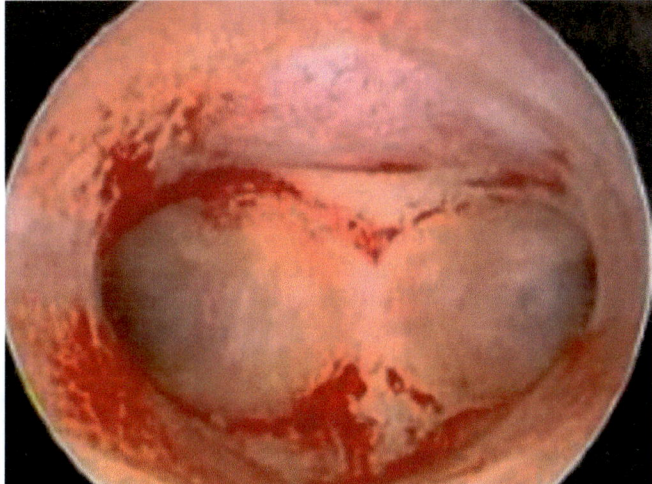

Figura 22-20. Endometrio durante el tratamiento hormonal sustitutivo.

Andrógenos (danazol)

Se trata de un andrógeno débil, un derivado de la 17-alfa-etinil testosterona, que produce un aumento de la testosterona libre. Inhibe a nivel central la secreción de la hormona luteinizante y la FSH a mitad del ciclo, provocando una disminución del estradiol y un efecto inhibitorio directo sobre la esteroidogénesis ovárica. Es muy eficaz en la reducción del dolor pélvico ocasionado en la endometriosis, pero está en desuso, debido a sus efectos secundarios androgénicos y anabólicos. Produce un endometrio inactivo, fino y atrófico, en el que destacan las telangiectasias. Produce ciclos anovulatorios y amenorrea.

Es usado por algunos grupos como preparación del endometrio previo a la histeroscopia, administrando 600-800 mg al día durante los 15 o 30 días previos, normalmente para la realización de miomectomías o la ablación endometrial, debido a su rápido efecto de supresión del endometrio. Su uso no ha llegado a extenderse a causa de los efectos secundarios que tiene.

Moduladores selectivos del receptor de progesterona

Los moduladores selectivos del receptor de la progesterona (SPRM) ejercen una acción progestágena o antiprogestágena en función del tejido diana. Se usan para la interrupción del embarazo, la anticoncepción de urgencia o el tratamiento médico de los miomas. Estos fármacos ligandos del receptor de la progesterona pueden actuar como agonistas, antagonistas y/o mixtos.

El primer antagonista de los receptores de la progesterona fue la mifepristona (RU486), posteriormente se comercializó el ulipristal. Existen otros preparados, pero no siempre están disponibles para su uso en todos los países.

La acción de estos fármacos depende de la capacidad para unirse al receptor de progesterona y de los niveles de progesterona circulante. Las dos isoformas distintas del receptor de la progesterona (RP-A y RP-B) ejercen actividades biológicas diferentes para distintos genes. En presencia de progesterona unida al receptor, estos fármacos modulan la transcripción de los genes diana de la progesterona; en ausencia de progesterona, la configuración del receptor está estabilizada.

Esta categoría de medicamentos incluye antagonistas del receptor de progesterona (onapristona, lonaprisán, telapristona y mifepristona) y el agonista-antagonista mixto del receptor de progesterona, como asoprisnil y ulipristal.

Ulipristal

Se trata de un SPRM derivado sintético de la 19-norprogesterona. Se une a los receptores de progesterona con una afinidad seis veces mayor que la progesterona. Los SPRM producen amenorrea, que no parece deberse exclusivamente a la inhibición de la ovulación. El ulipristal produce supresión de la hemorragia en mujeres con miomas uterinos debido a una reducción moderada del flujo sanguíneo uterino, sin producir cambios en los factores angiogénicos. También han demostrado disminuir el tamaño de los miomas uterinos. Reduce la matriz extracelular del tumor y de la vascularización. No ejerce efecto sobre el miometrio sano.

La visión histeroscópica del endometrio de los SPRM, como el ulipristal, se caracteriza por una hiperplasia quística, con glándulas endometriales dilatadas, débilmente secretoras, cambios en el estroma que van desde la compactación hasta edemas no uniformes. Numerosos estudios no han mostrado un aumento significativo de hiperplasia endometrial con el uso de los SPRM, pero serán necesarios estudios a largo plazo (**Fig. 22-21**).

Mifepristona

La mifepristona, conocida como RU486 o mifepristona DCI es un antagonista de la progesterona, derivado 19-nor-esteroidico sintético. Tiene una gran afinidad por el receptor de la progesterona y el receptor glucocorticoide, impidiendo con este bloqueo la acción hormonal de la progesterona. Sin embargo, en ausencia de progesterona tiene cierta actividad agonista progestágena. La mifepristona inhibe la capacidad de los estrógenos de provocar el pico de hormona luteinizante, así como una disminución del número de receptores de progesterona.

Administrada durante la fase lútea, se induce la menstruación, liberando prostaglandinas en el endometrio. Provoca una reducción de los niveles de gonadotropina coriónica humana, que tiene como consecuencia la separación del embrión. Además, incrementa la contractilidad del útero y la dilatación del cérvix, facilitando la evacuación del contenido uterino o el acceso a través del canal cervical durante la histeroscopia.

La hiperplasia endometrial se puede presentar hasta en el 20 % de las pacientes que realizan tratamiento durante 6 meses, y es reversible al suspender el tratamiento. A bajas dosis, se pueden observar cambios endometriales quísticos y estromales inactivos (sin hiperplasia ni atipia).

Análogos de la hormona liberadora de gonadotropinas

Los análogos de la GnRH son moléculas sintéticas de la GnRH nativa. Tanto los agonistas como los antagonistas tienen efectos antiestrogénicos.

Los antagonistas son moléculas más complejas que los agonistas, por los cambios estructurales que implican sobre la molécula nativa de GnRH, y poseen un elevado grado de afinidad por el receptor hipotalámico. Los antagonistas bloquean los receptores de la GnRH de forma rápida, profunda y sostenida, causando un estado de hipogonadismo. El efecto de los antagonistas es inmediato (6-12 horas), y a diferencia de los agonistas, no inducen ni *flare-up* inicial ni desensibilización hipofisaria posterior, por lo que pueden ser desplazados de sus receptores por la GnRH endógena o exógena.

Los agonistas de la GnRH tienen la capacidad de unirse fácilmente a los receptores e impedir la acción de la GnRH natural. Tienen una vida media más prolongada y gran afinidad por el receptor, lo que provoca una liberación brusca de gonadotropinas, lo cual se conoce como efecto *flare-up*.

No obstante, en la unión prolongada por la administración continua de agonistas de la GnRH, los receptores quedan finalmente bloqueados y dejan de responder (*down regulation*), por lo que la secreción de FSH y hormona lutei-

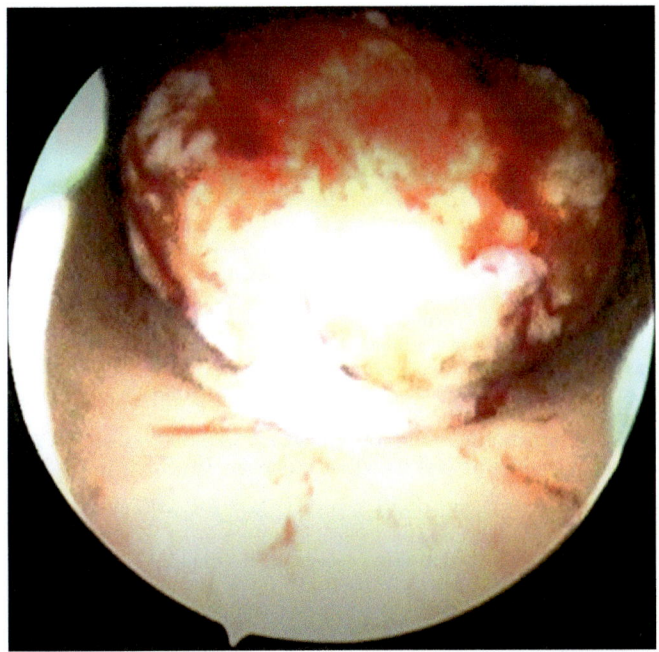

Figura 22-21. Mioma durante el tratamiento de acetato de ulipristal.

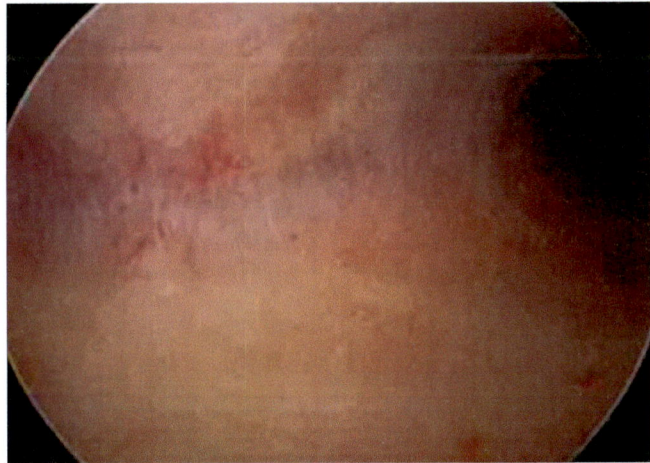

Figura 22-22. Endometrio atrófico en paciente con análogos de la hormona liberadora de gonadotropinas.

nizante quedará suspendida produciendo un estado hipogonadal. Esta situación da lugar a un hipoestrogenismo, que provoca la disminución del tamaño uterino y de la actividad endometrial. El hipoestrogenismo es tal que se asemeja a los encontrados en las mujeres posmenopáusicas, y es continuo hasta que se retire la medicación.

Estos fármacos suelen usarse en histeroscopia para disminuir el grosor endometrial y el tamaño de los miomas uterinos. También son usados en el tratamiento de la endometriosis en casos seleccionados (**Fig. 22-22**).

 El patrón histeroscópico de las pacientes usuarias de análogos de la GnRH muestra un endometrio atrófico, liso, ocre, uniforme y con disminución de la vascularización.

Misoprostol

El misoprostol es un análogo de prostaglandina E1 que tiene efectos principalmente en el cérvix uterino. Mejora las condiciones del canal cervical antes de la histeroscopia, al disminuir la resistencia de la dilatación cervical.

Existen discrepancias en los estudios sobre la real eficacia del fármaco. Esto se debe a la metodología diferente y al estado menopáusico de las pacientes. La vía de administración (vaginal frente a oral o sublingual) y la frecuencia de la dosis (una frente a dos) son diferentes entre los estudios. Sin embargo, parece haber un consenso general de que es eficaz para dilatar el cuello uterino, aunque es desconocido e imprevisible el grado de dilatación. El fármaco se asocia a efectos secundarios, siendo los más frecuentes el aumento del tono y la aparición de sangrado uterino. El sangrado ocurre hasta en el 6-10 % de las pacientes y puede alterar el aspecto endometrial.

Medicamentos no hormonales

Existen una serie de fármacos no hormonales que parecen tener un efecto estrogénico leve. Estos fármacos como la alfametildopa, las benzodiacepinas o el propranolol, pueden actuar en el endometrio aumentando la actividad mitótica y la síntesis del ácido desoxirribonucleico, desencadenando una proliferación de la mucosa y aumentando el número de receptores de estrógenos y progesterona.

Estos fármacos suelen dar un endometrio similar a la fase proliferativa normal, endometrio de color anaranjado, superficie lisa, espesor normal, con muesca hemorrágica y red vascular superficial. Se diferencia de la fase proliferativa normal en que son mucho más abundantes el número de cabezas glandulares. Se ha observado una mayor incidencia de pólipos fibroquísticos en las pacientes posmenopáusicas que utilizan estos fármacos con efecto estrogénico.

 PUNTOS CLAVE

- El histeroscopista no debe confundir los patrones neoplásicos del endometrio con algunos cambios iatrogénicos producidos por ciertos fármacos, que provocan alteraciones en la mucosa y la vascularización del endometrio.

- Es importante, a modo de resumen, saber interpretar cómo los medicamentos que usa la paciente influyen en la valoración histeroscópica endometrial.

BIBLIOGRAFÍA

Asociación Española para el estudio de la Menopausia. Menoguía Ospemifeno. Aureagràfic; 2019.

Baird DT, Brown A, Critchley HO, Williams AR, Lin S, Cheng L. Effect of long-term treatment with low-dose mifepristone on the endometrium. Hum Reprod. 2003;18:61-8

Coloma CF, Costa CS, Saiz GI. Guía iconográfica de patrones histeroscópicos. Ergon; 2013.

Constantine GD, Goldstein SR, Archer DF. Endometrial safety of ospemifene: results of the phase 2/3 clinical development program. Menopause. 2015;22:36-43.

Feeley KM, Wells M. Hormone replacement therapy and the endometrium. J Clin Pathol. 2001;54:435-40.

Goldstein SR. The effect of SERMs on the endometrium. Ann N Y Acad Sci. 2001;949:237-42.

Kloosterboer HJ. Tissue-selectivity: the mechanism of action of tibolone. Maturitas. 2004;48:S30-40.

Kriplani A, Manchanda R, Nath J, Takkar D. A randomized trial of danazol pretreatment prior to endometrial resection. Eur J Obstet Gynecol Reprod Biol. 2002;103:68-71.

Leidman R, Lindahl B, Andolf E, Willen R, Ingvar C, Ranstam J. Disaccordance between estimation of endometrial thickness as measured by transvaginal ultrasound compared with hysteroscopy and directed biopsy in breast cancer patients treated with tamoxifen. Anticancer Res. 2000;20:4889-91.

Martínez F. Mecanismo de acción de los anticonceptivos orales combinados de baja dosis. Revista Iberoamericana de Fertilidad. 2002;19:83-90.

Nagele F, O'Connor H, Baskett TF, Davies A, Mohammed H, Magos AL. Hysteroscopy in women with abnormal uterine bleeding on hormone replacement therapy: a comparison with postmenopausal bleeding. Fertil Steril. 1996;65:1145-50.

Neven P, Quail D, Levrier M, Aguas F, Thé HS, De Geyter C, et al. Uterine effects of estrogen plus progestin therapy and raloxifene: adjudicated results from the EURALOX study. Obstet Gynecol. 2004;103:881-91.

Neven P, Quail D, Marin F, Creatsas G, Depypere H, Rechberger T, et al. Comparing raloxifene with continuous combined estrogen–progestin therapy in postmenopausal women: Review of Euralox 1. Maturitas. 2005;52:87-101.

Simón C, Horcajadas J, García-Velasco J, Pellicer A. El endometrio humano. desde la investigación a la clínica. Editorial Médica Panamericana; 2009.

Sociedad Española de Ginecología y Obstetricia/Sociedad Española de Contracepción. Anticoncepción hormonal combinada oral, transdérmica y vaginal. Protocolos SEGO/SEC. SEGO/SEC; 2013.

Sociedad Española de Ginecología y Obstetricia/Sociedad Española de Contracepción. Anticoncepción sólo con gestágenos. Protocolos SEGO/SEC. SEGO/SEC; 2006.

Wender MC, Edelweiss MI, Campos LS, de Castro JA, Spritzer PM. Endometrial assessment in women using tibolone or placebo: 1-year randomized trial and 2-year observational study. Menopause. 2004;11:423-9.

Yeko TR, Nicosia SM, Maroulis GB, Bardawil WA, Dawood MY. Histology of midluteal corpus luteum and endometrium from clomiphene citrate-induced cycles. Fertil Steril. 1992;57:28-32.

Alteraciones estructurales y de la pared miometrial

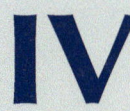

IV

23 • Introducción a las malformaciones uterinas

24 • Útero septo

25 • Útero dismórfico

26 • Útero unicorne y útero bicorne

27 • Miomas submucosos

28 • Adenomiosis e histeroscopia

29 • Adherencias intrauterinas y síndrome de Asherman

30 • Istmocele

Introducción a las malformaciones uterinas

23

D. Erasun Mora y A. Vázquez de Campos

OBJETIVOS

- Conocer el desarrollo embriológico de los órganos genitales internos y externos femeninos.
- Comprender la definición de las malformaciones uterinas.
- Analizar los datos epidemiológicos sobre la prevalencia poblacional y en diferentes subpoblaciones.
- Comparar las diferentes clasificaciones existentes ante las malformaciones congénitas.
- Saber cuáles son las diferentes herramientas diagnósticas disponibles para el abordaje de las malformaciones uterinas y su posible combinación según el escenario clínico.
- Ser capaz de realizar una aproximación del abordaje terapéutico multinivel de esta patología.
- Efectuar una aproximación al pronóstico reproductivo de los diferentes cuadros malformativos.

INTRODUCCIÓN

Las malformaciones uterinas son un amplio abanico de variaciones anatómicas consecuencia de un desarrollo embriológico anómalo o bien secundarias a alteraciones orgánicas que se van desarrollando a lo largo de la vida reproductiva.

Es probablemente una de las patologías más complejas para el histeroscopista, por su escasa prevalencia, variedad en su presentación, escaso consenso en su clasificación, así como en su manejo tanto reproductivo, como quirúrgico y psicológico. Su diversidad en el comportamiento clínico, desde la ausencia de síntomas, vida reproductiva plenamente desarrollada con gestaciones de curso normal y partos vaginales a término en presentación cefálica, hasta la amenorrea primaria en la edad adulta, a pesar del desarrollo de caracteres sexuales primarios adecuados, hace de esta entidad clínica una de las de mayor espectro.

También es necesario reseñar que esta entidad no solo puede ser abordada por ginecólogos, ya que médicos generales, pediatras y expertos en endocrinología pueden enfrentarse a ella en su valoración inicial; radiólogos, ginecólogos subespecializados en reproducción asistida o en histeroscopia en su diagnóstico, y ginecólogos, psicólogos, urólogos, cirujanos pediátricos o cirujanos plásticos serán responsables del tratamiento restitutivo de la anatomía y la funcionalidad orgánica en su proceso terapéutico, haciendo más complejo, si cabe, este proceso asistencial.

En este capítulo, se va a abordar su manejo general, ya que posteriormente se tratarán las patologías de manera individualizada.

DESARROLLO EMBRIOLÓGICO

Se cree que la etiología de las malformaciones genitales congénitas es multifactorial, y que intervienen diversos factores genéticos y familiares, que generan un ambiente favorable para el desarrollo de dichas anomalías.

En algunas ocasiones, es posible encontrar alteraciones del cariotipo, como mosaicismos u otras anomalías cromosómicas (trisomías 13-15, traslocaciones balanceadas 6p/19q), mutaciones genéticas específicas (*WT1, PAX2, WNT4, LHX1*), o diagnosticar las malformaciones en el contexto de diversos síndromes malformativos complejos (asociación de MURCS [acrónimo de *müllerian aplasia, renal aplasia, cervicothoracic somite dysplasia,* es decir, aplasia del conducto mülleriano, displasia renal, anomalías de los somitas cervicales], el síndrome de Klippel-Feil y el síndrome de Winter entre otros).

Además de estos factores embrionarios, diversos agentes etiológicos externos, como la exposición al dietilestilbestrol, múltiples fármacos teratogénicos, la malnutrición materna, factores infecciosos y anomalías placentarias, han sido descritas como causas de dichas malformaciones. No obstante, en la mayoría de los casos, no se encuentra una causa evidente.

A pesar de no hallarla, el desarrollo embriológico del tracto genital femenino y la cadena de eventos anatómicos que conducen a la producción de las malformaciones son conocidas. Entender dicho desarrollo proporcionará una mejor comprensión de la patogénesis de las malformaciones, permitiendo también clasificar las distintas malformaciones uterinas, así como responder a las dudas e incertidumbres de las pacientes en cuanto a la patología que presentan, sus implicaciones médicas y los posibles tratamientos, si los hubiera.

El desarrollo del tracto genital femenino está íntimamente ligado al desarrollo gonadal embriológico, y en última instancia, estará determinado por la correcta expresión de los cromosomas sexuales en cada una de las fases del desarrollo embrionario y fetal. El sexo genético se determina en el momento de la concepción. La presencia del cromosoma Y, mediante la correcta expresión del gen *SRY* (presente en el brazo corto de dicho cromosoma) va a determinar la diferenciación de las gónadas inicialmente indiferenciadas en los testículos, que serán los responsables de la configuración masculina del tracto genital, mediante la supresión del sistema paramesonéfrico o mülleriano. En ausencia del cromosoma Y o en ausencia gonadal, el desarrollo por defecto será de naturaleza femenina a partir del sistema mülleriano.

La formación de las gónadas se inicia en la 5ª semana de gestación a partir de dos engrosamientos del epitelio y del mesénquima subyacente, situados a ambos lados del mesenterio dorsal a lo largo de la zona ventral y craneal del mesonefros, en forma de crestas longitudinales (crestas genitales o gonadales). Las células germinales primigenias se originan en el epiblasto. Hacia la 4ª semana, migran a lo largo del mesenterio dorsal del intestino posterior por movimiento ameboide, colonizando las gónadas primitivas. Cuando las células germinales no alcanzan las crestas genitales, las gónadas no experimentarán el desarrollo necesario.

Un embrión XY, gracias a la acción conjunta del gen *SRY* y del gen *SOX9* (localizado en el brazo largo del cromosoma 17), iniciará el desarrollo del tejido testicular a partir de la transformación de la gónada indiferenciada. Las células germinales sufrirán una diferenciación, originándose células de Sertoli y células de Leydig, que iniciarán la producción hormonal en torno a la 8ª semana del desarrollo embrionario.

Las células de Leydig serán las responsables de la producción de testosterona, la cual estimulará la diferenciación de los conductos de Wolff en epidídimos, conductos deferentes, vesículas seminales y conductos eyaculadores, así como la virilización de los genitales externos. Por otro lado, las células de Sertoli iniciarán la secreción de la hormona antimülleriana, responsable de la regresión de los conductos de Müller.

En ausencia del cromosoma Y y debido a la falta de los andrógenos, no se iniciará el desarrollo testicular. En los embriones XX, el desarrollo ovárico ocurrirá alrededor de la 10ª semana (2 semanas después del desarrollo testicular). La ausencia de la hormona antimülleriana implicará el desarrollo de los conductos de Müller, dando lugar al útero, las trompas y el tercio superior de la vagina. La ausencia de testosterona a su vez implicará el desarrollo de genitales femeninos, debido a la falta de virilización del tubérculo genital. La diferenciación sexual del tracto genital interno (indiferenciado al igual que las gónadas durante las primeras etapas embrionarias) se produce e inicia en torno a la 6ª semana.

Durante el estadio indiferenciado, se forman los conductos mesonéfricos de Wolff y los conductos paramesonéfricos de Müller. Los de Wolff se originan antes que los de Müller, y antes que la gónada, mientras que los de Müller se desarrollan al mismo tiempo que la gónada. En el espesor de la cresta urogenital, los túbulos excretores mesonéfricos convergen en un conducto mesonéfrico o de Wolff, los cuales se extienden desde el mesonefros hasta la cloaca en el seno urogenital.

Los conductos de Müller se originan por una invaginación longitudinal de tipo embudo del celoma o epitelio (futuro *ostium* abdominal de la trompa) sobre la superficie anterolateral de la cresta urogenital, al lado de la extremidad craneal del conducto mesonéfrico, y desde allí se extienden caudal y lateralmente respecto al conducto mesonéfrico (**Fig. 23-1**). Posteriormente lo cruzan en dirección caudomedial hasta la línea media, tomando contacto con el conducto de Müller del lado opuesto; primero están separados por un tabique, y más tarde se fusionarán para formar la cavidad uterina. La zona caudal de los conductos fusionados se dirige hacia la pared posterior del seno urogenital, o zona de cloaca, ya separada del recto, y forma una pequeña protuberancia, el tubérculo paramesonéfrico o de Müller.

Las porciones inferiores de ambos conductos de Müller se aproximan, y finalmente se fusionan, siendo necesario un adecuado desarrollo y fusión de los conductos para la reabsorción del tabique medio y la correcta formación del útero normal. Este proceso es inducido por los conductos de Wolff, situados lateralmente. Los procesos de fusión y reabsorción comienzan en el istmo uterino y progresan simultáneamente tanto caudal como cranealmente. Los conductos de Wolff actúan como elementos guía para los conductos de Müller. Los estrógenos también participan en la diferenciación sexual de los conductos de Müller para originar el útero y el cuello uterino, la vagina superior y sus cavidades (**Fig. 23-2**).

La zona superior de los conductos no fusionados da lugar a las trompas, como órgano par y simétrico. Se desarrollan sus capas, muscular y el epitelio, y se diferencian los tres segmentos (ampolla, istmo y zona intramural), que quedarán abiertas en la etapa embrionaria a la cavidad celómica.

La porción inferior ya fusionada origina el útero, en el que se diferencian el cuerpo y el cuello; este último, en el nacimiento, representa las dos terceras partes de la longitud total del útero. En el segundo trimestre de la gestación, se desarrollan el músculo o miometrio, formado a partir del mesénquima, y su cubierta o perimetrio y las glándulas. Desde la zona lateral del útero, se origina un amplio pliegue, que constituye el ligamento ancho, en cuya zona lateral está situada la trompa, y en la posterior, el ovario (**Fig. 23-3**).

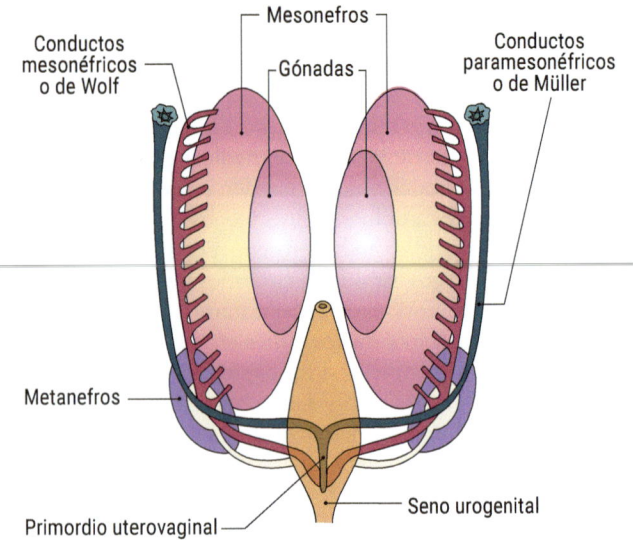

Figura 23-1. Desarrollo del aparato urogenital en un embrión de 7 semanas.

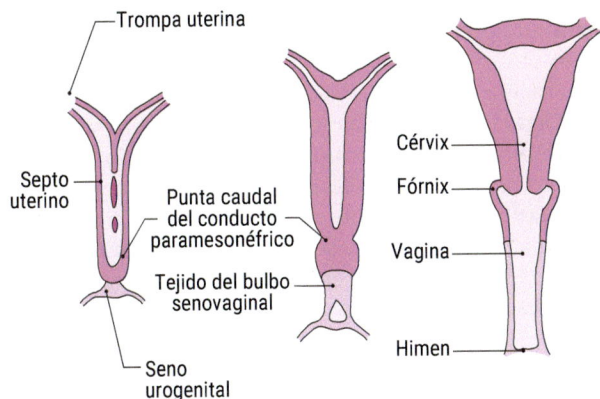

Figura 23-2. Formación de la vagina y del cérvix por medio del bulbo senovaginal.

La vagina es el órgano genital femenino cuya embriología es más controvertida. Hay teorías que sugieren que deriva de los conductos de Müller, otras sugieren que deriva de los conductos de Wolff, del seno urogenital o de la combinación de estos. La teoría más aceptada hasta la fecha indica que la porción inferior de los conductos de Müller, tras su fusión y canalización, constituye los dos tercios superiores de la vagina (la vagina de Müller), y que la porción inferior de la vagina parte del seno urogenital, asumiendo siempre la función inductora de los conductos de Wolff (**Fig. 23-3**).

La porción terminal inferior o caudal de los conductos de Müller fusionados y sólidos termina en el seno urogenital, donde se producen dos evaginaciones sólidas, los llamados bulbos senovaginales, los cuales proliferan y originan la placa vaginal. Diferentes estudios, algunos de ellos experimentales, han demostrado además de su papel inductor la participación directa de los conductos de Wolff en la formación de la vagina, ya que los bulbos senovaginales serían en realidad segmentos caudales de estos.

La placa vaginal prolifera en sentido superior, de forma que la distancia entre el útero y el seno urogenital aumenta. Hacia el 5º mes de embarazo, la placa vaginal se canaliza, y se origina la porción inferior de la vagina. En la zona superior o craneal de la vagina, en su contacto con el cuello uterino, se

producen dos evaginaciones, una a cada lado, que originan los fondos de saco vaginales. En su extremo inferior o caudal, la vagina queda separada del seno urogenital por una fina membrana, que posteriormente tendrá un pequeño orificio de comunicación con el exterior (v. **Fig. 23-3**).

En cuanto a los genitales externos, al igual que en el resto del aparato genital, existe un período inicial en el que no existe diferencia entre la anatomía de ambos sexos. Su formación se inicia en la 4ª semana con la formación del tubérculo genital, pero el aspecto final no se alcanza hasta la 12ª semana. La cloaca primitiva queda dividida por un tabique transversal en dos compartimentos: uno anterior, urogenital, y otro posterior o rectal. En el compartimento anterior, en los laterales de la membrana cloacal, se forman un par de pliegues ligeramente elevados (pliegues cloacales). En la porción superior, los pliegues cloacales se fusionan y constituyen el tubérculo genital; a los lados de ambos pliegues, se forman dos elevaciones (protuberancias genitales).

Por acción de los estrógenos, el tubérculo genital forma el clítoris, los pliegues genitales forman los labios menores, y las protuberancias genitales, los labios mayores. El surco urogenital abierto forma el introito, donde desembocarán la uretra y la vagina y, finalmente, la membrana urogenital se fenestrará, originándose el himen a partir de los restos de dicha membrana.

El desarrollo del sistema urinario está íntimamente asociado al del tracto genital y ocurre entre las semanas 6ª y 9ª. La masa metanefrogénica (futuro riñón definitivo) se forma en el mesodermo intermedio, caudal al mesonefros. Deriva del divertículo metanéfrico o yema ureteral que, a su vez, proviene del lado dorsal del conducto mesonéfrico en su desembocadura del seno urogenital.

La yema ureteral se desarrolla originando el uréter, que en su porción craneal se expande en la masa metanefrogénica para formar la pelvis renal. La vejiga y la uretra provienen del seno urogenital y del mesénquima adyacente.

En la parte inferior del seno urogenital, por delante del tabique urorrectal (que divide la cloaca), los conductos mesonéfricos se abren y la vejiga se forma ventralmente, fusionándose con el alantoides (membrana extraembrionaria,

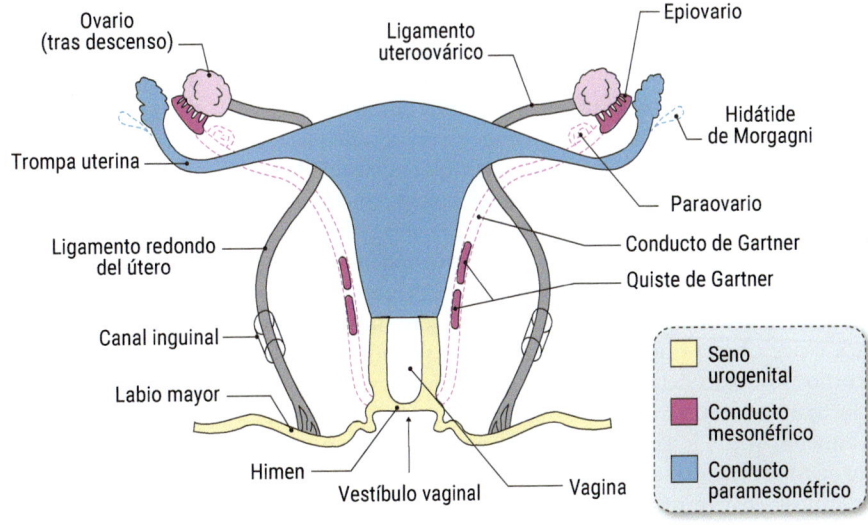

Figura 23-3. Aspecto del aparato genital femenino a término y su relación con las estructuras embrionarias.

originada como una extensión o evaginación del tubo digestivo primitivo del endodermo del embrión). Gradualmente, la vejiga asciende y la parte más caudal de los conductos mesonéfricos con la yema ureteral acaban incorporándose en la pared dorsal de la misma; así los uréteres se incorporan abriéndose por separado en el trígono vesical adulto.

De manera general y en base al desarrollo genital embrionario, se puede decir que las anomalías congénitas del tracto genital femenino son el resultado de cuatro defectos principales del desarrollo de los conductos de Müller durante el período embrionario y fetal:

- Ausencia del desarrollo de uno o ambos conductos müllerianos, generando hemiúteros sin cavidades rudimentarias o úteros aplásicos, el defecto mülleriano de mayor gravedad. En ocasiones, la aplasia uterina, cervical y vaginal puede coexistir en el denominado síndrome de Mayer-Rokitansky-Küster-Hauser.
- Fallo en la canalización de los conductos, resultando hemiúteros con cavidades rudimentarias.
- Fusión anormal de los conductos, originando úteros bicorporales.
- Fallos en el proceso de reabsorción de la línea media uterina, obteniendo como resultado úteros tabicados en mayor o menor medida.

Como se ha visto previamente, los conductos mesonéfricos o de Wolff van a inducir el correcto desarrollo de los conductos de Müller, además de su papel principal en el desarrollo renal. Por tanto, las anomalías mesonéfricas tendrán un efecto negativo en el desarrollo del tracto urogenital femenino. Se estima que en torno a un 60 % de las mujeres con agenesia renal unilateral presentan así mismo algún tipo de agenesia del tracto genital, más comúnmente hemiúteros. Por otro lado, en torno al 40 % de las mujeres con diagnóstico de hemiúteros sufren anomalías renales.

Además de lo expuesto anteriormente, algunas malformaciones vaginales menos frecuentes resultan del fallo en el correcto desarrollo del seno urogenital, que no es capaz de contribuir a la formación de la parte caudal de la vagina, generando atresia vaginal, o del fallo de la fusión de las porciones vaginales procedentes de los conductos de Müller y del seno urogenital y su posterior canalización, originando tabiques transversos vaginales.

Se pueden **definir las anomalías uterinas** como variaciones de las anatomías de naturaleza congénita o adquirida con posibilidad de alterar la correcta función uterina, ya sea en su función reproductiva o en su función funcional no reproductiva.

Dentro de estas, se pueden clasificar las anomalías congénitas o adquiridas. Las primeras son entidades causadas por el trastorno en el desarrollo, fusión o reabsorción de los conductos de Müller, o en el desarrollo del seno urogenital y cloaca embrionaria durante la organogénesis uterina, lo que da como resultado defectos de la canalización, unificación o conformación del útero, mientas que las anomalías adquiridas son aquellas que, a lo largo de la evolución vital de la mujer, el útero va modificando su arquitectura, ya sea endógena (p.ej., la adenomiosis) o externa (p.ej., cicatrices, istmocele o sinequias) adquiriendo una funcionalidad anómala.

Epidemiología de las malformaciones congénitas

Clásicamente, las malformaciones uterinas, sobre todo las congénitas, han sido infraestimadas e infradiagnosticadas, principalmente por su escasez o ausencia de síntomas. No obstante, la ampliación de estudios complementarios en mujeres asintomáticas, sobre todo en países desarrollados, así como la concienciación sobre su implicación en la esfera reproductiva, ha hecho que esta patología adquiera un importante relieve en la actividad clínica cotidiana.

Antes de iniciar una descripción epidemiológica estimada en la población tanto general como con patología reproductiva, es preciso exponer cuáles son las dificultades propias de obtener datos concretos:

- La dificultad de la población diana susceptible de estudio.
- La heterogeneidad en la nomenclatura y clasificación de los cuadros a lo largo de la historia.
- La metodología en el uso de herramientas diagnósticas adecuadas y precisas para un correcto diagnóstico.

Estas tres dificultades han hecho que no se puedan obtener datos sólidos respecto a mujeres asintomáticas en la población general, así como datos en subpoblaciones específicas, como puedan ser mujeres con abortos de repetición o con fallos repetidos de implantación.

Una de las primeras aproximaciones fue un estudio de análisis de prevalencia en alrededor de un millón de mujeres no seleccionadas y sin clasificar, entre los años 1947 y 1990, donde se obtuvo una prevalencia del 0,16 %.

De manera similar, cuando se analizan los datos aportados para poblaciones seleccionadas de las últimas tres décadas, la prevalencia varía de manera llamativa entre el 0,4 % y el 10,8 % en la población general, mientras que en poblaciones infértiles oscila entre el 1 % y el 48,9 %, y desde el 0,5 % hasta el 65,8 % en la población de abortadoras de repetición.

Esta variabilidad en los datos se debe a estrategias de estudio deficitarias tanto en la recogida de datos como en su escasa representatividad, así como a sesgos derivados en la clasificación de los cuadros malformativos.

Tomando la evidencia más actual, sobre todo en las revisiones sistemáticas realizadas en los últimos 15 años, es posible observar datos más concretos; por un lado, en la población de abortadoras de repetición, es consistente el hallazgo de que la presencia de malformaciones uterinas es tres veces más frecuente que en la población general. Otro dato es que la prevalencia en la población general y en la población infértil es más elevado que lo estimado originalmente, probablemente debido a criterios de inclusión más ajustados a las clasificaciones más actuales. Por último, en las revisiones sistemáticas y metaanálisis más recientes, la población infértil tiene mayor tasa de malformaciones genitales respecto a la población general.

Una vez valorados y controlados estos datos, las dos últimas revisiones sistemáticas estiman una prevalencia entre el 5,5 % y el 6,7 % para la población general; entre el 7,3 % y el 8,0 % para la población infértil; y entre el 13,3 % y el 16,7 % para la población considerada abortadoras de repetición.

Es importante reseñar que la prevalencia de los diferentes tipos de malformaciones en estos estudios fue reanalizada siguiendo la nueva clasificación de la European Society for Gynaecological Endoscopy (ESGE) y de la European Society of Human Reproduction and Embryology (ESHRE). De este modo la deformidad arcuata fue definitivamente incluida en la clase U2, útero septo/subsepto, y la deformidad didelfa fue incluida en la clase U3, útero bicorporal.

Siguiendo esta clasificación, la malformación más común parece ser la clase U2 seguido de la clase U3. Las clases U1, que incluye los úteros dismórficos, y las U4 (malformaciones hemiuterinas) y U5 (úteros aplásicos) tienen una prevalencia inferior al 1 % en la población general. Es interesante matizar que, siguiendo esta clasificación, la clase U2 estaba aumentada significativamente en la población de abortadoras de repetición, mientras que la clase U3 y U4 estaban incrementadas tanto en poblaciones infértiles como en abortadoras.

Existe una limitación obvia tomada en estudios previos que usaron términos como arcuato, septo y bicorne, sin una guía de clasificación que permitiera adecuar los términos y parámetros diagnósticos, así como la patologización e inclusión del útero arcuato en la categoría U2 en revisiones previas, sobreestimando la prevalencia de la clase U2, debido a que actualmente, según la clasificación ESGE/ESHRE no se cataloga como tal, sino como una variante de la normalidad.

A modo de conclusión, se puede considerar que:

- Las malformaciones genitales son comunes en la población general, no seleccionada con una prevalencia estimada aproximada de 1 de cada 20 mujeres.
- Las mujeres con infertilidad pueden tener una prevalencia ligeramente mayor de malformaciones genitales.
- No está claro que las malformaciones de la clase U2 tenga una prevalencia mayor en la población de mujeres infértiles.
- Las malformaciones uterinas en general y particularmente la clase U2, útero septo, tienen una prevalencia mayor en mujeres con abortos de repetición.
- Puede haber un sesgo en las publicaciones científicas sobre el diagnóstico en la clase U2, útero subsepto, por la inclusión de mujeres con útero arcuato en poblaciones infértiles y abortadoras de repetición.
- Puede haber sesgos en las publicaciones científicas que sobrediagnostiquen el útero arcuato en favor del útero septo en la población general.

Epidemiología de las anomalías uterinas adquiridas

Adenomiosis

Es difícil de precisar debido al abanico de fenómenos clínicos que puede producir, incluso con formas completamente asintomáticas. En poblaciones seleccionadas, como son pacientes histerectomizadas, se puede encontrar macroscópicamente en el 20-30 %, pero la incidencia histológica puede variar desde el 5 al 70 %. En cuanto a los hallazgos observados en imagen, es posible encontrar signos compatibles hasta en un 30 % de la población según las series analizadas. En un estudio de más de 300.00 mujeres entre 36 y 40 años, la prevalencia llegó a ser de un 20,7 %.

Istmocele o defectos de la cicatriz de cesárea

El istmocele puede observarse en más del 70 % de las mujeres que han tenido cesáreas previas, de las cuales más del 30 % son asintomáticas. La prevalencia observada en pruebas de imagen varía entre el 24 % y el 70 %, y aumenta de manera proporcional al número de cesáreas.

Adherencias intrauterinas

Es difícil determinar la prevalencia de las adherencias, ya que la mayoría de los casos son asintomáticas. Solo se puede hablar de prevalencias dependiendo tanto de las poblaciones estudiadas y como de los métodos diagnósticos y de clasificación. En poblaciones con infertilidad secundaria, se puede hallar hasta un 4,6 % de pacientes, pero después de situaciones como la extracción de restos placentarios o legrados repetidos, la prevalencia puede ascender al 35-40 %, siendo la mayoría de estas adherencias laxas. En metaanálisis recientes realizados sobre mujeres seguidas por histeroscopia un año después del aborto, se hallaron prevalencias en torno al 19 %.

Diagnóstico en las malformaciones uterinas congénitas

Diagnóstico clínico

Teniendo en cuenta la clínica, se pueden tener sospechas y orientar la exploración y las pruebas diagnósticas, pero no es posible ser capaces de obtener un diagnóstico de manera plena.

Durante la anamnesis, se puede dirigir esta sospecha cuando la paciente refiera el antecedente materno de consumo de dietilestilbestrol, o venir referenciada desde urología o radiología por un hallazgo de malformación urinaria acompañante como hallazgo de un estudio asintomático o dirigido, por ejemplo, por infecciones urinarias de repetición. También es posible sospechar malformaciones uterinas en una mujer con dos o más abortos clínicos, historia de parto pretérmino recurrente, insuficiencia placentaria o malposiciones fetales al término, ya que en todos estos eventos perinatales puede estar involucrada una malformación uterina.

En la esfera ginecológica, se puede encontrar a mujeres asintomáticas en estudio de infertilidad y ser un hallazgo de sospecha en las pruebas de estudio inicial, como una ecografía en dos dimensiones (2D) o una histerosalpingografía con morfología endocavitaria inusual.

En clave sintomática, la clínica es muy ambigua. Es importante un estudio dirigido ante la amenorrea primaria en mujeres con adecuado desarrollo de caracteres sexuales secundarios, ya que puede poner de relieve un himen o una vagina imperforados, un útero atrófico, agenésico o ausente que oriente hacia un origen germinal del cuadro malformativo.

En la mujer adolescente o adulta, se puede encontrar a mujeres con dispareunia o con *spotting* (manchado) menstrual en usuarias de copa o tampones en el caso de presentar un tabique vaginal. Ante este hallazgo, hay que descartar la presencia de malformaciones uterinas asociadas. Se debe buscar la presencia de uno o dos orificios cervicales, puesto que este hallazgo tiene importancia semiológica y de interés con peor pronóstico reproductivo o ante la aplicación de pruebas de cribado frente al cáncer de cérvix.

La exploración pélvica aportará poca información, salvo la exploración digital o visual en las malformaciones derivadas del seno urogenital, como son el tabique vaginal o el himen imperforado. En el tacto bimanual, aportará información, no obstante; en pacientes delgadas con útero doble, se podría percibir un aumento del volumen pélvico bilateral por presentar dos cuerpos uterinos.

A pesar de su escasa rentabilidad diagnóstica definitoria, la anamnesis y la exploración son herramientas fundamentales en la consulta, que podrán ayudar a orientar a la mujer en la necesidad de pruebas complementarias, sobre todo en aquellas con abortos clínicos o deseo reproductivo no conseguido y resultados obstétricos adversos.

Histerosalpingografía

Consiste en un procedimiento radiológico basado en la introducción de contraste yodado, generalmente hidrosoluble, por el canal cervical con la obtención de imágenes en 2D del contorno del canal endocervical, la cavidad uterina y las trompas mediante control fluoroscópico.

La técnica habitual es la canulación del canal cervical con una cánula de Palmer o sistemas canulados introducidos bajo visión directa con ayuda de un espéculo. Se deben obtener imágenes previas a la aplicación del contraste, por si se encontraran imágenes radiológicas patológicas, como, por ejemplo, calcificaciones. Una vez valorada la imagen basal, se instila contraste por la cánula lentamente y obteniendo imágenes de manera progresiva, desde el orificio cervical interno hasta el paso o no de contraste por las trompas, así como en diferentes proyecciones, las más habituales, anteroposterior y lateral, tanto derecha como izquierda.

En el contexto de la infertilidad, tiene función en la valoración de la permeabilidad tubárica; no obstante, al valorar el contorno de la cavidad uterina, puede tener valor en la sospecha diagnóstica tanto en las anomalías malformativas como en los defectos de repleción que puedan conllevar pólipos, miomas o sinequias.

Esta técnica no ofrece un diagnóstico completo o definitivo, ya que no tiene capacidad de valorar el contorno uterino y la anatomía cervical, lo que es fundamental para la definición adecuada de las anomalías müllerianas, así como algunas malformaciones que implican agenesia o duplicidad cervical. A pesar de sus limitaciones, al ser una de las primeras pruebas en la evaluación de la mujer infértil, tiene un rol que debe ser valorado por si se precisa de pruebas con mayor resolución diagnóstica como la eco en 3D o la resonancia magnética (RM).

La dosis de radiación de referencia son dos 2 grays (Gy)/cm² y 0,7 min (42 s). Las complicaciones más habituales son el dolor, el síndrome vagal y la infección, lo que obliga en la mayoría de los protocolos al empleo de profilaxis antibiótica con uso de monodosis de macrólidos (azitromicina 1 g, 12 o 24 h antes) o tetraciclinas con ciclos de 5 a 7 días previos en alérgicas.

Ecografía en dos y tres dimensiones

La ecografía transvaginal en 2D es la prueba de imagen inicial en cualquier estudio ginecológico rutinario. Es ampliamente utilizada por ser barata, inocua y sencilla de reproducir. La visualización de cortes uterinos, tanto sagital como transversal, valorar de manera aproximada la presencia o ausencia de engrosamientos endometriales o tabiques, tener una aproximación del contorno uterino, así como la evaluación de los ovarios hacen de esta prueba una herramienta fundamental para el cribado de patología y una herramienta diagnóstica en cualquier proceso ginecológico.

El miometrio es menos ecogénico que el endometrio, salvo en la etapa periovulatoria, donde este se hace mas hipoecogénico, excepto en la unión endomiometrial. No obstante, la ecogenicidad del miometrio también varía según la etapa del ciclo. Según la patología que se sospeche, esta capa podrá aportar más o menos información.

En el estudio de las malformaciones uterinas, lo recomendable es el estudio en la fase secretora, ya que el endometrio estará más engrosado y con diferente ecogenicidad respecto al miometrio. Si se visualizan dos cavidades en el corte transversal en la zona del fundus, sería orientativo de malformación, aunque también podría corresponder a una cavidad con morfología arcuata; no obstante, tiene una limitación importante y es la dificultad de obtener un plano coronal, en el plano frontal, ya que este es el corte que más información aporta (**Fig. 23- 4**).

La eco en 2D puede mejorar el rendimiento diagnóstico instilando suero salino endocavitario, lo que se conoce como histerosonografía. Permite mejorar así la visualización del contorno interno, mejorando la precisión diagnóstica ante una sospecha de malformación. Esta técnica habitualmente se realiza en fase proliferativa. Se instila lentamente de 1 a 3 mL de suero salino o gel por una sonda estéril. Esta cantidad de suero suele ser suficiente para para hacer una valoración de la cavidad. Aun así, esta técnica mantiene la limitación ante la obtención de un plano coronal y la valoración de la morfología externa uterina.

Sin duda, la introducción de la ecografía en 3D ha sido el gran avance en el diagnóstico de las malformaciones uterinas, ya que es capaz de evaluar tanto el contorno uterino externo como la morfología de la cavidad uterina. Esto se realiza mediante mediciones en un corte sagital en 2D mientras que el *software* es capaz de trasladar estas mediciones a volúmenes, generando las imágenes requeridas. Una vez obtenido el plano mencionado, la visualización multiplanar es presentada con la visualización de los cortes sagital, axial y coronal, con sus volúmenes asociados. Debido a las características ecogénicas de los tejidos, se recomienda su realización en fase proliferativa avanzada e incluso secretora. Asimismo, es fundamental delimitar la unión endomiometrial, como estructura de referencia que determina la cavidad (**Figs. 23-5** y **23-6**).

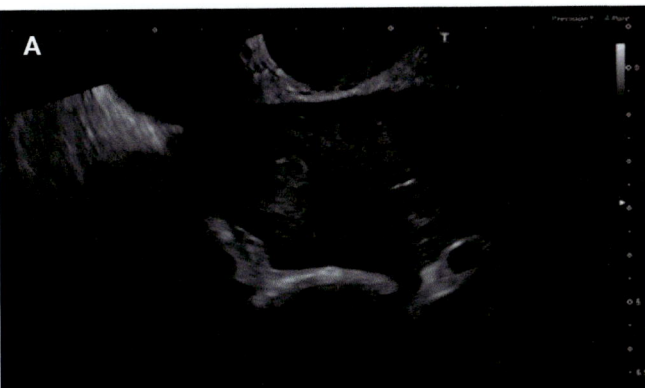

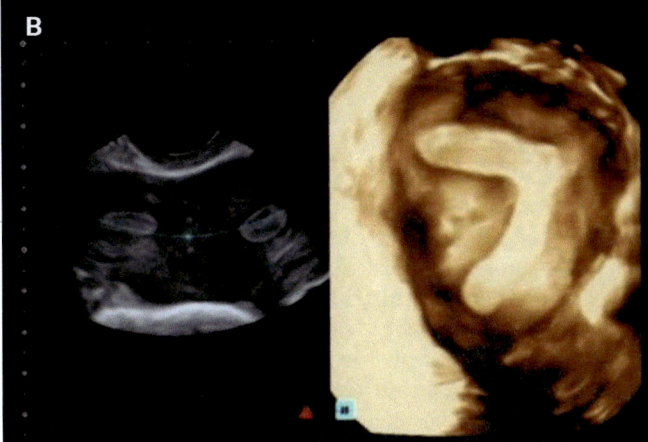

Figura 23-4. Imagen de ultrasonidos del plano transverso de un útero subsepto. **A)** Ecografía en dos dimensiones. **B)** Ecografía en tres dimensiones.

Técnica de la ecografía 3D

La captura del volumen uterino debe hacerse en un plano medio sagital, con sonda volumétrica vaginal de 5-7 MHz; teniendo en cuenta que la imagen en 2D que se tiene en pantalla al iniciar la adquisición va a ser la bisectriz del ángulo que va a barrer la sonda para realizar la captura. Por tanto, es muy importante la correcta orientación de la sonda y del útero.

Al activar la función de adquisición del volumen, se ha de valorar la región de interés, que debe comprender todo el útero, de cérvix a fondo y de cara anterior a posterior, en un corte medio sagital, lo más ceñido a aquella estructura que se desee estudiar. Habría que utilizar un ángulo de 120° y de calidad máxima. Antes de hacer la captura, se deben realizar los ajustes de preadquisición adecuados, sobre todo en ganancia y contraste.

En cuanto a la técnica postadquisición, existen numerosas posibilidades de trabajo. La navegación multiplanar constituye la esencia de la ecografía en 3D. Tras la captura del volumen, el *software* procesa las imágenes y las desglosa en los tres planos ortogonales del espacio. Cada una de las tres representa un plano, y la imagen que se ve en ellas es en 2D.

De la ventana A, se obtiene el plano desde el que se ha realizado la adquisición mediosagital del útero; en la B, un plano perpendicular a este en el eje y o plano transverso del útero; y en la C, otro ortogonal a ambos en el eje z, plano coronal del útero, virtual pero esencial en el diagnóstico completo de las malformaciones. La navegación multiplanar consiste en analizar de forma simultánea la imagen en las tres ventanas mediante movimientos de traslación y rotación.

Existe una herramienta que ofrece la ecografía 3D que es el volumen de contraste de imagen. Este analiza un corte cuyo calibre se puede decidir dando a la imagen 2D de cada ventana del modo multiplanar la calidad de 3D. La navegación multiplanar y el volumen de contraste de imagen se utilizan siempre juntos en el diagnóstico de las malformaciones.

El término renderización o reconstrucción en 3D se define como el proceso de generar una imagen desde un modelo por medio de programas informáticos. La renderización representa la imagen 3D por excelencia. Técnicamente, se situará la línea de renderización arriba para recorrer el volumen de delante a atrás (recomendable en un plano sagital para obtener un coronal a él en la ventana de renderización). La caja de renderización ha de ajustarse lo más posible a la estructura que se desee estudiar, curvando si es necesario la línea de renderización (adaptándose a la superficie de la cavidad uterina), para obtener mayor calidad en 3D.

Figura 23-5. Criterios para el diagnóstico del útero septo según la European Society of Human Reproduction and Embryology (ESHRE) y la European Society for Gynaecological Endoscopy (ESGE), los Expertos en Malformaciones Uterinas Congénitas (CUME, *Congenital Uterine Malformation by Experts*) y la American Society of Reproductive Medicine (ASRM) en 2016. Según la ESHRE/ESGE, la hendidura externa debe ser inferior al 50 % del grosor miometrial, y la hendidura interna, superior al 50 % del grosor miometrial. Según la CUME, la hendidura externa ha de ser inferior a 10 mm, mientras que la hendidura interna debe ser superior a 10 mm. Según la ASRM, la hendidura externa debe ser inferior a 10 mm, y la hendidura interna, mayor de 15 mm de profundidad, con un ángulo menor de 90°. WT: grosor miometrial. Adaptada de: Sociedad Española de Ginecología y Obstetricia. Diagnóstico ecográfico de las malformaciones uterinas y anomalías del tracto genital inferior. Prog Obstet Ginecol 2021;64:94-105.

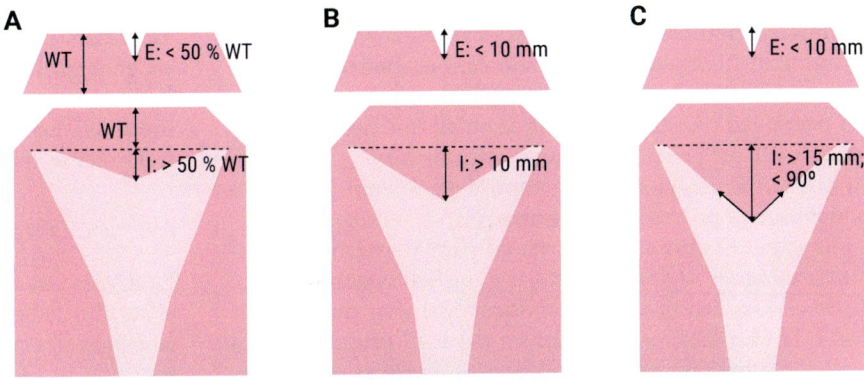

	ESHRE-ESGE (A)	CUME (B)	ASRM 2016 (C)
Hendidura externa (E)	< 50 % WT	< 10 mm	< 10 mm
Hendidura interna (I)	> 50 % WT	> 10 mm	> 15 mm; < 90º

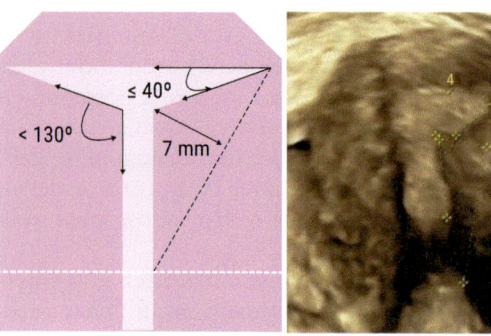

Cut-off diagnóstico de útero en T
- Ángulo lateral < 130º
- Profundidad lateral > 7 mm
- Ángulo en T ≤ 40º

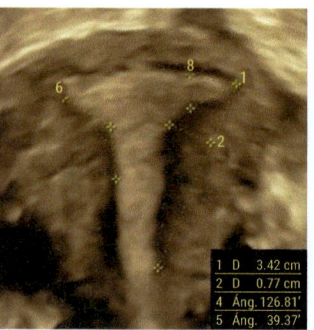

Diagnóstico de útero en T
- Útero en T *borderline* 2/3 criterios
- Útero en T: 3/3 criterios

Figura 23-6. Criterios ecográficos para el diagnóstico del útero en T. El ángulo lateral que forma la cavidad uterina debe ser menor de 130°, la distancia entre el vértice de este ángulo y la línea que va desde el cuerno hasta el istmo ha de ser superior a 7 mm, y el ángulo que define la cavidad uterina en la zona cornual, menor o igual a 40°. Si se cumplen los tres criterios, se trata de un útero en T. Si cumple dos de los tres criterios, se trata de un útero en T *borderline*. Adaptada de: Sociedad Española de Ginecología y Obstetricia. Diagnóstico ecográfico de las malformaciones uterinas y anomalías del tracto genital inferior. Prog Obstet Ginecol 2021;64:94-105.

La ecografía en 3D es una técnica que se utiliza desde principios de la década de 1990, a finales del siglo pasado, siendo aceptada por la Food and Drug Administration (FDA) en 1998, creando importantes expectativas. Pero ha sido sin duda en los últimos años cuando ha experimentado un gran desarrollo y ha comenzado a obtener mayor difusión. En la actualidad, desempeña un papel importante en el diagnóstico en obstetricia y ginecología, marcando un antes y un después en el campo de la ecografía y, sobre todo, en el campo de la malformaciones uterinas.

Histeroscopia

La histeroscopia está considerada el método de referencia en el diagnóstico y tratamiento endocavitario de las malformaciones uterinas y de la patología intrauterina. Proveé un diagnóstico visual *in situ* de la cavidad. Su principal limitación es que es una técnica incompleta, ya que no permite valorar el contorno uterino, por tanto, requiere pruebas complementarias, como son la mencionada eco en 3D o la RM.

El mejor momento del ciclo endometrial para su realización suele ser la fase proliferativa o la mesocíclica, aunque cualquier momento, en ausencia de sangrado, es posible. También se puede realizar bajo preparación endometrial con gestágenos continuos o combinados en etapa estrogénica.

La técnica se realiza con la metodología recomendada habitual, preferiblemente diagnóstica ambulatoria, con suero salino, con histeroscopios de bajo calibre, preferiblemente menor de 3 mm, en ausencia de espéculo y pinza de Pozzi y sin necesidad de anestesia, aunque en ciertos casos, la anestesia puede ser beneficiosa para conseguir mejor definición, ya que la técnica puede ser tiempo-dependiente y también poder asociar procesos terapéuticos.

La vaginoscopia es fundamental para valorar la presencia de tabiques vaginales, estudiar el orificio cervical (único, septo o duplicado), el canal endocervical y su trayecto, así como la visualización panorámica desde el istmo hacia los orificios tubáricos, para una valoración correcta de la morfología (dismórfica tubular o en forma de Y o subsepta) y la correcta alineación o indentaciones fúndicas que demuestren una alineación anómala de los orificios tubáricos. Además, la histeroscopia aporta el diagnóstico y tratamiento de patologías cavitarias, como pólipos, miomas o alteraciones endometriales, como la endometritis o asincronía respecto del ciclo endometrial.

Por todo ello, la histeroscopia es considerada la técnica de referencia para el diagnóstico definitivo intracavitario, ya que permite una visualización directa *in situ*, permitiendo también en algunos casos la corrección de determinadas anomalías, pero mantiene la limitación del estudio del contorno uterino externo. Clásicamente se ha asociado a la laparoscopia, ya que ambas se realizaban con anestesia, pero actualmente no existe indicación de esta técnica combinada, debido al perfeccionamiento de las técnicas de imagen complementarias.

Laparoscopia

Es el método de referencia en el abordaje para el estudio de la morfología uterina externa. Consiste en la técnica quirúrgica de laparoscopia diagnóstica mediante el acceso óptico abdominal y el estudio visual de la pelvis femenina intraperitoneal. Permite diagnosticar con precisión exacta las malformaciones uterinas müllerianas que afectan externamente al cuerpo uterino, la serosa y los cuernos uterinos.

Asimismo permite evaluar la permeabilidad de las trompas mediante técnicas de cromotubación, visualizar los ovarios y la valoración anatómica de los uréteres en la entrada de la pelvis.

Los mayores inconvenientes son la necesidad de una estructura quirúrgica con presencia de anestesista y anestesia general, los riesgos inherentes a una cirugía pélvica y la limitación terapéutica, ya que casi ninguna malformación uterina tiene evidencia actual suficiente para el apoyo de un tratamiento transperitoneal.

Resonancia magnética

La RM es una técnica no invasiva y sin radiación que permite el estudio de las estructuras pélvicas por completo, incluyendo la vejiga, el recto, así como el útero y los ovarios, siendo, por tanto, la prueba más completa y con mejor precisión en la zona de los órganos pélvicos.

En el ámbito uterino, la posibilidad de valorar la visualización en diferentes planos, principalmente, coronal, axial y sagital, permite una adecuada valoración de la morfología uterina completa. Generalmente se usan dos intensidades de señal, las potenciadas en T1 y T2, que son capaces de aportar diferentes señales de intensidad del mismo tejido.

En T1, el cuerpo uterino aparece como una estructura homogénea isointensa, mientras que el endometrio aparece hipointenso, realzando la serosa respecto de otras estructuras pélvicas, mientras que en T2, las capas del útero se diferencian, principalmente a expensas de una hiperintensidad del endometrio y una línea subyacente de baja intensidad que representa la zona de unión endomiometrial.

En cuanto a los principales inconvenientes en comparación con la RM, es menos accesible y tiene mayor coste que esta, no es apropiada en pacientes con claustrofobia y obesidad y requiere un entrenamiento previo, ya que generalmente es realizada por radiólogos.

La RM tiene una precisión próxima al 100 %, al ofrecer una visión en diferentes planos tanto del contorno de la cavidad endometrial como de la morfología externa. Una de las principales limitaciones es el acceso a esta prueba, ya que requiere una tecnología cara y un personal entrenado capaz de hacer una lectura correcta y adecuada de los hallazgos. No obstante, su capacidad de discriminación en la morfología en las diferentes secciones y en los cortes multiplanares, así como la posibilidad de estudiar otros órganos, hacen que la resonancia sea una de las técnicas de elección ante patología urogenital malformativa

Elección de la técnica diagnóstica

No existe un protocolo único de estudio de las malformaciones uterinas, ya que el diagnóstico no suele venir por una sospecha clínica, sino como un hallazgo dirigido que va desde un hallazgo casual en un estudio en la infancia o en la menopausia por otro motivo hasta estudios por infertilidad o subfertilidad en cuadros de abortadoras de repetición.

Teniendo en cuenta el rendimiento diagnóstico, la ecografía en 2D es una prueba con una baja sensibilidad, inferior al 60 %, pero con una alta especificidad, próxima al 100 %. Con estos datos, se considera una buena técnica de cribado, al ser fácil de realizar, mínimamente invasiva, barata y con pocos falsos positivos. Además permite realizar la histerosonografía en el mismo momento, lo que aumenta la capacidad diagnóstica de patología intracavitaria. La ecografía en 3D mejora la sensibilidad de la ultrasonografía, llegando al 100 %, manteniendo la alta especificidad de la ecografía en 2D; por tanto, es considerada el método de referencia tanto de patología malformativa intrauterina como extrauterina. No obstante, requiere una mayor formación y necesidades técnicas con respecto a la eco en 2D, lo cual limita su uso.

Una revisión comparando el papel de la ecografía en 3D frente a la RM documenta que ambas tienen una alta sensibilidad y especificidad. Sin embargo, la sensibilidad de la RM es mucho más variable, entre un 28,6 % y un 100 %, dependiendo de las diferentes calidades de imagen, las diferentes marcas tecnológicas y al factor humano, debido a que los radiólogos no siempre están familiarizados con la interpretación diagnóstica de los hallazgos.

A la vista de las revisiones, la aproximación inicial debería realizarse por ecografía en 2D o preferiblemente en 3D; si existen dudas al respecto, se debería completar con una RM.

Ante un caso de infertilidad, la histeroscopia aportaría información sobre la cavidad, el endometrio y la posibilidad de valorar la permeabilidad tubárica, así no habría que requerir la necesidad de una histerosalpingografía.

El estudio de malformaciones urinarias asociadas es obligado. En este sentido, la ecografía puede aportar información, pero ha de realizarse por personal entrenado en malformaciones urinarias.

Por último y con fin terapéutico, la histeroscopia tiene la capacidad de corregir anomalías uterinas cuando el cuadro así lo requiera.

Con el fin de facilitar y homogeneizar el trabajo de los clínicos, la ESGE/ESHRE han elaborado el documento de consenso conocido como el de Tesalónica, donde se recogen las pruebas diagnósticas necesarias en el abordaje de estudio de la patología malformativa:

- Evaluación de mujeres asintomáticas: en este grupo de mujeres, siempre se ha de estar atento a la posibilidad de presentar una malformación uterina con las siguientes pruebas:
  - Exploración ginecológica con observación de los genitales externos, vagina y cérvix.
  - Eco en 2D realizada de manera predefinida y sistemática para mejorar la precisión diagnóstica. La forma y dimensiones de la cavidad uterina, el grosor de las paredes uterinas y del contorno uterino, deberían ser valorados de manera sistemática tanto en cortes longitudinales como transversales. En caso de un estudio normal, no debe ser valorado como diagnóstico definitivo; por otra parte, los hallazgos sospechosos han de trabajarse en el sentido de la información sobre técnicas diagnósticas complementarias y el pronóstico obstétrico posible.
- Evaluación de población de alto riesgo: pacientes sintomáticas en edad reproductiva y sexualmente activas; mujeres asintomáticas con sospecha de anomalías en una evaluación rutinaria y que desean ampliación de estudios. Se pueden incluir en este grupo a mujeres con un primer proceso de aborto de primer trimestre tras haberse objetivado la presencia de latido al inicio de la gestación, y también en mujeres sometidas a técnicas de reproducción con técnicas de fecundación *in vitro*, sin requerir llegar a criterios de abortos de repetición. Se realiza mediante:
  - Exploración ginecológica con observación de los genitales externos, la vagina y el cérvix.
  - Eco en 2D realizada de manera predefinida y sistemática para mejorar la precisión diagnóstica. La forma y las dimensiones de la cavidad uterina, el grosor de las paredes uterinas y del contorno uterino, deberían ser valorados de manera sistemática tanto en cortes longitudinales como transversales.
  - Eco en 3D vaginal de manera predefinida y sistemática, buscando las desviaciones de la normalidad anatómicas desde el cérvix al fondo.
  - En subgrupos de pacientes con subfertilidad, fallos de implantación recurrentes o abortos de repetición, se deberían realizar adicionalmente: histerosonografía con histerosalpingografía en 2D o 3D con contraste por un ecografista experimentado, histeroscopia y, en casos de patología anexial, una laparoscopia.

- Evaluación en caso de sospecha de anomalías complejas, consideradas como anomalías en más de una etapa del desarrollo embriológico, obteniendo anomalías en más de un órgano del tracto genital femenino y aquellas donde las técnicas mencionadas no pudieron ser aplicadas (por ejemplo, anomalías obstructivas). Se realiza mediante:
  - Eco en 3D abdominal o transrectal de manera predefinida y sistemática, buscando las desviaciones anatómicas de la normalidad desde el cérvix al fondo.
  - RM: evaluación conjunta con un radiólogo y un ginecólogo experimentado.
  - Histeroscopia y laparoscopia: técnicas que deben ser ofertadas por cirujanos reproductivos con experiencia en el manejo de malformaciones complejas.
- Evaluación recomendada en caso de adolescentes: principalmente en caso de síntomas sugestivos de anomalías genitales (amenorrea primaria, masas en el hipogastrio o dolor pélvico crónico). Se realiza mediante:
  - Exploración ginecológica con observación de los genitales externos, la vagina y el cérvix.
  - Eco en 3D abdominal o transrectal de manera predefinida y sistemática, buscando las desviaciones anatómicas de la normalidad desde el cérvix al fondo.
  - RM como prueba de primera evaluación. Evaluación conjunta con un radiólogo y un ginecólogo experimentado.
  - Histeroscopia y laparoscopia: estas técnicas deben ser ofrecidas en caso de necesidad de tratamiento quirúrgico de una patología susceptible de ello, y realizadas por cirujanos con experiencia en anomalías genitales complejas.
  - En estas pacientes es imprescindible la investigación del tracto urinario de manera complementaria.

Clasificación

La clasificación de las malformaciones es uno de los aspectos más controvertidos de la presente patología, ya que, debido a su complejidad y variabilidad, desde sus inicios, no ha existido consenso al respecto.

Históricamente, las primeras referencias son las que describieron Cruveilhier en 1842, Foerster en 1853 y Von Rokitansky en 1859. Estas clasificaciones ya estaban basadas en la embriología y en el desarrollo de los conductos de Müller. A lo largo de la primera mitad del siglo XX, autores como Ombredanne y Martin, Strassman, Kaufman o Jarcho, hicieron propuestas, pero sin que existiera una clasificación dominante y completamente representativa.

A partir de 1950, las clasificaciones se fueron homogeneizando, como, por ejemplo, la del atlas de Frank Netter en 1979, basada en la formación, fusión y resorción de los conductos de Müller. En otras clasificaciones, se distinguían según si los defectos de fusión eran verticales o laterales o en otras anomalías del tracto genital femenino. Otras se guiaban según el origen embrionario de los elementos genitourinarios, o en clasificaciones funcionales en base a resultados reproductivos, etc., pero no se consiguió establecer un criterio único y representativo.

Más moderna, más funcional y utilizada, fue la clasificación creada por Jones en 1981, que divide las anomalías en tres grupos, agenesia, defectos de fusión vertical (obstructivas y no obstructivas) y defectos de la fusión lateral (obstructiva, no obstructiva y anomalías simétricas y no simétricas).

Sin embargo, fueron las sucesivas clasificaciones de Buttram, basándose en el sistema de clasificación de anomalías uterinas de origen mülleriano, las que fueron adaptadas y recomendadas en 1988 por la sociedad americana de fertilidad (American Fertility Society [AFS], actualmente American Society for Reproductive Medicine [ASRM]) (**Fig. 23-7**). Exponían que una de las ventajas era que introducían claridad y uniformidad al definir grupos con manifestaciones clínicas, tratamientos y pronósticos gestacionales similares. Indicaban, como principal ventaja, un aumento de la claridad y la uniformidad en la definición de los grupos de pacientes con características similares, teniendo en cuenta las manifestaciones clínicas, los tratamientos y los pronósticos gestacionales.

Esta clasificación consiste en la división en siete clases básicas, basadas tanto en el desarrollo mülleriano como en su relación con la fertilidad: clase I, agenesias e hipoplasias; clase II, útero unicorne; clase III, útero didelfo; clase IV, útero bicorne; clase V: útero septo; clase VI: útero arcuato; y clase VII, anomalías relacionadas a la exposición del dietilestilbestrol/DES. Adicionalmente, se pueden añadir anomalías asociadas a la vagina, al cérvix, a las trompas de Falopio, a los ovarios y al sistema urinario, pero estas deben ser expuestas complementariamente, ya que la clasificación no las integra.

No obstante, se han propuesto problemas que esta clasificación no resuelve, como, por ejemplo, no es capaz de abarcar anomalías uterovaginales o anomalías genitourinarias complejas, siendo por tanto ineficaz en su clasificación. La clase I se queda demasiado general y no es funcional; además es una clasificación que obvia las anomalías obstructivas. A pesar de sus limitaciones, es una clasificación que ha estado vigente durante 20 años al ser representativa, funcional y de aceptable comprensión, además de tener una buena correlación con el pronóstico reproductivo.

Posteriormente, Oppelt, en 2005, siguiendo los principios de la estadificación de tumores, ganglios y metástasis, propuso la clasificación de vagina, cérvix, útero, anejos y malformaciones asociadas (VCUAM, *vagina, cervix, uterus, adnex, and associated malformation*) (**Tabla 23-1**), según las características morfológicas y anatómicas. Fue una clasificación compleja, ya que no era representativa del origen patogénico de la malformación, además de que la nomenclatura es difícil de interpretar sin ayuda de los gráficos apropiados.

Acién *et al.* en 2011 hicieron una serie de correcciones y anexos a la clasificación de la AFS en 1988, considerando que la aproximación clínica-embriológica era la más adecuada. De esta manera, se plantearon que la clasificación más precisa debiera tener seis grupos (**Tabla 23-2**):

- Hipoplasia o agenesia genitourinaria unilateral: se incluyen los casos de útero unicorne con agenesia contralateral, secundario a la agenesia o hipoplasia de la cresta urogenital.
- Duplicidades uterinas (útero bicorne o didelfo) con vagina ciega (o atresia cervicovaginal unilateral) y agenesia renal ipsilateral: incluye los síndromes de Herlyn-Werner y Wunderlich, y también puede incluir casos de la reabsorción parcial del septo intervaginal.

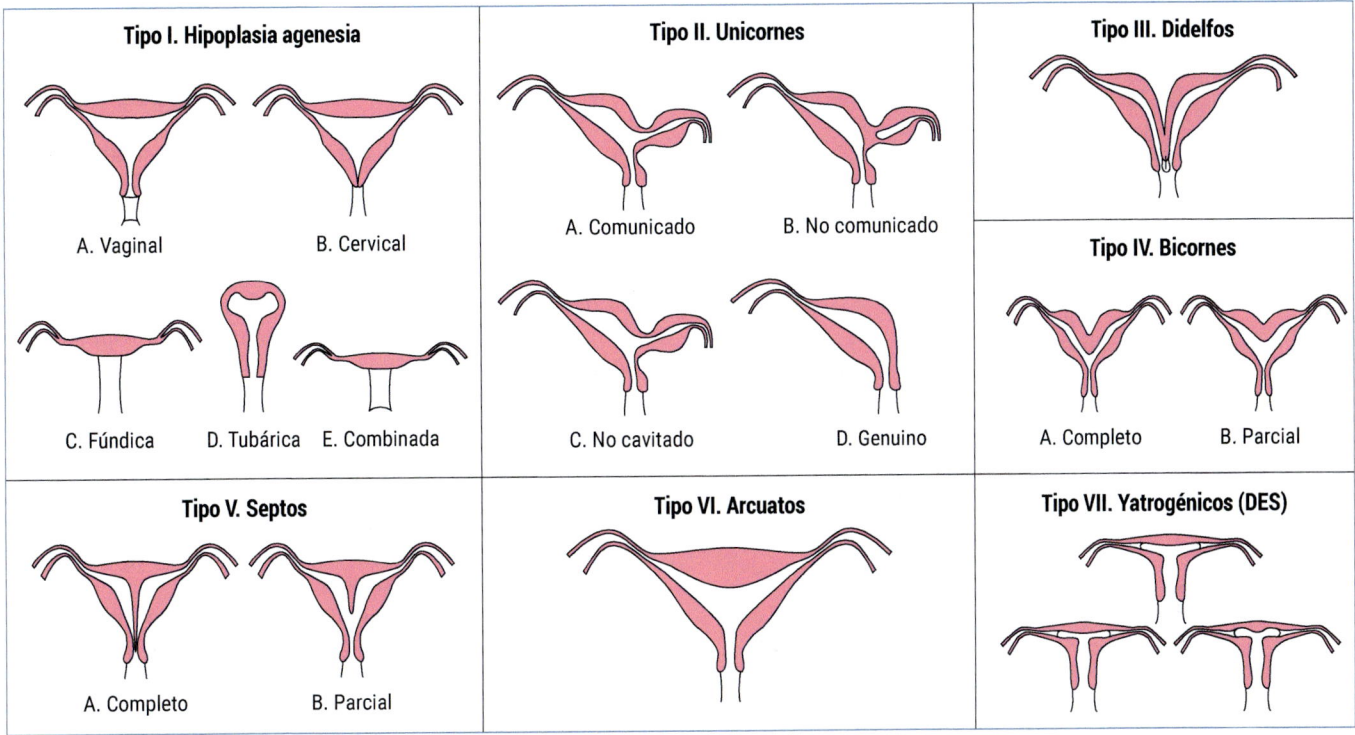

Figura 23-7. Clasificación de las malformaciones müllerianas de la Sociedad Americana de Fertilidad en 1988.

- Anomalías uterinas o uterovaginales aisladas o comunes: incluyen las anomalías en el proceso de desarrollo de los conductos müllerianos, los de la clasificación de la AFS sin otras anomalías asociadas y el septo vaginal transverso.
- Masas uterinas accesorias con útero normal y otras posibles disfunciones del gubernáculo.
- Anomalías del seno urogenital, como seno imperforado, las fístulas vesicovaginales, el seno urogenital persistente, las anomalías en la cloaca y otras malformaciones gastrointestinales o anomalías urinarias externas.
- Combinaciones malformativas.

Posteriormente, en 2013 se publica el documento *ESHRE/ESGE consensus on the classification of female genital tract congenital anomalies*. Se trata de un consenso multidisciplinar a través del grupo de trabajo llamado CONUTA (*Congenital Uterine Anomalies*), siguiendo la metodología de cuestionarios DELPHI. El objetivo de unificar fue crear un criterio homogéneo, aplicable y extrapolable a la comunidad científica, de una clasificación nominal de malformaciones genitales femeninas.

La clasificación de la ESHRE/ESGE (**Fig. 23-8** y **Tabla 23-3**) es un sistema basado en la anatomía. Los cuadros malformativos están clasificados en clases principales, basándose en la desviación anatómica derivada del mismo origen embrionario: U0, útero normal; U1, útero dismórfico; U2, útero septo; U3, útero bicorporal; U4, hemiúteros; U5, úteros aplásicos; U6, casos aún no clasificados. La mayoría de las clases han sido divididas en diferentes subclases, en base a las desviaciones con significado clínico.

Las anomalías cervicales y vaginales son clasificadas de manera independiente en diferentes subclases con significado clínico.

En la actualidad, sobre todo en Europa, es la clasificación más aceptada, ya que es accesible, reproducible y fácil de manejar. Una de las críticas que suscita es el sobrediagnóstico, en especial, ante el diagnóstico de los úteros subseptos y los úteros en T, dando relevancia a la dificultad de homogeneizar este campo de la ginecología.

Tratamiento de las malformaciones del tracto genital inferior

Al igual que en el diagnóstico y caracterización de las patologías malformativas, el tratamiento de estas patologías también es controvertido, principalmente por la escasa prevalencia y lo ambiguo de su clínica, siendo difícil caracterizar el beneficio neto de los tratamientos.

Es necesario volver al principio aristotélico de *primum non nocere* (primero, no hacer daño), evitando sobretratamientos o tratamientos innecesarios en mujeres asintomáticas, en casos en los que la corrección de la malformación no implique ningún beneficio en su pronóstico vital, en mujeres sin deseos gestacionales o con estos cumplidos.

El objetivo de los tratamientos debe de ser transversal, de atención íntegra a la mujer y a sus síntomas y expectativas, desde el punto de vista orgánico, dirigidos a restaurar la funcionalidad o a corregir los síntomas derivados del cuadro malformativo, así como la asimilación de la información sobre las repercusiones fisiológicas (p. ej., amenorrea ante una agenesia uterina), reproductivas (esterilidad de causa uterina o potencial abortadora de repetición), funcionales urinarias si se asocia a malformaciones urológicas con repercusión y psicológicas.

Por tanto, el tratamiento puede requerir un equipo multidisciplinar, implicando no solo a ginecólogos, sino a urólogos, cirujanos pediátricos, cirujanos plásticos, ginecólogos expertos en reproducción asistida o personal formado en psicosexología.

Tabla 23-1. Clasificación VCUAM (vagina, cérvix, útero, anejos y malformaciones asociadas), realizada por Opplet _et al._ en 2005

Descripción de la malformación individual asociada al órgano		
Vagina (V)	0	Normal
	1a	Atresia himeneal parcial
	1b	Atresia himeneal completa
	2a	Vagina septa incompleta (< 50 %)
	2b	Vagina septa completa
	3	Estenosis del introito
	4	Hipoplasia
	5a	Atresia unilateral
	5b	Atresia completa
	S1	Seno urogenital (confluencia profunda)
	S2	Seno urogenital (confluencia intermedia)
	S3	Seno urogenital (confluencia alta)
	C	Cloaca
	+	Otros
	#	Desconocido
Cérvix (C)	0	Normal
	1	Cérvix doble
	2a	Atresia unilateral/aplasia
	2b	Atresia bilateral/aplasia
	+	Otros
	#	Desconocido
Útero (U)	0	Normal
	1a	Arcuato
	1b	Septo < 50 % de la cavidad uterina
	1c	Septo > 50 % de la cavidad uterina
	2	Bicorne
	3	Útero hipoplásico
	4a	Unilateralmente rudimentario o aplásico
	4b	Bilateralmente rudimentario o aplásico
	+	Otros
	#	Desconocido
Anejo (A)	0	Normal
	1a	Malformación tubárica unilateral, ovarios normales
	1b	Malformación tubárica bilateral, ovarios normales
	2a	Hipoplasia unilateral/disgenesia gonadal (incluye malformación tubárica, si es apropiado)
	2b	Hipoplasia bilateral/disgenesia gonadal (incluye malformación tubárica si es apropiado)
	3a	Aplasia unilateral
	3b	Aplasia bilateral
	+	Otros
	#	Desconocido
Malformación asociada	0	Ninguna
	R	Sistema renal
	S	Sistema esquelético
	C	Cardíaca
	N	Neurológica
	+	Otros
	#	Desconocido

Psicológico

Como se ha visto anteriormente, el correcto desarrollo del tracto genital femenino, tanto interno como externo, va a depender de una serie de determinantes, principalmente el sexo cromosómico, y la correcta funcionalidad de complejos sistemas hormonales y enzimáticos.

En ocasiones, se diagnosticarán malformaciones uterinas, de manera aislada y exceptuando las repercusiones psicológicas derivadas de trastornos de la esfera reproductora, si las hubiera, en general estas mujeres no precisarán soporte psicológico. En otras ocasiones, como ginecólogos, en la consulta se encontrarán niñas, adolescentes y mujeres adultas, con malformaciones uterinas en el contexto de síndromes malformativos complejos, alteraciones del cariotipo, y otras malformaciones en la zona de los genitales internos, los genitales externos, o los genitales ambiguos. La labor como facultativos es atender tanto a las necesidades biológicas como psicológicas de todas las pacientes.

Hay que ser consciente de la posible repercusión del diagnóstico de estas enfermedades o variantes de la normalidad en la vida de la paciente, en la relación con su corporalidad y genitalidad, con su sexualidad, con su entorno y en relación con las preocupaciones reproductoras que puedan surgir a lo largo del proceso, para dar el soporte y el acompañamiento psicológico que precisen o derivarlas a profesionales y unidades especialmente diseñadas para tal fin si fuera necesario.

En el concepto de salud, se incluyen aspectos relacionados con la sexualidad, entendida como una expresión del ser humano como el conjunto de lo que se siente, se piensa y se vivencia con respecto a la propia genitalidad y erotismo. La sexualidad está íntimamente ligada a la personalidad y al sentimiento de pertenencia a uno u otro sexo. Desde el nacimiento, el ser humano es sexuado, con un sexo biológico determinado, y según las propias vivencias en el contexto familiar, social y cultural en el que se encuentre se irá desarrollando su identidad.

En la actualidad, el aspecto de los genitales externos va a ser determinante en la asignación del sexo biológico al nacimiento, y como consecuencia, determinará el sexo de crianza. El proceso de adquisición de la identidad de género es un proceso lento y complicado que se inicia desde los primeros años de vida y que involucra múltiples factores genéticos, psicológicos, sociales y culturales. Durante esta etapa de adquisición de la identidad, puede darse una identidad de género no acorde con el sexo asignado al nacer, lo cual se conoce como transexualidad o identidad transgénero. Este proceso, en ocasiones, genera un profundo rechazo del propio cuerpo, derivando en la denominada disforia de género, la cual puede conducir a determinadas comorbilidades psiquiátricas.

Cuando las malformaciones del tracto genital interno se asocian a genitales externos ambiguos, alteraciones del cariotipo o síndromes complejos (síndrome de Rokitansky-Kuster-Hausser, síndrome de Morris, etc.), en muchas ocasiones, estas personas podrán desarrollar una condición similar a la disforia de género, debido a sensaciones de pertenencia a ambos sexos biológicos o una discordancia entre la vivencia de su identidad de género con el sexo que se le asignó en el nacimiento.

Tabla 23-2. Clasificación anatomoembriológica realizada por Acién *et al.* en 2004

Clasificación clínico-embriológica para las malformaciones genitourinarias femeninas

1. Agenesia o hipoplasia genitourinaria unilateral: hay casos de útero unicorne con agenesia renal contralateral asociada a la agenesia o hipoplasia de la cresta urogenital en su totalidad

2. Duplicidades uterinas (útero bicorne o didelfo) con vagina ciega (o atresia cervicovaginal unilateral y agenesia renal unilateral. Incluye el síndrome de Herlyn-Werner y Wünderlich, y puede haber casos de reabsorción parcial del septo intervaginal

3. Anomalías uterinas o uterovaginales aisladas o comunes. En ellas se incluyen las anomalías en el proceso del desarrollo mülleriano, también incluidas en la clasificación de la Sociedad Americana de Fertilidad sin otras anomalías asociadas, así como el septo vaginal transversal

4. Masas uterinas accesorias con útero normal, y otras posibles disfunciones del *gubernaculum*

5. Anomalías del seno urogenital, como son el himen imperforado, fístulas vesicovaginales, persistencia del seno urogenital, anomalías en la cloaca y otras anomalías externas gastrointestinales o urinarias

6. Combinaciones malformativas

Revisado y actualizado de: Acién, 1992, y Acién *et al.*, 2004a.

Tradicionalmente, las personas con un desarrollo sexual atípico, como pudiera ser el caso de malformaciones obstructivas o agenesias, han sido denominadas con términos confusos y poco científicos como «hermafroditas», «intersex», «hombres inframasculinizados» o «mujeres virilizadas», generando estigma social, rechazo por parte de la sociedad y malestar muy significativo, tanto psicológico como sexual.

En respuesta a este problema, actualmente se aboga desde la comunidad científica por el abandono de dichos términos y la sustitución por el término de trastorno del desarrollo sexual, que comprende un grupo heterogéneo de condiciones que precisan tratamiento médicos, quirúrgicos y psicológicos muy personalizados, y por tanto, un abordaje multidisciplinar, por unidades compuestas por pediatras,

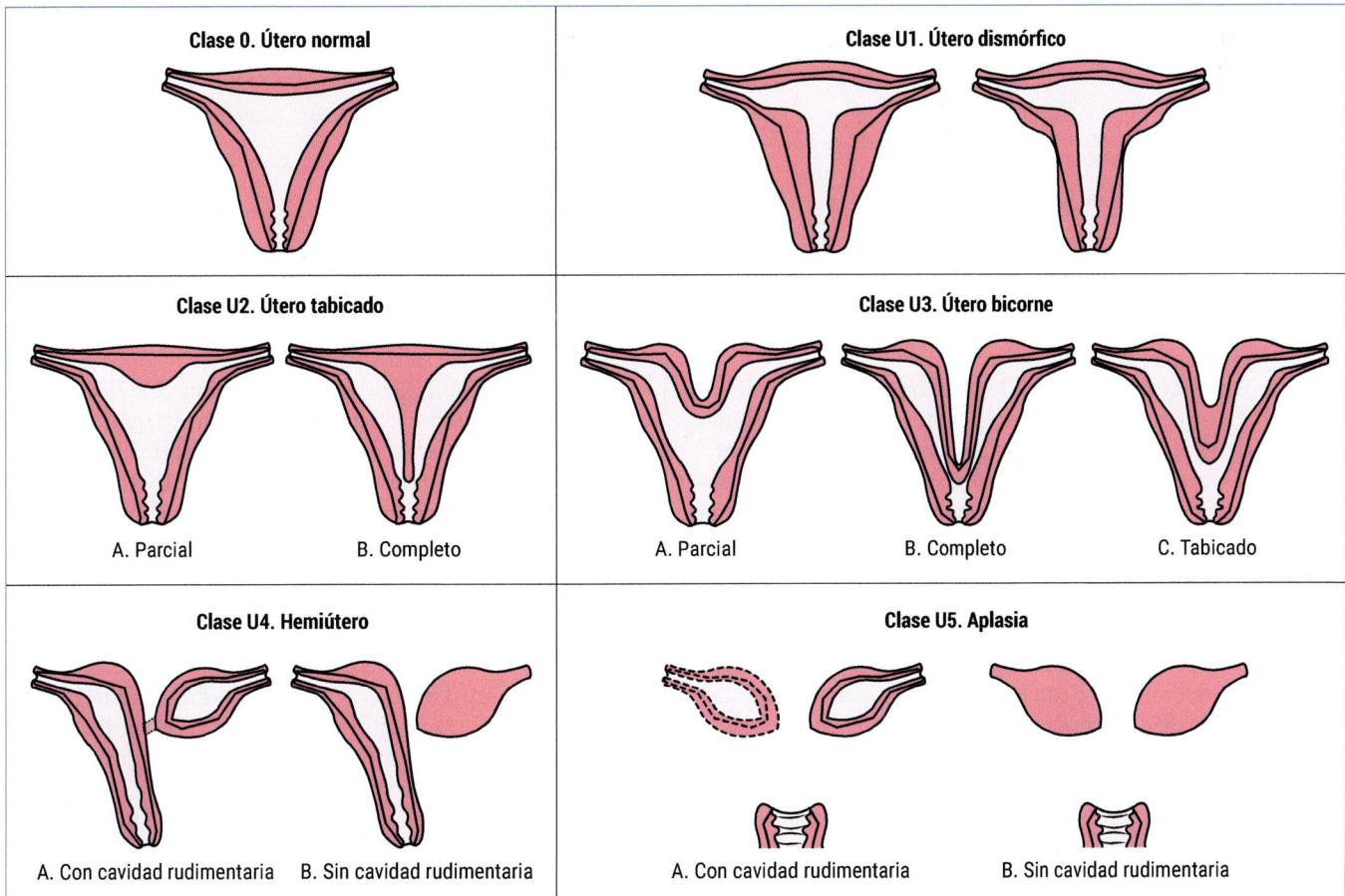

Figura 23-8. Clasificación de las malformaciones müllerianas de la European Society for Gynaecological Endoscopy (ESGE) y la European Society of Human Reproduction and Embryology (ESHRE) en 2013.

Tabla 23-3. Clasificación de la ESGE/ESHRE en 2013 con los complementos para malformaciones derivadas del seno urogenital

Anomalías cervicales y vaginales		
Clase		**Subclase**
U0	Útero normal	–
U1	Útero dismórfico	a. Útero en forma de «T» b. Útero infantil c. Incluye otras deformidades menores de la cavidad uterina
U2	Útero septo	a. Parcial b. Completo
U3	Útero bicorne	a. Parcial b. Completo c. Septado
U4	Hemiútero	a. Hemiútero con cuerno rudimentario con cavidad endometrial funcional, comunicante o no b. Hemiútero sin cavidad funcional, con la presencia de cuerno rudimentario o aplasia de este
U5	Útero aplásico	a. Útero aplásico con cuerno rudimentario con cavidad funcional ya sea unilateral o bilateral b. Aplásico sin cavidad funcional, con la presencia de remanentes uterinos o aplasia uterina completa
U6	Casos sin clasificar	

Anomalías cervicales coexistentes		Anomalías vaginales coexistentes	
C0	Cérvix normal	**V0**	Vagina normal
C1	Cérvix septo	**V1**	Septo vaginal longitudinal no obstructivo
C2	Doble cuello uterino	**V2**	Septo vaginal longitudinal obstructivo
C3	Aplasia cervical unilateral	**V3**	Septo vaginal transverso y/o himen imperforado
C4	Aplasia cervical	**V4**	Aplasia vaginal

ESGE: European Society for Gynaecological Endoscopy; ESHRE: European Society of Human Reproduction and Embryology.

endocrinólogos, ginecólogos, urólogos, psiquiatras, genetistas y psicólogos, entre otros.

En los casos de trastorno del desarrollo sexual con genitalidad ambigua diagnosticados tras el nacimiento o en los primeros años de vida, el proceso de asignación del género es muy delicado. Deberá ser abordado por profesionales especialistas en la materia, y siempre en conjunto con la familia del neonato, ya que en algunas ocasiones, dependiendo de la etiología, serán precisos tratamientos hormonales e incluso quirúrgicos similares a los que se realizan en los procesos de reasignación de género en las personas transexuales, a edades muy precoces.

El objetivo principal es evitar una asignación que, en última instancia, no sea coherente con la identidad de género, evitando así el desarrollo de disforia de género y morbilidad psicológica. Asimismo y en contraposición a la tradición previa, siempre que sea posible y que no entrañe riesgos, la tendencia actual es diferir los procesos médicos hormonales irreversibles, sobre todo los quirúrgicos (debido a las posibles consecuencias estéticas y en relación con la función sexual), hasta que este alcance la madurez biológica y psicológica en la adolescencia tardía o la época adulta. Así, y según el principio de autonomía, podrá ser partícipe de las decisiones sobre su propio cuerpo, tomando decisiones médicas y quirúrgicas coherentes con las necesidades creadas a lo largo de su desarrollo vital.

Además de las implicaciones en relación con el autoconcepto, el estigma social y la identidad de género, tanto las malformaciones uterinas aisladas como las malformaciones en el contexto de trastorno del desarrollo sexual más complejos, en muchas ocasiones limitarán la capacidad reproductora de estas personas, implicando esterilidad, infertilidad o malos resultados obstétricos. Será precisa la valoración y el asesoramiento en cada caso concreto por equipos de reproducción asistida.

En muchos casos, se ofrecerá la preservación de gametos, técnicas de reproducción asistida o cirugías como las septoplastias y metroplastias para cumplir el deseo genésico. En los casos donde la gestación sea inviable, en el momento del diagnóstico, se ofrecerá ayuda psicológica, debido al malestar que esta condición pueda generar.

Las mujeres con limitación de la fertilidad son más sensibles a la depresión y a la angustia, podrán presentar sentimientos de fracaso y de culpabilidad, así como miedo ante la posible repercusión de dicho diagnóstico en su relación de pareja si la hubiera, o en la dificultad para establecer vínculos futuros de pareja profundos, debido a las limitaciones reproductoras.

Quirúrgico

El tratamiento de las patologías malformativas tradicionalmente ha sido el quirúrgico, ya que, por un lado, el enfoque anatomista de la patología, y por otro, la sintomatología derivada principalmente de las patologías obstructivas, han hecho que los tratamientos se hayan relacionado en esa dirección.

No existe una técnica quirúrgica estándar, salvo para casos muy seleccionados y frecuentes, como, por ejemplo, la septotomía histeroscópica. La norma quirúrgica es la corrección de la malformación volviendo a una anatomía funcional, y a poder ser, con escasa morbilidad quirúrgica.

En este caso, los ejemplos más habituales son: el himen imperforado, el tabique vaginal transversal con hematocolpos o hematometra, y el tabique vaginal longitudinal, sobre todo en los casos de dispareunia asociada. Generalmente estas técnicas se realizan bajo anestesia general o locorregional. La técnica se realiza de manera local, con escisión fría o electrocauterización de los tabiques, liberación del contenido acumulado y técnicas que eviten su cierre precoz, por ejemplo, dilatadores.

En el caso de las malformaciones uterinas endocavitarias, como los úteros dismórficos o los septos completos o parciales, o sinequias en el caso de la patología adquirida, el tratamiento indicado es la histeroscópica, donde además existe la mayor evidencia sobre su beneficio. Las cirugías endocavitarias de corrección, ampliación o liberación con diversos dispositivos, ya sean mecánicos o con diversas energías, permiten la corrección de la patología malformativa pero con cautela, debiendo respetar la arquitectura tisular del útero normal.

Por último, ante malformaciones uterinas complejas, como son la agenesia uterina total, el útero didelfo, la presencia de dos hemiúteros e incluso el útero bicorne, no existe un tratamiento corrector de dichas malformaciones, por tanto, el tratamiento quirúrgico orientado a estas malformaciones debe tener un objetivo correctivo sobre patología obstructiva (p. ej., útero bicorne con un hemiútero obstruido con hematometra) o el tratamiento de una patología de aparición independiente a la malformación (restos abortivos, pólipo endometrial o mioma, o patología oncológica).

No obstante, a pesar de estas generalidades, existen casos o series limitadas de casos de correcciones malformativas, como puede ser la metroplastia de Strassman, con resultados positivos perinatales, aunque no existe evidencia sólida que lo sostenga.

Expectativas y tratamiento de las malformaciones en el plano reproductivo

Aunque algo se haya tratado previamente sobre el enfoque reproductivo, como pueda ser la corrección de un septo vaginal que mejore la funcionalidad genital o disminuya la dispareunia, uno de los principales objetivos en el área de las malformaciones uterinas es saber orientar el peso que tiene una malformación uterina sobre el pronóstico reproductivo, desde todas sus ópticas, tanto desde la posibilidad de presentar esterilidad, primaria o secundaria, así como los riesgos inherentes a una gestación sobre un órgano con potencial anormalidad en su función, tanto en la placentación como en la consecución de una gestación a término de un neonato sano.

Por tanto, se va a realizar una revisión sobre la evidencia actual sobre la situación actual de las diferentes malformaciones, tanto congénitas uterinas como adquiridas.

Anomalías müllerianas

- **Útero arcuato:** hallazgo variante de la normalidad dentro de la clasificación de la ESGE/ESHRE. En las mujeres con útero arcuato, existe moderada evidencia sobre la reducción de la frecuencia de nacido vivo y un aumento del riesgo global de aborto y de estática fetal anómala. Por otra parte, hay evidencia en contra de la asociación de esta morfología con la existencia de efectos sobre la frecuencia de gestación clínica y riesgos de embarazo ectópico, rotura prematura de membranas a término, prematuridad (por debajo de las 34 semanas) y mortalidad perinatal. También existen evidencias, aunque de baja calidad, que indican que el riesgo de prematuridad anterior a la semana 28, la preeclampsia, la placenta previa y la mortalidad, no se ven incrementados, mientras que los riesgos de defectos del crecimiento intrauterino, como son el crecimiento intrauterino restringido (CIR), el bajo peso para edad gestacional (BPEG) y el *abruptio placentae*, parecen mayores respecto a la población general, si bien los estudios resultan contradictorios o insuficientes para concluir. Existen evidencias, pero de muy baja calidad, insuficientes o contradictorias, para concluir acerca de los efectos sobre el aborto del segundo trimestre, la prematuridad y el parto por cesárea.
- **Útero septo completo:** clase U2b dentro de la clasificación de la ESGE/ESHRE. En estas mujeres, existen evidencias firmes sobre el incremento del riesgo de aborto global. Además, en las pacientes con útero septo, existe moderada evidencia sobre la reducción de la frecuencia en nacido vivo y un incremento en el riesgo de estática fetal anómala en el parto. Existen evidencias, aunque de baja calidad, sobre la reducción de la frecuencia de gestación clínica y el aumento de los riesgos de aborto del segundo trimestre y de incompetencia cervical. También existe evidencia, aunque de baja calidad, que sugieren mayor riesgo de prematuridad global. Sobre los riesgos de placenta previa y de prematuridad previa a la semana 28, no se ven incrementados. En cuanto a la evidencia actual sobre el riesgo de rotura prematura de membranas pretérmino, prematuridad previa a la semana 32 y 34, efectos sobre frecuencia de gestación clínica, embarazo ectópico, aborto del primer trimestre, CIR/BPEG, *abruptio placentae*, parto por cesárea y mortalidad perinatal, existen evidencias de muy baja calidad o que resultan insuficientes o contradictorias para sacar conclusiones acerca de su relación y riesgo respecto a la población general. En pacientes con diagnóstico de útero septo completo o parcial, se debe indicar la septotomía histeroscópica, ya que esta reduce significativamente el riesgo de aborto espontáneo del primer y segundo trimestre, de parto pretérmino y de anomalías de la presentación, incrementando la frecuencia de recién nacido vivo.
- **Útero subsepto o septo parcial:** clase U2a dentro de la clasificación de la ESGE/ESHRE. En las mujeres con útero subsepto, existe moderada evidencia que indica la ausencia de efectos sobre la frecuencia de gestación clínica, en cam-

bio, se observa un incremento del riesgo de CIR/BPEG. Por otro lado, existen evidencias, aunque de baja calidad que indican el incremento de los riesgos de aborto global, estática fetal anómala en el parto, *abruptio placentae* y parto por cesárea. También existen evidencias de baja calidad que sugieren la ausencia de efectos sobre la frecuencia de nacido vivo y sobre el riesgo de aborto del segundo trimestre y de mortalidad perinatal. Se observan evidencias de muy baja calidad, insuficientes o contradictorias para concluir, que sugieren el incremento del riesgo de prematuridad global, y que no reconocen el aumento del riesgo de aborto del primer trimestre ni de mortalidad perinatal.

- Útero didelfo o útero bicorporal (parcial, completo o septado): clase U3 (a-b-c) dentro de la clasificación de la ESGE/ESHRE. Las pacientes con útero didelfo tienen una evidencia firme a favor del incremento de los riesgos de prematuridad global y de CIR/BPEG. Además, en las mujeres con útero didelfo, existe moderada evidencia a favor del incremento del riesgo de rotura prematura de membranas y de estática fetal anómala en el parto. Por otro lado, hay moderada evidencia que indica ausencia de efecto de esta anomalía sobre la probabilidad de disminución de la gestación clínica, el aborto del primer y segundo trimestre y la prematuridad global. En cuanto al riesgo de incompetencia cervical, de rotura prematura de membranas pretérmino y de parto por cesárea, existe una evidencia de baja calidad que sugiere un incremento de su frecuencia. Sobre la probabilidad de nacido vivo y riesgos de gestación ectópica, rotura prematura de membranas a término, *abruptio placentae*, placenta previa y prematuridad anterior a la semana 32 y 28, hay evidencias de baja calidad que indican ausencia de asociación. Existen evidencias de muy baja calidad que sugieren un incremento del riesgo de prematuridad anterior a la semana 34, y que no hallan asociación con los riesgos de mortalidad fetal y perinatal.

- Útero bicorne o útero bicorporal (parcial, completo o septado): clase U3 (a-b-c) dentro de la clasificación de la ESGE/ESHRE. En las mujeres con útero bicorne, existe una firme evidencia a favor del incremento de los riesgos de prematuridad por debajo de 28 semanas y de CIR/BPEG. Además, existe moderada evidencia a favor del incremento de los riesgos de aborto global y del primer trimestre, rotura prematura de membranas pretérmino, incompetencia cervical, prematuridad global, placenta previa, estática fetal anómala en el parto y mortalidad perinatal. En cambio, en estas mujeres, existe moderada evidencia que indica la ausencia de efecto sobre gestación clínica, embarazo ectópico y nacido vivo. En cuanto a la morbilidad perinatal, hay evidencias de baja calidad que sugieren el incremento del riesgo de parto por cesárea y de rotura prematura de membranas a término, y que no estiman un incremento del riesgo de preeclampsia. Además, presentan evidencias, aunque de muy baja calidad que sugieren ausencia de efecto sobre prematuridad previa a la semana 32, y posible aumento de los riesgos de aborto del segundo trimestre, *abruptio placentae*, prematuridad por debajo de la semana 34 y mortalidad fetal.

- Útero unicorne o hemiútero con o sin cavidad rudimentaria: clase U4 (a-b) dentro de la clasificación de la ESGE/ESHRE. En las mujeres con útero unicorne, existe evidencia firme a favor del incremento del riesgo global de prematuridad. Además, hay moderada evidencia sobre la menor probabilidad de nacido vivo y sobre el incremento de los riesgos de estática fetal anómala en el parto y mortalidad fetal, así como sobre la no asociación con el riesgo de embarazo ectópico. Existen evidencias, aunque de baja calidad, que sugieren la reducción de la frecuencia de gestación, y el incremento de los riesgos de aborto global y del primer trimestre, incompetencia cervical y placenta previa. También hay evidencias de baja calidad que sugieren la ausencia de asociación a aborto del segundo trimestre, prematuridad previa a la semana 28 y 32, placenta previa y preeclampsia. Por el contrario, existen evidencias, aunque de muy baja calidad que sugieren la ausencia de efecto sobre la rotura prematura de membranas a término y prematuridad previa a la semana 34. Pero sí que existen evidencias, aunque de muy baja calidad, que sugieren un posible incremento del riesgo de rotura prematura de membranas pretérmino, CIR/BPEG, *abruptio placentae*, parto por cesárea y mortalidad perinatal.

- Útero dismórfico: clase U1 dentro de la clasificación de la ESGE/ESHRE: existe evidencia, aunque de baja calidad, que sugiere el incremento del riesgo de aborto global. Además, las pacientes con útero en T presentan evidencia, de muy baja calidad, que sugieren incremento del riesgo de prematuridad global y ausencia de efecto sobre embarazo ectópico. En la población abortadora de repetición con diagnóstico de útero dismórfico, se podría indicar la realización de una metroplastia de ampliación de cavidad, ya que este procedimiento podría reducir la posibilidad de un nuevo aborto. También en mujeres con infertilidad con diagnóstico de útero dismórfico, se podría indicar la realización de una metroplastia de ampliación de cavidad, ya que esto podría mejorar los resultados reproductivos tanto por técnicas de reproducción asistida (TRA) como de manera espontánea, con una tasa de complicaciones similar a otras técnicas histeroscópicas.

Anomalías adquiridas

- Adenomiosis: en las pacientes con adenomiosis, se ven reducidas las posibilidades de embarazo espontáneo y por TRA, incluida la fecundación *in vitro*, además de verse aumentadas las posibilidades de aborto espontáneo y reducidas las posibilidades de nacido vivo, independientemente del método de concepción. Con un grado de evidencia fuerte, la cirugía de la adenomiosis se debería reservar para aquellas pacientes con adenomiosis focal o adenomiomas y, en caso de adenomiosis difusa, realizarse solo en casos de fracaso del tratamiento médico y únicamente en el contexto de equipos experimentados. En caso de realizar cirugía citorreductora, se debe intentar resecar la menor cantidad de miometrio sano, dejando un grosor residual mínimo entre 8 y 15 mm, con un riesgo elevado de morbilidad perinatal elevado en mujeres con gestación tras cirugía de la adenomiosis. En caso de cirugía conservadora, se debe recomendar un tiempo de espera mínimo de 3 meses desde la cirugía a la búsqueda de embarazo.

• Istmocele: en casos de pacientes con istmocele e infertilidad secundaria, puede mejorar la probabilidad de gestación tanto natural como con TRA, independientemente de su vía de corrección. Además, la corrección quirúrgica de este puede reducir la incidencia de embarazo ectópico en la cicatriz, de acretismo placentario, y disminuir la posibilidad de ruptura uterina periparto. La vía de abordaje debe de escogerse en función de la cantidad de miometrio residual, de tal manera que la vía laparoscópica se reservará para el tratamiento quirúrgico del istmocele cuando el espesor del miometrio residual sea inferior a 3 mm, evitando la vía histeroscópica en estos casos, por su mayor riesgo de lesión vesical. Tras la corrección quirúrgica del istmocele, se debería esperar tres meses y realizar una histeroscopia de confirmación antes de intentar una nueva gestación, asociando la anticoncepción hormonal en este período.

PUNTOS CLAVE

• Las malformaciones uterinas son un conjunto de cuadros de variantes anatómicas asintomáticas o con alta variedad sintomática que pueden interferir en la funcionalidad reproductiva adecuada.

• Debido a su variedad clínica, debe ser abordada por un equipo multidisciplinar.

• La etiología de las malformaciones genitales congénitas es multifactorial.

• La formación de las gónadas se inicia en la 5ª semana de gestación, siendo el desarrollo ovárico alrededor de la semana 10 en ausencia del cromosoma Y. Durante el estadio indiferenciado, se forman los conductos mesonéfricos de Wolff y los conductos paramesonéfricos de Müller, imprescindibles en el desarrollo genitourinario. La zona superior de los conductos de Müller no fusionados da lugar a las trompas, como órgano par y simétrico. La porción inferior ya fusionada origina el útero, en el que se diferencian el cuerpo y el cuello. La formación de la vagina, más controvertida, se origina en parte de los conductos de Müller y del seno urogenital.

• La prevalencia de las malformaciones uterinas congénitas es difícil de precisar. Estiman una prevalencia entre el 5,5 y el 6,7 % para la población general, el 7,3 y el 8,0 % para la población infértil y el 13,3 y el 16,7 % para la población de abortadoras de repetición. En cuanto a las adquiridas, depende de factores exógenos, como la conducta obstétrica (cesáreas, legrados, etc.).

• El diagnóstico se basa en pruebas de imagen, principalmente ecografía en 2D y 3D y la RM. La histeroscopia es una herramienta fundamental en el diagnóstico de la patología intracavitaria y su abordaje terapéutico. Según la situación clínica, si es una mujer en revisión asintomática, población de alto riesgo, si hay sospecha de anomalía compleja o se trata de adolescentes, se utilizarán diferentes estrategias.

• La clasificación sistemática pionera fue la de la AFS en 1988. Actualmente, la clasificación más utilizada es la clasificación de la ESGE/ESHRE, una clasificación anatómica con origen embrionario que dispone de siete clases: U0, útero normal; U1, útero dismórfico; U2, útero septo; U3, útero bicorporal; U4, hemiúteros; U5, úteros aplásicos; U6, casos aún no clasificados. Asimismo, cada clase tiene un subgrupo, y permite añadir anomalías cervicales y vaginales.

• El manejo de las malformaciones puede ser multidisciplinar, incluyendo una aproximación psicológica.

• El tratamiento debe ser orientado a manejar la sintomatología en caso de que esté presente, sobre todo ante cuadros obstructivos. El objetivo es recuperar la funcionalidad y mejorar el pronóstico reproductivo siempre que sea posible.

• El pronóstico reproductivo es cualitativamente peor en todos los cuadros malformativos. En el que más evidencia existe, tanto en la asociación sobre peores resultados reproductivos como en el beneficio del tratamiento, es en las mujeres con útero septo asociado tanto a abortos de repetición como a parto pretérmino y malposiciones fetales. El tratamiento mediante septotomía histeroscópica mejora significativamente los resultados reproductivos.

BIBLIOGRAFÍA

Acién M, Acién P. Normal Embryological Development of the Female Genital tract. En: Grimbizis GF, Campo R, Tarlatzis BC, Gordts S, eds. Female Genital Tract Congenital Malformations Classification, Diagnosis and Management. Londres: Springer; 2015. p. 3-14.

Acién P, Acién MI. The history of female genital tract malformation classifications and proposal of an updated system. Hum Reprod Update. 2011;17:693-705.

Acién P. Incidence of Mullerian defects in fertile and infertile women. Hum Reprod. 1997;12:1372-6.

Bermejo López C, Puente Águeda JM, Graupera Nicolau B, Alcázar Zambrano JL. Diagnóstico ecográfico de las malformaciones uterinas y anomalías del tracto genital inferior. Guía de Asistencia Práctica. Progr Obstetr Ginecol. 2021;64:94-105.

Bok G, Drews U. The role of the Wolffian ducts in the formation of the sinus vagina: an organ culture study. J Embryol Exp Morphol. 1983;73:275-95.

Bourdon M, Santulli P, Marcellin L, Maignien C, Maitrot-Mantelet L, Bordonne C, et al. Adenomyosis: An update regarding its diagnosis and clinical features. J Gynecol Obstet Hum Reprod. 2021;50:102228.

Bulmer D. The development of the human vagina. J Anat. 1957;91:490-509.

Byrne J, Nussbaum-Blask A, Taylor WS, Rubin A, Hill M, O'Donnell R, et al. Prevalence of Mullerian duct anomalies detected at ultrasound. Am J Med Genet. 2000;94:9-12.

Cardamone S, Creighton SM. Disorders of sex development:classification and treatment. En: Grimbizis G, Basil RC, Tarlatzis C, Gordts S, eds. Female Genital Tract Congenital Malformations Classification, diagnosis and management. Londres: Springer; 2015. p. 299-310.

Crosby WM, Hill EC. Embryology of the Müllerian duct system. Obstet Gynecol. 1962;20:507-15.

Forsberg JG. Derivation and differentiation of the vaginal epithelium. [Tesis doctoral]. Institute of Anatomy. Lund; 1963.

González Bosquet E. Embriología y anatomía del aparato genital femenino. En: González-Merlo. Ginecología. 10ª ed. Elsevier España; 2020. p. 1-19.

Grimbizis GF, Campo R, Tarlatzis BC, Gordts S, eds. Female Genital Tract Congenital Malformations Classification, Diagnosis and Management. Londres: Springer; 2015.

Grimbizis GF, Di Spiezio Sardo A, Saravelos SH, Gordts S, Exacoustos C, Van Schoubroeck D, et al. The Thessaloniki ESHRE/ESGE consensus on diagnosis of female genital anomalies. Gynecol Surg. 2016;13:1-16.

Grimbizis GF, Gordts S, Di Spiezio Sardo A, Brucker S, De Angelis C, Gergolet M, et al. The ESHRE-ESGE consensus on the classification of female genital tract congenital anomalies. Gynecol Surg. 2013;10:199-212.

Grupo de Trabajo de Patología Uterina. Manejo de las anomalías uterinas en Reproducción. Guía de Práctica basada en la evidencia. Sociedad Española de Fertilidad; 2022.

Hooker AB, Lemmers M, Thurkow AL, Heymans MW, Opmeer BC, Brölmann HA, et al. Systematic review and metaanalysis of intrauterine adhesions after miscarriage: prevalence, risk factors and long-term reproductive outcome. Hum Reprod Update. 2014;20:262-78.

Kulshrestha V, Agarwal N, Kachhawa G. Post-caesarean Niche (Isthmocele) in Uterine Scar: An Update. J Obstet Gynaecol India. 2020;70:440-6.

Langman J, Sadler TW. Langman's medical embryology. 6ª ed. Baltimore: Lippincott Williams and Wilkins; 1990.

Mauch RB, Thiedemann KU, Drews U. The vagina is formed by downgrowth of Wolffian and Müllerian ducts. Graphical reconstructions from normal and Tfm mouse embryos. Anat Embryol. 1985;172:75-87.

Mendoza Ladrón de Guevara N, Jurado López AR, San Martín Blanco C, Sánchez Sánchez F. Sexología Médica. Granada: Editorial Universidad de Granada; 2019.

Moore KL, Persaud TVN. The Developing Human: Clinically Oriented Embryology. 7ª ed. Philadelphia: WB Saunders; 2003.

Nahum GG. Uterine anomalies. How common are they, and what is their distribution among subtypes? J Reprod Med. 1998;43:877-87.

Nickerson CW. Infertility and uterine contour. Am J Obstet Gynecol. 1977;129:268-73.

Oppelt P, Renner SP, Brucker S, Strissel PL, Strick R, Oppelt PG, et al. The VCUAM (Vagina Cervix Uterus Adnex-associated Malformation) classification: a new classification for genital malformations. Fertil Steril. 2005;84:1493-7.

Ozisik G, Achermann JC, Meeks JJ, Jameson JL. SF1 in the development of the adrenal gland and gonads. Horm Res. 2003;59:94-8.

Sadler TW. Sistema genital. En: Sadler TW. Embriología médica Langman. 12ª ed. Philadelphia: Lippincott Williams and Wilkins; 2012. p. 243-59.

Solari AJ. Genética humana. Fundamentos y aplicaciones en medicina. 4ª ed. Buenos Aires: Editorial Médica Panamericana; 2011.

The American Fertility Society classifications of adnexal adhesions, distal tubal occlusion, tubal occlusion secondary to tubal ligation, tubal pregnancies, müllerian anomalies and intrauterine adhesions. Fertil Steril. 1988;49:944-55.

Tulandi T, Arronet GH, McInnes RA. Arcuate and bicornuate uterine anomalies and infertility. Fertil Steril. 1980;34:362-4.

Wu MH, Hsu CC, Huang KE. Detection of congenital müllerian duct anomalies using three-dimensional ultrasound. J Clin Ultrasound. 1997;25:487-92.

Útero septo

24

A. di Spiezio y V. Foreste

OBJETIVOS

- Adquirir el conocimiento adecuado sobre el útero septo a partir de la información proporcionada en este capítulo, basado en una descripción general de la bibliografía especializada sobre clasificación, diagnóstico y tratamiento del tabique uterino.

INTRODUCCIÓN

El útero septo es la anomalía uterina congénita más común, aunque su verdadera prevalencia es difícil de establecer, ya que muchos defectos del tabique uterino son asintomáticos. Con los datos actuales, parece que su presencia oscila entre 1 y 2 por 1.000 hasta un máximo de 15 por 1.000.

Durante años, el término útero septado o tabique uterino se ha referido a un útero con un fondo uterino normal y con una cavidad uterina dividida en dos partes, sin que existan ni medidas ni criterios establecidos universalmente aceptados para establecer el diagnóstico y el grado de deformidad. El tamaño y la forma del tabique pueden variar según el ancho, el largo y la vascularización, lo que define un espectro de configuraciones que abarcan desde el útero septo incompleto o parcial hasta el útero septo completo o total.

> **!** El útero septo es la anomalía uterina congénita más frecuente. A pesar de esto, aún no se ha establecido un consenso universal sobre los criterios diagnósticos y la clasificación.

El septo uterino se produce como resultado de un defecto en el proceso de reabsorción del tejido remanente que queda tras la fusión de los dos conductos paramesonéfricos (müllerianos) antes de la vigésima semana embrionaria. Con respecto a la histología del tabique, clásicamente se ha presupuesto que los tabiques uterinos estaban compuestos de tejido fibroso de forma predominante. Sin embargo, las muestras de biopsia y las imágenes por resonancia magnética (RM) sugieren que los tabiques están compuestos sobre todo por la combinación de fibras musculares y tejido conjuntivo en distintas proporciones, según el septo, por lo que se puede afirmar que no todos los septos son iguales. Esto ofrece nuevos conocimientos sobre la fisiopatología del tabique uterino. Así, este podría ser la consecuencia de distintas alteraciones en el proceso embriológico de formación del septo. El fallo de reabsorción del tabique de la línea media es el defecto principal y obvio en mujeres con útero septo, pero también puede coexistir un problema de fusión incompleta o anormal.

En la actualidad, no existe un consenso universal sobre los criterios diagnósticos del útero septo y son varias las clasificaciones que se han propuesto. Uno de los problemas más importantes con respecto a este tipo de malformación uterina es la falta de criterios universalmente aceptados para definir esta condición.

Durante muchos años, el sistema más utilizado para clasificar las anomalías uterinas, incluido el útero septo, ha sido el de la American Fertility Society (AFS), de 1988, basado en la interpretación subjetiva de tipo anatómico. Esta clasificación utiliza una imagen coronal del útero y no tiene ningún criterio medible. Esta indica el tabique uterino como clase V (Va es el completo y Vb, el parcial) (**Fig. 24-1**).

En 2013, el grupo de trabajo sobre anomalías uterinas congénitas (CONUTA) de la European Society of Gynaecological Endoscopy/European Society of Human Reproduction and Embryology (ESGE/ESHRE) publicó un nuevo sistema de clasificación para anomalías congénitas del tracto genital femenino basada ante todo en la anatomía uterina. De acuerdo con esta clasificación, el útero septo se define como una anomalía uterina congénita con una reabsorción anormal del tabique de la línea media, un contorno normal del útero y una hendidura interna en la línea media del fondo superior al 50 % del grosor de la pared uterina, con independencia del tamaño del tabique.

En este sistema, los úteros septos se clasifican como clase U2 (U2a es el parcial y U2b, el completo). Se define como útero septo parcial cuando el tabique divide una parte de la cavidad uterina por encima del orificio cervical interno y como útero septo completo cuando la cavidad uterina está dividida por completo hasta el orificio cervical interno (**Fig. 24-2**).

En 2016, la American Society of Reproductive Medicine (ASRM) actualizó su clasificación del tabique uterino (ASRM, 2016) y reconoció oficialmente los criterios morfométricos para distinguir entre útero septo, normal/arcuato y bicorne. De acuerdo con la guía ASRM de 2016, el útero septado se define por la presencia de una hendidura interna en la línea media del fondo uterino de más de 15 mm de

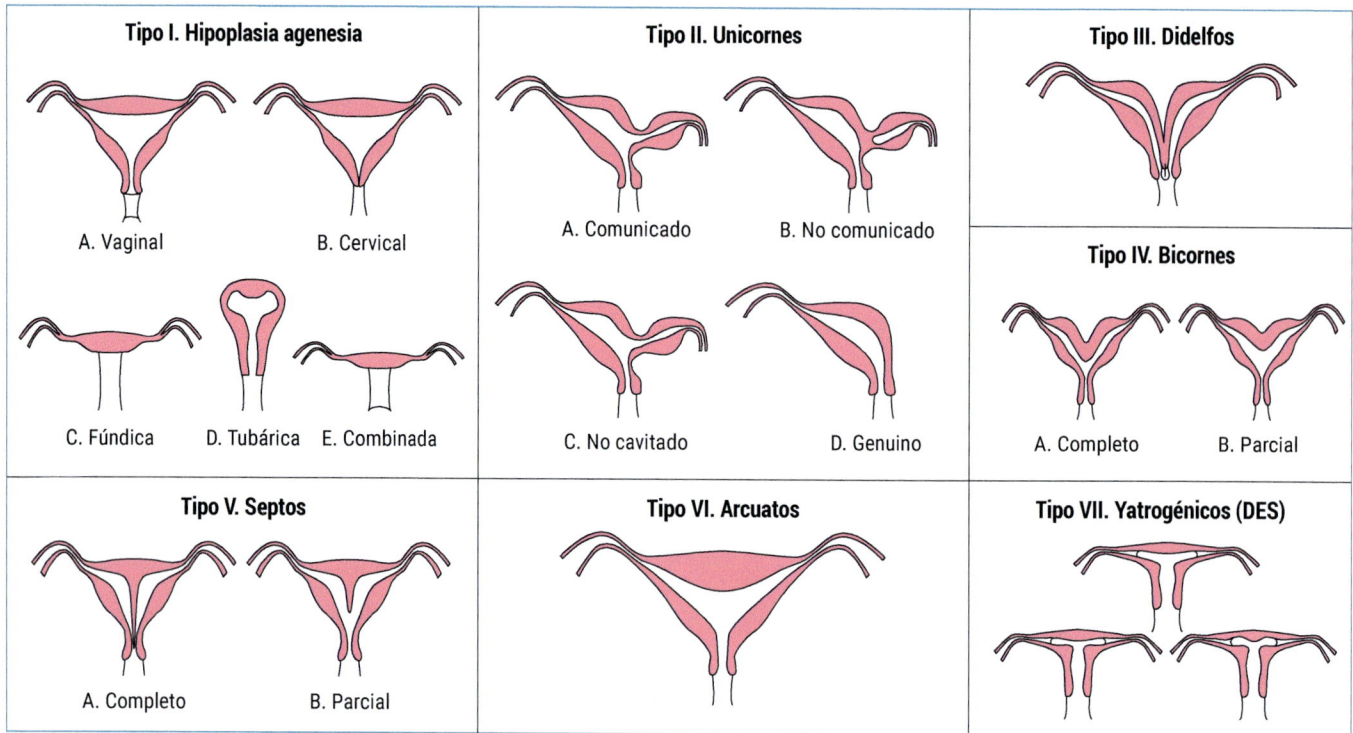

Figura 24-1. Clasificación de anomalías congénitas del tracto genital femenino según la American Fertility Society (AFS) en 1988. Tabique uterino como clase V (Va es el completo y Vb, el parcial).

profundidad y por un ángulo de hendidura inferior a 90°, mientras que el útero arcuato normal se define por una hendidura interna de menos de 1 cm en profundidad con un ángulo de indentación de más de 90°.

Con este criterio, el útero arcuato puede ser considerado como una variante de la normalidad dentro del espectro de falta de la reabsorción mülleriana; por lo tanto, funcionalmente no se considera como una variante del útero septo. El arcuato se define como un útero con un fondo uterino de apariencia externa normal y una pequeña hendidura suave en la parte superior de la cavidad endometrial. Con esta clasificación, lo que está claro es que utilizando estas definiciones existe una zona gris de pacientes no categorizadas, aquellas cuyos úteros contienen una muesca interna de 10-15 mm de profundidad.

En 2018, se propuso otra clasificación utilizando la metodología CUME (*Congenital Uterine Malformation by Experts*), que utilizó como estándar de referencia la decisión tomada con mayor frecuencia por varios expertos independientes. De acuerdo con estos estándares de referencia se definieron los valores que debían utilizarse para el diagnóstico del útero septo. Según la metodología CUME, se define un útero como septo cuando la profundidad de la indentación interna es superior a 10 mm y el ángulo de indentación es inferior a 140° o cuando la relación entre la indentación y el grosor de la pared es superior a 110 % (**Fig. 24-3**).

Finalmente, en 2021 se formó el Grupo de Trabajo de la Sociedad Estadounidense de Medicina Reproductiva sobre la Clasificación de Anomalías Müllerianas, al que se le encargó diseñar una nueva clasificación basada en la icónica clasificación AFS de 1988 debido a su simplicidad y a ser muy conocida, aunque debía ser ampliada y actualizada para incluir todas las anomalías müllerianas. El grupo de trabajo especificó que el útero septado debe definirse como el que tiene una longitud del tabique endometrial superior a 1 cm, medido desde una línea trazada desde el *ostium* tubárico hasta el *ostium* tubárico y con un ángulo del vértice del septo inferior a 90°. Esta definición se basó en datos que correlacionan los resultados reproductivos con el tamaño del septo.

Es probable que la falta de un sistema de clasificación universalmente aceptado cause confusión entre los pacientes, los propios ginecólogos y la comunidad científica, sobre todo considerando la escasa concordancia que existe entre los criterios diagnósticos establecidos por ESHRE/ESGE, ASRM y CUME. La presencia de útero septado es mucho más frecuente con los criterios ESHRE/ESGE que con los criterios ASRM. En comparación con los criterios CUME, la presencia de útero septado es significativamente mayor cuando se utilizan los criterios ESHRE/ESGE y bastante menor si se usan los criterios ASRM.

IMPLICACIÓN CLÍNICA

Aunque muchas mujeres con septo uterino no presentan complicaciones durante su vida reproductiva, este tipo de malformación uterina se ha relacionado con abortos del primer trimestre y con malos resultados obstétricos. Los estudios disponibles para llegar a esta conclusión son trabajos descriptivos relativamente pequeños y no hay trabajos randomizados de calidad como para sacar conclusiones definitivas. Todos los estudios sugieren que el útero septo se asocia con una mayor tasa de aborto espontáneo, así como con tasas más altas de parto prematuro en comparación con los controles.

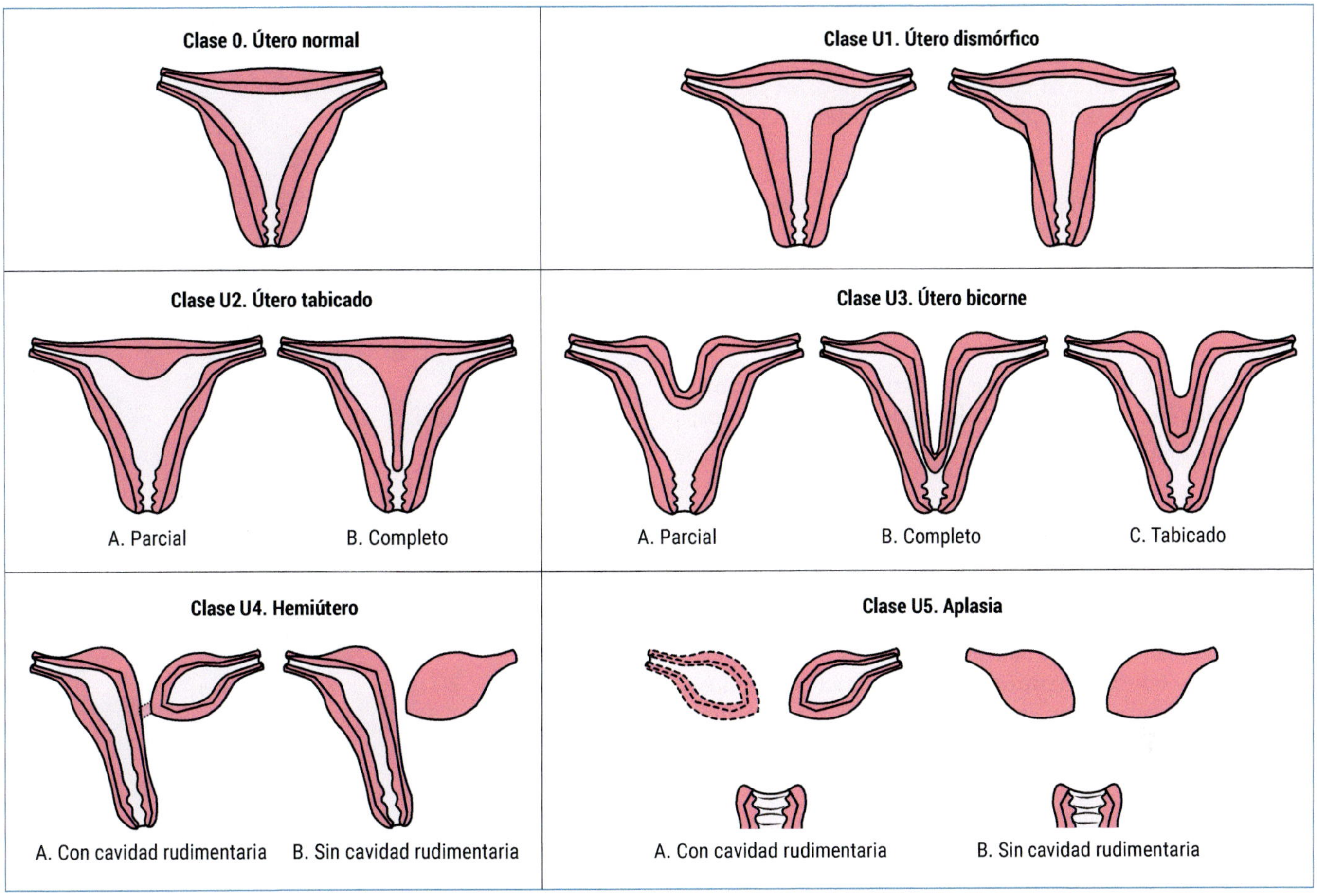

Clase 0. Útero normal

Clase U1. Útero dismórfico

Clase U2. Útero tabicado

A. Parcial   B. Completo

Clase U3. Útero bicorne

A. Parcial   B. Completo   C. Tabicado

Clase U4. Hemiútero

A. Con cavidad rudimentaria   B. Sin cavidad rudimentaria

Clase U5. Aplasia

A. Con cavidad rudimentaria   B. Sin cavidad rudimentaria

Figura 24-2. Clasificación de la European Society of Gynaecological Endoscopy/European Society of Human Reproduction and Embryology (ESGE/ESHRE) de anomalías uterinas: tabique uterino como clase U2 (U2a es el parcial y U2b, el completo) .

Un metaanálisis recientemente publicado por Venetis evalúa el efecto de las anomalías congénitas uterinas en los resultados reproductivos y ha mostrado que el útero septo está asociado a un mayor riesgo de resultados adversos durante el embarazo. Además, se observa que las mujeres con septo uterino tienen una tasa más alta de aborto espontáneo en el primer trimestre en comparación con los controles (RR 2,65; IC del 95 %: 1,39-5,06). Al evaluar otras complicaciones del embarazo, el riesgo relativo combinado con resultados adversos para mujeres con útero septo en comparación con los controles fue el siguiente: parto prematuro < 37 semanas, 2,11 (IC 95 %: 1,51-2,94); mala presentación en el parto, 4,35 (IC 95 %: 2,52-7,50); restricción del crecimiento intrauterino, 2,54 (IC 95 %: 1,04-6,23);

desprendimiento de placenta, 4,37 (IC 95 %: 1,12-17,08), y mortalidad perinatal, 2,43 (IC 95 %: 1,10-5,36).

El mecanismo por el cual el tabique se asocia a resultados obstétricos negativos no está claro, por lo que se han propuesto varias teorías para explicar este hecho:

- El aborto espontáneo podría estar relacionado con una presión endometrial elevada en relación con la disminución del volumen de la cavidad uterina.
- La morfología endocavitaria alterada modifica la receptividad a los estrógenos y la progesterona, interfiriendo en el papel fisiológico que desempeñan estas hormonas en la implantación del embrión y en el posterior desarrollo del

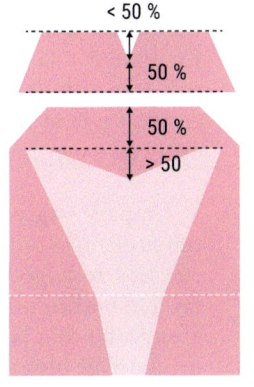
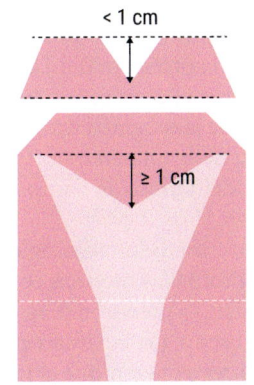
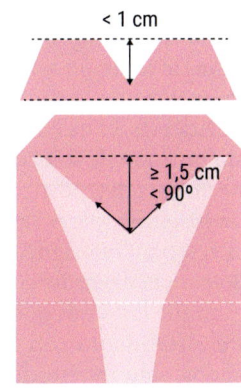

Figura 24-3. Útero septado según tres definiciones diferentes: European Society of Gynaecological Endoscopy/European Society of Human Reproduction and Embryology (ESGE/ESHRE), en 2016; *Congenital Uterine Malformation by Experts* (CUME), en 2018, y American Society of Reproductive Medicine (ASRM), en 2016.

feto.

- Las alteraciones en la vascularización en el septo y las variaciones en el flujo arterial uterino colateral podrían desempeñar un papel en la fisiopatología de la pérdida recurrente del embarazo.

 El útero septo se ha relacionado con abortos del primer trimestre y con malos resultados obstétricos (parto prematuro < 37 semanas, mala presentación fetal, crecimiento intrauterino retardado, desprendimiento de placenta y mortalidad perinatal).

Así, la nueva hipótesis sobre la distinta composición, tanto en histología como en vascularización entre los septos, adquiere significación clínica:

- Un defecto de reabsorción *puro* con fusión normal puede estar asociado con un tabique fibroso y menos vascularizado, acompañado de cambios en el endometrio suprayacente. Estas mujeres pueden experimentar subfertilidad.
- Un defecto *mixto* que implique el proceso de fusión y reabsorción puede estar asociado a un tabique más muscular y vascularizado que conduce a un patrón anormal de arquitectura muscular y motilidad uterina. Estas mujeres pueden experimentar pérdidas recurrentes de embarazos y partos prematuros.

DIAGNÓSTICO

La valoración de esta malformación uterina se ha realizado utilizando diferentes medios diagnósticos, así como diversos criterios clínicos no específicos. Históricamente, el método de referencia para el diagnóstico del tabique uterino requería la visualización directa tanto del contorno uterino exterior como del interior del útero, ya que la evaluación de ambos permitía distinguir un útero tabicado de uno bicorne. Dado que los métodos radiológicos han mejorado en los últimos 20 años, hoy en día el diagnóstico de un útero septo se realiza, por lo general, mediante técnicas de imagen en lugar de con técnicas quirúrgicas.

Si bien la histerosalpingografía (HSG) suele ser la prueba inicial que proporciona evidencia de una anomalía mülleriana en pacientes con infertilidad o pérdida recurrente del embarazo, la precisión diagnóstica de la HSG es baja para distinguir entre úteros septos y bicornes (5,6-88 % en comparación con la histeroscopia y laparoscopia) (**Fig. 24-4**). Algunos estudios sugieren que la sonohisterografía o ecografía con infusión salina es superior a la HSG, ya que es posible evaluar tanto el contorno externo como el interno del útero. El uso de ultrasonografía tridimensional (3D) combinada con infusión de solución salina tiene una precisión del 100 % en comparación con la combinación de laparoscopia o histeroscopia. Además, se ha encontrado que la ecografía tridimensional sin infusión de solución salina tiene una precisión de más del 88 % para diagnosticar tabiques uterinos en comparación con la histeroscopia o laparoscopia (**Fig. 24-5**).

La resonancia magnética es otro método radiológico utilizado para el diagnóstico de las anomalías uterinas congénitas. Aunque los datos que comparan su precisión diagnóstica para el útero septo con la histeroscopia o laparoscopia son limitados, algunos estudios recientes sugieren que el nivel de

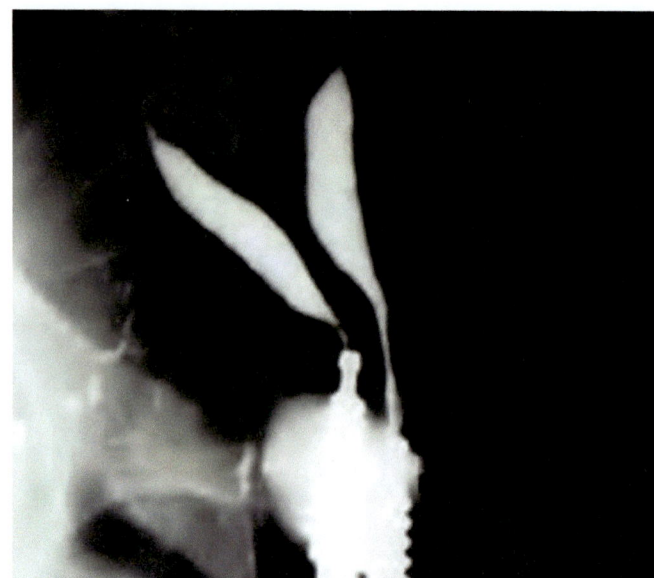

Figura 24-4. Histerosalpingografía de un útero tabicado completo.

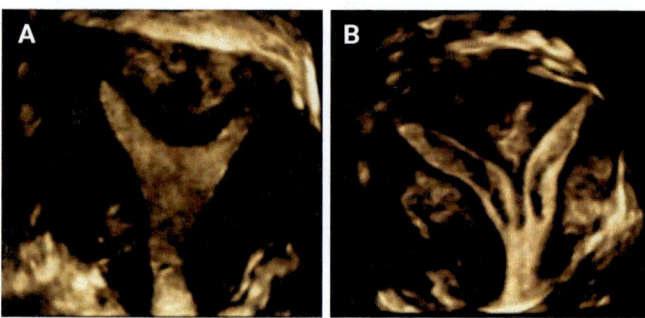

Figura 24-5. Ecografía tridimensional. **A)** Tabique uterino parcial. **B)** Tabique uterino completo.

concordancia entre la resonancia magnética y otras técnicas radiológicas en el diagnóstico del útero septo es significativo. La resonancia magnética no se usa con frecuencia para la evaluación del útero septado debido a su alto coste, pero es de gran valor en situaciones complejas donde otros métodos no son capaces de ofrecer un diagnóstico preciso.

Por lo tanto, en todos los estudios radiológicos es probable que la valoración final dependa de la experiencia de la persona que interpreta el resultado.

Como método diagnóstico, la histeroscopia es mínimamente invasiva y brinda una información muy precisa sobre la vagina, el canal cervical y la cavidad uterina, aunque no evalúa el grosor de la pared uterina ni los contornos externos del útero. Por lo tanto, no diferencia el útero septo del bicorne. En cuanto a la técnica histeroscópica, se pueden describir tres etapas de estudio: la vaginoscopia, el estudio del canal cervical y la evaluación de la cavidad uterina, los cuales se explican a continuación.

Etapa I: vaginoscopia. La inspección del canal vaginal a través de un abordaje vaginoscópico es de crucial importancia en casos de sospecha de anomalías congénitas del tracto genital. De hecho, una gran variedad de anomalías müllerianas afectan tanto a la cavidad uterina como al canal vaginal, y un abordaje histeroscópico tradicional, con espéculo y pinzas cervicales, puede impedir la identificación de ciertos tipos de anomalías vaginales. El abordaje vaginoscópico permite investigar la morfología y el tamaño del canal vaginal, junto con la identificación de cualquier tabique (**Fig. 24-6**). Sin embargo, en el examen visual del tabique longitudinal, aunque teóricamente es simple, existen algunas dificultades inherentes a la propia malformación y que están relacionadas con el hecho de que se tiene que posicionar el histeroscopio en una de las dos hemivaginas (por lo general, la de mayor volumen). En aquellas ocasiones en las que no haya posibilidad de obtener una distensión adecuada de la cavidad vaginal, se ha demostrado que es útil cerrar la vulva con los dedos para generar una mayor contención de líquido y una mayor distensión de las paredes uterinas, lo que puede facilitar la identificación de cualquier tabique longitudinal o transversal.

Etapa II: examen del cérvix uterino. La segunda etapa del examen histeroscópico incluye una evaluación detallada de la posición, la morfología y el tamaño del cérvix uterino. Si se trabaja de una manera sistemática, los cuatro fondos de saco vaginales se pueden identificar al obtener una vista panorámica del cuello uterino. En caso de duplicación cervical, se visualizan los dos cérvix a cierta distancia uno del otro, lo que permite ver sus contornos. Ante dos canales cervicales claramente diferenciables, en el diagnóstico diferencial entre cérvix único con tabique cervical frente a la presencia de un cuello uterino doble existen determinados criterios

anatómicos que son muy valiosos a la hora de establecer esta diferenciación. En el cuello uterino doble, ambos cuellos son competentes y están separados; en el tabique cervical se detecta un único cuello uterino de volumen y morfología que suelen ser regulares, de bordes bien definidos y con tabique central más o menos ancho (**Fig. 24-7**).

Etapa III: examen de la cavidad uterina. Pasado el orificio cervical interno, y una vez en la cavidad uterina, la evaluación histeroscópica se centra en la morfología, el tamaño y la forma del fundus de la cavidad, así como en el número y las características de los *ostium* tubáricos. En presencia de una tabicación extensa de la cavidad uterina, la imagen endoscópica encontrada es la de dos cavidades tubulares en cuyo fondo se encuentra un *ostium*. En caso de que el septo sea incompleto y exista un canal cervical único, el aspecto histeroscópico es el de una cavidad dividida por el septo, que se presenta con una proyección central de espesor variable y que está revestida con endometrio normal. En ambas hemicavidades aparece el *ostium* tubárico. En tales casos, una vista panorámica, ofrecida por todos los histeroscopios modernos, debe permitir cuantificar las dimensiones del tabique comparando su longitud con el diámetro longitudinal del útero. Por ejemplo, se puede catalogar como estimado en menos de 0,5 cm o definirlo como que afecta a, aproximadamente, 1/3, 2/3 o 3/3 de la cavidad (**Fig. 24-8**).

Otra opción a la hora de evaluar los septos es introducir unas microtijeras histeroscópicas. Al pellizcar suavemente la porción externa del septo, se puede obtener información útil sobre la composición histológica (fibrosa o muscular), la

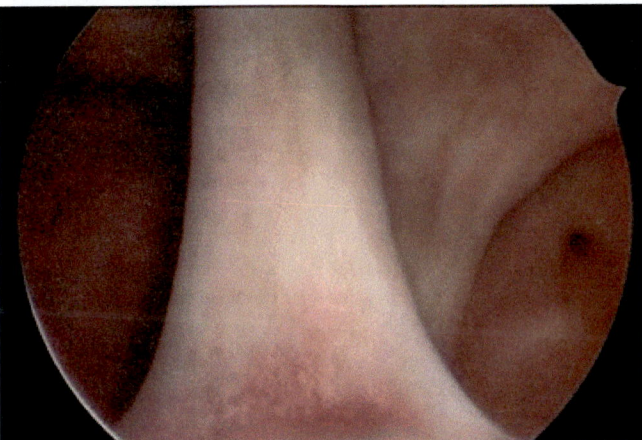
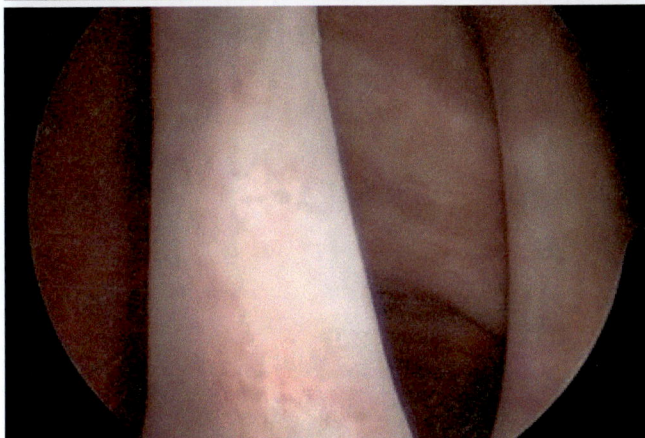

Figura 24-6. Tabique vaginal longitudinal parcial bajo examen histeroscópico realizado con medio de distensión.

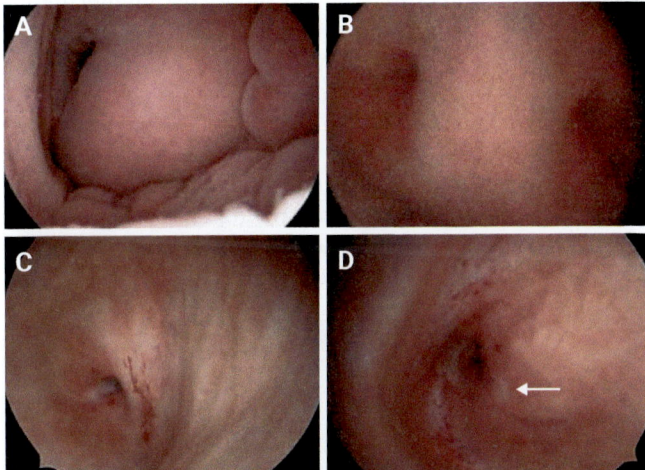

Figura 24-7. Cuello uterino bajo examen histeroscópico utilizando un medio de distensión líquido. **A)** Cérvix único incompetente, laterodesviado hacia la derecha. **B)** Cuello uterino único, o de volumen normal, que se presenta con contornos bien definidos y un tabique central grueso. **C** y **D)** Tabique vaginal longitudinal con dos hemicérvix; la visibilidad de una marca de identificación (flecha) colocada en la superficie exocervical con un electrodo bipolar permite confirmar la presencia de dos canales cervicales distintos. Un diagnóstico confirmado de dos hemicérvix (es decir, un cuello uterino con un tabique central único) deben basarse en los siguientes criterios: los dos cuellos uterinos no parecen estar bien formados, con límites mal definidos y ambos están desviados hacia la derecha. En este caso, la ecografía 3D confirma el diagnóstico de tabique uterino completo con afectación del cuello uterino y tabique vaginal longitudinal.

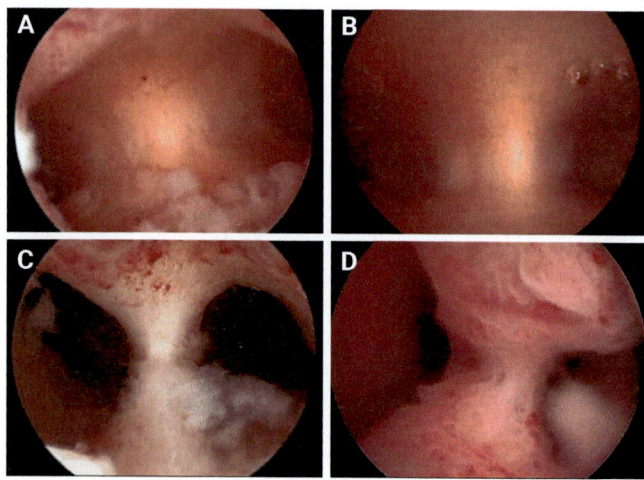

Figura 24-8. Una cavidad uterina doble de menos de 0,5 cm **(A)**, 1/3 **(B)**, 2/3 **(C)** y 3/3 **(D)** de su longitud bajo examen histeroscópico con un medio líquido de distensión. La mucosa endocervical visible en **(D)** sirve como indicio de que un tramo del canal endocervical está afectado por el tabique. La ecografía 3D, en este caso, muestra un útero subsepto **(A y C)** y útero septo completo con afectación del cuello uterino **(D)**.

vascularización (presencia o ausencia de sangrado) e inervación (presencia de dolor o malestar) del órgano. Este tipo de acciones ofrece pistas vitales que orientan al operador hacia el diagnóstico de un útero bicorne en lugar de un útero septado, de acuerdo con los criterios propuestos por Bettocchi *et al.* (**Fig. 24-9**).

TRATAMIENTO

La necesidad de una corrección quirúrgica del tabique uterino está dictada por la historia obstétrica de la paciente más que por la presencia del tabique en sí, aunque la principal indicación de corrección quirúrgica es la mala historia obstétrica.

Todavía existe controversia sobre cuándo se debe corregir un útero septo. Mientras que algunos autores recomiendan la corrección quirúrgica solo en casos con malos resultados reproductivos, otros aconsejan la metroplastia histeroscópica profiláctica por los malos resultados obstétricos a los que se asocia esta malformación. La principal indicación es en muje-res con abortos recurrentes, ya que se ha observado que la corrección quirúrgica mejora los resultados reproductivos en ellas. En pacientes con útero septado con infertilidad, el valor de la metroplastia sigue siendo un tema de debate.

La utilización de la vía endoscópica para el tratamiento del útero septo, que fue propuesta en 1974 por Edström, ha cambiado lenta pero de forma radical la técnica quirúrgica de la metroplastia, que implicaba la realización de una cirugía abdominal y que, ahora, se ha convertido en un procedimiento quirúrgico mínimamente invasivo realizado a través de la vía transcervical. A lo largo del tiempo, se han desarrollado varios procedimientos histeroscópicos que, en general, dan resultados bastante mejores que los obtenidos mediante laparotomía. En la actualidad, hay dos opciones de tratamiento histeroscópico disponibles para el útero septo: la cirugía con resectoscopio (estándar o con minirresectoscopio) y la minihisteroscopia quirúrgica. Aparte de eso, existe otro tipo de metroplastia histeroscópica que utiliza un dispositivo de extracción de tejido.

El fundamento de las distintas opciones de tratamiento es la visualización histeroscópica del tabique y su posterior exéresis. Esto tiene como objetivo corregir y restaurar la morfología uterina normal, así como la funcionalidad de la cavidad uterina, manteniendo, al mismo tiempo, un grosor de fondo adecuado (1-1,5 cm).

La mayoría de los autores optan por realizar esta operación en la fase proliferativa temprana, sin preparación farmacológica del endometrio. Sin embargo, en el caso de un tabique muy extenso, la visión suele verse afectada por los fragmentos de tejido acumulados y por el sangrado. Por este motivo, otros autores utilizan una terapia preoperatoria con análogos de la hormona liberadora de gonadotropinas (GnRH), estrógenos y progestágenos, o, simplemente, mediante la administración de una minipíldora, lo que da lugar a una disminución significativa tanto en el grosor endometrial como en la pérdida de sangre durante la intervención. De hecho, en presencia de un tabique uterino, las dos hemicavidades son espacios confinados en los que operar y un endometrio engrosado o un sangrado profuso pueden representar un obstáculo importante para la visión y, por lo tanto, impedir una identificación adecuada de la línea media del tabique.

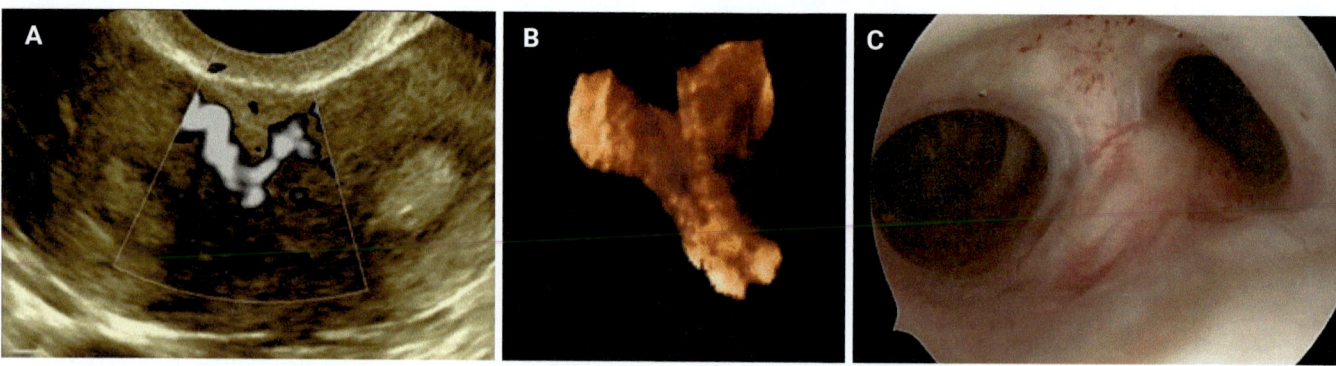

Figura 24-9. Útero bicorne parcial (clase U3a) visualizado bajo ultrasonido transvaginal 2D con Doppler color **(A)**, reconstrucción volumétrica 3D **(B)** y bajo examen histeroscópico con un medio de distensión líquido **(C)**. En **(A)**, la vascularización en la hendidura del fondo muestra la característica forma de Y (signo Y), que es patognomónica de un útero bicorne. La reconstrucción 3D **(B)** es una evidencia de la muesca profunda entre las dos hemicavidades. La imagen histeroscópica **(C)** por sí sola no permite el diagnóstico diferencial frente a un útero septo. Las abreviaturas sistemáticas (U, C y V) se refieren a la clasificación European Society of Gynaecological Endoscopy/European Society of Human Reproduction and Embryology (ESGE/ESHRE) actual.

La técnica quirúrgica se basa en incidir el tabique a lo largo del plano medio, comenzando desde el vértice y avanzando, de manera gradual, hacia el fondo. Ante un tabique grueso con una base ancha, la técnica requiere cortar alternativamente en ambos lados manteniendo el mismo plano transversal. El tabique se reduce de forma progresiva hasta dejar solo una fina porción, que luego se reseca en sentido laterolateral, partiendo de un cuerno uterotubárico hacia el otro.

La parte más delicada del procedimiento es decidir cuándo detener la incisión del tabique para evitar complicaciones inmediatas (perforaciones) o tardías, como sinequias postoperatorias o ruptura uterina en embarazos posteriores. La metroplastia se suele detener una vez que ambos orificios tubáricos son visibles de forma clara y simultánea con una vista histeroscópica panorámica y el endoscopio se puede mover libremente de un receso cornual al otro.

Otra sugerencia es finalizar el procedimiento cuando la incisión alcance el miometrio, según lo determine el sangrado de los pequeños vasos miometriales del fondo. Esta última consideración se basa en el concepto aproximado de que el tabique está formado únicamente por tejido conjuntivo fibroso, aunque numerosos estudios han demostrado que el componente muscular está entrelazado con un grado variable con tejido fibroso. El tratamiento de un útero tabicado basado solo en esta razón conlleva el riesgo de un tratamiento insuficiente de la anomalía, lo que puede, al final, afectar de un modo adverso el rendimiento reproductivo de la paciente. Sin embargo, según algunos autores, la resección solo del componente fibroso de este tabique puede ser suficiente para restablecer la función fisiológica uterina, por lo que la resección del componente muscular remanente se consideraría un sobretratamiento.

Es muy importante mantener una buena visión con el fin de asegurar una adecuada distensión de la cavidad uterina que permita resecar el tabique con precisión en el plano transversal, ya que no es raro que el instrumento sea guiado de manera inadvertida hacia la pared anterior o viceversa, en sentido posterior, con el consiguiente riesgo de perforación de dicha pared.

Tratamiento resectoscópico

El tratamiento resectoscópico implica el uso de asas de corte rectos o de un electrodo de Collin. La técnica consiste en seccionar el tabique poco a poco, comenzando en la porción medial del tabique y continuando con movimientos suaves y bien dirigidos del asa de corte en dirección anterógrada (es decir, desde el vértice hacia la base del tabique) (**Fig. 24-10**). A diferencia de la metroplastia, cualquier otro procedimiento quirúrgico de resectoscopia implica que el asa de corte se mueva en sentido retrógrado, esto es, avanzando desde la base hacia el ápice de la lesión que debe ser tratada.

Un caso especial lo constituyen los tabiques completos que también pueden afectar al canal cervical. Las anomalías de este tipo son morfológicamente heterogéneas y se manifiestan con cuello uterino simple o doble, con o sin conexión ístmica. En el caso de un tabique uterocervical completo, el

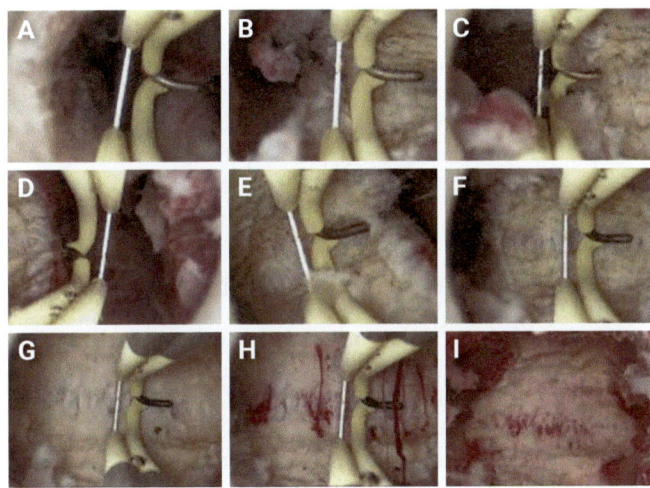

Figura 24-10. Metroplastia histeroscópica con resectoscopio bipolar de 26 Fr (Karl Storz, Alemania) y electrodo puntiagudo. La técnica de extracción resectoscópica del tabique suele implicar movimientos anterógrados del electrodo realizados en el plano medio del tabique, con el gancho orientado transversalmente (es decir, perpendicular al tabique) **(A, B, F y G)**. Sin embargo, durante la resección anterógrada del tabique, este electrodo también permite movimientos lateromediales con el gancho orientado hacia la porción central del tabique **(C y D)**. Durante la resección del tabique, sobre todo en la vecindad de la base del tabique, es útil enganchar el tejido fibrótico con el electrodo, seguido de una resección retrógrada con el asa **(E)**. Muy cerca de la base del tabique, al desconectar el suministro de medio de distensión líquido (y, por lo tanto, reducir la presión intrauterina), se hace evidente el sangrado incipiente en los senos venosos miometriales **(H e I)**.

abordaje tradicional debe respetar el canal cervical y evitar cualquier resección para reducir el riesgo de incompetencia cervical secundaria. La resección comienza desde la porción ístmica del tabique. De acuerdo con este enfoque, el cuello uterino de la hemicavidad uterina mayor se dilata de forma gradual para introducir un resectoscopio con un asa recta clásica. Mientras tanto, en la hemicavidad contralateral, se inserta un dilatador curvo (Hegar), que sirve de guía para alinear correctamente la primera incisión ciega. El corte comienza por encima del *ostium* uterino interno mediante un asa de corte angular. El siguiente paso consiste en incidir el tabique para producir una ventana a través de la cual se puede ver el Hegar en la hemicavidad opuesta. Luego sigue una resección gradual hacia el fundus utilizando la técnica clásica. En ocasiones, puede ser útil incidir de un modo alternativo el tabique, procediendo de una pared a la otra en la hemicavidad opuesta y viceversa.

Algunos autores, sin embargo, sugieren resecar tanto la porción intrauterina como la porción cervical del septo en un solo procedimiento. Este abordaje prevé la extirpación por resectoscopia del tabique cervical junto con el tabique uterino mediante la técnica clásica. De hecho, hasta la fecha, no existen datos en la literatura médica que demuestren un aumento de la incompetencia cervical en mujeres tratadas mediante metroplastia de la porción uterina e incluyendo la parte cervical del tabique.

La metroplastia resectoscópica es realizada por muchos médicos bajo control laparoscópico. La laparoscopia, en realidad, se realiza principalmente para evaluar la morfología del fondo uterino y establecer un diagnóstico diferencial entre útero bicorne y septo antes de iniciar la resección del septo. Estos médicos continúan con la vigilancia laparoscópica mientras se realiza la metroplastia y se basan en la suposición errónea de que podrían controlar la profundidad de la resección usando la intensidad variable del punto transiluminado producido mientras se avanza el histeroscopio hacia el fondo uterino.

Tratamiento con instrumentos miniaturizados

La técnica histeroscópica mínimamente invasiva con instrumentos miniaturizados (que se puede realizar tanto bajo anestesia general como de forma ambulatoria sin analgesia y/o anestesia) para el tratamiento de los tabiques uterinos se basa en las mismas reglas que se aplican en un abordaje resectoscópico (resección por el plano medio del tabique, dirección de resección anterógrada, etc.).

Los instrumentos histeroscópicos empleados para la metroplastia en el consultorio son electrodos bipolares rectos y angulados, así como tijeras miniaturizadas. La experiencia en esta práctica indica que la resección del tabique debe comenzar en su ápice, por lo general con un electrodo bipolar, que se opera en modo pulsado de un lado del tabique al otro, alternativamente, para obtener de manera gradual cierta área de resección. Después de retirar alrededor de ¾ del tabique con el método anterior, se recomienda reemplazar el electrodo bipolar con las tijeras en miniatura. Este último instrumento, de hecho, utilizado en las etapas finales de la metroplastia en el consultorio, permite un acabado limpio de la resección y facilita el recorte del tejido engrosado remanente (**Figs. 24-11, 24-12, 24-13** y **24-14**).

En las etapas finales de la metroplastia, se ha observado que el uso de un instrumento de palpación especial graduado en centímetros mejora la precisión del procedimiento. También es apropiado reiterar que un abordaje mínimamente invasivo, en virtud de los instrumentos de pequeño calibre utilizados, previene el riesgo de dilatación que puede ser traumática del cuello uterino. Dado que la dilatación en pacientes con anomalía del útero no es en sí

una tarea fácil, es recomendable, siempre que sea posible, adoptar una técnica mínimamente invasiva. Este enfoque también está indicado para el retoque de tabiques antes tratados bajo anestesia.

Tratamiento con minirresectoscopio bipolar de 15 Fr

La aparición en el mercado del resectoscopio de consultorio bipolar de 15 Fr ha hecho que un útero septo sea susceptible

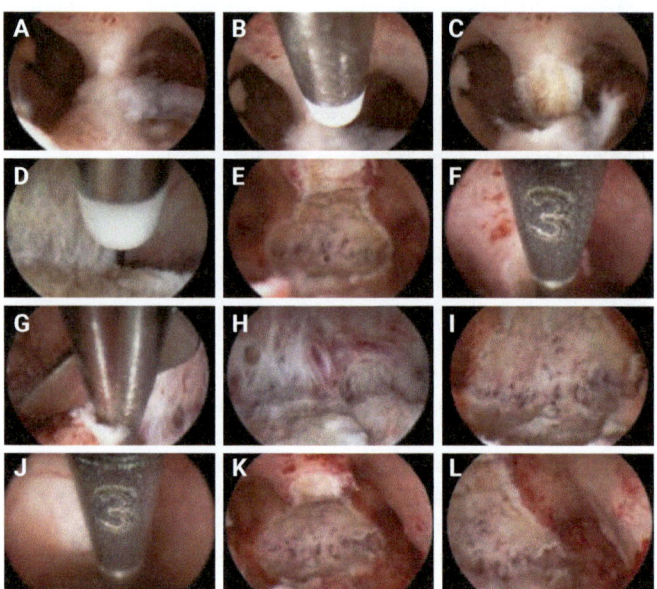

Figura 24-12. Metroplastia histeroscópica con instrumentos miniaturizados en el útero subsepto. Se resecan los primeros 2,5 cm del tabique con un electrodo bipolar de 5 Fr (Karl Storz, Alemania) **(A-F)** seguidos por los últimos 0,5 cm, que se inciden con tijeras puntiagudas o romas **(G-I)**, con cuidado de no cortar vasos sanguíneos intraseptales **(H)**. El uso de un palpador milimétrico intrauterino (Karl Storz, Alemania) introducido a través del canal de trabajo del histeroscopio permite comprobar la profundidad real de la metroplastia, que puede combinarse con mediciones de ultrasonido (3 cm de tabique seccionado) **(J-L)**.

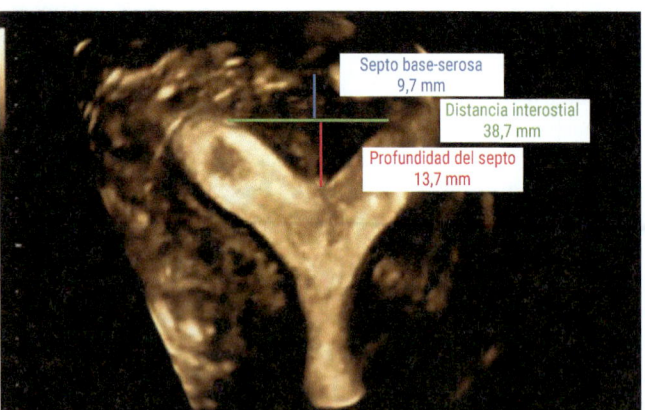

Figura 24-11. Antes del tratamiento histeroscópico, esta imagen de ultrasonido 3D preoperatoria se usa para evaluar un útero septo. Según las medidas anteriores, se esperaba que la profundidad planificada de la disección septal (13 mm) diera como resultado una muesca en el fondo de, aproximadamente, 1 cm.

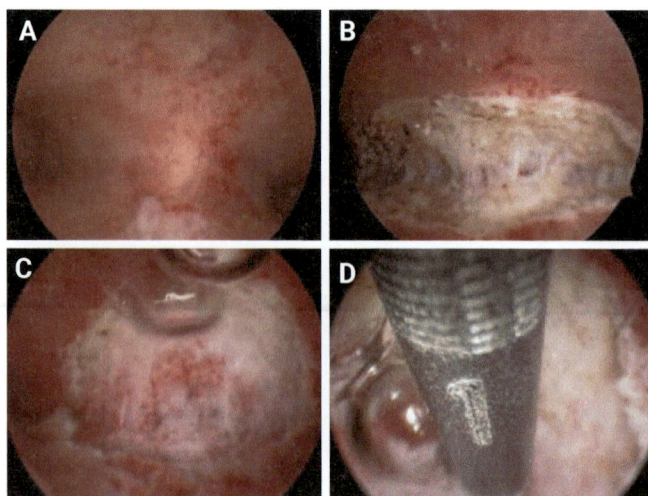

Figura 24-13. Metroplastia histeroscópica con instrumentos miniaturizados sobre un tabique uterino parcial de base ancha **(A)**. Se resecan los primeros milímetros con un electrodo bipolar **(B)**, seguido de una tijera **(C)**. El palpador intrauterino permite medir con precisión aquella porción del tabique que ya ha sido seccionada (1 cm) **(D)**.

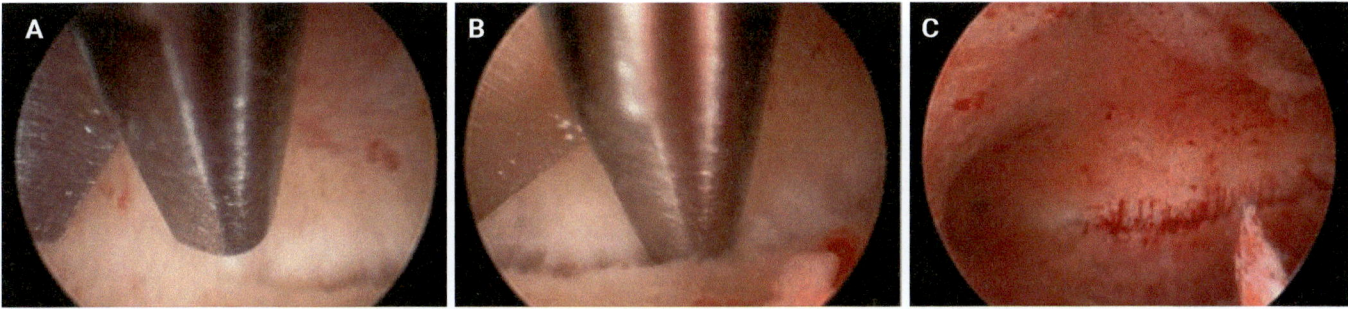

Figura 24-14. Metroplastia histeroscópica, utilizando únicamente tijeras romas, realizada en un subsepto mínimo menor de 0,5 cm.

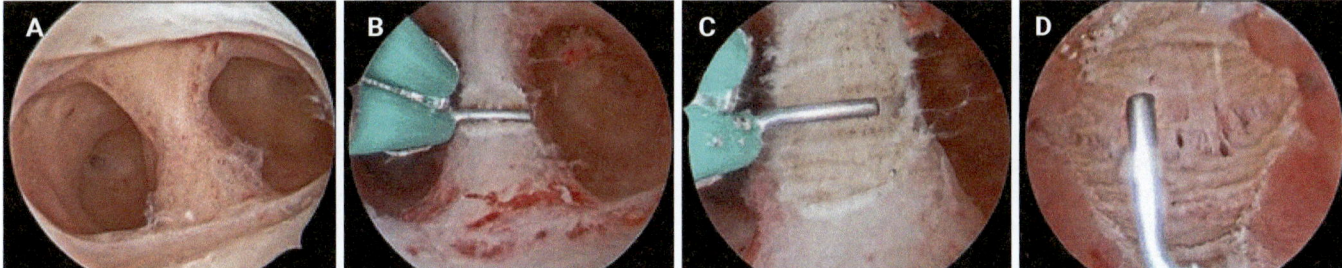

Figura 24-15. Metroplastia histeroscópica para la extirpación de un tabique uterino con un resectoscopio de consultorio bipolar de 15 Fr (Karl Storz, Alemania) **(A)**. El tabique se reseca gradualmente con un electrodo puntiagudo comenzando en su vértice y avanzando hacia el fondo **(B-C)** hasta que se visualizan ambos orificios tubáricos **(D)**.

de tratamiento quirúrgico de acuerdo con el mismo esquema operativo que se aplica en un abordaje resectoscópico tradicional, pero obviando la necesidad de dilatación cervical. Con un resectoscopio de pequeño calibre, la metroplastia se puede realizar en un entorno ambulatorio sin usar analgésicos y/o anestesia.

El ginecólogo puede adoptar la misma técnica que utilizó con anterioridad con un resectoscopio clásico de mayor calibre (incisión anterógrada del tabique a lo largo del plano medio). Además, el resectoscopio de consultorio bipolar de 15 Fr ofrece la opción adicional de introducir instrumentos en miniatura de 5 Fr a través de la vaina del resectoscopio, como tijeras, que permiten una cirugía más precisa a la hora de terminar la resección y facilitar la sección del tejido residual en la zona fúndica. En las etapas finales de la metroplastia, se ha encontrado que el uso de un instrumento de palpación especial mejora la precisión del procedimiento (**Figs. 24-15** y **24-16**). Otra característica interesante del resectoscopio de consultorio bipolar de 15 Fr es que permite utilizar una técnica modificada de metroplastia histeroscópica propuesta por Fascilla *et al.* Los autores sugieren que la primera incisión del tabique se haga con un electrodo de gancho, seguida de la resección del tejido fibrótico de las paredes anterior, posterior y fúndica (**Fig. 24-17**).

Tratamiento con sistemas de extracción de tejidos (morceladores)

Algunos autores han propuesto el uso de morceladores para extirpar un septo (**Fig. 24-18**). En vista del número limitado de casos informados en la bibliografía especializada hasta el momento, es demasiado pronto para hacer afirmaciones sobre el grado de eficacia asociado al uso de morceladores en procedimientos de metroplastia

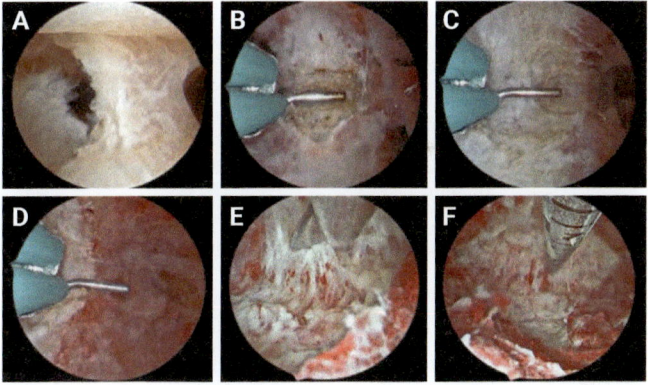

Figura 24-16. Metroplastia histeroscópica para la extracción de un tabique uterino con un resectoscopio bipolar de 15 Fr (Karl Storz, Alemania) **(A)**. El tabique se reseca gradualmente con un electrodo puntiagudo comenzando en su vértice y avanzando hacia el fondo **(B-D)**. A continuación, el electrodo bipolar se reemplaza con unas tijeras de 5 Fr insertadas a través del canal de trabajo para proceder a refinar la resección y el recorte del tejido restante del fondo uterino **(E)**. En las etapas finales, se utiliza un palpador intrauterino para medir la profundidad real de la metroplastia **(F)**.

SEGUIMIENTO

Existe consenso entre los expertos en que el seguimiento histeroscópico debe programarse entre el primer y el segundo mes después de la cirugía. Pero existe controversia sobre el manejo de un tabique residual detectado en el seguimiento histeroscópico. Algunos autores sugieren que las mujeres en edad reproductiva avanzada con pérdidas recurrentes de embarazo pueden beneficiarse de la eliminación de septos residuales, aunque sean pequeños, mientras que otros sostienen que un septo residual menor de 1 cm de tamaño no afecta a los resultados reproductivos.

Según un estudio reciente, se puede observar un cambio en la forma del fondo uterino con modificaciones de sus perfiles tanto externo como interno tras la realización de la metroplastia. Por ello, Casadio *et al.* proponen realizar siempre una segunda ecografía, al menos 3 meses después de la metroplastia, para identificar los casos que requieran una segunda metroplastia. Aunque la evidencia disponible sugiere que la cavidad uterina se cura a los 2 meses de la operación, no hay evidencia suficiente para recomendar un período de tiempo específico antes de que una mujer deba concebir.

COMPLICACIONES

La septoplastia se puede asociar con una alta tasa de adherencias intrauterinas posoperatorias. Se utiliza de manera rutinaria, por la mayoría de los médicos, tanto dispositivos de barrera intrauterina como antibióticos o terapias hormonales para reducir el riesgo de adherencias y/o promover una recuperación endometrial rápida. Las sinequias, por lo general, se pueden eliminar con facilidad durante un examen de seguimiento de rutina en el consultorio.

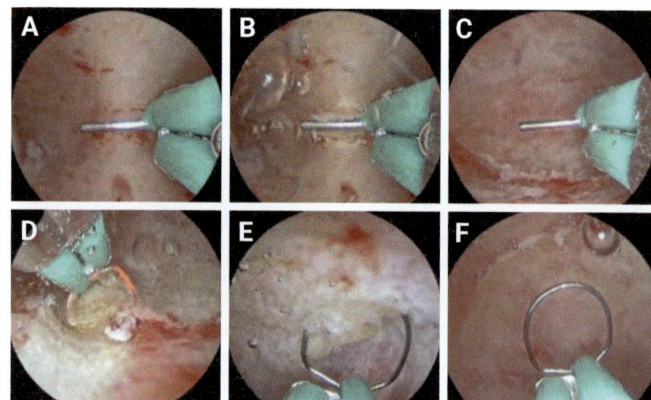

Figura 24-17. Técnica de metroplastia, según Fascilla *et al.*, utilizando un resectoscopio de consultorio bipolar de 15 Fr (Karl Storz, Alemania). El tabique se incide y se reseca con un electrodo puntiagudo, procediendo desde el vértice hacia la base **(A-C)**. A continuación, se separa el tejido fibromuscular de la pared posterior **(D)** y anterior **(E)**. Resecado con asa de corte hasta lograr la extirpación del componente muscular central **(F)**.

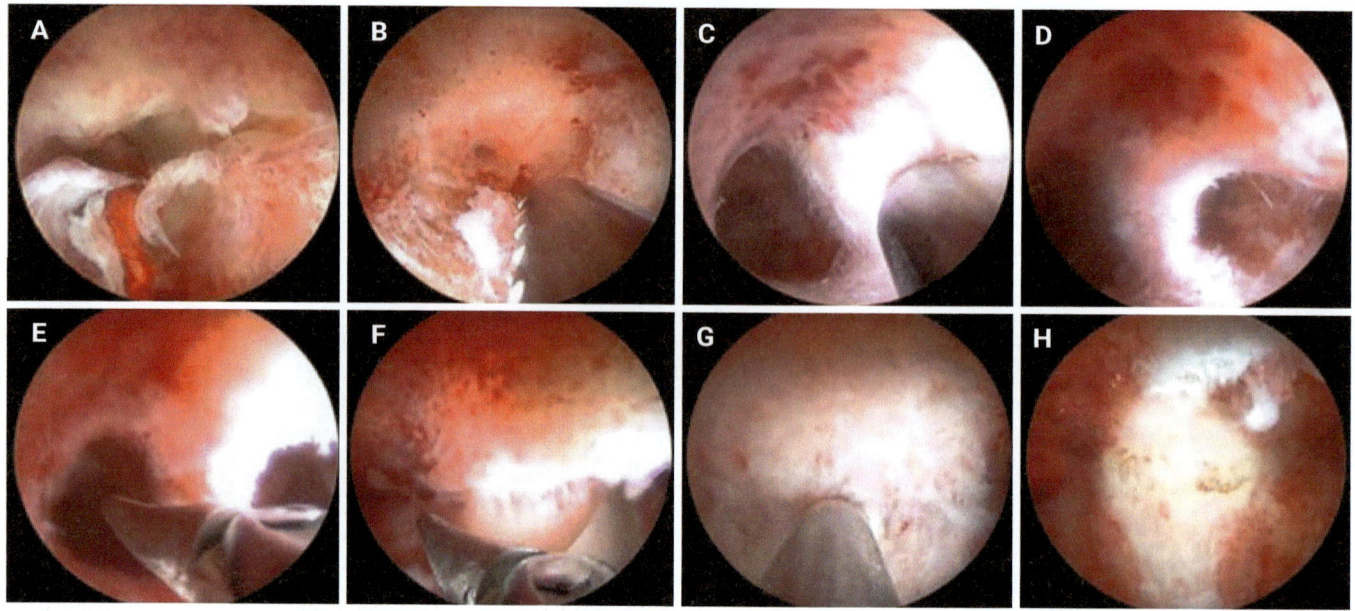

Figura 24-18. Metroplastia histeroscópica con el Intrauterine Bigatti Shaver (IBS®) (Karl Storz, Alemania) en una paciente con engrosamiento endometrial, tabique uterino completo y tabique cervical (clase U2C1V0). Las abreviaturas sistemáticas (U, C y V) se refieren a la clasificación European Society of Gynaecological Endoscopy/European Society of Human Reproduction and Embryology (ESGE/ESHRE) actual. El IBS® se usa para rasurar el tejido endometrial engrosado en ambas cavidades **(A y B)** y crear una abertura septal a nivel ístmico, justo por encima del tabique cervical **(C y D)**. Se utilizan tijeras en miniatura para completar la resección del tabique **(E y F)**. El IBS® se vuelve a utilizar para terminar la resección en la base del tabique **(G)**. Aspecto final de la cavidad uterina tras la finalización de la metroplastia **(H)**.

PUNTOS CLAVE

- El útero septo es la anomalía uterina congénita más frecuente.
- Aún no se ha establecido un consenso universal sobre los criterios diagnósticos y la clasificación.
- La ecografía 3D es una buena prueba diagnóstica para el diagnóstico de un útero septo.
- Los datos sobre las implicaciones reproductivas del útero tabicado y los efectos del tratamiento son limitados y se componen, sobre todo, de estudios observacionales, principalmente descriptivos, sin grupos de control no tratados.
- Varios estudios observacionales indican que la incisión histeroscópica del tabique está asociada a mejores tasas de embarazo clínico en mujeres con infertilidad.
- En la actualidad, las opciones de tratamiento histeroscópico disponibles para el útero tabicado son: la utilización del resector estándar o el minirresector y la utilización de instrumentos miniaturizados.

BIBLIOGRAFÍA

Acién P. Reproductive performance of women with uterine malformations. Hum Reprod. 1993;8(1):122-6.

Akhtar MA, Saravelos SH, Li TC, Jayaprakasan K, Royal College of Obstetricians and Gynaecologists. Reproductive Implications and Management of Congenital Uterine Anomalies: Scientific Impact Paper No. 62 November 2019. BJOG. 2020;127(5):e1-13.

ASRM. Uterine septum: a guideline. Fertil Steril. 2016;106:530-40.

Attilio Di Spiezio Sardo, Rudi Campo. State-of-the-Art Hysteroscopic Approaches to Pathologies of the Genital Tract. Second revised and expanded edition. Endopress; 2021

Bettocchi S, Ceci O, Nappi L, Pontrelli G, Pinto L, Vicino M. Office hysteroscopic metroplasty: three "diagnostic criteria" to differentiate between septate and bicornuate uteri. J Minim Invasive Gynecol. 2007;14(3):324-8.

Buttram Jr VC, Gibbons WE. Müllerian anomalies: a proposed classification. (An analysis of 144 cases). Fertil Steril. 1979;32(1):40-6.

Buttram VCJ, Gomel V, Siegler A, DeCherney A, Gibbons W, March C. The American Fertility Society classifications of adnexal adhesions, distal tubal occlusion, tubal occlusion secondary to tubal ligation, tubal pregnancies, mullerian anomalies and intrauterine adhesions. Fertil Steril 1988;49:944-55.

Casadio P, Magnarelli G, La Rosa M, Alletto A, Arena A, Fontana E, et al. Uterine Fundus Remodeling after Hysteroscopic Metroplasty: A Prospective Pilot Study. J Clin Med. 2021;10(2):260.

Dabirashrafi H, Bahadori M, Mohammad K, Alavi M, Moghadami-Tabrizi N, Zandinejad K, et al. Septate uterus: new idea on the histologic features of the septum in this abnormal uterus. Am J Obstet Gynecol 1995;172:105-7.

Daniilidis A, Papandreou P, Grimbizis GF. Uterine septum and reproductive outcome. From diagnosis to treatment. How, why, when? Facts Views Vis Obgyn. 2022;14(1):31-6.

Edstrom K. Intrauterine surgical procedures during hysteroscopy. Endoscopy 1974;6:175-7.

Fascilla FD, Resta L, Cannone R, De Palma D, Ceci OR, Loizzi V, et al. Resectoscopic Metroplasty with Uterine Septum Excision: A Histologic Analysis of the Uterine Septum. J Minim Invasive Gynecol. 2020;27(6):1287-94.

Grimbizis GF, Gordts S, Di Spiezio Sardo A, Brucker S, De Angelis C, Gergolet M, et al. The ESHRE/ESGE consensus on the classification of female genital tract congenital anomalies. Hum Reprod. 2013;28(8):2032-44.

Grimbizis GF. The pathophysiology of septate uterus. BJOG. 2019;126(10):1200.

Hassan MA, Lavery SA, Trew GH. Congenital uterine anomalies and their impact on fertility. Womens Health. 2010;6(3):443-61.

Litta P, Pozzan C, Merlin F, Sacco G, Saccardi C, Ambrosini G, et al. Hysteroscopic metroplasty under laparoscopic guidance in infertile women with septate uteri: follow-up of reproductive outcome. J Reprod Med. 2004;49(4):274-8.

Litta P, Spiller E, Saccardi C, Ambrosini G, Caserta D, Cosmi E. Resectoscope or Versapoint for hysteroscopic metroplasty. Int J Gynaecol Obstet. 2008;101(1):39-42.

Lourdel E, Cabry-Goubet R, Merviel P, Grenier N, Oliéric M-F, Gondry J. Septate uterus: role of hysteroscopic metroplasty. Gynécol Obstét Fertil. 2007;35(9):811-8

Ludwin A, Ludwin I, Coelho Neto MA, Nastri CO, Bhagavath B, Lindheim SR, et al. Septate uterus according to ESHRE/ESGE, ASRM and CUME definitions: association with infertility and miscarriage, cost and warnings for women and healthcare systems. Ultrasound Obstet Gynecol. 2019;54(6):800-14.

Ludwin A, Martins WP, Nastri CO, Ludwin I, Coelho Neto MA, Leitão VM, et al. Congenital Uterine Malformation by Experts (CUME): better criteria for distinguishing between normal/arcuate and septate uterus? Ultrasound Obstet Gynecol. 2018;51(1):101-9.

Olpin JD, Moeni A, Willmore RJ, Heilbrun ME. MR imaging of müllerian fusion anomalies. Magn Reson Imag Clin N Am. 2017;25(3):563-75.

Paradisi R, Barzanti R, Fabbri R. The techniques and outcomes of hysteroscopic metroplasty. Curr Opin Obstet Gynecol. 2014;26(4):295-301.

Parazzini F, Vercellini P, De Giorgi O, Pesole A, Ricci E, Crosignani PG. Efficacy of preoperative medical treatment in facilitating hysteroscopic endometrial resection, myomectomy and metroplasty: literature review. Hum Reprod. 1998;13(9):2592-7.

Passos IMPE, Britto RL. Diagnosis and treatment of müllerian malformations. Taiwan J Obstet Gynecol. 2020;59(2):183-8.

Peixoto C, Castro M, Carriles I, Arriba M, Lapresa V, Alcazar JL. Diagnosing Septate Uterus Using Three-Dimensional Ultrasound Using Three Different Classifications: An Interobserver and Intraobserver Agreement Study. Rev Bras Ginecol Obstet. 2021;43(12):911-8.

Pellerito JS, McCarthy SM, Doyle MB, Glickman MG, DeCherney AH. Diagnosis of uterine anomalies: relative accuracy of MR imaging, endovaginal sonography, and hysterosalpingography. Radiology 1992;183:795-800.

Perino A, Mencaglia L, Hamou J, Cittadini E. Hysteroscopy for metroplasty of uterine septa: report of 24 cases. Fertil Steril. 1987;48(2):321-3.

Pfeifer SM, Attaran M, Goldstein J, Lindheim SR, Petrozza JC, Rackow BW, et al. ASRM müllerian anomalies classification 2021. Fertil Steril. 2021;116(5):1238-52.

Raga F, Bonilla-Musoles F, Blanes J, Osborne NG. Congenital Müllerian anomalies: diagnostic accuracy of three-dimensional ultrasound. Fertil Steril 1996;65(3):523-8.

Rikken J, Leeuwis-Fedorovich NE, Letteboer S, Emanuel MH, Limpens J, van der Veen F, et al. The pathophysiology of the septate uterus: a systematic review. BJOG. 2019;126(10):1192-9.

Roy KK, Anusha SM, Rai R, Das A, Zangmo R, Singhal S. A Prospective Randomized Comparative Clinical trial of Hysteroscopic Septal Resection Using Conventional Resectoscope Versus Mini-resectoscope. J Hum Reprod Sci. 2021;14(1):61-7.

Salim R, Woelfer B, Backos M, Regan L, Jurkovic, D. Reproducibility of three-dimensional ultrasound diagnosis of congenital uterine anomalies. Ultrasound Obstet. Gynecol. 2003;21(6):578-82.

Simons M, Hamerlynck TWO, Abdulkadir L, Schoot BC. Hysteroscopic morcellator system can be used for removal of a uterine septum. Fertil Steril. 2011;96(2):e118-21.

Valle FR, Sciarra JJ. Hysteroscopic treatment of the septate uterus. Obstet Gynecol. 1986;67(2):253-7

Valle RF, Ekpo GE. Hysteroscopic metroplasty for the septate uterus: review and meta-analysis. J Minim Invasive Gynecol. 2013;20(1):22-42. Erratum in: J Minim Invasive Gynecol. 2013;20(6):917-8.

Venetis CA, Papadopoulos SP, Campo R, Gordts S, Tarlatzis BC, Grimbizis GF. Clinical implications of congenital uterine anomalies: a meta-analysis of comparative studies. Reprod Biomed Online. 2014;29(6): 665-83. Hooker AB, Lemmers M, Thurkow AL, Heymans MW, Opmeer BC, Brölmann HA, et al. Systematic review and metaanalysis of intrauterine adhesions after miscarriage: prevalence, risk factors and long-term reproductive outcome. Hum Reprod Update. 2014;20:262-78.

Útero dismórfico

25

L. Alonso Pacheco

> **OBJETIVOS**
>
> - Conocer a fondo el útero dismórfico, y ser capaz de tener un criterio claro y objetivo sobre sus implicaciones en los resultados reproductivos de acuerdo con en los trabajos publicados.
> - Explicar las diferentes opciones quirúrgicas y establecer las indicaciones de corrección de este tipo de malformación uterina, así como exponer los resultados reproductivos tras la corrección quirúrgica.
> - Diagnosticar, catalogar y conocer el tratamiento de los diferentes tipos de útero dismórfico.

INTRODUCCIÓN

El tema de las malformaciones uterinas, lejos de ser un capítulo cerrado dentro de la ginecología, es un aspecto dinámico que ha ido cambiando en paralelo a la evolución que han experimentado las distintas técnicas diagnósticas. Un ejemplo claro de este cambio lo constituye el denominado *útero dismórfico*, concepto reciente que aparece por primera vez a principios de este siglo en los trabajos publicados por el equipo del Dr. Hervé Fernández sobre la corrección quirúrgica de úteros en T en mujeres expuestas *in utero* a dietilestilbestrol (DES). Posteriormente, en 2013, aparece un grupo denominado como tal en la clasificación de las anomalías del tracto genital femenino de la European Society of Gynaecological Endoscopy/European Society of Human Reproduction and Embryology (ESGE/ESHRE). La palabra **dismorfia** deriva etimológicamente del griego y está formada por las partículas griegas *dis-*, que significa «mal», y *-morfia*, que significa «cualidad de la forma». Así, **dismorfia** significa «aquella parte del cuerpo con una forma o tamaño distinto del normal».

Estos úteros dismórficos se encuentran encuadrados en el grupo U1 de la clasificación ESGE/ESHRE (v. **Fig. 23-8** y v. **Tabla 23-3**) y se definen como todos aquellos úteros con un contorno uterino exterior normal, pero con una forma anormal de la cavidad uterina, excluido el útero septo. Aunque la mayoría de ginecólogos lo identifican solamente con el útero en T, este grupo U1 de útero dismórfico abarca otras malformaciones de la cavidad que se desarrollan con más en profundidad a lo largo de este capítulo.

Existe un amplio debate en cuanto a este tipo de úteros, que van desde el diagnóstico hasta el pronóstico y desde el manejo hasta su etiología. Cabe destacar como hecho curioso que la última clasificación presentada por la American Society of Reproductive Medicine (ASRM), en 2021, y que se presenta como una actualización de la antigua clasificación de malformaciones uterinas de la Sociedad Americana de Fertilidad (AFS), no recoge el útero dismórfico como un tipo de malformación uterina congénita, y lo elimina por completo de esta revisión de la clasificación previa en la que el útero en T sí que aparecía encuadrado como grupo VII o malformaciones uterinas asociadas al DES.

Quizás uno de los puntos más conflictivos que existen sobre este tipo de útero radica en el diagnóstico. La ausencia de criterios diagnósticos establecidos aceptados por todos los expertos de este ámbito hace muy difícil su correcta estimación y valoración. Clásicamente, el diagnóstico se ha basado en la existencia de una cavidad con forma de letra T durante la realización de una histerosalpingografía. Hoy en día, tanto la visualización de una cavidad tubular por histeroscopia como la obtención de un plano coronal sobre el que aplicar los diferentes criterios ecográficos publicados son la base del diagnóstico (**Fig. 25-1**).

Los distintos grupos internacionales con series publicadas con respecto al manejo quirúrgico, así como algunos metaa-

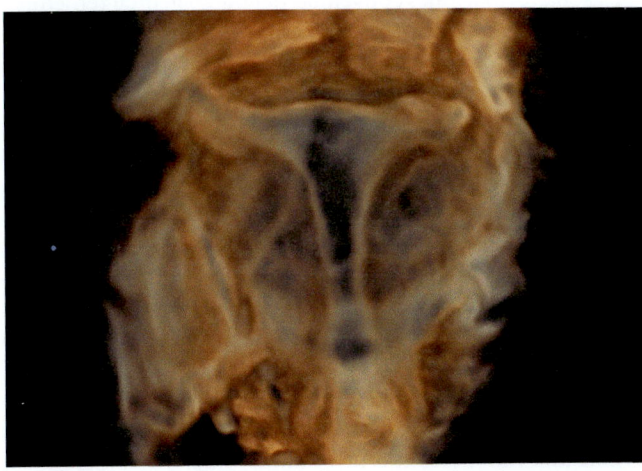

Figura 25-1. Renderización del eje coronal de un útero en T.

nálisis realizados, establecen una clara relación del útero en T con malos resultados obstétricos, además de una mejoría significativa de la tasa de niño en casa tras su corrección quirúrgica. La guía de la Sociedad Española de Fertilidad (SEF) sobre el manejo de las anomalías uterinas en reproducción establece que, aunque la calidad de la evidencia es baja, existe un incremento del riesgo de aborto global y un incremento del riesgo de prematuridad en las pacientes con útero en T. Aun así, son necesarios estudios controlados bien diseñados para demostrar la superioridad de la realización de la metroplastia con la ausencia de tratamiento a la hora de mejorar los resultados reproductivos de las pacientes afectadas por este tipo de útero.

No hay que olvidar otro subgrupo incluido dentro de los úteros dismórficos: el útero infantil o U1b. Se caracteriza por una cavidad uterina estrechada, pero sin existencia de engrosamiento de las paredes laterales, y con una proporción cuerpo/cuello alterada, donde corresponde 1/3 al cuerpo y 2/3 al cuello; suelen asociarse a una disminución en el tamaño uterino total. Este tipo de útero se describió en 1930 por Menge y Oettingen, quienes lo diferenciaron del útero normal y del hipoplásico (útero de tamaño pequeño, pero con proporción cuerpo/cuello normal) (**Fig. 25-2**). Este tipo de úteros infantiles comparten con los úteros en T los malos resultados obstétricos y se diferencian de ellos en que tienen un manejo diferente en el que entra también en juego el tratamiento hormonal, sobre todo en los casos en los que existe una disminución del tamaño uterino.

DEFINICIÓN

Como ya se ha comentado, la aparición de los úteros dismórficos como tal es algo reciente, ya que la primera referencia surge en 2013. En 1979, Buttram y Gibbons propusieron su clasificación de las anomalías müllerianas, que, posteriormente, fue revisada y adoptada en 1988 por la AFS, origen de la actual ASRM. Esta clasificación, basada en los resultados de la histerosalpingografía, es aún utilizada en todo el mundo y dividía las malformaciones uterinas en siete categorías. El grupo VII englobaba el útero en T asociado a la exposición *in utero* al dietilestilbestrol, pero no hacía referencia al concepto de útero dismórfico.

Los úteros dismórficos están englobados como grupo U1 de la clasificación presentada en 2013 de la ESGE/ESHRE de las malformaciones congénitas del tracto genital femenino. Según esta definición, el grupo U1 incluye todos aquellos casos con contorno uterino exterior normal, pero con una forma anormal de la cavidad uterina, excluido el septo.

Esta clase U1 se subdivide además en tres categorías (**Fig. 25-3**):

- U1a o útero en T: caracterizado por una cavidad uterina estrecha debido a un engrosamiento de las paredes laterales y con una correlación 2/3 cuerpo uterino y 1/3 cérvix.
- U1b o útero infantil: caracterizado también por una cavidad uterina estrecha, pero sin engrosamiento de las paredes laterales y con una correlación inversa de 1/3 cuerpo uterino y 2/3 cérvix.
- U1c u otros: se incluyó para agrupar todas aquellas deformidades menores de la cavidad uterina, incluidas aquellas con una indentación a nivel fúndico del 50 % del grosor de la pared uterina.

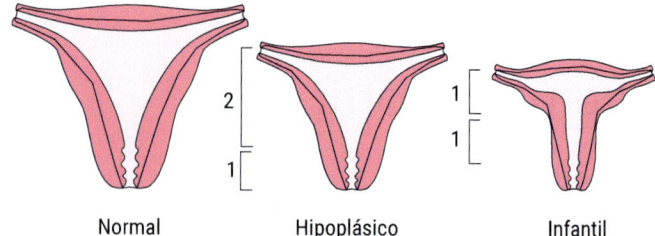

Figura 25-2. Representación de un útero normal, hipoplásico e infantil.

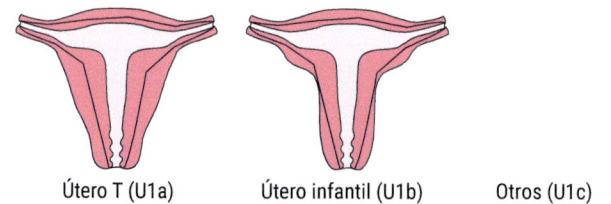

Figura 25-3. Grupo U1 o útero dismórfico de la clasificación de la European Society of Gynaecological Endoscopy/European Society of Human Reproduction and Embryology (ESGE/ESHRE).

DESARROLLO UTERINO

El útero es un órgano dinámico que experimenta cambios fisiológicos a lo largo de la vida de la mujer. Estos cambios afectan tanto al tamaño como a la forma de este, por lo que presenta durante la vida de la mujer diferentes proporciones entre las distintas partes que lo componen.

Durante la fase infantil, el útero no tiene ninguna actividad ni funcionalidad. Existe una proporción cuerpo y cuello cercana a 1:1, es decir, similar tamaño de cuerpo que de cérvix; el endometrio en esta etapa no está activo, por lo que puede observarse durante la realización de una ecografía una línea ecogénica central que no presenta variación en el tiempo (hasta que se produzca un estímulo hormonal).

Como consecuencia del aumento del nivel de hormonas que se da durante la pubertad, se produce un incremento significativo del cuerpo uterino con respecto al cérvix. Así, el útero va adquiriendo la típica morfología que se encuentra en la mujer adulta con una proporción de 2:1 cuerpo:cérvix. Se produce, además, durante esta fase un aumento del volumen uterino y el órgano adquiere su característica forma piriforme. La línea endometrial es claramente visible y presenta un aspecto variable según los cambios que se producen durante el ciclo menstrual.

En determinadas ocasiones, este desarrollo máximo del tamaño uterino es incompleto o existe una disminución del tamaño del útero con respecto a las curvas de crecimiento normales que fueron descritas hace varios años por Verguts. Estos cambios del desarrollo conllevan la aparición de úteros con un tamaño menor del normal, denominados útero hipoplásico y útero infantil. Otras veces, el desarrollo uterino es normal, con tamaño y contorno uterino exterior normal, pero con una morfología anormal de la cavidad, como es el caso de los úteros en T.

Finalmente, y debido a la disminución hormonal que se produce durante la época de la menopausia, el útero vuelve a involucionar, disminuyendo su tamaño y volumen. Esta disminución afecta también a la cavidad, que se hace más pequeña y en la que el endometrio se atrofia, llegando, en la mayoría de los casos, a desaparecer.

ETIOLOGÍA

Muy poco se sabe de la etiología de los actuales úteros dismórficos, aunque sí que existen diversas situaciones y patologías asociadas. Las referencias previas sobre este tipo de úteros, que ya estaban presentes en la clasificación de la AFS de 1993, encuadraban al útero en T dentro del grupo VII. En este grupo, estaban aquellas malformaciones uterinas relacionadas con la exposición *in utero* al DES (**Fig. 25-4**), un estrógeno sintético que se comenzó a utilizar en 1948 hasta principios de los años 70 para prevenir la pérdida del embarazo en mujeres con antecedentes de aborto de repetición. Cerca del 70 % de las mujeres cuyas madres habían tomado el DES durante la gestación y que habían estado expuestas *in utero* desarrollaban anomalías uterinas; la más frecuente era el útero en T. Aún no se conoce con claridad el porqué de esta asociación.

Los actuales úteros dismórficos no están relacionados con el DES y se desconoce su etiología. Muchos autores lo consideran como una malformación congénita mülleriana relacionada con alteraciones que se producen durante el desarrollo del útero en la fase fetal. Otros lo relacionan con la existencia de adenomiosis (**Fig. 25-5**). La presencia de tejido endometrial ectópico en el espesor del miometrio produce hiperplasia e hipertrofia de las células musculares subyacentes, lo que, de forma secundaria, produce una alteración en el tamaño y la morfología de la pared uterina que adquiere un aspecto más globuloso debido a la inflamación. Esto puede afectar, como consecuencia, a la cavidad, que puede llegar a adquirir una forma de T como resultado del estrechamiento de la cavidad, que tiene su origen en el engrosamiento de la pared

uterina. En estos casos, se suelen apreciar signos ecográficos de adenomiosis en la zona miometrial.

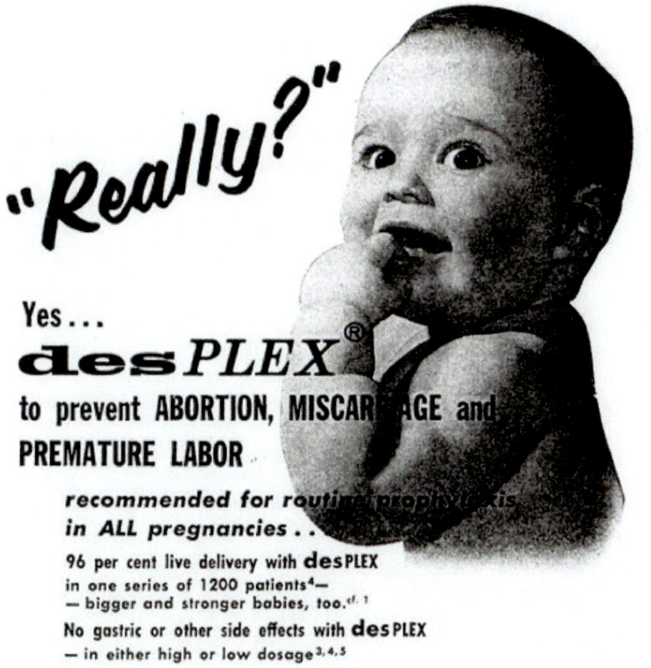

La relación de los úteros en T con la tuberculosis es conocida desde hace tiempo. La tuberculosis de la cavidad afecta a la capa basal endometrial, donde queda acantonado el *Mycobacterium tuberculosis*. La tuberculosis afecta a la cavidad uterina de diversas maneras: desde cuadros leves de endometritis hasta cuadros graves con obliteración total de la cavidad endometrial. En los casos leves, en la zona intrauterina, aunque habitualmente hay afectación grave de las trompas, en el endometrio es superficial y no se llega a dañar la morfología normal de la cavidad. En los casos graves, la enfermedad afecta a capas más profundas, atravesando la capa basal del endometrio y perjudicando al miometrio subyacente. Esta situación en la zona miometrial provoca abscesos que, inevitablemente, desembocarán en la aparición de una inflamación local, tejido cicatricial adyacente y alteración de la anatomía uterina normal, lo que da lugar, en determinadas ocasiones, a esta morfología en T. La diferencia con otras posibles causas del útero en T es que en los casos asociados a tuberculosis las trompas también suelen estar afectadas y la paciente presenta una prueba de tuberculina positiva.

Otra de las posibles causas asociadas al útero en T es la alteración de la morfología uterina normal como consecuencia de un trauma previo sobre las paredes de la cavidad, por lo general, por técnicas quirúrgicas intrauterinas. Como se sabe, la lesión de la capa basal del endometrio por legrados, cirugía o infecciones puede dar lugar a la formación de adherencias uterinas que alteran la morfología normal. La aparición de adherencias localizadas en las paredes laterales de la cavidad uterina puede llegar a estrechar la cavidad y dar lugar a una morfología en T.

PREVALENCIA

Es muy difícil establecer la verdadera prevalencia de las malformaciones uterinas debido, sobre todo, a dos motivos. Por un lado, muchas malformaciones son asintomáticas y no presentan problemas relacionados con la reproducción, lo que dificulta su diagnóstico. Por otro, aún no existen criterios diagnósticos establecidos que estén aceptados y que sean utilizados por todos, lo que puede afectar a los resultados sobrediagnosticando o infradiagnosticando casos. Las series que ofrecen datos al respecto establecen una incidencia entre el 0,2 % y el 10 %,

Figura 25-4. Publicidad del desPLEX, medicamento a base de dietilestilbestrol.

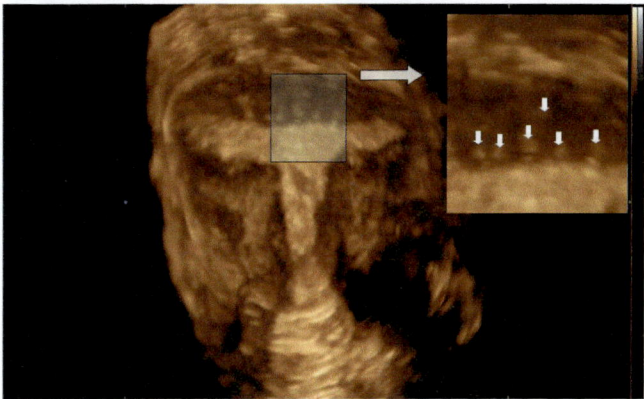

Figura 25-5. Útero en T causado por adenomiosis.

un abanico muy amplio y, con probabilidad, sujeto a cierto sesgo, ya que en estas series se incluyen, ante todo, a pacientes con problemas reproductivos, por lo que se puede pensar que la incidencia en la población general es mucho menor. Por otra parte, no existen datos fiables sobre la verdadera incidencia de los úteros dismórficos ni sobre qué porcentaje del total de las malformaciones uterinas corresponde al dismórfico.

MANIFESTACIÓN CLÍNICA

La importancia de este tipo de útero radica en los nefastos resultados obstétricos con cifras de recién nacidos a término según los distintos trabajos publicados por debajo del 4 % y con altas tasas de infertilidad y aborto espontáneo, lo que convierte a este tipo de malformación uterina en la que, probablemente, se asocie a peores resultados obstétricos de todas las malformaciones existentes. Hay que destacar que determinadas series han observado también un aumento en las tasas de embarazo ectópico comparado con la población general.

Son varias las causas que se han relacionado como causantes de los malos resultados obstétricos en las pacientes afectadas de útero dismórfico; entre ellas se han destacado las siguientes:

- Escaso volumen de la cavidad uterina (**Fig. 25-6**): condiciona dificultades en la expansión de esta. Esto tiene su importancia en mantener el embarazo más que en el hecho de quedarse embarazadas. Esta circunstancia afecta, en general, a todos los tipos de útero dismórfico, pero parece que es aún más llamativo en los casos de útero infantil o U1b.
- Hipercontractilidad uterina aumentada debido a la hipertrofia de las fibras musculares miometriales (**Fig. 25-7**): este aumento de la contractilidad es visible sobre todo por ecografía; algunos autores la han relacionado con una mayor dificultad en la implantación embrionaria y con el aumento de abortos en las fases iniciales del embarazo.

- Endometrios deficientes con escaso desarrollo a mitad del ciclo: algunos autores han observado este hecho, el cual a veces no alcanza el mínimo grosor necesario para favorecer la implantación embrionaria.
- Alteración de la ventana de implantación: se define como aquel momento en el que el endometrio es más receptivo y, por tanto, en el que es más probable que se produzca la implantación embrionaria. Investigaciones recientes han observado variaciones en esta ventana de implantación antes y después de la corrección quirúrgica de los úteros en *T*. Estos pueden tener una alteración en la receptividad endometrial por distintas causas, como cambios en el microbioma, factores inmunológicos, citocinas y expresión alterada de determinados genes que pueden dar lugar a la alteración de la ventana de implantación.

Diversos estudios han relacionado los úteros en T con la infertilidad primaria, así como con fallos repetidos de implantación. La definición más aceptada de fallo repetidos de implantación es la de la existencia de tres fertilizaciones *in vitro* fallidas con transferencia de uno o dos embriones de buena calidad; su prevalencia estimada es de un 10 %. Algunos trabajos que han evaluado este fallo repetido de implantación en pacientes afectas de útero en T han publicado cifras de hasta el 35 %.

Cabe destacar la alta tasa de aborto espontáneo asociada a este tipo de malformación que alcanza en alguna serie publicada sobre el útero en T (cifras de hasta el 80 %). Apenas existen datos sobre la relación entre abortos espontáneos y útero infantil. Lo poco que se conoce se basa en publicaciones del siglo pasado en las que se observaban cifras de aborto por encima del 80 %. En las pacientes con útero dismórfico también se han reportado tasas más altas de embarazo ectópico que en la población general, llegando a alcanzar cifras de hasta un 15,5 %; esto puede ser consecuencia directa de la hipercontractilidad uterina alterada ya comentada anteriormente.

La mayoría de los estudios publicados, aunque son retrospectivos, ofrecen cifras de recién nacidos vivos, antes de la corrección, por debajo del 2 % en pacientes con útero en T.

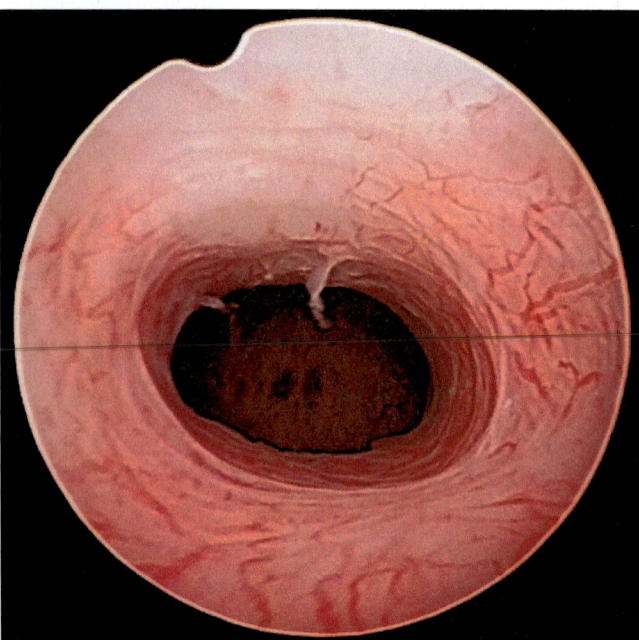

Figura 25-6. Cavidad tubular con volumen de esta muy reducido.

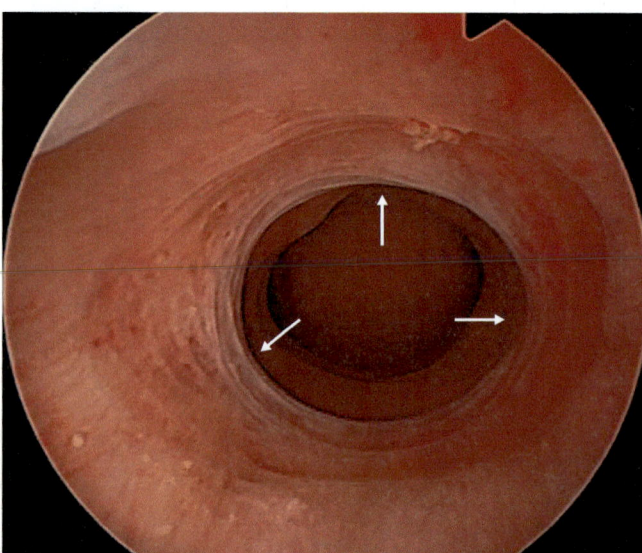

Figura 25-7. Visión detallada de los anillos musculares de la capa interna.

Aunque puede existir un sesgo de selección, los diferentes autores establecen una relación clara entre el útero en T y las bajas tasas de recién nacidos vivos. En esto hay dos factores claramente responsables: por un lado, las altas tasas de aborto existentes y, por otro, las altas tasas de parto prematuro, con cifras por encima del 60 %. La combinación de ambas influye negativamente en la tasa de niño en casa.

Como ya se ha comentado con anterioridad, apenas existen datos sobre los resultados obstétricos en pacientes con úteros infantiles, pero se piensa que los resultados deben ser muy similares a los descritos para el útero en T.

DIAGNÓSTICO

Como ya se ha comentado con anterioridad en este capítulo, no existen criterios plenamente establecidos y aceptados por todos para el diagnóstico de los úteros dismórficos, a pesar de que la definición que se planteó en la clasificación de malformaciones uterinas de la ESGE/ESHRE era bastante clara. Se define como útero dismórfico a todo aquel útero con un contorno uterino exterior normal, pero con una forma anormal de la cavidad uterina, excluido el septo.

Antes de la aparición de la ecografía 3D, el diagnóstico de estos úteros dismórficos se basaba en la histerosalpingografía y en la ecografía 2D. Actualmente, se basa en la histeroscopia y, sobre todo, en la ecografía 3D. De hecho, a medida que ha mejorado la ecografía 3D y que su uso se ha generalizado, las tasas de diagnóstico de úteros dismórficos han aumentado.

La histerosalpingografía es una prueba diagnóstica utilizada desde antes de la aparición de la ecografía y es un método útil de cribado (**Fig. 25-8**). Permite la visualización del contorno de la cavidad uterina y puede ser útil para valorar la morfología de esta, pero tiene el inconveniente de que no ofrece información sobre el contorno uterino exterior, limitando su capacidad diagnóstica. Por una histerosalpingografía, se aprecia una cavidad con un estrechamiento de las paredes laterales, lo que la asemeja a la letra T. Por otro lado, el útero infantil se aprecia como un útero con un tamaño algo más reducido en comparación con el útero normal y con una proporción cuerpo/cuello invertida, de 1:2 o 1:2; por lo general, los úteros infantiles también presentan morfología en T.

La ecografía 2D convencional no es capaz de ofrecer un plano coronal del útero, por lo que su utilidad en el diagnóstico de la morfología de la cavidad uterina es limitada. Sin embargo, sí es muy útil en la medición de la longitud total uterina en un plano sagital (**Fig. 25-9**). Esta medición resulta imprescindible a la hora de determinar la existencia de un útero de tamaño menor de lo normal, como en los casos de útero infantil y, sobre todo, del útero hipoplásico. Clásicamente, se define que un útero presenta un tamaño menor de lo normal cuando su longitud total de fundus uterino a orificio cervical externo (OCE) es menor de 6,25 cm. Con posterioridad, y atendiendo a cuál es la proporción existente entre el cuerpo y el cuello uterino, se han clasificado como hipoplásico (aquel que presenta una proporción cuerpo:cuello 2:1) o infantil (con proporción cuerpo:cuello 1:1 o 1:2).

La utilización de la ecografía 3D ha supuesto una revolución en el diagnóstico de las distintas malformaciones uterinas, incluidos los úteros dismórficos (**Fig. 25-10**). Aunque, como se ha comentado, no existen criterios ecográficos comúnmente aceptados para definir cuándo un útero es dismórfico o no, sí se han propuesto a lo largo de los últimos años diferentes criterios basados en la medición sobre el eje coronal obtenido mediante una ecografía tridimensional con lo que se han tratado de establecer las bases del diagnóstico del útero dismórfico.

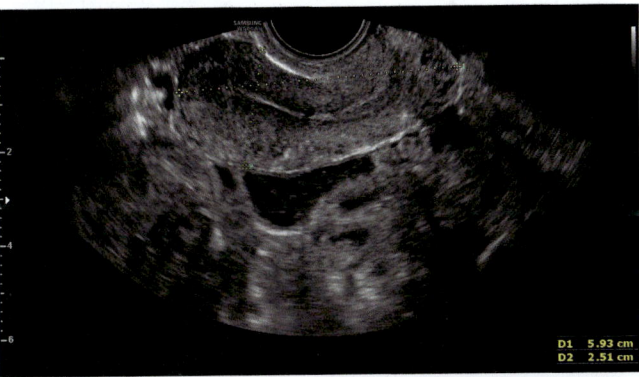

Figura 25-9. Ecografía 2D que demuestra un útero de tamaño reducido.

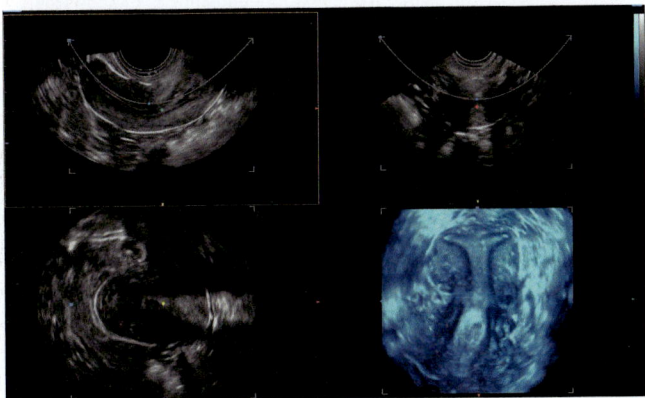

Figura 25-10. Imagen multiplanar de una ecografía 3D.

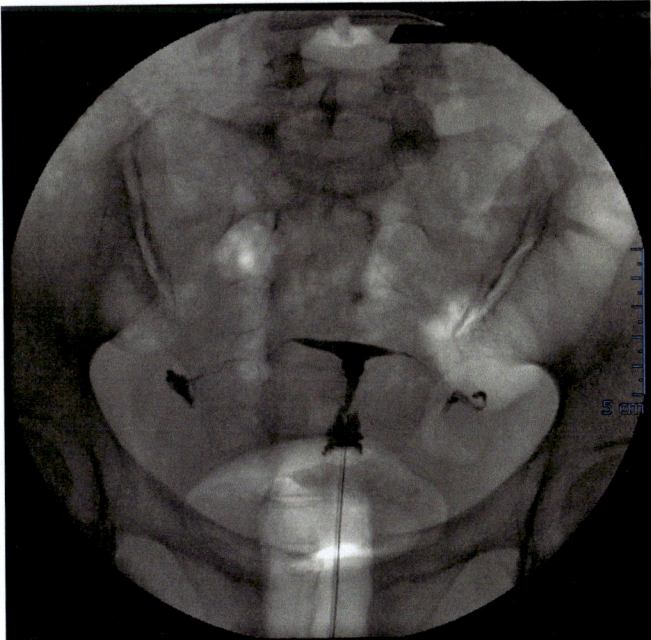

Figura 25-8. Histerosalpingografía que muestra un útero en T.

Uno de los primeros intentos fue el trabajo presentado por E. Exacoustos, en 2015. En este trabajo, se realizaban las siguientes medidas sobre la imagen coronal de la cavidad uterina (**Fig. 25-11**):

- **W1:** distancia *interostium*.
- **W2:** anchura de la cavidad en la zona ístmica.
- **M:** distancia desde la línea *interostium* hasta la serosa en la zona fúndica.
- **A:** ángulo lateral en la zona ístmica, tanto derecho (Ar) como izquierdo (Al).
- **L:** distancia de la línea *interostium* al extremo de la indentación en la zona fúndica (si existe).

La media de la suma de las medidas A (Al + Ar/2) eran diferentes, con un valor estadísticamente significativo en los úteros dismórficos (126,5 ± 11,4º) comparado con el útero septo (144,2 ± 10,2º). Por su lado, la proporción W1:W2 era significativamente diferente en los úteros dismórficos (5,4 ± 1,2) comparado con los úteros normales (2,33 ± 1,7)

Posteriormente, el grupo Congenital Uterine Malformation by Experts (CUME), en un estudio publicado en 2020, ha establecido tres criterios diagnósticos del útero en T (**Fig. 25-12**) basados en mediciones en el plano coronal:

- Ángulo de indentación lateral menor o igual de 130º.
- Ángulo en T (ángulo en la zona del *ostium* tubárico) menor o igual de 40º.
- Indentación lateral interna mayor o igual a 7 mm, medida como la distancia entre una línea imaginaria trazada entre el orificio cervical interno y el punto más lateral de la cavidad uterina y una línea que cruza la indentación lateral.

Se considera que un útero es normal cuando no se cumple ninguno de estos aspectos o solo uno de ellos. Es *borderline* cuando se cumplen dos de ellos y útero en T cuando se dan los tres criterios descritos.

Recientemente, se han descrito otros dos tipos de úteros que cumplen los criterios de la clasificación de la ESGE/ESHRE sobre útero dismórfico, pero que no presentan la típica forma en T. Estos se definen como útero en Y y útero en I (**Fig. 25-13**). El denominado útero en Y presenta, además del estrechamiento de la cavidad por engrosamiento de paredes laterales, una indentación en la zona fúndica, lo que confiere a la cavidad la apariencia de la letra Y. Por otro lado, el útero en I refleja un estrechamiento de toda la cavidad, incluso en el área fúndica, con una distancia *interostium* disminuida por debajo de los 2 cm. Estos subtipos propuestos, aunque no están contemplados en la clasificación de la ESGE/ESHRE, son considerados por muchos autores como subtipos del útero dismórfico U1a.

En un intento por simplificar el diagnóstico de este tipo de úteros, en 2021 se publicó, por parte de un grupo de ecografistas expertos de la Sociedad Española de Ginecología y Obstetricia junto con histeroscopistas, la denominada regla del 10 (**Fig. 25-14**). Este es un método simple y preciso de cribado basado también en la ecografía 3D. Tras la obtención del plano coronal, se realizan determinadas medidas de la cavidad uterina:

- R0: distancia *interostium*.
- R10: medida de la anchura de la cavidad, paralela a R0, a 10 mm de esta.

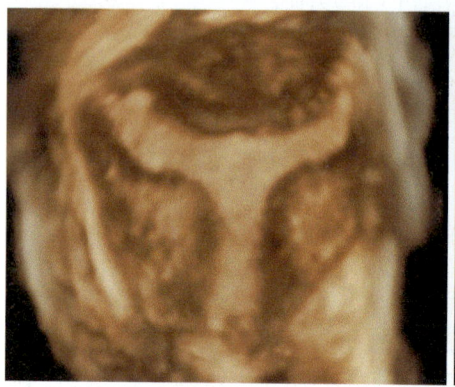
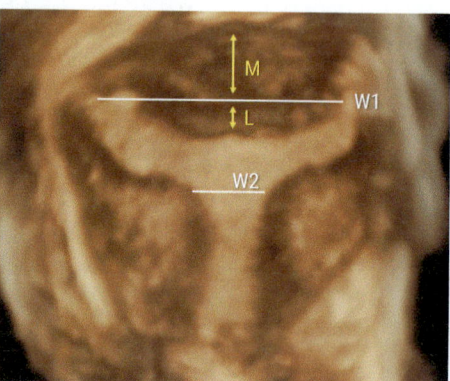
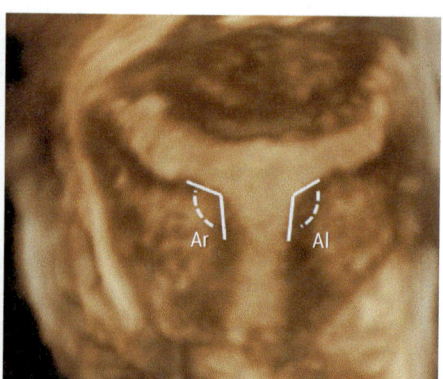

Figura 25-11. Criterios ecográficos publicados por E. Exacoustos.

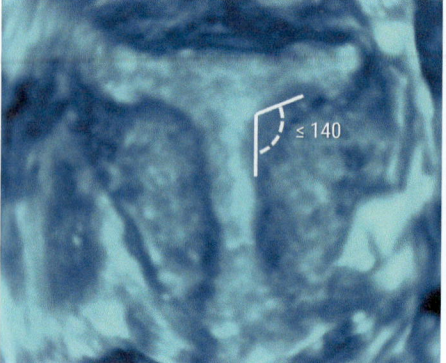
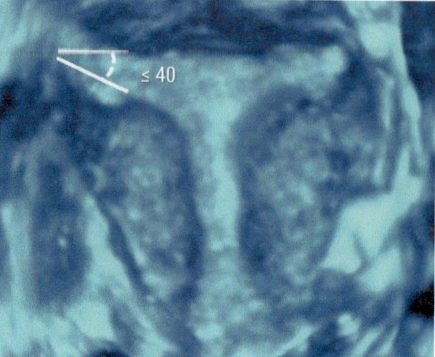
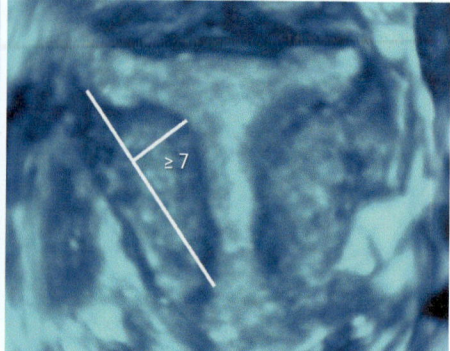

Figura 25-12. Criterios ecográficos publicados por el grupo Congenital Uterine Malformation by Experts (CUME).

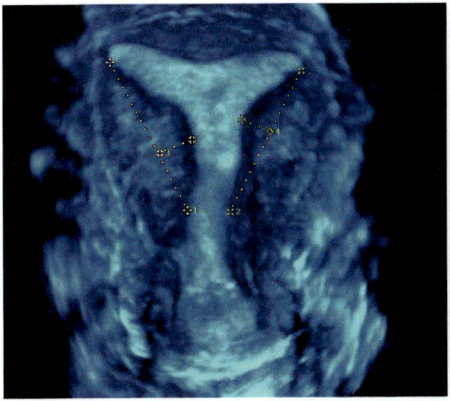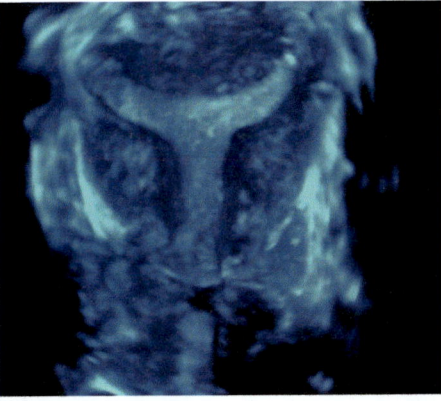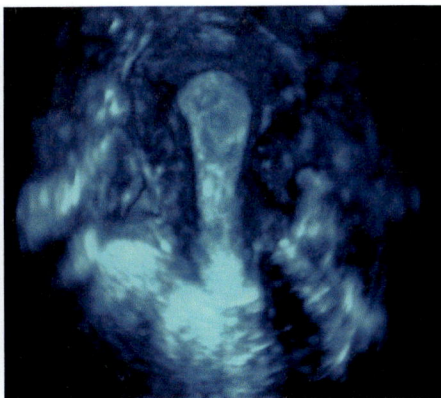

Figura 25-13. Subclasificación en T, Y e I.

- R20: medida de la anchura de la cavidad, paralela a R0, a 20 mm de esta.

En este trabajo, en el que se compararon las medidas de 100 nulíparas, de las cuales 50 estaban catalogadas como útero dismórfico por histeroscopia y otras 50 como úteros normales, se observó que todos los úteros catalogados como normales tenían un valor de R10 mayor de 10 mm. Según dicho estudio, se establece el diagnóstico de útero dismórfico cuando la anchura de la cavidad en R10 es menor o igual de 10 mm. Debido a que la medida se establecía a 10 mm de distancia vertical de la línea *interostium* y que el punto de corte era de 10 mm, se denominó la **regla del 10**.

A pesar de que como se ha visto, existen diferentes criterios diagnósticos basados en la ecografía 3D, aún hace falta validarlos y determinar cuál o cuáles de ellos son los más adecuados para establecer el diagnóstico definitivo de útero en T.

Por histeroscopia, en el útero U1a o útero en T se aprecia, tras pasar el orificio cervical interno, una cavidad tubular (**Fig. 25-15**), debido al estrechamiento de las paredes laterales, en la que resulta muy difícil y, a veces imposible, la visualización de ambos *ostia* tubáricos, incluso aprovechando la angulación de 30º de la óptica. Esto es consecuencia, precisamente, a la morfología en *T* de la cavidad. Sin embargo, en los casos de útero en *Y* se aprecia la indentación en la zona fúndica y sí es posible visualizar los *ostia* tubáricos con la simple rotación de la óptica. Por último, los úteros en I destacan por la visualización de la comentada cavidad tubular y, además, de la visualización de ambos *ostia* con una distancia muy disminuida entre ellos.

Por su parte, los úteros U1b presentan, además del estrechamiento, una cavidad de tamaño muy reducido en general, por lo que resulta muy difícil, en ocasiones, la realización de la histeroscopia y los movimientos dentro de la cavidad. Los úteros infantiles tienen morfología similar a los úteros en T, pero, por lo general, con un tamaño uterino reducido (**Fig. 25-16**), mientras que los úteros hipoplásicos suelen tener cavidad de morfología triangular normal, aunque con tamaño total igualmente reducido.

TRATAMIENTO

El tratamiento de los úteros dismórficos varía según el tipo. El objetivo es conseguir una cavidad uterina más amplia y con una morfología triangular, lo más similar posible a la de un útero

normal. Se han planteado tratamientos médicos y quirúrgicos que varían según el tipo de útero dismórfico que se trate.

Las técnicas utilizadas hoy en día son similares a las propuestas hace años para el tratamiento de los úteros en T de pacientes expuestas *in utero* al DES. El primer trabajo sobre metroplastia de remodelación de cavidad en este tipo de úteros fue publicado en 1993 por Nagel y Malo, en el que se trataba de mejorar los pésimos resultados obstétricos que presentaban estas pacientes. Esta primera serie tenía como obje-

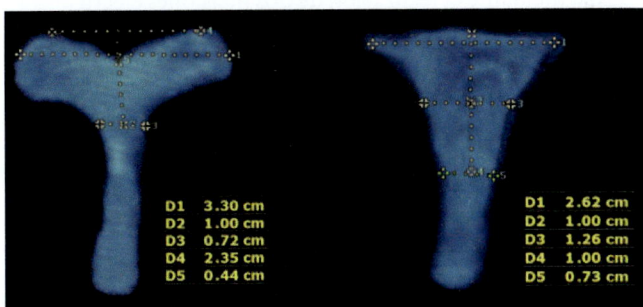

Figura 25-14. Regla del 10. Comparación de útero normal y dismórfico.

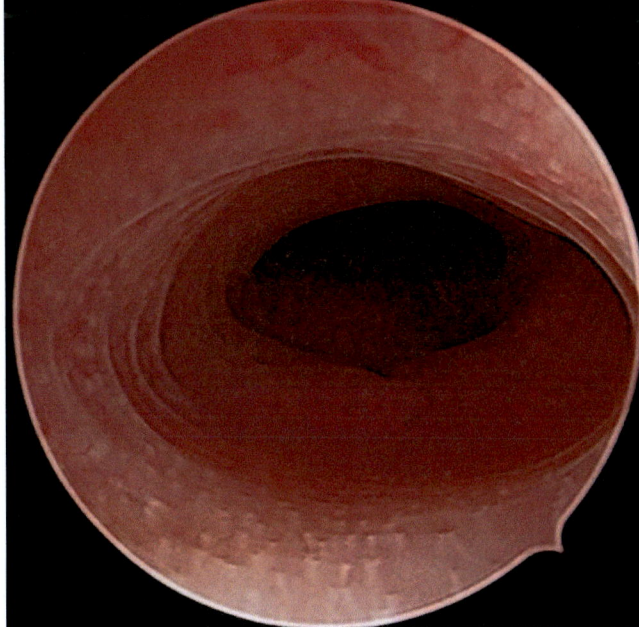

Figura 25-15. Visión histeroscópica de un útero dismórfico.

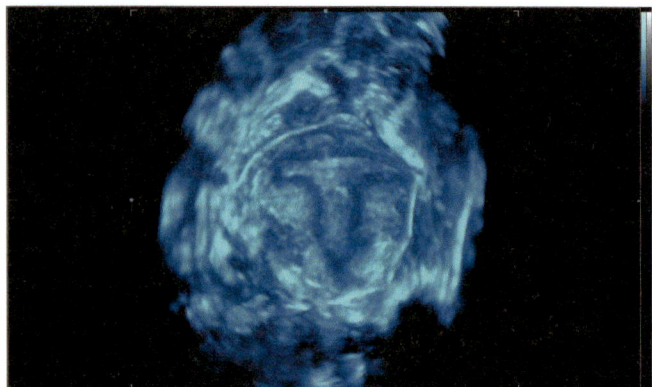

Figura 25-16. Útero infantil visto por ecografía 3D.

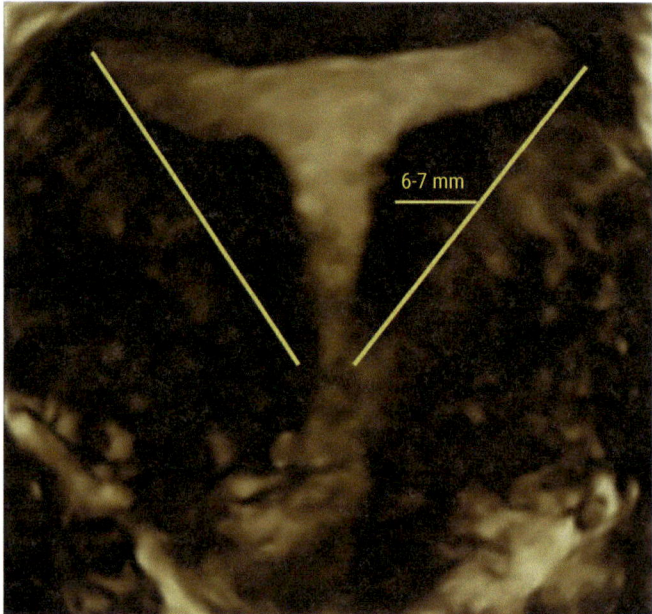

6-7 mm

Figura 25-17. Representación del área en la que hay que incidir por cirugía.

tivo ampliar el espacio de la cavidad uterina mediante cirugía histeroscópica; en ella, se observó que tres de las ocho pacientes operadas consiguieron un embarazo a término. A partir de este primer trabajo, fueron varias las publicaciones que expusieron los resultados de la cirugía de ampliación de los úteros en T relacionados con el DES.

La técnica de la metroplastia histeroscópica más aceptada, que ya se realizaba en las pacientes afectas de útero en T asociado al DES, consiste en la ampliación de la cavidad uterina mediante la realización de dos incisiones efectuadas en ambas paredes equidistantes de la pared anterior y posterior. Mediante estos cortes se seccionan los anillos musculares de la capa interna del útero y se consigue, así, un aumento del volumen de la cavidad uterina recuperando una morfología triangular de esta cavidad. Por lo general, estas incisiones se hacen desde el orificio cervical interno hasta ambos *ostium*, o viceversa, avanzando sobre la misma línea hasta conseguir la visualización de ambos *ostia* en una visión panorámica de la cavidad. Esta mejoría del volumen se logra incidiendo, aproximadamente, una profundidad de unos 6-7 mm a cada lado (**Fig. 25-17**). Como se ha comentado, el objetivo final es conseguir una cavidad simétrica y de morfología triangular.

Posteriormente, en 2015, Di Spiezio publicó una técnica ambulatoria para aumentar el volumen y mejorar la morfología de la cavidad tanto en úteros en T como en cualquier cavidad tubular; fue la denominada *hysteroscopic outpatient metroplasty to expand dysmorphic uteri* (HOME-DU). Esta técnica, además de las incisiones realizadas en ambas paredes laterales, asociaba dos incisiones hechas en la cara anterior y en la cara posterior de la cavidad uterina, desde el fundus hasta el istmo con idea de ampliar aún más el volumen de la cavidad uterina. Esta serie incluyó 30 pacientes; la tasa de embarazo clínico tras la metroplastia fue del 57 % y la tasa de niño en casa del 40 %.

La cirugía de la ampliación de la cavidad puede realizarse con distintos instrumentos, aunque la mayoría de las series publicadas hoy en día se han llevado a cabo con un histeroscopio con canal operatorio de 5 mm y con óptica de 30⁰, utilizando microtijeras o electrodo bipolar (**Fig. 25-18**); en los casos en los que se utiliza este instrumental, la incisión se efectúa desde el área ístmica en dirección craneal hacia el *ostium* ipsilateral.

Otros autores utilizan el resector o minirresector con el asa de Collins y con cirugía monopolar o bipolar (**Fig. 25-19**). La utilización del resector tiene la desventaja de que precisa

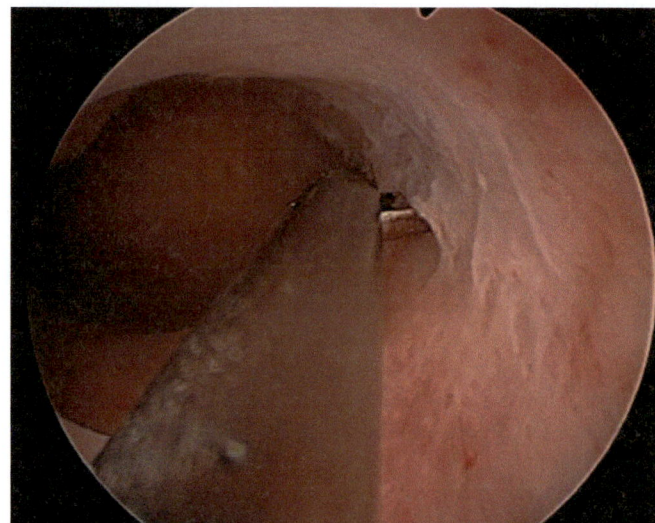

Figura 25-18. Sección con tijeras.

una dilatación del canal cervical, algo que a veces resulta extremadamente complicado en este tipo de malformaciones uterinas. Por su parte, el minirresector no precisa una dilatación cervical previa y acorta el tiempo quirúrgico, por lo que resulta la metroplastia más rápida que cuando se realiza con histeroscopio y microtijeras o electrodo bipolar. En aquellos casos en los que se hace la metroplastia de ampliación con resector o minirresector, cambia la dirección en la que se efectúa el corte y este se realiza en dirección caudal, es decir, desde el *ostium* hacia el OCI, siguiendo el movimiento natural de utilización del resectoscopio.

Recientemente, se han publicado series de casos realizados con otro tipo de instrumental, como la fibra láser, con resultados y tiempos quirúrgicos similares a cuando se utiliza el electrodo bipolar con histeroscopio con canal operatorio. Existen, además, algunos casos clínicos que ya hablan sobre la utilización de los morceladores para la ampliación de la cavidad.

Cabe subrayar que es absolutamente necesaria una planificación precisa antes de la realización de esta ecografía, y que debe incluir la realización de una ecografía 3D previa para conocer con precisión la morfología de la cavidad uterina y determinar el grado de estrechamiento de la cavidad y si existe, además, indentación fúndica asociada, como en el caso de los úteros en Y.

Es importante que en el momento de la cirugía no haya apenas crecimiento endometrial; esto permite una mejor visualización de la pared uterina durante la cirugía, lo que hace que esta sea más fácil y precisa. La mayoría de los autores realizan la cirugía en fase proliferativa, mientras que otros la efectúan con preparación endometrial previa con anticonceptivos orales.

En cuanto a las medidas postoperatorias, es frecuente la utilización de terapia hormonal combinada 1-2 meses tras la cirugía con el objetivo de evitar la formación de adherencias. La mayoría de los trabajos publicados no emplean ningún medio físico para evitar estas, aunque algunos utilizan gel antiadherencial como último paso después de la cirugía. Su uso no es aceptado por todos los autores y no está generalizado.

La evaluación posquirúrgica se suele basar en una histeroscopia de *second look*, una ecografía 3D o la combinación de ambas. La histeroscopia suele realizarse en la fase proliferativa, uno o dos ciclos después de la cirugía de ampliación de la cavidad. El objetivo de la histeroscopia de control es doble: por un lado, evaluar la morfología de la cavidad y confirmar la desaparición del estrechamiento de la cavidad previamente observado y, por otro lado, evaluar la existencia de sinequias posquirúrgicas y solventarlas en caso de que existan en el mismo acto.

La ecografía 3D se suele realizar en fase secretora. Se comparan igualmente los datos obtenidos con los obtenidos antes de la cirugía y se evalúa la desaparición del estrechamiento de la cavidad, algo que se objetiva al observar un aumento de la cavidad en la zona del 1/3 medio de esta. Por lo general, la cavidad adquiere una forma más triangular tras la metroplastia (**Fig. 25-20**). Mediante la utilización de la ecografía 3D se puede determinar también el volumen total de la cavidad uterina; además, se puede observar un aumento significativo de este con respecto al previo.

Aunque la técnica quirúrgica está bastante estandarizada, se puede decir que aún está en fase inicial y los estudios publicados hasta ahora son retrospectivos, sin grupo control. Asimismo, no existe aún ningún trabajo aleatorizado respecto a este tipo de cirugía, por lo que no se pueden establecer conclusiones definitivas en relación con las indicaciones ni con los resultados de la cirugía sobre estas pacientes. Recientemente, se han publicado dos metaanálisis al respecto con resultados dispares. Uno de ellos, publicado por Coelho Neto, establece que lo que se debe ofrecer a estas mujeres es una actitud expectante debido a que no existe ningún estudio aleatorizado, a pesar de que los trabajos publicados hoy en día, e incluidos en este metaanálisis, ofrecen mejoría en los resultados obstétricos. El otro metaanálisis, publicado por Garzón, concluye que, a pesar de que la evidencia es limitada, precisamente, por la falta de estudios concluyentes, la corrección quirúrgica de los úteros en T se asocia a altas tasas de recién nacido vivo y a bajas tasas de aborto espontáneo.

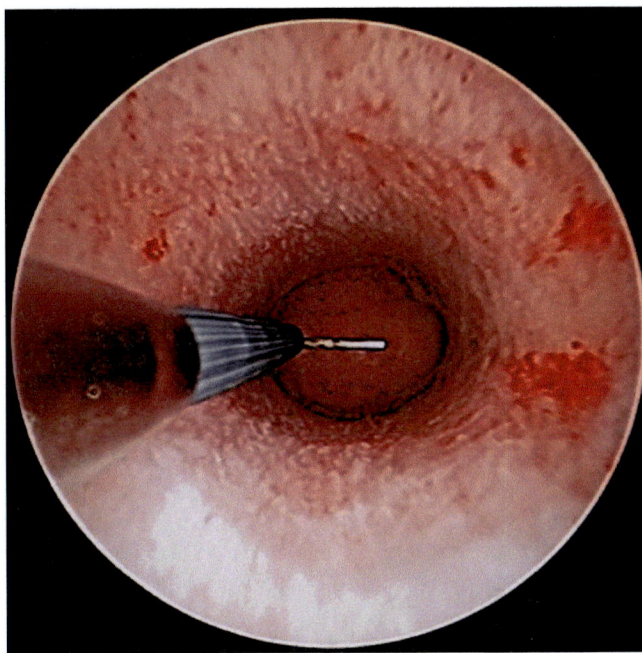

Figura 25-19. Utilización del minirresector durante metroplastia.

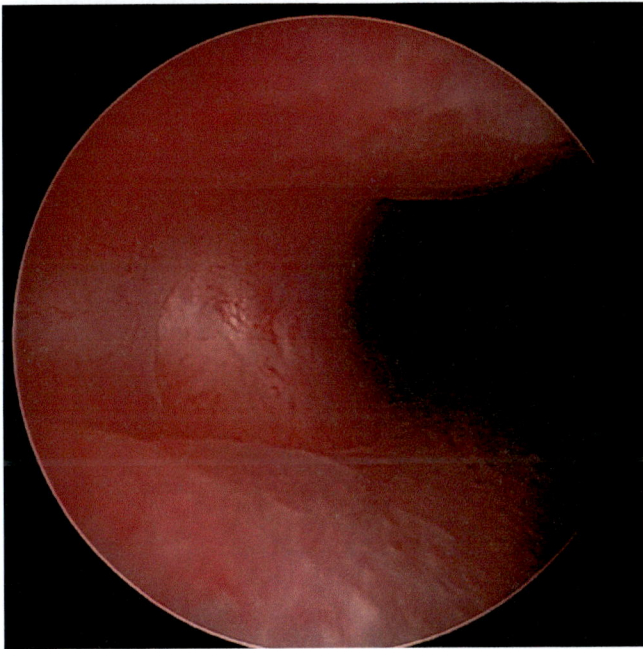

Figura 25-20. Detalle del área de incisión en la pared lateral aún no recubierta por endometrio al mes y medio de la intervención.

Por otra parte, los diversos trabajos publicados recomiendan la realización de esta cirugía en pacientes con útero dismórfico y malos resultados obstétricos, como aborto de repetición, fallos repetidos de implantación y malos resultados obstétricos. Aún existe controversia sobre si llevar a cabo esta cirugía en mujeres diagnosticadas de útero en T y que aún no han comenzado la búsqueda de gestación, es decir, si se debe hacer esta cirugía de manera profiláctica.

Más confusos y menos estandarizados son los tratamientos sobre los úteros infantiles o U1b de la clasificación de la ESGE/ESHRE. Mientras que unos autores siguen proponiendo una metroplastia de ampliación, otros abogan por la instauración de un tratamiento médico denominado de seudoembarazo. La idea se basa en los trabajos publicados el siglo pasado por Migliavacca, los cuales se fundamentan en la idea de que si el útero crece durante el embarazo por la acción de las hormonas presentes en él, la instauración de una terapia hormonal que simule el embarazo induce un aumento del tamaño y volumen uterino. Aunque esta terapia se utiliza desde hace años, su uso no está generalizado.

Los distintos trabajos publicados que han evaluado la seguridad de la metroplastia en casos de úteros dismórficos han descrito una muy baja tasa de complicaciones de la cirugía de ampliación de la cavidad con tasas inferiores al 1 %. Las complicaciones descritas incluyen dos casos de perforación uterina, una falsa vía, una laceración cervical, un caso de sangrado posquirúrgico grave y un caso de infección tras la histeroscopia. Todas estas son complicaciones inherentes a la cirugía histeroscópica y no son específicas de este tipo de útero, por lo que se puede concluir que no es un tipo de cirugía con mayor riesgo del esperado en cualquier tipo de histeroscopia quirúrgica.

La cavidad uterina restaura su normalidad y la zona en la que se realiza la incisión se recubre de endometrio, aproximadamente, a las 8 semanas tras la incisión histeroscópica de las paredes laterales (v. **Fig. 25-20**), motivo por el que este es el período que se recomienda esperar para intentar una gestación. Esto es una regla no demostrada, ya que se carece de estudios comparativos que hayan abordado esta cuestión.

RESULTADOS

Embarazo clínico

Los resultados de los diferentes trabajos publicados sobre la metroplastia en casos de útero en T ofrecen una mejoría en las tasas de embarazo clínico, tanto en mujeres con infertilidad primaria como en los casos de mujeres con aborto de repetición. La tasa media de los diversos estudios de embarazo clínico previo a la metroplastia es de un 36,7 %. Tras la corrección del útero en T, y según los diferentes estudios publicados, se consiguen cifras medias de 57,19 % en el grupo de mujeres con infertilidad primaria y de 69,10 % en el de mujeres con aborto de repetición.

En cuanto al embarazo clínico tras cirugía, es importante comentar que la tasa de concepción espontánea media fue del 51,8 % y hay que destacar que hasta un 32,4 % de las pacientes que gestaron espontáneamente habían sido sometidas con anterioridad, sin resultado positivo, a técnicas de reproducción asistida.

Se puede concluir, a la vista de estos datos, que la metroplastia en casos de útero en T mejora las tasas de embarazo clínico tanto en mujeres con infertilidad como en aquellas con abortos de repetición y que la tasa de embarazo espontáneo es destacable.

Aborto espontáneo

Uno de los problemas clínicos relacionados con la dismorfia uterina es la alta tasa de aborto espontáneo asociada. La tasa media antes de la cirugía es del 86,6 %, una cifra extremadamente alta en la que puede existir cierto sesgo de selección, es decir, es probable que aquellas mujeres con antecedentes de aborto de repetición fueron estudiadas más a fondo, por lo que existe una mayor posibilidad de diagnosticarlas de útero dismórfico. Tras la cirugía, la media de aborto de repetición en el grupo de pacientes con infertilidad primaria fue de un 20,2 %, mientras que en el grupo de mujeres con aborto de repetición fue de un 21,4 %.

Asimismo, se ha observado que los úteros dismórficos tienen una mayor tasa de embarazo ectópico de la esperada, con una media de un 11,4 %. Probablemente, esta tasa, más alta de la observada en la población general, se deba a la alteración de la contractilidad uterina que se aprecia en las malformaciones uterinas. Esta alteración de las ondas endometriales puede impedir el correcto transporte embrionario y hacer que se implante fuera de la cavidad endometrial. Los trabajos que han estudiado la tasa de embarazo ectópico tras la metroplastia de ampliación han observado una tasa media de embarazo ectópico del 4,85 %; este dato es significativamente menor que el observado antes de la intervención.

De acuerdo con estos resultados, es evidente que la realización de la metroplastia de ampliación disminuye de forma destacable las tasas de aborto espontáneo tanto en el grupo de mujeres con infertilidad como, siendo esto muy importante, en el grupo de mujeres con aborto de repetición.

Parto prematuro

Algo presente, en mayor o menor grado, en las malformaciones uterinas es una mayor tasa de prematuridad. Esto es algo que también se ha reportado en el caso del útero dismórfico con tasas medias de parto prematuro del 61,5 %. La tasa media de los trabajos que han estudiado esta variable de parto prematuro tras la cirugía de ampliación de la cavidad es de un 12,78 %, es decir, menor que antes de esta.

Recién nacido vivo

Son múltiples los trabajos publicados que comparan las cifras de recién nacido antes y después de la metroplastia. Estos coinciden en ofrecer una mejoría significativa de los datos. La tasa media de recién nacido vivo antes de la realización de la cirugía es de 1,9 %, mientras que la tasa media tras la cirugía de metroplastia de ampliación de cavidad es de un 44,5 % en mujeres con infertilidad primaria y de un 56,88 % en el grupo de mujeres con aborto de repetición.

Este aumento en la tasa de recién nacido vivo es consecuencia directa de la reducción de las tasas de aborto espontáneo, así como de la disminución de las tasas de parto pretérmino que se observa tras la cirugía de ampliación de la cavidad.

Resultados de las técnicas de reproducción asistida

En cuanto a la relación existente entre el útero dismórfico y las bajas tasas de implantación en las técnicas de reproducción asistida (TRA), aún no se conocen con precisión los mecanismos implicados. Se ha sugerido que en estas pacientes podrían influir tanto el efecto patogénico de la anomalía uterina como la alteración, determinada o no por la anterior, de la receptividad del endometrio a la implantación.

Según los resultados de los trabajos publicados que han evaluado esta posibilidad, se puede deducir que la metroplastia de ampliación de la cavidad en úteros dismórficos mejora la tasa de fertilidad y de recién nacido vivo en mujeres sometidas a TRA, aunque faltan estudios prospectivos aleatorizados que analicen este desenlace (**Fig. 25-21**).

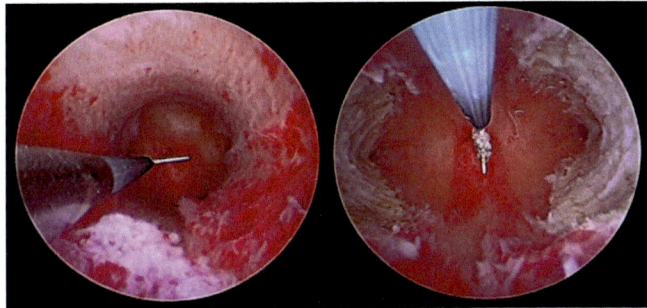

Figura 25-21. Detalle de la cirugía antes-después.

PUNTOS CLAVE

- Los úteros dismórficos, incorporados en el grupo U1 de la clasificación de la ESGE/ESHRE de las malformaciones congénitas del tracto genital femenino presentada en 2013, incluye todos aquellos casos de úteros con contorno uterino exterior normal, pero con una forma anormal de la cavidad uterina, excluido el septo.
- Los dos grupos principales son el útero en T y el útero infantil, aunque hay una tercera categoría para el resto.
- Recientemente, se ha propuesto una subclasificación de los úteros en T, que engloba, además, los úteros en Y y los úteros en I.

- Aún no existen criterios definidos para su correcta catalogación; los más aceptados son los del grupo CUME.
- La metroplastia de ampliación de cavidad con incisiones en paredes laterales hasta conseguir una cavidad de morfología triangular es la opción más aceptada en los úteros en T.
- Aunque esté basado en estudios observacionales, los resultados del tratamiento quirúrgico de los úteros en T se asocian a altas tasas de recién nacido vivo y a bajas tasas de aborto espontáneo.
- Más controversia existe con los úteros infantiles, para lo que se establece como primera opción un tratamiento médico.

BIBLIOGRAFÍA

Alonso Pacheco L, Bermejo López C, Carugno J, Azumendi Gómez P, Martínez Ten P, Lagana AS, et al. The Rule of 10: a simple 3D ultrasonographic method for the diagnosis of T-shaped uterus. Archives of gynecology and obstetrics. 2021;304(5):1213-20.

Alonso Pacheco L, Laganà AS, Garzón S, Pérez Garrido A, Flores Gornes A, Ghezzi F. Hysteroscopic outpatient metroplasty for T-shaped uterus in women withreproductive failure: Results from a large prospective cohort study. Eur J Obstet Gynecol Reprod Biol. 2019;243:173-8.

Alonso Pacheco L, Lagana AS, Ghezzi F, Haimovich S, Azumendi Gómez P, Carugno J. Subtypes of T-shaped uterus. Fertil Steril. 2019;112: 399-400.

Buttram VC Jr., Gibbons WE. Müllerian anomalies: A proposed classification. (An analysis of 144 cases). Fertil. Steril. 1979;32:40-46.

Chan YY, Jayaprakasan K, Zamora J, Thornton G, Raine-Fenning N, Coomarasamy A. The prevalence of congenital uterine anomalies in unselected and high-risk populations: a systematic review. Hum Reprod Update. 2011;17:761-71.

Coelho Neto MA, Ludwin A, Petraglia F, Martins WP. Definition, prevalence, clinical relevance and treatment of T-shaped uterus: systematic review. Ultrasound in obstetrics & gynecology : the official journal of the International Society of Ultrasound in Obstetrics and Gynecology. 2021;57(3):366-77.

Di Spiezio Sardo A, Florio P, Nazzaro G, Spinelli M, Paladini D, Di Carlo C, et al. Hysteroscopic outpatient metroplasty to expand dysmorphic uteri (HOME-DU technique): a pilot study. Reprod Biomed Online 2015;30:166–74, doi:http:// dx.doi.org/10.1016/j.rbmo.2014.10.016 .

Ducellier-Azzola G, Lecointre L, Hummel M, Pontvianne M, Garbin O. Hysteroscopic enlargement metroplasty for T-shaped uterus: 24 years' experienceat the Strasbourg Medico-Surgical and Obstetrical Centre (CMCO). Eur J Obstet Gynecol Reprod Biol. 2018;226:30-4.

Exacoustos C, Romeo V, Zizolfi B, Cobuzzi I, Di Spiezio A, Zupi E. DysmorphicUterine Congenital Anomalies: A New Lateral Angle and a Cavity Width Ratio on3D Ultrasound Coronal Section to Define Uterine Morphology. J Minim Invasive Gynecol. 2015;22(6S):S73.

Fernández H, Garbin O, Castaigne V, Gervaise A, Levaillant JM. Surgical approach to and reproductive outcome after surgical correction of a T-shaped uterus. Hum Reprod 2011;26:1730–4, doi:http://dx.doi.org/10.1093/humrep/ der056.

Garzon S, Lagana AS, Di Spiezio Sardo A, Alonso Pacheco L, Haimovich S, Carugno J, et al. Hysteroscopic Metroplasty for T-Shaped Uterus: A Systematic Review and Meta-analysis of Reproductive Outcomes. Obstetrical & gynecological survey. 2020;75(7):431-44.

Grimbizis GF, Di Spiezio Sardo A, Saravelos SH, Gordts S, Exacoustos C, Van Schoubroeck D, et al. The Thessaloniki ESHRE/ESGE consensus on diagnosis of female genital anomalies. Hum Reprod 2016;31:2–7, doi:http:// dx.doi.org/ 10.1093/humrep/dev264.

Grimbizis GF, Gordts S, Di Spiezio Sardo A, Brucker S, De Angelis C, Gergolet M, et al. The ESHREESGE consensus on the classification of female genital tract congenital anomalies. Hum Reprod. 2013;28(8):2032-44.

Haydardedeoglu B, Dogan Durdag G, Simsek S, Caglar Aytac P, Cok T, BulganKilicdag E. Reproductive outcomes of office hysteroscopic metroplasty in womenwith unexplained infertility with dysmorphic uterus. Turk J Obstet Gynecol. 2018;15:135-40.

Ludwin A, Coelho Neto MA, Ludwin I, Nastri CO, Costa W, Acién M, et al. Congenital Uterine Malformation by Experts (CUME): diagnosticcriteria for T-shaped uterus. Ultrasound Obstet Gynecol. 2020;55:815-29.

The American Fertility Society. The American fertility society classifications of adnexal adhesions, distal tubal occlusion, tubal occlusion secondary to tubal ligation, tubal pregnancies, müllerian anomalies and intrauterine adhesions. Fertil Steril. 1988;49:944-55.

Útero unicorne y útero bicorne

26

S. Tandulwadkar, S. Langde y L. Alonso Pacheco

OBJETIVOS

- Reconocer los diversos tipos y subtipos de úteros unicorne y bicorne, y saber encuadrarlos en las diferentes clasificaciones.
- Saber cómo se diagnostican estas malformaciones con las distintas herramientas de las que se dispone hoy en día.
- Conocer las opciones quirúrgicas, así como la indicación adecuada, según el tipo de malformación.

INTRODUCCIÓN

Las anomalías uterinas congénitas son el resultado de un defecto durante el proceso de formación, fusión o reabsorción de los conductos de Müller durante la vida fetal (Moore *et al.*, 2008). Son múltiples los estudios que han asociado estas anomalías a una mayor tasa de aborto espontáneo, parto prematuro y otros resultados fetales adversos (Green y Harris, 1976; Rock y Schlaff, 1985; Acién, 1993; Raga *et al.*, 1997; Grimbizis *et al.* 2001, y Tomazevic *et al.*, 2007).

Sin embargo, tales asociaciones pueden presentar cierto sesgo, ya que es difícil evaluar la verdadera prevalencia de las anomalías uterinas congénitas en la población general, en parte porque no existen sistemas de clasificación estandarizados aceptados universalmente y en parte porque determinadas técnicas de diagnóstico son invasivas y, por lo tanto, rara vez se aplican a poblaciones de estudio de bajo riesgo. Como resultado, las tasas de prevalencia poblacional reportadas presentan una horquilla muy amplia, variando entre 0,06 % y 38 %, según los diferentes estudios y las poblaciones seleccionadas.

PREVALENCIA

Teniendo en cuenta la horquilla anterior, se puede considerar que las anomalías uterinas congénitas no son tan infrecuentes y que la amplia variación observada es posible que se deba a la evaluación de diferentes poblaciones de estudio y al uso de distinras técnicas de diagnóstico. Existen dos revisiones sistemáticas publicadas que han evaluado la prevalencia de anomalías uterinas y que han sido utilizadas como referencia para los estudios posteriores.

La más reciente, de Chan *et al.* (2011), que incluía 94 estudios observacionales con un total de 89.861 mujeres, encontró una prevalencia de malformación uterina del 5,5 % en la población no seleccionada, 8 % en el grupo de mujeres infértiles, 13,3 % en el de mujeres con antecedentes de aborto recurrente y 24,5 % en aquellas con aborto recurrente e infer-

tilidad. Este dato significa que 1 de cada 4 mujeres con aborto de repetición e infertilidad presenta una malformación uterina (Simon *et al.*, 1991; Makino *et al.*, 1992; Clifford *et al.*, 1994; Acién, 1996; Homer *et al.*, 2000, y Guimaraes Filho *et al.*, 2006).

ETIOPATOGENIA Y ASPECTOS EMBRIOLÓGICOS

La diferenciación sexual es un proceso dinámico que se inicia con la fecundación del óvulo por parte del espermatozoide. En el sexo femenino, y en condiciones normales, la ausencia del factor inhibidor mülleriano provoca la degeneración de los conductos mesonéfricos y favorece el desarrollo de los conductos paramesonéfricos, que se originan por la invaginación del epitelio celómico de la cresta urogenital. Estas estructuras son bilaterales, sufren una elongación alrededor de la semana 9 de embarazo y permanecen abiertas y separadas en el segmento superior dando origen a las trompas de Falopio. En el segmento inferior, se unen para formar el útero y los 2/3 superiores de la vagina.

Tras la fusión, el tabique entre los conductos paramesonéfricos comienza a reabsorberse para formar el canal uterovaginal. Alrededor de la semana 12 de embarazo, el útero asume una forma normal y su desarrollo se completa en la semana 22. Para el desarrollo de la vagina, es necesaria la fusión del seno urogenital con las estructuras müllerianas, lo que da origen al tubérculo de Müller. Esto induce la formación de la placa vaginal, cuya canalización se completa en la semana 20. Los 4/5 superiores de la vagina son de origen mülleriano y el 1/5 inferior tiene su origen en el seno urogenital. El epitelio del 1/3 superior de la vagina se origina en el primordio uterovaginal y los 2/3 inferiores, en el seno urogenital; el himen es un signo de la membrana endodérmica. Dado que el desarrollo de los ovarios es independiente del canal uterovaginal y que las trompas uterinas se desarrollan a partir de células de origen diferente a las del útero y la vagina, estas estructuras no se asocian a anomalías müllerianas. (**Fig. 26-1**).

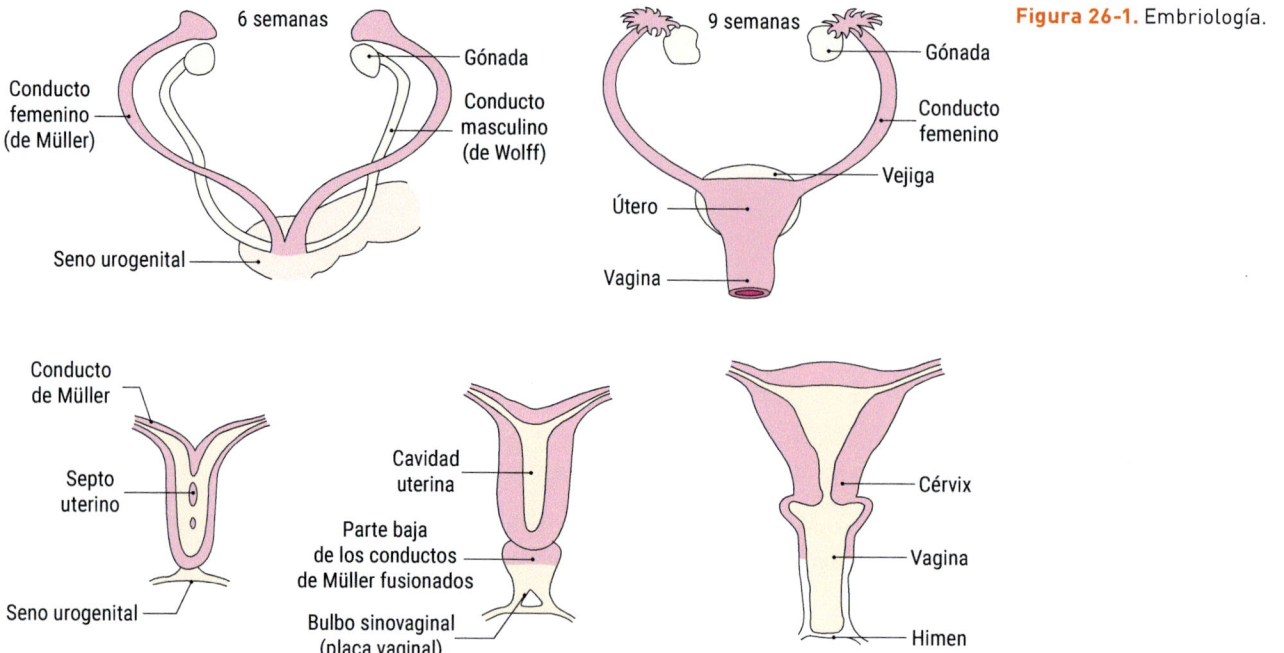

Figura 26-1. Embriología.

Por el mismo origen mesodérmico de las vías genitales y urinarias, cualquier anomalía paramesonéfrica podría estar asociada a anomalías renales hasta en un 30 % de los casos, lo que siempre debe ser investigado en estos pacientes. Hay que tener presente que la agenesia renal unilateral es una forma común. Por su lado, las malformaciones congénitas del aparato genital femenino se producen cuando hay un fallo en alguna etapa de la embriogénesis; la mayoría de ellas aún tienen una etiología desconocida. Algunos estudios muestran la asociación con mutaciones génicas; los más citados son los de *HOXA13* (síndrome mano-pie-genital) y *HOXA10*, expresado en los conductos paramesonéfricos embrionarios. Las anomalías genitales inducidas por agentes ambientales, como el dietilestilbestrol y la talidomida, también están descritas en la bibliografía especializada.

El momento en que se produce el fallo determina el tipo de malformación. Cuanto más temprano en el embarazo, más grave es. Así, varían desde la aplasia completa asociada a disfunciones urinarias, si se presentan entre la semana 6 y 9, hasta la tabicación total o parcial, raramente asociada a malformaciones urinarias, si se presentan entre la semana 13 y 17.

A modo de recordatorio, se destacan los siguientes puntos:

- El desarrollo femenino está determinado por la presencia del par de cromosomas XX.
- A final de la sexta semana, los dos pares de conductos genitales de Wolff y Müller están presentes.
- La ausencia de testosterona lleva a la regresión del conducto de Wolff.
- La ausencia de hormona antimülleriana permite el desarrollo de los conductos müllerianos.
- Los conductos müllerianos se desarrollan cefalocaudalmente desde el mesodermo embrionario dando lugar a las trompas de Falopio.
- Los conductos müllerianos se fusionan caudalmente creando útero, cérvix y tercio superior de la vagina.

- En la semana 12 de gestación, el útero ha finalizado su proceso de formación.
- A la semana 22 de gestación todo el proceso se ha completado y está formado el útero y el cérvix.
- Las anomalías müllerianas son el resultado de fallos producidos en las diferentes fases del desarrollo del sistema genitourinario femenino.
- Las anomalías del tracto urinario aparecen hasta en el 30 % de los casos de anomalías müllerianas debido a la estrecha relación embriológica que existe entre los conductos paramesonéfricos y mesonéfricos (**Tabla 26-1**).

ÚTERO UNICORNE

El útero unicorne o hemiútero se produce como consecuencia de un fallo en el proceso de desarrollo, que puede ser completo o parcial, de uno de los conductos müllerianos, mientras que el otro conducto tiene un desarrollo normal. Este cuerno uterino puede ser único cuando existe una agenesia completa de uno de los conductos müllerianos o puede venir acompañado de un cuerno rudimentario en aquellos casos que hay un defecto parcial del desarrollo (**Fig. 26-2**).

Incidencia

De acuerdo con los datos publicados en la revisión sistemática de Chan, se estima que alrededor de un 0,1 % de la población general tiene un útero unicorne. Este porcentaje aumenta hasta un 0,5 % en el grupo de mujeres con aborto de repetición, 0,5 % en el de infértiles y 3,1 % en el de infértiles con aborto de repetición

El útero unicorne representa el 0,3-4 % de todas las anomalías uterinas y afecta a alrededor de 1 de cada 5.400 mujeres. El 65 % de las veces asocia un rudimento; la presencia de un útero rudimentario funcionante y comunicante es la variante menos habitual.

Tabla 26-1. Fases del desarrollo mülleriano y defectos

Fases del desarrollo de los conductos müllerianos	Defecto	Malformación
Organogénesis: desarrollo de los conductos müllerianos	Fallo de desarrollo bilateral	Aplasia/agenesia (síndrome MRKH)*
	Fallo de desarrollo unilateral	Útero unicorne
Fusión o unificación: entre el par de conductos müllerianos y el sinus vulvovaginal	Fusión horizontal	Útero bicorne Útero didelfo
	Fusión vertical	Septo vaginal transverso Himen imperforado
Reabsorción o canalización	Fallo de reabsorción o canalización	Útero septo Útero arcuato

* MRKH: Mayer-Rokitansky-Küster Hauser.

Clasificación

Como ya es bien conocido por todos, se han propuesto diferentes sistemas de clasificación de las malformaciones uterinas, las cuales establecen distintos subgrupos para el útero unicorne:

- Sociedad Americana de Fertilidad (AFS), en 1988: la clasificación de la AFS, definida hoy como American Society of Reproductive Medicine (ASRM), estaba basada en la antigua clasificación de Buttram y Gibbons, y establecía el útero unicorne como clase II. A su vez, indicaba cuatro tipos según la presencia o no de rudimento y de si este era o no funcionante. Así, se decidió:
  - Tipo IIa: cuerno rudimentario comunicante funcionante (10 %).
  - Tipo IIb: cuerno rudimentario no comunicante funcionante (22 %).
  - Tipo IIc: cuerno sin endometrio (no funcionante) (33 %).
  - Tipo IId: sin cuerno rudimentario (35 %).
- European Society of Human Reproduction and Embryology/European Society for Gynaecological Endoscopy (ESHRE/ESGE): este trabajo conjunto presenta a este tipo de malformación como clase U4 o hemiútero. La clase U4 se divide, además, en dos subclases, según la presencia o no de una cavidad rudimentaria funcional:
  - Clase U4a: hemiútero con una cavidad rudimentaria (funcionante), caracterizada por la presencia de un cuerno contralateral funcionante que puede ser o no comunicante.
  - Clase U4b: hemiútero sin cavidad rudimentaria (funcional), caracterizado por la presencia de un cuerno uterino contralateral no funcional o por aplasia de la parte contralateral.
- American Society of Reproductive Medicine (2021): la ASRM, en su afán de actualizar la anterior clasificación, ha presentado una nueva que divide las malformaciones uterinas en nueve categorías (**Fig. 26-3**). En ellas, las malformaciones ya no están representadas por numeración; en el caso del útero unicorne, establecen cinco subtipos:
  - Útero unicorne.
  - Útero unicorne con remanente atrófico distal.
  - Útero unicorne con remanente distal con endometrio funcionante.
  - Útero unicorne con remanente atrófico asociado.
  - Útero unicorne con cuerno uterino comunicante en la zona del cérvix.

Manifestación clínica

Los síntomas clínicos difieren de una paciente a otra según el tipo de malformación y la existencia o no de un útero

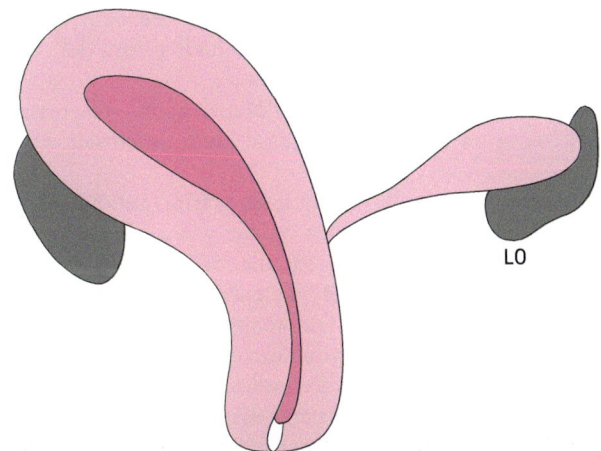
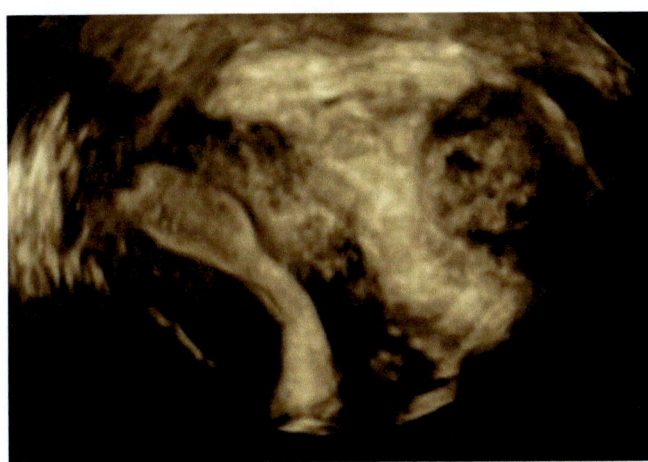

Figura 26-2. Boceto e imagen de un útero unicorne.

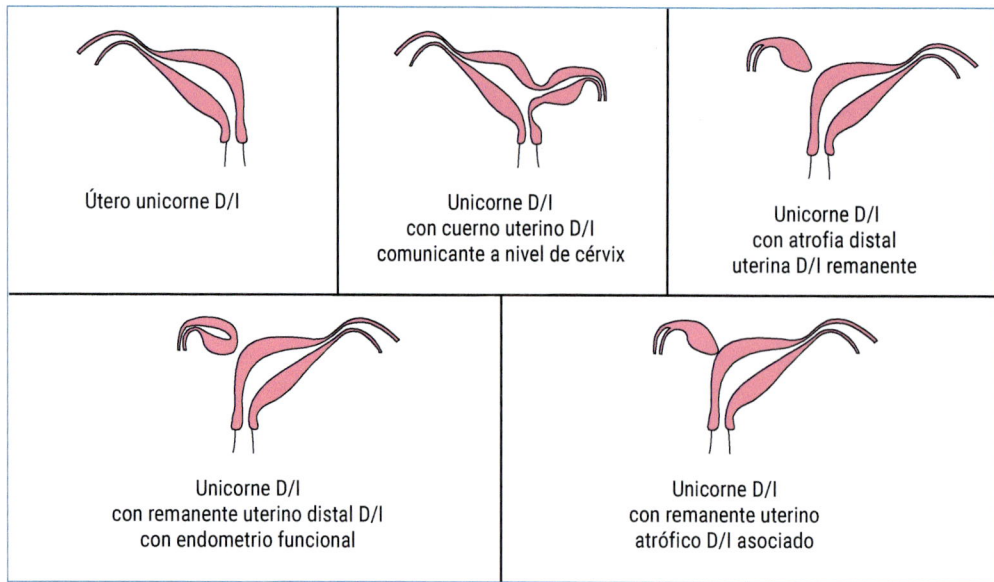

Figura 26-3. Tipos según la clasificación American Society of Reproductive Medicine (ASRM) de 2021.

rudimentario funcionante. Estos síntomas varían desde la existencia de casos totalmente asintomáticos hasta otros con dolor pélvico, endometriosis y malos resultados obstétricos asociados. Pero la mayoría de las pacientes son asintomáticas.

Aquellos casos en los que existe endometrio funcionante en el rudimento, este responde a las variaciones y se descama cíclicamente. Si existe una obstrucción a la salida de este flujo menstrual, como en los casos de rudimento funcionante no comunicante, la paciente puede desarrollar dolor abdominopélvico cíclico o crónico, por lo general, relacionado con la aparición de un hematometra, así como mayor riesgo de endometriosis por paso retrógrado del flujo menstrual. En una revisión de la literatura médica, se observó que la edad media de presentación de estos cuadros es de alrededor de los 20 años.

Reichman evaluó los resultados obstétricos de estas pacientes en un estudio que incluía los datos de 20 trabajos sobre úteros unicornes publicados hasta 2006 con un total de 290 mujeres y 468 embarazos. En esta revisión, se observó que un 2,7 % de los embarazos eran ectópicos, el 24,3 % terminaron en aborto en el primer trimestre y el 9,7 % en aborto en el segundo trimestre. La tasa de parto prematuro fue del 20,1 % y la de parto a término, del 44 %. La tasa de recién nacido vivo se estableció en 49,6 %.

Los metaanálisis publicados con posterioridad sobre los resultados obstétricos del útero unicorne no han encontrado un efecto desfavorable del útero unicorne sobre la posibilidad de conseguir una gestación espontánea. Sin embargo, aunque con discordancia en los estudios, sí que parece que existe un riesgo aumentado de aborto en el primer trimestre y, sobre todo, de parto pretérmino, algo que es corroborado por todos los metaanálisis realizados hasta el momento que estudian este desenlace.

Parece existir igualmente una mayor tendencia al aborto en el segundo trimestre, muerte fetal, mala presentación fetal y embarazo ectópico, pero con resultados no estadísticamente significativos. Por todo ello, se puede afirmar que el problema principal de las pacientes con útero unicorne radica más en el hecho de mantener el embarazo que en el de quedarse embarazadas.

En las mujeres con útero rudimentario comunicante con la cavidad endometrial, existe la posibilidad de que se produzca un embarazo en dicho rudimento cavitado. Si este embarazo avanza, se suele producir una rotura del cuerno rudimentario, que, en la inmensa mayoría de los casos, ocurre en el segundo trimestre y suele constituir una verdadera urgencia vital. El embarazo en cuernos rudimentarios no comunicantes es extremadamente raro y se relaciona con la migración transperitoneal de espermatozoides; ocurre en 1 de cada 76.000 embarazos y suelen producir rotura del cuerno gestante durante el segundo trimestre.

Se han sugerido tres factores principales como responsables de los malos resultados asociados al útero unicorne:

- La existencia de un flujo sanguíneo uterino anómalo debido a la existencia de una arteria ovárica y/o uterina anormal o ausente: esta alteración en la vascularización puede dar lugar a una nutrición alterada, que puede ser la causa de los abortos, así como del crecimiento fetal retardado y la muerte fetal.
- La existencia de una disminución de la masa muscular con un menor grosor miometrial en los úteros unicornes comparados con los normales: esta disminución del grosor se acentúa a medida que avanza el embarazo y desempeña un papel importante en los abortos del segundo trimestre, como en los partos pretérminos. Este factor también parece ser el responsable de los casos de rotura uterina y las anormalidades en la placentación.
- La incompetencia cervical: parece estar relacionada con los abortos en el segundo trimestre y, sobre todo, con el riesgo aumentado de parto pretérmino presente en los úteros unicornes.

Patología asociada

La presencia de un ovario ectópico o no descendido se encuentra hasta en el 42 % de los casos. Esta situación se produce como consecuencia de un defecto del descenso de la gónada en la pelvis, algo que debe producirse en el tercer mes de la gestación (baja desde una posición cercana al riñón hasta su localización final). El ovario no descendido está, por lo general, en una posición difícil de diagnosticar en la que la realización de una resonancia magnética ha demostrado ser el mejor método para diagnosticarlo. Este ovario no descendido presenta una especial importancia en pacientes sometidas a inducción de la ovulación o en aquellas que desarrollan neoplasias ováricas.

El estudio de Fedele encontró anomalías del sistema urinario asociadas hasta en el 40,5 % de las pacientes; la agenesia renal contralateral al útero unicorne es la más frecuente y supone el 16 % de los casos. Otras anomalías incluyen el riñón ectópico y la duplicidad pielocalicial.

La aparición de endometriosis no es infrecuente en estas mujeres y se halla hasta en un 20 %. Como ya se ha comentado con anterioridad, la presencia de un rudimento funcionante no comunicante supone un factor de riesgo para el desarrollo de endometriosis.

Diagnóstico

Los estudios de imagen desempeñan un papel fundamental en el diagnóstico de las malformaciones uterinas, en general, y del útero unicorne, en particular. Existen distintas modalidades diagnósticas, cada una con sus características particulares:

- Histerosalpingografía: es uno de los métodos rutinarios más ampliamente utilizados para la evaluación de la infertilidad en el que, mediante la infusión de un contraste a través de un catéter, se objetiva la forma de la cavidad uterina, así como la presencia o no de permeabilidad tubárica. El útero unicorne se aprecia como un cuerno solitario y fusiforme, por lo general, lateralizado y que da origen a una sola trompa. Este aspecto es común para todos los subtipos de unicorne, salvo en los casos en los que existe un rudimento comunicante, en los que se puede llegar a observar el paso de contraste a dicho hemiútero.
- Ecografía 2D: la imagen ecográfica de un hemiútero cuando se utiliza la ecografía 2D suele ser difícil de interpretar, lo que muchas veces hace que este tipo de malformaciones queden sin diagnosticar correctamente. El hemiútero se visualiza como un útero de tamaño normal o algo menor, pero es muy difícil de identificar su forma. Con frecuencia llama la atención su extrema desviación lateral, que, en ocasiones, lo pone en contacto con los vasos ilíacos. Asimismo, la sección transversal muestra una línea endometrial de aspecto circular.
- Ecografía 3D: es mucho más precisa en el diagnóstico del útero unicorne. Esta muestra la llamada forma de «banana» con un contorno uterino externo romo en la zona fúndica en lugar de la típica forma convexa del contorno uterino externo de un útero normal.
- Resonancia magnética: los criterios para el diagnóstico de un útero unicorne mediante esta técnica son la visualización de un útero alargado y curvo, cuya forma se asemeja a un «plátano» (*banana shape*). Es importante descartar la presencia de un útero rudimentario, que está presente hasta en el 65 % de los casos, y determinar si el útero rudimentario, en caso de que esté presente, tiene endometrio en su interior.
- Histeroscopia: revela una cavidad tubular con visualización de los anillos musculares correspondientes a la capa muscular interna del miometrio; en ella, en la zona del fundus, se aprecia un único *ostium* tubárico.

- Laparoscopia e histeroscopia: hasta el momento se sigue considerando como el método de referencia en el diagnóstico de las anomalías uterinas.

Manejo

El paso más importante para un manejo adecuado en los casos de útero unicorne es la realización de un diagnóstico correcto de la malformación, así como de las posibles patologías asociadas.

El útero unicorne sin útero rudimentario, a menudo, no necesita una actuación específica, solo la derivación a una unidad de alto riesgo obstétrico en caso de embarazo y un seguimiento estrecho de la longitud del cuello uterino durante el embarazo, ya que esta malformación uterina es la que más se asocia a parto prematuro. Durante el seguimiento del embarazo puede ser necesaria la realización de un cerclaje uterino.

Por lo general, estas pacientes no son candidatas a la realización de procedimientos reconstructivos para mejorar los resultados obstétricos, aunque, recientemente, se ha descrito una técnica denominada incisión uterina transcervical para ampliar la cavidad; está indicada en los casos de útero unicorne con infertilidad asociada, una vez excluidas otras causas de infertilidad y en aquellos con malos resultados obstétricos.

Esta ampliación del útero unicorne comienza con la realización de una incisión en sentido transversal sobre el fundus de la cavidad y en dirección contraria al *ostium* presente, con el objetivo de crear un nuevo fundus de la cavidad de unos 2 cm. Después se realiza una incisión vertical hasta el área ístmica, cerca del orificio cervical interno (OCI), de menos de 1 cm de profundidad, sobre la pared lateral contraria al *ostium* presente. Mediante esta intervención se crea una nueva cavidad con morfología más triangular (**Figs. 26-4, 26-5, 26-6 y 26-7**). Tras ella, se deja un catéter intrauterino durante 5-7 días y se instaura terapia con estroprogestágenos durante 2 meses.

En cuanto a los resultados de la primera serie publicada utilizando esta técnica sobre 33 pacientes infértiles en las que se excluyeron otras causas de infertilidad, se observó que quedaron embarazadas 25 de las 32 pacientes que buscaron embarazo (17 gestaron de manera espontánea y ocho mediante técnicas de reproducción asistida). Entre estas, hubo 20 que dieron a luz y hubo cinco abortos. Los autores concluyeron que la incisión uterina transcervical parece mejorar los resultados reproductivos al reducir las cifras de aborto del primer trimestre e incrementar las tasas de parto a término y recién nacido vivo. A pesar de esto, las tasas de parto prematuro permanecen altas tras la cirugía.

En los casos con útero rudimentario funcionante, y debido a las complicaciones asociadas, tanto obstétricas como ginecológicas, la exéresis del cuerno rudimentario es el tratamiento propuesto; en los casos que sea comunicante, con el objetivo de prevenir la dismenorrea, la endometriosis y, sobre todo, la posibilidad de un embarazo ectópico, mientras que en los casos de que no sea comunicante, el objetivo es tratar la dismenorrea y el hematometra progresivo asociado. La vía de elección es la laparoscópica; su complejidad deriva del grado de fusión entre el útero unicorne y el rudimento. Se aconseja realizar, además, una salpingectomía ipsilateral.

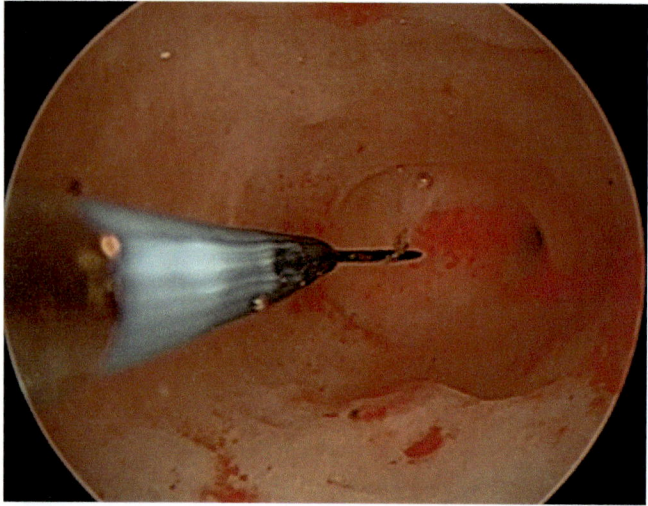

Figura 26-4. Útero unicorne con cavidad desviada a la derecha.

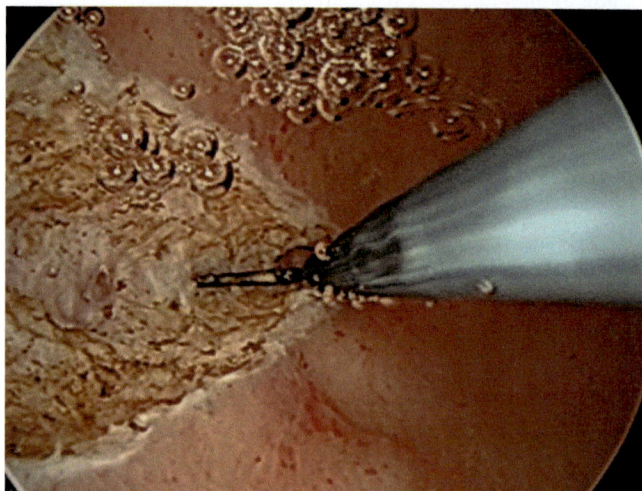

Figura 26-5. Metroplastia de ampliación con tijeras.

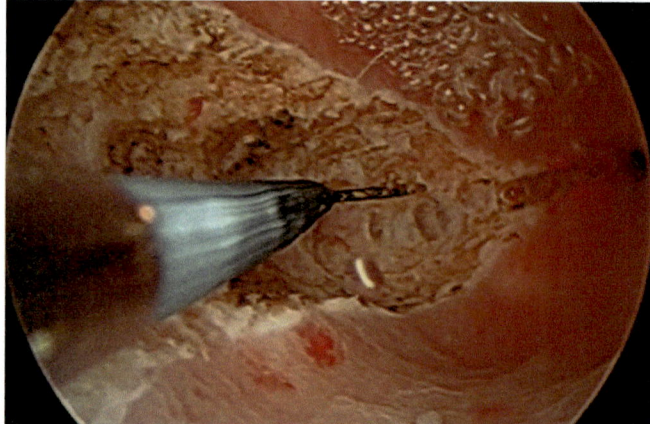

Figura 26-6. Detalle del *ostium* y la ampliación de la cavidad.

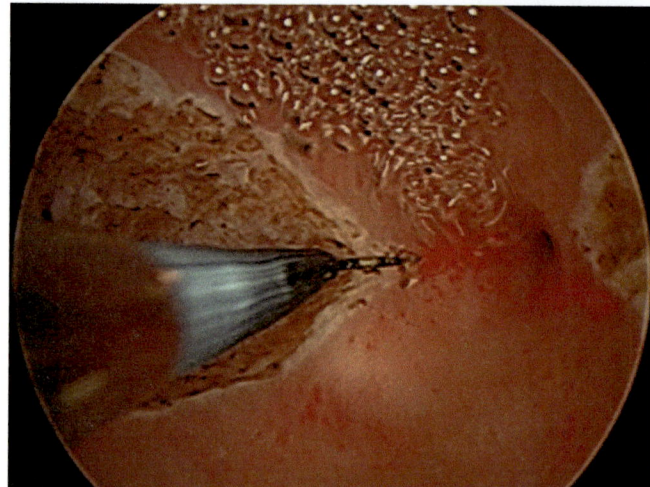

Figura 26-7. Histeroscopia de control a las 6 semanas.

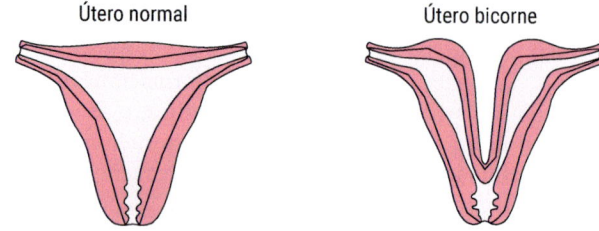

Útero normal   Útero bicorne

Figura 26-8. Boceto de un útero bicorne.

ÚTERO BICORNE

El útero bicorne también, denominado bicorpóreo, se produce como consecuencia de un defecto en el proceso de fusión de los conductos de Müller, lo que da como resultado dos cuernos uterinos que tienen algún punto de unión entre ellos. Se puede decir que existe una fusión incompleta de los conductos de Müller. Este grado de fusión puede presentar distintos grados y es característico ver una indentación en el fondo uterino que produce la separación de los cuernos (**Fig. 26-8**).

En aquellos casos en los que existe una ausencia total de fusión, se produce como resultado la aparición de un útero didelfo, que tiene dos cuernos y dos cuellos totalmente separados; se suele asociar un septo vaginal hasta en el 75 % de los casos. Este tipo de malformación se comporta como el útero unicorne, con la salvedad de que en los casos en los que existe tabique vaginal puede aparecer dispareunia asociada.

Incidencia

De acuerdo con los datos de Chan, se puede afirmar que el útero bicorne es raro en la población general y afecta a un 0,4 % de las mujeres. Sin embargo, esta prevalencia aumenta en mujeres con infertilidad (1,1 %) y con aborto de repetición (2,1 %). En el grupo de mujeres en el que coexisten ambos problemas, aumenta hasta un 4,7 %.

La prevalencia de útero didelfo es del 0,3 % en población no seleccionada, al igual que en pacientes infértiles, 0,6 % en mujeres con historia de aborto y asciende hasta un 2,1 % en las que sufren aborto de repetición e infertilidad.

Clasificación

Según las diferentes clasificaciones, el útero bicorne y el didelfo se catalogan de la siguiente manera:

• Sociedad Americana de Fertilidad (AFS), en 1988: el útero bicorne venía clasificado como clase IV y se definía como

Figura 26-9. Útero bicorpóreo según la European Society of Human Reproduction and Embryology/ European Society for Gynaecological Endoscopy (ESHRE/ESGE).

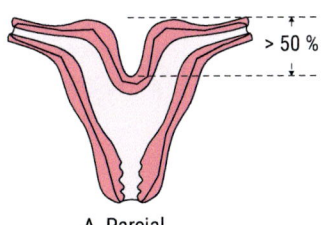

A. Parcial

B. Completo

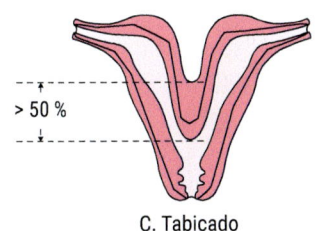

C. Tabicado

aquel que tenía dos cuernos uterinos y un solo cuello (**Fig. 26-9**). Según el defecto de fusión, se subdividía en:

– Tipo IVa o completo: las cavidades se separan hasta el orificio cervical interno del cuello y los cuernos presentan un área de fusión entre ellos pequeña o ausente.

– Tipo IVb o parcial: la separación no llega al orificio cervical interno y los cuernos presentan cierto grado de fusión entre ellos.

Aquellos casos en los que existía una ausencia total de fusión se catalogaban como útero didelfo y estaban encuadrados como tipo III. Estos úteros presentaban dos cuernos uterinos y dos cuellos independientes.

- ESHRE/ESGE: según esta clasificación, se denomina útero bicorpóreo y se clasifica como clase U3. Este grupo incorpora todos los casos de defecto de fusión. Se define como bicorpóreo aquel útero con un contorno en la zona fúndica anormal y está caracterizado por la presencia de una indentación en la línea media que excede el 50 % del grosor de la pared uterina. Esta indentación puede dividir parcial o completamente el cuerpo uterino. Como es lógico, la indentación exterior viene acompañada de una indentación en la zona interna que divide la cavidad. La clase U3 se subdivide en tres subclases, según el grado de afectación:

– U3a o útero bicorpóreo parcial: se caracteriza por una indentación fúndica externa que divide parcialmente el cuerpo uterino por encima del cérvix.

– U3b o útero bicorpóreo completo: se caracteriza por una indentación fúndica externa que divide por completo el cuerpo uterino hasta el cérvix.

– U3c o útero bicorpóreo septado: caracterizado por la presencia de un defecto de reabsorción asociado al principal defecto de fusión. En estas pacientes, cuando el grosor de la indentación fúndica excede el 150 % del grosor de la pared uterina, se puede realizar una sección parcial de la parte septada del defecto.

Es importante resaltar que las pacientes con útero bicorne completo pueden asociar anomalías cervicales y/o vaginales asociadas. Los casos que presentan doble cérvix corresponden al útero didelfo de la clasificación de la AFS de 1988.

- ASRM (2021): esta clasificación añade elementos diagnósticos específicos para el útero bicorne (el arcuato y el septo), que ya fueron propuestos en 2016, cuando se definió el útero bicorne como aquel que tiene una indentación externa en la zona fúndica de más de 1 cm de profundidad. En el caso del útero bicorne se establecen los siguientes subtipos (**Fig. 26-10**):

– Útero bicorne.
– Útero bicorne con tracto comunicante.
– Útero bicorne bicollis.
– Útero bicorne con componente septo.

Esta clasificación cataloga el útero didelfo como un grupo independiente del bicorne, a diferencia de la clasificación de la ESGE/ESHRE, subdividiéndolo en tres tipos:

– Útero didelfo con septo vaginal.
– Útero didelfo con septo vaginal de longitud variable.
– Útero didelfo con hemivagina obstruida.

Merece la pena destacar la existencia de una situación en la que se asocia el útero didelfo con hemivagina obstruida y agenesia renal ipsilateral (OHVIRA) o síndrome de **Herlyn-Werner-Wunderlich**. Dada su importancia, se comenta por separado más adelante.

Manifestación clínica

Los síntomas clínicos de las pacientes con útero bicorne varían de una paciente a otra, aunque la mayoría son asintomáticas; por lo general, se diagnostica la malformación en relación con problemas obstétricos o por sintomatología que tiene que ver con la presencia de otras anomalías asociadas. Sí se ha observado que algunas pacientes pueden presentar dismenorrea o sangrado menstrual abundante en relación con la presencia de dos hemiúteros.

La revisión sistemática publicada por Venetis en 2014, que incluía 25 estudios, observó que esta malformación presentaba malos resultados obstétricos con relación a un riesgo aumentado de abortos en el primer y segundo trimestre, parto prematuro, bajo peso al nacer y mala presentación fetal.

Según Grimbizis, el útero bicorne tiene las siguientes tasas: ectópico, 0,3 %; aborto, 36 %; parto pretérmino, 23 %, y parto a término, 55,2 %. Por su lado, el útero didelfo tiene estas tasas: embarazo ectópico, 1,3 %; aborto, 32,2 %, parto prematuro, 28,3 %, y parto a término, 36,2 %. Ni el útero bicorne ni el didelfo presentan diferencias en las tasas de gestación clínica comparados con el útero normal. Mientras que el útero bicorne se asocia, sobre todo, a aborto en el primer trimestre con un RR de 3,40, así como a parto prematuro con RR de 5,37, el útero didelfo se relaciona, principalmente, a parto prematuro con RR de 3,58.

Patología asociada

Hasta un 25 % de las mujeres con útero bicorne asocian un septo vaginal longitudinal de mayor o menor extensión, el cual puede relacionarse con la presencia de dispareunia asociada. No es raro que las pacientes que presentan un tabique vaginal completo, con independencia del tipo de malformación uterina, comenten que, en ocasiones, tienen molestias al utilizar el tampón y que este a veces no contiene el flujo menstrual correctamente.

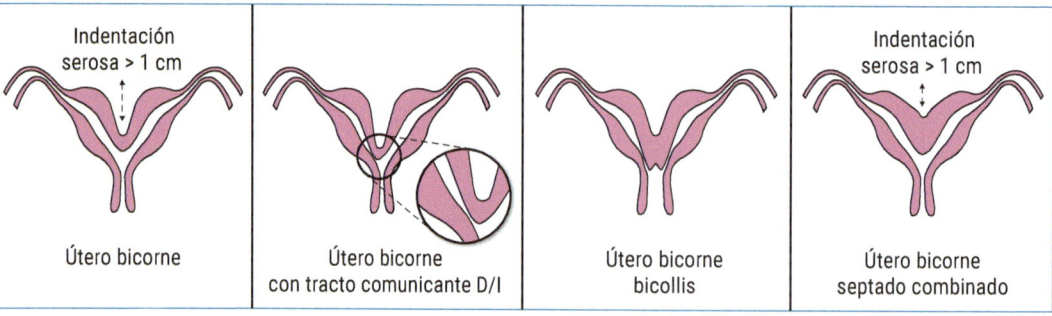

Figura 26-10. Tipos de útero bicorne según la American Society of Reproductive Medicine (ASRM) en 2021.

Asimismo, es habitual la asociación de malformaciones del sistema urinario que tienen que ver con malformaciones uterinas. La que suele estar más relacionada con los defectos de fusión es la agenesia renal, clásicamente asociada al útero didelfo, pero que también puede aparecer con el bicorne. Otras malformaciones encontradas son la duplicidad pielocalicial y la presencia de un uréter ectópico.

Diagnóstico

Como en el caso de otras malformaciones uterinas, los estudios de imagen son la base del diagnóstico. Dentro de las distintas modalidades diagnósticas, se encuentran:

- Histerosalpingografía: aunque hay variaciones según la gravedad de la malformación, en los casos de útero bicorne se suelen apreciar dos cavidades uterinas separadas que se fusionan y comunican en la zona caudal, por lo general en la región ístmica. La separación de los cuernos suele ser muy llamativa y presenta un ángulo intercornual mayor de 105°. El útero didelfo posee, sin embargo, dos cavidades simétricas, totalmente separadas, con dos cérvix y, de forma común, con tabique vaginal asociado (**Fig. 26-11**).
- Ecografía 2D: en el útero bicorne, una vez conseguido el corte sagital, al moverse de lado a lado se observa la presencia de dos cuerpos uterinos separados donde se identifican dos cavidades endometriales. En el corte transversal, en la zona fúndica, se ven los dos cuernos con endometrio en su interior, separados por una zona libre de endometrio.
- Ecografía 3D: la visualización del útero bicorne en el plano coronal muestra dos cuernos uterinos bien formados, con un fondo convexo en cada uno de ellos, que pueden o no unirse en algún punto en los casos de útero bicorne y que no se unen en los casos de útero didelfo. En el caso de útero bicorne, y según los criterios de la ASRM, se aprecia que la distancia entre la línea intercornual y el vértice de la indentación en la zona fúndica es mayor de 10 mm (**Fig. 26-12**). Como se sabe, la clasificación de la ESGE/ESHRE utiliza otro criterio ecográfico para el diagnóstico del útero bicorpóreo, como es la presencia de una indentación en la región fúndica mayor del 50 % del grosor de la pared uterina.
- Resonancia magnética: los criterios para el diagnóstico de un útero bicorne mediante esta técnica son similares a los observados por ecografía tridimensional con la presencia de una indentación en la zona fúndica mayor de 10 mm de profundidad.
- Histeroscopia: ofrece una imagen similar a lo que se aprecia en los casos de septo uterino con la visualización de dos cavidades uterinas separadas y en las que se aprecian los anillos musculares de la capa miometrial interna. Según el punto en el que comienza la división, esta imagen puede variar.
- Combinación de laparoscopia e histeroscopia: hasta el momento, se sigue considerando como el método de referencia en el diagnóstico de las anomalías uterinas.

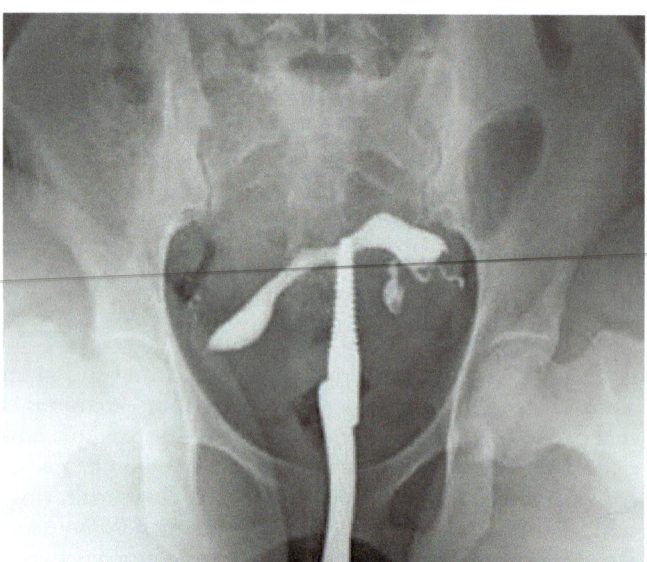

Figura 26-11. . Histerosalpingografía de un útero bicorne.

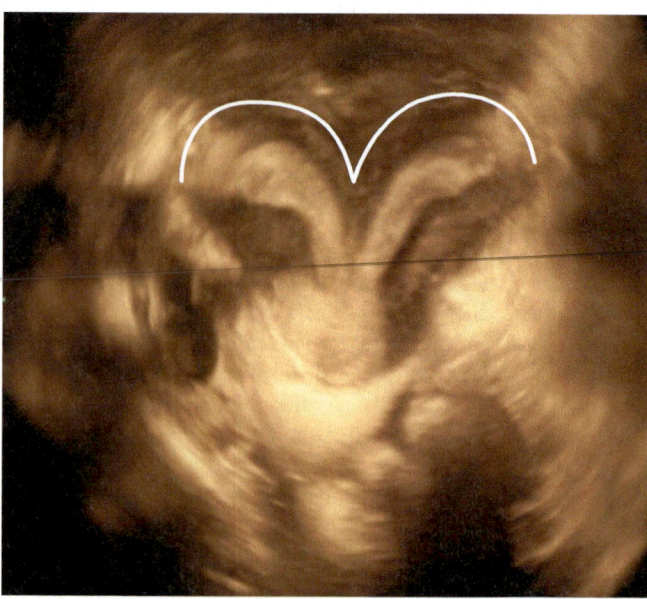

Figura 26-12. Ecografía 3D. Obsérvese la indentación fúndica.

Manejo

El manejo de los úteros bicornes depende de la sintomatología y, sobre todo, de los resultados obstétricos de la paciente. En muchas ocasiones no se necesita una actuación específica que la derivación a una unidad de alto riesgo obstétrico en caso de embarazo y un seguimiento estrecho de la longitud del cuello uterino durante la gestación.

Se ha postulado que el útero bicorne es la malformación uterina que asocia incompetencia cervical con más frecuencia y, por ende, parto prematuro por debajo de las 28 semanas, por lo se ha llegado a plantear la posibilidad de realizar un cerclaje profiláctico en estas pacientes.

En los casos en los que existen malos resultados obstétricos, con antecedentes de abortos de repetición o partos prematuros, se puede plantear la unificación quirúrgica del útero y utilizar la técnica de Strassman (**Fig. 26-13**). El procedimiento fue ilustrado por primera vez en 1907 por Strassman. Este se inicia con una incisión transversal sobre el fondo del útero, manteniéndose alejado de las uniones uterotubáricas para evitar lesiones; después, se abre la cavidad uterina y se sutura unificando los dos hemiúteros en uno con suturas verticales para evitar adherencias endometriales.

En la actualidad, se puede realizar este abordaje por vía laparoscópica en lugar de con metroplastia abdominal. El abordaje laparoscópico ofrece ventajas en términos de menor sangrado y disminución de la tasa de infecciones. También tiene una tasa de formación de adherencias postoperatorias significativamente menor, lo que puede atribuirse a una disminución en la manipulación del tejido. En un estudio prospectivo realizado durante 7 años, la metroplastia de Strassman abierta informa de una mejora en la viabilidad fetal del 0-80 %. Incluso, en una serie de casos de pacientes en las que se les había realizado la metroplastia por vía laparoscópica, se informó de una tasa de embarazo del 85 %.

La metroplastia laparoscópica también se relaciona con una disminución de las adherencias uterinas y una mayor distensibilidad del útero, lo que reduce las posibilidades de ruptura.

Un caso especial es el denominado **útero bicorne septado** que está presente tanto en la clasificación de la ESGE/ESHRE como en la de la AFS (2021). Este tipo de malformación puede abordarse parcialmente por vía histeroscópica, resecando la parte septada hasta dejar un grosor miometrial en la zona fúndica mayor de 1 cm, para evitar posibles roturas uterinas por debilidad excesiva tras la resección.

SÍNDROME DE HERLYN-WERNER-WUNDERLICH

El síndrome de Herlyn-Werner-Wunderlich, descrito por primera vez en 1971, consiste en la presencia de un útero didelfo con hemivagina «ciega» total o parcial y agenesia renal ipsilateral. Hoy en día, se conoce también con el acrónimo OHVIRA, que deriva del término en inglés *obstructed hemivagina and ipsilateral renal anomaly* (hemivagina obstruida y anomalía renal ipsilateral). En esta definición, no se explica el tipo de malformación uterina, ya que la secuencia OHVIRA se ha visto también asociada al útero bicorne *bicollis* o el septo con duplicidad cervical, ni tampoco se hace referencia específica a la existencia de una agenesia renal, ya que, aunque

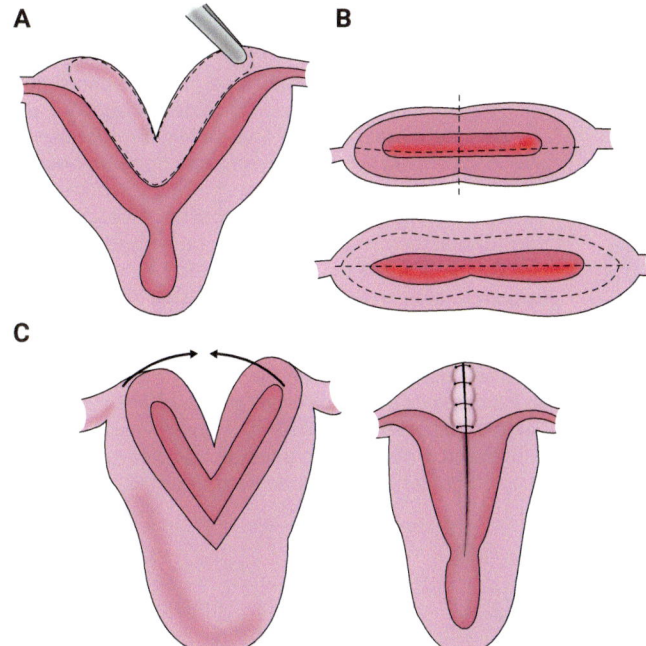

Figura 26-13. Metroplastia de Strassman.

esta anomalía es la más frecuente, se han visto otro tipo de anomalías asociadas.

En edad prepuberal, suelen ser asintomáticas, por lo que su diagnóstico es muy difícil. En recién nacidas con esta malformación, se ha llegado a observar la existencia de un hidrocolpos como respuesta al estímulo estrogénico durante el período fetal. Este hidrocolpos suele resolverse de manera espontánea en los primeros meses de vida al ceder dicho estímulo.

La forma clásica de presentación es como una dismenorrea cíclica, que comienza tras la instauración de la menarquia, así como por la presencia de masa en la zona vaginal, aunque no son raros los cuadros asintomáticos o paucisintomáticos. El retraso en el diagnóstico suele deberse al hecho de que la paciente presenta menstruaciones regulares, lo que puede influir como factor de confusión en la sospecha diagnóstica.

Aunque la prueba diagnóstica inicial complementaria a la exploración física es la realización de una ecografía 2D, su precisión en el diagnóstico de las malformaciones uterinas es menor del 90 %, pero tiene la ventaja de que se trata de una técnica sencilla y de bajo coste. El papel de la ecografía 3D y la resonancia magnética (RM) es especialmente relevante, ya que se considera que la RM tiene una precisión y una sensibilidad cercana al 100 % en el diagnóstico de las malformaciones uterinas. Por otro lado, la ecografía 3D tiene un alto grado de concordancia con la RM.

El tratamiento está enfocado a la resección del tabique vaginal, lo que permite la salida del flujo menstrual retenido y evita que se produzca una menstruación retrógrada que pueda inducir la formación de endometriosis secundaria. Esta resección se puede hacer con bisturí eléctrico y posterior dilatación y marsupialización, o mediante vía histeroscópica. Esta técnica tiene dos ventajas principales: la preservación del himen en pacientes que aún lo tengan intacto y la posibilidad de trabajar bajo visión directa en un campo habitualmente muy reducido.

Las pacientes con OHVIRA tienen una tasa de aborto del 25-35 %, de parto prematuro del 15-19 % y de embarazo a término del 62 %.

PUNTOS CLAVE

- El útero unicorne o hemiútero se produce como consecuencia de un fallo en el proceso de desarrollo, que puede ser completo o parcial, de uno de los conductos müllerianos, mientras que el otro conducto tiene un desarrollo normal.
- La histeroscopia del útero unicorne revela una cavidad tubular con visualización de los anillos musculares correspondientes a la capa muscular interna del miometrio, en la que, en la zona del fundus, se aprecia un único ostium tubárico.
- Recientemente se ha descrito una técnica quirúrgicadenominada incisión uterina transcervical para ampliar la cavidad en los casos de útero unicorne con con infertilidad asociada, una vez excluidas otras casusas de infertilidad.
- El útero bicorne, también denominado bicorpóreo, se produce como consecuencia de un defecto en el proceso de

- fusión de los conductos de Müller, lo que da como resultado dos cuernos uterinos que tienen algún punto de unión entre ellos.
- En aquellos casos en los que existe una ausencia total de fusión, se produce como resultado la aparición de un útero didelfo, que tiene dos cuernos y dos cuellos totalmente separados.
- La histeroscopia en casos de útero bicorne ofrece una imagen muy parecida a lo que se aprecia en los casos de septo uterino con la visualización de dos cavidades uterinas separadas, en las que se aprecian los anillos musculares de la capa miometrial interna.
- El denominado útero bicorne septado, que está presente tanto en la clasificación de la ESGE/ESHRE como en la de la AFS (2021), puede abordarse de manera parcial por vía histeroscópica.

BIBLIOGRAFÍA

Acién P, Acien M. Diagnostic imaging and catalouging of female genital malformations. Insights Imaging. 2016;7(5);713-26.

Airoldi J, Berghella AJ V, Sehdev H, Ludmir J. Transvaginal ultrasonography of the cervix to predict preterm birth in women with uterine anomalies. Obst Gynecol. 2005;106(3):553-6.

Alborzi S, Asefjah H, Amini M, Vafaei H, Madadi G, Chubak N, et al. Laparscopic metroplasty in bicornuate and didelphic uteri: feasibility and outcome. Arch Gynecol Obstet. 2015;29(5):1167-71.

American Congress of Obstetrics and Gynecology Committee on Practice Bulletins-Obstetrics: ACOG practice bulletin: intrauterine growth restriction. Obstet Gynecol. 2000;95(Suppl):1-12.

Arbhram C. Bakhri ballon placement in the successful management of postpartum hemorrhage in bicornuate uterus: A case report. Int J Surg Case Rep. 2017;31:218-20.

Behr SC, Courtier JL, Qayyum A. Imaging of Mullerian duct anomalies. Radiographics. 2012;32(6) E233-50.

Chan YY, Jayaprakasan K, Zamora J, Thornton JG, Raine-Fenning N, Coomarasamy A. The prevalence of congenital uterine anomalies in unselected and high-risk populations: A systematic review. Hum Reprod Update. 2011;17(6):761-71.

Dabirashrafi H, Mohammad K, Moghadami-Tabrizi N. Ovarian malposition in women with uterine anomalies. Obstet Gynecol. 1994;83(2):293-4.

Deutch TD, Abuhamad AZ, The role of 3 dimensional ultrasonography and magnetic resonance imaging in the diagnosis of mulerian duct anomalies; A review of the literature. J Ultrasound Med. 2008;27(3):413-23.

Dietrich JE, Millar DM, Quint EH. Obstructive reproductive tract anomalies. J Pediatr Adolesc Gynecol. 2014;27(6):396-402.

Fedele L, Zamberletti D, Vercellini P, Dorta M, Candiani GB. Reproductive performance of women with unicornuate uterus. Fertility and sterility. 1987;47(3):416-9.

Grimbizis GF, Gordts S, Di Spiezio Sardo A, Brucker S, De Angelis C, Gergolet M, et al. The ESHRE/ESGE consensus on the classification of female genital tract congenital anomalies. Gynecol Surg. 2013;10(3):199-212.

Grimbizis GF, Campo R, Gordts G, Brucker S, Gergolet M, Tanos V, et al. On behalf of the Scientific Committee of the Congenital Uterine Malformations (CONUTA) common ESHRE/ESGE working group. Clinical approach for the classification of congenital uterinemalformations. Gynecol Surg. 2012, 9:119-29.

Jayasinghe Y, Rane A, Stalewski H, Grover S. The presentation and early diagnosis of the rudimentary uterine horn. Obstet Gynecol. 2005;105(6):1456-67.

Jones Jr HW. Reproductive impairment and the malformed uterus. Fertil Steril. 1981;36(2):137-48.

Kaur P, Panneerselvam D. Bicornuate Uterus. En: StatPearls [Internet]. Treasure Island (FL): StatPearls Publishing; 2022 Jan. 2022 Jul 25.

Lalwani S, Wu HH, Reindollar RH, Gray MR. HOXA10 mutations in congenital absence of uterus and vagina. Fertil Steril. 2008;89(2):325-30.

Letterie GS. Management of congenital uterine abnormalities. Reprod Biomed Online. 2011;23(1):40-52.

Mattos Pinto e Passos I, Lopes Britto R. Diagnosis and treatment of Mullerian Malformations. Taiwanese Journal of Obstetrics and Gynecology. 2020;59(2):183-8.

Mortlock DP, Innis JW. Mutation of HOXA13 in hand-foot-genital syndrome. Nat Genet. 1997;15(2):179-80.

Nitzsche B, Dwiggins M, Catt S. Uterine rupture in a primigravid patient with an unscared biocortunate uterus at term. Case Rep Womens Health. 2017;15:1-2.

Ombelet W, Verswijvel G, de Jonge E. Ectopic ovary and unicornuate uterus. N Engl J Med. 2003;348(7):667-8.

Pfeifer SM, Attaran M, Goldstein J, Lindheim SR, Petrozza JC, Rackow BW, et al. ASRM müllerian anomalies classification 2021. Fertility and Sterility. 2021;116(5):1238-52.

Pizzo A, Laganà AS, Sturlese E, Retto G, Retto A, De Dominici R, et al. Mayer-Rokitansky-Kuster-Hauser syndrome: embryology, genetics and clinical and surgical treatment. ISRN Obstet Gynecol. 2013;628717.

Practice Committee of the American Society for Reproductive Medicine. Uterine septum: a guideline. Fertil Steril. 2016;106(3):530-40.

Rackow BW, Arici A. Reproductive performance of women with müllerian anomalies. Curr Opin Obstet Gynecol. 2007,19(3):229-37.

Rechberger T, Monist M, Bartuzi A. Clinical effectiveness of Strassman operation in the treatment of bicornuate uterus. Ginekol Pol. 2009;80(2):88-92.

Reichman D, Laufer MR, Robinson BK. Pregnancy outcomes in unicornuate uteri: a review. Fertil Steril. 2009; 91(5):1886-94.

Saravelos SH, Cocksedge KA, Li TC. Prevalence and diagnosis of congenital uterine anomalies in women with reproductive failure: A critical appraisal. Hum Reprod Update. 2008;14(5):415-29.

Strassmann EO. Fertility and unification of double uterus. Fertil Sterility. 1966;17(2):165-76.

Venetis CA, Papadopoulos SP, Campo R, Gordts S, Tarlatzis BC, Grimbizis GF. Clinical implications of congenital uterine anomalies: a meta-analysis of comparative studies. Reprod Biomed online. 2014;29(6):665-83.

Yasssaee F, Mostafee L. The role of cervical cerclage in pregnancy outcome in women with uterine anomaly. J Reprod Infertil. 2011;12(4):277-9.

Yo RE, Cho JY, Kim SY, Kim SH. A systematic approach to the magnetic resonance imaging based differential diagnosis of congenital Mullerian duct anomalies and their mimics. Abdomen Imaging. 2015;40(1):192-206.

Miomas submucosos

27

R. Bassil Lasmar y B. Portugal Lasmar

OBJETIVOS

- Conocer más acerca de los miomas, en general y, de los submucosos, en particular, abordando diferentes aspectos que van desde la etiopatogénesis hasta el tratamiento.
- Saber manejar la clasificación STEP-W (tamaño, topografía, extensión de la base del mioma, penetración del mioma dentro del miometrio y pared) para hacer una evaluación prequirúrgica de los miomas. Esta clasificación ayuda a tomar la decisión adecuada con respecto a la vía de abordaje.
- Tener conocimiento sobre el material que se puede utilizar en la miomectomía, así como las distintas técnicas utilizadas para conseguir una exéresis completa del mioma submucoso.

INTRODUCCIÓN

El mioma es una neoplasia benigna originada a partir de las células del músculo liso del miometrio y cuyo desarrollo depende de la interacción entre hormonas esteroides, factores de crecimiento, citocinas y mutaciones somáticas. Se trata de una tumoración monoclonal, es decir, que tiene su origen en una única célula que comienza a multiplicarse desordenadamente.

Los miomas o fibromas están formados por haces de músculo liso entrelazados en diferentes direcciones. Cuando están presentes atipias celulares, se denominan miomas atípicos, que presentan células gigantes pleomorfas y, por lo general, son focales.

Debido a que es hormonodependiente, ya que tiene receptores de estrógeno y progesterona, puede crecer mientras estas hormonas estén presentes (edad fértil) y reducir su tamaño durante la menopausia o cuando se usan medicamentos que disminuyen los niveles hormonales circulantes. También pueden tener modificaciones durante el embarazo o incluso durante la utilización de terapia hormonal, lo que puede conducir a un aumento de tamaño.

Todos los miomas provienen de las células del miometrio, los miocitos; es evidente que inicialmente son intramurales y que, con el crecimiento, van tendiendo a crecer hacia el sitio que ofrece menor resistencia.

Se clasifican según su ubicación en la pared uterina en: intramurales, submucosos y subserosos. Los intramurales son aquellos que se encuentran totalmente en el espesor de la pared miometrial y suelen tener unas dimensiones de hasta 3,5 cm. Los submucosos se desarrollan en el miometrio, cerca de la cavidad uterina, y en su crecimiento van proyectándose a la cavidad uterina de manera parcial o completa. En algunos casos, se vuelven pediculados, e incluso pueden extenderse, exteriorizándose a través del cuello uterino. Los subserosos,

que se originan en el miometrio adyacente a la serosa, tienden a ir creciendo hacia la cavidad abdominal, alcanzando, en ocasiones, grandes dimensiones sin causar molestias.

El sistema de clasificación de la Federación Internacional de Ginecología y Obstetricia (FIGO) para la ubicación de los fibromas cataloga los miomas submucosos como tipos 0, 1 y 2, los intramurales como 3 y 4, y los subserosos como 5, 6 y 7, y reserva el tipo 8 para aquellos miomas con otra ubicación, como puede ser el cérvix uterino (**Tabla 27-1**).

El mioma puede denominarse leiomioma o fibroma y es el tumor benigno más frecuente en la mujer. Su prevalencia puede alcanzar hasta el 70-80 % en mujeres de 50 años en estudios ecográficos e histológicos. El estudio de Cramer evaluó úteros sometidos a histerectomía en mujeres perimenopáusicas y mostró mioma hasta en el 77 % de los casos.

Como la mayoría de las pacientes son asintomáticas, los miomas suelen diagnosticarse de manera accidental en exámenes de rutina, por lo general al realizar una ecografía. El síntoma clínico de presentación más habitual es un aumento del sangrado menstrual con sangrado uterino prolongado e irregularidad menstrual y, como consecuencia, estas mujeres pueden experimentar anemia, dolor pélvico e infertilidad. Cuando son sintomáticos, pueden tener un impacto significativo tanto en la calidad de vida de las mujeres como en su productividad en el mercado laboral.

La presencia de miomas es una de las principales indicaciones para la realización de una histerectomía en todo el mundo. En una encuesta realizada en Canadá, las histerectomías son las segundas cirugías más realizadas en obstetricia y ginecología, solo superadas por las cesáreas. En el caso de Estados Unidos, se realizan alrededor de 200.000 histerectomías y 30.000 miomectomías por año.

El impacto social y económico de los leiomiomas uterinos es muy importante, por lo que su conocimiento y correcto manejo es fundamental en la práctica del ginecólogo.

Tabla 27-1. Sistema de clasificación de los miomas uterinos de la Federación Internacional de Ginecología y Obstetricia

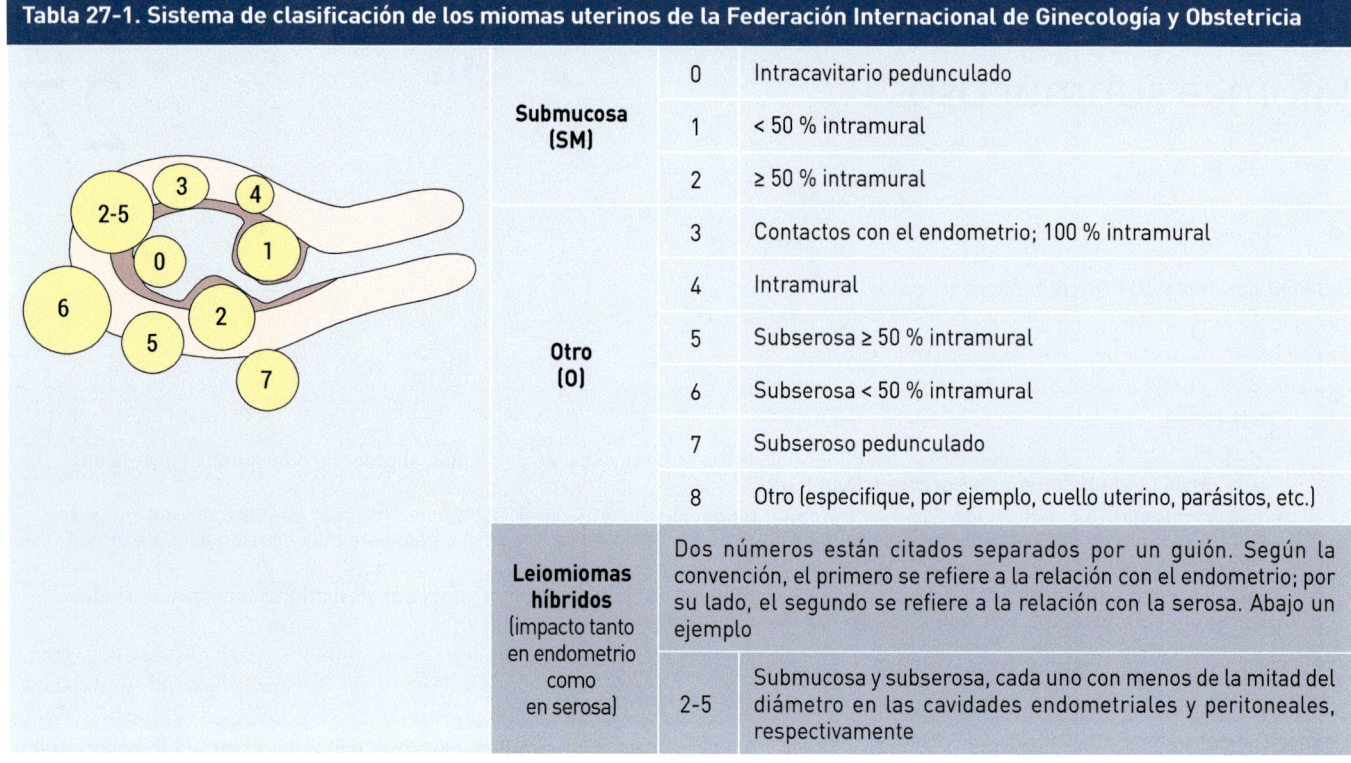

Submucosa (SM)	0	Intracavitario pedunculado	
	1	< 50 % intramural	
	2	≥ 50 % intramural	
Otro (O)	3	Contactos con el endometrio; 100 % intramural	
	4	Intramural	
	5	Subserosa ≥ 50 % intramural	
	6	Subserosa < 50 % intramural	
	7	Subseroso pedunculado	
	8	Otro (especifique, por ejemplo, cuello uterino, parásitos, etc.)	
Leiomiomas híbridos (impacto tanto en endometrio como en serosa)		Dos números están citados separados por un guión. Según la convención, el primero se refiere a la relación con el endometrio; por su lado, el segundo se refiere a la relación con la serosa. Abajo un ejemplo	
	2-5	Submucosa y subserosa, cada uno con menos de la mitad del diámetro en las cavidades endometriales y peritoneales, respectivamente	

ETIOLOGÍA Y ETIOPATOGÉNESIS

Los fibromas son tumores monoclonales benignos de las células musculares lisas del miometrio. Tienen un aspecto redondeado, color blanco perla, son firmes y presentan un patrón en espiral en la superficie de corte. Existe una capa externa delgada de tejido conectivo, llamada seudocápsula, que está representada por células musculares lisas alargadas que se enrollan y se cruzan en ángulo recto entre sí. La seudocápsula permite un plano de clivaje entre el mioma y el miometrio, lo que facilita el acto operatorio, ya que, a diferencia de la adenomiosis, el mioma no penetra en el miometrio, nace en el miometrio y, al crecer, comprime el miometrio adyacente.

Cada fibroma surge a partir de un solo miocito progenitor, por lo que cada tumor que se encuentra en el mismo útero se origina a partir de una citogenética independiente. Están formados por matriz extracelular, compuesta por colágeno, fibronectina y proteoglicanos. Los colágenos tipo I y III son abundantes en su anatomía; sin embargo, se encuentran en un desorden celular. Como la circulación del mioma es superficial y tiene una densidad arterial reducida, en comparación con el miometrio sano, no es raro ver que se producen eventos de hipoperfusión e isquemia.

Se desconoce la etiología de los leiomiomas; es posible que esté relacionada con factores hormonales, genéticos y biológicos moleculares. Existe la posibilidad de que la presencia de unos niveles congénitos elevados de receptores de estrógeno en el miometrio, diversos trastornos hormonales o una respuesta a las lesiones isquémicas causadas por las menstruaciones previas sean factores relacionados con el desencadenamiento inicial de alteraciones genéticas en las células que darán lugar a los miomas.

Los fibromas son monoclonales y presentan alteraciones cromosómicas hasta en un 40 % de los casos. Las más frecuentemente encontradas son: translocación entre los cromosomas 12 y 14, deleciones del cromosoma 7 y trisomía del cromosoma 12. No obstante, ya se han descrito más de 100 genes alterados en las células que se encuentran en los fibromas. Los principales marcadores presentes son: el receptor de estrógeno α, el receptor de estrógeno β, el receptor de progesterona A, el receptor de progesterona B, el receptor de la hormona del crecimiento, el receptor de prolactina, los genes de la matriz extracelular y el colágeno.

Hoy se sabe que no hay transformación sarcomatosa en el mioma. Los sarcomas son diferentes a los miomas; el sarcoma lo es desde su inicio, pero cuando son pequeños, se confunden con miomas en las pruebas de imagen.

La formación de un mioma parece estar relacionada con los estrógenos y la progesterona. Esto se evidencia por la baja incidencia antes de la pubertad, la reducción de volumen en la menopausia y su mayor presencia en la edad fértil, sobre todo en mujeres obesas. Esta teoría también refuerza el posible papel protector y la reducción de los miomas que tienen las pacientes que realizan actividad física regularmente y aquellas con mayor paridad.

Es importante destacar que la progesterona está directamente relacionada con el crecimiento de los fibromas, lo que se explica por el hecho de que estos tienen una mayor cantidad de receptores de progesterona A y progesterona B que el miometrio normal. Tanto la progesterona endógena como la exógena producen altas tasas de mitosis en los leiomiomas, lo que puede dar lugar al crecimiento de estos, mientras que la mifepristona, un modulador de la progesterona, puede hacer retroceder el tamaño de los fibromas.

Los **factores de crecimiento** tienen la función de controlar la proliferación celular y parecen tener relación con el crecimiento de los fibromas. Entre estos se encuentran: el factor de crecimiento transformante (β-TGF), el factor de crecimiento de fibroblastos básico (bFGF); el factor de crecimiento epidérmico (EGF), el factor de crecimiento derivado de plaquetas (PDGF), el factor de crecimiento endotelial vascular (VEGF), el factor de crecimiento similar a la insulina (IGF) y la prolactina. Las **metaloproteinasas de matriz** (MMP), un factor angiogénico importante, igualmente parecen estar relacionadas con el desarrollo de leiomiomas.

Asimismo, una historia familiar de miomatosis es otro factor de riesgo importante. Los familiares de primer grado de mujeres con fibromas tienen un riesgo 2,5 veces mayor de desarrollar la enfermedad en comparación con la población general. También las mujeres negras tienen 2,9 veces más probabilidades de tener fibromas que las mujeres caucásicas, con edades más jóvenes, tamaños más grandes, mayor número y síntomas más significativos.

SÍNTOMAS CLÍNICOS

Se distinguen sangrado uterino anormal, infertilidad y otros síntomas.

Sangrado uterino anormal

La mayoría de las pacientes con fibromas son asintomáticas y no requieren ningún tratamiento; incluso los submucosos pueden no causar molestias a la paciente. Dentro de los síntomas que presentan los miomas submucosos, el sangrado uterino anormal (SUA) es el más frecuente; este afecta hasta al 30 % de las pacientes y provoca alteraciones en el flujo menstrual, tanto en intensidad como en duración.

La correlación entre los fibromas submucosos y la SUA fue descrita por Jacobson y Enzer en 1956 al hallar la presencia de fibromas submucosos hasta en el 57 % de las mujeres con SUA.

Lasmar & Lasmar publicaron en 2017 los posibles factores que podrían provocar un sangrado uterino anormal en presencia de fibromas submucosos:

- Agrandamiento de la superficie endometrial.
- Aumento de la vascularización uterina.
- Cambio en el patrón de contractilidad uterina.
- Exposición y ulceración de la superficie del fibroma submucoso.
- Degeneración del nódulo miomatoso.
- Ectasia venosa uterina por compresión del plexo venoso por los ganglios.

La presencia de un mioma submucoso aumenta la superficie endometrial de la cavidad uterina; además, al estar vascularizado periféricamente, se puede provocar sangrado por rotura de uno de estos vasos. Por otro lado, parece haber una correlación entre el tamaño del fibroma y el nivel de anemia en las pacientes.

La presencia de mioma, en especial el submucoso, conduce a cambios en la contractilidad uterina, con interrupción del movimiento peristáltico normal. Esta interferencia con la contractilidad uterina puede estar asociada a un aumento del sangrado uterino al impedir la hemostasia adecuada de los vasos miometriales.

Con el crecimiento del mioma, y dado que su vascularización es periférica, puede haber una menor irrigación sanguínea, lo que lleva a la degeneración y necrosis. Este proceso es más frecuente en el período gestacional, cuando puede haber un crecimiento acelerado del mioma. Con la degeneración, la vascularización del nódulo puede quedar expuesta provocando un sangrado transvaginal profuso.

Infertilidad

El mioma uterino, a pesar de que es muy prevalente, está relacionado de forma directa con la infertilidad en solo el 3-5 % de los casos; los miomas submucosos son los más claramente relacionados. Los miomas grandes o múltiples, que conducen a una distorsión significativa de la cavidad o a la obstrucción del orificio interno o de las trompas, también pueden causar infertilidad.

Cabe destacar que la histeroscopia es el método de elección para evaluar el impacto del fibroma en la cavidad uterina y debe solicitarse en mujeres con infertilidad asociada a fibromas uterinos.

Clásicamente, se ha mantenido que los miomas subserosos no afectan a las tasas de implantación ni a las de embarazo clínico, por lo que se considera que no afectan a la fertilidad. Con respecto a los miomas intramurales tipo 3 y 4 de la FIGO, existe controversia y parece que, con probabilidad, afecten a la fertilidad al producir un descenso en las tasas de embarazo y recién nacido vivo, sobre todo los mayores de 3 cm. Por otro lado, los miomas submucosos tipo 0, 1 y 2, al distorsionar la cavidad uterina, se asocian a infertilidad, menores tasas de embarazo clínico y de recién nacido vivo. Se han observado, además, que estas tasas mejoran tras la resección de este tipo de miomas.

Los mecanismos por los que los miomas submucosos afectan a la implantación embrionaria no son bien conocidos y se han postulado diversos factores implicados, como la alteración endometrial con reducción del *HOXA10* y la glicodelina en el momento de la implantación, la alteración de la *junctional zone* o unión endomiometrial, el incremento en la peristalsis uterina, los cambios de vascularización en relación con el mioma y la presencia de un ambiente de inflamación crónica en la zona endometrial.

Otros síntomas

Los miomas submucosos pueden provocar dispareunia, leucorrea, dolor pélvico crónico y dismenorrea. En pacientes con síntomas de dismenorrea, es muy importante descartar adenomiosis, que representa una causa principal de dismenorrea de origen uterino. Pensando en el diagnóstico diferencial y basándose solo en la evaluación clínica, se puede decir que el mioma submucoso tiene como síntoma principal el sangrado con dismenorrea asociada; por su parte, la adenomiosis presenta como síntoma principal la dismenorrea con sangrado uterino anormal asociado.

DIAGNÓSTICO

En la evaluación inicial de estas pacientes, la historia clínica puede dar información importante que haga sospechar la presencia de un mioma submucoso, como la presencia de sangrado uterino anormal, dismenorrea e infertilidad. Además, sirve a la hora de tomar una u otra decisión quirúrgica, basándose sobre todo en el deseo reproductivo de estas.

Dentro de los métodos diagnósticos de los que se disponen para la valoración de los miomas submucosos, se puede diferenciar entre aquellos que solo valoran la cavidad y los que además de la cavidad valoran la pared uterina. Los métodos que investigan la cavidad uterina son precisos a la hora de diagnosticar el mioma, confirmando su presencia, número, localización y correlación con el miometrio. Entre estos métodos, se encuentran la histerosalpingografía y la histeroscopia. Los métodos que permiten la visualización de la cavidad uterina y de toda la pared uterina son la ecografía transvaginal y abdominal, la histerosonografía y la resonancia magnética de la pelvis.

La histerosalpingografía tiene la ventaja de la evaluación concomitante de la permeabilidad tubárica, algo importante en mujeres con infertilidad. Esta técnica detecta la presencia del mioma, pero no es eficiente a la hora de determinar su ubicación en relación con el miometrio.

La histeroscopia, como método que ofrece una visión directa de la cavidad uterina, brinda toda la información posible sobre la porción intracavitaria del mioma submucoso y aporta cierta información sobre la porción del nódulo que se encuentra en el miometrio o porción intramural. Así, con la histeroscopia es posible clasificar el mioma submucoso y valorar la necesidad de otros métodos de imagen. Otra función importante de la histeroscopia es descartar otras causas de sangrado intrauterino y realizar un estudio anatomopatológico del endometrio o de las lesiones identificadas, por lo que debe, siempre que sea posible, estar indicada en la evaluación de los miomas (**Fig. 27-1**).

Desde el punto de vista histeroscópico, los miomas submucosos presentan determinadas características que sirven para su catalogación:

- Tipo 0: son aquellos miomas que están totalmente localizados en la cavidad uterina, pediculados. Suelen observarse como tumoraciones sólidas y redondeadas, de color blanquecino y con una abundante vascularización superficial. No suelen tener endometrio recubriendo su superficie.

- Tipo I: son los miomas con más del 50 % de ellos en la cavidad. Poseen aspecto sésil, color blanquecino, abundante vascularización superficial y no suelen tener endometrio recubriendo su superficie. El ángulo que forma el mioma con la pared uterina es menor de 90°.

- Tipo II: son aquellos con menos del 50 % de ellos en la cavidad. También poseen aspecto sésil y color blanquecino, aunque no es raro que estén recubiertos de endometrio, sobre todo cuanto menos componente intracavitario tengan. El ángulo que forma el mioma con la pared uterina es mayor de 90°.

La ecografía, especialmente la ecografía transvaginal, es el examen habitual y suele ser el primero que se realiza. Tiene buena precisión, fácil acceso y bajo coste, pero posee un papel limitado en presencia de un útero grande o múltiples nódulos, ya que el sombreado acústico posterior dificulta su evaluación y recuento. Es importante en la evaluación del componente intramural del mioma y del componente del miometrio libre hasta la serosa. La información que ofrece depende mucho del operador que esté realizando la ecografía (**Fig. 27-2**). La histerosonografía, al distender la cavidad con solución salina, ofrece un mayor contraste y un mejor detalle de la cavidad uterina. Es más precisa que la ecografía transvaginal para evaluar la localización de los miomas, así como el componente intracavitario de los estos (**Fig. 27-3**).

La resonancia magnética (RM) de la pelvis está indicada en úteros con un volumen superior a 375 cm³ o con más de cuatro miomas. Con excelente definición en cuanto al número, ubicación, tamaño de los nódulos, proximidad a otros miomas, diagnóstico de adenomiosis y adenomioma, descarta los sarcomas y evalúa el miometrio libre hasta la serosa. El miometrio libre se refiere a la distancia entre la porción más profunda del mioma en el miometrio y la serosa; es de singular importancia en la miomectomía histeroscópica, ya que la confirmación del mioma transmural (el que llega a la serosa) contraindica el abordaje histeroscópico por la alta probabilidad de perforación uterina durante el procedimiento (**Fig. 27-4**).

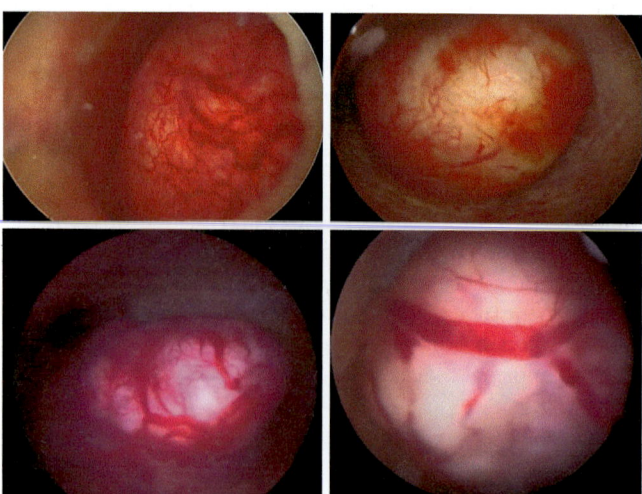

Figura 27-1. Visión histeroscópica de los miomas submucosos.

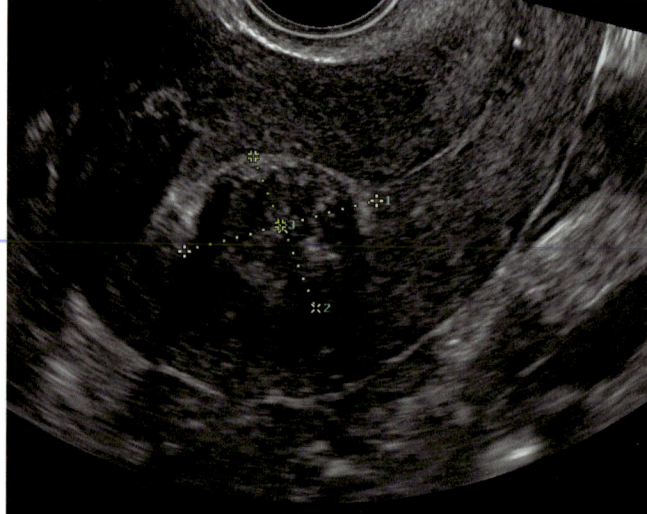

Figura 27-2. Vision de un mioma submucoso por ecografia.

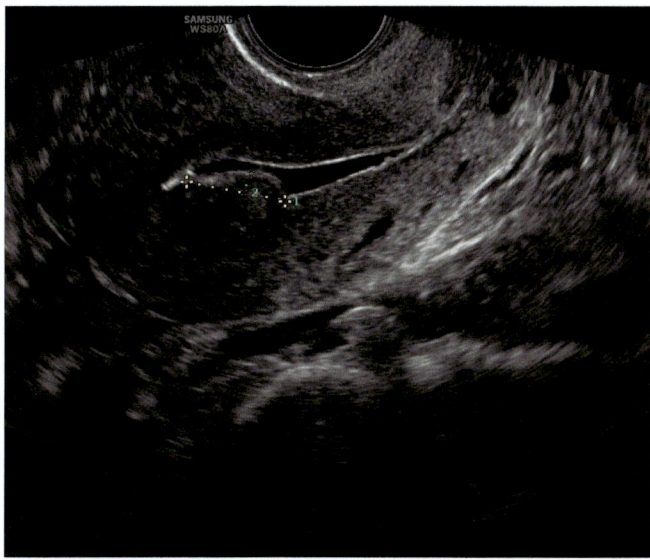

Figura 27-3. Visión de mioma submucoso por sonohisterografía.

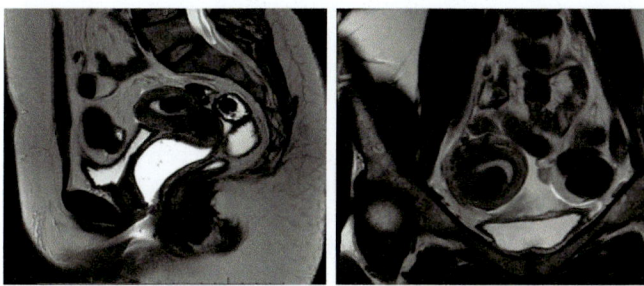

Figura 27-4. Resonancia magnética con mioma submucoso.

EVALUACIÓN PREQUIRÚRGICA

Dado que los fibromas submucosos son responsables de sangrado uterino anormal e infertilidad, su indicación quirúrgica es más frecuente que la de los fibromas intramurales y subserosos.

Como la miomectomía histeroscópica se realiza en una cavidad virtual, se necesita un medio líquido para distenderla y, como suele avanzar al miometrio, es de especial importancia una valoración previa de la dificultad y la posibilidad de éxito de la miomectomía histeroscópica. Además de la experiencia del cirujano, del instrumental necesario y las condiciones clínicas del paciente, la clasificación de los miomas es fundamental para minimizar los riesgos.

La clasificación del mioma submucoso, estandarizándolo en niveles, permite indicar el grado de dificultad y complejidad de la miomectomía histeroscópica y la comparación de resultados. Actualmente, existen dos clasificaciones de la European Society for Gynaecological Endoscopy (ESGE), descrita por Wansteker *et al.* en 1993 y la Lasmar (STEP-W), publicada en 2005 (**Tablas 26-2** y **26-3**).

La clasificación ESGE describe los miomas submucosos en tres tipos: tipo 0 (está completamente en la cavidad uterina), tipo 1 (con su porción más grande dentro del útero) y tipo 2 (con su porción más pequeña en la cavidad uterina).

La clasificación de Lasmar, también llamada de STEP-W, acrónimo de los parámetros evaluados en inglés, analiza

Tabla 27-2. Clasificación de los miomas submucosos de la European Society for Gynaecological Endoscopy

Tipo	Penetración intramural del mioma
0	Totalmente en la cavidad uterina
1	Más del 50 % en la cavidad uterina
2	Menos del 50 % en la cavidad uterina

tamaño del nódulo (*size*), topografía (*topography*), extensión de la base en relación con la pared afectada (*extension*), penetración en el miometrio (*penetration*) y pared afectada (*wall*) para señalar la posibilidad y complejidad o imposibilidad de la cirugía histeroscópica.

Los parámetros se evalúan de la siguiente manera:

- Tamaño del nódulo: es el diámetro mayor del mioma identificado en una de las pruebas de imagen. Cuando el nódulo mide hasta 2 cm, recibe una puntuación de 0; entre 2 y 5 cm recibe puntuación 1, y si mide más de 5 cm, recibe puntuación 2.
- Topografía: está determinada por el tercio de la cavidad uterina donde se encuentra el mioma, con puntuación de 0 cuando se ubica en el tercio inferior, de 1 en el medio y de 2 en el tercio superior.
- Extensión de la base del mioma en relación con la pared afectada: cuando la base del mioma afecta un tercio o menos de la pared uterina, recibe una puntuación de 0; si ocupa de uno a dos tercios, la puntuación es 1 y cuando afecta a más de dos tercios de la pared, la puntuación es 2.
- Penetración en el miometrio: sigue el mismo principio que la clasificación de la ESGE, en relación con la penetración del mioma en el miometrio (puntuaciones 0, 1 y 2).
- Pared uterina: el mioma de la pared anterior y posterior recibe una puntuación de 0, mientras que el localizado en la pared lateral recibe una puntuación de 1.

Antes de la miomectomía histeroscópica, hay otras evaluaciones importantes previas al procedimiento quirúrgico, como la evaluación clínica de la paciente basándose sobre todo en el resultado del hemograma y las pruebas de coagulación, ya que la mayoría presenta SUA. Por otro lado, es importante conocer el deseo de un futuro embarazo debido a la posibilidad de tener que efectuar cirugías extensas y que, en consecuencia, exista el riesgo de desarrollar adherencias uterinas.

La clasificación STEP-W permite agrupar los miomas submucosos según la puntuación obtenida, identificando el grupo de miomas en el que podrán completarse el 100 % de las miomectomías y otro grupo en el que se darán algunas miomectomías incompletas debido a su dificultad.

Se ha de indicar la realización de la miomectomía en quirófano cuando no sea posible hacerla de forma ambulatoria por intolerancia de la paciente al dolor, por falta de material y cualificación del especialista en histeroscopia y, principalmente, en aquellos casos en los que la calificación del mioma lo puntúe por encima de 5, lo que significa que se trata de una miomectomía de alta complejidad.

Tabla 27-3. Clasificación de los miomas submucosos de Lasmar, también llamada de STEP-W						
Puntuación	Tamaño	Localización	Extensión de la base	Penetración	Pared	
0	≤ 2 cm	Inferior	≤ 1/3	0		Total
1	> 2 a 5 cm	Medio	> 1/3 a 2/3	≤ 50 %	+1	
2	> 5cm	Superior	> 2/3	> 50 %		
Puntuación total	+	+	+	+	=	
Puntuación	**Grupo**	**Tratamiento aconsejado**				
0 a 4	I	Miomectomía histeroscópica de baja complejidad				
5 a 6	II	Miomectomía histeroscópica de alta complejidad Valorar uso prévio de análogos GnRH				
7 a 9	III	Se recomenda una técnica alternativa no histeroscópica				

Adaptada de: Lasmar RB, Barrozo PRM, Dias R, Oliveira MAP. Submuous fibroids: A new presurgical classification (STEP-w) to evaluate the viability of hysteroscopic surgical treatment - Preliminary report. J Minim Invasive Gynecol. 2005;12(4):308-11. GnRH: hormona liberadora de gonadotropinas.

MIOMECTOMÍA HISTEROSCÓPICA

La miomectomía, laparotómica o laparoscópica, es un procedimiento bien conocido, ampliamente realizado y con una alta tasa de éxito. En ambos abordajes la técnica de miomectomía es la misma: incisión de la serosa hasta la seudocápsula, prensión del mioma, tracción y movilización del nódulo, y disección a través del plano de la seudocápsula, con lo que se consigue la liberación del mioma de la pared uterina. Esta técnica de enucleación de miomas es conocida y realizada por todos los ginecólogos. Cuando se llega a la seudocápsula, la posibilidad de preservar el útero es mayor, con menos sangrado y menos daño miometrial, a diferencia de lo que ocurre en la resección de adenomiosis, que no tiene seudocápsula (**Fig. 27-5**).

La seudocápsula es importante en la técnica de la miomectomía histeroscópica y en la preservación uterina con fines reproductivos. No hay que olvidar que todos los fibromas tienen una seudocápsula, la cual es más gruesa en los miomas submucosos.

La presentación de las técnicas hace más didáctica la presentación de este tema. Básicamente, hay dos procedimientos, que pueden realizarse combinadas o de manera independiente, cada una con su propio indicador de excelencia: enucleación y resección del mioma. Ambas se pueden llevar a cabo con histeroscopia ambulatoria o en quirófano.

La técnica de enucleación fue descrita por Mazzon en 1995 y Lasmar en 2002. Los dos procedimientos tienen la misma base para la enucleación del nódulo, pero Mazzon hace una resección del nódulo hasta que alcanza su porción intramural y utiliza un asa fría para movilizar el fibroma, mientras que Lasmar enuclea todo el fibroma y, luego, lo corta.

La técnica consiste en incidir el endometrio alrededor del mioma submucoso para llegar a la seudocápsula (Lasmar) o llegar a este plano cortando el mioma cerca del miometrio (Mazzon). Al llegar a la seudocápsula, se deben seccionar los haces fibroconectivos que hay en su interior. La movilización del mioma, de fuera hacia el centro, de delante hacia atrás, lo libera progresivamente del miometrio sin sangrado significativo y sin daño térmico; además, existe un menor riesgo de intravasación, ya que no se seccionan los vasos miometriales. La movilización del mioma con su enucleación se puede efectuar con casi con cualquier instrumento, sin necesidad de utilizar energía; lo más adecuado es el uso de tijeras o pinzas en la consulta externa y el asa de Collins o asa fría en la histeroscopia hospitalaria.

La técnica de resección o *slicing* clásica se basaba en el corte progresivo de la porción submucosa del mioma, resecando, por tanto, la porción intramural, lo que conduce, en la mayoría de los casos, a una mayor destrucción del endometrio y el miometrio, con mayor daño térmico y riesgo de intravasación. La resección del mioma se puede realizar con asa semicircular, energía monopolar o bipolar, fibra láser o morcelador.

La técnica de excelencia en la miomectomía histeroscópica es la enucleación de la porción intramural del mioma submucoso, ya que moviliza el nódulo en la pared del útero, mientras que la resección se ocupara de la extirpación del mioma de la cavidad uterina.

Miomectomía histeroscópica ambulatoria

La miomectomía histeroscópica ambulatoria es un procedimiento seguro que permite tratar inmediatamente la lesión, en el mismo momento del diagnóstico, con lo que se reduce la preocupación y ansiedad de la paciente. Tiene un coste menor en comparación con la cirugía en un ambiente hospitalario y permite al histeroscopista conseguir la mejor técnica y arte de la histeroscopia. Sin embargo, hay límites que deben respetarse y que dependen de algunos factores relacionados con

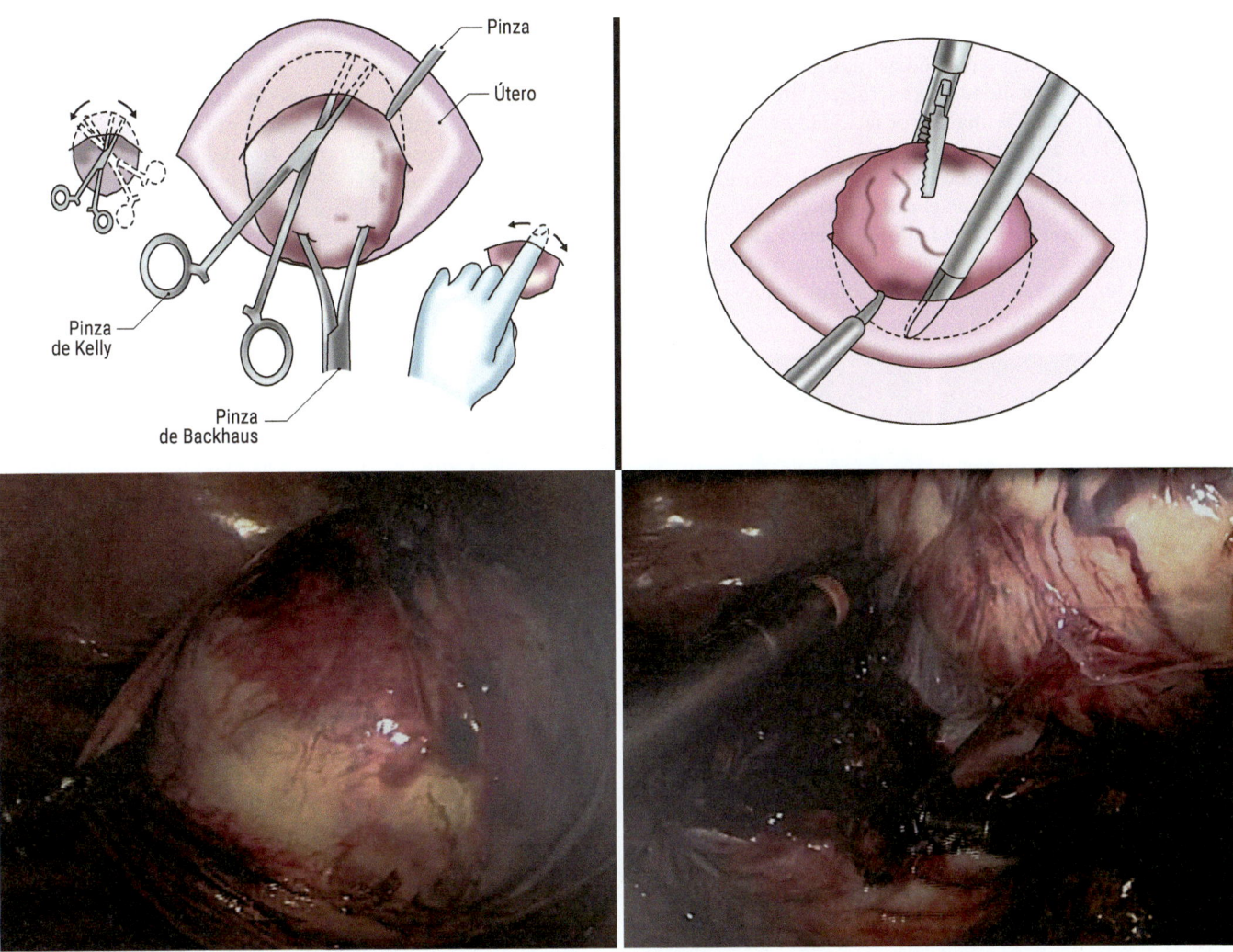

Figura 27-5. Miomectomía laparoscópica y laparotómica conservando la seudocápsula.

la dificultad de llevar a cabo este procedimiento. Son factores que dependen del paciente, el fibroma, la tecnología aplicada y el histeroscopista.

Por lo que se refiere a la paciente, el principal factor limitante es la percepción del dolor. En algunas mujeres no es posible realizar una técnica en consulta debido a la intolerancia a la histeroscopia. El dolor y la imposibilidad de atravesar el cérvix son las dos causas principales de imposibilidad de hacer la histeroscopia en consulta.

El tamaño del mioma, su localización, fúndica o cornual, y la mayor penetración en el miometrio son factores determinantes que pueden dificultar, o incluso impedir, la realización de una miomectomía ambulatoria; para ello, es importante la clasificación de STEP-W (clasificación de Lasmar). A mayor puntuación, mayor dificultad de la miomectomía histeroscópica.

El instrumental utilizado y el tipo de energía también pueden influir en la posibilidad de realizar una cirugía ambulatoria. La movilización de miomas es más útil en lo que presentan mayor penetración en el miometrio, mientras que las técnicas de morcelación son favorables en los más grandes. Los fibromas fúndicos y cornuales son difíciles en cualquier técnica.

Asimismo, la experiencia del histeroscopista es crucial para efectuar una miomectomía histeroscópica ambulatoria. Para aquellas personas que comienzan en la cirugía ambulatoria,

se recomienda iniciar la miomectomía histeroscópica de los miomas más pequeños (1-2 cm), que estén completamente en la cavidad uterina y sin preocuparse por la extracción inmediata de la pieza o la expulsión espontánea tardía del nódulo.

En nuestro servicio, la técnica más realizada es con la pinza o tijera 5 Fr. En principio, se incide el endometrio alrededor del nódulo, hasta acceder al plano de la seudocápsula; luego, con la pinza o el cuerpo del histeroscopio, se va entrando entre el nódulo y el miometrio, y se realiza, inicialmente, la liberación, primero de forma lateral y después de modo central, hasta su separación completa (**Fig. 27-6**).

Al final, el nódulo queda suelto en la cavidad y puede fragmentarse o extirparse por completo con unas pinzas de agarre. En los casos de dificultad para retirar el nódulo de la cavidad, se debe indicar a la paciente que regrese en 7-10 días, tiempo durante el cual o el nódulo ha sido expulsado de manera espontánea por la paciente (se le debe orientar sobre esta posibilidad) o ha reducido drásticamente su tamaño, lo que permite su extracción.

Cuando se utilizan instrumentos con energía, se puede utilizar el asa bipolar de Collins del sistema Gubbini (**Fig. 27-7**) o la fibra láser para incidir el endometrio alrededor del mioma. Sin embargo, toda la movilización se realiza mecánicamente con pinzas, un asa o el resectoscopio.

El tamaño del fibroma puede dificultar el acercamiento a la base del nódulo. Los fibromas más grandes se pueden resecar con mayor facilidad con energía, lo que permite una reducción del nódulo y una mayor facilidad para acercarse a la base para la movilización.

Cuando se realiza una miomectomía ambulatoria, a veces el nódulo es más grande que el orificio interno, lo que hace imposible extraerlo de la cavidad uterina en el momento del procedimiento. Pero cuando se utiliza resectoscopio, láser o morcelador, se hace el corte de la lesión y su extirpación completa.

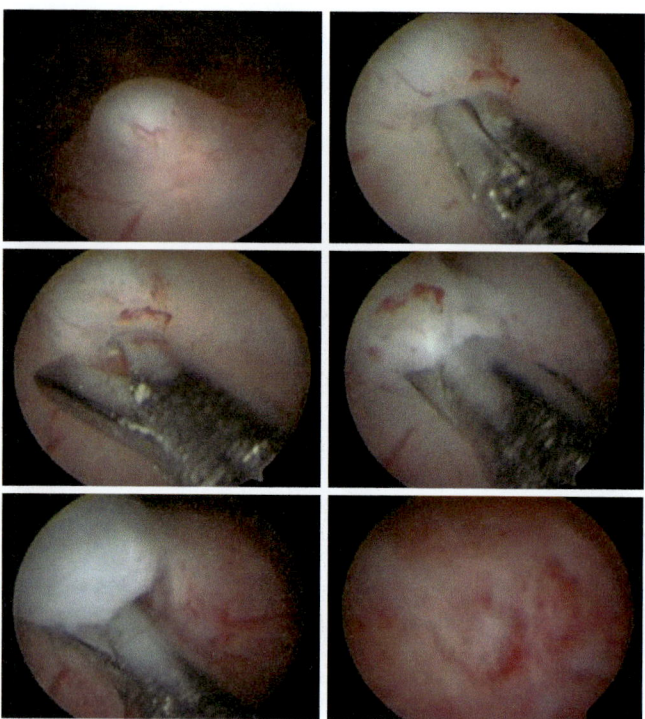

Figura 27-6. Miomectomía histeroscópica en consulta con tijeras.

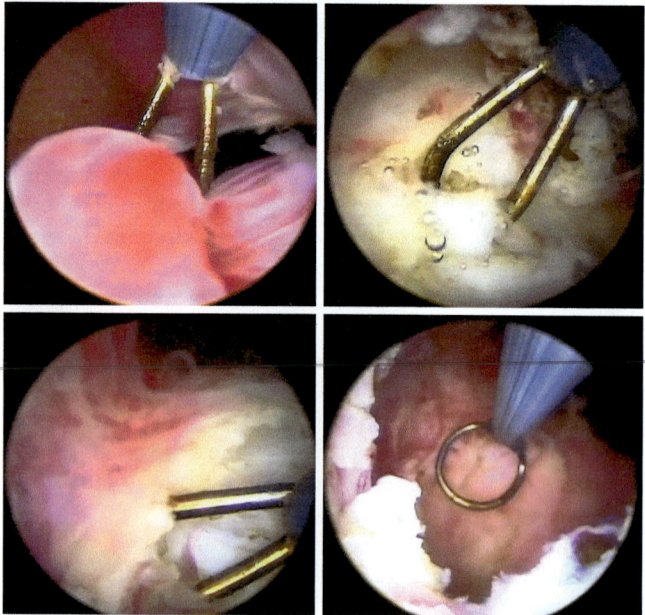

Figura 27-7. Miomectomía histeroscópica en consulta con minirre-sector de Gubbini.

Miomectomía histeroscópica en quirófano

La miomectomía en quirófano es un procedimiento en el que la paciente también es asistida por el anestesiólogo y en el que se puede administrar control del dolor hasta el nivel V (anestesia general). Hay que recordar que está indicada cuando la clasificación preoperatoria del mioma señala que es una miomectomía histeroscópica compleja, en pacientes con baja tolerancia al procedimiento ambulatorio y cuando el histeroscopista no cuenta con instrumental o experiencia en miomectomía ambulatoria. En comparación con la miomectomía ambulatoria, la hospitalaria, por lo general, tiene un tiempo operatorio más prolongado, con mayor posibilidad de sangrado e intravasación, además de los riesgos inherentes a la exéresis de miomas con un abordaje más difícil; por lo tanto, debe realizarse bajo anestesia y en un centro quirúrgico.

Las ventajas de la miomectomía hospitalaria, además de que la paciente no sienta molestias ni dolor, son la seguridad en la monitorización de la afectada y el adecuado control del sangrado y del balance de líquidos. Este control es fundamental, ya que son casos con mayor complejidad y riesgo de complicaciones. La miomectomía histeroscópica en quirófano es un procedimiento de alta complejidad con mayor riesgo de sangrado, perforación uterina, cirugía incompleta, lesiones de órganos pélvicos e intravasación.

La anestesia puede ser sedación, en las miomectomías de menor tiempo operatorio, y raquianestesia, en las de mayor tiempo, para que haya mayor control del estado de consciencia de la paciente y menor uso de medicamentos. De esta forma, cada equipo quirúrgico decide el tipo de anestesia de acuerdo con la técnica y tecnología empleada, el tiempo operatorio, la experiencia del cirujano y la complejidad del caso. La miomectomía se puede dividir en enucleación del fibroma y resección del fibroma, sin el uso de energía o con diferentes tipos de energía (**Tablas 27-4** y **27-5**).

Es importante recalcar que la técnica y los sistemas escogidos influyen en la extirpación completa o no del mioma, pero dos factores son determinantes: la experiencia del cirujano y la clasificación del mioma.

En el ámbito hospitalario también se pueden utilizar tijeras o pinzas, en especial en miomas más pequeños e intracavitarios. La técnica es la misma descrita para la miomectomía ambulatoria: acceso a la seudocápsula y movilización de la base con la enucleación. Se trata de una técnica sencilla que no necesita dilatación del cuello uterino, solo del canal operatorio, y es un buen entrenamiento para la histeroscopia quirúrgica ambulatoria.

Para la introducción del resectoscopio, es necesaria la dilatación del cuello uterino, excepto con los minirresectores, como el de Gubbini de 16 Fr. La técnica con el resectoscopio, independientemente del tipo de energía, es la misma, con movimientos de asa siempre en dirección fundus-cervical y angulando el asa del resectoscopio para definir el grado de profundidad de la resección. Estos dos movimientos hay que pensarlos y prepararlos antes de activar la energía para que solo se reseque el mioma, sin lesionar la pared del útero, y que la penetración del corte sea la deseada (**Fig. 27-8**).

El movimiento del asa de resección con energía es aconsejable que solo se realice en la dirección fundus-cuello uterino;

Tabla 27-4. Técnicas de miomectomía histeroscópica

Enucleación	*Slicing* o miólisis
Lasmar – movilización directa	*Slicing*
Mazzon - *cold loop*	Morcelador Miólisis – láser y radiofrecuencia

Tabla 27-5. Técnicas y energía en miomectomía histeroscópica

Técnica	Energía
Lasmar – movilización directa	Mecánica, inicio con cualquier energía
Mazzon - *cold loop*	Mecánica, inicio con cualquier energía
Slicing	Monopolar, bipolar, láser o morcelador
Morcelador	Mecánica
Miólisis	Monopolar, bipolar, láser o radiofrecuencia

pero sin energía se puede conducir en cualquier dirección, incluso cuello-fundus, ya que tiene acción mecánica. Este movimiento de asa sin energía, llamado asa fría, a menudo se usa para movilizar y enuclear el fibroma submucoso.

Técnica *slicing*

El principio de la técnica de resección *slicing* es la resección parcial y progresiva del mioma en pequeños fragmentos, comenzando por su superficie y avanzando hasta su base. Con ello, se resecan láminas del mioma con el asa semicircular del resector monopolar o bipolar con electrocirugía y con cortes desde el fundus hasta el cérvix. El medio de distensión es diferente según el tipo de energía; con la monopolar se utilizan medios no electrolíticos, como glicina 1,5 %, manitol y manitol/sorbitol, mientras que con la bipolar se usan medios electrolíticos, fisiológico 0,9 % y lactato de Ringer (**Fig. 27-9**).

Debido a la acumulación de estos fragmentos de mioma resecado en la cavidad uterina, en ocasiones, se tiene que interrumpir la resección para extraerlos de la cavidad y recuperar, así, una visión adecuada del mioma restante.

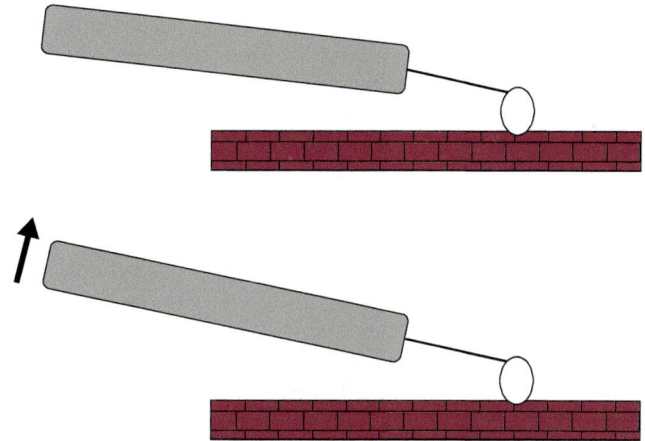

Figura 27-8. Correlación entre la angulación del histeroscopio y la profundidad en el tejido.

Tiene la ventaja de poder tratar quirúrgicamente nódulos de mayor tamaño, retirar los fragmentos de mioma de la cavidad y realizar una reducción volumétrica y una hemostasia al mismo tiempo. Como inconveniente, se produce mayor sangrado en el procedimiento (los vasos del mioma son superficiales), mayor posibilidad de intravasación, en especial en miomas con mayor componente intramural, mayor riesgo de perforación y frecuente interrupción de la cirugía para extraer los fragmentos, además de la posibilidad de un mayor daño sobre el endometrio y el miometrio adyacente al mioma.

Existe la posibilidad de miomectomía incompleta, ya que cuando hay signos de absorción masiva de líquidos y riesgo de síndrome de intravasación, cuando el tiempo operatorio es largo y cuando existe riesgo de perforación, se interrumpe el procedimiento para finalizar en un segundo tiempo en unos 3 meses.

La regulación del generador electroquirúrgico viene determinado por la necesidad del cirujano para cada caso y varía según cada generador. Se suele trabajar con potencias de corte de 60-120 W y de coagulación de 40-60 W.

Cabe destacar que la velocidad de movimiento del mango también puede determinar la acción de más corte o más coagulación: el mango que se mueve más rápido, corta más y coagula menos, mientras que el más lento, coagula más que corta.

Técnica de morcelación

A la hora de realizar la cirugía con morcelador, la técnica es similar tanto si se realiza en consulta como en quirófano, aunque parece que la tendencia a la hora de efectuar la mio-

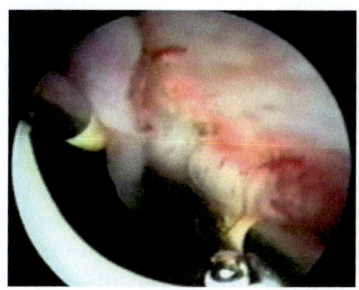
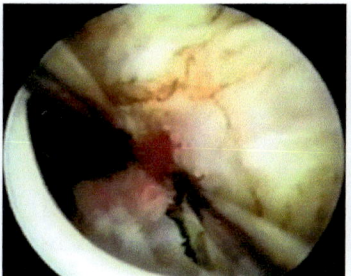
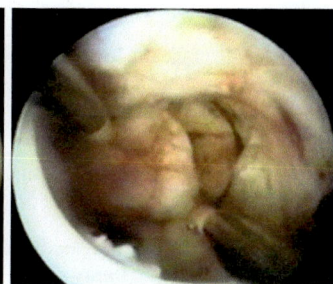

Figura 27-9. Técnica de *slicing*.

mectomía con morcelador es hacerla en quirófano con suero salino como medio de distensión. La cirugía en quirófano, con instrumentos de mayor calibre y potencia, hace factible la miomectomía en un menor tiempo operatorio y con mayor eficiencia.

Cabe destacar que el uso de los morceladores ha aumentado debido a la buena aceptación que han tenido, en especial por quienes se inician en la cirugía histeroscópica. Este incremento en el uso es debido a su corta curva de aprendizaje, a que no utiliza solo energía mecánica (evita la electrocirugía) y a su efectividad en el tratamiento de las lesiones intracavitarias. Entre los factores limitantes destacan las lesiones con mayor componente intramural, así como aquellas localizadas en las regiones cornuales y zona fúndica (**Fig. 27-10**).

Técnica láser

La aplicación del láser sobre el mioma da lugar a una miólisis de este con su destrucción total o parcial y su expulsión tardía tras la reducción de volumen y la isquemia producida en el tejido residual. Por tanto, se puede considerar que la aplicación sobre nódulos tiene mayor componente intramural; en ellos la cirugía con resectoscopio podría suponer riesgos. En este abordaje más profundo del miometrio, el control del tejido miometrial libre debe ser monitoreado por ultrasonido Doppler para evitar daños térmicos a los órganos vecinos.

Con la fibra láser también se puede realizar la técnica de enucleación, incidiendo el endometrio hasta llegar a la seudocápsula y movilizando, a continuación, el nódulo (con otro instrumento) o esperando su migración a la cavidad (técnica OPPIuM) y realizando la cirugía en 1-2 meses sobre un mioma con mayor componente intracavitario (**Fig. 27-11**).

Técnica de asa fría de Mazzon (*cold loop*)

La técnica de Mazzon fue descrita en 1995 y se basa en la resección del componente submucoso del mioma mediante un resectoscopio con asa semicircular, energía monopolar o bipolar, hasta llegar a la porción intramural del mioma. Al llegar a la seudocápsula, se cambia el asa por una más rígida sin electricidad (asa fría), de manera que el mioma se moviliza mecánicamente hasta su enucleación. Luego vuelve a utilizarse un asa con energía para resecar y extirpar el mioma que ha quedado libre en la cavidad uterina. Tiene la ventaja de abordar la seudocápsula sin la utilización de corriente, con menor riesgo de perforación, menor riesgo con perforación (lesión térmica a otros órganos), con menor daño térmico al miometrio, menos sangrado y menos intravasación (**Fig. 27-12**).

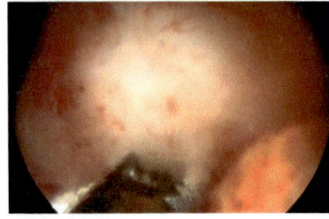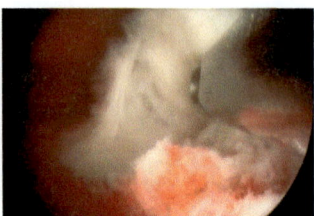

Figura 27-10. Miomectomía con morcelador.

Técnica de movilización y enucleación de Lasmar

Es la técnica publicada por Lasmar en 2002 con el nombre de **movilización directa del mioma.** Consiste en incidir el endometrio alrededor del mioma submucoso utilizando el resectoscopio con asa de Collins hasta llegar a la seudocápsula, liberando los haces fibrosos existentes. Una vez identificada la seudocápsula, con el mismo instrumento se hace un movimiento similar al que se efectúa en la miomectomía laparotómica y laparoscópica, con lo que se separa el mioma del miometrio en su totalidad y se hace que se deslice hacia la cavidad.

Al no existir tracción, como en la cirugía abdominal, se libera la base del mioma, comenzando por los bordes laterales, entrando con el asa de Collins, en sentido cérvix-fundus, sin energía, al tiempo que se realizan ligeras movilizaciones del fibroma con el mismo resectoscopio, siempre moviéndose con el asa de Collins desde la parte lateral hacia la central del mioma, paralelo al nódulo y desplazándolo con el histeroscopio, haciendo que el mioma migre progresivamente a la cavidad uterina hasta su completa liberación de la pared uterina. Esto se ve facilitado por la descompresión del miometrio que, comprimido por el crecimiento del nódulo, vuelve, poco a poco, a su posición normal liberando la seudocápsula y haciendo que la lesión intramural se vuelva intracavitaria. Esta técnica, como todas las que realizan la enucleación de miomas, tiene estas ventajas: menor riesgo de perforación y, por lo tanto, de lesión térmica a otros órganos, menor daño térmico al miometrio y menor sangrado e intravasación.

Con el mioma totalmente o casi totalmente en la cavidad, se secciona el nódulo con el asa de Collins, en sentido longitudinal, para extraerlo en fragmentos grandes (**Fig. 27-13**).

A veces, en presencia de miomas grandes, es difícil movilizar el mioma y su liberación del miometrio no es completa. En estos casos, esta gran porción intracavitaria del mioma termina tocando la pared opuesta y no deja más espacio para la progresión, lo que imposibilita su movimiento. En estos casos, es necesaria la fragmentación, aunque el nódulo no esté completamente libre; pero, aun así, se aumenta el nivel de seguridad del procedimiento, ya que la mayor parte del nódulo ya se encuentra en la cavidad uterina, con su migración desde el miometrio profundo hasta la superficie.

Con esta técnica, se puede ampliar el límite de la miomectomía histeroscópica en relación con la medida del margen miometrial desde el mioma hasta la serosa antes de la cirugía, llegando a realizarse en casos en los que este grosor miometrial de seguridad es de 5 mm.

Es importante conocer las diferentes técnicas porque, aunque en todos los centros no están disponibles todas las posibilidades, es fundamental para quien está capacitado en cirugía histeroscópica tanto saber usarlas como conocer la mejor indicación y los límites de estas.

Independientemente de la técnica, algunos miomas no se eliminan por completo en un solo tiempo operatorio y algunos procedimientos deben ser interrumpidos por seguridad; esto refuerza la importancia de la evaluación preoperatoria de las condiciones clínicas de la paciente y la clasificación del mioma, datos determinantes para la prevención de riesgos.

En la miomectomía incompleta, se puede prescribir un análogo de hormona liberadora de gonadotropinas (GnRH)

Figura 27-11. Utilización del láser en mioma submucoso.

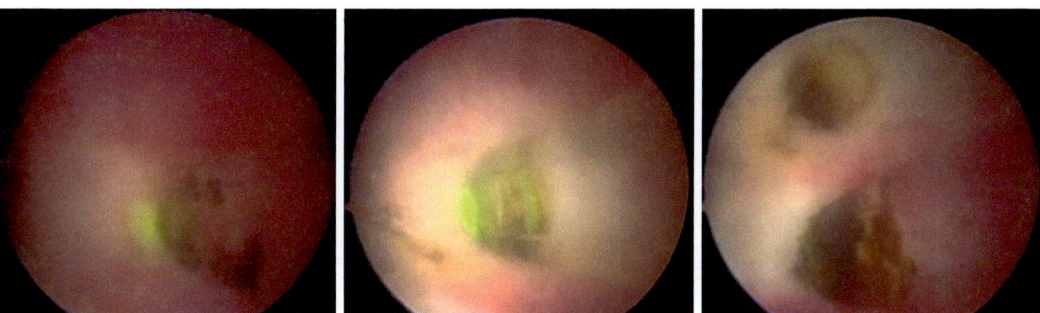

durante 2-3 meses para provocar la migración del componente intramural residual a la cavidad uterina y, antes de la segunda intervención quirúrgica, realizar una nueva histeroscopia ambulatoria y pruebas para clasificar el mioma. En muchos casos, durante la histeroscopia ambulatoria se puede hacer una miomectomía u observar la cavidad uterina normal, ya que el mioma ha sido expulsado.

Sobre todo en pacientes con infertilidad, la histeroscopia ambulatoria está indicada de 45 a 60 días después de la cirugía para revisar la cavidad uterina y descartar la presencia de adherencias que pueden aparecer tras la miomectomía y que, por lo general, son fácilmente eliminadas con unas simples tijeras o el paso del histeroscopio.

Como el sangrado operatorio es uno de los riesgos más frecuentes en la miomectomía histeroscópica, la paciente con anemia grave no debe ser intervenida quirúrgicamente hasta que la anemia haya sido compensada. Se pueden usar diversos tratamientos antes de la intervención para bloquear la menstruación y mejorar dicha anemia.

COMPLICACIONES

Dentro de las cirugías histeroscópicas, la miomectomía es probablemente la que presenta mayor incidencia de complicaciones. La incidencia de complicaciones en la miomectomía histeroscópica oscila entre el 0,8 y el 2,6 %.

Lasmar *et al.*, en un estudio multicéntrico internacional, publicaron una incidencia de complicaciones del 3,2 % en un total de 465 miomectomías histeroscópicas realizadas. De las 15 pacientes con complicaciones, dos fueron fiebre, dos presentaron dolor, nueve sangrado profuso y hubo un caso de perforación uterina y uno de síndrome de sobrecarga.

Entre las distintas complicaciones, se pueden destacar las que se señalan a continuación.

• **Laceración del cuello uterino:** puede ocurrir en el momento de la dilatación debido al posicionamiento de la pinza de Pozzi y la utilización del tallo de Hegar. Es más probable cuando hay dificultad en la dilatación, en especial en mujeres tratadas con análogos GnRH antes del procedimiento, así como en pacientes mayores. La revisión del sitio de la laceración, con taponamiento y/o sutura de esta, ofrece excelentes resultados.
• **Perforación uterina:** puede ocurrir en el momento de la dilatación cervical o durante la cirugía. Cuando la perforación ocurre sin el uso de energía, la observación clínica, con la paciente hospitalizada durante algunas horas, es suficiente, ya que rara vez hay necesidad de intervención quirúrgica. Ante la imposibilidad de conseguir una buena

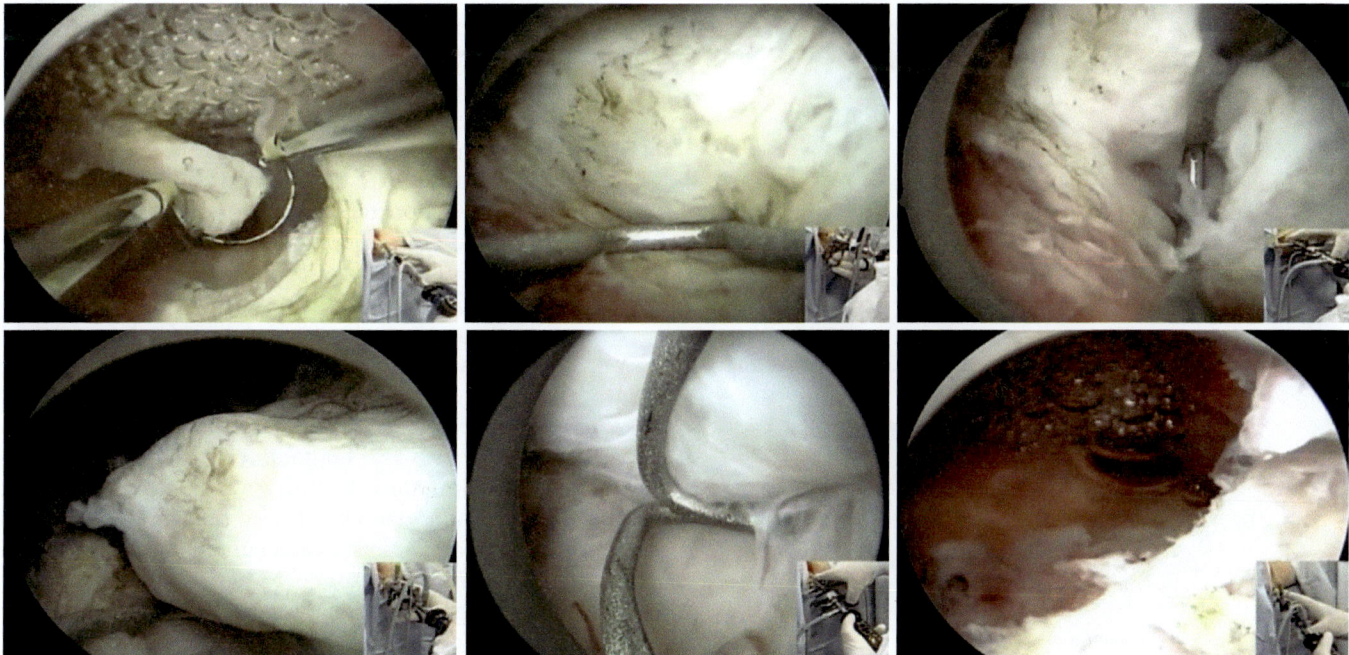

Figura 27-12. Técnica de Mazzon con *cold loop*. Imágenes cedidas por el profesor Mazzon.

distensión uterina por la perforación, se debe suspender el procedimiento y la paciente ha de regresar a quirófano a los 3 meses. Sin embargo, si se utiliza energía en el momento de la perforación, con independencia de cuál sea esta, la indicación de hacer una exploración de la cavidad pélvica y abdominal es imperativa, incluso aunque exista una gran posibilidad de ser negativa. La laparoscopia o laparotomía pueden descartar lesiones intestinales y/o vesicales. Conviene señalar que se puede sospechar una lesión vesical en

presencia de hematuria, ya que la paciente con miomectomía compleja tiene cateterismo vesical para equilibrar los líquidos. La hematuria solo ocurre cuando se perfora la pared anterior del útero, aunque puede ocurrir levemente cuando se mueve el catéter vesical, por lo que esta posibilidad debe evaluarse antes de considerar la laparoscopia, incluso realizando una cistoscopia con el histeroscopio. La lesión intestinal es más difícil sospecharla sin laparoscopia/laparotomía, sobre todo las lesiones térmicas que pueden demorar 3 días o más en fistulizarse, por lo que suelen dar un cuadro potencialmente grave. Por su lado, las lesiones vasculares pueden sospecharse ante la presencia de inestabilidad hemodinámica por parte de la paciente. No hay que olvidar que la perforación uterina debe sospecharse en la miomectomía por histeroscopia cuando hay un balance de líquidos negativo muy acelerado (escape rápido del medio de distensión) y no se puede obtener una visión apropiada de la cavidad uterina. La laparoscopia negativa puede estar justificada, pero no la complicación no diagnosticada y no tratada. Para reducir la posibilidad de perforación uterina en el momento de la dilatación cervical, se deben tomar algunas precauciones:

– Realizar una exploración previa para valorar tamaño, versión y flexión uterina.
– Hacer una histeroscopia diagnóstica previa para identificar el trayecto e iniciar dilatación con dilatador de Hegar 4.
– Retirar el espéculo después de pinzar el cuello uterino con las pinzas de Pozzi y facilitar la rectificación del trayecto.
– Utilizar dilatadores con una progresión de 0,5 cm de diámetro.
– Limitar con el dedo índice cuánto del dilatador progresa hacia la cavidad uterina; la dilatación es solo para el orificio interno (no es necesario golpear con la punta del tallo de Hegar el fondo de la cavidad uterina).

• **Sangrado uterino:** puede ocurrir por los vasos superficiales de los miomas o por los que están localizados en el lecho de este, en el miometrio. El tratamiento consiste en la coagulación de vasos, la administración de fármacos antihemorrágicos, oxitocina y colocación de sonda de Foley intracavitaria, con balón bien distendido, durante 4-12 horas, siempre con seguimiento de la paciente.

• **Sobrecarga:** es importante un estricto balance hídrico, con mucho cuidado a partir de 1.000 mL de balance negativo, evitando llegar a los 2.000 mL. La absorción rápida y masiva de líquidos puede provocar edema pulmonar, insuficiencia cardíaca, encefalopatía, daño cerebral y muerte. Cuando el medio de distensión es glicina al 1,5 %, la absorción masiva provoca inicialmente náuseas, vómitos y mareos. El exceso de líquido en el espacio intravascular puede provocar hemodilución, sobrecarga, insuficiencia cardíaca, hiponatremia y aumento de amoníaco, con encefalopatía, daño cerebral y muerte. La gravedad de las complicaciones está directamente asociada con el volumen absorbido en un corto período de tiempo. El tiempo quirúrgico prolongado también puede aumentar la absorción del medio de distensión. Algunos investigadores usan vasopresina y oxitocina para disminuir la posibilidad de sangrado intraoperatorio, aunque se está

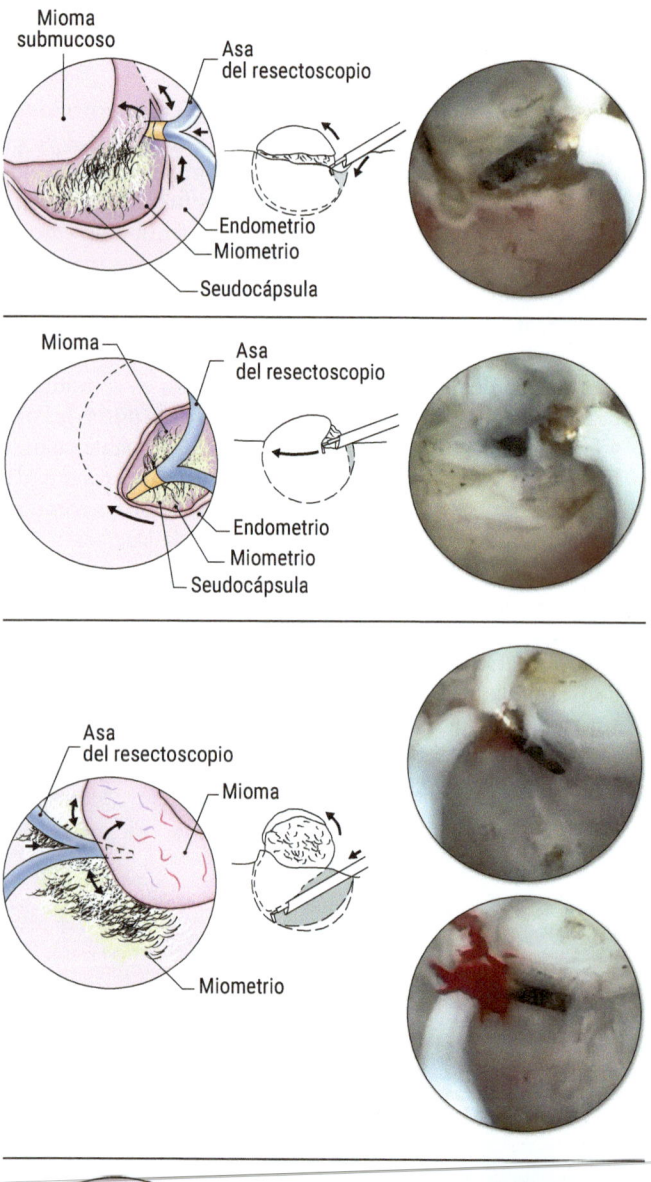

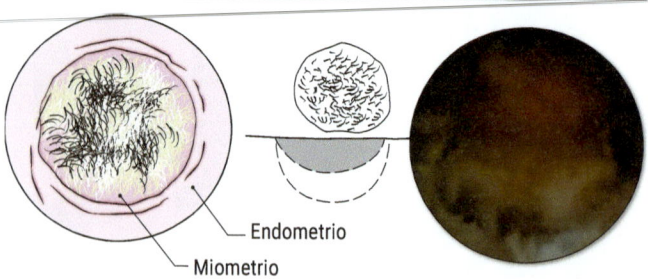

Figura 27-13. Miomectomía histeroscópica en quirófano con enucleación utilizando el asa de Collin y preservando la seudocápsula.

a la espera de más estudios que demuestren la eficacia. Con la solución de manitol-sorbitol, la absorción masiva de líquido también provoca hemodilución, lo que puede provocar insuficiencia cardíaca. Como la afección se debe únicamente a la hiperhidratación, sin aumento del amoníaco plasmático, la encefalopatía es menos frecuente y grave. No obstante, debe evitarse en diabéticos debido a la posibilidad de hiperglucemia. El uso de solución salina y lactato de Ringer combinado con corriente bipolar elimina la posibilidad de complicaciones electrolíticas, pero no el riesgo de sobrecarga de líquidos y, en consecuencia, insuficiencia cardíaca.

• **Infección:** no es frecuente en las cirugías histeroscópicas; en la miomectomía es posible por la presencia de residuos que se pueden infectar.

• **Embolia gaseosa:** es rara, pero puede ser grave y mortal. El aire ambiental puede ser el responsable penetrando en la circulación venosa durante la dilatación del canal cervical o a través de una solución de continuidad en el miometrio, con mayor riesgo en la paciente en posición de Trendelenburg, donde el corazón está por debajo del nivel del útero. El riesgo de embolia gaseosa en la miomectomía histeroscópica es similar a otros tipos de cirugía histeroscópica. El gas que se produce en la vaporización bipolar con soluto fisiológico es similar al de la vaporización monopolar con glicina al 1,5 % y no parece ser el responsable de la embolia.

• **Complicaciones tardías:** ocurren algunas complicaciones tardías, como adherencias y acretismo placentario, en especial en áreas de grandes resecciones. Algunos autores describen que la incidencia de adherencias después de la miomectomía histeroscópica oscila entre 1 y 13 %. Ciertos autores sugieren el gel intrauterino de ácido hialurónico posquirúrgico, otros indican la colocación de un dispositivo intrauterino no hormonal. Lo que recomiendan todos los servicios es una revisión de la cavidad uterina a los 45-60 días del postoperatorio para una revisión de la cavidad uterina y lisis de adherencias, sobre todo en la paciente que desea quedar embarazada (**Tabla 27-6**).

Tabla 27-6. Complicaciones

- Laceración de cérvix
- Perforación uterina
- Hemorragia
- Sobrecarga
- Infección
- Embolia gaseosa
- Sinequia
- Placenta adherida

PUNTOS CLAVE

• La seguridad en la miomectomía se establece en dos momentos bien diferenciados: la evaluación preoperatoria y el acto operatorio. En el preoperatorio, consiste en la evaluación hemodinámica de la paciente, el conocimiento del deseo de un futuro embarazo y la clasificación del fibroma uterino. En el acto operatorio, se basa en respetar la seudocápsula, que es el límite entre el mioma y el miometrio sano.

• La miomectomía histeroscópica es una de las cirugías más difíciles y complejas entre las cirugías histeroscópicas, con riesgos y complicaciones potencialmente graves. Su actuación puede ser segura y eficaz para el tratamiento de la enfermedad intrauterina; es la mejor opción terapéutica para el mioma submucoso.

BIBLIOGRAFÍA

Bettocchi S, Di Spiezio Sardo A, Ceci O, Nappi L, Guida M, Greco E, et al. A New Hysteroscopic Technique for the Preparation of Partially Intramural Myomas in Office Setting (OPPIuM technique): A Pilot Study. Journal of Minimally Invasive Gynecology 2009;16(6):748-54.

Buhimschi CS, Marvel RP. Degenerated uterine leiomyoma mimicking a hematoma associated with gas formation. Int J Gynaecol Obstet. 2001;73(3):271-3.

Canadian Institute for Health Information. Heath indicators. Ottawa: CIHI. Statistics Canada; 2010. Disponible en: https://secure.cihi.ca/free_products/Healthindicators2010.pdf

Cook JD, Walker CL. Treatment strategies for uterine leiomyoma: the role of hormonal modulation. Semin Reprod Med. 2004;22(2):105-11.

Cramer SF, Marchetti C, Freedman J, Padela A. Relationship of myoma cell size and menopausal status in small uterine leiomyomas. Arch Pathol Lab Med. 2000;124(10):1448-53.

Cramer SF, Patel A. The frequency of uterine leiomyomas. Am J Clin Pathol. 1990;94(4):435-8.

Day Baird D, Dunson DB, Hill MC, Cousin D, Schectman JM. High cumulative incidence of uterine leiomioma in black and White women: ultrasoud evidence. Am J Obstet Gynecol. 2003;188(1):100-7.

Dealberti D, Riboni F, Prigione S, Pisani C, Rovetta E, Montella F, et al. New mini-resectoscope: analysis of preliminary quality results in outpatient hysteroscopic polypectomy. Arch Gynecol Obstet. 2013;288(2):349-53.

Emanuel MH, Dongen van H, Jansen FW. Hysteroscopic morcellator for removal of intrauterine polyps and myomas: a randomized controlled study among residents in training. Fertility and Sterility. 2009;92(3):S5.

Englund K, Blanck A, Gustavsson I, Lundkvist U, Sjoblom P, Norgren A, et al. Sex steroid receptors in human myometrion and fibroids:changes during the menstrual cycle and gonadotropin-releasing hormone treatment. J Clin Endocrinol Metab. 1998;83(11):4092-6.

Farqhar CM, Steiner CA. Hysterectomy rates in the United States 1990-1997. Obstet Gynecol. 2002;99(2):229-34.

Flynn M, Jamison M, Datta S, Myers E. Health care resource use for uterine fibroide tumors in the United States. Am J Obstet Gynecol. 2006;195(4):955-64.

Groenman FA, Peters LW, Rademaker BM, Bakkum EA. Embolism of air and gas in hysteroscopic procedures: pathophysiology and implication for daily practice. J Minim Invasive Gynecol. 2008;15(2):241-7.

Hahn RG. Fluid absorption in endoscopic surgery. Br J Anaesth. 2006;96(1):8-20.

Hashimoto K, Azuma C, Kamiura S, Kimura T, Nobunaga T, Kanai T, et al. Clonal determination of uterine leiomyomas by analyzing differential inactivation of the X-cromosome-linked phosphoglycerokinase gene. Ginecol Obstet Invest. 1995;40(3):204-8.

Jacobson FJ, Enzer N. Uterine myomas and the endometrium; study of the mechanism of bleeding. Obstet Gynecol. 1956;7(2):206-10.

Jansen FW, Vredevoogd CB, van Ulzen K, et al. Complications of hysteroscopy: a prospective, multicenter study. ObstetGynecol 2000; 96:266.

Kawaguchi K, Fujii S, Konishi I, Nanbu Y, Nonogaki H, Mori T. Mitotic activity in uterine leiomyomas during the menstrual cycle. Am J Obstet Gynecol. 1989;160(3):637-41.

Lasmar R, Barroso P. Histeroscopia: Uma abordagem prática. 1ª ed. Rio de Janeiro: Medsi; 2001

Lasmar RB, Barrozo PRM, Dias R, Oliveira MAP. Submucous fibroids: A new presurgical classification (STEP-w) to evaluate the viability of hysteroscopic surgical treatment - Preliminary report. J Minim Invasive Gynecol. 2005;12(4):308-11.

Lasmar RB, Lasmar BP. The role of leiomyomas in the genesis of abnormal uterine bleeding (AUB). Best Pract Res Clin Obstet Gynaecol. 2017;40:82-8.

Lasmar RB, Xinmei Z, Indman PD, Celeste RK, Di Spiezio Sardo A. Feasibility of a new system of classification of submucous myomas: a multicenter study. Fertil Steril. 2011;95(6):2073-7.

Lasmar RB, Barrozo PRM, da Rosa DB, et al. Hysteroscopic myomectomy in a submucous fibroid nearfrom tubal ostia and 5 mm from the serosa: a case report from the Endoscopy Service of Ginendo-RJ. Gynecol Surg. 2008;6:283-286.

Lasmar RB, Lasmar BP. Limiting Factors of Office Hysteroscopic Myomectomy. En: Hysteroscopy, 2018;357-362.

Lee EJ, Kong G, Lee SH, Rho SB, Park CS, Kim BG, et al. Profiling of differentially expressed genes in human uterine leiomyomas. Int J Gynecol Cancer 2005;15(1):146-54.

Ligon AH, Morton CC. Genetics of uterine leiomyomata. Genes Chromosomes Cancer. 2000;28(3):235-45.

Lukes AS, Moore KA, Muse KN, Gersten JK, Hecht BR, Edlund M, et al. Tranexamic acid treatment for heavy menstrual bleeding: a randomized controlled trial. Obstet Gynecol. 2010; 116:865-75.

Marshall LM, Spiegelman D, Barbieri RL, Goldman MB, Manson JE, Colditz GA, et al. Variation in the incidence of uterine leiomyioma among premenopausal women by age and race. Obstet Gynecol. 1997;90(6):967-73.

Mashal RD, Fejzo ML, Freidman AJ, Mitchner N, Nowak RA, Rein MS, et al: Analysis of androgen receptor DNA reveals the independent clonal origins of uterine leiomyomata and de secondary nature of cytogenetic aberrations in the development of leiomyomata. Genes Chromossomes Cancer.1994;11(1):1-6.

Mazzon I, Favilli A, Grasso M, Horvath S, Bini V, Di Renzo GC, et al. Predicting success of single step hysteroscopic myomectomy: a single centre large cohort study of single myomas. Int J Surg. 2015;22:10-4.

Mazzon I, Favilli A, Grasso M, et al. Risk factors for the completion of the cold loop hysteroscopic myomectomy in a one-step procedure: a post hoc analysis. Biomed Res Int. 2018; 2018: 8429047.

Mazzon I. Nuovatecnica per la miomectomia isteroscopica: enucleazionecon ansa fredda. En: Cittadini E, Perino A, Angiolillo M, Minelli L (eds). Testo-Atlante di Chirurgia Endoscopica Ginecologica. Palermo: COFESE; 1995.

Murphy AA, Morales AJ, Kettel LM, Yen SS. Regression of uterine leiomyomata to the antiprogesterone RU486: dose-response effect. Fertil Steril. 1995;64:187-90.

Neuwirth RS, Amin HK. Excision of submucus fibroids with hystero- scopic control. Am J Obstet Gynecol. 1976;126(1):95-9.

Nishino M, Togashi K, Nakai A, Hayakawa K, Kanao S, Iwasaku K, et al. Uterine contractions evaluated oncine MR imaging in patients with uterine leiomyomas. Eur J Radiol. 2005;53(1):142-6.

Nisolle M, Gillerot S, Casanas-Roux F, Squifflet J, Berlier M, Donnez J. Immunohistochemical study of the proliferation index, oestrogenrecepors and progesterone receptors A and B in leiomyoma and normal myometrium during the menstrual cycle and under gonadotropin-releasing hormone agonist therapy. Hum Reprod.1999;14(11):2844-50.

Olsson J, Berglund L, Hahn RG. Irrigating fluid absorption from the intact uterus. Br J Obstet Gynaecol. 1996;103(6):558-61.

Parker HP. Etiology, synptomatology, and diagnosis of uterine myomas. Fertil Steril. 2007;87(4):725-36.

Phillips DR, Nathanson HG, Milim SJ, Haselkorn JS. The effect of dilute vasopressin solution on the force needed for cervical dilatation: a randomized controlled trial. Obstet Gynecol. 1997;89(4):507-11.

Polena V, Mergui JL, Perrot N, Poncelet C, Barranger E, Uzan S. Long-term results of hysteroscopic myomectomy in 235 patients. Eur J Obstet Gynecol Reprod Biol. 2007;130(2):232-7.

Pritts EA, Parker WH, Olive DL. Fibroids and infertility: an updated systematic review of evidence. Fertil Steril. 2009;91(4):1215-23.

Sim CH, Lee JH, Kwak JS, Song SH. Necrotizing ruptured vaginal leiomyoma mimicking a malignant neoplasm. Obstet Gynecol Sci. 2014;57(6):560-3.

Stewart EA, Fridman AJ, Peck K, Nowak RA. Relative overxpression of collagen type I and collagen type III mesenger ribonucleic acids by uterine leiomyomas during the proliferative phase of the menstrual cycle. J Clin Endocrinol Metab. 1994;79(3):900-6.

Sutherland NSV, Rajesh H. Intrauterine Bigatti Shaver: An Alternative Option for Focal Retained Products of Conception. Case Rep Obstet Gynecol. 2018;2018:1536801.

Taskin O, Sadik S, Onoglu A, Gokdeniz R, Erturan E, Burak F, Wheeler JM. Role of endometrial suppression on the frequency of intrauterine adhesions after resectoscopic surgery. J Am Assoc Gynecol Laparosc. 2000;7(3):351-4.

Tinelli AB, Favillic A, Lasmar RB, Mazzone I, Gerli S, Xue X, Malvasi A. The importance of pseudocapsule preservation during hysteroscopic myomectomy. Eur J Obstet Gynecol Reprod Biol. 2019;243:179-84.

Treolar SA, Martin NG, Dennerstein L, Raphael B, Heath AC. Pathways to hysterectomy:insights from longitudinal twin research. Am J Obstet Gynecol. 1992;167(1):82-8.

Vikhlyaeva EM, Khodzhaeva ZS, Fantschenko ND. Familial predisposition to uterine leiomyomas. Int J Gynaecol Obst. 1995;51(2):121-31.

Vilos GA, Allaire C, Laberge PY, Leyland N. The Management of Uterine Leiomyomas. J Obstet Gyneacol Can. 2015;37(2):157-78.

Walker CL, Stewart EA. Uterine fibroids: the elephant in the room. Scienci. 2005;308(5728):1589-92.

Wamsteker K, Emanuel MH, de Kruif JH. Transcervical hysteroscopic resection of submucous fibroids for abnormal uterine bleeding: results regarding the degree of intramural extension. Obstet Gynecol. 1993;82(5):736-40.

Wang CJ, Lee CL, Yuen LT, Kay N, Han CM, Soong YK. Oxytocin infusion in laparoscopic myomectomy may decrease operative blood loss. J Minim Invasive Gynecol. 2007;14(2):184-8.

Wise LA, Palmer JR, Harlow BL, Spiegelman D, Stewart EA, Adams-Campbell LL, et al. Reproductive Factors, Hormonal contraception and risk of uterine leiomyomata in african-americam women: a prospective study. Am J Epidemiol. 2004;159(2):113-23.

Wu JM, Wechter ME, Geller EJ, Nguyen TV, Visco AG. Hyterectomy rates in the United States, 2003. Obstet Gynecol. 2007;110(5):1091-5

Yang JH, Chen MJ, Chen CD, Chen CL, Ho HN, Yang YS. Impact of submucous myoma on the severity of anemia. Fertil Steril. 2011;95(5):1769-72.e1

Zheng F, Xin X, He F, Liu J, Cui Y. Meta-analysis on the use of hyaluronic acid gel to prevent intrauterine adhsion after intrauterine operations. Experimental and Therapeutic Medicine. 2020;19(4):2672-8.

Zimmermann A, Bernuit D, Gerlinger C, Shaefers M, Geppert K. Prevalence, syntoms and management of uterine fibroids: an international-based survey of 21,746 women. BMC Womens Health. 2012;12:6.

Adenomiosis e histeroscopia

28

L. Alonso Pacheco y R. L. Campo

OBJETIVOS

- Conocer en profundidad esta enigmática patología que es la adenomiosis, prestando especial atención a los aspectos etiopatogénicos, diagnósticos y terapéuticos.
- Analizar las diferentes clasificaciones que se manejan en el diagnóstico, prestando especial atención a los criterios MUSA (Morphological Uterus Sonographic Assessment) y los patrones histeroscópicos.
- Describir las diferentes opciones terapéuticas, tanto las encaminadas a resecar la lesión como las que pretenden reducir esta para mejorar la sintomatología clínica presente.
- Conocer los signos que hacen sospechar la adenomiosis, así como los diferentes tipos que existen de esta patología.

INTRODUCCIÓN

Se define la adenomiosis como la presencia de tejido endometrial ectópico en el espesor del miometrio. Este acúmulo de glándulas endometriales y estroma localizados en la zona miometrial causa una hiperplasia e hipertrofia del miometrio que lo rodea.

Fue descrita por primera vez por Carl von Rockitansky en 1860 al observar la existencia de glándulas endometriales en el espesor del miometrio; las denominó *cystosarcoma adenoid uterinum*. Pero no fue hasta varios años después cuando Frankl utilizó por primera vez el término **adenomiosis** y describió la existencia de una comunicación directa entre los islotes endometriales localizados en el espesor miometrial y el endometrio normal.

Se han propuesto varias teorías sobre el origen de la endometriosis. La más aceptada promulga que esta se produce como un proceso de invaginación del endometrio sobre un trauma tisular previo en la zona miometrial. Otra teoría defiende que es causa de un proceso de metaplasia sobre células pluripotenciales remanentes en la región miometrial. A pesar de que la causa permanece desconocida, sí que se conocen determinados factores de riesgo asociados al desarrollo de esta patología, entre los que destacan la edad, el número de embarazos, la cirugía uterina previa y el tratamiento con tamoxifeno.

Existen distintos tipos de adenomiosis, clasificadas como focal, difusa y quística. Además, hay un tipo especial de adenomiosis quística denominada **adenomiosis quística juvenil** que merece una atención especial.

No todas las pacientes con adenomiosis presentan sintomatología, ya que esta depende de la extensión y el tipo. Entre los síntomas clínicos destacan la presencia de dismenorrea, sangrado uterino anormal (SUA) e infertilidad, aunque el SUA es el síntoma más frecuente.

En el diagnóstico desempeñan un papel fundamental las pruebas de imagen. Cabe destacar que los criterios establecidos en un documento de consenso por el grupo MUSA (Morphological Uterus Sonographic Assessment) presentan una precisión diagnóstica superior al 90 %. Aunque la histeroscopia no es la mejor prueba para establecer el diagnóstico de la adenomiosis, existen una serie de patrones histeroscópicos altamente sugestivos de la presencia de esta patología (**Fig. 28-1**).

El tratamiento varía según el tipo, el deseo genésico y la sintomatología. Asimismo, existe un amplio abanico que abarca desde el tratamiento médico hasta la histerectomía pasando por tratamientos conservadores (quirúrgicos y no quirúrgicos).

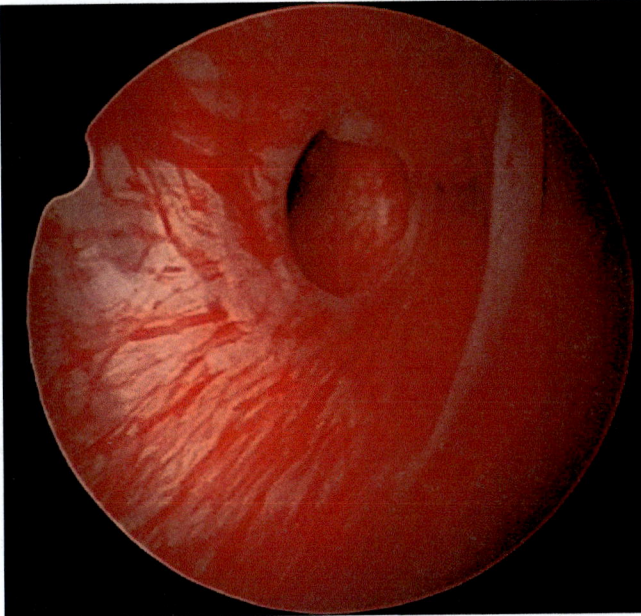

Figura 28-1. Detalle de cráter adenomiósico visto por histeroscopia.

DEFINICIÓN

Clásicamente, la adenomiosis se define como la presencia de glándulas endometriales y estroma en la zona miometrial. Como ya se ha comentado con anterioridad, este endometrio ectópico causa hiperplasia e hipertrofia del miometrio que lo rodea.

El diagnóstico se basa en el estudio anatomopatológico que demuestra la invasión de este endometrio ectópico sobrepasando la *junctional zone* o unión endometriomiometrial. Esta *junctional zone*, también denominada miometrio interno o arquimiometrio, constituye una estructura funcional y es estructuralmente distinta del miometrio exterior. Tiene un origen mülleriano a diferencia del miometrio exterior, que tiene un origen mesenquimal.

Dentro de la adenomiosis, existen determinados términos y definiciones que se deben conocer:

- Adenomiosis difusa: es la forma más extensa de la patología y se caracteriza por la presencia de focos de mucosa endometrial ectópica dispersos a lo largo de la musculatura uterina. Este tipo de adenomiosis afecta a la totalidad del útero o a gran parte de este, sin que exista un límite claro entre el tejido patológico y el miometrio sano (**Fig. 28-2**).
- Adenomiosis focal: cuando la afectación está limitada a un área determinada, suele estar rodeada de miometrio sano. Esta adenomiosis focal puede ser sólida, denominándose adenomioma o bien ser quística, llamándose quiste adenomiosico.
- Adenomioma: el término adenomioma se refiere a una forma localizada de adenomiosis que está compuesta por una mezcla de glándulas endometriales, estroma y fibras musculares lisas. A veces, es muy difícil diferenciar del mioma con técnicas de imagen.
- Quiste adenomiósico: es una lesión quística localizada en el espesor miometrial y que tiene su superficie interior recubierta por epitelio endometrial y estroma (**Fig. 28-3**). Estos quistes suelen contener un material hemático similar al de los endometriomas. A partir de una revisión de casos, Brosens propuso una clasificación de estos según su localización:
  - Subtipo A1: adenoma quístico submucoso o intramural.
  - Subtipo A2: casos con lesión polipoide quística.
  - Subtipo B1: adenomiosis quística subserosa.
  - Subtipo B2: casos con crecimiento exofítico.
  - Subtipo C: masas accesorias de aspecto uterino.
- Adenomiosis subbasal: este concepto fue establecido por Bird en 1972 y hace referencia a un tipo de adenomiosis muy superficial que apenas invade el miometrio exterior. Se considera como un grado leve de adenomiosis y podría ser la responsable de la presencia del engrosamiento de la *junctional zone* que se observa en la resonancia magnética nuclear (RMN) y en la ecografía 3D y que se considera uno de los signos de sospecha de la adenomiosis.
- Pólipo adenomatoso: se define como aquella masa polipoide con focos de adenomiosis en su interior que protruye en cavidad. Muchas veces corresponde a un adenomioma que crece hacia la cavidad uterina.
- Adenomioma polipoide atípico: constituye una variante de los pólipos adenomatosos que presenta típicamente una localización en la zona ístmica y que, aunque en su origen fue descrito como una lesión benigna, se ha observado que algunos casos presentan cierto potencial maligno, por lo que puede llegar a desarrollar un adenocarcinoma bien diferenciado de endometrio.
- Adenomiosis quística juvenil: es una variante de la anterior que suele afectar a mujeres jóvenes que presentan un quiste adenomiótico, independientemente de la cavidad; estos quistes son mayores de 10 mm de diámetro y se asocian a dismenorrea. Los criterios diagnósticos de esta variante fueron descritos por Takeuchi.

ANTECEDENTES HISTÓRICOS

La primera referencia a esta patología se debe a Carl von Rockitansky, quien en 1860 describió la presencia de glándulas endometriales localizadas en el espesor del miometrio y definió este hallazgo como *cystosarcoma adenoids uterinum*.

En 1896, Von Reckinghausen describió dos tipos de adenomiomas: por un lado, aquellos situados en la periferia uterina y en las trompas, que relacionó con un origen wolfiano, y, por otro, aquellos localizados en la zona central y que estableció que tenían su origen en la mucosa endometrial.

No fue hasta varios años después cuando Cullen describió la invasión de la mucosa, publicando por primera vez en 1896 lo que hoy se conoce como adenomiosis. En su estudio sobre miomas, observó que alguno de ellos presentaban células epiteliales, estroma y glándulas en su interior y los definió como adenomiomas. Además, describió que se producía un engrosamiento difuso de la pared uterina en la que estaba presente este hallazgo.

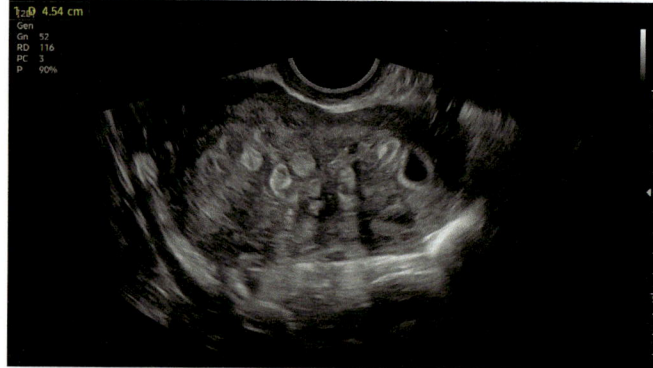

Figura 28-2. Afectación uterina difusa.

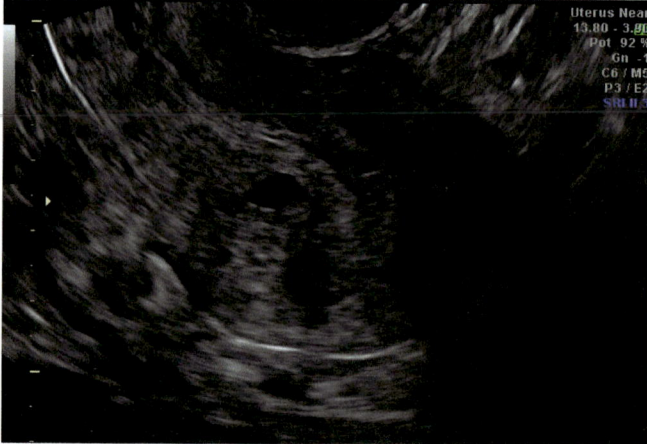

Figura 28-3. Detalle de un quiste de adenomiosis.

En 1920, se aceptó que el endometrio que se encontraba infiltrando la pared uterina tenía un origen endometrial y la adenomiosis se comenzó a considerar una entidad distinta de la endometriosis. Frankl fue el primero en utilizar el término *adenomiosis uteri* para describir esta invasión de la mucosa endometrial. También estableció la diferencia entre adenomiosis y adenomioma. Para ello, se basó en que en los casos de adenomiosis existe una conexión entre el endometrio y los islotes intramiometriales, mientras que en los adenomiomas estos islotes no están conectados y aparecen como independientes.

La definición actual se le atribuye a Bird, quien, en 1972, estableció que «se puede definir adenomiosis como la invasión benigna del endometrio en el miometrio, produciendo un útero aumentado de manera difusa que microscópicamente muestra glándulas endometriales ectópicas no neoplásicas y estroma, rodeado por un endometrio hipertrófico e hiperplásico».

ETIOPATOGENIA

Para comprender el origen de la adenomiosis es importante conocer en profundidad la estructura miometrial, que presenta dos capas diferenciadas y que tiene una estructura y un origen embriológico diferente. Estas capas son:

- Capa miometrial interna: esta porción miometrial ha recibido diferentes nombres como *junctional zone* (**Fig. 28-4**), zona de transición, unión endometriomiometrial y arquimiometrio. Kunz estableció que, al igual que el endometrio, esta capa de miometrio interno tiene un origen mülleriano, a diferencia del miometrio externo. La disposición de las fibras es circular y son las responsables de las denominadas ondas endometriales (*endometrial waves*). Estudios posteriores han demostrado que esta *junctional zone* presenta receptores de estrógenos y progesterona, y que responde a las variaciones cíclicas hormonales al igual que el endometrio. Cuando se observa con la RM, la *junctional zone* aparece como una capa bien diferenciada, de baja intensidad en T2 y con un grosor de 5-12 mm.

- Capa miometrial externa: esta porción, que también se denomina neomiometrio, corresponde aproximadamente al 80 % del grosor miometrial y tiene un origen mesenquimal, distinto al mülleriano de la capa interna. La disposición de las fibras es diferente a la de la capa interna; predomina una disposición reticulada en la porción central y con fibras longitudinales en la capa externa.

El origen de la adenomiosis aún no es bien conocido y quedan muchos enigmas por resolver. Antiguamente, se pensaba que era una patología casi exclusiva de mujeres mayores y multíparas, pero hoy en día se ha visto que puede afectar a mujeres de cualquier edad con independencia de la paridad. Existen distintas teorías que tratan de explicar el origen de la adenomiosis

Invasión endometrial

La teoría más aceptada sobre la patogenia de la adenomiosis establece que esta se produce como consecuencia de la invasión directa del endometrio sobre un miometrio predispuesto o con una *junctional zone* interrumpida (**Fig. 28-5**). Esto se produce durante los diferentes procesos de regeneración y reepitelización cíclicos que va sufriendo durante el ciclo menstrual.

Esta teoría fue propuesta originalmente por Cullen y centra que el origen de la adenomiosis en la capa basal del endometrio, que se invagina profundamente en el miometrio subyacente, con el que presenta una continuidad tisular, sin membrana basal que lo separe. Uno de los hechos en los que se basa esta teoría es en la mayor incidencia existente entre multíparas y mujeres sometidas a legrado relacionado con la gestación. Curiosamente, la realización de legrado en situación no gestante no parece aumentar el riesgo de desarrollar adenomiosis.

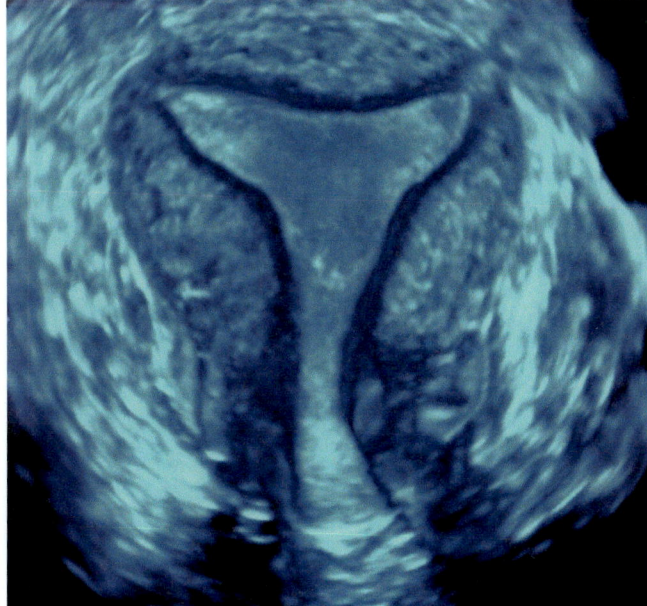

Figura 28-4. *Junctional zone.* Aparece como un área hipoecogénica que rodea la cavidad.

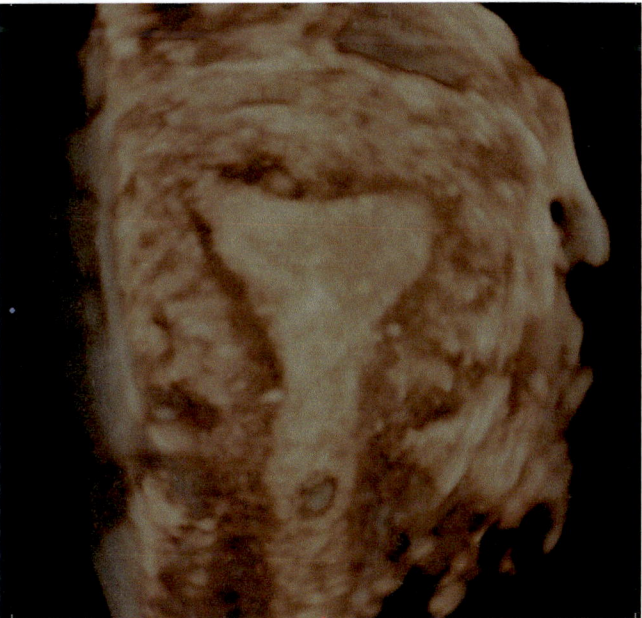

Figura 28-5. *Junctional zone* interrumpida por adenomiosis.

Daño tisular y reparación

Esta teoría, expuesta sobre todo por Leyendecker, propone que el desarrollo de la adenomiosis se produce como consecuencia de una lesión tisular motivada por las contracciones miometriales peristálticas que provocan microtraumatismos que dañan la *junctional zone*. Esta hipercontractilidad da lugar a un aumento de presión que lleva a la migración de pequeños fragmentos de la capa basal del endometrio hacia el miometrio. Estos focos de adenomiosis en la capa muscular interna pueden desempeñar también un papel trascendente en incrementar la hipercontractilidad que ya existe debido a la hiperplasia e hipertrofia endometrial asociada.

Metaplasia

Esta teoría propone que los focos de adenomiosis se originan a partir de cambios metaplásicos a partir de los remanentes müllerianos miometriales; esta metaplasia origina tejido endometrial nuevo en la zona miometrial. Se han observado, del mismo modo, células madre intramiometriales que son capaces de regenerar cíclicamente el endometrio, que se hallan en la capa basal del endometrio y que también podrían estar implicadas. Una circunstancia que apoyaría esta teoría es que se han llegado a reportar casos de adenomiosis en el rudimento uterino de pacientes con síndrome de Rokitansky-Küster-Hauser en las que existe una ausencia funcional de endometrio.

FACTORES DE RIESGO

Aunque la etiología permanece desconocida, sí existen determinados factores de riesgo conocidos que están asociados a la presencia de adenomiosis. Entre estos factores destacan:

- Multiparidad: diversos estudios han coincidido en señalar la multiparidad como el principal factor de riesgo clínico asociado. Algunos trabajos han reportado una asociación clara entre los embarazos por encima de las 22 semanas y el desarrollo de adenomiosis (*odds ratio*: 9,9)
- Aborto: el aborto espontáneo supone un factor de riesgo claro (*odds ratio*: 3). Diversos autores postulan que este es incluso mayor si el aborto se ha tratado mediante legrado uterino. Vercellini observó que la presencia de adenomiosis era mayor en casos de abortos (espontáneos o inducidos) que con embarazos a término.
- Cirugía uterina: es un factor de riesgo tan importante como lo es el aborto (*odds ratio*: 3). Destacan la miomectomía y la realización de cesárea.
- Tamoxifeno: se ha asociado al desarrollo de adenomiosis en posmenopáusicas. Se ha demostrado que en los casos asociados a este médicamente hay mayor proliferación con dilatación quística de las glándulas.
- Otros: se han postulado que diversos factores hormonales, genéticos e inmunológicos pueden jugar un papel importante en la génesis de esta patología.

PATOLOGÍA ASOCIADA

Existen dos patologías íntimamente asociadas a la adenomiosis: los miomas y la endometriosis. Ambas están relacionadas con la dismenorrea y el sangrado uterino anormal, por lo que los síntomas clínicos muchas veces se superpone. En un interesante estudio que evaluaba los resultados de 710 mujeres que se sometieron a histerectomía por sospecha de adenomiosis, se observó que el 48,3 % presentaban adenomiosis, el 22,3 % adenomiosis y endometriosis, el 18,2 % adenomiosis y miomas y, por último, el 11,3 % adenomiosis, endometriosis y miomas.

Hay que destacar los siguientes aspectos sobre los miomas y las endometriosis:

- Miomas: se han reportado cifras de un 15-57 % de presencia de adenomiosis en pacientes sometidas a histerectomía por miomas, lo que debe llevar a sospechar la presencia de adenomiosis en mujeres con sintomatología clínica demasiado grave para el número o tamaño de los miomas (**Fig. 28-6**). Por otro lado, se han hallado miomas en un 23-34 % de mujeres con adenomiosis.
- Endometriosis: se han reportado cifras de endometriosis en pacientes con adenomiosis de hasta un 80,6 %. La adenomiosis está presente hasta en el 65-79 % de las mujeres con endometriosis. La adenomiosis externa focal es más frecuente en mujeres afectadas por endometriosis profunda. Esta asociación hizo postular a Kunz que la endometriosis y la adenomiosis son variantes de la misma enfermedad, producida por una implantación aberrante del endometrio basal tanto en el miometrio subyacente como en el peritoneal.

PREVALENCIA

Establecer la prevalencia de la adenomiosis supone un verdadero reto por dos motivos principales. En primer lugar, la mayoría de series se basan en piezas de histerectomía, lo que introduce un sesgo de selección. En segundo lugar, aún no existen criterios diagnósticos universalmente aceptados, lo que hace que haya una gran disparidad en los resultados. Así, el porcentaje de piezas de histerectomía con adenomiosis varía entre un 5 y un 70 % con una media del 40 %.

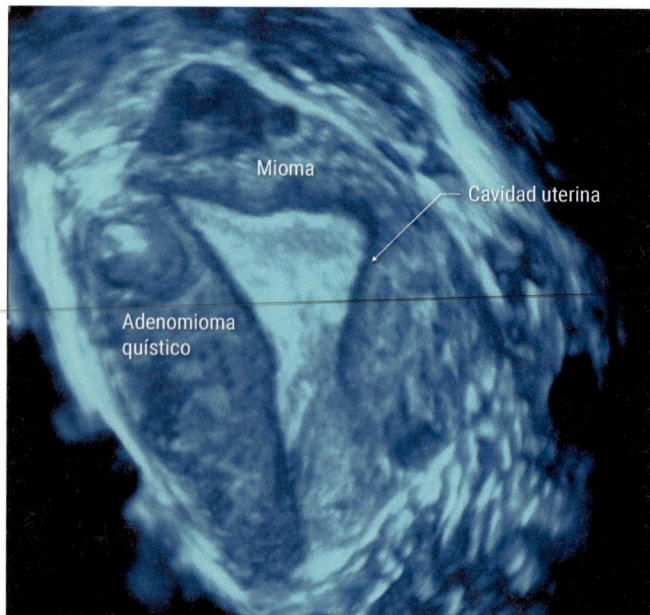

Figura 28-6. Coexistencia con mioma.

Es más difícil establecer la prevalencia en la población general. En un estudio que evaluó la presencia de adenomiosis mediante ecografía transvaginal 3D en un grupo de 985 mujeres que acudieron a consulta de ginecología general, se observó que la prevalencia era del 20,9 %. Con criterios de RM, Haunt identificó signos de adenomiosis en el 12 % de la población general.

Aunque afecta sobre todo a mujeres de 40 a 50 años, es importante destacar que aproximadamente el 30 % de la totalidad de los casos se presenta en mujeres menores de 30 años, por lo que se puede afirmar que esta patología puede afectar a la mujer durante toda su vida reproductiva.

CLASIFICACIONES

Durante años se ha trabajado en lograr un sistema de clasificación común de la adenomiosis, aunque aún no ha dado sus frutos. Se han establecido diversas clasificaciones basadas en la profundidad de penetración de las lesiones, en los hallazgos histológicos y en distintas pruebas de imagen. A continuación, se presentan las más aceptadas.

Basadas en el grado de penetración

Estas clasificaciones han tratado de definir la adenomiosis basándose solo en la profundidad de penetración por debajo de la zona de unión endometrio-miometrial. Clásicamente, se han utilizado como patrón de medida el campo de visión por microscopio según el aumento del objetivo. Así, se han utilizado como referencia el campo de bajo aumento y el de alto aumento:

- Campo de bajo aumento o *low power field* (LPF): corresponde al objetivo de 10× y ocular de 10× dando un total de 100 aumentos.
- Campo de alto aumento o *high power field* (HPF): que corresponde al objetivo de 40× y el ocular de 10×, dando un total de 400 aumentos.

Los primeros estudios de Bird, en 1972, establecieron como punto de corte una profundidad correspondiente a 1 campo de bajo aumento o lo que equivale a 5 mm. Este valor fue igualmente utilizado por otros autores.

Posteriormente, se propusieron puntos de corte más estrictos y Novak estableció en 1979 el punto de corte en la distancia correspondiente a 1 campo de alto aumento.

A partir de los trabajos de Vercellini, en 1995, cuando se estableció el punto de corte en 0,5 campos de bajo aumento, lo que equivale a 2,5 mm de profundidad, han sido varios los autores que han refrendado esta medida. En la actualidad, es el valor de referencia por la mayoría de los autores.

Basadas en hallazgos histológicos

La primera clasificación propuesta fue la de Bird, en 1972, y se basó en la profundidad y el grado de extensión de la adenomiosis. Esta clasificación la dividía en tres grados: grado I (de localización subbasal), grado II (hasta la mitad del miometrio) y grado III (más allá de la mitad del miometrio). Además, cada tipo puede clasificarse como leve, moderado o grave, según el grado de afectación

Aunque existen otras muchas clasificaciones, la otra basada en hallazgos histológicos que se debe destacar es la de Vercellini, de 2006, que consideraba la existencia de adenomiosis cuando existía una penetración del endometrio mayor de 2,5 mm y que dividía la misma en tres grados: leve (cuando afectaba a menos de un tercio del grosor de la pared uterina), moderada (entre uno y dos tercios) y grave (mayor de dos tercios). Además, tenía en cuenta otros dos parámetros: el grado de afectación, que lo divide según su gravedad en grado I, II y III, y el tipo de lesión, que lo dividía en focal y difusa.

Basada en ecografía

Destaca la clasificación propuesta por Lazzeri quien catalogaba la adenomiosis en tres categorías: difusa, focal y adenomioma. Los tipos difuso y focal se subdividen, además, en dos tipos según afecten a la *junctional zone* o al miometrio. Además, establecía la diferencia entre adenomioma y adenomiosis focal (**Fig. 28-7**) en el hecho de que la adenomiosis focal estaba rodeada de miometrio normal, mientras que el adenomioma lo estaba de miometrio hipertrófico con vascularización intralesional.

Basadas en resonancia magnética

Una de las primeras clasificaciones basadas en los hallazgos de la RM fue la propuesta en 2008 por Stephen Gordts, quien diferenciaba tres tipos: hiperplasia de la *junctional zone*, adenomiosis y adenomioma. Consideraba que existía hiperplasia de la *junctional zone* cuando esta presentaba un engrosamiento de 8-12 mm de grosor en ausencia de otros signos de adenomiosis.

Grigoris Grimbizis, en 2014, propuso una nueva clasificación en la que describía cuatro tipos de adenomiosis: difusa, focal, polipoidea y otras. Estableció dos tipos de adenomiosis focal (adenomioma y adenomiosis quística) y dos tipos de pólipos adenomiomatosos (típico y atípico). En el grupo *otros* incluyó los adenomiomas de tipo endocervical y los retroperitoneales.

MANIFESTACIÓN CLÍNICA

No existen síntomas clínicos patognomónicos de la adenomiosis, ya que los síntomas clínicos más frecuentes son bastante comunes; entre ellos destacan el sangrado uterino

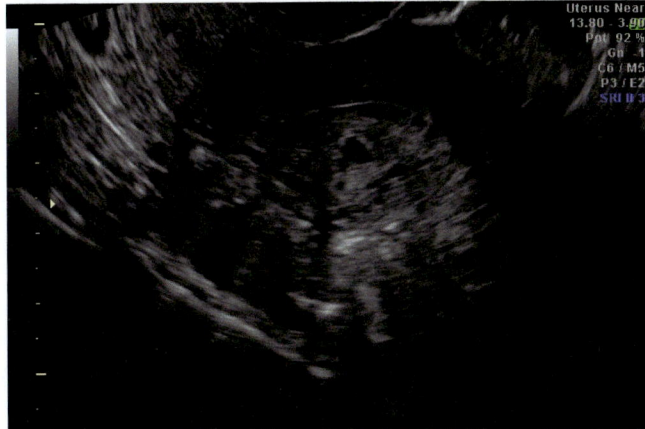

Figura 28-7. Adenomiosis focal.

anormal, la dismenorrea y la infertilidad. Es importante resaltar que hasta un 30-35 % de las pacientes son asintomáticas, y que no es raro que la adenomiosis se asocie a otras patologías que pueden ser responsables de síntomas similares.

Sangrado uterino anormal

Los distintos estudios publicados hallan una alta incidencia de sangrado menstrual abundante en mujeres con adenomiosis, que afecta a alrededor del 50 % de estas. Además del sangrado menstrual abundante, pueden presentar otros síntomas, como reglas más prolongadas en el tiempo o sangrado intermenstrual.

La clasificación PALM-COEIN de causas de sangrado uterino anormal (estructurales: pólipos [P], adenomiosis [A], leiomioma [L], malignidad [M]; no estructurales: coagulopatías [C], disfunción ovulatoria [O], disfunción endometrial [E], yatrogenia [I], no clasificadas [N]) incluye a la adenomiosis como una de las causas estructurales. Se ha observado que existe una correlación estadísticamente significativa entre la cantidad del sangrado menstrual y la profundidad de la adenomiosis.

El mecanismo exacto por el que la adenomiosis produce SUA no es bien conocido, aunque se han argumentado diferentes circunstancias que lo podrían causar, entre las que destacan el aumento del volumen uterino, el aumento de la vascularización, la alteración de la contractilidad uterina o un incremento en la producción local de estrógenos y prostaglandinas.

Dismenorrea

Aunque la asociación entre adenomiosis y dismenorrea es objeto de debate, se ha observado que afecta a alrededor del 30 % de las pacientes. Hay que recordar que la coexistencia con otras patologías, como la endometriosis, puede dificultar la identificación del verdadero causante de la dismenorrea.

Parece que la gravedad de la dismenorrea está relacionada con el grado de profundidad de la adenomiosis, así como con el número de focos de adenomiosis presentes. Del mismo modo, se ha observado que las formas quísticas tienen mayor incidencia de dolor pélvico crónico, incluyendo la dismenorrea.

Se han propuesto diferentes teorías para explicar por qué la adenomiosis causa dismenorrea. Parece que la existencia de una hipercontractilidad uterina junto a un aumento del flujo menstrual pueden ser los factores desencadenantes. La producción local de prostaglandinas podría estar también implicada en este síntoma.

Infertilidad

Debido a que al principio se relacionó a la adenomiosis con la multiparidad y era un hallazgo habitual en pacientes por encima de los 40 años, no se prestó especial atención a la relación existente entre adenomiosis y problemas reproductivos. Este sesgo se produjo porque los primeros estudios se hicieron sobre piezas de histerectomía y las técnicas de imagen de entonces no eran capaces de diagnosticarla con certeza.

La presencia de adenomiosis es un hallazgo común en mujeres que consultan por infertilidad y se ha observado que esta tiene un impacto negativo no solo en las tasas de embarazo, sino que, además, incrementa las tasas de aborto espontáneo y presenta un efecto negativo en los resultados de las técnicas de reproducción asistida. Se ha reportado que los casos difusos tienen una mayor afectación en la fertilidad que los casos focales.

El mecanismo parece relacionado con la afectación de la *junctional zone* y con el papel de esta en la producción de las ondas endometriales implicadas en la concepción. La disperistalsis existente en los casos de adenomiosis favorece una menstruación retrógrada y alteran el transporte espermático en la zona uterina y tubárica, el cual es necesario para la concepción.

En otras ocasiones, la hiperplasia e hipertrofia de las células musculares subyacentes que produce el tejido endometrial ectópico provoca una alteración en la cavidad, que puede llegar a adquirir una forma de T como consecuencia del estrechamiento de la cavidad debido al engrosamiento de la pared (**Fig. 28-8**). Esta alteración de la morfología de la cavidad se ha relacionado con malos resultados obstétricos. En estos casos, además de la alteración de la forma de la cavidad uterina, se suelen apreciar signos ecográficos de adenomiosis en la zona miometrial.

Otros

También se han observado otros síntomas, como dispareunia, dolor pélvico crónico y molestias relacionadas con la compresión de estructuras vecinas en los casos de úteros aumentados de tamaño.

DIAGNÓSTICO

El diagnóstico de adenomiosis debe sustentarse en un alto grado de sospecha clínica a partir de la historia clínica, el examen ginecológico y la sintomatología de la paciente. Aunque

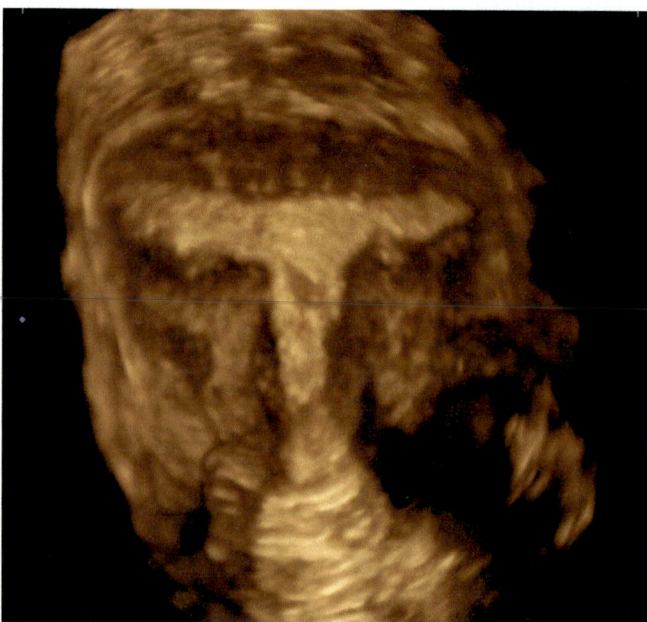

Figura 28-8. Útero con morfología en T y adenomiosis.

el diagnóstico definitivo se basa en el estudio anatomopatológico demostrando la presencia de endometrio localizado en la zona miometrial y con hiperplasia e hipertrofia del miometrio circundante, hoy en día las pruebas de imagen desempeñan un papel fundamental en el diagnóstico de esta patología. Por su parte, la histeroscopia, al ofrecer una visión directa de la cavidad uterina, permite la visualización de unos patrones altamente sugestivos de la existencia de adenomiosis.

Histerosalpingografía

La histerosalpingografía fue la primera modalidad de diagnóstico por imagen utilizada en el diagnóstico de la adenomiosis. Hoy en día, se sigue utilizando en el contexto de un estudio de fertilidad para evaluar la permeabilidad tubárica y permite visualizar el contorno de la cavidad uterina.

Los hallazgos característicos que se pueden encontrar en pacientes afectadas de adenomiosis son:

- Irregularidad del contorno de la cavidad uterina con múltiples saculaciones que se rellenan de medio de contraste (**Fig. 28-9**).
- Acúmulo de contraste en el miometrio con aspecto de «panel de abejas».
- Defecto de relleno en la cavidad con divertículos rellenos de contraste.

Ecografía bidimensional (2D)

La ecografía 2D supone la primera línea en el diagnóstico por imagen de la patología uterina. Esta se realiza, por lo general, transvaginal, ya que se ha demostrado que esta vía es superior a la hora de identificar las lesiones sugestivas de adenomiosis. Es importante comentar que, ecográficamente, en el miometrio se identifican tres capas que presentan aspecto distinto en la ecografía. La más interna, que corresponde a la *junctional zone*, es hipoecoica con respecto al resto del miometrio y la capa intermedia es la más ecogénica.

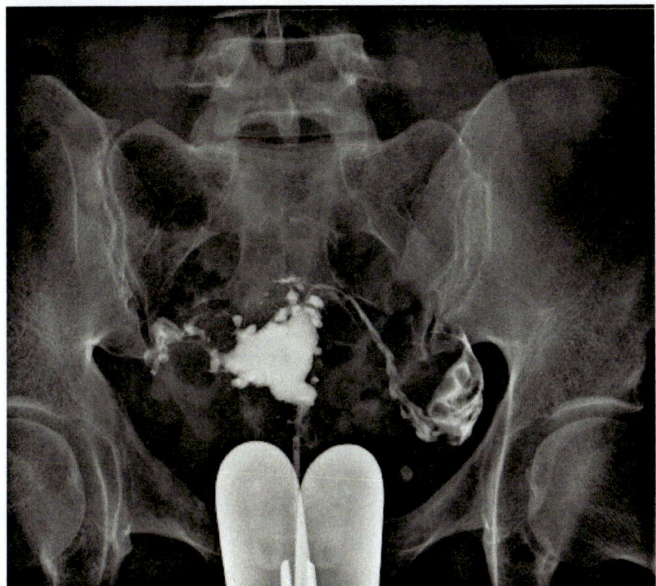

Figura 28-9. Contorno de la cavidad uterina con múltiples saculaciones.

La sensibilidad de la ecografía transvaginal en el diagnóstico de la adenomiosis se sitúa en un 80-86 %, la especificidad en un 50-96 % y la precisión global en un 68-86 %, cifras comparables a las de la resonancia magnética.

Han sido varios los criterios utilizados a lo largo de los años para el diagnóstico ecográfico de la adenomiosis, hasta que en 2015 el grupo MUSA presentó un documento de consenso que incluía los hallazgos ecográficos considerados como típicos de la adenomiosis. Esta clasificación ha sido sometida en 2022 a una revisión que tenía por objetivo definir mejor alguna de las definiciones de los patrones ecográficos. Los signos que se describen en esta clasificación se dividen en directos e indirectos. Los directos son los que se consideran típicos de la adenomiosis, ya que reflejan la existencia de tejido endometrial anormalmente localizado en la zona miometrial. Entre los directos están la presencia de quistes miometriales, los islotes hiperecogénicos y las líneas hiperecogénicas subendometriales. A continuación, se definen los signos ecográficos:

- Útero globuloso: mediante una ecografía 2D y en el corte sagital, la visualización de un útero aumentado de tamaño y con borde uterino exterior regular es uno de los signos indirectos de adenomiosis.
- Engrosamiento asimétrico de las paredes uterinas: también en el corte sagital, se aprecia una diferencia entre las paredes uterinas mayor de 5 mm de grosor. Es importante descartar la presencia de contracciones transitorias que pueden modificar el grosor de las paredes uterinas. Esta asimetría de las paredes es otro signo indirecto (**Fig. 28-10**).
- Sombreado «en abanico»: presencia de bandas hipoecogénicas localizadas tras la lesión miometrial que, a veces, se alternan con líneas hiperecogénicas. Se visualiza mejor en escala de grises sin la utilización del Doppler color (**Fig. 28-11**).
- Vascularización translesional: se caracteriza por la presencia de vasos perpendiculares a la cavidad uterina atravesando la lesión. Este signo es útil en la diferenciación entre adenomiosis y miomas.
- Irregularidad de la *junctional zone*: la *junctional zone* puede ser irregular por la presencia de quistes, puntos hiperecogénicos y líneas hiperecogénicas subendometriales.
- *Junctional zone* interrumpida: se considera que está interrumpida cuando una parte no puede ser visualizada en la ecografía 2D o 3D en alguno de sus planos.
- Quistes miometriales: lesiones quísticas redondeadas localizadas en el espesor del miometrio. El contenido suele ser

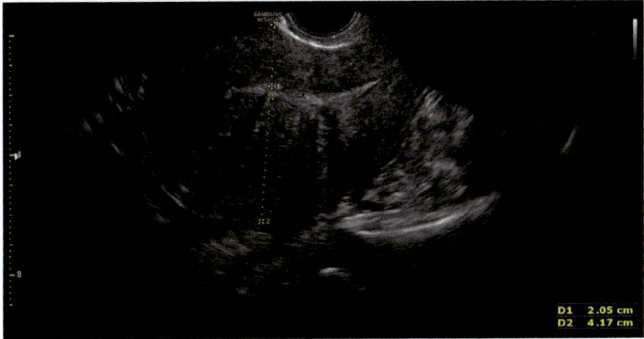

Figura 28-10. Diferencia de grosor entre cara anterior y posterior.

anecoico o con bajo nivel de ecogenicidad; pueden estar rodeados por un halo hiperecogénico. Cualquier tamaño de quiste se considera relevante.

- Islotes hiperecogénicos: áreas hiperecogénicas localizadas en el miometrio con forma regular, irregular o mal definidas que no tienen conexión con el endometrio (**Fig. 28-12**).
- Líneas hiperecogénicas subendometriales: estas líneas pueden observarse distorsionando la *junctional zone*. Habitualmente, son perpendiculares a la cavidad y están en continuidad con el endometrio.

En el diagnóstico de la adenomiosis, la presencia de quistes en la zona miometrial constituye el signo ecográfico más específico con una especificidad del 98 % y una precisión del 78 %, mientras que la presencia de un miometrio heterogéneo constituye el signo más sensible con una sensibilidad del 88 %.

Ecografía 3D

Aunque la *junctional zone* se visualiza en la ecografía 2D, la ecografía tridimensional permite una mejor valoración en los tres planos del espacio; además, ofrece la visualización del plano coronal, el cual es muy difícil de conseguir en la ecografía 2D. La *junctional zone* aparece como un halo hipoecogénico con respecto al resto del miometrio que rodea la cavidad uterina.

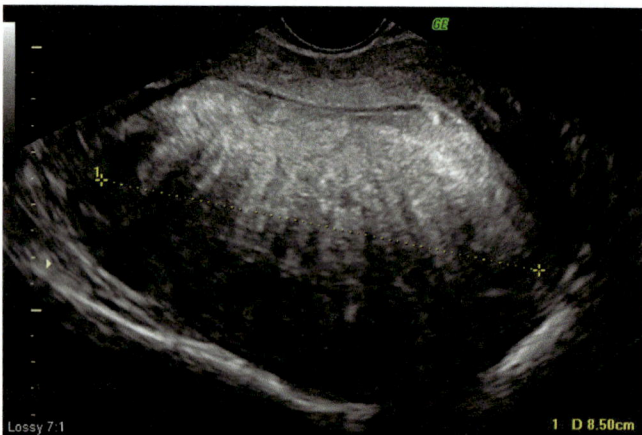

Figura 28-11. Sombreado «en abanico».

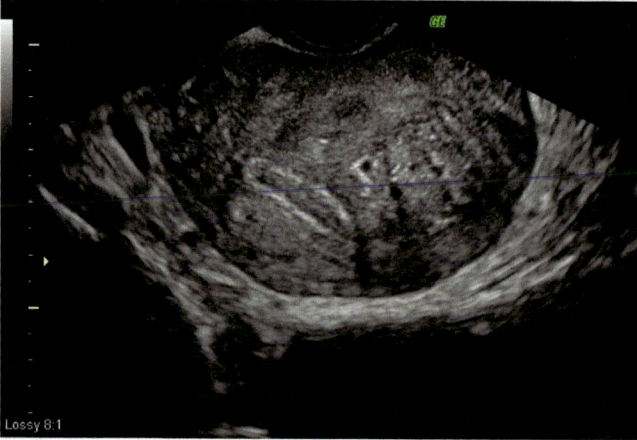

Figura 28-12. Islotes hiperecogénicos alternando con hipoecogénicos.

Los marcadores de adenomiosis en ecografía 3D se basan en la evaluación de la *junctional zone* y son similares a los utilizados en el diagnóstico de esta patología por RM. El criterio más aceptado para el diagnóstico de adenomiosis es un grosor de la *junctional zone* mayor de 12 mm. Exacoustos demostró que una diferencia entre el grosor máximo de la *junctional zone* y el grosor mínimo mayor de 4 mm junto con la presencia de una *junctional zone* distorsionada e infiltrada son muy sugerentes de adenomiosis, con una sensibilidad del 88 % (**Fig. 28-13**).

Resonancia magnética

La RM es una prueba de gran utilidad en el diagnóstico de la adenomiosis que durante años se ha considerado la técnica más precisa en el diagnóstico de la adenomiosis, aunque su uso está limitado por su escasa disponibilidad y su alto coste. Varios son los estudios que han comparado la precisión diagnóstica de la RM en comparación con la ecografía. Ambas técnicas han demostrado una sensibilidad y especificidad similares.

Algunos criterios son similares a los que describe el grupo MUSA o a los especificados en el diagnóstico de la adenomiosis por ecografía 3D. Los criterios sugestivos de adenomiosis son:

- Engrosamiento focal o difuso de la *junctional zone*.
- *Junctional zone* mayor de 12 mm.
- Focos localizados de alta señal en el interior de un área de baja señal.
- Estriaciones lineales de alta señal que se irradian desde el endometrio.
- Proporción entre el grosor máximo de la *juntional zone* y el grosor miometrial mayor del 40 %.

Histeroscopia

La histeroscopia se considera el método de referencia para el diagnóstico de la patología intracavitaria, pero no es tan precisa en el diagnóstico de la patología que afecta a la pared

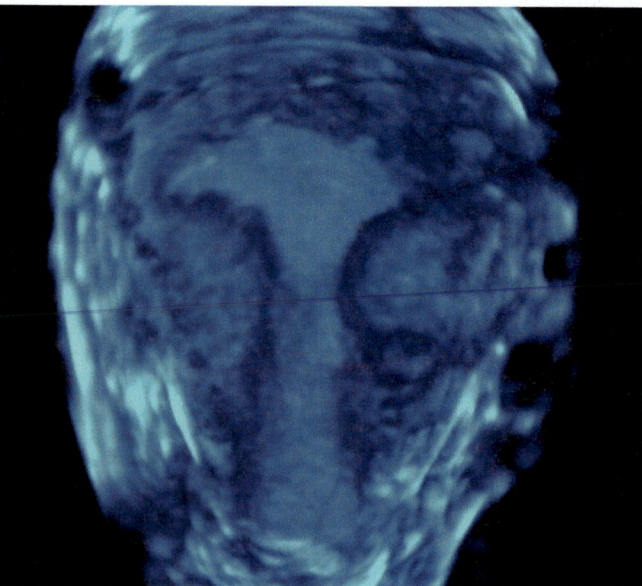

Figura 28-13. Cavidad alterada por adenomiosis según se ve en un plano coronal.

uterina. Aun así, existen una serie de patrones histeroscópicos altamente sugestivos de adenomiosis. Además, la histeroscopia permite la toma de biopsias que facilitan el establecimiento de un diagnóstico definitivo.

Se debe sospechar la presencia de adenomiosis ante los siguientes hallazgos:

- Endometrio irregular: con pequeños defectos en la superficie de este y que pueden alcanzar el miometrio (**Fig. 28-14**).
- Hipervascularización pronunciada: debido a la presencia de una red vascular endometrial irregular (**Fig. 28-15**).
- Patrón endometrial «en fresa»: grandes áreas de endometrio hiperémico enrojecidas con puntos centrales blancos.
- Lesiones quísticas hemorrágicas de aspecto azulado o marrón chocolate: consecuencia del contenido hemático en su interior (**Fig. 28-16**).
- Aspecto fibroso cicatricial de las lesiones uterinas: tras episodios repetidos de sangrado.

Además, la histeroscopia permite la toma de biopsias que diagnostiquen definitivamente la presencia de adenomiosis. Esta toma de biopsia puede obtenerse con medios mecánicos (tijeras y pinzas) o con resección eléctrica con asa. Existe la posibilidad de realizar biopsias más profundas y, de manera ambulatoria, con un dispositivo denominado espirotomo (Bioncise NV, Bélgica), el cual se inserta a través del canal óptico del histeroscopio y bajo guía ecográfica permite la obtención de biopsias más profundas. La toma de biopsia por histeroscopia tiene una especificidad cercana al 80 % en el diagnóstico de la adenomiosis.

TRATAMIENTO

Una pregunta determinante sobre la opción terapéutica que hay que elegir en el tratamiento de la adenomiosis es si es preciso conservar la capacidad reproductiva de la paciente o no. De hecho, la histerectomía es una de las opciones más utilizadas en los casos en los que no se desee conservar la fertilidad.

El tratamiento puede dividirse en médico y quirúrgico. Dentro de las opciones quirúrgicas, se puede diferenciar aquellas que llevan a una escisión completa de la lesión, las que realizan un tratamiento citorreductor y las no escisionales. Este tema se centra en las técnicas relacionadas directamente con la histeroscopia.

Tratamientos médicos

Los tratamientos médicos tienen más un enfoque sintomático. Han sido múltiples los tratamientos utilizados en el manejo del sangrado uterino anormal y/o del dolor aso-

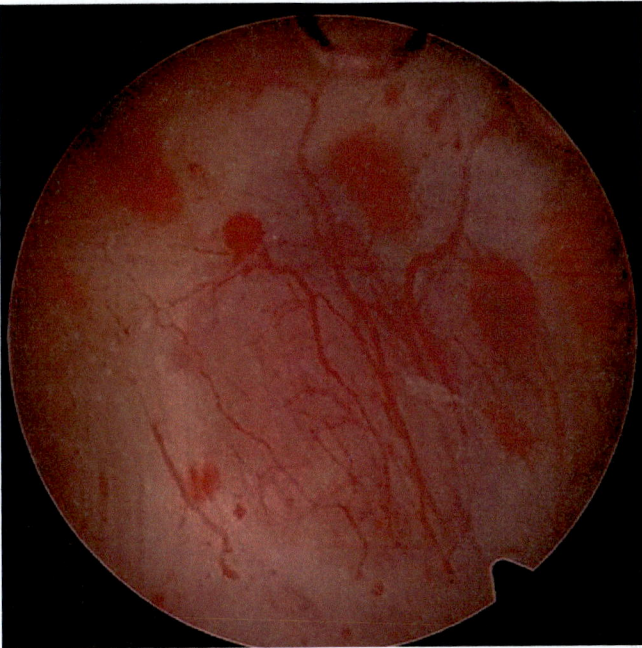

Figura 28-15. Áreas hipervasculares.

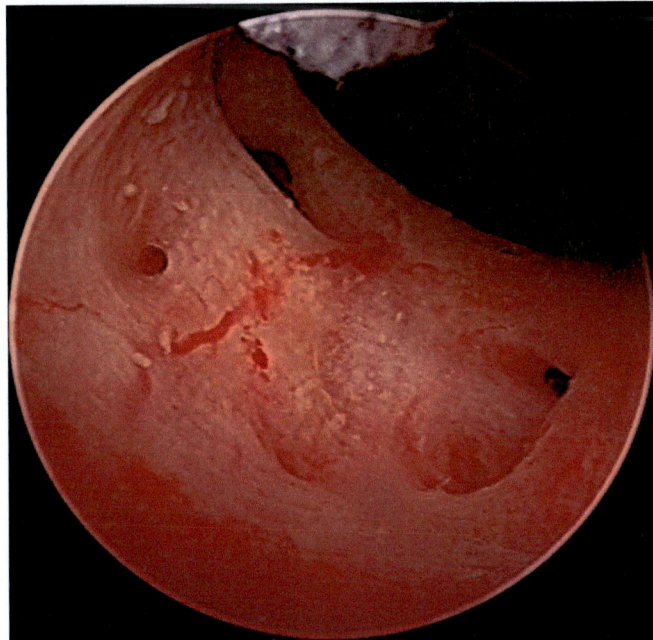

Figura 28-14. Defectos en superficie.

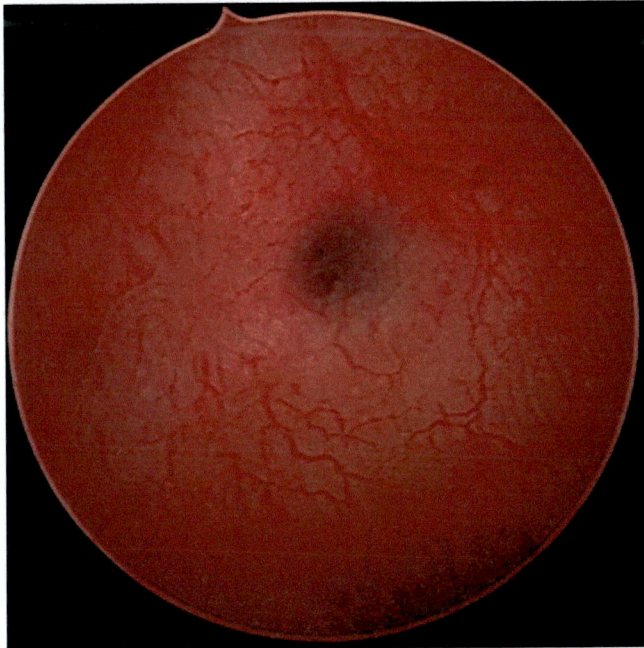

Figura 28-16. Quiste con contenido hemático en su interior.

ciado a la adenomiosis, como el uso de antiinflamatorios no esteroideos o el ácido **tranexámico.** Estos tratamientos no son específicos de la adenomiosis y se han utilizado en otras patologías con síntomas similares.

Dentro de los tratamientos más específicos de la adenomiosis se han empleado aquellos que inducen una atrofia endometrial. Uno de los problemas de esta opción terapéutica es que los síntomas suelen reaparecer cuando se suspende el tratamiento médico. Los tratamientos son:

- Análogos de la hormona liberadora de gonadotropinas: fueron de los primeros medicamentos utilizados. Producen una situación de hipoestrogenismo transitorio que atrofia tanto el endometrio eutópico como el ectópico. Se han utilizado también previos a la cirugía. Son útiles para reducir la pérdida menstrual y mejorar los valores analíticos en casos de anemia asociada.
- Anticonceptivos orales y progesterona: es uno de los tratamientos comúnmente utilizado y su uso se ha demostrado eficaz en disminuir los síntomas. La administración de noretisterona continua ha demostrado ser altamente eficaz en la reducción de la dismenorrea y el SUA.
- Dispositivo intrauterino (DIU) liberador de levonorgestrel: su uso induce atrofia endometrial marcada y decidualización estromal. Asimismo, reduce significativamente el sangrado menstrual y la dismenorrea. Se ha observado que también se produce una disminución en el volumen uterino durante el tratamiento.

Tratamientos quirúrgicos

La histerectomía sigue siendo el tratamiento de elección en mujeres que no deseen conservar su fertilidad; cualquier forma de histerectomía se considera un tratamiento definitivo sin posibilidad de recurrencia. El resto de opciones quirúrgicas preservan el útero.

Técnicas escisionales completas

Son aquellas que realizan una exéresis completa de la lesión; se aplican, preferiblemente, a casos de adenomiosis focal. Estas técnicas pretenden una exéresis completa de toda la lesión manteniendo la integridad de la pared uterina. Dentro de estas técnicas se encuentran:

- Adenomiomectomía: se utiliza en casos de adenomioma. Se realiza de manera similar a una miomectomía; el problema es que en estos casos no existe un límite definido entre adenomiosis y miometrio sano, como en los miomas con seudocápsula. Por lo general, se realiza por vía abdominal o laparoscópica; es importante llevar a cabo una reconstrucción completa de la pared uterina.
- Quistectomía: se emplea en los casos de adenomiosis focal quística. Es una técnica similar a la adenomiomectomía; la pieza de exéresis debe incluir la totalidad del quiste (**Fig. 28-17**).

Técnicas citorreductoras

Utilizada sobre todo en los casos de adenomiosis difusa. Pretende una resección parcial del tejido adenomiótico ante la

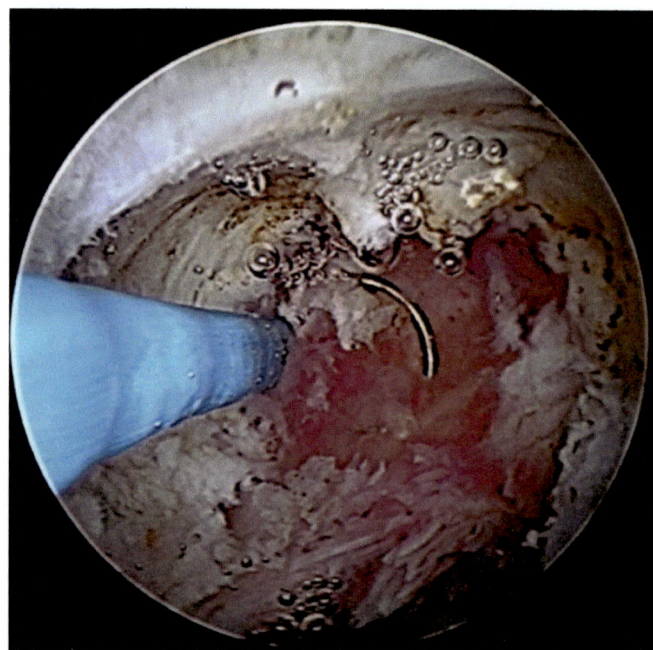

Figura 28-17. Quistectomía con minirresector.

imposibilidad de realizar una resección completa. Existen diversas técnicas. Estas se realizan por vía abdominal (laparotomía o laparoscopia) o por vía vaginal asistida por laparoscopia.

Técnicas no escisionales

Dentro de estas técnicas se incluyen la ligadura de las arterias uterinas, la electrocoagulación del miometrio, la resección y ablación endometrial, el drenaje histeroscópico de los quistes, las técnicas de ultrasonido de alta frecuencia y la instilación de alcohol en quistes. A continuación, se desarrollan aquellas que tienen relación con la histeroscopia:

- Drenaje histeroscópico: se utiliza en casos de quistes adenomióticos que protruyen ligeramente en la cavidad o que están localizados de forma muy superficial. La técnica consiste en efectuar la apertura y el drenaje del quiste con o sin coagulación posterior del endometrio intraquístico. A diferencia del tratamiento histeroscópico de los miomas submucosos, este deja cierto defecto en la pared uterina. Se ha observado una mejoría clara en la sintomatología de aquellos casos en los que el quiste producía dismenorrea (**Fig. 28-18**).
- Ablación/resección endometrial: técnicas utilizadas como alternativa a la histerectomía y que se pueden utilizar en pacientes con adenomiosis con su deseo genésico cumplido. Los resultados en casos de adenomiosis no son tan efectivos, sobre todo en los casos de adenomiosis profunda. De hecho, se hace una modificación de la técnica denominada ablación endomiometrial, en la que una vez resecada la primera capa que incluye endometrio y los primeros 2-3 mm de miometrio, se procede a resecar una segunda capa que alcance el miometrio sano sin afectación de la adenomiosis. Se puede definir esta endomiometrectomía como una resección más profunda. A mayor profundidad y extensión de la adenomiosis, mayor tiempo quirúrgico y mayor dificultad de la técnica. Se ha observado que la implantación de un

DIU de levonorgestrel tras la cirugía ayuda a conseguir una regresión de los focos de adenomiosis, así como una mejoría de la dismenorrea.

FORMAS POCO COMUNES

A continuación se destacan la adenomiosis quística juvenil y la adenomiosis polipoide atípica.

Adenomiosis quística juvenil

La adenomiosis quística juvenil es un tipo raro de adenomiosis que fue definido por Takeuchi en 2010 y que presenta los siguientes criterios:

- Edad de la paciente menor de 30 años.
- Lesión quística mayor de 1 cm, no comunicada con la cavidad endometrial y recubierta de endometrio (**Fig. 28-19**).
- Asociación a dismenorrea grave.

En este tipo de adenomiosis, la dismenorrea grave es de aparición temprana tras la menarquia y, por lo general, responde a la terapia médica. Se ha considerado que tiene un origen mülleriano y representa el desarrollo de un tejido mülleriano ectópico localizado en el espesor del miometrio.

El tratamiento depende de la gravedad del dolor pélvico, así como del tamaño y localización del quiste. Este suele ser a base de antiinflamatorios no esteroideos, como tratamiento sintomático, o con anticonceptivos orales de manera continua, aunque su efecto está limitado al tiempo de uso de estos. Si el tratamiento médico no es efectivo, se puede plantear un tratamiento quirúrgico con escisión de la lesión.

Adenomiosis polipoide atípica

En determinadas ocasiones, los adenomiomas de localización submucosa crecen de manera polipoide hacia el interior de la cavidad, ocupando esta y simulando un pólipo; esto se denomina adenomioma polipoide. Está compuesto por la proliferación irregular de glándulas endometriales con metaplasia escamosa, rodeadas de estroma celular de músculo liso.

Una de las variantes es el denominado adenomioma polipoide atípico. Este se suele presentar en edad reproductiva y parece que es más frecuente en nulíparas. Se suelen localizar en la zona ístmica o en el tercio inferior de la cavidad uterina. Los síntomas clínicos de presentación con sangrado uterino anormal y trastornos del ciclo menstrual, aunque muchas veces son asintomáticos.

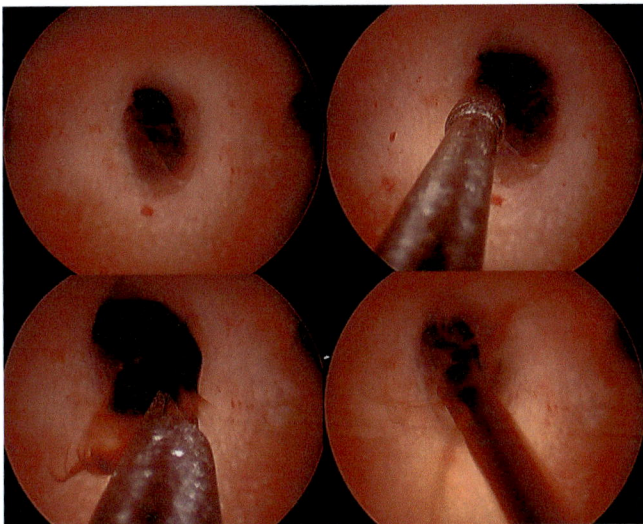

Figura 28-18. Drenaje de quiste adenomiósico en consulta.

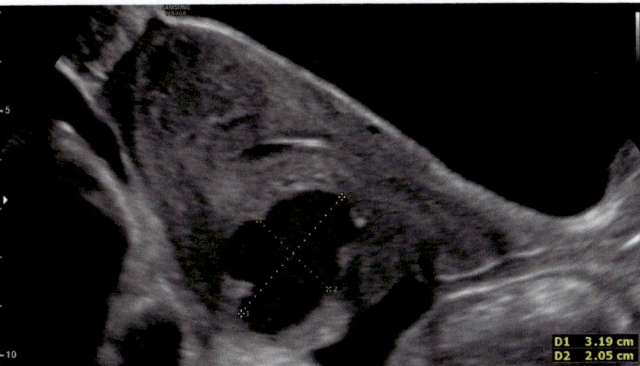

Figura 28-19. Lesión quística mayor de 1 cm no comunicada con cavidad.

Pese a que en su origen fue descrito como una lesión benigna, se ha observado que algunos casos presentan cierto potencial maligno y pueden llegar a desarrollar un adenocarcinoma bien diferenciado del endometrio. Por ello, en mujeres posmenopáusicas, la primera opción terapéutica es la histerectomía, mientras que en mujeres con deseo de mantener su fertilidad, la exéresis por vía histeroscópica es la opción adecuada.

La técnica descrita por Di Spiezo Sardo para el manejo de esta patología consta de cuatro pasos: exéresis de la lesión polipoide, exéresis del endometrio adyacente, resección del miometrio bajo la inserción del adenomioma polipoide atípico y realización de biopsias múltiples aleatorias. Así, se realiza un tratamiento conservador adecuado a esta patología.

PUNTOS CLAVE

- La adenomiosis en una enfermedad enigmática con muchos aspectos todavía por resolver en la que la histeroscopia desempeña un papel importante tanto en el diagnóstico como en el tratamiento.
- Es importante conocer a fondo las distintas formas, así como las diferentes opciones terapéuticas.
- Aunque el diagnóstico definitivo es mediante el estudio anatomopatológico, las pruebas de imagen, en especial la ecografía, desempeñan un papel fundamental con determinados patrones considerados casi patognomónicos.

- La histeroscopia no es tan precisa en el diagnóstico de la patología, ya que afecta a la pared uterina.
- Hay una serie de patrones histeroscópicos altamente sugestivos de adenomiosis, como los defectos en la superficie y las lesiones quísticas de aspecto azulado.
- La histeroscopia permite la toma de biopsias, lo que permite el establecimiento de un diagnóstico definitivo.

BIBLIOGRAFÍA

Agostinho L, Cruz R, Osorio F, Alves J, Setubal A, Guerra A. MRI for adenomyosis: a pictorial review. Insights into imaging. 2017;8(6):549-56.

Bird CC, McElin TW, & Manalo-Estrella P. The elusive adenomyosis of the uterus. Am J Obstet Gynecol. 1972; 112: 583e593.

Cullen TS. Adenomyoma of the uterus. Philadelphia & London: W.B. Saunders; 1908.

Cullen TS. Adenomyoma Uteri diffusum benignum. Johns Hopkins Hosp Rep 1896; 6: 133.

Deblaere L, Froyman W, Van den Bosch T, Van Rompuy AS, Kaijser J, Deprest J, et al. Juvenile cystic adenomyosis: A case report and review of the literature. Australasian journal of ultrasound in medicine. 2019;22(4):295-300.

Di Spiezio Sardo A, Calagna G, Santangelo F, Zizolfi B, Tanos V, Perino A, et al. The Role of Hysteroscopy in the Diagnosis and Treatment of Adenomyosis. BioMed research international. 2017;2017:2518396.

Di Spiezio Sardo A, Mazzon I, Gargano V, Di Carlo C, Guida M, Mignogna C, et al. Hysteroscopic treatment of atypical polypoid adenomyoma diagnosed incidentally in a young infertile woman. Fertility and sterility. 2008;89(2):456 e9-12.

Exacoustos C, Brienza L, Di Giovanni A, Szabolcs B, Romanini ME, Zupi E, et al. Adenomyosis: three-dimensional sonographic findings of the junctional zone and correlation with histology. Ultrasound in obstetrics & gynecology: the official journal of the International Society of Ultrasound in Obstetrics and Gynecology. 2011;37(4):471-9.

Fernández C, Ricci P, Fernández E. Adenomyosis visualized during hysteroscopy. Journal of minimally invasive gynecology. 2007;14(5):555-6.

Frankl O. Adenomyoma ligamenti ovarii. Arkiv Gyna"kol 1911; 93: 659e675.

Gordts S, Grimbizis G, Campo R. Symptoms and classification of uterine adenomyosis, including the place of hysteroscopy in diagnosis. Fertility and sterility. 2018;109(3):380-8 e1.

Keckstein J. Hysteroscopy and adenomyosis. Contributions to gynecology and obstetrics. 2000;20:41-50.

Kunz G, Beil D, Huppert P, Noe M, Kissler S, Leyendecker G. Adenomyosis in endometriosis - prevalence and impact on fertility. Evidence from magnetic resonance imaging. Hum Reprod 2005; 20: 2309e2316.

Kunz G, Beil D, Huppert P, Leyendecker G (2000a) Structural abnormalities of the uterine wall in women with endometriosis and infertility visualized by vaginal sonography and magnetic resonance imaging. Hum Reprod 15, 76–82.

Lazzeri L, Morosetti G, Centini G, Monti G, Zupi E, Piccione E, et al. A sonographic classification of adenomyosis: interobserver reproducibility in the evaluation of type and degree of the myometrial involvement. Fertility and sterility. 2018;110(6):1154-61 e3.

Leyendecker G, Wildt L. A new concept of endometriosis and adenomyosis: tissue injury and repair (TIAR). Hormone molecular biology and clinical investigation. 2011;5(2):125-42.

Li X, Liu X, Guo SW. Clinical profiles of 710 premenopausal women with adenomyosis who underwent hysterectomy. The journal of obstetrics and gynaecology research. 2014;40(2):485-94.

Naftalin J, Hoo W, Pateman K, Mavrelos D, Holland T, Jurkovic D. How common is adenomyosis? A prospective study of prevalence using transvaginal ultrasound in a gynaecology clinic. Human reproduction. 2012;27(12):3432-9.

Novak ER, Woodruf JD. Novak's Gynaecologic and Obstetric Pathology. Philadelphia, WB Saunders Co., 1979, pp 280–290.

Pontis A, D'Alterio MN, Pirarba S, de Angelis C, Tinelli R, Angioni S. Adenomyosis: a systematic review of medical treatment. Gynecological endocrinology. 2016;32(9):696-700.

Takeuchi H, Kitade M, Kikuchi I, Kumakiri J, Kuroda K, Jinushi M. Diagnosis, laparoscopic management, and histopathologic findings of juvenile cystic adenomyoma: a review of nine cases. Fertility and sterility. 2010;94(3):862-8.

Tellum T, Omtvedt M, Naftalin J, Hirsch M, Jurkovic D. A systematic review of outcome reporting and outcome measures in studies investigating uterine-sparing treatment for adenomyosis. Human reproduction open. 2021;2021(3)

Van den Bosch T, Dueholm M, Leone FP, Valentin L, Rasmussen CK, Votino A, et al. Terms, definitions and measurements to describe sonographic features of myometrium and uterine masses: a consensus opinion from the Morphological Uterus Sonographic Assessment (MUSA) group. Ultrasound in obstetrics & gynecology. 2015;46(3):284-98.

Vercellini P, Vigano P, Somigliana E, Daguati R, Abbiati A, Fedele L. Adenomyosis: epidemiological factors. Best practice & research Clinical obstetrics & gynaecology. 2006;20(4):465-77.

Von Recklinghauser F. Die Adenomyome und Cystadenomyome der Uterus und Tubenwandung. Berlin: Hirschwald; 1896.

Adherencias intrauterinas y síndrome de Asherman

29

L. Alonso Pacheco y J. E. Okohue

OBJETIVOS

- Conocer en profundidad los distintos aspectos de interés de las adherencias intrauterinas y destacar el tratamiento con las medidas posquirúrgicas encaminadas a evitar la reformación de adherencias.
- Saber manejar las diferentes clasificaciones de las adherencias, así como los distintos tipos que se pueden visualizar por histeroscopia.
- Prestar especial importancia a cómo se diagnostican las adherencias con los distintos medios diagnósticos.
- Entender las bases del tratamiento integral del síndrome de Asherman.

INTRODUCCIÓN

Las adherencias intrauterinas son bandas de tejido mucoso, fibroso o fibromuscular que aparecen en la cavidad como consecuencia de una lesión sobre la capa basal del endometrio (**Fig. 29-1**). Estas adherencias pueden obliterar la cavidad de manera parcial o completa, y dar lugar, así, a distintos niveles de gravedad. El síndrome de Asherman representa el más grave.

La definición correcta de la patología debería ser la de adherencias intrauterinas, y reservar el concepto de síndrome de Asherman para aquellos casos en los que dichas adherencias vienen acompañadas de amenorrea e infertilidad como consecuencia de una obliteración total de la cavidad uterina. En realidad, esta diferenciación entre adherencias intrauterinas y síndrome de Asherman no es muy popular y la mayoría de los ginecólogos utilizan el término de síndrome de Asherman para denominar cualquier tipo de adherencias en la cavidad, con independencia de que exista o no amenorrea acompañante.

La causa principal que induce la formación de estas adherencias es la lesión sobre la capa basal del endometrio. Aunque la mayoría de las veces se produce como consecuencia de un legrado, también se ha descrito tras la realización de: miomectomía por cualquiera de las vías, metroplastias, cesáreas, alumbramientos dificultosos o infecciones uterinas. Asimismo, se ha observado que un legrado sobre un útero gestante o que ha estado recientemente gestante, como en el caso de los restos gestacionales retenidos, supone un factor de riesgo para la formación de adherencias intrauterinas.

En el diagnóstico, es fundamental un alto grado de sospecha clínica. Como norma general, la existencia de una disminución en la cantidad de sangrado menstrual que presenta una paciente que antes se ha sometido a un legrado debe poner sobre aviso. La prueba considerada como método de referencia en el diagnóstico de esta patología es la histerosco-pia, ya que permite tanto la visualización directa de las adherencias como una evaluación bastante acertada de la cavidad afectada por estas. Una ecografía 3D, con o sin instilación de líquido la cavidad, también supone una herramienta de gran ayuda en el diagnóstico de las adherencias.

El único tratamiento es quirúrgico y consiste en la sección histeroscópica de las bandas de tejido adherencial. La técnica que se utilice depende del grado de afectación de la cavidad, así como del instrumental disponible para llevar a cabo la cirugía. Los casos graves suponen un verdadero reto para el cirujano y suelen precisar una planificación previa meticulosa y una guía intraoperatoria, por lo general mediante el uso

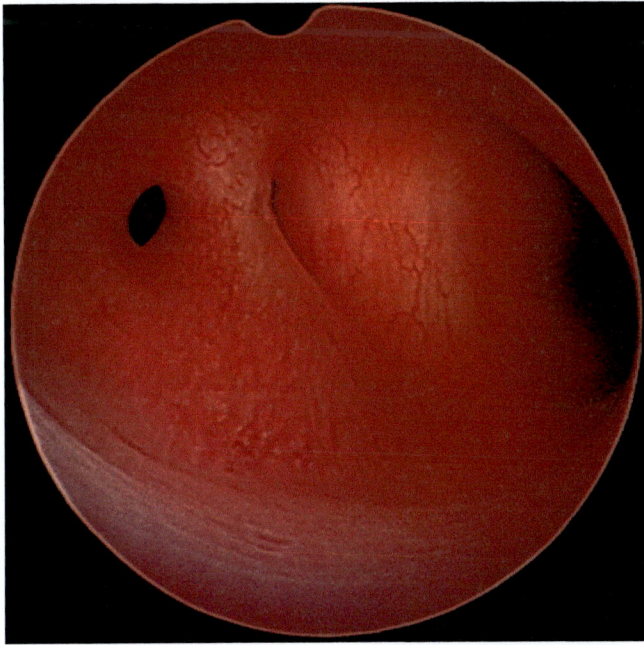

Figura 29-1. Adherencia intrauterina que distorsiona la cavidad.

de una ecografía concomitante. El propósito de la cirugía es doble. Por un lado, conseguir una cavidad uterina lo más normalizada posible, devolviéndole su forma triangular y su capacidad original y, por otro, evitar la formación de adherencias e inducir el crecimiento y la recuperación del endometrio.

El manejo de las adherencias y, sobre todo el grado máximo o síndrome de Asherman es complejo, ya que precisa una técnica quirúrgica depurada, así como la toma de una serie de medidas postoperatorias tendentes a evitar la reformación de adherencias y a estimular el crecimiento y desarrollo endometrial. El manejo de esta patología supone el mayor reto quirúrgico que se puede afrontar dentro de la cirugía de la cavidad uterina.

ANTECEDENTES HISTÓRICOS

La primera referencia existente sobre las adherencias uterinas se debe a Heinrich Fritsch, quien en 1894 publicó el caso de una paciente que desarrolló amenorrea secundaria tras un legrado posparto.

En 1948, Joseph Asherman publicó una descripción completa del síndrome que lleva su nombre (Fig. 29-2). La descripción que se puede encontrar en su artículo titulado *Amenorrhoea traumatica* dice: «Bajo el siguiente nombre describiré un tipo específico de amenorrea que, a pesar de su prevalencia, no ha encontrado aun un lugar ni una descripción en la literatura ginecológica. Tras un parto complicado o tras un aborto, en determinadas ocasiones se puede producir una estenosis o una conglutinación del orificio cervical interno, lo que produce amenorrea. Esta amenorrea no es funcional, sino orgánica; la ovulación continúa, pero el útero no reacciona y el endometrio permanece en un estado de inactividad. La terapia hormonal no es ni razonable ni efectiva, mientras que la simple exéresis de la obstrucción restituye la menstruación a la normalidad». En este mismo artículo, se propuso un tratamiento quirúrgico con dilataciones «a ciegas» con el objetivo de recuperar la cavidad uterina afectada.

En los años 70, apareció por primera vez un tratamiento que proponía el abordaje histeroscópico de las pacientes afectadas de adherencias intrauterinas. Bajo el título *Simultaneous Laparoscopy and Hysteroscopy for Intrauterine Adhesions*, Levine presentó su serie de 10 pacientes diagnosticadas de adherencias intrauterinas y que fueron tratadas mediante histeroscopia con control laparoscópico.

En 1983, Lin Bao Liang y Rafael Valle publicaron un artículo sobre procedimientos histeroscópicos guiados por ecografía; este trabajo fue la antesala del actual control ecográfico concomitante, que se suele utilizar en el tratamiento quirúrgico del síndrome de Asherman. Posteriormente, en 1999, Broome y Vancaillie describieron el uso de la fluoroscopia como una herramienta de gran utilidad en la localización de áreas que no son visibles mediante histeroscopia.

CLASIFICACIONES

Existen diversos tipos de adherencias según la zona de origen y la composición de estas. Pueden estar compuestas por endometrio, miometrio o tejido conectivo:

- Adherencias endometriales: suelen ser laxas y tienen características similares al endometrio normal. Este tipo de adherencias son muy frágiles y suelen romperse con la misma presión del medio de distensión o con la punta de la óptica (Fig. 29-3).
- Adherencias originadas en el miometrio: son las más frecuentes; están formadas por tejido muscular y suelen estar recubiertas por tejido endometrial.
- Adherencias de tejido conectivo: son fibrosas y no presentan revestimiento endometrial.

Algunos investigadores han postulado que el proceso de formación de adherencias puede ser progresivo y que, por lo tanto, es necesaria una corrección lo más precoz posible. Esto es debido a que estas limitan la actividad muscular y reducen la perfusión del endometrio, lo que, inevitablemente, conduce a su atrofia. Cuanto más se prolongue la existencia de adherencias intrauterinas, mayor atrofia habrá en el endometrio y más difícil será su recuperación completa.

Según la localización, las adherencias se han clasificado en:

- Adherencias cervicoístmicas: causan estenosis u obstrucción en esa zona y respetan el resto de la cavidad. Cursan con amenorrea.

Amenorrhoea Traumatica (Atretica)

BY

JOSEPH G. ASHERMAN,

Department of Obstetrics and Gynaecology, Hadassah Municipal Hospital, Tel-Aviv, Palestine.

UNDER the above name I shall describe a specific type of amenorrhoea which, in spite of its prevalence, has not yet found a fitting place and description in gynaecological literature.

Following complicated labour or abortion a stenosis or blockage of the internal os of the cervix may occur under certain conditions, thus producing amenorrhoea. This amenorrhoea is not functional but organic; ovulation continues but the uterus does not react and the endometrium remains in a state of inactivity. Hormonal

gical sound cannot be passed, to a slight narrowing in which very little force is needed to pass the usual uterine sound. Clinical manifestations are not dependent upon the extent of narrowing.

Diagnosis. The outstanding feature is the absence of menstruation, though sometimes a slight "spotting" occurs. There may be pain in the lower abdomen and back coming on once a month, even in women giving no previous history of dysmenorrhoea. At the same time the patient develops the usual allergic or vegetative

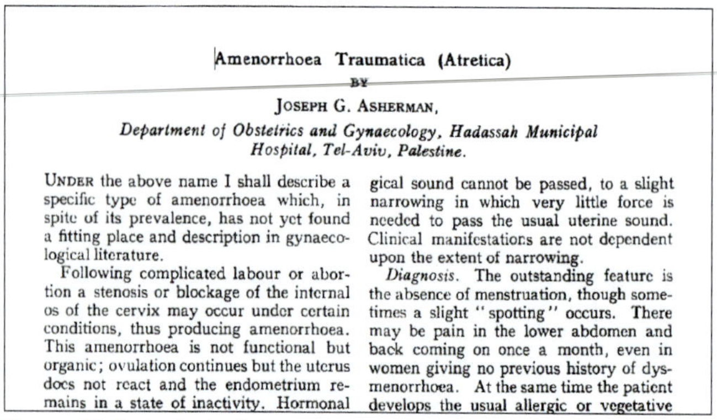

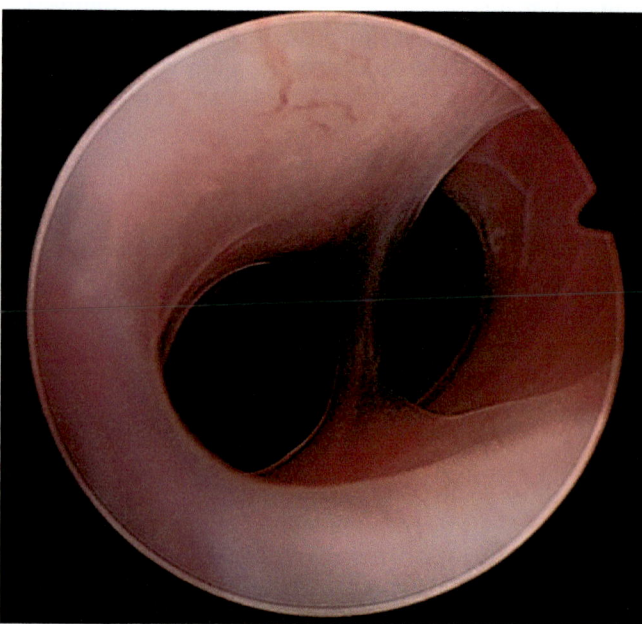

Figura 29-2. Artículo del profesor Joseph Asherman.

Figura 29-3. Adherencia mucosa.

- Adherencias corporales: suponen la mayoría de los casos; el grado de afectación varía desde adherencias leves hasta una cavidad totalmente distorsionada por las adherencias (**Fig. 29-4**).
- Atresia total: obliteración total de la cavidad uterina y del área cervicoístmica. Cursan con amenorrea y constituyen los casos más graves.

Desde la primera clasificación elaborada por Toaff y Ballas en 1978, que se basaba en los hallazgos observados en la histerosalpingografía, son múltiples las clasificaciones propuestas. La primera que utilizaba la histeroscopia como prueba diagnóstica fue la de March en 1978. Posteriormente, Valle presentó su clasificación en 1988, que dividía las adherencias en leves, moderadas y graves.

La American Fertility Society (AFS) presentó su clasificación en 1988. En ella se valoraban tres parámetros: la extensión de la cavidad afectada, la consistencia de las adherencias y el patrón menstrual. Esta clasificación precisa la realización de una histerosalpingografía, además de la histeroscopia, para puntuar de forma correcta el parámetro de la extensión (**Tabla 29-1**). La gravedad de la patología se basa en la puntuación total obtenida y se divide en leve, moderada y grave.

En 1989, la European Society for Hysteroscopy (ESH) presentó su clasificación que, con posterioridad, fue adoptada por la European Society of Gynaecological Endoscopy (ESGE). Esta tenía en cuenta la oclusión de los *ostium* tubáricos y su posible repercusión en la fertilidad de la paciente. Aunque se ha considerado a esta clasificación como más precisa a la hora de describir la localización y consistencia de las adherencias, presta menos atención al patrón menstrual que la clasificación de la AFS (**Tabla 29-2**).

En el año 2000, Nasr propuso una nueva clasificación basada en los hallazgos histeroscópicos, en el patrón menstrual y en los datos reproductivos de la paciente. Estos parámetros son importantes a la hora de establecer un pronóstico. Cabe destacar que, aunque parece una clasificación prometedora, se ha establecido sobre un pequeño número de pacientes y necesita ser analizada en grupos mayores para evaluar en realidad su eficacia a la hora de predecir los resultados de la liberación de adherencias.

Como se puede observar, existen varias clasificaciones, pese a que las más utilizadas son la de la AFS y la de la ESGE. Al no

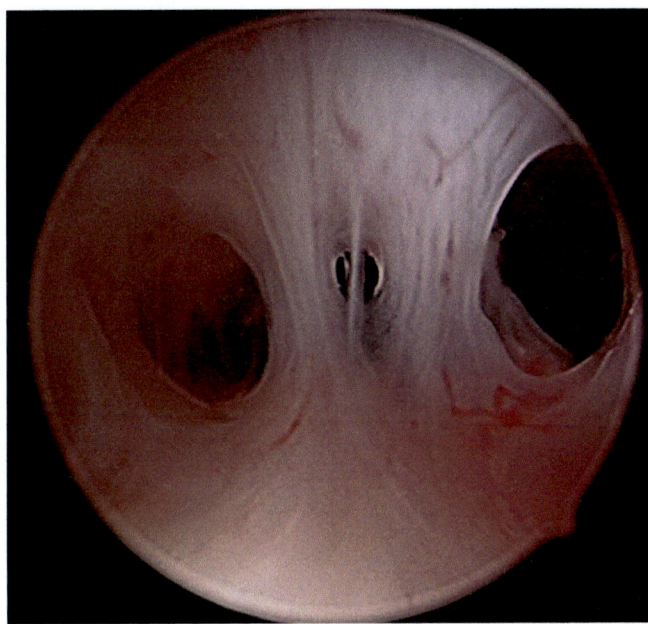

Figura 29-4. Adherencias corporales laxas.

existir una clasificación unificada, es difícil comparar las diferentes series y sus resultados. Por ello, es preciso trabajar en una clasificación unificada que utilicen todos los histeroscopistas, que sea reproducible y que también pueda evaluar los resultados tras la cirugía. Además de la extensión de las adherencias y su consistencia, deben tenerse en cuenta la localización, el patrón menstrual, los resultados reproductivos y el endometrio residual.

ETIOLOGÍA

Cualquier situación que produzca una destrucción del endometrio, sobre todo si afecta a la capa basal, es capaz de producir adherencias intrauterinas. Es importante resaltar que el útero gestante o que ha estado gestante hace poco tiempo parece que está especialmente predispuesto a la formación de adherencias.

Alrededor del 90 % de los casos de adherencias intrauterinas se relacionan de una u otra manera con la existencia de una gestación. El estudio de Schenker y Maralioth sobre 1.856 pacientes determinó que el 66,7 % ocurrieron después de un legrado postaborto, el 21,5 % después de un legrado posparto, el 2 % tras una cesárea y un 0,6 % tras la evacua-

Tabla 29-1. Clasificación de la American Fertility Society			
Extensión de cavidad afectada	< 1/3 1punto	1/3-2/3 2 puntos	> 2/3 4 puntos
Tipo de adherencia	Laxas 1 punto	Laxas y densas 2 puntos	Densas 4 puntos
Patrón menstrual	Normal 1 punto	Disminuido 2 puntos	Amenorrea 4 puntos
Clasificación pronóstica			
Estadio I (leve)	1-4 puntos		
Estadio II (moderado)	5-8 puntos		
Estadio III (grave)	9-12 puntos		

	Tabla 29-2. Clasificación de la European Society of Gynaecological Endoscopy
I	Adherencias débiles o laxas. Se rompen fácilmente usando solo la punta del histeroscopio. Las áreas cornuales son normales
II	Adherencia firme solitaria. Conecta partes separadas de la cavidad uterina. Se pueden visualizar ambos *ostiums*. No se puede romper con la punta del histeroscopio
IIa	Adherencia oclusiva solo a nivel del orificio cervical interno. Parte superior de la cavidad normal
III	Múltiples adherencias firmes. Conectan partes separadas de la cavidad uterina. Obliteración unilateral del *ostium* tubárico
IIIa	Adherencia extensa de la cavidad uterina que cursa amenorrea o descenso de flujo mentrual
IIIb	Combinación de II y IIIa
IV	Adherencias extensas con coaptación de las paredes uterinas. Al menos ambos *ostiums* están ocluidos

ción de una mola hidatiforme. También se han observado casos tras la realización de una cesárea o con la utilización de la sutura B-Lynch en casos de hemorragia posparto por atonía uterina.

Se desconoce por qué la gestación supone un factor de riesgo para el desarrollo de las adherencias intrauterinas. Una de las teorías que se baraja es que la situación de hipoestronismo que existe no permite un crecimiento adecuado del endometrio, lo que estaría directamente relacionado con el desarrollo de las adherencias. La otra teoría es que los restos gestacionales retenidos tras un aborto o un parto pueden estimular la actividad fibroblástica y la formación de colágeno, lo que provoca la formación de adherencias antes de que el endometrio pueda regenerarse (**Fig. 29-5**). De hecho, se ha observado que el riesgo es mayor cuando el procedimiento que teóricamente puede dañar el endometrio se produce entre la 2ª y la 4ª semana tras la finalización de la gestación (21,5-40 %), mientras que es mucho menor cuando se realiza dentro de las primeras 48 horas tras la finalización del embarazo.

A pesar de que el embarazo es un factor de riesgo conocido, también se pueden desarrollar adherencias intrauterinas en situaciones no relacionadas con él. Cabe destacar el trabajo de Yu *et al.*, que establecieron que la causa más frecuentemente asociada fuera del embarazo es la realización de una miomectomía, tanto por vía abdominal (45 %) como por vía histeroscópica (31 %). Otros factores son la metroplastia por útero septo (6,7 %), el legrado diagnóstico (1,3 %) y la embolización de las arterias uterinas (1 %). Se han descrito incluso casos tras la colocación de dispositivos intrauterinos.

Un caso aparte es la realización de una ablación endometrial. Esta situación tiene una alta tasa de adherencias, ya que la técnica consiste, precisamente, en la destrucción o eliminación de la capa basal del endometrio. Se han recogido cifras de un 36,4 %, aunque este dato es probable que sea mayor.

Una causa no relacionada con un daño directo sobre el endometrio lo constituyen las infecciones uterinas. El proceso por el que producen adherencias no es bien conocido, aunque parece que también se relaciona con la destrucción de la capa basal. Dentro de las infecciones hay que destacar la relación entre la tuberculosis y las adherencias. A veces

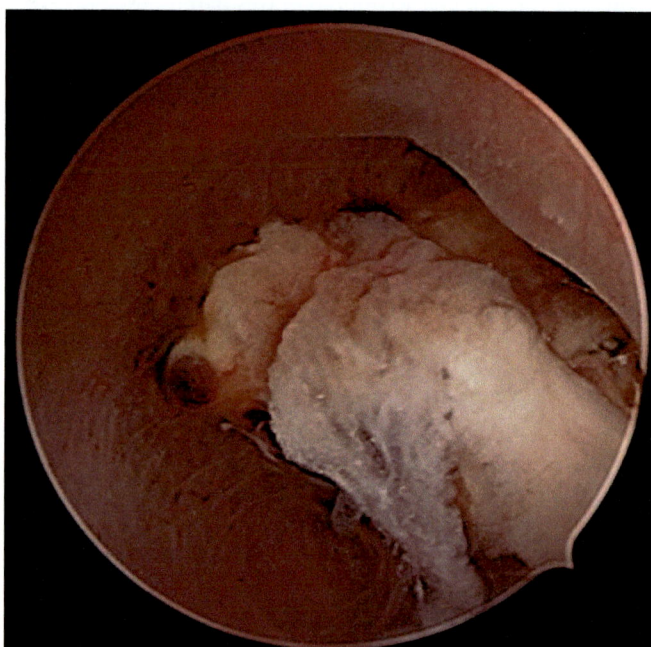

Figura 29-5. Restos abortivos retenidos en la cavidad.

existe una localización extrapulmonar de esta, y cuando el aparato genital está afectado, hasta en el 50 % de los casos el endometrio está dañado. En estas se aprecian adherencias y un patrón endometrial extraño; además, aparecen como pequeños nódulos blanquecinos irregulares sobre el endometrio o pegados a las adherencias que corresponden a granulomas. Las pacientes afectadas por tuberculosis endometrial suelen padecer amenorrea e infertilidad.

PREVALENCIA

Es difícil determinar la verdadera prevalencia de las adherencias intrauterinas, ya que la mayoría son asintomáticas o paucisintomáticas; solo los casos más graves cursan con hipomenorrea, amenorrea o infertilidad. Se podría situar esta entre un 1,5 %, que es la prevalencia de adherencias intrauterinas que se hallan en el total de pacientes que se someten a una histerosalpingografía, hasta por encima de un 25 %, que se puede hallar en población seleccionada.

La prevalencia varía entre un 15 % y un 40 % tras la realización de un legrado uterino obstétrico. Después de legrados repetidos para la evacuación de restos gestacionales retenidos se han reportado cifras de hasta el 40 %. Estas cifras son significativamente menores cuando la evacuación se efectúa por histeroscopia.

Los procedimientos llevados a cabo en el primer trimestre causan adherencias menos graves y, por lo general, de menor grado que las hechas durante el posparto, que se suelen asociar a cuadros más graves.

Finalmente, parece que existe un aumento de la prevalencia en determinadas áreas geográficas. Se han registrado cifras por encima de la media en países como Israel, Chile o Dinamarca, lo cual tiene una probable relación con el incremento de los abortos inducidos.

MANIFESTACIÓN CLÍNICA

La mayoría de los cuadros de adherencias intrauterinas son asintomáticos. El síntoma más común entre estas pacientes es la presencia de una disminución de la cantidad de flujo menstrual, que, en ocasiones, llega a desaparecer totalmente. Así, ante una paciente con hipoamenorrea o amenorrea y con antecedentes de instrumentación quirúrgica de la cavidad uterina, se debe sospechar la existencia de un cuadro de adherencias. Como consecuencia de esto, la fertilidad puede verse afectada, así como la posibilidad de que la paciente sufra abortos de repetición.

Desde un punto de vista práctico, se pueden dividir los síntomas en:

- Trastornos menstruales: se presentan en mayor o menor grado en el 48-75 % de las pacientes con adherencias intrauterinas. Por lo general, se caracteriza por una disminución de la cantidad y duración del flujo menstrual. Esto se debe a dos causas principales, la destrucción del endometrio normal, que es sustituido por tejido fibroso cicatricial, y la disminución del volumen de la cavidad uterina:
  - Hipomenorrea: disminución de la cantidad y/o duración. En los casos moderados y graves, la sangre suele adquirir un color más oscuro.
  - Amenorrea: ausencia total de menstruación: se produce en los casos de verdadero síndrome de Asherman o de adherencias cerrvicoístmicas (**Fig. 29-6**). En este último caso, aunque existe endometrio en la cavidad por encima de la adherencia, este permanece en un estadio proliferativo inicial durante toda la fase del ciclo y no llega a desarrollarse adecuadamente bajo el influjo hormonal propio del ciclo menstrual, por lo que no se produce hematometra.
- Infertilidad: presente en hasta el 50 % de las pacientes con adherencias intrauterinas. Existen varios factores implicados, como la obstrucción de los *ostium* tubáricos, la alteración de la cavidad, la obstrucción en la zona cervicoístmica o la alteración en la región endometrial asociada. No es raro encontrar en los casos de síndrome de Asherman un endometrio refractario.
- Aborto de repetición: según la Organización Mundial de la Salud, se define como la pérdida de dos embarazos clínicos, no necesariamente consecutivos. La existencia de adheren-

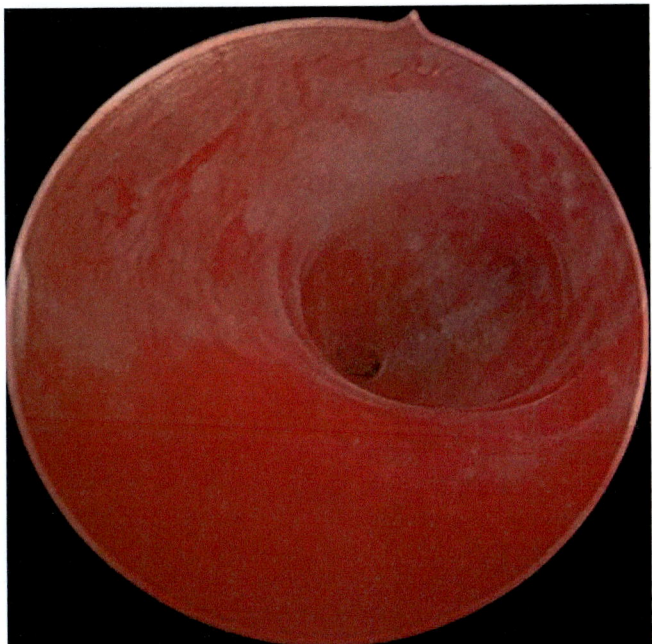

Figura 29-6. Adherencias cervicoístmicas.

cias, así como el daño existente en la zona endometrial, llevan a una placentación deficiente, lo que se asocia a abortos. Se han reportado cifras de abortos del primer trimestre de un 15-40 % en pacientes con adherencias intrauterinas.
- Dismenorrea: se observa en algunas ocasiones, pero no es un síntoma frecuente. Está presente en menos del 5 % de las afectadas.
- Problemas obstétricos: si se consigue el embarazo, se han observado cifras significativamente más altas de placentación anormal, restricción del crecimiento intrauterino y embarazo ectópico.

DIAGNÓSTICO

En el diagnóstico de esta entidad, es importante tener un alto grado de sospecha clínica. Este viene determinado por una correcta anamnesis, además de la realización de pruebas complementarias.

La histeroscopia es el método de referencia en el diagnóstico, ya que permite una visualización clara de la cavidad uterina. Sin embargo, el proceso diagnóstico se inicia con una correcta historia clínica y la realización de una ecografía, herramienta que por lo general se utiliza como primera línea en el diagnóstico de la patología uterina:

- Histerosalpingografía: ha supuesto clásicamente la prueba más extendida en la evaluación de la cavidad uterina y las trompas. Los hallazgos de sospecha están determinados por defectos de relleno en la cavidad e irregularidades en la superficie que no se modifican con los cambios de posición de la paciente. En casos graves, la cavidad puede aparecer con un volumen muy disminuido, así como con una morfología totalmente alterada. Esta prueba diagnóstica tiene una sensibilidad del 75 % y una especificidad del 80 % (**Fig. 29-7**).
- Ecografía: mediante ecografía 2D los signos de sospecha son la existencia de bandas de tejido miometrial que cru-

zan la cavidad uterina conectando paredes opuestas o la presencia de áreas hiperecogénicas dentro del endometrio. En caso de adherencias graves, la cavidad aparece con una anatomía alterada y, por lo general, con un endometrio hiperecogénico y fino. La sensibilidad y especificidad de la ecografía 2D en el diagnóstico de adherencias intrauterinas es del 52 % y del 11 %, respectivamente. Con la histerosonografía y mediante la instilación de suero salino, se consigue una interfase líquida en la cavidad y se aumenta el poder diagnóstico de la ecografía, con lo que se alcanzan cifras similares a las conseguidas con la histerosalpingografía. La ecografía tridimensional, sola o con instilación de suero salino o gel, proporciona una información más detallada de la cavidad uterina y ayuda a determinar con mayor exactitud el grado de afectación de esta, ya que permite evaluar las regiones cornuales con mayor precisión y ofrece una visión del canal cervical mediante la obtención del plano coronal (**Fig. 29-8**). Knopman demostró que la capacidad de la ecografía 3D transvaginal para clasificar la gravedad de las adherencias intrauterinas era cercana al 100 %, muy por encima de la sensibilidad de la histerosalpingografía, que era de solo un 66,7 %.

- Resonancia magnética: también se ha utilizado en el diagnóstico de las adherencias intrauterinas, aunque su alto coste no justifica su uso como método de rutina.
- Histeroscopia: es el método de referencia para el diagnóstico de las adherencias intrauterinas, ya que permite una visión directa de ellas y determina, además, el tipo y su extensión. Durante la realización de la histeroscopia es importante describir:
  - Número y localización de las adherencias: según la localización, se observan adherencias centrales, marginales, cervicoístmicas o en *ostium* tubáricos.
  - Extensión: según la clasificación de la AFS, se considera una extensión leve si afecta a menos de un tercio del total de la cavidad, moderadas cuando lo hacen entre uno y dos

tercios y graves si afectan a más de dos tercios del total. En los casos de síndrome de Asherman, solo se visualiza una gran adherencia de tejido fibroso, que suele localizarse en la región del orificio cervical interno y que impide el paso a la cavidad uterina por encima de esta zona.

  - Tipo: las adherencias según el tipo se dividen en:
    - Mucosas: tienen características similares al endometrio normal. Son muy laxas y se rompen con facilidad con la simple presión del medio de distensión o con la punta de la óptica (**Fig. 29-9**).
    - Musculares: son las originadas a partir del miometrio. Están compuestas por una banda de tejido muscular recubierta por endometrio (**Fig. 29-10**).

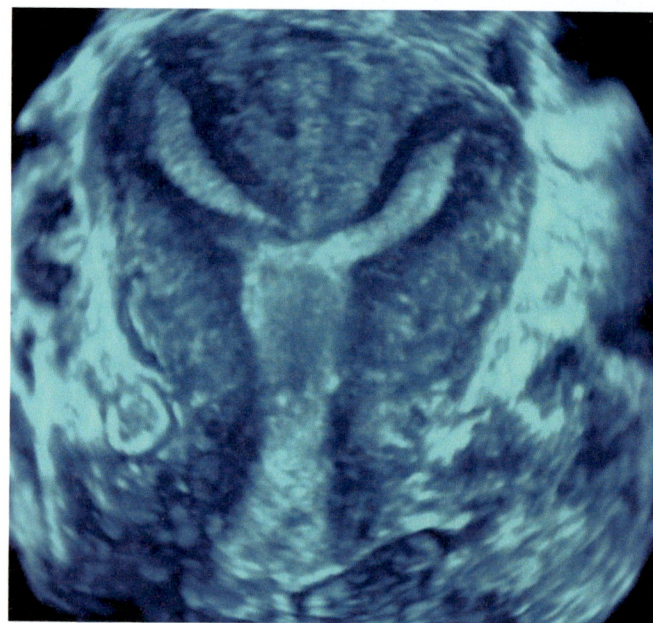

Figura 29-8. Visión del plano coronal de un cuadro de adherencias intrauterinas.

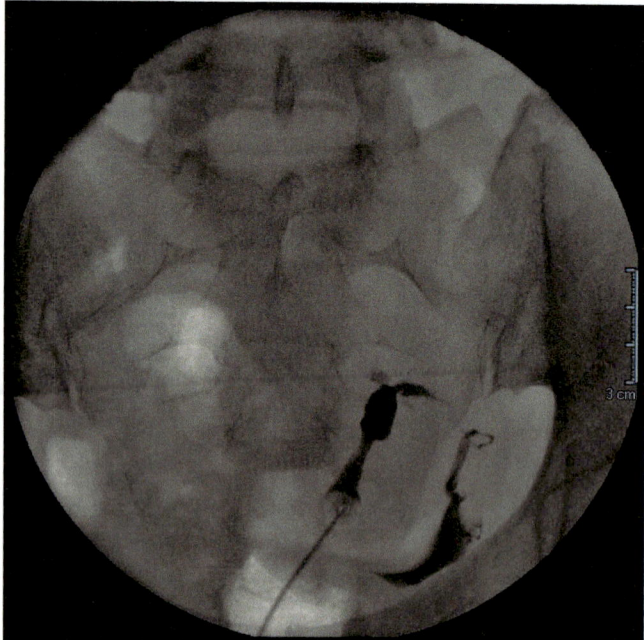

Figura 29-7. Cavidad totalmente alterada a la visión por histerosalpingografía.

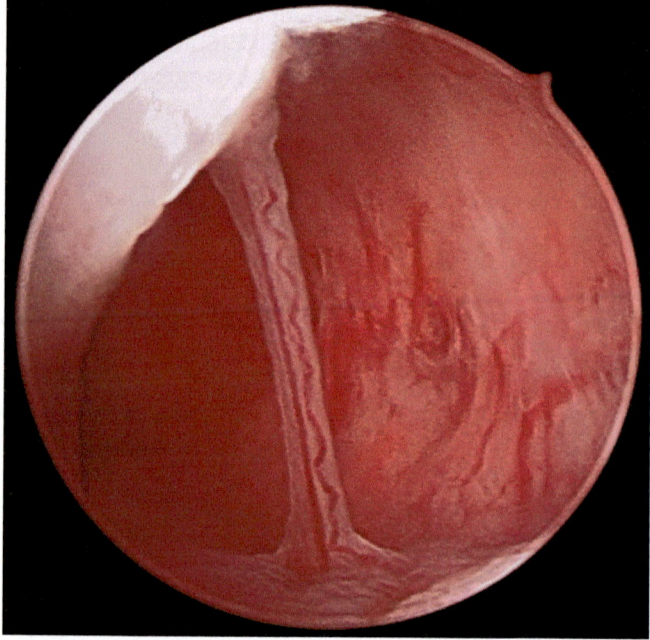

Figura 29-9. Detalle de una adherencia mucosa.

■ Fibrosas: compuestas sobre todo por tejido conectivo, son fácilmente diferenciables del endometrio normal. Suelen tener un color blanquecino y no tienen endometrio recubriéndolas; apenas tienen vascularización (**Fig. 29-11**).

TRATAMIENTO

El tratamiento de las adherencias intrauterinas es quirúrgico y queda reservado para aquellos casos sintomáticos, ante todo cuando afecta a la fertilidad. El uso de la histeroscopia en el tratamiento quirúrgico de las adherencias fue descrito por primera vez en la década de 1970. Desde entonces, este abordaje es el considerado de elección.

La cirugía histeroscópica de las adherencias intrauterinas persigue un triple objetivo:

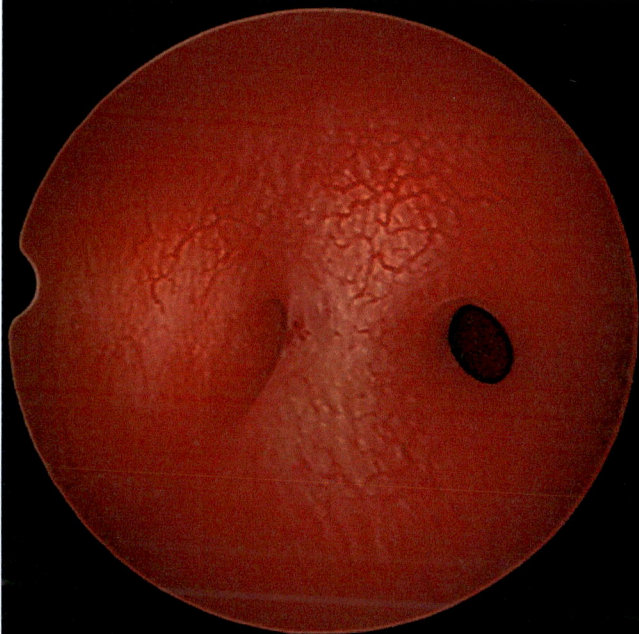

Figura 29-10. Adherencia muscular recubierta por endometrio.

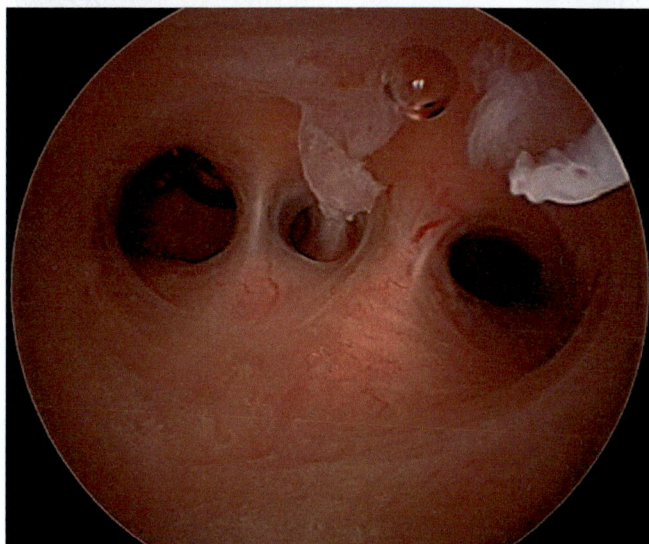

Figura 29-11. Adherencias corporales fibrosas.

• Restaurar la cavidad uterina: volver a dar una morfología triangular a la cavidad en la que se visualicen ambos *ostium*. Este es el objetivo primario, aunque no siempre se consigue; en estos casos se persigue tener una cavidad lo más parecida posible a la normalidad.
• Evitar la reformación de adherencias: es uno de los grandes problemas, sobre todo en los casos más graves; para ello, existen múltiples medidas que abarcan desde el tratamiento hormonal hasta la utilización de medios de barrera.
• Inducir el crecimiento y la regeneración endometrial: este es el último paso y, con probabilidad, el más difícil de conseguir.

Este tipo de cirugía puede ser extremadamente sencilla, como en el caso de adherencias centrales fibrosas, o más compleja, en los casos de síndrome de Asherman. En los últimos casos, no existen puntos de referencia que guíen en la cavidad, lo que hace la orientación muy dificultosa y supone un verdadero reto quirúrgico.

La cirugía histeroscópica de las adherencias ha sido clásicamente realizada con tijeras (**Fig. 29-12**). Es el abordaje más utilizado para el tratamiento, tanto de los casos leves como de los graves. Se suele realizar utilizando un histeroscopio de flujo continuo y un canal operatorio de 5 o 7 Fr. Se suelen utilizar tijeras rígidas y, si es posible, rotantes. En cuanto a la punta, se pueden utilizar tanto las romas como las puntiagudas.

Algunos autores aconsejan altas presiones durante la realización de esta cirugía por un doble motivo. Por un lado, la instilación del medio de distensión a altas presiones puede servir para romper por hidrólisis las adherencias más laxas. Por otro lado, la presión alta tiende a separar más las paredes uterinas y poner a tensión las adherencias, con lo que es más fácil su reconocimiento y sección.

Mediante histeroscopia se va realizando la sección de las adherencias. Por lo general, se hace en dirección caudocraneal efectuando, en primer lugar, el corte de las adherencias laxas y las centrales, con lo que se dejan las más firmes y las marginales para el final. La vascularización y dureza depende

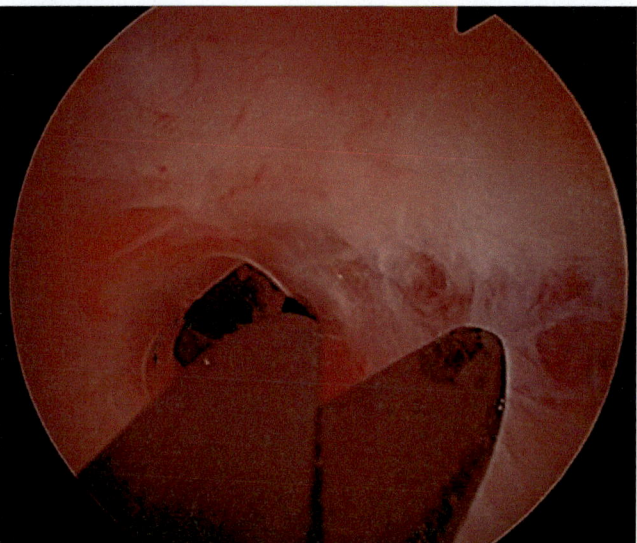

Figura 29-12. Uso de tijeras en el tratamiento de las adherencias intrauterinas.

de la naturaleza de estas. Por otra parte, es importante cortar las adherencias en un punto equidistante entre las paredes uterinas anterior y posterior. Hay que tener en cuenta que:

- Las adherencias endometriales son muy laxas y se seccionan con facilidad. No presentan sangrado al corte.
- Las adherencias musculares son más firmes y suelen presentar sangrado al corte, por lo que muchos autores utilizan una aguja bipolar para realizar la coagulación selectiva de los puntos sangrantes.
- Las adherencias fibrosas son también firmes. pero al ser eminentemente avasculares, no suelen presentar sangrado al corte.

Una de las principales ventajas de la utilización de tijeras histeroscópicas en el tratamiento de las adherencias intrauterinas es que no existe riesgo de lesión térmica del endometrio residual. Además, en caso de que se produzca una perforación uterina accidental, es menor el riesgo de lesión de las estructuras pélvicas que cuando se emplea la electrocirugía.

Mientras algunos autores abogan por el uso de electrocirugía, otros lo proscriben por el posible daño térmico que puede producirse sobre el endometrio sano residual. Cararach no halló diferencias en los resultados de la intervención entre el uso de tijeras y de electrocirugía. Las principales ventajas del uso de electrocirugía son que permiten un corte fácil y preciso en todos los tipos de adherencias, independientemente de su consistencia, y que, además, permite la coagulación selectiva de los puntos sangrantes, algo que no es posible con el uso de tijeras (**Fig. 29-13**).

En los casos graves, la cirugía histeroscópica puede facilitarse mediante algún tipo de guía que sirva para orientarse en la cavidad y que disminuya el riesgo de perforación uterina. Entre las distintas opciones, destacan:

- Guía laparoscópica: la laparoscopia concomitante permite observar la superficie uterina y ver por transiluminación si en algún momento la pared uterina está excesivamente

adelgazada, lo que significa que se está acercando de forma peligrosa con el histeroscopio a la serosa uterina.
- Guía ecográfica: el papel de la ecografía es poner de manifiesto los islotes endometriales y asistir en la histeroscopia ayudando a alcanzarlos evitando la tan temida perforación uterina. Se suele hacer con la vejiga llena para que forme una ventana acústica que permita una correcta visualización uterina.
- Guía por fluoroscopia: consiste en la instilación de un medio de contraste por el canal de entrada de suero cuando se está ante un área de adherencia que impide el paso y la visualización de este contraste mediante fluoroscopia. Esta técnica permite identificar áreas a las que llega el contraste, pero que no son alcanzadas con el histeroscopio, con lo que sirve de guía en la cavidad.
- Guía con aguja de Tuohy: es una variante de la anterior y en ella se utiliza una aguja de 80 mm de 16-18 *gauge*. La aguja se introduce atravesando el área adherencial y se instila el contraste. En caso de que se esté ante un islote endometrial, este se rellena. Si se sitúa la punta de la aguja sobre tejido muscular, se aprecia una extravasación del medio de contraste al plexo venoso uterino.

En los casos graves en los que no se consiguen resultados satisfactorios con las técnicas previamente descritas, se puede aplicar la técnica denominada *myometrial scoring* propuesta por Protopapas en 1997. Esta consiste en hacer seis u ocho incisiones longitudinales en el miometrio de unos 4 mm de profundidad, desde el área fúndica hasta el istmo, seguido del uso de terapia estrogénica. El objetivo es crear una cavidad tubular en la que se desarrolle el endometrio. En la actualidad, esta técnica se utiliza como última opción terapéutica.

Las dos complicaciones más importantes que pueden acontecer durante la cirugía de las adherencias intrauterinas son el sangrado y la perforación. De estas dos, la más frecuente es el sangrado intraoperatorio, que se produce en un 6-27 % de los casos debido a la lesión de casos miometriales. Esto puede dar lugar a un sangrado que, en ocasiones, dificulta la visión del cirujano. Por otro lado, esas aperturas vasculares suponen una vía de entrada para el medio de distensión, con lo que se aumenta el riesgo de intravasación. La perforación uterina es menos frecuente, con cifras del 2-5 % de media, aunque alcanzan hasta el 9 % en aquellos casos con verdadero síndrome de Asherman.

MEDIDAS POSTOPERATORIAS

Estas medidas están encaminadas a optimizar los resultados de la cirugía. La reaparición de las adherencias tras la cirugía afecta al 23,5 % de las pacientes; es significativamente más habitual en los cuadros adherenciales graves.

Se han propuesto múltiples estrategias para prevenir la recurrencia de las adherencias, aunque no existe consenso sobre el mejor método. Los últimos estudios destacan el papel de la histeroscopia de control o de *second-look*, tanto para el diagnóstico de la reformación de adherencias como para su tratamiento oportuno.

Las medidas postoperatorias se pueden dividir en aquellas encaminadas a evitar la formación de nuevas adherencias y las que persiguen inducir la recuperación endometrial.

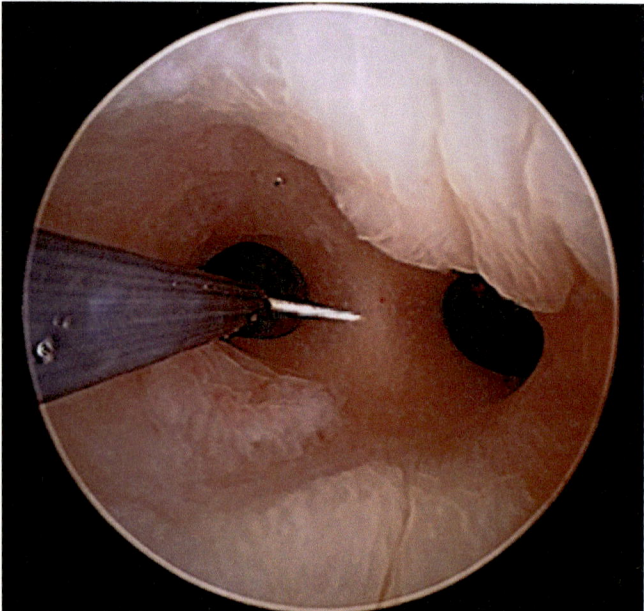

Figura 29-13. Tratamiento quirúrgico con minirresector.

Evitar la formación de adherencias

Se han utilizado diferentes dispositivos y sustancias que, introducidas en la cavidad, crean una barrera mecánica que impide el contacto entre las paredes uterinas anterior y posterior, con lo que se evita la formación de adherencias.

Dispositivos intrauterinos

El dispositivo intrauterino (DIU) es el primero de estos métodos utilizados en la prevención secundaria del que existe referencia. Colocado en la cavidad tras la cirugía, crea una separación entre las paredes uterinas.

Hay trabajos que han reportado buenos resultados con el uso de este medio, aunque, hoy por hoy, no existen datos claros sobre el tipo de DIU, el tiempo que debe dejarse en la cavidad y el tamaño más adecuado para esta función. Parece que el denominado asa de Lippes es el más adecuado, ya que posee una mayor superficie de contacto.

El catéter de Foley es uno de los dispositivos más utilizados debido a su disponibilidad y a su precio (**Fig. 29-14**). La sonda rellena con 2,5-3 mL se deja en la cavidad durante un período de unos 7-14 días con cobertura antibiótica acompañante. Un estudio ha observado que el grupo con Foley presenta mayores tasas de embarazo que el grupo de DIU.

Cook Medical dispone de un catéter triangular de silicona que se adapta a la forma de la cavidad uterina y que está pensado para mantener una adecuada separación entre las paredes uterinas. Este dispositivo, al igual que la sonda de Foley, se rellena con unos 3-5 mL de salino y se mantiene en la cavidad un tiempo, que puede variar, para evitar el contacto entre las paredes uterinas.

Por su lado, el catéter de Word fue diseñado para el tratamiento de los quistes y abscesos de Bartolino. Consiste en un catéter hueco que permite el drenaje de fluidos por su interior y que lleva incluido un balón inflable de autorretención en el extremo. El modo de utilización es el mismo que en los dos dispositivos anteriores.

Recientemente, se han publicado los primeros datos sobre un nuevo dispositivo llamado Womed Leaf®. Este consiste en una delgada película que se coloca en la cavidad tras la cirugía. Esta película se despliega y se expande separando las paredes uterinas durante un período de unos 5 días. Este dispositivo

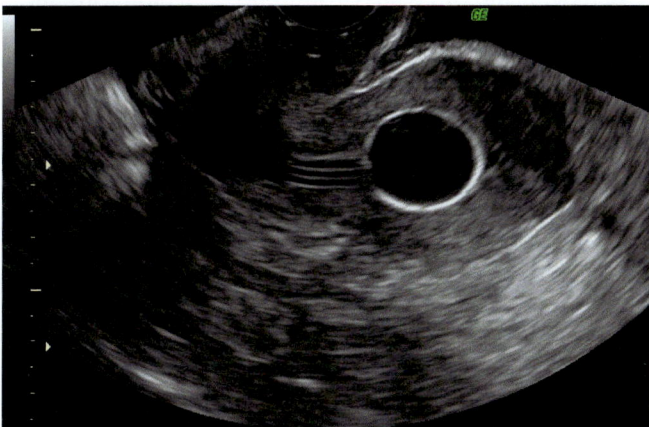

Figura 29-14. Sonda de Foley en la cavidad. Visión por ecografía.

se degrada y se expulsa de forma natural a través del cuello uterino y la vagina en menos de 30 días.

Geles antiadherenciales

El objetivo de este tipo de productos, al igual que en el caso de los dispositivos intrauterinos, es crear una barrera temporal que impida la formación de adherencias. Se suelen basar en el ácido hialurónico o en productos derivados de este (solo o en combinación con otras sustancias). El mecanismo último por el que estas sustancias reducen la formación de adherencias no es bien conocido y podría estar relacionado con un efecto de hidroflotación, como sucede en su aplicación en la cavidad abdominal.

El más conocido está compuesto por ácido hialurónico reticulado (Autocross-linked Hyaluronic Acid Hyalobarrier®). Al ser un producto muy viscoso, permanece en la cavidad unos días tras su aplicación. Otro de los productos es una combinación de ácido hialurónico modificado (hialunorato de sodio) con carboximetilcelulosa (Seprafilm®). Hasta hoy, existe una falta de evidencia sobre el papel que juegan estos geles en la prevención de adherencias; mientras que algunos autores han hallado un efecto beneficioso en la reducción de adherencias, otros no han observado resultados superiores al uso de la sonda de Foley.

Membrana amniótica humana

La utilización de membrana amniótica tras la cirugía del síndrome de Asherman es una idea relativamente nueva y con resultados prometedores. La membrana amniótica humana es una fuente de factores biológicos utilizada en otras especialidades médicas. Induce la epitelización y posee propiedades antifibróticas, antiinflamatorias y antimicrobianas.

Un metaanálisis de reciente aparición ha encontrado una mejoría en los resultados de la cirugía cuando se ha utilizado membrana amniótica congelada aplicada sobre un catéter de Foley con la parte coriónica hacia fuera. Este catéter recubierto con la membrana se deja en cavidad 5-14 días junto con cobertura antibiótica. Los resultados obtenidos demuestran menores tasas de recurrencia tras la liberación de adherencias, así como mejores puntuaciones en el grado de adherencias.

Inducir la recuperación endometrial

Terapia hormonal

En 1964, Wood y Pena sugirieron los efectos beneficiosos que podría tener la terapia estrogénica sobre la regeneración endometrial en pacientes con cirugía por adherencias intrauterinas. La administración de terapia hormonal coadyuvante, solo con estrógenos o con combinación estrógenos-progestágenos, durante uno o dos ciclos tras la restauración de la cavidad, es, con probabilidad, la medida más utilizada y ha sido ampliamente recomendada en múltiples estudios.

Aunque se han sugerido distintas pautas de tratamiento, no hay consenso sobre la dosis, el tiempo ni el tipo de terapia. Tampoco existen estudios comparativos que evalúen la dosis ni la vía de administración. En realidad, los resultados de los distintos trabajos publicados con respecto a esta terapia son discordantes.

Plasma rico en plaquetas

El plasma rico en plaquetas (PRP) es una solución de plasma que contiene una concentración de plaquetas muy superior al plasma normal. Este PRP se obtiene por centrifugación y activación de sangre autóloga, es rico en proteínas y factores de crecimiento con actividad biológica y permite un cambio regenerativo en los tejidos. La activación se realiza con derivados cálcicos o con trombina.

Una vez obtenido, se instila en la cavidad con un catéter de inseminación de 0,5-1 mL de PRP tras la cirugía. Otras alternativas incluyen la instilación subendometrial mediante histeroscopia con una aguja de *cook* o de cistoscopia, aunque aun no hay datos que demuestren la superioridad de esta técnica respecto a la anterior.

El papel del PRP tras la liberación histeroscópica de adherencias no es solo evitar la formación de estas, sino también promover un crecimiento y una recuperación endometrial que favorezca la implantación y el desarrollo del embrión.

Células madre

Actualmente, no existen recomendaciones sobre el uso de células madre en el tratamiento posquirúrgico de pacientes sometidas a liberación de adherencias, salvo en el contexto de ensayos clínicos, por lo que no es una técnica disponible en la práctica clínica diaria.

Control posquirúrgico

Una evaluación posquirúrgica es esencial tanto para determinar el grado de recuperación de la cavidad tras la liberación de adherencias como para determinar la formación de nuevas adherencias en la cavidad. La mayoría de los protocolos aconsejan la realización de un control precoz después de la cirugía inicial.

Hasta ahora, no existe consenso sobre cuál es el mejor método, aunque la mayoría de autores abogan por una histeroscopia 1-2 meses después de la histeroscopia quirúrgica. Entre los distintos medios que se pueden utilizar están:

- Ecografía: la sensibilidad y la especificidad de la ecografía convencional en el diagnóstico de adherencias intrauterinas es del 52 % y el 11 %, respectivamente, por lo que es escaso su poder diagnóstico. Tanto la utilización de una interfase líquida, como es el caso de la sonohisterografía, como el uso de la ecografía tridimensional aumentan la capacidad diagnóstica.
- Histerosalpingografía: permite una correcta visualización de la morfología de la cavidad uterina, así como la detección de adherencias corporales, que se aprecian como defectos de relleno del contraste. Además, es útil en la evaluación de la permeabilidad tubárica.
- Histeroscopia: es la prueba recomendada por la mayoría de autores y se suele realizar 1-2 meses después de la cirugía

inicial. Esta histeroscopia de control permite, por un lado, evaluar los resultados y, por otro, eliminar precozmente las adherencias neoformadas. Aunque algunos autores promueven este control a la semana, porque parece que la realización tan precoz mejora los resultados a largo plazo, aún no existe consenso sobre cuál es el mejor momento para hacerla.

Guías clínicas para la prevención secundaria

La American Asociation of Gynecological Laparoscopy (AAGL) y la ESGE desarrollaron en un trabajo colaborativo una guía para la prevención de la formación de adherencias intrauterinas. Este trabajo se publicó en 2017 y alguno de los puntos más importantes son:

- El uso de un DIU, *stent* o catéter parece reducir la tasa de formación de adherencias postoperatorias. Hay datos limitados sobre los resultados en la fertilidad posterior cuando se utilizan este tipo de barreras (grado A).
- El riesgo de infección parece ser mínimo cuando se usa una barrera sólida en comparación con la ausencia de tratamiento (grado A).
- No hay evidencia para apoyar o refutar el uso preoperatorio, intraoperatorio o postoperatorio de la terapia antibiótica en el tratamiento quirúrgico de las adherencias intrauterinas (grado C).
- Si se usa un DIU en el postoperatorio, debe ser inerte y tener un área de superficie grande, como el asa de Lippes. Los dispositivos intrauterinos que contienen progesterona o cobre no deben usarse tras la liberación de adherencias (grado C).
- Los métodos de barreras semisólidas en gel basados en ácido hialurónico reducen la reformación de adherencias. En este momento, se desconoce su efecto sobre la tasa de embarazo posterior (grado A).
- Después de la liberación histeroscópica de adherencias, el tratamiento hormonal posquirúrgico con estrógenos, solo o en combinación con progesterona, puede reducir la recurrencia de adherencias (grado B).
- El papel de los medicamentos diseñados como adyuvantes para mejorar el flujo vascular al endometrio no ha sido establecido. En consecuencia, no deben ser utilizados fuera de rigurosos protocolos de investigación (grado C).
- El tratamiento con células madre puede, en última instancia, proporcionar una enfoque adyuvante eficaz para el tratamiento del síndrome de Asherman. Sin embargo, la evidencia es muy limitada y este tratamiento no debe ofrecerse fuera de rigurosos protocolos de investigación (grado C).
- Se recomienda la evaluación de la cavidad uterina después del tratamiento de las adherencias intrauterinas, preferiblemente con histeroscopia (grado B).

RESULTADOS

Hoy en día, los resultados de la cirugía de las adherencias intrauterinas y, en especial, del síndrome de Asherman son prometedores. Esto es debido tanto a la mejora del material histeroscópico como al uso de medidas postoperatorias encaminadas a evitar la reformación de adherencias.

Generalmente, se produce un aumento en el volumen de la cavidad uterina en casi todos los casos, lo que se traduce en una recuperación o mejoría de la cantidad de flujo menstrual. Se han reportado cifras de mejoría en el patrón menstrual en el 80-90 % de las pacientes tras la liberación de adherencias.

Otro aspecto es la posibilidad de conseguir un embarazo tras la cirugía en aquellas pacientes que presentan infertilidad asociada. En este aspecto, los resultados son peores y existe una relación directa entre la gravedad previa del cuadro y la posibilidad de gestación tras la corrección. En una revisión sistemática recientemente publicada en la que se incluían datos de casi 4.699 mujeres, se observó que la tasa media de embazo en mujeres con cuadros leves, moderados y graves fue del 69,1 %, 61,3 % y del 44,3 %, respectivamente.

Además, los embarazos que se producen tras una cirugía para corrección de adherencias intrauterinas se asocian a un mayor número de complicaciones obstétricas, entre las que destacan aborto del primer trimestre, embarazo ectópico, problemas de placentación, incompetencia cervical y prematuridad. En estos casos, se aconseja una ecografía precoz para detectar la implantación del saco gestacional, así como un control del embarazo por una unidad especializada en embarazos de alto riesgo obstétrico.

 PUNTOS CLAVE

- La cirugía de las adherencias intrauterinas supone un verdadero reto para el histeroscopista y, en los casos graves en los que la cavidad está totalmente coaptada, es la cirugía más difícil de realizar.
- Es importante tener un alto grado de sospecha clínica, así como hacer un meticuloso estudio preoperatorio que determine exactamente el grado de afectación de la cavidad. La utilización de la ecografía 3D, junto a la histeroscopia, puede ser de gran utilidad para conseguir esta correcta evaluación preoperatoria.
- La mayoría de los autores efectúan la cirugía con tijeras, aunque los resultados son similares al uso de electrocirugía. Existen diversos métodos que ayudan a guiarse en la cavidad durante la liberación de adherencias. La utilización de una ecografía abdominal concomitante es el método que suele ser más utilizado.
- Todo aquel que realice una cirugía de corrección de adherencias intrauterinas debe conocer las medidas postoperatorias que pueden utilizarse tras la histeroscopia quirúrgica, así como el grado de recomendación de las principales sociedades de cirugía ginecológica.

BIBLIOGRAFÍA

AAGL Elevating Gynecologic Surgery. AAGL practice report: practice guidelines on intrauterine adhesions developed in collaboration with the European Society of Gynaecological Endoscopy (ESGE). Gynecological surgery. 2017;14(1):6.

Al-Inany H. Intrauterine adhesions. An update. Acta obstetricia et gynecologica Scandinavica. 2001;80(11):986-93.

Asherman JG. Amenorrhoea traumatica (atretica). The Journal of obstetrics and gynaecology of the British Empire. 1948;55(1):23-30.

Berman JM. Intrauterine adhesions. Seminars in reproductive medicine. 2008;26(4):349-55.

Carugno J, Lagana AS, Vitale SG. Use of 3D ultrasound in the hysteroscopic management of Asherman syndrome. Annals of translational medicine. 2020;8(14):847.

Chason RJ, Levens ED, Yauger BJ, Payson MD, Cho K, Larsen FW. Balloon fluoroscopy as treatment for intrauterine adhesions: a novel approach. Fertility and sterility. 2008;90(5):2005 e15-7.

Conforti A, Alviggi C, Mollo A, De Placido G, Magos A. The management of Asherman syndrome: a review of literature. Reproductive biology and endocrinology. 2013;11:118.

Doroftei B, Dabuleanu AM, Ilie OD, Maftei R, Anton E, Simionescu G, et al. Mini-Review of the New Therapeutic Possibilities in Asherman Syndrome-Where Are We after One Hundred and Twenty-Six Years? Diagnostics. 2020;10(9):706.

Guo EJ, Chung JPW, Poon LCY, Li TC. Reproductive outcomes after surgical treatment of asherman syndrome: A systematic review. Best practice & research Clinical obstetrics & gynaecology. 2019;59:98-114.

Hanstede MM, van der Meij E, Goedemans L, Emanuel MH. Results of centralized Asherman surgery, 2003-2013. Fertility and sterility. 2015;104(6):1561-8 e1.

Levine RU, Neuwirth RS. Simultaneous laparoscopy and hysteroscopy for intrauterine adhesions. Obstetrics and gynecology. 1973;42(3):441-5.

Nasr AL, Al-Inany HG, Thabet SM, Aboulghar M. A clinicohysteroscopic scoring system of intrauterine adhesions. Gynecologic and obstetric investigation. 2000;50(3):178-81.

Schenker JG, Margalioth EJ. Intrauterine adhesions: an updated appraisal. Fertility and sterility. 1982;37(5):593-610.

Shokeir TA, Fawzy M, Tatongy M. The nature of intrauterine adhesions following reproductive hysteroscopic surgery as determined by early and late follow-up hysteroscopy: clinical implications. Archives of gynecology and obstetrics. 2008;277(5):423-7.

Vitale SG, Riemma G, Carugno J, Pérez-Medina T, Alonso Pacheco L, Haimovich S, et al. Postsurgical barrier strategies to avoid the recurrence of intrauterine adhesion formation after hysteroscopic adhesiolysis: a network meta-analysis of randomized controlled trials. American journal of obstetrics and gynecology. 2022;226(4):487-98.e8.

Zizolfi B, Saccone G, Cancelliere E, Carugno J, Gallo A, De Angelis MC, et al. Hysteroscopic and ultrasound evaluation of a novel degradable polymer film for the prevention of intrauterine adhesion formation after hysteroscopic surgery. European journal of obstetrics, gynecology, and reproductive biology. 2022;275:54-8.

Istmocele

30

M. Franchini, P. M. Florio, P. Casadio y G. Gubbini

OBJETIVOS

- Estudiar el istmocele, una de las complicaciones tardías emergentes de la cesárea con implicaciones tanto en la calidad de vida de la mujer como en la infertilidad.
- Analizar y conocer las diferentes herramientas utilizadas para realizar el diagnóstico de esta patología.
- Tener conocimiento de los criterios utilizados para elegir entre resección histeroscópica o reparación transabdominal o transvaginal.

INTRODUCCIÓN

El istmocele se define como un defecto yatrogénico similar a un hueco localizado en la pared uterina anterior, en el sitio de la cicatriz de una cesárea previa, resultado de un proceso de cicatrización defectuosa del tejido. También se llama defecto de cicatriz de la cesárea (CSD), bolsa o nicho; su presencia suele ser asintomática (**Fig. 30-1**).

El istmocele se detecta comúnmente de manera accidental durante la realización de una ecografía transvaginal (TVS) como una hendidura, un área anecoica en forma de «cuña», en el sitio de la cicatriz de una cesárea anterior. Se visualiza mejor en la fase preovulatoria, cuando la acumulación de moco cervical con algo de sangre dentro del defecto permite su detección. En los últimos años, la relevancia clínica potencial del istmocele ha aumentado debido a la sintomatología específica (manchado posmenstrual y secreción de color rojo oscuro o marrón, dolor pélvico o sensación sorda después de la menstruación) y a la asociación con infertilidad secundaria.

Según la etapa del trabajo de parto en el que se realice la cesárea, el istmocele se puede detectar en una localización diferente. Así, en mujeres que se han sometido a una cesárea electiva o en las que no ha existido modificación cervical durante el parto, el istmocele suele estar más alto, en la unión cérvix/cuerpo o istmo propiamente dicho. Sin embargo, cuando la mujer ha estado en trabajo de parto activo con modificación cervical, el istmocele suele localizarse más bajo, en el tercio medio del canal cervical, ya que cuando se realiza la cesárea, el cuello uterino se ha convertido en parte del segmento uterino, consecuencia de un trabajo de parto activo (**Fig. 30-2**).

PREVALENCIA

La prevalencia exacta del istmocele es difícil de determinar porque muchas mujeres son asintomáticas y, también,

porque los médicos pueden no reconocer el istmocele como una causa de síntomas. Con el aumento de la tasa de cesáreas en todo el mundo, la prevalencia del istmocele en una población aleatoria ha variado del 24 % al 70% cuando se evalúa mediante TVS y del 56 % al 84% cuando es por ecografía con medio de contraste (histerosonografía). Sin embargo, la prevalencia de istmocele, diagnosticado mediante la realización de una ecografía transvaginal (TVS) es mayor (70-84%) en mujeres con sintomatología clínica.

Es importante destacar que a mayor número de cesáreas, mayor posibilidad de desarrollar un istmocele. Asimismo, la retroflexión uterina es otro factor claramente relacionado con la aparición de un istmocele. Es probable que la tensión a la que el útero en retroflexión somete a la región ístmica pueda afectar al proceso de cicatrización.

ETIOLOGÍA

Varios estudios han intentado identificar y categorizar los factores asociados al desarrollo del istmocele. Existen diversas hipótesis que pueden explicar el desarrollo del defecto de cicatrización como una cicatrización deficiente: la formación de adherencias, la utilización de una sutura inadecuada o la realización de un cierre incompleto de la cicatriz uterina debido a la técnica. No obstante, todos estos factores requieren más investigación antes de poder llegar a conclusiones firmes.

Una de las hipótesis se basa en que las incisiones bajas en el momento de la cesárea engloban células productoras de moco cervical dentro de la cicatriz, lo que afecta al proceso de curación normal de esta. Dado que los nichos contienen sobre todo una gran cantidad de moco, el cierre de la incisión uterina puede englobar de forma inadvertida algunas de las glándulas productoras de moco del canal endocervical. En teoría, estos responden al estímulo hormonal produciendo secreción mucosa que queda atrapada dentro de la cicatriz y forma quistes de inclusión. Esta for-

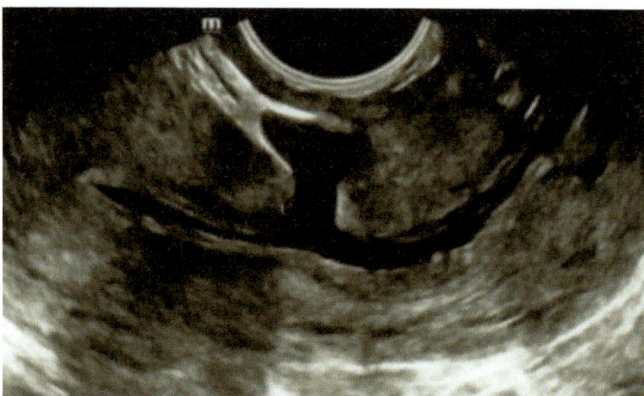

Figura 30-1. Vista ecográfica de un defecto anterior en el supuesto sitio del istmocele con una profundidad de, al menos, 2 mm.

mación de moco local puede dificultar la cicatrización de heridas e inducir la dehiscencia de las capas aproximadas de miometrio.

Vikhareva publicó un estudio controlado aleatorizado realizado en dos centros con 122 pacientes, y ha analizado el punto en el que se realizaba de histerotomía y el posterior desarrollo de un defecto de la cicatrización. Se encontró un riesgo seis veces mayor de istmocele en el grupo de incisión baja (41 % frente a 7 %) que en el grupo de incisión alta. Además, las incisiones bajas y la dilatación cervical mayor o igual a 5 cm son factores de riesgo independientes para desarrollar grandes nichos.

Otra hipótesis se relaciona con la formación de adherencias entre el sitio de la cicatriz de la cesárea y la pared abdominal anterior. Hay varios factores que podrían inducir la formación de adherencias, como infección, hemostasia deficiente, desvascularización, isquemia tisular, así como no realizar el cierre del peritoneo. Las adherencias fibróticas densas que se extienden desde el área de la cesárea hasta la pared abdominal pueden contribuir al desarrollo del nicho debido a la tracción de la cicatriz hacia la pared abdominal. Estas fuerzas son opuestas al tejido retráctil en la cicatriz, lo que conduce a una curación inadecuada y al desarrollo de nichos potencialmente exagerados en úteros retroflexos. Varios estudios han apoyado esta teoría al objetivar nichos más grandes o amplios, que, por lo general, son más prevalentes en mujeres con útero retroflexo. Se ha planteado si dejar sin suturar el peritoneo parietal aumenta la formación de adherencias peritoneales, el resultado de una revisión Cochrane halló evidencia insuficiente acerca de que este cierre reporte algún tipo de beneficio que justifique el tiempo adicional invertido y el material de sutura necesario para el cierre peritoneal.

Una tercera hipótesis se relaciona con el cierre incompleto de la pared uterina. Cabe señalar que las técnicas de cierre uterino varían significativamente entre cada país y la forma óptima de sutura del útero (cierre en capa simple frente a doble, suturas cruzadas frente a no cruzadas u omisión de cierre de la capa muscular más profunda) es un tema de debate.

En las últimas dos décadas, ninguno de los estudios realizados ha logrado demostrar diferencias estadísticamente significativas entre el cierre de capa simple frente al doble en el seguimiento a corto plazo del desarrollo de un istmocele.

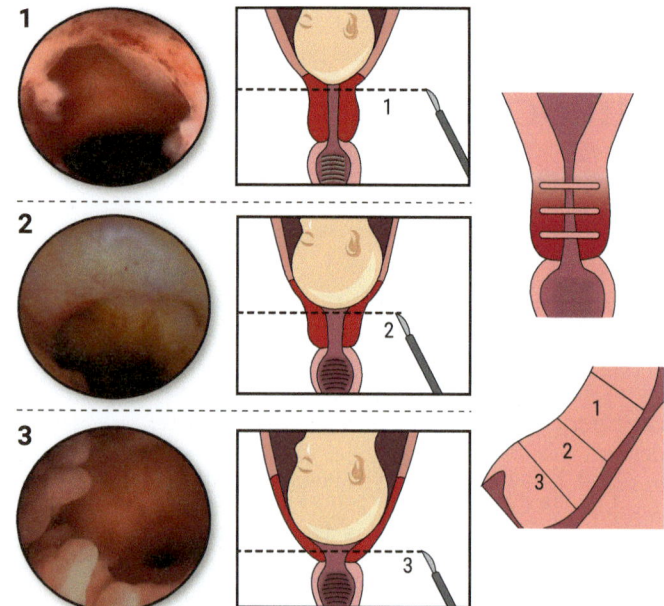

Figura 30-2. El istmocele se detecta en la unión uterocervical en mujeres con cesárea electiva **(1)** o en el tercio medio y parte inferior del canal cervical **(2-3)**, cuando el cuello uterino se ha convertido en parte de la pared uterina por trabajo de parto activo.

Una revisión sistemática reciente y un metaanálisis mostraron que el cierre de doble capa con suturas cruzadas fue más ventajoso que el de una sola capa con suturas cruzadas, ya que mejoró el proceso de cicatrización y reduce la prevalencia del istmocele, en especial cuando se incluye la decidua. En esta revisión sistemática, se incluyeron 15.053 mujeres procedentes de 20 estudios en los que el grosor miometrial residual (TMR) disminuyó en 1,26 mm tras el cierre en una sola capa en comparación con el grupo de doble capa (ocho estudios con 508 mujeres y un intervalo de confianza [IC] del 95 %: de −1,93 a −0,58). El cociente de cicatrización, que se define como TMR/grosor miometrial adyacente, también se redujo con el cierre de una sola capa (media ponderada de la diferencia de −7,74 %, IC del 95 %: de −13,31 a −2,17). Estos hallazgos fueron particularmente evidentes cuando se utilizaron suturas cruzadas. En este mismo estudio, la prevalencia de nicho aumentó cuando se excluyó la decidua en el cierre uterino (riesgo relativo [RR] 1,71; IC 95 %: 1,11-2,62), mientras que la dismenorrea fue más frecuente tras el cierre de una sola capa (RR 1,23; IC 95 %: 1,01-1,48). Este gran estudio proporciona información importante sobre el impacto potencial de las diferentes técnicas quirúrgicas en la cicatrización de las heridas, un tema que merece más atención.

Los resultados de otro metaanálisis demostraron que las mujeres que recibieron cierre en una sola capa tuvieron un grosor miometrial residual significativamente más delgado en la ecografía en comparación con el cierre de doble capa (DM -2,19 mm; IC del 95 %: de −2,80 a −1,57; cuatro ensayos; 374 participantes, y evidencia de baja calidad), pero no se encontraron diferencias en la incidencia de dehiscencia uterina (0,4 % frente a 0,2 %; RR 1,34; IC del 95 %: 0,24 a 4,82; tres ensayos; 3.421 participantes, y evidencia de baja calidad) o rotura uterina en el embarazo posterior (0,1 %

frente a 0,1 %; CR 0,52; IC del 95 %: 0,05 a 5,53; un ensayo; 3.234 participantes, y evidencia de baja calidad).

Un estudio publicado recientemente por Saccone observo que el uso de suturas reabsorbibles monofilamento para el cierre de la pared, no se asociaba con una reducción en la tasa de istmocele a los 6 meses de la cesárea comparado con el uso de suturas multifilamento.

En un reciente ensayo multicéntrico, doble ciego, aleatorizado y de superioridad controlada, conocido como *2Close*, la prevalencia de nicho en ultrasonido fue menor en el grupo de sutura no cruzada simple (68,9 frente a 73,6 %; *p* = 0,03) en comparación con la doble capa.

La última hipótesis se relaciona con factores del propio paciente que podrían desempeñar un cierto papel en el desarrollo del nicho; factores como el aumento del índice de masa corporal materno, la diabetes gestacional y la preeclampsia se asociaron con un mayor riesgo de curación incompleta de la cesárea.

Dado que el mecanismo de acción sigue sin estar claro, es importante saber qué factores podrían afectar a la cicatrización adecuada de la herida para evitar la formación de istmoceles. Obviamente, el problema potencial con respecto al aumento del número de istmoceles podría evitarse si se pudiera controlar el número de cesáreas.

MANIFESTACIÓN CLÍNICA

A continuación se enumeran los síntomas más frecuentes, como son el sangrado uterino anormal, el dolor pélvico y la infertilidad.

Sangrado uterino anormal

La presentación clínica más común del istmocele está relacionada con distintas formas de sangrado anormal, como períodos más abundantes, menstruación prolongada y manchado o secreción posmenstrual.

El mecanismo por el que el istmocele asocia este sangrado posmenstrual parece estar en relación con la acumulación de material menstrual en el defecto, que actúa como un reservorio. Este material acumulado en el istmocele va siendo expulsado poco a poco y es el responsable de este sangrado posmenstrual. Por otro lado, la existencia de tejido cicatricial anormal alrededor de la cicatriz de la cesárea determina una alteración en la contractilidad uterina en la zona ístmica, lo que afecta a las contracciones uterinas implicadas en la evacuación del flujo menstrual (**Fig. 30-3**). Además, existe cierta producción hemática *in situ* debido a los cambios locales que acontecen en el fondo del istmocele con la aparición de un endometrio congestivo, con infiltración linfocitaria y con la presencia de pequeños pólipos endometriales.

Dolor pélvico

El dolor pélvico crónico, la dismenorrea y la dispareunia se asocian al istmocele. De todos ellos, la dismenorrea es el más frecuentemente asociado al istmocele, con una incidencia estimada de un 53 %, seguido del dolor pélvico crónico con un 39,6 % y la dispareunia con un 18,3 %. Tanto la inflamación crónica asociada al istmocele como la infiltración linfocitaria parecen desempeñar un papel importante en el origen

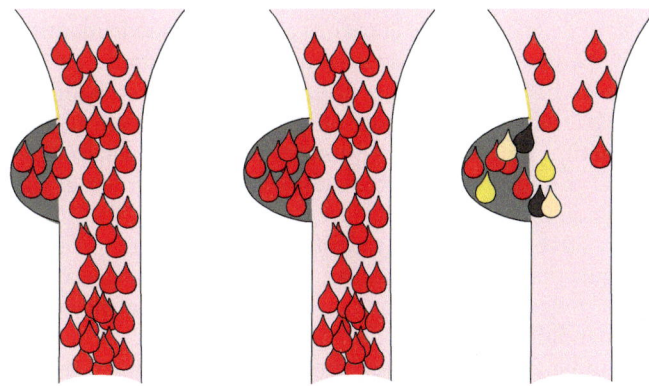

Figura 30-3. Acumulación de sangre menstrual en el defecto que se filtra lentamente durante los días posteriores a la menstruación.

de estos síntomas. Se ha observado, además, una correlación entre la intensidad de los síntomas y el tamaño del istmocele.

Estas pacientes pueden presentar también un aumento en el riesgo de embarazo cicatricial, placenta previa, placenta anormalmente invasiva y ruptura uterina; todo esto también está relacionado con la gravedad del defecto.

Infertilidad

El istmocele puede afectar la fertilidad porque la persistencia y acumulación de sangre menstrual en el defecto puede influir de forma negativa en la calidad del moco, además de dificultar el transporte de espermatozoides, afectar a la calidad del esperma o, en última instancia, interferir en la implantación del embrión creando un ambiente tóxico o una falta de contracciones musculares coordinadas alrededor de la cicatriz.

Asimismo, el ambiente y la presencia de tejido inflamatorio podrían inducir una endometritis crónica que afecta a la implantación embrionaria, tanto ante concepción espontánea como con el uso de técnicas de reproducción asistida.

La relación entre el istmocele y la fertilidad reducida está respaldada por la bibliografía médica publicada que demuestra la restauración de la fertilidad, así como una mejora significativa en las tasas de concepción, después de la resección del nicho. Sin embargo, esta es un área en desarrollo y sigue siendo necesario realizar más estudios con poder estadístico adecuado. De hecho, en la actualidad, no se han realizado estudios aleatorizados para evaluar la relación entre la presencia de istmocele y la fertilidad posterior. Las pruebas actuales disponibles no permiten establecer conclusiones de la efectividad del tratamiento quirúrgico del istmocele sobre los resultados de fertilidad. No obstante, varios estudios de series de casos han destacado una mejoría en la tasa de embarazo después de laparoscopia (61,4 %), vaginal (66,9 %) y reparaciones histeroscópicas (94,3 %) para el tratamiento quirúrgico del istmocele en mujeres infértiles.

DIAGNÓSTICO

En las diversas modalidades de diagnóstico por imagen que se han utilizado, el istmocele aparece como una distorsión quística o hipoecoica en el área de la cicatriz de una cesárea anterior. Históricamente, el istmocele se identificó por primera vez utilizando la histerosalpingografía en 1961. El defecto de la cicatriz de la cesárea anterior se puede identificar y medir con ecografía transvaginal (TVUS) tanto en 2D como en 3D, y con o sin la utilización de contraste salino o de gel. También se puede identificar mediante una resonancia magnética. La TVUS tiene ventaja sobre la histerosalpingografía, ya que permite la medición del grosor miometrial y la medición precisa del defecto en sí (**Fig. 30-4**).

En 2016, el grupo de trabajo europeo NICHE propuso una guía práctica para examinar un nicho uterino con ecografía en mujeres no embarazadas. El istmocele se define como una hendidura en el sitio de la cicatriz de la cesárea con una profundidad de, al menos, 2 mm. Además, el defecto puede subclasificarse de la siguiente manera: simple, simple con una rama y complejo con más de una rama.

Las mediciones básicas del istmocele (longitud, profundidad, grosor miometrial residual [RMT] y grosor miometrial adyacente [AMT]) deben tomarse en el plano sagital; el plano transversal debe considerarse para la medición del ancho y para identificar ramas (**Fig. 30-5**).

No se ha establecido un estándar de clasificación universal para la gravedad de los istmoceles. Una forma de clasificar el defecto se basa en el tamaño de su superficie, con grados 1, 2 y 3 correspondientes a un área de superficie de 15 mm², 16-25 mm² y más de 25 mm², respectivamente. Otros enfoques se basan en la relación entre el RMT y el AMT. Un sistema más detallado y completo incluye varios factores evaluados simultáneamente, como el RMT, el PRM (grosor miometrial restante/AMT), el número de cicatrices de CS, el número de CS y las condiciones menstruales.

Por lo tanto, la ETV puede considerarse la técnica inicial más común para identificar el istmocele en mujeres sintomáticas con antecedentes de cesárea previa. La sensibilidad y la especificidad para la detección aumentan utilizando solución salina o gel de contraste si no hay líquido intracavitario. Es más probable que haya líquido presente si la ecografía se realiza entre el día 7-14 del ciclo, con lo que se obvia la necesidad de técnicas de contraste más invasivas.

El contraste salino 3D TVUS también parece ser útil para mejorar la fiabilidad de la estimación del volumen y la evaluación morfológica del istmocele.

El istmocele puede verse perfectamente en el momento de la histeroscopia bajo visión directa (**Fig. 30-6**). Se ha descrito como una concavidad, hueco o nicho en la unión uterocervical (istmo) o en algún punto del canal cervical. En concreto, el nicho puede desarrollarse en un punto diferente según el momento de la cesárea porque el istmocele está en el segmento uterino inferior o en el tercio superior del cuello uterino en las cesáreas electivas, mientras que el nicho se localiza más abajo en cesáreas durante el trabajo de parto. Este defecto anatómico similar a un hueco, rodeado por un anillo fibrótico y ubicado en la pared anterior del canal cervicouterino, suele estar lleno de sangre de color marrón y material denso similar al moco viscoso durante e inmediatamente después del ciclo menstrual. Un lavado y drenaje cuidadosos permiten la visualización de la superficie que aparece cubierta de endometrio congestionado, dilatación capilar y tejido inflamado tanto en el nicho como alrededor de él.

El examen histeroscópico permite, al mismo tiempo, detectar o excluir otras patologías intrauterinas.

MANEJO

Desde la primera descripción del istmocele en 1995 por Morris, se han utilizado múltiples técnicas para el tratamiento de este: terapias reconstructivas que incluyen la escisión laparoscópica o robótica, la reparación vaginal y el tratamiento resectoscópico. Todos estos procedimientos destruyen o extirpan el tejido fibrótico del istmocele, lo que sugiere que la eliminación del tejido local inflamado puede contribuir a la mejora de los síntomas.

Es importante destacar que no todos los istmoceles causan síntomas, infertilidad o complicación del embarazo. Como el tratamiento se realiza sobre todo para aliviar los síntomas, los nichos sin síntomas no deben tratarse.

Tratamiento médico

El tratamiento médico con anticonceptivo oral o dispositivo intrauterino medicado debe considerarse como la primera opción para reducir los síntomas. Sin embargo, los tratamientos médicos son menos eficientes para acortar la duración del manchado menstrual y reducir la prevalencia del dolor pélvico en comparación con el enfoque quirúrgico. Recientemente, se ha observado una mejoría en los síntomas en el 78,6 % de las mujeres con istmocele después de 1 año de tratamiento con el dispositivo intrauterino de levonorgestrel (DIU-LNG).

Ya se ha planificado un estudio aleatorizado (LNG-*IUS 52 mg Histeroscopic niche resection niche trial MIHYS*) para responder a la pregunta de si el DIU-LNG es más efectivo para mejorar el manchado posmenstrual que la resección histeroscópica del nicho en mujeres con un istmocele relativamente pequeño (miometrio residual mayor o igual a 2,2 mm) y sin deseo de concebir.

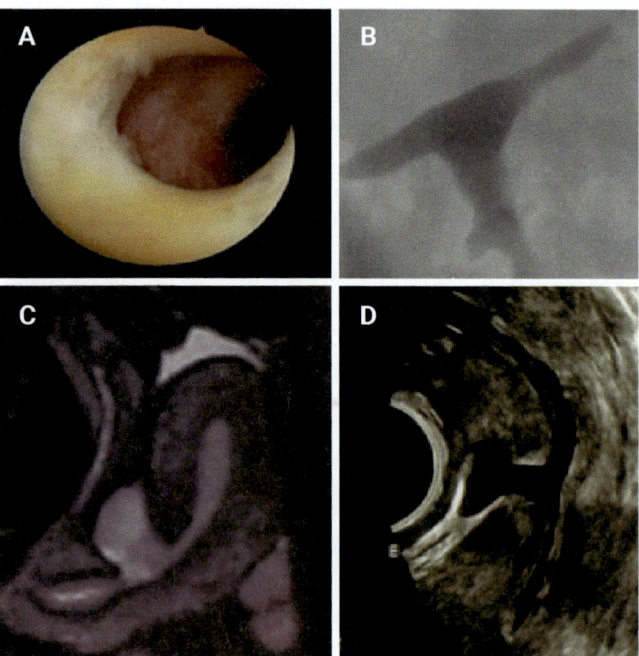

Figura 30-4. Apariencia del istmocele visto por histeroscopia **(A)**, histerosalpingografía **(B)**, resonancia magnética **(C)** y ecografía transvaginal **(D)**.

Figura 30-5. Mediciones básicas de istmocele con ecografía transvaginal propuestas por el European Niche Taskforce.

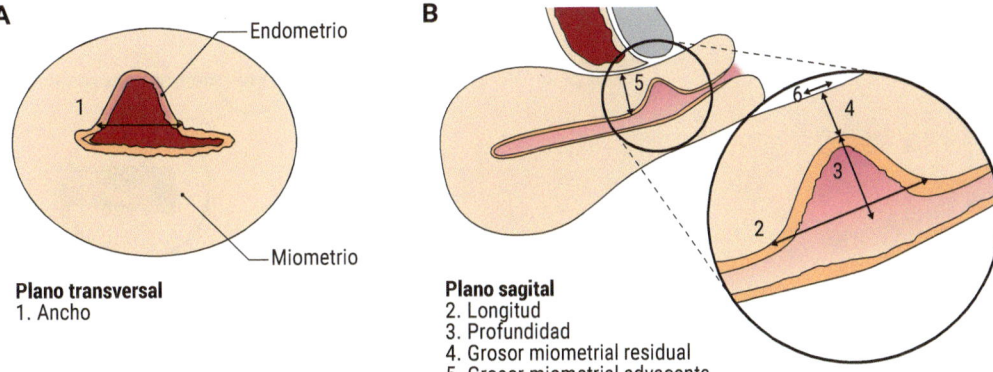

A

Endometrio

Miometrio

Plano transversal
1. Ancho

B

Plano sagital
2. Longitud
3. Profundidad
4. Grosor miometrial residual
5. Grosor miometrial adyacente

Tratamiento histeroscópico

La histeroscopia está desempeñando un papel fundamental en la ginecología moderna y se considera la modalidad diagnóstica y terapéutica más adecuada para la evaluación y el manejo de la patología intrauterina. La istmoplastia histeroscópica se considera una opción válida para el alivio sintomático en mujeres con istmocele debido a su mínima invasividad.

El tratamiento histeroscópico se describió por primera vez en la 25ª reunión anual de la Asociación Americana de Laparoscopistas Ginecológicos (AAGL) en 1996.

En la actualidad, se realiza con pequeñas variaciones entre los cirujanos para restaurar la continuidad del canal cervical y mejorar el drenaje menstrual, con lo que se reduce la acumulación de sangre en el nicho y el reflujo hacia la cavidad uterina.

El procedimiento se lleva a cabo después de llenar la vejiga con solución de azul de metileno, resecando, con asa monopolar o bipolar, el tejido fibrótico del borde inferior/proximal del nicho (más cercano al orificio cervical externo) (**Fig. 30-7A**) según lo propuesto por Fabres. Se puede añadir la resección del borde superior/distal del defecto (más cercano a la cavidad uterina) (**Fig. 30-7B**) como propone Gubbini, por lo general, con un resectoscopio de 26-27 Fr y, recientemente, con un minirresectoscopio de 16-15 Fr (**Fig. 30-8**).

En 2019, se propuso la reparación histeroscópica en forma de canal (*channel-like*) 360° con un resectoscopio Gubbini 16 Fr (**Fig. 30-9**). El minirresectoscopio permite al cirujano realizar maniobras estándar de reparación resectoscópica del istmocele, pero con las ventajas de la instrumentación miniaturizada, sin las complicaciones relacionadas con la dilatación cervical y con una reducción significativa del tiempo quirúrgico empleado en comparación con 26 Fr debido, precisamente, a que no hay necesidad de realizar dicha dilatación cervical.

El istmocele se localiza con abordaje vaginoscópico. Se utiliza un electrodo de asa circular en ángulo de 90° de alta frecuencia y una corriente de corte pura de 100 W para resecar el tejido fibrótico de la parte proximal (paso 1) (**Fig. 30-10A**) y distal (paso 2) del nicho (**Fig. 30-10B**). Se utiliza un electrodo de bola de alta frecuencia para obtener una vaporización focalizada (daño térmico inferior a 1 mm) de los vasos superficiales del nicho y de todo el tejido inflamado residual aún presente en la superficie del nicho (paso 3) (**Fig. 30-10C**). El procedimiento termina reduciendo el flujo de entrada y la presión del medio de distensión para controlar cualquier sangrado de los vasos endocervicales mediante coagulación focalizada (daño térmico inferior a 3 mm) con un electrodo de bola (paso 4) (**Fig. 30-10D**). El objetivo de este paso es facilitar la reepitelización de las paredes del canal cervical por el epitelio endocervical normal.

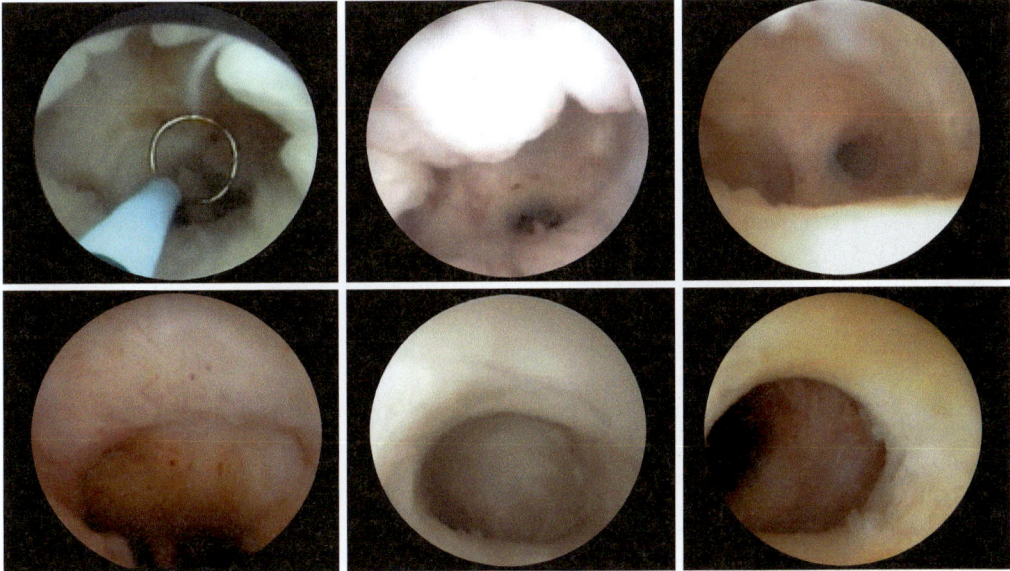

Figura 30-6. Apariencia histeroscópica del istmocele.

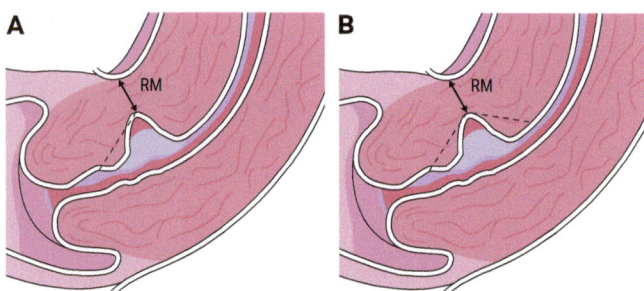

Figura 30-7. La istmoplastia histeroscópica se realiza resecando solo **(A)** el borde inferior/proximal del nicho o **(B)** eliminando el tejido fibrótico del inferior/proximal y superior/distal del defecto. RM: miometrio residual.

La resección restaura la continuidad del canal cervical y mejora el drenaje menstrual, con lo que se reduce la acumulación de sangre en el nicho y el reflujo hacia la cavidad uterina (**Fig. 30-11**).

En un estudio piloto reciente sobre el tratamiento del istmocele con el uso del minirresectoscopio 16 Fr, se observa que tiene la misma efectividad en la reducción del sangrado posmenstrual y del dolor pélvico suprapúbico con una reducción significativa en el tiempo quirúrgico total debido a la no necesidad de realizar la dilatación cervical.

Además, recientemente, se encontraron cambios morfológicos postoperatorios del istmocele con un aumento significativo de la TMR media (+2 mm; $p < 0,001$) y una disminución del tamaño medio de la DCV (base: +1,6 mm; altura: −2,5 mm; diámetro transversal: −3,2 mm; volumen: −263,7 mm³; $p < 0,001$) antes y después del procedimiento.

Tratamiento laparoscópico

La reparación laparoscópica se realiza abriendo el peritoneo para separar con seguridad la vejiga de la pared anterior. Con un láser de dióxido de carbono, gancho monopolar, ultrasonido o tijera laparoscópica, la cicatriz se abre de un extremo al otro. Luego se extirpa el tejido fibrótico de los bordes del defecto para acceder al miometrio sano. Antes de cerrar los bordes expuestos del defecto, se inserta una sonda Hegar en el cuello uterino para preservar la continuidad del canal cervical con la cavidad uterina (**Fig. 30-12**).

Para el cierre del defecto se han utilizado diferentes tipos de material de sutura absorbible retardada (poliglactina 910, Vicryl o polidioxanona) con diferentes métodos. Donnez y Marotta aplicaron cierres de doble capa con dos suturas Vicryl 2-0 separadas. Yalcinkaya cerró con suturas Vicryl 2-0 y 3-0 en una doble capa y Li con suturas Vicryl 1-0. El poligliconato unidireccional 2-0 fue utilizado por Api para cerrar el defecto de una manera continua de doble capa. La reaproximación con sutura continua de poligliconato 3-0 sin cruzar fue realizada por Urman. Litta cerró en una sola capa con tres suturas Vicryl 2-0 separadas. A partir de entonces, el peritoneo es cerrado por todos los cirujanos.

Dado que el defecto no siempre es fácil de identificar, se han propuesto diferentes métodos para saber la localización de este. Klemm recomendó realizar una

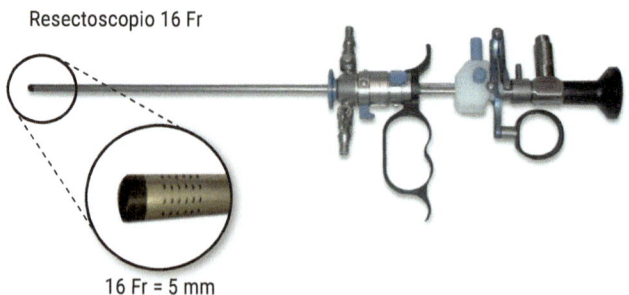

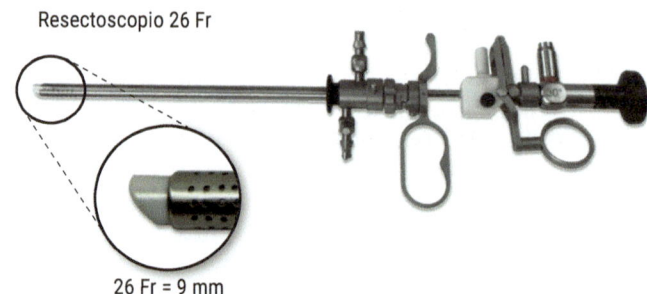

Figura 30-8. Resectoscopio operativo de flujo continuo. Comparación de tamaños entre el resectoscopio de 16 Fr (sistema Gubbini, Tontarra, Medizintechnik, GmbH, Alemania) y el resectoscopio de 26 Fr (Karl Storz, Tuttlingen, Alemania).

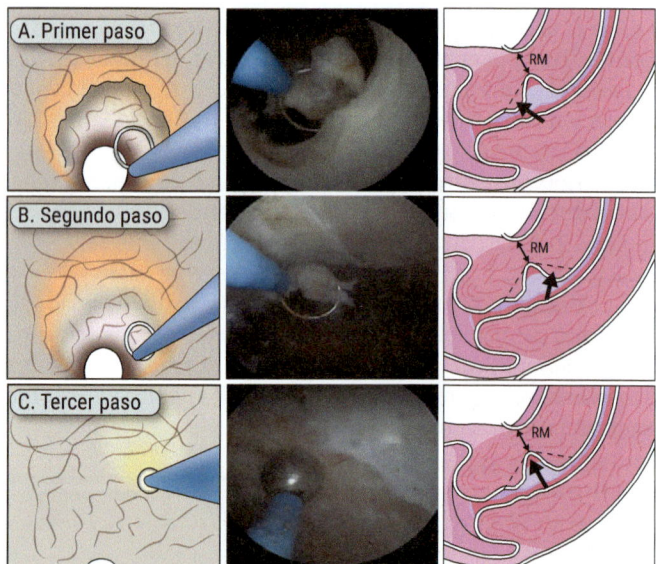

Figura 30-9. Tratamiento resectoscópico en forma de canal del istmocele. **A)** Resección del tejido fibrótico de la parte proximal. **B)** Resección del tejido fibrótico de la parte distal. **C)** Coagulación de la superficie del nicho con un electrodo de bola.

ecografía transvaginal bajo visión laparoscópica; Api insertó «ciegamente» la sonda Hegar a través del cuello uterino y deslizó la sonda en la pared anterior hasta que localizó el defecto. Urman localizó el istmocele con una legra, y Akdemir, con un globo. Finalmente, Nirgianakis propuso verificar el alcance exacto y la localización del defecto mediante el uso de la luz histeroscópica «signo de Halloween» (**Fig. 30-13**).

Hasta la fecha, no existe un protocolo laparoscópico estándar disponible para identificar la localización del istmocele, extirpar el tejido fibrótico y cerrar el defecto.

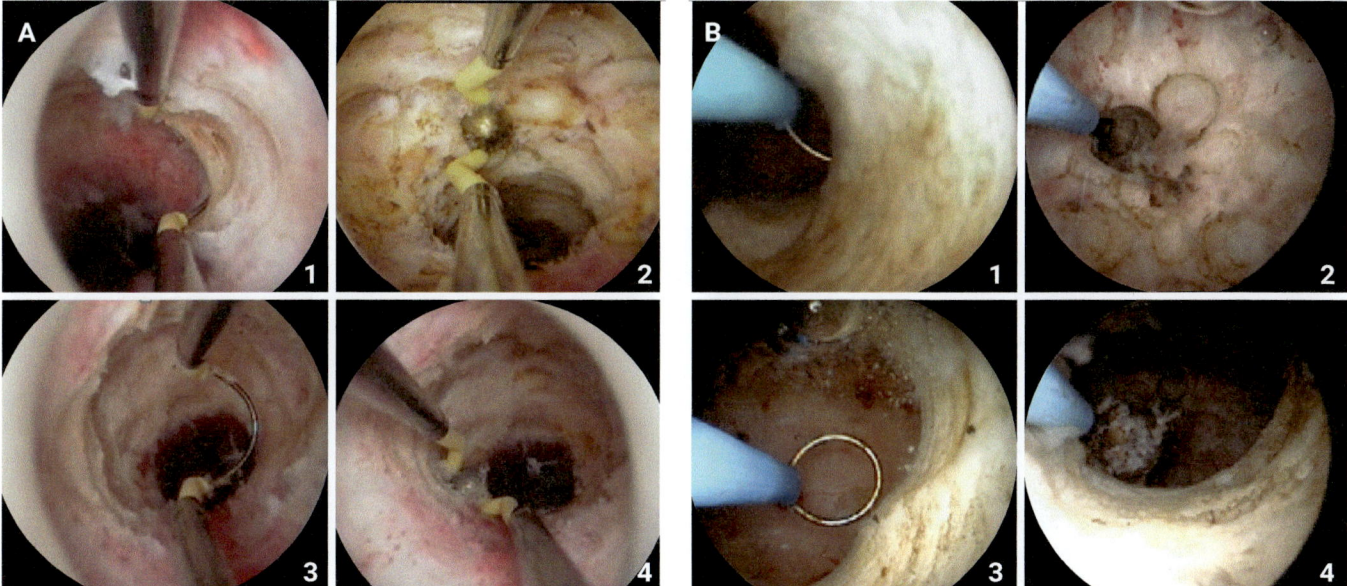

Figura 30-10. Técnica quirúrgica para el tratamiento resectoscópico tipo canal **A)** resectoscopio 26 Fr y **B)** resectoscopio 16 Fr. **(1-2)** Resección del tejido fibrótico de la parte proximal y distal del istmocele. **(3)** Coagulación de toda la superficie del nicho superficialmente con un electrodo de bola. **(4)** Ablación endocervical de 360º del tejido inflamado del canal cervical totalmente residual que rodea el divertículo.

Reparación por vía vaginal

La reparación por vía vaginal se realiza entrando en el espacio vesical-cervical. A una distancia de 0,5 cm por debajo del área de reflexión cervicovesical, se efectúa una incisión anterior desde la posición de las 3 en punto hasta la posición de las 9 en punto. La vejiga se disecciona cuidadosamente separándola del útero con tijeras de disección hacia la cavidad abdominal hasta que se alcanza el peritoneo. Solo se accede a la cavidad abdominal cuando el defecto está localizado en el segmento uterino inferior. Una vez que el defecto está expuesto por completo, se coloca una sonda en la cavidad uterina a través del cuello uterino y se desliza hacia abajo desde la cavidad del útero hasta el cuello uterino. El grosor del segmento uterino inferior se puede medir a través del contacto con el dedo índice del cirujano. El grosor del tejido existente entre la sonda y el dedo índice puede ser muy delgado.

Tras ello se reseca el defecto de cicatrización junto con el tejido fibroso circundante hasta alcanzar miometrio sano. La sonda se deja en su lugar como marcador y la incisión se cierra con una capa simple o doble de puntos separados absorbibles o con una sutura continua. Después de una hemostasia adecuada, se sutura la incisión en el área vaginal (**Fig. 30-14**).

Hasta ahora, no existe un protocolo vaginal estándar disponible para identificar la localización del istmocele, extirpar el tejido fibrótico y cerrar el defecto.

RAZONES PARA TRATAR EL ISTMOCELE

Es importante enfatizar que no todos los istmoceles causan síntomas o infertilidad. Como el tratamiento se realiza predominantemente para aliviar los síntomas, los nichos sin síntomas no deben tratarse. Se ha observado una mejoría clínica significativa del manchado posmenstrual cuando se ha comparado la istmoplastia histeroscópica con el manejo

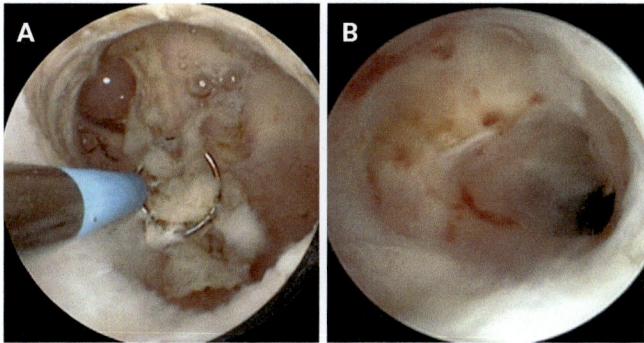

Figura 30-11. Apariencia del istmocele histeroscópico **(A)** durante la resección del tejido fibrótico y **(B)** después de 6 meses de seguimiento.

expectante con una reducción mediana de 8-4 días a los 6 meses después de la cirugía. Además, una revisión publicada recientemente indica que el 59,6-100% de las pacientes, por lo general, se vuelven asintomáticas tras la cirugía histeroscópica y se alcanzan resultados similares después de la reparación laparoscópica o vaginal (64,1-100 % de los pacientes se vuelven asintomáticos).

No obstante, a pesar de que no se han reportado complicaciones intraoperatorias, la remodelación histeroscópica no está completamente libre de riesgos. Existe una tendencia que afirma que el abordaje histeroscópico podría estar asociado a un riesgo de perforación uterina, lesión de la vejiga y formación de una fístula entre vejiga y útero cuando el grosor de la pared anterior residual es inferior a 2-3 mm.

La perforación uterina es una complicación poco habitual, pero potencialmente grave, de la histeroscopia. Se ha estimado que el 55 % de estas se encuentran relacionadas con la entrada (secundarias a histerometría, dilatación e inserción del histeroscopio) y el 45 %, con la técnica utilizada y el uso inadecuado del dispositivo. Sin embargo, durante los últimos 20 años, no se ha reportado ningún caso de perforación de

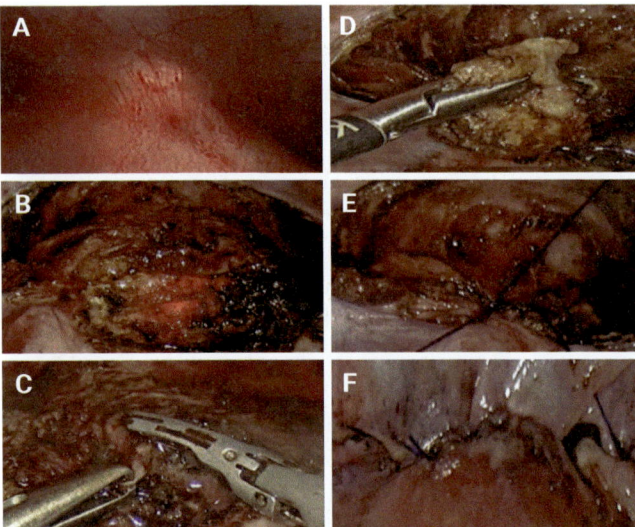

Figura 30-12. Reparación laparoscópica propuesta por Litta P. **A)** Después de la disección de la vejiga, se observa la pared anterior del útero en la zona ístmica. **B)** El istmocele se identifica mediante el uso de luz de histeroscopio a través del «signo de Halloween» del cuello uterino. **C)** El tejido cicatricial se extirpa utilizando bisturí armónico (Ultracision®). **D)** Se utilizan puntos de Vicryl separados para cerrar el defecto. **E)** El peritoneo está cerrado sobre el defecto. **F)** Vista final de la reparación y del tejido cicatricial extirpado.

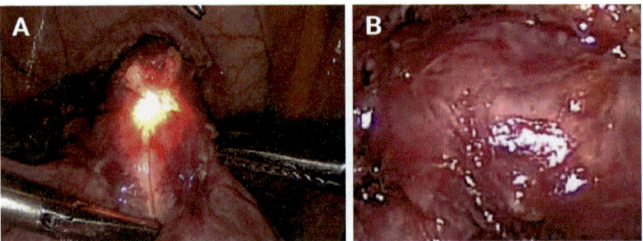

Figura 30-13. A) «Signo de Halloween»: se utiliza un histeroscopio para verificar la extensión exacta y la localización del defecto de la cicatriz por cesárea durante la reparación laparoscópica. **B)** Efecto de enganche: una sonda engancha el defecto transvaginalmente con mejor demarcación.

la pared del nicho uterino y lesión de la vejiga con el uso electrodos monopolares o bipolares con independencia del grosor del miometrio residual.

En este sentido, la evidencia científica existente hasta el momento sugiere que el enfoque histeroscópico utilizando un minirresectoscopio para la ablación endocervical 360, según describió Gubbini, podría considerarse una opción válida para el tratamiento de mujeres sintomáticas por su mínima invasividad y los resultados terapéuticos beneficiosos. Dado que el objetivo de la reparación del istmocele en mujeres con síntomas es facilitar el drenaje de la sangre menstrual a través del cuello uterino, el enfoque histeroscópico parece ser efectivo y el menos invasivo en lugar de aumentar el grosor miometrial. Además, el tiempo de reparación histeroscópica del istmocele se reduce considerablemente (a 11-23 minutos) en comparación con los 42-117 minutos laparoscópicos, los 240 minutos robóticos o el abordaje vaginal de 33-120 minutos. Aunque el procedimiento podría estar asociado a un riesgo de perforación uterina y lesión de la vejiga, las complicaciones resultan ser menores que en el abordaje vaginal o laparoscópico.

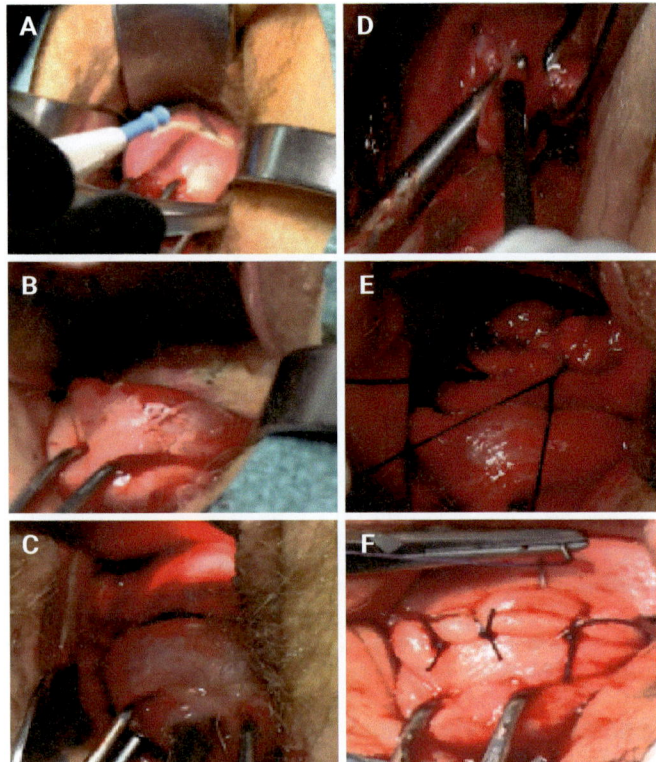

Figura 30-14. Reparación vaginal propuesta por Candiani M. **A)** El labio anterior del cuello uterino se agarra con fórceps de agarre. **B)** Se incide la mucosa vaginal en la pared vaginal anterior, se abre el espacio vejiga-cuello uterino y se disecciona la vejiga alejándola del útero. **C)** El istmocele se identifica mediante el uso de luz de histeroscopio a través del cuello uterino («signo de Halloween»). **D)** El tejido cicatricial se corta, se abre y se extirpan la cicatriz y el tejido circundante. **E)** Se utilizan puntos de Vicryl separados para cerrar el defecto. **F)** La pared vaginal se cierra con puntos Vicryl interrumpidos.

Como se ha documentado que la istmoplastia histeroscópica es mínimamente invasiva y efectiva para el alivio sintomático y la mejora de la fertilidad, la mayoría de los cirujanos prefieren tratar el istmocele sintomático con resección histeroscópica. Su tratamiento debe discutirse con los pacientes como la primera opción en la reparación del defecto después de que se haya evaluado el tratamiento médico.

Hay una corriente que recomienda un abordaje laparoscópico o vaginal para reducir las posibles complicaciones durante y después de la cirugía cuando el grosor miometrial residual es inferior a 2-3 mm. De hecho, una reciente declaración de consenso del Comité Científico del Global Congress on Hysteroscopy dice que, en los casos en los que el grosor miometrial residual es superior a 3 mm, el tratamiento histeroscópico representa una opción factible y segura. Por el contrario, cuando el grosor es inferior a 3 mm, se debe favorecer el abordaje laparoscópico por el riesgo teórico de perforación uterina y lesión vesical. Si se tiene en cuenta que el límite de 3 mm es sugerido de manera arbitraria, es razonable no utilizar estos criterios como obligatorios, sino más bien como una. Por lo tanto, todavía no hay evidencia sólida sobre qué grosor es el apropiado para prevenir el daño de la vejiga por la cirugía y el grosor mínimo necesario para evitar el desgarro uterino futuro.

La presencia de un istmocele se asocia con un mayor riesgo de complicaciones durante el embarazo, incluyendo placenta previa, acreta, increta o percreta, dehiscencia cicatricial, ruptura uterina y embarazo ectópico en la cicatriz de la cesárea.

La bibliografía especializada sugiere que el tamaño del istmocele puede afectar el riesgo de complicaciones futuras; en concreto, los defectos grandes (RMT inferior a 2,2 mm) pueden aumentar el riesgo de dehiscencia cicatricial hasta en un 42,9 %. El consenso más reciente que puede predecir con precisión la dehiscencia de la cicatriz en un embarazo posterior es la relación entre la profundidad del defecto y el RMT. Una relación de profundidad del defecto/RMT menor de 0,785 se correlaciona con una probabilidad mínima de separación de cicatrices; el riesgo aumenta a más del 50 % cuando la relación profundidad/RMT es mayor de 1,30.

Dado que los estudios han informado que un RMT de menos de 2 mm y la relación profundidad/RMT mayor de 1,30 son indicadores de riesgo de ruptura uterina durante el trabajo de parto, estos límites se han sugerido para optar a la reparación por vía vaginal o laparoscópica con cierre en múltiples capas en el grupo de mujeres que desean fertilidad futura.

El número de embarazos en cicatriz de la cesárea anterior ha aumentado en las últimas décadas, en paralelo a la creciente incidencia de cesáreas. La incidencia estimada de implantación de embarazo sobre la cicatriz (*on-the-scar*), denominado tipo 1, que es aquella que se produce sobre una cicatriz bien curada de una cesárea anterior, es de alrededor de 1:1.800-1:2.000 embarazos. Los embarazos ubicados por completo dentro de un istmocele (**Fig. 30-15**), en el nicho, denominados tipo 2, tienen un resultado significativamente peor en comparación con los implantados sobre una cicatriz bien curada (tipo 1). El embarazo ectópico sobre cicatriz de la cesárea anterior puede implantarse de manera parcial o total sobre la cicatriz, o dentro del istmocele con posible protuberancia en el espacio vesicouterino o, incluso, en el parametrio.

La reparación del istmocele realizada antes del embarazo parece estar indicada como una prevención del ectópico en la cicatriz y de placentaciones anormales.

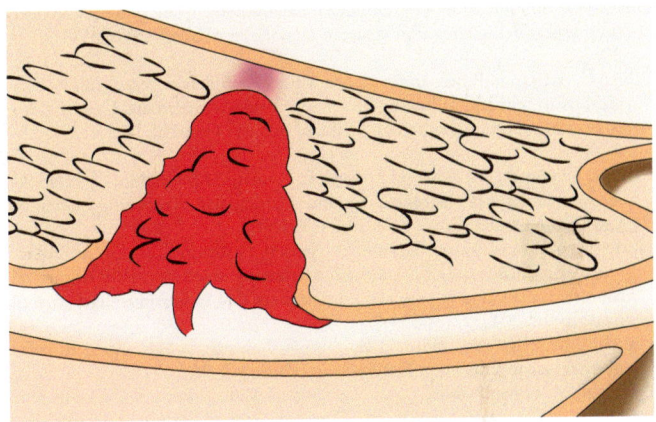

Figura 30-15. Ilustración en color de la placenta localizada dentro de un istmocele.

PUNTOS CLAVE

- El tratamiento quirúrgico debe realizarse mejor en mujeres sintomáticas e infértiles mediante una toma de decisiones conjunta
- Existe una variedad de abordajes entre los que se incluyen: laparotomía, laparoscopia, histeroscopia, reparación vaginal y utilización de técnicas combinadas. Los resultados no son significativamente diferentes entre los diversos procedimientos.
- Se ha demostrado que la istmoplastia histeroscópica es mínimamente invasiva, eficaz para el alivio de los síntomas y la mejora de la fertilidad, así como fácil de manejar mediante cirugía ambulatoria con baja morbilidad. A través de la resección de los bordes inferior y superior del istmocele, y de todo el tejido inflamado residual de las paredes opuestas del canal cervical (la llamada ablación de 360°), esta es la única técnica que permite restablecer una forma del canal cervical que restaura el flujo normal de sangre menstrual a través del cuello uterino, previamente ralentizado por la presencia del nicho.
- La reparación histeroscópica parece ser el tratamiento más popular y menos invasivo para discutir con los pacientes como primera opción.
- El tratamiento quirúrgico ideal en mujeres sintomáticas e infértiles con istmocele aún no se ha dilucidado y se necesitan más estudios prospectivos de casos y controles para determinar la efectividad de la reparación del defecto de cicatrización de la cesárea anterior.

BIBLIOGRAFÍA

Akdemir A, Sahin C, Anil Ari S, Ergenoglu M, Ulukus M, Karadadas N. Determination of Isthmocele Using a Foley Catheter During Laparoscopic Repair of Cesarean Scar Defect. J Minim Invasive Gynecol. 25(1):21-2.

Api M, Boza A, Gorgen H, Api O. Should cesarean scar defect be treated laparoscopically? A case report and review of the literature. J Minim Invasive Gynecol. 2015;22(7):1145-52.

Baranov A, Salvesen KÅ, Vikhareva O. Assessment of Cesarean hysterotomy scar before pregnancy and at 11-14 weeks of gestation: a prospective cohort study. Ultrasound Obstet Gynecol. 2017;50(1):105-9.

Başbuğ A, Doğan O, Ellibeş Kaya A, Pulatoğlu Ç, Çağlar M. Does suture material affect uterine scar healing after Cesarean section? Results from a randomized controlled trial. J Invest Surg. 2019;32(8):763-9.

Bij De Vaate AJM, Van Der Voet LF, Naji O, Witmer M, Veersema S, Brölmann HA, et al. Prevalence, potential risk factors for development and symptoms related to the presence of uterine niches following Cesarean section: systematic review. Ultrasound Obstet Gynecol. 2014; 43:372-82.

Candiani M, Ferrari SM, Marotta E, Tandoi I, Ottolina J, Salvatore S. Mini-invasive transvaginal repair of isthmocele: a video case report. Fertil Steril. 2019;111(4):828-30.

Casadio P, Gubbini G, Franchini M, Morra C, Talamo MR, Magnarelli G, et al. Comparison of Hysteroscopic Cesarean Scar Defect Repair with 26 Fr Resectoscope and 16 Fr Mini-resectoscope: A Prospective Pilot Study. J Minim Invasive Gynecol. 2021;28(2):314-9.

Casadio P, Gubbini G, Morra C, Franchini M, Paradisi R, Seracchioli R. Channel-like 360° Isthmocele Treatment with a 16F Mini-Resectoscope: A Step-by-step Technique. J Minim Invasive Gynecol. 2019;26(7):1229-30.

Casadio P, Raffone A, Alletto A, Filipponi F, Raimondo D, Arena A, et al. Post-operative morphologic changes of the isthmocele and clinical impact in patients treated by channel-like (360°) hysteroscopic technique. Int J Gynaecol Obstet. 2022;160(1):326-33.

Chang Y, Tsai EM, Long CY, Lee CL, Kay N. Resectoscopic treatment combined with sonohysterographic evaluation of women with postmenstrual bleeding as a result of previous cesarean delivery scar defects. Am J Obstet Gynecol. 2009;200(4):370.e1-4.

Chen H, Yao M, Tao J, Wang X. Surgery experience in transvaginal cesarean section diverticulum (CSD) repair. Gynecol Minim Invasive Ther. 2016;5(4):148-51.

Di Spiezio Sardo A, Zizolfi B, Calagna G, Giampaolino P, Paolella F, Bifulco G. Hysteroscopic Isthmoplasty: Step by Step Technique. J Minim Invasive Gynecol. 2018;25(2):338-9.

Di Spiezio Sardo A, Saccone G, McCurdy R, Bujold E, Bifulco G, Berghella V. Risk of cesarean scar defect in single- versus double-layer uterine closure: a systematic review and meta-analysis of randomized controlled trials. Ultrasound Obstet Gynecol. 2017;50(5):578-83.

Donnez O, Donnez J, Orellana R, Dolmans MM. Gynecological and obstetrical outcomes after laparoscopic repair of a cesarean scar defect in a series of 38 women. Fertil Steril. 2017;107(1):289-96.

Donnez O, Jadoul P, Squifflet J, Donnez J. Laparoscopic repair of wide and deep uterine scar dehiscence after cesarean section. Fertil Steril. 2008;89(4):974-80.

Fabres C, Arriagada P, Fernández C, Mackenna A, Zegers F, Fernández E. Surgical treatment and follow-up of women with intermenstrual bleeding due to cesarean section scar defect. J Minim Invasive Gynecol. 2005;12(1):25-8.

Florio P, Filippeschi M, Moncini I, Marra E, Franchini M, Gubbini G. Hysteroscopic treatment of the cesarean-induced isthmocele in restoring infertility. Curr Opin Obstet Gynecol. 2012;24(3):180-6.

Florio P, Gubbini G, Marra E, Dores D, Nascetti D, Bruni L, et al. A retrospective case–control study comparing hysteroscopic resection versus hormonal modulation in treating menstrual disorders due to isthmocele. Gynecol Endocrinol. 2011;27(6):434-8.

Franchini M, Casadio P, Florio P, Gubbini G. Isthmocele. En: Tinelli A. Atlas of hysteroscopy. Springer Nature Switzerland AG; 2020.

Franchini M, Florio P and Gubbini G. Surgical Management of Cesarean Scar Defect in Restoring Fertility. En: Tinelli A. Atlas of hysteroscopy. Springer International Publishing AG; 2018.

Gubbini G, Casadio P, Franchini M. Small Size Resectoscope in Isthmocele Repair: Case Report. Obstet Gynecol Int J. 2017;7(5): 00262.

Gubbini G, Casadio P, Marra E. Resectoscopic correction of the "isthmocele" in women with postmenstrual abnormal uterine bleeding and secondary infertility. J Minim Invasive Gynecol. 2008;15(2):172-5.

Gubbini G, Centini G, Nascetti D, Marra E, Moncini I, Bruni L, et al. Surgical hysteroscopic treatment of cesarean-induced isthmocele in restoring fertility: prospective study. J Minim Invasive Gynecol. 2011;18(2):234-7.

Gubbini G, Franchini M, Florio P. Optimal timing and recommended route of delivery after hysteroscopic management of isthmocele? A consensus statement from the Global Congress on Hysteroscopy Scientific Committee". J Minim Invasive Gynecol. 2018;25(6):1111-2.

Gurol-Urganci I, Bou-Antoun S, Lim CP, Cromwell DA, Mahmood TA, Templeton A, et al. Impact of Caesarean section on subsequent fertility: a systematic review and meta-analysis. Hum Reprod. 2013;28(7):1943-52.

Gurol-Urganci I, Cromwell DA, Mahmood TA, van der Meulen JH, Templeton A. A population-based cohort study of the effect of Caesarean section on subsequent fertility. Hum Reprod 2014;29(6):1320-6.

He C, He X, Liang Y, Sun T, Yan L, Zhu C,et al. Comparing levonorgestrel intrauterine system versus hysteroscopic resection in patients with postmenstrual spotting related to a niche in the caesarean scar (MIHYS NICHE trial): protocol of a randomized controlled trial. BMJ Open. 2021;11:e045770.

He Y, Zhong J, Zhou W, Zeng S, Li H, Yang H, Shan N. Four Surgical Strategies for the Treatment of Cesarean Scar Defect: A Systematic Review and Network Meta-analysis. J Minim Invasive Gynecol. 2020;27(3):593-602.

Holland MG, Bienstock JL. Recurrent ectopic pregnancy in a cesarean scar. Obstet Gynecol. 2008;111:541-5.

Jansen FW, Vredevoogd CB, van Ulzen K, Hermans J, Trimbos JB, Trimbos-Kemper TC. Complications of hysteroscopy: a prospective, multicenter study. Obstet Gynaecol J. 2000;96(2):266-70.

Jordans IPM, de Leeuw R, Stegwee SI, Amso NN, Barri-Soldevila PN, van den Bosch T, et al. Sonographic examination of uterine niche in non-pregnant women: a modified Delphi procedure. Ultrasound Obstet Gynecol. 2019;53(1):107-15.

Kaelin Agten A, Cali G, Monteagudo A, Oviedo J, Ramos J, Timor-Tritsch I. The clinical outcome of cesarean scar pregnancies implanted «on the scar» versus «in the niches». Am J Obstet Gynecol. 2017;216(5):510.e1-6.

Klemm P, Koehler C, Mangler M, Schneider U, Schneider A. Laparoscopic and vaginal repair of uterine scar dehiscence following cesarean section as detected by ultrasound. J Perinat Med. 2005;33(4):324-31.

Laganà AS, Pacheco LA, Tinelli A, Haimovich S, Carugno J, Ghezzi F, et al. Optimal timing and recommended route of delivery after hysteroscopic management of isthmocele? A consensus statement from the Global Congress on Hysteroscopy Scientific Committee. J Minim Invasive Gynecol. 2018;25(4):558.

Li C, Guo Y, Liu Y, Cheng J, Zhang W. Hysteroscopic and laparoscopic management of uterine defects on previous cesarean delivery scars. J Perinat Med. 2014;42(3):363-70.

Luo L, Niu G, Wang Q, Xie HZ, Yao SZ. Vaginal repair of cesarean section scar diverticula. J Minim Invasive Gynecol. 2012;19(4):454–8.

Marotta ML, Donnez J, Squifflet J, Jadoul P, Darii N, Donnez O. Laparoscopic repair of post-cesarean section uterine scar defects diagnosed in nonpregnant women. J Minim Invasive Gynecol. 2013;20(3):386-91.

Masuda H, Uchida H, Maruyama T, Sato K, Sato S, Tanaka M. Successful treatment of atypical cesarean scar defect using endoscopic surgery. BMC Pregnancy Childbirth. 2015;15: 342.

McGowan S, Goumalatsou C, Kent A. Fantastic niches and where to find them: the current diagnosis and management of uterine niche. Facts Views Vis Obgyn. 2022;14(1): 37-47.

Menada Valenzano M, Lijoi D, Mistrangelo E, Costantini S, Ragni N. Vaginal ultrasonographic and hysterosonographic evaluation of the low transverse incision after caesarean section: correlation with gynaecological symptoms. Gynecol Obstet Invest. 2006;61(4):216-22.

Morris H. Surgical pathology of the lower uterine segment caesarean section scar: is the scar a source of clinical symptoms? Int J Gynecol Pathol. 1995;14(1):16-20.

Nirgianakis K, Oehler R, Mueller M. The Rendez-vous technique for treatment of caesarean scar defects: a novel combined endoscopic approach. Surg Endosc. 2016;30(2):770-1.

Osser OV, Valentin L. Clinical importance of appearance of cesarean hysterotomy scar at transvaginal ultrasonography in nonpregnant women. Obstet Gynecol. 2011;117(3):525-32.

Osser OV, Jokubkiene L, Valentin L. High prevalence of defects in Cesarean section scars at transvaginal ultrasound examination. Ultrasound Obstet Gynecol. 2009;34(1):90-7.

Ou YC, Chen YY, Lan KC, Tsai CC, Chu LC, Cheng LY. Levonorgestrel intrauterine system for the treatment of intermenstrual spotting in patients with previous cesarean delivery scar defect. J Obstet Gynaecol Res. 2022;48(1):155-60.

Poidevin LO. The value of hysterography in the prediction of cesarean section wound defects. Am J Obstet Gynecol. 1961;81:67-71.

Raimondo G, Grifone G, Raimondo D, Seracchioli R, Scambia G, Masciullo V. Hysteroscopic treatment of symptomatic cesarean induced isthmocele: a prospective study. J Minim Invasive Gynecol. 2015;22(2):297-301.

Rotas MA, Haberman S, Levgur M. Cesarean scar ectopic pregnancies: etiology, diagnosis, and management. Obstet Gynecol. 2006;107(6):1373-81.

Saccone G, De Angelis MC, Zizolfi B, Gragnano E, Musone M, Zullo F, et al. Monofilament vs multifilament suture for uterine closure at the time of cesarean delivery: a randomized clinical trial. American journal of obstetrics & gynecology MFM. 2022;4(3):100592.

Schepker N, García-Rocha GJ, von Versen-Höynck F, Hillemanns P, Schippert C. Clinical diagnosis and therapy of uterine scar defects after caesarean section in non-pregnant women. Arch Gynecol Obstet 2015;291(6):1417-23.

Setubal A, Alves J, Osorio F, Guerra A, Fernandes R, Albornoz J, et al. Treatment for uterine isthmocele. A Pouchlike defect at the site of a cesarean section scar. J Minim Invasive Gynecol. 2018;25(1):38-46.

Stegwee SI, Jordans I, van der Voet LF, van de Ven PM, Ket J, Lambalk CB, et al. Uterine caesarean closure techniques affect ultrasound findings and maternal outcomes: a systematic review and meta-analysis. BJOG. 2018;125(9):1097-108.

Tahara M, Shimizu T, Shimoura H. Preliminary report of treatment with oral contraceptive pills for intermenstrual vaginal bleeding secondary to a cesarean section scar. Fertil Steril. 2006;86(2):477-9.

Tanimura S, Funamoto H, Hosono T, Shitano Y, Nakashima M, Ametani Y, et al. New diagnostic criteria and operative strategy for cesarean scar syndrome: endoscopic repair for secondary infertility caused by cesarean scar defect. J Obstet Gynaecol Res. 2015;41(9):1363-9.

Thurmond AS, Harvey WJ, Smith SA. Cesarean section scar as a cause of abnormal vaginal bleeding: diagnosis by sonohysterography. J Ultrasound Med. 1999; 18(1):13-6.

Tower AM, Frishman GN. Cesarean scar defects: an under recognized cause of abnormal uterine bleeding and other gynecologic complications. J Minim Invasive Gynecol. 2013;20(5):562-72.

Tsuji S, Murakami T, Kimura F, Tanimura S, Kudo M, Shozu M, et al. Management of secondary infertility following cesarean section: Report from the Subcommittee of the Reproductive Endocrinology Committee of the Japan Society of Obstetrics and Gynecology. J. Obstet. Gynaecol Res. 2015;41(9): 1305-12.

Tulandi T, Cohen A. Emerging manifestations of cesarean scar defect in reproductive-aged women. J Minim Invasive Gynecol. 2016;23(6):893-902.

Urman B, Arslan T, Aksu S, Taskiran C. Laparoscopic repair of cesarean scar defect «isthmocele». J Minim Invasive Gynecol. 2016;23(6):857-8.

Valentin L. Prediction of scar integrity and vaginal birth after caesarean delivery. Best Pract Res Clin Obstet Gynaecol 2013;27(2):285-95.

Van der Voet LF, Vervoort AJ, Veersema S, BijdeVaate AJ, Brölmann HA, Huirne JA. Minimally invasive therapy for gynaecological symptoms related to a niche in the caesarean scar: a systematic review. BJOG 2014;121(2):145-56.

Van Horenbeeck A, Temmerman M, Dhont M. Cesarean scar dehiscence and irregular uterine bleeding. Obstet Gynecol. 2003;102(5 Pt 2):1137-9.

Vervoort A, van der Voet LF, Hehenkamp W, Thurkow AL, van Kesteren P, Quartero H, et al. Hysteroscopic resection of a uterine caesarean scar defect (niche) in women with postmenstrual spotting: a randomised controlled trial. BJOG. 2018;125(3):326-34.

Vervoort AJ, Uittenbogaard LB, Hehenkamp WJ, Brolmann HA, Mol BW, Huirne JA. Why do niches develop in caesarean uterine scars? Hypotheses on the aetiology of niche development. Hum Reprod. 2015;30(12):2695-702.

Wang CJ, Huang HJ, Chao A, Lin YP, Pan YJ, Horng SG. Challenges in the transvaginal management of abnormal uterine bleeding secondary to cesarean section scar defect. Eur J Obstet Gynecol Reprod Biol. 2011;154(2):218-22.

Yalcinkaya TM, Akar ME, Kammire LD, Johnston-MacAnanny EB, Mertz HL. Robotic-assisted laparoscopic repair of symptomatic cesarean scar defect: a report of two cases. J Reprod Med. 2011;56(5-6):265-70.

Zhou J, Yao M, Wang H, Tan W, Chen P, Wang X. Vaginal repair of cesarean section scar diverticula that resulted in improved postoperative menstruation. J Minim Invasive Gynecol. 2016;23(6):969-78.

Zosmer N, Fuller J, Shaikh H, Johns J, Ross JA. Natural history of early first-trimester pregnancies implanted in Cesarean scars. Ultrasound Obstet Gynecol 2015;46(3):367-75.

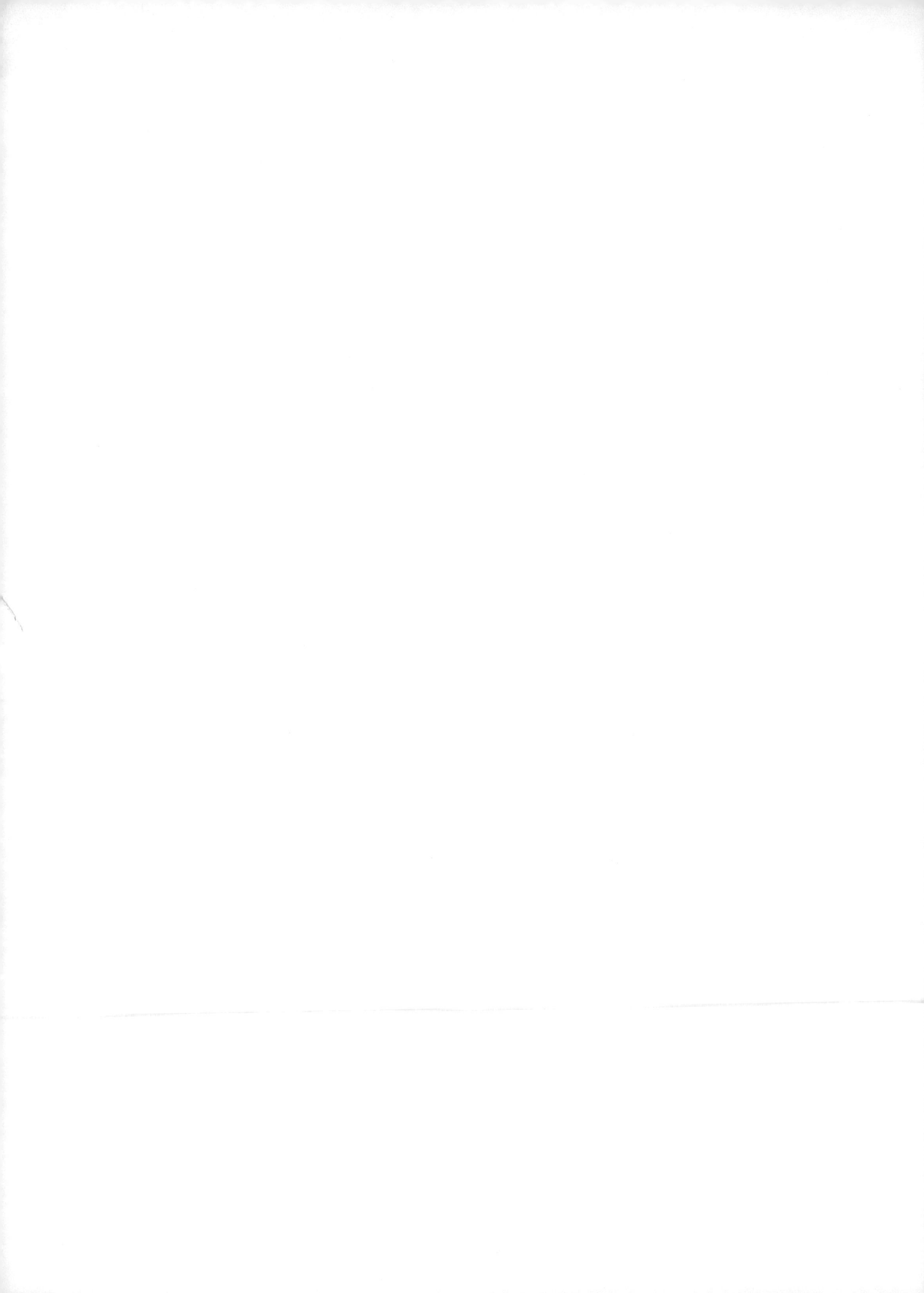

Histeroscopia y gestación

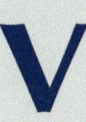

31 • Restos gestacionales retenidos

32 • Embrioscopia

33 • Histeroscopia durante la gestación

34 • El papel de la histeroscopia en los abortos de repetición

35 • Histeroscopia y contracepción

36 • Papel de la histeroscopia antes de las técnicas de reproducción asistida

37 • Histeroscopia y endometrio refractario

38 • Histeroscopia en pacientes con fallo recurrente de implantación

39 • Evaluación tubárica por histeroscopia

Restos gestacionales retenidos

31

C. A. Salazar y L. Alonso Pacheco

◎ OBJETIVOS

- Saber que la persistencia de restos retenidos es una posible causa de sangrado en pacientes que han presentado una gestación reciente.
- Conocer los distintos patrones, tanto ecográficos como histeroscópicos, que se presentan en los casos de restos retenidos.
- Aprender a elegir la opción terapéutica adecuada según parámetros dependientes tanto de la paciente como de los restos en sí.

INTRODUCCIÓN

El concepto de restos gestacionales retenidos proviene de la traducción del inglés del término *retained products of conception*, que se refiere a la presencia de tejido placentario o fetal que permanece dentro de la cavidad uterina después del final de un embarazo. Este tejido residual puede aparecer después de una interrupción espontánea o inducida del embarazo a cualquier edad gestacional. La terminología utilizada con más frecuencia para describir la retención de placenta u otros tejidos deciduales dentro del útero son **pólipo placentario**, **fragmentos de productos retenidos de la gestación**, **tejido trofoblástico residual** o, simplemente, **restos retenidos** (**Fig. 31-1**).

La primera referencia documentada que existe en la bibliografía especializada que describe la presencia de productos gestacionales retenidos dentro de la cavidad uterina después del embarazo data de 1884, cuando Baer publicó un caso de una paciente con un pólipo placentario diagnosticado 12 años después del embarazo. Posteriormente, se han documentado múltiples casos que describen este desafortunado escenario clínico.

INCIDENCIA Y FACTORES DE RIESGO

La verdadera incidencia de los restos retenidos no es bien conocida. Aunque esta situación es una complicación relativamente poco habitual, en teoría puede afectar a cualquier tipo de embarazo o parto.

Es necesario distinguir los restos retenidos de la retención de placenta, que es una patología que ocurre en el 1-3 % de los partos y que se diagnostica cuando esta no sale de manera espontánea durante la tercera etapa del trabajo de parto. La expulsión normal de la placenta implica su salida completa junto con el tejido decidual, todo ello facilitado por unas contracciones uterinas para expulsar totalmente el tejido. La retención de placenta es una morbilidad obstétrica bien conocida y se observa en los casos en los que existen lóbulos succenturiados, trastornos del espectro del acretismo placentario, partos prematuros, antecedentes de cirugía uterina previa, gran multiparidad (más de cinco partos previos), uso prolongado de oxitocina y antecedentes de fertilización *in vitro*.

Las complicaciones de la placenta retenida incluyen la necesidad de extracción manual y un mayor riesgo de persistencia de restos retenidos, endometritis y hemorragia posparto primaria, definida como una pérdida de sangre acumulada mayor o igual a 1.000 mL dentro de las 24 horas posteriores al parto. Se debe advertir a las pacientes que un antecedente de retención de placenta en un parto anterior aumenta significativamente el riesgo de recurrencia hasta en un 13 % en partos vaginales posteriores.

En un estudio observacional prospectivo de 1.070 embarazos evaluados por ecografía a las 6 semanas después de un

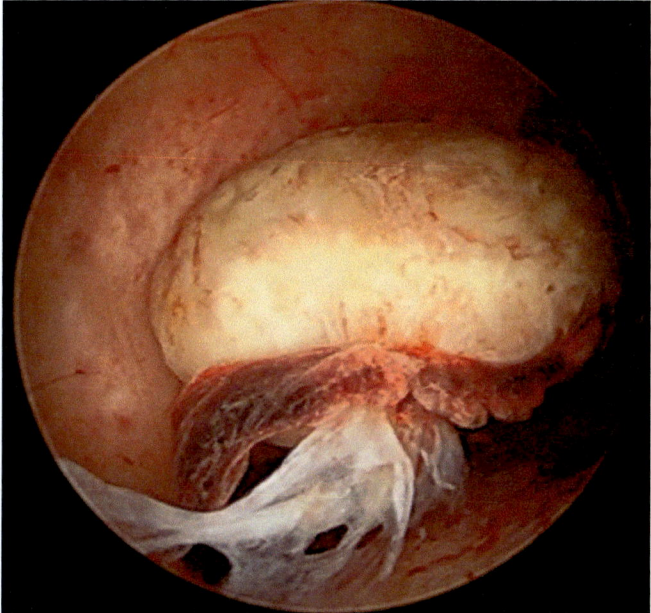

Figura 31-1. Visión histeroscópica de restos gestacionales retenidos.

parto, aborto voluntario o aborto espontáneo, se identificó tejido trofoblástico residual en el 6 % de todas las pacientes. Mientras que la frecuencia más baja de retención (2,7 %), se observó después del parto, en el tercer trimestre, la frecuencia más alta se detectó tras la muerte fetal en el segundo trimestre, así como después del aborto voluntario manejado médicamente. Esto es probable que se deba a un mayor riesgo de retención de placenta en el segundo trimestre y a los diversos enfoques del tratamiento médico para el aborto en el primer trimestre. Un régimen combinado de mifepristona con prostaglandina conduce a un aborto completo en el 95 % de los embarazos; una sola dosis de misoprostol de 800 μg vía vaginal solo tiene una eficacia del 71 %, porcentaje que llega hasta un 84 % si se repite la dosis a los 3 días.

Existe una relación bien documentada entre los restos retenidos y las cavidades uterinas anormales; estas anomalías se encuentran hasta en el 10 % de las pacientes con productos retenidos. Esto puede deberse a la existencia de una contractilidad uterina alterada, en el caso de los abortos espontáneos o médicos, o por las dificultades que puede haber durante la evacuación quirúrgica ante cavidades con una anatomía alterada (**Fig. 31-2**).

Por último, un factor de riesgo importante para el desarrollo de restos retenidos son los trastornos del espectro de la placenta acreta. Se trata de una complicación grave del embarazo que ocurre cuando toda o una parte de la placenta presenta gran adherencia al miometrio o directamente lo invade. Esto conlleva una alta tasa de morbilidad y mortalidad materna y se asocia a cuadros adherenciales previos, multiparidad, infecciones uterinas previas y placenta previa.

PATOGÉNESIS

La placenta es un órgano único que permite que la madre se adapte fisiológicamente a la nutrición, el apoyo y la aceptación inmunológica de un embrión en desarrollo. A lo largo del embarazo, las vellosidades placentarias experimentan cambios dinámicos y se convierten en estructuras muy vascularizadas que aportan nutrientes y oxígeno al feto y, al mismo tiempo, eliminan sus productos de desecho. El complejo papel que desempeña el tejido trofoblástico y la placentación anormal en el contexto de las complicaciones del embarazo, como en los casos de aborto espontáneo, la muerte fetal, la restricción

del crecimiento fetal y la preeclampsia, sigue sin comprenderse bien, en gran parte por la limitada disponibilidad de tejido de placenta para realizar estudios *in vitro*.

Los restos retenidos se componen sobre todo de tejido trofoblástico, y se desconoce la causa por la que unas mujeres desarrollan esta complicación y otras no (**Fig. 31-3**). Una teoría sobre la patogénesis de los restos, propuesta por Eastman y Hellman, sostiene que el tejido trofoblástico retenido puede representar una forma focal de placentación anormal. Es importante destacar que las mismas condiciones que aumentan el riesgo de trastornos del espectro del acretismo de la placenta, como antecedentes de cirugía uterina, parto por cesárea, legrado uterino, antecedentes de retención placentaria, extracción manual de la placenta y endometritis, aumentan el riesgo de retención de restos gestacionales. La incidencia de los trastornos del espectro de placenta acreta se estima en 1-3:1.000 partos, lo que representa un aumento de cinco veces desde la década de 1980 en relación con el rápido aumento en las tasas de cesáreas en todo el mundo. Los trastornos del espectro del acretismo placentario a menudo se identifican durante el embarazo mediante ecografía y se pueden caracterizar por la pérdida/irregularidad del área hipoecogénica que se encuentra entre la placenta y el útero, la presencia de lagunas placentarias y patrones de hipervascularización en la evaluación de la ecografía Doppler color.

La teoría de Ranney propone una relación directa entre el grosor y la contractilidad en varias regiones del miometrio y la presencia de restos retenidos. Se basa en que en áreas como el fundus y la región uterotubárica del útero existe un tono disminuido en la segunda etapa del trabajo de parto, lo que puede generar una tasa más alta de retención en comparación con las regiones con un tono aumentado. Se ha llegado a argumentar que esta contractilidad uterina subóptima puede ser la responsable del aumento de restos retenidos en cavidades uterinas anormales.

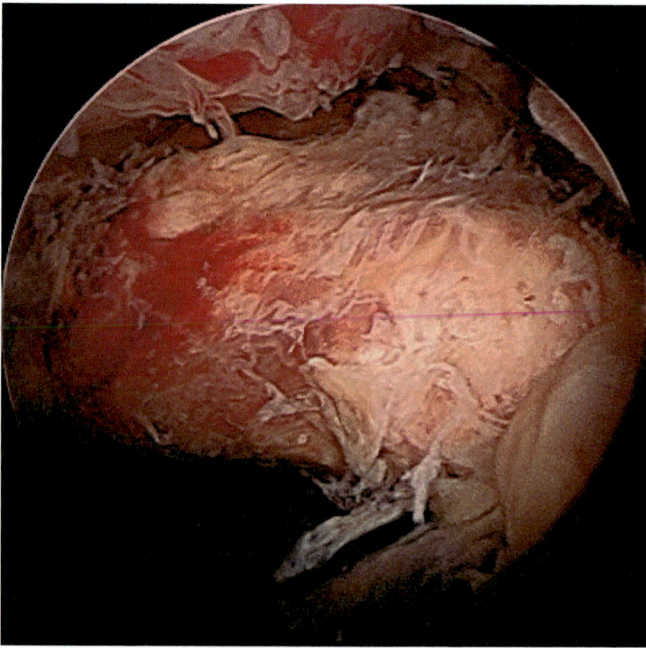

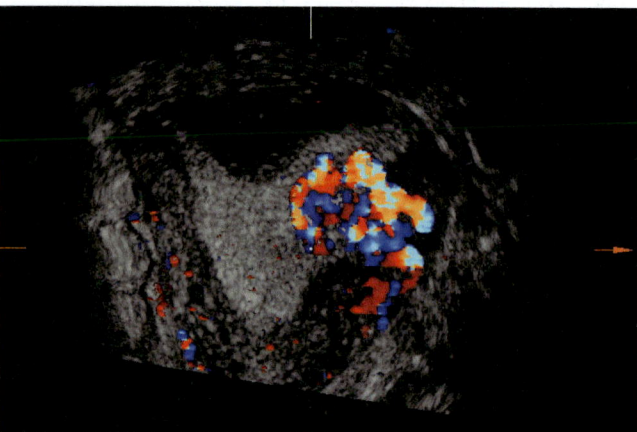

Figura 31-2. Restos retenidos en el caso de un útero arcuato.

Figura 31-3. Visión en detalle del tejido trofoblástico.

MANIFESTACIÓN CLÍNICA

Los síntomas clínicos de presentación de los restos gestacionales retenidos son muy variables y dependen de varios factores, como el tiempo de evolución del proceso, la cantidad retenida, la vascularización de los restos y la presencia de infección concomitante.

Si bien algunas pacientes pueden ser asintomáticas con amenorrea persistente, la mayoría presenta sangrado uterino que puede variar desde un sangrado leve hasta una hemorragia potencialmente mortal. Aunque siempre hay sangrado uterino después de una pérdida gestacional, interrupción del embarazo o parto, es difícil definir cuándo el sangrado debe considerarse anormal. El sangrado prolongado o abundante tras un embarazo tiene que despertar la sospecha de retención de tejido. Otros hallazgos clínicos incluyen sensibilidad uterina, dilatación del orificio cervical, dolor pélvico, fiebre y secreción maloliente.

El tiempo transcurrido desde la finalización de la gestación influye sobre la sintomatología y la forma de presentación. Dyer y Bradburn dividieron los pólipos placentarios en agudos y crónicos. Descubrieron que los agudos, que son aquellos que se presentan entre unos días y 6 semanas después del aborto o el parto, tenían más probabilidades de aparecer con hemorragia posparto. Además, se sospechó que estos pólipos agudos eran restos de placenta con sangre y coágulos. Por el contrario, los pólipos placentarios crónicos pueden persistir durante años con síntomas clínicos leves o sin síntomas.

Los restos retenidos también puede surgir como una amenorrea persistente de más de 6 semanas tras el aborto o el parto. Uno de los problemas que existe en relación con este último punto es que la amenorrea puede ser normal en el contexto de la lactancia materna exclusiva, pero a veces es difícil saber si está asociada con la presencia de tejido retenido. Curiosamente, hay artículos sobre tejido retenido que persiste durante años a pesar del regreso de la menstruación. Por ejemplo, Swan descubrió tejido trofoblástico 21 años después del último embarazo documentado en una paciente con ciclos menstruales normales.

DIAGNÓSTICO

El diagnóstico de los restos gestacionales retenidos supone un verdadero reto y se basa en la combinación de una anamnesis adecuada que incluya los antecedentes, el examen físico, los datos de laboratorio y, sobre todo, las pruebas de imagen. Hoy en día, la histeroscopia se considera el método de referencia para el diagnóstico de la patología intrauterina, incluido los restos retenidos.

El antecedente de embarazo anterior con sangrado persistente, anormal o más abundante de lo habitual debe generar sospechas. Es importante evaluar y cuantificar el grado de sangrado. En casos de sangrado masivo, se pueden ver grandes coágulos que sobresalen a través del cuello uterino y causan la dilatación del orificio cervical. En el examen bimanual, es crucial evaluar la dilatación cervical, el tamaño uterino y la sensibilidad. También se pueden ver productos de la concepción que sobresalen a través del orificio cervical externo que, por lo general, permiten su extracción con pinzas de anillo.

Por otro lado, se puede realizar un análisis de sangre materna para evaluar la presencia de anemia o de una infección asociada, además de determinar los niveles de gonadotropina coriónica humana (β-hCG). Mientras que un resultado negativo no excluye el diagnóstico de restos retenidos, sobre todo en los casos más evolucionados, su determinación puede ser útil para diagnosticar la presencia de restos trofoblásticos viables, en particular en el contexto de amenorrea persistente después de la pérdida o terminación del embarazo. También se debe tener en cuenta que los niveles elevados de hCG asociados al embarazo alcanzan su punto máximo en el primer trimestre, hasta aproximadamente 288.000 mUI/mL, y disminuyen de forma gradualmente durante las primeras 4 semanas después del parto hasta los niveles observados en mujeres no embarazadas (0-5 mUI/mL). Por tanto, la determinación de la β-hCG dentro de las 4 semanas posteriores al parto no es definitiva con respecto a la formulación de un diagnóstico diferencial.

La ecografía con o sin Doppler color es el pilar en el diagnóstico de los restos retenidos y sigue siendo la modalidad de imagen de elección (**Fig. 31-4**). Existen diferentes factores que afectan a la precisión del diagnóstico por ultrasonido, como la experiencia del ecografista, la tecnología, los protocolos en el centro concreto y el uso del Doppler color. La visualización de una masa dentro de la cavidad endometrial es el hallazgo más importante en la ecografía. Por el contrario, observar una línea endometrial fina prácticamente excluye esta patología con un valor predictivo cercano al 100 %. Tras un aborto espontáneo, aborto provocado o parto de feto via-

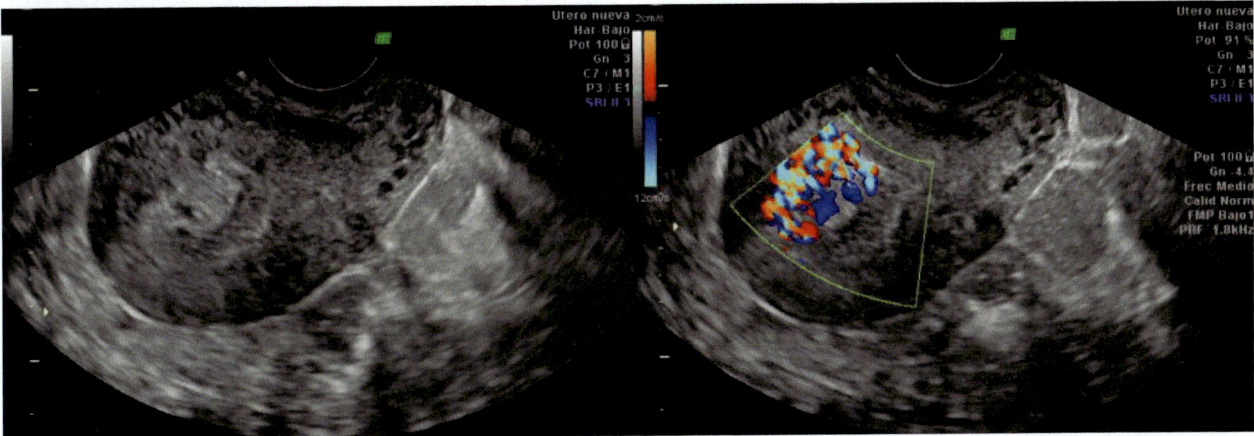

Figura 31-4. Visión ecográfica con y sin ecografía Doppler color del mismo caso.

ble, el endometrio sufre una serie de cambios que forman parte del mecanismo de evacuación del útero. A las 8 semanas en el posparto, el endometrio se visualiza como una estructura ecogénica lineal y el útero vuelve a su tamaño normal previo al embarazo. Hay que tener en cuenta que hasta el 10 % de las mujeres pueden tener líquido residual en la cavidad endometrial a las 5 semanas del posparto. En un estudio retrospectivo de pacientes que se sometieron a reevacuación uterina por sospecha de restos retenidos, se encontró que un grosor endometrial de 13 mm o más por ecografía transvaginal tiene una gran eficiencia en el diagnóstico de restos retenidos con una sensibilidad del 85 %.

Mientras algunos estudios sugieren que el uso de la ecografía Doppler color es necesario para confirmar o excluir tejido trofoblástico residual, otros han demostrado que no es útil en el diagnóstico. Los coágulos retenidos pueden presentarse con hallazgos ecográficos similares durante el período del posparto a medida que ocurre la involución uterina normal. Por ello, existe una gran variabilidad en la sensibilidad (44-93 %) y especificidad (74-92 %) para el diagnóstico de material retenido con ultrasonido según diferentes estudios. Por lo general, el tejido retenido está muy vascularizado, lo que demuestra una alta tasa de flujo positivo con Doppler color. Durfee propone que el sitio de implantación puede permanecer vascular durante el período de involución, lo que conduce a un aumento del Doppler color en el endometrio.

Por su lado, Kamaya estudió las características en la ecografía Doppler de los restos retenidos. Este análisis retrospectivo evaluó la sospecha de existencia de restos en función de la vascularización sugerida por la apariencia del Doppler y estratificó estos hallazgos en cuatro tipos diferentes. El tipo 0 se definió como un Doppler color avascular, sin vasos detectables en el endometrio, mientras que el tipo 3 se estableció como una marcada vascularización en el endometrio que, por lo general, afecta al miometrio. Curiosamente, la apariencia Doppler tipo 3 de restos gestacionales retenidos puede simular una malformación arteriovenosa no diagnosticada que debe manejarse de un modo adecuado, ya que puede producirse una hemorragia con la instrumentación.

Por su parte, Alonso ha plateado otro sistema denominado clasificación Gutenberg que correlaciona los hallazgos ecográficos en los casos de restos retenidos con los hallazgos histeroscópicos. Los patrones de ultrasonido descritos se basan en la ecogenicidad del tejido retenido, así como en la vascularización intracavitaria y miometrial. Este sistema de clasificación, al combinar ecografía con histeroscopia, puede ayudar a anticipar la complejidad y el grado de dificultad que se puede encontrar en el momento de la evacuación uterina mediante histeroscopia. La clasificación Gutenberg diferencia cuatro patrones ecográficos del 0 al 3 (**Tabla 31-1**): el tipo 0 corresponde a la existencia de una masa intrauterina homogéneamente ecogénica con un patrón avascular; el tipo 1 se visualiza como una masa heterogéneamente ecogénica con mínima vascularización intracavitaria; el tipo 2, como una masa intracavitaria heterogéneamente ecogénica e hipervascularizada, pero el aumento de vascularización permanece limitado a la cavidad uterina, y, por último, el tipo 3 corresponde a una masa intracavitaria heterogéneamente ecogénica e hipervascularizada con un miometrio altamente vascularizado (**Fig. 31-5**).

Los restos retenidos presentan diversos aspectos, por lo que la clasificación Gutenberg los clasifica en cuatro tipos según su grado de involución. Cada uno de estos patrones histeroscópicos tiene correlación con su patrón ecográfico previamente descrito (**Tabla 31-2**). Así, el tipo 0 se visualiza como una masa de color blanquecino en la que no se pueden identificar las vellosidades coriales. El tipo 1 corresponde a la visualización de vellosidades coriales bien definidas de color blanco o pálido debido a la escasa o nula vascularización de estas. En el tipo 2 y 3 se visualizan vellosidades coriales bien definidas de color rojizo, ya que son vellosidades vascularizadas. La diferencia entre estos dos últimos tipos está en la zona de implantación, puesto que el tipo 3 suele estar fuertemente adherido y en la base se aprecian dilataciones vasculares, aneurismas y *shunt* arteriovenosos. Esta correlación entre los hallazgos histeroscópicos y el aspecto ecográfico puede ayudar a los cirujanos a planificar la cirugía, evaluando el grado de complejidad y el riesgo asociado al procedimiento (**Fig. 31-6**).

La resonancia magnética es más costosa y no es tan sensible como la ecografía o la histeroscopia, aunque también puede usarse para diagnosticar la presencia de restos retenidos. Estos se presentan clásicamente como una masa intracavitaria con grados variables de adelgazamiento del miometrio, alteración de la *junctional zone* y una señal de intensidad heterogénea en T1 y T2 con grado variable de realce en T1 potenciado con contraste.

DIAGNÓSTICO DIFERENCIAL

La persistencia de decidua necrótica, así como de coágulos tras la finalización de una gestación, como parte normal del proceso de involución uterina, puede observarse dentro de

Tabla 31-1. Características de los patrones ecográficos de la clasificación Gutenberg

Tipo	Ecogenicidad	Vascularización intracavitaria	Vascularización miometrial
Tipo 0	Homogénea	No	No
Tipo 1	Heterogénea	Mínima	No
Tipo 2	Heterogénea	Aumentada	No
Tipo 3	Heterogénea	Aumentada	Aumentada

Figura 31-5. Patrones ecográficos de la clasificación de Gutenberg. **A)** Tipo 0 con área ecogénica intrauterina. **B)** Tipo 1 con patrón heterogéneo y con mínima vascularización. **C)** Tipo 2 con patrón heterogéneo altamente vascularizado y limitado a la cavidad uterina. **D)** Tipo 3 con patrón heterogéneo altamente vascularizado que se extiende sobre el miometrio subyacente.

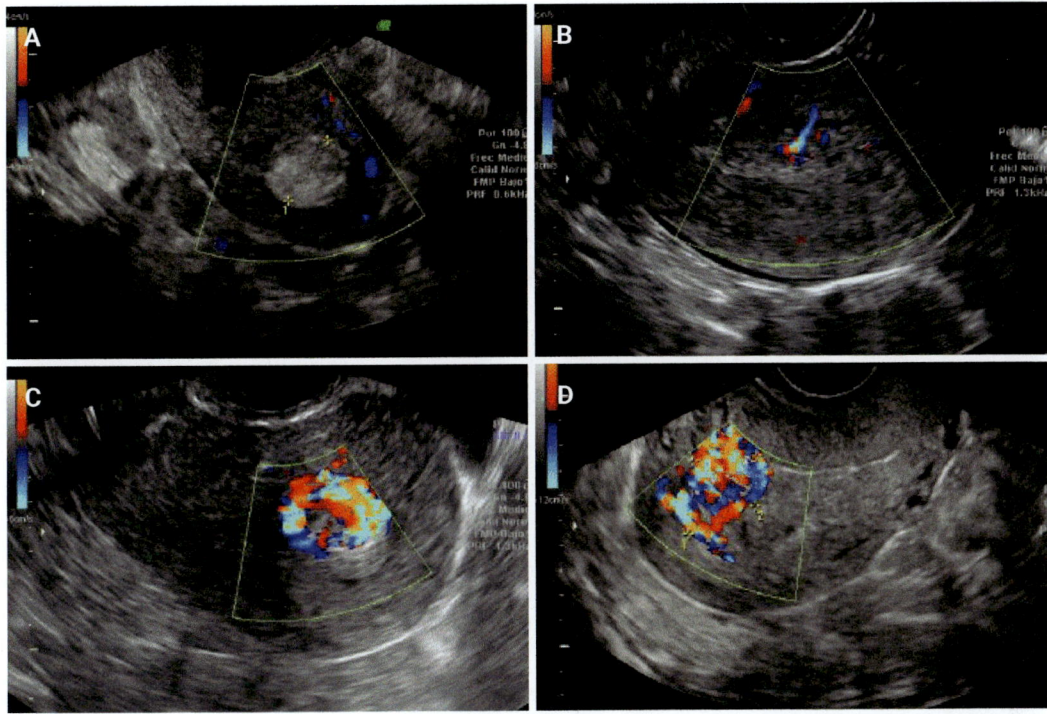

las primeras semanas tras un aborto y hasta las 6-8 semanas tras un parto. Esto puede dar lugar a la presencia de un grosor endometrial visualizado por ecografía mayor de lo habitual y que se confunda con la existencia de restos gestacionales retenidos. La evaluación con la ecografía Doppler color para detectar la presencia de vascularización en dicho material, aplicando los hallazgos ecográficos e histeroscópicos de la clasificación de Gutenberg, es de gran ayuda en el diagnóstico correcto (**Fig. 31-7**).

En el diagnóstico diferencial de la hemorragia posparto o postaborto, también se debe incluir la malformación arteriovenosa (MAV) uterina, que, en potencia, puede producir una hemorragia uterina masiva. Las MAV uterinas verdaderas son comunicaciones anormales extremadamente raras entre arterias y venas donde los capilares intermedios están ausentes. Las malformaciones arteriovenosas pueden ser congénitas o adquiridas. Se cree que estas últimas son el resultado de traumatismos asociados a partos vaginales o cesáreas, procedimientos de dilatación y legrado, restos gestacionales retenidos y procesos ginecológicos neoplásicos.

Distinguir entre MAV y restos gestacionales retenidos es muy importante, dado que el manejo y las terapias para el tratamiento son muy distintos. Sin embargo, diferenciarlos puede suponer un verdadero desafío. Ishihara recomienda evaluar primero el nivel sérico de hCG, ya que es probable que los restos retenidos den un resultado positivo más allá de las 4 semanas posteriores al parto, mientras que la hCG será negativa en pacientes con MAV uterina. Las imágenes de MAV uterinas con ecografía revelan un miometrio de apariencia heterogénea con múltiples estructuras de aspecto tubular hipoanecoica o anecoica en las que el Doppler color puede revelar varios patrones turbulentos de flujo arterial y venoso, sobre todo dentro del miometrio, lo que, a veces, es muy difícil de distinguir de la vascularización miometrial aumentada de unos restos tipo 3 de la clasificación Gutenberg. Una angiografía por tomografía axial computarizada puede ser útil para identificar los componentes característicos de la MAV (la arteria aferente, el nicho de la malformación y la arteria eferente) antes de su embolización selectiva. La angiografía por resonancia magnética es costosa, pero se puede utilizar para

Tabla 31-2. Características de los patrones histeroscópicos de la clasificación Gutenberg

Tipo	Vellosidades coriales	Vascularización en zona de implantación	Adherencia de los restos
Tipo 0	No definidas	No	No
Tipo 1	Bien definidas avasculares	Normal	Levemente adheridos
Tipo 2	Bien definidas vascularizadas	Aumentada	Moderadamente adheridos
Tipo 3	Bien definidas vascularizadas	Gravemente aumentada (MAV uterina, aneurismas)	Fuertemente adheridos

MAV: malformación arteriovenosa.

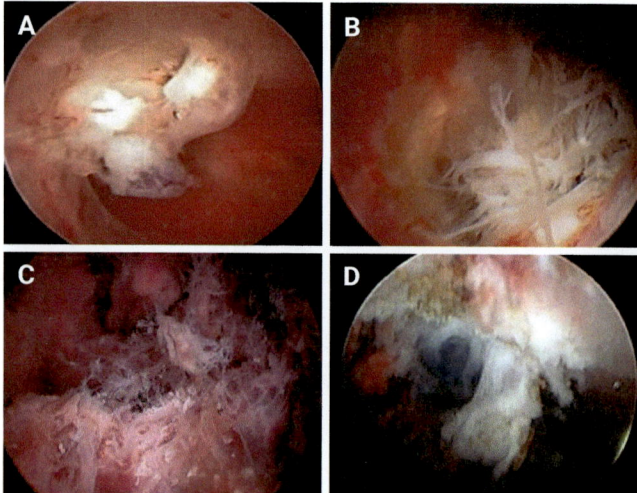

Figura 31-6. Patrones histeroscópicos de la clasificación de Gutenberg. **A)** Tipo 0 con masa blanquecina en la que no se identifican vellosidades coriales. **B)** Tipo 1 con vellosidades coriales bien definidas de color blanco o pálido. **C)** Tipo 2 con vellosidades coriales bien definidas de color rojizo. **D)** Tipo 3 con vellosidades coriales bien definidas de color rojizo con visualización de aneurisma en el área de implantación.

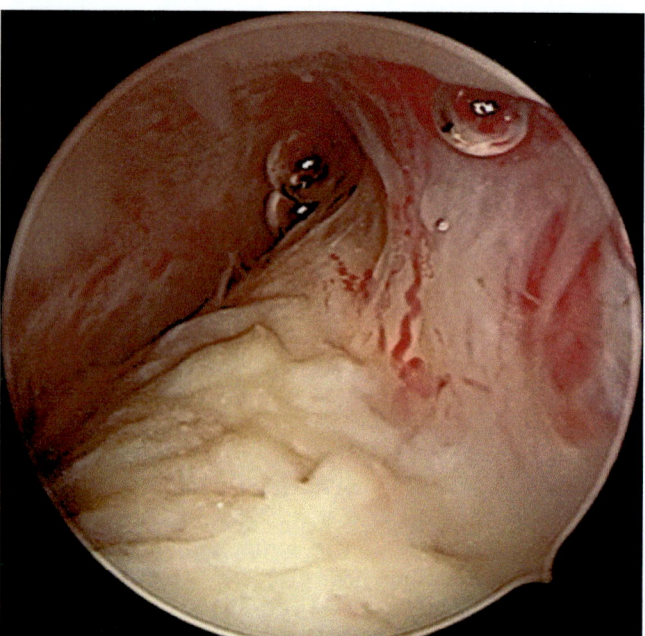

Figura 31-7. Detalle de las vascularización aumentada en el área de implantación.

detectar una MAV uterina que se visualiza como un tumor vascular que se expande dentro del miometrio, mientras que los restos retenidos se ven como lesiones de alta intensidad en imágenes potenciadas en T2 y lesiones de baja intensidad en imágenes potenciadas en T1 con contraste.

Está contraindicada la realización de un legrado uterino en pacientes con MAV uterina, ya que esto empeora el sangrado vaginal y puede llegar a provocar un sangrado masivo que requiera una histerectomía de emergencia. Si bien la embolización de la arteria uterina es útil para detener el sangrado activo, tanto de los restos retenidos como de la MAV uterina, la resección transcervical histeroscópica solo es adecuada para tratar la persistencia de restos retenidos

y no la MAV uterina. Asimismo, se deben tener en cuenta los deseos de fertilidad futura de la paciente cuando se va a realizar la embolización de la arteria uterina debido al riesgo de placentación anormal en embarazos posteriores. Cabe destacar que para pacientes asintomáticas, hemodinámicamente estables y sin sangrado significativo se puede realizar simplemente observación y controles periódicos, ya que los restos retenidos suelen resolverse de manera espontánea sin necesidad de intervención.

Otra entidad que hay que tener presente en el diagnóstico diferencial es la enfermedad trofoblástica, sobre todo en casos con niveles de hCG persistentes o en aumentos más allá de las 4 semanas de la finalización de la gestación, ya que estos cuadros, aunque también pueden estar presentes en amenorreas, suelen presentar sangrado uterino anormal debido a la invasión del tumor. La estadificación de la Federación Internacional de Ginecología y Obstetricia recomienda obtener una radiografía de tórax para evaluar la presencia de metástasis pulmonar; las metástasis hepáticas y cerebrales pueden diagnosticarse mediante ecografía, tomografía computarizada o resonancia magnética. Aproximadamente, el 50 % de los casos de neoplasia trofoblástica gestacional, que incluye casos de coriocarcinoma, tumor trofoblástico del sitio placentario, tumor trofoblástico epitelioide y mola invasiva, surgen de un antecedente de embarazo molar completo o parcial (un 25 % de ellos tras casos de aborto o embarazo ectópico y el 25 % restante, de embarazos a término o prematuros). La incidencia general de neoplasia trofoblástica gestacional después de todos los tipos de embarazos es baja (alrededor de 1:40.000 embarazos), con diferencias geográficas notables y frecuencias más altas reportadas en Asia, Medio Oriente y África. Deben excluirse otras fuentes de hCG persistente, como el embarazo normal, el tumor de células germinales del ovario productor de hCG, la hCG hipofisaria, la hCG fantasma y la producción ectópica de hCG a partir de neoplasias no trofoblásticas, como estómago, hígado, páncreas, mama, melanoma y mieloma.

OPCIONES TERAPÉUTICAS

Entre las diferentes opciones terapéuticas posibles, está el manejo expectante, el tratamiento médico y la intervención quirúrgica. La selección de la terapia que hay que seguir debe basarse en una cuidadosa evaluación de multitud de factores.

El manejo expectante debe ser la primera opción en pacientes hemodinámicamente estables y sin signos de infección. Además, debe ser monitorizado de forma regular por ecografía con Doppler color hasta que se pueda confirmar la resolución espontánea. En un ensayo controlado aleatorizado multicéntrico, que involucró a mujeres tratadas al inicio con misoprostol para el manejo del aborto del primer trimestre y en las que se detectó restos retenidos por ecografía con un grosor endometrial de más de 10 mm, se observó que el 76 % de las que seguían un tratamiento expectante tenían posteriormente una cavidad uterina vacía por ecografía realizada 6 semanas después. Otras de las ventajas que se le atribuye al manejo expectante es que, en caso de que este no sea efectivo, prolongar el tiempo hasta la realización de la cirugía suele disminuir el flujo vascular del tejido retenido, lo que facilita la cirugía y disminuye el sangrado intraoperatorio.

El manejo médico se basa, por lo general, en la administración de misoprostol para inducir la aparición de contracciones uterinas que ayuden a la expulsión del tejido placentario, aunque no existe un enfoque estandarizado aceptado para la dosificación o la vía de administración. La dosis recomendada es de 600 µg vía oral, aunque algunas mujeres necesitan repetir el tratamiento. Puede administrarse por vía oral, sublingual o vaginal, con apenas diferencias en cuanto a la tasa de éxito, aunque la administración vía vaginal presenta menos efectos gastrointestinales secundarios. El tratamiento con misoprostol ha demostrado ser efectivo en más del 90 % de los casos de aborto incompleto del primer trimestre. Comparado con el manejo expectante, el tratamiento médico de los restos retenidos ha demostrado reducir el tiempo de expulsión, así como incrementar la tasa de expulsión completa.

El manejo quirúrgico debe reservarse para mujeres hemodinámicamente inestables, con hemorragia activa, evidencia de infección o después del fracaso del tratamiento médico. No hay estudios concluyentes que indiquen el momento óptimo para la evacuación de los restos retenidos cuando se trata de un sangrado vaginal que no pone en peligro la vida. El manejo tradicional y más común es con legrado evacuador con legra cortante o mediante aspiración. Se ha observado que el legrado por aspiración es más seguro, más rápido, menos doloroso y se asocia a una menor pérdida de sangre en comparación con el legrado tradicional con legra. No obstante, ambos métodos pueden complicarse por una evacuación incompleta, perforación uterina o formación de adherencias intrauterinas.

Los restos gestacionales retenidos son, por lo general, focales y la naturaleza «a ciegas» del legrado evacuador conlleva un riesgo de evacuación incompleta. Los datos sobre la incidencia de evacuación repetida (relegrado) en los casos de restos retenidos son escasos. En un estudio retrospectivo de pacientes con restos que se sometieron a un legrado por aspiración, la tasa de realización de un nuevo legrado fue del 3,1 %. Otro análisis retrospectivo que comparó el legrado selectivo de restos retenidos por histeroscopia con el legrado evacuador convencional reportó mayor persistencia de tejido residual tras la evacuación «a ciegas» del útero con tasas de hasta un 20,8 %.

Si bien la tasa de perforación uterina que complica el legrado «a ciegas» es baja (1,9:1.000 procedimientos), esta depende del operador, con tasas mayores cuando se realiza por médicos en formación. Los casos de perforación uterina se pueden asociar a lesiones en los órganos circundantes, como el intestino, la vejiga y los vasos pélvicos.

Respecto a la formación de adherencias, es importante destacar el estudio de Schenker, que demostró que el 88 % de las mujeres con síndrome de Asherman se sometieron antes a una dilatación y legrado durante el período posparto o postaborto.

Para evitar de una manera más estratégica las complicaciones asociadas al legrado «a ciegas», las tendencias actuales se están moviendo hacia la resección histeroscópica de los restos retenidos. Existe una fuerte evidencia de que el abordaje histeroscópico debe considerarse el método de referen-

cia para el tratamiento evacuador de los restos gestacionales retenidos en una paciente hemodinámicamente estable, ya que se ha demostrado que la resección dirigida bajo visión directa presenta una mayor probabilidad de lograr la eliminación completa de los restos disminuyendo, así, el riesgo de formación de adherencias intrauterinas. Los restos retenidos son de naturaleza focal y la histeroscopia permite al cirujano dirigir visualmente la resección de estos, con lo que se reduce la posibilidad de dañar la capa basal del endometrio circundante y preservar la integridad de la cavidad. Todo esto ayuda a disminuir la tasa de formación de adherencias intrauterinas y los problemas de fertilidad posteriores. Además, el abordaje histeroscópico puede reducir el riesgo de evacuación incompleta en comparación con el legrado «a ciegas» en aquellas pacientes con anomalías müllerianas congénitas (**Fig. 31-8**).

En cuanto al tamaño, las limitaciones para efectuar la evacuación de los restos por vía histeroscópica son comparables a los límites utilizados en la miomectomía, con riesgo de una evacuación incompleta en los casos de masas mayores de 5 cm. Si dicha evacuación no se puede completar mediante histeroscopia en un solo tiempo quirúrgico, se puede realizar un segundo procedimiento histeroscópico programado a las 3-4 semanas para completar la extracción.

Existen múltiples modalidades histeroscópicas para la resección del material retenido y la selección del protocolo terapéutico, así como del instrumental utilizado por parte del cirujano, que deben adaptarse a las características de los restos. El sistema de clasificación de Gutenberg es adecuado en la evaluación preoperatoria y la planificación quirúrgica, ya que ayudan a predecir el riesgo de sangrado y determinar el entorno más seguro para llevar a cabo el procedimiento (en el consultorio frente a la sala de operaciones bajo sedación). No se requiere el uso de electrocirugía para la evacuación de los restos tipo 0, que son hiperecogénicos y avasculares, o para los tipo 1 con vellosidades coriónicas avasculares bien definidas y blancas. En los casos de restos

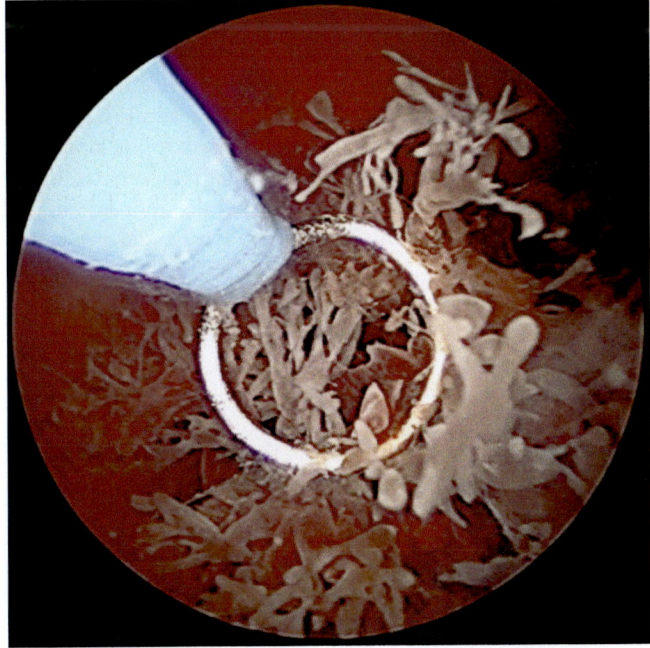

Figura 31-8. Exéresis de los restos utilizando un minirresector.

de pequeño tamaño, al ser de localización focal, se pueden resecar fácilmente utilizando unas simples tijeras histeroscópicas, mientras que en los casos de restos de mayor tamaño se puede emplear el resector o los morceladores histeroscópicos. El resector se usa en estas circunstancias utilizando el asa fría sin electrocirugía, realizando visualmente la separación de los restos de su zona de implantación, de una manera precisa y sin lesión del tejido sano circundante.

El manejo de los restos tipo 2 suele ser diferente, ya que las vellosidades coriales están bien vascularizadas y tienen un aspecto bien definido y una coloración rojiza (**Fig. 31-9**). En estas situaciones, es habitual utilizar la electrocirugía para una fulguración selectiva de los vasos sangrantes localizados en el sitio de implantación, con lo que se evita cualquier daño sobre el endometrio sano circundante. En los casos de restos tipo 3, con tejido altamente vascularizado, bien definido y rojo, así como con miometrio altamente vascularizado debido a la invasión del miometrio por el trofoblasto, el riesgo de hemorragia intraoperatoria es alto. En estos casos, es preferible demorar la cirugía varias semanas; por lo general, esta demora suele disminuir el flujo vascular del tejido retenido y, como ya se ha comentado con anterioridad, suele facilitar la cirugía. En aquellos casos en los que sea necesaria la cirugía, hay que realizar una resección superficial del tejido miometrial de la zona de implantación y una posterior fulguración del lecho, que, habitualmente, presenta sangrado activo (**Fig. 31-10**). El cirujano puede considerar la colocación de un catéter intrauterino temporal con el fin de taponar los vasos sanguíneos del miometrio después de la resección de estos restos tipo 3.

También se ha demostrado que la histeroscopia quirúrgica tiene un papel importante en el tratamiento de los restos tras un embarazo ectópico intersticial, definido como una gestación con implantación en la porción intramural de la trompa de Falopio y, por tanto, rodeada de miometrio. Este tipo de embarazo ectópico representa el 2-4 % de todos los embarazos tubáricos. A este respecto, la histeroscopia representa un enfoque mínimamente invasivo para el manejo de los embarazos intersticiales, en el que el tratamiento puede ser un desafío y se suele basar en la realización de una cornuostomía o en una resección cornual cuneiforme con salpingectomía por laparoscopia o laparotomía. Una revisión sistemática de la bibliografía especializada publicada recientemente evaluó el papel del abordaje histeroscópico en el manejo mínimamente invasivo del embarazo intersticial, así como de los restos retenidos en esa zona y concluyó que, tanto en pacientes hemodinámicamente estables con un embarazo intersticial no roto como en las mujeres con restos en dicha localización y que desean preservar la fertilidad futura, el abordaje histeroscópico supone una opción eficaz y segura.

La seguridad y eficacia del abordaje histeroscópico en consulta están demostradas para el tratamiento de los restos gestacionales retenidos con histeroscopios de pequeño diámetro y sin necesidad de anestesia. Un estudio retrospectivo publicado recientemente por Raz *et al.* encontró que la histeroscopia en consulta para el tratamiento del tejido trofoblástico residual menor o igual a 2 cm fue tan eficaz como la histeroscopia quirúrgica bajo sedación y más segura, con un mayor por-

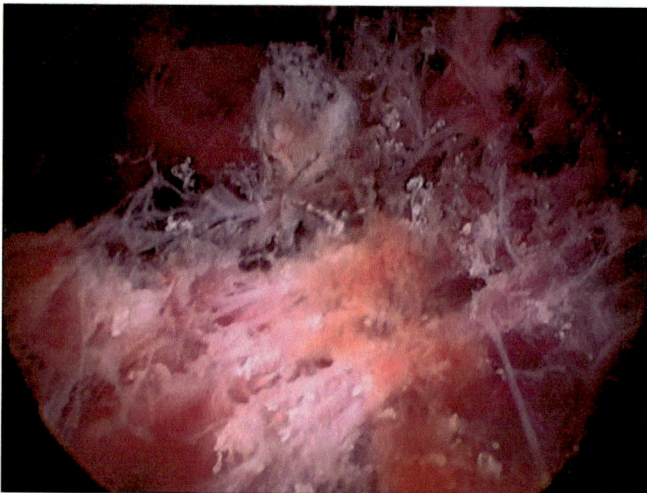

Figura 31-9. Visión en detalle de las vellosidades coriales de color rojizo.

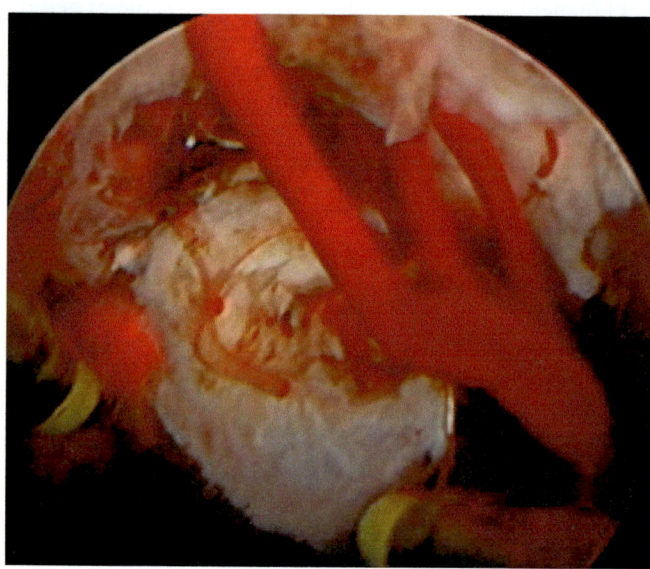

Figura 31-10. Sangrado activo de la zona de implantación de los restos.

centaje de casos, en el grupo de histeroscopia quirúrgica que experimentaron complicaciones como perforación uterina, laceración cervical y sangrado excesivo. Además, la histeroscopia *see and treat* en consulta es menos costosa al evitar la anestesia y tiene el beneficio adicional de un regreso más rápido al trabajo y a la rutina diaria de las pacientes.

HISTOPATOLOGÍA

Histológicamente, los restos gestacionales retenidos están compuestos por vellosidades organizadas y decidua con neovascularización en el sitio de implantación junto con endometrio regenerado. El análisis inmunohistoquímico puede revelar células sincitiotrofoblásticas inmunorreactivas frente a hCG en el tejido trofoblástico residual. La presencia de vellosidades coriales en el estudio anatomopatológico para diagnosticar definitivamente restos gestacionales retenidos solo se observa en el 60-80 % de las pacientes. Asimismo, se pueden ver «vellosidades fantasma» cuando hay presente tejido trofoblástico hialinizado y necrótico.

Un estudio retrospectivo publicado recientemente por Elder *et al*. encontró que hasta el 23 % de las pacientes tenían evidencia de endometritis crónica en el examen anatomopatológico de las muestras de restos retenidos obtenidas en el momento de la histeroscopia quirúrgica; esa endometritis se diagnosticaba por la presencia de una o más células plasmáticas en la tinción de hematoxilina y eosina. En este estudio no se administraron antibióticos preoperatorios ni postoperatorios de forma sistemática a las pacientes; alrededor del 58 % de las mujeres recibieron un régimen de tratamiento con doxiciclina después de ser diagnosticadas de endometritis crónica. El análisis de las tasas de embarazos posteriores observó que estas fueron significativamente más altas en las mujeres que recibieron terapia con antibióticos orales en comparación con las que no la recibieron, aunque, en general, no hubo diferencias significativas, desde un punto de vista estadístico, en la tasa de nacidos vivos entre las mujeres con o sin evidencia de endometritis crónica, así como tampoco diferencias en la tasa de aborto.

FERTILIDAD Y RESULTADOS OBSTÉTRICOS

No parece haber resultados reproductivos negativos después del tratamiento de los restos retenidos mediante histeroscopia, con tasas de concepción informadas del 85 % a los 6 meses y del 92 % a los 12 meses tras la extracción de los restos. En comparación con el legrado uterino, la extracción histeroscópica se asocia a un tiempo más corto hasta la concepción y una tasa más baja de problemas de infertilidad de nueva aparición.

Es habitual realizar una histeroscopia de *second look* en todas las pacientes 1-2 meses después de la evacuación para evaluar la cavidad y descartar la presencia de adherencias intrauterinas (AIU). Dado que el manejo de los restos se está decantando por la resección bajo visión directa de estos, se están observando mejoras significativas en la salud reproductiva y en el pronóstico de los pacientes tras la evacuación. La incidencia de AIU después del manejo quirúrgico de los restos depende de la modalidad que se elija para la evacuación de estos. Se observa de un modo significativo más AIU después del legrado uterino «a ciegas» en comparación con la resección dirigida de manera visual, con tasas informadas del 30 % frente al 13 %, respectivamente. Un estudio retrospectivo observó una tasa mucho más baja de AIU postoperatoria, del 7,5 %, y una tasa de fertilidad posterior del 83 % después del abordaje histeroscópico.

Por su lado, un análisis retrospectivo de Smorgick *et al*. evaluó el riesgo de desarrollar restos retenidos recurrentes, así como complicaciones en el embarazo posterior en dos grupos de pacientes, unas tratadas mediante legrado aspirativo y otras, por histeroscopia quirúrgica. Se observó que la presencia de restos recurrentes fue del 15 %, con un riesgo bastante mayor de recurrencia en pacientes que habían recibido tratamiento previo con legrado por aspiración que aquellas que habían tenido una histeroscopia quirúrgica. Se informó que las complicaciones del embarazo, como retención de placenta acreta, llegaron al 27 %.

 PUNTOS CLAVE

- La presencia de restos retenidos esta claramente reconocida como una de las etiologías comunes de hemorragia posparto secundaria, aunque su presentación es muy variable.
- El diagnóstico y su manejo plantean un importante desafío clínico para el ginecólogo y varían según la sintomatología, el estado clínico de la paciente y los hallazgos en el diagnóstico.
- Si bien la dilatación y el curetaje solían ser el método de referencia para el manejo quirúrgico de esta patología, la resección histeroscópica está ganando popularidad al ser una técnica precisa, segura y eficaz que previene muchas complicaciones del legrado «a ciegas». Con este cambio hacia la extracción de tejido bajo visualización directa, hay una reducción de complicaciones, como la formación de adherencias intrauterinas, la evacuación incompleta de los productos de la concepción y la perforación uterina, así como una menor lesión del endometrio circundante.
- Aunque cualquier instrumental es útil para la extracción de restos retenidos por vía histeroscópica, se recomienda

el uso del resectoscopio en los casos en que exista un alto grado de vascularización, ya que permite al cirujano coagular selectivamente los vasos sanguíneos y la base del tejido cuando sea necesario.
- Se debe tener especial cuidado con los restos tipo 3, ya que el sangrado puede ser profuso y aumentar la posibilidad de complicaciones graves.
- El sistema de clasificación de Gutenberg combina los patrones morfológicos histeroscópicos con los hallazgos ecográficos y puede usarse para la planificación quirúrgica preoperatoria, puesto que predice el riesgo de sangrado durante la exéresis de los restos, permitiendo seleccionar el lugar más seguro para realizar el procedimiento (en consulta o en quirófano).
- Los datos hasta la fecha demuestran tasas de embarazo postratamiento prometedoras y un intervalo más corto hasta la concepción con la extracción histeroscópica de tejido que con la dilatación y el legrado.

BIBLIOGRAFÍA

Alonso-Pacheco L, Nieto-Pascual L, García-Mourin B, Rodrigo-Olmedo M. Hysteroscopy and retained products of conception. Springer International Publishing; 2018. p. 181-91.

Baer BF. Placental polypus which simulated malignant disease of the uterus. Philadelphia Med Times. 1884;15:175.

Ben-Ami I, Melcer Y, Smorgick N, Schneider D, Pansky M, Halperin R. A comparison of reproductive outcomes following hysteroscopic management versus dilatation and curettage of retained products of conception. Int J Gynaecol Obstet. 2014;127(1):86-9.

Capmas P, Lobersztajn A, Duminil L, Barral T, Pourcelot AG, Fernández H. Operative hysteroscopy for retained products of conception: Efficacy and subsequent fertility. J Gynecol Obstet Hum Reprod. 2019;48(3):151-4.

D'Hoore E, D'Hoore L, Van den Berghe S, Roets E, van Wessel S, Hamerlynck T. Operative hysteroscopy in the minimally invasive management of interstitial pregnancy and interstitially retained products of conception: A case report and systematic literature review. Eur J Obstet Gynecol Reprod Biol. 2021;265:54-9.

Durfee SM, Frates MC, Luong A, Benson CB. The sonographic and color Doppler features of retained products of conception. J Ultrasound Med. 2005;24(9):1181-6; quiz 1188-9.

Dyer I, Bradburn DM. An inquiry into the etiology of placental polyps. Am J Obstet Gynecol 1971;109(6):858-67.

Eastman NJ, Hellman LM. Williams Obstetrics. 13th ed. Appleton Century-Crofts; 1966.

Elder S, Bortoletto P, Romanski PA, Spandorfer S. Chronic endometritis in women with suspected retained products of conception and their reproductive outcomes. Am J Reprod Immunol. 2021;86(2):e13410.

Favilli A, Tosto V, Ceccobelli M, Parazzini F, Franchi M, Bini V, et al. Risk factors for non-adherent retained placenta after vaginal delivery: a systematic review. BMC Pregnancy Childbirth. 2021;21(1):268.

Foreste V, Gallo A, Manzi A, Riccardi C, Carugno J, Sardo ADS. Hysteroscopy and Retained Products of Conception: An Update. Gynecol Minim Invasive therapy. 2021;10(4):203-9.

Hooker AB, Aydin H, Brölmann HAM, Huirne JAF. Long-term complications and reproductive outcome after the management of retained products of conception: a systematic review. Fertil Steril. 2016;105(1):156-64.

Hooker AB, Thurkow A. Asherman's syndrome after removal of placenta remnants: a serious clinical problem. Gynecol Surg. 2011;8:449-53.

Ishihara T, Kanasaki H, Oride A, Hara T, Kyo S. Differential diagnosis and management of placental polyp and uterine arteriovenous malformation: Case reports and review of the literature. Womens Health (Lond). 2016;12(6):538-43.

Jakopic-Macek K, Blaganje M, Kenda-Suster N, Drusany-Staric K, Kobal B. Office hysteroscopy in removing retained products of conception - a highly successful approach with minimal complications. J Obstet Gynaecol. 2020;40(8):1122-6.

Jauniaux E, Ayres-de-Campos D, Langhoff-Roos J, Fox KA, Collins S, Diagnosis FPA, FIGO Placenta Accreta Diagnosis and Management Expert Consensus Panel. FIGO classification for the clinical diagnosis of placenta accreta spectrum disorders. Int J Gynaecol Obstet. 2019;146(1):20-4.

Kamaya A, Petrovitch I, Chen B, Frederick CE, Jeffrey RB. Retained products of conception: spectrum of color Doppler findings. J Ultrasound Med. 2009;28(8):1031-41.

Knofler M, Haider S, Saleh L, Pollheimer J, Gamage T, James J. Human placenta and trophoblast development: key molecular mechanisms and model systems. Cell Mol Life Sci. 2019;76(18):3479-96.

Lemmers M, Verschoor M, Rengerink O, NaaktgeborenC, Opmeer B, Bossuyt P, et al. MisoREST: surgical versus expectant management in women with an incomplete evacuation of the uterus after misoprostol treatment for miscarriage: a randomized controlled trial. Hum Reprod. 2016;31(11):2421-7.

Moawad NS, Mahajan ST, Moniz MH, Taylor SE, Hurd WW. Current diagnosis and treatment of interstitial pregnancy. Am J Obstet Gynecol. 2010;202(1):15-29.

Morlando M, Sarno L, Napolitano R, Capone A, Tessitore G, Maruotti GM, et al. Placenta accreta: incidence and risk factors in an area with a particularly high rate of cesarean section. Acta Obstet Gynecol Scand. 2013;92(4):457-60.

Neilson JP, Hickey M, Vazquez JC. Medical treatment for early fetal death (less than 24 weeks). Cochrane Database Syst Rev. 2006;(3):CD002253.

Ngan HYS, Seckl MJ, Berkowitz RS, Xiang Y, Golfier F, Sekharan PK, et al. Update on the diagnosis and management of gestational trophoblastic disease. Int J Gynaecol Obstet. 2018;143 Suppl 2:79-85.

Ngan HYS, Seckl MJ, Berkowitz RS, Xiang Y, Golfier F, Sekharan PK, et al. Update on the diagnosis and management of gestational trophoblastic disease. International journal of gynaecology and obstetrics. 2018;143(2):79-85.

O'Rourke-Suchoff D, Benitez S, Higgins M, Stier EA. Diagnosis and treatment of women with radiologic findings suspicious for uterine arteriovenous malformations. Journal of obstetrics and gynaecology. 2021;41(5):769-73.

Ranney B. Relative atony of myometrium underlying the placental site secondary to high cornual implantation; a major cause of retained placentas. Am J Obstet Gynecol. 1956;71(5):1049-61.

Raz N, Sigal E, González Arjona F, Calidona C, Garzón S, et al. See-and-treat in-office hysteroscopy versus operative hysteroscopy for the treatment of retained products of conception: A retrospective study. The journal of obstetrics and gynaecology research. 2022;48(9):2459-65.

Schenker JG, Margalioth EJ. Intrauterine adhesions: an updated appraisal. Fertil Steril. 1982;37(5):593.

Sellmyer MA, Desser TS, Maturen KE, Jeffrey RB, Jr., Kamaya A. Physiologic, histologic, and imaging features of retained products of conception. Radiographics. 2013;33(3):781-96.

Smorgick N, Barel O, Fuchs N, Ben-Ami I, Pansky M, Vaknin Z. Hysteroscopic management of retained products of conception: meta-analysis and literature review. European journal of obstetrics, gynecology, and reproductive biology. 2014;173:19-22.

Smorgick N, Rabinovitch I, Levinsohn-Tavor O, Maymon R, Vaknin Z, Pansky M. Two-step hysteroscopy for management of morbidly adherent retained products of conception. Archives of gynecology and obstetrics. 2019;300(3):669-74.

Soper JT. Gestational trophoblastic disease. Obstet Gynecol. 2006;108(1):176-87.

Swan RW, Woodruff JD. Retained products of conception. Histologic viability of placental polyps. Obstet Gynecol. 1969;34(4):506-14.

Takeda A, Koyama K, Imoto S, Mori M, Sakai K, Nakamura H. Placental polyp with prominent neovascularization. Fertil Steril. 2010;93(4):1324-6.

Tekay A, Jouppila P. A longitudinal Doppler ultrasonographic assessment of the alterations in peripheral vascular resistance of uterine arteries and ultrasonographic findings of the involuting uterus during the puerperium. Am J Obstet Gynecol 1993;168(1 Pt 1):190-8.

Thangarajah F, Brunner M, Pahmeyer C, Radosa JC, Eichler C, Ludwig S, et al. Predictors of Postpartal Retained Products of Conception. In vivo. 2019;33(2):469-72.

Timmerman D, Wauters J, Van Calenbergh S, Van Schoubroeck D, Maleux G, Van Den Bosch T, et al. Color Doppler imaging is a valuable tool for the diagnosis and management of uterine vascular malformations. Ultrasound Obstet Gynecol. 2003;21(6):570-7.

Ustunyurt E, Kaymak O, Iskender C, Ustunyurt OB, Celik C, Danisman N. Role of transvaginal sonography in the diagnosis of retained products of conception. Arch Gynecol Obstet. 2008;277(2):151-4.

Wada Y, Takahashi H, Suzuki H, Ohashi M, Ogoyama M, Nagayama S, et al. Expectant management of retained products of conception following abortion: A retrospective cohort study. European journal of obstetrics, gynecology, and reproductive biology. 2021;260:1-5.

Van den Bosch T, Daemen A, Van Schoubroeck D, Pochet N, De Moor B, Timmerman D. Occurrence and outcome of residual trophoblastic tissue: a prospective study. J Ultrasound Med. 2008;27(3):357-61.

Zhang J, Gilles JM, Barnhart K, Creinin MD, Westhoff C, Frederick MM, et al. A comparison of medical management with misoprostol and surgical management for early pregnancy failure. The New England journal of medicine. 2005;353(8):761-9.

Embrioscopia

32

J. Ferro Camargo

OBJETIVOS

- Conocer la historia de la histeroembrioscopia y el potencial que tiene en la ginecología actual.
- Saber cómo se realiza la técnica así como las zonas específicas de las que se debe obtener una biopsia.
- Saber identificar las diferentes estructuras que se encuentran al realizar una histeroembrioscopia.

INTRODUCCIÓN

Se estima que el aborto clínico espontáneo tiene un riesgo de presentarse del 15-20 %. Este puede incrementar hasta tres veces en mujeres con pérdida recurrente, al igual que en aquellas que se quedan embarazadas con tratamientos de reproducción asistida (llega a ser hasta del 40 %).

Las anormalidades cromosómicas son la principal causa (50-70 %) de pérdida gestacional precoz, por lo que los estudios citogenéticos son de marcado interés en los abortos diferidos que se presentan en el primer trimestre de la gestación, sobre todo, en aquellas parejas con aborto recurrente. Sin embargo, su efectividad puede ser un tanto limitada debido a la tasa de fallo del cultivo celular, la potencial contaminación materna con tejido decidual de las muestras obtenidas por legrado, la posibilidad de un mosaicismo placentario y de discrepancias fetoplacentarias, y la falta de discriminación en casos de pérdida gestacional múltiple precoz y la dificultad de encontrar y visualizar el embrión entre los restos del legrado.

Algunos procedimientos tratan de solucionar estos problemas: la biopsia de vellosidad corial transcervical o transabdominal, la punción amniótica transvaginal y la toma de tejido trofoblástico usando pequeñas pinzas de biopsia bajo guía ecográfica. También se pueden emplear técnicas de laboratorio con análisis molecular que no requieren cultivo celular previo y que consisten en la tipificación del ADN de una muestra de sangre materna y del ADN de la muestra de los restos abortivos. Una vez se establece la diferencia, se procede al cariotipaje de la muestra analizada con la seguridad de que se trata de tejido embrionario.

Para intentar solucionar todos estos problemas encontrados en la práctica diaria y poder asesorar mejor a las parejas que han sufrido un aborto espontáneo, se puede realizar una exploración histeroscópica del interior de la cavidad uterina y del saco gestacional antes del legrado uterino con el objeto de evaluar *in situ* cualquier alteración morfológica del embrión y sus membranas. Además, así, se pueden obtener, de forma directa y selectiva, muestras del embrión,

el trofoblasto y las diferentes membranas para la realización de un estudio citogenético fiable. Del mismo modo, se pueden llevar a cabo estudios moleculares a estas muestras que dan como resultado una mayor y altísima fiabilidad en los diagnósticos genéticos. La histeroembrioscopia y el análisis por biologías moleculares de las muestras no son excluyentes, sino complementarios. Se abre, de este modo, la oportunidad de un nuevo campo para el estudio, la investigación y el desarrollo de nuevas posibilidades diagnósticas en la gestación temprana.

HISTORIA

Uno de los primeros trabajos al respecto fue publicado por el sueco Björn Westin con el título de *Histeroscopia en gestación temprana*, en *Lancet*, en 1954. Este utilizó el panendoscopio de McCarthy por vía transcervical para observar directamente el feto dentro del útero en el interior de sus membranas en tres pacientes con aborto terapéutico y fetos de 10, 19 y 21 cm de longitud.

Años después, en 1966, un grupo de venezolanos, con Oscar Agüero al frente, publicaron un estudio titulado *Histeroscopia en pacientes gestantes, una nueva herramienta diagnóstica*. Estos emplearon también la vía transcervical con dos tipos de histeroscopios con camisas de 20, 24 y 28 Fr (6-9 mm, aproximadamente) en 118 pacientes entre la octava y la cuadragésima semana de gestación (solo una paciente estaba en la octava semana; las demás se encontraban por encima de las veinticuatro semanas, la mayoría de la semana cuarenta en adelante). Diez fueron gestaciones normales a término (para tener conocimiento de la apariencia de las membranas ovulares, la presentación fetal, el canal cervical y la pared uterina); los otros casos fueron embarazos prolongados, ruptura prematura de membranas, hemorragia al final de la gestación, incompatibilidad Rh, hidramnios, muerte fetal y mola hidatiforme.

En 1972, Carlo Valenti utilizó el término **endoamnioscopia** para referirse a la técnica usada en su trabajo sobre seis pacientes de aborto por histerotomía entre la semana

14 y 18. En ella empleó un cistoscopio con camisa oval de 18 Fr (5,4 mm) y canal operatorio para pinza de biopsia, con lo que pudo observar directamente el feto mediante la inserción de este por una incisión miometrial a la que llegaba con laparotomía. Además, tomó biopsias de piel de la región deltoidea y glútea de fetos de cinco de estas pacientes, sin llegarse a establecer ninguna complicación, morbilidad o efecto deletéreo en la madre, el feto o el progreso de la gestación. Scrimgeour, en 1973, indica el uso de la misma técnica para el diagnóstico prenatal de enfermedades genéticas.

Con la aparición del ultrasonido, las observaciones en tiempo real hicieron que estas técnicas decayeran y casi dejaran de usarse por su excesiva invasividad y su elevada tasa de mortalidad fetal ante un método que cumplía, a todas luces, las mismas posibilidades diagnósticas, pero de forma no invasiva.

En la década de los noventa, cuando la tecnología ya desarrolla mejores instrumentos endoscópicos, en especial en luminosidad, y endoscopios de menor diámetro, se inicia una reactivación de la embrioscopia y la fetoscopia con la minimización de la invasividad y la posibilidad de realizar intervenciones que, en la actualidad, aún continúan disputando la supremacía con la ultrasonografía intervencionista. Muchos autores, como Cullen *et al.*, en 1990, Ghirardini, en 1991, y Reece *et al.*, en 1993, han denominado la técnica como **embrioscopia** y han trabajado con endoscopios de 2-4 mm de diámetro por vía transcervical en pacientes que tenían como indicación la terminación del embarazo entre la semana 5 y 13 de gestación. Estos autores tuvieron éxito al visualizar el embrión en el 96 %, 75 % y 100 % de los casos, respectivamente, con una tasa muy baja o nula de complicaciones; solo Cullen tuvo una muerte fetal inmediata.

Uno de los grupos más prolíficos en el desarrollo de estas técnicas endoscópicas fue el de Dumez *et al.*, en 1992. Estos efectuaron una embrioscopia diagnóstica transcervical con un endoscopio de 1,7 mm de diámetro en 39 pacientes entre las semanas 8 y 13 de gestación, con indicación de alto riesgo por enfermedades genéticas autosómicas dominantes que incluían alteraciones faciales y en las extremidades. Este mismo grupo practicó la embrioscopia en otras tres pacientes de condiciones similares, pero por vía transabdominal con el mismo endoscopio. Aquí, se usó como camisa un trocar de 2 mm y se tuvo éxito en visualizar el embrión en el 97 % de los 42 casos. La tasa de aborto espontáneo fue del 12,8 % y seis mujeres interrumpieron su gestación por alteraciones genéticas demostradas. Finalmente, nacieron 31 bebés con un promedio de gestación de 39 semanas y un desarrollo normal subsecuente.

En 1994, se registró el diagnóstico de síndrome de Meckel-Gruber por embrioscopia transcervical a las 10,4 semanas de gestación mediante la visualización de polidactilias en manos y pies. En 1995, Dommergues *et al.*, del equipode Dumez, registra el diagnóstico embrioscópico de un caso de síndrome de Van Der Woude, cuya importancia radica en que el análisis del ADN no fue informativo para predecir un feto afectado, ya que este síndrome tiene una expresión variable.

Posteriormente, Rubén Quintero *et al.* siguieron desarrollando la vía de abordaje transabdominal para realizar la embriofetoscopia. Publicaron un trabajo en 1993 sobre pacientes con indicación de interrupción de la gestación entre las semanas 7 y 20, tanto en época embrionaria como fetal, con agujas de 18-19 G; recogieron una tasa de fallo en la visualización del embrión del 25 %, uno de ellos por sangrado de la pared uterina, y una tasa de dificultad técnica en la realización del procedimiento de un 35 % cuando la aguja terminó accidentalmente dentro de la cavidad amniótica, sobre todo en gestaciones de más de 11 semanas. Esto es explicable porque la cavidad coriónica o extracelómica, por encima de la semana 10 de gestación, comienza a estar prácticamente sellada por el adosamiento de la membrana corial con la membrana amniótica; pero, quizá, esta circunstancia haya marcado el inicio de la embriofetoscopia intraamniótica con aguja fina.

Estos mismos autores también observaron el diagnóstico transabdominal de un caso de síndrome de Meckel-Gruber al encontrar una polidactilia y encefalocele occipital en una gestación de 11 semanas.

En 1994, Reece *et al.*, en pacientes con indicación de interrupción de la gestación entre las semanas 8 y 12, practican esta técnica entrando en el espacio extracelómico, sin penetrar el amnios, con un microendoscopio de 0,7-0,8 mm de diámetro con una aguja de 16 G guiada por ecografía. La tasa de éxito fue del 100 % en la visualización del embrión y, posteriormente, en 1995, publicaron el uso de la embriofetoscopia intraamniótica por aguja fina para descartar un diagnóstico de defecto de tubo neural sospechado por ecografía a las 15 semanas de gestación. El procedimiento no presentó complicaciones y la gestación finalizó con parto a término.

En el Instituto Valenciano de Infertilidad, en España, se lleva a cabo la histeroembrioscopia bajo anestesia general, previa al legrado uterino, en mujeres con gestaciones detenidas tempranamente (por debajo de la décima semana) con un abordaje transvaginal y equipos similares a los de histeroscopia. En el estudio inicial de Ferro *et al.* con 68 pacientes, publicado en 2003, se pudo llevar a cabo el procedimiento en todas las pacientes, a excepción de dos, en las que en el momento de la intervención llegaron con sangrado activo. Asimismo, se pudo practicar biopsias dirigidas selectivas embrionarias y de vellosidad corial en 69 sacos gestacionales (97,2 %), porque la serie incluyó tres sacos gemelares biamnióticos bicoriales. La edad de las gestaciones detenidas fue de 6-8 semanas. En total, hubo 54 biopsias embrionarias dirigidas y 69 biopsias de vellosidad corial dirigidas. Los fallos al realizar las primeras fueron debidos a la presencia de un saco anembrionado previamente (diagnosticado por ecografía transvaginal) y a la falta de visualización del embrión por dificultades técnicas.

El embrión más pequeño, biopsiado con éxito por este método endoscópico, tenía una CRL de 2 mm. Cabe destacar que, casi al mismo tiempo en que se empezó a desarrollar esta técnica en 1998, otro equipo, en Austria, encabezado por Thomas Philipp, estaba realizando los mismos estudios en embrioscopia con un histeroscopio por vía transcervical y con varias publicaciones desde 2001.

De forma general, por encima de la décima semana de haber presentado la última menstruación, el producto de la gestación deja de ser embrión y pasa a ser feto. Esto coincide con otros eventos, como el inicio de la autonomía de la placenta, la caducidad del cuerpo lúteo y la reducción del espacio de la cavidad coriónica (se vuelve casi virtual al adosarse el amnios con el corion) y del espacio entre el saco gestacional y la cavidad endouterina por la expansión este y el adosamiento de la decidua membranosa o capsular con la parietal, lo que marca realmente una diferencia para la realización de la endoscopia embrionaria de la fetal, sobre todo para su vía de abordaje y el calibre de los implementos endoscópicos.

DEFINICIÓN E INDICACIONES

La histeroembrioscopia es la técnica endoscópica transcervical que combina la histeroscopia con la embrioscopia en un solo procedimiento mínimamente invasivo bajo anestesia general. Consiste en la inspección endoscópica del interior de la cavidad uterina y del contenido del saco gestacional durante las primeras diez semanas de falta menstrual o período embrionario en gestaciones detenidas y antes de un legrado uterino si fuera necesario (**Fig. 32-1**).

De forma general, se denomina **embrioscopia** a la exploración endoscópica del embrión o el feto en estadios iniciales de su desarrollo. Esta se hace dentro del saco gestacional, en el interior del espacio extracelómico, pero sin penetrar la membrana amniótica, por vía transcervical o transabdominal. Algunos autores también la denominan, indistintamente, **embriofetoscopia**, ya que el término fetoscopia se utiliza para denominar la técnica endoscópica que visualiza al feto dentro del propio amnios cuando ya no existe espacio extracelómico (su abordaje es, por lo general, transabdominal).

Se denomina **histeroembrioscopia** para diferenciarla de la **embriofetoscopia**, debido a que la primera técnica, como su nombre indica, incluye la histeroscopia convencional. Esta, al entrar transcervicalmente, permite inspeccionar el canal endocervical, la cavidad uterina, su decidualización y posterior ubicación del saco o los sacos gestacionales para, al final, practicar la embrioscopia cuando, al penetrar en el espacio extracelómico o la cavidad corial, se pueda observar el saco amniótico con su embrión, la vesícula vitelina y la membrana corial, que transparenta ligeramente las vellosidades coriales.

En este período embrionario es cuando se suceden los más rápidos e importantes cambios morfológicos en el embrión, la vesícula vitelina y sus membranas (casi a diario).

La histeroembrioscopia en pérdidas gestacionales tempranas permite no solo la evaluación morfológica directa de las diferentes estructuras anatómicas del saco y sus componentes internos con excelente precisión, sino que, además, es posible tomar biopsias dirigidas y selectivas, las cuales son adecuadas para cariotipaje con altísima fidelidad, ya que evita la contaminación materna. Esta aproximación permite el diagnóstico preciso del estado de desarrollo embrionario y sus alteraciones morfológicas y genéticas, identifica mosaicismos placentarios y permite el cariotipado individual de cada embrión en pérdidas gestacionales gemelares. Asimismo, en las mujeres a las que se les ha practicado diagnóstico genético preimplantacional, permite evaluar si después del análisis se ha producido algún cambio en la subsecuente evolución embrionaria.

Esta técnica se indica en especial en las detenciones del desarrollo embrionario antes de presentarse su expulsión espontánea o previa al legrado uterino. De este modo, se puede realizar un diagnóstico descriptivo de las alteraciones observadas y tomar biopsias de los diferentes tejidos maternos, embrionarios y membranosos de forma dirigida, directa y selectiva para evitar la contaminación tisular y bacteriana (es uno de los problemas más comunes en el diagnóstico citogenético) y, finalmente, contar con mejores y más precisos elementos de juicio en la evaluación de la pérdida gestacional temprana, además de abrir un amplio campo a la investigación.

Antes de la histeroembrioscopia, se debe llevar a cabo, de manera rutinaria, una ecografía transvaginal, que aporta los elementos de juicio necesarios para su indicación y posterior correlación de hallazgos y resultados. Esta permite la evaluación de la edad gestacional en que se ha producido la detención del desarrollo embrionario al contrastar los diferentes parámetros de biometría ecográficos (LCN-DSG-DVV) con la fecha del último período o con la de transferencia embrionaria si es el caso. Este dato, posteriormente, puede correlacionarse con la morfología embrionaria observada en directo mediante endoscopia.

Hasta ahora, su principal indicación es en las gestaciones detenidas y previa al legrado uterino convencional, antes de que se produzca la maceración de los tejidos para observar directamente las distintas estructuras anatómicas y tomar muestras dirigidas de los diversos tejidos de forma completamente selectiva y libre de cualquier contaminación tisular o bacteriana, lo que redunda en mejores y más precisos diagnósticos. No hay duda de su valor en las gestaciones múltiples detenidas, donde esta técnica permite tomar muestras independientes de cada uno de los embriones y vellosidades (de otra forma, no sería posible con tanta selectividad y precisión).

Por otro lado, se prefiere indicar en gestaciones detenidas diagnosticadas por ecografía vaginal con edad gestacional menor o igual a 10 semanas, lo que corresponde al límite del período embrionario, según los criterios de Filly:

- Visualización clara de un saco amniótico sin embrión.
- Ausencia de latido cardíaco en embrión de LCN mayor a 5 mm.

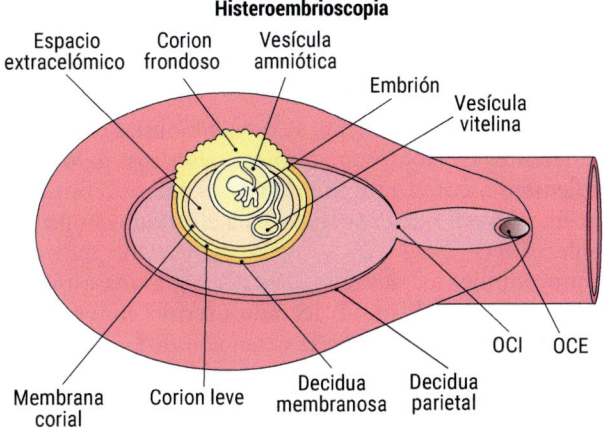

Histeroembrioscopia

Figura 32-1. Dibujo anatómico de útero con saco gestacional temprano. OCE: orificio cervical externo; OCI: orificio cervical interno.

- Ausencia de embrión en saco gestacional de diámetro medio mayor a 18 mm.
- Ausencia de vesícula vitelina en saco gestacional de diámetro medio mayor a 13 mm.

Tanto los tejidos maternos como embrionarios y membranosos biopsiados de forma dirigida y selectiva por histeroembrioscopia puede utilizarse en numerosos estudios de investigación de tipo morfológico, citogenético, inmunohistoquímico y molecular.

Es muy importante en todos los casos tomar tanto la muestra embrionaria como la vellositaria, ya que pueden encontrarse discrepancias cromosómicas, de feto o placentarias, como se ha podido verificar en nuestros trabajos y en otros estudios relacionados, como el de Farra *et al.*

EQUIPO

En este apartado, se describe el equipo con el que se trabaja en la histeroembrioscopia, el cual no difiere en realidad del que se usa para una histeroscopia convencional. Pero, en este caso, se hace siempre con suero fisiológico, como medio de distensión líquido, a presiones y flujos bajos, no necesariamente mayores de 75 mmHg, y a 100 mL/min de flujo, en lo posible, en aparatos de flujo y presión controlados de modo automático. En aparatos solo de presión, puede igualmente usarse a no más de 75 mmHg.

Pueden utilizarse diferentes equipos de histeroscopia, como el de Hamou®, el de Bettochi® o el Trophyscope® de Campo, todos de Karl Storz (Alemania). No obstante, pueden utilizarse otras marcas comerciales. Lo importante es que sean de diámetro reducido y con canal operatorio para instrumentos de 5 French o Char.

La descripción del equipo básico necesario para la histeroembrioscopia es el siguiente:

- Histeroscopio (tipo Bettocchi® de 3,8 mm, Karl Storz). Consta de:
  - Telescopio de 2 mm de diámetro con óptica Hopkins de visión 30°. Si es posible, usar telescopio con tornillo micrométrico para graduar la profundidad de campo en la magnificación por contacto hasta 60x.
  - Camisa interna ovalada de 3,6 mm de flujo continuo unidireccional con canal de trabajo para instrumentos quirúrgicos semirrígidos de 5 French o Char. No es necesario usar la camisa externa para no aumentar el diámetro del aparato.
  - Pinza semirrígida de cuchara para biopsia de 5 French o Char y 34 cm de largo.
- Fuente de luz led y cable conductor de fibra.
- Monitor de televisión con endocámara y sistema de archivo de imágenes o, en su defecto, videograbadora.
- Aparato automático de irrigación con flujo y presiones regulables.
- Tubos estériles de conducción del medio líquido distensivo al histeroscopio.
- Suero fisiológico en bolsas plásticas de 1.000-3.000 mL como medio de distensión.
- Tubos estériles para recolección de muestras.
- Equipo convencional para legrado uterino por aspiración.

TÉCNICA

La técnica se realiza en quirófano, en posición de litotomía y bajo anestesia general con máscara laríngea. Se practica limpieza del área genital y vaginal con una pequeña gasa estéril con medio líquido antiséptico, que puede ser un medio yodado o clorado especial para piel y mucosas, y, a continuación, se cubre y aísla el área con campos operatorios estériles.

Sin necesidad de pinzamiento cervical ni previa dilatación cervical usando como medio de distensión suero fisiológico exclusivamente, se inicia el paso del histeroscopio guiado de modo visual y siguiendo anatómicamente la vagina, el cérvix y su orificio cervical externo y el curso del canal cervical hasta lograr rebasar el orificio cervical interno y llegar a la cavidad uterina. Se espera que el flujo del líquido lave hasta obtener una visión clara. Después se explora la cavidad uterina y se observa si es o no regular, la decidualización del endometrio y su llamativa vascularización, la presencia o no de hematomas, sangrado o desprendimientos, y la presencia del saco gestacional, su ubicación y características. A continuación, se escoge, sobre la parte periférica más distal posible a su implantación, un área que corresponda al sitio donde la decidua membranosa o capsular sea más delgada y con menor vascularización. Con la pinza de biopsia se practica un orificio por el que se introduce de forma perpendicular el histeroscopio atravesando el corion leve hasta llegar a la membrana corial, la cual se penetra suavemente con la punta del histeroscopio, o practicando de nuevo otro orificio de igual manera al anterior. Con ello, se entra en la cavidad corial o espacio extracelómico.

Al practicarse antes de la décima semana de gestación, este espacio se encuentra practicable, es suficiente y tiene forma esférica. En él se observa el saco amniótico adosado excéntricamente en algún sitio al corion por el cordón umbilical del embrión que se encuentra en su interior y este, a su vez, unido por un tenue conducto a la vesícula vitelina. Este espacio tiene una importante variación según la edad gestacional.

Después se lleva a cabo un nuevo orificio sobre el amnios, con lo que se está en contacto directo con el embrión. Conviene la ayuda, en este momento, de la interrupción y emisión de pequeñas cantidades de suero fisiológico para cambiar la posición del embrión o limpiar la visión de restos tisulares, con lo que se logra un examen lo más completo y pormenorizado posible de su morfología, incluido el cordón umbilical. Cabe destacar que la vesícula vitelina está por fuera del saco amniótico de forma libre o adosada al amnios según la edad gestacional.

Al terminar la exploración, se toman biopsias dirigidas de los diferentes elementos anatómicos descritos, pero, indiscutiblemente, como mínimo deben recogerse biopsias del embrión y las vellosidades coriales para el estudio citogenético o molecular (**Fig. 32-2, 32-3 y 32-4**). Una vez terminado este procedimiento, se valora si es necesaria una aspiración endometrial o, incluso, un legrado uterino convencional, según los hallazgos. Cuando la detención de la gestación ha sido de menos de 4 semanas, es probable que no sea necesario hacer nada más, ya que es posible que el saco se pueda retirar por completo con el procedimiento de obtención de muestras. En más semanas solo es necesario introducir sin dilatación cervical una cureta tipo Novak o una de tipo Kar-

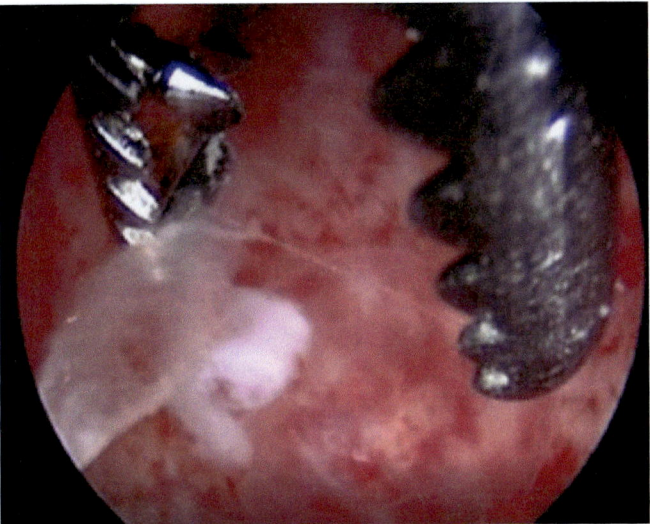

Figura 32-2. Biopsia del embrión.

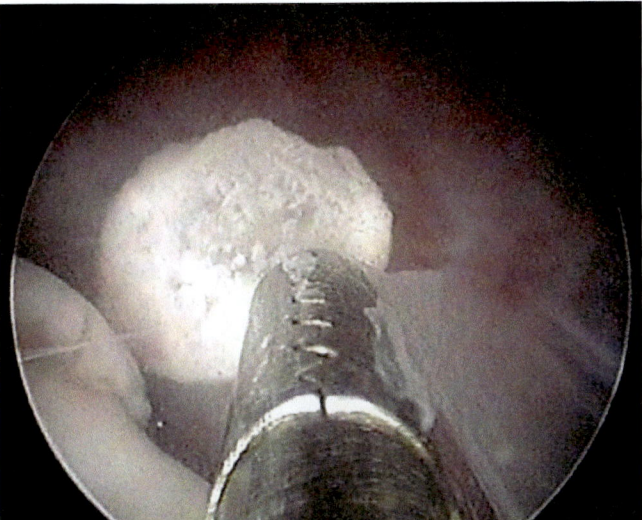

Figura 32-4. Biopsia de la vesícula vitelina.

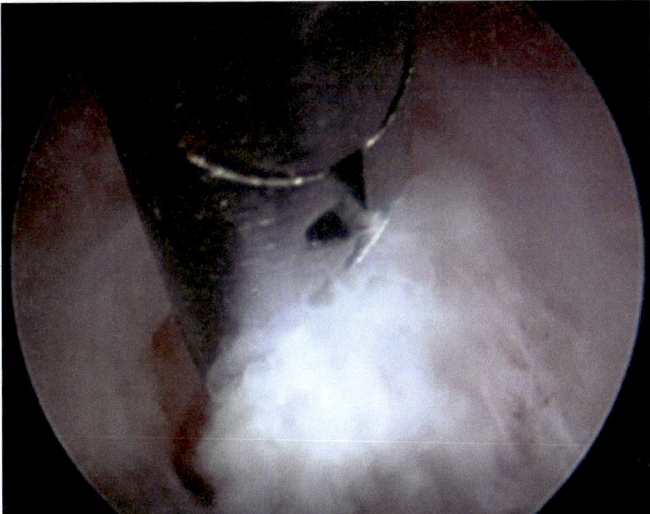

Figura 32-3. Biopsia de trofoblasto.

man, y practicar un aspirado de la cavidad uterina. Ocasionalmente, en gestaciones a partir de la octava semana o cerca de la décima puede ser necesario un legrado convencional. El material obtenido del aspirado se envía para hacer un estudio histopatológico y completar el análisis de la pérdida.

PROCEDIMIENTO

A continuación, y a modo de guía, se describen diferentes estructuras anatómicas que se encuentran al practicar la endoscopia.

Canal cervical

Al introducir la óptica por el orifico cervical externo, se aprecia el tejido glandular con los cambios correspondientes a la gestación. Además, está ocupado por un moco denso y poco cristalino que va limpiando lentamente con la irrigación de suero fisiológico a medida que se avanza hacia el orificio cervical interno, el cual puede estar parcial o totalmente ocluido o, incluso, libre por completo de tejido decidualizado. Esta

circunstancia es variable y no se ha visto ningún patrón regular, salvo que el saco gestacional tenga una implantación baja. Las patologías observadas con más frecuencia en esta zona han sido los pólipos, cuyo recubrimiento epitelial también sufre cambios por la gestación. La característica más llamativa es la hipervascularización con patrones vasculares irregulares según se esté más próximo al orifico cervical interno.

Cavidad uterina

Al entrar a la cavidad endouterina, lo más llamativo es la prominencia del saco o los sacos gestacionales, cuya redondez se proyecta hacia la cavidad y recuerda la forma de un iglú. Esta característica se va perdiendo a medida que el saco aumenta de tamaño y se adosa a las paredes uterinas según avanza la gestación. En este momento, se reconoce el saco por las diferentes características entre la decidua capsular y la parietal (esta última mayormente vascularizada con patrones irregulares de tipo angiogénesis y presencia de espacios vasculares lacunares de tipo venoso).

Este tejido es de los más tardíos en mostrar desestructuración. Se observa con vitalidad, aunque la muerte embrionaria lleve más de 2 semanas. Cuando está desvitalizado, muestra un color marrón oscuro en lugar del rojo claro, que, poco a poco, se oscurece de acuerdo con el grado de estasis vascular y anoxia.

Saco gestacional

El tejido que recubre el saco gestacional es la decidua membranosa, también denominada capsular. Tiene algunas diferencias importantes con su homóloga parietal, pero estas también son evolutivas, como lo es la gestación, y se van acentuando o perdiendo a medida que avanza el embarazo. En las primeras semanas, casi que no hay mayores diferencias entre la decidua parietal y la capsular, salvo su localización sobre el saco, que es de igual grosor, circunstancia que se va perdiendo según avanza el crecimiento del saco; termina siendo una delgada capa que lo cubre hasta que se adosa con la parietal. Esta decidua capsular no presenta lagos venosos y su vascularización es más escasa cuanto más distal y periférica sobre el saco sea su localización, también evolutivamente será cada vez menos notoria. La turgencia del saco depende de su vitalidad; en los sacos colapsados es muy difícil su exploración interna.

Vellosidades coriales y membrana corial

Inmediatamente por debajo de la decidua capsular están las vellosidades coriales (trofoblasto), las cuales están distribuidas, en principio, de forma homogénea alrededor de la esfera que hace el saco coriónico. Se diferencia más adelante en la base de implantación, en el corion frondoso, y las más periféricas, en el corion leve; estas últimas son las que primero se encuentran al hacer la exploración. Estas vellosidades del corion leve van desapareciendo de manera paulatina al expandirse el saco y queda solo en la parte más proximal al corion frondoso (futura placenta). Cuanto más delgada sea esta porción anatómica, más pronto se observa la membrana corial que delimita al saco corial o coriónico, que, a su vez, contiene dentro el espacio extracelómico o cavidad corial. Las vellosidades coriales (trofoblasto) se ven con forma digitiforme y ramificaciones de diferentes órdenes, según la edad de gestación. De acuerdo con el tiempo que está detenido el embrión, presenta mayor o menor grado de degeneración hidrópica (diferente del también posible diagnóstico macroscópico de mola hidatiforme). La membrana coriónica o corial es semitransparente y en ella se pueden distinguir los diferentes vasos coriales.

Espacio extracelómico

En las gestaciones inferiores a 10 semanas, al entrar en la cavidad corial, su espacio es esférico y está limitado por la membrana corial, la cual al ser ligeramente transparente permite ver de manera tenue las vellosidades coriales como una red tubular blanquecina sobre un fondo rojizo. Dentro de esta cavidad esférica, se puede observar como suspendidas dos formaciones globulares excéntricas y de tamaño variable, según el tiempo de gestación, y membranas transparentes unidas entre sí por un tenue cordón, lo que, obviamente, corresponde al saco amniótico y la vesícula vitelina.

Saco amniótico

El saco amniótico contiene al embrión. Se inicia como una vesícula epiblástica sobre la lámina embrionaria y avanza hasta rodear e incluir al embrión. En la evolución, deja por fuera la vesícula vitelina y se cierra sobre el conducto onfalomesentérico para pasar a conformar el cordón umbilical al final del período embrionario. Posteriormente, con el crecimiento poco a poco va adosándose al corion; este adosamiento total con la membrana corial se completa al final del período embrionario. La membrana amniótica es transparente por completo y deja ver el embrión en su interior. Se debe hacer una apertura de esta para acceder al embrión y efectuar un examen visual con más detalle y tomar las muestras de forma directa y dirigida para los diferentes estudios.

Vesícula vitelina

Cuanto más precoz sea la gestación, más próxima está la vesícula vitelina del saco amniótico. Además, forma parte del hipoblasto de la lámina embrionaria al inicio del desarrollo y se aleja a medida que evoluciona en la gestación (se queda como un anexo esférico por fuera del saco amniótico y unida al embrión por un fino conducto). Su membrana granular se alisa y aleja del embrión a medida que progresa la gestación y queda entre el amnios y la membrana corial, donde involuciona paulatinamente.

La vesícula vitelina es uno de los anexos del saco gestacional que sufre más rápidos cambios y desaparece de manera temprana. Sus alteraciones casi siempre se correlacionan con patologías citogenéticas embrionarias.

Embrión

El período embrionario que se puede estudiar endoscópicamente abarca desde el inicio de la quinta semana de la fecha en que empieza el último período menstrual o el comienzo de la tercera semana después de la ovulación, es decir, cuando debería tenerse el supuesto nuevo período menstrual, hasta la décima semana desde la fecha del último período menstrual o a la octava semana de la fecha de ovulación. A partir de este momento, el embrión mide alrededor de 4 cm de longitud. En esta semana, se inicia el período fetal y, en este momento, el desarrollo corresponde más al crecimiento y maduración de las estructuras formadas durante el período embrionario.

Para tener una referencia en cuanto a la anatomía tan cambiante del embrión son interesantes los libros de texto y atlas de embriología. La mayor referencia y autoridad es el Sistema de Clasificación Embrionaria de Carnegie, propuesta por O´Rahilly y Muller en 1987, y que se basa en semanas a partir de la fecha de la fecundación. Esta clasificación está respaldada por la Colección Carnegie de Embriones del Centro de Anatomía del Desarrollo Humano del Museo Nacional de Salud y Medicina del Instituto de Patología de las Fuerzas Armadas de Estados Unidos, en Washington D.C.

La clasificación de Carnegie data un embrión a partir del momento de la falta menstrual como de 2 semanas. Esto correspondería a 4 semanas si se cuenta a partir del primer día del último período menstrual, de manera que un embrión datado en la tercera semana de la clasificación Carnegie corresponde, por fecha de última regla, a uno de 5 semanas.

Los embriones cambian rápidamente su morfología. Este es un proceso muy dinámico, y entenderlo de esta manera parece muy importante para observar las modificaciones normales o patológicas en embriones detenidos en los que la única alteración parece corresponder más a un retardo en el desarrollo de ciertos segmentos corporales con respecto al que llevan otros en el mismo embrión. Es muy importante saber que todas las partes del embrión no llevan normalmente la misma evolución en el tiempo. Por eso, se puede observar que el desarrollo de las extremidades superiores va por delante del de las inferiores. Este aspecto puede ser la mejor referencia para hablar de la alteración o del retardo del desarrollo de un embrión.

Se ha observado que, indistintamente, el desarrollo facial, torácico o, inclusive, abdominal de algunos embriones con alteraciones genéticas de tipo mosaicismos no se corresponde con la edad de desarrollo que muestran las extremidades en el momento en que se detuvo. Este asincronismo se puede establecer y relacionar con el tiempo en que queda detenido el desarrollo del embrión, ya que este queda momificado durante algún tiempo.

Otro tipo de alteraciones morfológicas son de presentación clásica, como los mielomeningoceles, meningoceles, espinas bífidas, anencefalias, encefaloceles, alteraciones oculares, labios leporinos, paladares hendidos, nariz plana, alteraciones de la pared torácica, onfaloceles, polidactilias, quistes del cordón y patologías conjuntas que pueden conformar diferentes síndromes. En ocasiones, cuando no se observan malformaciones de las estructuras embrionarias, solo el retardo en el desarrollo puede ser el único factor indicativo de alteración.

PUNTOS CLAVE

- La evaluación histeroembrioscópica de las gestaciones tempranas detenidas y previa al legrado evacuador en los abortos diferidos es un procedimiento seguro, relativamente fácil, bien tolerado por la paciente y sin complicaciones reportadas.
- La duración de la intervención endoscópica no es superior a 20 minutos, incluido un legrado subsecuente.
- Las biopsias dirigidas y selectivas de tejido embrionario y trofoblástico pueden ser obtenidas de forma fiable por histeroembrioscopia en embriones muy tempranos. Las muestras que se toman han demostrado ser adecuadas para el análisis completo del cariotipo.
- El estudio de los restos abortivos por metodología molecular, donde se comparan los tejidos obtenidos por legrado contrastados con una muestra sanguínea materna, establece la procedencia fetal de la muestra y el cariotipaje con fidelidad. Esta tecnología ha querido competir con la histeroembrioscopia en la precisión de la no contaminación materna del material, pero recientes estudios han demostrado que puede haber un mínimo porcentaje de contaminación. No son metodologías opuestas, sino complementarias, pero, obviamente, de mayor utilidad la segunda por los evidentes beneficios del examen visual *in situ* de las tem-

pranas estructuras gestacionales, lo que ofrece la potencial posibilidad de diagnosticar malformaciones embrionarias muy precoces no discernibles por ecografía. Además, esta técnica permite tomar biopsias endoscópicas dirigidas y específicas en gestaciones de edad muy precoz, con un potencial mínimo de contaminación materna de las muestras. Es aquí donde el estudio molecular puede completar la confirmación de la pureza de la muestra.
- La conjunción de las dos técnicas en los casos de discrepancias embrioplacentarias es importante, pero no es discutible la fidelidad de la histeroembrioscopia en las gestaciones múltiples detenidas estudiadas.
- La histeroembrioscopia es un procedimiento mínimamente invasivo que se puede llevar a cabo antes del legrado uterino evacuador en las gestaciones detenidas, con mucha más utilidad en las tempranas, sin alterar su evolución postoperatoria y con gran potencial para el estudio de los cambios patológicos. Asimismo, permite un estudio morfológico detallado *in situ* de las diversas estructuras anatómicas gestacionales, así como un estudio citogenético preciso y fiable de las muestras dirigidas directas y selectivas con la certeza de estar libres de contaminación materna.

BIBLIOGRAFÍA

Agüero O, Aure M, López R. Hysteroscopy in pregnant patients – a new diagnostic tool. Am J Obstet Gynecol. 1966;94(7): 925-8.

Bell KA, Van Deerlin PG, Haddad BR, Feinberg RF. Cytogenetic diagnosis of «normal 46,XX» karyotypes in spontaneous abortions frequently may be misleading. Fertil. Steril. 1999; 71:334-41.

Carp H, Toder V, Aviram A, Daniely M, Mashiach S, Barkai G. Karyotype of the abortus in ecurrent miscarriage. Fertil Steril 2001;75(4):678-82.

Cullen MT, Reece EA, Whetham J, Hobbins JC. Embryofetoscopy: Description and utility of a new technique. Am J Obstet Gynecol. 1990;162(1):82-6.

Dommergues M, LeMerrer M, Couly G, Delezoide AL, Dumez Y. Prenatal diagnosis of cleft lip at 11 menstrual weeks using embryoscopy in the Van Der Woude syndrome. Penat Diagn 1995;15(4):378-81.

Dumez Y, Dommergues M, Gubler MC, Bunduki V, Francoise N, LeMerrer M, et al. Meckel Gruber Syndrome: prenatal diagnosis at 10 menstrual weeks using embryoscopy. Prenat Diagn. 1994;14:141-4.

Dumez Y, Mandelbort L, Doumergue's M. Embryoscopy in continuing pregnancies. En: Proceedings of the annual meeting of the international fetal medicine society. May 1992, Evian, France.

Farra C, Giudicelli B, Pellissier MC, Philip N, Piquet C. Fetoplacental chromosomal discrepancy. Prenat. Diagn. 2000;20(3):190-3.

Ferro J, Lara C, Martínez C, Crespo J, Vidal C, Remohí J, Pellicer A, Serra V. Hystero-embryoscopy findings in early nonviable pregnncies. Ultrasound in Obstetrics & Gynecology 2000:16(1):62.

Ferro J, Martínez MC, Lara C, Pellicer A, Remohí J, Serra V. Improved accuracy of Hysteroembryoscopic biopsies for karyotyping early missed abortions. Fertil Steril. 2003;80(5):1260-4.

Ferro J, Serra V, Pellicer A, Remohí J. Histeroembrioscopia: Técnica y aplicaciones. Cuad Med Reprod. 2001;7:139-54.

Filly RA. Ultrasound evaluation during the first trimester. En: Callen PW. Ultrasonography in obstetrics and gynecology. Philadelphia: WB Saunders Co.; 1994. p.: 63-85.

Ghirardini G. Embryoscopy: old technique new for the 1990's? Am J Obstet Gynecol. 1991;164(5 Pt 1):1361-2.

Greco P, Vimercati A, Bettocchi S, Loverro G, Selvaggi L. Endoscopy examination of the fetus in early pregnancy. J Perinat Med. 2000;28(1): 34-8.

Greenwold N. Jauniaux E. Collection of villous tissue under ultrasound guidance to improve the cytogenetic study of early pregnancy failure. Hum Reprod. 2002;17(2):452-6.

Hill JA. Recurrent pregnancy loss. En: Creasy RK, Resnik R, Iams JD, Lockwood CJ, Moore TR. Maternal-fetal medicine. Philadelphia: WB Saunders Co; 1999. p: 423-43.

Johnson MP, Drugan A, Koppitch FC 3rd, Uhlmann WR, Evans MI. Postmortem chorionic villus sampling is a better method for cytogenetic evaluation of early fetal loss than culture of abortus material. Am J Obstet Gynecol. 1990;163(5 Pt 1):1505-10.

Moore KL, Persaud TVN, Shiota K. Color Atlas of Clinical Embryology. Philadelphia: WB Saunders Co.; 2000; 12.

Philipp T, Kalousek DK. Generalized abnormal embryonic development in missed abortion: embryoscopic and cytogenetic findings. Am J Med Genet. 2002;111(1):43-7.

Philipp T, Kalousek DK. Neural tube defects in missed abortion: Embryoscopic and cytogenetic findings. Am J Med Genet. 2002;107(1):52-7.

Quintero RA, Abuhamad A, Hobbins JC, Mahoney MJ. Transabdominal thin gauge embryofetoscopy: A technique for early prenatal diagnosis and its use In the diagnosis of a case of Meckel Gruber Syndrome. Am J Obstet Gynecol. 1993;168(5):1552-7.

Reece EA, Goldstein I, Chatwani A, Brown R, Homko C, Wiznitzer A. Transabdominal needle embryofetoscopy: a new technique paving the way for early fetal therapy. Obstet Gynecol. 1994;84(4): 634-6.

Reece EA, Homko CJ, Wiznitzer A, Goldstein I. Needle embryofetoscopy and early prenatal diagnosis. Fetal Diagn Ther 1995;10(2): 81-2.

Reece EA, Rotmensch S, Whetham J, Wiznitzer A. Gaining access to the embryonic-fetal circulation via first trimester endoscopy: a step into the future. Obstet Gynecol. 1993;82(5): 876-9.

Sánchez JM, Franzi L, Collia F, De Díaz SL, Panal M, Dubner M. Cytogenetic study of spontaneous abortions by transabdominal villus sampling and direct analysis of villi. Prenat Diagn. 1999;19(7):601-3.

Scrimgeour JB. Other techniques for antenatal diagnosis. En: Emery AEH (ed). Antenatal diagnosis of genetic disease. New York: Churchill-Livingstone;1973. p: 40-57.

Valenti C. Endoamnioscopy and fetal biopsy. Am J Obstet Gynecol. 1972;114(4):561-4.

Westin B. Hysteroscopy in early pregnancy. Lancet. 1954;267:872.

Yin CS, Chen WH, Wei RY, Chan CC. Transcervical embryoscopic diagnosis of conjoined twins in a ten-week missed abortion. Prenat Diagn. 1998;18(6):626-8.

Zilberstein M, Seibel MM. Transvaginal amniotic puncture for cytogenetic evaluation of missed abortions. Gynecol Obstet Invest. 1997;44(4):217-20.

Histeroscopia durante la gestación

33

J. Alanís Fuentes, U. A. Menocal Tavernier, C. A. Serrano Flores y L. E. Burgos Mora

OBJETIVOS

- Conocer la historia de la histeroscopia durante la gestación.
- Explicar los principios básicos para realizar una histeroscopia segura durante el embarazo.
- Exponer las indicaciones y contraindicaciones de la histeroscopia durante la gestación.
- Demostrar diversas situaciones clínicas en las cuales el histeroscopio puede resolver patologías que comprometen la gestación.

INTRODUCCIÓN

El impacto de la revolución tecnológica de los últimos años ha beneficiado a la histeroscopia moderna, desde la invención de histeroscopios y resectoscopios de menor diámetro hasta el perfeccionamiento de los sistemas ópticos, fuentes de energía más eficientes y nuevos instrumentos de trabajo. Todo ello ha permitido realizar procedimientos que antes se pensaban imposibles. Un claro ejemplo de ellos son los procedimientos durante la gestación.

Si se tiene en cuenta como una herramienta de diagnóstico, la mejora de las innovaciones tecnológicas en el campo de la ginecología mínimamente invasiva ha llevado a la histeroscopia a una nueva filosofía llamada **ver y tratar**. Gracias a esta nueva perspectiva y a la convergencia de la histeroscopia diagnóstica y quirúrgica, los procedimientos quirúrgicos se pueden realizar de manera segura en el consultorio. Los resultados son un pequeño riesgo de complicaciones, una alta rentabilidad y una mayor satisfacción de la paciente.

> La histeroscopia puede tener indicaciones diagnósticas y/o terapéuticas; además, permite *ver y tratar* patologías en la región vaginal, cervical y endometrial.

HISTORIA DE LA HISTEROSCOPIA DURANTE LA GESTACIÓN

En 1966, el Dr. Erich Salding desarrolló un método diagnóstico que denomino **amnioscopia**, el cual consistía en la introducción de un endoscopio (amnioscopio de diversos diámetros, 12, 16 y 20 mm) a través de canal endocervical con el objetivo de evaluar las características del líquido amniótico y determinar aquellos fetos que tenían riesgo de complicaciones.

Las indicaciones de su uso fueron: sospecha de embarazo posmaduro, toxemia del embarazo, incompatibilidad al Rh y amniotomía.

Una de las grandes desventajas de este procedimiento era el riesgo de desencadenar trabajo de parto, hemorragia, pirexia y rotura casual del amnios. Sin embargo, la mortalidad asociada a la amnioscopia fue del 1,27 % en el período perinatal y del 0,4 % en el período anteparto.

En el mismo año, el Dr. Oscar Agüero publicó en el *American Journal of Obstetrics & Gynecology* un reporte de 118 casos (*Hysteroscopy in pregnant patients – a new tool diagnostic tool*) en donde realizó una histeroscopia a través del canal endocervical con el panendoscopio oblicuo de McCarthy con camisas externas de 20 y 24 Fr.

Las indicaciones fueron: 10 casos de embarazo normal, 40 de embarazo prolongado, 30 de rotura prematura de membranas, 21 de hemorragia en la segunda mitad del embarazo, siete con sospecha de muerte fetal, cuatro en madres con Rh negativo, dos con hidramnios y dos con sospecha de mola hidatiforme. Los autores concluyeron que se trataba de un procedimiento de diagnóstico útil, digno de un ensayo extenso.

La técnica consistía en colocar a la paciente en posición ginecológica, sin preparación previa especial, y el observador se ubicaba por debajo del nivel de la cadera de la paciente para conseguir una dirección de inserción oblicua. De esa forma, se insertaba un espéculo en la vagina y se valoraba longitud, orientación y dilatación cervical. Además, se pinzaba el labio anterior y se introducía con cuidado el histeroscopio dentro del canal endocervical.

PRINCIPIOS BÁSICOS PARA LA REALIZACIÓN DE UNA HISTEROSCOPIA DURANTE LA GESTACIÓN

Con el fin de llevar a cabo un histeroscopia durante el embarazo, se han de tener presentes aspectos como los instrumentos, el personal que interviene y los medios de distensión con los que se cuenta.

Instrumentos

Hay varios tipos de histeroscopios disponibles con fines diagnósticos y operativos; los dos tipos principales son flexibles y rígidos. Los histeroscopios están disponibles en ángulos de visión que van de 0 a 70 grados; todos se conectan fácilmente a canales de fluidos, una fuente de luz y un sistema de monitoreo de vídeo. Conviene señalar que se necesita un flujo continuo del medio de distensión para una visualización óptima de la cavidad endometrial. La mayoría de los histeroscopios tienen un canal operativo que permite el paso de instrumentos quirúrgicos, como pequeñas pinzas de agarre, pinzas de biopsia o tijeras.

Es recomendable el uso del set Storz Bettocchi®. Este histeroscopio tiene un diámetro pequeño, de 4 mm (Bettocchi® 4) o 5 mm (Bettocchi® 5), con una punta ovalada que permite pasar fácilmente a través del cuello uterino, lo cual es especialmente importante cuando se usa en un entorno de consultorio con pacientes conscientes. Cuenta con ópticas de 2 mm (Bettocchi® 4) y 2,9 mm (Bettocchi® 5) de 12 y 30 grados y un canal de trabajo para instrumentos quirúrgico de 5 Fr.

En caso de histeroscopia operatoria, se aconseja el uso del resectoscopio clásico: está disponible con un diámetro exterior de 8,7 mm (26 Fr) o 7,3 mm (22 Fr). Son endoscopios que en pacientes no gestantes precisan dilatación cervical, pero en embarazadas no requieren preparación cervical alguna antes de su inserción. Su utilización queda relegada al entorno quirúrgico. Constan de diferentes electrodos adaptables para su uso, como el terminal en forma de «asa» o «lazo», el electrodo en forma de «bola» o en forma de «aguja». Están disponibles tanto para el uso de energía monopolar como bipolar, según el tipo de resectoscopio.

El minirresectoscopio es la miniaturización del resectoscopio tradicional (hasta los 5,3 mm o 16 Fr) y permite que no se requiera dilatación cervical, se reduzca el daño innecesario cervical y se facilite su uso en la histeroscopia ambulatoria. Está diseñado para emplearlo de forma exclusiva con energía bipolar, lo que aporta más seguridad para la paciente. Consta, del mismo modo, de diferentes terminales de uso para adaptarse a la patología que se va a tratar.

Es posible que a la hora de realizar un procedimiento no se cuente con una amplia variedad de endoscopios, por lo que es interesante que se realicen los procedimientos de acuerdo con la curva de aprendizaje de cada cirujano endouterino y con los instrumentos que se tengan al alcance en ese momento.

> **!** Es aconsejable elegir siempre un endoscopio con el cual el cirujano endouterino se sienta seguro al realizar el procedimiento, con preferencia el de menor calibre posible y con uso de energía bipolar en caso de histeroscopia operatoria.

> **💡** Cuando se dude sobre el diámetro del endoscopio elegido, hay que recordar que 1 Fr equivale a 1/3 de milímetro.

Personal

El personal necesario depende del entorno en el que se realice la histeroscopia. En el quirófano, el personal incluye un anestesiólogo dedicado y/o un enfermero anestesista certificado, enfermeros para el cuidado preoperatorio y postoperatorio, enfermeros y técnicos para el quirófano y mantenimiento de suministros, técnicos de limpieza y personal de transporte.

En la oficina, la cantidad de personal necesario se reduce de manera considerable y debe estar calificado para realizar el procedimiento. No hay que olvidar que se necesita un control dedicado del paciente. Se recomienda, de forma encarecida, la presencia de un miembro del equipo con certificación y capacidades de RCP. Otra consideración para la histeroscopia en el consultorio es la accesibilidad del equipo para el tratamiento de emergencias obstétricas, cardiovasculares y anafilaxia. No se necesita personal de anestesia dedicado en el consultorio, ya que el procedimiento, por lo general, se realiza solo con anestesia local o sin ella.

> **!** Sugerimos que el cirujano endouterino más experimentado en la unidad sea quien realice el procedimiento durante la gestación, ya que se requieren destrezas y habilidades especiales y un movimiento no deseado puede alterar el curso del embarazo.

> **💡** Siempre se debe tener a disposición inmediata un quirófano listo para resolver cualquier complicación que pueda surgir durante el procedimiento histeroscópico.

Medios de distensión

Las bombas de irrigación y succión controladas por microprocesador suelen estar configuradas para tener una presión intrauterina de alrededor de 30-40 mmHg, una velocidad de flujo de 100-200 mL/min, una presión de irrigación de 50-75 mmHg y una presión de aspiración de 0,25 bares. En particular, esta baja presión intrauterina impide el paso de la solución desde la cavidad uterina, a través de las trompas, hasta la cavidad peritoneal y reduce el riesgo de síndrome vagal y dolor. Las bombas de irrigación y succión mencionadas antes pueden trabajar en conjunto con un sistema electrónico para el monitoreo de líquidos en tiempo real con el fin de verificar el equilibrio de entrada y salida de líquidos y prevenir el síndrome de absorción intravascular.

Las soluciones de electrólitos, como la solución salina normal al 0,9 % empleada como medio de distensión en histeroscopia diagnóstica y quirúrgica, ofrecen una rentabilidad coste-beneficio, por lo que se considera que es el medio de distensión más apropiado para la histeroscopia durante la gestación, además de que es obligatorio utilizar este tipo de medios en el caso de histeroscopia quirúrgica realizada con instrumentos bipolares, para evitar daños electroquirúrgicos.

El uso de bombas de irrigación y presión en histeroscopia durante la gestación es obligatorio, ya que es necesario tener el control de la presión de irrigación, velocidad de flujo y presión de aspiración en todo momento.

Las soluciones con electrólitos, como el cloruro de sodio al 9 %, son ideales para histeroscopia ambulatoria y operatoria durante la gestación, puesto que permite el uso de energía bipolar.

CONTROVERSIA DEL USO DE HISTEROSCOPIA DURANTE EL EMBARAZO

La histeroscopia en el embarazo asume el probable riesgo teórico de inducir el aborto por rotura de membranas, así como posibles efectos nocivos en el embrión. Sin embargo, este hecho no se ha demostrado en estudios.

Además, también es posible que produzca una lesión del nervio óptico del feto al ser sometido al haz de luz comúnmente utilizado en procedimientos histeroscópicos. El nervio óptico es un conjunto de fibras que nacen en la retina que utiliza el tallo óptico cubierto por las meninges. El primer esbozo en embriología del ojo aparece en la cuarta semana como pares de excrecencias de la pared del diencéfalo. No hay que olvidar que la mielinización de las fibras ópticas no está completa al nacer. Después de la exposición de los ojos a la luz durante, aproximadamente, 10 semanas, se completa la mielinización, pero el proceso, por lo general, termina cerca del disco óptico, el lugar donde el nervio óptico ingresa al globo ocular.

La histeroscopia durante el embarazo es un tema con poca bibliografía científica. En México, en el Hospital General Dr. Manuel Gea González, se realizaron 13 retiradas de dispositivos intrauterinos durante el embarazo por histeroscopia en 2000-2008. La retirada del dispositivo intrauterino (DIU) se realizó durante el primer trimestre en 10 pacientes (76,9 %), en el segundo trimestre en tres (23,1 %) y ninguna en el tercer trimestre. De la evolución de 13 niños nacidos, ningún paciente presentó anomalías congénitas y todos los reflejos visuales fueron normales.

No obstante, hacen falta más estudios controlados aleatorizados para poder descartar y/o afirmar que existe lesión en el nervio óptico de los niños que durante el período prenatal estuvieron expuestos al haz de luz del histeroscopio.

PASOS PARA UNA CORRECTA HISTEROSCOPIA DURANTE LA GESTACIÓN

Los pasos que se deben dar para realizar una histeroscopia de forma correcta durante el embarazo son los siguientes:

1. Consentimiento informado: explicar de forma detallada a la paciente los riesgos y beneficios del procedimiento.
2. Seleccionar de modo adecuado a la paciente y el sitio en donde se debe realizar dicho procedimiento.
   - La selección se ha de efectuar de manera conjunta con el servicio de obstetricia y/o maternofetal, ya que la histeroscopia debe tener como objetivo principal resolver la situación clínica que complica la gestación (en caso de gestaciones viables). Es obligatorio que el estado de salud materno sea estable.
   - Es aconsejable que el procedimiento se realice en una clínica de histeroscopia con experiencia en esta técnica durante la gestación y que disponga de un quirófano especializado en el manejo de pacientes obstétricas en caso de presentar alguna complicación durante el procedimiento.

- Contar con hemoderivados disponibles.
3. Ultrasonido obstétrico preoperatorio para corroborar vitalidad embrionaria y/o fetal:
   - Verificar la vitalidad embrionaria/fetal antes del procedimiento, así como realizar un plan preoperatorio.
   - La histeroscopia se puede realizar mediante guía ecográfica transabdominal o rectal.
4. Selección de instrumentos y configuración de bombas de irrigación/presión/succión:
   - La configuración de los dispositivos de irrigación y succión debe emplear el menor volumen/presión/aspiración posible al inicio del procedimiento; estos se irán modificando a lo largo del proceso.
   - Es conveniente: presión de irrigación inicial de 70 mL/min, volumen de irrigación inicial 100 mL/min y succión de 0,2 bar.
   - El instrumento que se elija (histeroscopio/resectoscopio) y la energía va en función de la patología que hay que tratar.
5. Preparación de la paciente:
   - Antes del procedimiento se debe descartar cualquier procedimiento infeccioso, sobre todo urinario y/o vaginal.
   - Se sugiere emplear tocólisis de acuerdo con la edad gestacional:
     – Primer trimestre:
       ▪ Indometacina: 100 mg, vía rectal, cada 12 horas, 24 horas antes del procedimiento y 72 horas después.
       ▪ Progesterona micronizada: 200 mg, vía vaginal, cada 24 horas durante 3 días, después del tratamiento.
     – Segundo trimestre:
       ▪ Indometacina: 100 mg, vía rectal, cada 12 horas, 24 horas antes del procedimiento y 72 horas después.
       ▪ Nifedipino: 10 mg, vía oral, cada 8 horas, 24 horas antes del procedimiento y 72 horas después.
     – Tercer trimestre:
       ▪ Indometacina: 100 mg, vía rectal, cada 12 horas, 24 horas antes del procedimiento y 72 horas después (valorar su uso después de las 32 semanas).
       ▪ Nifedipino: 10 mg, vía oral, cada 8 horas, 24 horas antes del procedimiento y 72 horas después.
       ▪ Valorar el uso de carbetocina en el tercer trimestre.
     – La duración de la tocólisis se debe objetivar en relación con la afección clínica de la paciente y la experiencia del operador.
   - En quirófano:
     – La paciente se coloca en posición ginecológica, con la vejiga vacía.
     – No se requiere dilatación cervical.
     – Se recomienda el acceso por vaginoscopia.
6. Valorar el uso de anestesia:
   - Si se tiene en cuenta el principio fisiológico de que el endometrio no presenta inervación, en la mayor parte de los procedimientos histeroscópicos durante la gestación se puede prescindir de anestesia. Sin embargo, en caso de ser necesaria, queda condicionada a la opinión del personal de anestesiología el tipo de anestesia que se emplee.
   - Los beneficios de no utilizar anestésicos son: prevención de reacciones adversas a dichos medicamentos, menor tiempo del procedimiento, recuperación inmediata y reducción de costes.

7. Realizar el procedimiento en el menor tiempo posible y con la mayor eficacia, teniendo en cuenta el balance correcto de líquidos de acuerdo con el trimestre:
   - El plan preoperatorio es obligatorio; generará confianza al operador y se refleja en el tiempo operatorio. Es necesario también establecer el manejo de líquidos acorde al trimestre.
   - Se puede emplear una guía ecográfica pélvica para optimizar el procedimiento.
8. Ultrasonido obstétrico postoperatorio para corroborar la vitalidad embrionaria y/o fetal: al finalizar el procedimiento se debe efectuar una ecografía obstétrica (de preferencia por vía vaginal) de control para confirmar la vitalidad embrionaria/fetal.
9. Mantener vigilancia obstétrica, al menos, 24 horas después del procedimiento: la vigilancia maternofetal se realiza en la sala de obstetricia en conjunto con los servicios de obstetricia y/o maternofetal.

Los pasos para una histeroscopia segura durante el embarazo son:
1. Consentimiento informado.
2. Seleccionar de forma adecuada a la paciente y el lugar donde se realice el procedimiento.
3. Ecografía obstétrica preoperatorio para corroborar vitalidad embrionaria y/o fetal.
4. Selección de instrumentos y configuración de bombas de irrigación/presión/succión.
5. Preparación de la paciente.
6. Valorar el uso de anestesia.
7. Realizar el procedimiento en el menor tiempo posible y con la mayor eficacia; hay que tener en cuenta el balance correcto de líquidos de acuerdo con el trimestre.
8. Ecografía obstétrica postoperatorio para corroborar la vitalidad embrionaria y/o fetal.
9. Mantener vigilancia obstétrica, al menos, 24 horas después del procedimiento.

Cuando se realiza una histeroscopia durante la gestación, los cambios cervicales generados por el propio embarazo permiten la introducción del histeroscopio/resectoscopio sin dilatación cervical previa.

INDICACIONES DE HISTEROSCOPIA DURANTE LA GESTACIÓN

Existen diversas indicaciones para realizar una histeroscopia durante la gestación. Dentro de ellas se pueden identificar dos grandes grupos: las que incluyen una gestación con potencial de viabilidad y las que presentan condiciones asociadas con la gestación. A la hora de seleccionar a la paciente, se debe tener en cuenta que el procedimiento ha de focalizarse en el único objetivo de favorecer el curso del embarazo o de resolver la patología que aqueja la salud de la paciente (**Tabla 33-1**).

Condiciones maternas preexistentes que compliquen la gestación

Hay diversas circunstancias maternas preexistentes que pueden complicar el embarazo: DIU, pólipo endocervical, leiomioma cervical o septo uterino.

Dispositivo intrauterino que complique la gestación

Como se ha indicado, una de las principales y más comunes aplicaciones de la histeroscopia en la gestación es la retirada de cuerpos extraños, sobre todo dispositivos intrauterinos. En estos casos, el procedimiento se realiza en el consultorio.

El acceso es por vaginohisteroscopia con solución salina, lo que permite que el medio de distensión separe de manera gradual el saco gestacional de las paredes uterinas y del dispositivo. Una vez que el dispositivo intrauterino es visible y está separado del saco gestacional, se toma con la pinza de extracción firmemente y se extrae con cuidado. Este procedimiento se puede realizar guiado por ecografía transabdominal, lo que permite tener mejor orientación y mayor grado de seguridad.

En el caso de una paciente de 25 años en la sexta semana de gestación, se le retira un DIU por histeroscopia con dióxido de carbono como medio de distensión (**Fig. 33-1**), lo que permite la separación de las estructuras que se van a tratar (pared uterina, saco gestacional y DIU) y genera confianza al operador para tomar con mayor seguridad el dispositivo del sitio proximal y retirarlo (**Fig. 33-2**).

Tabla 33-1. Indicaciones de histeroscopia durante la gestación

Condiciones maternas preexistentes que compliquen la gestación	Condiciones embriofetales	Condiciones mixtas durante la gestación
DIU o cuerpos extraños	Embrioscopia - fetoscopia	Retención de restos de la concepción
Pólipos en canal endocervical que provoquen sangrado o dilatación cervical	Biopsia selectiva de embrión - feto	Biopsia de vellosidades coriales
Leiomiomas cervicales que provoquen sangrado o dilatación cervical	Reducción embrionaria	Embarazo ectópico cervical o en la cicatriz de la cesárea
Septos uterinos		Embarazo heterotópico con variante cervical
–	–	Pólipo endometrial en sitio placentario

Pólipos en el canal endocervical que provoquen sangrado y/o dilatación cervical

Los pólipos del istmo y el cuello uterino durante el embarazo son un campo poco investigado. Puede tratarse mediante histeroscopia operatoria, siempre y cuando dicha patología provoque riesgo de aborto, dilatación cervical o parto pretérmino; se debe poner especial interés en impedir el desarrollo de la actividad uterina.

Aunque los pólipos endometriales (PE) se observan con frecuencia en pacientes infértiles, se sabe poco sobre la verdadera frecuencia en este grupo de población de pacientes infértiles. En un estudio prospectivo de 1.000 pacientes que buscaron tratamiento para la infertilidad, Hinckley y Milki encontraron una prevalencia de PE del 32 %. Aunque no se ha probado un vínculo causal entre los PE y la subfertilidad/infertilidad, se ha propuesto una disminución de la expresión de *HOXA 10-11*, niveles alterados de glicodelina y alteraciones en el sitio de implantación para las asociaciones de pólipos y subfertilidad/infertilidad.

En una paciente con embarazo de 12 semanas de gestación, se observa sangrado transvaginal asociado al pólipo endometrial. Se realiza histeroscopia de consultorio sin anestesia ni analgesia. En la **figura 33-3** se aprecia un pólipo endometrial protruyendo a través del canal endocervical. Para ello, se emplea energía bipolar (Versapoint de Gynecare, Ethicon, Somerville, Estados Unidos), se identifica el pedículo vascular y se efectúa corte liberando el pólipo desde su porción más delgada (**Fig. 33-4**). Además, se identifica hemostasia del sitio de resección.

Leiomiomas cervicales que provoquen sangrado y/o dilatación cervical

Los miomas en el embarazo se suelen asociar con amenaza de aborto, retraso del crecimiento intrauterino, desprendimiento prematuro de placenta, mala presentación fetal, trabajo de parto prematuro y dolor pélvico.

Los miomas submucosos prolapsados durante el embarazo son infrecuentes y se han notificado pocos casos de pacientes sometidas a miomectomía vaginal durante el embarazo. La prevalencia de leiomiomas uterinos en el embarazo es de, aproximadamente, el 10 %; menos del 1 % de estos son leiomiomas cervicales, lo que significa que la probabilidad de encontrar estas raras entidades clínicas es de menos de 1 de cada 1.000 embarazos.

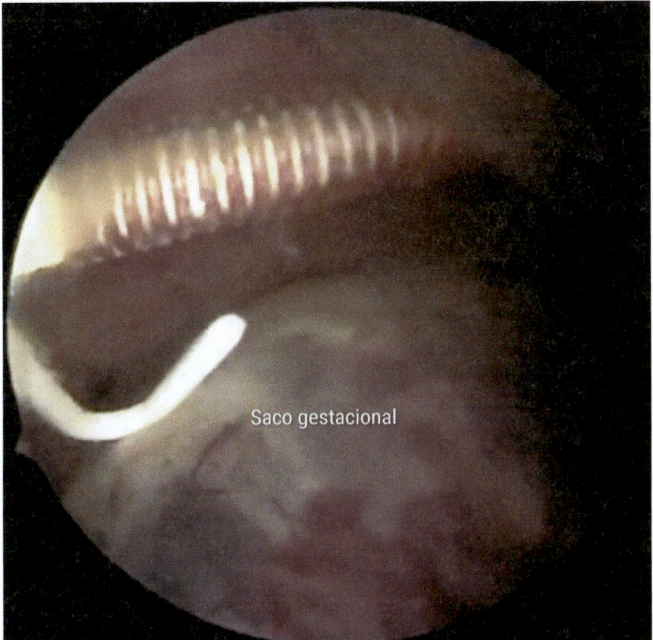

Figura 33-1. Histeroscopia en embarazo de 6 semanas de gestación, con dióxido de carbono como medio de distensión. Se visualiza saco gestacional (a la izquierda) y guías del dispositivo intrauterino.

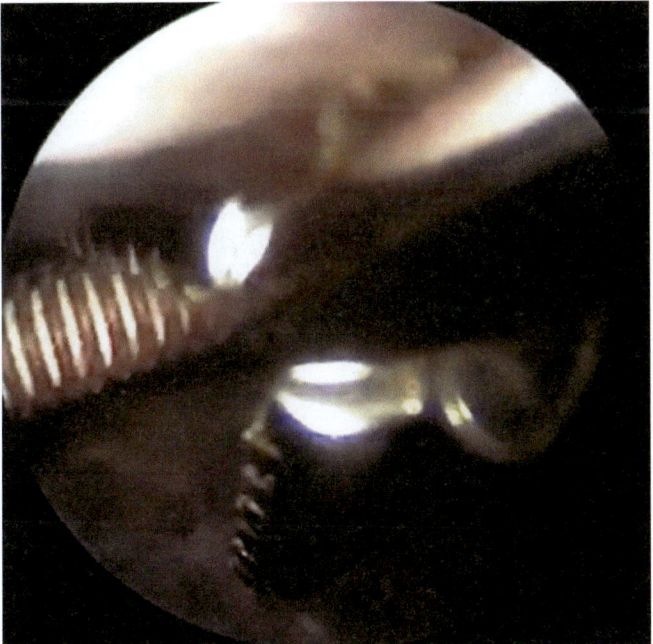

Figura 33-2. Extracción del dispositivo con pinza grasper en el sitio más seguro para evitar laceración del saco gestacional.

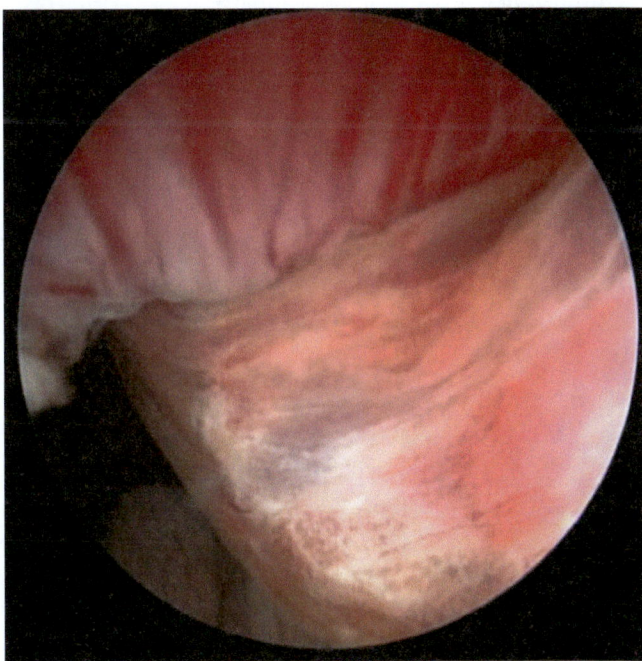

Figura 33-3. Pólipo endometrial protruyendo a través del canal endocervical.

En el caso de una paciente de 38 años, esta cursa con embarazo de 20,4 semanas, con sangrado transvaginal abundante, actividad uterina y 4 cm de dilatación cervical. En la exploración ecográfica, se encuentra un mioma cervical de 7,2 × 7,3 × 7,8 cm (**Fig. 33-5**) con amplio pedículo vascular. Se decide realizar desvascularización selectiva mediante histeroscopia operatoria (**Fig. 33-6**) hasta alcanzar el límite distal, representado por el amnios (**Fig. 33-7**). La paciente presenta mejoría sintomática y 7 días después de la desvascularización se hace un seguimiento ecográfico en el que se observa una disminución del tamaño del mioma de hasta 2,5 cm (**Fig. 33-8**). La gestación continúa sin eventualidades y se obtiene, posteriormente, un recién nacido sano.

Septos uterinos

Las anomalías uterinas fueron descritas en el siglo XIX por Cruveilhier y Von Rokitansky. Existen numerosos sistemas de clasificación para describir las variaciones en las anomalías uterinas y cervicales/vaginales, denominadas colectivamente anomalías müllerianas. Los resultados reproductivos adversos que se han atribuido al útero tabicado incluyen infertilidad, pérdida del embarazo y resultados obstétricos deficientes, como mala presentación y parto prematuro. Sin embargo, muchas mujeres con tabiques uterinos no experimentan ninguna dificultad reproductiva.

Hay casos excepcionales que también pueden ser tratados por histeroscopia durante el embarazo, como el caso reportado por Menocal (2016), en el que se realizó metroplastia histeroscópica por septo uterino en una paciente con antecedente de dos pérdidas previas y embarazo de 8 semanas de gestación (**Fig. 33-9**). En esta circunstancia, se efectuó septoplastia con electrodo bipolar (Versapoint de Gynecare, Ethicon, Somerville, Estados Unidos) hasta alcanzar el sitio de implantación del saco gestacional (**Fig. 33-10**). Tras la intervención la paciente dio a luz una niña sana a término.

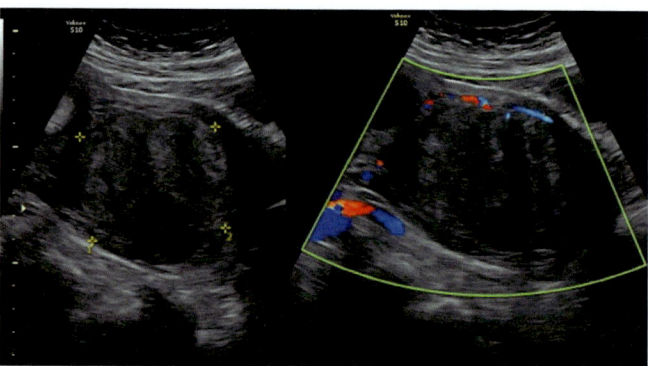

Figura 33-5. Ultrasonido endovaginal en paciente con embarazo de 20,4 semanas de gestación. Se aprecia mioma cervical de 7,2 × 7,3 × 7,8 cm.

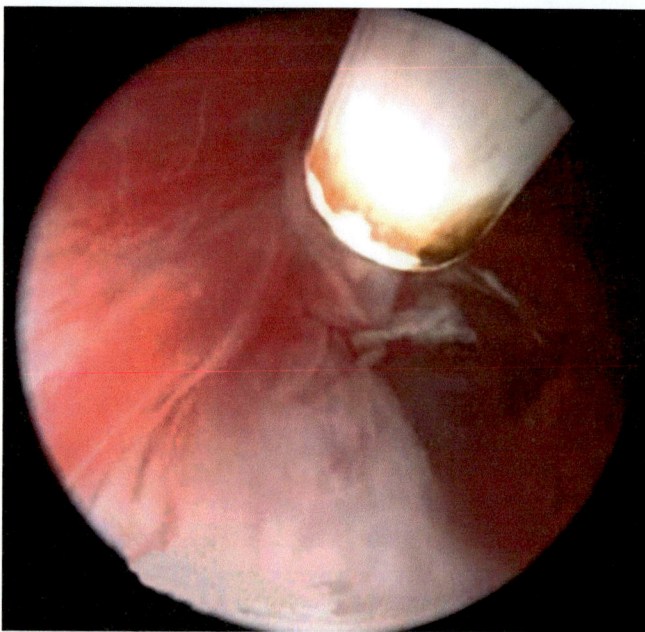

Figura 33-6. Histeroscopia operatoria. Se emplea energía bipolar para realizar desvascularización selectiva.

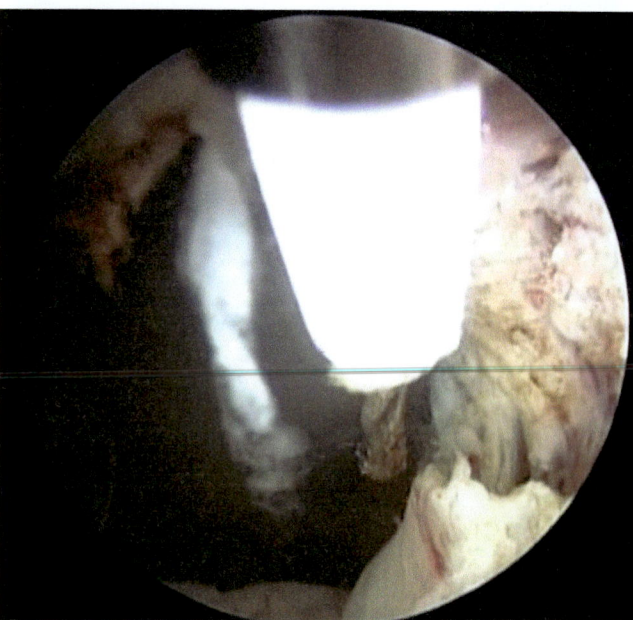

Figura 33-4. Inicio de resección con energía bipolar.

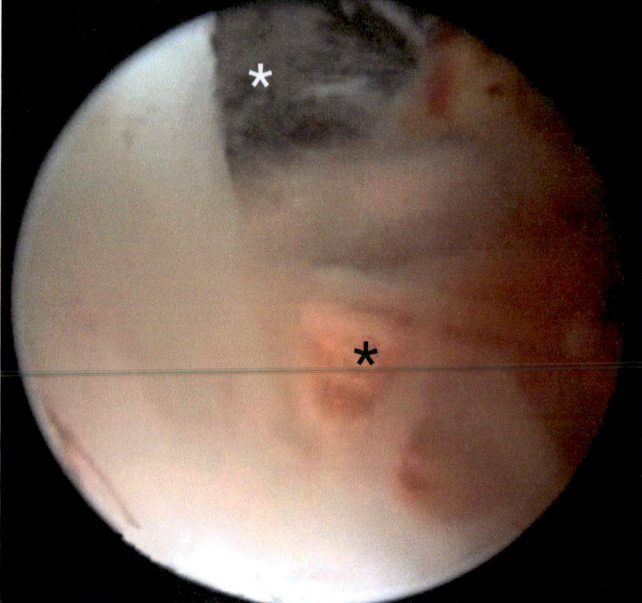

Figura 33-7. Límite distal de la histeroscopia. Se visualiza amnios (asterisco blanco) y cordón umbilical (asterisco negro).

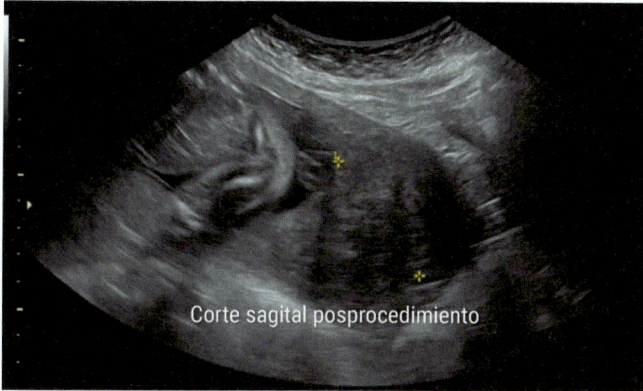

Figura 33-8. Ecografía endovaginal de control a los 7 días tras la desvascularización. Se aprecia disminución del tamaño del mioma de aproximadamente 2,5 cm.

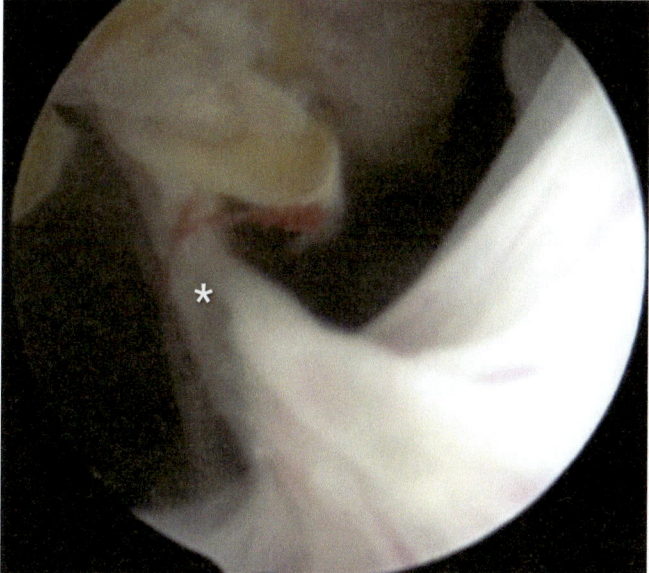

Figura 33-9. Malformación uterina Ub2 en embarazo de 8 semanas de gestación. Se observa septo uterino (asterisco).

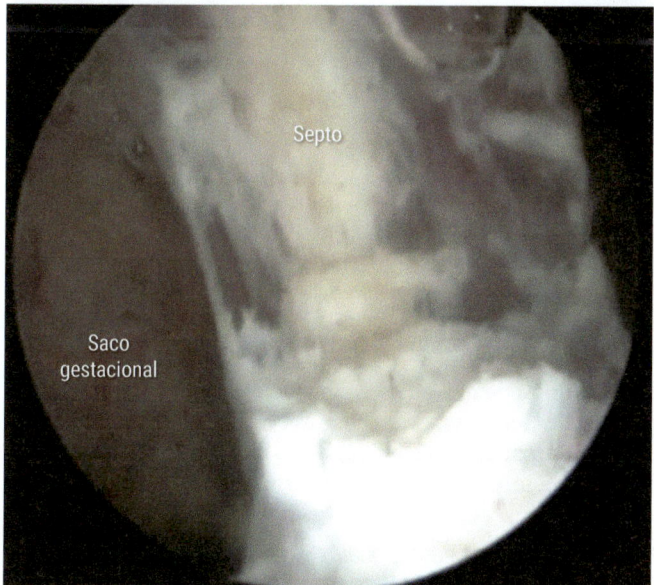

Figura 33-10. Resección completa de septo uterino y su relación con el saco gestacional.

Condiciones embriofetales

Para este tipo de circunstancias se debe tener presente: la embrioscopia o fetoscopia, la biopsia selectiva embrionaria o fetal y la reducción embrionaria o fetal.

Embrioscopia o fetoscopia

La embrioscopia transcervical es una histeroscopia realizada antes de la evacuación uterina en casos de aborto retenido en el primer trimestre y el segundo trimestre. Permite una visualización clara del embrión/feto muerto en el útero, añadiendo información útil para el diagnóstico de la causa del fracaso del embarazo.

En el caso de un embarazo de 13 semanas de gestación, en las **figuras 33-11** y **33-12** se observa que se pudo explorar la anatomía detallada para determinar alguna malformación anatómica. Se puede apreciar la mano derecha **Fig. 33-11**) y la cara (**Fig. 33-12**), ambas normales para su edad.

Biopsias selectivas de embrión

Los abortos espontáneos ocurren en, aproximadamente, el 10-15 % de todos los embarazos y pueden ser causados por varios factores, en los que se incluyen anomalías anatómicas, endocrinas, infecciosas, metabólicas, inmunológicas, hematológicas y cromosómicas. La pérdida del embarazo en parejas infértiles justifica los esfuerzos para investigar la causa subyacente. Debido a que las anomalías cromosómicas pueden representar cerca del 50 % de todos los abortos espontáneos, se justifican los pasos clave para obtener cromosomas fetales correctos y ayudar, potencialmente, a planificar futuros embarazos.

La obtención de biopsias para el estudio del embarazo anembriónico y la pérdida gestacional recurrente, donde el análisis genético de embriones es fundamental para determinar si la causa de esta entidad es de origen fetal, se pueden conseguir en el 97 % de los casos, lo cual está bastante por encima de las muestras obtenidas en el legrado convencional, ya que, en estos casos, es imposible conseguir de manera selectiva solo tejido embrionario por la contaminación con el tejido materno. Por ello, estas biopsias directas permiten un diagnóstico cromosómico verdadero.

En el caso de una paciente con pérdida gestacional recurrente con un embarazo gemelar bicorial biamniótico no evolutivo de 8 semanas, se decide realizar un análisis genético de ambos embriones. El acceso se hace por vaginohisteroscopia, con lo que se localiza el saco gestacional y se efectúa una apertura del saco coriónico y, después, la membrana amniótica con tijera o con energía bipolar. Esto permite ver de forma directa el embrión A y hacer una toma directa de la biopsia requerida (**Fig. 33-13**). Además, se localiza el embrión B, se abre el saco amniótico y se hace biopsia dirigida (**Fig. 33-14**) con tejido exclusivamente embrionario, lo que ofrece mejores estudios genéticos sin contaminación con tejidos maternos. El resultado del cariotipo es trisomía 21 para ambos embriones.

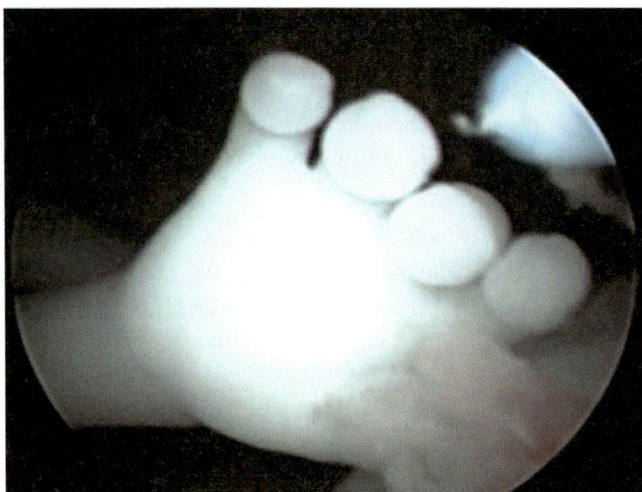

Figura 33-11. Mano derecha de un feto de 13 semanas.

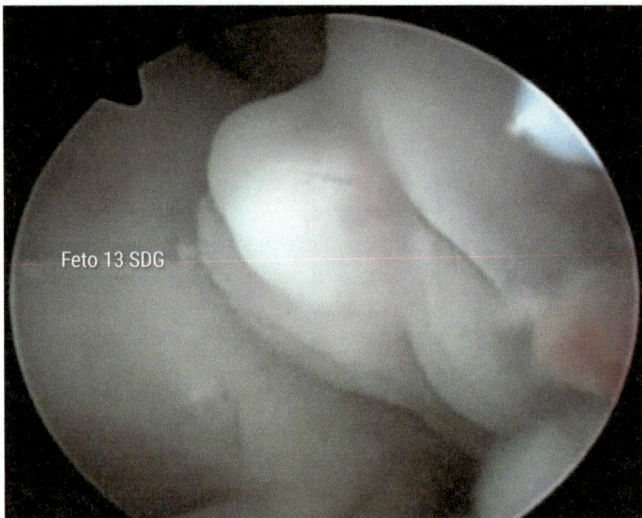

Feto 13 SDG

Figura 33-12. Cara de un feto de 13 semanas.

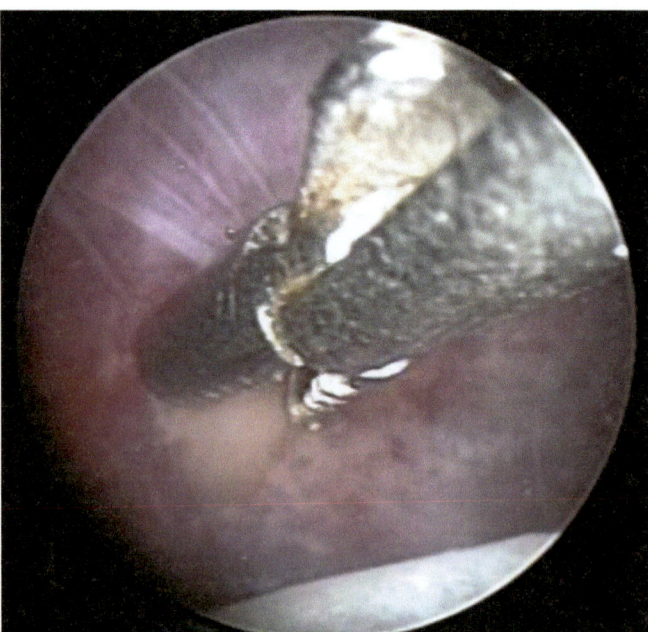

Figura 33-13. Toma de biopsia a embrión A con pinza grasper para análisis genético.

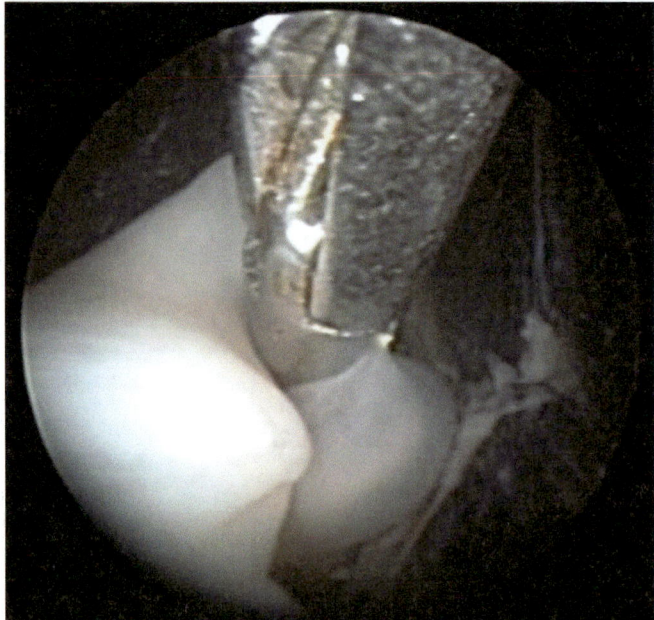

Figura 33-14. Toma de biopsia al embrión B para análisis genético.

Reducción embrionaria o fetal

En los últimos 30 años, la incidencia de gestaciones múltiples ha aumentado, sobre todo como resultado de las técnicas de reproducción asistida, como la fecundación *in vitro* (FIV), y el uso de fármacos de inducción de la ovulación, cuya mayor prevalencia se debe al aumento de la edad materna en el momento de la concepción.

Las pautas nacionales han recomendado reducir la cantidad de embriones transferidos, según la edad materna y la cantidad de ciclos de FIV.

Por otro lado, los embarazos múltiples se asocian a un riesgo significativamente mayor de mortalidad y morbilidad perinatal, parto prematuro y complicaciones maternas durante el embarazo, como trastornos hipertensivos, diabetes gestacional y hemorragia posparto.

En el caso de un embarazo cervical de 13 semanas de gestación (**Fig. 33-15**), se decide realizar una reducción fetal debido a una condición materna que contraindicaba la gestación. En la **figura 33-15**, se puede visualizar la ablación del cordón umbilical del feto con su posterior expulsión de forma espontánea.

Condiciones mixtas durante la gestación y en la cicatriz de la cesárea

En la gestación se pueden presentar también condiciones mixtas: retención de restos de la concepción, biopsia de vellosidades coriales, embarazo ectópico cervical y en la cicatriz de la cesárea, embarazo heterotópico con variante cervical, pólipo del sitio de implantación y acretismo placentario.

Retención de restos gestacionales

Se definen restos gestacionales retenidos como la persistencia trofoblástica anormal o la retención de placenta dentro de la cavidad uterina después de un embarazo, independientemente del resultado. Complica alrededor del 6 % de los embarazos, tanto si es un aborto espontáneo como una pérdida fetal tardía, una interrupción médica del embarazo, una interrupción voluntaria del embarazo, un parto normal o una cesárea.

Esta retención de restos suele ser sintomática (trastornos menstruales, dolor, fiebre y amenorrea), pero también puede descubrirse fortuitamente durante la exploración de pérdidas fetales tardías o abortos espontáneos repetidos. Los casos no tratados pueden comprometer la fertilidad futura.

La histeroscopia quirúrgica es, por lo tanto, una alternativa al legrado uterino que muestra la ventaja de un control visual, lo que lleva a un mayor nivel de tratamiento completo y una reducción de la tasa de segundos procedimientos y de adherencias intrauterinas postoperatorias por limitación del campo operatorio.

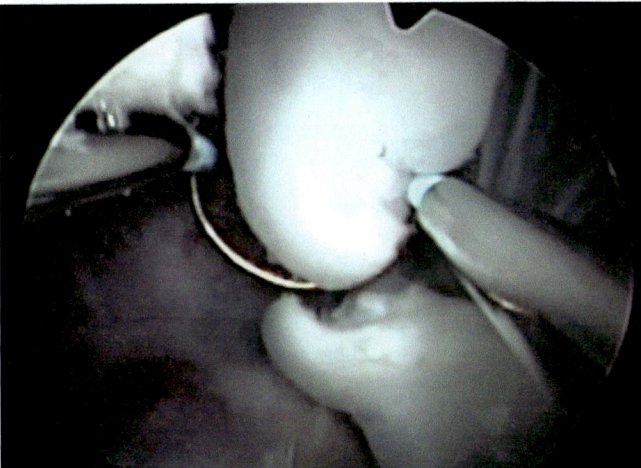

Figura 33-15. Secuencia de reducción fetal por embarazo cervical de 13 semanas de gestación.

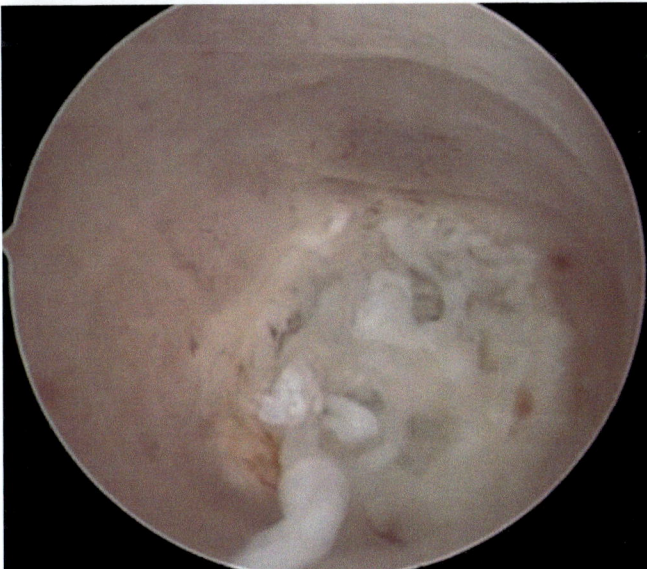

Figura 33-16. Paciente con aborto completo del primer trimestre, diagnosticado por ecografía endovaginal, con persistencia de sangrado transvaginal y dolor pélvico. Se realiza histeroscopia de consultorio donde se visualizan restos gestacionales retenidos únicamente en *ostium* izquierdo.

En pacientes con abortos incompletos que tienen una zona focal de restos de la concepción, se puede realizar resección dirigida de estos a través de histeroscopia en consultorio con corte frío, pinza de agarre o, incluso, con un minirresector, el cual permite coagular de forma dirigida los vasos sanguíneos en la base del tejido retenido y resecarlo, con lo que se deja una cavidad óptima.

En el caso de una paciente con aborto completo del primer trimestre (determinado por ultrasonido endovaginal, con sangrado y dolor pélvico), se realiza una histeroscopia en el consultorio en la que se aprecia una retención de restos de la concepción en el fondo uterino en la región del *ostium* izquierdo (**Fig. 33-16**). Se realiza una extracción del tejido con pinza de agarre sin complicaciones (**Fig. 33-17**).

Biopsia de vellosidades coriales

También se puede realizar el muestreo de vellosidades coriales incluso desde la sexta semana, lo que favorece la oportunidad del diagnóstico genético mucho antes de la amniocentesis.

En la **figura 33-18** se observa una histeroscopia de consultorio en una paciente con embarazo de 6 semanas de gestación en donde se visualizan vellosidades coriales.

Embarazo ectópico cervical y en la cicatriz de la cesárea

El embarazo ectópico es una afección que ocurre en el 2 % de todas las concepciones espontáneas. Es la causa más común de mortalidad durante el primer trimestre del embarazo y es responsable de hasta el 7 % de todas las muertes relacionadas con el embarazo.

Los embarazos ectópicos se pueden clasificar en extrauterinos e intrauterinos. Los más frecuentes son los extrauterinos tubáricos (95 %), pero en la literatura especializada se describen casos de embarazos ováricos (1:40.000) y abdominales (1:10.000). Los intrauterinos, incluidos los embarazos angulares, intersticiales, cervicales y en la cicatriz de una cesárea,

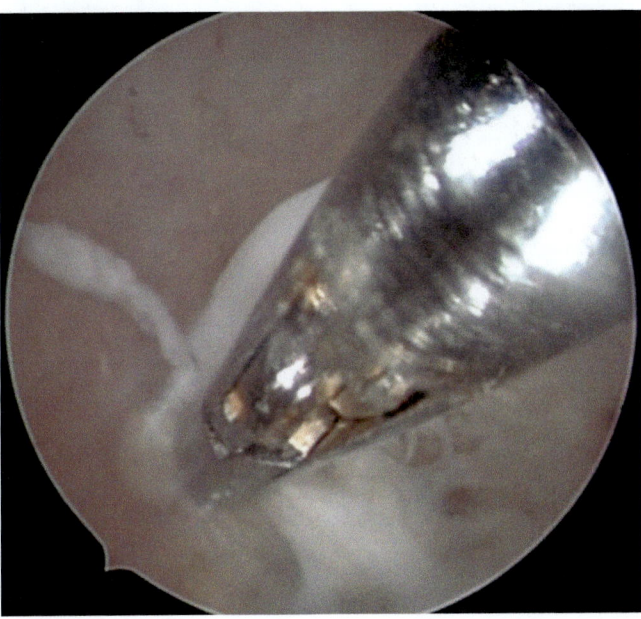

Figura 33-17. Resección de restos de la concepción con pinza de agarre.

son más raros que los extrauterinos y representan el 2-4 % de todos los embarazos ectópicos.

El embarazo cervical ofrece un verdadero desafío, ya que, de forma tradicional, esta patología se resolvía mediante histerectomía, lo que condicionaba a estas pacientes a un futuro reproductivo sombrío. La histeroscopia proporciona una cirugía conservadora y mayor probabilidad de intentar una nueva gestación.

En el caso de una paciente con embarazo ectópico cervical de 6 semanas de gestación, con sangrado transvaginal moderado, se decide realizar un manejo con resectoscopio de 21 Fr, previa preparación farmacológica (**Fig. 33-19**). Inicialmente, se ubica el sitio de implantación, una vez localizada con energía de coagulación se realiza una ablación vascular meticulosa y, al mismo tiempo, un corte en proporciones milimétricas para evitar un sangrado excesivo. Tras desprenderse el saco gestacional, se lleva a cabo la hemostasia detallada en el sitio de inserción (**Fig. 33-20**).

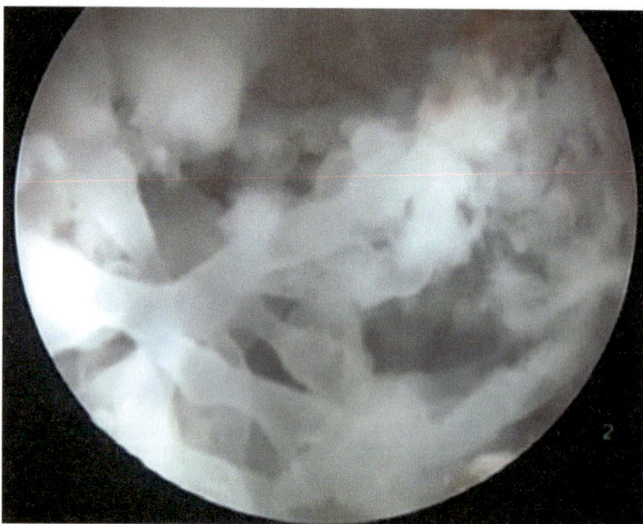

Figura 33-18. Vellosidades coriales.

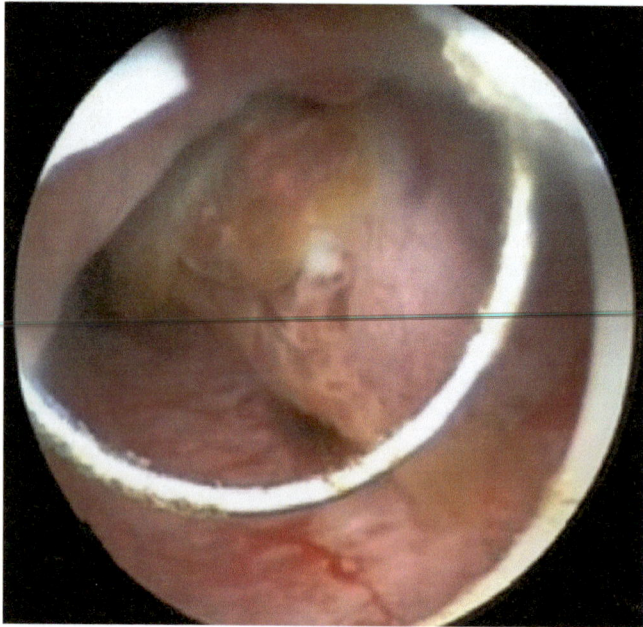

Figura 33-19. Embarazo ectópico cervical.

Embarazo heterotópico con variante cervical

Los embarazos heterotópicos con gestación intrauterina y cervical son poco habituales. Sin embargo, la incidencia está aumentando debido al mayor uso de la tecnología de reproducción asistida. Con el uso de ultrasonido de alta resolución, el diagnóstico se ha vuelto posible en las primeras semanas de gestación. Debido a la rareza de esta condición, el manejo ideal sigue sin estar claro.

En algunos casos, el embarazo cervical heterotópico también se trata de la misma manera que el embarazo cervical solo con la resolución del embarazo intrauterino a término.

En el caso de una paciente con embarazo heterotópico de 7 semanas de gestación (intrauterino y cervical), se diagnostica por ecografía la coexistencia de un embarazo intrauterino con un saco gestacional ya colapsado y un embarazo ectópico cervical con gran vascularidad a la aplicación de Doppler color (**Fig. 33-21**). Durante la histeroscopia de consultorio se aprecia saco gestacional en el endocanal correspondiente a un embarazo ectópico

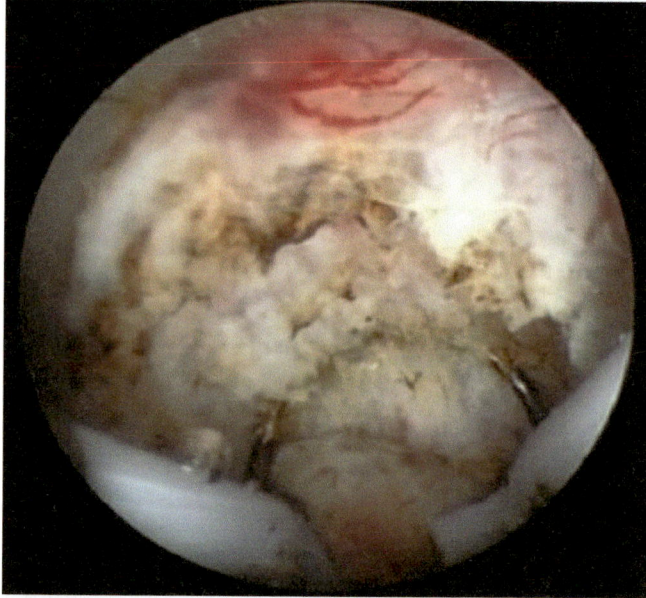

Figura 33-20. Coagulación y corte del sitio de implantación con resector bipolar.

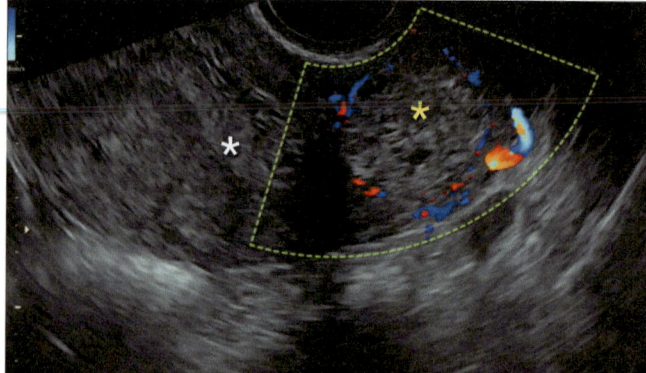

Figura 33-21. Ecografía endovaginal en embarazo intrauterino (asterisco blanco) y ectópico cervical (asterisco amarillo). En la aplicación de Doppler color, se aprecia importante vascularidad.

cervical (**Fig. 33-22**) y vellosidades coriales en la cavidad uterina relacionadas con el embarazo intrauterino (**Fig. 33-23**). El término de este embarazo se realiza mediante aspiración mecánica endouterina sin complicaciones.

Pólipo endometrial en el sitio placentario

El tumor trofoblástico del sitio placentario es el segundo tumor más raro de la enfermedad trofoblástica, con menos de 300 casos informados. La presentación clínica es un desafío diagnóstico; tiene un potencial maligno impredecible y puede desarrollarse en un coriocarcinoma o, incluso, tener una presentación simultánea. La prevalencia reportada es de 1:1.000.000.

En el caso de una paciente con diagnóstico de aborto completo, pero con persistencia del sangrado, se visualiza en la exploración histeroscópica la cavidad uterina amplia y distensible. En la pared, posterior se aprecia una masa simi-

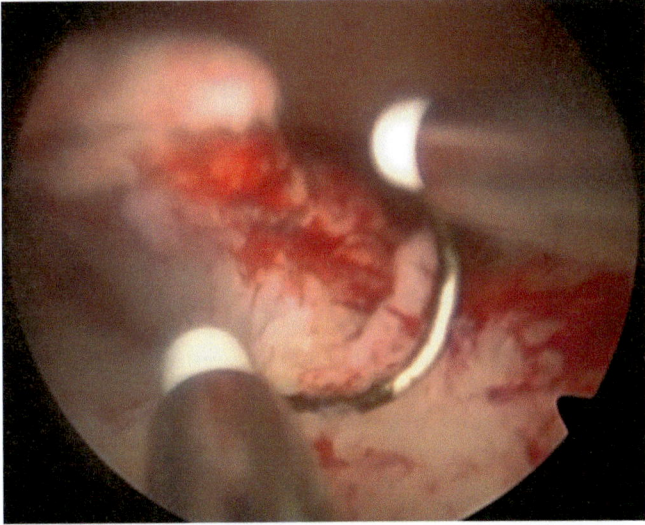

Figura 33-24. Cavidad uterina con una masa similar a restos de la concepción en pared uterina posterior.

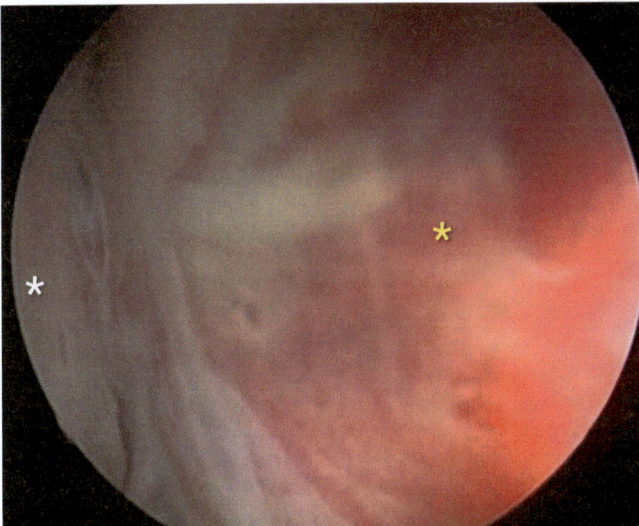

Figura 33-22. Embarazo heterotópico. Se aprecia saco gestacional (asterisco amarillo) en endocanal (asterisco blanco).

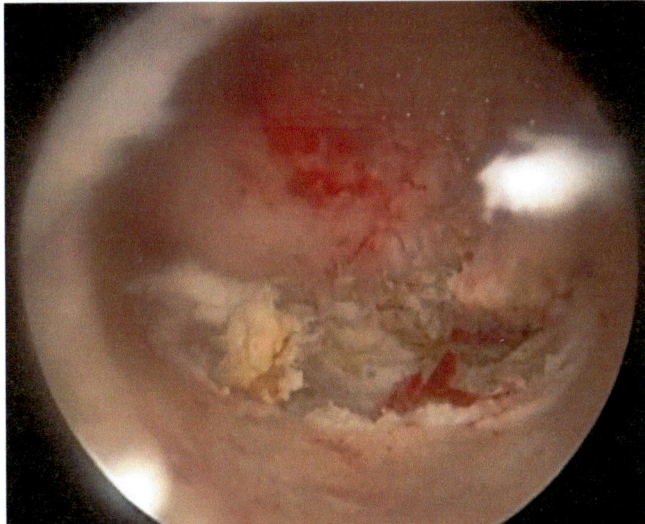

Figura 33-25. Visión panorámica de la cavidad uterina posterior a resección.

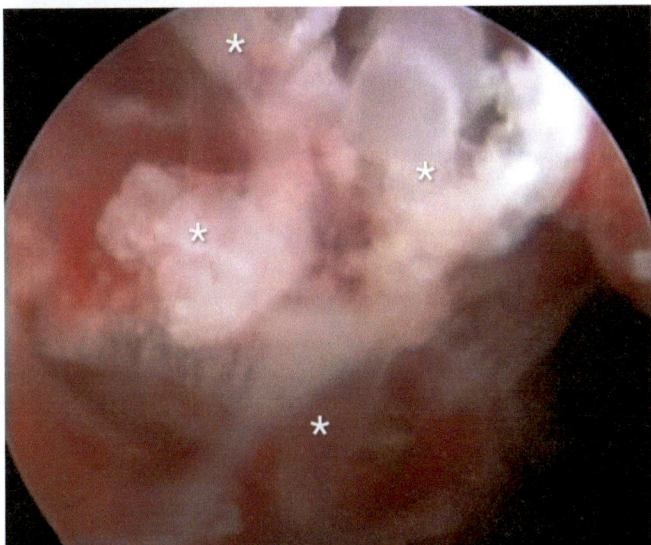

Figura 33-23. Embarazo heterotópico. Se aprecian vellosidades coriales correspondientes a embarazo intrauterino (asteriscos).

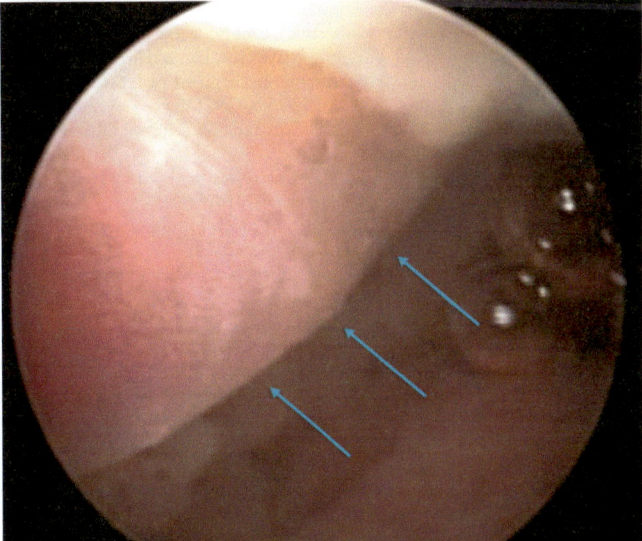

Figura 33-26. Embarazo en sitio de cicatriz de cesárea con múltiples vasos de neoformación (flechas).

lar a los restos de la concepción (v. **Fig. 33-24**). Se reseca con energía bipolar sin complicaciones (v. **Fig. 33-25**). El estudio histopatológico revela un pólipo endometrial en el sitio de la implantación.

Acretismo placentario

En una paciente con aborto incompleto del primer trimestre, diagnosticado por síntomas clínicos y presencia de abundante sangrado transvaginal, durante la histeroscopia se aprecia una cavidad uterina vacía y una imagen en el sitio de la cicatriz de cesárea sugerente de restos de la concepción e, inclusive, de malformación vascular (v. **Fig. 33-26**). Durante el estudio presenta hemorragia profusa, por lo que se somete a una histerectomía de urgencia. Como hallazgo postoperatorio, se observa una imagen compatible con probable acretismo placentario, lo cual fue corroborado por la histopatología (**Fig. 33-27**).

CONTRAINDICACIONES DE LA HISTEROSCOPIA DURANTE LA GESTACIÓN

Varios autores consideran el embarazo como una contraindicación. No obstante, se sugieren otras: embarazo normoevolutivo, infección del tracto genital inferior, hemorragia obstétrica activa e inestabilidad hemodinámica materna.

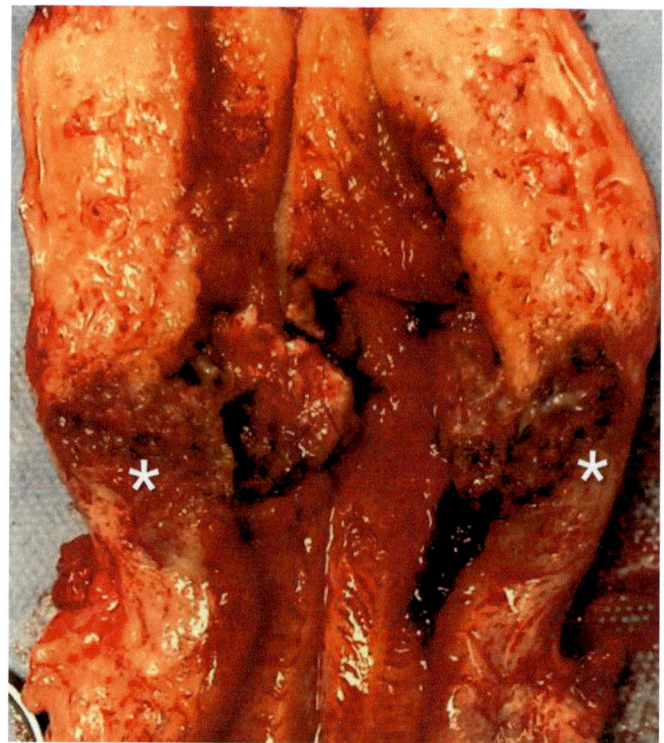

Figura 33-27. Imagen macroscópica del útero posterior en histerectomía de urgencia, en donde se visualiza la invasión al miometrio (estrella), lo cual se corrobora mediante estudio histopatológico.

PUNTOS CLAVE

- La histeroscopia en consultorio es un procedimiento mínimamente invasivo que se puede realizar durante el embarazo, con un grado de seguridad aceptable, buenos resultados clínicos y funcionales. Actualmente, tiene muchas otras aplicaciones durante la gestación.

- A lo largo de la historia de la histeroscopia se ha demostrado que el éxito de la cirugía depende de muchos factores; uno de los más importantes es el operador que la realiza.
- Es necesario que se explore aún más el campo de la histeroscopia durante la gestación con solidez y evidencia científica.

BIBLIOGRAFÍA

Abdala LT, Ruiz JA, Espinosa H. Transcervical Embryoscopy: Images of First-Trimester Missed Abortion. J Minim Invasive Gynecol. 2010;17(1):12-3.

Agüero O, Aure M, López R. Hysteroscopy in pregnant patients-a new diagnostic tool. Am J Obstet Gynecol. 1966;94(7):925-8.

Al Chami A, Saridogan E. Endometrial Polyps and Subfertility. J Obstet Gynaecol India. 2017;67(1):9-14.

Alanis J. Evaluation of visual acuity in children was removed by hysteroscopy the IUD during her pregnancy. Barcelona; 2014.

Alanis J. Removal of the Intrauterine device through Histeroscopy in pregnant women, Our experience. Barcelona, España.; 2014.

Bettocchi S, Selvaggi L. A vaginoscopic approach to reduce the pain of office hysteroscopy. J Am Assoc Gynecol Laparosc. 1997;4(2):255-8.

Capmas P, Lobersztajn A, Duminil L, Barral T, Pourcelot AG, Fernández H. Operative hysteroscopy for retained products of conception: Efficacy and subsequent fertility. J Gynecol Obstet Hum Reprod. 2019;48(3):151-4.

Cohen SB, Bouaziz J, Bar-On A, Schiff E, Goldenberg M, Mashiach R. In-office Hysteroscopic Extraction of Intrauterine Devices in Pregnant Patients Who Underwent Prior Ultrasound-guided Extraction Failure. J Minim Invasive Gynecol. 2017;24(5):833-6.

Cholkeri-Singh A, Zamfirova I, Miller CE. Increased Fetal Chromosome Detection with the Use of Operative Hysteroscopy During Evacuation of Products of Conception for Diagnosed Miscarriage. J Minim Invasive Gynecol. 2020;27(1):160-5.

De Silva PM, Mahmud A, Smith PP, Clark TJ. Analgesia for Office Hysteroscopy: A Systematic Review and Meta-analysis. J Minim Invasive Gynecol. 2020;27(5):1034-47.

De Silva PM, Stevenson H, Smith PP, Justin Clark T. A Systematic Review of the Effect of Type, Pressure, and Temperature of the Distension Medium on Pain During Office Hysteroscopy. J Minim Invasive Gynecol. 2021;28(6):1148-59.e2.

Demirci F, Somunkiran A, Safak AA, Ozdemir I, Demirci E. Vaginal removal of prolapsed pedunculated submucosal myoma during pregnancy. Adv Ther. 2007;24(4):903-6.

Fernández H, Sefrioui O, Virelizier C, Gervaise A, Gomel V, Frydman R. Hysteroscopic resection of submucosal myomas in patients with infertility. Hum Reprod. 2001;16(7):1489-92.

Ferro J, Martínez MaC, Lara C, Pellicer A, Remohí J, Serra V. Improved accuracy of hysteroembryoscopic biopsies for karyotyping early missed abortions. Fertil Steril. 2003;80(5):1260-4.

Moawad NS, Santamaría E, Johnson M, Shuster J. Cost-effectiveness of office hysteroscopy for abnormal uterine bleeding. JSLS. 2014;18(3):e2014.00393.

Mollo A, Battagliese A, Mascolo M, Raffone A, Travaglino A, D'Armiento M, et al. Hysteroscopic Intact Removal of Angular and Caesarean Scar Pregnancy: A Novel and Markedly Less Invasive Surgical Treatment. Gynecol Obstet Invest. 2021;86(1-2):55-62.

Moore JF, Carugno J. Hysteroscopy. StatPearls Publishing; 2022.

Pérez-Medina T, Sancho-Saúco J, Ríos M, Pereira A, Argila N, Cabezas E, et al. Hysteroscopy in pregnancy-related conditions: descriptive analysis in 273 patients. J Minim Invasive Gynecol. 2014;21(3):417-25.

Pfeifer S, Butts S, Dumesic D, Gracia C, Vernon M, Fossum G, et al. Uterine septum: a guideline. Fertil Steril. 2016;106(3):530-40.

Rubattu A, Corda V, Derosas I, Monni MC, Nocco C, Iuculano A, et al. Successful hysteroscopic treatment of a cervical heterotopic pregnancy: case report and literature review. J Obstet Gynaecol. 2020;40(4):580-1.

Salazar CA, Isaacson KB. Office Operative Hysteroscopy: An Update. J Minim Invasive Gynecol. 2018;25(2):199-208.

Saling E. Amnioscopy. Clin Obstet Gynecol. 1966;9(2):472-90.

Sebghati M, Khalil A. Reduction of multiple pregnancy: Counselling and techniques. Best Pract Res Clin Obstet Gynaecol. 2021;70:112-22.

The American College of Obstetricians and Gynecologists. Obstetrics & Gynecology. 2018;131(5):1–1.

The Use of Hysteroscopy for the Diagnosis and Treatment of Intrauterine Pathology. Obstet Gynecol. 2020;135(3):e138-48.

Tinelli A, Pacheco LA, Haimovich S. Hysteroscopy. 1ª ed. Springer; 2018.

Tohma YA, Onalan G, Esin S, Sahin H, Aysun D, Kuscu E, et al. Are There Any Predictors of Endometrial Premalignancy/Malignancy within Endometrial Polyps in Infertile Patients? Gynecol Obstet Invest. 2019;84(5):512-8.

Vitale SG, Haimovich S, Riemma G, Ludwin A, Zizolfi B, De Angelis MC, et al. Innovations in hysteroscopic surgery: expanding the meaning of «in-office.» Minim Invasive Ther Allied Technol. 2021;30(3):125-32.

Weinbroum AA, Ekstein P, Ezri T. Efficiency of the operating room suite. Am J Surg. 2003;185(3):244-50.

El papel de la histeroscopia en los abortos de repetición

34

S. Haimovich

 OBJETIVOS

- Recordar los diferentes factores uterinos que se asocian a abortos de repetición.
- Repasar las patologías intrauterinas detectadas por histeroscopia y relacionadas con la pérdida de embarazo, tanto estructurales como endometriales.
- Entender la importancia de la histeroscopia en la valoración endocavitaria en pacientes con abortos de repetición.

INTRODUCCIÓN

Los abortos de repetición (ADR) se han definido clásicamente como la pérdida de tres o más embarazos consecutivos antes de las 20 semanas de gestación o un peso fetal inferior a 500 g. Es una de las complicaciones más frecuentes durante el embarazo con una incidencia del 2-4 % de todas las parejas en edad reproductiva.

El comité de opinión de la Sociedad Americana de Medicina Reproductiva clasifica los abortos de repetición como «una patología definida por dos o más fallos de embarazos clínicos». Este cambio en la definición se basa en varios estudios que demostraron que el riesgo de aborto en una mujer tras dos pérdidas de embarazo sucesivas es similar al riesgo en vaso de tres o más pérdidas sucesivas.

En este apartado, se indican las causas estructurales y endometriales detectadas mediante histeroscopia, las cuales son responsables de esta patología.

Las causas comunes de pérdidas de embarazos recurrentes son: endometritis, anomalías genéticas, malformaciones uterinas congénitas o adquiridas, alteraciones endocrinas, alteraciones trombofílicas, enfermedades autoinmunitarias, incompetencia cervical, alteraciones de la fase lútea, algunas infecciones y anomalías en el ADN espermático. Pese a haber realizado una correcta evaluación, entre un tercio y la mitad de los casos quedan sin poder encontrar una causa que explique el fenómeno.

El diagnóstico de los ADR incluye el cariotipo de ambos progenitores, un cribado de anomalías de la cavidad uterina, congénitas o adquiridas, mediante hidrosonografía, ecografía 3D, histeroscopia, test inmunológicos para detectar el anticoagulante lúpico, anticuerpos anticardiolipina, anticuerpos beta-2 glicoproteínas y un perfil endocrinológico que incluya detección en sangre de la hormona tiroestimulante, Hb A1c, prolactina y progesterona en la fase lútea.

Con una evaluación completa se consigue identificar la posible causa en el 40-60 % de los pacientes. Las causas más frecuentes de ADR hacen referencia tanto factores autoinmunitarios como a anomalías anatómicas. Las causas anatómi-cas tienen lugar en el 19 % de los casos. Se clasifican como malformaciones congénitas (útero bicorne, didelfo, septado y unicorne), así como anomalías adquiridas (miomas, adenomas, adherencias y pólipos).

La prevalencia de anomalías anatómicas congénitas o adquiridas en pacientes con ADR es elevada y se encuentra en un 6,3-67 %, según la población estudiada y el tipo de estudio.

La evaluación anatómica de estas pacientes se realiza mediante histerosalpingografía, ecografía (2D y 3D), hidrosonografía, resonancia magnética (RM), histeroscopia y, en ocasiones, laparoscopia.

Gracias a la reducción en el coste de la histeroscopia, asociado a la reducción del diámetro de las ópticas, es posible realizar esta en consulta sin necesidad de anestesia, con un mínimo malestar y una gran aceptación por parte de las pacientes.

Un tema que ha despertado gran interés en los últimos años es el papel del factor endometrial en los ADR. Una de las etiologías identificadas es la endometritis crónica, que se define como una inflamación crónica de la capa endometrial. Las pacientes suelen ser asintomáticas, pero pueden presentar dolor pélvico crónico, dispareunia, sangrado uterino anormal o secreción vaginal persistente.

A continuación, se muestra el papel de la histeroscopia en consulta en el diagnóstico de anomalías congénitas, enfermedades adquiridas y factores endometriales relacionados con los abortos de repetición.

ANOMALÍAS MÜLLERIANAS

Las anomalías müllerianas incluyen afecciones donde ha habido un defecto de fusión de los conductos müllerianos durante la fase de desarrollo embrionario del útero. Estas derivan en diferentes malformaciones en el tracto genital femenino.

La European Society for Gynaecological Endoscopy (ESGE) y la European Society of Human Reproduction and Embryology (ESHRE) publicaron en 2013 una clasificación fruto de un consenso entre ambas, la cual se basa en imágenes de ecografía tridimensional.

Por su lado, la clasificación de la American Society of Reproductive Medicine (ASRM), después de 33 años, fue renovada en 2021 y se basa en la localización o zona afectada por el defecto y con relevancia reproductiva.

En cuanto a la clasificación europea, esta se fundamenta básicamente en la anatomía. Las anomalías se clasifican en diferentes clases y expresan desviaciones anatómicas derivadas del mismo origen embrionario:

- U0: útero normal.
- U1: útero dismórfico.
- U2: útero septado.
- U3: útero bicorpóreo.
- U4: hemiútero.
- U5: útero aplásico.
- U6: no clasificados aún.

Cada una de estas clases se dividen, a su vez, en subclases con las que se expresan variedades anatómicas con significancia clínica. Las anomalías cervicales y vaginales se organizan de forma independiente divididas, asimismo, en subclases con significancia clínica.

Por otra parte, la nueva clasificación americana se divide en nueve categorías basadas en elementos similares de apariencia, presentación y tratamiento. Alguna de las anomalías puede estar presente en más de una categoría:

- Agenesia mülleriana.
- Agenesia cervical.
- Útero unicorne.
- Útero didelfo.
- Útero bicorne.
- Útero septado.
- Septo vaginal longitudinal.
- Septo vaginal transverso.
- Anomalías complejas.

Estas anomalías se asocian tanto a problemas de salud como a problemas reproductivos. La incidencia de anomalías müllerianas es significativamente más alta en pacientes con problemas de infertilidad si se compara con pacientes fértiles. Estas anomalías se detectan en, aproximadamente, el 41 % de pacientes con ADR. Cabe destacar que la histeroscopia tiene enormes ventajas en el diagnóstico de las anomalías que afectan a la cavidad uterina. Por esta razón, debería incluirse siempre en la valoración de las mujeres con pérdidas recurrentes de embarazos.

ÚTERO SEPTO

La anomalía mülleriana más común es el útero septado, con malos resultados reproductivos debido a los abortos de repetición, además de malos resultados obstétricos por una mayor frecuencia de presentación de nalgas, prematuridad, bajo peso, desprendimiento prematuro de placenta y mortalidad perinatal.

Se ha de tener en cuenta que estos resultados adversos no siempre ocurren y que hay mujeres con útero septado que no experimentan ninguna dificultad reproductiva.

En 2016, la ASRM publicó una guía revisando la bibliografía especializada sobre el septo uterino en el diagnóstico de infertilidad, ADR, resultados reproductivos, técnica quirúrgica y prevención de adherencias posquirúrgicas.

En la actualidad, no se dispone de una categorización universal de los septos uterinos debido a la diversidad de clasificaciones, lo que provoca diferencias en el diagnóstico con una correspondiente baja/alta incidencia en las cirugías correctivas del septo.

En la clasificación europea del septo uterino (clase U2) se incorporan los diferentes casos de fusión normal y de absorción anómala del septo en la línea media. Además, se define el útero septo como aquel en el que la indentación del septo en la línea media uterina tiene un largo superior al 50 % del grosor total de la pared fúndica detrás del defecto. Dicho septo puede dividir parcial o completamente la cavidad uterina, incluyendo en algunos casos el cuello uterino y/o la vagina.

Por otra parte, la clasificación americana actual define el septo como una indentación en la línea media del útero y añade que el ángulo creado entre las paredes del septo es inferior a 90°; si es superior o protruye menos de 1 cm, se considera un útero normal o arcuato.

Antes de proceder con el tratamiento quirúrgico, es importante tener un claro diagnóstico diferencial entre las distintas anomalías y, así, evitar complicaciones, como perforaciones fúndicas, o dejar una pared fúndica demasiado delgada, como podría ocurrir en el caso de un útero bicorne.

La clasificación de ESHRE/ESGE define la clase U3 o útero bicorporal; en ella se incluye tanto al útero bicorne como al didelfo. Esta clase representa a todos los úteros con un contorno fúndico anormal, en el que existe una indentación hacia la cavidad que excede el 50 % del grosor de la pared. Esta indentación puede dividir de forma parcial o total al cuerpo uterino y llegar, en algunos casos, a incluir incluso al cérvix y/o la vagina.

La diferencia entre la clase U2 (septo) y la U3 (bicorporal) es básica para poder decidir la estrategia quirúrgica y evitar complicaciones y daños innecesarios.

En el pasado, se requería una laparoscopia junto con la histeroscopia para afinar el diagnóstico. Hoy en día, se utiliza la ecografía 3D en asociación con la histeroscopia; en casos excepcionales, en los que la ecografía 3D no es concluyente, la RM también podría utilizarse.

La corrección quirúrgica se puede hacer en quirófano bajo anestesia o en consulta con anestesia local en el septo e incluso, en caso de septos fibrosos, sin ningún tipo de anestesia. El uso de la ecografía como soporte de la cirugía ha sustituido a la laparoscopia.

Las técnicas quirúrgicas más utilizadas para la sección del septo contemplan el uso de tijeras de 5-7 Fr, energía monopolar o bipolar, láser o resección del septo, aunque el medio de distensión más habitual es el suero salino; en los casos de energía monopolar se utiliza el medio adaptado a esta energía.

La técnica consiste en cortar, desde el ápice del septo, la parte más proximal hacia el cérvix y continuar cortando en dirección a la parte fúndica. El corte ha de seguir un movimiento de lado a lado o de pared lateral a pared contralateral. Se continúa hasta llegar a la pared fúndica, donde se ven ambos *ostium* tubáricos alineados sin tejido entre ellos, si bien existen estudios que demuestran que si queda tejido residual de hasta 1 cm, no afectará a los resultados reproductivos.

Se han publicado estudios donde se contrasta el uso del resectoscopio y la técnica histeroscópica en consulta. Específicamente, se compara el resectoscopio frente al electrodo bipolar (Versapoint®), donde con este último no se requiere ningún tipo de dilatación cervical, con lo que se evita el riesgo de incompetencia cervical, laceraciones en el cuello y perforación uterina. La técnica con Versapoint® es una alternativa segura y efectiva al resectoscopio y se puede utilizar en nulíparas, en especial en casos de estenosis cervical. Hay autores que prefieren el uso de tijeras y evitar energía, como en el caso del Versapoint®, para que no haya daño termal en los márgenes de disección. Cuando se compara el uso de tijeras frente al resectoscopio, la tasa de embarazos es superior con el uso de las tijeras, pero se considera que es la experiencia del cirujano el factor central en la diferencia de los resultados.

Los resultados de la resección del septo uterino, en términos de tasa de embarazo, tasa de abortos y de recién nacido vivo, han sido estudiados por diferentes autores. Un estudio retrospectivo de caso-control evaluó el resultado de la siguiente transferencia de embriones en tres grupos de pacientes:

• Pacientes con útero septado.
• Pacientes que fueron sometidas a la sección del septo uterino.
• Pacientes del grupo control.

En el análisis, se vio que las tasas de gestación y recién nacido vivo fueron significativamente inferiores en el grupo de mujeres con útero septado comparado con el grupo control, pero al comparar el grupo de pacientes tras la resección del septo con el grupo control no se encontraron diferencias importantes.

Muchos centros de reproducción optan por la resección del septo uterino antes de la reproducción asistida para reducir la probabilidad de aborto.

En un metaanálisis con datos retrospectivos, comparando los resultados de embarazo antes y después de la septoplastia, se observó una marcada mejoría tras la cirugía:

• Previo a la cirugía: abortos 88 %, prematuridad 9 % y partos a término 3 %.
• Tras la cirugía: abortos 14 %, prematuridad 6 % y partos a término 80 %.

El septo contiene tejido fibrótico poco vascularizado y está recubierto de un endometrio subatrófico. Estos hallazgos histológicos son, al parecer, la causa de abortos.

MIOMAS

Los miomas uterinos o fibromas representan una patología benigna del útero que es muy frecuente. Se crean a partir de una única célula (monoclonales) del músculo de la pared uterina y crece en cualquier parte del útero según los factores locales de crecimiento, las citocinas y las hormonas sexuales, incluyendo estrógenos y progesterona. Basado en datos publicados, se sabe que 7-8 de cada 10 mujeres tendrán mioma durante su vida.

Si bien son con frecuencia asintomáticos, los miomas se pueden asociar a sangrado menstrual excesivo, dolor pélvico, disfunción vesical y/o intestinal debido a presión generada por estos, infertilidad y abortos de repetición. Alrededor del 5-10 % de mujeres con infertilidad tienen, al menos, un mioma. Los miomas representan el factor etiológico único en 1-2,4 % de las mujeres con infertilidad.

Existen varios mecanismos por los que los miomas podrían causar infertilidad:

• Inflamación endometrial crónica.
• Vascularización anómala.
• Aumento de la contractilidad uterina.
• Patrones endocrinos locales anómalos.

Todos ellos podrían interferir en el transporte espermático o en la implantación embrionaria.

Los miomas pueden presentarse como lesiones únicas o múltiples y se localizan en cualquier punto del útero. Aunque se sabe que existen miomas de formas y tamaños variables, se clasifican como **submucosos** (si distorsionan la cavidad uterina), **intramurales** (si están predominantemente en el espesor de la pared uterina o el miometrio) y **subserosos** (si protruyen hacia la superficie del útero). El número y la localización de los miomas se correlacionan con la sintomatología y el efecto sobre la fertilidad.

Los miomas intracavitarios unidos al miometrio tan solo por un pedículo se definen como tipo 0. Si la porción intracavitaria es mayor del 50 % del mioma y la porción menor es aún intramural, se denominan tipo 1 y si la porción intramural es mayoritaria, por encima del 50 %, y apenas protruyen hacia la cavidad, entonces son tipo 2. La clasificación más utilizada es la de la Federación Internacional de Ginecología y Obstetricia (FIGO), donde los miomas se dividen en siete tipos diferentes (**Tabla 34-1**) que van desde el tipo 0 (donde el mioma está totalmente dentro de la cavidad) hasta el tipo 7 (donde el mioma está por completo dentro de la pelvis y unido al útero mediante un pedículo).

Estudios retrospectivos y de caso-control han demostrado que los miomas submucosos y los intramurales, pero que distorsionan la cavidad endometrial, se asocian a una disminución de tasas de embarazo y de implantación, tanto en pacientes que buscan un embarazo espontáneo como las que optan por una reproducción asistida. Las tasas mejoran tras extraer los miomas. Por lo general, se acepta que los miomas submucosos disminuyen la fertilidad y que su exéresis mejora las tasas de embarazo.

 La histeroscopia ha revolucionado y, de forma significativa, ha facilitado tanto el diagnóstico como el tratamiento de los miomas con componente intracavitario.

A la hora de inspeccionar la cavidad, es importante disminuir la presión del líquido y ver si aparecen distorsiones de la pared que indican que hay un mioma subyacente.

La histeroscopia de consulta da información sobre el número de miomas y el tipo, ya que según el ángulo creado entre el mioma y la pared endometrial se sabe si se trata de un mioma tipo 1 (ángulo agudo o inferior a 90°), tipo 2 (ángulo obtuso o superior a 90°) o, en caso de miomas unidos a la pared mediante un pedículo, tipo 0.

Tabla 34-1. Clasificación de los miomas según la Federación Internacional de Ginecología y Obstetricia

Submucoso	Tipo 0	100 % pediculado intracavitario
	Tipo 1	> 50 % intracavitario
	Tipo 2	< 50 % intracavitario
Intramural	Tipo 3	En contacto con el endometrio; 100 % intramural
	Tipo 4	100 % intramural
	Tipo 5	> 50 % intramural
Subseroso	Tipo 6	> 50 % subseroso
	Tipo 7	Pediculado

Tradicionalmente, y aun predominante en la mayoría de centros, la exéresis del mioma se realiza bajo anestesia general o espinal, en quirófano y mediante un resectoscopio monopolar o bipolar que, tras la dilatación cervical, se introduce a través del canal endocervical.

Sin embargo, han ido desarrollándose diferentes técnicas y dispositivos que permiten la exéresis, en casos de miomas pequeños, en consulta y sin dilatar el cuello, con el uso de tijeras, electrodos bipolares (Versapoint®) o morceladores.

> **!** Existe un claro consenso en cuanto a la técnica quirúrgica ideal para no afectar la fertilidad futura. Está aceptado que cualquier técnica de exéresis de miomas tiene que respetar el plano de disección, la seudocápsula y evitar el daño al miometrio subyacente.

ENDOMETRITIS CRÓNICA

La endometritis crónica es una inflamación persistente del endometrio. Puede interferir en la fertilidad y en la tasa de éxito del embarazo.

En las pacientes con una infertilidad de origen desconocido, tras la exclusión de otras causas de abortos de repetición, se debería sospechar una endometritis crónica, ya que suele ser asintomática y raramente genera una sospecha clínica que dé una orientación diagnóstica.

En ocasiones, puede manifestarse con síntomas inespecíficos, como dolor pélvico, sangrado uterino anormal, dispareunia o leucorrea.

Cicinelli *et al.* encontraron endometritis crónica en el examen histológico de alrededor del 30 % de las pacientes infértiles y en el 35 % de los casos relacionados con sangrado uterino anómalo.

> **!** La histeroscopia es, hoy por hoy, el único método para la valoración del endometrio y para encontrar signos de sospecha de endometritis crónica; se puede realizar biopsias dirigidas en lugar de la toma de muestras de endometrio «a ciegas».

Los signos de endometritis crónica en el endometrio se publicaron en un trabajo diseñado para unificar los criterios clínicos de diagnóstico de esta patología. Los diferentes signos son:

- Aspecto de «fresa»: zona hiperémica con puntos blancos.
- Hiperemia focal: pequeñas áreas de con hiperemia (**Fig. 34-1**).
- Puntos hemorrágicos (**Fig. 34-1**).
- Micropólipos: pueden ser focales o difusos. Se trata de pólipos menores de 1 mm con vaso sanguíneo central (**Fig. 34-2**).
- Endometrio engrosado con zonas edematosas.

Los hallazgos de estos signos representan en la actualidad el método de referencia en el diagnóstico, aunque también se puede complementar con la histopatología. El diagnóstico histopatológico de la endometritis crónica se basa en la

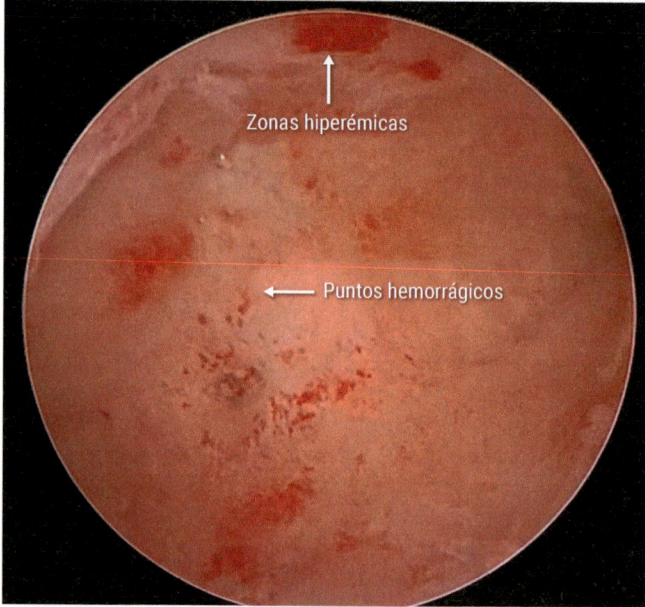

Figura 34-1. Zonas con puntos hemorrágicos y zonas hiperémicas.

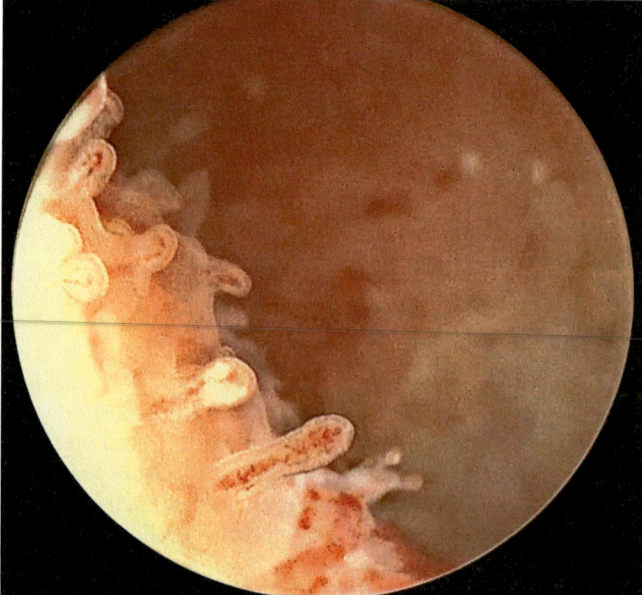

Figura 34-2. Micropólipos.

detección de células plasmáticas y/o linfocitos que infiltran el endometrio sobre todo en el endometrio superficial o la capa funcional. Estas células plasmáticas pueden detectarse mediante técnicas inmunohistoquímicas específicas, como el marcador CD138 o el MUM1.

Una vez diagnosticado, el tratamiento antibiótico ha demostrado ser efectivo, consiguiendo una aumento significativo de las tasas de embarazo clínico en comparación con las mujeres no tratadas. Los patógenos encontrados con más frecuencia son los gramnegativos.

PÓLIPOS ENDOMETRIALES

Los pólipos endometriales son sobrecrecimientos endometriales localizados y, por lo general, benignos (**Fig. 34-3**). Se suelen detectar durante el estudio de un sangrado uterino anormal o estudios de esterilidad.

Según el número, los pólipos se definen como únicos o múltiples. Además, pueden ser pediculados y sésiles. Estos últimos se adhieren a la pared endometrial por su base más ancha, y los pediculados, por la más estrecha. Suelen disponer de una base sanguínea central. Cabe destacar que los pólipos pediculados se van alargando en su crecimiento hasta llegar a protruir a través del canal endocervical.

En 2004, Hinckley *et al.* demostraron en una publicación que el 32 % de 1.000 pacientes programadas para una fertilización *in vitro* (FIV), tenían pólipos endometriales. Este hecho sugirió que era probable que existiera una relación de causalidad entre estos pólipos endometriales y la infertilidad.

Se han descrito diferentes posibles mecanismos por los que los pólipos podrían afectar a la fertilidad, como interferir en el transporte espermático, en la implantación embrionaria o a través de un incremento en la producción de factores inhibidores, como la glicodelina, molécula con capacidad de inhibir la función de las células *natural killer*.

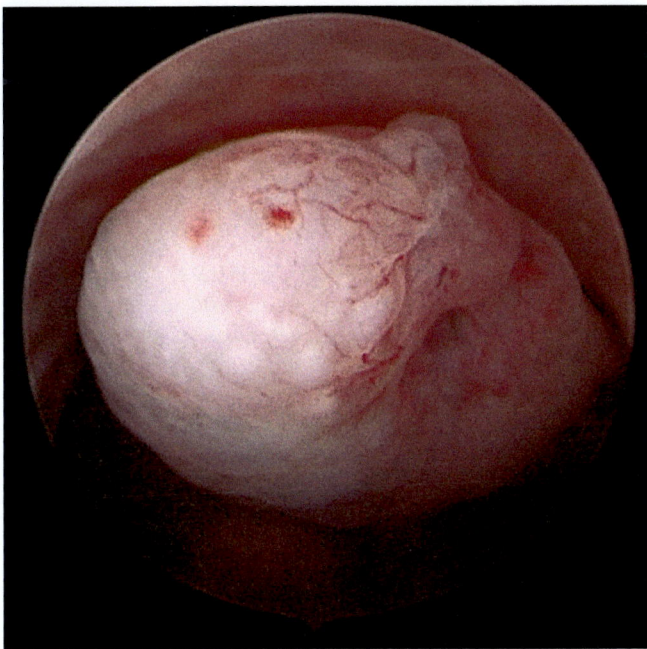

Figura 34-3. Pólipo endometrial.

 El método de referencia en el diagnóstico es nuevamente la histeroscopia.

Los pólipos endometriales se identifican en las histeroscopias realizadas a mujeres con infertilidad de origen desconocido en el 16,5-26,5 % de los casos. En el mismo acto diagnóstico, en consulta, es posible hacer la polipectomía. La técnica se puede llevar a cabo con instrumental mecánico de 5 Fr o electrodos bipolares a través del canal de trabajo del histeroscopio con un minirresectoscopio e, incluso, con morcelación.

Durante el desarrollo natural de los pólipos, puede ocurrir una degeneración hacia la malignidad; en pólipos pequeños, pueden desaparecer de forma espontánea en hasta el 25 % de los casos. En general, la polipectomía se suele realizar para excluir atipia y/o cambios endometriales hacia la malignidad, aliviar los síntomas en mujeres que sufren sangrado uterino anormal o para mejorar la fertilidad.

 No son aceptables las técnicas «a ciegas» para la polipectomía, como el legrado, ya que no aseguran la total exéresis y, además, aumentan los riesgos de complicaciones para las pacientes. Las actuales recomendaciones se basan en técnicas bajo visualización directa con el objetivo de obtener resultados óptimos

Por un lado, se dispone de una gran oferta de dispositivos y/o técnicas para la realización de una polipectomía bajo visualización directa, tanto en quirófano como en consulta, pero, por otro lado, aún no existe un consenso si los pólipos deben extraerse. En el caso de una mujer con infertilidad, la exéresis de los pólipos endometriales, aparentemente, mejora los resultados de la fertilidad.

En 2005, Pérez Medina intentó determinar si la polipectomía histeroscópica antes de hacer una inseminación intrauterina conseguía mejores resultados de gestación en comparación con no hacer nada. Para ello, diseñó un estudio prospectivo aleatorizado y demostró una mejora estadísticamente significativa en las tasas de embarazo entre las mujeres a las que se les realizó una polipectomía histeroscópica en comparación con las del grupo sin intervención. Una de las conclusiones importantes del estudio fue que las gestaciones, con frecuencia, se obtuvieron de forma espontánea mientras las pacientes esperaban el tratamiento, lo que sugiere una fuerte relación causa-efecto del pólipo en el proceso de implantación. Los autores concluyeron que la polipectomía histeroscópica debería considerarse en pacientes infértiles sin otra causa aparente de infertilidad.

Otros estudios observacionales controlados han encontrado una asociación entre la polipectomía y una mejora en la tasa de gestaciones espontáneas, lo que propone que, en casos de infertilidad sin otra causa aparente, las pacientes podrían beneficiarse de la polipectomía.

Asimismo, se ha visto en otros estudios que pólipos de tamaño inferior a 2 cm no tenían impacto en los resultados de la FIV. Según Lass, los pólipos por debajo de 2 cm no tienen un impacto sobre la concepción después de un tratamiento de FIV. De hecho, este autor no ha encontrado ninguna diferencia estadísticamente significativa en las tasas de embarazo de las mujeres que completaron un tratamiento de FIV estándar al comprar con las tasas de las pacientes que pasaron por una polipectomía histeroscópica justo después de la captación de ovocitos.

De forma similar, Isikoglu no encontró diferencias estadísticas entre mujeres que pasaron por una inyección intracitoplasmática de esperma (ICSI). Para ello, se dividió entre pacientes con diagnóstico ecográfico de sospecha de pólipo endometrial menor de 15 mm descubiertos durante la estimulación ovárica, mujeres que pasaron por una polipectomía histeroscópica antes del ciclo de ICSI y grupo de mujeres sin pólipos.

Aún son necesarios estudios para determinar los efectos de los pólipos de mayor tamaño, su localización (aunque hay cierta evidencia en favor de que los que están en la zona cercana a los *ostium* tubáricos tienen mayor efecto sobre la fertilidad) y el efecto del número de los pólipos sobre los resultados de las FIV.

ADHERENCIAS Y SÍNDROME DE ASHERMAN

El síndrome de Asherman es una afección adquirida donde la paciente presenta adherencias intrauterinas. La creación de las sinequias (**Figs. 34-4** y **34-5**) es, por lo general, secundaria a la retención de restos postaborto o posparto, infecciones endometriales y, en especial, tras los legrados de la cavidad uterina. Se considera que alrededor del 90 % de las adherencias intrauterinas tienen un legrado previo.

Clínicamente, puede existir una ausencia total de síntomas o, en el caso del síndrome de Asherman, cursar con oligomenorrea e, incluso, amenorrea secundaria, además de infertilidad. En algunas pacientes, la amenorrea se asocia a dolor pélvico secundario a la imposibilidad del drenaje de la sangre menstrual y la formación de un hematometra. En relación con la fertilidad, las adherencias pueden generar esterilidad o infertilidad debido a los abortos.

El diagnóstico se realiza mediante diferentes pruebas, como la ecografía 2D y 3D, la hidrosonografía, la histerosalpingografía y la histeroscopia.

 La histeroscopia es el método de referencia tanto para el diagnóstico como para el tratamiento de las adherencias.

Existen diferentes clasificaciones de los grados de adherencias, entre ellas la americana y la europea. Ninguna ha conseguido convertirse en el principal método de clasificación de la gravedad y el pronóstico.

 Actualmente, el tratamiento de elección es la liberación histeroscópica de adherencias.

En 2015, Bougie *et al.* demostraron que el síndrome de Asherman podía tratarse con éxito en la consulta y sin la necesidad de uso del quirófano y/o cualquier tipo de anestesia. En la mayoría de los casos, el procedimiento se efectúa con tijeras con excelentes resultados (**Fig. 34-6**), aunque, en ocasiones, debido a la presencia de tejido fibroso rígido, se utiliza

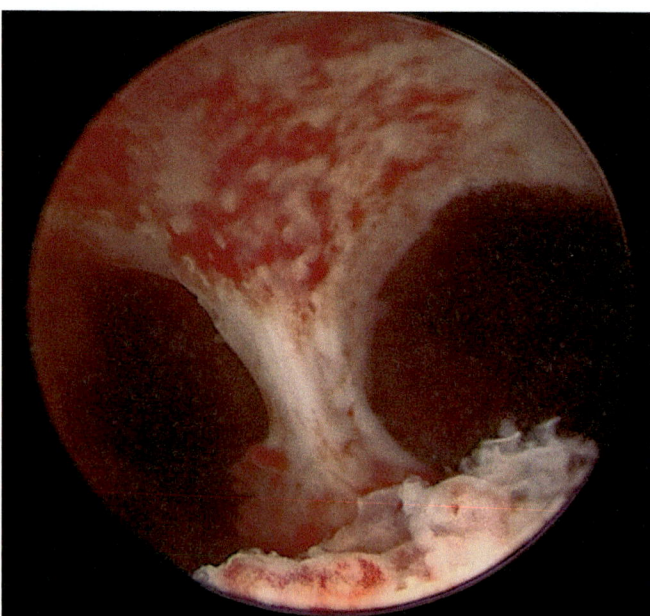

Figura 34-4. Adherencia única anteroposterior.

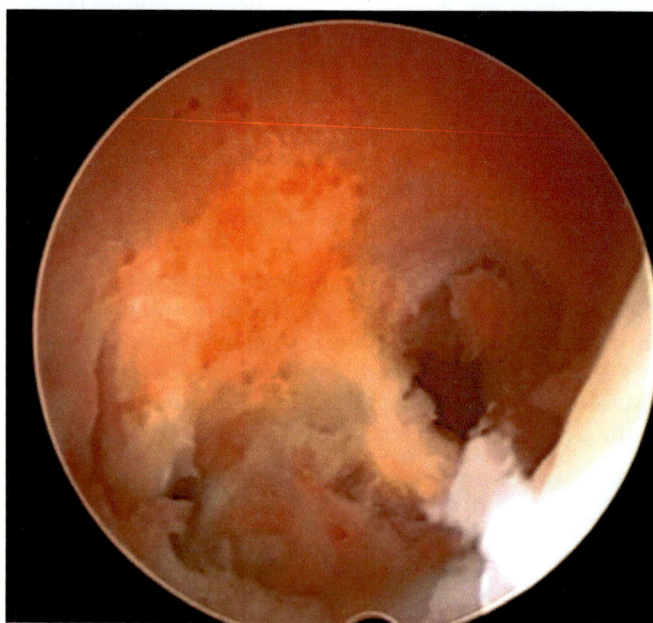

Figura 34-5. Adherencias ocluyendo, prácticamente de forma transversal, la cavidad uterina.

energía de corte puro. Asimismo, se evita el uso de energía, dentro de lo posible, para no generar un daño adicional al tejido.

Para evitar la formación de adherencias, existe la opción de la profilaxis primaria, que se utiliza tras una cirugía que, en potencia, podría generar adherencias, como una miomectomía múltiple, y la profilaxis secundaria, en casos de cirugía de adherencias para evitar recidivas. Existen diferentes estrategias de profilaxis, como el método de barrera, en el que destaca el dispositivo intrauterino, que ha de ser inerte (sin cobre) para evitar la reacción inflamatoria y sin hormonas, ya que el levonorgestrel bloquea la acción de los estrógenos sobre el endometrio. Otra opción es la introducción de un catéter, como una Foley pediátrica (del número 6-7) con 3 mL de suero salino. También se puede iniciar tratamiento con estrógenos para estimular la

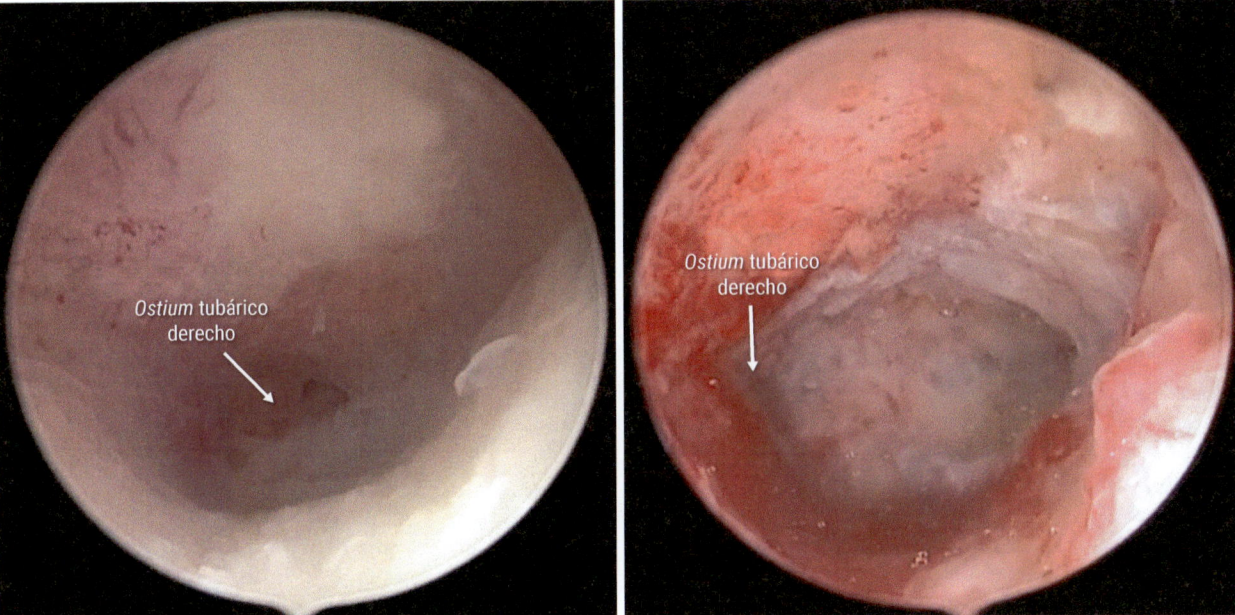

Figura 34-6. Cavidad con síndrome de Asherman donde se ve solo el *ostium* tubárico derecho, antes y después de la cirugía de corrección con tijeras.

producción del endometrio, aunque la evidencia es escasa y, si la paciente no sufre un estado de hipoestrogenismo, no está justificado añadirlo como tratamiento profiláctico.

En los últimos años, se han comenzado a utilizar geles de ácido hialurónico para evitar adherencias. Después de la publicación de varios estudios prospectivos aleatorizados, se ha posicionado como el tratamiento de elección en muchos casos debido a la evidencia existente.

También hay indicios de éxito en la profilaxis con el uso de membrana amniótica (fresca o seca), plasma rico en plaquetas y células madre plurifuncionales o *stem cells*. Es posible que la combinación entre dos o más de los métodos expuestos sea la solución para obtener unos resultados óptimos.

> ❗ Tras la cirugía histeroscópica, en el 70-90 % de los casos de hipomenorrea o amenorrea, las mujeres vuelven a tener una regla regular. De forma simultánea, tanto la tasa de embarazo como de recién nacido vivo mejora (40-90 % y 25-75 %, respectivamente).

En enfermedad no grave, se relaciona con una mejor tasa de éxito, incluso si el embarazo se consigue sobre un útero marcadamente cicatricial.

La cirugía histeroscópica en el caso del síndrome de Asherman representa el mayor grado de dificultad para el cirujano y solo profesionales experimentados deberían tratar dicho estado, muchas veces con la ayuda de la ecografía para guiarlos. Una cavidad con Asherman es una cavidad carente de referencias; el síndrome de Asherman es para el cirujano histeroscopista lo que la endometriosis grave para el laparoscopista.

ÚTERO DISMÓRIFCO

El útero dismórfico o en forma de T (*T-shaped*) es una anomalía mülleriana rara que fue incorporada a la clasificación de ESHRE/ESGE de anomalías uterinas. El útero dismórfico recibe la clasificación U1 y el útero en T, la clase U1a.

Estos úteros se caracterizan por unas paredes laterales engrosadas y una cavidad hipoplásica y un cuerpo uterino que representa dos tercios del útero. En el pasado, se atribuyó al dietilestilbestrol, pero, en la actualidad, está claro que puede aparecer como una malformación primaria en mujeres sin antecedentes de exposición a esta hormona sintética.

Diferentes estudios han demostrado que la prevalencia de malformaciones uterinas es más alta en mujeres con esterilidad y abortos de repetición que en mujeres fértiles. En las mujeres con un útero en forma de T hay una forma alterada de la cavidad y un volumen reducido, hechos que podrían tener un papel importante en la disminución de la receptividad endometrial y evitar un incremento del útero durante la gestación, con un efecto potencial resultante en unos malos resultados reproductivos y/o obstétricos.

A pesar de que la relación causal directa de los úteros en T sobre la disminución de la capacidad reproductiva aún no ha sido demostrada, muchos estudios sugieren que esta malformación podría generar infertilidad, abortos de repetición y complicaciones obstétricas que incluyen la prematuridad.

Durante la histeroscopia, la cavidad de estos úteros se caracteriza por una zona tubular y estrecha donde se aprecian unos arcos fibrosos laterales. No se consigue visualizar desde el orificio cervical interno los *ostium* tubáricos. Al avanzar por esta cavidad estrecha, se llega a una zona de cavidad más amplia, para poder visualizar los *ostium* tubáricos; para ello, se ha de girar en un ángulo de 90° hacia cada *ostium* desde la cavidad (**Fig. 34-7**).

La histeroscopia da un diagnóstico de sospecha, pero el diagnóstico definitivo se realiza mediante ecografía 3D (**Fig. 34-8**).

Se han propuesto diferentes variantes de útero dismórfico: el útero en T, el útero en Y (cuando se asocia a una protrusión de la pared fúndica) y el útero en I (cuando se visualiza una cavidad totalmente tubular y estrecha).

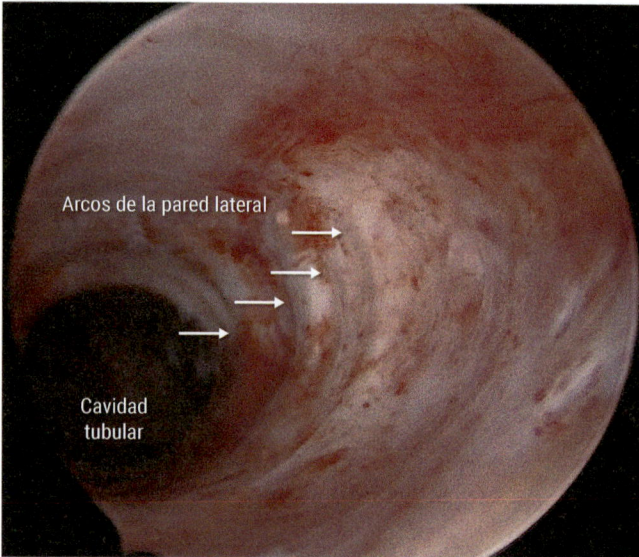

Figura 34-7. Cavidad estrecha y tubular del útero en T, donde se aprecian los arcos de estrechamiento en la pared lateral.

La corrección histeroscópica de los úteros en T fue propuesta por diferentes autores con el objetivo de corregir el defecto y mejorar los resultados perinatales mediante el incremento del volumen de la cavidad. Los resultados publicados de diferentes estudios observacionales fueron recogidos en una revisión sistemática y un metaanálisis. En dicha revisión se incluyeron 11 estudios con 937 pacientes

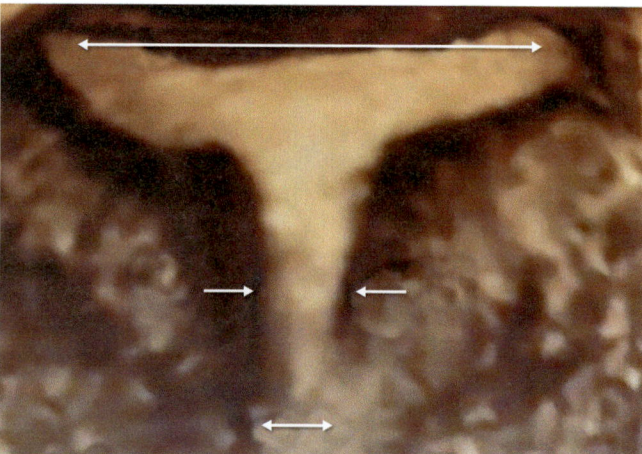

Figura 34-8. Ecografía 3D donde se aprecia la forma de la cavidad uterina en T.

a las que se les realizó una corrección histeroscópica del defecto. Tras la cirugía, la tasa de recién nacido vivo fue del 44,5 % en pacientes con infertilidad primaria y del 56,9 % en mujeres con abortos de repetición, por lo que los autores concluyeron que la corrección histeroscópica del defecto se asoció a una alta tasa de recién nacido vivo y una baja tasa de abortos, tanto en casos de esterilidad primaria como de abortos de repetición.

La corrección se puede realizar con tijeras, energía bipolar e, incluso, láser de diodo, sin que existan diferencias significativas en los resultados obtenidos.

PUNTOS CLAVE

- El aborto de repetición, definido como la pérdida de dos o más embarazos clínicos, afecta a un 2-4 % de todas las parejas en edad reproductiva
- Entre las causas reponsables de esta situación hay factores genéticos (cromosomopatías), endocrinos, anatómicos, infecciosos y hematológicos implicados.

- Con respecto a los factores uterinos que pueden diagnosticarse o tratarse por histeroscopia están las anomalías uterinas, tanto congénitas como adquiridas, los miomas uterinos, la presencia de adherencias intrauterinas y la endometritis.

BIBLIOGRAFÍA

Acién P. Reproductive performance of women with uterine malformations. Hum Reprod. 1993;8(1):122-6.

Alonso Pacheco L, Laganà AS, Ghezzi F, Haimovich S, Azumendi Gómez P, et al. Subtypes of T-shaped uterus. Fertil Steril. 2019;112(2):399-400.

Practice Committee of the American Society for Reproductive Medicine. Uterine septum: a guideline. Fertil Steril. 2016;106(3):530-40.

Berger MJ, Goldstein DP. Impaired reproductive performance in DES-exposed women. Obstet Gynecol. 1980;55(1):25-7.

Bernard G, Darai E, Poncelet C, Benifla JL, Madelenat P. Fertility after hysteroscopic myomectomy: effect of intramural myomas associated. Eur J Obstet Gynecol Reprod Biol. 2000;88(1):85-90.

Bilgory A, Shalom-Paz E, Atzmon Y, Aslih N, Shibli Y, Estrada D, et al. Diode Laser Hysteroscopic Metroplasty for Dysmorphic Uterus: a Pilot Study. Reprod Sci. 2022;29(2):506-12.

Bohlmann MK, von Wolff M, Luedders DW, Beuter-Winkler P, Diedrich K, Hornemann A, et al. Hysteroscopic findings in women with two and with more than two first-trimester miscarriages are not significantly different. Reprod Biomed Online. 2010;21(2):230-6.

Bougie O, Lortie K, Shenassa H, Chen I, Singh SS. Treatment of Asherman's syndrome in an outpatient hysteroscopy setting. J Minim Invasive Gynecol. 2015;22(3):446-50.

Bradley L, Falcone T. Hysteroscopy for evaluating and treating recurrent pregnancy loss. En: Bradley L, Falcone T. Hysteroscopy: office evaluation and management of the uterine cavity. Philadelphia: Elsevier Health Sciences; 2008. p. 156-69.

Brezina PR, Kutteh WH. Classic and cutting-edge strategies for the management of early pregnancy loss. Obstet Gynecol Clin N Am. 2014;41(1):1-18.

Bulun SE. Uterine fibroids. N Engl J Med. 2013;369(14):1344-55.

Cai H, Qiao L, Song K, He Y. Oxidized, regenerated cellulose adhesion barrier plus intrauterine device prevents recurrence after adhesiolysis for moderate to severe intrauterine adhesions. J Minim Invasive Gynecol. 2017;24(1):80-8.

Cararach M, Penella J, Ubeda A, Labastida R. Hysteroscopic incision of the septatem uterus: scissors versus resectoscope. Hum Reprod. 1994;9(1):87-9.

Carp HJ, Ben-Shlomo I, Mashiach S. What is the minimal uterine cavity needed for a normal pregnancy? An extreme case of Asherman syndrome. Fertil Steril. 1992;58(2):419-21.

Carrington B, Sacks G, Regant L. Recurrent miscarriage pathophysiology and outcome. Curr Opin Obstet Gynecol. 2005;17:591-7.

Chan YY, Jayaprakasan K, Tan A, Thornton JG, Coomarasamy A, Raine-Fenning NJ. Reproductive outcomes inwomenwith congenital uterine anomalies: a systematic review. Ultrasound Obstet Gynecol. 2011;38(4):371-82.

Chan YY, Jayaprakasan K, Zamora J, Thornton JG, Raine-Fenning, Coomarasamy A. The prevalence of congenital uterine anomalies in unselected and high-risk populations: a systematic review. Hum Reprod Update. 2011;17(6):761-71.

Cicinelli E, Haimovich S, De Ziegler D, Raz N, Ben-Tzur D, Andrisani A, et al. MUM-1 immunohistochemistry has high accuracy and reliability in the diagnosis of chronic endometritis: a multi-centre comparative study with CD-138 immunostaining. J Assist Reprod Genet. 2022;39(1):219-26.

Cicinelli E, Resta L, Nicoletti R, Tartagni M, Marinaccio M, Bulletti C, et al. Detection of chronic endometritis at fluid hysteroscopy. J Minim Invasive Gynecol. 2005;12(6):514-8.

Cicinelli E, Vitagliano A, Kumar A, Lasmar RB, Bettocchi S, Haimovich S, et al. Unified diagnostic criteria for chronic endometritis at fluid hysteroscopy: proposal and reliability evaluation through an international randomized-controlled observer study. Fertil Steril. 2019;112(1):162-73.e2.

Coccia ME, Becattini C, Bracco GL, Bargelli G, Scarselli G. Intraoperative ultrasound guidance for operative hysteroscopy. A prospective study. J Reprod Med. 2000;45(5):413-8.

Colacurci N, De Franciscis P, Mollo A, Litta P, Perino A, Cobellis L, et al. Small-diameter hysteroscopy with Versapoint versus resectoscopy with a unipolar knife for the treatment of septate uterus: a prospective randomized study. J Minim Invasive Gynecol. 2007;14(5):622-7.

Cook JD, Walker CL. Treatment strategies for uterine leiomyoma: the role of hormonal modulation. Semin Reprod Med. 2004;22(2):105-11.

Cooper NA, Smith P, Khan KS, Clark TJ. A systematic review of the effect of the distension medium on pain during outpatient hysteroscopy. Fertil Steril. 2011;95(1):264-71.

Coulam CB, Stern JJ. Endocrine factors associated with recurrent spontaneous abortion. Clin Obstet Gynecol. 1994;37(3):730-44.

Crane JP, Wahl N. The role of maternal diabetes in repetitive spontaneous abortion. Fertil Steril. 1981;36(4):477-9.

Di Spiezio Sardo A, Spinelli M, DA Cunha Vieira M, Zizolfi B, Nappi C, Bifulco G, et al. Hysteroscopic treatment of müllerian duct anomalies. Minerva Ginecol. 2016;68(2):175-85.

Donnez J, Jadoul P. What are the implications of myomas on fertility? A need for a debate? Hum Reprod. 2002;17(6):1424-30.

Elmandooh M. Validity of hysteroscopy in detection of uterinecavity abnormalities in women with recurrent pregnancy loss. J Gynecol Res Obstet. 2016;2(1):26-30.

Farhi J, Ashkenazi J, Feldberg D, Dicker D, Orvieto R, Ben RZ. Effects of uterine leiomyomata on in-vitro fertilization treatment. Hum Reprod. 1995;10:2576-8.

Fedele L, Bianchi S, Marchini M, Mezzopane R, Di Nola G, Tozzi L. Residual uterine septum of less than 1 cm after hysteroscopic metroplasty does not impair reproductive outcome. Hum Reprod. 1996;11(4):727-9.

Fernandez H, Sefrioui O, Virelizier C, Gervaise A, Gomel V, Frydman R. Hysteroscopic resection of submucosal myomas in patients with infertility. Hum Reprod. 2001;16(7):1489-92.

Garzon S, Laganà AS, Di Spiezio Sardo A, Alonso Pacheco L, Haimovich S, Carugno J, et al. Hysteroscopic Metroplasty for T-Shaped Uterus: A Systematic Review and Meta-analysis of Reproductive Outcomes. Obstet Gynecol Surv. 2020;75(7):431-4.

Gebauer G, Hafner A, Siebzehnrübl E, Lang N. Role of hysteroscopy in detection and extraction of endometrial polyps: results of a prospective study. Am J Obstet Gynecol. 2001;184(2):59-63.

Gilman AR, Dewar KM, Rhone SA, Fluker MR. Intrauterine adhesions following miscarriage: look and learn. J Obstet Gynaecol Can. 2016;38(5):453-7.

Grimbizis GF, Gordts S, Di Spiezio Sardo A, Brucker S, De Angelis C, Gergolet M, et al. The ESHRE/ESGE consensus on the classification of female genital tract congenital anomalies. Gynecol Surg. 2013; 28(8):2032-44.

Hassan MAM, Lavery SA, TrewGH. Congenital uterine anomalies and their impact on fertility. Womens Health. 2010;6(3):443-61.

Hayden A, Cooke ID. The septate uterus: a review of management and reproductive outcome. Fertil Steril. 2000;73(1):1-14.

Herbst AL, Hubby MM, Azizi F, Makii MM. Reproductive and gynecologic surgical experience in diethylstilbestrol-exposed daughters. Am J Obstet Gynecol. 1981;141(8):1019-28.

Hinckley MD, Milki AA. 1000 office-based hysteroscopies prior to in vitro fertilization: feasibility and findings. JSLS. 2004;8(2):103-7.

Isikoglu M, Berkkanoglu M, Senturk Z, Coetzee K,Ozgur K. Endometrial polyps smaller than 1.5 cm do not affect ICSI outcome. Reprod Biomed Online. 2006;12:199-204.

Jaslow CR, Carney JL, Kutteh WH. Diagnostic factors identified in 1020 women with two verses three or more recurrent pregnancy losses. Fertil Steril. 2010;93:1234-44.

Kazerooni T, Asadi N, Jadid L, Kazerooni M, Ghanadi A, Ghaffarpasand F, et al. Evaluation of sperm's chromatin quality with Acridine orange test, chromomycin A3 and aniline blue staining in couples with unexplained recurrent abortion. J Assist Reprod Genet. 2009;26(11-12):591-6.

Lass A, Williams G, Abusheikha N, Brinsden P. The effect of endometrial polyps on outcomes of in vitro fertilization (IVF) cycles. J Assist Reprod Genet. 1999;16(8):410-5.

Lemmers M, Verschoor MAC, Hooker AB, Opmeer BC, Limpens J, Huirne JAF, et al. Dilatation and curettage increases the risk of subsequent preterm birth: a systematic review and meta-analysis. Hum Reprod. 2016;31(1):34-45.

Lieng L, Istre O, Qvigstad E. Treatment of endometrial polyps: a systematic review. Acta Obstet Gynecol. 2010;89(8):992-1002.

Lin PC, Bhatnagar KP, Nettleton GS, Nakajima ST. Female genital anomalies affecting reproduction. Fertil Steril. 2002;78:899-915.

Lin X, Zhou F, Wei ML, Yang Y, Li Y, Li TC, et al. Randomized, controlled trial comparing the efficacy of intrauterine balloon and intrauterine contraceptive device in the prevention of adhesion reformation after hysteroscopic adhesiolysis. Fertil Steril. 2015;104(1):235-40.

Lin X, Wei M, Li TC, Huang Q, Huang D, Zhou F, Zhang SA. Comparison of intrauterine balloon, intrauterine contraceptive device and hyaluronic acid gel in the prevention of adhesion reformation following hysteroscopic surgery for Asherman syndrome: a cohort study. Eur J Obstet Gynecol Reprod Biol. 2013;170(2):512-6.

Litta P, Spiller E, Saccardi C, Ambrosini G, Caserta D, Cosmi E. Resectoscope or Versapoint for hysteroscopic metroplasty. Int J Gynaecol Obstet. 2008;101(1):39-42.

Loiacono RM, Trojano G, Del Gaudio N, Kardhashi A, Deliso MA, Falco G, et al. Hysteroscopy as a valid tool for endometrial pathology in patients with postmenopausal bleeding or asymptomatic patients with a thickened endometrium: hysteroscopic and histological results. Gynecol Obstet Investig. 2015;79(3):210-6.

Ludwin A, Ludwin I. Comparison of the ESHRE-ESGE and ASRM classifications of Mullerian duct anomalies in everyday practice. Hum Reprod. 2015;30(3):569-80.

Munro MG, Critchley HO, Broder MS, Fraser IS, FIGO Working Group on Menstrual Disorders. FIGO classification system (PALM-COEIN) for causes of abnormal uterine bleeding in nongravid women of reproductive age. Int J Gynecol Obstet. 2011;113(1):3-13.

Narayan R, Rajat GK. Treatment of submucous fibroids an outcome of assisted conception. J Am Assoc Gynecol Laparosc. 1994;1(4 Pt 1):307-11.

Pakrashi T. New hysteroscopic techniques for submucosal uterine fibroids. Curr Opin Obstet Gynecol. 2014;26(4):308-13.

Pérez-Medina AP, Bajo-Arenas J, Salazar F, Redondo T, Sanfrutos L, Álvarez L, et al. Endometrial polyps and their implication in the pregnancy rates of patients undergoing intrauterine insemination: a prospective, randomized study. Hum Reprod. 2005;20(6):1632-5.

Polisseni F, Bambirra EA, Camargos AF. Detection of chronic endometritis by diagnostic hysteroscopy in asymptomatic infertile patients. Gynecol Obstet Investig. 2003;55(4):205-10.

Practice Committee of the American Society for Reproductive Medicine. Evaluation and treatment of recurrent pregnancy loss: a committee opinion. Fertil Steril. 2012;98:1103.

Rackow B, Arici A. Reproductive performance of women with müllerian anomalies. Curr Opin Obstet Gynecol. 2007;19(3):229-37.

Raga F, Bauset C, Remohí J, Bonilla-Musoles F, Simón C, Pellicer A. Reproductive impact of congenital Mullerian anomalies. Hum Reprod. 1997;12(10):2277-81.

Revel A. Defective endometrial receptivity. Fertil Steril. 2012; 97(5):1028-32.

Richlin S, Ramachandran S, Shanti A, Murphy AA, Parthasarathy S. Glycodelin levels in uterine flushings and in plasma of patients with leiomyomas and polyps: implications and implantation. Hum Reprod. 2002;17(10):2742-7.

Japur de Sá Rosa e de Silva AC, Rosa e Silva JC, Cândido dos Reis FJ, Nogueira AA, Ferriani RA. Routine office hysteroscopy in the investigation of infertile couples before assisted reproduction. J Reprod Med. 2005;50(7):501-6.

Saravelos SH, Cocksedge KA, Li T-C. Prevalence and diagnosis of congenital uterine anomalies in women with reproductive failure: a critical appraisal. Hum Reprod Update. 2008;14(5):415-29.

Saravelos SH, Li TC. Ultrasound guided treatment of intrauterine adhesions in the outpatient setting. Ultrasound Obstet Gynecol. 2017;50(2):278-80.

Scientific Advisory Committee of the Royal College of Obstetricians and Gynaecologists. The management of recurrent miscarriage. RCOG 'Greentop' Guideline. 2001;17.

Smith M, Hagerty KA, Skipper B, Bocklage T. Chronic endometritis: a combined histopathologic and clinical review of cases from 2002 to 2007. Int J Gynecol Pathol. 2010;29(1):44-50.

Song D, Xia E, Xiao Y, Li TC, Huang X, Liu Y. Management of false passage created during hysteroscopic adhesiolysis for Asherman's syndrome. J Obstet Gynaecol. 2016;36(1):87-92.

Sozen I, Arici A. Interactions of cytokines, growth factors, and the extracellular matrix in the cellular biology of uterine leiomyomata. Fertil Steril. 2002;78(1):1-12.

Spiewankiewicz B, Stelmachów J, Sawicki W, Cendrowski K, Wypych P, Swiderska K. The effectiveness of hysteroscopic polypectomy in cases of female infertility. Clin Exp Obstet Gynecol. 2003;30(1):23-5.

Stephenson MD. Management of recurrent early pregnancy loss. J Reprod Med. 2006;51(4):303-10.

Taylor E, Gomel V. The uterus and fertility. Fertil Steril. 2008;89(1):1-16.

Tchounzou R, Ngono M, Moifo B, Mbu RE. Treatment of uterine synechiae without hysteroscopy in a semiurban setting in Cameroon. Med Sante Trop. 2014;24(3):263-5.

The American Fertility Society. The American fertility society classifications of adnexal adhesions, distal tubal occlusion, tubal occlusion secondary to tubal ligation, tubal pregnancies, müllerian anomalies and intrauterine adhesions. Fertil Steril. 1988;49(6):944-55.

Tinelli A, Favilli A, Lasmar RB, Mazzon I, Gerli S, Xue X, et al. The importance of pseudocapsule preservation during hysteroscopic myomectomy. Eur J Obstet Gynecol Reprod Biol. 2019;243:179-84.

Tomazevic T, Ban-Frangež H, Virant-Klun I, Verdenik I, Požlep B, Vrtačnik-Bokal E. Septate, subseptate and arcuate uterus decrease pregnancy and live birth rates in IVF/ICSI. Reprod Biomed Online. 2010;21(5):700-5.

Tsui KH, Lin LT, Cheng JT, Teng SW, Wang PH. Comprehensive treatment for infertile women with severe Asherman syndrome. Taiwan J Obstet Gynecol. 2014;53(3):372-5.

Valle RF, Ekpo GE. Hysteroscopic metroplasty for the septate uterus: review and meta-analysis. J Minim Invasive Gynecol. 2013;20(1):22-42.

Varasteh NN, Neuwirth RS, Levin B, Keltz MD. Pregnancy rates after hysteroscopic polypectomy and myomectomy in infertile women. Obstet Gynecol. 1999;94(2):168-71.

Venetis CA, Papadopoulos SP, Campo R, Gordts S, Tarlatzis BC, Grimbizis GF. Clinical implications of congenital uterine anomalies: a meta-analysis of comparative studies. Reprod Biomed Online. 2014;29(6):665-83.

Zolghadri J, Momtahan M, Aminian K, Ghaffarpasand F, Zohreh T. The value of hysteroscopy in diagnosis of chronic endometritis in patients with unexplained recurrent spontaneous abortion. Eur J Obstet Gynecol Reprod Biol. 2011;155(2):217-20.

Histeroscopia y contracepción

35

J. E. Arjona Berral y J. Duro Gómez

OBJETIVOS

- Conocer la eficacia, la seguridad y los mecanismos de acción de los distintos métodos de anticoncepción histeroscópicos y transcervicales surgidos a lo largo del tiempo.
- Analizar los mecanismos de acción en los que se han basado los dos últimos métodos de esterilización histeroscópica retirados del mercado: Essure® y Adiana®. Hacer una valoración de su seguridad y efectos adversos a corto y largo plazo.
- Comprender el futuro de los métodos anticonceptivos histeroscópicos y transcervicales.

INTRODUCCIÓN

La esterilización histeroscópica es un método anticonceptivo permanente indicado solo para mujeres con deseo genésico cumplido. La mayoría de los métodos se basan en inducir un bloqueando de manera permanente en las trompas de Falopio, lo que impide el paso de los espermatozoides y la posterior fecundación del óvulo. Esto se logra mediante la colocación de microinsertos oclusivos en la sección proximal de cada luz de las trompas de Falopio con histeroscopia transcervical.

Durante mucho tiempo se ha buscado un enfoque de esterilización histeroscópica seguro, simple y muy eficaz. En 1878, Kocks intentó ocluir «a ciegas» el segmento proximal de cada trompa de Falopio mediante la inserción transcervical de electrodos. En 1927, Mickulicz-Radecki y Freund sugirieron el uso de un histeroscopio para la esterilización femenina. Y, en 1934, Schroeder realizó la esterilización histeroscópica con electrocoagulación. Desde entonces, se han explorado varias técnicas destructivas que involucran la inyección intratubárica de agentes esclerosantes, como quinacrina, adhesivos tisulares o criocirugía, y técnicas mecánicas de oclusión tubárica que implican la colocación de varios tapones o dispositivos en el *ostium* tubárico. Sin embargo, estas técnicas no lograron prosperar debido a sus efectos secundarios asociados, algunos de ellos graves, y a las altas tasa de expulsión y embarazos. El método ideal de esterilización transcervical debía ser ambulatorio, sin necesidad de anestesia, simple, rápido, fácil de aprender y con escasos y leves efectos secundarios.

Otra de las ventajas de la vía transcervical sería que disminuiría de forma significativa las complicaciones de la intervención por vía laparoscópica o laparotómica en los grupos de riesgo elevado, como: mujeres diabéticas, obesas, cirugía abdominal o pélvica previa, enfermedades médicas graves, etcétera.

Las investigaciones de la esterilización transcervical centraron sus esfuerzos en las siguientes estrategias para conseguir la oclusión tubárica:

- Sustancias químicas esclerosantes o adhesivas.
- Métodos térmicos.
- Métodos mecánicos.
- Métodos mixtos.

Métodos químicos

La ventaja que ofrecen estos métodos *a priori* es que permiten su instilación intrauterina «a ciegas», sin necesidad de complicados dispositivos quirúrgicos, lo que abarata los costes. La desventaja es que estos agentes pueden pasar a través de las trompas a la cavidad peritoneal y producir efectos cáusticos sobre otras estructuras, por lo que no llegaron a ser comercializados.

A lo largo de la historia se han empleado diversas sustancias esclerosantes: fenol instilado en forma de pasta, tetraciclinas, polidocanol, metilcianoacrilato y eritromicina. El único de los métodos químicos que ha mostrado su utilidad ha sido la instilación de quinacrina. El cloruro de quinacrina es una droga antipalúdica cuyo uso como agente esclerosante para la esterilización fue descrito por primera vez por Zipper en 1970. Múltiples estudios han avalado a lo largo del tiempo la eficacia y seguridad de este agente esclerosante, pero su uso no se ha extendido a países desarrollados, dado que existe mayor facilidad de acceso a métodos quirúrgicos poco invasivos de mayor efectividad.

Métodos térmicos

Los métodos térmicos persiguen la destrucción de la mucosa endometrial y endotubárica en la porción cornual y el *ostium* tubárico.

Quiñones *et al.*, en 1976, publicaron una serie de 1.200 esterilizaciones histeroscópicas mediante endocoagulación tubárica en las que se observó una tasa de oclusión bilateral del 80 % y una tasa de embarazo del 3,2 % en mujeres con oclusión tubárica con una tasa de complicaciones mayor del

3,2 %, incluyendo una muerte tras lesión eléctrica intestinal, lo que contribuyó al abandono de la técnica.

Un paso más en la esterilización histeroscópica fue la destrucción de la región cornual uterina y el *ostium* tubárico mediante láser de neodimio yttrium-aluminio-garnet (YAG) (Donnez *et al.*, en 1990). En los estudios preliminares la tasa de oclusión no superaba el 24 %.

Métodos mecánicos

Consisten en la colocación en el interior de la trompa de un dispositivo de oclusión tubárica. Se deben cumplir tres requisitos: acceder a los *ostium* tubáricos, colocar un dispositivo que ocluya la trompa y que este permanezca en su lugar sin migrar. Se han diseñado múltiples dispositivos para conseguir la oclusión de las trompas. Algunos de ellos se comentan a continuación.

- **Dispositivos prefabricados.** Merece la pena mencionar el tapón de Craft, el dispositivo de Hamou, el tapón de Hossenian, el tornillo tubárico y los tapones de silicona. Todos ellos fracasaron debido su baja eficacia.
- **P-Block®.** En 1985, investigadores suecos describen la posibilidad de esterilización intratubárica por vía histeroscópica mediante un dispositivo constituido por un hidrogel polimerizado de polivinilpirrolidona y nailon líquido, que se expande al contacto con el agua una vez situado en la porción ístmica de la luz tubárica. Histológicamente, el dispositivo produce al principio una reacción erosiva y una inflamación aguda inespecífica. Después se produce una reacción histiocítica de cuerpo extraño debido a la disolución del hidrogel. Su alta tasa de embarazos y expulsiones espontáneas hicieron que fracasara este método.
- **Ovabloc®.** Este método, desarrollado por Erb en 1981, consiste en la introducción en la luz tubárica por vía histeroscópica de una base de goma de siloxano (polímero inorgánico base de la silicona) colocada en la punta de un catéter que actúa de guía. Tras 5 minutos, se retira el catéter y se deja *in situ* la punta con el siloxano. Su colocación precisa anestesia locorregional mediante bloqueo paracervical. Asimismo, es necesario un control radiográfico en el momento de finalizar el procedimiento y un nuevo control radiográfico a los 3 meses para asegurar su integridad y efectividad. La tasa elevada de fallos en la colocación y el alto número de embarazos también hizo fracasar este método.

Métodos mixtos

Entre los métodos mixtos, cabe destacar dos: Adiana® y Essure®.

Adiana®

En 2009, la Food and Drug Administration (FDA) aprueba el uso en mujeres de Adiana® (Hologic, Inc., Bedford, Massachusetts). Este dispositivo consigue ocluir la luz tubárica mediante el crecimiento tisular inducido por una pequeña matriz de silicona que se coloca en el interior de ambas trompas. La matriz se encuentra alojada en la punta de un catéter.

La inserción adecuada de la matriz de silicona requiere que se coloque el catéter, aproximadamente, 1,4 cm en la porción intramural de la trompa. El catéter se introduce por vía histeroscópica mediante un histeroscopio con canal de trabajo.

Una vez que se confirma la posición correcta del dispositivo, la porción distal del catéter libera una corriente de energía de radiofrecuencia bipolar menor de 3 W, que mantiene una temperatura constante de 64 ºC durante 60 segundos en la porción distal del electrodo. Esto provoca una lesión superficial de la mucosa tubárica de unos 500 μm de profundidad (**Figs. 35-1** y **35-2**).

El daño endotelial producido por la descarga de radiofrecuencia estimula una respuesta de crecimiento tisular, a expensas sobre todo de fibroblastos que infiltran la estructura porosa de la matriz de silicona, lo que da como resultado la oclusión definitiva. Para asegurar la eficacia del método, es necesaria la realización de una histerosalpingografía a los 3 meses para confirmar la oclusión tubárica bilateral.

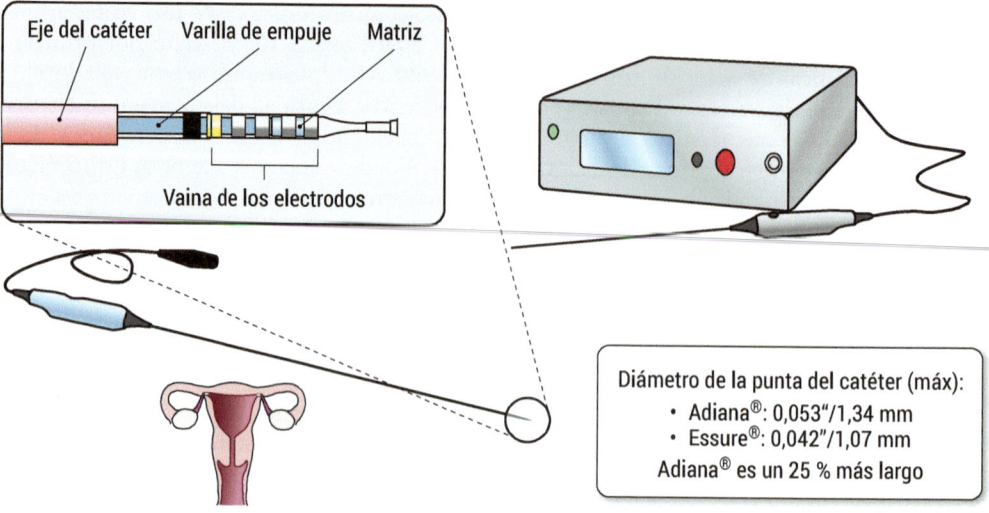

Figura 35-1. Método Adiana®.

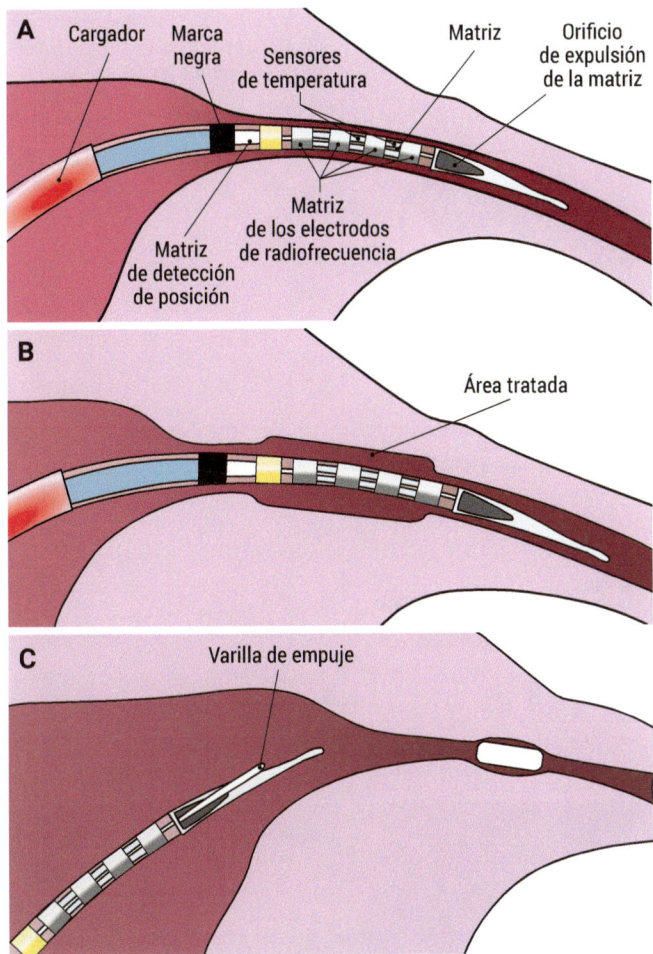

Figura 35-2. Adiana®: mecanismo de acción. **A)** Ablación del epitelio de una porción de ~6 mm de la trompa de Falopio mediante la aplicación de energía RF durante 1 minuto. Destruye las células epiteliales para prevenir la recanalización de la trompa. Fomenta la respuesta de cicatrización de la herida. **B)** No movimiento por parte del paciente o del médico durante 1 minuto, mientras dure la aplicación RF (el movimiento puede detener el procedimiento). Puede producirse una oclusión incompleta si la ablación no es suficiente o es demasiado agresiva. **C)** Posteriormente, se deposita una matriz de silicona de 3,5 mm dentro de la lesión. Es necesaria la adecuada colocación dentro de la lesión para la subsecuente oclusión.

La venta y distribución de Adiana® se retiró en abril de 2012, por lo que hasta 2017 Essure® se quedó solo como único método de esterilización histeroscópica.

Essure®

A mediados de la década de 1990, ingenieros de la empresa americana Conceptus Inc. (San Carlos, California, Estados Unidos) presentaron a la comunidad científica internacional el dispositivo Essure®. El dispositivo consistía en una espiral interna de acero inoxidable, una espiral externa expansible de una aleación de níquel y titanio (nitinol), y fibras de tereftalato de polietileno enrolladas y distribuidas a lo largo de la espiral interna.

Posee una longitud de 4 cm y un grosor de 0,8 cm. Cuando se libera del catéter que permite su introducción en el *ostium* tubárico, la espiral externa se expande hasta un grosor de 1,5-2 mm para dejar anclado el dispositivo, según la variedad de formas y diámetros de la trompa (**Fig. 35-3**).

El muelle está diseñado para actuar como sistema de anclaje para la espiral de tereftalato de polietileno durante la primera fase tras la implantación del dispositivo (3 meses después de la inserción). Durante este tiempo, las fibras de tereftalato de polietileno provocan una reacción de crecimiento tisular que invade y rodea ambas espirales del dispositivo provocando la oclusión total de la luz de la trompa.

El primer ensayo clínico se llevó a cabo en Australia y fue publicado en 2001. Sus objetivos eran estudiar la seguridad, la tolerancia y el tiempo de recuperación tras la intervención, la estabilidad y la seguridad a largo plazo y la efectividad en la prevención del embarazo.

El estudio se realizó sobre 130 mujeres; se consiguió una correcta colocación bilateral en el primer intento en el 85 % de ellas. Se observó una tasa de obstrucción de las trompas en el 98 % de las pacientes en las que la colocación había sido satisfactoria. La tasa de complicaciones fue muy baja y todas ella eran leves. Ninguna mujer de este estudio se quedó embarazada.

En el estudio de fase III, prospectivo, multicéntrico e internacional, se realizó entre 2000 y 2001 sobre 518 mujeres procedentes de 13 centros distintos distribuidos en cinco países, entre ellos España. La colocación bilateral del dispositivo en el primer intento se consiguió en el 90 % de los casos. Las mujeres calificaron el dolor de la colocación como leve o ausente y un 60 % de las participantes se incorporaron a su actividad normal en 1 día o menos. El control se realizó a los 3 meses mediante histerosalpingografía. En total, el 89 % de las mujeres pudo confiar exclusivamente en el dispositivo como método de contracepción.

Como efectos adversos más frecuentes se constataron 14 expulsiones (3 %) y cuatro perforaciones (0,9 %) sin consecuencias clínicas relevantes. Tampoco se comunicaron embarazos en dicho estudio.

Con estos datos, la FDA aprobó la comercialización del dispositivo Essure® en noviembre de 2002 y obligó a Conceptus a prolongar los estudios multicéntricos durante 5 años con el objeto de valorar los posibles efectos adversos a largo plazo.

A partir de este momento, se empezó a generalizar su uso y comenzaron a aparecer artículos describiendo los primeros resultados clínicos. Arjona *et al.* confirmaron que el dispositivo se podía colocar con éxito por vía histeroscópica en el 96,5 % de las pacientes. Además, se premedicó antes a las pacientes con antiinflamatorios no esteroideos, no se usó ningún tipo de anestesia durante la histeroscopia y el procedimiento fue muy bien tolerado por las mujeres (el 84 % refirió dolor muy leve o inexistente durante el proceso). El 94 % de las mujeres refirió a los 3 meses estar muy satisfechas con el Essure®. Lo que más valoraron fue evitar el quirófano y que la técnica fue rápida y sencilla.

Control de colocación

La colocación del dispositivo se consideraba eficaz si quedaban 3-8 anillas. Tras ello, en principio, se requería un control

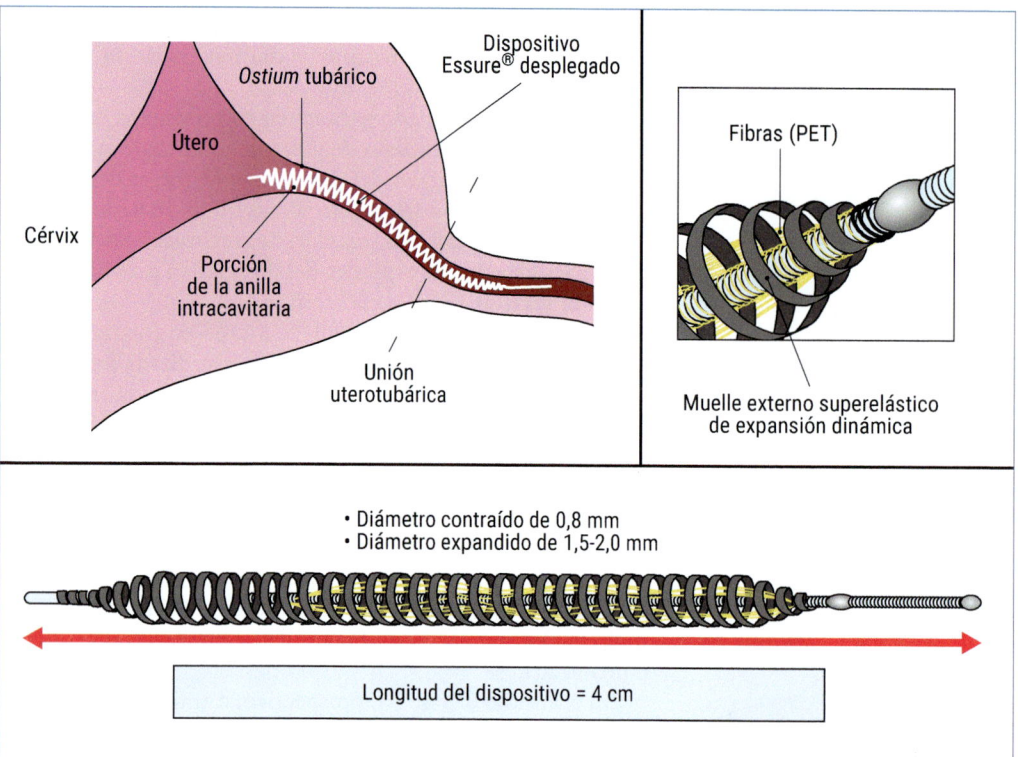

radiológico a los 3 meses de la inserción. En casos de duda o colocaciones insatisfactorias, era necesaria una histerosalpingografía para la valoración de la correcta ubicación de los dispositivos y la confirmación de la oclusión tubárica. La colocación correcta tras la histeroscopia se puede apreciar en la **figura 35-4**.

A este respecto, se establecieron los siguientes criterios para una correcta colocación de los dispositivos:

• Entre 1 y 10 anillas visibles en la cavidad tras la implantación.
• Duración del procedimiento inferior a 20 minutos.
• Dolor percibido por la paciente no superior a lo esperable.

Se estableció como colocación no satisfactoria o dificultosa cuando el procedimiento se alargaba más de 20 minutos, dolor mayor de lo esperado y cuando quedaban más de 10 anillas intracavitarias.

Tras la colocación de los dispositivos, se debía realizar un control a los 3 meses mediante radiografía (en la **Fig. 35-5** se puede apreciar una imagen con los Essure® bien colocados). Otra opción para el control de los dispositivos es la ecografía transvaginal. El protocolo para el seguimiento de las mujeres tras la colocación de los dispositivos Essure® se puede ver en la **figura 35-6**.

En Europa, se generalizó el control ecográfico de los dispositivos inmediatamente después de la colocación y a los 3 meses. Los resultados fueron similares a los obtenidos con la radiología, pero resultaba mucho más cómodo tanto para la paciente como para el ginecólogo. La ubicación de los dispositivos, desde un punto de vista ecográfico, se clasificó en óptima, satisfactoria e insatisfactoria. Los criterios ecográficos pueden apreciarse en las **figuras 35-7** y **35-8**.

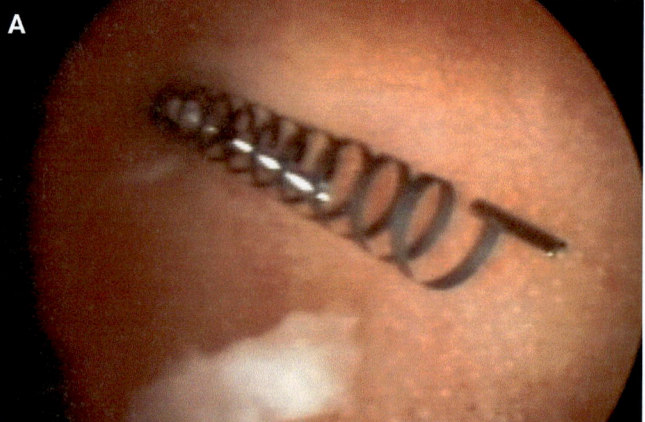

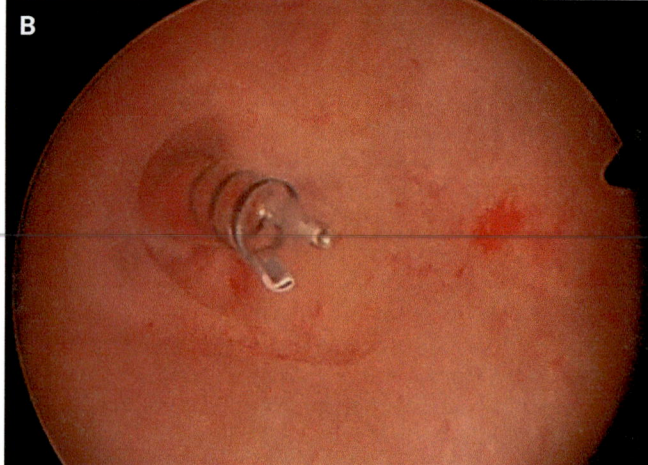

Figura 35-4. Colocación adecuada de los distintos modelos comercializados de Essure®. **A)** Detalle del dispositivo Essure® a nivel de los *ostia*. **B)** Detalle del dispositivo Essure® a nivel de los *ostia*.

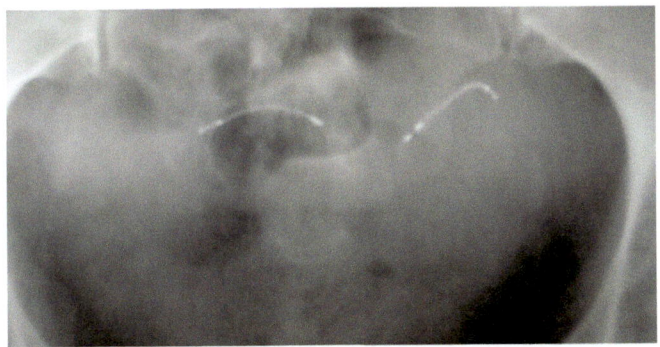

Figura 35-5. Radiografía correcta de la colocación de los dispositivos.

Eficacia y tasa de embarazos

Se han publicado numerosos estudios que avalan la eficacia del Essure® como método anticonceptivo, así como su seguridad. A medida que se adquiere experiencia en la colocación de los dispositivos, la tasa de embarazos y las complicaciones disminuyen considerablemente. Además, la mayoría de embarazos se deben a que la mujer no cumple el protocolo de seguimiento.

Cabe destacar que en Francia y Países Bajos, por ejemplo, el Essure® desplaza a la ligadura de trompas. En el año 2010, cuando en el ámbito mundial se habían colocado 500.000 Essure®, se comunicó una tasa de embarazos de solo el 0,15 % y una tasa de embarazos ectópicos del 0,006 %.

Los estudios clínicos posteriores a la comercialización del Essure® mostraron sistemáticamente tasas muy bajas de fracaso (0-1,7 %), con períodos de seguimiento de 1-10 años. Nuestra serie, con 1.085 procedimientos y 5 años de seguimiento, ha mostrado una tasa muy baja de embarazos (0,3 %).

Ante los buenos resultados publicados en cuanto a eficacia, seguridad y rentabilidad, los sistemas de salud de Francia, Holanda y Dinamarca incluyen en su cartera de servicios el Essure®. En España, debido a la descentralización del sistema sanitario, las distintas comunidades poco a poco fueron incluyendo este procedimiento en su cartera de servicios convirtiéndose rápidamente en el método de esterilización definitiva más utilizado y desplazando a la ligadura de trompas por laparoscopia.

Complicaciones del Essure®

La oclusión tubárica histeroscópica tampoco estaba exenta de riesgos, aunque estos eran infrecuentes y leves. Tras 12 años de uso de los dispositivos, las publicaciones existentes confirmaban la escasez de efectos adversos. Las complicaciones se dividían en:

- Inmediatas: síndrome vasovagal (1,9 %) con aparición de náuseas (11 %), mareos, hipotensión, bradicardia, dolor abdominal intenso (1-13 %), sangrado o *spotting* (7 %).
- A largo plazo: una publicación nuestra sobre 4.306 pacientes portadoras de Essure® con un seguimiento a 7 años confirmaba que la incidencia de efectos adversos a largo plazo era escasa y de carácter leve (migración del dispositivo a la cavidad abdominal, con 0,04 %, perforación tubárica, con 0,02 %, o expulsión por vía vaginal, con 0,4 %). Este seguimiento se hizo de forma telefónica y solo se reportaron dos casos de alergias al níquel (0,04 %) y uno de dolor crónico (0,02 %)

En relación con la seguridad del dispositivo, en 2015 se publicó el estudio postautorización con 5 años de segui-

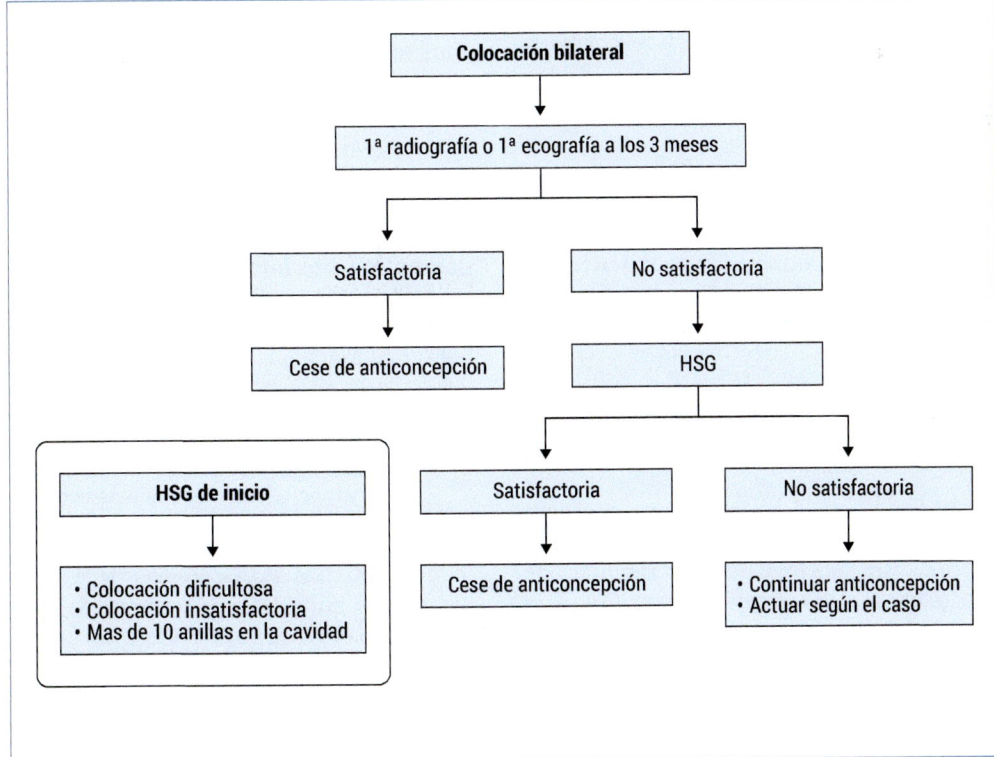

Figura 35-6. Protocolo de control. HSG: histerosalpingografía.

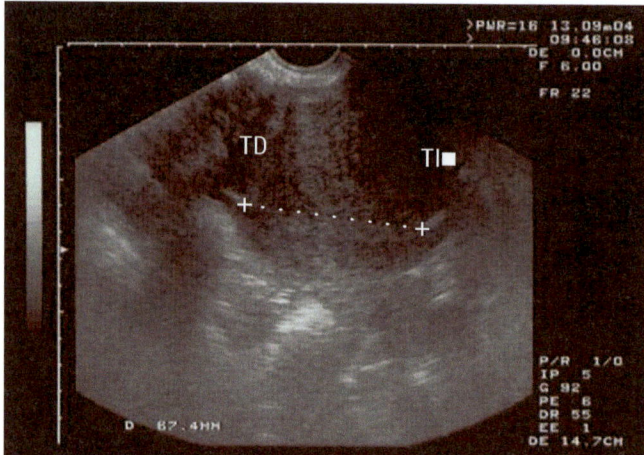

Figura 35-7. Ubicación óptima. La ubicación del microinserto Essure® es óptima cuando, en proyección transversal, su eje lineal está dentro del miometrio en la porción intersticial de la trompa de Falopio y se puede visualizar en la serosa de la unión uterotubárica o cruzándola.

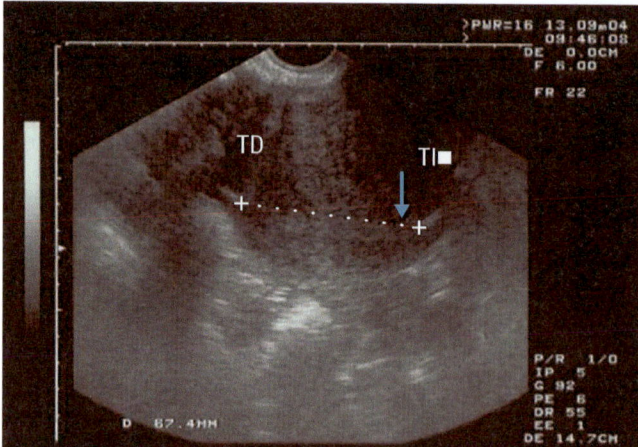

Figura 35-8. Ubicación satisfactoria. La ubicación del microinserto es satisfactoria cuando el extremo proximal del microinserto está en posición distal respecto al endometrio, pero el eje lineal está dentro del miometrio en el cuerno, y se puede visualizar en la serosa de la unión uterotubárica o cruzándola.

miento exigido por la FDA. En ese trabajo, no se observó ningún problema de seguridad nuevo ni una mayor incidencia de los efectos adversos ya conocidos y descritos en las instrucciones de uso del Essure®. También se confirmó la efectividad del dispositivo para la prevención de un embarazo a 5 años (99,7 %).

Pero otros autores hacen referencia a que este estudio llega 8 años tarde y que el número de mujeres que llegan al final de este es muy pequeño, por lo que las conclusiones son poco fiables.

Otro artículo publicado en la misma época compara la esterilización laparoscópica frente a la histeroscopia en la ciudad de Nueva York. Este concluye que la posibilidad de reintervención en la esterilización histeroscópica es diez veces superior a la laparoscópica.

Por otro lado, varios estudios han demostrado que las mujeres con diagnósticos de dolor crónico preexistentes tienen un mayor riesgo de desarrollar dolor pélvico después del procedimiento. La extracción de los dispositivos se ha mostrado útil para resolver el dolor pélvico crónico. El dolor puede persistir a pesar de la extracción del dispositivo cuando existen otras causas de dolor.

La extracción debe realizarse por laparoscopia o minilaparotomía una vez que se completa la fibrosis. Se debe tener cuidado y retirar todas las partes del dispositivo, lo cual es más difícil si se produce una fragmentación.

Comienza a aparecer el término de **selección adecuada de las pacientes**, ya que van surgiendo publicaciones en las que se aprecia que existen más complicaciones en un determinado grupo de pacientes: mujeres con dolor crónico, alergia al níquel, cirugías previas sobre trompas u ovarios, endometriosis, fibromialgia, sangrado menstrual abundante y uso prolongado de anticonceptivos.

En un estudio epidemiológico promovido por la agencia francesa del medicamento (ANSM) se analizaron los datos de 105.357 mujeres: 71.303 (67,7 %) esterilizadas con Essure® y 34.057 (32,3 %) esterilizadas por laparoscopia. Se observó que las complicaciones medicoquirúrgicas inmediatas tras la colocación de los implantes Essure® son raras y menos frecuentes que las derivadas de la esterilización laparoscópica. En dicho estudio, también se apreció que la tasa general de reintervención con el Essure® fue también mayor que la observada con la esterilización laparoscópica, pero el riesgo de histerectomía es menor en las mujeres esterilizadas con Essure®. Los autores concluyeron que el trabajo confirmaba los datos sobre la seguridad inmediata. Asimismo, los resultados no avalaron que el empleo de Essure® conllevara un aumento general del riesgo de sufrir trastornos generales.

Las complicaciones a largo plazo motivaron la desaparición del Essure®

A partir de 2014, ante la aparición de efectos adversos graves, se crean plataformas, tanto en América como en Europa, de mujeres afectadas por el Essure® que obligan a la FDA en septiembre de 2015 a realizar una revisión y emitir un informe en febrero de 2016. La FDA, en audiencia pública y a través de su panel de expertos, concluye en febrero de 2016 que existe una falta de información de las mujeres que se colocan el implante y obliga a un etiquetado especial del producto con advertencia de los posibles efectos adversos, así como un consentimiento informado adecuado a la entrega previa de un folleto informativo a las pacientes.

> **!** La American Association of Gynecologic Laparoscopists, en una declaración de asesoramiento sobre la esterilización histeroscópica, concluye que hay que informar detalladamente a las mujeres de los riesgos y beneficios, seleccionar adecuadamente a las mujeres y monitorizar las posibles complicaciones.

En 2016, una representación de la asociación de pacientes afectadas se reúne con representantes de la Sociedad Española de Ginecología y Obstetricia y la Agencia Española de Medicamentos y Productos Sanitarios para elaborar una guía para la retirada del dispositivo en caso de ser necesario. También se adapta el consentimiento informado en el que si incluyen diversos efectos adversos recabados por la asociación. En 2018, la Sociedad Española de Ginecología y Obstetricia, a petición de la Sociedad Española de Ginecología y Obstetricia, actualizó esta guía también con la participación de las asociaciones de afectadas.

En 2017, la Agencia Española de Medicamentos y Productos Sanitarios comunicó la suspensión temporal del certificado de marcado CE, emitido por el Organismo Notificado Irlandés National Standards Authority of Ireland, con número de identificación 0050, en el marco de su procedimiento de renovación del certificado para el implante Essure®.

En septiembre de 2017, el fabricante del producto, Bayer Pharma AG (Alemania), comunicó su decisión de cesar, de forma voluntaria y por motivos comerciales, la distribución y venta del implante Essure® en todos los países, excepto en Estados Unidos, de donde se retiró en 2018.

En España, se colocaron, aproximadamente, 80.000. Se calcula que el 10-20 % de las portadoras manifiestan síntomas que son achacables a los dispositivos, por lo que, se debe estar familiarizado con los procedimientos para su retirada. La técnica está descrita en la guía para la atención de pacientes que refieren problemas con Essure®. Por ello, es importante su lectura, que se puede encontrar en la web de la Sociedad Española de Ginecología y Obstetricia o Agencia Española de Medicamentos y Productos Sanitarios.

EL FUTURO

El futuro de los procedimientos en la actualidad pasa por nuevos métodos: FemBloc, AltaSeal®, el láser y la histeroscopia.

FemBloc

En la actualidad, se encuentra en su última fase del estudio multicéntrico el FemBloc, (**Fig. 35-9**). Se trata de otro método esclerosante en el que se introduce en el interior del útero, con la ayuda de un catéter, un biopolímero temporal que induce la esclerosis y obstrucción de las trompas de Falopio. Precisa control a los 3 meses mediante una sonohisterografía para confirmar la obstrucción de ambas trompas (**Fig. 35-10**). La ventaja es que, al poco tiempo de introducir dicho biopolímero, este desaparece por completo sin quedar residuo. No se necesita histeroscopio.

AltaSeal®

El AltaSeal®, fabricado con acero inoxidable 316LVM de grado médico, actúa bloqueando mecánicamente la luz de la trompa de Falopio. El implante se basa en la misma plataforma tecnológica utilizada en Celt ACD®, un dispositivo de cierre vascular para punciones de la arteria femoral.

AltaSeal® consta de una serie de microtubos de acero inoxidable pulidos y cortados con láser y soldados con una punta de guía flexible en su extremo distal (**Fig. 35-11** y **35-12**). Una vez colocado dentro de la trompa de Falopio, el despliegue del dispositivo se produce mediante la compresión longitudinal de los microtubos de acero, que luego se expanden a lo largo de las líneas precortadas para formar dos alas circunferenciales que fijan el dispositivo en su lugar. Esto da como resultado una oclusión tubárica inmediata. Las alas se abren hasta un diámetro de 3,7 mm y, con la ayuda de micropúas, estabilizan el implante, evitando su expulsión de la trompa de Falopio a la cavidad uterina o la migración de la trompa de Falopio al peritoneo.

El implante tiene un diámetro de 1,54 mm y se introduce por el canal de trabajo con cualquier histeroscopio de diagnóstico de 5 Fr. La confirmación de la colocación correcta se realiza a los 3 meses de la colocación mediante ecografía u hosterosalpingografía.

En la actualidad, están pendientes los resultados de estudios multicéntricos que demuestren la eficacia y seguridad del AtlaSeal®. Su manejo histeroscópico tiene mucha similitud

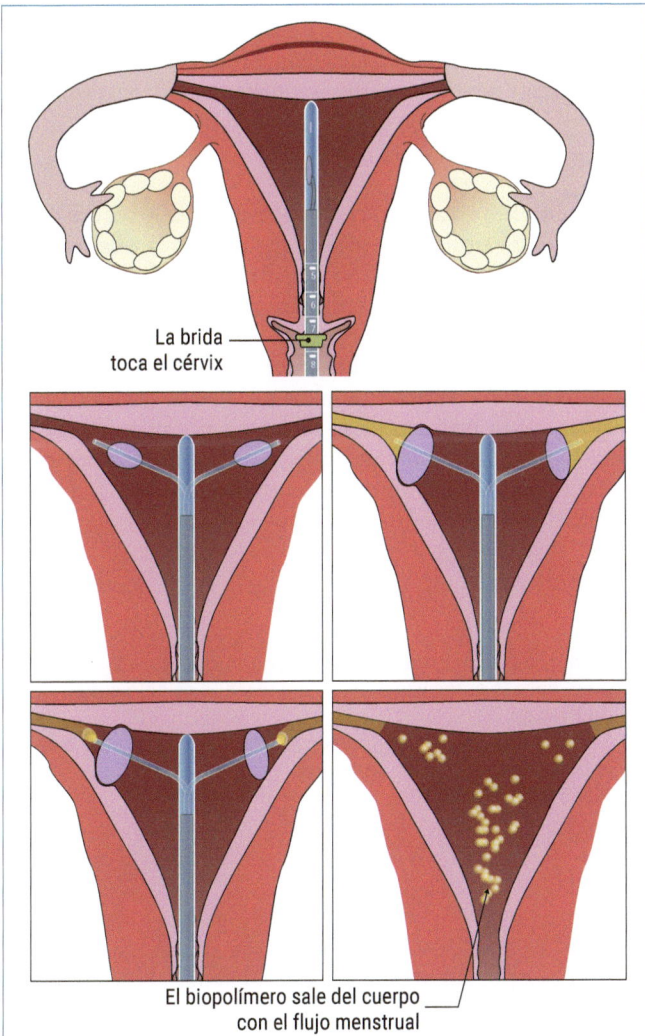

La brida toca el cérvix

El biopolímero sale del cuerpo con el flujo menstrual

Figura 35-9. Fembloc®. Colocación intracavitaria

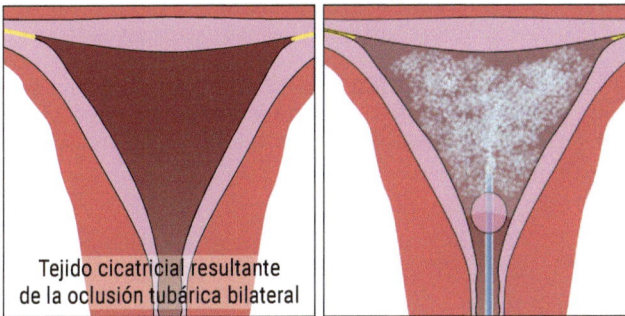

Tejido cicatricial resultante de la oclusión tubárica bilateral

Figura 35-10. Comprobación de la obstrucción tubárica mediante sonohisterografía.

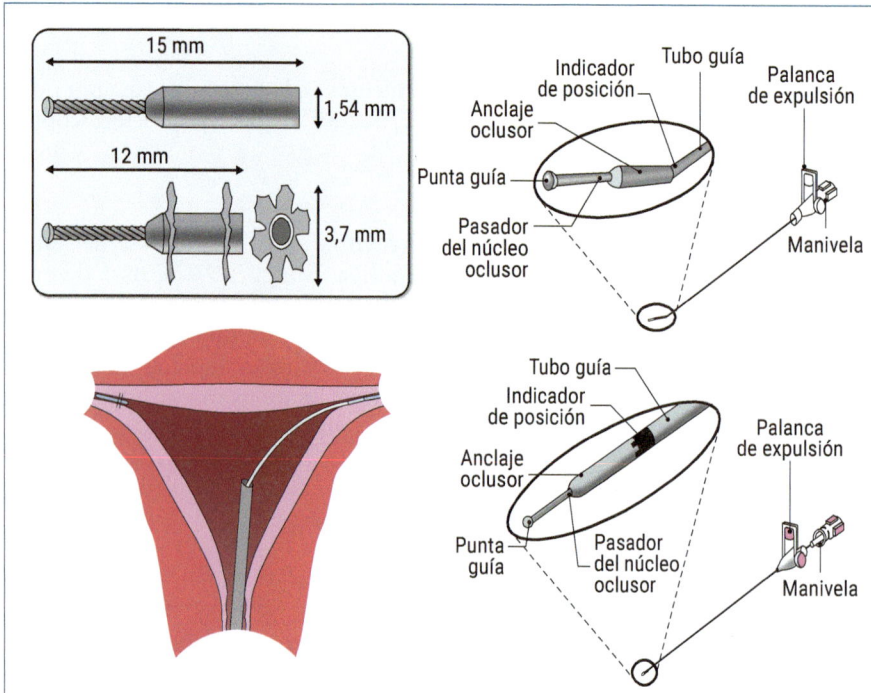

Figura 35-11. AltaSeal® descripción del dispositivo y colocación histeroscópica.

con el Essure®, con lo que, en el caso de que este dispositivo se apruebe para su comercialización, tendrá la ventaja de que hay un gran número de histeroscopistas ya entrenados.

Láser e histeroscopia

Recientemente, Lasmar *et al.* han vuelto a reactivar la posibilidad de utilizar métodos térmicos en la obstrucción tubárica por histeroscopio. Se trata de un estudio preliminar en el que han usado un láser de diodo con generador dual desarrollado por Biolitec (Leonardo®). Se trata de un estudio prospectivo en úteros posthisterectomía en los que se han evaluado que la temperatura alcanzada en la serosa uterina es segura y con necrosis de la mucosa en la mayoría de los casos. De cualquier forma, queda un largo camino para evaluar la seguridad y eficacia de esta nueva generación de láser en el uso clínico diario.

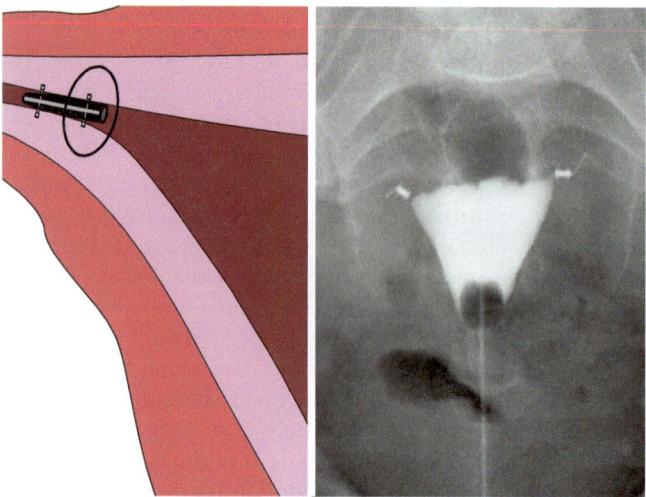

Figura 35-12. Visión intravavitaria AltaSeal® y visión radiográfica.

PUNTOS CLAVE

- Por el momento, ninguna técnica histeroscópica para la esterilización ha tenido éxito debido a su baja eficacia o alto porcentaje de complicaciones.
- Con el Essure®, parecía que todo estaba resuelto. Los histeroscopistas vieron en este procedimiento una técnica histeroscopia ideal para la esterilización femenina, sin anestesia, muy bien tolerada y totalmente ambulatoria. Tras la retirada del mercado del Essure®, cundió el des-

ánimo, pero muchos siguen creyendo que esta vía es la ideal para la esterilización femenina y que es solo cuestión de tiempo.
- Se continúa investigando y, en la actualidad, se está a la espera de la publicación de los resultados obtenidos con AltaSea® y FemBloc.

BIBLIOGRAFÍA

Albright CM, Frishman GN, Bhagavath B. Surgical aspects of removal of Essure microinsert. Contraception. 2013; 88(3):334-6.

Alcántara IL, SRezai, S, Kirby C, Chadee A, Henderson CE, Elmadjian M. Essure surgical removal and subsequent resolution of chronic pelvic pain: a case report and review of the literature. Case Rep Obstet and Gyn. 2016;2016:6961202.

Antoun L, Smith P, Gupta JK, Clark TJ. The feasibility, safety, and effectiveness of hysteroscopic sterilization compared with laparoscopic sterilization. Am J Obstet Gyneco.l 2017; 217:570.e1-6.

Arjona JE, Miño M, Cordón J, Povedano B, Pelegrin B, Castelo-Branco C. Satisfaction and tolerance with office hysteroscopic tubal sterilization. Fertil Steril, 2008;90(4):1182-6.

Arjona JE, Serrano JJ, Povedano B, Carrasco S, Castelo-Branco C. Unintended pregnancy after long-term Essure microinserts placement. Fertil Steril. 2010;94(7):2793-5.

Bairagy NR, Mullick BC. Use of erythromycin for nonsurgical female sterilization in West Bengal, India: a study of 790 cases. Contracept. 2004;69(1)47-9.

Bernardo Potugal, Lasmar R, Carvalhosa Santos R, Cardeman L. Hyteroscopic Tubal Occlusion with LASER: A preliminary report. EC Gynaecology 8.7. 2019;503-8.

Brundin J. Transcervical sterilization in the human female by hysteroscopic application of hydrogelic occlusive devices into the intramural parts of the fallopian tubes: 10 years experience of the P-block. Eur J Obstet Gynecol Reprod Biol. 1991.39(1):41-9.

Chudnoff SG, NicholsJr JE, Levie M. Hysteroscopic Essure Insertsfor Permanent Contraception: Extended Follow-Up Results of a Phase III Multicenter International Study. J Minim Invasive Gynecol. 2015; 22(6):951-60.

Cooper JM, Carigan CS, Cher D, Kerin JF, Selective Tubal Occlusion Procedure 2000 Investigators Group. Microinsert Nonincisional Hysteroscopic Sterilization. Obstet Gynecol, 2003;102(1):59-67.

Cooper JM. Hysteroscopic sterilization. Clin Obstet Gynaecol. 1992;35(2):282-97.

Darabi KF, Richart RM. Collaborative study on hysteroscopic sterilization procedures. Preliminary report. Obstet Gynecol. 1977;49(1):48-54.

Donnez J, Malvaux V, Nisolle M, Casañas F. Hysteroscopic sterilization with the Nd:YAG laser. J Gynecol Surg. 1990;6(3): p. 149-53.

Dhruva SS, Ross JS, Gariepy AM. Revisiting Essure Toward Safe and Effective Sterilization. N Engl J Med. 2015;373(15):e17.

Herbst SJ, Evantash EG. Clinical Performance Characteristics of the Adiana® System for Permanent Contraception: The First Year of Commercial Use. Rev Obstet Gynecol. 2010;3(4):156-62.

Jain P, Clark TJ. Removal of Essure device 4 years post-procedure: a rare case. J Obstet Gynaecol. 2011;31(3):271-2.

Jensen JT, Rodríguez MI, Liechtenstein-Zabrak J, Zalanyi S. Transcervical polidocanol as a nonsurgical method of female sterilization: a pilot study. Contraception. 2004;70(2):111-5.

Kerin JF, Cooper JM, Price T, Van Herendael BJ, Cayuela-Font E, Cher D, Carignan CS. Hysteroscopic sterilization using a micro-insert device: results of a multicentre Phase II study. Human Reproduction. 2003;18(6):1223-30.

Kulier R, Boulvain M, Walker D, De Candolle G, Campana A. Minilaparotomy and endoscopic techniques for tubal sterilisation. Cochrane Database of Systematic Reviews. 2004(3)CD001328.

Levie MD, Chudnoff SG. Office hysteroscopic sterilization compared with laparoscopic sterilization: a critical cost analysis. Journal of Minimally Invasive Gynecology. 2005;12(4):318-22.

Mao J, Pfeifer S, Schlegel P, Sedraky A. Safety and efficacy of hysteroscopic sterilization compared with laparoscopic sterilization: anobservational cohort study. BMJ. 2015;351:h5162.

Miño M, Arjona JE, Cordón J, Pelegrin B, Povedano B, Chacon E. Success rate and patient satisfaction with the EssureTM sterilisation in an outpatient setting: a prospective study of 857 women. BJOG. 2007;114(6):763-6.

Ogburn T, Espey E. Transcervical Sterilization: Past, Present, and Future. Obstet Gynecol Clin N Am. 2007;34(1):57-72,viii.

Povedano B, Arjona JE, Velasco E, Montserrat J, Lorente J, Castelo-Branco C. Complications of hysteroscopic Essure sterilization: report on 4306 procedures performed in a single centre. BJOG. 2012;119(7):795-9.

Quiñones R, Alvarado A, Ley E. Hysteroscopic sterilization. Int J Gynaecol Obstet. 1976;14(1):27-34.

Richart RM, Neuwirth RS, Goldsmith A, Edelman DA. Intrauterine administration of methyl cyanocrylate as an outpatient method or permanent female sterilization. Am J Obstet Gynecol. 1987;156(4):981-7.

Scarabin C, Dhainaut C. The ESTHYME study. Women's satisfaction after hysteroscopic sterilization (Essure micro-insert). A retrospective multicenter survey. Gynecol Obstet Fertil. 2007;35(11):1123-8.

Sokal DC, Zipper J, King T. Transcervical quinacrine sterilization: clinical experience. Int J Gynaecol Obstet. 1995;51(1):S59-69.

Spörri S, Bell B, Yandell R, Motamedi M. Diode Laser Assisted Transcervical Tubal Sterilization: An In Vivo Study in Rabbits. Lasers Surg Med. 2001;29(4):379-85.

Valle RF, Carignan CS, Wright TC, STOP Prehysterectomy Investigation Group. Tissue response to the STOP microcoil transcervical permanent contraceptive device: results from a prehysterectomy study. Fertil Steril. 2001;76(5):974-80.

Van der Leij G, Lammes FB. Office hysteroscopic tubal occlusion with siloxane intratubal devices (the Ovabloc method). Int J Gynaecol Obstet. 1996;53(3):253-60.

Vancaillie TG, H, Carr-Brendel V, Anderson J. Mechanism of action of the Adiana device: a histologic perspective. J Minim Invasive Gynecol. 2009. 16((6 suppl)): p. S70.

Veersema S, Vleugel MPH, Timmermans A, Brölman HAM. Follow-up of successful bilateral placeme of Essure® microinserts with ultrasound. Fertil Steril. 2005;84(6):1733-6.

Yunker AC, Ritch JM, Robinson EF, Golish CT. Incidence and risk factors for chronic pelvic pain after hysteroscopic sterilization. J Minim Invasive Gynecol. 2015;22(3):390-4.

Zipper JA, Stachetti E, Medel M. Human fertility control by transvaginal application of quinacrine on the fallopian tube. Fertil Steril. 1970;21(8): 581-9.

Papel de la histeroscopia antes de las técnicas de reproducción asistida

36

M. Carrera Roig y J. A. Domínguez Arroyo

OBJETIVOS

- Comprender que las anomalías uterinas pueden estar presentes en un porcentaje elevado de mujeres con problemas de fertilidad.
- Identificar la histeroscopia como la herramienta diagnóstica definitiva para evaluar cualquier anomalía que se sospeche en alguna otra prueba de imagen durante la investigación rutinaria de pacientes infértiles.
- Tener conciencia de que las lesiones intrauterinas a veces pueden no ser detectadas en una ecografía y que son comunes en las mujeres infértiles.
- Relacionar la eficacia diagnóstica del resto de pruebas de imagen con la de la histeroscopia.
- Conocer las teóricas ventajas de la histeroscopia en consulta antes de las técnicas de reproducción asistida.
- Entender los datos existentes sobre la plausibilidad biológica del posible efecto beneficioso de la histeroscopia previa a las técnicas de reproducción asistida (TRA).

INTRODUCCIÓN

Cerca del 15 % de las parejas presentan problemas de fertilidad. De ellas, hasta en un 20 % no se encuentra la causa tras el estudio inicial. Las anomalías de la cavidad uterina pueden estar detrás de un cierto número de estos casos.

Tradicionalmente, la histerosalpingografía (HSG) ha sido la técnica más utilizada en la evaluación de la infertilidad. Hoy en día, la ecografía transvaginal 2D se ha convertido en la primera prueba diagnóstica, ya que permite visualizar el grosor, el tipo endometrial y, en algunos planos, la morfología de la cavidad. Los hallazgos uterinos anormales en una ecografía transvaginal basal se pueden evaluar con una histerosonografía salina, que es altamente sensible y específica para identificar anomalías intrauterinas. Por su lado, la ecografía 3D permite una visualización del plano coronal uterino y es la técnica de elección para valorar la morfología de la cavidad endometrial.

 La histeroscopia se considera la herramienta diagnóstica definitiva para evaluar cualquier anomalía que se sospeche en la histerosalpingografía, la ecografía transvaginal 2D-3D o la histerosonografía salina durante la investigación rutinaria de pacientes infértiles.

El papel de la histeroscopia en el contexto del estudio de la infertilidad y subfertilidad es controvertido en la actualidad. A pesar de que hay muchos estudios bien diseñados que demuestran que el procedimiento en consulta es viable técnicamente en la mayoría de las pacientes y bien tolerado, según Kremer *et al.* (2000), Soriano *et al.* (2000), Unfried *et al.* (2001), De Angelis *et al.* (2003), Guida *et al.* (2003), Litta *et al.* (2003),

Pellicano *et al.* (2003), Shankar *et al.* (2004), Campo *et al.* (2005), Sharma *et al.* (2005), Garbin *et al.* (2006), Guida *et al.* (2003), Sagiv *et al.* (2006), De Placido *et al.* (2007), y Kabli y Tulandi (2008), no hay consenso sobre su efecto en la mejoría del pronóstico de las mujeres subfértiles.

Por lo general, en el protocolo de estudio de las parejas que consultan por infertilidad, según la mayoría de las guías clínicas de sociedades científicas o servicios de reproducción, no se incluye la histeroscopia como una de las técnicas de estudio básico, a no ser que se sospeche una patología en algunas de las pruebas de imagen realizadas. Sin embargo, las lesiones intrauterinas a veces pueden no ser detectadas en una ecografía y son comunes en las mujeres infértiles, por lo que la histeroscopia se considera la mejor opción para diagnosticarlas y tratarlas sobre la marcha en la mayoría de los casos.

Se han publicado bastantes estudios sobre el efecto beneficioso de la histeroscopia en pacientes con fallo de implantación o abortos de repetición, tanto en aquellas con hallazgos histeroscópicos anormales como normales, pero este punto se trata en otro capítulo del libro y no será abordado aquí. No obstante, no está tan claro este efecto beneficioso cuando se realiza antes de iniciar el primer tratamiento de reproducción ni cuál podría ser el mecanismo por el que esta técnica podría mejorar la implantación, incluso en aquellos casos donde no se encuentra patología.

EFICACIA DEL DIAGNÓSTICO HISTEROSCÓPICO CON RESPECTO A OTRAS TÉCNICAS

Una publicación de Pundir *et al.*, en 2010, recoge una comparativa de la eficacia diagnóstica de diferentes pruebas de imagen con la histeroscopia, según Pundir y Toukhy (2010). Estas se indican a continuación.

- **Histerosalpingografía.** Hace años se realizaron estudios que llegaron a la conclusión de que cuando se compara con la histeroscopia, se considera que la HSG tiene una alta sensibilidad (60-98 %), pero una baja especificidad (15-80 %) en la detección de anormalidades en el útero y, por tanto, se asocia a tasas relativamente altas de falsos positivos y falsos negativos, según Brown *et al.* (2000), Roma Dalfó *et al.* (2004), Gaglione *et al.* (1996) y Golan *et al.* (1996).
- **Ecografía transvaginal 2D (ETV 2D).** En comparación con la histeroscopia, se concluyó que la ETV tenía una sensibilidad del 84,5 %, una especificidad del 98,7 %, un valor predictivo positivo del 98 % y valor predictivo negativo del 89,2 %. Sin embargo, la TVS puede no diagnosticar fibromas submucosos en presencia de úteros polimiomatosos, no distinguir entre un endometrio hiperplásico y un pólipo grande ni diferenciar entre un útero arcuato y uno septo, según Ayida *et al.* (1997).
- **Histerosonografía salina.** El uso de ecografía 2D transvaginal en combinación con infusión salina mejora la delineación de la cavidad uterina y, por tanto, es una alternativa a la HSG y la histeroscopia como prueba de cribado. Randolph *et al.* (1986) fueron los primeros en realizar ecografía transabdominal durante la infusión salina en la cavidad uterina. Se ha visto que la HSG salina es altamente sensible, específica y precisa en la identificación de anomalías intrauterinas, como pólipos, fibromas submucosos, adherencias, septos y otras anomalías que deforman la cavidad uterina. Uno de los estudios que compararon la HSG salina con la histeroscopia reportó sensibilidad del 87,5 %, especificidad del 100 %, valor predictivo positivo del 100 % y valor predictivo negativo del 91,6 %. Además, permite el diagnóstico en cualquier momento del ciclo menstrual, a diferencia de la ecografía que, según el momento del ciclo, permite un diagnóstico más sencillo para algunas patologías (pólipos en fase folicular o miomas submucosos en fase lútea).
- **Ecografía transvaginal 3D (ETV 3D)** (**Fig. 36-1**). Una de las grandes ventajas de la ecografía 3D transvaginal es que permite el diagnóstico preciso y no invasivo de anomalías uterinas congénitas, según Salim y Jurkovic (2004) y Saravelos *et al.* (2008). Un estudio prospectivo comparando histerosonografía 3D con histeroscopia diagnóstica para la evaluación de lesiones intrauterinas en mujeres con sospecha de anormalidad intrauterina en ETV 2D o HSG reportó que la histerosonografía 3D alcanzó una sensibilidad del 91,9 % y una especificidad del 98,8 %, con un valor predictivo positivo del 97,1 % y un valor predictivo negativo del 96,5 % en comparación con la histeroscopia, lo que confirma su precisión diagnóstica, según Makris *et al.* (2007).

> La histerosalpingografía es la prueba de imagen con menor sensibilidad y especificidad en comparación con la histeroscopia.

TEÓRICAS VENTAJAS DEL USO DE LA HISTEROSCOPIA ANTES DE UNA TÉCNICA DE REPRODUCCIÓN ASISTIDA

Entre las ventajas de la histeroscopia, cabe destacar que:

- Se trata de una técnica sencilla con muy pocos efectos secundarios y una rápida recuperación que proporciona información valiosa para el proceso.
- Permite la evaluación morfológica del canal cervical y cavidad uterina.
- Muchos estudios han reportado un aumento de la tasa de gestación incluso en ausencia de hallazgos patológicos.
- Es la única técnica de imagen con capacidad de diagnóstico de la endometritis crónica.
- En caso de encontrar patología no sospechada en las técnicas de imagen realizadas, permite tratamiento en el acto en la mayoría de las ocasiones.

Técnica sencilla

El principal inconveniente de la histeroscopia tradicional es la necesidad de anestesia, su relativa invasividad y su coste. Sin embargo, la reducción progresiva del diámetro de los nuevos histeroscopios en los últimos años ha minimizado el dolor experimentado por las pacientes y ha hecho posible el uso del minihisteroscopio (histeroscopio ambulatorio) como examen ambulatorio de rutina. De Placido *et al.*, en 2007, realizaron un estudio con 950 pacientes en tratamiento de infertilidad y compararon la histeroscopia tradicional (histeroscopio rígido de 5 mm) con la histeroscopia flexible o mini (3,5 mm) para evaluar la cavidad uterina y el dolor asociado. Ambos instrumentos permitieron la cirugía en caso de cualquier hallazgo anormal. En ambos grupos, se consiguió una correcta visualización clara de la cavidad uterina, tanto sin como con hallazgos patológicos; además, los tiempos quirúrgicos fueron similares en ambos grupos. Sin embargo, el dolor medido con la escala visual analógica fue significativamente menor en el grupo de histeroscopia flexible, según De Placido *et al.* (2007).

Con el avance tecnológico y la miniaturización del histeroscopio, el enfoque actual de la histeroscopia utiliza la llamada **técnica de vaginoscopia sin contacto**, que elimina la necesidad de un espéculo vaginal y los tenáculos o pinzas de Pozzi; por tanto, es un proceso atraumático, según Cooper *et al.* (2010). Si es necesaria, la distensión de la vagina se obtiene mediante el cierre manual del introito vaginal, según Vitale *et al.* (2020). La comercialización de histeroscopios miniaturizados con un canal de trabajo de 5 F permite la introducción de instrumentos en la cavidad uterina. como electrodos bipolares, tijeras y pinzas de agarre, según Riemma *et al.* (2022).

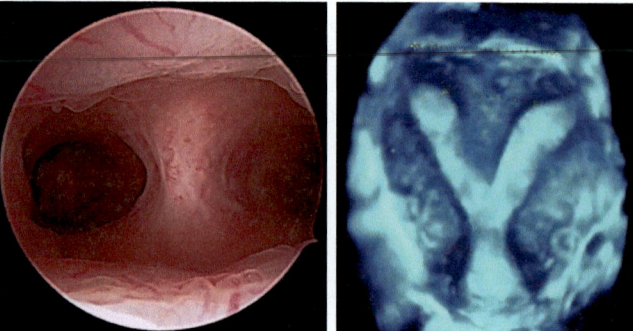

Figura 36-1. Correspondencia entre imagen histeroscópica y ecografía 3D.

Evaluación morfológica del canal cervical

La histeroscopia permite la evaluación de la morfología del canal cervical y de la cavidad uterina, lo que es crucial cuando se planea realizar la inseminación intrauterina o la transferencia de embriones, según Pundir *et al.* (2014). En aquellos casos en los que se sospecha istmocele, la histeroscopia puede confirmarlo y solucionarlo si se utiliza un minirresectoscopio. La reparación es posible vía histeroscópica en aquellos casos en los que el grosor miometrial residual sea mayor de 3 mm, según la mayoría de los autores que han evaluado este parámetro. Si mide menos de estos 3 mm, el abordaje debe ser laparoscópico. Tanos *et al.* llevaron a cabo una revisión que incluyó cuatro estudios prospectivos, dos series de casos y una cohorte retrospectiva, con un total de 225 pacientes; concluyeron que un grosor miometrial residual inferior a 3 mm debe ser considerado como criterio para elegir una reparación laparoscópica en lugar de la resección histeroscópica, de acuerdo con los estudios prospectivos (Tanos y Toney 2019) (**Fig. 36-2**).

Aumento de la tasa de gestación

Ha habido y continúa habiendo un gran debate acerca de si la realización de una histeroscopia antes de un ciclo de fecundación *in vitro* (FIV) podía mejorar los resultados reproductivos de esta. Muchos expertos han promovido el uso sistemático de la histeroscopia por considerar que hay evidencia científica suficiente a favor de un aumento en la tasa de embarazo cuando esta se realiza antes del tratamiento de FIV, según El-Toukhy *et al.* (2008), Bosteels *et al.* (2010), Di Spiezio Sardo *et al.* (2016), Monteiro *et al.* (2019) y Kamath *et al.* (2019).

El-Toukhy *et al.*, en 2008, llevaron a cabo una revisión sistemática con metaanálisis de cinco estudios que evaluaban la influencia de la histeroscopia en consulta en el resultado del ciclo posterior a una FIV. Estos se compararon con un grupo de control en el que no se realizó histeroscopia. El objetivo principal era medir la tasa de embarazo. En total, se incluyeron 1.691 participantes en dos estudios aleatorizados (n = 941) y tres estudios controlados no aleatorizados (n = 750). La calidad de los estudios fue variable.

El metaanálisis de los resultados de los cinco estudios mostró evidencia de beneficio de la histeroscopia ambulatoria en el ciclo previo a la FIV (riesgo relativo combinado = 1,75; intervalo de confianza del 95 %: 1,51-2,03). Los resultados de los ensayos aleatorizados fueron consisten-

tes en relación con los estudios controlados no aleatorizados, según El-Toukhy *et al.* (2008).

> ❗ El impacto positivo en el desenlace de la FIV podría estar relacionado con la capacidad de la histeroscopia para detectar y tratar patologías intrauterinas encontradas durante el procedimiento, como adherencias intrauterinas, pólipos endometriales, miomas submucosos, endometritis o malformaciones uterinas que podrían interferir en la implantación, según Oliveira *et al.* (2003). Se ha demostrado que estas patologías están presentes en hasta el 50 % de los pacientes infértiles, de acuerdo con Friedler *et al.* (1993), Makris *et al.* (1999) y Levi Setti *et al.* (2004); el riesgo de su presencia crece con el aumento del número de FIV fallidas previas.

La prevalencia de patología intrauterina encontrada en los cinco estudios incluidos en esta revisión sistemática osciló entre el 25 % y el 56 %. Además, concluyen que la corrección de la mayoría de estas anomalías y la restauración de una cavidad uterina a la normalidad es igualmente posible con histeroscopia ambulatoria en consulta o en quirófano con sedación, según Jourdain *et al.* (1998), Homer *et al.* (2000), Oliveira *et al.* (2003) y Ozgur *et al.* (2007).

Bosteels *et al.* en 2010 realizan una revisión sistemática y encuentran 30 publicaciones relevantes. Analizan el efecto de la cirugía en aquellos casos donde hay patología, pero también incluyen dos ensayos aleatorizados y controlados (*randomized controlled trial*, RCT) que investigaron la efectividad de la histeroscopia antes de la FIV, según Demirol y Gurgan (2004) y Rama Raju *et al.* (2006). En total, se estudió a 941 pacientes con al menos dos intentos fallidos de FIV programados para someterse a tratamiento adicional. La histeroscopia en el ciclo anterior casi duplica la tasa de embarazo en pacientes con, al menos, dos intentos fallidos de FIV en comparación con el inicio inmediato de la FIV (RR = 1,7; intervalo de confianza del 95 %: 1,5-2).

Otros resultados de esta revisión sistemática fueron:

- La extirpación histeroscópica de pólipos endometriales con un diámetro medio de 16 mm detectado por ultrasonido duplica la tasa de embarazo en comparación con la histeroscopia diagnóstica y la biopsia en pacientes sometidos a inseminación intrauterina (RR = 2,3; intervalo de confianza del 95 %: 1,6-3,2).

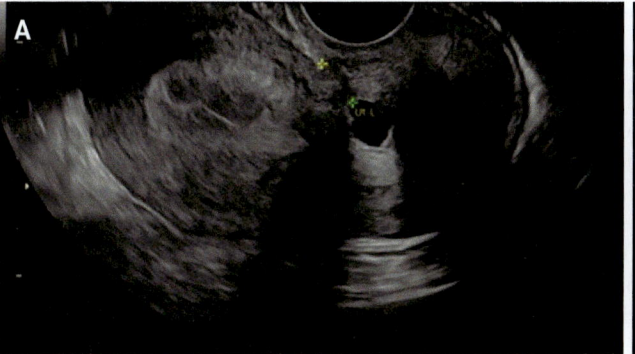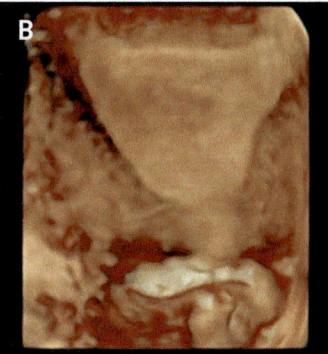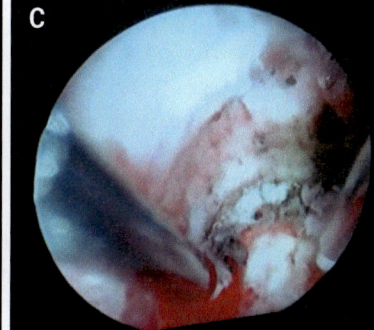

Figura 36-2. Istmocele en ecografía 2D **(A)**, 3D **(B)** e imagen de resección histeroscópica y coagulación de los vasos dendríticos del nicho **(C)**.

- En las pacientes con mioma submucoso menor de 4 cm, hubo un beneficio marginalmente significativo de la miomectomía en comparación con el manejo expectante (RR = 1,9; intervalo de confianza del 95 %: 1-3,7).
- La metroplastia histeroscópica en el útero septo se asoció a menos embarazos en pacientes con subfertilidad en comparación con aquellas con pérdida recurrente del embarazo (RR = 0,7; intervalo de confianza del 95 %: 0,5-0,9).
- Faltan RCT sobre el tratamiento histeroscópico de las adherencias intrauterinas.

En 2014, se publica otra revisión sistemática con metaanálisis por Pundir *et al.* En ella, se investigó el uso de la histeroscopia de rutina antes de iniciar el primer ciclo de la FIV sobre el resultado del tratamiento en mujeres asintomáticas. Las principales medidas de resultados fueron el embarazo clínico y las tasas de RNV alcanzados en el primer ciclo de la FIV. Se incluyeron un estudio aleatorizado y cinco estudios controlados no aleatorizados, con un total de 3.179 participantes. Hubo una tasa de embarazo clínico (RR = 1,44; intervalo de confianza del 95 %: 1,08-1,92; *p* = 0,01) y RNV (RR = 1,3; intervalo de confianza del 95 %: 1-1,67; *p* = 0,05) significativamente mayor en el siguiente ciclo de FIV en el grupo de histeroscopia. El número necesario que hubo que tratar para lograr un embarazo clínico adicional fue de 10 (IC del 95 %: 7-14) y para nacido vivo fue de 11 (IC del 95 %: 7-16). Así, concluyeron que la histeroscopia en la mujer asintomática podría mejorar el resultado del tratamiento cuando se realiza justo antes de comenzar el ciclo de la FIV, pero que se necesitan ensayos aleatorizados robustos y de alta calidad para confirmar este hallazgo, de acuerdo con Pundir *et al.* (2014).

Para subsanar la deficiencia en la bibliografía especializada de RCT que aclararan este tema, se diseñó el estudio inSIGHT, según Smit *et al.* (2016). Este es un ensayo controlado, multicéntrico y aleatorizado en siete hospitales universitarios y 15 grandes hospitales generales en los Países Bajos. Se asignaron al azar (1:1) a mujeres antes de su primer tratamiento de FIV con una ecografía transvaginal normal sin histeroscopia previa a realizar la técnica o no. El resultado primario fue el embarazo clínico evolutivo (detección de un latido cardíaco fetal más allá de las 12 semanas de gestación) en los 18 meses siguientes a la aleatorización y RNV final. El análisis fue por intención de tratar. Entre mayo de 2011 y agosto de 2013, se asignaron al azar a 750 mujeres a recibir histeroscopia (n = 373) o FIV inmediata (n = 377). Tuvieron un RNV durante el período de seguimiento 209 (57 %) de las 369 mujeres sometidas a histeroscopia y 200 (54 %) de 373 en el grupo de FIV inmediata (RR = 1,06; intervalo de confianza del 95 %: 0,93-1,20; *p* = 0 41). Una mujer del grupo de histeroscopia (< 1 %) desarrolló endometritis después de la prueba. Su conclusión es que la histeroscopia sistemática no mejora las tasas de nacidos vivos en mujeres infértiles con una ecografía uterina transvaginal normal antes de su primer tratamiento de FIV.

Di Spiezio *et al.*, en 2016, publicaron otra revisión sistemática con metaanálisis que aún no incluía el estudio inSIGHT, que analiza la relevancia clínica de la histeroscopia en el diagnóstico y tratamiento de los factores uterinos y su papel en el campo de la infertilidad gracias a su capacidad potencial para mejorar los resultados reproductivos y reducir el tiempo hasta el embarazo. Analizaron la tasa de RNV en mujeres infértiles, con y sin anomalías intrauterinas y en cualquier etapa del proceso de estudio y tratamiento. Los resultados secundarios fueron tasa de embarazo, tasa de aborto espontáneo y complicaciones relacionadas con el procedimiento. Además, se incluyeron RCT en los que se estudiaron mujeres infértiles sin sospechas de anomalías de la cavidad intrauterina y se compararon los resultados de la histeroscopia frente a la no intervención antes del primer intento de FIV/ICSI o después de uno o más intentos fallidos de FIV/ICSI. También se incluyeron los RCT que comparaban resultados tras la histeroscopia quirúrgica frente a la diagnóstica en pacientes con patología uterina. La calidad general de la evidencia se evaluó utilizando la metodología Grading of Reconmmendation Assesment, Development and Evaluation (GRADE). Se incluyeron siete estudios en el metaanálisis. Al comparar la histeroscopia con no intervención antes del primer intento de FIV/ICSI en mujeres infértiles sin anormalidades intrauterinas, hubo evidencia de muy baja calidad de que la histeroscopia aumentara la tasa de RNV (RR = 1,48; intervalo de confianza del 95 %: 1,20-1,81; tres estudios con 1.088 participantes) y evidencia de calidad moderada de que aumentara la tasa de embarazo (RR = 1,45; intervalo de confianza del 95 %: 1,26-1,67; siete estudios 2.545 participantes). Asimismo, encontraron evidencia de baja calidad de que la histeroscopia quirúrgica mejorara la tasa de embarazo en pacientes con pólipos o fibromas ya diagnosticados (RR = 2,13; intervalo de confianza del 95 %: 1,56-2,92). Ninguno de los estudios que compararon la histeroscopia quirúrgica frente a la diagnóstica evaluó la tasa de RNV. Finalmente, concluían que para que la histeroscopia pueda ser considerada como un procedimiento de primera línea en todas las mujeres infértiles, en especial durante la evaluación clínica basal de la pareja, antes del tratamiento de reproducción, todavía se necesitan RCT sólidos y de alta calidad.

La revisión Cochrane de Kamath *et al.*, de 2019, incluyó 11 estudios (también el estudio inSIGHT). Uno de ellos evaluó la histeroscopia diagnóstica frente a ninguna histeroscopia en mujeres con, al menos, 2 años de subfertilidad inexplicada que intentaban concebir espontáneamente. Encontraron un aumento de la tasa de gestación en el grupo de histeroscopia (RR = 4,30; intervalo de confianza del 95 %: 2,29-8,07; 1 ECA; n = 200) y de embarazo clínico (RR = 3,80; intervalo de confianza del 95 %: 2,31-6,24; 1 ECA; n = 200), pero la evidencia era de muy baja calidad. No se notificaron efectos adversos.

Además, se incluyeron en esta revisión diez ensayos con 1.836 mujeres que se sometieron a una histeroscopia antes de la FIV y 1.914 mujeres que no lo hicieron. Las principales limitaciones en la calidad de la evidencia fueron una descripción inadecuada de los métodos de estudio y una gran heterogeneidad estadística. También observaron que la histeroscopia previa a la FIV puede aumentar la tasa de RNV (RR = 1,26; intervalo de confianza del 95 %: 1,11-1,43; 6 ECA; n = 2745); pero, nuevamente, la evidencia era de baja calidad. Esto suponía que una unidad con tasa de RNV del 22 % subiera con esta estrategia a un 25-32%. Sin embargo, el análisis de sensibilidad realizado utilizando solo los ensayos con bajo riesgo de sesgo no mostró aumento de la tasa de RNV tras la histeroscopia (RR = 0,99; intervalo de confianza del 95 %: 0,82-1,18).

Solo cuatro ensayos informaron de complicaciones después de la histeroscopia; de estos, tres no registraron eventos en ninguno de los grupos. También encontraron un aumento de la tasa de embarazo clínico (RR = 1,32; intervalo de confianza del 95 %: 1,20-1,45) y que no había diferencias en las tasas de aborto espontáneo (RR = 1,01; intervalo de confianza del 95 %: 0,67-1,50), pero las evidencias eran, de nuevo, de baja calidad.

Los autores concluyeron que no existía evidencia de alta calidad que respaldase el uso rutinario de la histeroscopia como herramienta de detección en la población general de mujeres subfértiles con una ecografía o histerosalpingografía normal en el estudio básico de fertilidad para mejorar las tasas de éxito reproductivo. En las mujeres que se sometieron a FIV, las pruebas, que eran de baja calidad, sugirieron que la realización de una histeroscopia previa a la FIV podía aumentar las tasas de RNV y embarazos clínicos. Sin embargo, los resultados agrupados de los dos únicos ensayos con un bajo riesgo de sesgo no mostraron un beneficio de la histeroscopia antes de la FIV, según Kamath *et al.* (2019).

Para poder evaluar el eventual efecto beneficioso de la realización de una histeroscopia diagnóstica sobre la probabilidad de embarazo antes del primer ciclo de FIV se ha llevado a cabo una revisión sistemática siguiendo las directrices *Preferred Reporting Items for Systematic Reviews and Meta-analyses* (PRISMA). El protocolo del estudio ha sido registrado en la base de datos PROSPERO de revisiones sistemáticas y se ha solicitado número en el momento de iniciar el estudio.

La revisión bibliográfica sistemática ha incluido las siguientes bases de datos electrónicas: PubMed-Medline, Embase, Web of Science, The Cochrane Library, Gynecology and Fertility (CGF) Specialized Register of Controlled Trials y Google Scholar. Dicha revisión se ha llevado a cabo desde el inicio hasta junio de 2022. La búsqueda se ha ampliado a los principales registros de ensayos clínicos como clinicaltrials. gov o el registro europeo EudraCT sin aplicar restricciones de idioma. Además, se han hecho búsquedas manuales de referencias cruzadas a partir de los estudios de revisión y otros estudios primarios. Para la búsqueda, se ha utilizado una combinación de las siguientes palabras clave: *in vitro fertilization*, IVF, *assisted reproduction*, ART, *outcome*, *live birth*, *clinical pregnancy*, *ongoing pregnancy*, *hysteroscopy*, *uterine anomalies* y *uterine pathology*.

Se han considerado para su inclusión todos los ensayos clínicos aleatorizados y controlados, estudios de cohortes prospectivas y retrospectivas, estudios de casos y controles que comparaban la probabilidad de embarazo y de nacido vivo entre pacientes que se sometieron a una histeroscopia diagnóstica con eventual tratamiento de cualquier hallazgo anormal antes del ciclo de FIV y pacientes que se sometieron directamente al ciclo de FIV. De la misma forma, se han excluido aquellos estudios con información insuficiente sobre los resultados de interés, que no disponían de la información necesaria para realizar el análisis agrupado, aquellos que no disponían de un grupo control o los que consideraran comparaciones distintas a las de interés.

La extracción, selección y codificación de los datos se ha realizado de forma independiente por dos autores siguiendo una plantilla prediseñada para la extracción de los datos relevantes. Los eventuales conflictos surgidos durante el proceso de selección y extracción de los datos fueron resueltos mediante consenso. El proceso de selección de los estudios incluidos en la revisión se ha documentado mediante un diagrama de flujo PRISMA (**Fig. 36-3**). La información extraída incluye el centro donde se realiza el estudio, el tipo de estudio, las fechas de reclutamiento y finalización, el tipo de población incluida, las técnicas de diagnóstico realizadas previamente, el tipo de histeroscopio empleado, el momento del ciclo en el que se realiza la histeroscopia, el tiempo transcurrido entre la realización de la histeroscopia y el ciclo de FIV, y los resultados considerados. Dos de los autores han evaluado de forma independiente la calidad metodológica y el riesgo de sesgo de los estudios incluidos utilizando el sistema GRADE, de acuerdo con Guyatt *et al.* (2008).

El embarazo clínico se ha elegido como resultado primario y se define como «un embarazo diagnosticado por visualización ultrasonográfica de uno o más sacos gestacionales o signos clínicos definitivos de embarazo», según Zegers-Hochschild *et al.* (2017). **Nacido vivo** se considera el desenlace secundario y se define como «la expulsión o extracción completa de una mujer de un producto de la fecundación, después de las 22 semanas completas de edad gestacional que, después de tal separación, respire o muestre cualquier otra evidencia de vida», señalan Zegers-Hochschild *et al.* (2017).

La *odds ratio* con un intervalo de confianza del 95 % se ha elegido como medida de efecto resumen de los resultados. Para la obtención de esta se ha utilizado el modelo de efectos aleatorios DerSimonian y Laird (1986), debido a la detección de heterogeneidad clínica entre los estudios incluidos. Para el análisis de la heterogeneidad de las estimaciones del efecto se ha utilizado la I^2 de Higgins (2003), asumiendo que un valor superior al 50 % es indicativo de elevada heterogeneidad. El sesgo de publicación se ha evaluado mediante un gráfico «en embudo» ajustado por comparación, explican Egger *et al.* (1997). Los cálculos estadísticos se han realizado utilizando Review Manager Versión 5.3 (RevMan 5.3. Cochrane.org). En todos los análisis, un valor de *p* inferior a 0,05 se ha considerado como estadísticamente significativo.

Tras la búsqueda electrónica, se recuperaron 1.455 estudios. Se identificaron otros tres mediante búsqueda manual de referencias cruzadas. Después de la eliminación manual y automática de duplicados utilizando Zotero Standalone (https://www.zotero.org), se revisaron 1.049 títulos y resúmenes y se evaluaron 21 textos completos.

Finalmente, se han incluido doce estudios en la síntesis cuantitativa que incluyen resultados reproductivos de 4.726 pacientes que se sometieron a su primer ciclo de fertilización *in vitro*. Los estudios seleccionados han incluido:

- Seis ensayos controlados aleatorios: Ben Abid *et al.* (2021), Alleyasin *et al.* (2017), Smit *et al.* (2016), Elsetohy *et al.* (2015), Shawky *et al.* (2012) y El Nashar *et al.* (2011).
- Un estudio de cohorte prospectiva: Trninic Pjevic *et al.* (2011).

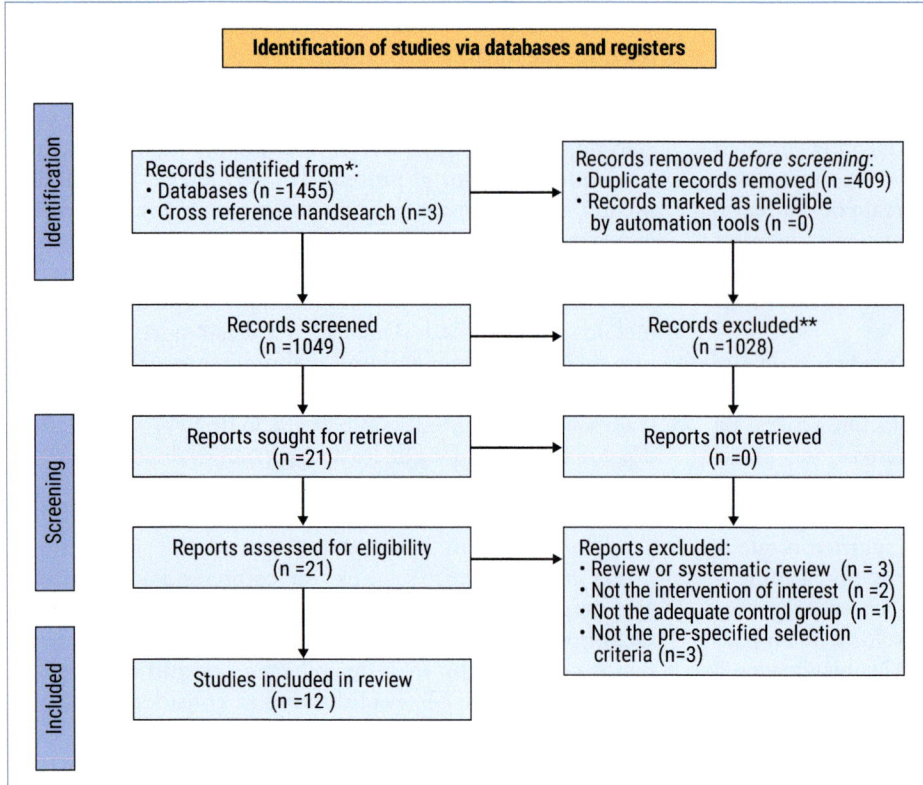

Figura 36-3. Diagrama *Preferred Reporting Items for Systematic Reviews and Meta-analyses* (PRISMA) de la revisión sistemática con metaanálisis. Page MJ, McKenzie JE, Bossuyt PM, Boutron I, Hoffmann TC, Mulrow CD, *et al.* The PRISMA 2020 statement: an updated guideline for reporting systematic reviews. BMJ 2021;372:n71.

- Tres estudios de cohortes retrospectivos: Eserol *et al.* (2021), Tanacan *et al.* (2019) y Yu *et al.* (2012).
- Dos estudios de casos y controles: Kilic *et al.* (2012) y Doldi *et al.* (2005).

Las características específicas de los estudios incluidos se resumen en la **tabla 36-1**. Ninguno de los estudios evaluados se ha excluido debido a la clasificación GRADE obtenida.

Los doce estudios incluidos han comparado las tasas de embarazo clínico/evolutivo entre pacientes con histeroscopia diagnóstica antes del primer ciclo de FIV y aquellas que se sometieron directamente a TRA: Alleyasin *et al.* (2017), Ben Abid *et al.* (2021), Doldi *et al.* (2005), Elsetohy *et al.* (2015), El Nashar *et al.* (2011), Eserol *et al.* (2021), Kilic *et al.* (2012), Shawky *et al.* (2012), Smit *et al.* (2016), Trninic Pjevic *et al.* (2011), Tanacan *et al.* (2019) y Yu *et al.* (2012). La probabilidad de embarazo clínico en pacientes con histeroscopia previa es significativamente superior (*odd ratio*: 1,51; intervalo de confianza del 95 %: 1,22-1,88; I² 59 %) (**Fig. 36-4**).

Siete estudios incluyen la tasa de nacido vivo: Ben Abid *et al.* (2021), Eserol *et al.* (2021), Kilic *et al.* (2012), Smit *et al.* (2016), Trninić-Pjević *et al.* (2011), Tanacan *et al.* (2019) y Yu *et al.* (2012). No se han encontrado diferencias estadísticamente significativas entre los dos grupos (*odds ratio* =1,08; intervalo de confianza del 95 %, 0,90; 1,28; I² 11 %).

Posteriormente, se ha realizado un análisis de sensibilidad incluyendo solo los ensayos clínicos aleatorizados, ya que el tipo de estudio podría constituir la principal fuente de sesgo de confusión. Los estudios incluidos fueron: Ben Abid *et al.* (2021), Alleyasin *et al.* (2017), Smit *et al.* (2016), Elsetohy *et al.* (2015), Shawky *et al.* (2012) y El Nashar *et al.* (2011).

La *odds ratio* de embarazo clínico en el grupo en el que se realiza una histeroscopia diagnóstica previa al inicio de los ciclos de FIV se mantiene significativamente superior con respecto al grupo control (*odds ratio* = 1,56, intervalo de confianza del 95 % 1,20, 2,02; I² 40 %) (**Fig. 36-5**).

 La evidencia disponible sugiere que la realización de una histeroscopia rutinaria antes de iniciar los tratamientos de reproducción asistida podría mejorar las tasas de éxito de estos, como se deduce de los resultados del metaanálisis indicado.

Diagnóstico de endometritis crónica

Desde un punto de vista histeroscópico, se han descrito una serie de signos diagnósticos de endometritis crónica:

- Hiperemia: acumulación de vasos sanguíneos en la zona periglandular.
- Mucosa con aspecto de «fresa»: endometrio hiperémico extenso con un punteado blanquecino que está localizado y disperso por toda la cavidad.
- Edema estromal: endometrio pálido y grueso en la fase proliferativa.
- Micropólipos: pequeñas protrusiones pedunculadas, vascularizadas de menos de 1 mm (**Fig. 36-6**).

Cicinelli, que es al autor más prolífico en publicaciones sobre endometritis en todo el mundo, considera que la presencia de uno solo de ellos es suficiente para establecer el diagnóstico, según señalan Cicinelli *et al.* (2003). Los micropólipos, que son el hallazgo más típico, no son detectables

Tabla 36-1. Resumen de los trabajos incluidos en el metaanálisis

Study	Country	Type of study	Study dates	Participants	Inclusion criteria	Exclusion criteria	Previous diagnostic techniques	Office hysteroscopy details	Timing of HSCP	Timing to IVF	Outcomes
Ben Abid 2021	Tunishia	RCT	Jan 2016-Sept 2017	171	<40 y, menstrual cycles between 28-32 d, normal uterine cavity, FSH<10 UI/l, AFC≥12, BMI between 19-30	Severe endometriosis, PCOS, hydrosalpinx, oocyte receivers	HSG, TV ultrasound (TVUS)	Oral analgesia, 2.9 mm HSCP	Mid follicular phase	1 m	CPR, LBR, implantation rate, miscarriage rate
Eserol 2021	Turkey	Retrospective cohort	Jan 2015-Jul 2017	589	18-45 y, primary infertility, tubal, male or unexplained factor	Uterine factors, (RPL)recurrent miscarriage	HSG, TVUS, SIS	No anaesthesia/paracervical block, 1.9 mm HSCP 30° view, saline distension	Early follicular phase	-	CPR, LBR
Tanacan 2019	Turkey	Retrospective cohort	Jan 2010-Nov 2014	324	Primary infertility, <40 y,BMI 19-35,unexplained, tubal or mild/moderate male factor	Azospermia, AFC < 5, abnormal HSG or TV-USG, cervical or endometrial cavity stenosis, previous operative hysteroscopy	HSG, ultrasound	-	Early to midfollicular phase	1-3 m	CPR, LBR
Alleyasin 2017	Iran	RCT	May 2014-March 2015	220	1st IVF cycle	RPL or previous HSCP	HSG, ultrasound	4 mm rigid HSCP saline	Luteal phase	-	CPR; MR
Smit 2016	Netherlands	RCT (multicentric 15 centers)	May 2011-Aug 2014	750	1st IVF-ICSI cycle, infertile, normal uterine cavity on TVUS	>2 miscarriages, intermenstrual blood loss, previous hysteroscopy	TV ultrasound	No anaesthesia/paracervical block	-	1-3 m	Ongoing PR
Elsetohy 2015	Egypt	RCT	Jan 2012-Jun 2013	193	1st ICSI cycle	Uterine factor, RPL, abnormal HSG or ultrasound, previous intrauterine surgery or contraindication for hysteroscopy	HSG, ultrasound	4,3 mm rigid HSCP saline	Mid follicular phase	3 m	CPR
Kilic 2013	Turkey	Case controlled	Jun 2008-Nov 2010	498	1st IVF cycle, male, unexplained, ovulatory or tubal factor, ≤39 y. and BMI ≤ 30	-	HSG, ultrasound	Local anaesthesia + sedative; 4 mm saline distension. Pathologies treated during procedure	Early follicular phase (5th-7th d)	-	CPR, LBR
Shawki 2012	Egypt	RCT	Oct 2007-Oct 2010	240	-	Uterine factor previous intrauterine surgery or contraindication for hysteroscopy.	HSG, ultrasound	3,5 mm mini HSCP	-	-	CPR, implantation rate

(Continúa)

Tabla 36-1. Resumen de los trabajos incluidos en el metaanálisis (Cont.)

Study	Country	Design	Dates	N	Inclusion	Other	Imaging	Technique	Phase	Timing	Outcome
Yu 2012	China	Retrospective cohort	Jan 2005-Dec 2008	567	1st IVF cycle	-	TV ultrasound/HSG/none	No anaesthesia, 3,1 mm flexible hysterofibrescope, 5% dextrose infusion, lesions resection operative HSCP general anaesthesia	Early follicular phase	-	CPR
El Nashar 2012	Egypt	RCT	-	124	Primary infertility	-	-	-	-	-	CPR
Trninic Pjevic 2011	Serbia	Prospective cohort	Nov 2006-Jun 2008	480	<38y	NR	TVUS	5 mm hysteroscope; 6.5 mm operative hysteroscope; saline distension	Follicular phase	2-6 m	CPR, LBR
Doldi 2005	Italy	Case controlled (cases prospectively recorded)	Oct 2002-Feb 2004	600	1st IVF cycle	Thyroid dysfunction; elevated prolactin	HSG, ultrasound	Water-distension media; monopolar operative hysteroscope 9 mm; 3% mannitol distension media; endometrial sample	Follicular phase	1 m	CPR

por ecografía, histerosalpingografía o sonohisterografía, solo por histeroscopia, que debe ser realizada de una manera cuidadosa para evitar sangrado y con infusión de fluido para hacerlos flotar, acercando la óptica (a ser posible, debería ser de alta definición) a la pared endometrial. Sin embargo, el gran problema de la histeroscopia es que su interpretación es subjetiva y en algunos estudios parece que sobreestima el diagnóstico en comparación con el método de referencia que sería la determinación de CD 138 en biopsia endometrial, apuntan Moreno *et al.* (2018).

De acuerdo con las *Centers for Disease Control guidelines* norteamericanas, el grupo de Cicinelli *et al.*, en 2015, realizaron el tratamiento de las pacientes de la siguiente manera:

- Para las que presentaban bacterias gramnegativas tipo *Escherichia coli*: ciprofloxacino 500 mg/12 h durante 10 días.
- Las pacientes con bacterias grampositivas, como enterococos y *Streptococcus agalactiae*: amoxicilina + ácido clavulánico 1 g/12 h durante 8 días.
- *Mycoplasma* y *Ureaplasma urealyticum*: josamicina 1 g/12 h durante 12 días; si persiste, minociclina 100 mg/12 h durante 12 días.
- Cuando el cultivo era negativo o no se disponía de él: ceftriaxona 250 mg intramuscular (dosis única) + doxiciclina 100 mg/12 horas durante 14 días + metronidazol 500 mg/12 horas durante 14 días.

Este protocolo antibiótico se repitió hasta tres veces en los casos resistentes; el 28 % se curaron con el primer ciclo de antibióticos, el 23 % con el segundo, el 25 % con el tercer ciclo y 25 % fueron resistentes a los tres ciclos de antibióticos, indican Cicinelli *et al.* (2015).

En otro trabajo de Kitaya *et al.* de 2017, se utilizó doxiciclina 200 mg/día durante 14 días y se vio que esta pauta erradicaba el 92,3 % de las bacterias. En caso de resistencia, se aplicó una pauta de metronidazol 500 mg/día durante 14 días + ciprofloxacino 400 mg/día durante 14 días, con lo que se consiguió la curación en el 99,1 % de los casos, según Kitaya *et al.* (2017).

- Un alto porcentaje (hasta un 50 %) de pacientes presenta hallazgos patológicos no sospechados por ecografía cuando se realiza una histeroscopia.
- Hay muchos estudios que sugieren que la realización de histeroscopia puede mejorar las tasas de gestación en la FIV siguiente, incluso cuando no se encuentra patología, aunque la evidencia es de baja calidad.
- La única técnica de imagen capaz de diagnosticar endometritis es la histeroscopia.

PLAUSIBILIDAD BIOLÓGICA DE UN POSIBLE EFECTO BENEFICIOSO DE LA HISTEROSCOPIA

En 2003, Barash *et al.* propusieron que la estimulación endometrial mecánica mediante biopsia endometrial podría mejorar la receptividad endometrial y facilitar, así, la implantación embrionaria. El mecanismo subyacente es poco conocido, pero podría estar implicada una mejor decidualización endometrial causada por:

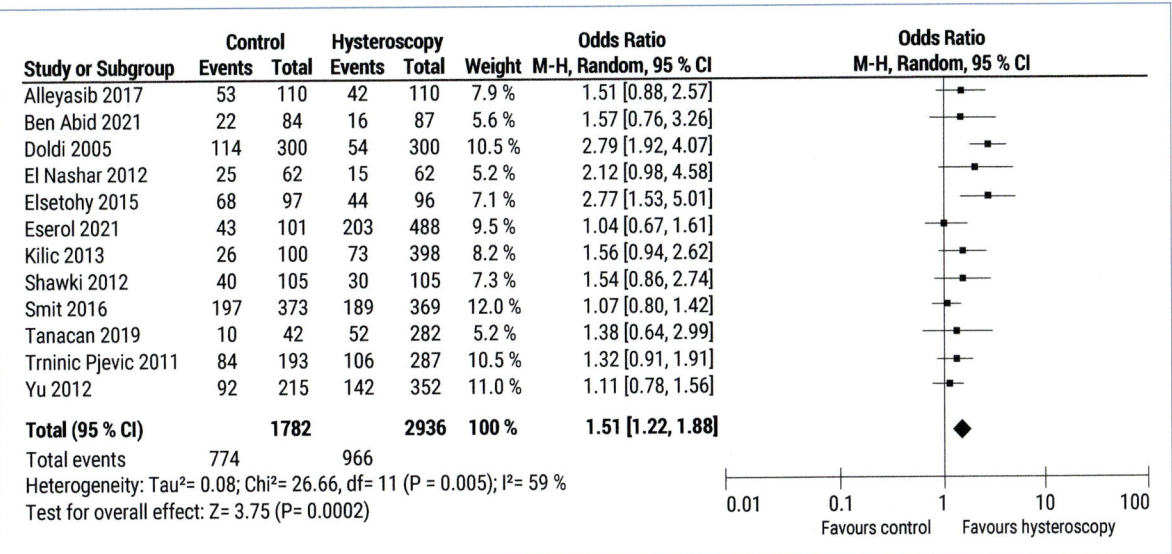

Figura 36-4. Embarazo clínico en pacientes con histeroscopia de rutina antes del primer ciclo fecundación *in vitro* en comparación con el grupo control.

- La liberación de histamina en respuesta al daño local del tejido.
- El hecho de que se liberan, durante la reparación endometrial, un gran número de citoquinas y factores de crecimiento implicados en el proceso de implantación del embrión.
- La propia lesión local aumenta la receptividad endometrial mediante la regulación de la expresión de múltiples genes, señalan Kalma *et al.* (2009).

En los últimos 20 años, se han realizado muchos estudios acerca del efecto sobre el endometrio de la estimulación mecánica endometrial por medio de pipeta, curetaje, histeroscopia o histeroscopia con instrumentación quirúrgica, pero el procedimiento puede causar dolor, conlleva cierto coste y podría producir daño endometrial, argumentan Santamaria *et al.* (2016). Los resultados publicados sobre un posible efecto beneficioso en tasas de gestación son contradictorios.

La histeroscopia proporciona una visualización directa de la cavidad uterina y es el método de referencia para el diagnóstico de patologías uterinas; por tanto, sería el método de elección de estimulación mecánica. Aunque se han publicado varios metaanálisis sobre el efecto beneficioso de la histeroscopia antes de la FIV cuando se encuentran hallazgos patológicos, hay una falta de estudios que evalúen el efecto de la estimulación mecánica endometrial en la implantación embrionaria en pacientes con hallazgos histeroscópicos normales.

Lin *et al.* han publicado recientemente un metaanálisis en el que, a diferencia de estudios anteriores, solo han incluido pacientes con hallazgos histeroscópicos normales. Este trabajo contiene ocho estudios con 1.494 pacientes de cinco ensayos controlados aleatorios y tres estudios experimentales controlados no aleatorizados. En comparación con el grupo control, la estimulación mecánica del endometrio durante la histeroscopia aumentó la tasa de RNV (RR = 2,15; intervalo de confianza del 95 %: 1,7-2,60; *p* < 0,00001) y la tasa de embarazo clínico (RR = 1,95; intervalo de confianza del 95 %: 1,28-2,98; *p* = 0,002), y también disminuyó de la tasa de aborto (RR = 0,54; intervalo de confianza del 95 %: 0,35-0,86; *p* = 0,009), indican Lin *et al.* (2022).

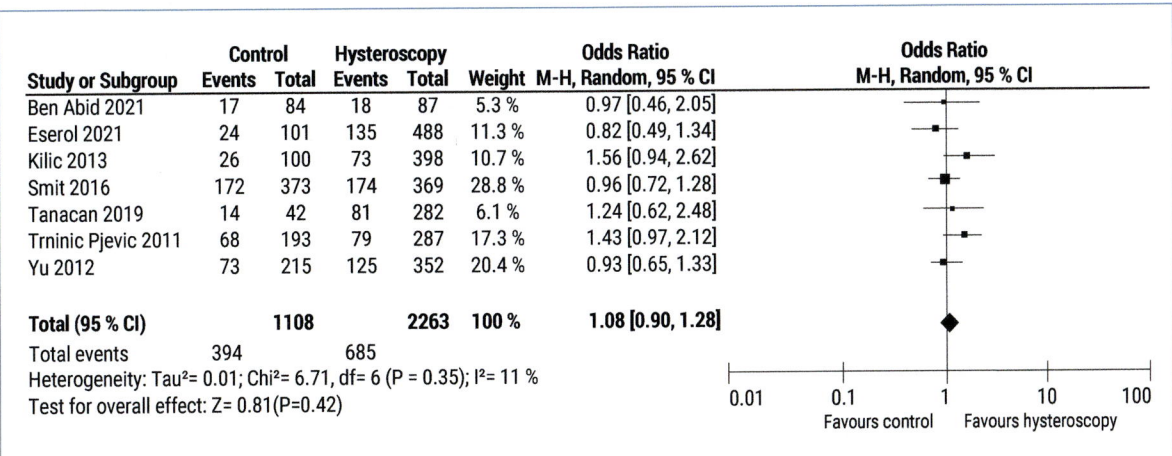

Figura 36-5. Nacido vivo en pacientes con histeroscopia de rutina antes del primer ciclo FIV en comparación con el grupo control.

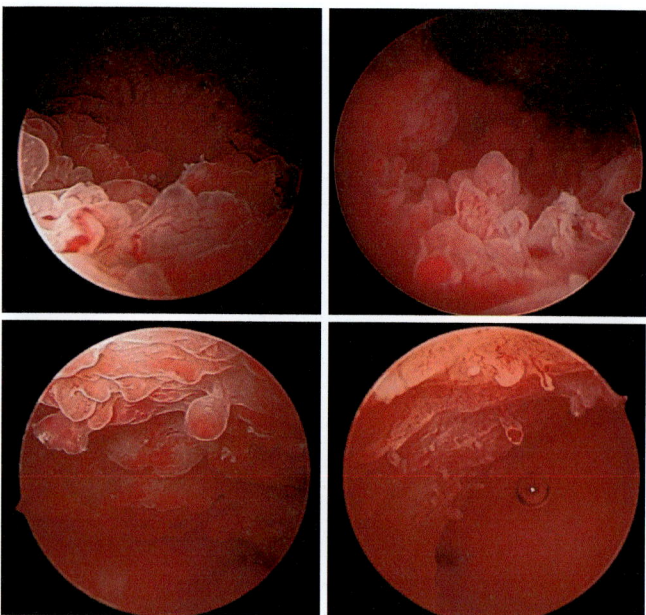

Figura 36-6. Imágenes histeroscópicas con micropólipos típicos de endometritis.

Según los análisis de subgrupos estratificados por el momento de la estimulación endometrial, la estimulación mecánica tanto en fase folicular como lútea del ciclo previo se asoció a tasas de embarazo clínico más altas; el beneficio fue aún mayor cuando se realizó en fase lútea. Esta estimulación mecánica endometrial en los días 21-24 del ciclo puede desencadenar una respuesta inflamatoria caracterizada por una afluencia de macrófagos y un aumento de citocinas proinflamatorias, que se correlaciona positivamente con la posibilidad

de embarazo, según Gnainsky *et al.* (2010). Sin embargo, en este metaanálisis solo se incluyó un estudio con estimulación mecánica endometrial en fase lútea.

Los autores concluyeron que se necesitan más estudios para aclarar si la estimulación en esta fase es superior a la realizada en la fase folicular. Además, los análisis de subgrupos estratificados por tipo de estudio (RCT frente a observacionales) indicaron que se observó una tasa de RNV y de embarazo clínico significativamente más alta en el grupo de tratamiento en comparación con el grupo control, tanto en los RCT como en los estudios observacionales. También encontraron una tasa de aborto bastante más baja en el grupo de tratamiento en los RCT, pero no en los observacionales. La ausencia de diferencias significativas desde un punto de vista estadístico en la tasa de aborto puede deberse a la baja incidencia del aborto y al pequeño tamaño muestral de los estudios que reportan este desenlace. Por este motivo, se necesitan estudios para aclarar este tema.

En el análisis de subgrupos estratificados por antecedentes del número de ciclos fallidos, la histeroscopia previa mejoró de manera notable la tasa de RNV y la tasa de embarazo clínico tanto en pacientes sometidas a su primer ciclo de FIV/ICSI como en aquellas que tuvieron al menos un ciclo fallido. Pero fue aún mayor en las pacientes en su primer ciclo de FIV/ICSI. También se encontró una tasa considerablemente más baja de abortos en mujeres sometidas a su primer ciclo de FIV/ICSI, pero no en aquellas con, al menos, un ciclo fallido, explican Cao *et al.* (2018). No obstante, los autores advierten que, debido a la limitada cantidad y calidad de los estudios incluidos y los métodos de estimulación variable, estos hallazgos deben interpretarse con precaución y se necesitan más estudios de alta calidad para confirmar esta conclusión.

 PUNTOS CLAVE

- Las anomalías de la cavidad uterina pueden estar detrás de bastantes casos de fallos de implantación embrionaria; se observan con mucha frecuencia en pacientes donde no hay sospecha ecográfica.
- La histeroscopia se considera la herramienta diagnóstica definitiva para evaluar cualquier anomalía que se sospeche en la histerosalpingografía, la ecografía transvaginal 2D-3D o la histerosonografía salina durante la investigación rutinaria de pacientes infértiles.
- La restitución de la normalidad de la cavidad endometrial cuando se encuentra una patología en una histeroscopia se asocia, en la mayoría de los casos, a una mejoría de los resultados reproductivos en los ciclos siguientes.

- La realización de una histeroscópica antes de una FIV podría mejorar los resultados reproductivos incluso en aquellos casos en que no se encuentra una patología.
- La histeroscopia es la única técnica de imagen que permite diagnosticar una endometritis, que es una entidad a la que se está dando gran relevancia en los últimos años como causa de fallos de implantación.
- El posible efecto beneficioso de la histeroscopia en pacientes sin hallazgos patológicos puede venir dada por la liberación de histamina, citocinas y factores de crecimiento a nivel endometrial implicados en el proceso de implantación y la regulación de la expresión de múltiples genes.

BIBLIOGRAFÍA

Alleyassin A, Abiri A, Agha-Hosseini M, Sarvi F. The Value of Routine Hysteroscopy before the First Intracytoplasmic Sperm Injection Treatment Cycle. Gynecol Obstet Invest. 2017;82(2):125-30.

Ayida G, Chamberlain P, Barlow D, Kennedy S. Uterine cavity assessment prior to in vitro fertilization: comparison of transvaginal scanning, saline contrast hysterosonography and hysteroscopy. Ultrasound Obstet Gynecol. 1997;10(1):59-62.

Barash A, Dekel N, Fieldust S, Segal I, Schechtman E, Granot I. Local injury to the endometrium doubles the incidence of successful pregnancies in patients undergoing in vitro fertilization. Fertil Steril. 2003;79(6):1317-22.

Ben Abid H, Fekih M, Fathallah K, Chachia S, Bibi M, Khairi H. Office hysteroscopy before first in vitro fertilization. A randomized controlled trial. J Gynecol Obstet Hum Reprod. 2021;50(7):102109.

Bosteels J, Weyers S, Puttemans P, Panayotidis C, Van Herendael B, Gomel V, et al. The effectiveness of hysteroscopy in improving pregnancy rates in subfertile women without other gynaecological symptoms: a systematic review. Hum Reprod Update. 2010;16(1):1-11.

Brown SE, Coddington CC, Schnorr J, Toner JP, Gibbons W, Oehninger S. Evaluation of outpatient hysteroscopy, saline infusion hysterosonography, and hysterosalpingography in infertile women: a prospective, randomized study. Fertil Steril. 2000;74(5):1029-34.

Campo R, Molinas CR, Rombauts L, Mestdagh G, Lauwers M, Braekmans P, et al. Prospective multicentre randomized controlled trial to evaluate factors influencing the success rate of office diagnostic hysteroscopy. Hum Reprod. 2005;20(1):258-63.

Cao H, You D, Yuan M, Xi M. Hysteroscopy after repeated implantation failure of assisted reproductive technology: A meta-analysis. J Obstet Gynaecol Res. 2018;44(3):365-73.

Cicinelli E, Matteo M, Tinelli R, Lepera A, Alfonso R, Indraccolo U, et al. Prevalence of chronic endometritis in repeated unexplained implantation failure and the IVF success rate after antibiotic therapy. Hum Reprod. 2015;30(2):323-30.

Cicinelli E, Parisi C, Galantino P, Pinto V, Barba B, Schonauer S. Reliability, feasibility, and safety of minihysteroscopy with a vaginoscopic approach: experience with 6,000 cases. Fertil Steril. 2003;80(1):199-202.

Cochrane. RevMan. [citado 13 de agosto de 2022]. Disponible en: https://training.cochrane.org/online-learning/core-software/revman

Cooper NAM, Smith P, Khan KS, Clark TJ. Vaginoscopic approach to outpatient hysteroscopy: a systematic review of the effect on pain. BJOG. 2010;117(5):532-9.

De Angelis C, Santoro G, Re ME, Nofroni I. Office hysteroscopy and compliance: mini-hysteroscopy versus traditional hysteroscopy in a randomized trial. Hum Reprod. 2003;18(11):2441-5.

De Placido G, Clarizia R, Cadente C, Castaldo G, Romano C, Mollo A, et al. Compliance and diagnostic efficacy of mini-hysteroscopy versus traditional hysteroscopy in infertility investigation. Eur J Obstet Gynecol Reprod Biol. 2007;135(1):83-7.

Demirol A, Gurgan T. Effect of treatment of intrauterine pathologies with office hysteroscopy in patients with recurrent IVF failure. Reprod Biomed Online. 2004;8(5):590-4.

DerSimonian R, Laird N. Meta-analysis in clinical trials. Control Clin Trials. 1986;7(3):177-88.

Di Spiezio Sardo A, Di Carlo C, Minozzi S, Spinelli M, Pistotti V, Alviggi C, et al. Efficacy of hysteroscopy in improving reproductive outcomes of infertile couples: a systematic review and meta-analysis. Hum Reprod Update. 2016;22(4):479-96.

Doldi N, Persico P, Di Sebastiano F, Marsiglio E, De Santis L, Rabellotti E, et al. Pathologic findings in hysteroscopy before in vitro fertilization-embryo transfer (IVF-ET). Gynecol Endocrinol. 2005;21(4):235-7.

Egger M, Smith GD, Schneider M, Minder C. Bias in meta-analysis detected by a simple, graphical test. BMJ. 1997;315(7109):629-34.

El-Nashar IH, Nasr A. The role of hysteroscopy before intracytoplasmic sperm injection (ICSI): a randomized controlled trial. Fertil Steril. 2011;96(3):S266.

Elsetohy KAAA, Askalany AH, Hassan M, Dawood Z. Routine office hysteroscopy prior to ICSI vs. ICSI alone in patients with normal transvaginal ultrasound: a randomized controlled trial. Arch Gynecol Obstet. 2015;291(1):193-9.

El-Toukhy T, Sunkara SK, Coomarasamy A, Grace J, Khalaf Y. Outpatient hysteroscopy and subsequent IVF cycle outcome: a systematic review and meta-analysis. Reprod Biomed Online. 2008;16(5):712-9.

Eserol F, Göksever Çelik H, Aytan AN, Çelik A, Çelik E, Buyru F, et al. The effect of diagnostic hysteroscopy performed before fresh and frozen-thawed embryo transfer in IVF cycles on reproductive outcomes. J Turk Ger Gynecol Assoc. 2021;22(3):206-11.

Friedler S, Margalioth EJ, Kafka I, Yaffe H. Incidence of post-abortion intra-uterine adhesions evaluated by hysteroscopy--a prospective study. Hum Reprod. 1993;8(3):442-4.

Gaglione R, Valentini AL, Pistilli E, Nuzzi NP. A comparison of hysteroscopy and hysterosalpingography. Int J Gynaecol Obstet. 1996;52(2):151-3.

Garbin O, Kutnahorsky R, Göllner JL, Vayssiere C. Vaginoscopic versus conventional approaches to outpatient diagnostic hysteroscopy: a two-centre randomized prospective study. Hum Reprod. 2006;21(11):2996-3000.

Gnainsky Y, Granot I, Aldo PB, Barash A, Or Y, Schechtman E, et al. Local injury of the endometrium induces an inflammatory response that promotes successful implantation. Fertil Steril. 2010;94(6):2030-6.

Golan A, Eilat E, Ron-El R, Herman A, Soffer Y, Bukovsky I. Hysteroscopy is superior to hysterosalpingography in infertility investigation. Acta Obstet Gynecol Scand. 1996;75(7):654-6.

Grimbizis GF, Camus M, Tarlatzis BC, Bontis JN, Devroey P. Clinical implications of uterine malformations and hysteroscopic treatment results. Hum Reprod Update. 2001;7(2):161-74.

Guida M, Pellicano M, Zullo F, Acunzo G, Lavitola G, Palomba S, et al. Outpatient operative hysteroscopy with bipolar electrode: a prospective multicentre randomized study between local anaesthesia and conscious sedation. Hum Reprod. 2003;18(4):840-3.

Guyatt GH, Oxman AD, Vist GE, Kunz R, Falck-Ytter Y, Alonso-Coello P, et al. GRADE: an emerging consensus on rating quality of evidence and strength of recommendations. BMJ. 2008;336(7650):924-6.

Higgins JP, Thompson SG, Deeks JJ, Altman DG. Measuring inconsistency in meta-analyses. BMJ. 2003;327(7414):557-60.

Homer HA, Li TC, Cooke ID. The septate uterus: a review of management and reproductive outcome. Fertil Steril. 2000;73(1):1-14.

Jourdain O, Dabysing F, Harle T, Lajus C, Roux D, Dallay D. Management of septate uterus by flexible hysteroscopy and Nd:YAG laser. Int J Gynaecol Obstet. 1998;63(2):159-62.

Kabli N, Tulandi T. A randomized trial of outpatient hysteroscopy with and without intrauterine anesthesia. J Minim Invasive Gynecol. 2008;15(3):308-10.

Kalma Y, Granot I, Gnainsky Y, Or Y, Czernobilsky B, Dekel N, et al. Endometrial biopsy-induced gene modulation: first evidence for the expression of bladder-transmembranal uroplakin Ib in human endometrium. Fertil Steril. 2009;91(4):1042-9.

Kamath MS, Bosteels J, D'Hooghe TM, Seshadri S, Weyers S, Mol BWJ, et al. Screening hysteroscopy in subfertile women and women undergoing assisted reproduction. Cochrane Database Syst Rev. 2019;4(4):CD012856.

Kilic Y, Bastu E, Ergun B. Validity and efficacy of office hysteroscopy before in vitro fertilization treatment. Arch Gynecol Obstet. 2013;287(3):577-81.

Kitaya K, Matsubayashi H, Takaya Y, Nishiyama R, Yamaguchi K, Takeuchi T, et al. Live birth rate following oral antibiotic treatment for chronic endometritis in infertile women with repeated implantation failure. Am J Reprod Immunol. 2017;78(5).

Kremer C, Duffy S, Moroney M. Patient satisfaction with outpatient hysteroscopy versus day case hysteroscopy: randomised controlled trial. BMJ. 2000;320(7230):279-82.

Levi Setti PE, Colombo GV, Savasi V, Bulletti C, Albani E, Ferrazzi E. Implantation failure in assisted reproduction technology and a critical approach to treatment. Ann N Y Acad Sci. 2004;1034:184-99.

Lin LJ, Liu J, Xu LZ, Chen H. The impact of endometrial mechanical stimulation in women with normal hysteroscopic findings undergoing IVF/ICSI: a meta-analysis. Clin Exp Obstet Gynecol. 2022;49(1):27.

Litta P, Bonora M, Pozzan C, Merlin F, Sacco G, Fracas M, et al. Carbon dioxide versus normal saline in outpatient hysteroscopy. Hum Reprod. 2003;18(11):2446-9.

Makris N, Kalmantis K, Skartados N, Papadimitriou A, Mantzaris G, Antsaklis A. Three-dimensional hysterosonography versus hysteroscopy for the detection of intracavitary uterine abnormalities. Int J Gynaecol Obstet Off Organ Int Fed Gynaecol Obstet. 2007;97(1):6-9.

Makris N, Xygakis A, Michalas S, Dachlythras M, Prevedourakis C. Day clinic diagnostic hysteroscopy in a state hospital. Clin Exp Obstet Gynecol. 1999;26(2):91-2.

Monteiro CS, Cavallo IK, Dias JA, Pereira FAN, Reis FM. Uterine alterations in women undergoing routine hysteroscopy before in vitro fertilization: high prevalence of unsuspected lesions. JBRA Assist Reprod. 2019; 14;23(4):396-401.

Moreno I, Cicinelli E, Garcia-Grau I, Gonzalez-Monfort M, Bau D, Vilella F, et al. The diagnosis of chronic endometritis in infertile asymptomatic women: a comparative study of histology, microbial cultures, hysteroscopy, and molecular microbiology. Am J Obstet Gynecol. 2018;218(6):602.e1-602.e16.

Oliveira FG, Abdelmassih VG, Diamond MP, Dozortsev D, Nagy ZP, Abdelmassih R. Uterine cavity findings and hysteroscopic interventions in patients undergoing in vitro fertilization-embryo transfer who repeatedly cannot conceive. Fertil Steril. 2003;80(6):1371-5.

Ozgur K, Isikoglu M, Donmez L, Oehninger S. Is hysteroscopic correction of an incomplete uterine septum justified prior to IVF? Reprod Biomed Online. 2007;14(3):335-40.

Pellicano M, Guida M, Zullo F, Lavitola G, Cirillo D, Nappi C. Carbon dioxide versus normal saline as a uterine distension medium for diagnostic vaginoscopic hysteroscopy in infertile patients: a prospective, randomized, multicenter study. Fertil Steril. 2003;79(2):418-21.

Pundir J, Pundir V, Omanwa K, Khalaf Y, El-Toukhy T. Hysteroscopy prior to the first IVF cycle: A systematic review and meta-analysis. Reprod Biomed Online. 2014;28(2):151-61.

Pundir J, Toukhy TE. Uterine Cavity Assessment Prior to IVF. Womens Health. 2010;6(6):841-8.

Rama Raju GA, Shashi Kumari G, Krishna KM, Prakash GJ, Madan K. Assessment of uterine cavity by hysteroscopy in assisted reproduction programme and its influence on pregnancy outcome. Arch Gynecol Obstet. 2006;274(3):160-4.

Randolph JF, Ying YK, Maier DB, Schmidt CL, Riddick DH. Comparison of real-time ultrasonography, hysterosalpingography, and laparoscopy/hysteroscopy in the evaluation of uterine abnormalities and tubal patency. Fertil Steril. 1986;46(5):828-32.

Riemma G, Vitale SG, Manchanda R, Rathore A, Török P, De Angelis C, et al. The role of hysteroscopy in reproductive surgery: Today and tomorrow. J Gynecol Obstet Hum Reprod. 2022;51(4):102350.

Roma Dalfó A, Ubeda B, Ubeda A, Monzón M, Rotger R, Ramos R, et al. Diagnostic value of hysterosalpingography in the detection of intrauterine abnormalities: a comparison with hysteroscopy. AJR Am J Roentgenol. 2004;183(5):1405-9.

Sagiv R, Sadan O, Boaz M, Dishi M, Schechter E, Golan A. A new approach to office hysteroscopy compared with traditional hysteroscopy: a randomized controlled trial. Obstet Gynecol. 2006;108(2):387-92.

Salim R, Jurkovic D. Assessing congenital uterine anomalies: the role of three-dimensional ultrasonography. Best Pract Res Clin Obstet Gynaecol. 2004;18(1):29-36.

Santamaria X, Katzorke N, Simón C. Endometrial «scratching»: what the data show. Curr Opin Obstet Gynecol. 2016;28(4):242-9.

Saravelos SH, Cocksedge KA, Li TC. Prevalence and diagnosis of congenital uterine anomalies in women with reproductive failure: a critical appraisal. Hum Reprod Update. 2008;14(5):415-29.

Shankar M, Davidson A, Taub N, Habiba M. Randomised comparison of distension media for outpatient hysteroscopy. BJOG Int J Obstet Gynaecol. 2004;111(1):57-62.

Sharma M, Taylor A, di Spiezio Sardo A, Buck L, Mastrogamvrakis G, Kosmas I, et al. Outpatient hysteroscopy: traditional versus the «no-touch» technique. BJOG. 2005;112(7):963-7.

Shawki HE, Elmorsy M, Eissa MK. Routine office hysteroscopy prior to ICSI and its impact on assisted reproduction program outcome: a randomized controlled trial. Middle East Fertil Soc J. 2012;17(1):14-21.

Smit JG, Kasius JC, Eijkemans MJC, Koks CAM, van Golde R, Nap AW, et al. Hysteroscopy before in-vitro fertilisation (inSIGHT): a multicentre, randomised controlled trial. Lancet. 2016;387(10038):2622-9.

Smit JG, inSIGHT research group. Ongoing pregnancy as the primary outcome for the inSIGHT study. Lancet. 2019;393(10189):2389.

Soriano D, Ajaj S, Chuong T, Deval B, Fauconnier A, Daraï E. Lidocaine spray and outpatient hysteroscopy: randomized placebo-controlled trial. Obstet Gynecol. 2000;96(5 Pt 1):661-4.

Tanacan A, Mumusoglu S, Yarali H, Bozdag G. The effect of performing hysteroscopy prior to the first in vitro fertilization (IVF) cycle on live birth rate. Gynecol Endocrinol. 2019;35(5):443-7.

Tanos V, Toney ZA. Uterine scar rupture - Prediction, prevention, diagnosis, and management. Best Pract Res Clin Obstet Gynaecol. 2019;59:115-31.

Trninić-Pjević A, Kopitović V, Pop-Trajković S, Bjelica A, Bujas I, Tabs D, et al. [Effect of hysteroscopic examination on the outcome of in vitro fertilization]. Vojnosanit Pregl. 2011;68(6):476-80.

Unfried G, Wieser F, Albrecht A, Kaider A, Nagele F. Flexible versus rigid endoscopes for outpatient hysteroscopy: a prospective randomized clinical trial. Hum Reprod. 2001;16(1):168-71.

Vitale SG, Bruni S, Chiofalo B, Riemma G, Lasmar RB. Updates in office hysteroscopy: a practical decalogue to perform a correct procedure. Updat Surg. 2020;72(4):967-76.

Yu HT, Wang CJ, Lee CL, Huang HY, Chen CK, Wang HS. The role of diagnostic hysteroscopy before the first in vitro fertilization/intracytoplasmic sperm injection cycle. Arch Gynecol Obstet. 2012;286(5):1323-8.

Zegers-Hochschild F, Adamson GD, Dyer S, Racowsky C, De Mouzon J, Sokol R, et al. The international glossary on infertility and fertility care, 2017. Hum Reprod. 2017;32(9):1786-801.

Histeroscopia y endometrio refractario

37

A. Vázquez Rodríguez

OBJETIVOS

- Identificar de forma adecuada las posibles causas de endometrio fino refractario.
- Analizar el impacto reproductivo del endometrio refractario.
- Diferenciar las diferentes estrategias diagnósticas y terapéuticas.
- Resaltar el valor de la histeroscopia en el diagnóstico y tratamiento de esta patología.

INTRODUCCIÓN

El endometrio fino refractario al tratamiento es una patología o entidad que tiene especial relevancia en el mundo de la reproducción asistida. En este campo, la mayoría de los esfuerzos médicos y científicos se han focalizado en conseguir el mejor embrión posible. Estos embriones, más veces de las deseadas, son transferidos a úteros que se alejan mucho de ser el mejor útero posible.

Sin embargo, si hay una parte del útero al que los especialistas en reproducción asistida le han prestado la atención debida es al endometrio. Una implantación eficaz necesita un endometrio receptivo, un embrión de buena calidad y una interacción adecuada entre las dos partes. Esto es cierto, pero incompleto, pues también se necesita un útero libre de patología cuya cavidad endometrial tenga una forma normal triangular.

Se sabe que el útero es responsable de muchos de los pasos cruciales de la reproducción. La migración del esperma, la implantación del embrión, el desarrollo y crecimiento fetal, así como el parto, dependen de la existencia de un útero morfológica y funcionalmente normal. Pero esto es otra historia.

> **!** En este tema se revisa el endometrio fino refractario, su impacto en la fertilidad, su etiología, su diagnóstico y las diferentes opciones de tratamiento, desde un punto de vista reproductivo.

En cuanto al endometrio, el endometrio fino refractario es un tema de interés mayúsculo en la reproducción asistida. Pero la falta de consenso en cuanto a la definición de esta patología y en una estrategia terapéutica adecuada pone de manifiesto la necesidad de una investigación científica bien estructurada que ayude a aclarar estos puntos y otros muchos relacionados con esta patología. Uno de los pocos acuerdos en relación con esta es el papel fundamental que desempeña la histeroscopia tanto en el diagnóstico como en el tratamiento del endometrio refractario.

DEFINICIÓN Y PREVALENCIA

El grosor endometrial se considera un buen marcador de receptividad uterina. Los endometrios finos se asocian a probabilidades más bajas de conseguir una gestación e, incluso, mantenerla. Sin embargo, no existe una definición consensuada de endometrio fino refractario en la literatura médica. La mayoría de autores considera endometrio fino aquel con un grosor por debajo de 7 mm, medido por ecografía, por lo general, por vía vaginal. Este punto de corte es totalmente arbitrario. ya que la evidencia científica no refiere ningún grosor endometrial como el ideal.

Desde que la ecografía está disponible, tanto el grosor como el patrón endometrial (hipoecogénico, isoecogénico o hiperecogénico) han sido estudiados a fondo. En cuanto al grosor, no existe un acuerdo generalizado, aunque sí parece haberlo en relación con el patrón endometrial; el patrón hiperecogénico es el que se considera menos receptivo.

Además de la discordancia existente en relación con el punto de corte del grosor endometrial, hay que tener en cuenta otros dos factores que hacen todavía más difícil llegar a un consenso: por un lado, el momento del ciclo para medir el grosor endometrial por ecografía y la técnica ecográfica en sí y, por otro, la variabilidad interobservador existente, que se estima en 1 mm +/- 0,8 mm, lo cual hace que semejante variabilidad en las medidas requiera una interpretación muy prudente de los resultados en términos de relevancia clínica.

La prevalencia de endometrio fino varía mucho según las diferentes series estudiadas (2,4-8,5 %). Aunque esta prevalencia es baja, el estudio del endometrio fino representa un gran desafío para la medicina reproductiva, ya que las tasas de recién nacido vivo en pacientes con esta patología son bajas y no se encuentran soluciones óptimas para tratarla y poder aumentarlas.

- El endometrio fino es un tema que suscita gran interés en la medicina reproductiva.
- El punto de corte que determina que un endometrio sea fino es arbitrario. El punto de corte que tiene mayor consenso es 7 mm.
- La ecografía es la prueba de imagen de elección para su diagnóstico.

HISTOLOGÍA Y FISIOPATOLOGÓA

El endometrio es el tejido que recubre la superficie interna de la cavidad uterina. Es un tejido dinámico con capacidad regenerativa que responde a estímulos hormonales (estrógenos y progesterona) y que sufre cambios durante el ciclo menstrual en respuesta a estos estímulos (**Fig. 37-1**).

Desde el punto de vista histológico, se diferencian dos capas en el endometrio:

- **Capa basal:** permanente o regenerativa con vasos sanguíneos o arterias rectas.
- **Capa funcional:** que se descama cíclicamente y se origina de la capa basal. En esta capa, se distingue el epitelio glandular y el tejido estromal, donde se encuentran las arterias espirales, que son ramas de las arterias rectas de la capa basal.

Durante la menstruación se produce la eliminación de la totalidad de la capa funcional y la posterior regeneración del tejido a partir de la capa basal. La finalidad de esta remodelación tisular es preparar el endometrio para la implantación embrionaria que tiene lugar durante un período de tiempo limitado (por lo general, entre el sexto y el décimo día después de la ovulación) denominado ventana de implantación. Por tanto, los principales factores implicados en el éxito de la implantación embrionaria son básicamente dos: la calidad del embrión y la calidad/receptividad del endometrio. Si se habla de la reproducción asistida se ha de incluir un tercer factor: la técnica de la transferencia embrionaria.

El endometrio fino refractario es, en consecuencia, una patología que influye de forma determinante en el éxito reproductivo, pues afecta a la calidad/receptividad endometrial.

Los principales factores que influyen en la obtención de un endometrio de calidad adecuada son: hormonales, vasculares, inflamatorios y anatómicos/mecánicos:

- **Hormonales:** una maduración endometrial adecuada depende de unos niveles de estrógenos y progesterona también adecuados. Concentraciones inapropiadas de estradiol y progesterona en el momento de la implantación embrionaria pueden provocar un efecto deletéreo en el endometrio y provocar fallos de implantación. Las concentraciones de los receptores de estrógeno y progesterona también son variables durante el ciclo menstrual. Pero los eventos celulares y moleculares responsables de estas variaciones no son bien conocidos.
- **Vasculares:** la vascularización endometrial ha de ser adecuada para favorecer la implantación embrionaria. Los endometrios finos se han identificado por tener alta resistencia al flujo sanguíneo, un escaso crecimiento epitelial y desarrollo vascular, y una expresión reducida del factor de crecimiento endotelial vascular.
- **Inflamatorios:** se han encontrado condiciones citotóxicas aumentadas y un balance aberrante en favor de fenómenos proinflamatorios en los endometrios finos. Un ambiente endometrial a favor de la inflamación, como una endometritis crónica, parece que no favorece la implantación embrionaria. Otras patologías, como la adenomiosis o el hidrosálpinx, pueden alterar el endometrio de forma indirecta dificultando la implantación del embrión.
- **Mecánicos/anatómicos:** diversos factores uterinos de tipo mecánico, como los miomas, los pólipos, las malformaciones uterinas o las adherencias intracavitarias, pueden alterar la anatomía uterina y provocar fallos de implantación. Aunque exista poca evidencia y de baja calidad, la experiencia clínica ha enseñado que una anatomía uterina normal es esencial para una correcta implantación y placentación.

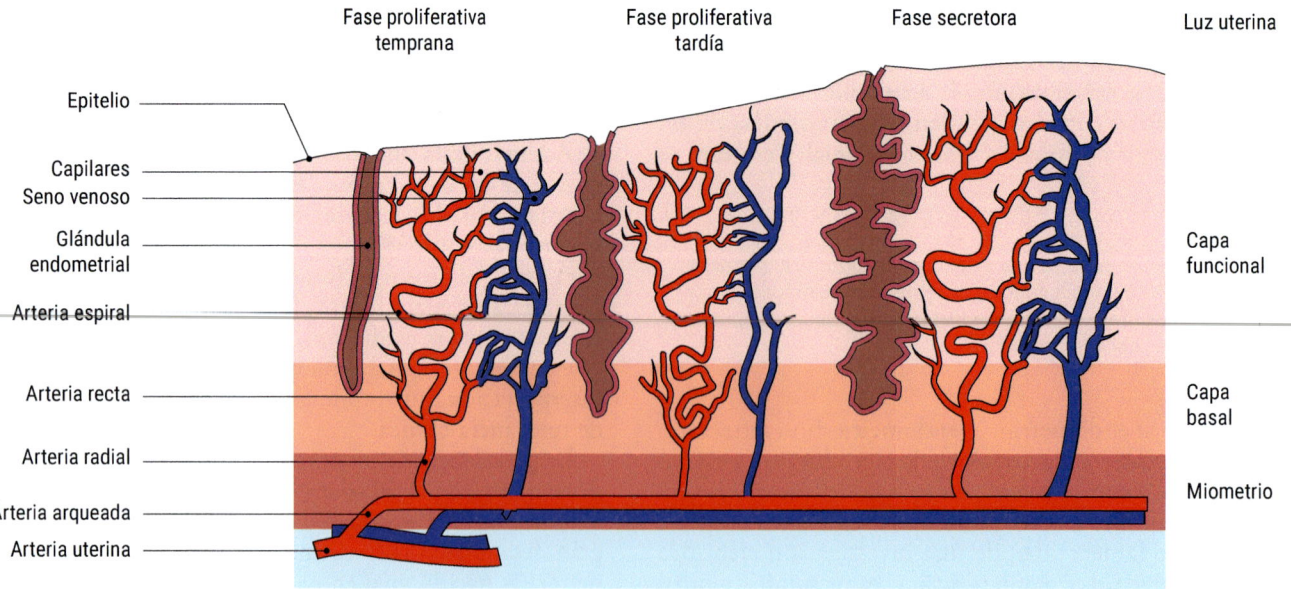

Figura 37-1. Fisiología endometrial. Adaptada de: Gary Cunningham F, Leveno KJ, Bloom SL, Spong CY, Dashe JS, Hoffman BL, Casey BM, Sheffield JS. Willimas Obstetricia. 24 ed. McGraw-Hill Education/Medical; 2014.

> **!** Para una correcta implantación embrionaria se necesitan unos niveles hormonales adecuados, un ambiente equilibrado no inflamatorio, una vascularización endometrial apropiada y un útero morfológicamente normal, libre de patología. Si estas condiciones se dan, lo más habitual es tener un endometrio con un grosor y una receptividad adecuados.

CAUSAS

Cualquier agresión o trauma sobre el endometrio puede dificultar su crecimiento, tanto si se actúa directamente sobre la capa basal o en la regeneración endometrial. Las causas de endometrio refractario pueden ser múltiples, pero la historia de un trauma sobre esta zona parece ser el factor determinante.

Las principales causas de endometrio refractario son las siguientes:

- Cirugía.
- Radioterapia.
- Inflamación endometrial/endometritis.
- Malformaciones uterinas.
- Idiopática.

Cirugía

La cirugía es la causa más frecuente de endometrio fino refractario. Una agresión quirúrgica en la zona endometrial o una resección de la línea endometrial provoca la creación de puentes fibrosos o adherencias entre superficies miometriales opuestas originando una distorsión anatómica de la cavidad uterina. La presencia de estas adherencias intracavitarias se conocen como síndrome de Asherman. Las principales dos causas de formación de adherencias posquirúrgicas son los legrados y la cirugía intrauterina. La formación de adherencias intracavitarias, además de por una agresión quirúrgica, también puede ser provocadas por infecciones o radiación.

Los legrados son, con diferencia, la causa más frecuente de formación de adherencias intracavitarias o síndrome de Asherman de origen quirúrgico. Se estima que el 15 % de todas las gestaciones terminan en un aborto, muchos de los cuales requieren un legrado como tratamiento. Los legrados obstétricos y puerperales, más que los ginecológicos, son los principales responsables de la formación de adherencias intracavitarias. El riesgo de formación de adherencias es directamente proporcional al número de legrados realizados.

Las cirugías intrauterinas más relacionadas con la formación de adherencias intracavitarias son las miomectomías, las septoplastias y la liberación de adherencias histeroscópicas. La polipectomía histeroscópica raramente se relaciona con la formación de adherencias después de la intervención.

Radioterapia

Aunque se desconoce el mecanismo, se sabe que la radioterapia en la región uterina provoca disminución del volumen del útero, disminución del flujo vascular uterino, atrofia endometrial, necrosis de glándulas endometriales y estroma, así como ausencia de cambios endometriales como respuesta a estímulos hormonales. El daño inducido por la radiación en esa zona depende de la edad de la mujer y de la dosis de radiación. A mayor dosis y menor edad, mayor daño en el área uterina. Parece que el útero adulto es más resistente a la radiación que el útero joven y que el útero adulto responde mejor al tratamiento hormonal después de haber sido irradiado que el útero de una mujer joven.

Existe controversia sobre si el daño sobre el endometrio después de ser irradiado es permanente e irreversible. La naturaleza dinámica y regenerativa del endometrio revela que es un daño que puede ser reparado, pese a que hay autores que sostienen lo contrario.

La radioterapia puede dañar las fibras musculares y reducir su respuesta a estímulos. Esto ha sido demostrado en la musculatura del suelo pélvico de mujeres sometidas a radioterapia; estos efectos negativos sobre el músculo se han evidenciado años después de la exposición a la radiación confiriendo al daño muscular un carácter más permanente e irreversible. No se han realizado estudios similares sobre el miometrio, pero la lógica dice que el daño sobre el miometrio, a diferencia del daño en la zona endometrial, podría ser de carácter más permanente con las consecuencias que esto conlleva.

La vascularización también se ve afectada por la radioterapia. Uno de los objetivos de la radioterapia, como tratamiento oncológico, es disminuir la angiogénesis para, así, frenar la progresión del cáncer. El daño vascular en la zona uterina produce aumento de la resistencia al flujo vascular. Se necesitan estudios para conocer los efectos a largo plazo que produce la radioterapia sobre los vasos uterinos.

La radioterapia que no afecta directamente al útero parece que tampoco afecta a su función, aunque hay estudios que muestran una reducción del volumen uterino en la radiación por encima del diafragma.

Endometritis

La implantación es un fenómeno inflamatorio fisiológico que involucra mediadores inflamatorios como leucocitos, citocinas y otros factores endometriales. La endometritis es una inflamación persistente del endometrio que se caracteriza por la infiltración de células plasmáticas en el estroma endometrial. La endometritis y su relación con el endometrio fino persistente y la disminución de la receptividad endometrial provocando infertilidad es un tema altamente controvertido.

Las infecciones por diferentes gérmenes son la causa más frecuente de endometritis, aunque en un tercio de las pacientes con endometritis no es posible identificar una causa. Los agentes infecciosos que se identifican de forma más habitual son bacterias comunes como estreptococos, enterococos o estafilococos. Otras causas comunes de endometritis infecciosas son clamidias, ureaplasmas y micobacteria de la tuberculosis.

Malformaciones uterinas

La asociación entre malformaciones müllerianas y endometrio refractario está poco documentada en la bibliografía médica. Se ha sugerido que el endometrio que recubre el septo uterino es anormal y poco receptivo para el embrión.

También se ha visto que en algunas pacientes con úteros dismórficos (en forma de «T» o «Y») y endometrios finos la corrección anatómica de la cavidad uterina favorece el crecimiento endometrial.

 La principal causa de endometrio fino refractario es una agresión quirúrgica; los legrados obstétricos y ginecológicos son la causa más frecuente de formación de adherencias intracavitarias.

MANIFESTACIÓN CLÍNICA E IMPACTO REPRODUCTIVO DEL ENDOMETRIO FINO

La sintomatología relacionada con el endometrio fino está muy relacionada con la causa de este:

- **Cirugía/síndrome de Asherman:** hipoamenorrea, dismenorrea y fallos de implantación, ya que las adherencias interfieren en la migración del esperma y en la adhesión del embrión al endometrio, lo que provoca complicaciones obstétricas como placenta acreta debido a la implantación de la placenta en el miometrio al haber defecto o ausencia de la capa basal ocasionados por la agresión quirúrgica.
- **Radioterapia:** la radiación del útero puede interferir en la implantación del embrión y en el crecimiento uterino durante la gestación aumentando el riesgo de aborto temprano y tardío, así como de parto prematuro.
- **Endometritis:** es, por lo general, asintomática o puede provocar síntomas leves e inespecíficos, como dolor pélvico, sangrado uterino disfuncional, dispareunia y leucorrea. Aunque es controvertido, algunos estudios indican que la endometritis se puede relacionar con fallos de implantación y aborto recurrente de primer trimestre.
- **Malformaciones uterinas:** suelen ser asintomáticas. Cuando ocasionan síntomas, estos pueden ser dismenorrea, amenorrea, dispareunia o dolor pélvico crónico, entre otros. Muchos estudios relacionan las malformaciones uterinas con infertilidad, abortos de repetición, fallos de implantación, parto prematuro y otras complicaciones obstétricas.

Aunque no existe consenso en la bibliografía médica, la mayoría de estudios relacionan las gestaciones obtenidas por fecundación *in vitro* (FIV) con resultados obstétricos y perinatales más adversos que las gestaciones originadas de forma espontánea. Algunas complicaciones, como bajo peso al nacimiento o hipertensión inducida por el embarazo, son comunes en este tipo de pacientes. La fisiopatología subyacente no está clara. Sin embargo, un defecto en la placentación, lo cual es especialmente relevante en mujeres con endometrio fino, parece ser la causa raíz de la mayoría de las complicaciones obstétricas de pacientes que realizan FIV.

Una revisión sistemática y un metaanálisis de 2022 estudiaron el efecto del grosor endometrial en los resultados obstétricos y perinatales. Dividieron a las pacientes en tres grupos según el grosor endometrial: fino (menor de 7 mm), grueso (mayor de 14 mm) y medio (7-14 mm). Observaron que, en las pacientes con endometrio fino, las tasas de implanta-

ción, gestación clínica y recién nacido vivo eran significativamente más bajas que en los otros dos grupos de pacientes (endometrio medio o grueso). También detectaron mayor incidencia de trastornos hipertensivos del embarazo y bajo peso al nacimiento en pacientes con endometrio fino en comparación con los otros grupos. Por el contrario, los autores no encontraron un efecto adverso del endometrio grueso en los resultados obstétricos y perinatales en comparación con el endometrio medio.

Otros estudios también han relacionado el endometrio fino con mayor tasa de aborto y de embarazo ectópico en comparación con el endometrio no fino.

DIAGNÓSTICO

La ecografía transvaginal de dos dimensiones es, en la práctica clínica diaria, el método preferido para la evaluación del grosor endometrial (**Fig. 37-2**). Según el origen causal del endometrio fino, los métodos diagnósticos favoritos son los siguientes:

- **Síndrome de Asherman:** el diagnóstico de adherencias intracavitarias, así como su tratamiento, se realiza mediante histeroscopia.
- **Endometritis:** el método diagnóstico más fiable de la endometritis crónica es la inmunohistoquímica mediante el marcador CD138, que se expresa principalmente en células plasmáticas maduras. La histeroscopia también es una técnica útil en el diagnóstico de endometritis, ya que permite, por un lado, la identificación de signos visuales de inflamación crónica endometrial, como micropólipos, hiperemia epitelial difusa y edema estromal, y, por otro, la toma de biopsias endometriales dirigidas para estudio histopatológico e inmunohistoquímico (**Fig. 37-3**).
- **Malformaciones uterinas:** la prueba de imagen más eficiente para el diagnóstico de malformaciones uterinas es la ecografía tridimensional (3D) en fase lútea. La histeroscopia es especialmente útil si se acompaña de una ecografía 3D (visualización del contorno uterino a diferencia de la histeroscopia), pues permite confirmar la malformación y, además, tratarla.

! Aunque la ecografía permite el diagnóstico de endometrio fino, la histeroscopia se muestra fundamental en la identificación de su causa y el tratamiento de esta.

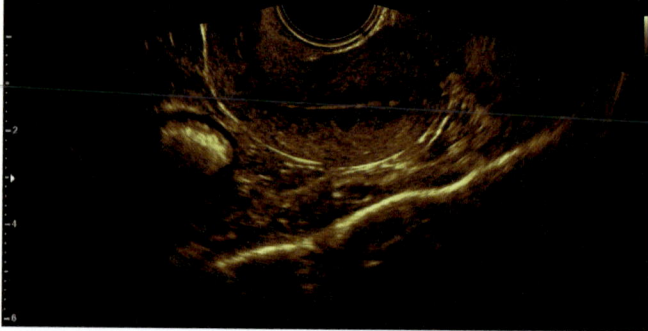

Figura 37-2. Endometrio fino en ecografía vaginal en dos dimensiones.

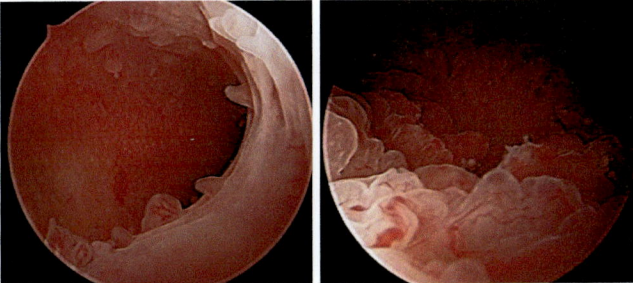

Figura 37-3. Signos de endometritis por histeroscopia.

TRATAMIENTO Y PREVENCIÓN

La estrategia más adecuada es aquella que permite prevenir la causa del endometrio fino o, si esto no ha sido posible, la que la identifica y trata de forma apropiada. De acuerdo con esta afirmación, la prevención y el tratamiento del endometrio fino sería el que se detalla a continuación.

Cirugía/síndrome de Asherman

Dado que los legrados (la parte instrumental de ellos) son la principal causa de adherencias intracavitarias, la mejor manera de prevenir su formación es acompañar el legrado aspirativo con una histeroscopia diagnóstica-terapéutica. Así, la histeroscopia permitiría identificar los restos abortivos y sustituir la utilización de la legra por la histeroscopia, una vez realizado el legrado aspirativo, con lo que se facilita la retirada mecánica de aquellos. Usar una técnica de visualización directa, como la histeroscopia, frente a una técnica «ciega», como el legrado instrumental, permite disminuir el riesgo de complicaciones, como la perforación uterina o que se dejen restos que a veces pasan desapercibidos en el control ecográfico (no siempre rutinario) posterior al clásico legrado. Otra causa frecuente de adherencias intracavitarias es la cirugía de la cavidad uterina, en especial las miomectomías y las septoplastias. En relación con las miomectomías, una estrategia de prevención adecuada es la realización de una técnica quirúrgica correcta (identificación de la cápsula del mioma, respeto del lecho endometrial y minimización de la electrocirugía, si posible) y el no realizar miomectomías de miomas contrapuestos anteroposteriores en un mismo acto quirúrgico. En referencia a las septoplastias, una técnica quirúrgica adecuada que minimice el uso de electrocirugía en el endometrio-miometrial podría ayudar a la prevención de adherencias. En ambas cirugías, también parece correcta la utilización posquirúrgica de ácido hialurónico o colocación de un dispositivo o balón intrauterino acompañados de una terapia hormonal de reemplazo que faciliten la recuperación endometrial y disminuyan la formación de adherencias posteriores. En ambos casos, una histeroscopia de control al mes o 2 meses parece útil para valorar la cicatrización endometrial y valorar el resultado quirúrgico.

Si la prevención de las adherencias intrauterinas no ha sido posible, la solución en estos casos es su tratamiento, que se realiza mediante histeroscopia. Al igual que en los casos anteriores, se prefiere el uso de corte frío de las adherencias con microtijeras frente a la utilización de electrocirugía, la cual parece más agresiva con el endometrio.

No obstante, cabe recordar que el éxito de la técnica quirúrgica depende, en su mayor parte, de la experiencia y habilidades del cirujano, así como del tipo de paciente al que se enfrenta (no es lo mismo tratar un síndrome de Asherman o realizar una miomectomía histeroscópica en una paciente con deseo gestacional cumplido que en una paciente infértil con deseo gestacional).

En los casos de síndrome de Asherman, la utilización de métodos de prevención de adherencias posteriores a la cirugía y el uso de terapia de reemplazo hormonal son más controvertidos, pues existe poca bibliografía especializada al respecto. En los casos de síndromes de Asherman graves, es muy frecuente la realización de varias histeroscopias con fines terapéuticos y, desgraciadamente, en muchos casos, no se consiguen cavidades con endometrios apropiados que permitan la implantación embrionaria. La frustración que genera el tratamiento de esta patología ha ocasionado el desarrollo de nuevas terapias (la mayoría experimentales todavía), como el uso de factores de crecimiento, plasma rico en plaquetas o células madre que den la oportunidad de ser madres a estas pacientes sin tener que recurrir a la subrogación uterina o la adopción.

- La histeroscopia es crucial para el diagnóstico, el tratamiento y la prevención de la formación de adherencias intrauterinas.
- Una técnica quirúrgica poco agresiva con el endometrio puede favorecer el crecimiento endometrial y minimizar la formación de adherencias posteriores.
- La utilización de ácido hialurónico o barreras mecánicas, como dispositivos intrauterinos o balones intracavitarios, y el uso de una terapia hormonal de reemplazo después de la cirugía parecen estrategias adecuadas para prevenir la formación de adherencias posquirúrgicas.

Radioterapia

La radioterapia que no contacta con el útero parece no afectar a la función uterina. De acuerdo con este axioma, la prevención de la afectación uterina durante la radioterapia debería consistir en evitar la exposición del útero a la radiación. En aquellos casos de tumores abominopélvicos, donde el útero está en riesgo de exposición, la estrategia de prevención más adecuada es la transposición quirúrgica del útero a una localización que minimice lo máximo posible esta exposición a la radiación. En úteros irradiados, el daño uterino es considerado irreversible por la mayoría de autores.

Existen nuevas terapias que se verán posteriormente y que intentan favorecer el crecimiento endometrial en estas pacientes en las que no ha sido posible evitar la radiación uterina. No obstante, hay algunos estudios en los que se ha visto mejora en el volumen uterino y grosor endometrial como respuesta al tratamiento hormonal en mujeres previamente irradiadas. También se ha visto que las pacientes jóvenes responden peor a la terapia hormonal de reemplazo.

Endometritis crónica

El tratamiento utilizado con más frecuencia es el antibiótico. Si el germen responsable de la endometritis es identificado mediante cultivo y antibiograma, se debe dar un antibiótico contra el que el germen muestre sensibilidad. Una vez realizado el tratamiento, es conveniente realizar una comprobación diagnóstica (identificación del marcador CD138 en células plasmáticas) de la resolución del proceso. Sin embargo, en muchos casos, no se consigue identificar un germen causal. En aquellos casos de endometritis crónica de causa desconocida, la pauta antibiótica recomendada es doxiciclina 200 mg/día vía oral durante 14 días. En pacientes resistentes o alérgicas a la doxiciclina, se recomienda la utilización combinada de metronidazol 500 mg/día vía oral y ciprofloxacino 500 mg/día vía oral, ambos, durante 14 días. Con ambas pautas antibióticas, las tasas de resolución comprobadas con identificación del marcador CD138 oscilan entre el 90 % y el 99 %. Como ya se ha comentado anteriormente, existen nuevas terapias para aquellos casos que no se resuelven con tratamiento antibiótico convencional. El uso de probióticos, aunque controvertido, parece razonable en estas pacientes, dado que los antibióticos pueden debilitar la flora endometrial fisiológica. En aquellas pacientes en las que la endometritis no se resuelve con el tratamiento antibiótico convencional, se podría valorar tratarla con la misma pauta antibiótica a la pareja o valorar el uso de terapias más experimentales que se verán a continuación.

Malformaciones uterinas

La estrategia quirúrgica de tratamiento de malformaciones uterinas es análoga a la comentada para las septoplastias (el septo es una malformación uterina) en el apartado *Cirugía/síndrome de Asherman*. Las malformaciones uterinas como cavidades dismórficas en «T», «Y» e «I» pueden relacionarse con una mayor incidencia de endometrio fino refractario. La corrección de estas malformaciones mediante metroplastia histeroscópica podría favorecer el crecimiento endometrial. Al igual que para las septoplastias, una técnica quirúrgica adecuada de metroplastia que minimice el daño endometrial es fundamental para obtener un buen resultado y minimizar la formación de adherencias. De todas formas, una metroplastia es una cirugía menos agresiva que una septoplastia, con un riesgo menor de formación de adherencias, por lo que la utilización de barreras antiadherentes y la realización de una histeroscopia de control posterior a la cirugía, aunque controvertido, parecen innecesarias. Sí es adecuado utilizar terapia hormonal de reemplazo para favorecer una correcta cicatrización endometrial. En los casos de úteros dismórficos con endometrio fino que no crece de modo regular después de la metroplastia histeroscópica, habría que pensar en otro origen causal y, por tanto, en otra estrategia terapéutica (**Figs. 37-4** y **37-5**).

Terapias experimentales

Para aquellas pacientes con endometrios finos idiopáticos o de causa desconocida, o en las que, una vez identificada la causa, el tratamiento conocido no ha sido efectivo, existen diferentes estrategias terapéuticas, muchas todavía experimentales, que se pueden dividir en tres grupos: terapias hormonales, terapias vasculares y terapias celulares.

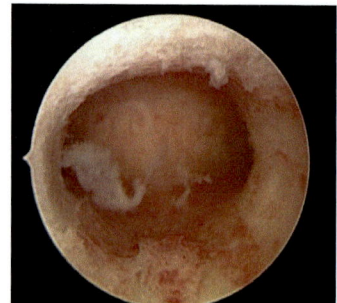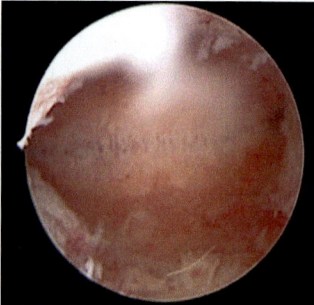

Figura 37-4. Resultado histeroscópico prequirúrgico y posquirúrgico de un útero dismórfico con forma de «Y».

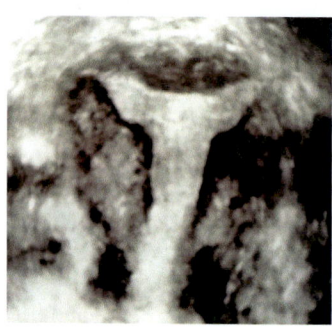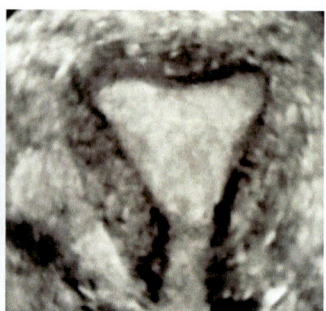

Figura 37-5. Resultado ecográfico prequirúrgico y posquirúrgico de un útero dismórfico con forma de «Y».

Terapias hormonales

Las terapias hormonales incluyen las que se indican a continuación.

- **Estradiol.** Uno de los tratamientos más extendidos en casos de endometrios finos refractarios es la modificación del tratamiento estándar con estrógenos vía oral. Las dos modificaciones más habituales tienen relación con la dosis y la vía de administración. Se puede aumentar la dosis de estradiol, así como la duración del tratamiento, y cambiar la vía oral por la transdérmica o la vaginal, con lo que se aumenta la concentración en sangre de estradiol al evitar el paso hepático de la vía oral.
- **Hormona gonadotropina coriónica humana (hCG) en fase folicular o proliferativa.** Esta hormona es producida por el embrión durante la implantación para estimular la producción de progesterona por el cuerpo lúteo. Algunos estudios han observado la presencia de receptores para hCG en el endometrio durante la fase folicular que podrían modular la diferenciación endometrial y la angiogénesis. De acuerdo con estas afirmaciones, algunos autores han propuesto la administración de hCG subcutánea con el objetivo de aumentar el grosor endometrial en pacientes con endometrio fino refractario.
- **Agonistas o análogos de la hormona liberadora de gonadotropinas (GnRH) en fase lútea o secretora.** Se ha sugerido en un único estudio que la administración de análogos de la GnRH en la fase lútea a partir de la punción ovocitaria puede aumentar el grosor endometrial y la implantación embrionaria. La pauta propuesta en el único estudio publicado sobre el tema es la siguiente: triptorelina 0,1 mg el día de la punción ovocitaria, triptorelina 0,1 mg el día de la transferencia embrionaria y 3 días después.

Terapias vasculares

Por lo que se refiere a las terapias vasculares, hay que tener en cuenta las que se detallan aquí.

- **Ácido acetilsalicílico (aspirina).** Se cree que puede aumentar el flujo vascular endometrial. Según esto, se ha propuesto administrar aspirina en dosis bajas a pacientes con endometrio fino con el objetivo de aumentar su crecimiento endometrial. Sin embargo, esto no ha se ha podido demostrar en ningún estudio científico.
- **Sildenafilo.** Es un potente vasodilatador, por lo que, en teoría, podría favorecer la vascularización endometrial. Se ha probado su uso en fase folicular principalmente y también en la fase lútea con resultados contradictorios.
- **Pentoxifilina y vitamina E.** La primera actúa como vasodilatador y la segunda, como antioxidante ayudando a potenciar el efecto vasodilatador de la pentoxifilina. La pentoxifilina, combinada con la vitamina E, se considera adecuada para el tratamiento de la fibrosis inducida por la radiación, ya que disminuye los efectos secundarios de la radioterapia. De acuerdo con lo anterior, esta combinación podría mejorar el endometrio fino en pacientes sometidas a radioterapia. Las dosis recomendadas de tratamiento son 800 mg. diarios de pentoxifilina y 1.000 UI diarias de vitamina E. La duración del tratamiento oscila entre los 3 y los 9 meses.
- **L-Arginina.** Se trata de un aminoácido que puede actuar como regulador de la vasodilatación y el flujo vascular; es uno de los principales sustratos para la síntesis de óxido nítrico. Según el conocimiento del autor, solo existe un estudio en el que se ha valorado el efecto de este aminoácido como tratamiento del endometrio fino. Aunque en el estudio se describe un aumento del flujo vascular y crecimiento endometrial con el uso de esta medicación, los resultados deben ser tenidos en cuenta con mucha cautela, pues solo incluyen nueve pacientes en el estudio.

Terapias celulares

En cuanto a las terapias celulares, deben tenerse presente los tratamientos que se exponen a continuación.

- **Factores estimulantes de colonias de granulocitos (G-CSF).** G-CSF es una glicoproteína producida en diferentes células y tejidos que, entre otras funciones, parece inducir la regeneración endometrial, aunque los mecanismos de acción a este nivel no son bien conocidos. Se ha planteado la hipótesis de que el tratamiento con G-CSF en pacientes con endometrio fino refractario a otros tratamientos puede aumentar los resultados reproductivos. El tratamiento de referencia consiste en la infusión intrauterina de 300 µg de G-CSF en fase folicular, generalmente durante la descarga ovulatoria. Sin embargo, en los diferentes estudios sobre el tema existe una gran variabilidad en las pautas de tratamiento. Los resultados obtenidos con G-CSF para el tratamiento del endometrio fino refractario son contradictorios hasta la actualidad.

- **Plasma rico en plaquetas (PRP).** Se ha utilizado en diferentes tejidos con el objetivo de mejorar la regeneración tisular. Dado que se trata de un concentrado autólogo, su aplicación parece segura. El PRP podría mejorar la receptividad endometrial a través de la mejora de la proliferación celular y la vascularización endometrial, así como de sus propiedades antiinflamatorias y de reducción de fibrosis. *A priori*, parece una buena indicación para pacientes con síndrome de Asherman; es en este tipo de mujeres en las que se han realizado la mayoría de los estudios sobre este novedoso tratamiento. En la mayoría de los estudios publicados sobre este tema, el PRP se aplica durante la fase folicular mediante infusión intrauterina en una dosis que oscila entre los 0,5 y 1 mL. Es interesante comentar que existe un estudio en el que se aplicó PRP a nivel subendometrial con una aguja de punción vía histeroscópica en el ciclo previo a la transferencia embrionaria en pacientes con endometrio fino menor de 7 mm. Se aplicó 1 mL de PRP en cada una de las paredes uterinas (anterior, posterior, lateral derecha y lateral izquierda) obteniendo resultados prometedores.
- **Plasma rico en factores de crecimiento (PRGF).** Se trata de plasma autólogo rico en plaquetas y libre de leucocitos. Al igual que el PRP, parece un tratamiento seguro que tiene como principal objetivo la regeneración tisular. Según el conocimiento del autor, solo existe un estudio (retrospectivo observacional) que ha valorado la aplicación de esta medicación en pacientes con endometrio fino (n = 3). El protocolo del tratamiento de este estudio consiste en 3 instilaciones de 1 mL de PRGF a nivel intrauterino con una cánula de inseminación convencional bajo control ecográfico separadas por 48-72 horas; la primera instilación es, aproximadamente, a los 7 días de inicio de la terapia estrogénica de preparación de la transferencia embrionaria. Los resultados de este estudio deben observarse con cautela debido a la naturaleza del estudio y el bajísimo número de pacientes incluidas en él.
- **Terapia con células madre.** Consiste en una terapia experimental de reconstrucción endometrial indicada sobre todo en pacientes con síndrome de Asherman y atrofia endometrial. El origen de estas células madre puede ser diverso, destacando la células madre embrionarias, las derivadas de médula ósea o las mesenquimales. Aunque los resultados obtenidos con células madre para tratar el síndrome de Asherman son prometedores (se trata de una patología de difícil tratamiento) es importante recordar que es una terapia experimental con temas éticos y de índole inmunitario todavía por resolver.

En la actualidad, existen diferentes líneas de investigación de terapias celulares focalizadas en la regeneración endometrial; estas terapias son la última oportunidad para conseguir embarazos en mujeres con daño endometrial grave en las cuales otras terapias médicas o quirúrgicas han fracasado en el intento de mejorar el grosor y receptividad endometrial.

La mayoría de estudios que valoran el uso de terapias hormonales, vasculares o celulares tienen limitaciones metodológicas (pequeñas muestras de pacientes, etiología de endometrio fino no especificada, análisis retrospectivo o ausencia de aleatorización) que hacen que sus resultados tengan que ser valorados con mucha cautela. Por tanto, la evidencia actual para recomendar un protocolo terapéutico específico en pacientes con endometrio fino refractario es mínima y necesita ser ampliada con estudios prospectivos randomizados bien diseñados.

De todas las estrategias propuestas para el tratamiento del endometrio fino refractario, la única que ha demostrado evidencia de mejora es la realización de una histeroscopia para la restauración anatómica de la cavidad endometrial (**Tabla 37-1**).

Tabla 37-1. Estrategias terapéuticas para el endometrio fino refractario	
Resumen de las opciones terapéuticas propuestas para mejorar los endometrios inadecuados.	
Opción terapéutica	**Eficacia**
Estrategias hormonales	
Altas dosis de E2	No hay evidencia de mejora
Administración de larga duración de E2	No hay evidencia de mejora
E2 vaginal	No hay evidencia de mejora
hCG intrauterina	Efecto beneficioso poco claro
PRP intrauterina	Efecto beneficioso poco claro
G-CFS intrauterina	No hay evidencia de mejora
Análogos de la GnRH	Efecto beneficioso poco claro
AAS, vitaminas, suplementos	
Aspirina (AAS)	Efecto beneficioso poco claro
Parches de nitroglicerina	No hay evidencia de mejora
Vitamina E	Efecto beneficioso poco claro
L-Arginina	No hay evidencia de mejora
Pentoxifilina	Efecto beneficioso poco claro
Sildenafilo	Efecto beneficioso poco claro
Estrategias quirúrgicas	
Histeroscopia	Hay evidencia de mejora
Células madre	Efecto beneficioso poco claro
Transplante uterino	Efecto beneficioso poco claro

E2: estradiol; G-CFS: factor estimulante de colonias de granulocitos; GnRH: agonistas o análogos de la hormona liberadora de gonadotropinas; hCG: hormona gonadotropina coriónica humana; PRP: plasma rico en plaquetas. Fuente: Mariani G, Bellver J. Estrategias de mejora de la receptividad endometrial. Revista Iberoamericana de Fertilidad. 2017;34(1):9-20. Adaptada de: García-Velasco JA, Acevedo B, Álvarez C, Álvarez M, Bellver J, Fontes J, et al. Strategies to manage refractory endometrium: state of the art in 2016. Reprod Biomed Online. 2016;32(5):474-89.

PUNTOS CLAVE

- El endometrio fino refractario es una patología infrecuente que afecta a la fertilidad de las mujeres de forma drástica y cuyo tratamiento representa un gran desafío para los ginecólogos.
- Esta patología suele tener su origen en una agresión quirúrgica o un trauma sobre el endometrio; los legrados ginecológicos y obstétricos son su causa más frecuente.
- El diagnóstico de endometrio fino se realiza mediante una simple ecografía en dos dimensiones. La mayoría de autores considera endometrio fino aquel con un grosor por debajo de 7 mm.
- En pacientes con endometrio fino refractario, la evaluación de la cavidad endometrial mediante histeroscópica es prioritaria; es, además, la única estrategia terapéutica que ha demostrado evidencias de mejora de esta desafiante patología.

BIBLIOGRAFÍA

Acharya S, Yasmin E, Balen AH. The use of combination of pentoxifylline and tocopherol in women with a thin endometrium undergoing assisted conception therapies – a report of 20 cases. Hum Fertil (Camb). 2009;12(4):198-203.

Agarwal M, Mettler L, Jain S, Meshram S, Günther V, Alkatout I. Management of a thin endometrium by hysteroscopic instillation of platelet-rich plasma into the endometrial junction: a pilot study. J Clin Med. 2020;9(9):2795.

Bakas P, Gregoriou O, Hassiakos D, Liapis A, Creatsas M, Konidaris S. Hysteroscopic resection of uterine septum and reproductive outcome in women with unexplained infertility. Gynecol Obstet Invest. 2012;73(4):321-5.

Barad DH, Yu Y, Kushnir VA, Shohat-Tal A, Lazzaroni E, Lee HJ, et al. A randomized clinical trial of endometrial perfusion with granulocyte colony-stimulating factor in in vitro fertilization cycles: impact on endometrial thickness and clinical pregnancy rates. Fertil Steril. 2014;101(3):710-15.

Bath LE, Critchley HO, Chambers SE, Anderson RA, Kelnar CJ, Wallace WH. Ovarian and uterine characteristics after total body irradiationin childhood and adolescence: response to sex steroid replacement. Br J Obstet Gynaecol. 1999;106(12):1265-72.

Bosteels J, Weyers S, Puttemans P, Panayotidis C, Van Herendael B, Gomel V, et al. The effectiveness of hysteroscopy in improving pregnancy rates in subfertile woman without other gynecological symptoms: a systematic review. Hum Reprod Update. 2010;16(1):1-11.

Bozdag G, Aksan G, Esinler I, Yarali H. What is the role of office hysteroscopy in women with failed IVF cycles? Reprod Biomed Online. 2008;17(3):410-15.

Brennan S, Salib O, O'Shea C, Moriarty M. A randomized prospective study of extended tocopherol and pentoxifyllin therapy, in addition to carbogen, in the treatment of radiation late effects. Ecancermedicalscience. 2008;2:81.

Brucker SY, Rall K, Campo R, Oppelt P, Isaacson K. Treatment of congenital malformations. Semin Reprod Med. 2011;29(2):101-12.

Casper RF. It's time to pay attention to the endometrium. Fertil Steril. 2011;96(3):519-21.

Cervelló I, Gil-Sanchis C, Mas A, Delgado-Rosas F, Martínez- Conejero JA, Galán A, et al. Human endometrial side population cells exhibit genotypic, phenotypic and functional features of somatic stem cells. PLoS One. 2010;5(6):e10964.

Cervelló I, Mas A, Gil-Sanchis C, Peris L, Faus A, Saunders PT, et al. Reconstruction of endometrium from human endometrial side population cell lines. PLoS One. 2011;6(6):e21221.

Chan Y, Jayaprakasan K, Tan A, Thornton JG, Coomarasamy A, Raine-Fenning N. Reproductive outcomes in women with congenital uterine anomalies: a systematic review. Ultrasound Obstet Gynecol. 2011;38(4):371-82.

Chang Y, Li J, Chen Y, Wei L, Yang X, Shi Y, et al. Autologous platelet-rich plasma promotes endometrial growth and improves pregnancy outcome during in vitro fertilization. Int J Clin Exp Med. 2015;8(1):1286-90.

Check JH, Graziano V, Lee G, Nazari A, Choe JK, Dieterich C. Neither sildenafil nor vaginal estradiol improves endometrial thickness in women with thin endometria after taking oral estradiol in graduating dosages. Clin Exp Obstet Gynecol. 2004;31(2):99-102.

Check JH, Lurie D, Dieterich C, Callan C, Baker A. Adverse effect of a homogeneous hyperechogenic endometrial sonographic pattern, despite adequate endometrial thickness on pregnancy rates following in-vitro fertilization. Hum Reprod. 1993;8(8):1293-6.

Chen MJ, Yang JH, Peng FH, Chen SU, Ho HN, Yang YS. Extended estrogen administration for women with thin endometrium in frozen-thawed in vitro fertilization programs. J Assist Reprod Genet. 2006;23(7-8):337-42.

Chiao TB, Lee AJ. Role of pentoxifylline and vitamin E in attenuation of radiation-induced fibrosis. Ann Pharmacother. 2005;39(3):516-22.

Cicinelli E, Matteo M, Tinelli R, Lepera A, Alfonso F, Idraccolo U, et al. Prevalence of chronic endometritis in repeated unexplained implantation failure and the IVF success after antibiotic therapy. Hum Reprod. 2015;30(2):323-33.

Cicinelli E, Matteo M, Tinelli R, Pinto V, Marinaccio M, Indraccolo U, et al. Chronic endometritis due common bacteria is prevalent in women with recurrent miscarriage as confirmed by improved pregnancy outcome after antibiotic treatment. Reprod Sci. 2014;21(5):640-7.

Conforti A, Alviggi C, Mollo A, De Placido G, Magos A. The managent of Asherman syndrome: a review of literature. Reprod Biol Endocrinol. 2013;11:118.

Critchley HO, Wallace WH, Shalet SM, Mamtora H, Higginson J, Anderson DC. Abdominal irradiation in childhood: the potential for pregnancy. Br J Obstet Gynaecol. 1992;99(5):392-4.

Cruz F, Bellver J. Live birth after embryo transfer in an unresponsive thin endometrium. Gynecol Endocrinol. 2014;30(7):481-4.

Delisle MF, Villeneuve M, Boulvain M. Measurement of endometrial thickness with transvaginal ultrasonography: is it reproducible? J Ultrasound Med. 1998;17(8):481-4; quiz 485-6.

Di Spiezio Sardo A, Spinelli M, Bramante S, Scognamiglio M, Greco E, Guida M, et al. Efficacy of a polyethylene oxide-sodium carboxymethylcellulose gel in prevention of intrauterine adhesions after hysteroscopic surgery. J Minim Invasive Gynecol. 2011;18(4):462-9.

Fanchin R, Righini C, Shönauer LM, Olivennes F, Filho JAC, Frydman R. Vaginal versus oral E2 administration: effectson endometrial thickness, uterine perfusion, and contractility. Fertil Steril. 2001;76(5):994-8.

Fatemi HM, Kasius JC, Timmermans A, van Disseldorp J, Fauser BC, Deveroey P, et al. Prevalence of unsuspected uterine cavity abnormalities diagnosed by office hysteroscopy prior to in vitro fertilization. Hum Reprod. 2010;25(8):1959-65.

Galliano D, Bellver J, Díaz-García C, Simon C, Pellicer A. ART and uterine pathology: how relevant is the maternal side for implantation? Hum Reprod Update. 2015;21(1):13-38.

García-Velasco JA, Acevedo B, Alvarez C, Alvarez M, Bellver J, Fontes J, et al. Strategies to manga refractar endometrium: state of the art in 2016. Reprod Biomed Online. 2016;32(5):474-89.

Gargett CE. Uterine stem cells: what is the evidence? Hum Reprod Update. 2007;13(1):87-101.

Gharibeh N, Aghebati-Maleki L, Madani J, Pourakbari R, Yousefi M, Ahmadian Heris J. Cell-based therapy in thin endometrium and Asherman syndrome. Stem Cell Res Ther. 2022;13(1):33.

Gleicher N, Kim A, Michaeli T, Lee HJ, Shohat-Tal A, Lazzaroni E, et al. A pilot cohort study of granulocyte colony-stimulating factor in the treatment of unresponsive thin endometrium resistant to standard therapies. Hum Reprod. 2013;28(1):172-7.

Gleicher N, Vidali A, Barad DH. Successful treatment of unresponsive thin endometrium. Fertil Steril. 2011;95(6):2123.e13-7.

Guerrero-Urbano MT, Tait DM. Can the irradiated uterus sustain a pregnancy? A literature review. Clin Oncol (R Coll Radiol). 2004;16(1):24-8.

Guida M, Acunzo G, Di Spiezio Sardo A, Bifulco G, Piccoli R, Pellicano M, et al. Effectiveness of auto-crosslinked hyaluronic acid gel in the prevention of intrauterine adhesions after hysteroscopic surgery: a prospective, randomized, controlled study. Hum Reprod. 2004;19(6):1461-4.

Hooker AB, Lemmers M, Thurkow AL, Heymans MW, Opmeer BC, Brölmann HA, et al. Systematic review and meta-analysis of intrauterine adhesions after miscarriage: prevalence, risk factors and longterm reproductive outcome. Hum Reprod Update. 2014;20(2):2062-78.

Hsieh YY, Tsai HD, Chang CC, Lo HY, Chen CL. Lowdose aspirin for infertility womenwith thin endometrium receiving intrauterine insemination: a prospective, randomized study. J Assist Reprod Genet. 2000;17(3):174-7.

Jensen JR, Witz CA, Schenken RS, Tekmal RR. A potential role for colony-stimulating factor 1 in the genesis of the early endometriotic lesion. Fertil Steril. 2010;93(1):251-6.

Jerzak M, Kniotek M, Mrozek J, Górski A, Baranowski W. Sildenafil citrate decreased natural killer cell activity and enhanced chance of successful pregnancy in women with a history of recurrent miscarriage. Fertil Steril. 2008;90(5):1848-53.

Johnston-MacAnanny E, Hartnett J, Engmann L, Nulsen J, Sanders M, Benadiva C. Chronic endometritis is a frequent finding in women with recurrent implantation failure after in vitro fertilization. Fertil Steril. 2010;93(2):437-41.

Kasius A, Smit JG, Torrance HL, Eijkemans MJ, Mol BW, Opmeer BC, et al. Endometrial thickness and pregnancy rates after IVF: a systematic review and meta-analysis. Hum Reprod Update. 2014;20(4):530-41.

Kasius J, Fatemi H, Bourgain C, Sie-Go DMDS, Eijkemans R, Fauser B, et al. The impact of chronic endometritis on reproductive outcome. Fertil Steril. 2011;96(6):1451-6.

Kitaya K. Prevalence of chronic endometritis in recurrent miscarriage. Fertil Steril. 2011;95(3):1156-8.

Krause M, Johnson S, Delaney A, Bohler H, Nakajima S. Successful increase in uterine volume and subsequent pregnancy in a patient with a history of radiation and chemotherapy. Am J Obstet Gynecol. 2014;211(2):e1-2.

Kunicki M, Lukaszuk K, Woclawek-Potocka I, Liss J, Kulwikowska P, Szczyptanska J. Evaluation of granulocyte colonystimulating factor effects on treatment resistant thin endometrium in women undergoing in vitro fertilization. Biomed Res Int. 2014:913235.

Larsen EC, Schmiegelow K, Rechnitzer C, Loft A, Mueller J, Andersen AN. Radiotherapy at a young age reduced uterine volume of childhood cancer survivors. Acta Obstet Gynecol Scand. 2004;83(1):96-102.

Lebovitz O, Orvieto R. Treating patients with "thin" endometrium- an ongoing challenge. Gynecol Endocrinol. 2014;30(6):409-14.

Lédée-Bataille N, Olivennes F, Lefaix JL, Chaouat G, Frydman R, Delanian S. Combined treatment by pentoxifillyne and tocopherol for recipient women with a thin endometrium enrolled in an oocyte donation programme. Hum

Reprod. 2002;17(5):1249-53.

Letur-Konirsch H, Guis F, Delanian S. Uterine restoration by radiation sequelae regression with combined pentoxifyllinetocopherol: a phase II study. Fertil Steril. 2002;77(6):1219-26.

Liao Z, Liu C, Cai L, Shen L, Sui C, Zhang H, et al. The effect of endometrial thickness on pregnancy, maternal, and perinatal outcomes of women in fresh cycles after IVF/ICSI: a systematic review and meta-analysis. Front Endocrinol (Lausanne). 2022;12:814648.

Licth P, Flur H, Neuwinger J, Wallwiener D, Wildt L. Is human chorionic gonadotropin directly involved in the regulation of human implantation? Mol Cell Endocrinol. 2007;269(1-2):85-92.

Lin Y, Qi J, Sun Y. Platelet -Rich Plasma as a potential new strategy in the endometrium treatment in Assisted Reproductive Technology. Front Endocrinol. (Lausanne). 2021;12:707584.

Magnusson M, Höglund P, Johansson K, Jönsson C, Killander F, Malmström P, et al. Pentoxifylline and vitamin E treatment for prevention of radiation-induced sideeffects in women with breast cancer: a phase two, doubleblind, placebo-controlled randomised clinical trial (Ptx-5). Eur J Cancer. 2009;45(14):2488-95.

Mansour R, Aboulghar M. Optimizing the embryo transfer technique. Hum Reprod. 2002;17(5):1149-53.

Masuda H, Matsuzaki Y, Hiratsu E, Ono M, Nagashima T, Kajitani T, et al. Stem cell-like properties of the endometrial side population: implication in endometrial regeneration. PLoS One. 2010;5(4):e10387.

Matteo M, Cicinelli E, Greco P, Massenzio F, Baldini D, Falagario T, et al. Abnormal pattern of lymphocyte subpopulation in the endometrium of infertile women with chronic endometritis. Am J Reprod Immunol. 2009;61(5):322-9.

Mazzon I, Favilli A, Cocco M, Grasso M, Howarth S, Bini V, et al. Does hysteroscopic myomectomy reduces cold loop intrauterine adhesion? A retrospective study. Fertil Steril. 2014;101(1):294-8.

Milgrom SA, Vargas HA, Sala E, Kelvin JF, Hricak H, Goodman KA. Acute effects of pelvic irradiation on the adult uterus revealed by dynamic contrast-enhanced MRI. Br J Radiol. 2013;86(1031):20130334.

Mollo A, De Franciscis P, Colacurci N, Cobellis L, Perino A, Venezia R, et al. Hysteroscopic resection of the septum improves the pregnancy rate of women with unexplained infertility: a prospective controlled trial. Fertil Steril. 2009;91(6):2628-31.

Mouhayar Y, Franasiak JM, Sahara FI. Obstetrical complications of thin endometrium in assisted reproductive technologies: a systematic review. J Assist Reprod Genet. 2019;36(4):607-11.

Nagori CB, Panchal SY, Patel H. Endometrial regeneration using autologous adult stem cells followed by conception by in vitro fertilization in a patient of severe Asherman's syndrome. J Hum Reprod Sci. 2011;4(1):43-8.

Nawroth F, Schmidt T, Freise C, Foth D, Römer T. Is it possible to recommend an "optimal" postoperative management after hysteroscopic metroplasty? A retrospective study with 52 infertile patients showing a septate uterus. Acta Obstet Gynecol Scand. 2002;81(1):55-7.

Paiva P, Hannan NJ, Hincks C, Meehan KL, Pruysers E, Dimitriadis E, et al. Human chorionic gonadotrophin regulates FGF2 and other cytokines produced by human endometrial epithelial cells, providing a mechanism for enhancing endometrial receptivity. Hum Reprod. 2011;26(5):1153-62.

Papanikolaou EG, Kyrou D, Zervakakou G, Paggou E, Humaidan P. Follicular HCG endometrium priming for IVF patients experiencing resisting thinendometrium. A proof of concept study. J Assist Reprod Genet. 2013;30(10):1341-5.

Patel AN, Park E, Kuzman M, Benetti F, Silva FJ, Allickson JG. Multipotent menstrual blood stromal stem cells: isolation, characterization, and differentiation. Cell Transplant. 2008;17(3):303-11.

Qublan H, Amarin Z, Al-Qudah M, Diab F, Nawasreh M, Malkawi S, et al. Luteal phase support with GnRH-a improves implantation and pregnancy rates in IVF cycles withendometrium of <or=7 mm on day of egg retrieval. Hum Fertil (Camb). 2008;11(1):43-7.

Raga F, Bauset C, Remohí J, Bonilla-Musoles F, Simón C, Pellicer A. Reproductive impact of congenital Müllerian anomalies. Hum Reprod. 1997;12(10):2277-81.

Ranisavljevic N, Raad J, Anahory T, Grynberg M, Sonigo C. Embryo transfer strategy and therapeutic options in infertile patients with thin endometrium: a systematic review. J Assist Reprod Genet. 2019;36(11):2217-31.

Remohí J, Ardiles G, García-Velasco JA, Gaitán P, Simón C, Pellicer A. Endometrial thickness and serum oestradiol concentrations as predictors of outcome in oocyte donation. Hum Reprod. 1997;12(10):2271-6.

Ribeiro VC, Santos-Ribeiro S, De Munck N, Drakopoulos P, Polyzos NP, Schutyser V, et al. Should we continue to measure endometrial thickness in modern-day medicine? The effect on live birth rates and birth weight. Reprod BioMed Online. 2018;36(4):416-26.

Romero R, Espinoza J, Mazor M. Can endometrial infection/ inflammation explain implantation failure, spontaneous abortion, and preterm birth after in vitro fertilization? Fertil Steril. 2004;82(4):799-804.

Salzani A, Angerame-Yela D, Erbolato-Gabiatti JR, Bedone AJ, Urbano-Monteiro, IM. Prevalence of uterine synechia after evacuation curettage. Sao Paulo Med J. 2007;125(5):261-4.

Santjohanser C, Knieper C, Franz C, Hirv K, Meri O, Schleyer M, et al. Granulocyte-colony stimulating factor as treatment option in patients with recurrent miscarriage. Arch Immunol Ther Exp (Warsz). 2013;61(2):159-64.

Saravelos S, Cocksedge KA, Li TC. Prevalence and diagnosis of congenital uterine anomalies in women with reproductive failure: a critical appraisal. Hum Reprod Update. 2008;14(5):415-29.

Scarpellini F, Sbracia M. Use of granulocyte colonystimulating factor for the treatment of unexplained recurrent miscarriage: a randomised controlled trial. Hum Reprod. 2009;24(11):2703-8.

Schipper E, Valle RF, Nezhat C. Intrauterine Adhesions: Hysteroscopic Evaluation and Treatment. Prevention and Management. 3rd Ed. Society of Laparoscopic Surgeons. 1–3.

Shen MS, Wang CW, Chen CH, Tzeng CR. New horizon on successful management for a woman with repeated implantation failure due to unresponsive thin endometrium: use of extended estrogen supplementation. J Obstet Gynaecol Res. 2013;39(5):1092-4.

Sher G, Fisch JD. Effect of vaginal sildenafil on the outcome of in vitro fertilization (IVF) after multiple IVF failures attributed to poor endometrial development. Fertil Steril. 2002;78(5):1073-6.

Shokeir TA, Fawzy M, Tatongy M. The nature of intrauterine adhesions following surgery as determined to reproductive hysteroscopic by early and late follow-up hysteroscopy: clinical implications. Arch Gynecol Obstet. 2008;277(5):423-7.

Singh N, Mohanty S, Seth T, Shankar M, Bhaskaran S, Dharmendra S. Autologous stem cell transplantation in refractory Asherman's syndrome: A novel cell based therapy. J Hum Reprod Sci. 2014;7(2):93-8.

Siristatidis CS, Dodd SR, Drakeley AJ. Aspirin for invitro fertilization. Cochrane Database Syst Rev. 2011;(8):CD004832.

Spandorfer SD, Arredondo-Soberon F, Loret de Mola JR, Feinberg RF. Reliability of intraobserver and interobserver sonographic endometrial stripe thickness measurements. Fertil Steril. 1998;70(1):152-4.

Takahashi K, Tanabe K, Ohnuki M, Narita M, Ichasaka T, Tomoda K, et al. Induction of pluripotent stem cells from adult human fibroblasts by defined factors. Cell. 2007;131(5):861-72.

Takasaki A, Tamura H, Miwa I, Taketani T, Shimamura K, Sugino N. Endometrial growth and uterine blood flow: a pilot study for improving gendometrial thickness in the patients with a thin endometrium. Fertil Steril. 2010;93(6):1851-8.

Taskin O, Sadik S, Onoglu A, Gokdeniz R, Erturan E, Burak K, et al. Role of endometrial suppression on the frequency of intrauterine adhesions after surgery resectoscope. J Am Assoc Gynecol Laparosc. 2000;7(3):351-4.

Touboul C, Fernandez H, Deffieux X, Berry R, Frydman R, Gerraise A. Uterine synechia after hysteroscopic bipolar resection of submucosal myomas in patients with infertility. Fertil Steril. 2009;92(5):1690-3.

Tourgeman DE, Slater CC, Stanczyk FZ, Paulson RJ. Endocrine and clinical effects of micronized estradiol administered vaginally of orally. Fertil Steril. 2001;75(1):200-2.

Tsuji S, Yoshimoto M, Takahashi K, Noda Y, Nakahata T, Heike T. Side population cells contribute to the genesis of human endometrium. Fertil Steril. 2008;90(4 Suppl):1528-37.

Vertiz-Hernandez A, Castaneda-Hernández G, Martínez-Cruz A, Cruz-Antonio L, Grijalva I, Guizar-Sahagun G. L-arginine reverses alterations in drugs disposition induced by spinal cord injury by increasing hepatic blood flow. J Neurotrauma. 2007;24(12):1855-62.

Weckstein LN, Jacobson A, Galen D, Hampton K, Hammel J. Low-dose aspirin for oocyte donation recipients with a thin endometrium: prospective, randomized study. Fertil Steril. 1997;68(5):927-30.

Wurfel W, Santjohanser C, Hirv K, Buhl M, Meri O, Laubert I, et al. High pregnancy rates with administration of granulocyte colonystimulating factor in ART-patients with repetitive implantation failure and lacking killer-cell immunglobulin-like receptors. Hum Reprod. 2010;25(8):2151-2.

Xu B, Zhang Q, Hao J, Xu D, Li Y. Two protocols totreat thin endometrium with granulocyte colony-stimulating factor during frozen embryo transfer cycles. Reprod Biomed Online. 2015;30(4):349-58.

Yang JH, Chen MJ, Chen CD, Chen SU, Ho HN, Yang YS. Optimal waiting period for subsequent fertility treatment after hysteroscopic various surgeries. Fertil Steril. 2013;99(7):2092-6.e3.

Young SL. Oestrogen and progesterone action on endometrium: a translational approach to understanding endometrial receptivity. Reprod Biomed Online. 2013;27(5):497-505.

Zolghadri J, Momtahan M, Aminian K, Ghaffarpasand F, Tavana Z. The value of hysteroscopy in diagnosis of chronic endometritis in patients with unexplained recurrent spontaneous abortion. Eur J Obstet Gynecol Reprod Biol. 2011;155(2):217-20.

Histeroscopia en pacientes con fallo recurrente de implantación

38

N. Gómez Díaz

OBJETIVOS

- Conocer las distintas fases del proceso de implantación embrionaria.
- Definir correctamente los términos aplicados en la práctica clínica con respecto al fallo de implantación.
- Identificar los factores de riesgo condicionantes de esta patología.
- Establecer los métodos diagnósticos más útiles en la práctica clínica diaria.
- Aplicar las distintas opciones terapéuticas en el manejo del fallo de implantación.

PROCESO DE IMPLANTACIÓN EMBRIONARIA

La implantación embrionaria es un proceso altamente coordinado donde el embrión en estadio de blastocisto se une e invade el endometrio materno antes de la placentación y el embarazo. La implantación puede ocurrir solo en un período de tiempo limitado, cuando el endometrio es receptivo; es lo que se conoce como «ventana de implantación». Por tanto, el desarrollo embrionario y el estatus endometrial debe ser sincronizado para que pueda tener lugar el diálogo entre ambos participantes. Más que un diálogo amistoso entre dos entidades sincronizadas, una teoría alternativa propone el proceso de implantación como una batalla entre el embrión y el endometrio materno, donde un embrión con buen armamento y tácticas especializadas podría sobrevivir.

La implantación no es un evento aislado, sino más bien un proceso de varios pasos que clásicamente comprende tres fases: aposición, adhesión e invasión. Durante la **aposición** el blastocisto suele ser guiado hacia una zona específica del endometrio para implantar, orientando su polo embrionario (con la masa celular interna) hacia el epitelio. En estos eventos iniciales, no existe contacto directo entre el embrión y el endometrio, sino una señalización bidireccional mediada por moléculas solubles.

Una vez posicionado el blastocisto, se despoja de su zona pelúcida y contacta directamente al endometrio en la **fase de adhesión**, con lo que se establecen interacciones entre el trofoectodermo y las células epiteliales endometriales. En esta fase, la comunicación entre ambos está basada sobre todo entre moléculas del tipo ligando-receptor, pero también existen factores solubles implicados aún en el diálogo.

Finalmente, en la **fase de invasión**, las células del trofoectodermo sufren una diferenciación, el trofoblasto embrionario se vuelve invasivo y penetra el epitelio, rompiendo a través de la membrana basal hacia el estroma para alcanzar la red vascular materna.

La continua presencia de progesterona (P4) inicia la decidualización endometrial, un proceso de remodelado que comprende una diferenciación morfológica y funcional de las células del estroma endometrial (de fibroblastos endometriales a células endometriales secretoras), una transformación secretora de las glándulas endometriales, una regulación del sistema inmunitario y, por último, el remodelado de la matriz extracelular y vascular. Por tanto, la decidualizacion permite la inclusión del blastocisto y provee de suministro de sangre materna para el embrión en desarrollo, al mismo tiempo que genera un ambiente que previene el rechazo de este. Desde el punto de vista bioquímico, el proceso de invasión incluye apoptosis y otros mecanismos para la disrupción epitelial: mediaciones intercelulares o entre células y sustrato que favorecen la migración, remodelado vascular y de matriz extracelular, así como una respuesta inmunológica que involucra células inmunes adaptativas e innatas.

Los avances en las técnicas de reproducción asistida, como las nuevas estrategias para la estimulación ovárica, vitrificación ovocitaria/embrionaria o transferencia de embriones cromosómicamente normales, han incrementado las tasas de embarazo actuando en el proceso reproductivo. Sin embargo, lo que no se ha logrado es predecir o controlar la habilidad embrionaria de unirse al endometrio materno, ya que es un proceso complejo con muchos vacíos de conocimiento hoy en día.

Una mejor definición y conocimiento de los factores fisiológicos y moleculares involucrados en este proceso es crítico para diseñar estrategias efectivas y corregir el fallo de implantación con la finalidad de mejorar las posibilidades de embarazo en ciclos de tratamientos de reproducción asistida.

DEFINICIÓN DE CONCEPTOS

El término **fallo de implantación** puede emplearse para describir a aquellos pacientes que no han mostrado evidencia de este proceso reproductivo por ausencia de incremento en los niveles de B-HCG o aquellos con incremento en la producción de B-HCG, pero sin evidencia ecográfica de estructuras gestacionales.

El fallo de implantación es un término que podría emplearse tanto en pacientes sometidas a tratamientos de reproducción asistida (TRA) como a pacientes que intentan gestar de forma espontánea.

> ❗ El **fallo recurrente de implantación** (FRI) es un término que solo se aplica a pacientes bajo técnicas de reproducción asistida. En la actualidad, no hay una definición del término formalmente aceptada. Sin embargo, es importante considerar para su definición aspectos con repercusión directa en este proceso reproductivo, como la edad materna y el estatus embrionario, por lo que hoy en día la definición más aceptada de FRI es la ausencia de embarazo clínico tras la transferencia de cuatro embriones de buena calidad (entendiéndose como A y B según la clasificación ASEBIR) en, al menos, tres ciclos de fecundación *in vitro* en fresco o congelados y en mujeres de menos de 40 años de edad.

El **embarazo bioquímico** es la detección de niveles elevados de β-HCG en sangre o test de orina, sin posterior desarrollo de signos clínicos gestacionales (hallazgos ecográficos). De acuerdo con la definición previa, este término cae dentro de lo que se considera un fallo de implantación.

INCIDENCIA

El embarazo bioquímico se reporta con una incidencia que varía entre el 8 % y el 33 % de la población general, donde se incluyen aquellos que conciben de manera espontánea. La mayoría de las pacientes que reconocen este hecho son aquellas que llevan a cabo un TRA. Estas solicitan niveles de β-HCG de una forma más precoz que aquellas que buscan gestación de forma espontánea. En gestación espontánea, se estima que un 30 % se pierden antes de la implantación y un 10 % representan los abortos clínicos.

FISIOPATOLOGÍA ENDOMETRIAL DEL FALLO RECURRENTE DE IMPLANTACIÓN

La etiología de esta afección puede atribuirse a una disfunción de los dos mayores contribuyentes del proceso de implantación: el endometrio y el embrión. En lo que se refiere al embrión, una pobre calidad embrionaria o espermática aislada con anomalías cromosómicas parentales son las principales causas de un fallo embrionario en la implantación. Este inconveniente de escasa calidad en los gametos puede fácilmente ser diagnosticado antes de una fecundación *in vitro*. Por otra parte, las alteraciones de la receptividad endometrial suelen ser más complicadas de evaluar. Apartando la histeroscopia como herramienta fundamental para evaluar la cavidad endometrial, recientes pruebas diagnósticas moleculares disponibles podrían predecir un fallo de implantación en una paciente que va a ser tratada mediante una fecundación *in vitro*. Sin embargo, la evidencia aún es muy débil para ser establecida en la práctica clínica diaria.

La firma molecular en FRI se mantiene constantemente en investigación. Informes recientes han demostrado que una firma de unos 300 genes extraídos de una muestra endometrial podría discriminar de forma segura entre pacientes normales de aquellas con probabilidad de fallo de implantación. Estos métodos diagnósticos, aunque prometedores, necesitan aún validación para emplearse en la práctica diaria.

FACTORES DE RIESGO

Dentro de los factores de riesgo que hay que tener en cuenta, destacan los que se exponen a continuación.

- **Edad materna.** Este aspecto está directamente ligado a la calidad de los embriones empleados en la TRA. Es bien conocido que conforme aumenta la edad de la mujer, se incrementa la posibilidad de aneuploidias. Asimismo, la posibilidad de embarazo disminuye según aumenta la edad materna (por encima de los 39 años existe una alta tasa de ocurrencia de embarazo bioquímico). Otros autores describen una asincronía en la ventana de implantación con el incremento de la edad materna (50 % de las pacientes eran asincrónicas en edades inferiores a los 35 años frente a un 68 % de asincronía en mujeres mayores de 35 años). La tasa de implantación calculada por cada blastocisto transferido suele ser más baja en mujeres mayores de 35 años (24,5 %) en comparación con menores de esta edad (41 %).
- **Índice de masa corporal.** Un índice por encima de 25 ha demostrado tener un impacto en las tasas de implantación. En pacientes bajo tratamientos de fecundación *in vitro* con obesidad tipo I, II o III tienen alta probabilidad de fallo de implantación con las respectivas *odds ratio* de 0,69 (0,53-0,90), 0,52 (0,36-0,74) y 0,58 (0,35-0,96).
- **Estrés.** Algunos estudios han demostrado que los niveles elevados de cortisol en plasma se relacionan con un incremento en más de dos veces de las posibilidades de aborto en las primeras 3 semanas postconcepción (IC 95 % = 1,2-6,2) en comparación con mujeres con niveles bajos de cortisol. Estos niveles están directamente relacionados con factores psicológicos, inmunológicos o de otra índole.
- **Hábito tabáquico.** Fumar se ha demostrado que conduce a un incremento significativo en el riesgo de aborto por cada embarazo en comparación con no fumadoras. En pacientes bajo tratamiento de fecundación *in vitro* se han encontrado niveles más bajos de estradiol durante la estimulación. Las toxinas del cigarrillo podrían desempeñar un papel en la disrupción del cuerpo lúteo y el proceso de implantación embrionario.
- **Síndrome antifosfolipídico.** Es un tipo de trombofilia adquirida que puede ser relevante en las pérdidas gestacionales precoces. Además, el incremento del estatus protrombótico podría, en teoría, afectar la implantación embrionaria y el desarrollo embrionario precoz, posiblemente a través de oclusiones vasculares. Los factores autoinmunitarios asociados también podrían desempeñar un papel adicional en la actividad trombótica. Asimismo, diversos estudios muestran una incidencia de trombofilias adquiridas en pacientes con fallo recurrente de implantación que varía entre el 4 % y el 62 %.
- **Trombofilias hereditarias.** Algunos datos sugieren que la presencia de trombofilias guarda relación con el fallo recurrente de implantación. Existe una alta tasa de aso-

ciación entre las trombofilias hereditarias en mujeres con fallo repetido de implantación en comparación con grupos de control (44 % frente a 18,2 %; $p = 0,012$). Un posible mecanismo de complicaciones gestacionales en pacientes portadoras de trombofilias es la trombosis en los vasos maternos, lo cual podría reducir la perfusión en el espacio intervelloso y llevar a un fallo placentario. Se ha sugerido que el fallo de implantación podría deberse a un evento similar de daño en la decidua o en los vasos coriónicos, o un impedimento en la invasión trofoblástica que ocasionaría trastornos de implantación.

- **Endometritis crónica.** La presencia de endometritis crónica conduce a un recuento leucocitario anormal a nivel endometrial, lo que lleva a un ambiente intrauterino que disminuye el potencial de implantación embrionaria. La tasa de implantación en pacientes que reciben tratamiento con resolución de la infección es de un 37 % frente a un 17 % de aquellas que no lo reciben.

- **Anomalías anatómicas y del grosor endometrial.** Existen muchos tipos de patologías uterinas que podrían tener un impacto negativo en las tasas de implantación. Entre ellas se pueden reconocer los miomas, los pólipos y las sinequias uterinas. La mayor parte del tiempo, las pacientes son asintomáticas e, incluso, podrían pasar desapercibidas en la exploración ecográfica, lo cual hace necesario, en muchas ocasiones, el empleo de otro método diagnóstico más directo, como la histeroscopia. Los miomas pueden causar distorsión de la cavidad endometrial, así como adherencias producto de la cirugía o infecciones que podrían impedir la correcta implantación embrionaria. En cuanto a las patologías anexiales, como el hidrosálpinx, es bien conocido su impacto negativo en las tasas de implantación embrionaria. Las anomalías müllerianas, como el útero septo, podrían contribuir al fallo recurrente de implantación, situación que mejora en aquellas pacientes en las que se corrige la anomalía mediante metroplastia histeroscópica. Los trastornos intrínsecos endometriales podrían ser causa de fallo de implantación, entre ellos se pueden citar los traumatismos previos endometriales y las alteraciones del flujo sanguíneo en las arterias espirales, lo que condiciona el crecimiento de endometrios finos. Existen publicaciones donde se compara el índice de resistencia en arterias uterinas evidenciando que es mucho mayor (0,85) en pacientes con crecimiento endometrial inferior a 8 mm en comparación con los índices de resistencia en pacientes con endometrios superiores a 8 mm de grosor (0,75; $p < 0,05$).

MÉTODOS DIAGNÓSTICOS

Entre los métodos diagnósticos utilizados, cabe destacar los que se detallan a continuación.

Histeroscopia diagnóstica

La mayoría de los centros de reproducción asistida emplean al menos un método de valoración de la cavidad uterina antes de la transferencia embrionaria. La histerosonosalpingografía (HSSG) y la histeroscopia son herramientas muy aceptadas en la valoración de la cavidad endometrial, mientras que la histeroscopia es prácticamente el método de referencia para tal fin. No suele usarse como procedimiento de primera línea debido a su alto costo y equipamiento necesario, incluso en el ámbito ambulatorio. Sin embargo, la incidencia de patología intracavitaria en mujeres bajo tratamientos de reproducción asistida ha sido reportada en un 40 % de los casos. Asimismo, el uso de la histeroscopia en pacientes con una transferencia fallida ha sido asociado a un incremento en el embarazo clínico, independientemente de la presencia o no de patología, quizá debido a un beneficio en la lesión y reparación del endometrio. Un pequeño estudio ha demostrado que cerca de un 43 % de pacientes con una evaluación de cavidad uterina normal por técnicas de imagen tienen un hallazgo patológico en la histeroscopia. La histeroscopia puede incrementar la sospecha de la endometritis crónica, que, en muchos casos, es un hallazgo subclínico, con capacidad de dirigir biopsias a zonas sospechosas y posibilitar el diagnóstico de esa condición.

Biopsias endometriales

Las muestras endometriales dirigidas durante una histeroscopia o más generales en la consulta permiten la identificación de la endometritis clínica o subclínica. Múltiples estudios han demostrado una alta incidencia de endometritis crónica en pacientes con fallo de implantación (hasta un 30 %); de igual forma, ha sido demostrado que un tratamiento óptimo mejora las tasas de embarazo en este perfil de pacientes. Por otra parte, las biopsias endometriales pueden tener valor en el diagnóstico de otras patologías endometriales, como los pólipos; además, cobran importancia para el empleo de pruebas endometriales especiales, que se verán a continuación. Por esos motivos, las biopsias endometriales deben formar parte del estudio básico en pacientes con fallo recurrente de implantación.

Test de receptividad endometrial y valoraciones asociadas

Muchos estudios han demostrado diferentes firmas genéticas entre un endometrio pre-receptivo y receptivo. De manera similar, un transcriptoma endometrial alterado se ha visto implicado en pacientes con fallo recurrente de implantación, lo que sugiere que estas mujeres pueden fallar en alcanzar la configuración molecular necesaria para un endometrio receptivo. Dichos estudios se basan en la premisa de que la ventana de receptividad está presente en un período de tiempo muy específico que se define por la exposición hormonal.

Se ha visto que un 25 % de pacientes con fallo recurrente de implantación tienen una alteración en la ventana de implantación con una correcta firma genética, lo cual ocurre antes o después del tiempo esperado de 5,5 días de exposición a la progesterona. Estos resultados podrían argumentar un tiempo de transferencia embrionaria personalizado. Sin, embargo, aún faltan estudios bien diseñados para comprender si existe una aplicación clínica clara para mejorar los resultados clínicos.

Otro de los aspectos importantes y que ha cobrado relevancia en los últimos años es la valoración de la microbiota endometrial/genital y cómo la microbiota residente puede afectar a los resultados en los tratamientos de reproducción asistida. En concreto, en las tasas de implantación, el cultivo de las puntas de catéteres empleados para la transferencia embrionaria ha revelado que la presencia de *Lactobacillus* está asociada a un mejor pronóstico reproductivo. El aislamiento de *Enterococcus*, enterobacterias, *Streptococcus*, *Staphylococcus* y bacterias gramnegativas se correlaciona con bajas tasas de implantación, al igual que la baja tasa de recién nacido a término y un incremento en el número de abortos.

Se ha descrito que hasta un 46 % de las pacientes en tratamientos de reproducción asistida con un endometrio receptivo tienen un perfil de microbiota carente de *Lactobacillus*, lo cual se asocia a resultados negativos desde el punto de vista reproductivo. Por otra parte, algunos autores han descrito una progresivamente reducida presencia de *Lactobacillus* en población sana, pacientes sin necesidad de tratamientos de fecundación *in vitro* (FIV) y con necesidad de FIV (presencia de una abundancia de *Lactobacillus* del 85 %, 73 % y 8 %, respectivamente), con lo que se concluye que existe una alta proporción de pacientes bajo tratamientos de FIV con disbiosis en el microbioma endometrial. Por ello, se ha generado la teoría de que el uso de probióticos para incrementar la presencia de *Lactobacillus* en la zona endometrial podría tener un beneficio en las tasas de implantación y embarazo. No obstante, la eficacia de estos tratamientos aún está bajo investigación.

Estudio del síndrome antifosfolipídico y trombofilias hereditarias

Con el síndrome antifosfolipídico, los criterios diagnósticos no han sido oficialmente definidos. Lo más aceptado, hoy en día, como criterios diagnósticos implica la suma de criterios clínicos, como eventos trombóticos inexplicados y/o recurrentes, antecedentes obstétricos desfavorables (pérdidas fetales y gestacionales precoces recurrentes), alteraciones placentarias (insuficiencia con retraso del crecimiento o preeclampsias graves en gestaciones previas) y criterios analíticos (presencia de títulos altos o moderados de anticuerpos anticardiolipina y anti-β_2 glucoproteína I), así como la presencia de anticoagulante lúpico. La presencia de un criterio clínico más un criterio de laboratorio hacen el diagnóstico (**Tabla 38-1**).

Por otra parte, entre las trombofilias hereditarias más frecuentemente asociadas al fallo de implantación, conviene valorar la presencia de: deficiencia de **metilentetrahidrofolato** reductasa, deficiencia de protrombina, factor V Leyden y deficiencia de antitrombina III.

Estudio de endometritis crónica

La endometritis crónica es una patología uterina que tradicionalmente ha sido diagnosticada con histopatología, valoración histeroscópica y cultivo bacteriano. La histeroscopia tiene un 90 % de sensibilidad diagnóstica con el hallazgo de edema de mucosa, hiperemia endometrial y presencia de micropólipos (todos ellos criterios diagnósticos de endometritis crónica).

El cultivo bacteriológico es el método diagnóstico menos rentable para la detección de esta patología. La mayoría de los patógenos implicados suelen ser bacterias comunes, como *Streptococcus* grupo B, *Escherichia coli*, *Enterococcus faecalis* o micoplasma. En algunos casos, pueden estar implicadas infecciones de transmisión sexual, como *Chlamydia*.

Existe un método diagnóstico prometedor con la detección de ADN bacteriano mediante proteína C reactiva de líquido obtenido de la cavidad endometrial con una sensibilidad del 75 % y una especificidad del 100 %.

Cariotipos de los progenitores

Las parejas con traslocaciones equilibradas a menudo generan gametos con alteraciones cromosómicas, lo cual podría dar lugar a un diverso espectro de fallos reproductivos, sobre todo pérdidas gestacionales recurrentes y fallo de implantación.

Entre las pacientes con fallo de implantación, las anomalías cromosómicas más comunes son las traslocaciones (recíprocas y robertsonianas), que se han encontrado hasta en un 3,2 % de las parejas estudiadas con este trastorno, lo cual es significativamente más alto que la tasa de traslocaciones encontradas en mujeres infértiles del grupo control (0,3 %) y neonatos normales (0,2 %).

Tabla 38-1. Criterios clínicos

Trombosis	
• Venosa	• Trombosis profunda (puede afectar sitios inusuales)
• Arterial	• Ictus (puede afectar sitios inusuales)

Obstétricos	
• ≥ 1 pérdida fetal	• ≥ de 10 semanas de gestación
• ≥ 3 pérdida gestacional precoz	• < de 10 semanas de gestación
• Preeclampsia/insuficiencia placentaria	• ≤ de 34 semanas de gestación

Criterios de laboratorio (dos test positivos con, al menos, 12 semanas de diferencia)	
• Anticoagulante lúpico	• TTPa prolongado y anticoagulante lúpico +
• Anticardiolipina (IgG – IgM)	• ≥ 40 pg
• Anti-ß₂ glicoproteína	• ≥ de percentil 99

IgG: inmunoglobulina G; IgM: inmunoglobulina M; TTPa: tiempo de tromboplastina parcial activado.

Factor masculino

Además del factor materno en el FRI, el factor masculino y, ante todo, la morfología espermática podrían tener un papel en esta entidad. Dicha morfología guarda relación con el funcionamiento espermático. La inyección intracitoplásmica de espermatozoides morfológicamente seleccionados ha demostrado, en estudios retrospectivos, que podría incrementar la tasa de implantación (19,2 % frente a 7,8 %; $p = 0,042$), embarazo clínico (43,1 % frente a 10,5 %; $p = 0,02$) y recién nacido vivo (34,7 % frente a 0 %; $p = 0,003$) comparado con aquellas pacientes en las que se lleva a cabo la inseminación de sus ovocitos con ICSI convencional.

TRATAMIENTO

Se ha descrito aquí un amplio porcentaje de las condiciones patológicas más representativas en pacientes con fallo recurrente de implantación. No obstante, una proporción significativa de mujeres con esa condición carece de un diagnóstico etiológico. Muchos estudios han aplicado terapias experimentales en estos fallos recurrentes de implantación inexplicados.

Para facilitar la comprensión, se puede diferenciar aquellas opciones terapéuticas que requieren cirugía (la principal finalidad es mejorar el factor uterino) de aquellas que precisan manejo médico (intentan mejorar la condición sistémica del paciente o hacer una mejor selección embrionaria para transferir), sin olvidar que podrían combinarse ambas para intentar optimizar el pronóstico de estas pacientes.

Opciones quirúrgicas

La principal opción en este sentido es la histeroscopia, con la que se puede corregir una gran cantidad de patologías intracavitarias asociadas con la implantación embrionaria. Hoy en día, es muy necesaria la presencia de histeroscopistas como parte del *staff* en centros de reproducción asistida para corregir estas distorsiones anatómicas uterinas, entre las cuales se encuentran las que se detallan a continuación.

- **Pólipos.** Son tumoraciones endometriales compuestas por tejido glandular, estroma, vasos sanguíneos y, típicamente, tejido fibroso. Son muy comunes en pacientes con infertilidad, con una prevalencia de hasta un 30 % de

los casos, una forma de estimar la relación de los pólipos endometriales e infertilidad es valorando el impacto de la polipectomía en este perfil de pacientes. Los resultados de un estudio aleatorizado en pacientes que reciben inseminaciones intrauterinas ha demostrado que la posibilidad de embarazo era dos veces mayor en aquellas mujeres bajo este tipo de técnicas de reproducción asistida en comparación con el grupo de control. En pacientes bajo tratamiento de FIV, se ha visto que no existen diferencias significativas en tasas de implantación cuando la transferencia embrionaria se lleva a cabo a los 2, 3 o más meses después de la polipectomía (**Fig. 38-1**).

- **Leiomiomas.** También llamados fibromas o miomas, son tumoraciones de tejido muscular que derivan de una célula única con crecimiento descontrolado por una mutación puntual dentro de una célula miometrial normal. Estas tumoraciones contienen un alto nivel de receptores estrogénicos, por lo que responden a los niveles hormonales sistémicos. Se ha demostrado que los leiomiomas submucosos están asociados sobre todo con una más baja tasa de implantación que en pacientes que no tienen la patología (3-11 % frente al 14-30 %). Los datos de un metaanálisis de estudios aleatorizados describen que el impacto de la miomectomía histeroscópica mejora las tasas de gestación espontánea en un 21-39 % más (**Fig. 38-2**).

- **Adherencias intrauterinas (síndrome de Asherman).** El término implica una obliteración parcial o completa de la cavidad uterina condicionado por un daño en la capa basal del endometrio, que ha sido generado, sobre todo, por procedimientos quirúrgicos o infecciones intrauterinas,

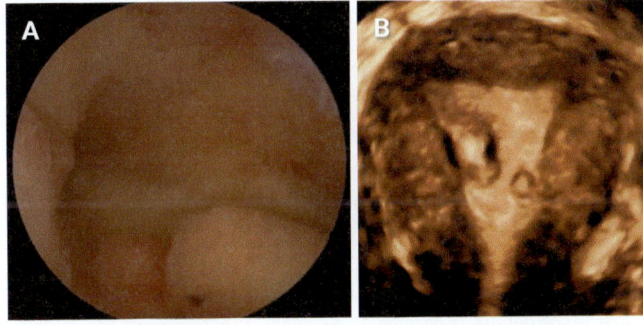

Figura 38-1. A) Cavidad uterina ocupada en el tercio superior por múltiples lesiones endometriales que corresponden a pólipos. **B)** Ecografía 3D uterina con presencia de múltiples pólipos.

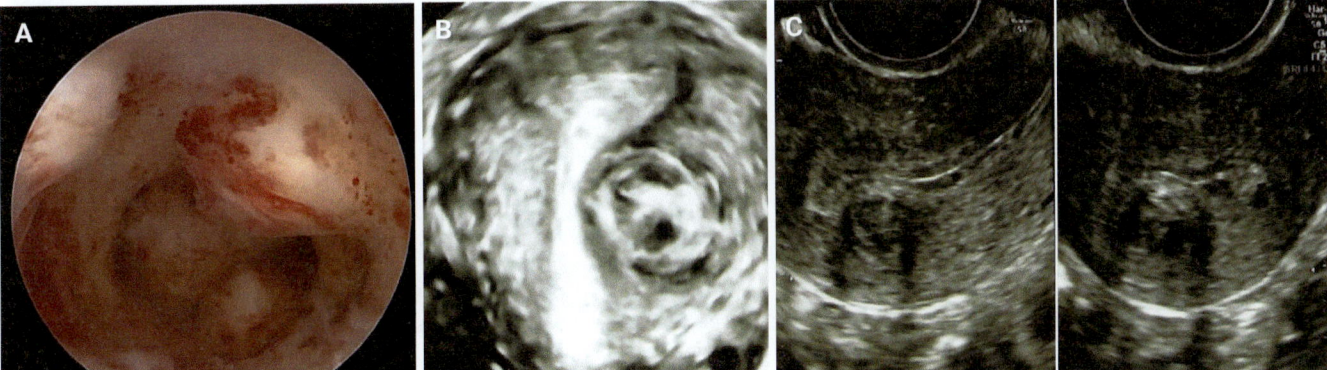

Figura 38-2. A) Cavidad uterina con presencia de múltiples miomas submucosos, en este caso miomas tipo FIGO 1-2. **B)** Ecografía 3D con un mioma lateral izquierdo tipo FIGO 3. **C)** Ecografía 2D con un mioma fúndico visto en corte transversal y longitudinal tipo FIGO 3.

aunque suelen estar más implicados los legrados por abortos o retención de restos placentarios. Algunos estudios describen que en pacientes con infertilidad secundaria se logran (poscorrección de Asherman) tasas de embarazo globales de un 48 %; la normalización del patrón menstrual suele ser un indicativo pronóstico favorable en el seguimiento posquirúrgico (**Fig. 38-3**).

• **Istmocele.** Es un defecto yatrogénico sacular, ubicado en el sitio de la cicatriz de la cesárea previa; es producto de una reparación tisular defectuosa. Se define, radiológicamente, como un área triangular, hipoecoica en la zona de la cicatriz de la cesárea, con, al menos, 2 mm de profundidad en el miometrio. Se asocia a infertilidad secundaria y sugiere que podría ser responsable de un proceso de inflamación crónica localizado, producto de la retención de restos hemáticos y menstruales, así como de líquidos periovulatorios en el nicho uterino, lo cual interfiere en la entrada de los espermatozoides, la fecundación y la implantación embrionaria. Cuando el defecto es voluminoso, podría comportarse como un hidrosálpinx. En pacientes bajo técnicas de reproducción asistida, podría interferir o dificultar el proceso de transferencia embrionaria que está descrito hasta en un

20 % de las pacientes que reciben FIV por una anatomía distorsionada, sobre todo en pacientes con retroflexión uterina. Desde el punto de vista histeroscópico, la reparación de la cicatriz implica el uso del resectoscopio para resecar los bordes proximales y, en especial, el anillo distal del defecto, así como la coagulación de los vasos frágiles en la base. Las tasas de embarazo poscorrección varían en un 22-71 % (**Fig. 38-4**).

• **Anomalías müllerianas.** La prevalencia general de malformaciones uterinas es de un 4,3 % (mujeres fértiles), en pacientes infértiles suele ser de un 8 % y en pacientes con abortos recurrentes está alrededor de un 5-25 %. El útero septo es la anomalía más habitual, con una incidencia de un 5,3 %, aproximadamente. Algunos estudios demuestran que la metroplastia histeroscópica de anomalías müllerianas conlleva una mejoría del pronóstico reproductivo. Cabe destacar que ha sido descrito un incremento en las tasas de embarazo posmetroplastia en el grupo de pacientes infértiles desde un 23 % hasta un 80 %. No obstante, el tipo de diseño de estudios (retrospectivos), muchos de ellos con ausencia de grupos de control, dificulta la interpretación del beneficio de la técnica y, a su vez, surge la necesidad de estudios aleatorizados bien diseñados para generar conclusiones más sólidas (**Fig. 38-5**).

• **Hidrosálpinx.** El factor tubárico representa cerca de un 25 % de las causas de infertilidad. La manifestación más grave de la enfermedad tubárica es el hidrosálpinx. Consiste en una dilatación o distensión de la trompa de Falopio, producto de una obstrucción distal de esta. Existen muchas causas para esta condición. Las más frecuentes son la enfermedad inflamatoria pélvica, la endometriosis o las cirugías pélvicas previas con su consecuente síndrome adherencial asociado. La prevalencia de hidrosálpinx en una paciente con enfermedad tubárica suele ser de un 10 % valorado con ecografía, este puede incrementar su prevalencia si se emplea la histerosalpingografía como método de valoración (hasta un 30 %). Se acepta que el líquido contenido en el hidrosálpinx genera un impacto negativo en las tasas de embarazo. La tasa de éxito en los tratamientos de reproducción asistida se reduce a la mitad cuando está presente la patología. Asimismo, se describen tasas de implantación de un 2,9 % frente a un 10 % en

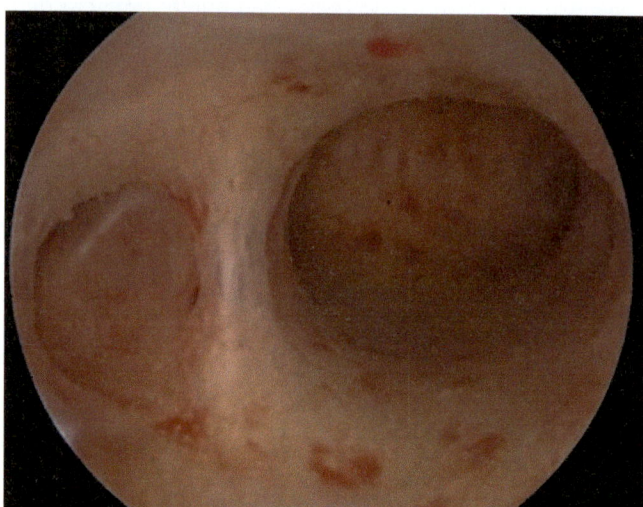

Figura 38-3. Cavidad uterina con presencia de sinequia en la hemicavidad derecha. La imagen se podría confundir con un septo, aunque, si se aprecia con detalle, la división de la cavidad en este caso no es simétrica.

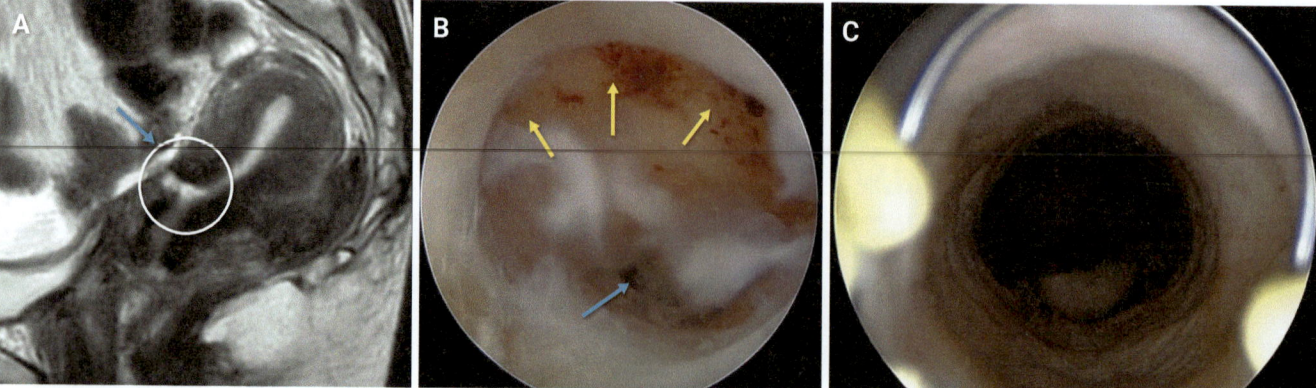

Figura 38-4. A) Canal cervical con presencia de istmocele valorado con una resonancia magnética nuclear. Nótese el defecto amplio a nivel cervical (flecha azul). **B)** Visión histeroscópica del defecto con el istmocele (flechas amarillas) y el orificio que corresponde al canal cervical y la entrada a cavidad uterina (flecha azul). **C)** Resultado de la corrección histeroscópica con resectoscopio del istmocele. Obsérvese la nivelación casi total de las paredes del canal cervical.

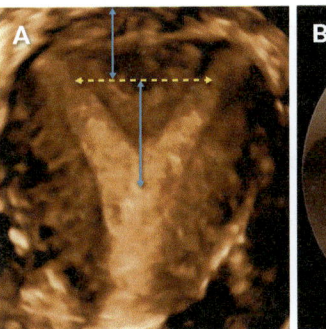
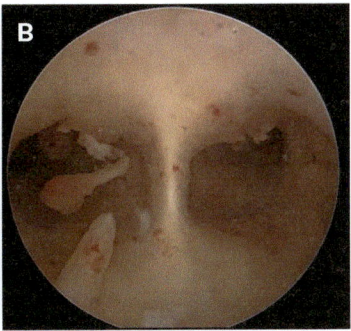

Figura 38-5. A) Imagen ecográfica en 3D que suele ser un método diagnóstico preciso en la definición del septo, en este caso un septo parcial, según la European Society of Human Reproduction and Embryology U2a. **B)** Cavidad uterina valorada con histeroscopia del mismo caso. Obsérvese la división simétrica de las hemicavidades y *ostium* profundos.

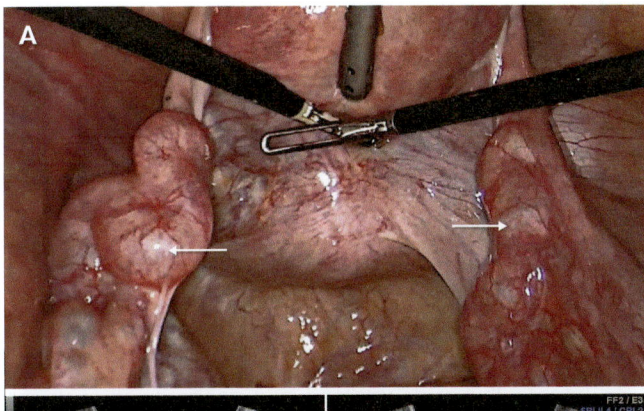
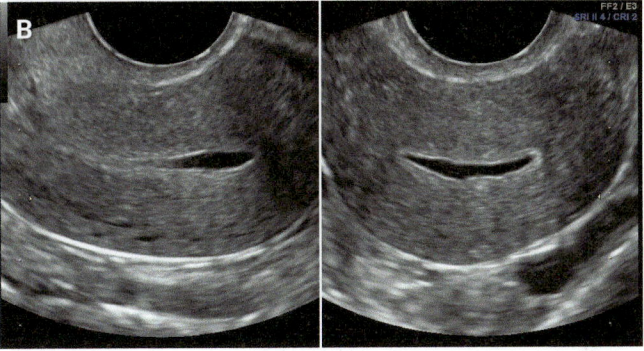

Figura 38-6. A) IImagen laparoscópica de un clásico hidrosálpinx bilateral (flechas en azul). **B)** Imagen ecográfica en corte longitudinal y transversal de hidrometra que muchas veces va de la mano del hidrosálpinx. Suele ser más evidente en fase periovulatoria.

pacientes sin hidrosálpinx y menores tasas de embarazo (22 % frente a 36 %). Por el contrario, esta patología se asocia a un incremento en el porcentaje de gestaciones ectópicas y en las tasas de aborto. La principal recomendación en pacientes bajo técnicas de reproducción asistida con hidrosálpinx es proceder con una salpingectomía laparoscópica para mejorar las tasas de embarazo clínico (31 % frente a 17,6 %; *odds ratio* 2,2; IC 95 % 1,26-3,82). La remoción de la trompa asegura la no formación de un posible absceso o torsión anexial y podría facilitar el acceso ovárico para la captura de ovocitos durante una punción en TRA. En situaciones donde la paciente posea mucha morbilidad quirúrgica (abdomen multioperado con expectativas de adherencias graves), podría plantearse el abordaje histeroscópico para la oclusión tubárica proximal. Está descrito el empleo de dispositivos como Essure® y Adiana® para tal propósito (este último retirado del mercado de forma definitiva). El Essure® solo se comercializa en la actualidad en Estados Unidos. Es un microinserto de 4 cm de longitud y 2 mm de diámetro al expandirse; se introduce en la zona del *ostium* tubárico y, al posicionarlo, genera con el tiempo una reacción tisular que finaliza con una oclusión tubárica. Una revisión sistemática ha reportado una tasa de inserción satisfactoria superior al 96 % con tasas de oclusión tubárica de un 98 %. Los resultados en términos reproductivos de pacientes bajo tratamientos de FIV tienen una tasa de embarazo de un 38,6 % con un porcentaje de recién nacido vivo del 27,9 %. Por tanto, se considera una opción efectiva en el manejo del hidrosálpinx, sobre todo en pacientes con limitaciones quirúrgicas. Sin embargo, estudios randomizados refieren que la tasa de embarazo mediante esta técnica es muy inferior al obtenido con la vía laparoscópica (por oclusión proximal o salpinguectomía convencional); por ello, no es la opción de primera línea en el manejo de pacientes con hidrosálpinx. Finalmente, una opción simple que podría emplearse es el uso del resectoscopio con la punta de coagulación (terminal bola) para coagular selectivamente el *ostium* tubárico, donde se encuentre el hidrosálpinx; este método ofrece resultados similares a la laparoscopia en términos reproductivos, por lo que es una opción que podría tenerse en cuenta (**Fig. 38-6**).

Con respecto al **uso de la histeroscopia para mejorar la implantación embrionaria**, la lesión endometrial se ha descrito como un procedimiento que podría mejorar las tasas de éxito en pacientes bajo TRA cuando se aplica previo a un ciclo de transferencia embrionaria. El mecanismo por el cual la lesión podría mejorar la receptividad endometrial no se comprende del todo. No obstante, se han propuesto diversas teorías en la literatura especializada que podrían dar soporte a este hecho. Una de ellas es que la lesión endometrial induce a decidualización; otros describen el papel de mediadores inflamatorios, como las citocinas e interleucinas, factores de crecimiento y macrófagos que son movilizados o activados durante el proceso de reparación tisular.

Otra teoría propuesta sugiere que la lesión endometrial inhibe la maduración prematura del endometrio, lo que condiciona una mejor sincronía en la ventana de implantación embrionaria. Un estudio aleatorizado y prospectivo que incluye pacientes con FRI, publicado en 2019, arroja datos acerca de los beneficios de la técnica describiendo un incremento en las tasas de implantación (14,2 % frente a 8,8 %; p = 0,036) y de recién nacido vivo (21,8 % frente a 12,2 % p = 0,049), sin diferencias en tasas de aborto. Sin embargo, no existe un acuerdo claro acerca del grado de lesión que hay que realizar, ni cuántas lesiones se deberían llevar a cabo, en qué momento del ciclo menstrual se ha de efectuar la técnica o si es útil en todo el ciclo. Por tanto, no existe un protocolo específico sobre la técnica, por lo que aún se necesita más evidencia para emplearla en pacientes con fallo de implantación.

Opciones médicas

Desde esta óptica, son muchas las opciones que podrían emplearse para mejorar las tasas de implantación. No obstante, muchas de ellas aún están en fase experimental.

Tratamiento de fecundación in vitro óptimo

Este apartado merece mención especial, ya que dentro de él hay muchos condicionantes que podrían incrementar las tasas de implantación.

El primero de ellos guarda relación con los **embriones**. Actualmente, la tasa de implantación por embrión suele ser de un 15 %; se sabe que la calidad de los embriones que hay que transferir es muy importante para el éxito de la implantación. Un blastocisto tiene mayor capacidad de implantación (25,4 %) que un embrión en D3-mórula (12,4 %). Una revisión Cochrane en 2016 determinó que la evidencia de transferencia de blastocisto frente a mórula es de baja calidad para un recién nacido vivo y de calidad media para el embarazo clínico. Además del estadio de desarrollo embrionario, otros parámetros han sido valorados.

Aún existe debate acerca de la transferencia de embriones en fresco frente a congelados. Aparentemente, la transferencia en diferido conduce a mejores resultados, por lo que se ha convertido en la opción más popular hoy en día. Shapiro *et al.* llevaron a cabo un estudio en 2011 que determinó la tasa de implantación (70,8 % frente a 38,9 %; $p < 0,0001$), de embarazo clínico (84 % frente a 54,7 %; $p = 0,0013$) y de gestación evolutiva (78 % frente a 50,9 %; $p = 0,0072$) en aquellas pacientes con transferencia en diferido comparado con la transferencia en fresco.

El **método de la transferencia embrionaria** también podría influir en las tasas de implantación. Existen muchas formas de llevarlo a cabo. Las transferencias guiadas con ecografía conducen a unas tasas más altas de embarazo clínico y recién nacido vivo. El tipo ideal de cánula de transferencia que se ha de emplear (rígida frente a blanda) depende de la morfología o las alteraciones cervicales, así como de la experiencia de cada médico. Además, la remoción del moco cervical previo a la transferencia podría conducir al incremento en las tasas de embarazo.

En cuanto al **tipo de protocolo de estimulación ovárica**, es otro tópico de discusión actualmente. Se ha evaluado el efecto del agonista o antagonista empleado en los protocolos sobre la tasa de implantación. En 2017, se ha publicado un metaanálisis que muestra que en las pacientes bajo tratamientos de FIV, el grupo tratado con antagonistas poseen tasas más bajas de embarazo que aquellas donde se emplearon agonistas (RR 0,89; CI 95 % 0,82-0,96). Estas observaciones podrían destacar que los protocolos de estimulación ovárica podrían tener un impacto en la calidad ovocitaria-embrionaria y en la receptividad endometrial.

Acerca del **tipo de soporte lúteo**, el uso de la progesterona es un constituyente significativo de los tratamientos de FIV. El tipo de progesterona podría tener un impacto positivo en las tasas de recién nacidos en pacientes con FRI. Una revisión sistemática ha demostrado un claro beneficio en el uso de la progesterona en etapas iniciales de la gestación, sobre todo en pacientes con abortos de repetición. En concreto, la dihidroprogesterona es superior a otros tipos de progesteronas.

Antibióticos para la endometritis crónica

El ámbito de la endometritis crónica ha cobrado importancia y más aún en el FRI inexplicado si se tiene en cuenta que la entidad, en la mayoría de los casos, suele ser subclínica. Pocos reportes han sido publicados sobre el empleo del tratamiento antibiótico en caso de endometritis crónica diagnosticada en este perfil de pacientes.

Hay mucha heterogeneidad en cuanto a los antibióticos empleados, los cuales son pautados de acuerdo con el cultivo microbiológico o de forma empírica. Las mujeres infectadas por bacterias grampositivas comunes, como *Enterococcus* y *Streptococcus agalactiae*, podrían beneficiarse de la amoxicilina-ácido clavulánico cada 12 horas durante 8 días. En bacterias gramnegativas, como *Escherichia coli*, podría emplearse ciprofloxacina cada 12 horas durante 10 días y en caso de gérmenes, como micoplasma y ureaplasma, podría ser eficaz el uso de doxiciclina cada 12 horas durante 12 días. Después del tratamiento, las tasas de embarazo clínico en aquellas pacientes en las que se solventa la infección con antimicrobianos suelen ser de un 65 % en comparación con un 33 % en aquellas con infección persistente ($p = 0,039$); las tasas de recién nacido vivo son de un 60 % frente a un 13 % en las que no solventan la infección. Esto apoya el tratamiento antibiótico como un abordaje para mejorar el pronóstico reproductivo en pacientes con FRI que sean portadoras de endometritis crónica.

Tratamiento de la disbiosis endometrial

El concepto de disbiosis endometrial ha surgido en los últimos 5 años. Diversas estrategias han sido propuestas como potencialmente efectivas para restaurar el microbioma endometrial. Sin embargo, hoy en día no ha sido descrito con certeza cuál es el **microbioma endometrial normal**. Algunos abordajes describen que la restauración del microbioma implica, en principio, el empleo de antibióticos. Si se tiene en cuenta que la mayoría de las veces la disbiosis puede incluir microorganismos patógenos, las vías de administración podrían ser oral o vaginal. Además, la administración de probióticos o prebióticos ha sido probado como un medio auxiliar para mantener o amplificar la microbiota endometrial en equilibrio, por lo que, en muchas ocasiones, suelen administrarse ambos junto con antibióticos. Se han testado muchas vías de administración de estos compuestos y, quizá, la mejor forma de hacerlo es emplear antibióticos vía oral y el resto usarlos como adyuvante vía vaginal.

Agentes antitrombóticos

El rol de la heparina de bajo peso molecular ha sido evaluado en el FRI. Se ha demostrado que modula la expresión de ciertos factores involucrados en la receptividad endometrial y la implantación, que disminuye la apoptosis trofoblástica y que promueve la angiogénesis e invasión trofoblástica.

Por otro lado, se han llevado a cabo dos estudios aleatorizados sobre el uso de estos agentes en pacientes con FRI. Pero los resultados muestran que no hay diferencias significativas entre las pacientes tratadas y las que no lo fueron, en cuanto a tasas de embarazo clínico y tasas de recién nacidos.

La aspirina en bajas dosis posee propiedades antiinflamatorias y antiplaquetarias que podrían mejorar la perfusión uterina y, por tanto, la receptividad endometrial. Sin embargo, no hay estudios que aporten una evidencia clara del uso de este fármaco en pacientes con FRI.

Terapia inmunológica

El proceso de angiogénesis y remodelado vascular uterino en la placentación y circulación maternofetal tiene una base inmunológica que permite esta invasión trofoblástica y requiere un equilibrio entre las citocinas tipo T-helper 1 (Th1) y Th2. La activación de las vías Th1 conduce a la producción de citoquinas proinflamatorias, que generan una toxicidad celular incrementando la fagocitosis y la inflamación. Las células Th2 provocan un tipo de respuesta contraria e inhiben la fagocitosis. El rol de las células *natural killer* es cuestionable en la implantación y las etapas iniciales de la gestación. No obstante, las células *natural killer* uterinas son las células inmunitarias dominantes en la decidualizacion del endometrio después de la ovulación, con una creciente concentración alrededor de las células trofoblásticas y jugando un papel importante en la regulación de la invasión trofoblástica. Se ha considerado que las inmunoglobulinas intravenosas incrementan la acción reguladora de las células T y reducen las reacciones citotóxicas (Th1). Un estudio aleatorizado que incluye pacientes con fallos de implantación emplea las inmunoglobulinas intravenosas y placebo en el grupo de control sin encontrar diferencias estadísticamente significativas en resultados clínicos entre las que reciben la inmunoglobulinas intravenosas y las que no.

Otra área de interés en pacientes con este perfil es el empleo de intralípidos intravenosos en los resultados reproductivos. El intralípido es una emulsión de ácidos grasos (20 %) compuesto sobre todo por aceite de soja, fosfolípidos, glicerina y agua (se emplea de forma más habitual en la nutrición parenteral). Se ha propuesto que tenga un papel en la modulación inmunológica; en concreto, se ha pensado que disminuye la activación de las células *natural killer* y la producción de citoquinas proinflamatorias. Un estudio aleatorizado valora el efecto de los intralípidos intravenosos en términos reproductivos, con un incremento estadísticamente significativo en la tasa de recién nacido vivo en el grupo de estudio.

En líneas generales, el uso de terapias inmunitarias en pacientes con FRI aún no está basado en una evidencia clínica sólida.

Otras terapias adyuvantes

La frustración tanto de los clínicos como de las pacientes que se enfrentan a un FRI ha condicionado el empleo de terapias empíricas que es posible que mejoren las tasas de implantación, pero con muy poca evidencia y plausibilidad biológica para dar soporte a su aplicación en la práctica diaria.

Los glucocorticoides tienen propiedades inmunorreguladoras que podrían alterar la funcionalidad de las células *natural killer* uterinas, pero no hay datos prospectivos que valoren su aplicación en pacientes con FRI. El factor estimulante de colonias de granulocitos es otro de los fármacos que se han empleado. Hay estudios aleatorizados que valoran la aplicación intrauterina del fármaco el día de la extracción ovocitaria, con evidencia de mejoría en las tasas de embarazo en comparación con el grupo de control (29,5 % frente a 13,3 %; $p = 0,043$). No obstante, los efectos adversos de esta medicación no han sido reportados en el estudio. Se han descrito en la bibliografía especializada reacciones locales y sistémicas con su uso, como la leucocitosis, por lo que, es conveniente generar más evidencia sobre estas opciones terapéuticas antes de su uso en la práctica clínica.

Diagnóstico genético preimplantacional

Existen datos que sugieren que las pacientes con FRI podrían tener mayor prevalencia de anomalías cromosómicas (en concreto aneuploidias) en sus embriones. Por tanto, se sugiere que podría emplearse el diagnóstico preimplantacional en aquellas mujeres con factores de riesgo y FRI. Cuando se practica un cribado genético y se seleccionan embriones normales para transferencia, la tasa de implantación es del 24,6 %, lo cual es comparable con pacientes jóvenes del grupo de control (24,1 %). Es importante destacar que esto es altamente dependiente de la edad y que estos hallazgos se aplican a pacientes menores de 37 años. En mayores de esta edad, la tasa de implantación (seleccionando embriones normales) es de un 12,2 %. Por tanto, se recomienda en pacientes con FRI un cariotipo parental, como primer paso, para determinar si existen traslocaciones equilibradas y recomendar en este perfil de pacientes el diagnóstico genético preimplantacional.

PUNTOS CLAVE

- El fallo recurrente de implantación es una patología compleja con una amplia variedad de etiologías, así como opciones terapéuticas. Muchas veces esta condición es motivo de frustración para el paciente y el personal médico, por lo que suelen emplearse opciones terapéuticas empíricas.
- Existe una heterogeneidad en la definición de la patología, lo cual ha generado confusión en el diseño de estudios óptimos y en la obtención de datos al respecto.
- Esta patología podría considerarse un campo en desarrollo que tiene la necesidad de estudios bien diseñados para mejorar la evidencia sobre su manejo.

- La mejor de las respuestas a este tipo de pacientes es una medicina personalizada de acuerdo con las características propias del caso y los hallazgos de las pruebas diagnósticas llevadas a cabo.
- No existe una opción terapéutica única y muchas dependen de la etiología del problema, por lo que es de mucha ayuda el uso de un set estandarizado de analíticas para hacer una valoración preliminar del caso y tratar de enfocar el problema de la pareja.

BIBLIOGRAFÍA

Bar G, Harlev A, Alfayumi-Zeadna S, Zeadna A, Bord I, Har-Vardi I, et al. Recurrent implantation failure: which patients Benefit from endometrial scratching prior to IVF? Arch Gynecol Obstet. 2020;301(3):817-22.

Bashiri A, Halper KI, Orvieto R. Recurrent Implantation Failure-update overview on etiology, diagnosis, treatment and future directions. Reprod Biol Endocrinol. 2018;16(1):121.

Bellver J, Simón C. Implantation failure of endometrial origin: what is new? Curr Opin Obstet Gynecol. 2018;30(4):229-36.

Bosteels J, van Wessel S, Weyers S, Broekmans FJ, D'Hooghe TM, Bongers MY, et al. Hysteroscopy for treating subfertility associated with suspected major uterine cavity abnormalities. Cochrane Database Syst Rev. 2018;12(12):CD009461.

Chen L, Zhang H, Wang Q, Xie F, Gao S, Song Y, et al. Reproductive outcome in patients with intrauterine adhesions following hysteroscopic adhesiolysis: Experience from the Largest Women's Hospital in China. J Minim Invasive Gynecol. 2017;24(2):299-304.

Cicinelli E, Matteo M, Tinelli R, Lepera A, Alfonso R, Indraccolo U, et al. Prevalence of chronic endometritis in repeated unexplained implantation failure and the IVF success rate after antibiotic therapy. Hum Reprod. 2015;30(2):323-30.

García D, Erkan D. Diagnosis and Management of the Antiphospholipid Syndrome. N Engl J Med. 2018;378(21):2010-21.

Gürgan T, Kalem Z, Kalem MN, Ruso H, Benkhalifa M, Makrigiannakis A. Systematic and standardized hysteroscopic endometrial injury for treatment of recurrent implantation failure. Reprod Biomed Online. 2019;39(3):477-83.

Harb H, Al-Rshoud F, Karunakaran B, Gallos ID, Coomarasamy A. Hydrosalpinx and pregnancy loss: a systematic review and meta-analysis. Reprod Biomed Online. 2019;38(3):427-41.

Hernández-Vargas P, Muñoz M, Domínguez F. Identifying biomarkers for predicting successful embryo implantation: applying single to multi-OMICs to improve reproductive outcomes. Hum Reprod Update. 2020;26(2):264-301.

Hou Z, Jiang F, Yang J, Liu Y, Zha H, Yang X, et al. What is the impact of granulocyte colonystimulating factor (G-CSF) in subcutaneous injection or intrauterine infusion and during both the fresh and frozen embryo transfer cycles on recurrent implantation failure: a systematic review and metaanalysis? Reprod Biol Endocrinol. 2021;19(1):125.

Kulshrestha V, Agarwal N, Kachhawa G. Postcaesarean Niche (Isthmocele) in Uterine Scar: An Update. J Obstet Gynaecol India. 2020;70(6):440-46.

Liu S, Shi L, Shi J. Impact of endometrial cavity fluid on assisted reproductive technology outcomes. Int J Gynaecol Obstet. 2016;132(3):278-83.

Makrigiannakis A, Makrygiannakis F, Vrekoussis T. Approaches to Improve Endometrial Receptivity in Case of Repeated Implantation Failures. Front Cell Dev Biol. 2021;9:613277.

Moustafa S, Young SL. Diagnostic and therapeutic options in recurrent implantation failure. F1000Res. 2020;9:F1000 Faculty Rev-208.

Munro MG. Uterine polyps, adenomyosis, leiomyomas, and endometrial receptivity. Fertil Steril. 2019;111(4):629-40.

Nahshon CS, Sagi-Dain L, Wiener-Megnazi Z, Dirnfeld M. The impact of intentional endometrial injury on reproductive outcomes: a systematic review and meta-analysis. Hum Reprod Update. 2019;25(1):95-113.

Ng KYB, Cheong.Y. Hydrosalpinx - Salpingostomy, salpingectomy or tubal occlusion. Best Pract Res Clin Obstet Gynaecol. 2019;59:41-7.

Panagiotopoulou N, Karavolos S, Choudhary M. Endometrial injury prior to assisted reproductive techniques for recurrent implantation failure: a systematic literature review. Eur J Obstet Gynecol Reprod Biol. 2015;193:27-33.

Sammaritano LR. Antiphospholipid síndrome. Best Practice & Research Clinical Rheumatology. (2019) 1521-6942.

Shaulov T, Sierra S, Sylvestre C. Recurrent implantation failure in IVF: A Canadian Fertility and Andrology Society Clinical Practice Guideline. Reprod Biomed Online. 2020;41(5):819-33.

Tomaiuolo R, Veneruso I, Cariati F, D'Argenio V. Microbiota and Human Reproduction: The Case of Female Infertility. High-Throughput. 2020;9(2):12.

Toson B, Simon C, Moreno I. The Endometrial Microbiome and Its Impact on Human Conception. Int J Mol Sci. 2022;23(1):485.

Viotti M. Preimplantation Genetic Testing for Chromosomal Abnormalities: Aneuploidy, Mosaicism, and Structural Rearrangements. Genes (Basel). 2020;11(6):602.

Wang X, Hou H, Yu Q. Fertility and pregnancy outcomes following hysteroscopic metroplasty of different sized uterine septa: A retrospective cohort study protocol. Medicine (Baltimore). 2019;98(30):e16623.

Zargar M, Ghafourian M, Nikbakht R, Hosseini VM, Choghakabodi PM. Evaluating Chronic Endometritis in Women with Recurrent implantation Failure and Recurrent Pregnancy Loss by Hysteroscopy and Immunohistochemistry. J Minim Invasive Gynecol. 2020;27(1):116-21.

Zhang WX, Cao LB, Zhao Y, Li J, Li BF, Lv JN, et al. Endometrial cavity fluid is associated with deleterious pregnancy outcomes in patients undergoing in vitro fertilization/intracytoplasmic sperm injection: a retrospective cohort study. Ann Transl Med 2021;9(1):9.

Evaluación tubárica por histeroscopia

39

J. P. Parry

OBJETIVOS

- Conocer las diferentes técnicas de evaluación de permeabilidad tubárica por histeroscopia.
- Comprender las bases de las técnicas de cromopertubación histeroscópica.
- Entender las bases de la técnica de Parryscope, así como saber interpretar los resultados de esta.

INTRODUCCIÓN

Los pacientes y los médicos a menudo complican demasiado la fertilidad, cuando la mayoría de los casos se pueden encuadrar en dos grandes grupos: por un lado, las alteraciones en la cantidad y calidad de los espermatozoides y los óvulos, y, por otro, la alteración en la función de las trompas de Falopio y el útero. Dado que la histeroscopia es el método de referencia para la evaluación de la cavidad uterina y que también se puede utilizar para evaluar y tratar los factores tubáricos, gran parte del estudio de fertilidad femenina se puede lograr en una sola visita a través de la histeroscopia en el consultorio. La mayoría del resto de factores se pueden evaluar mediante la realización de una ecografía concomitante para ver el contorno uterino exterior, así como para evaluar la reserva ovárica a través del recuento de folículos antrales.

Este tema tiene como objetivo analizar los enfoques diagnósticos clásicos para la evaluación de la permeabilidad tubárica, así como sus limitaciones, las técnicas en las que la histeroscopia diagnóstica puede tener ventajas y los pros y los contras del uso de este procedimiento para evaluar las trompas de Falopio.

EVALUACIÓN NO HISTEROSCÓPICA DE LA PERMEABILIDAD TUBÁRICA

La primera descripción detallada de las trompas de Falopio fue realizada por el anatomista italiano Gabriele Falloppio en 1561. En sus textos, argumentó en contra de la creencia de que los hombres y las mujeres tienen una anatomía similar, algo que basó en la demostración de que las mujeres no tienen epidídimo y en que las trompas de Falopio están presentes no solo en la especie humana, sino que también se puede encontrar en las hembras de múltiples especies animales.

En aquel tiempo, la evaluación de las trompas no pasaba más allá de un estudio sobre cadáveres debido a la morbilidad inherente a la laparotomía en la era anterior a los antibióticos. El primer gran avance en las pruebas de evaluación de la permeabilidad tubárica se produjo con la introducción de la histerosalpingografía (HSG). Esta técnica fue descrita originalmente en 1910 por Rindfleisch. En esencia, continúa practicándose de manera similar un siglo después mediante la combinación de rayos X y la introducción transcervical de un tinte radiopaco. Existen múltiples ventajas asociadas a la realización de una HSG más allá de solo observar el paso de contraste a través de las trompas, lo cual confirma la permeabilidad. La existencia de saculaciones, la salpingitis ístmica nodosa, los hidrosálpinx y demás hallazgos pueden brindar información sobre la naturaleza de la patología tubárica, lo que influye en su manejo, así como en el pronóstico. A pesar de esto, existen múltiples desventajas asociadas a la HSG. Estas incluyen, entre otras:

1. Precisión diagnóstica limitada.
2. Dolor.
3. Uso de la radiación.
4. Reacciones alérgicas al contraste.
5. Coste.

La baja precisión que presenta la histerosalpingografía en el diagnóstico es una de las limitaciones que más preocupa a los médicos. La sensibilidad de la HSG es 76-96 %, y la especificidad, de 67-100 %. Los resultados de valor predictivo positivo y el valor predictivo negativo dependen también de la prevalencia de una afección; las cifras comúnmente manejadas son del 38 % y el 94 %, respectivamente.

La mayoría de los médicos no son conscientes de la sensibilidad subóptima de la HSG en el diagnóstico tanto de la afectación tubárica como de la oclusión de esta. La razón es que con está técnica se busca solo determinar la permeabilidad, cuando, en realidad, la función ciliar es tan importante como el hecho de que la trompa esté técnicamente abierta o cerrada. Si se compara la trompa de Falopio con una simple tubería, hay que preguntarse si la tubería está enterrada, tapada en el extremo o corroída internamente. Una «tubería enterrada» puede corregirse mediante una liberación de adherencias laparoscópica. Una «tubería tapada» puede solucionarse con una neosalpingostomía laparoscópica. Sin embargo, un «tubo corroído», aunque se pueda mejorar con la canulación laparoscópica o histeroscópica, en última instancia tendrá un daño ciliar intraluminal. La mentalidad simplista asume que los espermatozoides nadan solos hacia el óvulo, pero en realidad son los cilios los que empujan tanto al esperma como al óvulo hasta conseguir ponerlos en contacto. Después de la fecundación, y debido al aumento de la progesterona, se revierte el movimiento ciliar para empujar el embrión hacia el útero. Si hay daño intraluminal, es menos probable que el espermatozoide y el óvulo se encuentren. Si lo hacen, la disfunción ciliar dificulta la migración del embrión al útero, lo que puede resultar en un embarazo ectópico.

La razón por la que es fundamental comprender el daño intraluminal no solo es por el hecho de que es el más difícil de reparar, sino que también anima a reevaluar los enfoques de la HSG. Clásicamente, se ha dado por supuesto que los médicos «abrían» las trompas al realizar una HSG y con esta técnica se mejoraba la fertilidad. La simple existencia de permeabilidad tubárica permite la posibilidad de una concepción espontánea en contraposición con la oclusión completa, aunque la permeabilidad conseguida con altas presiones se asocia a una reducción de hasta cuatro veces en las tasas de concepción en relación con la permeabilidad conseguida con bajas presiones. Aunque algunas mujeres simplemente tendrán una luz tubárica de calibre estrecho, en muchas en las que se aprecia una estenosis en la zona tubárica en la HSG es debido a un trauma intraluminal, sobre todo en entornos donde la clamidia es muy frecuente. En consecuencia, se ha de considerar la aparición del dolor al realizar la HSG como un signo que hay que tener en cuenta a la hora de establecer un diagnóstico y no simplemente como una parte más de esta. La intensidad del dolor con HSG puede ser significativa. En algunos estudios, el 30 % de las mujeres describen la HSG como una de las experiencias más dolorosas que jamás hayan experimentado. A modo de comentario, algunas mujeres explican la HSG como, aunque más breve, peor que el parto. La documentación prospectiva del dolor inherente a la HSG es importante.

La cromopertubación laparoscópica está considerada como la técnica de referencia para evaluar la permeabilidad tubárica que, al ser realizada en quirófano bajo anestesia general, evita a la paciente las molestias asociadas a la histerosalpingografía. La visualización del paso del contraste a través de las trompas y su salida a la cavidad peritoneal es sinónimo de permeabilidad tubárica. Además, permite evaluar si la obstrucción es proximal o distal y si esta cede al aumento de presión del medio de contraste. Hasta el 95 % de las oclusiones observadas en la laparoscopia son proximales o afectan a toda la trompa. Esto supone una limitación diagnóstica a la HSG que no puede diferenciar una de otra. Aunque la realización de una canulación transfimbrial puede llegar a corregir las estenosis tubáricas focales, la reparación de la afectación completa de la trompa tiene peor pronóstico, ya que es más probable que exista un daño ciliar asociado en todo el trayecto. Por otro lado, la laparoscopia permite la corrección no solo del posible bloqueo intraluminal, sino también de la aglutinación de las fimbrias y las adherencias peritubáricas y periováricas. Asimismo, ofrece la oportunidad de abordar otras patologías pélvicas.

Sin embargo, la cromopertubación laparoscópica tiene limitaciones significativas y la realización de una laparoscopia diagnóstica para la evaluación de la fertilidad, con o sin cromopertubación asociada, ya no se considera una prueba de primera línea. Los costes son significativos, los riesgos no son nulos y la recuperación postoperatoria es un efecto indeseable. Además, hay determinadas limitaciones que, por lo general, no se abordan a pesar de ser el procedimiento de referencia. Por ejemplo, aunque es poco probable, se pueden llegar a producir embarazos espontáneos tras un diagnóstico de una oclusión tubárica bilateral, espasmos tubáricos o problemas técnicos durante la cromopertubación, que pueden dar lugar a falsos positivos. Hasta ahora, los trabajos publicados rara vez abordan la diferencia entre la permeabilidad de alta y baja presión durante la prueba de permeabilidad, en la cromopertubación laparoscópica o la HSG. Además, existe cierta preocupación de que el uso de relajantes musculares durante la anestesia pueda cambiar el equilibrio tubárico al no reflejar condiciones fisiológicas.

Por otro lado, una analítica en búsqueda de anticuerpos contra clamidia sirve solo como indicador de riesgo de afectación tubárica, pero no ofrece información sobre la permeabilidad tubárica. La única prueba no histeroscópica que ha supuesto una mejora de la HSG ha sido la sonohisterografía, realizada por primera vez en 1984. Se basaba en la infusión transcervical de suero salino con microburbujas de aire que, al ser visibles por ecografía, dibujaba el contorno de la cavidad uterina y las trompas. En la actualidad, se habla de *hysterosalpingo contrast sonography* (HyCoSy) cuando se utiliza como medio de contraste suero fisiológico o una solución de galactosa, mientras que se habla de *histerosalpingo foam sonography* (HyFoSy) cuando se utiliza un gel espumoso a la vez que se realiza la ecografía. Esta técnica permite llevar la evaluación de la permeabilidad tubárica a la consulta en vez de hacerla en la sala de radiología o en el quirófano, evita las reacciones al contraste y es más económico que las otras alternativas, sobre todo al compararlo con los gastos de la evaluación por laparoscopia.

Otro de los problemas que presenta la histerosalpingografía se relaciona con las variaciones en el resultado. La sonosalpingografía puede ser a la vez suave y precisa, pero los abordajes precisos no son siempre suaves y los abordajes suaves no son siempre precisos. Es decir, que un abordaje oclusivo (aquel que precisa un globo que evite el reflujo de líquido a través del canal cervical) se asocia con una mayor distensión de la cavidad uterina y, por lo tanto, con mayor grado de incomodidad por parte de la paciente. Por otro lado, los abordajes no oclusivos a veces no consiguen demostrar la permeabilidad tubárica, por lo que se asocian con una menor precisión diagnóstica.

ABORDAJES HISTEROSCÓPICOS PARA EVALUAR LA PERMEABILIDAD TUBÁRICA

Existen básicamente cuatro abordajes para la evaluación de la permeabilidad tubárica por histeroscopia:

1. Cromopertubación histeroscópica: canulación tubárica con instilación de azul de metileno.
2. Observación del paso de burbujas de aire o técnica de Parryscope.

3. Uso de la ecografía prehisteroscópica y posthisteroscópica para evaluar la presencia de líquido en el fondo de saco de Douglas.
4. Observación del paso espontáneo de contenido de la cavidad uterina (endometrio flotante, sangre, etc.) a través de los *ostium* o técnica de la dispersión.

Cromopertubación histeroscópica

Un artículo pionero sobre la evaluación histeroscópica de la permeabilidad tubárica fue el realizado por Török y Major, en 2012. Aunque la canulación tubárica histeroscópica era una técnica ya establecida, al igual que la canulación bajo fluoroscopia, los autores llevaron este concepto un paso más allá a través de la introducción de colorante azul de metileno a través de la trompa, pero por histeroscopia.

La técnica consistía en una histeroscopia mediante la técnica de la vaginoscopia. A continuación, se insertaba un catéter de plástico de 1,7 mm de grosor a través del canal de trabajo y se colocaba, bajo visión directa, el extremo distal de este sobre el *ostium* tubárico. A través de dicho catéter se instilaron entre 2-10 mL de azul de metileno diluido. Se observó que si la trompa era permeable, en ningún momento refluía colorante hacia la cavidad, por lo que la imagen de la cavidad uterina era siempre limpia, observando además cómo el líquido pasaba por el catéter. Si la trompa estaba obstruida, se producía el reflujo del azul de metileno a la cavidad tiñendo de azul el medio de distensión que ocupaba esta. En los casos en los que existía una obstrucción en la zona distal, al principio se mantenía la cavidad libre de colorante, pero tras un lapso de tiempo (cuando se rellenaba de colorante toda la trompa), se producía el reflujo del colorante a la cavidad.

En comparación con la cromopertubación laparoscópica, esta técnica tuvo una sensibilidad del 82 % y una especificidad del 83 %. Este nivel de precisión es similar al encontrado por Carta *et al.*, en 2018, con una sensibilidad del 86 % y una especificidad del 88 %.

Posteriormente, Carta *et al.*, en 2017, publicaron su serie, en la que introdujeron algunas modificaciones técnicas. Realizaron la histeroscopia con un modelo Bettocchi® sólo con la vaina interna; a través del canal operatorio de este se introdujo un catéter de 4 Fr, lo que equivale a 1,33 mm. La punta distal del catéter se introdujo 1-2 mm a través del *ostium* tubárico que se había de evaluar. Después se instilaron 2-10 mL de azul de metileno y se evaluó la permeabilidad de la trompa de la misma manera que habían descrito Török y Major. Otra modificación sobre la técnica anterior es que realizaron una ecografía para valorar la presencia de líquido en Douglas o alrededor de los ovarios, con lo que se estableció que la presencia de dicho líquido probaba que al menos una de las trompas era permeable.

Una diferencia importante entre los trabajos de Török, 2012, y Carta, 2018, es el lugar en el que se realizaron. Aunque en el trabajo de Török se hacía referencia a la posibilidad de realizar la histeroscopia en el consultorio, ese estudio en realidad se realizó en el quirófano, con anestesia, en pacientes que iban a ser sometidas a una laparoscopia diagnóstica. Sin embargo, en el trabajo de Carta se realizaron las histeroscopias en el consultorio y sin anestesia. Esto tiene una serie de

implicaciones muy importantes, tanto para la validez externa de la prueba como para la experiencia de la paciente. Si la evaluación histeroscópica de la permeabilidad de las trompas requiere anestesia general, se limita claramente su valor como prueba diagnóstica. Pero si se puede realizar razonablemente en el consultorio sin anestesia general, entonces la histeroscopia puede tener mayor valor en la detección de oclusión tubárica.

La evaluación de la permeabilidad tubárica mediante histeroscopia tiene la ventaja inherente a la técnica de poder tratar patologías que se encuentran incidentalmente, el conocido como *see and treat*. Sin embargo, cuando se minimiza el calibre de los histeroscopios para mejorar la tolerabilidad de una paciente consciente, el canal de entrada del medio de distensión suele ser el mismo que el canal operatorio. Por lo tanto, los catéteres utilizados para la instalación del colorante ocuparán parte de la luz del canal de entrada, lo que puede interferir en la entrada del medio de distensión, lo cual afecta a la visualización. Si la solución a esto es utilizar un histeroscopio de mayor calibre que tenga un canal de entrada más grande o un canal de entrada independiente, puede afectar a la tolerancia a la prueba por parte de la paciente.

Las implicaciones que tiene la utilización de histeroscopios con mayor calibre para la histeroscopia en consulta sin utilización de anestesia es un tema de debate. Un estudio de R. Campo sobre los distintos factores que podrían influir en el éxito de la histeroscopia en consultorio observó que en un tercio de las mujeres se tuvo que cambiar el histeroscopio clásico de 5 mm por un minihisteroscopio de 3,5 mm (la mayoría de las pacientes eran nulíparas o en casos realizados por médicos con poca experiencia). Por otro lado, un estudio de Parry en el que se evaluó la tolerancia a la histeroscopia de mujeres, en su inmensa mayoría nulíparas, demostró que cuando se usa un histeroscopio flexible de menos de 3 mm, la mayoría no sufren dolor y más del 90 % solo experimenta molestias leves (**Tabla 39-1**).

Si la luz del canal cervical promedio en pacientes nulíparas es de alrededor de 2,7 mm y la luz promedio de las multíparas es de 4,2 mm, se puede aseverar que el calibre del histeroscopio es muy importante para las mujeres nulíparas que buscan fertilidad (**Fig. 39-1**). Los histeroscopios

Dolor	Tabla 39-1. Niveles relativos de malestar comparando un histeroscopio flexible de pequeño calibre en consulta con la histerosalpingografía	
	Histeroscopia diagnóstica en consulta 2,9 mm	Histerosalpingografía
No	54 %	12 %
Mínimo	24 %	7 %
Leve	12 %	20 %
Moderado	8 %	18 %
Intenso	0,9 %	12 %
Máximo	0,2 %	31 %

de mayor calibre afectan al dolor durante la prueba y a la evaluación de la permeabilidad tubárica de dos formas:

1. El roce sobre el área cervical puede inducir un espasmo uterino que, potencialmente, cree un falso positivo para la oclusión tubárica.
2. El contacto íntimo que se produce entre el histeroscopio y el canal cervical puede llegar a bloquear la salida de medio de distensión cuando se utilizan histeroscopios diagnósticos sin canal de salida de líquido. Esto puede llegar a afectar no solo a la visualización, sino que también puede incrementar el dolor y los espasmos uterinos debido a la sobredistensión uterina. Esto es algo que hay que tener en cuenta, sobre todo en mujeres con estenosis cervical por distintos motivos y oclusión tubárica bilateral (**Figs. 39-2** y **39-3**).

Como cuestión semántica, las trompas de Falopio no sufren espasmos, pero el útero sí puede tenerlos alrededor de la porción cornual de las trompas, lo que dificulta la evaluación de la permeabilidad de estas. También cabe destacar que cuanto mejor sea el sello entre un catéter y la región cornual del útero, mayor será el nivel de contacto y la irritación potencial, lo que puede aumentar de forma inherente el riesgo de espasmo. En última instancia, los enfoques basados en la infusión de colorante para la evaluación histeroscópica de la permeabilidad tubárica tienen potencial, pero también limitaciones debido a la

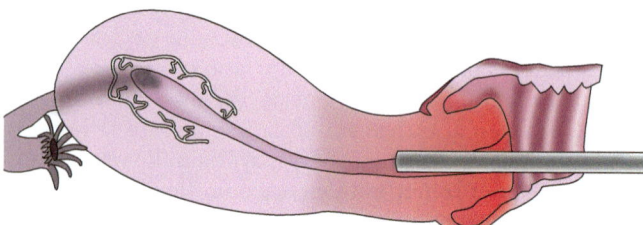

Figura 39-1. Histeroscopio rígido de mayor calibre que traumatiza la luz cervical, lo que provoca molestias y un posible espasmo tubárico.

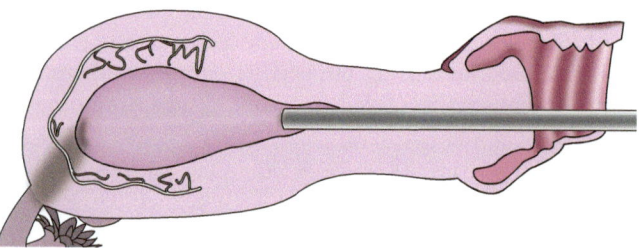

Figura 39-2. Histeroscopio rígido de mayor calibre que ocluye la luz cervical, lo que dificulta el flujo de salida y provoca una sobredistensión uterina.

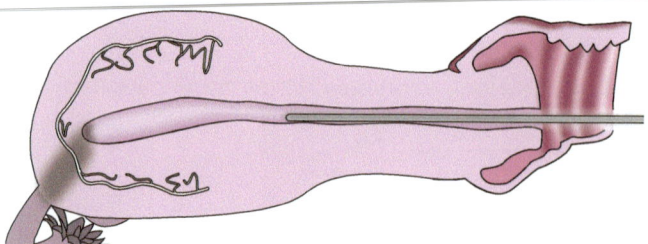

Figura 39-3. Histeroscopio de pequeño calibre que no ocluye la luz cervical, donde el flujo de salida facilita el lavado de sangre y contenido uterino, y se reduce el riesgo de molestias excesivas.

necesidad de histeroscopios de mayor calibre, el coste de la cánula, el esfuerzo y el tiempo que conlleva la colocación de la cánula, y la extensión de la superficie de contacto entre la cánula y la zona alrededor del *ostium*, que pueden afectar a la precisión de la prueba.

Infusión histeroscópica de burbujas de aire para la evaluación de la permeabilidad tubárica (técnica de Parryscope)

Un contacto inadecuado entre la cánula y el *ostium* puede provocar que el azul de metileno se derrame en la cavidad uterina, lo que hará difícil diferenciar entre oclusión y permeabilidad de la trompa. Una forma de evitar esto es tener una solución de contraste que sea hidrófoba y que pueda evaluar la trompa sin requerir que el contacto entre catéter y *ostium* sea perfecto. Aunque se pueden usar aceites y otras soluciones, una alternativa gratuita y fácilmente disponible es la utilización de burbujas de aire. Dado que el aire es visualmente distinto y no se difunde en la solución salina utilizada como medio de distensión, se puede utilizar para este fin introduciéndolo a través del canal de entrada del histeroscopio. Después, debido a las diferencias en la densidad, la paciente puede girarse sobre sus caderas para que la gravedad traiga burbujas de aire sobre los orificios sin necesidad de utilizar un catéter. Al no requerir una cánula especial o la compra de un medio de contraste, esta opción puede ayudar a reducir los costes. Además, al no precisar una cánula específica, permite la utilización de histeroscopios de calibres más pequeños, lo que puede mejorar la tolerabilidad de la prueba y reducir el riesgo de espasmo uterino.

Esta técnica puede considerarse como una sonosalpingografía vista histeroscópicamente, aunque existen algunas diferencias y ventajas importantes. Lo más trascendente es que la patología cornual, la endometritis y otras enfermedades intrauterinas a menudo se pueden identificar de manera más intuitiva al realizar la histeroscopia que con la ecografía 2D y puede haber oportunidades para ver y tratar en el momento de la histeroscopia diagnóstica.

Siempre que el calibre del histeroscopio sea comparable al de un catéter de sonosalpingografía, es probable que las pacientes tengan menos molestias. Las razones son que al avanzar visualizando el canal cervical se evita la lesión de este, además de ser más sencillo que la colocación del catéter «a ciegas». Por otro lado, la histeroscopia se hace por vaginoscopia, con lo que se evita la utilización de un espéculo para la exposición cervical. Otra ventaja importante es que el espasmo es más fácil de identificar, ya que se puede observar tanto la contractilidad uterina como la relajación momentánea alrededor de la trompa, donde una burbuja que recubre los orificios permanece antes de desaparecer instantáneamente y el útero se vuelve a contraer. Además, en relación con la sonosalpingografía, es más fácil notar el momento en que las burbujas están adyacentes a los *ostium* en lugar de estar de forma directa sobre ellos, lo que puede sugerir falsamente que no hay dispersión (**Figs. 39-4**).

Esta técnica se presentó por primera vez en la American Society for Reproductive Medicine en 2015. Desde entonces ha habido dos publicaciones principales relacionadas con la

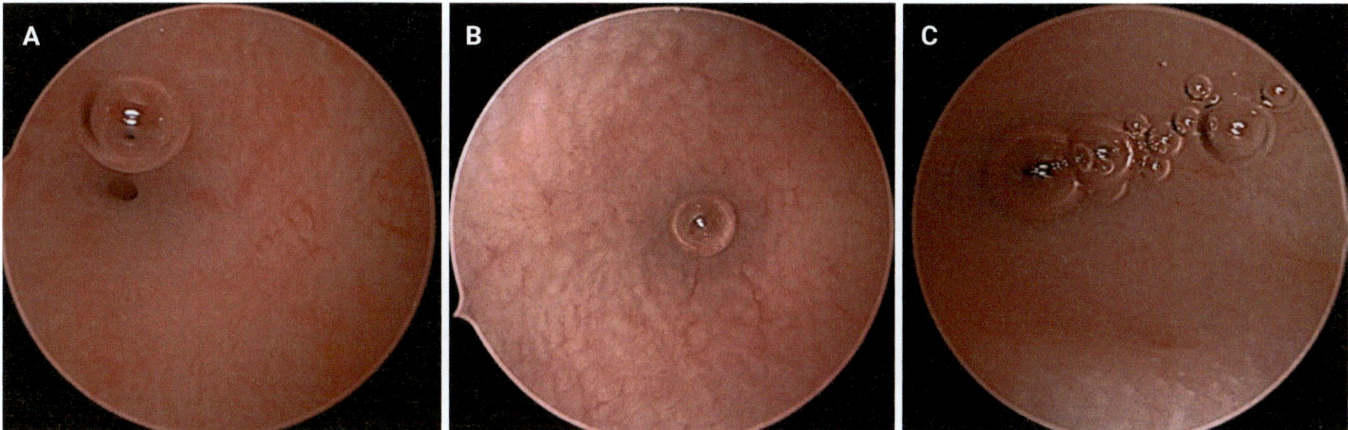

Figura 39-4. A) Burbujas adyacentes a los *ostium*, pero no directamente sobre ellos, donde, tanto para la evaluación por sonosalpingografía como por histeroscopia, puede haber una falsa sospecha de oclusión derecha. **B)** Tamaño adecuado para que una burbuja sobrepase los orificios en una paciente con oclusión tubárica. **C)** Inadecuado balanceo de caderas en paciente con útero en retroflexión, donde la burbuja alcanza de forma adecuada los *ostium*.

precisión: un ensayo cruzado presentado por Parry en 2017, que comparaba la histeroscopia en el consultorio con la HSG y la cromopertubación laparoscópica, y un ensayo controlado aleatorizado publicado por Hager, que comparó la histeroscopia bajo anestesia general tanto para la técnica de Parryscope como para técnicas de flujo con cromopertubación laparoscópica. La sensibilidad y especificidad para el enfoque basado en el consultorio fue del 98 % y el 84 %, respectivamente, mientras que para el enfoque basado en el quirófano fueron del 93 % y el 100 %, respectivamente. Lörincz realizó un tercer estudio de quirófano en 2020, pero no se giraron las caderas para que las burbujas llegaran a los *ostium*, entre otras limitaciones técnicas, lo que puede explicar su menor sensibilidad (73 %) y especificidad (70 %). Al existir múltiples enfoques para infundir burbujas de aire u otros medios de contrastante, el epónimo Parryscope se usó originalmente para enfatizar los aspectos centrales que se pensaba que maximizaban la precisión de esta prueba. Estos eran:

1. Histeroscopios de pequeño calibre (idealmente, menores de 3 mm de diámetro).
2. Histeroscopios flexibles.
3. Evitar la sobredistensión de la cavidad.

Se pensaba que estos tres factores reducían el dolor y el posible espasmo uterino asociado. Aunque la prueba posterior en el quirófano tuvo una precisión mayor de la esperada, cuando no se siguen estos principios, no está claro lo precisos que son los histeroscopios rígidos y más grandes en una sala de examen si los pacientes no están bajo anestesia general.

Esta técnica se realiza, por lo general, entre los días 7 y 11 del ciclo menstrual. Siempre se hace una ecografía transvaginal previa como parte de la evaluación uterina general para valorar la normalidad del aparato genital interno, así como la angulación uterina, el canal cervical, la presencia de adherencias en la zona pélvica con el signo del *slicing* u otra patología que pueda influir durante la realización de la técnica. Además, es importante visualizar y medir la cantidad de líquido presente en el fondo del saco de Douglas antes de la prueba y compararlo con el volumen existente tras la histeroscopia.

Antes de la realización de esta prueba, es aconsejable vaciar la vejiga para facilitar que las burbujas alcancen los *ostium*. Aunque la técnica original se describió realizando el abordaje cervical con el histeroscopio tras la colocación de un espéculo, hoy en día el abordaje por vaginoscopia permite reducir las molestias. Así, las pacientes de nuestra serie observaron que la colocación del espéculo era más molesta que la ecografía transvaginal y que llegaba a ser más incómodo que la histeroscopia con minihisteroscopios flexibles de 3 mm.

Como describieron originariamente Bettocchi y Selvaggi, la técnica de la vaginoscopia consiste en llevar a cabo la histeroscopia sin utilizar espéculo ni pinzas de fijación cervical. Tras introducir el histeroscopio en la vagina, se aprovecha la distensión que produce el medio de distensión en esa zona y se va avanzando por la cara posterior de la vagina hasta alcanzar el fondo de saco. Una vez allí, hay que desplazarse por el cérvix hasta localizar el orificio cervical externo que se canaliza, avanzando a través de este hasta llegar a la cavidad endometrial. Sin embargo, si se usa un histeroscopio flexible, suele ser más sencillo si se ayuda con el dedo índice para guiar la punta del histeroscopio hasta canalizar el cérvix.

Una vez atravesado el canal cervical y alcanzada la cavidad uterina, se hace una inspección completa de esta y se deja que el útero se adapte durante unos 30 segundos antes de introducir las burbujas de aire en la cavidad. El motivo de esta breve espera es permitir un equilibrio de presiones entre la cavidad y las trompas. Este equilibrio es importante en el caso de que exista permeabilidad proximal y obstrucción distal o en los casos en los que exista un hidrosálpinx, que durante esta espera se rellena de suero para evitar el paso de burbujas de aire por simple gradiente de presión en trompas que realmente no son permeables en su totalidad.

Para la realización de esta prueba se utiliza, por lo general, bolsas de suero salino y se obtiene la presión necesaria por simple gravedad. Para introducir el aire (**Fig. 39-5**), la cámara de goteo del sistema de suero se invierte brevemente para crear una columna de aire de 3 cm en el interior del tubo de infusión, que se suele corresponder con 0,25 mL de aire.

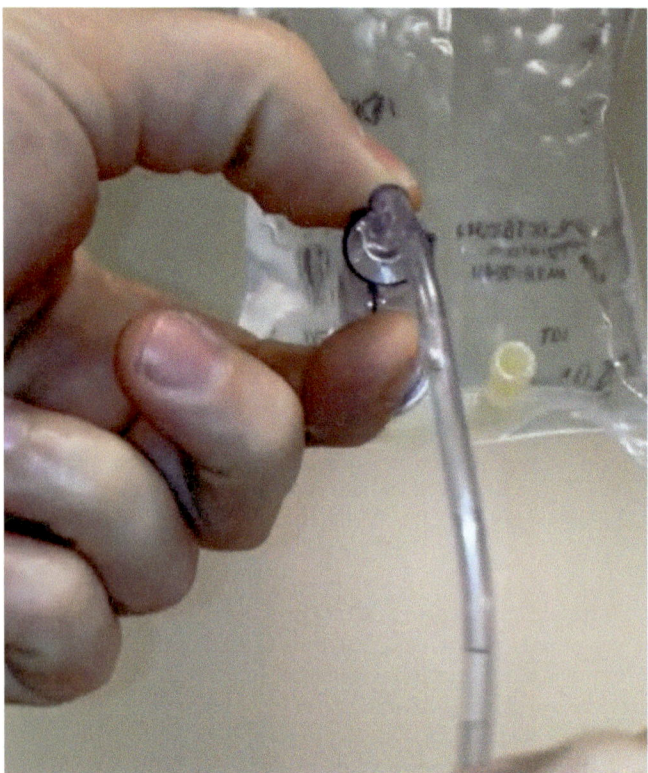

Figura 39-5. Inversión de la cámara de goteo del sistema de suero y posterior manipulación de la columna de 3 cm para crear una corriente de burbujas.

Después, el asistente sacude de manera repetida la columna de aire para crear una corriente de burbujas (en lugar de una gran burbuja), lo que facilita la dispersión bilateral.

Se utiliza este método en vez de la infusión con una jeringa porque puede disminuir la presión intrauterina en el momento del cambio del sistema del suero a la jeringa. En aquellos casos en los que es difícil introducir las burbujas de aire en la cavidad uterina a través del sistema, se debe sospechar la presencia de una oclusión tubárica. La razón es que, si el cuello uterino y las trompas son las vías naturales del flujo de salida y estas se encuentran bloqueadas, el flujo de entrada del medio de distensión con las burbujas es difícil.

Si no se objetiva un paso rápido de las burbujas a través de los orificios tubáricos, algo que es muy sugestivo de permeabilidad, sobre todo si se ha logrado el equilibrio de la presión, se debe permanecer observando estas durante un período de 30-60 segundos antes de evaluar la trompa contralateral. Cabe destacar que en aquellas ocasiones en las que se ha requerido dilatación cervical, en los casos en los que hay un espasmo visible o en los que la paciente nota molestias (lo que sugiere sobredistensión), la precisión diagnóstica de la técnica puede ser menos precisa. El otro riesgo importante a la hora de dar un resultado de falso positivo para oclusión es la retroflexión uterina, donde las burbujas pueden no llegar a los orificios. Hacer que la paciente gire sobre su costado sirve, por lo general, para corregir esto y ayuda a que las burbujas lleguen a los orificios. En teoría, incluso se podría hacer que una paciente con útero en retroflexión se acueste bocabajo para la histeroscopia; sin embargo, esto es algo que no se realiza en la práctica diaria.

Conviene señalar que no se debe considerar el paso de una sola burbuja pequeña como determinante de la permeabilidad. No obstante, el paso de una burbuja única grande, que ocupa gran parte de la cavidad uterina, o una sucesión de burbujas se consideraría predictivo de la permeabilidad. Una sola burbuja pequeña puede, potencialmente, quedar atrapada dentro de los *ostium* o espacio del intersticial.

Una de las principales preocupaciones relacionadas con esta técnica son los falsos negativos, donde las burbujas pasan a través de los orificios tubáricos, pero la oclusión distal está presente. Según nuestra experiencia, se puede afirmar que esta circunstancia es excepcionalmente rara, ya que con el enfoque descrito es muy difícil introducir aire en las trompas cuando hay permeabilidad proximal pero se observa oclusión distal.

Existen múltiples formas de evaluar qué ha sucedido y descartar falsos positivos durante la infusión de aire por histeroscopia para la evaluación de la permeabilidad tubárica:

1. Al mismo tiempo que se realiza la infusión, se puede realizar una ecografía transabdominal (incluso transvaginal o transrectal) y observar el paso de las burbujas de aire.
2. Girando las caderas de la paciente, de manera que la trompa, a través de la cual ha pasado el aire, quede más abajo en la pelvis. Si por algún motivo el aire quedara atrapado en la trompa, teóricamente volvería a subir a la cavidad uterina.
3. Buscar la existencia de aire atrapado dentro de un tubo o loculación mediante ecografía transvaginal después de la histeroscopia.
4. Comparar el volumen de líquido del fondo de saco antes y después de la histeroscopia, donde un aumento significativo es compatible con la permeabilidad; la ausencia de cambio en la cantidad de este sugiere una oclusión.

Después de haber realizado cientos de evaluaciones tubáricas por histeroscopia con esta técnica, no se ha encontrado una gran utilidad en los tres primeros puntos. De hecho, no se realizan nunca los dos primeros. Si que tiene bastante utilidad el cuarto, es decir, en la evaluación del volumen de líquido existente en el saco de Douglas antes y después de la histeroscopia; ya que esto se hace por ecografía, se busca también la existencia de aire atrapado dentro de alguna estructura tubular. Sin embargo, más allá de la información adicional que ofrece sobre los hidrosálpinx y las loculaciones identificadas antes de la histeroscopia, se estima que el tercero es útil en menos del 1 % de los procedimientos. Con respecto a la evaluación de la cantidad de líquido tras el procedimiento, cuando el fluido del fondo de saco no aumenta, se relaciona estrechamente con una falta de dispersión de burbujas de aire en ambos lados.

Observación del paso espontáneo de contenido de la cavidad uterina a través de los *ostium*

Este enfoque, propuesto principalmente por el Johannes Ott, de la Universidad de Viena, utiliza diferente material presente en la cavidad uterina, que es visible flotando en el medio de distensión, para evaluar la permeabilidad tubárica. Esto puede incluir, sobre todo, sangre, moco y endometrio desprendido. Los tres ensayos publicados con control laparoscópico tuvieron una sensibilidad y especificidad del 78 % y 85 % (Promberger, 2018), 85 % y 65 % (Ott, 2019) y 74 % y 71 % (Hager, 2020), respectivamente.

Aunque esta técnica tiene un gran potencial, depende del material existente, de manera natural, en la cavidad que puede no estar siempre presente. Además, ofrece una menor precisión que otros métodos. El único ensayo controlado aleatorizado publicado que compara los enfoques histeroscópicos ha sido el estudio de Hager, de 2020, que muestra una sensibilidad y especificidad del 74 % y el 71 % para esta técnica del paso espontáneo de contenido flotante en la cavidad; por el contrario, mostró una sensibilidad y especificidad del 93 % y el 100 % para la técnica de Parryscope.

PUNTOS CLAVE

- La evaluación histeroscópica de la permeabilidad tubárica es una técnica sencilla y relativamente cómoda para la paciente que permite, además, la evaluación histeroscópica de la cavidad uterina y el potencial tratamiento de patología hallada incidentalmente.
- La técnica de Parryscope es una técnica segura y de bajo coste, ya que evita la necesidad de quirófano o de catéteres específicos para su realización.
- Los tres pilares básicos en los que se basa la técnica de Parryscope son la utilización de histeroscopios de pequeño calibre (idealmente menores de 3 mm), la utilización de histeroscopios flexibles y el uso de presiones que eviten la sobredistensión de la cavidad uterina.

BIBLIOGRAFÍA

American College of Obstetricians and Gynecologists. Infertility workup for the women's health specialist: ACOG committee opinion, number 781. Obstet Gynecol. 2019;133(6):e377-84.

Bettocchi S, Selvaggi L. A vaginoscopic approach to reduce the pain of office hysteroscopy. J Am Assoc Gynecol Laparosc. 1997;4(2):255-8.

Bulletti C, Montini A, Setti PL, Palagiano A, Ubaldi F, Borini A. Vaginal parturition decreases recurrence of endometriosis. Fertil Steril. 2010;94(3):850-5.

Campo R, Molinas CR, Rombauts L, Mestdagh G, Lauwers M, Braekmans P, et al. Prospective multicenter randomized controlled trial to evaluate factors influencing the success rate of office diagnostic hysteroscopy. Hum Reprod. 2005;20(1):258-63.

Carta G, Palermo P, Pasquale C, Conte V, Pulcinella R, Necozione S, et al. Office hysteroscopic-guided selective tubal chromopertubation: acceptability, feasibility and diagnostic accuracy of this new diagnostic non-invasive technique in infertile women. Hum Fertil (Camb). 2018;21(2):106-11.

Falloppio G, Manna P, Olmo MA, Perchacino G. Gabrielis Falloppii medici Mutinensis Observationes anatomicae ad Petrum Mannam medicum Cremonensem. Venecia: Apud Marcum Antonium Vlmum; 1561.

Hager M, Ott J, Holzer I, Seemann R, Kurz C, Parry JP. Hysteroscopic Assessment of tubal patency: A prospective randomized comparison between the flow and Parryscope techniques. J Minim Invasive Gynecol. 2020;27(7):1552-7.

Holzer I, Ott J, Kurz C, Hofstetter G, Hager M, Kuessel L, et al. Is chronic endometritis associated with tubal infertility? A prospective cohort study. J Minim Invasive Gynecol. 2021;28(11):1876-81.

Lörincz J, Molnár S, Herman T, Vitale SG, Jashanjeet S, Lampé R, et al. Predictive value of bubble sign for tubal patency during office hysteroscopy. Eur J Obstet Gynecol Reprod Biol. 2020;253:58-60.

Maheux-Lacroix S, Boutin A, Moore L, Bergeron ME, Bujold E, Laberge P, et al. Hysterosalpingosonography for diagnosing tubal occlusion in subfertile women: a systematic review with meta-analysis. Hum Reprod. 2014;29(5):953-63.

Ott J, Hager M, Nouri K, Marschalek J, Kurz C. Assessment of tubal patency: a prospective comparison of diagnostic hysteroscopy and laparoscopic chromopertubation. J Minim Invasive Gynecol. 2020;27(1):135-40.

Parry JP, Riche D, Aldred J, Isaacs J, Lutz E, Butler V, et al. Proximal tubal patency demonstrated through air infusion during flexible office hysteroscopy is predictive of whole tubal patency. J Minim Invasive Gynecol. 2017;24(4):646-52.

Parry JP, Riche D, Rushing J, Linton B, Butler V, Lindheim SR. Performing the Parryscope technique gently for office tubal patency assessment. Fertil Steril. 2017;108(4):718.

Promberger R, Simek IM, Nouri K, Obermaier K, Kurz C, Ott J. Accuracy of tubal patency assessment in diagnostic hysteroscopy compared with laparoscopy in infertile women: a retrospective cohort study. J Minim Invasive Gynecol. 2018;25(5):794-9.

Richman TS, Viscomi GN, DeCherney A, Polan ML, Alcebo LO. Fallopian tubal patency assessed by ultrasound following fluid injection. Work in progress. Radiology. 1984;152(2):507-10.

Rindfleisch W. Darstellung des cavum uteri. Klin Wochenschr B. 1910;47:780.

Török P, Major T. Accuracy of assessment of tubal patency with selective pertubation at office hysteroscopy compared with laparoscopy in infertile women. J Min Invasive Gynecol. 2012;19(5):627-30.

Vitale SG, Carugno J, Riemma G, Torok P, Cianci S, De Franciscis P, et al. Hysteroscopy for Assessing Fallopian Tubal Obstruction: A Systematic Review and Diagnostic Test Accuracy Meta-analysis. J Minim Invasive Gynecol. 2021;28(4):769-78.

Oncología

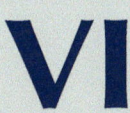

VI

40 • Microcolpohisteroscopia

41 • Hiperplasia de endometrio

42 • Cáncer endometrial

43 • Cáncer cervical-vaginal. Sarcomas

Microcolpohisteroscopia

40

L. Montevecchi

OBJETIVOS

- Asentar los conceptos básicos de la morfología macroscópica y microscópica del cuello uterino normal.
- Reconocer los aspectos morfológicos de las principales alteraciones celulares inducidas por el virus del papiloma humano (VPH).
- Valorar las técnicas más habituales para el cribado de precursores del carcinoma cervical y sus limitaciones.
- Conocer el instrumento creado por Jacques Hamou en 1981 y sus posteriores modificaciones.
- Aprender la técnica de realización de la microcolpohisteroscopia.
- Interpretar las imágenes macroscópicas y microscópicas obtenidas con el microcolpohisteroscopio de Hamou.
- Decidir los tratamientos y el seguimiento de los pacientes, basándose en el diagnóstico microcolposcópico.
- Saber utilizar la técnica de la conización con asa eléctrica para un tratamiento mínimamente invasivo.

CÉRVIX UTERINO NORMAL

El conocimiento de la morfología normal del epitelio cervical es fundamental para poder realizar un correcto diagnóstico en microcolpohisteroscopia.

Por ello, conviene recordar, en pocas palabras, las características del epitelio normal, remitiendo a quienes quieran profundizar en el tema a los textos específicos sobre citología cervical.

Vascularización e inervación del cérvix uterino

El suministro vascular del cuello uterino se deriva de las arterias ilíacas internas a través de las ramas cervical y vaginal de las arterias uterinas. Las ramas cervicales de las arterias uterinas están dispuestas a las 3 y 9 horarias del cuello uterino, respectivamente. Las venas corren paralelas a las arterias y desembocan en el plexo venoso hipogástrico. Los vasos linfáticos desembocan en los ganglios linfáticos del grupo ilíaco común, el ilíaco externo e interno, de la fosa obturadora y de los parametrios.

Hay muy pocas terminaciones nerviosas sensoriales en el ectocérvix, y por esta razón, la mayoría de las mujeres toleran bien procedimientos como la biopsia o la termocoagulación. Sin embargo, hay que prestar mucha atención a la exploración del endocérvix, particularmente en la zona del istmo. Esta área, de hecho, es muy rica en terminaciones nerviosas propioceptivas, y en ocasiones, se puede causar una desagradable reacción vagal, con sensación de náuseas, sudoración e hipotensión, especialmente durante la lisis de adherencias cervicoístmicas en histeroscopia ambulatoria.

El epitelio escamoso estratificado

El epitelio escamoso del cuello uterino y la vagina generalmente no se queratiniza y está compuesto por una capa continua de células poligonales planas estratificadas (multicapas) con núcleos ubicados centralmente. Se puede dividir en cuatro capas: superficial, intermedia, parabasal y basal (**Fig. 40-1**).

La capa superficial consta de células superficiales maduras; los núcleos de estas células son pequeños y picnóticos, y el citoplasma, abundante y uniformemente distribuido. Estas células ya no maduran y se exfolian con facilidad, y constituyen el principal componente exocervical de la prueba de Papanicoláu (**Fig. 40-2**).

En la observación macroscópica durante la edad reproductiva, el cuello uterino aparece rosado, con el moco cervical que emerge del orificio uterino. La coloración parduzca intensa después de la aplicación de la solución de Lugol atestigua la riqueza en contenido de glucógeno (**Fig. 40-3**).

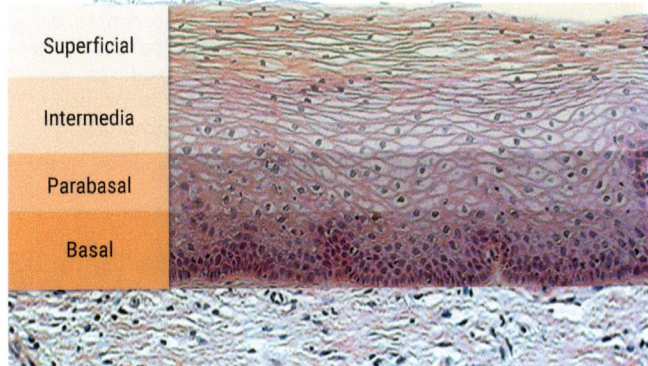

Figura 40-1. Las cuatro capas del epitelio escamoso cervical.

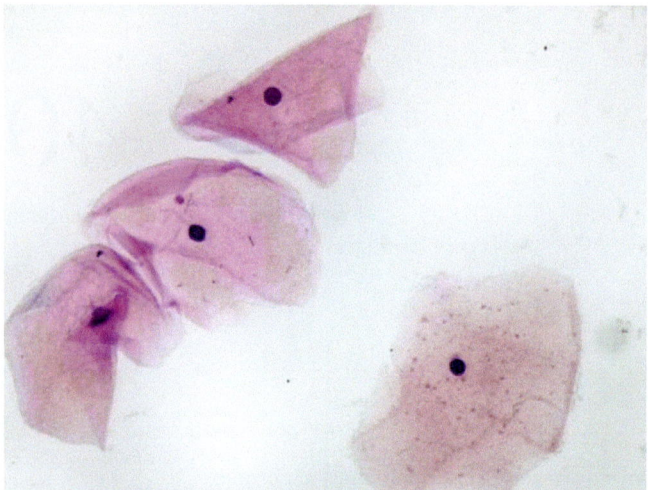

Figura 40-2. Células superficiales normales (citología: 800x).

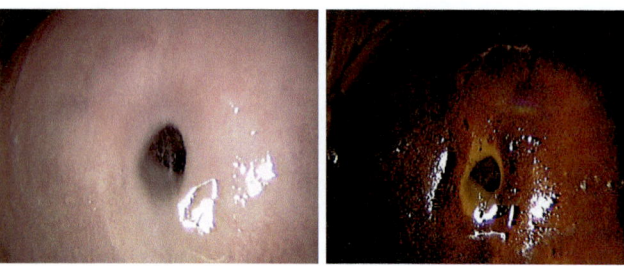

Figura 40-3. Cérvix uterino normal 10x (derecha: después de solución de Lugol).

La capa intermedia consta de células escamosas en maduración con núcleos vesiculares ligeramente más grandes. La cantidad de citoplasma aumenta a medida que maduran las células; las células de las capas superficial e intermedia son ricas en glucógeno en un cuello uterino estrogenizado.

La capa de células basales y parabasales tiene un grosor de unas pocas células y consta de células con menos citoplasma y núcleos más grandes que la capa intermedia, que surge de una sola capa de células basales que se encuentran en la membrana basal (**Fig. 40-4**).

La maduración del epitelio cervical está estrictamente ligada a los estrógenos, por lo que después de la menopausia no ocurre la maduración y el epitelio aparece delgado, distrófico. En la observación macroscópica, el cuello uterino aparece pálido, a veces con pequeñas petequias hemorrágicas, debido a traumatismos mínimos y una absorción deficiente de yodo de Lugol (**Fig. 40-5**).

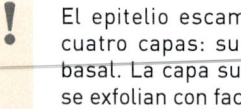 El epitelio escamoso del cuello uterino consta de cuatro capas: superficial, intermedia, parabasal y basal. La capa superficial, con células maduras que se exfolian con facilidad, constituyen el principal componente de la toma exocervical del Papanicoláu.

EPITELIO COLUMNAR (CILÍNDRICO)

El epitelio escamoso estratificado se continúa, dentro del canal cervical, con el epitelio cilíndrico. Este se compone de una sola capa de células cilíndricas alargadas que, característicamente, tienen el núcleo dispuesto en la base. Cuando estas células se descaman en grupos, se pueden observar en el

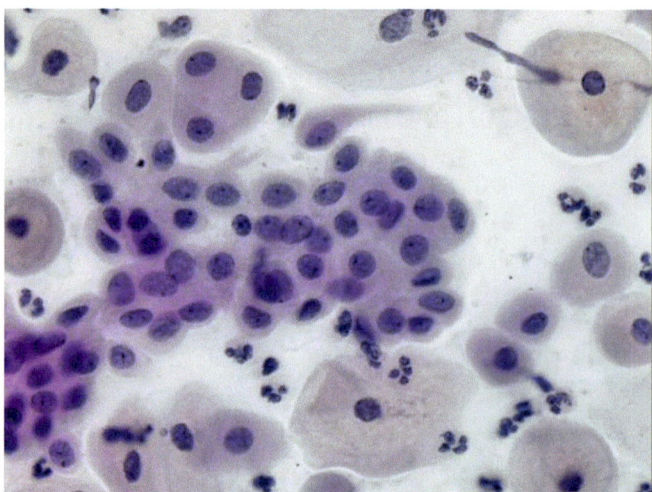

Figura 40-4. Células parabasales normales (citología: 400x).

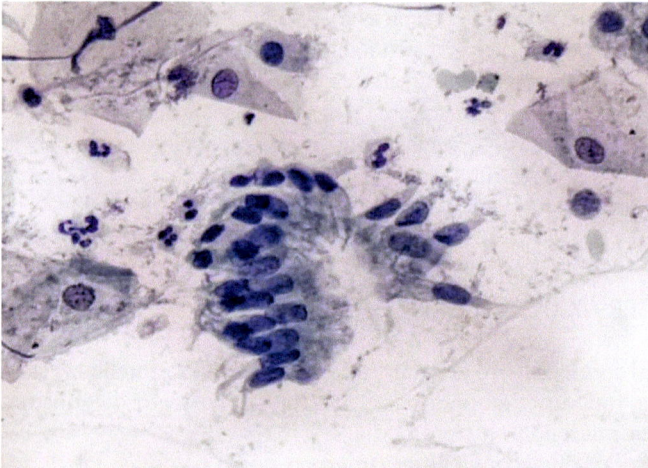

Figura 40-5. Células cilíndricas normales (citología: 800x).

Papanicoláu entre los elementos del epitelio escamoso multiestratificado (**Fig. 40-6**).

El epitelio cilíndrico no forma una superficie aplanada en el canal endocervical, sino que forma múltiples pliegues longitudinales que sobresalen en la luz del canal, lo que da lugar a proyecciones papilares. Forma varias invaginaciones en la sustancia del estroma cervical, lo que da lugar a la formación de criptas endocervicales (a veces denominadas glándulas endocervicales) (**Fig. 40-7**).

La observación macroscópica reproduce el mismo aspecto de la estructura histológica, pudiéndose observar pequeñas papilas redondeadas separadas por surcos más o menos profundos (**Fig. 40-8**). Aparece rojizo, ya que la delgadez de la capa única permite la visión de los vasos sanguíneos subyacentes.

 El epitelio columnar se localiza dentro del canal cervical. Este se compone de una sola capa de células cilíndricas alargadas, con el núcleo dispuesto en la base.

Unión escamocolumnar

La unión escamocolumnar (UEC) se refiere a la zona de transición entre el epitelio escamoso del cuello uterino y el epitelio cilíndrico del endocérvix. A veces, aparece como una línea bien marcada con un escalón, debido a la diferencia en la altura del epitelio escamoso y cilíndrico.

La ubicación de la UEC en relación con el orificio externo es variable a lo largo de la vida de una mujer y depende de factores como la edad, el estado hormonal o el uso de anticonceptivos orales, entre otros. Durante el período reproductivo y debido a la influencia de los estrógenos, el cuello uterino se

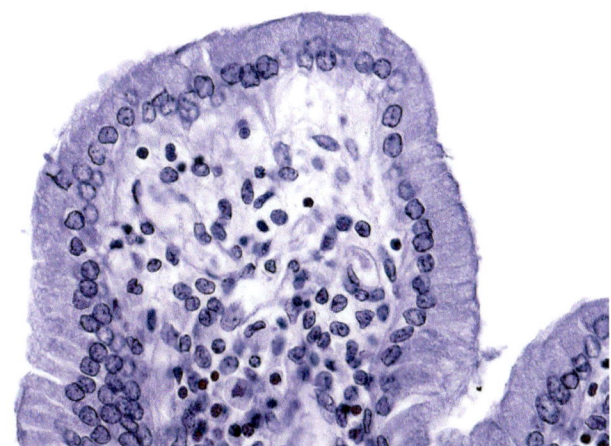

Figura 40-6. Papilas cervicales (histología: 800x).

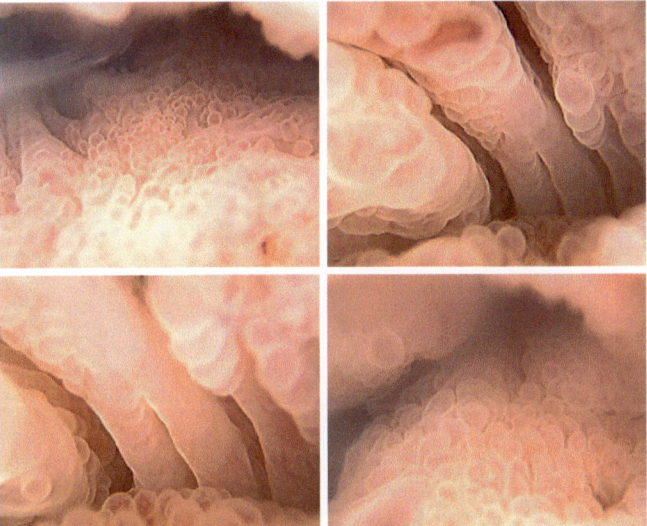

Figura 40-7. Papilas y criptas cervicales (microcolpohisteroscopia: 20x).

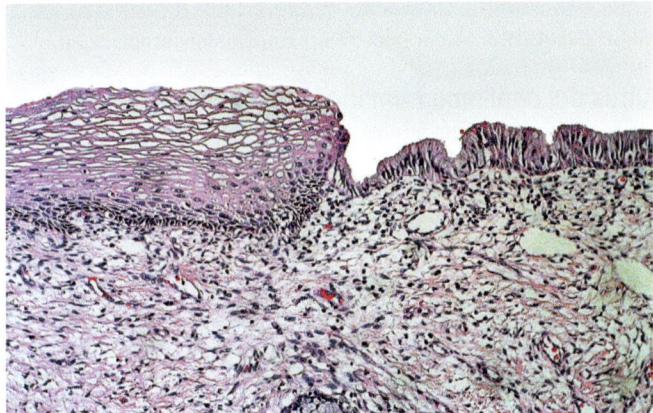

Figura 40-8. Unión escamocolumnar (histología).

hincha y agranda, y aparece el epitelio cilíndrico en la parte inferior del canal endocervical. Esta condición se llama ectropión o ectopia, que es visible como un exocérvix de aspecto rojizo en una visión macroscópica del exocérvix. El epitelio columnar, como ya se mencionó, no contiene glucógeno y, por tanto, no se tiñe con la solución de Lugol.

La UEC está localizada en el punto donde se encuentran el epitelio plano y el epitelio cilíndrico. La localización exacta de este punto varía durante la vida de la mujer, debido a los cambios metaplásicos que se producen en el epitelio cervical.

METAPLASIA ESCAMOSA

Se define metaplasia al proceso por el que un tipo de epitelio maduro diferenciado se transforma en otro igualmente diferenciado. Se trata generalmente de un proceso secundario a una irritación crónica o a un estímulo hormonal mantenido. Este cambio es reversible y generalmente el epitelio transformado puede volver a su estado original en caso de que el estímulo que lo causó desaparezca.

> **!** En la zona cervical, la sustitución del epitelio cilíndrico por un epitelio escamoso se denomina metaplasia escamosa. Es un proceso fisiológico que comienza con la activación de las células subcilíndricas de reserva, las cuales empujan hacia arriba las células cilíndricas, sustituyéndolas y tomando la apariencia de las células escamosas exocervicales (**Fig. 40-9**).

Este proceso a menudo es estimulado por el ambiente ácido de la vagina, o por fenómenos de reparación después de la destrucción del epitelio cilíndrico. Cuando el proceso de metaplasia es particularmente activo, se pueden observar células metaplásicas en la prueba de Papanicoláu (**Fig. 40-10**).

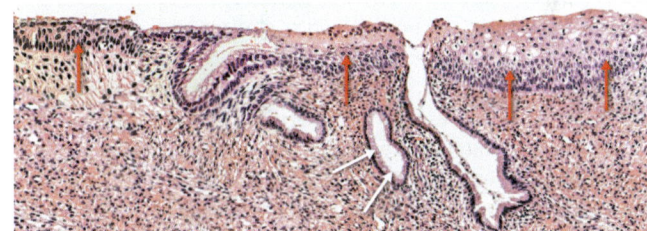

Figura 40-9. Células cervicales normales (flechas blancas) y células metaplásicas (flechas rojas) empujando las células cilíndricas inferiores.

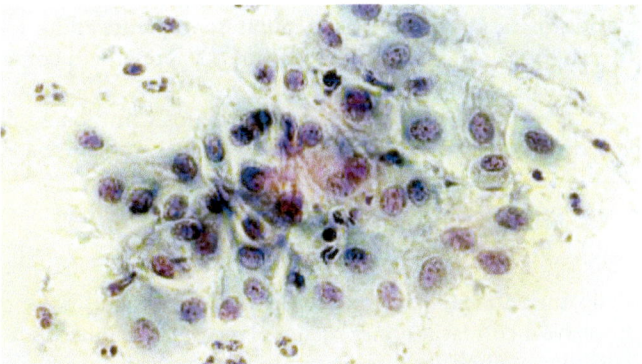

Figura 40-10. Células metaplásicas (citología: 400x).

Si el epitelio recién formado ocluye completamente el tejido subyacente que contiene las glándulas que segregan la mucosidad, se produce el llamado *quiste de Naboth*, con las características de un área redondeada que asciende en la superficie, lisa, atravesada por evidentes capilares.

Si el proceso de metaplasia escamosa evoluciona hacia un epitelio multicapa con características similares a las de un epitelio escamoso original, se hablará de metaplasia madura (completa o incompleta).

Si, por el contrario, las células metaplásicas no se disponen en capas epiteliales similares a las del epitelio original, se tendrá una metaplasia inmadura, y se podrán observar «islas» de epitelio cilíndrico rodeadas de epitelio escamoso. (**Fig. 40-11**).

La zona de transformación incluye el área entre el epitelio escamoso original del exocuello uterino y el epitelio cilíndrico del endocérvix. Esta zona puede ser más o menos extensa, y se caracteriza por el proceso de metaplasia escamosa provocado por el ambiente ácido vaginal sobre el epitelio cilíndrico.

El estímulo estrogénico, el uso de anticonceptivos hormonales y el embarazo, modifican la zona de transformación empujando el epitelio cilíndrico hacia el exocérvix; a veces puede estar total o parcialmente dentro del canal cervical.

ANATOMÍA DEL CUELLO UTERINO: CAMBIOS PATOLÓGICOS BENIGNOS

No solo existen aspectos normales o cambios neoplásicos: en el cuello uterino, se pueden encontrar alteraciones que, si bien no son fisiológicas, tienen características de benignidad: los pólipos del canal cervical pertenecen a esta categoría.

Los pólipos cervicales consisten en excrecencias con su propio eje conjuntivo-vascular, que crecen anormalmente a partir de una papila del epitelio cilíndrico (**Fig. 40-12**). Por lo general, tienen un pedículo por el que discurre el aporte sanguíneo y apenas causan síntomas. Si el pólipo sufre una estimulación excesiva (inflamatoria u hormonal) puede crecer, estirarse y sobresalir por el orificio uterino externo: en estos casos será fácilmente observable utilizando solo el espéculo vaginal (**Fig. 40-13**).

Después de un proceso regenerativo tras un tratamiento quirúrgico (conización, procedimiento de extirpación electroquirúrgica con asa, etc.) realizado demasiado cerca de la siguiente menstruación, puede ocurrir que células endometriales se implanten en el estroma cervical en el momento de la caída de la escara. Esto puede causar un implante endometriósico, que en el examen macroscópico se presentará como una formación quística más o menos rojiza (**Fig. 40-14**), de aspecto variable, como consecuencia de los cambios en el período del ciclo.

CITOLOGÍA: ASPECTOS ANORMALES PROVOCADOS POR EL VIRUS DEL PAPILOMA

A continuación se desarrolla el virus del papiloma humano en relación con las lesiones preneoplásicas, las lesiones escamosas intraepiteliales de bajo grado y las lesiones escamosas intraepiteliales de alto grado.

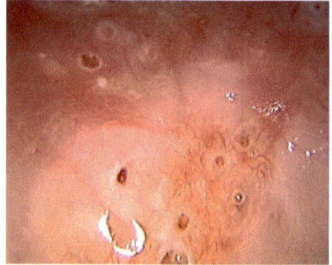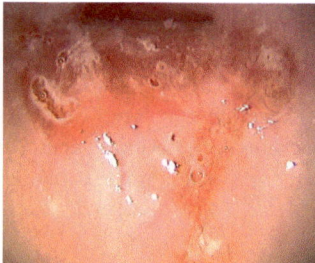

Figura 40-11. «Islas» de epitelio cilíndrico (microcolpohisteroscopia: 20x).

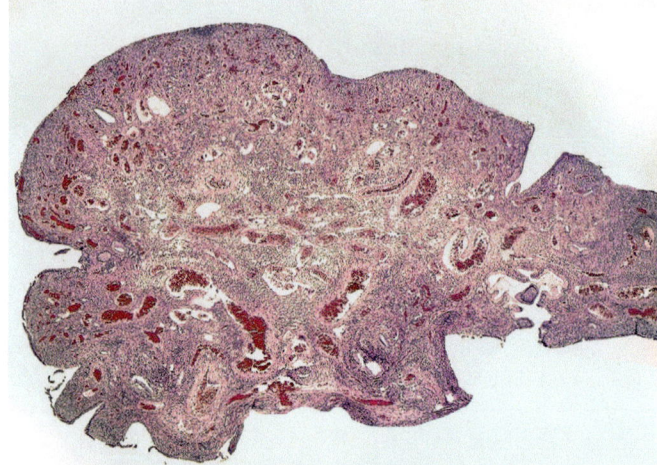

Figura 40-12. Pólipo cervical (histología).

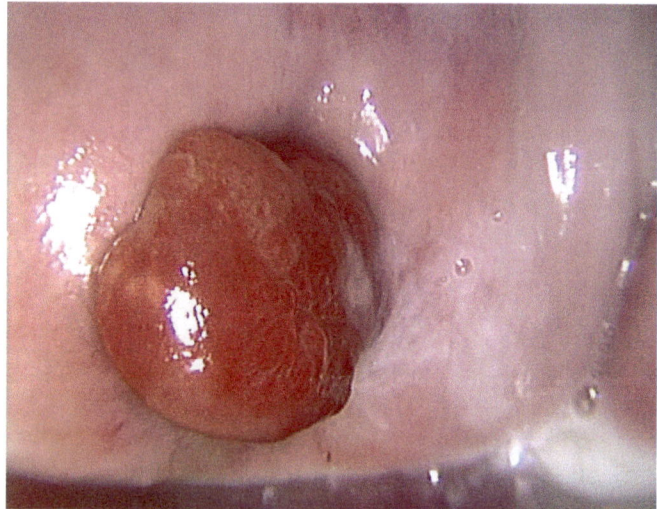

Figura 40-13. Pólipo cervical (microcolpohisteroscopia: 20x).

Virus del papiloma humano y lesiones preneoplásicas

La infección por VPH es el factor principal para la aparición del cáncer de cuello uterino. Su papel en la inducción de lesiones preneoplásicas del cuello uterino está ampliamente demostrado.

Los aspectos morfológicos de las alteraciones citopáticas inducidas por el virus del papiloma fueron publicados por primera vez por Meisels y Fortin, en 1976, mientras que 20 años antes, Koss y Durfee describieron al coilocito, elemento patognomónico del sufrimiento celular inducido por el VPH.

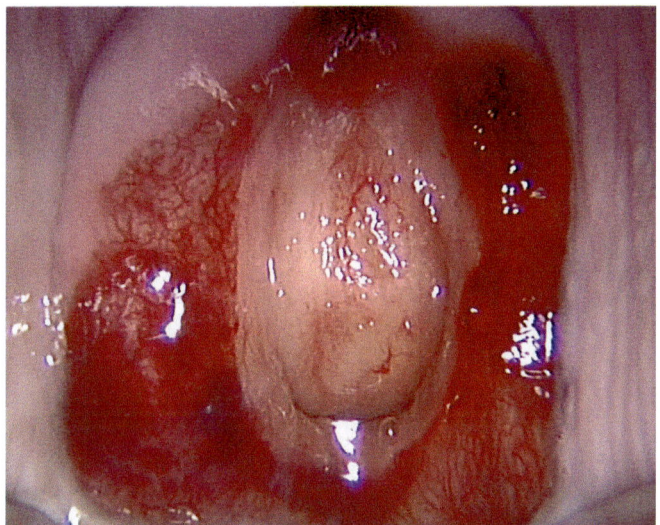

Figura 40-14. Endometriosis cervical (microcolpohisteroscopia: 20x).

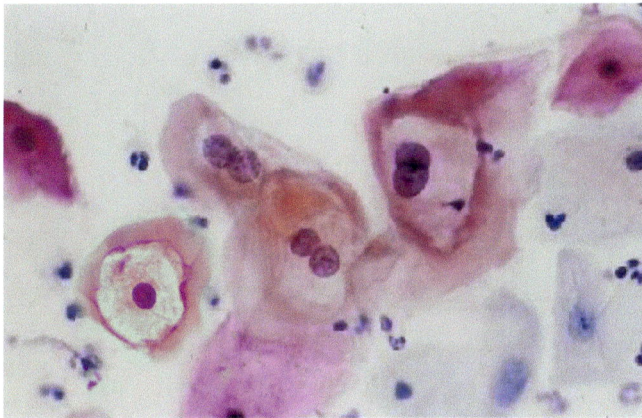

Figura 40-15. Coilocitos y células binucleadas (citología: 800x).

La coilocitosis, la binucleación y la disqueratosis, son los tres patrones principales de los criterios citológicos para diagnosticar la infección por VPH en el cuello uterino (**Fig. 40-15**).

El coilocito se caracteriza por ser una célula con un gran halo perinuclear claro, mientras que el citoplasma está dispuesto en la periferia, dando así la sensación de un contorno celular muy evidente. El núcleo parece más grande que el de una célula intermedia. La binucleación es la consecuencia de la división del núcleo, no seguida de la división natural del citoplasma durante el proceso normal de división celular: así se observan células con doble núcleo. El disqueratocito es una célula escamosa madura con citoplasma orangofílico (células anarajandas con apariencia hialina y refringente) uniformemente denso.

Virus del papiloma humano y lesiones escamosas intraepiteliales de bajo grado

En 1986, un pequeño grupo de personas con experiencia en citopatología, histopatología y manejo de pacientes se reunió en los Institutos Nacionales de Salud en Bethesda (en Maryland, Estados Unidos). Establecieron una terminología que superó la variabilidad diagnóstica de la antigua clasificación con el término «displasia», unificando en dos grupos las alteraciones celulares preneoplásicas: lesiones escamosas intraepiteliales de bajo grado (LSIL, *low grade squamous intraepitelial lesion*) y lesiones escamosas intraepiteliales de alto grado (HSIL, *high grade squamous intraepitelial lesion*).

Después de 18 años, en 2014, se ha revisado el llamado sistema Bethesda, incluyendo la nueva categoría de células escamosas atípicas ASC-H (*atypical squamous cells-cannot exclude HSIL*): una pequeña minoría de casos en los que el laboratorio no puede atribuir claramente las alteraciones al LSIL o al grupo HSIL.

El término LSIL incluye también ligeras modificaciones inducidas por el VPH.

La UEC es una zona citológica crucial, porque es el área más vulnerable a la infección por VPH y es el lugar en el que se inician más del 90 % de los tumores malignos del tracto genital inferior.

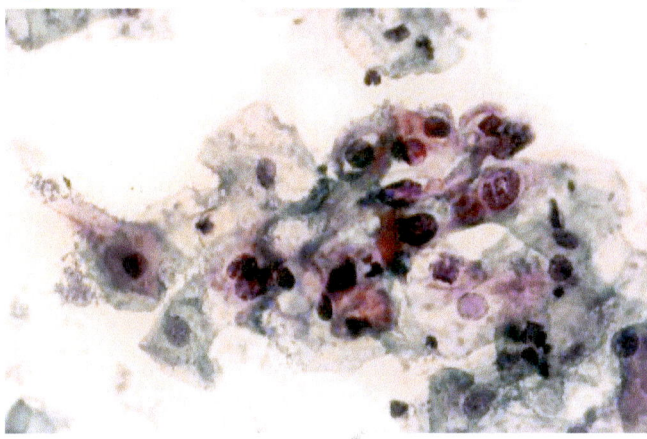

Figura 40-16. Lesión de bajo grado (citología: 400x).

Dado que la zona de transición incluye dos tipos de células epiteliales (células glandulares y escamosas), pueden ocurrir dos formas diferentes de cáncer en el cuello uterino. La replicación del ácido desoxirribonucleico (ADN) viral comienza en las capas basales, generando de 50 a 100 copias del genoma en cada célula. A esto le sigue la expresión de las proteínas E1 y E2 que se requieren para el procedimiento de replicación.

En comparación con las células normales, estas células tienen un núcleo más grande, más oscuro y de contorno asimétrico, rodeado por un área de espacio transparente, denominado halo perinuclear, y parecen estar vacuoladas. Esta alteración sugiere displasia celular menor y muestra un estado viral altamente replicativo. El «agujero» citoplasmático no contiene glucógeno, sino solo agua (**Fig. 40-16**).

Virus del papiloma humano y lesiones escamosas intraepiteliales de alto grado

Las HSIL representan un verdadero cambio preneoplásico del epitelio escamoso. Estas lesiones se identifican por células pequeñas poco diferenciadas y subdesarrolladas, con bordes citoplásmicos definidos, que están dispuestas en láminas y grupos sincitiales.

Las células son más pequeñas, con menos madurez citoplásmica que las de LSIL, y tienen una alta relación núcleo-citoplasma, un mayor grado de pleomorfismo nuclear, contornos nucleares muy irregulares, índice mitótico aumentado y figuras mitóticas anormales (**Fig. 40-17**).

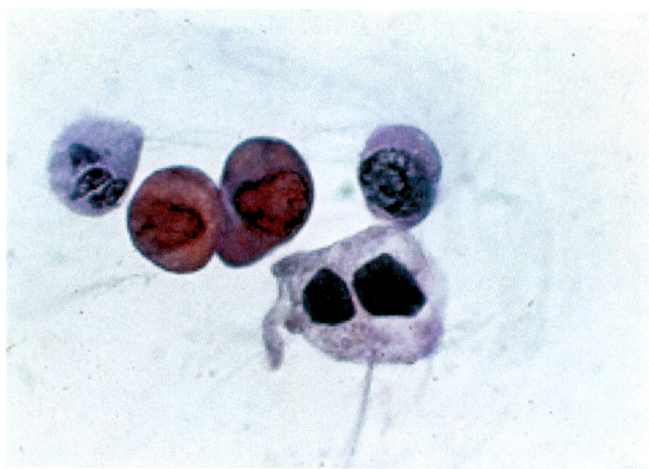

Figura 40-17. Lesión de alto grado (citología: 400x).

HERRAMIENTAS DE DIAGNÓSTICO PARA EL CRIBADO DEL CARCINOMA CERVICAL

El carcinoma de cuello uterino es la tercera neoplasia maligna más común en las mujeres de todo el mundo, y sigue siendo una de las principales causas de muerte relacionada con el cáncer en las mujeres de los países en desarrollo.

Basado en el concepto de que la transformación celular de un cuello uterino normal en cáncer tarda varios años, y que incluye cambios observables, como lesiones precancerosas tempranas, la prueba de Papanicoláu se ha utilizado durante muchos años para detectar la presencia de cambios celulares en el cuello uterino. Dicha prueba es un procedimiento ambulatorio sencillo, en el que se toma una pequeña muestra de células del cérvix. Posteriormente, estas células se observan bajo un microscopio, para ver si son normales o anormales.

Las investigaciones han demostrado que ciertos factores de riesgo pueden aumentar las probabilidades de que las personas desarrollen cáncer. Entre estos factores de riesgo, se incluyen la exposición a productos químicos u otras sustancias, así como ciertos hábitos de vida. También incluyen factores que no es posible controlar, como la edad y los antecedentes familiares, y otros factores de riesgo que las personas sí pueden evaluar y controlar.

Los diferentes tipos de cáncer tienen distintos factores de riesgo. Por ejemplo, exponer la piel a la radiación solar sin crema protectora es un factor de riesgo para el cáncer de piel. Fumar es un factor de riesgo para muchos tipos de cáncer. Pero tener un factor de riesgo, o incluso varios, no significa que vaya a contraer la enfermedad.

Hay varios factores de riesgo para el cáncer de cuello uterino, como el tabaquismo, el sobrepeso, el uso prolongado de anticonceptivos orales, la infección por clamidia, etc., pero el factor de riesgo más importante para el cáncer de cuello uterino es la infección por el VPH. Es muy raro tener cáncer de cuello uterino sin infección por VPH, aunque, afortunadamente, no todas las mujeres con infección por VPH desarrollarán cáncer de cuello uterino. Esto significa que la presencia del VPH es un factor necesario, aunque no suficiente, para la aparición del cáncer de cérvix.

Teniendo en cuenta esta suposición, en algunos países (entre los que se encuentra Italia) están reemplazando la prueba de Papanicoláu tradicional con la prueba de investigación del ADN del VPH. Si la prueba es negativa para la presencia de VPH, en mujeres mayores de 30 años, entonces se invita a la paciente a un control después de 5 años; si es positiva, leen el Papanicoláu; y si hay una lesión, la mujer es enviada a una colposcopia.

La colposcopia es un procedimiento de diagnóstico desarrollado por Hinselmann en 1925, para observar a bajo aumento (un máximo de 20 aumentos [20x]) el epitelio que cubre la vulva, la vagina y el cuello uterino. El instrumento consta de un ocular doble, conectado a una fuente de luz, y en determinadas ocasiones, a una cámara de vídeo que proyecta las imágenes observadas en la pantalla, para que el paciente pueda seguir el procedimiento.

La aplicación de ácido acético y la solución de yodo (de Lugol o de Schiller) mejora la visualización de las áreas anormales, donde es posible tomar biopsias y enviar el tejido al patólogo para el examen microscópico. El principal límite de la colposcopia es la dificultad para examinar el interior del canal cervical, donde se encuentran con mayor frecuencia alteraciones mayores.

Esto es lo que normalmente hacen la mayoría de los especialistas ginecólogos en todo el mundo.

EL MICROCOLPOHISTEROSCOPIO DE HAMOU

El primer intento de visualizar células cervicales *in vivo* fue realizado por Antoine y Grünberger y publicado en alemán en 1957. Lamentablemente, el instrumento utilizado era excesivamente engorroso para su tamaño (**Fig. 40-18**), y la técnica no continuó, con la excepción de algunos pioneros durante los años siguientes, como Bruce Eton y S. W. Vince y Ralph Richart.

Aproximadamente 23 años después, un joven ginecólogo francés, cuyo nombre era Jacques Hamou, concibió un instrumento revolucionario capaz de contener en sí mismo las características de un colposcopio, un microscopio y un histeroscopio: nació el microcolpohisteroscopio de Hamou (**Fig. 40-19**)

El microcolpohisteroscopio tipo I del doctor Jacques Hamou fue el primer instrumento desarrollado y realizado por Storz en 1981. Era un endoscopio de unos 25 cm de largo y 4,5 mm de diámetro, con doble ocular, visión oblicua de 30° y perilla de enfoque similar a la de un microscopio. Permitía la vista panorámica de un histeroscopio con un campo de visión de 90°, un bajo aumento a 20x, como un colposcopio, y una observación de contacto a 60 o 150 aumentos, como un microscopio.

Para mejorar el aumento, se debe presionar lateralmente el pequeño botón cercano al ocular directo: esta maniobra inserta un prisma que desvía las imágenes a lo largo de un eje lateral a través de una serie de lentes, que llevan el aumento a 150x a través del ocular lateral.

El ocular lateral, sin embargo, era bastante incómodo y difícil de manejar en asociación a cualquier cámara de fotos o videocámara endoscópica, y Jacques Hamou, 2 años más tarde, concibió una modificación del instrumento original, eliminando el ocular lateral y trayendo los aumentos en el ocular directo hasta 80x.

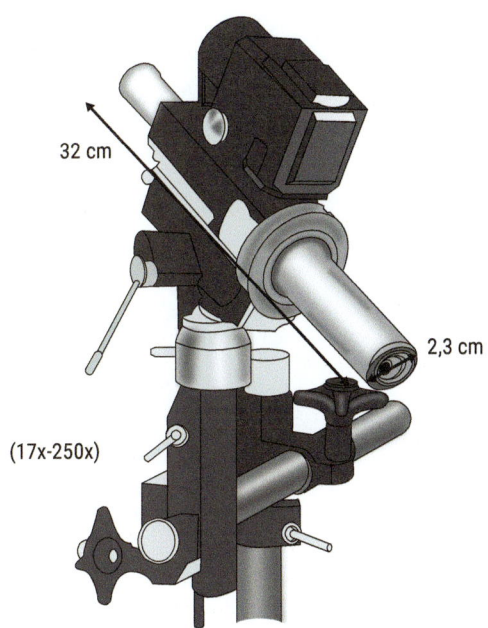

Figura 40-18. El colpomicroscopio de Antoine y Grünberger.

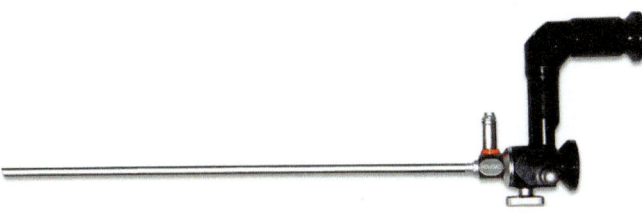

Figura 40-19. Microcopohisteroscopio de Hamou (Tipo I).

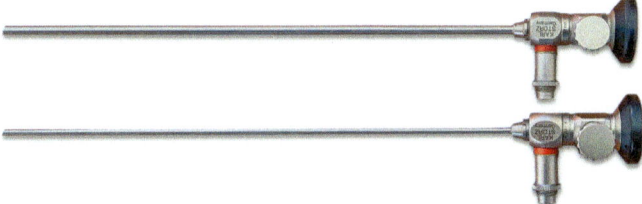

Figura 40-20. Microcopohisteroscopio de Hamou (Tipos II y III).

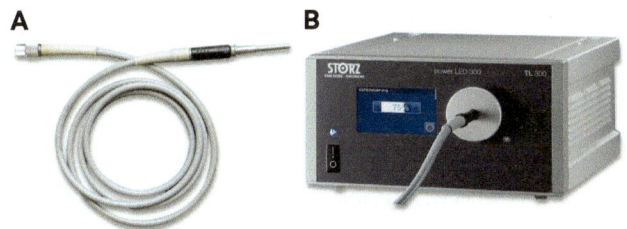

Figura 40-21. A) Fuente lumínica. **B)** Cable de fibra óptica.

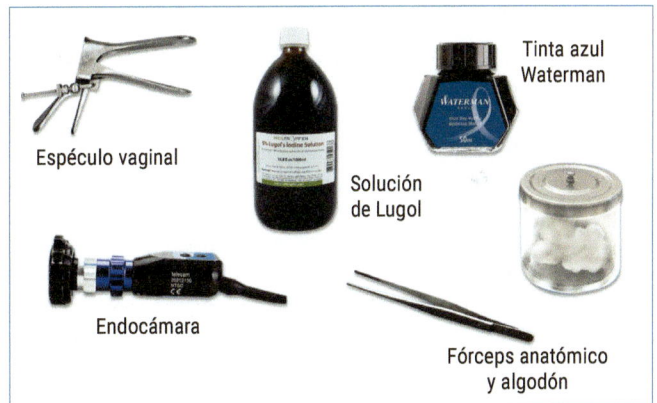

Figura 40-22. Material necesario para realizar una microcolpohisteroscopia.

La longitud total del endoscopio es de 32 cm, y resulta mucho más fácil de usar para la histeroscopia en pacientes obesas. Esta herramienta se llamaba microcolpohisteroscopio tipo II de Hamou, pero es bastante difícil de encontrar.

Más recientemente, Storz ha creado un instrumento de calibre reducido (2,9 mm), en el que es posible montar una vaina de diagnóstico para realizar también una histeroscopia (**Fig. 40-20**).

Para mirar dentro de la vagina, con el fin de inspeccionar el canal cervical y la cavidad uterina, se necesita, obviamente, el microcolpohisteroscopio tipo II o tipo III, producido por Storz GmBH (en Tuttlingen, Alemania), con una fuente de luz para iluminar, un cable de fibra óptica para transmitir la luz de la fuente de luz al endoscopio (**Fig. 40-21**), un espéculo vaginal para exponer el cuello uterino, la solución de Lugol para resaltar las áreas inmaduras libres de glucógeno y finalmente el reactivo más importante para teñir los elementos celulares: la tinta azul Waterman y, además, hisopos de algodón y pinzas para limpiar y aplicar los reactivos en el cuello uterino (**Fig. 40-22**).

Los elementos individuales que se han citado consisten en:

• **El microcolpohisteroscopio de Hamou tipo II y III:** el instrumento es un endoscopio de aproximadamente 32 lentes Hopkins alineadas, y está equipado con una perilla de enfoque para obtener una visión clara. El fino diámetro, de unos 4,5 mm, permite la fácil introducción en el canal cervical, con un medio de distensión líquido o gaseoso y una vaina

de diagnóstico, incluso dentro de la cavidad uterina bajo control directo de la vista. También hay una conexión para unir el cable de fibra óptica para iluminar el cuello uterino, y un ocular a través del cual se puede observar directamente o aplicar una cámara para seguir las imágenes en una pantalla. El microcolpohisteroscopio tipo III es prácticamente idéntico, salvo por el calibre reducido a 2,9 mm.

• **La endocámara:** para facilitar la visualización, es preferible conectar una cámara de vídeo al ocular del instrumento, de forma que se puedan observar cómodamente las imágenes en una pantalla. Si la endocámara tiene un *zoom*, se puede ampliar las células hasta 150x, para distinguir incluso las diferencias más pequeñas entre elementos normales y patológicos.

No importa qué tipo de endocámara se use: la elección depende de las preferencias personales, el coste, la capacidad de obtener vídeo e imágenes controlándolo directamente desde los botones de la cámara, desde la conveniencia de tener una pantalla portátil en la misma unidad que proporciona la iluminación, etcétera.

También ha de tener la posibilidad de grabar vídeos o imágenes fijas para adjuntarlas al informe médico. En el mercado, se pueden encontrar tarjetas de captura de vídeo (internas o externas) para conectar al ordenador, o accesorios económicos que permiten convertir la imagen analógica en digital, conectando la salida de vídeo de la endocámara a un puerto de seriado universal (USB, *universal serial bus*) del ordenador.

- **La solución de Lugol:** la solución de Lugol fue fabricada por primera vez en 1829 por el médico francés Jean Lugol. Durante la década de 1930, Walter Schiller publicó su trabajo sobre el uso de la solución de Lugol en el diagnóstico precoz del cáncer de cérvix. Describió cómo la mucosa cervical normal contiene glucógeno y se vuelve marrón, mientras que las áreas anormales, como el cáncer de cuello uterino temprano, no toman color.

  Actualmente, la prueba de Schiller se usa en colposcopia para resaltar áreas cervicales anormales y describirlas sobre la base de las clasificaciones colposcópicas actuales. La prueba no es específica para malignidad, porque la inflamación, la ulceración y las lesiones queratósicas también pueden no aceptar la tinción de yodo.

  Es importante recordar que para realizar una microcolpohisteroscopia, nunca se debe utilizar ácido acético: el edema celular provocado por el ácido, de hecho, impide la captación de la tinta azul de Waterman.

  La aplicación del líquido de Lugol (**Fig. 40-23**), durante el examen microcolpohisteroscópico, permite observar el epitelio yodado negativo sobre el que centrar la observación tras la tinción con azul de Waterman.

- **La tinta azul de Waterman:** es una tinta común para estilográficas, que se puede comprar en papelerías. Jacques Hamou escribió en 1981: «…Luego se aplica Waterman azul en el cuello uterino; este es el mejor medio de tinción vital atóxico para el epitelio escamoso…» (**Fig. 40-24**).

  La tinta demostró ser totalmente no tóxica, fácilmente soluble en agua y ultraselectiva para las células escamosas o metaplásicas del cuello uterino. Dado que el epitelio cilíndrico no toma el tinte, es fácil observar el límite entre el epitelio escamoso y el cilíndrico durante una observación microcolpohisteroscópica de contacto.

  Debe aplicarse, con un pequeño bastoncillo de algodón, en el interior del orificio externo del cuello uterino, y en todo su perímetro después de la aplicación de la solución de Lugol. Puede ser útil eliminar el exceso de colorante

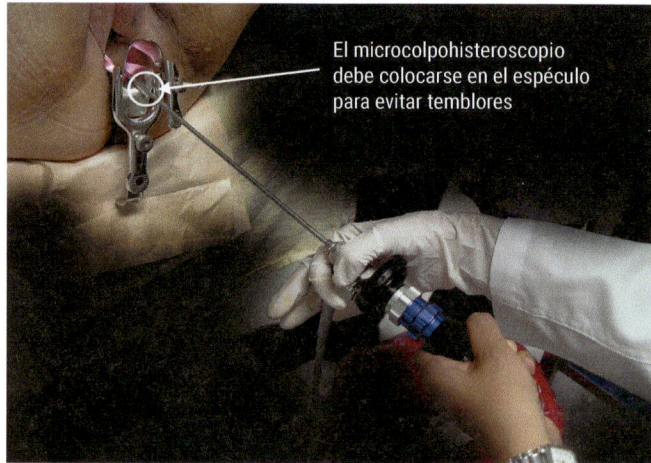

Figura 40-23. Cómo sostener el microcopohisteroscopio (el círculo blanco muestra el soporte excelente del espéculo vaginal).

con un pequeño bastoncillo de algodón seco, para obtener una mejor visión de las células mediante observación por contacto.

EL EXAMEN MICROCOLPOHISTEROSCÓPICO

El mayor obstáculo para la difusión del método fue, en mi opinión, la dificultad de obtener imágenes fácilmente interpretables. Como el diagnóstico citológico se basa en la evaluación morfológica de los elementos observados, el examen incompleto o parcial de las células impedirá una correcta evaluación. Esto es lo que sucede, por ejemplo, cuando se malinterpreta una prueba de Papanicoláu por una «alfombra» de leucocitos, que impiden una buena visión de los elementos celulares.

Para obtener una visión óptima de la superficie epitelial del cuello uterino, hay que conocer algunos recursos útiles. El primero consiste en una cuidadosa coloración del epitelio cervical. Dado que, como ya se ha comentado, no se debe utilizar ácido acético (al contrario de lo que ocurre en la colposcopia), será necesaria una minuciosa eliminación del moco cervical (si lo hay), para evitar el riesgo de aplicar el color sobre él, y no en las células subyacentes.

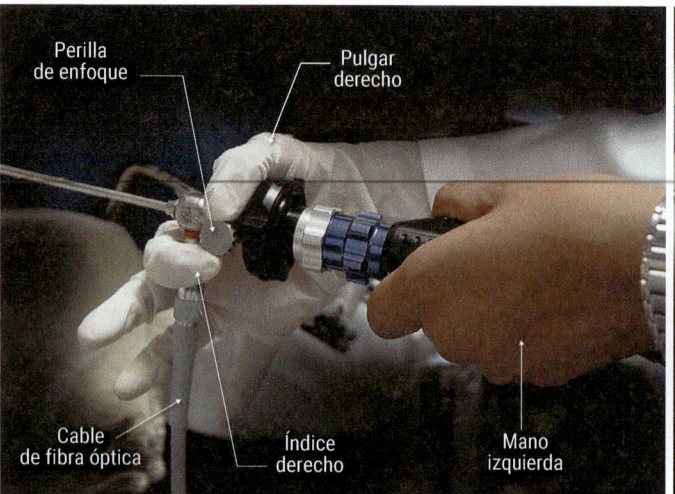

Figura 40-24. Cómo focalizar usando la mano derecha.

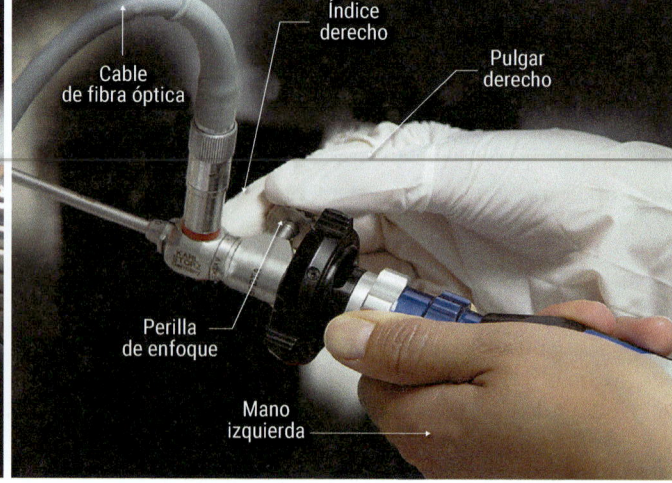

Una vez que se obtiene una absorción satisfactoria de la solución de Lugol, se puede comenzar a observar el cuello uterino en una vista panorámica, a una distancia de aproximadamente 2 cm, moviendo el microcolpohisteroscopio en un círculo, con el fin de identificar cualquier área de yodo negativo para revisar con más cuidado tras la aplicación de la tinta azul de Waterman. La tinción con el Waterman azul se producirá también en aquellas zonas yodonegativas, ya que están formadas por epitelio escamoso. Entonces, incluso el epitelio cilíndrico no coloreado con la solución de Lugol tomará su nuevo color azul en aquellas áreas con metaplasia escamosa no visible sin tinción.

Ahora es el momento de escanear en contacto con el cuello uterino, comenzando con la óptica en correspondencia con las áreas de yodonegativas (si las hay) o en las proximidades del orificio uterino externo. Como el instrumento tiene más de 32 cm de largo (considerando también la cámara en el ocular), sería absolutamente imposible mantener el extremo distal de la óptica en contacto sobre una superficie de 4 mm sin moverlo. Por ello, es fundamental mantenerlo firme, utilizando todos los soportes que se puedan identificar. La rama posterior del espéculo es un excelente soporte (**Fig. 40-25**).

Al igual que cuando se mira al microscopio, es esencial enfocar usando la rueda lateral del instrumento para obtener imágenes nítidas. Si todo el procedimiento se ha realizado correctamente, las células que cubren superficialmente y el área del epitelio examinado aparecerán nítidamente enfocadas, siendo fácil continuar escaneando al contacto moviendo suavemente el extremo de la óptica a lo largo de un trayecto que llega hasta la UEC, aunque sea endocervical.

Si se encuentra una lesión, el método más sencillo para evaluar su extensión endocervical será detener el instrumento en el límite interno, colocar el índice en el orificio cervical externo y extraer el microcolpohisteroscopio junto con el dedo sin moverlo a lo largo del eje del instrumento: de esta forma, se puede evaluar, con la ayuda de una cinta milimétrica, la porción de afectación endocervical.

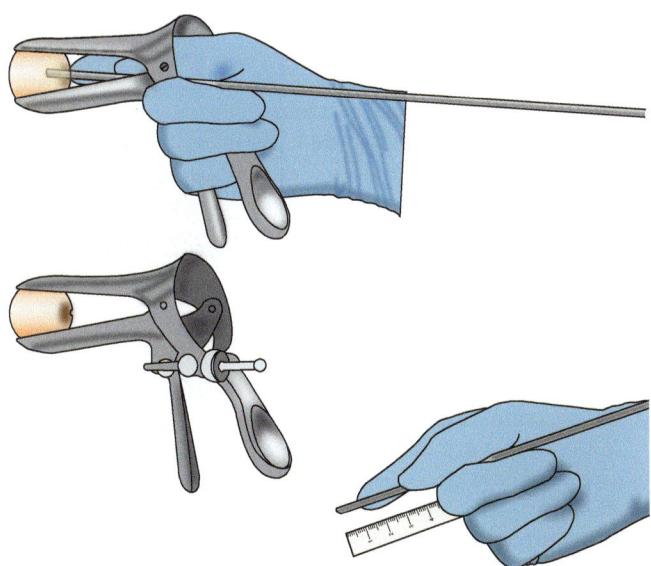

Figura 40-25. Cómo evaluar la involucración endocervical de la lesión.

LAS IMÁGENES MICROCOLPOHISTEROSCÓPICAS

El aspecto microcolpohisteroscópico de un cuello uterino normal consiste en la visualización de elementos superficiales con núcleo picnótico, dispuestos regularmente en la superficie. No existe diferencia morfológica entre este aspecto y el observado al microscopio óptico (**Fig. 40-26**).

A medida que uno se acerca a la zona de transformación, la relación núcleo/citoplasma aumenta a favor del núcleo, que siempre ocupa un mayor espacio dentro del citoplasma: los elementos celulares, sin embargo, mantienen las mismas dimensiones, hasta delinear una línea claramente visible entre un epitelio que asume el tinte vital de Waterman, y un tejido que no se colorea, pero en el que se ven claramente los capilares que recorren las papilas cilíndricas y los hematíes que se mueven en su interior. Es posible recorrer toda la UEC en 360°.

En la microcolpohisteroscopia, no se pueden observar células cilíndricas, ya que no se tiñen con la tinta azul de Waterman. Esto debe considerarse una ventaja, ya que permite observar más fácilmente el límite entre el epitelio escamoso (original o metaplásico), que sí toma el tinte, y el epitelio cilíndrico, que aparece no coloreado (**Fig. 40-27**). Sin embargo, es posible observar las células columnares durante las diversas fases de la metaplasia escamosa.

A veces, el epitelio metaplásico en la periferia de un ectropión tiende a cubrir por completo el epitelio cilíndrico subyacente: en estos casos, se pueden observar «orificios glandulares» (también llamados «aberturas persistentes de las criptas») si el proceso no está completo (**Fig. 40-28**).

En la menopausia, hay una distribución regular de elementos celulares pequeños, con un citoplasma escaso y núcleos del mismo tamaño, superponibles a la imagen observada al microscopio óptico (**Fig. 40-29**).

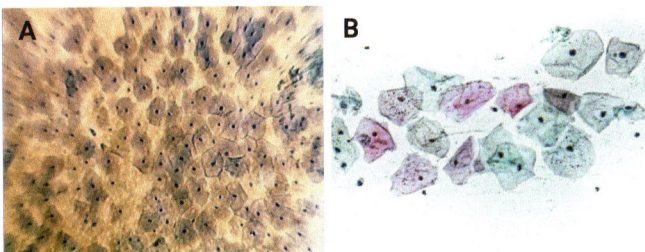

Figura 40-26. Células superficiales normales: comparación entre imagen microcolpohisteroscópica (150x) **(A)** y citológica (200x) **(B)**.

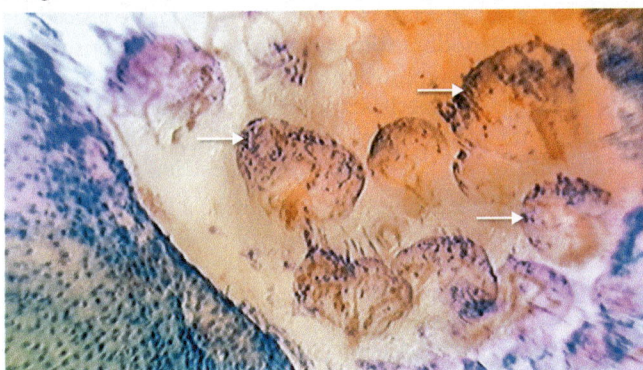

Figura 40-27. Metaplasia inicial (flechas blancas) sobre pólipos cilíndricos (microcolpohisteroscopia: 150x).

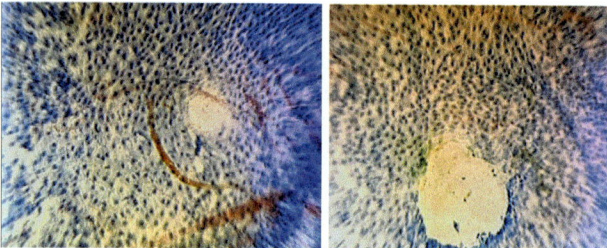

Figura 40-28. Metaplasia normal alrededor de aberturas glandulares (microcolpohisteroscopia: 150x).

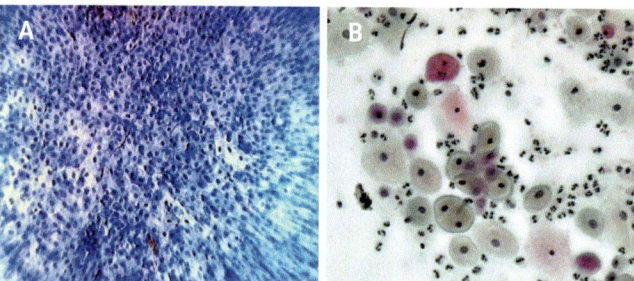

Figura 40-29. Menopausia: epitelio atrófico (comparación entre imagen microcolpohisteroscópica [150x] **(A)** y citológica [400x] **(B)**.

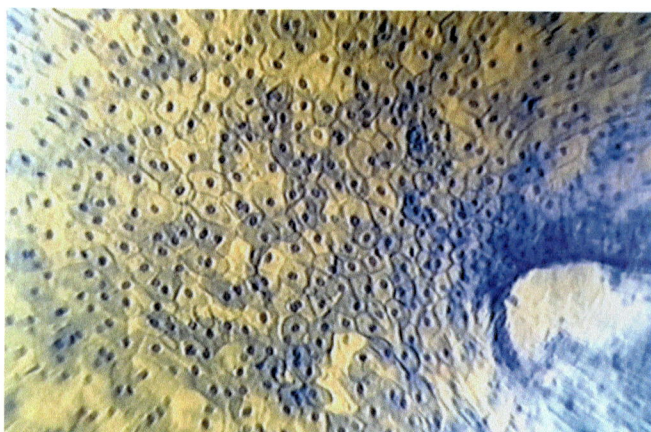

Figura 40-30. Vaculolación perinuclear y algunas células binucleadas (microcolpohisteroscopia: 150x).

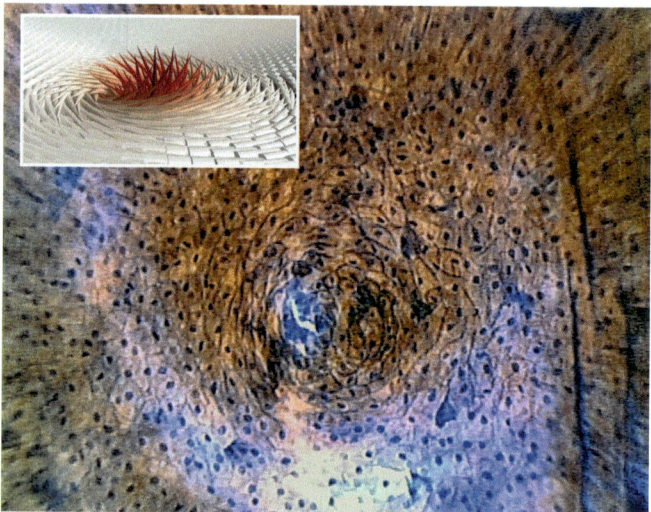

Figura 40-31. «Disposición vórtex» (microcolpohisteroscopia: 150x).

Después de la menopausia, la UEC tiende a elevarse dentro del canal cervical, por su retracción fisiológica, debido a la deficiencia de estrógenos. Esta condición hace insatisfactoria la colposcopia común, y requiere el uso de la microcolpohisteroscopia, para observar con mayor frecuencia la zona donde se inician las modificaciones preneoplásicas.

El legrado endocervical ha sido muy cuestionado, sobre todo por su incapacidad para definir con exactitud el sitio y la extensión endocervical del proceso patológico, por lo que la microcolpohisteroscopia debe ser el método de referencia especialmente en estos casos.

En 1986, publicamos la primera descripción de patrones microcolpohisteroscópicos de infección por VPH. En este capítulo, se describirán los patrones de LSIL y HSIL, tal como se observan con el microcolpohisteroscopio de Hamou *in vivo*.

Las **lesiones de bajo grado** (efectos citopáticos del VPH) consisten en alteraciones celulares sustentadas por el VPH, con mínimas diferencias con respecto al epitelio normal. Se pueden observar coilocitos, algunos elementos con doble núcleo y/o ligeras irregularidades en el tamaño de los núcleos (anisocariosis). La disposición general de las células mantiene una organización regular discreta, y las dimensiones de los núcleos rara vez superan tres o cuatro veces las de las células normales. A menudo, se presentan vacuolaciones perinucleares y algunas células binucleadas (**Fig. 40-30**).

Otra imagen característica de la infección por VPH, patognomónica de una lesión de bajo grado, es la denominada «disposición vórtex». Se trata de una disposición en espiral del epitelio escamoso, que a menudo presenta una ligera vacuolización citoplásmica perinuclear, vagamente recuerda a la disposición citohistológica de las «perlas corneales», aunque no tiene el mismo significado (**Fig. 40-31**).

Las **lesiones de alto grado,** al ser observadas con microcolpohisteroscopio, presentan característicamente una marcada pérdida de organización estructural, núcleos grandes e irregulares muy próximos entre sí, con una línea límite nítida con el epitelio normal (**Fig. 40-32**) o el epitelio cilíndrico. En ocasiones, el diagnóstico diferencial con la atrofia marcada en mujeres posmenopáusicas puede ser muy difícil (**Fig. 40-33**).

La mayoría de las veces, sin embargo, es bastante fácil diagnosticar lesiones de alto grado, especialmente cuando en el mismo campo de visión es posible verificar, con el mismo aumento, las marcadas diferencias citológicas entre el epitelio normal y el patológico. Cuando la HSIL ocurre en un área de metaplasia escamosa inmadura, es posible encontrar pequeñas áreas de epitelio cilíndrico que no toman la tinta azul de Waterman (**Fig. 40-34**).

MANEJO DE LA PACIENTE

Una vez que haya formulado su diagnóstico y la paciente no tenga un ginecólogo de referencia, se discutirá el tratamiento o los procedimientos de seguimiento.

Si las alteraciones son LSIL, la paciente no está en la menopausia y no han persistido por más de 2-3 años, se puede sugerir un tratamiento inmunoestimulante, y solicitar un seguimiento a los 6 meses, aproximadamente. No hay riesgo de desarrollar un carcinoma invasivo en este corto tiempo, y se podrán comprobar las condiciones celulares sin necesidad de tratamiento quirúrgico.

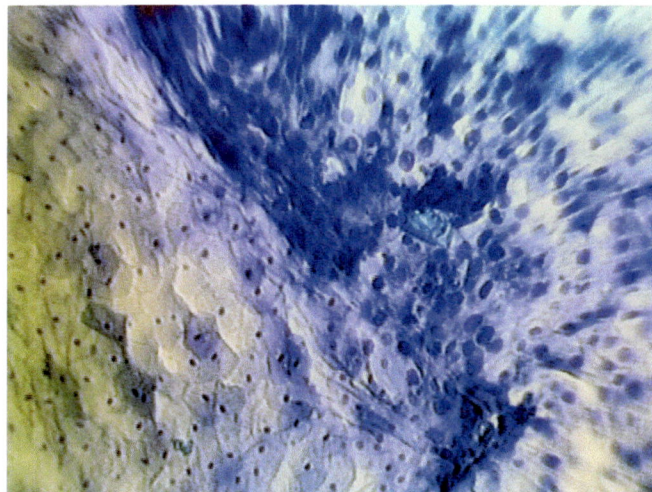

Figura 40-32. Límite nítido entre epitelio normal (izquierda) y HSIL (derecha) (microcolpohisteroscopia: 150x).

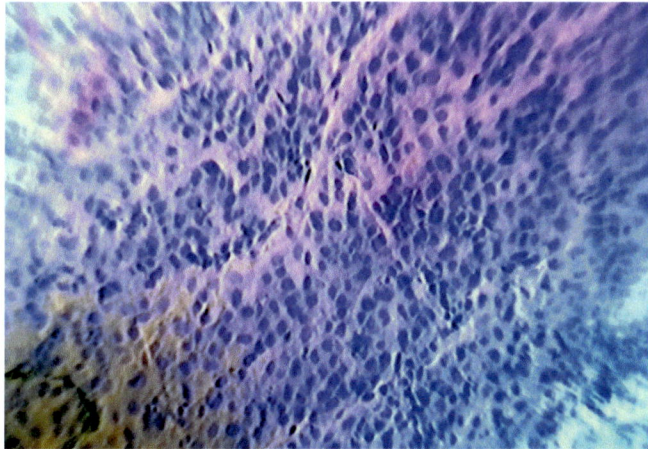

Figura 40-33. Atrofia marcada (microcolpohisteroscopia: 150x).

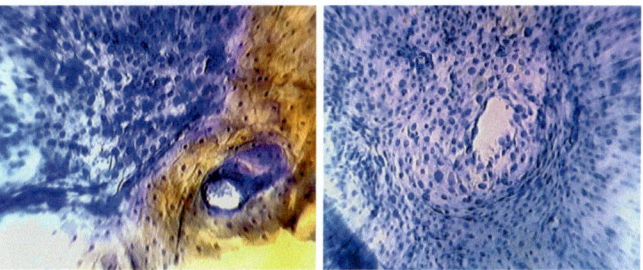

Figura 40-34. HSIL en epitelio metaplásico (microcolpohisteroscopia: 150x).

En caso de una HSIL, habrá que aconsejar al paciente que elimine las áreas patológicas, ya que la probabilidad de progresión hacia una forma invasiva es sin duda mayor que la probabilidad de regresión espontánea.

Afortunadamente para el paciente, la escisión del tejido patológico puede realizarse con una cirugía mínimamente invasiva, la mayoría de las veces con asa eléctrica, y reduciendo al mínimo la profundidad del corte, ya que se ha establecido la extensión del endocervical. No será, por tanto, una «conización diagnóstica», sino un verdadero tratamiento «a medida».

La técnica que vengo utilizando desde hace tiempo con excelentes resultados es la descrita hace muchos años por Burghardt, ligeramente modificada, para el uso intraoperatorio del microcolpohisteroscopio de Hamou.

Se coloca a la paciente en posición ginecológica sobre el lecho quirúrgico, y tras haber preparado el campo estéril (desinfección de genitales, paños quirúrgicos, etc.), se expone el cuello uterino y se delimita la zona patológica mediante una microcolpohisteroscopia preoperatoria.

Una vez establecida la profundidad endocervical de la lesión, se elige el asa del tamaño adecuado.

Ahora la técnica de Burghardt prevé una infiltración local con epinefrina diluida 1:200.000 (equivalente a una ampolla de 1 mL diluida en 200 mL de solución fisiológica) en cuatro puntos (a las 4, las 8, las 10 y las 2 horarias) imaginando el cuello uterino como la esfera de un reloj. Esta maniobra permite obtener una vasoconstricción temporal y mantener el campo operatorio sin sangre.

Luego se sujeta el labio anterior con un fórceps de Collins, lejos del área a extirpar, y se ejerce una ligera tracción sobre el cuello uterino. En este punto, se pasa el asa eléctrica con un movimiento firme y regular, presionando sobre el pedal de corte del bisturí.

Todo lo que queda es recoger el fragmento extirpado para enviarlo al laboratorio para el examen histológico y terminar la operación con una ligera coagulación en las áreas sangrantes. Esta última maniobra también permite reducir el tamaño del área extirpada y regularizar sus márgenes.

 PUNTOS CLAVE

- La microcolpohisteroscopia no debe confundirse con la colposcopia ni con la endocervicoscopia: las dos últimas técnicas utilizan una vista panorámica y la aplicación de ácido acético para obtener un edema de la mucosa que refleja la luz incidente del instrumento. La mucosa será tanto más blanquecina cuanto mayor sea la densidad nuclear, y el diagnóstico se basará en criterios macroscópicos.

- Por el contrario, la microcolpohisteroscopia se basa en la observación en contacto de los elementos celulares coloreados con la tinta azul de Waterman, el único colorante vital capaz de ser metabolizado dentro de las estructuras citoplásmicas y nucleares del epitelio escamoso del cuello uterino, dejando incoloro el epitelio cilíndrico. Teniendo en cuenta estas consideraciones, la microcolpohisteroscopia puede considerarse la observación celular in vivo de los elementos que recubren el cuello uterino.

- Este método excepcional de investigación permite la observación microscópica del cuello uterino directamente en el consultorio del ginecólogo, reduciendo así el tiempo entre la recolección de células y la respuesta del laboratorio. Además, y esta parece ser la característica más relevante, durante el tiempo del diagnóstico, permite localizar el sitio y extensión de las células alteradas en el cuello uterino.

- Conocer de antemano la localización del tejido alterado, diferenciándolo con precisión del sano, supone una enorme ventaja tanto para el tratamiento (es posible realizar una escisión personalizada) como para el pronóstico de las lesiones preneoplásicas del cuello uterino.

BIBLIOGRAFÍA

Antoine T, Grünberger V. The place of colpomicroscopy in early diagnosis of cervix carcinomas. Krebsarzt. 1957;12:348-9.

Eton B, Vince SW. Colpomicroscopy, a new method of study of the cervix in the living. J Obstet Gynaecol Br Commonw. 1961;68:357-60.

Hamou J. Microhisteroscopie: Une nouvelle technique en endoscopie et ses aplications. Acta Endosc. 1980;10:415-22.

Herold K. Is endocervical curettage necessary? A literature review. J Nurs Educ Pract. 2012;2:98-106.

Koss L, Durfee GR. Unusual patterns of squamous epithelium of the uterine cervix: cytologic and pathologic study of koilocytotic atypia. Ann N Y Acad Sci. 1956;63:1245-61.

Meisels A, Fortin R. Condylomatous lesions of the cervix and vagina. I. Cytologic patterns. Acta Cytol. 1976;20:505-9.

Montevecchi L, Vecchione A. Microcolpohysteroscopic features of Cervical Condylomatosis and their Accuracy in Detecting Subclinical Papillomavirus Infection. The Cervix & L.f.g.t. 1986;4:225-34.

Nayar R, Wilbur DC. The Bethesda System for Reporting Cervical Cytology: Definitions, Criteria, and Explanatory Notes. Springer Verlag; 2015.

Richart RM. Colpomicroscopic Studies of Cervical Intraepithelial Neoplasia. Cancer. 1966;19:395-405.

Schiller W. Early diagnosis of carcinoma of the cervix. Surgery, Gynaecology and Obstetrics. 1933;56:210-22.

Stumbar SE, Stevens M, Feld Z. Cervical Cancer and Its Precursors: A Preventative Approach to Screening, Diagnosis, and Management. Prim Care. 2019;46:117-34.

The 1988 Bethesda System for reporting cervical/vaginal cytologic diagnoses: developed and approved at the National Cancer Institute workshop in Bethesda, MD, December 12-13, 1988. Diagn Cytopathol. 1989;5:331-4.

Stoler M, Bergeron C, Colgan TJ. Tumours of the Cervix: squamous Cell Tumours and Precursors. En: Kurman JR, Carcangiu ML, Herrington CS, Young RH, eds. World Health Organization Classification of Tumours of the female reproductive Organs. 4ª ed. Lyon: IARC Press; 2014. p. 172-82.

Wilbur DC, Colgan TJ, Ferenczy AS. Tumours of the Cervix: glandular Tumours and Precursors. En: Kurman JR, Carcangiu ML, Herrington CS, Young RH, eds. World Health Organization Classification of Tumours of the female reproductive Organs. 4ª ed. Lyon: IARC Press; 2014. p.183-94.

Hiperplasias de endometrio

41

M. A Bigozzi y J. E Dotto

OBJETIVOS

- Conocer generalidades de las hiperplasias de endometrio (definición, clasificaciones, epidemiología, factores de riesgo, manifestación clínica y métodos diagnósticos).
- Evidenciar la utilidad de la histeroscopia en la sospecha diagnóstica.
- Conocer los cambios histeroscópicos en las hiperplasias de endometrio.
- Aprender los distintos tratamientos hormonales y no hormonales.
- Saber cuáles son las indicaciones del tratamiento conservador.
- Instruirse en la manera más adecuada de seguir a las pacientes con hiperplasias de endometrio.

INTRODUCCIÓN

La hiperplasia endometrial representa un espectro de alteraciones morfológicas irregulares en las que la proliferación anormal de la glándula endometrial da como resultado un aumento del grosor del tejido endometrial con alteraciones de la arquitectura glandular (forma y tamaño), así como un aumento de la relación glándula-estroma en comparación con el endometrio de la fase proliferativa del ciclo. La mayoría de las hiperplasias se desarrollan en un contexto de estimulación crónica del endometrio por estrógenos sin la oposición de una progestina, situación que se produce en determinadas ocasiones.

La hiperplasia endometrial atípica se considera un precursor del carcinoma endometrial tipo 1 (dependiente de estrógenos), del cual el subtipo histológico endometrioide supone el 75 %, y, generalmente, representa tumores de bajo grado que, a menudo, son susceptibles de tratamiento quirúrgico.

El cáncer de endometrio tipo 2 tiende a ser independiente de los estrógenos e incluye los subtipos histológicos de células claras y serosos. Clínicamente, son más agresivos y suelen asociarse a atrofia endometrial.

EPIDEMIOLOGÍA

Es difícil obtener estimaciones fiables de la incidencia de la hiperplasia endometrial debido a muchos factores, los cuales incluyen la edad y el estado menopáusico de las pacientes estudiadas, los criterios de diagnóstico cambiantes con el tiempo y sesgo de los estudios hacia la evaluación de pacientes sintomáticas.

La hiperplasia endometrial es más común en pacientes perimenopáusicas o posmenopáusicas tempranas. Además, esta patología tiene una prevalencia del 1,3 % en mujeres en edad fértil y del 15 % en las posmenopáusicas, con un pico de incidencia entre los 50 y los 60 años.

CLASIFICACIÓN E HISTOLOGÍA

La terminología y los sistemas de clasificación para hiperplasia endometrial han cambiado significativamente con el tiempo. Los dos principales sistemas de clasificación para hiperplasia endometrial son el sistema de la Organización Mundial de la Salud (OMS) de 2014, que es el más utilizado, y el sistema de neoplasia intraepitelial endometrial (EIN). Cabe destacar que pocos estudios han comparado el rendimiento diagnóstico de ambos sistemas.

Clasificación de la Organización Mundial de la Salud

El sistema de clasificación de la OMS de 2014 incluye las categorías que se detallan a continuación.

- **Endometrio normal.** Durante el ciclo menstrual normal, el endometrio es proliferativo en la fase folicular y secretor en la fase lútea. El proliferativo normal no presenta apiñamiento de glándulas dentro del estroma con una relación glándula-estroma < 2:1. Por su lado, el endometrio secretor normal puede tener una proporción de glándula-estroma > 2:1. Aunque las glándulas en la fase secretora muestran apiñamiento, están organizadas; las células que componen las glándulas están espaciadas y no son mitóticamente activas.
- **Hiperplasia sin atipia.** Este término se denominaba anteriormente hiperplasia simple o compleja sin atipia. En la hiperplasia endometrial sin atipia, la relación glándula-estroma está aumentada (> 2:1). Además, las glándulas pueden estar levemente apiñadas, dilatadas y con evaginación luminal (**Fig. 41-1**). Sin embargo, las características nucleares atípicas no están presentes.
- **Hiperplasia con atipias (EIN).** Este término se conocía antes como hiperplasia simple o compleja con atipia. En la hiperplasia endometrial con atipia, la relación glándu-

la-estroma aumenta aún más y hay una desorganización de las glándulas con evaginación luminal, mitosis celulares y atipia nuclear. La cromatina puede estar uniformemente dispersa o agrupada, y/o puede estar presente un nucléolo prominente. En raras ocasiones, la complejidad extrema sin marcada atipia citológica justifica el diagnóstico de hiperplasia endometrial con atipia (**Fig. 41-2**).

Este sistema de clasificación pretende reducir la confusión asociada a numerosos términos patológicos (p. ej., simple o compleja, con o sin atipia) y también busca reflejar que la **hiperplasia sin atipia** suele ser un cambio no neoplásico, mientras que la **hiperplasia con atipia** es neoplásica y con frecuencia se asocia a carcinoma endometrial.

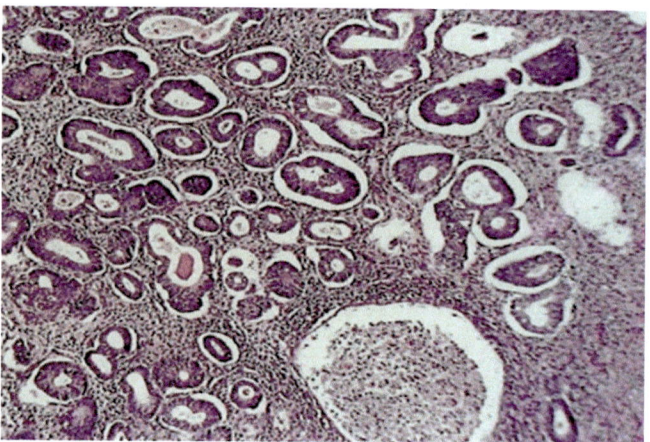

Figura 41-1. Hiperplasia endometrial sin atipias. Se caracteriza por la presencia de estructuras glandulares simples que pueden ser tubulares y/o quísticas con un hacinamiento glandular mínimo, abundante estroma entre las glándulas y ramificaciones glandulares irregulares con repliegues. Las células son muy similares a las del endometrio proliferativo, aunque un poco más grandes, con nucléolos ovalados y lisos, cromatina uniforme y nucléolos pequeños, con presencia de actividad mitótica variable.

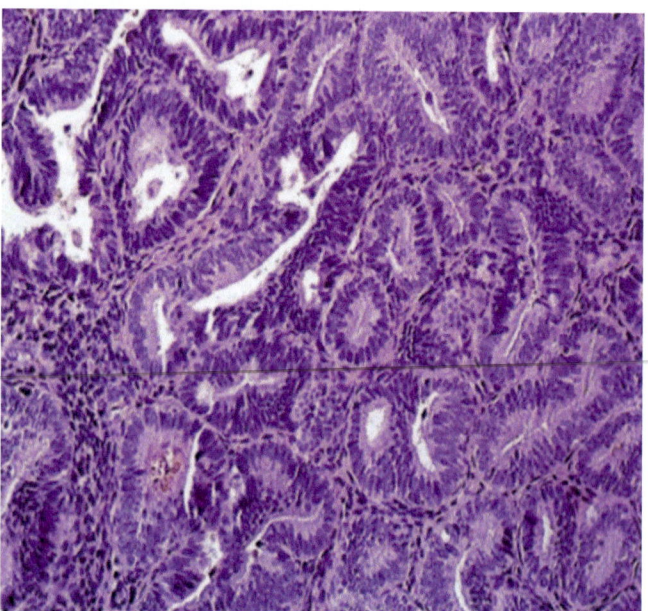

Figura 41-2. Hiperplasia endometrial con atipias. Se considera la precursora del carcinoma endometrial; presenta tanto alteración del patrón glandular como atipia a nivel citológico.

Clasificación de la neoplasia intraepitelial endometrial

El sistema de clasificación EIN fue propuesto por un grupo internacional de patólogos ginecológicos en 2000.

Las categorías de clasificación EIN no se corresponden directamente con las categorías específicas en el sistema de la OMS, de 2014, pero existe cierta superposición (**Tabla 41-1**).

El sistema EIN ha tardado en obtener una amplia aceptación, muy probablemente por el coste y/o la falta de experiencia con el componente de puntuación D computarizado, que es una parte integral del sistema de clasificación EIN, el cual se describe brevemente a continuación. El sistema EIN define dos clases de cambios endometriales que se muestran aquí.

- **Hiperplasia endometrial benigna (no neoplásicas).** Este grupo representa los cambios que normalmente se observan con la anovulación o la exposición prolongada a los estrógenos. La morfología de la hiperplasia endometrial benigna varía desde el endometrio proliferativo con quistes dispersos (endometrio proliferativo persistente) hasta el endometrio más voluminoso con muchas glándulas dilatadas y contorsionadas que, en otros sistemas, se han designado como hiperplasia **glandular quística**, hiperplasia **leve** o hiperplasia **simple**.
- **Neoplasia intraepitelial endometrial**. Este grupo representa lesiones premalignas en el endometrio. El apiñamiento glandular epitelial desplaza el estroma hasta un punto en el que el volumen estromal es menos de cerca de la mitad del volumen total del tejido en el endometrio no secretor y, típicamente, las células aparecen, desde un punto de vista morfológico, clonales y distintas del endometrio circundante.

Por su lado, el componente de puntuación D computarizado es una medida del volumen del estroma, como una proporción del volumen total del tejido (estroma + epitelio + luz de la glándula). Con este método, las muestras se clasifican como benignas (D > 1), indeterminadas (D entre 0 y 1) o EIN (D < 0). La puntuación D se asigna, según la evaluación, con morfometría computarizada. Una alternativa potencial a esta es la clasificación EIN subjetiva. Este enfoque pareció correlacionarse bien con las estimaciones utilizando la puntuación D computarizada en un pequeño estudio que incluyó a 84 pacientes, de los cuales el 10 % (8 pacientes) desarrollaron cáncer. Sin embargo, se necesita más experiencia para evaluar la asignación subjetiva de la puntuación D en diversos entornos de práctica.

Al igual que con el sistema de clasificación de la OMS, el sistema EIN también ha demostrado una reproducibilidad interobservador moderada, pero los estudios han confirmado que EIN se correlaciona con la progresión a carcinoma endometrial.

FACTORES DE RIESGO

Los factores de riesgo de la hiperplasia endometrial son los mismos que los del cáncer de endometrio tipo I. Los factores de riesgos se detallan en la **tabla 41-2**.

Sistema de clasificación	Categoría histológica				
2014 OMS	Hiperplasia sin atipia	Hiperplasia con atipia	–	–	–
2000 EIN	Hiperplasia endometrial benigna	Neoplasia intraepitelial endometrial	–	–	–
1994 OMS	Hiperplasia simple sin atipia	Hiperplasia compleja sin atipia	Hiperplasia simple con atipia	Hiperplasia compleja con atipia	Hiperplasia compleja con atipia

Tabla 41-1. Hiperplasia endometrial. Terminología y clasificación histológica

EIN: neoplasia intraepitelial endometrial; HEB: hiperplasia endometrial benigna; OMS: Organización Mundial de la Salud.
EIN se define como apiñamiento epitelial que desplaza el estroma hasta un punto en el que el volumen del estroma es inferior a aproximadamente la mitad del volumen total del tejido en el endometrio no secretor y, por lo general, las células aparecen morfológicamente clonales y distintas del endometrio circundante. En el sistema EIN, la puntuación D es una medida del volumen del estroma como proporción del volumen total del tejido (estroma + epitelio + luz de la glándula). EIN se distingue de HEB por la presencia de apiñamiento glandular, incluso sin atipia. Por lo tanto, tanto HEB como EIN se superponen con las categorías de la OMS sin atipia.

PRESENTACIÓN CLÍNICA

La hiperplasia endometrial se presenta típicamente con sangrado uterino anormal. Con menos frecuencia, se observa según la **tabla 41-3**:

- Hallazgos citológicos anormales en la detección del cáncer de cuello uterino.
- Paciente posmenopáusica con una línea endometrial engrosada en las imágenes.
- Hallazgo incidental durante la histerectomía por otra indicación.

La presentación de la hiperplasia endometrial y el carcinoma endometrial es similar y se analiza en detalle por separado.

Hallazgos durante la exploración

Durante la exploración, se han de tener presentes ciertos aspectos:

- **Examen pélvico:** suele ser normal, ya que las pacientes con hiperplasia endometrial no es habitual que tengan un útero agrandado o sensible.
- **Resultados de laboratorio:** suelen ser normales, excepto en pacientes con sangrado uterino anormal sustancial que puedan estar anémicas.
- **Imágenes:** en pacientes posmenopáusicas, la ecografía puede demostrar un aumento del grosor del endometrio con características quísticas y heterogeneidad; sin embargo, no se han establecido criterios ecográficos para la detección de hiperplasia endometrial como para el carcinoma de endometrio. Por lo tanto, el grosor del endometrio en una paciente posmenopáusica, en ausencia de sangrado, es un problema inespecífico.

EVOLUCIÓN NATURAL

La hiperplasia endometrial puede progresar o coexistir con el carcinoma endometrial. El riesgo de progresión de hiperpla-

sia endometrial a cáncer de endometrio es casi cuatro veces mayor para pacientes con hiperplasia endometrial con atipia (neoplasia intraepitelial endometrial) en comparación con la hiperplasia endometrial sin atipia.

El carcinoma endometrial coexistente puede aparecer hasta en el 40 % de las pacientes con hiperplasia endometrial con atipia (EIN) y en < 1 % de las pacientes con hiperplasia endometrial sin atipia.

Entre las pacientes con hiperplasia endometrial, los predictores más fuertes de carcinoma endometrial concurrente incluyen la edad avanzada, la obesidad, la diabetes *mellitus* y el hallazgo de atipia en la patología endometrial.

DIAGNÓSTICO

La hiperplasia endometrial a menudo se sospecha en mujeres con sangrado uterino anormal. Más del 90 % de las pacientes con hiperplasia de endometrio presentan sangrado uterino anormal. Sin embargo, la confirmación del diagnóstico requiere un análisis histológico del tejido endometrial.

Papel de los biomarcadores

Los marcadores inmunohistoquímicos pueden ayudar a distinguir la hiperplasia endometrial con atipia (EIN) de la de sin atipia o carcinoma endometrial. No obstante, estos biomarcadores están en fase de investigación y no se realizan de forma rutinaria.

Diagnóstico diferencial

El diagnóstico diferencial incluye el carcinoma endometrial, que se distingue de la hiperplasia endometrial por la presencia de invasión en la muestra histológica. Pero esta distinción puede ser difícil de realizar, a menos que el útero se extirpe quirúrgicamente y se evalúe.

Tabla 41-2. Factores de riesgo para carcinoma de endometrio

Factor de riesgo	Riesgo relativo (otras estadísticas se indican cuando se utilizan)
Aumento de edad	Aumento del 1 % al 2 % de la incidencia acumulada de cáncer de endometrio en mujeres de 50 a 70 años
Terapia con estrógenos sin oposición	2 a 10
Terapia con tamoxifeno	2
Menarquia precoz	NA
Menopausia tardía (después de los 55 años)	2
Nuliparidad	2
Síndrome de ovario poliquístico (anovulación crónica)	3
Obesidad	• Para cáncer de endometrio tipo I: OR 1,5 para sobrepeso (IMC de 25 a < 30 kg/m^2), 2,5 para obesidad de clase 1 (30 a < 35 kg/m^2), 4,5 para obesidad de clase 2 (35 a 39,9 kg/m^2) y 7,1 para obesidad clase 3 ($\geq$40 kg/m^2). • Para tipo II: OR 1,2 para sobrepeso (IMC 25 a < 30 kg/m^2), 1,7 para obesidad clase 1 (30 a < 35 kg/m^2), 2,2 para obesidad clase 2 (35 a 39,9 kg/m^2) y 3,1 para obesidad clase 3 ($\geq$ 40 kg/m^2).
Diabetes *mellitus* Tumor secretor de estrógeno	2
Síndrome de Lynch (cáncer colorrectal hereditario sin poliposis)	13-71 % de riesgo de por vida
Síndrome de Cowden	13-28 % de riesgo de por vida
Antecedentes familiares de cáncer de endometrio, ovario, mama o colon	NA

IMC: índice de masa corporal; NA: *not available* (no disponible); OR: *odds ratio*.

Ecografía transvaginal

La ecografía transvaginal se considera un procedimiento de detección para evaluar el sangrado vaginal anormal debido a su capacidad para representar patología endometrial. La amplia disponibilidad y su excelente perfil de seguridad y rentabilidad son las ventajas más importantes. En mujeres posmenopáusicas, el grosor del endometrio superior a 4 mm se considera anormal. En mujeres premenopáusicas y posmenopáusicas asintomáticas, el grosor del endometrio no es tan relevante, mientras que las alteraciones de la línea endometrial, así como la heterogeneidad o los cambios quísticos en el endometrio, pueden ser cruciales para el diagnóstico de hiperplasia endometrial.

En la ecografía, el endometrio hiperplásico aparece grueso e hiperecoico, morfológicamente uniforme, regular o microquístico; sin embargo, el grosor del endometrio presenta un amplio rango de variabilidad. La unión entre el endometrio y el miometrio aparece nítida y regular, y, a menudo, la mediana del eco es visible, lo que permite el diagnóstico diferencial del pólipo endometrial que tiende a la distorsión en este último caso.

Por ecografía no es posible distinguir entre hiperplasia glandular quística e hiperplasia adenomatosa. Es igualmente imposible el diagnóstico diferencial entre un adenocarcinoma bien diferenciado no infiltrante del miometrio y la hiperplasia endometrial. También existen casos de hiperplasia multifocal: la imagen ecográfica se caracteriza por un endometrio de aspecto homogéneo o caracterizado por lagunas quísticas internas más o menos grandes y más o menos regulares. La última condición plantea problemas de diagnóstico diferencial con pólipos endometriales y carcinoma endometrial. El examen con ecografía Doppler color está indicado como criterio adicional en el diagnóstico diferencial con enfermedad maligna: los signos vasculares de hiperplasia son escasos, principalmente periféricos y regulares. El pólipo endometrial se caracteriza con mayor frecuencia por un eje vascular.

En los carcinomas, la arquitectura vascular es anárquica y el examen con Doppler color refleja esta anarquía. El diagnóstico y la estadificación adecuados de la hiperplasia endometrial y las neoplasias malignas son únicamente histológicos. La biopsia directa visual en las áreas endometriales sospechosas es imperativa.

Ecografía tridimensional

Estudios recientes muestran cómo la ecografía 3D y, en especial, las mediciones Power Doppler 3D pueden ser útiles para distinguir entre lesiones endometriales benignas y carcinoma

Tabla 41-3. Pacientes que deben someterse a evaluación por hiperplasia endometrial o cáncer endometrial

Sangrado uterino anormal	Pacientes posmenopáusicas: cualquier sangrado uterino, independientemente del volumen. La ecografía pélvica para evaluar el grosor endometrial es una alternativa al muestreo endometrial en pacientes adecuadamente seleccionadas. Un endometrio engrosado debe evaluarse más a fondo con muestreo endometrial
	Edad de 45 años a la menopausia: en cualquier paciente, sangrado habitual (el intervalo entre el inicio de los episodios de sangrado es < 21 días), intenso o prolongado (> 8 días). En pacientes que están ovulando, esto incluye sangrado intermenstrual
	Menores de 45 años: cualquier sangrado uterino anormal en pacientes con IMC ⩾ 30 kg/m². En pacientes con IMC < 30 kg/m², sangrado uterino anormal que es persistente y ocurre en el contexto de uno de los siguientes: disfunción ovulatoria crónica, otra exposición a estrógenos sin oposición de progesterona, manejo médico fallido del sangrado o pacientes con niveles altos de riesgo de cáncer de endometrio (síndrome de Lynch o síndrome de Cowden)
	La neoplasia endometrial debe sospecharse también en pacientes premenopáusicas que están anovulatorias y tienen períodos prolongados de amenorrea (6 o más meses)
Resultados de citología cervical	Presencia de AGC-endometrio
	Presencia de AGC: todas las subcategorías, excepto endometrial: si tiene ⩾ 35 años de edad o riesgo de cáncer de endometrio (factores de riesgo o síntomas)
	Presencia de células endometriales de apariencia benigna en pacientes ⩾ 40 años de edad que también tienen sangrado uterino anormal o factores de riesgo de cáncer de endometrio
Otras indicaciones	Seguimiento de pacientes con patología endometrial (hiperplasia endometrial)
	Detección en pacientes con alto riesgo de cáncer de endometrio (síndrome de Lynch)

Estas recomendaciones se basan en una edad promedio de menopausia de 51 años. La evaluación de las pacientes que experimentan la menopausia antes debe individualizarse en función de los antecedentes ginecológicos y el riesgo de neoplasia endometrial. AGC: células glandulares atípicas, IMC: índice de masa corporal.

endometrial en mujeres con sangrado uterino anormal posmenopáusico. El grosor endometrial, el volumen endometrial, el índice de vascularización endometrial y el índice de flujo de vascularización aumentan de manera significativa en pacientes con endometrio maligno más que en aquellas con endometrio benigno.

Histeroscopia

La histeroscopia es una técnica segura y atraumática que proporciona una evaluación satisfactoria de la cavidad uterina; es una herramienta eficaz para la detección de lesiones premalignas y estadios tempranos de cáncer de endometrio. Cabe señalar la importancia de la realización de la histeroscopia en «consultorio», donde se puede realizar el diagnóstico en un porcentaje cercano al 100 %, sin tener la necesidad de ir a quirófano para realizar estos procedimientos.

El estado actual de desarrollo del histeroscopio proporciona una imagen del endometrio de alta calidad. En todos los casos, el diagnóstico final es histológico; sin embargo, la imagen histeroscópica permite sospechar una patología y biopsiar en el lugar más representativo. En el año 2003, Dotto *et al.* realizaron una clasificación de imágenes histeroscópicas de acuerdo con el grado de sospecha histeroscópica, lo cual es un recurso útil para la comunicación efectiva entre el ginecólogo tratante, el histeroscopista y el patólogo; se puede utilizar como una guía para seleccionar los casos y sitios para realizar las biopsias endometriales.

Existen criterios morfológicos para ser utilizados como predictores histeroscópicos de hiperplasia endometrial. Estos criterios no se han definido según la evidencia científica resultante de ensayos clínicos aleatorios controlados. Los criterios morfológicos derivados de la inspección histeroscópica son subjetivos, relacionados con el operador y poco reproducibles. En el diagnóstico de hiperplasia endometrial, la sensibilidad de la histeroscopia no supera el 78 %.

Los principales criterios morfológicos histeroscópicos para diagnosticar la hiperplasia endometrial son los que se detallan a continuación.

Grosor endometrial no homogéneo

No es un criterio específico, especialmente en mujeres en edad reproductiva. De hecho, la esteroidogénesis gonadal cíclica típica de la edad fértil hace que el tejido endometrial sea muy dinámico y cambiante. En la fase folicular media-tardía, con frecuencia se observan engrosamientos mucosos micropolipoides. En mujeres menopáusicas, el grosor endometrial no homogéneo se asocia con mayor frecuencia a hiperplasia endometrial. Un grosor endometrial focal debe compararse en el diagnóstico diferencial con pólipos sésiles y endometritis crónica.

Anomalías vasculares

Consisten en distorsiones vasculares menores, aumento de la densidad capilar y dilatación vascular, que, a menudo, se presenta como anomalías difusas. Estos aspectos vasculares no son específicos de la hiperplasia endometrial, ya que se observan con frecuencia en patologías benignas, como pólipos, miomas, endometritis y en pacientes en tratamiento con tamoxifeno.

Dilatación quística glandular

Es el único criterio significativamente predictivo de hiperplasia endometrial. Este aspecto histeroscópico es muy específico de la hiperplasia endometrial en mujeres en edad fértil debido a que las dilataciones quísticas glandulares no constituyen un hallazgo fisiológico en estas pacientes. En mujeres posmenopáusicas, la presencia de dilatación quística glandular es más difícil de interpretar porque estos aspectos suelen verse, multifocales o agrupados en áreas seudopolipoides, en el contexto de endometrio atrófico. La dilatación quística glandular también se encuentra en pacientes bajo tratamiento con tamoxifeno.

Distorsión arquitectónica de las salidas glandulares

Estos aspectos solo pueden revelarse con una vista histeroscópica de cerca y son muy sugestivos de hiperplasia endometrial. La distorsión arquitectónica de las salidas glandulares consiste en un espaciado anormal y/o dilatación de los orificios glandulares (anomalías estructurales) y en las aberturas glandulares de color blanco amarillento (anomalías cromáticas). El grado de anomalía de la glándula es proporcional a la gravedad de la hiperplasia.

Desde el punto de vista de la imagen histeroscópica, la hiperplasia sin atipia se caracteriza por una imagen histeroscópica de una mucosa endometrial con apariencia no homogénea, con proyecciones y marcada vascularización.

La apariencia de la hiperplasia sin atipias es similar a la de un endometrio normal, con el grosor endometrial aumentado y distribución glandular normal. Esto se puede medir a través de la depresión (> 7 mm) producida por la punta distal del endoscopio (**Fig. 41-3**).

La hiperplasia con atipias se caracteriza por un endometrio engrosado y heterogéneo, presentando sobre su superficie proliferaciones polipoideas y papilares, puentes interpapilares y zonas hemorrágicas. Presenta alteraciones vasculares marcadas, dilatación quística glandular y distorsión de las salidas glandulares. Solo a través de la histología se puede apreciar esta afección (**Figs. 41-4**).

En resumen, la presencia concomitante de estas anomalías morfológicas puede mejorar la precisión diagnóstica de un examen histeroscópico estándar y conducir a una biopsia endometrial bajo visión directa.

MANEJO Y TRATAMIENTO

El manejo de la hiperplasia endometrial se realiza tomando en cuenta los siguientes factores clínicos:

- Tipo de hiperplasia endometrial (con o sin atipia).
- Estado menopáusico.
- Deseo de fertilidad en pacientes premenopáusicas.
- Necesidades anticonceptivas en pacientes premenopáusicas.

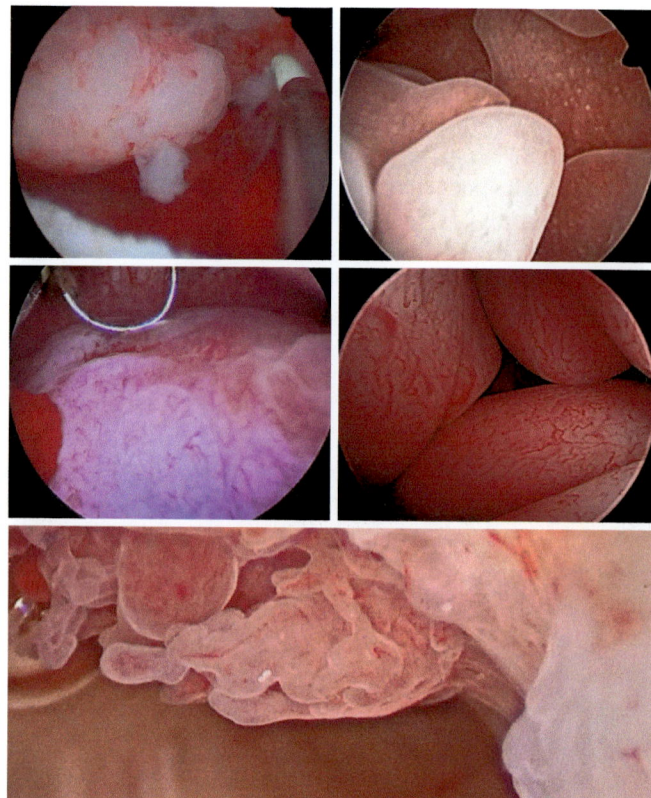

Figura 41-3. Hiperplasia endometrial sin atipia.

Los factores de riesgo que hay que tener en cuenta en la recurrencia o progresión de la enfermedad, incluyen:

- Edad > 50 años.
- Índice de masa corporal > 25.
- Nuliparidad.
- Diabetes *mellitus*.
- Hiperplasia endometrial con atipia.
- Tamaño uterino ≥ 9 cm.
- Tamaño de la lesión endometrial > 2 cm.
- Falta de terapia adecuada de progestina.

Estos factores varían en su grado de riesgo; el médico debe decidir con el paciente si un factor en particular es clínicamente significativo y cómo afecta a las decisiones de manejo.

HIPERPLASIA ENDOMETRIAL SIN ATIPIA

Evolución natural

El riesgo de progresión de hiperplasia endometrial sin atipia a carcinoma de endometrio no ha sido bien estudiado, pero parece ser inferior al 10 %, según estudios con hasta 20 años de seguimiento.

Tratamiento de elección. Terapia con progestágenos

Se recomienda tratamiento médico o quirúrgico en lugar de observación para la mayoría de las pacientes con diagnóstico de hiperplasia endometrial sin atipia. La elección del tratamiento depende del estado de la menopausia, el deseo de

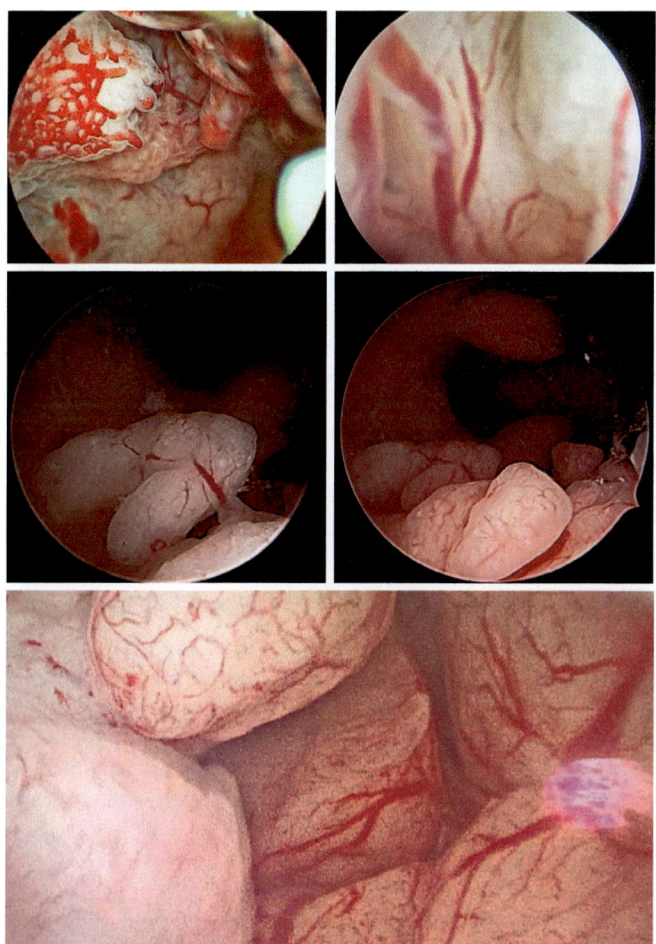

Figura 41-4. Hiperplasia endometrial con atipia.

fertilidad, las necesidades anticonceptivas y los factores de riesgo de progresión específicos de la paciente.

Premenopáusica

La terapia con progestágenos incluye progestágenos intrauterinos, orales y anticonceptivos orales combinados con estrógeno y progestágeno.

Las pacientes premenopáusicas con incapacidad para tolerar, o más raramente con contraindicaciones para las progestinas, pueden someterse a observación en lugar de tratamiento; se les debe realizar un seguimiento estrecho.

Dentro del tratamiento con progestágenos, se prefiere siempre un régimen de dosificación continua a un régimen cíclico, ya que presenta mayor efectividad.

Posmenopáusica

Las pacientes son tratadas con terapia de progestina o histerectomía. La elección depende del riesgo percibido de desarrollar carcinoma de endometrio en función de sus factores de riesgo personales (disfunción ovulatoria crónica, obesidad, menarquia temprana, menopausia tardía, edad avanzada, tamoxifeno, síndrome de Lynch o síndrome de Cowden).

La mayoría de las pacientes posmenopáusicas son candidatas apropiadas para la terapia con progestina, que puede ser intrauterina u oral. Los ACO no se utilizan en pacientes posmenopáusicas para evitar la exposición innecesaria a los estrógenos, lo que puede dar lugar a un mayor riesgo (tromboembolia venosa).

La histerectomía es curativa para la hiperplasia endometrial y se realiza en pacientes posmenopáusicas en las que la terapia con progestágenos está declinada o contraindicada, en aquellas con sangrado molesto, en las que presentan mayor riesgo de desarrollar carcinoma endometrial o en las que desean una terapia definitiva.

Tratamiento alternativo para pacientes con bajo riesgo de progresión. Observación

Se recomienda más observación que tratamiento en pacientes con diagnóstico de hiperplasia endometrial sin atipia en las que el riesgo de progresión a carcinoma de endometrio es bajo. Estas pacientes son premenopáusicas y tienen uno o más de los siguientes:

- Se elimina el factor desencadenante que produce la proliferación endometrial (paciente con anovulación, ahora corregido).
- Otros factores de riesgo para el carcinoma endometrial no están presentes.
- Reanudación de la menstruación normal: la ovulación y la formación de un cuerpo lúteo que expone al endometrio a alta concentración endógena de progesterona, en niveles que a menudo son suficientes para causar la regresión de hiperplasia endometrial sin atipia.

Los datos sugieren que la terapia con progestágenos es un tratamiento eficaz para la hiperplasia endometrial sin atipia.

HIPERPLASIA ENDOMETRIAL CON ATIPIA

Es conveniente conocer con detalle los diferentes aspectos relacionados con la hiperplasia endometrial con atipia, los cuales se exponen a continuación.

Evolución natural

El riesgo de progresión de la hiperplasia endometrial con atipia (neoplasia intraepitelial endometrial) a carcinoma endometrial es más alto que el de hiperplasia endometrial sin atipia (15-40 %), según estudios con hasta 20 años de seguimiento.

En una serie de casos que incluyó a 48 pacientes con hiperplasia endometrial con atipia, el 83 % de ellas no recibieron tratamiento con progestina; 11 (23 %) desarrollaron carcinoma endometrial después de una duración media de unos 5 años.

Tratamiento de elección. Histerectomía

En este tipo de tratamiento, se han de tener en cuenta los siguientes aspectos:

- Dado el alto riesgo de carcinoma endometrial concurrente o de progresión a carcinoma de endometrio, para la mayoría de las pacientes posmenopáusicas y premenopáusicas que han completado la maternidad, se recomienda el tratamiento definitivo con histerectomía para el tratamiento de la hiperplasia endometrial con atipia.

- En un estudio longitudinal de pacientes con hiperplasia (con y sin atipia), las únicas muertes relacionadas con hiperplasia endometrial fueron en pacientes con carcinoma endometrial en el momento de la cirugía. También es importante abordar cualquier condición subyacente que pueda haber llevado al desarrollo de hiperplasia endometrial, por ejemplo, las pacientes con obesidad pueden beneficiarse de la derivación para pérdida de peso médica y/o quirúrgica.
- Las pacientes con alto riesgo de complicaciones quirúrgicas pueden tratarse con terapia de progestina en lugar de cirugía, como se explica a continuación.

Tratamiento alternativo: terapia con progestina

Históricamente, la recomendación para el tratamiento de la hiperplasia endometrial con atipia era la histerectomía, y se hicieron pocas excepciones. Sin embargo, con el aumento del dato sobre la eficacia de la terapia farmacológica y después de la introducción del dispositivo intrauterino liberador de levonorgestrel, la progestina se convirtió en un tratamiento alternativo para algunas pacientes, aunque se requiere vigilancia a largo plazo y terapia médica. El tratamiento puede no ser curativo, como con la histerectomía.

Se considera que la terapia con progestágenos es una alternativa razonable a la histerectomía para los siguientes casos:

- Pacientes premenopáusicas que desean una futura fertilidad.
- Pacientes de cualquier estado reproductivo que rechacen la histerectomía.
- Pacientes con alto riesgo de complicaciones quirúrgicas.

Estas pacientes deben ser capaces de cumplir con el tratamiento médico y la toma de muestras endometriales de seguimiento. Es aquí donde cobra un gran protagonismo la histeroscopia de «consultorio» al poder realizar las tomas de biopsia en lugares específicos, bajo visión directa, sin tener que utilizar anestesia de forma simple, segura y económica.

La terapia con progestágenos incluye progestágenos intrauterinos y orales. Los anticonceptivos orales combinados de estrógeno y progestina no se utilizan para el tratamiento de la hiperplasia endometrial con atipia.

Evidencia de la eficacia de la terapia con progestágenos

La eficacia de las progestinas para el tratamiento de la hiperplasia endometrial con atipia está respaldada por la siguiente evidencia: si bien varias terapias orales con progestágenos son efectivas para esta indicación, el dispositivo intrauterino (DIU) LNG 52 mg es la terapia de primera línea más eficaz. Los estudios de pacientes que tienen hiperplasia endometrial con atipia han demostrado consistentemente que el LNG 52 en comparación con las progestinas orales se asocia a tasas de regresión más altas (90 % frente a 69 %) y tasas de recaída más bajas (27 % frente a 50 %).

Administración del tratamiento. Terapia con progestina

En el caso del tratamiento con progestina los profesionales han de tener en cuenta los aspectos que se comentan a continuación.

Consideraciones generales

Se han utilizado varias preparaciones de progestina para el tratamiento de la hiperplasia endometrial, aunque ninguna ha recibido la aprobación de la Food and Drug Administration de Estados Unidos para esta indicación. Sin embargo, algunas han recibido aprobación para la prevención de hiperplasia endometrial; el acetato de megestrol y acetato de medroxiprogesterona de depósito están aprobados para el tratamiento del carcinoma endometrial.

Farmacología

Las progestinas revierten la hiperplasia endometrial mediante la activación de receptores de progesterona, lo que da como resultado la decidualización del estroma y el posterior adelgazamiento del endometrio. La exposición a la progestina también activa las enzimas de hidroxilasa para convertir el estradiol en su metabolito menos activo, la estrona.

Contraindicaciones

El DIU LNG 52, también conocido como sistema intrauterino, administra progestágenos localmente al útero y produce una absorción sistémica mínima. Por ello, estos dispositivos se utilizan a menudo en pacientes con contraindicaciones relativas a los progestágenos orales (antecedentes de trastornos tromboembólicos o accidente cerebrovascular).

La consulta con un hematólogo puede ser apropiada en pacientes que no son candidatas para un DIU o que lo rechazan, en las cuales se recomienda la progestina oral.

Regímenes continuos frente a cíclicos

En cuanto a la dosificación, los progestágenos continuos (dosificación diaria de progestágenos orales o DIU de progestágenos) son superiores en eficacia en comparación con los regímenes de progestágenos cíclicos (la dosificación varía). El medicamento generalmente se toma durante al menos 12 a 14 días y luego la paciente no recibe ningún medicamento durante el resto del mes.

Efectos secundarios

Algunas pacientes experimentan efectos secundarios molestos de la progestina (sangrado vaginal irregular, distensión abdominal, irritabilidad, depresión o dolores de cabeza) y pueden requerir un ajuste en la dosis o cambiar a una formulación de progestina diferente. Los efectos secundarios son más probables con las progestinas orales y, en estas situaciones, se recomienda cambiar a LNG 52, que tiene un perfil de efectos secundarios más favorable.

Elección de la progestina

Los estudios han demostrado consistentemente que el LNG 52, en comparación con las progestinas orales para el tratamiento de la hiperplasia endometrial, se asocia a tasas de regresión más altas y tasas de recaída más bajas. En la **tabla 41-4** se mencionan las progestinas más utilizadas, dosis y principales indicaciones.

Además de una mayor eficacia, estos dispositivos pueden usarse en pacientes con contraindicaciones relativas a los progestágenos, ofrecen anticoncepción de acción prolongada y no requieren dosificación diaria.

Los progestágenos orales son una alternativa aceptable para las pacientes que rechazan, no pueden tolerar (inserción difícil o expulsiones repetitivas) o no son candidatas para un DIU LNG.

Cuando se utilizan agentes orales para el tratamiento de hiperplasia endometrial con atipia, el acetato de megestrol se prefiere porque es más potente que otras progestinas, como MPA.

Histerectomía

La histerectomía extrafascial total es el tratamiento definitivo para la hiperplasia endometrial. La histerectomía supracervi-

---

Tabla 41-4. Elección de la terapia con progestágenos para el tratamiento de la hiperplasia endometrial

Medicamento*	Dosis de tratamiento (generalmente se usa durante 3-6 meses, momento en el cual se repite el muestreo endometrial)	Proporciona anticoncepción	Selección de pacientes
Levonorgestrel 52 µg (SIU)	Libera 20 µg /día inicialmente	Sí	El LNG 52 es el de elección como terapia de progestina para pacientes premenopáusicas y posmenopáusicas con hiperplasia endometrial (cualquier tipo)
Acetato de megestrol diariamente	40-160 mg por vía oral	No	Para pacientes premenopáusicas y posmenopáusicas con hiperplasia endometrial (cualquier tipo)
Acetato de medroxiprogesterona	10-20 mg oral diariamente	No	Para pacientes premenopáusicas y posmenopáusicas con hiperplasia endometrial (cualquier tipo)
Acetato de noretindrona	5-10 mg oral diriamente	No	Se puede usar para pacientes premenopáusicas y posmenopáusicas con hiperplasia endometrial (cualquier tipo) que rechazan, o no pueden tolerar, progestágenos orales más fuertes
Progesterona micronizada oral	200-300 mg diariamente	No	Usar solo para pacientes con todos los siguientes: • Hiperplasia endometrial sin atipia • Que rechazan, o no pueden tolerar, progestágenos orales más fuertes
Noretindrona (píldora anticonceptiva de progestágeno solo)	0,35 mg por vía oral dos o tres veces al día	Sí	Usar solo para pacientes con todos los siguientes: • Estado premenopáusico • Requerir anticoncepción
Anticonceptivo combinado de estrógeno y progestina	Variable	Sí	Usar solo para pacientes con todos los siguientes: • Estado premenopáusico • Hiperplasia endometrial sin atipia • Requerir anticoncepción
Depomedroxiprogesterona acetato	Intramuscular 150 mg cada 3 meses	Sí	Usar solo para pacientes con todos los siguientes: • Estado premenopáusico • Hiperplasia endometrial sin atipia • Que rechazan, o no pueden tolerar, progestágenos orales más fuertes

cal no se realiza, en parte debido a la posibilidad de extensión local de la neoplasia endometrial hacia el cuello uterino.

Conviene destacar que se deben tomar todas las medidas para detectar el carcinoma de endometrio antes o durante la histerectomía. Debido a las variaciones en la interpretación de la hiperplasia endometrial, si la histerectomía se planea basándose en una sola muestra de endometrio, un segundo patólogo ha de revisar los portaobjetos para confirmar la clasificación.

Papel de la ooforectomía y la salpingectomía

Para la mayoría de las pacientes que se someten a una histerectomía, se sugiere una histerectomía con salpingectomía bilateral, con o sin ooforectomía bilateral. Las sociedades profesionales no han emitido pautas con respecto a la extracción o retención de ovarios en pacientes con hiperplasia endometrial. Las pacientes con síndrome de cáncer de ovario hereditario (síndrome de Lynch o síndrome de Cowden) pueden manejarse de manera especial.

Medicamentos sin progestina

Los **agonistas de la hormona liberadora de gonadotropina** se han usado en combinación con un LNG 52 para tratar con éxito a 24 pacientes premenopáusicas con hiperplasia endometrial con atipia o carcinoma endometrial en etapa temprana.

La inducción de la ovulación (con clomifeno o inhibidores de la aromatasa) en pacientes en edad reproductiva da lugar a la formación de un cuerpo lúteo, exposición a progesterona y resolución de hiperplasia endometrial en algunas pacientes.

Por su lado, la metformina es un agente antidiabético biguanida, recientemente reutilizado para el tratamiento del cáncer de endometrio por su acción antiproliferativa y sus efectos sobre las células endometriales.

Existe evidencia creciente en la bibliografía científica que sugiere que la metformina puede ser un complemento beneficioso en la terapia, con un efecto sinérgico junto con la progestina, en la supresión de la proliferación endometrial.

Otros tratamientos quirúrgicos

Otra posibilidad para la preservación de la fertilidad es la combinación entre el tratamiento médico sistémico o locorregional y un abordaje quirúrgico conservador que consiste en la resección histeroscópica de la lesión, el endometrio cercano a la lesión y el miometrio debajo de la lesión. Mazzón *et al.* comunicaron que una mujer afectada por un carcinoma de endometrio en estadio 1 había concebido después de un tratamiento conservador mediante el uso de un resectoscopio, sin encontrar una recidiva de la enfermedad. Por su parte, Laurelli *et al.* publicaron un estudio de 14 pacientes diagnosticadas de adenocarcinoma de endometrio en estadio 1° que fueron tratadas con ablación endometrial y terapia con progesterona. En el seguimiento, solo una paciente había desarrollado hiperplasia sin atipia que, con posterioridad, resultó ser negativa, mientras que las otras pacientes dieron negativo. Más tarde, una de ellas llevó con éxito a término un embarazo.

De Marzi *et al.* en un estudio de 2015 mostró cómo 23 pacientes, sometidas a un tratamiento conservador basado en resección histeroscópica de áreas hiperplásicas y posterior tratamiento con acetato de megestrol 160 mg/día, quedaron todas libres de la enfermedad después de 9 meses de progesterona. Seis pacientes se sometieron a una segunda resección histeroscópica. En ninguna se detectaron adherencias intrauterinas en la histeroscopia diagnóstica. Después de una mediana de tiempo de seguimiento de 25 meses, registraron una recaída de la enfermedad. Se contabilizaron siete embarazos tras un promedio de tiempo de 7 meses después del final de la terapia con progestágenos. Mencaglia *et al.* realizaron el tratamiento de seis pacientes diagnosticadas de adenocarcinoma endometrial estadio 1, 42 de hiperplasia endometrial con atipia y 161 con hiperplasia endometrial sin atipia. Estas pacientes recibieron tratamiento con ablación de endometrio y posterior terapia con progesterona. El seguimiento se realizó cada 3-6 meses mediante histeroscopia y biopsia. Solo se observaron dos pacientes que desarrollaron adenocarcinoma e, inmediatamente, se realizó histerectomía. 16 mujeres quedaron embarazadas con tratamiento. Finalmente, se realizaron 21 histerectomías después de 2 años de seguimiento, una vez cumplido el deseo de embarazo. Asimismo, se informó de que la resección histeroscópica de la hiperplasia endometrial fue efectiva en 68 de 73 pacientes tratadas, pero aún no se han determinado las consecuencias a largo plazo de este tratamiento.

Yang *et al.* realizaron un estudio retrospectivo donde evaluaron la eficacia de la resección histeroscópica combinada con el tratamiento con progestinas en pacientes jóvenes con hiperplasia endometrial atípica junto con carcinoma endometrial. De las 148 pacientes 97,4 % lograron remisión completa, mientras que tres con hiperplasia atípica y una con carcinoma endometrioide presentaron progresión de la enfermedad; ocho pacientes aún estaban en tratamiento. La duración media del tratamiento para lograr la remisión completa fue de 6,7 ± 0,3 meses (rango de 1-18 meses). Las lesiones de tamaño ≤ 2 cm se correlacionaron significativamente con un tiempo de tratamiento más corto para lograr la remisión completa.

De 60 pacientes que intentaron concebir después de lograr la remisión completa, el 25 % (15/60) dieron a luz nacidos vivos, el 13,3 % (8/60) estaban embarazadas en el momento del estudio y el 6,7 % sufrió un aborto espontáneo.

Existen varias ventajas al utilizar la histeroscopia como parte de la primera línea de tratamiento de preservación de la fertilidad para pacientes con HEA y carcinoma endometrial.

En primer lugar, se puede utilizar la biopsia de la lesión guiada por histeroscopia diferenciando la invasión miometrial, dato fundamental para realizar un tratamiento conservador en el carcinoma endometrial. A través de la histeroscopia se pueden resecar todas las lesiones bajo visión directa, incluso aquellas cercanas a los *ostium* tubáricos o cercanas al orificio cervical interno que habitualmente no son diagnosticadas con procedimientos «a ciegas». Permite la resección completa de la lesión, mejorando el resultado del tratamiento con progestinas. Otra de las ventajas es la preservación del endometrio normal; esto es de mucha importancia en pacientes con deseos de fertilidad.

SEGUIMIENTO

En cuanto a las consideraciones generales para pacientes con hiperplasia endometrial (con o sin atipia) manejadas con observación o terapia con progestina, hay que tener en cuenta que:

- Se necesita un seguimiento cuidadoso para evaluar la persistencia, la progresión o la recurrencia de la enfermedad. Si se encuentra un carcinoma endometrial en cualquier momento, la paciente debe recibir el tratamiento adecuado.
- En pacientes con exposición a estrógenos sin oposición, se debe corregir la fuente (si es posible), si aún no se ha hecho. Los ejemplos incluyen fomentar la pérdida de peso, suspender la terapia con estrógenos sin oposición (incluidos los medicamentos sin receta o los productos tópicos) o agregar un progestágeno, corregir la disfunción ovulatoria o, en raras ocasiones, eliminar una neoplasia productora de estrógenos.
- La mediana de tiempo para la regresión al endometrio normal con la terapia con progestina parece ser de 3 (EH sin atipia) a 9 meses (EH con atipia); el estado de los receptores hormonales no parece afectar la respuesta o las tasas de recaída.

El pilar del seguimiento es repetir el muestreo endometrial bajo visión directa, en histeroscopia de consultorio, aunque algunas pacientes posmenopáusicas pueden ser seguidas con ecografía transvaginal una vez que el muestreo endometrial se ha normalizado.

Algunos expertos aconsejan suspender los progestágenos orales y esperar un sangrado por privación antes de realizar el muestreo del endometrio. Otros toman muestras del endometrio mientras la paciente está en tratamiento con progestágenos orales; la reacción decidual que ocurre con la terapia con progestágenos puede dificultar la interpretación de los hallazgos patológicos. En nuestra práctica, no interrumpimos la terapia con progestina oral antes de la toma de muestras.

En pacientes con un DIU, se puede realizar una biopsia endometrial bajo visión histeroscópica en consultorio con el dispositivo *in situ* sin ninguna complicación.

En las pacientes con hiperplasias atípicas, se debe hacer un seguimiento estricto cada 3 meses con histeroscopia de consultorio, realizando biopsia. Después de finalizar su deseo reproductivo se debe llevar a cabo el tratamiento definitivo.

Se debe destacar que la recurrencia de hiperplasia endometrial suele ser sintomática (sangrado uterino anormal) y requiere muestreo endometrial. Algunas pacientes pueden tener sangrado uterino anormal persistente o recurrente, a pesar de que no haya progresión de la enfermedad en el muestreo endometrial en serie. En tales casos, las pacientes pueden optar por la histerectomía para abordar estos molestos síntomas, pero la indicación son los síntomas, no la hiperplasia endometrial.

TERAPIA DE MANTENIMIENTO

Después del tratamiento inicial con progestina, la terapia de mantenimiento suele ser apropiada y puede continuarse de manera indefinida en pacientes con factores de riesgo continuos de carcinoma endometrial (disfunción ovulatoria crónica, obesidad, menarquia temprana, menopausia tardía, edad avanzada, tamoxifeno, síndrome de Lynch o síndrome de Cowden) o sangrado posmenopáusico persistente.

En nuestra práctica, preferimos el uso del dispositivo intrauterino liberador de LNG levonorgestrel (DIU LNG 52) en lugar de progestágenos orales para la terapia de mantenimiento en pacientes premenopáusicas y posmenopáusicas.

Manejo de la persistencia o progresión en terapia de mantenimiento

Es necesario aumentar la terapia de mantenimiento cuando hay progresión o persistencia de hiperplasia endometrial. Las opciones incluyen:

- Si la paciente tiene LNG 52, agregar una progestina oral.
- Si la paciente está tomando una progestina oral, se puede agregar LNG 52, aumentar la dosis oral o usar una progestina más potente.

PUNTOS CLAVE

- El sistema de clasificación de la OMS sigue siendo el más comúnmente utilizado y reportado en la bibliografía científica existente.
- El nuevo esquema de la OMS de 2014 consta de solo dos categorías de hiperplasia y se adapta más estrechamente al objetivo de incorporar criterios patológicos modificados de diagnóstico de lesiones premalignas.
- El esquema de la OMS 2014 mejora la reproducibilidad y distingue claramente entre entidades clínico-patológicas que se tratan de manera diferente.
- Establecer indicaciones precisas para la biopsia endometrial bajo histeroscopia es de gran importancia tanto en pacientes premenopáusicas como posmenopáusicas.

- El rol que cumple la histeroscopia para poder realizar biopsias bajo visión directa de forma ambulatoria, sin utilizar anestesia, es clave en el diagnóstico y seguimiento adecuado de esta patología.
- Distinguir entre hiperplasia y lesiones precancerosas verdaderas tiene un efecto clínico significativo, ya que permite el tratamiento adecuado según el diagnóstico histopatológico correcto.
- Es muy importante la utilidad de la histeroscopia en el tratamiento quirúrgico conservador en combinación con el tratamiento hormonal correspondiente.

BIBLIOGRAFÍA

Abu Hashim H, Ghayaty E, El Rakhawy M. Levonorgestrel-releasing intrauterine system vs oral progestins for non-atypical endometrial hyperplasia: a systematic review and metaanalysis of randomized trials. Am J Obstet Gynecol. 2015;213(4):469-78.

Abu-Rustum NR, Zhou Q, Gómez JD, Alektiar KM, Hensley ML, Soslow RA, et al. A nomogram for predicting overall survival of women with endometrial cancer following primary therapy: toward improving individualized cancer care. Gynecol Oncol. 2010;116(3):399-403.

American College of Obstetricians and Gynecologists. Committee Opinion No.631. Endometrial intraepithelial neoplasia. Obstet Gynecol. 2015;125(5):1272-8.

Casper RF. Regulation of estrogen/progestogen receptors in the endometrium. Int J Fertil Menopausal Stud. 1996;41(1):16-21.

Clark TJ, Voit D, Gupta JK, Hyde C, Song F, Khan KS. Accuracy of hysteroscopy in the diagnosis of endometrial cancer and hyperplasia: a systematic quantitative review. JAMA. 2002;288(13):1610-21.

Creasman WT, Odicino F, Maisonneuve P, Quinn MA, Beller U, Benedet JL, et al. Carcinoma of the corpus uteri. FIGO 26th annual report on the results of treatment in gynecological cancer. Int J Gynaecol Obstet. 2006;95:Suppl1:S105-43.

De Marzi P, Bergamini A, Luchini S, Petrone M, Taccagni GL, Mangili G, et al. Hysteroscopic Resection in Fertility-Sparing Surgery for Atypical Hyperplasia and Endometrial Cancer: Safety and Efficacy. J Minim Invasive Gynecol. 2015;22(7):1178-82.

Dhar KK, NeedhiRajan T, Koslowski M, Woolas RP. Is levonorgestrel intrauterine system effective for treatment of early endometrial cancer? Report of four cases and review of the Literature. Gynecol Oncol. 2005;97(3):924.

Dolapcioglu K, Boz A, Baloglu A. The efficacy of intrauterine versus oral progestin for the treatment of endometrial hyperplasia. A prospective randomized comparative study. ClinExp Obstet Gynecol. 2013;40(1):122-6.

Dotto J, Ghinclli C, Novelli J, et al. Correlación cito histopatológica en patología endometrial. Rev Soc Obstet Gyneco. 1980; 159:237.

Dotto JE, Lema B, Dotto Jr JE, Hamou J. Classification of microhysteroscopic images and their correlation with histologic diagnoses. J Am Assoc Gynecol Laparosc. 2003;10(2):233-46.

Ellenson LH, Ronnett BM, Kurman RJ. Precursor lesions of endometrial carcinoma. Blaustein's pathology of the female genital tract. Boston: Springer; 2011. p. 359-92.

Emons G, Beckmann MW, Schmidt D, Mallmann P, and for the Uterus commission of the Gynecological Oncology Working Group (AGO). New WHO classification of endometrial hyperplasias. Geburtshilfe Frauenheilkd. 2015;75(2):135-6.

Gallos ID, Shehmar M, Thangaratinam S, Papapostolou TK, Coomarasamy A, Gupta JK. Oral progestogens vs levonorgestrel-releasing intrauterine system for endometrial hyperplasia: a systematic review and metaanalysis. Am J Obstet Gynecol. 2010;203(6):547.e1-10.

Gallos ID, Yap J, Rajkhowa M, Luesley DM, Coomarasamy A, Gupta JK. Regression, relapse, and live birth rates with fertility-sparing therapy for endometrial cancer and atypical complex endometrial hyperplasia: asystematic review and metaanalysis. Am J Obstet Gynecol. 2012;207(4):266.e1-12.

Hamou JE. Mycrohysteroscopie, une novelle technique en endoscopies, ses applications. Acta Endosc. 1980;10:415-22.

Heald B, Mester J, Rybicki L, Orloff MS, Burke CA, Eng C. Frequent gastrointestinal polyps and colorectal adenocarcinomas in a prospective series of PTEN mutation carriers. Gastroenterology. 2010;139(6):1927-33.

Jernigan AM, Maurer KA, Cooper K, Schauer PR, Rose PG, Michener CM. Referring survivors of endometrial cancer and complex atypical hyperplasia to bariatric specialists: a prospective cohort study. Am J Obstet Gynecol. 2015; 213(3):350.e1-c10.

Kurman RJ, Carcangiu ML, Herrington CS, Young RH. World Health Organisation Classification of tumors of female reproductive organs. 4th ed. Lyon, France: International Agency for Research on Cancer (IARC) Press; 2014.

Kurman RJ, Kaminsky PF, Norris HJ. The behavior of endometrial hyperplasia. A long term study of «untreated» hyperplasia in 170 patients. Cancer. 1985;56(2):403-12.

Laurelli G, Falcone F, Gallo MS, Scala F, Losito S, Granata V, et al. Long-Term Oncologic and Reproductive Outcomes in Young Women With Early Endometrial Cancer Conservatively Treated: A Prospective Study and Literature Update. Int J Gynecol Cancer. 2016;26(9):1650-7.

Marra C, Penati C, Ferrari L, Cantù MG, Bargossi L, Fruscio R. Treatment of simple and complex endometrial non-atypical hyperplasia with natural progesterone: response rate to different doses. Gynecol Endocrinol. 2014;30(12):899-901.

Matías-Guiu X, Prat J. Molecular pathology of endometrial carcinoma. Histopathology. 2013;62(1):111-23.

Matsuo K, Ramzan AA, Gualtieri MR, Mhawech-Fauceglia P, Machida H, Moeini A, et al. Prediction of concurrent endometrial carcinoma in women with endometrial hyperplasia. Gynecol Oncol. 2015;139(2):261-7.

Mazzon I, Corrado G, Masciullo V, Morricone D, Ferrandina G, Scambia G. Conservative surgical management of stage IA endometrial carcinoma for fertility preservation. Fertil Steril. 2010;93(4):1286-9.

Mencaglia L. Hysteroscopy and adenocarcinoma. Obstet Gynecol Clin N Am. 1995;22(3):573-9.

Montz FJ, Bristow RE, Bovicelli A, Tomacruz R, Kurman RJ. Intrauterine progesterone treatment of early endometrial cancer. Am J Obstet Gynecol. 2002;186(4):651-7.

Mutter GL. Endometrial intraepithelial neoplasia (EIN): Will it bring order to chaos? The Endometrial Collaborative Group. Gynecol Oncol. 2000;76(3):287-90.

Nooh AM, Abdeldayem HM, Girbash EF, Arafa EM, Atwa K, Abdel-Raouf SM. Depo-Provera versus norethisterone acetate in management of endometrial hyperplasia without atypia. Reprod Sci. 2016;23(4):448-54.

Orbo A, Vereide A, Arnes M, Pettersen I, Straume B. Levonorgestrel-impregnated intrauterine device as treatment for endometrial hyperplasia: a national multicenter randomised trial. BJOG. 2014;121(4):477-86.

Page MJ, McKenzie JE, Bossuyt PM, Boutron I, Hoffmann TC, Mulrow CD, et al. The PRISMA 2020 statement: an updated guideline for reporting systematic reviews. BMJ. 2021;372:n71.

Perino A, Quartararo P, Catinella E, Genova G, Cittadini E. Treatment of endometrial hyperplasia with levonorgestrel releasing intrauterine devices. Acta Eur Fertil. 1987; 18(2):137-40.

Pilarski R, Stephens JA, Noss R, Fisher JL, Prior TW. Predicting PTEN mutations: an evaluation of Cowden syndrome and Bannayan-Riley-Ruvalcaba syndrome clinical features. J Med Genet. 2011;48(8):505-12.

Rakha E, Wong SC, Soomro I, Chaudry Z, Sharma A, Deen S, et al. Clinical outcome of atypical endometrial hyperplasia diagnosed on an endometrial biopsy: institutional experience and review of literature. Am J Surg Pathol. 2012; 36(11):1683-90.

Ramsoekh D, Wagner A, van Leerdam ME, Dooijes D, Tops CM, Steyerberg EW, et al. Cancer risk in MLH1, MSH2 and MSH6 mutation carriers; different risk profiles may influence clinical management. Hered Cancer Clin Pract. 2009;7(1):17.

Randall TC, Kurman RJ. Progestin treatment of atypical hyperplasia and well-differentiated carcinoma of the endometrium in women under age 40. Obstet Gynecol. 1997; 90(3):434-40.

Randall TC, Kurman RJ. Progestin treatment of atypical hyperplasia and well-differentiated carcinoma of the endometrium in women under age 40. Obstet Gynecol. 1997;90(3):434-40.

Reed SD, Newton KM, García RL, Allison KH, Voigt LF, Jordan CD, et al. Complex hyperplasia with and without atypia: clinical outcomes and implications of progestin therapy. Obstet Gynecol. 2010;116(2 Pt 1):365-73.

Riegert-Johnson DL, Gleeson FC, Roberts M, Tholen K, Youngborg L, Bullock M, et al. Cancer and Lhermitte-Duclos disease are common in Cowden syndrome patients. Hered Cancer Clin Pract. 2010;8(1):6.

Scully RE, Bonfiglio TA, Kurman RJ, Silverberg SG, Wilkinson EJ. Uterine corpus. Histologic Typing of Female Genital Tract Tumours. 2ª ed. New York: Springer-Verlag; 1994. p.13-9.

Semere LG, Ko E, Johnson NR, Vitonis AF, Phang LJ, Cramer DW, et al. Endometrial intraepithelial neoplasia: clinical correlates and outcomes. Obstet Gynecol. 2011;118(1):21-8.

Setiawan VW, Yang HP, Pike MC, McCann SE, Yu H, Xiang YB, et al. Type I and II endometrial cancers: have they different risk factors? J Clin Oncol. 2013;31(20):2607-18.

Silverberg SG. Problems in the differential diagnosis of endometrial hyperplasia and carcinoma. Mod Pathol. 2000;13(3):309-27.

Smith RA, von Eschenbach AC, Wender R, Levin B, Byers T, Rothenberger D, et al. American Cancer Society guidelines for the early detection of cancer: Update of early detection guidelines for prostate, colorectal, and endometrial cancers. CA Cancer J Clin. 2001;51(1):38-75.

Tan MH, Mester JL, Ngeow J, Rybicki LA, Orloff MS, Eng C. Lifetime cancer risks in individuals with germline PTEN mutations. Clin Cancer Res. 2012;18(2):400-7.

Ten Broeke SW, van der Klift HM, Tops CMJ, Aretz S, Bernstein I, Buchanan DD, et al. Cancer risks for PMS2-associated Lynch syndrome. J Clin Oncol. 2018;36(29):2961-8.

Trimble CL, Method M, Leitao M, Lu K, Ioffe O, Hampton M, et al. Management of endometrial precancers. Obstet Gynecol. 2012;120(5):1160-75.

Uno LH, Sugimoto O, Carvalho FM, Bagnoli VR, Fonseca AM, Pinotti JA. Morphologic hysteroscopic criteria suggestive of endometrial hyperplasia. Int J Gynecol Obstet. 1995;49(1):35-40.

Wang Y, Nisenblat V, Tao L, Zhang XY, Li H, Ma C. Combined estrogen-progestin pill is a safe and effective option for endometrial hyperplasia without atypia: a three-year single center experience. J Gynecol Oncol. 2019;30(3):e49.

Wheeler DT, Bristow RE, Kurman RJ. Histologic alterations in endometrial hyperplasia and well-differentiated carcinoma treated with progestins. Am J Surg Pathol. 2007;31(7):988-98.

Yang B, Xu Y, Zhu Q, Xie L, Shan W, Ning C, et al. Treatment efficiency of comprehensive hysteroscopic evaluation and lesion resection combined with progestin therapy in young women with endometrial atypical hyperplasia and endometrial cancer. Gynecologic Oncology. 2019;153(1):55-62.

Cáncer endometrial

42

C. A. Buitrago Duque

OBJETIVOS

- Analizar las generalidades del cáncer de endometrio (epidemiología, clínica, métodos diagnósticos).
- Evidenciar la utilidad de la histeroscopia en el diagnóstico.
- Conocer claramente los cambios histeroscópicos en el cáncer de endometrio.
- Valorar la seguridad del uso de la histeroscopia en pacientes con cáncer endometrial.
- Comprender la utilidad que tiene la histeroscopia en el tratamiento del cáncer endometrial.
- Aprender otros usos de la histeroscopia en pacientes con cáncer de endometrio.

INTRODUCCIÓN

El cáncer de endometrio es el cáncer ginecológico más común, representando el 6 % de todos los cánceres femeninos y el 2-3 % de las muertes por cáncer en mujeres en el mundo.

A nivel global, es la sexta neoplasia más frecuente en mujeres y la segunda neoplasia ginecológica después del cáncer de cérvix. Se calcula que en 2020 se diagnosticaron en el mundo unos 417.367 nuevos casos y se registraron casi 97.000 muertes, y su incidencia va en aumento a razón de 1,9 % por año.

En países desarrollados, es el cáncer ginecológico más frecuente. La tasa de incidencia en estos países es de 14,7 casos/100.000 mujeres, con una mortalidad de 2,3/100.000 mujeres. La mediana de edad al diagnóstico es de 63 años y más del 90 % de los casos se diagnostican en mujeres mayores de 50 años. Un 4 % de las pacientes son diagnosticadas antes de los 40 años. Y aunque los diagnósticos han aumentado en todos los grupos de edad, se ha duplicado el número de casos en mujeres menores de 40 años. De igual manera, el mayor aumento en el número de casos se ha producido en los países de ingresos altos; sin embargo, se han observado también aumentos en las tasas de incidencia estandarizadas por edad en todo el mundo, incluso en el África subsahariana.

Debido a que el 90 % de las pacientes con una neoplasia endometrial presentan sangrado vaginal, un 75-80 % de los casos son diagnosticados en estadio I, con una supervivencia a 5 años de aproximadamente el 95 %. Lamentablemente, la tasa de supervivencia a 5 años es más baja cuando existe diseminación regional (68 %) o a distancia (17 %).

Los dos factores principales que contribuyen a un aumento en la incidencia del cáncer de endometrio son: una mayor prevalencia de la obesidad y una mayor esperanza de vida. Otros determinantes, como la disminución generalizada en el uso de la terapia hormonal menopáusica con estrógeno más progestina, también se ha propuesto como otra causa del aumento de las tasas de incidencia de cáncer de endometrio en Norteamérica. Como sucede en otros cánceres, existe una relación inversa entre la tasa de incidencia/mortalidad del cáncer de endometrio y el índice socioeconómico, ya que las mujeres de países de bajos y medianos ingresos tienen mayor riesgo de mortalidad por esta enfermedad.

Factores de riesgo

Existen múltiples factores de riesgo que se comparten tanto para la hiperplasia endometrial como para el cáncer de endometrio. Dentro de los factores de riesgo, se encuentran la edad avanzada y las condiciones que conlleven a una mayor exposición estrogénica durante la vida, como la menarquia temprana, la menopausia tardía, la nuliparidad, el uso de terapia de reemplazo hormonal sin oposición, la obesidad, la hipertensión arterial y el uso de tamoxifeno (**Tabla 42-1**).

El cáncer endometrial se puede presentar fenotípicamente en dos tipos de pacientes:

- Tipo 1: corresponde aproximadamente al 80-90 % de los casos, se desarrolla como consecuencia de la exposición a estrógenos sin oposición adecuada de progestágenos, por lo que se presenta en mujeres más jóvenes, obesas, de talla alta, estrato socioeconómico alto, etc.; en la histología se asocia más a carcinoma endometrioide y son de mejor pronóstico.
- Tipo 2: corresponde aproximadamente al 10 % de los casos, su origen son las células claras y no se encuentran relacionadas con la exposición a estrógenos, se presenta en mujeres mayores, no obesas y son de peor pronóstico.

Cuadro clínico

El principal síntoma del cáncer de endometrio es el sangrado vaginal, que se presenta en el 90 % de mujeres posmenopáusicas con cáncer endometrial. Este es un síntoma temprano

Tabla 42-1. Factores de riesgo para cáncer de endometrio		
No modificables	• Edad • Raza (caucásicas) • Historia familiar • Vivir en países desarrollados	
Modificables	Relacionadas con la menstruación	• Menarquia temprana • Menopausia tardía • Posmenopausia • Nuliparidad
	Comorbilidades	• Obesidad • Diabetes *mellitus* • Hipertensión arterial • Ovarios poliquísticos • Tumores funcionales (tumor de células de la granulosa) • Síndrome de Lynch • Poliposis hereditaria
	Yatrogénicas	• Uso prolongado de tamoxifeno • Terapia estrogénica sin oposición • Exposición a estrógenos
	Otros	• Dieta rica en azúcar, alcohol o grasas

Los factores de riesgo para hiperplasia endometrial son similares a los de carcinoma endometrial. La mayoría de estos factores involucran la exposición continua del endometrio a estrógenos sin oposición a progestinas.
Este efecto puede deberse a hormonas exógenas o endógenas. Fisiológicamente los estrógenos estimulan la proliferacion durante el ciclo menstrual normal, este efecto es amortiguado por la progesterona, que inhibe la proliferación endometrial y estimula la diferenciación en la preparación para la implantación del embrión.

en la mayoría de los casos, lo que permite diagnósticos en estadios más tempranos, mejorando el pronóstico de las pacientes.

La hemorragia uterina anormal (HUA) afecta al 7-15 % de las mujeres posmenopáusicas y representan el 5 % de las consultas ginecológicas. La aparición de sangrado uterino en la posmenopausia disminuye con el paso de los años, pero la posibilidad de ser causado por un cáncer de endometrio es muy baja al inicio de la posmenopausia, y aumenta en las mujeres mayores.

Entre el 0,5 y el 1,5 % de las pacientes con cáncer de endometrio pueden ser asintomáticas por largo tiempo. Otros síntomas asociados pueden ser la leucorrea fétida, acuosa y, más tardíamente, síntomas de distensión abdominal y dolor pélvico.

El abordaje clínico de la hemorragia posmenopáusica requiere una evaluación rápida y eficaz para excluir o diagnosticar hiperplasia atípica o carcinoma endometrial.

Actualmente, el algoritmo de manejo recomendado por la Federación Internacional de Ginecología y Obstetricia (FIGO), en el sistema 1 y el sistema 2, parece ser el abordaje más adecuado para el enfoque de estas pacientes, como se explica a continuación (**Fig. 42-1**). Sin embargo, otros estudios muestran que la estrategia más eficiente es realizar una biopsia en todas las mujeres de más de 60 años y entre las menores de dicha edad con un grosor endometrial superior a 4 mm, con el menor porcentaje de pacientes referidas a biopsia, sin dejar de detectar todos los casos.

A toda paciente que consulte por hemorragia uterina anormal, independiente de su edad, se le debe hacer una historia clínica completa que incluya todos los antecedentes personales, evaluación de las enfermedades asociadas, su historia obstétrica, tratamientos hormonales y demás factores de riesgo; posteriormente, se hace un examen físico completo que incluye examen ginecológico con especuloscopia y tacto vaginal, y se le solicita, de acuerdo con la impresión diagnóstica inicial, exámenes complementarios que deben incluir los niveles de hemoglobina y ferritina, entre otros.

En el caso de la paciente menopáusica con sangrado y factores de riesgo de cáncer de endometrio, puede realizarse de forma inmediata una biopsia de endometrio en consultorio (único escenario en el que hoy tienen cabida las biopsias a ciegas, cuando no se dispone de histeroscopia de consultorio). Estas biopsias a ciegas solo tienen validez en caso de que demuestren una patología. En caso de no lograr entrar a la cavidad, o no obtener una muestra suficiente para diagnóstico o no reportar una patología maligna, esta paciente debe seguir el estudio con la ecografía transvaginal (**Fig. 42-1**).

En los casos en los que no existan factores de riesgo evidentes para cáncer de endometrio, en estas pacientes, puede iniciarse el estudio con una ecografía transvaginal. Los profesionales que hoy en día hacen ecografía ginecológica deben tener claro los parámetros que han hecho grupos internacionales para cada estructura, y han establecido los criterios de evaluación y reporte (ejemplo de ovario del *International Ovarian Tumor Analasys* [IOTA] y de miometrio del *Morphological Uterus Sonographic Assessment* [MUSA]).

En el caso del endometrio, se recomienda la utilización de los criterios establecidos por el grupo internacional para

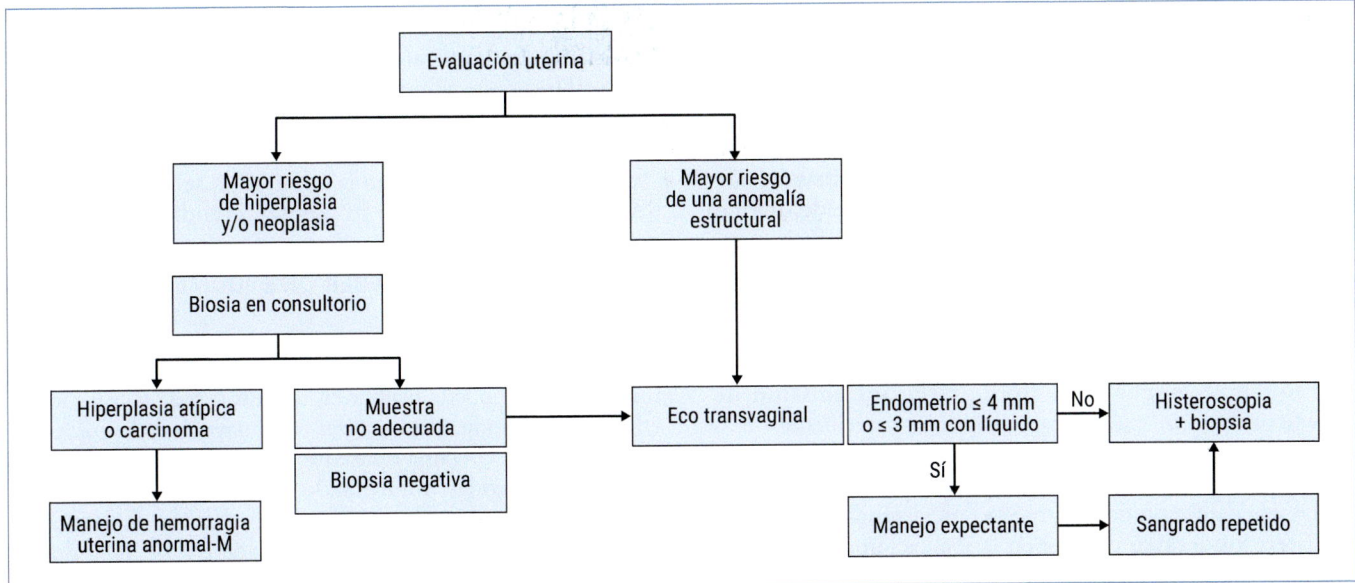

Figura 42-1. Enfoque de las pacientes con hemorragia uterina anormal posmenopáusica.

el análisis de tumor endometrial (IETA). Para estos casos, la medida del grosor endometrial es obligatoria. Esta se obtiene cuando se realiza una ecografía ginecológica transvaginal; se mide la porción más gruesa del endometrio en una imagen sagital del útero, si hay irregularidades en el endometrio, el grosor endometrial no puede ser medido.

En las publicaciones científicas, existen múltiples reportes de estudios sobre grosor endometrial. Evidentemente, cuanto menor sea el número en milímetros utilizado para el corte de normalidad, mayor sensibilidad y menor especificidad para detectar cáncer de endometrio y viceversa. Sin embargo, un punto de corte con sensibilidad y especificidad adecuados es considerar normal los valores ≤ 4 mm o ≤ 3 con líquido en la cavidad endometrial, para las pacientes posmenopáusicas con HUA y 11 mm para las pacientes posmenopáusicas asintomáticas. Toda paciente con un grosor endometrial superior a estos parámetros, o que reporten anomalías estructurales focales, deben realizarse una histeroscopia.

Para pacientes que toman terapia hormonal, se pueden usar los mismos límites, pero tendrán menor especificidad y más falsos positivos, especificidad sin hormona liberadora de tirotropina del 92 % (intervalo de confianza [IC] del 95 % : 90-94 %) frente a hormona liberadora de tirotropina del 77 % (IC del 95 %: 75 %-79 %). Sin embargo, otros autores recomiendan un punto de corte de 8 mm para estas pacientes.

Toda paciente posmenopáusica que presente sangrado de repetición o tome tamoxifeno deberá realizarse histeroscopia con biopsia, independientemente del grosor endometrial encontrado. El 41 % de las pacientes que consumen tamoxifeno van a presentar endometrios de más de 5 mm; aun así, el 46 % tienen atrofia endometrial. Por esto, el estudio sistemático con ecografía en la paciente que consume tamoxifeno no ha mostrado utilidad, y solo se deja reservado para las pacientes que presenten hemorragia uterina anormal. Para las pacientes premenopáusicas, no se ha podido establecer un consenso en el grosor endometrial que tenga unos adecuados valores de sensibilidad, de especificidad y predictivos, debido a la naturaleza cíclica de un ciclo menstrual normal y la cantidad de variación que existe por factores anatómicos, como el aumento de la paridad y el tamaño uterino.

La histeroscopia de consultorio, también llamada *office hysteroscopy*, es una excelente alternativa que entró como herramienta diagnóstica a finales de la década de 1990. Esta herramienta permite realizar, en el consultorio y sin anestesia, una evaluación completa de la cavidad endometrial con sensibilidades y especificidades para todas las patologías de la cavidad, superiores a la sonohisterografía, la ecografía transvaginal y la histerosalpingografía.

Adicionalmente permite la toma de biopsia en ambiente de consultorio, disminuyendo riesgos para la paciente y los costes para el sistema de salud. La histeroscopia de consultorio con biopsia se convierte así en el método de referencia, y no las biopsias a ciegas, para el estudio de toda la patología endometrial. Todos los sistemas de salud, deberían asegurar el acceso a esta herramienta diagnóstica y/o terapéutica.

Pruebas diagnósticas

A continuación se describe la ecografía ginecológica, la resonancia magnética y tomografía por emisión de positrones y la biopsia endometrial.

- **Ultrasonido ginecológico:** idealmente debe realizarse por vía transvaginal, con un transductor de 5 a 10 MHz y la vejiga vacía. Es la primera elección debido a su amplia disponibilidad y seguridad, ya que permite visualizar las características del endometrio y medir su grosor, estableciendo la probabilidad de tener una neoplasia coexistente; también se pueden visualizar patologías que alteran la estructura uterina, como pólipos, miomas o adenomiosis, y patologías de otras estructuras. Añadir la ecografía Doppler color puede ser de utilidad, ya que la presencia de flujo vascular excluye la posibilidad de que la anormalidad visualizada sea un coágulo de sangre, y la presencia de un vaso endometrial de alimentación puede sugerir un pólipo endometrial. El complemento con Doppler también brinda información adicional que sugiere un cáncer endometrial ante la presencia de un patrón de vasos múltiples, tortuosos e irregulares y de baja resistencia, y además ayuda a diferenciar las lesiones focales de las difusas.

Dentro de sus limitaciones, se incluyen no poder visualizar completa o adecuadamente el endometrio, debido a un útero en indiferente, obesidad, miomas o cirugías uterinas previas. Se debe tener en cuenta que, en el caso de sangrado uterino persistente o recurrente, a pesar de una ecografía con un grosor endometrial ≤ 4 mm, se debe realizar una biopsia idealmente bajo visión histeroscópica, ya que los carcinomas endometriales raros, especialmente de tipo 2, pueden presentarse con endometrios delgados.

- **Resonancia magnética y tomografía por emisión de positrones:** son exámenes utilizados posteriormente al diagnóstico de carcinoma endometrial, y tienen utilidad clínica en pacientes en la evaluación de la invasión miometrial y la detección de enfermedad metastásica.
- **Histerosonografía:** consiste en la evaluación de la cavidad uterina, por medio de un ultrasonido, posterior a la instilación de solución salina por una sonda; permite mejorar el diagnóstico de las lesiones focales, como los leiomiomas submucosos y los pólipos, teniendo un rendimiento superior al ultrasonido y similar a la histeroscopia para estas dos patologías.

  Se utiliza cuando en el ultrasonido ginecológico no se visualiza adecuadamente el endometrio o solo se evidencia una anormalidad focal que no se puede identificar de manera clara, especialmente cuando no se dispone de histeroscopia.
- **Biopsia endometrial:** se puede realizar a ciegas con aspiración simple, dilatación y curetaje o bajo visión histeroscópica. Anteriormente, la dilatación y curetaje había sido considerado el método de referencia para la evaluación del endometrio, este procedimiento invasivo ha sido relegado en este siglo, por su bajo valor predictivo negativo. En la actualidad, con el uso del ultrasonido ginecológico, la histeroscopia de consultorio y la biopsia endometrial, es posible realizar un diagnóstico eficaz y preciso de la patología intrauterina. La biopsia de endometrio está indicada en todas las pacientes menopáusicas sintomáticas con HUA y grosor superior a 4 mm, o con endometrio heterogéneo, o sin adecuada visualización del endometrio o sangrado a repetición, y en pacientes asintomáticas con endometrio mayor de 11 mm. Adicionalmente, premenopáusicas con

HUA persistente, pacientes con citología de células glandulares atípicas y mayores de 40 años, o con células glandulares atípicas específicamente endometriales a cualquier edad, y finalmente, mujeres con presencia de células endometriales normales mayores de 40 años con factores de riesgo para cáncer de endometrio. En la **tabla 42-2**, se presentan todas las indicaciones actuales de biopsia de endometrio.

HISTEROSCOPIA EN CÁNCER DE ENDOMETRIO

La histeroscopia es una técnica endoscópica que permite la valoración directa del interior de la cavidad uterina por medio de una cámara. Se puede realizar en un entorno de consultorio o en quirófano, pudiéndose realizar en la mayoría de las pacientes en consultorio, con una excelente tolerancia. Permite la toma de biopsias dirigidas, aumentando su precisión diagnóstica en cáncer de endometrio. Su sensibilidad es del 86,4 % (IC del 95 %: 84,0-88,6 %) y su especificidad, del 99,2 % (IC del 95 %: 99,1-99,3%). En pacientes sintomáticas, el riesgo de cáncer de endometrio antes de la prueba es de 3,9 % (IC del 95 %: 3,7-4,2 %) y sube al 71,8 % (IC del 95 %: 67,0-76,6 %) con resultado positivo (sospecha histeroscópica de lesión maligna), y baja al 0,6 % (IC del 95 %: 0,5-0,8 %) cuando el resultado es negativo (no hay signos histeroscópicos de cáncer), mostrando excelentes valores predictivos positivo y, en especial, negativo.

Se considera el método de referencia para la evaluación de la cavidad uterina, siendo superior a la biopsia endometrial a ciegas y al ultrasonido transvaginal en la identificación de lesiones estructurales. Una de sus ventajas es la posibilidad de realizar la extirpación endoscópica de lesiones en el mismo procedimiento y la toma de biopsia dirigida en áreas sospechosas de malignidad.

Utilidad de la histeroscopia en la evaluación de las pacientes con cáncer endometrial

De manera adicional a su buena sensibilidad, especificidad y valores predictivos altos para el diagnóstico de cáncer de endometrio, la histeroscopia aporta algunas ventajas, como son:

- Evaluar el compromiso endocervical. La precisión de la histeroscopia para detectar la afectación cervical fue del

Tabla 42-2. Indicaciones de biopsia de endometrio	
Posmenopáusica	• HUA y grosor > 4 mm • Heterogeneidad: aumento de ecogenicidad difusa o focal • No adecuada visualización del endometrio en ecografía • Sangrado de repetición • Incluso con endometrio ≤ 4 mm
Menores de 45 años si	• Riesgo de exposición a estrógenos sin oposición. Obesidad, SOP • Fallo en el manejo médico • HUA persistente o irregularidad en la apariencia endometrial en eco transvaginal • Alto riesgo de cáncer de endometrio. Tamoxifeno, Lynch, Cowden
Otras	• Asintomáticas con endometrio mayor de 11 mm • AGC endometrial a cualquier edad • AGC en mayores de 40 años • Presencia de células endometriales normales en mayores de 40 años con factores de riesgo

AGC: células glandulares atípicas; HUA: hemorragia uterina anormal; SOP: síndrome de ovario poliquístico.

72 %, la sensibilidad del 64 %, la especificidad del 73 %, el valor predictivo positivo del 32 % y el valor predictivo negativo del 91 %.

- Más precisión del grado histológico en biopsias por histeroscopia, que son mejores cuando se comparan con tomas a ciegas; la precisión general para detectar el cáncer de endometrio fue del 80,2 % con un grado patológico concordante del 79,4 %.

Cambios histeroscópicos en el cáncer de endometrio

La histeroscopia permite ver perfectamente las características de la cavidad endometrial. Se han descrito algunos hallazgos que sugieren la presencia de una lesión maligna. Las características más importantes son: endometrio engrosado irregular y papilar, crecimiento con patrón cerebroide y proyecciones irregulares arborescentes, vascularización anormal (mayor asociación), excrecencias friables, signos de necrosis tisular, color endometrial irregular, puntos blancos hiperintensos, sangrado espontáneo o al mínimo contacto (**Tabla 42-3**).

La distorsión arquitectónica de la geometría, tanto estructural (espaciamiento anormal y/o dilatación de los orificios glandulares) como hipercromasia (aberturas glandulares que son de color blanco amarillento) (**Fig. 42-2**), son hallazgos relevantes que obligan a descartar un adenocarcinoma.

Se han propuesto algunas puntuaciones histeroscópicas del patrón morfológico endometrial para la identificación de la hiperplasia endometrial atípica y el cáncer de endometrio en mujeres con sangrado posmenopáusico; sin embargo, aún falta la validación de estas propuestas de puntuaciones. La

apreciación subjetiva por personal entrenado tiene una muy buena sensibilidad y especificidad al compararse con personal en entrenamiento.

Se ha reportado que son necesarias más de 200 histeroscopias para que un residente reconozca bien las lesiones premalignas y malignas. Aun cuando se han definido parámetros claros que hacen sospechar un cáncer endometrial, la histeroscopia no muestra una correlación perfecta, por eso siempre debe complementarse con la biopsia para el diagnóstico histopatológico.

Una de las puntuaciones más usadas, la «puntuación de HYCA», se basa en tres hallazgos principales (**Fig. 42-3**):

- Cambios en la superficie endometrial: se observa irregular, con proyecciones papilares, de consistencia friable, ulcerada, que desprende fácil y sangra al mínimo contacto (**Fig. 42-4**).
- Evidencia de necrosis: debido al aporte sanguíneo insuficiente, se presenta una necrosis superficial dando un patrón «en algodón de azúcar», o manchas blancas-amarillentas, hiperintensas. La mezcla de colores representa áreas con mayor vascularización y necrosis (**Fig. 42-5**).
- Patrón vascular: presencia de vasos atípicos que reflejan neovascularización con angiogénesis rápida. Se observan como vasos no ramificados de distribución irregular, que se amputan, con cambios bruscos de dirección, algunos filiformes y otros dilatados, con pérdida de la distribución reticular normal (**Fig. 42-6**).

Se otorga un punto a cada parámetro, y con puntuaciones mayores de 3, se obtiene una especificidad del 92 % con sensibilidad del 88 % para cáncer de endometrio. Nuevos intentos de sistemas de puntuación no muestran aún resultados superiores ni han sido validados.

Hay pocas descripciones de hallazgos histeroscópicos que sugieran invasión miometrial, sin lograr tener una correlación adecuada histeroscópica; siendo este uno de los parámetros relevantes en el manejo del cáncer de endometrio, se evalúan con otros métodos diagnósticos por imagen y se confirma con la biopsia por congelación.

Patrones histeroscópicos del cáncer endometrial

- **Polipoide:** se asocia histológicamente con tumores bien diferenciados. La superficie tiene pocos vasos sanguíneos

Tabla 42-3. Variables histeroscópicas con significado estadístico
Engrosamiento endometrial localizado
Engrosamiento endometrial irregular y generalizado
Aspecto polipoide del endometrio
Presencia de múltiples pólipos endometriales
Pólipo de aspecto irregular
Orificios glandulares dilatados
Quistes endometriales grandes protruyendo la cavidad uterina
Color endometrial irregular: áreas grises/blancas-hiperémicas o fondo hemorrágico
Vasos atípicos: distorsión vascular, aumento de la densidad capilar, dilatación venulocapilar alternada con vasos encogidos
Tumor de sangrado fácil en el endometrio
Desmoronamiento de tumores endometriales
Crecimiento de elementos cerebroides o arborescentes: proyecciones dendríticas, tumores de superficie irregular o aspecto mamilar
Hematometra

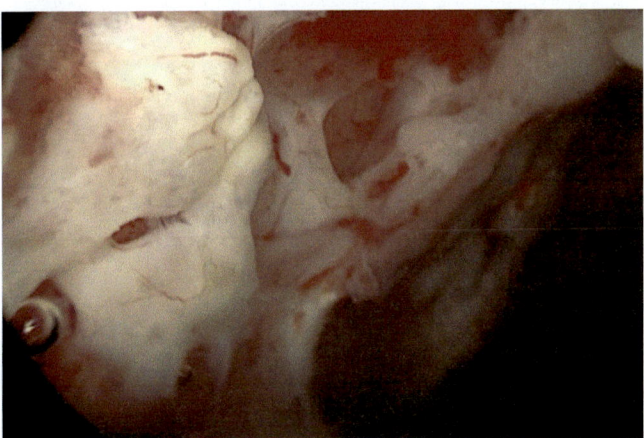

Figura 42-2. Hallazgos histeroscópicos de cáncer endometrial.

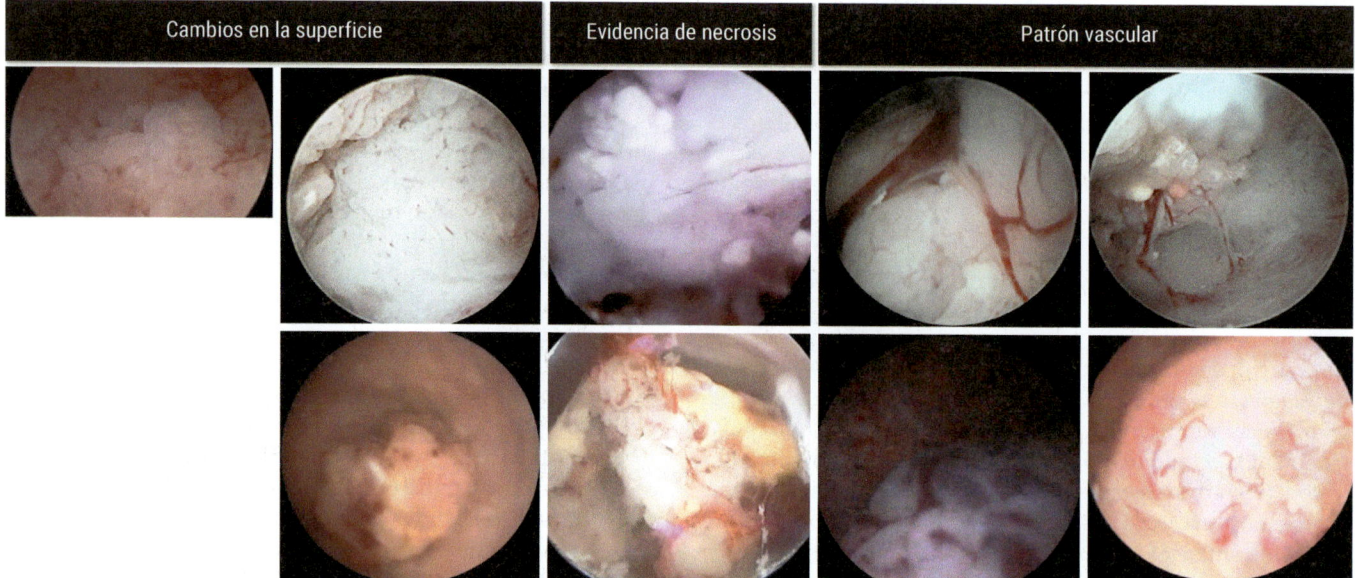

Figura 42-3. Hallazgos histeroscópicos de cáncer endometrial.

atípicos y generalmente es de color blanquecino grisá-ceo. El hallazgo de pólipos endometriales con hipervas-cularización (*odds ratio* [OR] o razón de posibilidades: 142,6; IC del 95 %: 25,98-783,4), ulcerativos y póli-pos con superficies irregulares (OR: 12,02; IC del 95 %: 1,765-81,83), tienen una alta probabilidad de cáncer de endometrio (**Fig. 42-7**).

- **Nodular:** aspecto sólido con vascularización atípica muy marcada y la existencia de vasos atípicos en la superficie del tumor, friables al tocarlos (**Fig. 42-8**).
- **Papilomatoso:** es el patrón más comúnmente presente en más del 50 % de los pacientes con cáncer de endometrio. Su superficie está cubierta con numerosas proyecciones en

forma de tentáculo. Cada proyección se compone de un vaso sanguíneo cubierto con tejido canceroso.

Otros patrones descritos en las publicaciones científicas son:

- El **patrón glomerular**, que se asocia a grados 2 y 3 histo-lógicos (**Fig. 42-9**).
- El **patrón cerebroide**, que es un cambio con formación ondulada, de color blanco o gris, y ausencia de glándulas endometriales en un endometrio polipoide (**Fig. 42-10**).

El compromiso de la cavidad endometrial por el cáncer puede ser focal (**Fig. 42-11**) o difuso (**Fig. 42-12**). Este

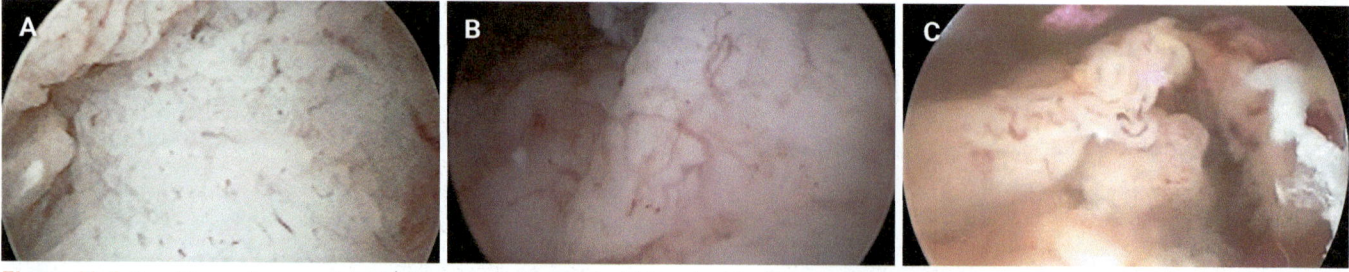

Figura 42-4. Cambios en la superficie. **A)** Papilar. Lesión pálida. **B)** Cerebroide. Blanco intenso. **C)** Vegetante friable. Vasos atípicos.

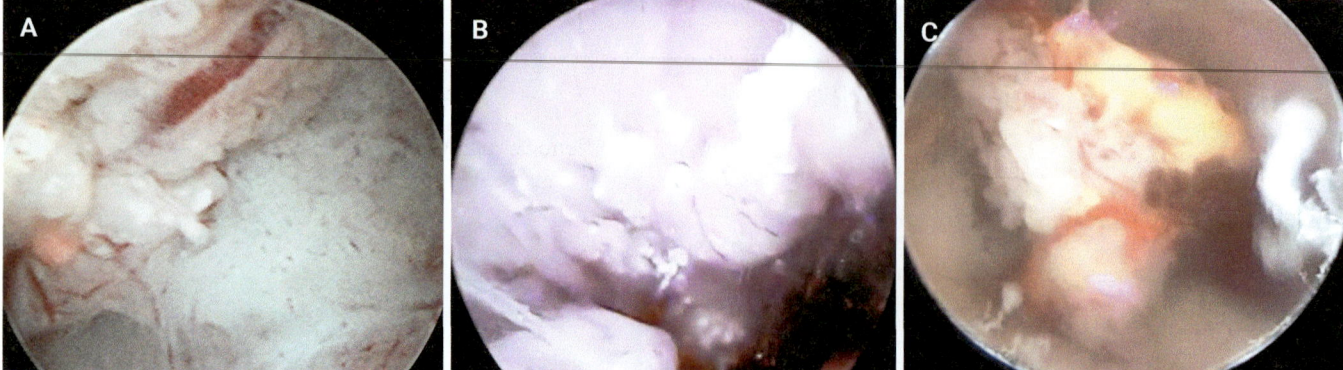

Figura 42-5. Cambios de necrosis. **A)** Puntos blancos. Vasos atípicos. **B)** Puntos blancos. **C)** Áreas amarillas. Áreas hemorrágicas.

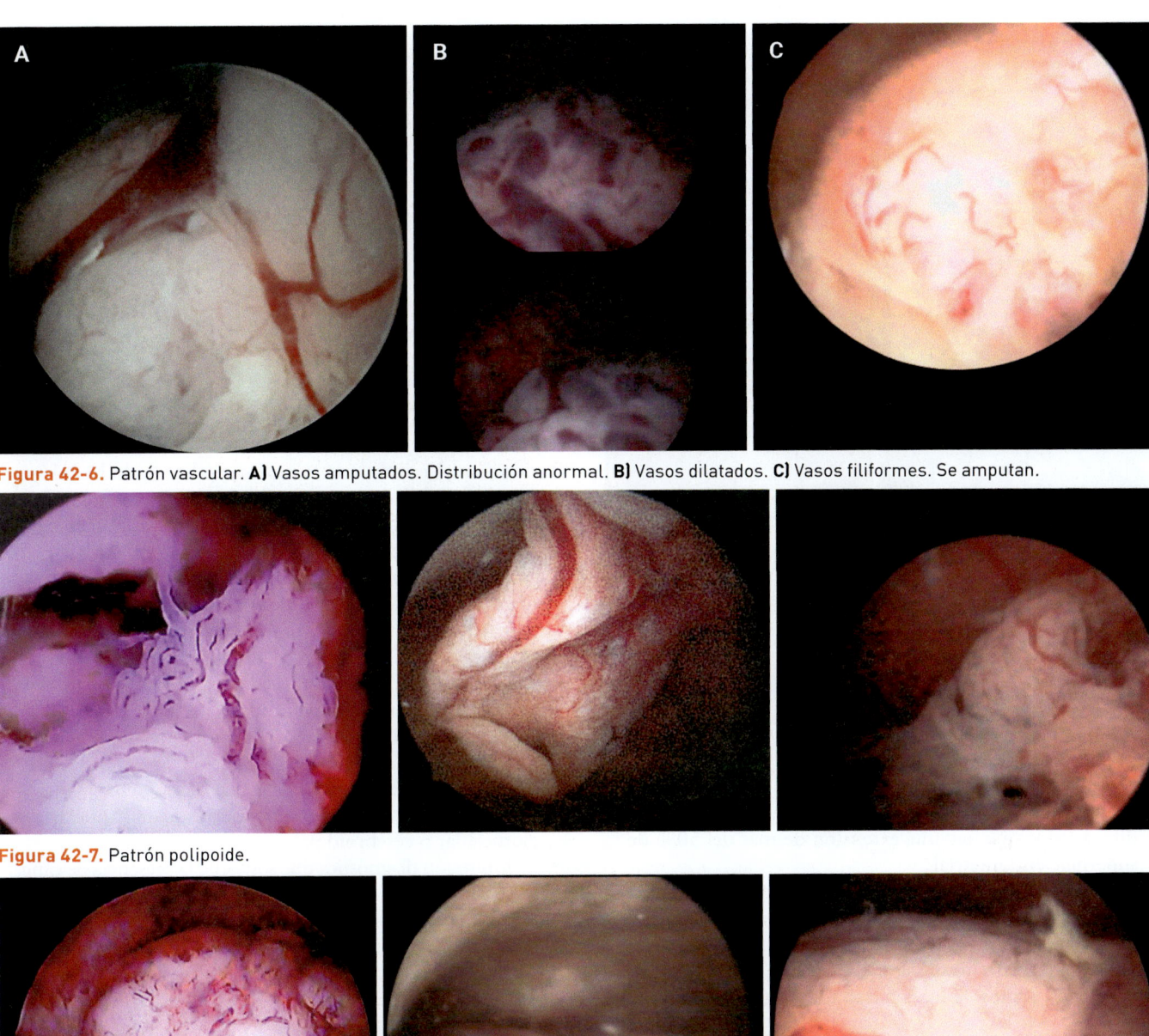

Figura 42-6. Patrón vascular. **A)** Vasos amputados. Distribución anormal. **B)** Vasos dilatados. **C)** Vasos filiformes. Se amputan.

Figura 42-7. Patrón polipoide.

Figura 42-8. Patrón nodular. Lesiones que semejan miomas, con vasos atípicos friables.

último es cuando se ve afectada toda la cavidad endometrial. Por lo general, este patrón difuso está asociado a un carcinoma poco diferenciado, y se encuentra en estadios más avanzados. Los casos de carcinoma metastásico generalmente presentan este patrón.

La utilización de imágenes de banda estrecha o «filtro óptico de banda estrecha» permite mejor visibilidad de los vasos, y aumenta la sensibilidad para la detección en endometritis crónica, hiperplasias y cáncer endometrial. Para el cáncer endometrial, mejora un poco la sensibilidad con similar especificidad, y podrían tener más utilidad en los primeros escenarios y en el cáncer endometrial temprano,

donde los cambios vasculares no son tan evidentes con la luz blanca.

La diferenciación entre la hiperplasia endometrial atípica y el adenocarcinoma bien diferenciado en sus etapas iniciales implica un gran reto incluso para el histeroscopista experto. La predicción utilizando cualquiera de los puntajes no es tan buena para la hiperplasia atípica. Las estructuras papilares y polipoides histeroscópicas pueden ayudar a distinguir entre el cáncer de alto y bajo grado.

- **Seudohiperplásico:** imagen similar a un «patrón de algas», con papilas individuales y vascularización en cada una de

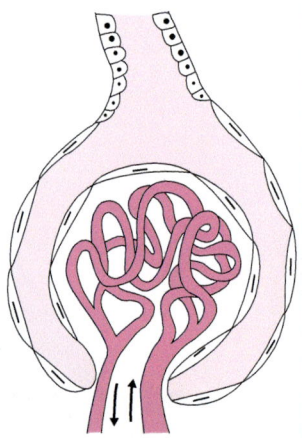

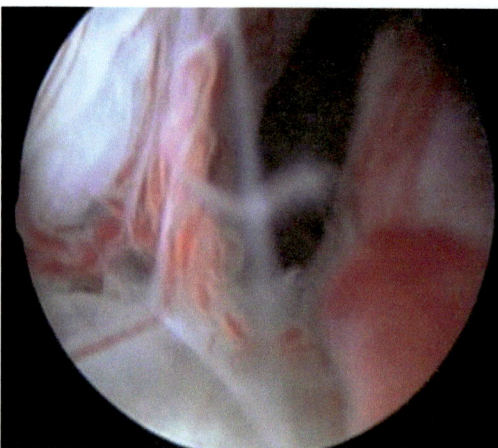

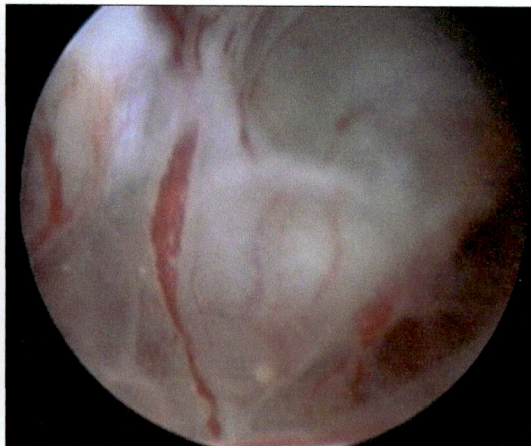

Figura 42-9. Patrón glomerular.

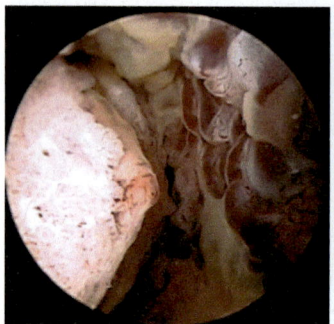

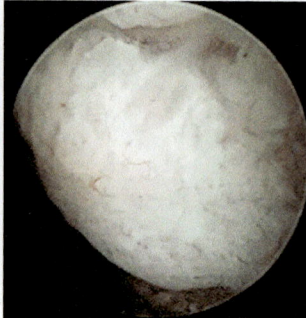

Figura 42-10. Patrón cerebroide.

ellas. Se subdivide en focal, que aparece como una placa y difusa, en la que hay una extensión de más del 50% de la superficie endometrial.

• **Nodular:** aparece como nódulos compactos, unidos a la pared endometrial. Estos nódulos tienen características aberrantes y vascularización atípica.

• **Transformación maligna de un pólipo:** pólipos endometriales con signos de malignidad total o parcial.

Los tres patrones representan un subpatrón avanzado con depósitos de fibrina y áreas necróticas. Además, con frecuencia se presentan con mucometra o piometra. Es interesante señalar que en este estudio se realizó una comparación entre los diferentes patrones histeroscópicos y la etapa quirúrgica de la enfermedad. Se observó que el patrón seudohiperplásico sin signos avanzados generalmente se asocia a etapas quirúrgicas más tempranas, como es el caso del patrón polipoide maligno. El patrón nodular sin características avanzadas generalmente se asocia a etapas intermedias Ib 54 % y, finalmente, en presencia de un subpatrón avanzado, la etapa quirúrgica es Ic o superior en el 66 % de los casos, independientemente del patrón inicial. Este mismo estudio correlacionó el patrón histeroscópico con el grado histológico, señalando que el patrón seudohiperplásico generalmente se asocia a un grado histológico bien diferenciado, mientras que un patrón nodular generalmente se asocia a patrones poco diferenciados. Recientemente, el Dr. Su Hsuan ha publicado sus observaciones sobre un patrón llamado «patrón glomerular». Los datos presentados en este estudio correlacionan este patrón con tumores de alto grado histológico y con enfermedad avanzada. Es necesario unificar estas y otras clasificaciones publicadas para obtener una clasificación común, que servirá de base para los histeroscopistas y para correlacionar la imagen histeroscópica con el grado quirúrgico e histológico. También es necesario establecer un protocolo correcto para la evaluación del cáncer de endometrio mediante histeroscopia, teniendo en cuenta las imágenes, la biopsia dirigida y la evaluación de la posible afectación del canal cervical.

El informe histeroscópico debe, en lo posible, incluir:

• La descripción de los hallazgos histeroscópicos.
• El patrón histeroscópico (polipoide, nodular, papilomatoso, glomerular o cerebroide).
• La impresión diagnóstica que sospeche la presencia de cáncer.
• El reporte sobre el compromiso tumoral, si es focal o generalizado, o solo compromete un pólipo.
• La existencia de compromiso endocervical.
• La toma adecuada de biopsia endometrial y, en algunos casos, endocervical.

Seguridad de la histeroscopia en pacientes con cáncer endometrial

Siempre se ha cuestionado el riesgo que tienen las pacientes con cáncer de endometrio, cuando se realiza una histeroscopia. Se ha demostrado la presencia de células endometriales vivas en la cavidad abdominal después de una histeroscopia, en especial cuando se usan presiones por encima de 40 mmHg y para otros de 80 mmHg.

En un primer metaanálisis, las tasas de lavado peritoneal positivo varían entre el 0 y el 14 % después de la dilatación y el curetaje; el 0 y el 83 % después de la histeroscopia; el 0 y el 10 % después de la laparoscopia; y el 12 y el 52 % después de la sonohisterografía. En metaanálisis posteriores, aun cuando se evidencia el paso de células endometriales a la cavidad, el manejo y pronóstico de las pacientes, la supervivencia y la recurrencia no cambian.

Durante la realización del procedimiento, es importante recordar manejar los valores más bajos posibles de presión para disminuir al máximo el reflujo de células malignas viables a la cavidad abdominal.

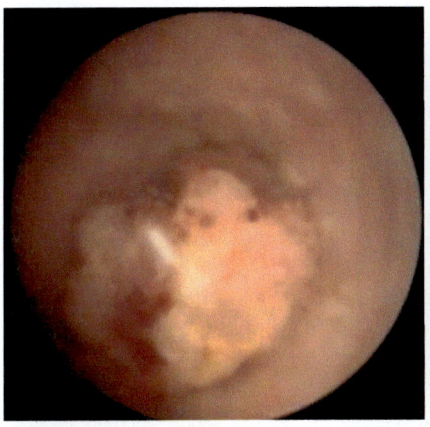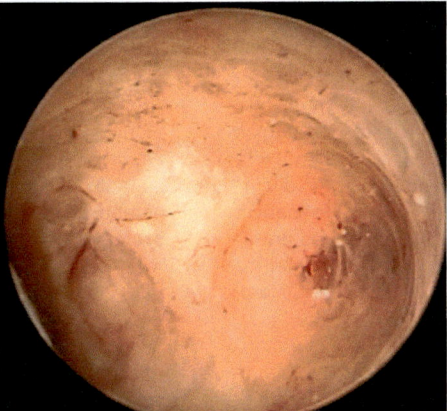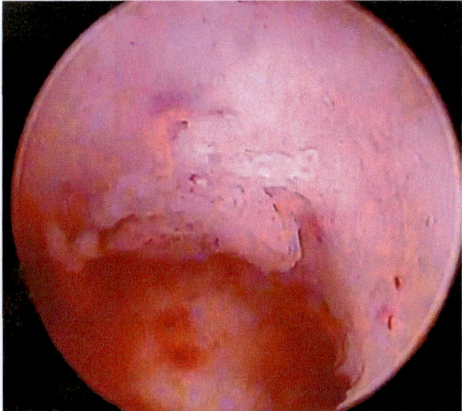

Figura 42-11. Lesiones focales.

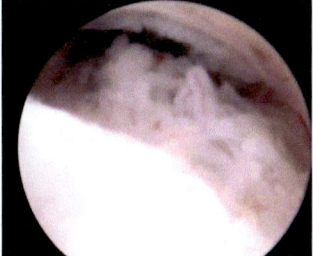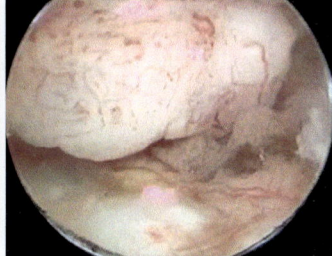

Figura 42-12. Lesiones difusas. Lesiones que comprometen todas las paredes. Superficie irregular. Vasos atípicos.

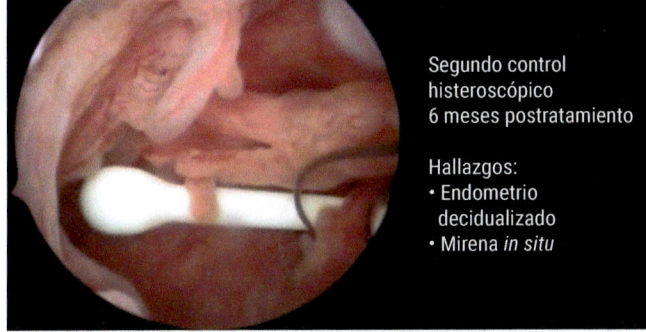

Segundo control
histeroscópico
6 meses postratamiento

Hallazgos:
• Endometrio
  decidualizado
• Mirena *in situ*

Figura 42-13. Control histeroscópico postratamiento.

Otros usos de la histeroscopia en pacientes con cáncer de endometrio

Ganglio centinela

Existen múltiples reportes en las publicaciones científicas sobre la utilidad de la inyección del medio de contraste por histeroscopia frente al intracervical para el ganglio centinela en cáncer de endometrio. Una revisión sistemática y metaanálisis, realizado en 2017, reporta una tasa de detección del 81 % (IC del 95 %: 77-84 %), con un 50 % (IC del 95 %: 77-84 %) pélvicos bilaterales y un 17 % (IC del 95 %: 11-23 %) paraórticos.

La inyección cervical aumentó la tasa de detección del ganglio linfático centinela bilateral, pero disminuyó la tasa de detección paraórtica en comparación con técnicas de inyección alternativas. Por el momento y por recomendación de la Sociedad de Ginecólogos Oncólogos, continúa siendo la inyección intracervical el manejo estándar, debido a la facilidad técnica, a su alto éxito y fiabilidad; en el futuro, la evidencia determinará si la histeroscopia puede aportar algo en este campo.

Tratamiento conservador y control de cáncer endometrial

En los últimos años, han venido apareciendo numerosos reportes de series de casos de cáncer de endometrio en pacientes jóvenes con deseos de fertilidad, manejados de manera conservadora. La combinación de la resección histeroscópica con la colocación de un dispositivo intrauterino de levonorgestrel de 52 mg ha sido la más utilizada, preferiblemente para tumores bien diferenciados en etapas tempranas con lesiones de menos de 2 cm.

La cirugía se realiza con resectoscopio en tres pasos:

1. El endometrio enfermo.
2. El endometrio sano lateral a la lesión.
3. La capa superficial miometrial debajo del endometrio enfermo.

Para esto, se deben cumplir los siguientes criterios:

• Fuerte deseo de fertilidad futura y voluntad de someterse a opciones de tratamiento de conservación de la fertilidad.
• Carcinoma endometrial endometrioide bien diferenciado (grado 1) confirmado por revisión patológica experta.
• Enfermedad limitada al endometrio en resonancia magnética (preferido) o ecografía transvaginal, es decir, enfermedad en estadio IA.
• Ausencia de enfermedad sospechosa o metastásica en las imágenes (sin tumor ovárico sincrónico o metástasis ni ganglios retroperitoneales sospechosos).
• Sin contraindicaciones para la terapia médica o el embarazo.
• Dispuesta a someterse a muestreo endometrial cada 3-6 meses.
• Se debe asesorar a las pacientes sobre el hecho de que la preservación de la fertilidad no es el estándar de atención para el tratamiento del cáncer de endometrio, y que los datos sobre los resultados relacionados con el cáncer y el embarazo son limitados.
• Habilidad para consentir y capacidad para cumplir con el seguimiento.

Se les debe hacer seguimiento cada 3 meses con histeroscopia de quirófano y biopsia de endometrio (**Fig. 42-13**).

PUNTOS CLAVE

- La histeroscopia es una herramienta necesaria para el diagnóstico de toda la patología endometrial, tiene alta sensibilidad y especificidad para cada una de las patologías endometriales, superando a la ecografía transvaginal y la histerosonografía. Para el cáncer de endometrio específicamente, es el método de referencia para el diagnóstico, permitiendo tomar biopsia, evaluar el compromiso endocervical y obtener con mayor precisión el grado histológico de la lesión. La posibilidad de realizarse en el consultorio, sin medicación previa ha demostrado ser rentable (v. **Capítulo 9**).

- Es un procedimiento seguro, no hay evidencia de que afecte al curso natural de la enfermedad, ni altere la supervivencia; sin embargo, se recomienda usar presiones del líquido de infusión menores de 70 mmHg durante el examen.

- Aunque falta validación, aquellos que se inician en el campo de la histeroscopia pueden encontrar en los sistemas de puntuación de sus hallazgos una forma más objetiva para mejorar su capacidad diagnóstica. Sin embargo, la experiencia del operador tiene un alto valor predictivo. Las biopsias a ciegas ya no están recomendadas, y aun cuando algunos profesionales continúan utilizándolas, claramente su mal valor predictivo negativo y la alta probabilidad de no establecer el diagnóstico obligará a estos profesionales a preferir la histeroscopia como herramienta diagnóstica y terapéutica.

- El uso de la histeroscopia como herramienta terapéutica en cáncer de endometrio está aumentando y continúan creciendo los informes en las publicaciones científicas. Claramente no es el tratamiento estándar y, en caso de decidirse por esta forma terapéutica, es importante seleccionar bien el caso, en enfermedad temprana, bien diferenciada y solo en aquellas que tengan un alto deseo de fertilidad, con seguimiento estricto y tratamiento definitivo después de lograr su fertilidad o en caso de persistencia o recurrencia.

BIBLIOGRAFÍA

Aarnio M, Sankila R, Pukkala E, Salovaara R, Aaltonen LA, De la Chapelle A, et al. Cancer risk in mutation carriers of DNA-mismatch-repair genes. Int J Cancer. 1999;81:214-8.

Aboul-Fotouh MEM, Mosbeh MH, El-Gebaly AF, Mohammed AN. Transvaginal power Doppler sonography can discriminate between benign and malignant endometrial conditions in women with postmenopausal bleeding. Middle East Fertil Soc J. 2012;17:22-9.

Astrup K, Olivarius NF. Frequency of spontaneously occurring postmenopausal bleeding in the general population. Acta Obstet Gynecol Scand. 2004;83:203-7.

Bignardi T, Van den Bosch T, Condous G. Abnormal uterine and post-menopausal bleeding in the acute gynaecology unit. Best Pract Res Clin Obstet Gynaecol. 2009;23:595-607.

Coloma F, Costa S, Bonilla F, Diago VJ, Payá V, Rodenas JJ, et al. Clasificación morfológico-histeroscópica del cáncer endometrial. Prog Obstet Ginecol. 2006;49:553-9.

De Marchi F, Fabris AM, Tommasi L, Nappi L, Saccardi C, Litta P. Accuracy of hysteroscopy made by young residents in detecting endometrial pathologies in postmenopausal women. Eur J Gynaecol Oncol. 2014;35:219-23.

Dogar IH, Masood M, Gautam M, Tariq M. Hysterosonography and Transvaginal Ultrasonography for Detection of Intrauterine Lesions in Women with Abnormal Uterine Bleeding. Ann King Edw Med Univ. 2017;23:49-53.

Ettinger B, Li DK, Klein R. Unexpected vaginal bleeding and associated gynecologic care in postmenopausal women using hormone replacement therapy: Comparison of cyclic versus continuous combined schedules. Fertil Steril. 1998;69:865-9.

Falcone F, Laurelli G, Losito S, Di Napoli M, Granata V, Greggi S. Fertility preserving treatment with hysteroscopic resection followed by progestin therapy in young women with early endometrial cancer. J Gynecol Oncol. 2017;28:e2.

Gabrielli S, Marabini A, Bevini M, Linsalata I, Falco P, Milano V, et al. Transvaginal sonography vs. hysteroscopy in the preoperative staging of endometrial carcinoma. Ultrasound Obstet Gynecol Off J Int Soc Ultrasound Obstet Gynecol. 1996;7:443-6.

Huertas Fernández MÁ, Rojo Riol JM. Manual de histeroscopia diagnóstica y quirúrgica. Editorial Glosa; 2008.

Koutlaki N, Dimitraki M, Zervoudis S, Skafida P, Nikas I, Mandratzi J, et al. Hysteroscopy and endometrial cancer. Diagnosis and influence on prognosis. Gynecol Surg. 2010;7:335-41.

Martinelli F, Ditto A, Signorelli M, Bogani G, Chiappa V, Lorusso D, et al. Sentinel node mapping in endometrial cancer following Hysteroscopic injection of tracers: A single center evaluation over 200 cases. Gynecol Oncol. 2017;146:525-30.

Mossa B, Imperato F, Marziani R, Perniola F, Melluso J, Perniola G, et al. Hormonal replacement therapy and evaluation of intrauterine pathology in postmenopausal women: a ten-year study. Eur J Gynaecol Oncol. 2003;24:507-12.

Munro MG; Southern California Permanente Medical Group's Abnormal Uterine Bleeding Working Group. Investigation of women with postmenopausal uterine bleeding: clinical practice recommendations. Perm J. 2014;18:55-70.

Raspagliesi F, Ditto A, Kusamura S, Fontanelli R, Vecchione F, Maccauro M, et al. Hysteroscopic injection of tracers in sentinel node detection of endometrial cancer: a feasibility study. Am J Obstet Gynecol. 2004;191:435-9.

Seebacher V, Schmid M, Polterauer S, Hefler-Frischmuth K, Leipold H, Concin N, et al. The presence of postmenopausal bleeding as prognostic parameter in patients with endometrial cancer: a retrospective multi-center study. BMC Cancer. 2009;9:460.

Shields J, Dilday E, Chang S, Kho KA. Moving Hysteroscopy from the Office to the Operating Room: A comparison of clinical outcomes and resource utilization. [Internet]. En: High Value Practice Academic Alliance National Conference. HVPPA; 2018. [Citado 23 de marzo de 2022]. Disponible en: https://hvpaa.org/moving-hysteroscopy-from-the-office-to-the-operating-room-a-comparison-of-clinical-outcomes-and-resource-utilization/

Siegel RL, Miller KD, Jemal A. Cancer statistics, 2018. CA Cancer J Clin. 2018;68:7-30.

Solima E, Brusati V, Ditto A, Kusamura S, Martinelli F, Hanozet F, et al. Hysteroscopy in endometrial cancer: new methods to evaluate transtubal leakage of saline distension medium. Am J Obstet Gynecol. febrero de 2008;198:214.e1-4.

Su H, Pandey D, Liu LY, Yen CF, Wang CJ, Huang KG, et al. Pattern Recognition to Prognosticate Endometrial Cancer: The Science Behind the Art of Office Hysteroscopy-A Retrospective Study. Int J Gynecol Cancer. 2016;26:705-10.

Wartko P, Sherman ME, Yang HP, Felix AS, Brinton LA, Trabert B. Recent changes in endometrial cancer trends among menopausal-age U.S. women. Cancer Epidemiol. 2013;37:374-7.

Cáncer cervical-vaginal. Sarcomas

43

E. Moratalla Bartolomé, J. Sancho Saúco y E. Cabezas López

OBJETIVOS

- Revisar la definición y los tipos de cáncer cervical, vaginal y sarcomas.
- Profundizar en la posibilidad de diagnóstico/valoración histeroscópica de estos tipos de patología.

INTRODUCCIÓN

La histeroscopia se ha utilizado en el ámbito oncológico clásicamente para el diagnóstico del cáncer endometrial, pero puede tener utilidad en otras entidades, como el cáncer cervical, el cáncer vaginal o los sarcomas. Se debe tener en cuenta la vaginoscopia para el diagnóstico de lesiones vaginales/cervicales que, a veces, no se pueden visualizar mediante especuloscopia, como en el caso de pacientes con estenosis vaginal o sin relaciones sexuales. Tampoco se ha de olvidar la histeroscopia para el diagnóstico de lesiones en el canal cervical o intracavitarias y su posible toma de biopsia dirigida. En este tema se exponen dichas patologías y la utilidad de la histeroscopia en este campo.

CÁNCER CERVICAL

A continuación se detallan los aspectos más importantes que hay que tener presentes en el caso de una paciente con cáncer cervical.

Definición, clasificación y etiología

Se define como aquel carcinoma que se origina a partir de cualquiera de las estructuras histológicas que conforman el cuello del útero; la mayoría de ellos son primarios y, raramente, son metástasis de otros tumores, al contrario de lo que se verá posteriormente en el cáncer de vagina. Afecta en especial a mujeres en países en vías de desarrollo y es superado por el cáncer de endometrio en los países desarrollados gracias a las campañas de diagnóstico precoz. Tiene mayor incidencia entre los 45 y 55 años (15-23 años después de la media de edad de la neoplasia intraepitelial cervical (CIN) y 8 años después de la del cáncer microinvasivo). El principal factor etiológico lo constituye la infección por el virus del papiloma humano (VPH). El VPH es el agente de transmisión sexual que sirve como cofactor importante en el desarrollo de cáncer de cérvix y de sus precursores; el que se halla de forma más habitual es el 16 y el 18.

Los tumores cervicales se distinguen, según su tejido de origen, en los que se detallan a continuación.

- **Carcinomas escamosos.** Son tumores originados en el epitelio escamoso poliestratificado exocervical en la unión escamocolumnar, lo que constituye el grupo mayoritario dentro de los cánceres de cérvix (75-80 %). A menudo, coexisten con la neoplasia glandular endocervical, lo que confirma su etiología y patogenia comunes (VPH). Puede ser queratinizante, no queratinizante, verrucoso, condilomatoso o linfoepitelioma-like.
- **Adenocarcinomas.** Son tumores originados en el epitelio glandular cilíndrico endocervical. Hace años se consideraban una forma extremadamente rara, pero en la actualidad se sabe que representan alrededor del 20-25 % de los tumores del cuello uterino. La implementación de programas de cribado para el carcinoma de células escamosas no ha alterado su incidencia, que sigue aumentando ligeramente como resultado de la eficacia limitada de la citología cervical (prueba de Papanicoláu) en el reconocimiento de lesiones glandulares. Al menos el 85 % de los adenocarcinomas cervicales se asocian a la presencia del virus del papiloma humano. De hecho, se ha demostrado que la presencia de los subtipos 16, 18 y 45 se han observado en el 50, 40 y 10 % de estos tumores, respectivamente. Otros factores de riesgo de adenocarcinoma son el uso prolongado de anticonceptivos orales, la edad temprana, el bajo nivel socioeconómico y educacional, y la seropositividad para el virus del herpes simple tipo 2. Tiene una naturaleza más expansiva y voluminosa. Puede ser mucinoso, endometrioide, de células claras, seroso, gástrico, intestinal, con células en «anillo de sello» o mesonéfrico. Es conveniente destacar dos tipos:
  - El adenocarcinoma *in situ* (AIS): se reconoce como un precursor directo del adenocarcinoma infiltrante. Tiene una edad media de inicio de unos 38 años y es, a menudo, difícil de distinguir de las formas infiltrantes bien diferenciadas.
  - El adenocarcinoma infiltrante: tiene una edad promedio de inicio alrededor de los 42 años e incluye una forma microinvasiva y otra francamente invasiva.
- **Otros.** Más raros son aquellos procedentes del estroma (sarcomas), adenoescamoso, adenoide quístico, adenoide basal,

neuroendocrinos, indiferenciados, de restos embrionarios, de elementos vasculares, linfáticos o de otros tejidos.

Manifestación clínica

Las lesiones precancerosas y microinvasivas son, en su mayoría, asintomáticas u oligosintomáticas. Su hallazgo suele ser casual al realizar alguna de las técnicas de diagnóstico precoz (de ahí la importancia de la citología y la colposcopia). Cuando aparecen síntomas, el principal es la metrorragia (pequeños sangrados espontáneos, coitorragias, aunque cuando la lesión es de mayor tamaño o el estadio es más avanzado, puede ser de mayor cuantía). Otros síntomas son la leucorrea (hemática o purulenta), el dolor hipogástrico o sensación de ocupación de la pelvis. Cuando existe el diagnóstico confirmado de una forma francamente invasiva, los síntomas que más se suelen encontrar son la pérdida de sangre genital (en escasa cantidad y que se repite de forma espontánea o con el coito) y, más raramente, el aumento de flujo vaginal o leucorrea de moco o líquido, a veces asociadas con dolor y/o una sensación de pesadez en el hipogastrio. En casos más raros, un carcinoma cervical se puede detectar como una masa pélvica palpable. En caso de invasión de órganos vecinos, se puede manifestar como síntomas urinarios y/o rectales.

Diagnóstico

Para poder llevar a cabo el diagnóstico de una forma adecuada, deben tener en cuenta los siguientes aspectos.

Exploración física

Durante el examen ginecológico y la especuloscopia, un adenocarcinoma cervical puede manifestarse como un cérvix con presencia de áreas con irregularidades papilares superficiales, con excrecencias de apariencia fungoide o polipoide, que pueden sobresalir del orificio cervical hacia la vagina, o como una lesión ulcerada. A veces, el único hallazgo objetivo es el de un endurecimiento nodular o completo del cuello uterino. En el cáncer de cérvix invasivo, a veces la evidencia de la lesión permite realizar una biopsia directa de la lesión sin precisar una colposcopia.

Citología cervical

La principal utilidad de la citología cervical es el diagnóstico precoz de lesiones preneoplásicas. La citología cervical convencional o prueba de Papanicoláu muestra una mayor eficacia en el cribado del cáncer cervical escamoso. Sin embargo, presenta una baja sensibilidad para el diagnóstico de atipias endometriales y adenocarcinoma cervical. Tiene una tasa no despreciable de falsos negativos, incluso en las mejores manos; esta tasa es mucho más elevada en el caso de adenocarcinomas. Pueden surgir, además, dificultades diagnósticas en la obtención de muestras de biopsia adecuadas a partir de lesiones glandulares.

Otros factores coadyuvantes en la dificultad del diagnóstico son la relativa rareza de la enfermedad glandular, que puede ser omitida por un citólogo menos experimentado, y su frecuente correlación con las lesiones escamosas, que tienen una apariencia más claramente definida y, por lo tanto, se detectan con más facilidad.

La introducción de la citología de base líquida ha dado lugar a un aumento de la precisión diagnóstica debido a su mejor preservación de los grupos de células glandulares. Aporta ventajas con respecto a la citología convencional: aumento de la sensibilidad, reducción de muestras no satisfactorias o no valorables, incremento de la detección de lesiones cervicales de alto grado y aumento de productividad del laboratorio en comparación con la técnica convencional, reduciendo el número de ASCUS en un 20-40 %. Además, permite realizar estudios complementarios de VPH. Por tanto, la citología y la prueba del VPH son complementarias, con una sensibilidad prácticamente del 100 % al combinarlas.

Colposcopia

En la mayoría de las mujeres adultas, la transición del epitelio escamoso en el ectocérvix al epitelio columnar en el endocérvix no es abrupta. La unión escamocolumnar es, de hecho, una zona que alberga áreas irregulares de epitelio metaplásico cilíndrico y escamoso (la denominada como zona de transformación); es el área de riesgo, por lo que hay que hacer una valoración completa ante anormalidades citológicas. La colposcopia tiene una sensibilidad del 95 % y una especificidad del 45 % para diferenciar lo normal de lo anormal (atipias, CIN o cáncer). Tras la colposcopia, la mayoría de las lesiones glandulares con características sospechosas se detectan dentro de la zona de transformación; el 48 % de los casos afecta a un solo cuadrante cervical, mientras que el 10 % de los casos afecta a los cuatro cuadrantes. Solo el 5 % de los casos afectan exclusivamente al endocérvix. Los mayores inconvenientes para un desarrollo cómodo de una colposcopia son las cervicitis, los cuellos hipertróficos, las ectopias amplias y las distrofias cervicales. La colposcopia permite realizar una biopsia dirigida del área sospechosa para establecer el diagnóstico definitivo. Algunos signos colposcópicos indicativos de invasión del estroma son la presencia de vasos anormales, aspecto gelatinoso de las lesiones, ulceraciones y presencia de un contorno superficial irregular. Además, ayuda a diagnosticar lesiones sincrónicas en la vagina y en la vulva.

La biopsia dirigida por colposcopia es el método de referencia para el diagnóstico, tomando muestras directas de las zonas del cérvix más sospechosas. En el caso de la valoración del endocérvix, se puede realizar un microlegrado endocervical.

La colposcopia no es capaz de evaluar el endocérvix (no permite la perfecta visualización del canal endocervical, lo que constituye una de sus principales limitaciones), pero permite examinar la unión escamoso-cilíndrica y el exocérvix, por lo que resulta más útil en el diagnóstico de carcinomas escamosos en el exocérvix. Asimismo, no hay signos colposcópicos específicos de significación patognomónica que se puedan utilizar para distinguir inequívocamente el AIS del adenocarcinoma invasivo. Sin embargo, dada la alta tasa de correlación que estas lesiones tienen con las lesiones intraepiteliales escamosas, con la colposcopia se puede observar con frecuencia las alteraciones más características en el epitelio escamoso.

En cuanto al AIS bajo visión colposcópica, la forma más común tiene una expresión papilar, caracterizada por la proliferación de vellosidades de varios tamaños de modo similar a como se ve en el caso de la metaplasia (por lo que, a menudo, no se biopsian por ese motivo). Otro aspecto colposcópico es el patrón parcheado rojo y blanco, en el cual la lesión ocupa un área plana de aspecto rojo blanquecino que se asemeja a una zona de transformación inmadura. El tercer signo consiste en lesiones únicas o múltiples que se ven como áreas densamente acetoblancas, que se superponen al epitelio columnar. Todos estos hallazgos colposcópicos contribuyen al diagnóstico diferencial con respecto a las lesiones escamosas benignas.

Un **adenocarcinoma invasivo** se puede observar bajo examen colposcópico, pero, a menudo, no se puede distinguir del carcinoma de células escamosas.

Los **carcinomas escamosos** presentan patrones típicos, como el punteado, el mosaicismo, los vasos en «sacacorchos», etc., al contrario que los adenocarcinomas que, como se ha visto antes, carecen de patrones típicos. El 98 % de las lesiones asientan sobre la zona de transformación o unión escamocolumnar.

Pruebas de imagen

El propósito específico de estas pruebas diagnósticas (ecografía, RM y TC) es definir el volumen y la diseminación metastásica de un tumor cuando es invasivo. Se utilizan comúnmente como parte integral del diagnóstico y para procedimientos de estadificación preoperatoria en el cáncer de cuello uterino.

La ecografía ginecológica no es muy útil; puede encontrarse un cérvix redondeado, de bordes irregulares y ecogenicidad heterogénea o bandas ecogénicas en las zonas del parametrio o una disminución del diámetro transverso del parametrio.

La resonancia magnética (RM) es más precisa que la tomografía computarizada (TC) en la estimación del volumen tumoral, la invasión del parametrio, la penetración del estroma, la extensión vaginal, el espacio vesicovaginal y la invasión de ganglios linfáticos.

La TC toracoabdominopélvica aporta información relevante acerca del estado de las vías urinarias y la presencia de adenopatías paraórticas o metástasis.

Otras pruebas son los estudios radiológicos urológicos (pielografías intravenosas), la cistoscopia, la rectoscopia o la tomografía por emisión de positrones. El cáncer de cérvix se propaga básicamente por continuidad (parametrios, vagina, vejiga o recto) y por vía linfática; la vía hemática es la menos transcendental.

Diagnóstico histeroscópico/endocervicoscópico

En caso de sospecha de lesiones glandulares en una citología cervical (Papanicoláu), la endocervicoscopia, desgraciadamente, no permite detectar lesiones glandulares que se extienden hacia las criptas cervicales profundas. Además, como ya se ha mencionado, la colposcopia no es capaz de identificar ningún hallazgo patológico que pueda utilizarse para diferenciar entre AIS y adenocarcinoma microinvasivo.

Sin embargo, si la lesión está asociada a una neoplasia intraepitelial cervical o a un carcinoma *in situ* de alto grado, se puede utilizar la endocervicoscopia para identificar una lesión escamosa; además, ofrece la opción adicional de realizar una biopsia dirigida.

La endocervicoscopia, durante la etapa funcional, debe llevarse a cabo en fase proliferativa, pues la transparencia del moco facilita la visión. El patrón histerocópico de normalidad, en el tercio inferior del canal, muestra gran cantidad de papilas y pliegues de la mucosa. El tercio medio se caracteriza por la disminución de las papilas, destacando más los pliegues y los vasos longitudinales. Por último, el tercio superior, previo al orificio cervical interno, es más liso, con escasos vasos y pliegues. Durante las etapas hipotrófica y atrófica, la mucosa funcional va despareciendo y, con ella, las papilas, manteniéndose los pliegues y vasos estromales y mostrando un tono basal blanquecino.

La endocervicoscopia también se indica en la vigilancia de seguimiento del AIS después de la conización, en casos de resultados citológicos que persisten positivos. En estas pacientes, de hecho, la colposcopia puede ser insatisfactoria debido a una estenosis cervical por la cicatriz, lo que impide una evaluación adecuada de la unión escamoso-cilíndrica.

También se ha utilizado la histeroscopia para pacientes histerectomizadas con una exposición inadecuada del vértice vaginal durante la colposcopia, con lo que se describe la vaginoscopia como una técnica útil para detectar lesiones ocultas en el vértice vaginal y en la vagina.

> **!** Los signos histeroscópicos que deben buscarse son los mismos que para el adenocarcinoma endometrial (áreas de necrosis, hemorragia y microcalcificación, vascularización atípica, superficies irregulares o ulceradas, o una consistencia más blanda). De esas lesiones endocervicales atípicas es de donde se obtienen las muestras de tejido más adecuadas para el análisis anatomopatológico.

En la **figura 43-1** se puede ver la imagen histeroscópica de un carcinoma de cérvix, en este caso con vasos aberrantes en el orificio cervical externo.

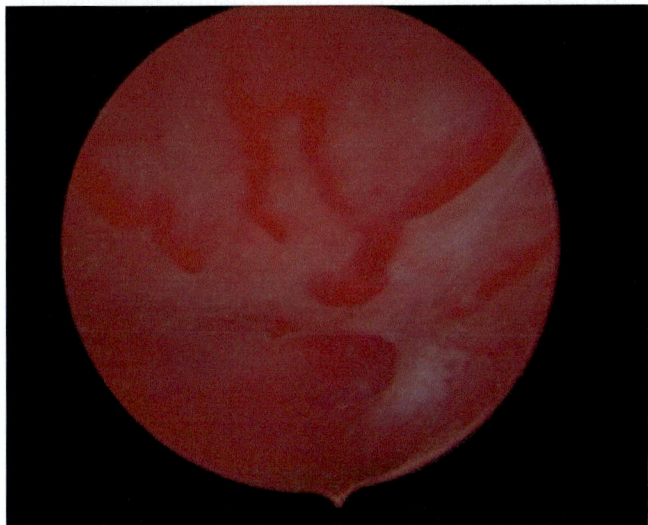

Figura 43-1. Imagen histeroscópica de cáncer de cérvix.

Siempre que una neoplasia maligna invasiva ya se haya infiltrado en el endocérvix, los exámenes histeroscópicos estaban tradicionalmente contraindicados. Hoy en día, sin embargo, este examen se ha vuelto importante en la valoración de la afectación parcial o total del canal cervical, y para evaluar si la lesión neoplásica es de origen cervical o endometrial cuando existan dudas del origen del tumor. En el caso de un adenocarcinoma endocervical primario, se encuentra el sitio primario de la neoplasia en el canal cervical sin ningún cambio patológico en la cavidad uterina y en la región ístmica, diferenciándolo, de esa forma, de la extensión al cuello uterino de un adenocarcinoma de endometrio. En el caso de una afectación cervical de un carcinoma de endometrio, la histeroscopia parece ser la mejor prueba para excluir la afectación del canal cervical; esta y la RM son los mejores métodos para confirmarlo. No obstante, la infiltración superficial o profunda solo puede diagnosticarse mediante RM.

Considerando el riesgo de diseminación de células neoplásicas asociadas a un examen histeroscópico, se aplican los mismos argumentos que para el adenocarcinoma del endometrio. Un punto controvertido recogido en la literatura médica es la diseminación transtubárica de las células malignas. El significado pronóstico de este hecho es desconocido y los resultados son muy variables. Para algunos autores no existen cambios con respecto a la positividad de la citología peritoneal, por lo que, probablemente, la histeroscopia no tenga un efecto determinante en lo que a recidiva y supervivencia se refiere, si no existen otros factores de mal pronóstico.

En caso de sospecha de patología maligna, es recomendable extremar las precauciones, aunque se precisa un mayor número de estudios. No se deben utilizar presiones elevadas que favorezcan la apertura del *ostium* tubárico e, incluso, algunos autores prefieren el dióxido de carbono como medio de distensión, porque parece haber una menor diseminación de células malignas con este tipo de medio.

Tratamiento

El tratamiento de los adenocarcinomas endocervicales no se realiza con la histeroscopia; por lo tanto, va más allá del alcance de los capítulos de este libro.

En cuanto a los **carcinomas *in situ*** y los **microinvasivos**, la conización se considera el tratamiento de elección, ya que existe una incidencia baja de enfermedad residual en las piezas de histerectomía tras una conización con márgenes negativos y ausencia de invasión linfovascular. En el caso del carcinoma *in situ*, se estima hasta un 30 % de probabilidades de regresión, pero, aun así, deben ser tratadas. La histerectomía se puede plantear en pacientes mayores de 35 años, sin deseos genésicos y que no vayan a realizar el seguimiento colposcópico y citológico seriado al que tienen que ser sometidas estas pacientes; no es necesaria una histerectomía radical en estos casos. En el caso del AIS, solo un diagnóstico confirmado de márgenes de conización negativos permite considerar la conización como el tratamiento definitivo (para mujeres jóvenes y/o mujeres que aún no han completado sus deseos genésicos), siempre que la paciente se adhiera estrictamente al seguimiento. En el caso de márgenes de conización positivos, se requiere un pro-

cedimiento de reconización sin ser necesaria la histerectomía. En caso de una segunda conización con márgenes afectados, sí que sería necesario hacer una histerectomía. Otros autores consideran que la histerectomía es el único tratamiento eficaz por su origen multifocal y la ausencia de garantías citológicas y colposcópicas de ausencia de enfermedad.

En los **carcinomas invasivos**, la terapia de elección es la histerectomía radical, que implica la extirpación completa del útero y/o radioterapia, que en etapas avanzadas se combina con la quimioterapia. Estos tumores son muy poco sensibles a la quimioterapia y a la hormonoterapia.

CÁNCER DE VAGINA

Para el abordaje del cáncer de vagina han de tenerse en cuenta todos los aspectos que se explican a continuación.

Definición, etiología y clasificación

El carcinoma de vagina es una de las entidades ginecológicas más raras; solo representa el 1-2 % de todos los cánceres de la mujer, con una incidencia máxima en mujeres de 60 a 70 años, salvo en los adenocarcinomas que se producen en mujeres más jóvenes. Es frecuentemente multicéntrico. Puede ser:

- Cáncer vaginal primario: el más común es el epitelioma, pero también se pueden dar otros, aunque más excepcionales, como el adenocarcinoma, el melanoma o el sarcoma. En el 95 % de las pacientes, el diagnóstico histopatológico definitivo es el carcinoma de células escamosas. En ocasiones, puede ir precedido de una lesión precancerosa (neoplasia intraepitelial vaginal), que, sin tratamiento, puede evolucionar a una entidad maligna. Se ha podido demostrar de forma clara la relación con el VPH en el caso del carcinoma escamoso, así como la exposición *in utero* al dietilestilbestrol en el adenocarcinoma de células claras. Para considerarse un cáncer vaginal primario debe ser un tumor que asienta en la pared vaginal, con un cuello uterino y una vulva sin lesiones y sin existir evidencia de un tumor primario proveniente de otro lugar. Su localización más frecuente es el tercio superior de la cara posterior vaginal (60 %) en forma de tumoración exofítica o proceso ulcerativo, y hasta en un 30 % son lesiones multifocales.
- Secundario: son más comunes que los cánceres vaginales primarios. Pueden ser:
  - Extensión directa: diseminación locorregional secundaria del cáncer de cuello uterino (el más común) y de la vulva, pero también anorrectal, del tabique rectovaginal o urogenital.
  - Metástasis a distancia procedente de órganos genitales: como endometrio (que puede extenderse al cérvix y luego a la vagina o a la vagina directamente), miometrio, coriocarcinoma, trompa u ovario. Si la metástasis es única y el plano de clivaje es adecuado, se puede intentar la exéresis quirúrgica completa. Si la cirugía no es posible, se puede intentar una radioterapia paliativa de los síntomas como hemorragia o dolor.
  - Metástasis de regiones extragenitales: con preferencia procedentes del intestino (colon), riñón, mama y páncreas.

Manifestación clínica

La manifestación clínica es muy variable y en ningún caso patognomónica. Los síntomas más frecuentes son el sangrado vaginal (sobre todo la hemorragia genital posmenopáusica) o la leucorrea (aumento de flujo vaginal o de aspecto mucopurulento), pero también dolor pélvico u otros síntomas menos habituales. Hasta un 16-30 % de las pacientes son asintomáticas y constituye un hallazgo casual en una revisión. Los síntomas de afectación extravaginal son tardíos.

Diagnóstico

Con el fin de poder llevar a cabo un diagnóstico adecuado se han de tener presentes los detalles que se exponen aquí.

Exploración física

En la exploración física se puede objetivar una estenosis vaginal o lesiones en las paredes vaginales visibles con especuloscopia. Hay que tener en cuenta que hasta el 50 % de las lesiones vaginales se pierden al estudiarlas con especuloscopia, por lo que pueden utilizarse valvas para una mejor visualización en caso de sospecha. Los carcinomas escamosos son tumores que crecen superficialmente dentro de la pared vaginal y, de forma tardía, invaden tejidos paravaginales o metástasis en pulmón o hígado, al contrario que los adenocarcinomas, que suelen ser más agresivos. Muchas veces, el diagnóstico de sospecha es a través de una toma citológica y si esta es sospechosa, se realiza una colposcopia con toma de biopsia (cualquier lesión sospechosa debe biopsiarse), para lo que se documenta tanto la localización como la extensión de la lesión. La biopsia debe abarcar todo el espesor vaginal para valorar el grado de invasión muscular. El tacto vaginal también es útil con el objetivo de evaluar la elasticidad de las paredes vaginales, la existencia de irregularidades nodulares o en forma de bandas, durezas o engrosamiento de dichas paredes.

Pruebas de imagen

Las pruebas de imagen como la ecografía o la RM pueden ayudar en el diagnóstico, aunque con menos utilidad que en otros cánceres ginecológicos.

Diagnóstico histeroscópico/vaginoscopia

La vaginoscopia permite valorar todas las paredes vaginales e identificar cualquier lesión susceptible de biopsia dirigida por histeroscopia. Se pueden objetivar zonas papilares o hipervascularizadas sobre las que realizar biopsia, pero también zonas de adelgazamiento vaginal. En la **figura 43-2A** se puede visualizar la imagen tomada por histeroscopia de un melanoma de vagina como una zona hiperpigmentada en la vagina visualizada mediante vaginoscopia. En la **figura 43-2B** se observa una formación excrecente hiperpigmentada que corresponde con otro melanoma de vagina.

El pronóstico depende de la profundidad de penetración en la pared y las estructuras locales y del tamaño.

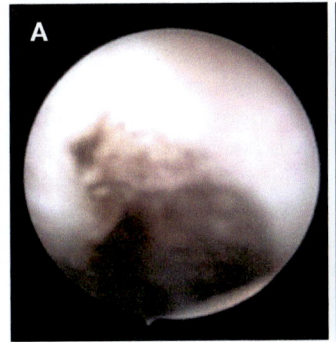
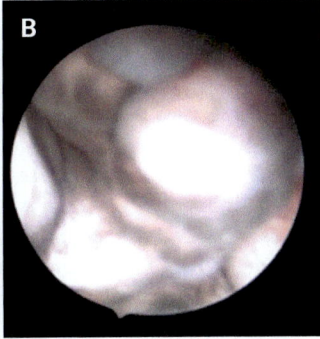

Figura 43-2. Imagen histeroscópica de un melanoma de vagina. **A)** Imagen hiperpigmentada visualizada durante la vaginoscopia. **B)** Formación excrecente hiperpigmentada vaginal.

Tratamiento

El tratamiento del cáncer de vagina trasciende el objetivo de este libro; lo más frecuente es el tratamiento radioterápico, que constituye el pilar principal. La cirugía está indicada en casos muy concretos.

SARCOMAS

Para poder estudiar de un modo adecuado los sarcomas, los facultativos deben conocer la clasificación, etiología, manifestación clínica, diagnóstico y tratamiento de esta patología.

Definición, clasificación y etiología

Los sarcomas uterinos incluyen un grupo heterogéneo de tumores relativamente raros de origen mesenquimal. Representan alrededor del 1-3 % de todos los cánceres del tracto genital femenino y el 3-5 % de los tumores uterinos malignos y hasta un 10 % en el caso de mujeres de raza negra, con una incidencia muy baja (unos 17 casos por cada millón de mujeres al año). Sin embargo, es uno de los tumores ginecológicos más letales (15 % de las muertes por tumores uterinos, con una supervivencia global inferior al 50 % a los 2 años), tanto por su curso agresivo como por su alta tasa de recurrencia, incluso en estadios precoces. La edad media de aparición son 55 años, aunque es muy variable. La etiología es desconocida y se asocia a múltiples factores de riesgo.

Los sarcomas se caracterizan por originarse a partir del tejido mesodérmico del útero: músculo liso, estroma endometrial o tejido conjuntivo entre las fibras musculares lisas. Este tipo de sarcomas compuestos por tipos celulares específicos del útero se denominan sarcomas homólogos. En ocasiones, pueden asociarse a otros tipos celulares de origen epitelial o no específicos del útero; en este caso se llaman sarcomas heterólogos.

Dentro del grupo de los homólogos, estos se han subdividido en varios subtipos histológicos de acuerdo con los datos anatomopatológicos. Entre las clasificaciones reportadas hasta la fecha en la bibliografía especializada, una de las mejores es la propuesta por Woodruff (1971), que reordena las introducidas por otros autores. Entre los subtipos se distinguen los que se indican a continuación.

- **Leiomiosarcomas.** Se originan en las fibras musculares lisas del miometrio. Presentan una incidencia de 0,64 por cada 100.000 mujeres y año, lo que representa el 1 % de todas las neoplasias malignas del útero. Constituyen el tipo histológico más frecuente dentro de los sarcomas uterinos (25-40 %). La mayoría aparece en mujeres mayores de 40 años. En general, son nódulos únicos (50-75 %), grandes y, en su mayor parte, intramurales (70 %). Es muy infrecuente su desarrollo sobre leiomiomas preexistentes; también se encuentra en entredicho el pensamiento clásico de que los leiomiosarcomas se presentaban como un rápido aumento de una masa pélvica. Su diagnóstico diferencial se realiza sobre todo con el leiomioma; el diagnóstico definitivo diferencial es mediante el análisis anatomopatológico (hipercelularidad, atipia citológica y aumento de la actividad mitótica en el caso del leiomiosarcoma). Es el que tiene peor pronóstico.
- **Sarcomas del estroma endometrial.** Está compuesto por células del estroma endometrial. Tienen una tasa de 0,19 casos por cada 100.000 mujeres y año, representando alrededor del 10 % de todos los sarcomas uterinos y el 0,2 % de todas las neoplasias malignas uterinas. Se pueden clasificar en nódulo del estroma (que puede confundirse con facilidad con un leiomioma) y sarcomas del estroma endometrial de bajo grado o de alto grado.
- **Carcinosarcomas (tumor mülleriano mixto).** Se caracterizan por una mezcla de elementos del tejido epitelial y el tejido conectivo. Este grupo se clasificaban tradicionalmente como un subtipo histológico de sarcomas uterinos, lo que representan alrededor del 40 % de los casos. Sin embargo, ahora se consideran neoplasias con diferenciación epitelial maligna de alto grado (carcinoma de endometrio tipo 2). En el 9 5% de los casos, el componente epitelial es un adenocarcinoma, que suele ser endometrioide, mientras que el estroma suele ser del tipo sarcoma del estroma endometrial y, con menos frecuencia, del tipo de leiomiosarcoma. Son mucho más habituales en la posmenopausia con invasión miometrial muy común, una extensión extrauterina muy precoz (hasta un tercio de los casos se diagnostica en estadios avanzados) y con peor pronóstico que el cáncer de endometrio.

Los subtipos heterólogos se pueden subdividir en:

- Angiosarcomas.
- Rabdomiosarcomas.
- Adenosarcomas.
- Histiocitomas fibrosos malignos.

No hay ninguna evidencia científica específica en la bibliografía especializada con respecto a la etiopatogenia exacta de los sarcomas, únicamente los datos disponibles acerca del riesgo epidemiológico.

Manifestación clínica

La presentación clínica de los sarcomas es tardía e inespecífica. Los signos y síntomas asociados a la presencia de sarcomas uterinos incluyen:

- Sangrado uterino anormal o irregular: hasta en un 80 % de los casos; es más frecuente en los sarcomas del estroma endometrial (94 %, mayor a mayor afectación endometrial) y en los carcinosarcomas (90 %) que en los leiomiosarcomas (58 %).
- Flujo vaginal purulento.
- Dolor pélvico o abdominal.
- Aumento del tamaño uterino.
- Masa pélvica o abdominopélvica.

Los sarcomas, por lo general, tienen un comportamiento clínico agresivo con una evolución muy rápida y una falta de síntomas en las etapas tempranas de la enfermedad, lo que dificulta su diagnóstico temprano. Se observa extensión extrauterina en el 30-50 % de los casos en el diagnóstico. Se suele extender por vía directa a la cavidad pélvica (son infrecuentes las metástasis ganglionares). Las metástasis a distancia ocurren tardíamente (es preferente el pulmón y, más ocasionalmente, el hígado y hueso). También puede infiltrar cérvix y vagina.

Diagnóstico

Dada la inespecificidad y el inicio tardío de los síntomas, el diagnóstico temprano de estos tumores constituye un gran reto. En general, el diagnóstico es incidental (cuando se realiza una miomectomía, una polipectomía o una histerectomía a causa de una patología supuestamente benigna).

Exploración física

En caso de presencia de una masa hipogástrica palpable, se debe hacer un diagnóstico diferencial con respecto a miomas uterinos o a masas de origen ovárico.

Pruebas de imagen

Un examen ecográfico puede orientar acerca del sitio de implantación del tumor, pero no permite establecer su naturaleza con certeza. En presencia de un sarcoma uterino, el examen ecográfico de la pelvis permite identificar una lesión uterina que imita una apariencia polipoidea o miomatosa, y presenta una ecoestructura mayormente dishomogénea, a veces de dimensiones considerables. En algunos casos, es posible detectar áreas hiperecoicas dentro de la lesión (correspondientes a focos calcificados), asociados a áreas hipoanecoicas (secundarias a la degeneración licuefactiva y/o necrosis dentro de la propia lesión, dando a la lesión un aspecto multiquístico). En general, están menos circunscritos que la patología benigna (miomas) y no existe buena delimitación con el miometrio circundante. La aplicación de la ecografía Doppler color puede revelar una vascularización intensa de la lesión, de forma difusa infiltrando las paredes uterinas. Sin embargo, sigue siendo muy difícil su diagnóstico prequirúrgico.

La posterior realización de RM y/o TC permite evaluar toda la pelvis con detalle, examinar la relación de la lesión con los órganos adyacentes y detectar cualquier cambio morfológico y/o ganglios linfáticos positivos, así como la presencia de metástasis a distancia.

Diagnóstico histeroscópico

El impacto de la histeroscopia en el diagnóstico de los sarcomas uterinos sigue siendo objeto de fuerte controversia en la literatura especializada. Algunos autores incluso han expresado su preocupación sobre si un procedimiento histeroscópico en presencia de sarcomas uterinos puede contribuir a la diseminación de células mesenquimales neoplásicas malignas, dada su conocida agresividad y susceptibilidad a la metástasis. Sin embargo, hasta la fecha, debido a la falta de estudios, no hay pruebas concluyentes sobre esta cuestión.

No hay signos histeroscópicos patognomónicos que indiquen la presencia de un sarcoma uterino; la apariencia macroscópica de estas lesiones es, de hecho, en la mayoría de los casos, bastante similar a la de un mioma o a la de un gran pólipo endometrial. El diagnóstico es, por tanto, anatomopatológico.

Las lesiones sarcomatosas que imitan una forma miomatosa o polipoide son, por lo general, de tamaño considerable, ocupando ocasionalmente toda la cavidad uterina. Estas voluminosas dimensiones pueden impedir una inspección histeroscópica en profundidad de las lesiones; en estos casos, el uso de un medio de distensión gaseoso en lugar de líquido puede ayudar a mejorar la profundidad de la visión.

La obtención de una biopsia puede ser a veces difícil, ya que, por lo general, se intenta obtener muestras de biopsia de áreas de apariencia histeroscópica sospechosa. Sin embargo, al hacer una biopsia dirigida de tejido de procesos necróticos avanzados puede ser difícil, si no imposible, obtener una buena muestra para el análisis histológico. Por lo tanto, es aconsejable recoger muestras de biopsia de las áreas de los tejidos que presentan signos manifiestos de vitalidad; en el caso de los leiomiosarcomas, la obtención de la biopsia puede ser más difícil por la presencia de un tejido más denso y fibrótico. En la **figura 43-3** se visualiza la imagen histeroscópica de un leiomiosarcoma con una cavidad grande, ocupada por material necrótico.

Los **leiomiosarcomas** a menudo muestran características macroscópicas similares a los miomas degenerados, con una superficie irregular, a veces debido a la presencia de áreas hemorrágicas que alternan con áreas de necrosis y acentuada vascularización atípica. Estas lesiones son, por lo general, grandes, únicas y compuestas de tejido denso que sangra con facilidad al contacto con la punta del histeroscopio. En casos raros, la base del tumor aparece oculta por el miometrio subyacente. Sin embargo, con frecuencia, falta un plano de clivaje entre la lesión y el miometrio subyacente, al contrario de lo que ocurre en los miomas.

Los **sarcomas del estroma endometrial** por lo común presentan una apariencia polipoide. Además, han demostrado ser propensos a infiltrar en el miometrio, están ricamente vascularizados y, en ocasiones, presentan patrones atípicos distintos. La superficie puede tener una apariencia irregular o, a veces, «cerebroide» debido a la presencia alterna de áreas hemorrágicas y necróticas. La lesión suele poseer una consistencia suave donde se hunde fácilmente la punta del histeroscopio cuando entra en contacto con la lesión.

Por su lado, los **carcinosarcomas** pueden provocar un aumento sustancial del tamaño del útero, expandiendo en exceso la cavidad uterina en la que protruyen. Se presentan como masas polipoideas que distienden la cavidad, a veces múltiples, con focos de hemorragia y necrosis. En ocasiones, en términos de color y apariencia, la lesión puede parecerse al tejido graso (amarillenta), lo que aumenta la sospecha de perforación uterina, porque puede asemejarse visualmente al caso de la protrusión intrauterina del epiplón en caso de una perforación uterina. En la **figura 43-4** se visualiza la imagen histeroscópica correspondiente al tejido necrótico de una paciente con un sarcoma. En estos casos, la impresión histeroscópica es tan distinta al resto de subtipos que permite un diagnóstico fiable del carcinosarcoma. Puede haber vasos atípicos que aparecen anormalmente dilatados y/o presentan signos de discontinuidad aleatoria. Estos patrones vasculares, sin embargo, aunque sospechosos, no se pueden utilizar para establecer un diagnóstico concluyente de malignidad, porque esos signos también pueden verse en masas intrauterinas grandes de crecimiento rápido y de naturaleza histológica benigna

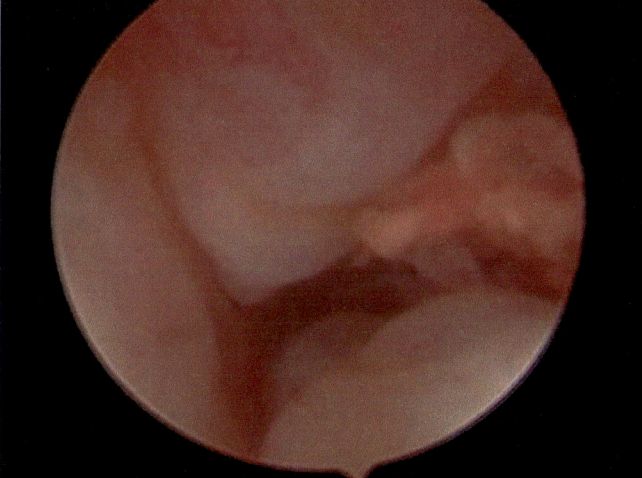

Figura 43-3. Imagen histeroscópica de la cavidad endometrial en una paciente con sarcoma.

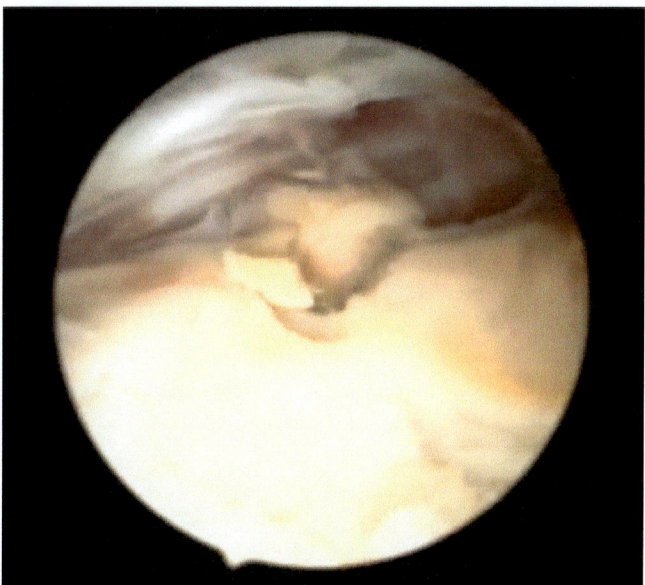

Figura 43-4. Imagen histeroscópica de material necrótico en una paciente con sarcoma.

(salvo que coexistan vasos denudados, lo que se considera patognomónicos de malignidad).

Tratamiento

El tratamiento de referencia de los sarcomas sigue siendo la cirugía, como tratamiento primario, a lo que se asocian diversas pautas de quimioterapia y, en algunos casos, radioterapia.

Cabe resaltar que para las mujeres que ya no desean preservar su fertilidad, se recomienda la histerectomía con salpingooforectomía bilateral como tratamiento definitivo. Algunos autores sugieren añadir linfadenectomía pélvica bilateral, ya que la diseminación pélvica local es común. Además, hay que examinar otras localizaciones de recurrencia intraabdominal, como epiplón, peritoneo, intestino e hígado.

El impacto de la histeroscopia en el manejo terapéutico de las pacientes diagnosticadas de sarcomas uterinos aún no ha sido definido. En teoría, podrían plantearse procedimientos conservadores en pacientes jóvenes cuidadosamente seleccionadas, como son jóvenes (menores de 40 años) con deseo genésico no cumplido y que adquieran el compromiso de un seguimiento estrecho de su patología. En estos casos, se podría considerar la extirpación histeroscópica del leiomioma que presenta finalmente un resultado anatomopatológico de leiomiosarcoma. En los casos que presentan un recuento mitótico bajo/medio de la lesión, una histerectomía posterior con frecuencia revela la ausencia total de afectación miometrial/endometrial alrededor del tejido cicatricial que queda de la operación anterior. Esto puede presagiar el uso de un enfoque menos agresivo en un subgrupo de pacientes de leiomiosarcoma que tienen un recuento mitótico bajo/medio. Teniendo en cuenta el pequeño número de casos reportados en la literatura especializada hasta la fecha, no hay consenso sobre la mejor estrategia de seguimiento para las pacientes que optan por un tratamiento conservador de la fertilidad. Sin embargo, la histeroscopia parece ser la técnica más idónea hasta ahora, porque permite explorar a fondo la cavidad uterina y tomar muestras de tejido de cualquier área sospechosa para un análisis histopatológico.

PUNTOS CLAVE

- La histeroscopia es una herramienta útil que puede ayudar en el diagnóstico de ciertos casos de cánceres de cérvix, vagina y sarcomas.

- La histeroscopia no es el procedimiento de referencia como prueba diagnóstica para el diagnóstico de estos tumores.

BIBLIOGRAFÍA

Asins E, Herruzo A, Armas A, Ibáñez E, Calero F, Llixiona J, et al. Uterine sarcomas. Progresos Obstetricia y Ginecología. 2000;43(4):207-15.

Bonilla Musoles F, Pellicer A. Obstetricia, reproducción y ginecología básicas. 1ª ed. Editorial Médica Panamericana; 2008.

Chen LM, Zhang HW, Wang Q, Li Q, Sui L. Application of vaginoscopy in the diagnosis and treatment of occult vaginal high-grade squamous intraepithelial lesions. Zhonghua Fu Chan Ke Za Zhi. 2021;56(8):569-75.

Coloma Colomer F, Costa Castellá S, Saiz Giorgeta I. Guía iconográfica de patrones histeroscópicos. Madrid: Ergon; 2013.

Di Spiezio Sardo A, Campo R. State of the art hysteroscopic approaches to pathologies of the genital tract. 2ª ed. Tuttlingen, Germany: Endo-Press; 2014.

Huertas Fernández MA, Rojo Riol JM. Manual de histeroscopia diagnóstica y quirúrgica. Barcelona: Editorial Glosa; 2008.

Lombardía Prieto J, Fernández Pérez M. Ginecología y Obstetricia. Manual de consulta rápida. 2ª ed. Editorial Médica Panamericana; 2007.

Nappi L, Di Spiezio Sardo A, Indraccolo U, Bettocchi S. Hysteroscopic resection of uterine leiomyosarcoma: a case report and literature review. J Minim Invasive Gynecol. 2008;15(3):380-3.

Oncoguía SEGO: Sarcomas uterinos. Guías de práctica clínica en cáncer ginecológico y mamario. Vol. 8. Publicaciones SEGO; 2014.

Novedades en instrumental

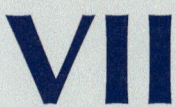

44 • Histeroscopios, resectoscopios y minirresectoscopios

45 • Morceladores histeroscópicos

46 • Láser en histeroscopia

47 • Sistemas de ablación endometrial

Histeroscopios, resectoscopios y minirresectoscopios

44

P. Lobo Abascal

OBJETIVOS

- Conocer, identificar y comparar las diferentes características de los histeroscopios disponibles y de sus componentes.
- Seleccionar los histeroscopios más adecuados en función de la paciente y la patología sospechada.
- Aprender las características de los distintos instrumentos auxiliares disponibles.
- Conocer, identificar y comparar las diferentes características de los resectoscopios y minirresectoscopios disponibles y de sus componentes.
- Seleccionar los resectoscopios y minirresectoscopios más adecuados en función de la paciente y la patología sospechada.

INTRODUCCIÓN

Los histeroscopios son instrumentos diseñados para visualizar el canal cervical y la cavidad uterina, así como para realizar, si es preciso, procedimientos quirúrgicos. Constan de una óptica, un sistema de vainas que permiten el paso del medio de distensión y un canal de trabajo para utilizar instrumentos auxiliares.

Existen distintos tipos de histeroscopios en el mercado y, aunque no se dispone de una clasificación universalmente aceptada, se pueden agrupar según diferentes aspectos:
- Tipo de procedimiento en los que se utilizan: diagnósticos o quirúrgicos.
- Número de usos del instrumento: reutilizables (inventariables) o desechables.
- Flexibilidad del instrumento: rígidos, semirrígidos o flexibles.
- Tipo de ópticas utilizadas: con lentes tipo Hopkins o de fibra óptica.
- Tipo de medio de distensión utilizado: suero fisiológico, glicina o CO_2.

Los avances experimentados en las últimas décadas por la bioingeniería han permitido miniaturizar las ópticas, las vainas y los instrumentos auxiliares de trabajo, por lo que, en la actualidad, se dispone de un amplio abanico de histeroscopios con diámetros pequeños que permiten una buena visualización de la cavidad y, a la vez, la realización de técnicas quirúrgicas en consulta sin necesidad de dilatar el cérvix.

Los resectoscopios, instrumentos tradicionalmente usados para realizar histeroscopia quirúrgica, constan de una óptica, un sistema de vainas de lavado y un elemento de trabajo donde se insertan distintas asas y electrodos. En los últimos años, se han llevado a cabo innovaciones como la reducción de su calibre hasta los 4,9 mm o 14,9 Fr, el cambio del uso de la energía monopolar por la bipolar y el diseño de

instrumentos que permiten la absorción de los fragmentos resecados para mejorar la visualización y evitar entradas y salidas repetidas de la cavidad.

En este capítulo, se describen los histeroscopios que se utilizan habitualmente en consulta, así como los resectoscopios usados en consulta y en quirófano.

HISTEROSCOPIOS USADOS EN CONSULTA

Hoy en día, el consenso mayoritario sobre la realización de histeroscopia en consulta se basa en el paradigma de «ver y tratar». La división entre histeroscopia diagnóstica y quirúrgica ha quedado obsoleta. El objetivo debe ser diagnosticar y tratar la patología en un solo procedimiento y, en la mayoría de los casos, hacerlo en la consulta con histeroscopios de pequeño calibre que no precisan dilatación cervical y que favorecen una adecuada tolerancia por parte de la paciente.

Para ello, se utilizan histeroscopios quirúrgicos de flujo continuo con una o dos vainas que permiten la circulación de entrada y salida del suero salino y con un canal de trabajo para realizar procedimientos quirúrgicos. Numerosos estudios demuestran, además, que estas técnicas son rentables.

Los histeroscopios exclusivamente diagnósticos no presentan ventajas sobre los quirúrgicos de flujo continuo y, en la actualidad, prácticamente no se utilizan. Lo mismo sucede con los histeroscopios de CO_2; hoy en día no se usan porque, aunque la calidad de la imagen en ausencia de sangrado es buena, no permiten la realización de técnicas quirúrgicas.

El diámetro de los histeroscopios, los canales de trabajo y los instrumentos auxiliares se pueden expresar en milímetros o en French (**Tabla 44-1**). Esta última escala, conocida como escala francesa o escala de Charrière, se utiliza para expresar el calibre de diferentes instrumentos médicos tubulares, entre los que se incluyen sondas y catéteres. La medida equivale, aproximadamente, a dividir el valor del diámetro en French entre tres para obtener el valor que corresponde en milímetros.

> **!** Las siguientes ecuaciones resumen las relaciones entre diámetro (Ø) y French (Fr):
> $$Ø \text{ (mm)} = Fr/3$$
> $$Fr = Ø \text{ (mm)} \times 3$$

Histeroscopios inventariables o reutilizables

Los histeroscopios constan de dos elementos: ópticas y vainas.

Ópticas

Las ópticas se pueden clasificar según la rigidez y el campo de visión:

- Según su rigidez se dividen en:
  - Flexibles o semirrígidas de fibra óptica: tienen la ventaja de su mínimo calibre (1,8 mm), aunque la calidad de visión es inferior a la de las ópticas rígidas y son más frágiles.
  - Rígidas, con lentes tubulares de tipo Hopkins: las ópticas rígidas como se conocen en la actualidad se deben al diseño de Harold H. Hopkins, en 1959, y representaron uno de los principales avances en endoscopia (**Fig. 44-1**).

> **!** La sustitución de las lentes esféricas, que se fijaban al tubo con unos anillos de soporte que ocultaban la mayor parte de la lente, por unas lentes cilíndricas, más largas, que se encajan con mayor facilidad en el tubo y dejan un menor espacio de aire entre las sucesivas lentes, permitió no solo simplificar el diseño, sino que contribuyó a mejorar notablemente la calidad de la imagen porque:
> - Disminuyen las aberraciones ópticas, ya que las lentes conducen mejor la luz que el aire.
> - Aumenta el brillo y la profundidad.
> - Facilita la reducción del calibre de la óptica.

Los diámetros de las ópticas rígidas con lentes tipo Hopkins han ido disminuyendo, de manera que, actualmente, se dispone de ópticas con pequeños calibres de hasta 2 mm.

Según su ángulo de visión: existen ópticas con visión de 0° y con visión foro oblicua de 30°, que son las de elección para histeroscopia en consulta, ya que con la óptica situada a 1,5 cm del fondo permiten una visión panorámica de la cavidad. No

es necesario realizar movimientos laterales del histeroscopio para visualizar los cuernos y *ostium* tubáricos, ya que se consigue visualizar toda la cavidad realizando movimientos de giro del histeroscopio sobre su propio eje, maniobra que contribuye a mejorar la tolerancia de la paciente. Permite, además, que el elemento de trabajo que se emplee no dificulte la visión (**Fig. 44-2**).

Implicaciones prácticas del ángulo de visión

Es importante conocer cómo debe realizarse el acceso a la cavidad uterina cuando se utilizan ópticas con angulación. En el caso de las ópticas de 0°, el acceso es más sencillo. El orificio cervical externo y el interno deben visualizarse en el centro de la imagen para conseguir una entrada atraumática, según los principios de la histeroscopia en consulta, o técnica *no touch* (**Fig. 44-3A**).

Cuando se trabaja con ópticas de 30°, tanto el orificio cervical externo como el interno deben visualizarse a las 6 horarias, imagen que se conoce como «imagen del sol naciente» para que el histeroscopio avance sin rozar la pared del canal cervical (**Fig. 44-3B**).

Vainas

Los histeroscopios de flujo continuo constan de una o dos vainas, según los distintos modelos. En general, la vaina interna permite la entrada de flujo a la cavidad y tiene asociado el canal de trabajo. La vaina externa sirve para que el drenaje del flujo al exterior. En los de vaina única, los canales de entrada y salida de flujo, así como el canal de trabajo, están incluidos en un solo elemento.

Su forma puede ser redonda u ovalada. Estas últimas, en nuestra opinión, son más recomendables, porque se adaptan mejor a la forma del canal endocervical. Los diámetros totales oscilan entre los 3,5 y 5,5 mm.

A

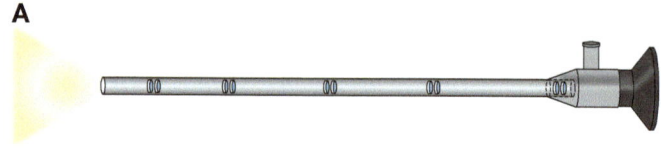

B

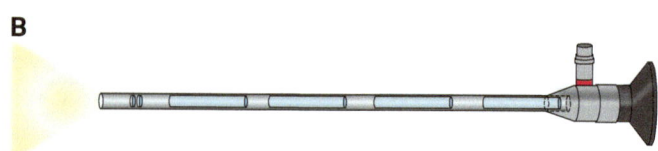

Figura 44-1. Ópticas rígidas: **A)** lentes esféricas. **B)** lentes cilíndricas tipo Hopkins.

Tipo de histeroscopio	Diámetro de vaina externa		Canal de trabajo	
	mm	French	mm	French
Operatorio flujo continuo	3,5-5,5	12-16,5	1,6-2,3	5-7
Minirresectoscopio	4,9-5,3	14,6-16	–	
Resectoscopio	7-9	21-27		

Tabla 44-1. Correspondencia mm-French de los principales histeroscopios

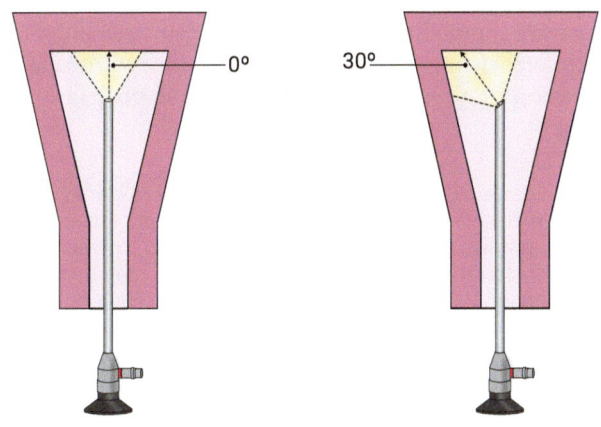

Figura 44-2. Ópticas rígidas de 0° y 30°.

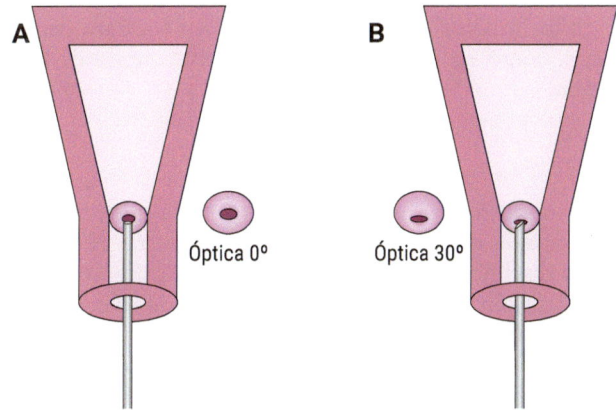

Figura 44-3. Abordaje del canal cervical. **A)** Óptica de 0°. **B)** Óptica de 30°.

> ❗ En general, se trabaja con ambas vainas, pero, en casos de canales cervicales estenóticos, se puede retirar la vaina externa para disminuir el calibre total del instrumento. Se debe tener en cuenta que esta maniobra limita la posibilidad de lavar la cavidad en caso de que esté ocupada por sangre, moco o pus.

Modelos de histeroscopios inventariables

Se dispone de tres tipos de histeroscopios quirúrgicos de flujo continuo inventariables para trabajar en consulta.

Histeroscopios flexibles o histerofibroscopios

Estos histeroscopios son de fibra óptica, de 0°, similares a los que se utilizan para realizar endoscopia digestiva (**Fig. 44-4**). Presentan calibres muy finos (2,5-3,8 mm), lo que favorece que sean muy bien tolerados por las pacientes. Tienen pequeños canales de trabajo de 1,2-1,5 mm que permiten el uso de instrumentos flexibles de 3 Fr. El extremo distal es flexible y dispone de un mecanismo de angulación bidireccional de 100-160° para facilitar la visualización de toda la cavidad. La técnica de acceso a la cavidad difiere de la de los histeroscopios rígidos y requiere aprendizaje específico. La duración del procedimiento es mayor cuando se compara con los histeroscopios rígidos.

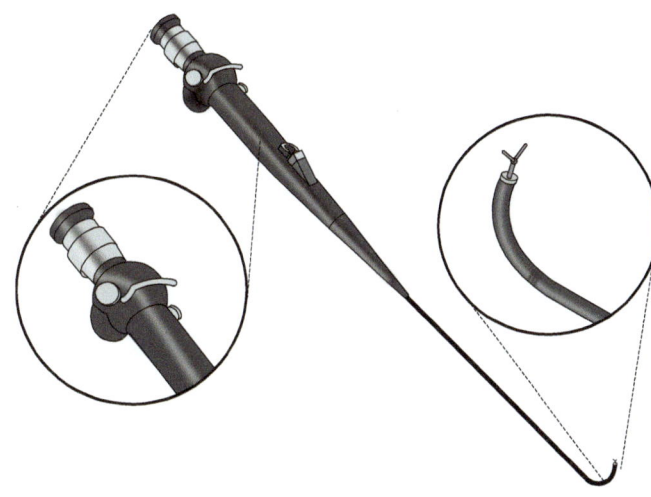

Figura 44-4. Histeroscopio flexible de 3,5 mm con canal de trabajo de 1,48 mm (Karl Storz).

> ❗ Son más frágiles, más caros y la calidad de la imagen de la fibra óptica es peor que la de las lentes tipo Hopkins. Su uso en España y Europa es muy limitado, aunque en Estados Unidos aún se utilizan.

Histeroscopios semirrígidos

Estos histeroscopios son de óptica semirrígida de fibra óptica de 1,8 mm, de 0°, sobre la que se inserta una vaina de flujo continuo desechable de 3,5 mm con un canal de trabajo de plástico extensible que permite el uso de instrumentos quirúrgicos de hasta 7 Fr (**Fig. 44-5**). Su pequeño calibre facilita el acceso a la cavidad en casos de estenosis cervical. El campo de visión de 90° es menor que el que proporcionan las ópticas de 30° y la calidad de la imagen, aunque mejorada en los modelos más recientes, es peor que la que las ópticas tipo Hopkins. La óptica es más frágil y el canal de trabajo discurre por el exterior del histeroscopio, por lo que, en casos de estenosis extrema, resulta difícil el paso del instrumento quirúrgico por el canal cervical y su entrada en la cavidad. El hecho de que la vaina sea desechable aumenta el coste del procedimiento.

> 💡 A pesar de sus limitaciones, disponer de un histeroscopio de 3,5 mm contribuye a resolver los casos de estenosis cervical que, de otra manera, obligarían a realizar una histeroscopia en el quirófano y permite realizar toma de biopsias o procedimiento quirúrgico en consulta.

Histeroscopios rígidos

Dentro de este tipo de histeroscopios se encuentran los que tienen vainas desmontables y los compactos.

Con vainas desmontables

Tienen entre 4 y 5,5 mm de diámetro, con canal de trabajo de 5-7 Fr.

Son los histeroscopios más frecuentemente utilizados en consulta por su versatilidad, calidad de imagen, durabilidad y coste.

Pueden utilizarse con ópticas tipo Hopkins de 2 y 2,9 mm de 0° o 30°. Las que más se usan son las de 30°, que permiten una visión foro oblicua panorámica de la cavidad, con mejor calidad de imagen.

Las vainas son reutilizables o inventariables, por lo que disminuyen el coste del procedimiento (**Fig. 44-6**). Con las ópticas de 2 y 2,9 mm pueden utilizarse vainas exclusivamente diagnósticas de 2,8 y 3,8 mm.

Algunos histeroscopios tienen forma ovalada para adaptarse a la forma del canal (**Fig. 44-7**), mientras que en otros la sección es circular.

No existen muchos estudios sobre la estructura biomecánica del cuello uterino. Se ha demostrado que este se

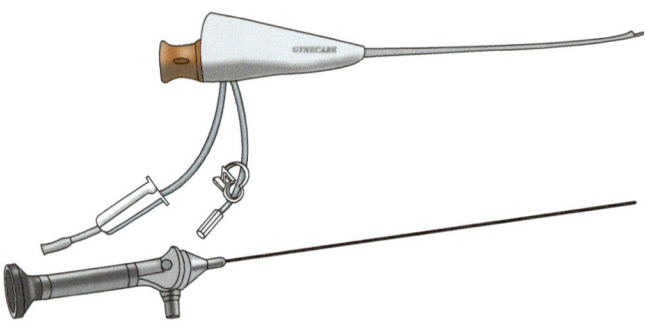

Figura 44-5. Histeroscopio semirrígido Alphascope® (Gynecare®, Ethicon).

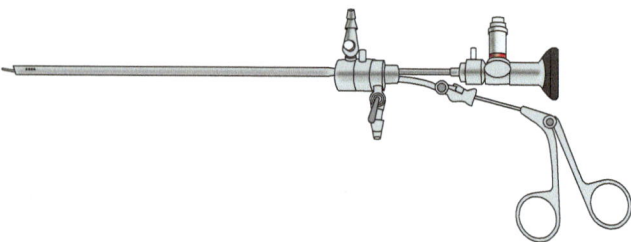

Figura 44-6. Histeroscopio operatorio de flujo continuo de 5 mm Bettocchi® (Karl Storz).

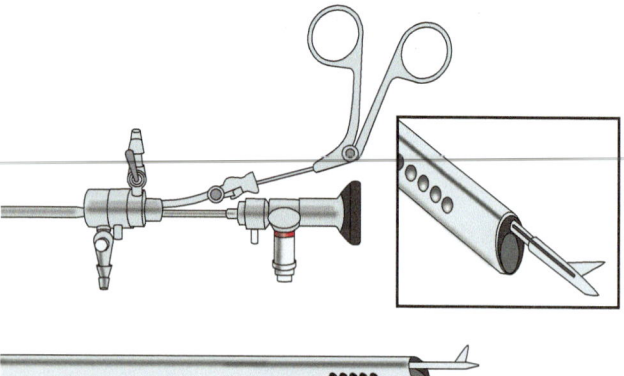

Figura 44-7. Histeroscopio operatorio de flujo continuo Bettocchi® de 5 mm. La imagen muestra detalle de la vaina externa ovalada y el canal de trabajo de 5 Fr (Karl Storz).

encuentra compuesto por fibras de colágeno orientadas tanto circunferencialmente como axialmente y que existe una condensación de fibras circunferenciales en el orificio cervical interno.

Los datos disponibles aún no arrojan ideas claras sobre si ciertas formas o dimensiones del histeroscopio son óptimas para la inserción; en general, los histeroscopistas abrazan la máxima de cuanto más pequeño, mejor. Para ello, se basan en la información proporcionada por los fabricantes de dispositivos y seleccionan los histeroscopios con los que trabajan en consulta.

En un interesante artículo publicado recientemente, se compara el diámetro máximo de varios histeroscopios, medidos con instrumentos de precisión, con los que aparecen en los folletos de los histeroscopios. De esta forma, se observa cómo en alguno de ellos hay diferencias de hasta 1,5 mm.

Compactos

Existen varios modelos de histeroscopios de flujo continuo compactos, es decir, con la óptica y la vaina con el canal de entrada de flujo incluidas en un solo bloque sin posibilidad de ser desmontado. Dentro de los histeroscopios compactos hay dos tipos, que se detallan a continuación.

- **Histeroscopio de campo.** Es un modelo rígido compacto, con una óptica tipo Hopkins de 2 mm y un canal de entrada de flujo integrado que, en conjunto, miden 2,9 mm (**Fig. 44-8**). Tiene la peculiaridad de disponer de dos tipos de vainas: una de flujo continuo y una operatoria con canal de trabajo de 5 Fr. Ambas tienen la posibilidad de deslizarse hacia delante, por lo que se pueden utilizar en posición pasiva o activa. En posición pasiva, se consigue realizar una histeroscopia diagnóstica con un diámetro de solo 2,9 mm. Si se precisa flujo continuo para mejorar la visualización de la cavidad, se desliza hacia delante la vaina de lavado, realizando una dilatación adicional de hasta 3,7 mm. Para una histeroscopia operatoria, se utiliza la vaina deslizante con canal operatorio, que tiene un diámetro externo de 4,4 mm.
- **Histeroscopio compacto integrado BIOH®.** Consta de una óptica tipo Hopkins de 2 mm y una vaina ovalada de 4 mm. Tiene un mango ergonómico con los canales de entrada y salida de flujo y la conexión para el cable de luz situados en la porción inferior. Además, posee un canal de trabajo de 5 Fr y dos botones en la porción anterior de este que permiten el manejo del flujo de entrada y salida con una sola mano (**Fig. 44-9**).
- **Histeroscopio compacto Wolf.** Se trata de un histeroscopio compacto que integra óptica, canal de entrada y salida independiente y canal operatorio de 5 Fr todo en el mismo dispositivo. Está disponible con dos diametros externos: uno de 5mm que lleva incorporada una optica de 20° Panoview Plus y otro modelo con un diámetro externo de 3,9 mm con una óptica de 30° Panoview Plus. Ambos tienen un canal de trabajo de 5 Fr independiente.

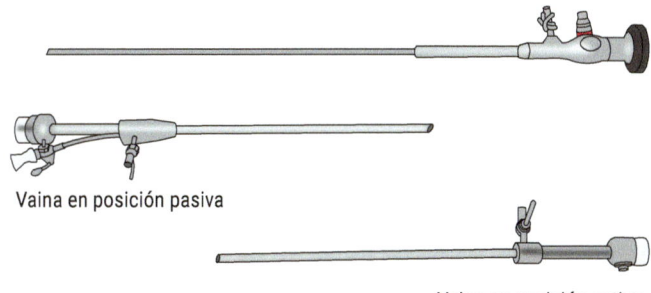

Vaina en posición pasiva

Vaina en posición activa

Figura 44-8. Histeroscopio Trophyscope® de Campo (Karl Storz).

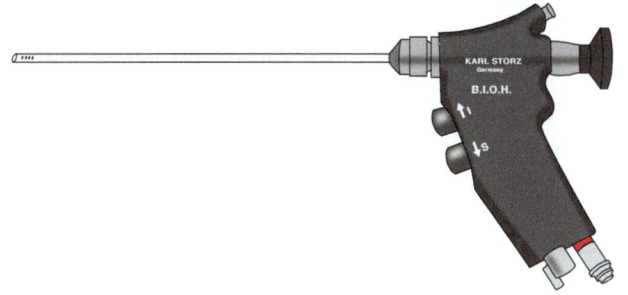

Figura 44-9. Histeroscopio BIOH® (Karl Storz).

Histeroscopios desechables

> **!** Recientemente, se han comercializado dos histeroscopios parcial o completamente desechables. La ventaja de estos radica en que no se necesita disponer de una torre de endoscopia con cámara, monitor y fuente de luz, ya que estos elementos están incluidos en el dispositivo.

El dispositivo completamente desechable consta de una cánula rígida precurvada de 4,2 con capacidad de giro de 360°, un sistema de entrada y salida de líquido separado, un canal de trabajo de 5,5 Fr, una fuente de luz LED y una cámara en el extremo distal y una pantalla LCD (todo ello de un solo uso). Dispone de un cable HDMI de 3 m que permite conectarlo a cualquier monitor externo o a un módulo de grabación de imágenes que permite conectar un USB (**Fig. 44-10**).

El dispositivo parcialmente desechable consiste en una cánula de un solo uso de 4,3 mm de diámetro, con un canal de trabajo de 5 Fr, una cámara y una fuente de luz LED en el extremo distal, que tiene una angulación de 20°. El elemento desechable tiene un insertor en el que se conecta una pantalla táctil LCD de 5 pulgadas que es reutilizable. Este sistema permite, además, grabar imágenes estáticas y vídeos de la exploración que pueden descargarse a un ordenador (**Fig. 44-11**).

Vainas desechables

Estas vainas permiten reutilizar una óptica de 0° o 30° sin necesidad de esterilizarla, ya que son completamente estancas. Tienen un diámetro de 3-3,6 mm y algunas disponen de canal de trabajo para instrumentos de hasta 7 Fr. La ventaja principal es que disminuyen las veces que se esteriliza una óptica, por lo que se contribuye a aumentar su vida media (**Figs. 44-12** y **44-13**).

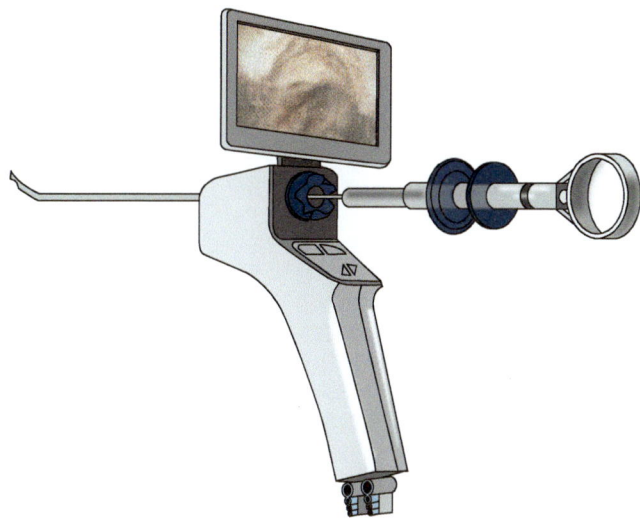

Figura 44-10. Histeroscopio desechable LiNA Operascope® (Karl Storz).

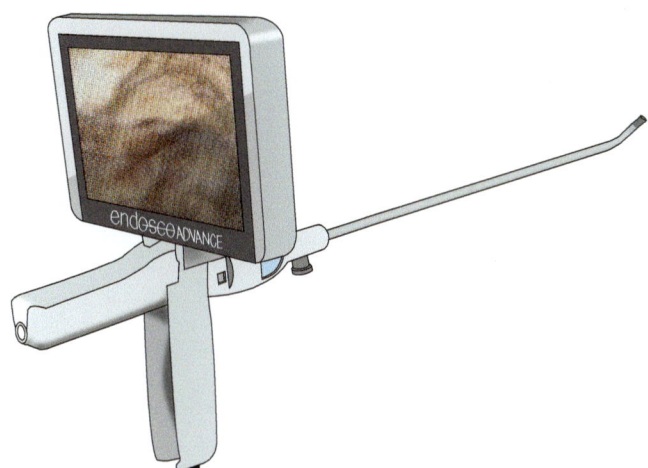

Figura 44-11. Histeroscopio Endosee® Advance (CooperSurgical).

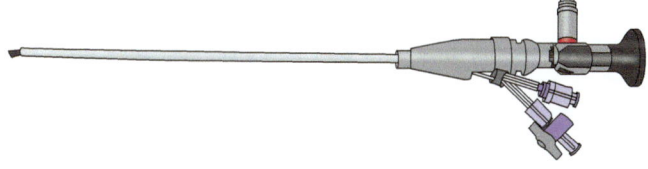

Figura 44-12. Vaina desechable Ginko.

La **tabla 44-2** muestra las principales características de los distintos histeroscopios utilizados en consulta, a excepción de los morceladores, que se tratan en el **capítulo 45**.

No existe evidencia suficiente para recomendar un tipo concreto de histeroscopio. Los flexibles o semirrígidos mejoran la tolerancia. Los rígidos facilitan el acceso a la cavidad, tienen mejor calidad de imagen y disminuyen el coste del procedimiento.

INSTRUMENTOS AUXILIARES O QUIRÚRGICOS

Se dispone de una amplia variedad de material auxiliar que permite realizar toma de biopsias y procedimientos quirúrgicos en consulta. Se distinguen dos tipos de instrumentos: mecánicos y electrodos bipolares.

Tabla 44-2. Características de los histeroscopios utilizados en consulta							
Histeroscopio	Calibre total	Óptica	Longitud útil	Canal de trabajo	Instrumentos	Ventajas	Inconvenientes
Flexible	2,5-3,8 mm	Fibra óptica	200-240 mm	1,2-1,5 mm (3,6-4,5 Fr)	3 Fr	• Tolerancia • Favorece acceso a cavidad en casos de estenosis cervical	• Peor calidad de imagen • Aumenta duración del procedimiento • Fragilidad • Más caros
Semirrígido	3,5 mm	Fibra óptica 1,8 mm	180 mm	Extensible	5-7 Fr	• Tolerancia • Favorece acceso a cavidad en casos de estenosis cervical	• Peor calidad de imagen • Vaina externa desechable: aumenta el coste del procedimiento
Rígido	4-5-5,5 mm	Hopkins 2-2,9 mm	180-210 mm	5 Fr	5 Fr	• Facilita acceso a cavidad • Mejor calidad de imagen • Menor tiempo del procedimiento • Inventariable: menor coste del procedimiento	• A mayor diámetro, peor tolerancia
Desechables	4,2-4,3 mm	No minicámara y luz LED	240-278 mm	5-5,5 Fr	5 Fr	No precisa disponer de torre de histeroscopia	• Calidad de imagen limitada • Acceso a cavidad dificultoso • ¿Poco ecológico?

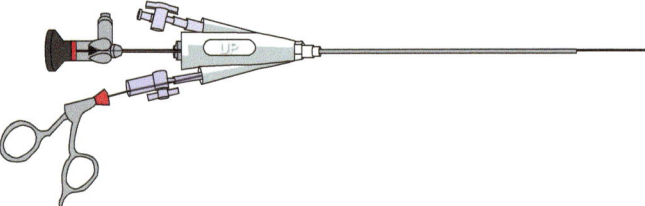

Figura 44-13. Vaina desechable Hysterocare de 3,6 mm con canal de trabajo de 7 Fr.

Instrumentos mecánicos

Existe un amplio catálogo de pinzas de agarre y de biopsia, así como de tijeras mecánicas de 5 y 7 Fr, además de otros instrumentos auxiliares semirrígidos. Se trata de material inventariable que permite resolver mucha patología de forma sencilla y rentable (**Fig. 44-14**).

- Pinzas de biopsia: las más utilizadas son las sacabocados, las de cuchara, y también las pinzas de agarre o de «cocodrilo». Algunos autores han diseñado pinzas de biopsia con elementos adicionales, como las denominadas *snake*, que disponen de una cuchilla entre las dos palas de la pinza que se fija al tejido y contribuye a aumentar el material obtenido en la biopsia (**Fig. 44-15**).
- Pinzas de agarre: imprescindibles para realizar la extracción de los fragmentos de tejido seccionado mediante tijeras o electrodos bipolares. También se utilizan para tomar biopsias. Las más utilizadas son las de «cocodrilo», pero se dispone de diferentes modelos, como las que tienen dientes, tenáculos o púas, diseñadas para mejorar el agarre de tejidos densos como miomas, cuerpos extraños o restos óseos.
- Tijeras: pueden ser de punta roma o puntiaguda. Se utilizan para toma de biopsias, seccionar y fragmentar pólipos y hacer metroplastias y septoplastias. Las puntiagudas son especialmente útiles en la realización de metroplastias en úteros dismórficos.
- Otros elementos auxiliares: existen otros elementos auxiliares que pueden introducirse por el canal de trabajo de 5 Fr y que pueden resultar de gran utilidad
  - Histerómetro: permite medir la cavidad para facilitar el límite de la resección de los septos.
  - Instrumentos para fijación de miomas a modo de sacacorchos.

Electrodos bipolares

Los primeros electrodos bipolares se comercializaron en 1998 y marcaron un hito en la historia de la histeroscopia, ya que hasta ese momento solo se disponía de instrumentos mecánicos. Su uso contribuyó a ampliar las indicaciones de la cirugía en consulta.

Los electrodos bipolares pueden ser introducidos por canales de 5 Fr y permiten realizar corte, coagulación y vaporización del tejido de forma rápida, eficaz y con mínimas molestias para la paciente.

Constan de un electrodo activo localizado en la punta y un electrodo de retorno localizado en el mango, ambos

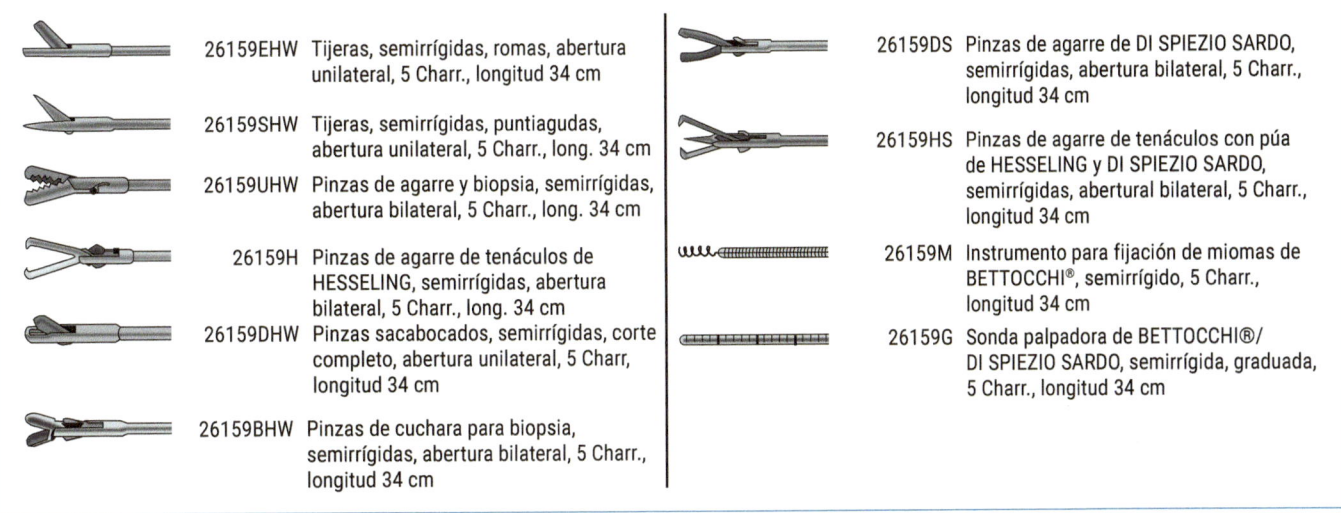

26159EHW	Tijeras, semirrígidas, romas, abertura unilateral, 5 Charr., longitud 34 cm	
26159SHW	Tijeras, semirrígidas, puntiagudas, abertura unilateral, 5 Charr., long. 34 cm	
26159UHW	Pinzas de agarre y biopsia, semirrígidas, abertura bilateral, 5 Charr., long. 34 cm	
26159H	Pinzas de agarre de tenáculos de HESSELING, semirrígidas, abertura bilateral, 5 Charr., long. 34 cm	
26159DHW	Pinzas sacabocados, semirrígidas, corte completo, abertura unilateral, 5 Charr, longitud 34 cm	
26159BHW	Pinzas de cuchara para biopsia, semirrígidas, abertura bilateral, 5 Charr., longitud 34 cm	
26159DS	Pinzas de agarre de DI SPIEZIO SARDO, semirrígidas, abertura bilateral, 5 Charr., longitud 34 cm	
26159HS	Pinzas de agarre de tenáculos con púa de HESSELING y DI SPIEZIO SARDO, semirrígidas, abertura bilateral, 5 Charr., longitud 34 cm	
26159M	Instrumento para fijación de miomas de BETTOCCHI®, semirrígido, 5 Charr., longitud 34 cm	
26159G	Sonda palpadora de BETTOCCHI®/ DI SPIEZIO SARDO, semirrígida, graduada, 5 Charr., longitud 34 cm	

Figura 44-14. Diversos instrumentos mécanicos para uso en histeroscopia ambulatoria (Karl Storz).

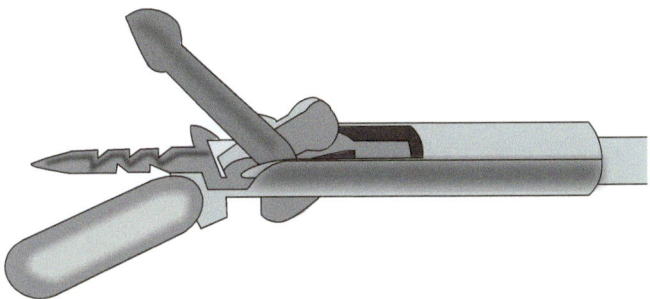

Figura 44-15. Pinza de biopsia Snake Grasper Sec. VITALE. Detalle de la porción terminal.

separados por una pieza de cerámica. La energía se suministra desde el generador al tejido a través del electrodo activo. La energía busca la trayectoria de menor resistencia a través del medio de distensión salino para alcanzar el electrodo de retorno y volver al generador bipolar. Con el uso de la energía bipolar, la paciente no forma parte del circuito eléctrico, por lo que aumenta la seguridad del procedimiento quirúrgico.

 Es recomendable su uso en consulta con las potencias eficaces más bajas para minimizar los efectos sobre el tejido sano endometrial, y para mejorar la tolerancia del procedimiento.

Los primeros electrodos bipolares que se comercializaron son desechables, de un solo uso. El más utilizado es el que tiene forma de berbiquí. Es flexible, tiene un calibre de 1,6 mm y una longitud de 36 cm. También se dispone de electrodos en forma de muelle, que permiten la vaporización de tejidos (**Fig. 44-16**).

En la actualidad, existen diferentes electrodos bipolares reutilizables en forma de aguja y de bola que pueden representar una alternativa rentable siempre que se demuestre que permiten un manejo del tejido con los mismos estándares de eficacia y seguridad que los desechables.

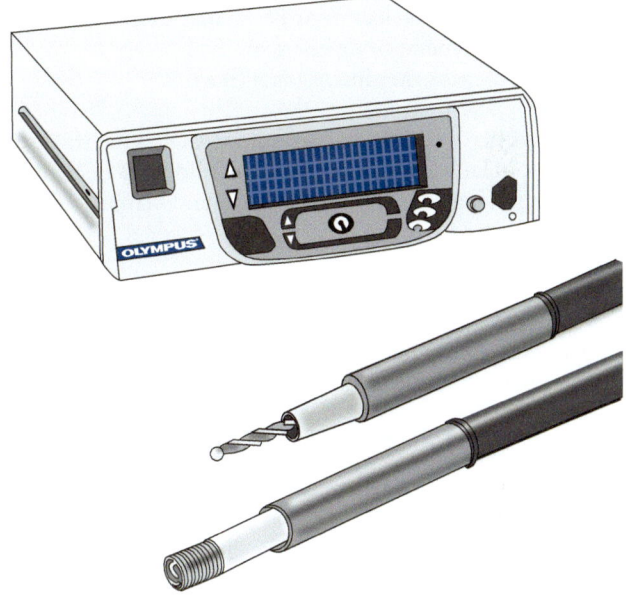

Figura 44-16. Electrodos bipolares Versapoint y generador Versapoint Olympus.

RESECTOSCOPIOS

Los resectoscopios son los instrumentos con los que clásicamente se ha realizado la histeroscopia quirúrgica. En 1976, Neuwirth describió la primera miomectomía histeroscópica utilizando un resectoscopio diseñado para realizar procedimientos urológicos. En 1984, Hallez diseñó el primer resectoscopio de flujo continuo creado expresamente para realizar procedimientos ginecológicos y, en 1987, publicó los resultados de su primera serie con miomectomías, polipectomías, biopsias endometriales, lisis de adherencias y resección de restos ovulares en quirófano.

En 1989, la Food and Drug Administration aprobó el uso del resectoscopio de flujo continuo para realizar procedimientos ginecológicos. Su uso se ha extendido en las siguientes décadas, dado que permite el manejo de un amplio abanico de patologías intrauterinas .

! En los últimos años, el desarrollo de la histeroscopia quirúrgica en consulta con electrodos bipolares, la aparición más tarde de los morceladores, que permiten resolver un gran número de casos en consulta con una curva de aprendizaje más corta, y el uso de instrumentos de ablación endometrial de segunda generación han limitado el uso del resectoscopio clásico para procedimientos de alta complejidad.
En este escenario, algunos autores alertan sobre la escasez de recursos educativos, número adecuado de casos y expertos capacitados para que las nuevas generaciones de histeroscopistas consigan la competencia necesaria en el uso de este instrumento.

Los resectoscopios constan de:

- Una óptica.
- Unas vainas para irrigación y aspiración continuas.
- Un elemento de trabajo en el que se insertan diferentes instrumentos:
  – Asas térmicas o electrodos de vaporización que se conectan a un generador de energía.
  – Instrumentos mecánicos (asas frías).

Los primeros resectoscopios utilizaban una fuente de energía monopolar que requiere el uso de fluidos no electrolíticos, como la glicina al 1,5 %, para completar el circuito eléctrico del que forma parte la paciente.

! En 1999, se comercializó el primer resectoscopio diseñado para usar energía bipolar. Paulatinamente, la energía bipolar ha reemplazado a la monopolar en la mayoría de los centros y se recomienda por su mayor seguridad. Además:
- La paciente no forma parte del circuito eléctrico, por lo que disminuye el riesgo de quemaduras involuntarias.
- Se utilizan fluidos isotónicos, como el suero fisiológico, lo que disminuye el riesgo de hiponatremia por sobrecarga de fluidos.

Como inconveniente de la energía bipolar destaca la formación de burbujas.

El calibre de los resectoscopios es variable. Clásicamente, se han usado los de 26-27 Fr (8,6-9 mm), aunque también se dispone de otros de calibres más finos de 21-22 Fr (7-7,3 mm), útiles para el abordaje de canales cervicales estenóticos. En cualquier caso, el uso de resectoscopios de estos calibres exige sedación y dilatación cervical, que es un paso «ciego», y, por tanto, está sujeto a riesgo de perforación o falsa vía.

A continuación, se analizan las características de los distintos elementos que forman parte de un resectoscopio (**Fig. 44-17**).

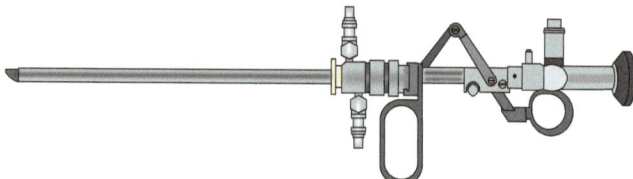

Figura 44-17. Resectoscopio bipolar de 26 Fr (Karl Storz).

Ópticas

Se utilizan ópticas rígidas tipo Hopkins de 4 mm con distintas angulaciones (0°, 12° y 30°). Las ópticas de 12° se recomiendan para procedimientos que tienen lugar en el centro de la cavidad, como la resección de septos.

Las de 30° son cómodas para el manejo de patologías en las paredes del útero, como pólipos y miomas, pero se debe tener en cuenta que en algunos momentos el asa puede situarse fuera del campo de visión del operador.

Las de 0° pueden resultar más seguras porque durante todo el procedimiento se visualiza el asa en el centro del campo de visión, aunque este es menor que cuando se utilizan ópticas con visión foro oblicua.

Asas y electrodos

Existen distintos tipos de asas y electrodos para realizar la resección, los cuales se detallan a continuación.

- **Asas y electrodos bipolares o monopolares.** Las más comunes tienen forma de asa semicircular con dos puntos de apoyo, pero también se dispone de otros en forma de gancho o asa de Collins, muy útil para resecar septos, o electrodos en forma de bola para realizar coagulación (**Fig. 44-18**). Las asas de corte monopolares son más grandes que las bipolares, más resistentes y suelen ser más económicas.
- **Asas mecánicas o asas frías.** Se utilizan para manejar la porción intramural de los miomas. Son más sólidas que los electrodos y tienen formas adaptadas para facilitar esta operación.

Elementos de trabajo

Los elementos de trabajo pueden ser cerrados o abiertos.

Vainas

Poseen un diámetro externo que oscila entre 21 y 27 Fr. La mayoría de las vainas son rotatorias, lo que disminuye la posi-

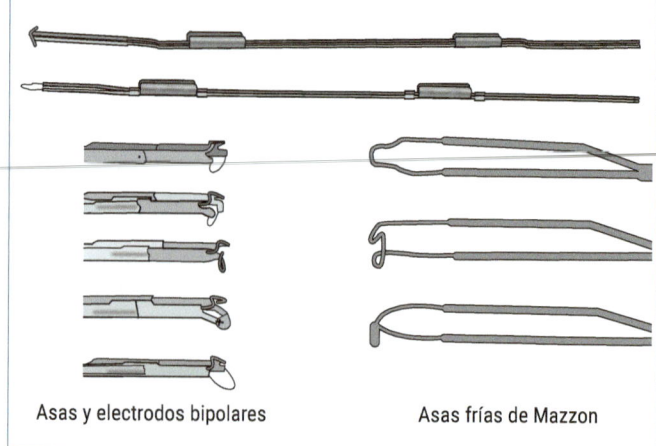

Asas y electrodos bipolares   Asas frías de Mazzon

Figura 44-18. Distintos tipos de asas y electrodos bipolares y asas frías de Mazzon. Resectoscopio bipolar 26 Fr (Karl Storz).

bilidad de que los cables de conexión y los tubos de conexión de fluidos se enreden.

Resectoscopios con características especiales

Existe un resector de 27 Fr dotado de un canal adicional que permite aspirar de manera automática los fragmentos resecados. Consta de una óptica de 30° de 3,3 mm. Facilita la visión durante las miomectomías y evita las entradas y salidas repetidas para extraer fragmentos, por lo que contribuye a aumentar la seguridad del procedimiento y disminuir su duración (**Fig. 44-19**).

MINIRRESECTOSCOPIOS

El primer minirresector se comercializó en el año 2009.

> **!** Son similares a los a los que se utilizan en quirófano, pero con calibres reducidos entre 4,9 y 5,3 mm (14,9-16 Fr); permiten su uso en consulta sin necesidad de espéculo, pinza de Pozzi, dilatación cervical ni sedación.

Constan de una óptica tipo Hopkins de 0° o 12°, un elemento de trabajo donde se insertan distintos tipos de asas bipolares, monopolares o asas frías, y dos vainas para entrada y salida de flujo (**Figs. 44-20** y **44-21**).

Las asas de corte difieren de las de los resectoscopios de mayor calibre, ya que son circulares y solo tienen un punto de apoyo. Esto puede dificultar, en cierta medida, el abordaje de la patología intrauterina.

Los minirresectores presentan algunas ventajas sobre los electrodos bipolares de 5 Fr porque mantienen la ergonomía de los resectores de mayor calibre sin precisar dilatación ni anestesia. Las asas tienen una angulación de 90° que facilita el acceso a la patología intracavitaria situada en el fondo y los cuernos. Permiten el manejo de pólipos mayores de 2 cm, miomas, septos e istmoceles en consulta.

Diferencias entre los distintos minirresectoscopios

Entre las diferencias más destacadas de los minirresectoscopios, cabe destacar las que se detallan a continuación.

- **Minirresectores de 4,9 y 5,3 mm (14,9 y 16 Fr).** Constan de un elemento de trabajo híbrido, que permite su

uso con energía monopolar o bipolar. Cuando se utilizan en modo bipolar, el circuito eléctrico se realiza entre el asa de corte que contiene el electrodo activo y la vaina externa del resectoscopio que actúa como electrodo de

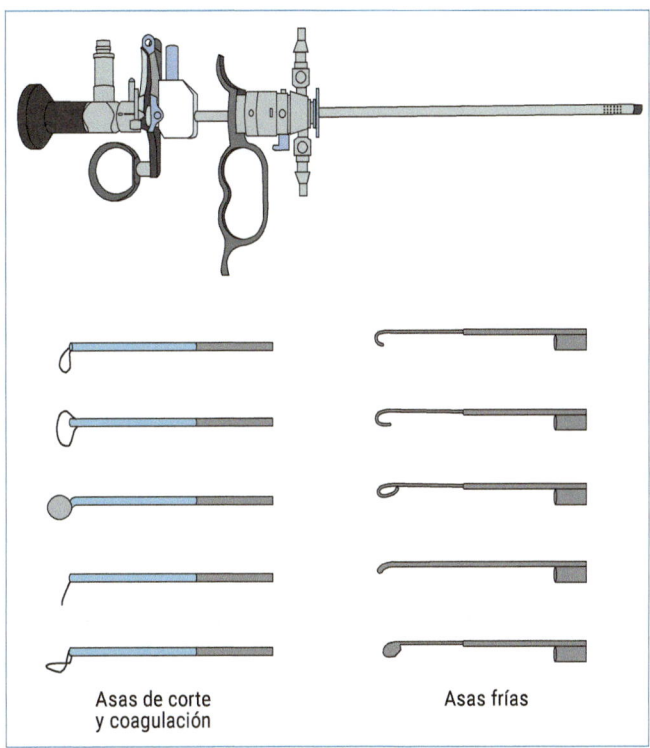

Figura 44-20. Minirresectoscopio de 5,3 mm (16 Fr) Gubbini con asas de corte y coagulación y asas frías (Tontarra).

Asas de corte y coagulación

Asas frías

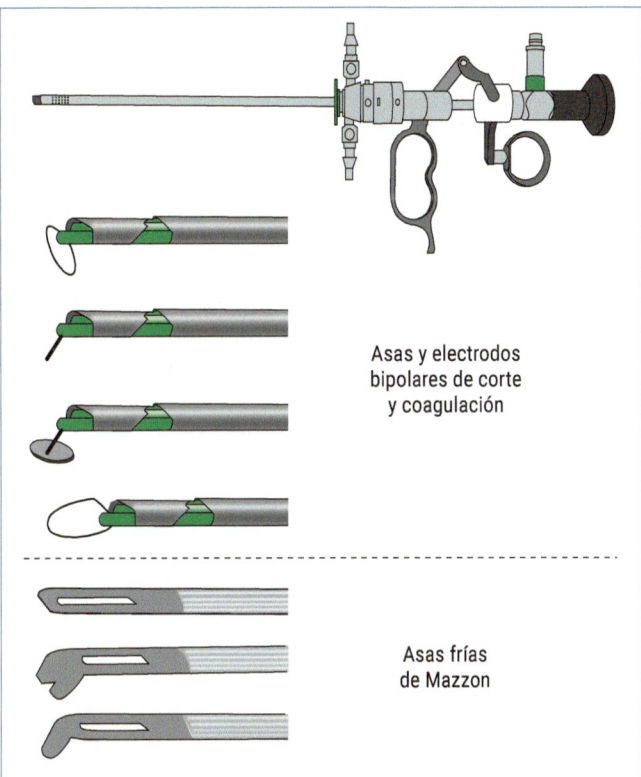

Asas y electrodos bipolares de corte y coagulación

Asas frías de Mazzon

Figura 44-21. Resector de 5 mm (15 Fr) con asas bipolares y asas frías de Mazzon (Karl Storz).

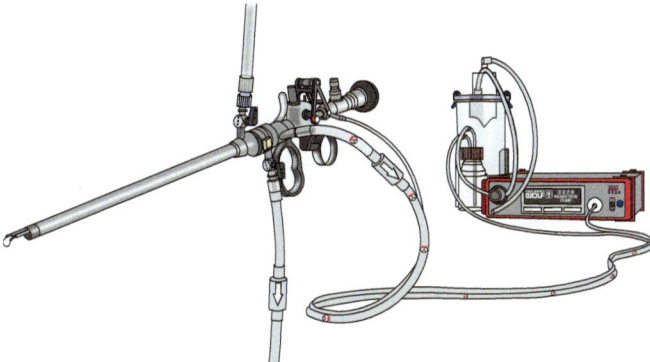

Figura 44-19. Resection Master® Richard Wolf GmbH.

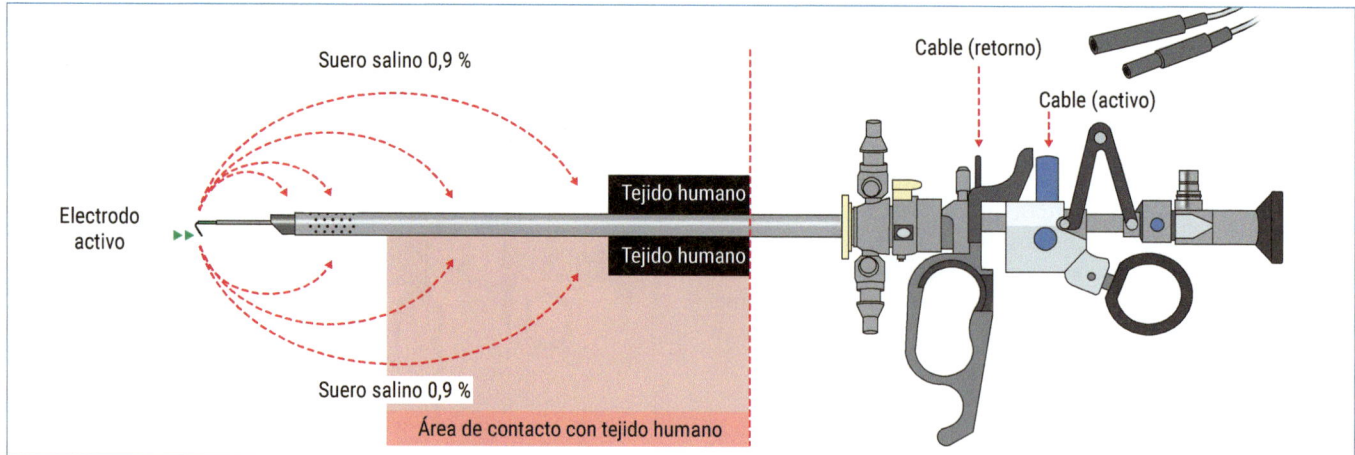

Figura 44-22. Minirresector de 5,3 mm (16 Fr). Esquema de funcionamiento en modo bipolar. Gubbini (Tontarra).

retorno (**Fig. 44-22**). Las asas son reutilizables entre seis y diez veces, hecho que contribuye a disminuir el coste de los procedimientos.

- **Minirresectoscopio de 5 mm o 15 Fr.** El circuito bipolar se realiza entre dos electrodos, el activo y el de retorno, situados en el asa de corte, por lo que la energía no se extiende a la vaina externa (**Fig. 44-23**). Las asas son desechables, de un solo uso.
- **Resectoscopio de 6,2 mm (18,5 Fr).** Es un resectoscopio con un calibre a mitad de camino entre los minirresectores y los resectores clásicos. El fabricante aconseja su uso con sedación, pero el calibre es similar al de algunos morceladores que, en la actualidad, se usan en consulta. La ventaja de este histeroscopio radica en que las asas de corte son mayores que las de los minirresectores y tienen forma semicircular con dos puntos de apoyo, hecho que facilita el manejo de patologías intrauterinas como los miomas. Cuando el cérvix es permeable, se puede utilizar en consulta sin sedación y con vaginoscopia.

Los minirresectoscopios constan, además, de una vaina de flujo continuo con canal de trabajo de 5 Fr que se adapta a la óptica y la vaina externa, por lo que puede utilizarse para realizar procedimientos en consulta con instrumentos mecánicos y electrodos bipolares de 5 Fr. Permite realizar el cambio de resector a histeroscopio de flujo continuo o viceversa sin

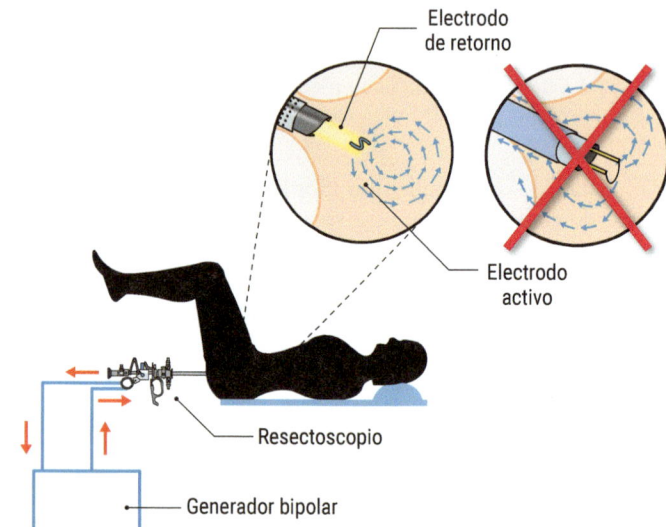

Figura 44-23. Minirresector de 5 mm (15 Fr). Esquema de funcionamiento bipolar.

necesidad de extraer la vaina externa del canal cervical, hecho que contribuye a acortar el tiempo de operación y mejorar la tolerancia de la paciente en consulta.

Las conexiones de los componentes permiten un fácil montaje y un cambio suave de las vainas internas y el canal de trabajo durante esta operación.

 PUNTOS CLAVE

- La histeroscopia operatoria en consulta se ha convertido en el tratamiento de referencia de la mayor parte de la patología intrauterina. Se dispone de un variado abanico de histeroscopios operatorios de flujo continuo e instrumentos auxiliares que permiten realizar un gran número de procedimientos diagnósticos y quirúrgicos en consulta.
- El uso de los resectoscopios tradicionales que requieren dilatación, sedación y quirófano ha disminuido en los últimos años en paralelo al aumento de los procedimientos quirúrgicos en consulta, aunque mantienen su indicación en patologías de gran tamaño y/o alta complejidad.

- La aparición de nuevos instrumentos, como los minirresectoscopios, contribuye a ampliar los límites de la cirugía en consulta manteniendo las ventajas ergonómicas de los resectoscopios de gran calibre, pero abrazando los principios de la histeroscopia en consulta con vaginoscopia y sin necesidad de dilatación, sedación o uso de espéculo y pinza de Pozzi.
- Para conseguir unos buenos resultados en consulta y en quirófano, es preciso conocer las características de los distintos histeroscopios e instrumentos auxiliares, así como disponer de una dotación de instrumental adaptado a patologías de distinto tamaño y complejidad.

BIBLIOGRAFÍA

Berg A, Sandvik L, Langebrekke A, Istre O. A randomized trial comparing monopolar electrodes using glycine 1.5% with two different types of bipolar electrodes (TCRis, Versapoint) using saline, in hysteroscopic surgery. Fertil Steril. 2009;91(4):1273-8.

Bettocchi S, Ceci O, Di Venere R, Pansini MV, Pellegrino A, Marello F, et al. Advanced operative office hysteroscopy without anaesthesia: analysis of 501 cases treated with a 5 Fr. bipolar electrode. Hum Reprod. 2002;17(9):2435-8.

Bettocchi S, Nappi L, Ceci O, Selvaggi L. What does "diagnostic hysteroscopy" mean today? The role of the new techniques. Curr Opin Obstet Gynecol. 2003;15:303-8.

Bettocchi S, Selvaggi L. A vaginoscopic approach to reduce the pain of office hysteroscopy. J Am Assoc Gynecol Laparosc. 1997;4(2):255-8.

Bhatt J, Jones A, Foley S, Shah Z, Malone P, Fawcett D, et al. Harold Horace Hopkins: a short biography. BJU Int. 2010;106(10):1425-8.

Bowen DK, Wan J, Engel R, Lyon RP, Dielubanza E, Bloom DA. Sounds and Charrière: the rest of the story. J Pediatr Urol. 2014;10(6):1106-10.

Dealberti D, Riboni F, Prigione S, Pisani C, Rovetta E, Montella F, et al. New mini-resectoscope: analysis of preliminary quality results in outpatient hysteroscopic polypectomy. Arch Gynecol Obstet. 2013;288(2):349-53.

Deutsch A, Sasaki KJ, Cholkeri-Singh A. Resectoscopic Surgery for Polyps and Myomas: A Review of the Literature. J Minim Invasive Gynecol. 2017;24(7):1104-10.

Di Spiezio Sardo A, Zizolfi B, Lodhi W, Bifulco G, Fernandez L, Spinelli M, et al. 'See and treat' outpatient hysteroscopy with novel fibreoptic 'Alphascope'. J Obstet Gynaecol. 2012;32(3):298-300.

Hallez JP. Rèsection endo-utèrine transcervicale. Una technique chirurgicale de sècurité réglée et atraumatique. J Gynecol Obstet Biol Reprod. 1987;16(6):781-5.

Isaacson K, Begg N. Perception versus Reality: Understanding Hysteroscope Size. J Minim Invasive Gynecol. 2022;29(1):20-2.

Lobo Abascal P, Rubio Valtueña J, Cabrera Guerra Y, Duch Grau S, Álvarez Bernardi J. Impacto económico de la histeroscopia quirúrgica en consulta. Modelo con escenarios progresivos. Prog Obstet Ginecol. 2014;57(4):155-63.

Loffer FD. Preliminary experience with the VersaPoint bipolar resectoscope using a vaporizing electrode in a saline distending medium. J Am Assoc Gynecol Laparosc. 2000;7(4):498-502.

Marsh F, Kremer C, Duffy S. Delivering an effective outpatient service in Gynecology. A randomised controlled trial analysing the cost of outpatient versus daycase hysteroscopy. BJOG. 2004;111(3):243-8.

Moawad NS, Santamaría E, Johnson M, Shuster J. Cost-Effectiveness of Office Hysteroscopy for Abnormal Uterine Bleeding. JSLS. 2014;18(3):e2014.00393

Nott JP, Pervolaraki E, Benson AP, Bonney EA, Pickering JD, Wilkinson N, et al. Diffusion tensor imaging determines three-dimensional architecture of human cervix: a cross-sectional study. BJOG. 2018;125(7):812-8.

Papalampros P, Gambadauro P, Papadopoulos N, Polyzos D, Chapman L, Magos A. The mini-resectoscope: a new instrument for office hysteroscopic surgery. Acta Obstet Gynecol Scand. 2009;88(2):227-30.

Royal College of Obstetricians and Gynaecologists. British Society for Gynaecological Endoscopy Green-top Guideline No. 59. Best Practice in Outpatient Hysteroscopy; 2011. Disponible en: https://www.rcog.org.uk/media/5llizces/gtg59hysteroscopy.pdf

Ricciardi R, Lanzone A, Tagliaferri V, Di Florio C, Ricciardi L, Selvaggi L, et al. Using a 16-French resectoscope as an alternative device in the treatment of uterine lesions: a randomized controlled trial. Obstet Gynecol. 2012;120(1):160-5.

Saridogan E, Tilden D, Sykes D, Davis N, Subramanian D. Cost-analysis comparison of outpatient see-and-treat hysteroscopy service with other hysteroscopy service models. J Minim Invasive Gynecol. 2010;17(4):518-25.

Unfried G, Wieser F, Albrecht A, Kaider A, Nagele F. Flexible versus rigid endoscopes for outpatient hysteroscopy: a prospective randomized clinical trial. Hum Reprod. 2001;16(1):168-71.

Vilos GA. Intrauterine surgery using a new coaxial bipolar electrode in normal saline solution (Versapoint): a pilot study. Fertil Steril. 1999;72(4):740-3.

Vitale SG. The Biopsy Snake Grasper Sec. VITALE: A New Tool for Office Hysteroscopy. J Minim Invasive Gynecol. 2020;27(6):1414-6.

Wortman M. Resectoscopic Surgery Part I: Overcoming Obstacles and Mastering the Basics. Surg Technol Int. 2021;38:241-58.

Morceladores histeroscópicos

45

C. Vidal Mazo

OBJETIVOS

- Conocer que es un *histeroscopic Tissue Removal System* (hTRS) o morcelador histeroscópico.
- Aprender su funcionamiento.
- Saber en qué patología está recomendado su uso.
- Ventajas y desventajas respecto a otros dispositivos.
- Conocer los diferentes tipos existentes en el mercado.

INTRODUCCIÓN

El sangrado uterino anormal afecta al 30 % de las mujeres en edad fértil y posmenopáusica (Munro, 2014). Los trastornos funcionales y estructurales, como los pólipos y los miomas submucosos (AUB-P/L) son las principales causas del sangrado uterino anormal (Molinas y Campo, 2006; Campo *et al.*, 2018). La técnica convencional para el tratamiento de los trastornos estructurales es la resectoscopia, que se ha utilizado desde 1970 con resultados satisfactorios (Jacobsen y DeCherney, 1997). Por medio de un electrodo con forma de lazo de 5 mm montado en un elemento de trabajo con pieza de mano e integrado en un endoscopio, el tejido se puede cortar. Para ello, se puede usar corriente monopolar o bipolar. La primera requiere el uso de líquidos de irrigación y distensión, sin electrólitos, no conductores y no fisiológicos, como el sorbitol al 5 % o la glicina al 1,5 %. La corriente bipolar permite el uso de soluciones electrolíticas, como el suero fisiológico. En el caso de una intravasación excesiva de estos líquidos a través de los vasos sanguíneos del miometrio, se producen cambios electrolíticos en la sangre que ponen en peligro la vida; es el denominado síndrome de sobrecarga hídrica, que es poco frecuente, pero sí muy grave y puede llegar a comprometer la vida de la paciente.

Los estudios han demostrado que una intravasación de 100 mL se correlaciona con una disminución de sodio de aproximadamente 1 mmol/L. Este problema está bien descrito en la bibliografía especializada. La intravasación causa complicaciones graves y es conocido por la experiencia en cirugía urológica como síndrome de resección transuretral. Estas complicaciones son hiponatremia, edema pulmonar, insuficiencia cardíaca, edema cerebral y, eventualmente, la muerte. Un estudio demostró con tomografía computarizada que el edema cerebral podría ser identificado incluso con una intravasación de solo 500 mL. Por lo tanto, un seguimiento minucioso del balance hídrico, las cantidades de fluido utilizado y devuelto (entrada y salida), es extremadamente impor-

tante, ya que el procedimiento debe ser detenido en caso de intravasación excesiva inminente. Otros riesgos de utilizar monopolares eléctricos de alta frecuencia son quemaduras internas y externas causadas por la fuga de corriente. Otro inconveniente del resectoscopio es que el tejido que ha sido cortado debe retirarse de la cavidad uterina sacando el resectoscopio después de agarrar los elementos de tejido suelto con el electrodo de asa. Aunque la extracción de tejido bajo control visual con el resectoscopio es la forma más efectiva, se necesita una gran cantidad de entradas y salidas a través del canal endocervical; esto aumenta el tiempo quirúrgico con el riesgo de intravasación. Además, se incluyen otros riesgos, como el trauma cervical y la perforación uterina, que están directamente relacionados con la experiencia del cirujano y el tamaño de la patología que hay que tratar. El procedimiento, por lo general, se realiza en el quirófano bajo anestesia general o regional. La técnica tiene una larga curva de aprendizaje. De este modo, se crea la necesidad de técnicas alternativas que sean más fáciles de aprender y que se puedan realizar con menos riesgo.

La ingeniería médica ha desarrollado en estas dos últimas décadas nuevos dispositivos para el tratamiento de la patología intrauterina capaces de combinar las ventajas de la histeroscopia ambulatoria con la eficacia del resectoscopio tradicional.

Los morceladores histeroscópicos mecánicos (*histeroscopic Tissue Removal System*, hTRS) podrían resolver algunas de las dificultades antes mencionadas. Son dispositivos innovadores mínimamente invasivos para tratar un gran número de patologías intrauterinas y ofrecen la posibilidad de llevarlo a cabo en un entorno ambulatorio.

Estos dispositivos consisten de un juego de dos tubos metálicos, huecos, rígidos e, incluso, desechables, con una amplia gama de diámetros adaptables al uso de histeroscopios de 5-9 mm. Son dispositivos seguros y eficaces. La posibilidad de tratar en un consultorio todas las lesiones intrauterinas más comunes sin necesidad de dilatación cervicouterina, anestesia general y energía monopolar/bipolar representa un paso importante hacia la mejora en los resultados perioperatorios, la satisfacción de la paciente y la reducción de los costes en la salud pública.

El éxito del uso del hTRS está respaldado por la evidencia con ventajas reales en términos de reducción del tiempo quirúrgico y sus complicaciones, dado que estos dispositivos no requieren energía eléctrica monopolar, por lo que es posible evitar la utilización de un medio de distensión no conductor que supone mayor riesgo de sobrecarga de volumen y alteraciones electrolíticas, particularmente hiponatremia y, secundariamente, un posible daño cerebral debido a edema cerebral, además de tasas muy bajas de complicaciones intraoperatorias causadas por dilatación cervical y múltiples entradas y salidas transcervicales que ocurren típicamente en la resectoscopia clásica y una tasa más baja de reacciones vasovagales que tienen lugar durante la cirugía en el consultorio debido a la reducción del tiempo quirúrgico y la manipulación uterina en general. Otra de las grandes ventajas es la reducción de las adherencias intrauterinas. Estos dispositivos innovadores pueden ser propuestos como el método de referencia en el tratamiento de lesiones intrauterinas que afectan a mujeres jóvenes con deseo reproductivo. El uso de este dispositivo requiere una menor curva de aprendizaje. Una posible desventaja es la relacionada con la incapacidad del hTRS para abordar el sangrado durante la cirugía, aunque la coagulación espontánea de los vasos endometriales y miometriales tal vez sea suficiente para limitar eficazmente el sangrado.

Un poco de historia

En 1999, Mark Hans Emanuel creó, con el apoyo de Smith and Nephew Company (Andover, Massachusetts, Estados Unidos), la primera generación de hTRS. Hasta entonces el dispositivo empleado para tratar la patología intrauterina era el resectoscopio. La corriente usada por este dispositivo puede ser monopolar o bipolar. Cuando aparecen los morceladores, se cambia a energía mecánica. Desde entonces, han surgido en el mercado varios sistemas de morceladores: TruClear® (Medtronic, Dublín, Irlanda), MyoSure® (Hologic, Marlborough, Massachusetts, Estados Unidos) y la afeitadora integrada Bigatti® (Karl Storz, Tüttlingen, Alemania). Todos tienen el mismo mecanismo de acción y utilizan energía mecánica para cortar y aspirar tejido. Recientemente, un híbrido innovador, el sistema Symphion® (Minerva Surgical Inc, Santa Clara, California, Estados Unidos), ofrece aspiración de fragmentos de tejido resecados con radiofrecuencia bipolar a través de un sistema autónomo. El último en aparecer en el mercado es un sistema totalmente integrado y desechable denominado Aveta® (Meditrina, Inc., San José, California, Estados Unidos).

Según la Transparency Market Research Agency, se está acrecentando el impulso en el desarrollo de los morceladores histeroscópicos por parte de los gobiernos, los cuales están aumentando las inversiones en I+D (innovación y desarrollo), y de las empresas tecnológicas líderes en el mercado de estos dispositivos: Hologic, Inc., Medtronic y Smith & Nephew Boston Scientific Corporation, etc. Esto es debido a la creciente preocupación por la salud de las mujeres y el aumento en la demanda de procedimientos ginecológicos en consultorio.

LOS HTRS O MORCELADORES MECÁNICOS HISTEROSCÓPICOS

Los morceladores mecánicos histeroscópicos presentan una serie de características que se detallan a continuación.

Concepto

Los morceladores mecánicos histeroscópicos son dispositivos que presentan un terminal con una ventana lateral y una hoja de corte (cuchilla) que actúa cortando el tejido de forma mecánica y aspirando el contenido seccionado al mismo tiempo a través de una bomba de aspiración.

Cada dispositivo se usa con un histeroscopio adaptado para cada uno de los modelos existentes en el mercado. Tienen un moderno sistema de gestión de fluidos que protege de la sobrecarga hídrica y proporciona la posibilidad de eliminar grandes cantidades de tejido de una manera sencilla y rápida. Muchos ginecólogos han informado de sus beneficios, como un tiempo de operación más corto, mayor tasa de resección total y mayor aceptabilidad por parte de la paciente. Actualmente, existen varios tipos, pero los más usados en España son Truclear® y Myosure®, cada uno de ellos aptos para histeroscopios de diferente diámetro.

 El hTRS es un sistema histeroscópico mecánico para eliminar la patología intrauterina.

Diseño estructural

La mayoría de los sistemas hTRS se componen de las mismas piezas. Constan de: histeroscopio, unidad de control o generador, interruptor de pie, dispositivos o terminales de corte y sistemas de gestión de fluidos.

Estas piezas pueden ser independientes o estar integradas en un solo dispositivo, como aparecen actualmente en el mercado. Además, estas unidades integradas pueden ser desechables en su totalidad o solo parcialmente; la mayoría de la veces los terminales son de un solo uso.

 Estos dispositivos innovadores pueden ser propuestos como el método de referencia en el tratamiento de lesiones intrauterinas que afectan a mujeres jóvenes con deseo reproductivo.

Histeroscopio

Una amplia gama de tamaños de histeroscopios rígidos están diseñados para acomodar los diferentes terminales dentro de un canal de trabajo. Hay que tener en cuenta que poseen una mayor longitud que permite acceder a todo el útero, incluidos el cuerno y la pared del fondo uterino. Todos tienen un canal de entrada y uno de trabajo, así como un obturador que lleva integrado una llave para el sistema de aspiración. Asimismo, pueden tener diferentes diámetros y angulaciones de su óptica.

Las piezas de los sistemas hTRS poseen la características que se detallan a continuación.

- **Unidad de control o generador.** Está conectado a un terminal eléctrico de la sala al que también se conecta el terminal de morcelación. Puede llevar un cronómetro para contabilizar el tiempo de corte.
- **Pedal.** Controla la activación y desactivación y suele también estar conectado al generador. Algunos modelos tienen otro botón en el pedal para ayudar a configurar la ventana del terminal en la posición cerrada antes de iniciar el procedimiento. Los histeroscopios integrados no llevan pedal y es en una pieza de mano donde se hace funcionar el terminal.
- **Pieza de mano.** No la tienen todos los hTRS, pero sirven para proporcionar control manual del flujo de succión. Se recomienda sujetar esa pieza con la mano dominante. El dispositivo de succión de conexión se utiliza para recuperar la presión de distensión simultáneamente en la cavidad uterina durante el procedimiento.
- **Terminales.** Todos los terminales acceden a la cavidad uterina a través de un canal de trabajo recto del histeroscopio. En su extremo distal presentan una ventana con cuchillas motorizadas de diferentes diámetros con gran gama de tamaños de ventana. En el extremo proximal tienen un cable conector al generador y un sistema de aspiración conectado a vasijas de recogida y a un receptal-filtro para recogida de los fragmentos de tejido succionado. Hay dispositivos que permiten realizar un bloqueo de ventana: detiene la ventana de hoja en el posición cerrada antes y después de su activación. Esta es una función muy útil para mantener la cavidad uterina distendida.
- **Sistema de fluidos.** La solución salina normal es el medio de distensión usado en estos sistemas hTRS. El manejo de fluidos está automatizado y miden continuamente la entrada y salida de medios de distensión (déficit de fluidos) y la presión intrauterina. Los sistemas de gestión de fluidos permiten una visualización adecuada de la cavidad intrauterina.

Mecanismo de acción

El mecanismo de acción de los sistemas de morcelación histeroscópica es muy sencillo. A través del terminal con la cuchilla metálica se corta y succiona el tejido al mismo tiempo. Con el cable conectado al generador, se pone en movimiento la cuchilla metálica y, con el sistema de aspiración, se recogen los fragmentos cortados. La ventana de corte se coloca en estrecho contacto con las lesiones que hay que tratar (a mayor contacto de ambas, más tejido se remueve). Por tanto, la cantidad de tejido removido depende del tipo de hTRS empleado, es decir, de sus rpm (velocidad de corte), de su potencia de corte (g/m de tejido) y de la superficie de contacto de la ventana de corte con la lesión que hay que tratar.

Todos utilizan una solución salina fisiológica como medio de distensión e irrigación El sistema no utiliza electrocoagulación y no hay propagación lateral de energía térmica o eléctrica.

En líneas generales, los diferentes dispositivos constan de un conjunto de dos piezas metálicas, huecas, rígidas y tubos desechables que encajan entre sí. El tubo interior gira dentro del tubo exterior, impulsado mecánicamente por una unidad de control accionada eléctricamente y controlada por un pie pedal que activa la rotación y regula la dirección de rotación del tubo interior. La unidad de control está conectada a una unidad de accionamiento de motor portátil en la que se inserta el hTRD. Ambos tubos tienen una ventana de apertura al final con corte bordes. Por medio de una fuente de vacío conectada al tubo interno, el tejido es succionado hacia la ventana abriendo y cortando, y «afeitando» a medida que gira el tubo interior. La fuente de la pared de vacío del hospital está conectada a una válvula reguladora con manómetro; la succión óptima de potencia conectada al tubo interior es de 200 mmHg, como término medio. Cuando la rotación del tubo interior no está activada, la abertura de la ventana siempre está cerrada para evitar la succión del líquido de distensión y el colapso y la perforación de la cavidad uterina.

El tejido extraído se descarga a través del dispositivo y está disponible para el análisis histopatológico.

Los juegos de histeroscopios optimizan el flujo de fluidos y la visualización cuando se utilizan con el sistema de extracción de tejido específico para cada uno de ellos. Se debe subrayar que el flujo 100 % continuo permite procedimientos controlados, precisos y completos.

Los morceladores histeroscópicos permiten el uso de histeroscopios de pequeño diámetro que no requieren dilatación cervical para su introducción y no precisan anestesia general o locorregional, sin sacrificar el tiempo quirúrgico. Además, la introducción de estos sistemas ha permitido que procesos que antes se realizaban en quirófano pasen a consulta, con lo que aumenta la satisfacción de las pacientes y los proveedores de salud. Asimismo, disminuyen los costes sanitarios.

> **!** Los procedimientos histeroscópicos en consulta hacen que existan ciertos beneficios:
> - Para las pacientes: evitan el riesgo anestésico y el estrés del ámbito quirúrgico, conllevan una resolución y recuperación rápidas que permiten una actividad familiar y profesional normal y precoz.
> - Para el centro/sistema sanitario: ahorro de recursos económicos que puede invertirse en otras necesidades y liberación de horas de quirófano que pueden emplearse en otros procesos asistenciales (Fothergill, 2008; Kremer, 2000).

Comparativa con el resectoscopio tradicional

La técnica tradicional para trata la patología intracavitaria hasta hace dos décadas ha sido la resectoscopia con corriente eléctrica monopolar o bipolar (**Tabla 45-1**).

En una revisión sistemática y metaanálisis de Chumbo Li *et al.*, en 2012, no se vieron diferencias significativas entre las dos técnicas en términos de complicaciones: perforaciones uterinas, relaciones vasovagales, sangrado vaginal anormal e infección. Pero sí se concluye que la morcelación histeroscópica es más rápida al realizar corte y succión al mismo tiempo, mejora la visibilidad, no necesita la extracción del tejido resecado y es mejor aceptada por las pacientes porque con el sistema de energía eléctrica es más fácil hacer contacto con el miometrio y su inervación sensorial.

En una comparativa general de morceladores y resectoscopio tradicional de 10 mm, se puede decir que: los morceladores son seguros por su cuchilla mecánica y roma; reducen el riesgo de perforación uterina y eliminan el riesgo eléctrico;

Tabla 45-1. Comparativa con el resectoscopio tradicional	
Morcelador mecánico	**Asa bipolar**
Simple: histeroscopio de 6,25 mm. No requiere anestesia raquídea, solo anestesia paracervical/sedación	Complejo: histerocopio 10 mm. Requiere anestesia locorregional, habitualmente raquídea con estudio preanestésico previo
Seguro: cuchilla mecánica y roma, que reduce el riesgo de perforación uterina y elimina el riesgo eléctrico	Mayor riesgo de desgarro cervical/perforación uterina: dilatación cervical con tallos de hasta 9 mm y por necesidad de entrada y salida repetida del histeroscopio para extraer fragmentos y poder mejorar la visibilidad
Menor riesgo de perforación: no precisa dilatación cervical previa con dilatadores metálicos	Menos seguro por uso de energía bipolar en casos de perforación
Rápido: minimizando el riesgo de absorción de líquido (suero salino)	Lento: con utilización de gran cantidad de líquido que supone riesgo de intoxicación hídrica en algunos casos o aumento del dolor abdominal
Buena visibilidad: el tejido resecado es evacuado directamente a través de un sistema de aspiración	Menor visibilidad: acúmulo de los fragmentos resecados
Facilita el estudio anatomopatológico, ya que los fragmentos resecados no están quemados	Ocupación quirófano/aumento del tiempo de espera de toda la cirugía ginecológica

presentan menor riesgo de perforación, ya que no precisan dilatación cervical previa con dilatadores metálicos; son rápidos, con lo cual minimizan el riesgo de absorción de líquidos; ofrecen una buena visibilidad, puesto que el tejido resecado es evacuado directamente a través de un sistema de aspiración, y facilitan el estudio anatomopatológico, ya que los fragmentos resecados no están quemados.

Los resectores tradicionales son más complejos porque requieren un histeroscopio de 10 mm y, por tanto, precisan para su uso anestesia locorregional. Ello implica que: estos procedimientos han de realizarse en quirófano; hay mayor riesgo de desgarro cervical/perforación uterina, ya que precisa dilatación cervical con dilatadores mecánicos, al menos hasta 9 mm y por la necesidad de entrada y salida repetida del histeroscopio para extraer los fragmentos resecados y poder mejorar la visibilidad; son menos seguros por el uso de energía eléctrica, con lo que aumenta el riesgo de quemaduras y adherencias postoperatorias, y, en caso de perforación, puede ser más grave; al ser más lentos, aumentan el dolor postoperatorio por la distensión intrauterina, y existe menor visibilidad por el acúmulo de fragmentos resecados.

Recientemente, se han introducido nuevos terminales de resectoscopia que pueden introducirse con histeroscopios de 5 mm y no precisan anestesia; son mejor tolerados por la paciente gracias a su pequeño diámetro, pero tienen la desventaja de ser más lentos.

La resectoscopia se puede llevar a cabo con corriente eléctrica monopolar o bipolar. Se sabe que, en el caso de usar energía monoplar, se requiere el empleo de líquidos de distensión no conductores, sin electrólitos, como sorbitol al 5 % o glicina al 1,5 %. En una intravasación excesiva de estos líquidos, existe mayor riesgo de sobrecarga hídrica con el consiguiente riesgo de edema cerebral y muerte (es una complicación poco frecuente, pero muy grave). En caso de usar energía bipolar, se precisa como medio de distensión solución salina, que disminuye los riesgos de las soluciones no conductoras.

Entre las ventajas de los morceladores cabe destacar que:

- Son más rápidos.
- Realizan corte y succión del tejido al mismo tiempo.
- Mejoran la visibilidad del histeroscopista porque no necesita la extracción del tejido resecado.
- Es mejor aceptado por las pacientes.
- El medio de distensión es solución salina normal.
- Evita la energía electroquirúrgica y posibles quemaduras.
- Evitan la necesidad de un ciclo de inserción y reinserción para la extracción de fragmentos resecados.
- Adecuados para «ver y tratar».
- Curva de aprendizaje rápida.
- Produce menos adherencias.

Respecto a las ventajas de los resectores, conviene señalar:

- Mayor versatilidad en diámetros del histeroscopio: 13, 15, 21, 24 26, 28 Fr (4,3, 5, 7, 8, 8,7, 9,3 mm).
- Muchos tamaños y configuraciones de asas.
- Los desechables son mucho menos costosos.
- Disponibilidad simultánea de hemostasia electroquirúrgica.
- Muy eficaz incluso con los miomas más densos.
- Capacidad superior para eliminar tejido adherido, fundamentalmente, gracias a la variedad de asas.

Sobre los inconvenientes de los morceladores es interesante subrayar los siguientes puntos:

- La eliminación de tejido se ralentiza cuando el tejido es denso o está calcificado.
- Dificultad para tratar la patología en el fondo uterino y los cuernos.
- Los sistemas mecánicos están asociados a la pérdida de presión intrauterina.
- Son caros.
- Los dispositivos no son adecuados para procedimientos auxiliares, como la resección endometrial.

- No hay posibilidad de electrocoagulación cuando existen vasos sangrantes.

En cuanto a los resectores, los inconvenientes más destacados son:

- Son más lentos y, por tanto, existe mayor riesgo de complicaciones por sobrecarga hídrica.
- Inserción y reinserción frecuentes para realizar la resección de la patología.
- La visualización puede ser un desafío durante la inserción y la reinserción.
- Los ciclos de inserción, corte, recuperación y reinserción (ICRRI) presentan un importante problema con la estenosis cervical.
- Producen más adherencias intrauterinas.

 La evidencia disponible permite considerar los morceladores como una herramienta segura, eficaz y rentable para la eliminación de lesiones intrauterinas. La evidencia en cuanto a la reducción del tiempo quirúrgico y la posibilidad de utilizar el terminal de morcelación en histeroscopios de pequeño diámetro sugiere que puede representar el instrumento de elección para la histeroscopia en consulta.
Los morceladores son el procedimiento de referencia en el tratamiento de las mujeres jóvenes con deseo de embarazo futuro por las bajas tasas de adherencias intrauterinas.

PATOLOGÍAS INTRAUTERINAS A TRATAR CON HTRD

Con la finalidad de hacer un uso rentable de los hTRS, se debe analizar qué patología es susceptible de tratar con estos dispositivos (**Tabla 45-2**).

Pólipos

Con el objetivo de tratar los pólipos de forma correcta, deben tenerse en cuenta los aspectos que se detallan a continuación.

Evidencia científica

Múltiples ensayos han demostrado la idoneidad de los hTRD para la extirpación de pólipos endometriales. Hamerlynck *et*

al. (2011) han reportado éxito en la extirpación histeroscópica de 278 pólipos sin complicaciones en un estudio descriptivo retrospectivo. Estudios de Emanuel y Wamsteker (2005) y Van Dongen *et al.* (2008) han demostrado que el hTRD es significativamente más rápido para la eliminación de pólipos que la resectoscopia con asa convencional. Smith *et al.* (2014) y Pampalona *et al.* (2015) destacaron que la polipectomía con hTRD en el consultorio tuvo una duración más corta y mayor remoción completa en comparación con el electrodo bipolar. La duración de la cirugía histeroscópica es de suma importancia para la aceptabilidad del paciente en un entorno ambulatorio (Litta *et al.*, 2008; Bettocchi *et al.*, 2004). Ceci *et al.* (2019) demostraron la viabilidad y eficacia de hTRD para la extirpación de pólipos endometriales de gran tamaño en un entorno de oficina. Al Hilli *et al.* (2021) indicaron que la incidencia acumulada de recurrencia de pólipos después de 2 años fue del 4,5 % con resectoscopia y del 0,8 % con hTRD. Cuando la polipectomía se realizó en un entorno de consultorio con un hTRD de pequeño tamaño, Ceci *et al.* (2020) encontraron que después de 1 año, la tasa de recurrencia del pólipo fue con electrodo bipolar mayor de un 10,4 % en comparación con el 7,1 % con hTRD, pero la diferencia no fue estadísticamente significativa ($p = 0,99$). La eliminación de pólipos endometriales mediante hTRD proporciona tejido adecuado para el diagnóstico histológico a pesar de los efectos de la fragmentación del tejido (Franchini *et al.*, 2015).

Técnica para el abordaje de los pólipos con el hTRD

Se debe iniciar la morcelación siempre en su extremo distal, ya que es un tejido muy blando y, al soltarse, bailan en la cavidad siendo más difícil volver a cogerlos con el terminal para su total eliminación.

Miomas

Para llevar a efecto un tratamiento adecuado en el caso de los miomas, es necesario tener en cuenta los aspectos que se detallan aquí.

Evidencia científica

La tasa de extirpación completa del mioma con el hTRD varía considerablemente según el tamaño y el tipo de mioma.

Tabla 45-2 Patologías intrauterinas a tratar con hTRD	
Pólipos	Facilita el diagnóstico de pólipos y confirma histológicamente la ausencia o presencia de cáncer
Miomas	Extirpa tejido miometrial y conserva la forma y función uterina
Productos retenidos	Extirpa solo el tejido retenido deseado y reduce el riesgo de daño en el tejido sano bajo visualización directa
Biopsia dirigida	Identifica y extirpa la patología sospechosa para su análisis histológico
Adherencias	Diseñados para extirpar adherencias intrauterinas con el mínimo daño en el tejido endometrial
Septos	Abordaje histeroscópico sencillo para resección de septos

Muchos estudios han tratado de evaluar los valores de corte para el volumen y el diámetro del mioma con el fin de obtener el mejor resultado quirúrgico con el menor riesgo posible utilizando el hTRD (Friedman *et al.*, 2018). Por su lado, Arnold *et al.* (2016) demostraron que la eliminación de toda la patología oscila entre el 90 %, para miomas menores de 2 cm, y el 48 % para miomas mayores de 4 cm. Hamidouche *et al.* (2015) no encontraron ninguna diferencia significativa en las tasas de completa eliminación de la patología en un solo procedimiento entre el hTRD (64 %) y el resectoscopio bipolar (69 %) para tipos 0, 1 o 2 de miomas submucosos. En un metaanálisis publicado en 2017 por Vitale *et al.*, no hubo diferencia estadísticamente significativa en el éxito de una miomectomía realizada con hTRD frente a la resectoscopia. Asimismo, Bigatti *et al.* (2014) describieron las ventajas de la técnica de morcelación, que permite realizar el tratamiento en un solo procedimiento (*one step*) en el 93,5 % de los miomas de menos de 3 cm cuando son tipo 0 o 1 y en el 62,5 % de los miomas tipo 2.

En 2017, Liang *et al.* presentaron un estudio observacional demostrando la viabilidad del hTRD para la eliminación de miomas tipo 2, combinando morcelación mHTR con tijeras frías y pinzas de agarre. Munro (2016) informó de una nueva técnica diseñada para ampliar la capacidad de sistemas mHTR para eliminar completamente la porción intramural de los miomas tipo 1 y 2 con una aguja de radiofrecuencia bipolar para permitir la «liberación» de la porción intramural y permitir un mejor acceso del hTRD a miomas que antes eran inaccesibles.

En 2017, Vitale *et al.* demostraron en una revisión sistemática que los sistemas mHTD son muy efectivos para la escisión de miomas submucosos tipo 0 y 1, pero menos eficientes para los fibromas submucosos tipo 2. También mostró tasas de resección similares entre los dos hTRD disponibles, TruClear® y MyoSure®.

Un metaanálisis de dos ensayos clínicos aleatorizados mostró un déficit de líquidos significativamente menor entre las mujeres que se sometieron a miomectomía tratada con morcelación en comparación con la resectoscopia (Shazly *et al.*, 2016).

Este riesgo reducido de intravasación podría deberse al tiempo reducido del procedimiento, que suele estar asociado al uso de sistemas mHTR. Sin embargo, los dos ensayos clínicos aleatorizados incluidos en el metaanálisis estaban basados en el tratamiento de pólipos, no de miomas. Ahí también hubo una diferencia significativa en el tiempo del procedimiento de la morcelación histeroscópica y la resección, favoreciendo al primero. Sin embargo, al examinar dos de los estudios centrándose en el tratamiento de miomas (Hamidouche *et al.*, 2015; Emanuel y Wamsteker, 2005), hay una subrepresentación de miomas tipo 2: en el estudio de Hamidouche solo el 29 % en el grupo de morcelación frente al 41 % en el grupo de resección. Además, en el estudio de Emanuel, los fibromas tipo 2 se excluyeron del análisis.

Técnica para el tratamiento de los miomas con hTRD

Según el tipo de mioma que se vaya a tratar, se usa una técnica distinta: el abordaje de los miomas tipo 1 y 2 es diferente al de miomas tipo 0.

Técnica para miomas tipo 0

Los miomas sin componente intramural -GO- pueden tratarse de la misma forma que el pólipo, desde su extremo distal y luego su base o incidir primero en el pedículo y luego morcelar. Lo importante es seccionar el pedículo para que el mioma se quede sin vascularización. Incluso hay autores que dejan los fragmentos dentro de la cavidad uterina y estos se expulsan o necrosan espontáneamente tras dos o tres reglas (**Fig. 45-1**).

Técnica para miomas tipo 1 y 2

Los miomas con componente intramural tipo 1 y 2, sobre todo estos últimos, requieren para su eliminación total una técnica más laboriosa y con una mayor curva de aprendizaje (de aquí la diversidad que existe en todos los estudios realizados comparando diferentes series) (**Figs. 45-2** y **45-3**).

Una correcta miomectomía necesita una enucleación del mioma. Para ello, se precisa encontrar el plano correcto, que

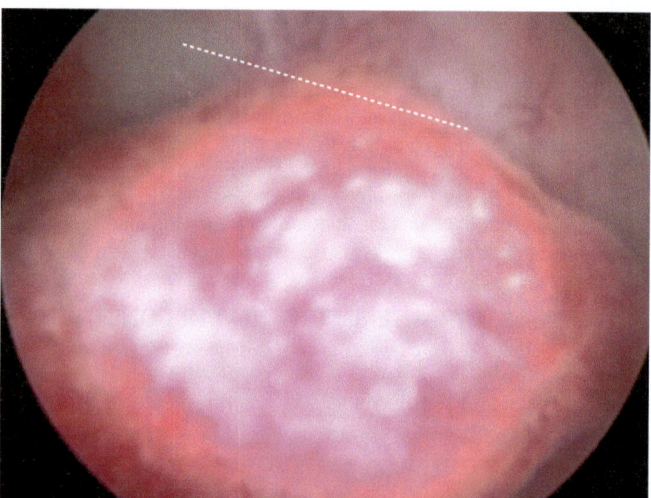

Figura 45-1. Mioma tipo 0. Técnica: corte de pedículo.

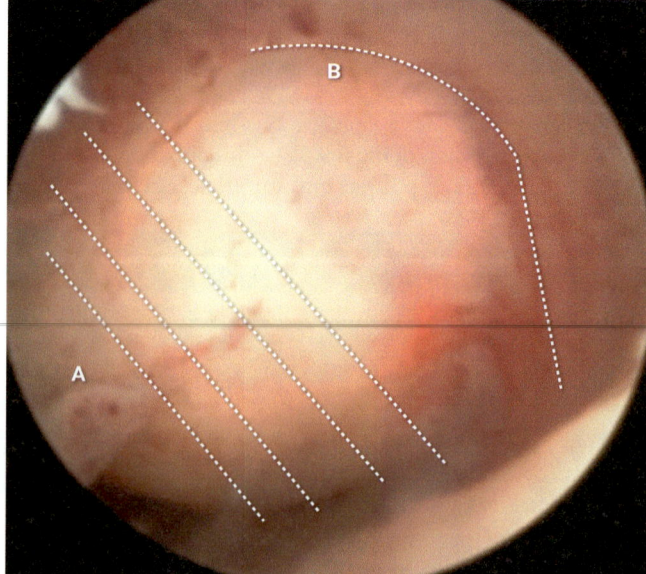

Figura 45-2. Mioma tipo 1. Técnica: debilitar la superficie endometrial que recubre el mioma. Opción **A**: polo superior. Opción **B**: plano de clivaje de mioma.

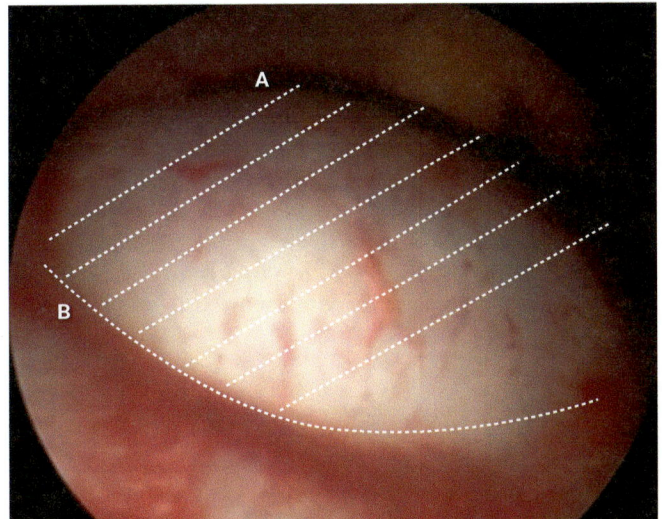

Figura 45-3. Mioma tipo 2. Técnica: debilitar la superficie endometrial que recubre el mioma. Opción **A:** polo superior. Opción **B:** plano de clivaje de mioma.

es el de la seudocápsula. Esta seudocápsula es una identidad independiente que viene representada por una capa entre el miometrio y el mioma. Está formada por fibras de colágeno y una red de pequeños vasos sanguíneos que configuran un anillo vascular. A diferencia de lo que se cree y, a excepción de los miomas pediculados, en el resto de miomas no se identifica un pedículo vascular que los nutra. Es la red neurovascular de la seudocápsula la responsable de la irrigación de este.

Al abrir por el plano correcto de la seudocápsula, se observa puentes laxos de tejido conectivo y múltiples capilares o pequeños vasos. Disecar este plano es fácil por su laxitud; el mioma se va desanclando a la par que se va comprometiendo su irrigación al cortar la vascularización que lo rodea. La disección en el plano correcto disminuye el sangrado durante la cirugía.

Otra ventaja de conservar este plano es la preservación de la integridad del miometrio subyacente, lo que evita cicatrices en él. Las cicatrices sobre el miometrio afectan a la fertilidad posterior y contribuyen a la formación de adherencias posquirúrgicas. Este factor es la razón de la baja tasa de adherencias conservando el plano de disección de la seudocápsula.

Para llegar al plano correcto y enuclear el mioma con el morcelador, que es un terminal de cero grado y carece de angulación, se realiza una técnica combinada con el morcelador y cambios de presión intrauterina denominada **técnica de hidromorcelación.** Esta consiste en morcelar la superficie endometrial que recubre el mioma, con lo que se debilita esta, la cual contiene el mioma dentro del plano intramural. La técnica se hace sobre la superficie que recubre el mioma en su polo superior o incidiendo en el plano de clivaje del mioma

con la cavidad uterina. Una vez debilitada esta superficie con maniobras de cambio de presión, el mioma va protruyendo hacia la cavidad y permite entrar en el plano correcto, en la seudocápsula y, a partir de aquí, se morcela todo el mioma.

Productos retenidos de la concepción

Es importante que los facultativos tengan en cuenta la existencia de productos retenidos de la concepción. A continuación, se destacan algunos de los aspectos más importantes sobre este tema.

Evidencia científica

La frecuencia de pacientes con productos retenidos de la concepción (RPOC) después de cualquier forma de terminación de embarazo (abortos espontáneos, diferidos, partos vaginales o cesáreas) está aumentando (Van den Bosch *et al.*, 2008). Tradicionalmente, el abordaje quirúrgico para la eliminación de RPOC era la dilatación «a ciegas» y curetaje (D&C), pero este procedimiento se asocia a un mayor riesgo de complicaciones, como infecciones, formación de adherencias intrauterinas y perforación uterina (Pacheco *et al.*, 2019). En la actualidad, la tendencia es realizar la extracción de RPOC bajo visión directa por vía histeroscópica, con asa eléctrica o con hTRS.

El asa eléctrica es recomendable para aquellos RCOP muy vascularizados, tipo 2 y 3 de la clasificación Gutenberg (**Tabla 45-3**), que es una clasificación basada en patrones ecográficos.

Los sistemas hTRD representan una alternativa eficaz al legrado «a ciegas» con legra metálica o por succión, para el manejo de RPOC. Al usar hTRD, el operador puede eliminar selectivamente los productos de la concepción bajo visualización directa, lo que causa un daño mínimo al endometrio y reduce el riesgo postoperatorio de formación de adherencias (Ansari *et al.*, 2018). Hamerlynck *et al.* (2013) describieron por primera vez el uso de hTRD para el manejo de RPOC. Las ventajas de hTRD con eliminación completa de RPOC han sido confirmadas por varias series de casos (Mallick y Middleton, 2017; Sutherland y Rajesh, 2018; Capote *et al.*, 2018). En 2016, Hamerlynck *et al.* confirmaron en un ensayo controlado aleatorizado que el hTRD es un método más rápido que la resección con asa. Ambas técnicas son seguras y muestran altas tasas de eliminación completa. Los resultados reproductivos y obstétricos después del tratamiento bajo visión directa son muy buenos. El tiempo medio desde el procedimiento hasta la concepción después de la eliminación de RPOC es similar a las 14 semanas con hTRD y a las 15 semanas con resección en asa. La tasa de nacidos vivos es mayor en hTRD (88,9 %) frente a la resección (68,2 %), aunque la diferencia no es estadísticamente significativa.

Tabla 45-3. Clasificación de Gutenberg			
Tipo 0	**Tipo 1**	**Tipo 2**	**Tipo 3**
Masa avascular hiperecogénica	Distintos ecos con mínima o nula vascularización	Masa muy vascularizada confinada a la cavidad	Masa muy vascularizada con endometrio muy vascularizado

Técnica para el tratamiento de los productos retenidos de la concepción con hTRD

La técnica consiste en apoyar el morcelador sobre los RCOP que hay que tratar intentando no dañar el tejido circundante.

Muestreo endometrial dirigido

Para poder realizar un muestreo endometrial dirigido es conveniente que se tengan en cuenta los aspectos que se comentan a continuación.

Evidencia científica

Se ha propuesto el uso de sistemas hTRS para realizar un muestreo del endometrio que hay que estudiar y eliminarlo mecánicamente sin dañar el endometrio sano. La idea es realizar con hTRD un curetaje bajo visualización directa de la cavidad uterina (*visual* D&C) reemplazando el clásico D&C «a ciegas». Rosenblatt *et al.* (2017) destacaron la capacidad del hTRD para recolectar una gran cantidad específica de tejido para una evaluación histológica precisa y detallada en comparación con las muestras obtenidas con D&C en mujeres con sangrado posmenopáusico. De esta manera, se proporciona una adecuada muestra de tejido para el diagnóstico histológico, a pesar de los efectos de fragmentación del tejido, pero sin ningún artefacto térmico. También el *visual* D&C podría representar una alternativa para pacientes jóvenes diagnosticados con hiperplasia/cáncer de endometrio que deseen preservar su fertilidad.

Técnica para recogida de muestras con hTRD

Bajo visualización directa, se dirige el morcelador apoyado en la superficie endometrial que se quiere biopsiar.

Eliminación del tabique uterino

Para eliminar el tabique uterino, los facultativos han de tener conocimiento de los siguientes elementos.

Evidencia científica

Simons *et al.* (2011) propusieron que los sistemas hHTD pueden ser una alternativa segura y efectiva a la resectoscopia en la extirpación de tabiques uterinos avasculares y que puede causar menos complicaciones, como sobrecarga de fluidos o lesiones térmicas. Además, está asociado a un tiempo de operación reducido. La eliminación en lugar de la transección del tabique puede conducir a menos formación de adherencias intrauterinas.

Técnica para tratamiento del septo con hTRD

Se apoya el morcelador sobre el septo uterino desde su cara lateral.

TIPOS DE MORCELADORES

Los avances tecnológicos y el afán de crear dispositivos siempre mejores y seguros han permitido una mejora en la calidad de los hHTS, lo que ha llevado a la creación de versiones más nuevas y seguras de estos dispositivos.

Los hTRS puramente mecánicos y de un solo uso más utilizados en España están comercializados por Medtronic y Hologic®; existen otros de carácter reutilizable, como el comercializado por Storz, y otros mixtos, que no solo usan la energía mecánica, sino también radiofrecuencia o energía bipolar. Estos últimos son morceladores híbridos comercializados por Minerva. Meditrina comercializa un hTRS de última generación totalmente integrado y de un solo uso.

La evidencia disponible permite considerar los hTRS como una herramienta segura, eficaz y rentable para la eliminación de lesiones intrauterinas. La evidencia, en cuanto a la reducción del tiempo quirúrgico y la posibilidad de utilizar el terminal de morcelación en histeroscopios de pequeño diámetro, sugiere que puede representar el instrumento de elección para la histeroscopia en consulta. Los hTRS son el método de referencia en el tratamiento de las mujeres jóvenes con deseo de embarazo futuro por la baja tasa de adherencias intrauterinas que provocan.

Existen pequeñas diferencias entre los morceladores basadas sobre todo en el diámetro de los histeroscopios, por los que se introducen estos dispositivos y su velocidad de corte, así como por la potencia de tejido resecado por unidad de tiempo (g/m).

Los morceladores más usados en nuestro medio son Truclear®y MyoSure®; ambos están constituidos por tres elementos básicos: histeroscopio, diferentes dispositivos o terminales para la morcelación del tejido y un sistema de gestión de fluidos.

Los morceladores más usados en nuestro medio son TruClear® y MyoSure®; ambos están constituidos por tres elementos básicos: histeroscopio, diferentes terminales para la morcelación y sistema de gestión de fluidos.

TruClear®

El hTRS TruClear® (Smith & Nephew Endoscopy, Andover, Massachusetts, Estados Unidos) fue el primero que fue aprobado por la Federal Drug Administration en 2005. Actualmente, presentan tres tipos de sistemas histeroscópicos (**Tabla 45-4**):

- Histeroscopios TruClear® Elite: incluyen características de última generación para mejorar su técnica y la experiencia del paciente; brindan una solución mínimamente invasiva para diagnosticar y tratar miomas, pólipos y otras anomalías intrauterinas. Se presenta con dos tamaños de histeroscopios:
  - Histeroscopio TruClear® Elite Mini: tiene un diámetro exterior de 6 mm.
  - Histeroscopio TruClear® Elite plus: tiene un diámetro de 7,25 mm.

Tabla 45-4. TruClear®	
Dispositivos	**Histeroscopios compatibles**
Dispositivo TruClear® Mini para tejidos blandos	• TruClear® Elite Mini • TruClear® 5C
Dispositivo TruClear® Plus para tejidos blandos	TruClear® Elite plus
Dispositivo TruClear® Mini para tejidos densos	• TruClear® Elite Mini • TruClear® 5C
Dispositivo TruClear® Plus para tejidos densos	TruClear® Elite plus

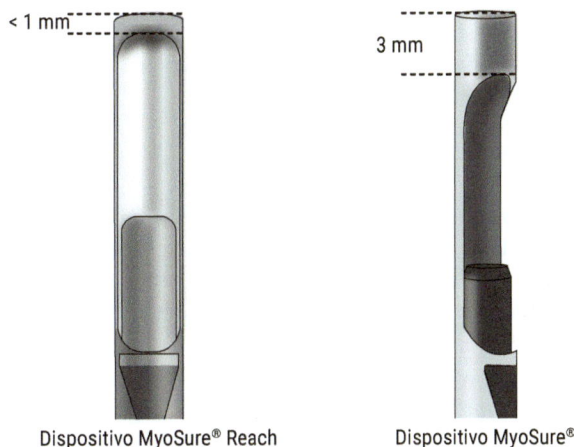

Dispositivo MyoSure® Reach   Dispositivo MyoSure®

Figura 45-4. Terminal o dispositivo Reach.

- Histeroscopio TruClear® 5C: este instrumental es el más pequeño disponible en la actualidad de la gama (posee un diámetro de 5 mm). Ya que requiere muy poca o nula dilatación, es el instrumento idóneo para intervenciones realizadas en la consulta y para pacientes con un cuello uterino estenótico.
- Histeroscopio TruClear® 8.0: este histeroscopio tiene un diámetro exterior de 9 mm, por lo que requiere su uso en la sala de quirófano bajo anestesia.

Los terminales para el sistema TruClear® son dispositivos que tienen ventanas de corte que varían entre 5, 8 y hasta 10 mm. Presentan unas marcas distales de 5 mm que orientan la dirección de la cuchilla y son útiles para indicar cuándo la hoja ha llegado al final:

- Dispositivo TruClear® Mini: para tejidos blandos y densos.
- Dispositivo TruClear® Plus: para tejidos blandos y densos.

El dispositivo TruClear® Incisor Plus está recomendado para tejidos blandos, posee una gran ventana de corte de 8 mm y el borde de corte cerrado reseca la patología hasta la base.

MyoSure®

La Federal Drug Administration aprobó el MyoSure® como dispositivo de morcelación histeroscópica en 2009. La velocidad del dispositivo es de hasta 8.075 rpm. Está integrado por los histeroscopios, los dispositivos de extirpación de tejido MyoSure® (Manual, Lite, Reach, XL) y la consola o generador MyoSure®. Cabe destacar los siguientes histeroscopios:

- Histeroscopio 6,25 MyoSure®. El primer histeroscopio presentaba un diámetro de 6,25 mm y una angulación de su óptica de 0°; esto permitió la realización de los primeros procedimientos sobre miomas en consulta con anestesia paracervical.
- Histeroscopio OMNI. Actualmente aparece el histeroscopio OMNI más versátil en diámetro, variando estos de 3,7 mm para el diagnóstico, 5,5 mm y 6 mm para el quirúrgico y dos angulaciones de óptica de 0° y 30°.

En cuanto a los terminales del sistema MyoSure®, conviene señalar los siguientes dispositivos:

- MyoSure® Reach (**Fig. 45-4**): es una evolución del diseño del dispositivo original MyoSure® que amplía las opciones de tratamiento y permite acceder a zonas difíciles de alcanzar, ya que la menor distancia entre el extremo de la cuchilla y la punta del dispositivo hace que se pueda acceder más fácilmente al tercio superior de la cavidad uterina y al plano de la seudocápsula para el tratamiento de los miomas con componente intramural. Está dirigido a miomas ≤ 3 cm y todos los pólipos.
- MyoSure® Lite: pensado para la toma de biopsias dirigidas y pólipos ≤ 3 cm.
- MyoSure® XL: está preparado para miomas de ≤ 5 cm y todos los pólipos.
- MyoSure® Manual: no requiere ningún sistema automático de gestión de fluido, no necesita la consola MyoSure® y es apto para la realización de biopsias dirigidas y para pólipos de ≤ 1 cm.

Biggatti Shaver

Es un hTRD diferente de los anteriores. Es reutilizable e incorpora un dispositivo de mano para la morcelación. Se pueden destacar los siguientes tipos:

- Histeroscopio Hopkins Telescope 6: este histeroscopio tiene un diámetro de 6 mm y una angulación de su óptica de 0°.
- Drillcut Shaver Handpiece: es la pieza de mano que va a funcionar como motor mecánico para dar revoluciones al terminal de morcelación.
- Terminales: el Shaver Blade GYN es un dispositivo que puede presentarse con terminal de ventana oval o rectangular.

 El sistema IBS es totalmente reutilizable; forma 90° con el canal de trabajo y permite el uso de otros instrumentos de trabajo como pinzas de agarre y tijeras.

Symphion®

Se trata de un sistema híbrido con el que, además de una morcelación de la patología, se puede realizar coagulación puntual bajo demanda. La resección del tejido no se hace con cuchillas metálicas, sino con radiofrecuencia de alta velocidad. La aspiración es independiente del mecanismo de resección y es manejada con el pie.

Aveta®

Comercializado en mayo de 2020, es un sistema desechable de resección de tejido. El sistema Aveta® es la primera solución de hTRS completamente integrada para patologías intrauterinas. Además, ofrece la comodidad y los ahorros a largo plazo de los dispositivos esterilizados de un solo uso, lo que elimina los costos de reprocesamiento y reparación. Destacan los siguientes tipos:

- Histeroscopio Aveta® Coral: con un diámetro de 4,6 mm.
- Histeroscopio Aveta® Pearl: con un diámetro de 5,7 mm.
- Terminales: destacan los siguientes dispositivos:
  - Aveta® Smol: para tejidos blandos o pólipos.
  - Aveta® Flex: para pólipos y miomas ≤ 3 cm.
  - Wave+: para tejidos duros y miomas más densos.

PUNTOS CLAVE

- Los avances tecnológicos han permitido el desarrollo de sistemas histeroscópicos innovadores para el tratamiento de la patología intrauterina en los últimos años, acrecentado este interés por los diferentes gobiernos y sus inversiones en I+D.
- Uno de los sistemas más potentes desarrollados en el campo de la histeroscopia han sido los hTRS por su facilidad de manejo, su posibilidad de uso en consulta y sus menores riesgos con respecto a la resectoscopia tradicional.
- Los hTRS representan una muy buena opción mínimamente invasiva para el tratamiento de la mayor parte de las patologías intrauterinas: pólipos, miomas, septos, RCOP, etc., así como toma de biopsia dirigida con dispositivos manuales. Todo bajo visión directa y sin dañar el tejido circundante, con lo que se obtiene una mejora de la calidad del tejido para el análisis histológico.
- El mercado tecnológico ha creado una gran gama de estos dispositivos para que sean adaptados a cada usuario. En España, son los hTRS de Medtronic y Hologic (TruClear® y MyoSure®, respectivamente) los que dominan este mercado.

- Se ha demostrado desde su implantación su rentabilidad por: su rapidez debido a su capacidad de corte y succión al mismo tiempo aspirando fragmentos de tejido y evitando la necesidad de extracción de estos e inserciones múltiples del dispositivo en la cavidad uterina para su eliminación; reducción del volumen de medios de distensión necesarios para completar el procedimiento en comparación con el uso del resectoscopio histeroscópico, y disminución de la posibilidad de la más grave complicación de los procedimientos histeroscópicos, es decir, la sobrecarga hídrica y los riesgos que esta conlleva.
- Con la experiencia actual, se puede decir que los hTRS son rápidos, seguros, con una curva de aprendizaje corta, ideal para mujeres con deseo genésico por la disminución de adherencias que producen y la posibilidad del manejo de la patología intrauterina en el ámbito de la consulta.

BIBLIOGRAFÍA

Bigatti G. IBS® Integrated Bigatti Shaver, an alternative approach to operative hysteroscopy. Gynecol Surg. 2011;8:187-91.

Bigatti G, Ferrario C, Rosales M, Baglioni A, Bianchi S. IBS® Integrated Bigatti Shaver versus conventional bipolar resectoscopy: a randomised comparative study. Gynecol Surg. 2012;9:63-72.

Cohen S, Greenberg JA. Hysteroscopic morcellation for treating intrauterine pathology. Rev Obstet Gynecol. 2011;4(2):73-80.

Emanuel MH, Wamsteker K. The Intra Uterine Morcellator: A new hysteroscopic operating technique to remove intrauterine polyps and myomas. J Minim Invasive Gynecol. 2005;12(1):62-6.

Franchini M, Ceci O, Casadio P, Carugno J, Giarrè G, Gubbini G, et al. Mechanical hysteroscopic tissue removal or hysteroscopic morcellator: understanding the past to predict the future. A narrative review. Facts Views Vis Obgyn. 2021;13(3):193-201.

Haimovich S, Tanvir T. A MiniReview of Office Hysteroscopic Techniques for Endometrial Tissue Sampling in Postmenopausal Bleeding. J Midlife Health. 2021;12(1):21-9.

Noventa M, Ancona E, Quaranta M, Vitagliano A, Cosmi E, D'Antona D, et al. Intrauterine Morcellator Devices: The Icon of Hysteroscopic Future or Merely a Marketing Image? A Systematic Review Regarding Safety, Efficacy, Advantages, and Contraindications. Reprod Sci. 2015;22(10):1289-96.

Rosenblatt P, Barcia S, DiSciullo A, Warda H. Improved adequacy of endometrial tissue sampled from postmenopausal women using the MyoSure Lite hysteroscopic tissue removal system versus conventional curettage. Int J Women's Health. 2017;9:789-94.

Rovira Pampalona J, Ratia García E, Muñoz Casas E, Mateu Pruñonosa JC, Degollada Bastos M, Guerra García A, et al. Morcelador histeroscópico (Truclear System®): nuestra experiencia inicial. Prog Obstet Ginecol. 2012;55(9):459-63.

Van Dongen H, Emanuel MH, Wolterbeek R, Trimbos JB, Jansen FW. Hysteroscopic Morcellator for Removal of Intrauterine Polyps and Myomas: A Randomized Controlled Pilot Study among Residents in Training. J Minim Invasive Gynecol. 2008;15(4):466-71.

Yin X, Cheng J, Ansari SH, Campo R, Di W, Li W, et al. Hysteroscopic tissue removal systems for the treatment of intrauterine pathology: a systematic review and meta-analysis. Facts Views Vis Obgyn. 2018;10(4):207-13.

Láser en histeroscopia

46

M. López-Yarto Elejabeitia y S. Haimovich

OBJETIVOS

- Conocer las bases del láser y su utilización en la cirugía. Para ello, se repasan los diferentes tipos de láser y se destacan las características del más utilizado en histeroscopia.
- Incidir en el tratamiento de determinadas patologías con láser, entre los que destaca el tratamiento de los miomas submucosos y los pólipos endometriales.
- Conocer datos sobre los resultados del láser en el tratamiento de la patología intrauterina.

INTRODUCCIÓN

Los equipos láseres hacen que los átomos que constituyen su masa se obliguen a almacenar luz y a emitirla de forma coherente. El primer efecto de un aparato de láser es hacer que los electrones de los átomos que lo componen sean bombeados hasta un estado excitado por una fuente de energía. Como segundo paso, estos son estimulados mediante fotones externos para que emitan la energía almacenada en forma de fotones con un proceso conocido como emisión estimulada. Los fotones emitidos tienen una frecuencia que depende de los átomos en cuestión y se desplazan en fase con los fotones que los estimulan. Los fotones emitidos chocan, a su vez, con otros átomos excitados y liberan nuevos fotones. La luz se amplifica a medida que los fotones se desplazan hacia atrás y hacia delante entre dos espejos paralelos desencadenando nuevas emisiones estimuladas. Al mismo tiempo, la luz láser, intensa, direccional y monocromática, se «filtra» por uno de los espejos, que es solo parcialmente reflectante: el rayo láser.

La emisión estimulada, proceso en que se basa el láser, fue descrita por primera vez por Albert Einstein en 1917.

Existen diferentes tipos de láser según la longitud de onda de la emisión; de acuerdo con estas, varía el efecto sobre los tejidos. Cabe destacar que diferentes longitudes de onda tienen afinidad por distintos tejidos (**Fig. 46-1**) con lo que se consiguen distintos resultados. Por ejemplo, una longitud de onda de menos de 900 nm tiene un efecto de coagulación y termodestrucción de los tejidos, con lo que consigue poco corte limpio; una longitud de onda por encima de 1.400 nm, debido a su gran afinidad por el agua, sí permite un corte limpio.

TIPOS DE LÁSER

El primer uso documentado del láser en ginecología se remonta a 1973, cuando el Dr. Kaplan utilizó un láser de dióxido de carbono (CO_2) para tratar una erosión cervical. El Dr. Kaplan fue, asimismo, fundador de la International

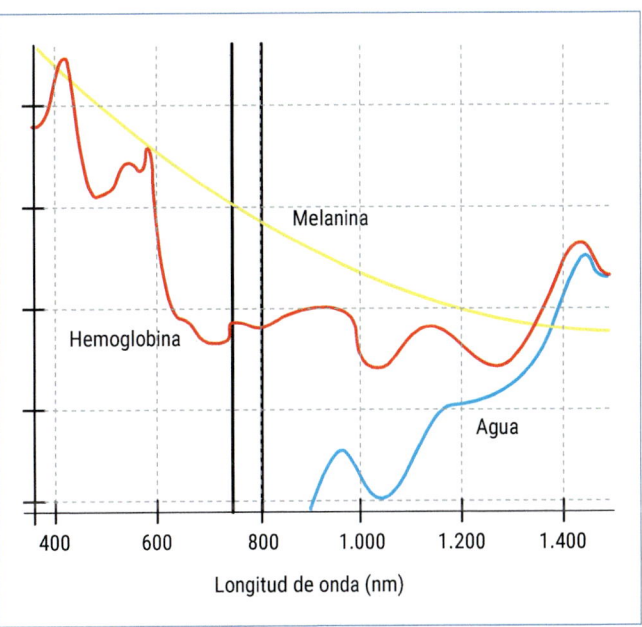

Figura 46-1. Espectro de absorción de la luz.

Society for Laser Surgery and Medicine en 1971. A partir de los años 90, el uso de esta tecnología se popularizó con aplicaciones en laparoscopia, en especial, en cirugía reproductiva.

Tipos de láser por tipo de medio

El medio de amplificación del láser es una carga de átomos de un sólido, un líquido o un gas con electrones que hay que a estimular alrededor del núcleo. Los láseres, por lo tanto, pueden ser:

- **De estado sólido**: tienen material láser distribuido en una matriz sólida, por ejemplo, los láseres de rubí o neodimio y granate de itrio y aluminio, que emite luz infrarroja a 1.064 micrómetros.

- **De gas:** helio y helio-neón (He-Ne), son los láseres de gas más comunes. Tienen una salida primaria de una luz roja visible. Los láseres de CO_2 emiten energía en el infrarrojo lejano (10,6 micrómetros).
- **De semiconductores** (o láseres de diodo): no son láseres de estado sólido. Estos dispositivos electrónicos son generalmente muy pequeños y usan poca energía. Pueden estar integrados en matrices más grandes, por ejemplo, la fuente de escritura en algunas impresoras láser o en reproductores de discos compactos.

Láseres utilizados en histeroscopia

En la actualidad, existen diferentes tipos de láser que se emplean en histeroscopia.

Láser de dióxido de carbono

Este láser de gas fue desarrollado en 1964. Un láser de CO_2 típico consiste en bombear eléctricamente una descarga de gas que luego se enfría por aire o agua (según la potencia de la descarga) gracias a la corriente continua, alterna (p. ej., 20-50 kHz) o en el dominio de radiofrecuencia. Esta descarga estimula una mezcla de gases (medio activo), que incluye moléculas de dióxido de carbono (alrededor del 10-20 %), nitrógeno (alrededor de 10-20 %), un pequeño porcentaje de hidrógeno y/o xenón y una mezcla de gases de helio para completar. Las proporciones específicas de cada gas varían de acuerdo con cada láser en particular.

Los láseres de CO_2 suelen emitir a una longitud de onda de 10.600 nm, excelente para vaporización y corte de tejidos.

Hasta la fecha, no hay ningún estudio publicado sobre el uso de este tipo de láser en histeroscopia, debido, probablemente, a la imposibilidad de uso de este tipo de longitud de onda en medio acuoso. No obstante, se ha intentado el desarrollo y aplicación de este láser en histeroscopia con gas.

Láser de neodimio y granate de itrio y aluminio

Se trata de un láser de tipo sólido que utiliza un cristal de neodimio y granate de itrio y aluminio. Aunque es capaz de generar diferentes longitudes de onda, la más frecuente es la de 1.064 nm. Tiene poca absorción en un medio acuoso, por lo que puede penetrar los tejidos a una profundidad de hasta 4 mm. Su modo de acción es tanto continuo como pulsátil y la energía puede ser transmitida a través de fibras de cuarzo, aunque en histeroscopia se utilizan fibras a las que se les adhiere en la punta un zafiro sintético. El zafiro evita la dispersión energética típica de este tipo de láser. El efecto sobre el tejido depende del tipo de fibra. Así, una fibra cónica es útil para cortes porque facilita la cirugía del septo; una fibra en forma de bola permite actuar sobre superficies mayores, como los miomas, con lo que consigue una miólisis de estos.

Las indicaciones en las que se ha utilizado este tipo de láser son: septos uterinos, sección de bases de miomas o miólisis, pólipos y lisis de adherencias. Otra importante indicación de este láser ha sido la ablación endometrial.

Los medios en los que se ha empleado son: CO_2, gracias a la baja generación de humo, glicina, dextrano e, incluso, salino.

A pesar de los buenos resultados obtenidos, el láser neodimio y granate de itrio y aluminio cayó en desuso debido a los elevados costes y se dejó de utilizar casi por completo en histeroscopia.

Láser de argón

El láser de argón emite luz con una longitud de onda determinada (488-514 nm) y absorbe la melanina y la hemoglobina. Su acción es térmica y su efecto es de coagulación.

Este tipo ha tenido poca penetración en histeroscopia, con un cierto uso en metroplastia para el tratamiento de septos uterinos.

Láseres de semiconductores o diodo

Los láseres de semiconductores o diodo son los más compactos; suelen estar formados por una unión entre capas de semiconductores con diferentes propiedades de conducción eléctrica. Cabe señalar que la cavidad del láser se mantiene confinada en la zona de la unión mediante dos límites reflectantes. El arseniuro de galio es el semiconductor más usado.

Los láseres de semiconductores se bombean mediante la aplicación directa de corriente eléctrica a la unión y pueden funcionar en modo continuo o pulsado con una gran eficiencia.

En general y como suceso común a cualquier tipo de láser, por el hecho de que la luz amplificada es reflejada entre espejos paralelos existentes en el equipo, la salida del láser se da en forma de un haz paralelo de luz altamente colimado (muy paralelo), monocromático (pequeño ancho de banda), coherente (una sola fase define la onda electromagnética emergente) y, por supuesto, con alta concentración de energía.

En el uso quirúrgico del diodo, se han de tener en cuenta diferentes parámetros:

- Potencia en vatios (watt): para conseguir la sección de los tejidos se puede usar una energía relativamente baja de 15 vatios; pero si lo que se aspira a conseguir es la vaporización, entonces se utilizan energías superiores a 100 vatios.
- Longitud de onda: de acuerdo con la longitud de onda, la energía emitida actúa de una forma u otra (**Fig. 46-2**) Así, la onda de 980 nm tiene mayor absorción por la hemoglobina (mayor coagulación) y la de 1.470 por el agua (mayor vaporización), aunque esta longitud mantiene una alta afinidad por la hemoglobina, con lo que consigue a la vez coagular y cortar.

Un dispositivo con una longitud de onda de 1.470 nm (**Fig. 46-3**) consigue un equilibrio entre sección/coagulación y destrucción de tejidos. La penetración de la energía en el tejido es de 0,5-1 mm de profundidad, lo que confiere una excelente precisión junto con una alta seguridad en el uso.

Durante el primer *Global Congress on Hysteroscopy*, que tuvo lugar en 2017, el número de trabajos presentados sobre el uso del láser diodo fue anecdótico. Este hecho cambio en el segundo congreso, 2 años después, donde casi el 20 % de los trabajos presentados fueron ya sobre el uso del láser diodo.

En la actualidad, es el láser más utilizado en la cirugía histeroscópica (v. **Fig. 46-3**). Se dispone de diferentes tipos de fibras; las más utilizadas son aquellas que son aptas para

Figura 46-2. Longitud de onda y absorción de energía (980 nm hemoglobina y 1.470 nm agua).

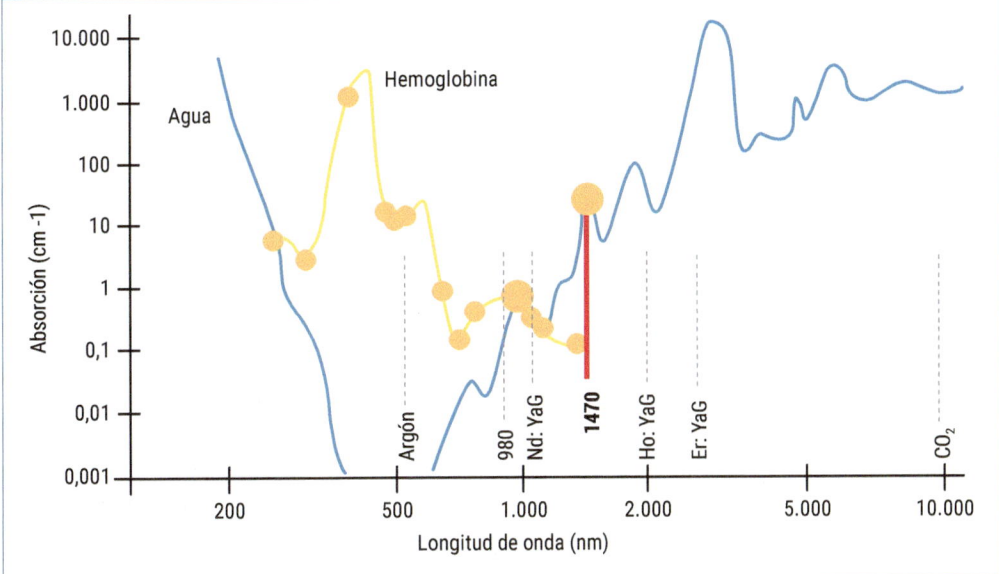

trabajar a través del canal de trabajo del histeroscopio y, por lo tanto, disponen de un diámetro inferior a 5 Fr (1,66 mm).

En nuestra unidad de histeroscopia, se ha comenzado a utilizar el láser en 2007 e, inicialmente, se emplea una fibra de 600 micras y flexible. El número de patologías que se podían tratar con esta fibra era muy limitado y se resumía básicamente en pequeños pólipos. Una vez definidas las necesidades y las características de la fibra ideal, se comenzó con la que actualmente es la más utilizada por nosotros: una fibra cónica de 1.000 micras de diámetro y rígida. (**Fig. 46-4**) Esta fibra, por su forma y rigidez, permite seccionar cualquier tipo de tejido con una gran seguridad de uso, ya que tan solo actúa emitiendo energía en la punta. De esta forma, se controla en todo momento su acción. Además, es muy versátil, puesto que se puede utilizar en cualquier tipo de patología endometrial, pólipos, miomas y septos, entre otros. Con una baja energía de 15 vatios no transmite calor a la paciente y se tolera muy bien, con lo que se convierte en el instrumento quirúrgico ideal para la histeroscopia en consulta sin anestesia.

Existen múltiples tipos de fibras que se diferencian en la forma de la punta, el tamaño del diámetro e, incluso, en la irradiación del haz de energía, que puede ser lineal desde la punta o radial en anillo.

LA APLICACIÓN DEL LÁSER DIODO A LA PATOLOGÍA ENDOMETRIAL

En 2007, cuando se comienza a aplicar el láser diodo en histeroscopia de consulta sin anestesia, la patología inicial fueron los pólipos. A medida que la experiencia de su uso fue aumentando, nuevas indicaciones se han ido añadiendo (miomas y septos), culminando en una tesis doctoral publicada en 2015, que obtuvo la calificación de excelente (*cum laude* por la Universidad Autónoma de Barcelona).

Pólipos

Los pólipos se diferencian en su consistencia (fibroso o glandular), su amplitud de base (sésil o pediculado) y su tamaño.

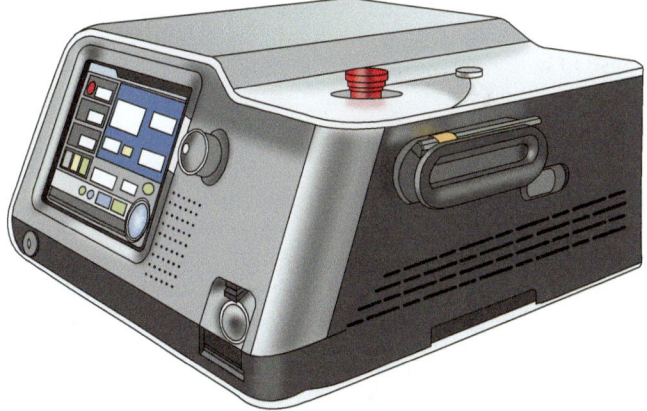

Figura 46-3. Láser diodo de 1.470 nm.

Figura 46-4. Fibra cónica.

Un pólipo glandular, pediculado y de 10 mm tiene una dificultad quirúrgica muy diferente a la de un pólipo sésil, fibroso y de 20 mm.

Los pólipos hasta 10 mm no requieren láser; su exéresis se puede realizar con material mecánico. Los pólipos por encima de 20 mm requieren una fuente de energía que facilite su liberación acortando tiempos, ya que cuando se trabaja sin anestesia el tiempo del procedimiento es crucial.

En los pólipos superiores a 10 mm, pero por debajo de los 20 mm, en un principio, se comienza con instrumental mecánico. Si el procedimiento se alarga, ya que se trata de un pólipo fibroso con amplia base, se utiliza el láser para acelerar la exéresis y acortar el tiempo quirúrgico.

Técnica de polipectomía

Una vez se localiza en la cavidad la base de implantación del pólipo o su pedículo, con el láser se procede al corte de este, a la altura del endometrio, hasta la total liberación del pólipo

(Fig. 46-5). Si su extracción es posible, se realiza con pinzas y se remite para un estudio histológico. Si por las dimensiones no fuera posible, se efectúa la toma de biopsias para su estudio y se deja en la cavidad. Además, es necesario un seguimiento a los 2 meses mediante ecografía para comprobar la desaparición del pólipo.

En 2009, el Hospital del Mar (Barcelona) inauguró la primera unidad de histeroscopia fuera de esta clínica, situada en un centro de atención primaria. El 100 % de los procedimientos histeroscópicos se realizaron en consulta y sin anestesia; el láser diodo es la fuente de energía.

Durante los primeros 5 años de funcionamiento se realizaron 673 polipectomías, de las cuales 409 se hicieron con instrumental mecánico y 264 con láser.

Las características de las 264 polipectomías láser realizadas en consulta sin anestesia entre el 2009 y 2014 se presentan en la **tabla 46-1**.

La tasa de éxito fue del 92 %. En la **tabla 46-2** se pueden ver los casos derivados a resectoscopia en el quirófano y entender que probablemente el fracaso de la técnica esté ligado a la experiencia del cirujano.

Tiempo quirúrgico

La mediana (IQR) del tiempo quirúrgico con láser fue de 4 minutos para pólipos de 10-20 mm y de 9 minutos para pólipos de más de 20 mm, como se puede ver en la **tabla 46-3**.

La aplicación del láser para el tratamiento de los pólipos (10-20 mm) acorta el tiempo quirúrgico al compararlo con el uso de instrumental mecánico y consigue en los pólipos de mayor tamaño una rápida resolución.

Morbilidad

En la **tabla 46-4** se recoge la evaluación de la tolerancia al dolor en función de la utilización de instrumental mecánico o láser al realizar la polipectomía.

Como se puede observar, la tolerancia al dolor fue muy similar en ambos grupos. La mayoría de las pacientes no refirieron dolor por encima del habitual durante la menstruación. De las que sí indicaron algún tipo de dolor, el 60 % y el 64 % eran menopáusicas, mientras que el 28 % y el 29 % eran nulíparas.

La complicación más frecuente es el síndrome vagal, que aparece en el 1,4 % (n = 10) de los casos. Esta complicación en ningún caso es grave (ocho casos leves y dos moderados) y siempre ha cedido de forma espontánea. El 70 % en el grupo de pincería.

En un trabajo aleatorizado comparativo entre el láser diodo y el uso de energía bipolar (Versapoint®) con 50 y 52 casos, respectivamente, Lara-Domínguez *et al.* evidenciaron que utilizando el láser diodo había menos recidivas y una satisfacción superior sin diferencias en cuanto al tiempo quirúrgico o al dolor. En este caso, la fibra utilizada era de un grosor que requirió un histeroscopio de 6 mm con un canal de trabajo de 7 Fr. Dicha fibra realizaba vaporización del pólipo; actualmente, ha caído en desuso. La longitud de onda aplicada fue de 980 nm, que consigue una mayor coagulación; es menos eficiente en vaporización y corte.

En otro estudio realizado por Nappi *et al.*, se publicaron los resultados de 219 polipectomías realizadas con un láser diodo

dual (980 y 1.470 nm) con una potencia de 35-45 vatios. Se incluyeron pólipos de menos de 25 mm y el procedimiento se llevó a cabo en consulta y sin anestesia. La tasa de éxito fue del 97,3 % y se suspendieron seis casos por intolerancia debido a estenosis cervical.

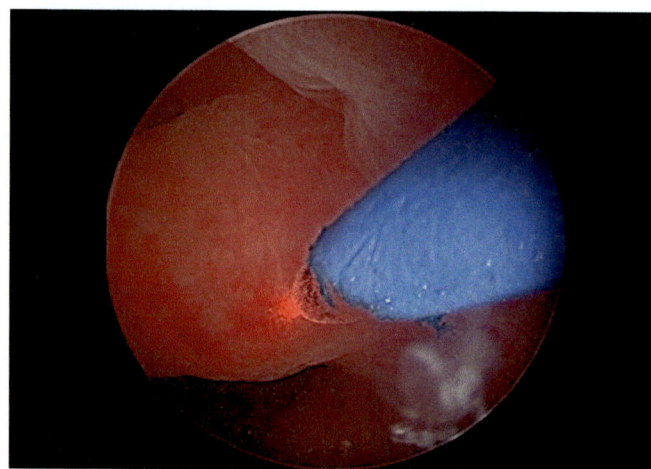

Figura 46-5. Corte del pedículo del pólipo mediante fibra cónica aplicando energía láser diodo.

Tabla 46-1. Características de las pacientes sometidas a polipectomía láser

Paridad	
Nulípara	61 (23 %)
Para	203 (77 %)
Estado hormonal	
Premenopausia	184 (69 %)
Posmenopausia	80 (31 %)
Tamaño de los pólipos	
Hasta 10 mm	0
> 10 mm y < 20 mm	162 (61 %)
> 20 mm	102 (39 %)

Tabla 46-2. Número de derivaciones a resectoscopia por año

Año	Número de derivaciones a resectoscopia
2009	14
2010	5
2011	1
2012	2
2013	2
2014	0

Tabla 46-3. Medianas de tiempo quirúrgico de polipectomía comparando pincería y láser		
	Tiempo medio pincería (minutos)	**Tiempo medio láser (minutos)**
< 10 mm	8 (4-15)	NP
De 10 a 20 mm	12 (7-23)	4 (2-9)
> 20 mm	NP	9 (5-16)

Tabla 46-4. Comparación de la tolerancia al dolor entre las dos técnicas		
	Instrumental mecánico N (%)	**Láser N (%)**
Sin dolor	354 (86,5 %)	229 (90,5 %)
Leve	25 (6 %)	9 (3,4 %)
Moderado	28 (7 %)	13 (5 %)
Intenso	2 (0,5 %)	3 (1,1 %)

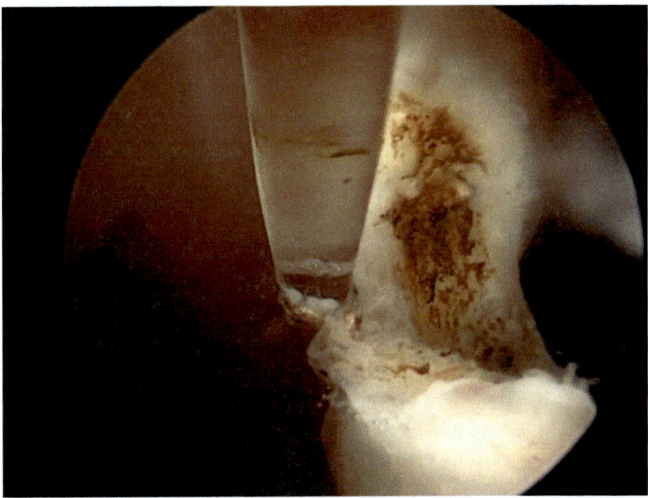

Figura 46-6. Septoplastia mediante fibra cónica aplicando láser diodo.

Tabla 46-5. Resultados perinatales		
Tasa de gestación 78,9 % (30/40)	A término 70 % (21)	
	Pretérmino 10 % (3)	RPM (semana 35) Preeclampsia (semana 35) RCIU (semana 29)
	Abortos 20 % (5)	
Tasa de niño vivo	80 % (24/30)	

Los pólipos representan la patología endometrial más frecuente. Su exéresis en consulta y sin anestesia es una realidad desde que en la década de 1990 se introdujera la práctica de «*see & treat*». El láser diodo como fuente de energía asociada a la polipectomía en consulta ha demostrado su eficacia: la paciente no nota su aplicación, se acortan los tiempos quirúrgicos y existen bajas tasas de recidivas comparado con otras técnicas.

Septo uterino. Técnica de septoplastia

La técnica utilizada para la solución del defecto es la metroplastia, durante la cual se realiza la sección del septo mediante corte y coagulación. Esta se puede llevar a cabo con el láser, lo que disminuye significativamente el sangrado. El septo suele estar recubierto de endometrio y contiene tejido fibrótico, además de miometrio en mayor o menor grado.

Con el láser se comienza a cortar el septo a la mitad de la altura entre la cara anterior y posterior, a partir del orificio cervical interno avanzando hacia el fundus (**Fig. 46-6**). Se marca un punto en la cara interna de las zonas precornuales a una distancia del *ostium* entre 2 y 4 mm para definir el límite de la sección. Según las características del septo, este procedimiento se puede realizar en uno o dos tiempos. Los casos que requieren un segundo tiempo son aquellos con septos muy amplios en la zona fúndica (forma triangular), los cuales requieren más tiempo quirúrgico y es la paciente la que solicita en un momento determinado suspender. Hay que recordar que esta técnica genera una distensión del miometrio al cabo de un tiempo (entre 15′ y 30′) y puede dar espasmos molestos para la paciente que requieren interrumpir el procedimiento.

En un trabajo conjunto realizado entre el Hospital del Mar (Barcelona) y el Hospital Universitario Virgen de las Nieves (Granada), se incluyeron 41 septos, de los cuales uno se suspendió debido a la aparición de dolor. En todos se utilizó láser de diodo con longitud en onda de 1.470 nm, con una energía de 1 vatio; se realizaron en consulta y sin anestesia. De ellos, 33 casos (82,5 %) se pudieron acabar sin requerir un segundo tiempo y con una alta tolerancia; 34 casos (85 %) refirieron que las molestias que notaron fueron iguales o inferiores a una menstruación. Durante la histeroscopia de seguimiento solo se evidenciaron adherencias laxas en un caso. En cuanto a los resultados perinatales, estos se representan en la **tabla 46-5**.

Nappi y *et al.* publicaron un piloto en el que se trataron 18 pacientes mediante metroplastia láser en consulta y sin anestesia. Se les aplicó una longitud de onda de 980 nm con una potencia de 20 vatios. Se consiguieron unos resultados de tasa de embarazo del 75 % y de niño a término del 50 %.

El uso del láser diodo en histeroscopia en consulta y sin anestesia para la metroplastia en casos de septo uterino tiene una buena tolerancia y unos resultados perinatales similares al de otras técnicas documentadas.

El mioma

Los miomas son tumores benignos, monoclonales que crecen a partir de las células de músculo liso del miometrio. Están compuestos de grandes cantidades de matriz extracelular que contiene colágeno, fibronectina y proteoglicanos. Los recubre una zona laxa de tejido neuroconectivo y rica en vascularización llamada seudocápsula. Los miomas pueden ser, según su localización, subserosos, intramurales o submucosos. Estos últimos tan solo representan entre el 5-10 % del total de miomas, pero suelen ser responsables de gran parte de los síntomas, como el sangrado excesivo y problemas de fertilidad.

En torno al mioma se forma una estructura tisular conocida como seudocápsula del mioma. Esta es el resultado del fenómeno de compresión sobre el miometrio sano subyacente al mioma. El crecimiento del mioma genera isquemia y, como consecuencia de esta, se constituye una red de fibras de colágeno, neurofibras y vasos sanguíneos, como un tejido fibroneurovascular separado del miometrio sano. La superficie de la seudocápsula se ve interrumpida por fibras de colágeno y vasos que anclan el mioma al miometrio. La identificación de la seudocápsula, que señala a su vez el plano de disección entre mioma y miometrio sano, facilita la correcta enucleación de este.

La Sociedad Europea de Ginecología Endoscópica clasifica los miomas submucosos según el grado de protrusión desde el miometrio hacia el interior de la cavidad endometrial (**Tabla 46-6**). Dicha clasificación es una modificación de la clasificación de Wamsteker.

Posteriormente, Lasmar *et al.* han propuesto una nueva clasificación en la que se tienen en cuenta diferentes características de los miomas con la finalidad de determinar el grado de dificultad y la factibilidad de su resección histeroscópica (**Tabla 46-7**).

Según el mioma y sus características, puede ser necesario un tratamiento preparatorio previo a la cirugía. En el pasado, se utilizaban los análogos de la hormona liberadora de gonadotropinas; el tratamiento generaba una castración química que, gracias a la ausencia de estrógenos, daba lugar a la reducción tanto del mioma como del útero, con lo que se conseguía un mejor control clínico de las pacientes. El problema de este tratamiento es que no reducía solo el mioma, sino que los tejidos se compactaban, la identificación de la seudocápsula era muy difícil y, por lo tanto, se veía dificultada la cirugía posterior.

En los últimos años, se han introducido para el tratamiento de los miomas sintomáticos los moduladores selectivos de los receptores de progesterona, concretamente el acetato de ulipristal. La indicación inicial fue la preparación prequirúrgica de miomas sintomáticos, administrándose 5 mg/día durante 3 meses. Por una parte, el acetato de ulipristal actúa sobre el endometrio consiguiendo, tras 7-10 días de tratamiento, una

Tabla 46-6. Clasificación de los miomas submucosos según la Sociedad Europea de Ginecología Endoscópica	
G0	Totalmente endocavitario. Pediculado
G1	> 50 % endocavitario
G2	< 50 % endocavitario

amenorrea que se mantiene hasta el final del tratamiento en el 90 % de las pacientes. Por otra parte, actúa de manera selectiva sobre las células miometriales induciendo una apoptosis de esta y, por consiguiente, una reducción del volumen del mioma, con el que se respeta el plano de disección sin afectar de forma significativa al tejido miometrial sano. Recientemente, se ha aprobado la indicación del tratamiento crónico de los miomas con acetato de ulipristal y se ha visto que la reducción de los miomas es proporcional al tiempo de uso del medicamento. La reducción puede variar entre el 49 % del volumen tras un ciclo de 3 meses hasta el 72 % de reducción al cuarto ciclo de 3 meses de tratamiento.

La técnica aplicada para la miomectomía depende del tipo de mioma y su tamaño. En el caso de los miomas G0 (totalmente dentro de la cavidad y pediculados) solo se secciona el pedículo con láser. Si por dimensiones no se consigue la extracción de este por el canal endocervical, tras la realización de la biopsia se remite una muestra para estudio histológico, se deja la masa en la cavidad y se hace un control ecográfico a los 2 meses. En el caso de miomas G1 (mayoritariamente endocavitarios) y los G2 (componente mayoritario intramural), según las características del mioma, se lleva a cabo una enucleación total este en un tiempo; en ocasiones, han sido necesarios dos tiempos para conseguir la miomectomía.

Una vez conseguida la enucleación y tras obtenerse una muestra de tejido para histología, el mioma se deja libre dentro de la cavidad uterina.

Una de las cuestiones más polémicas en torno a esta técnica radica en el hecho de que una vez liberado el mioma, se deja libre en la cavidad sin extraerlo. En nuestra casuística, se han identificado un total de 63 miomas que fueron dejados en la cavidad uterina en 61 pacientes que fueron evaluadas mediante control ecográfico a los 2 meses de haberse realizado el procedimiento. En ninguno de los casos se objetivó masa residual intrauterina tras un seguimiento medio de 68,17 días. El resultado histológico de las biopsias realizadas fue en todos los casos de leiomioma y/o mioma.

Tabla 46-7. Clasificación de Lasmar para los miomas submucosos					
Puntos	Penetración	Tamaño (cm)	Tercio	Base en la pared	Pared lateral (+1)
0	0 %	< 2	Inferior	< 1/3	
1	< 50 %	> 2-5	Medio	1/3 a 2/3	
2	> 50 %	> 5	Superior	> 2/3	
Puntuación total					

Tras una media de 68 días, las pacientes, además de someterse a una ecografía de control, fueron reinterrogadas sobre la sintomatología ginecológica atribuible a la presencia del mioma intracavitario. De las tres pacientes (4,9 %) que refirieron dolor, solo una acudió a urgencias indicado un dolor moderado que cedió tras la analgesia; en los otros dos casos, el dolor fue referido como leve. Por otro lado, 13 de las pacientes (21 %) refirieron sangrado, siempre inferior a la menstruación y similar al que aparece tras una miomectomía con extracción de la masa. Dicha sintomatología fue referida independientemente del tipo de mioma enucleado o del tamaño. En 10 casos, los miomas tuvieron un diámetro superior a 30 mm y el resultado fue el mismo. Estos resultados fueron publicados en 2015.

Nuestra técnica quirúrgica se basa en un trabajo publicado en 2009 por Stefano Bettocchi. En este estudio, se describe la técnica *Office Preparation of Partially Intramural Myomas* (OPPIuM) con preparación en consulta de los miomas parcialmente intramurales. Bettocchi, mediante el uso de Versapoint®, abría la mucosa y la seudocápsula del mioma. Esto generaba una migración del fibroma hacia la cavidad, ya que no había nada que contuviera al mioma. En un segundo tiempo, se remitía a la paciente a quirófano para la realización de resectoscopia.

De acuerdo con la técnica OPPIuM de dos tiempos, desarrollamos y publicamos una técnica que, a diferencia de Bettocchi que enviaba el segundo tiempo a quirófano, permitía hacer los dos tiempos en consulta. Durante el primer tiempo se abre la mucosa (**Fig. 46-7**) y la seudocápsula migrando el mioma (G2 o G1) hacia la cavidad (**Fig. 46-8**) y facilitando la total enucleación de este. Para conseguir la liberación total del mioma, se sigue el plano de forma similar a la miomectomía por laparoscopia o abierta (**Figs. 46-9** y **46-10**).

Mediante la disección del plano de cribado se consigue la liberación del mioma y el compromiso de la vascularización que rodea este. De esta forma, cuanto mayor sea la disección, más afectado estará el mioma en el segundo tiempo, por lo que puede atrofiarse e incluso desaparecer.

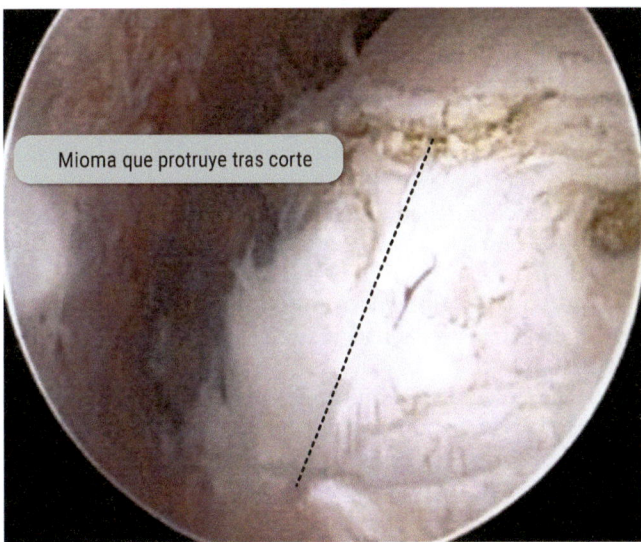

Figura 46-8. Mioma que protruye después de la sección de mucosa y seudocápsula.

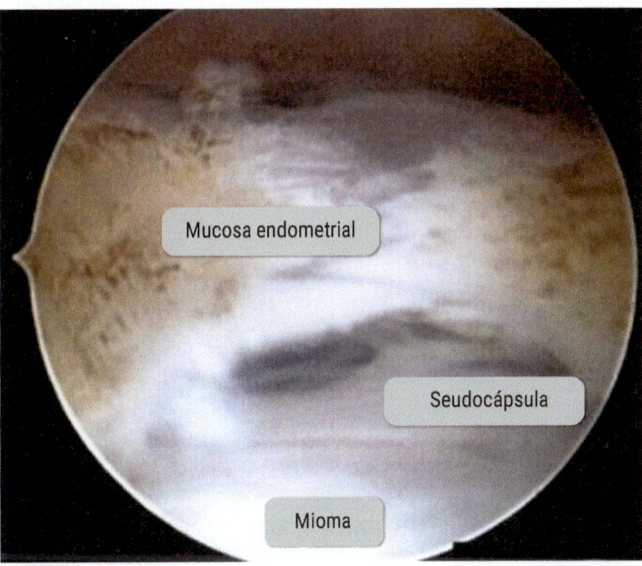

Figura 46-9. Seudocápsula entre la mucosa endometrial y el mioma.

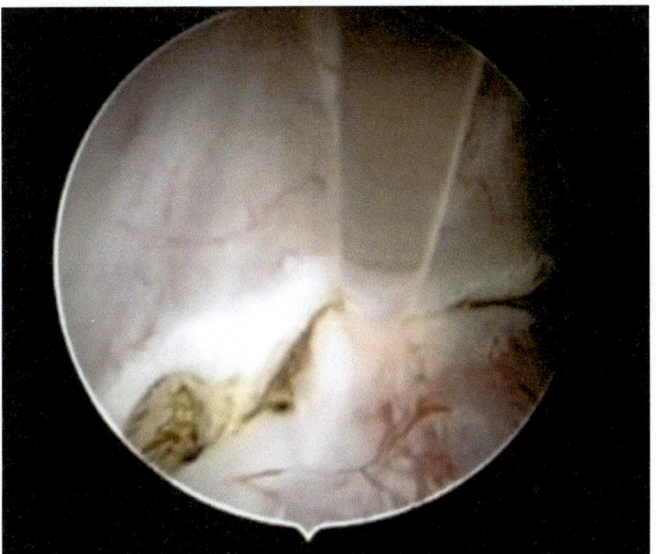

Figura 46-7. Apertura de la mucosa del mioma mediante láser diodo con uso de fibra cónica.

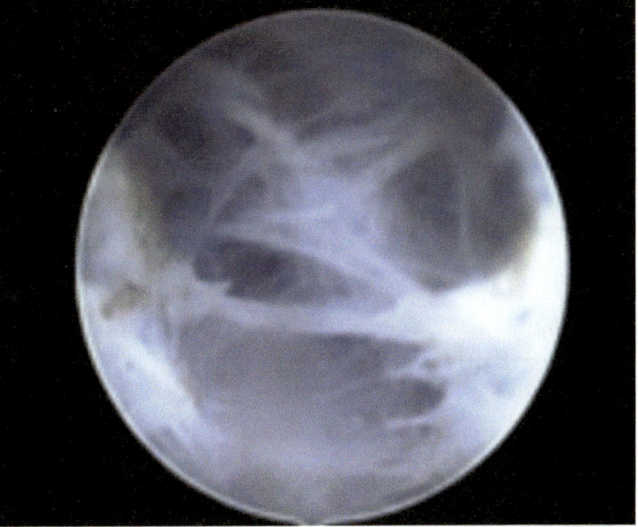

Figura 46-10. Puentes laxos de tejido conectivo de la seudocápsula que anclan el mioma.

Resumiendo, las ventajas de realizar la disección sobre el plano de la seudocápsula son:

- Respetando la seudocápsula y el tejido neurovascular, contribuye a la correcta recuperación de los tejidos tras la miomectomía y, en el caso de los miomas submucosos, la reepitelización del endometrio.
- Disminución del sangrado durante la cirugía al utilizar este plano.
- Menor tasa de adherencias posquirúrgicas y menor compromiso para la fertilidad posterior.

Una correcta técnica quirúrgica para los miomas submucosos debería respetar siempre la seudocápsula. Esta técnica consigue la enucleación con éxito de los miomas de hasta 30 mm. En miomas de 30 mm o más, las tasas de éxito se reducen. La causa de estos resultados se basa en el hecho de que cuando el volumen del mioma es mayor que el tamaño de la cavidad, no es posible introducirlo dentro de esta. Este hecho introduce un factor no relacionado con el mioma y que debería formar parte de la clasificación de estos, el llamado *factor ratio*. Este se deriva de la relación contenido/continente (en la **figura 46-11** el tamaño del mioma es el mismo en

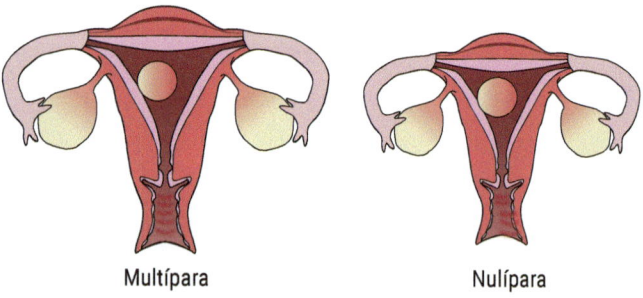

| Multípara | Nulípara |

Figura 46-11. *Factor ratio.*

las dos cavidades, pero, obviamente, el grado de dificultad quirúrgica es superior en el útero de la nulípara que en el de la multípara). Por lo tanto, si se consigue reducir el tamaño del mioma, aumenta la tasa de éxito de la cirugía, además de reducir el tiempo quirúrgico.

Presentamos nuestros resultados, basados en 219 miomectomías en consulta y sin anestesia utilizando como fuente de energía el láser diodo.

- **Miomas G0.** Los cinco casos de fracaso de la técnica que se remitieron a resección en el quirófano fueron aquellos que por el tamaño del mioma no fue posible llegar al pedículo para seccionarlo (**Tabla 46-8**).
- **Miomas G1.** A continuación (**Tabla 46-9**), se analizaron los resultados de la miomectomía láser de 90 miomas G1. De ella, se extrae que la tasa de éxito global alcanzó el 91,2 % (82/90). Hay que destacar que se realizó una técnica en dos tiempos para completar la miomectomía en 32 casos (35,5 %), la mayoría de ellos (28/32) con tamaños de 2 cm o superiores. De este modo, tan solo cuatro miomas menores de 20 mm requirieron un segundo tiempo para su resección, lo que representa un 22 % de los miomas en ese rango de tamaños. El 30,3 % (17/56) de miomas entre 20 y 29 mm y el 83,3 % (10/12) de los miomas con tamaño superior a 30 mm requirieron un segundo tiempo quirúrgico. Sin embargo, la tasa de éxito de miomectomía completa con láser en mioma de más de 30 mm solo alcanzó el 41,6 %, ya que, finalmente, cinco casos fueron derivados para completar la resección en el quirófano mediante resectoscopio.
- **Miomas G2.** Los miomas G2 son los que representan la mayor dificultad quirúrgica debido a su importante componente intramural. Esto se reflejó en nuestros resultados, dado que 33 de las pacientes de las 39 que presentaban miomas tipo G2 (92 %) fueron remitidas a un segundo tiempo;

Tabla 46-8. Resultados de la miomectomía de miomas G0

Tamaño	Número de miomas	Un tiempo	Dos tiempos	Tres tiempos	Resección en quirófano
< 20 mm	18	18	0	0	0
20 a 29 mm	45	45	0	0	0
30 mm o más	27	22	0	0	5
Total	**90**	**85**	**0**	**0**	**5**

Tabla 46-9. Resultados de la miomectomía de los miomas G1

Tamaño	Número de miomas	Un tiempo	Dos tiempos	Tres tiempos	Resección en quirófano
< 20 mm	22	18	4	0	0
20 a 29 mm	56	38	18	0	1
30 mm o más	12	2	10	0	7
Total	**90**	**58**	**32**	**0**	**8**

Tabla 46-10. Resultados de la miomectomía de los miomas G2

Tamaño	Número de miomas	Un tiempo	Dos tiempos	Tres tiempos	Resección en quirófano
< 20 mm	14	3	11	0	0
20 a 29 mm	20	0	18	2	13
30 mm o más	5	0	4	1	4
Total	**39**	**3**	**33**	**3**	**17**

tres de ellas aún requirieron un tercer tiempo. Diecisiete pacientes fueron, finalmente, tratadas en el quirófano mediante resectoscopio bajo anestesia general (**Tabla 46-10**). La tasa global de éxito en la enucleación histeroscópica mediante láser de este tipo de miomas G2 fue del 56,5 %. Se objetivó una menor tasa de éxito cuanto mayor era el tamaño de los miomas; esta fue del 100 % en miomas menores de 20 mm, del 35 % en miomas de 20-29 mm y del 20 % en los de 30 mm o mayores.

De acuerdo con la relación entre contenido y continente, el *factor ratio*, si se consigue la reducción del mioma, se consigue mejorar los resultados. Esta reducción se puede conseguir mediante tratamiento médico con acetato de ulipristal o con la vaporización de los tejidos con láser. Inicialmente, se intentó reducir la porción endocavitaria mediante la vaporización láser de esta.

El sistema HOLA® (Biolitec®) utiliza fibras más gruesas que, a su vez, requieren un histeroscopio con diámetro de, al menos, 5 mm; además, utilizan potencias muy altas. En la práctica habitual de uso del láser, se utiliza una energía de 15 w, que se tolera muy bien por parte de las pacientes. Con las fibras HOLA®, la energía requerida se mueve en una horquilla de 80-120 w. Esta energía tan alta limita el uso, ya que el calor emitido en la cercanía de la pared uterina se transmite al miometrio y genera un dolor importante a la paciente. Por el diámetro de la fibra y por no poderse utilizar con los histeroscopios habituales con un canal de trabajo de 5 Fr, se ha utilizado muy poco y, en la actualidad, está prácticamente en desuso.

Sin embargo, existe otra opción para conseguir la reducción de la masa de los miomas con una fibra apta para el canal de trabajo de 5 Fr; se trata de la miólisis del mioma. Esta comenzó a utilizarse a finales de la década de los 80 en Europa como un tratamiento conservador de los miomas. En el año 2000, J. Donnez publicó los resultados de la miólisis aplicada en la laparoscopia con una longitud de onda de 830 nm y alta afinidad por la hemoglobina, pero no eficaz en la vaporización de tejidos, por lo que obtuvo una discreta reducción del tamaño de los miomas. En nuestro centro, se comenzó a usar mediante histeroscopia para los miomas submucosos con aplicación directa o guiada por ecografía.

La técnica consiste en introducir una fibra radial (emite calor en anillo de 360º) hasta el núcleo del mioma, el radio. (**Fig. 46-12**). Una vez en posición, se libera energía (1.470 nm con 15 vatios) que consigue dos efectos: la vaporización del tejido a la vez que coagula la vascularización del mioma.

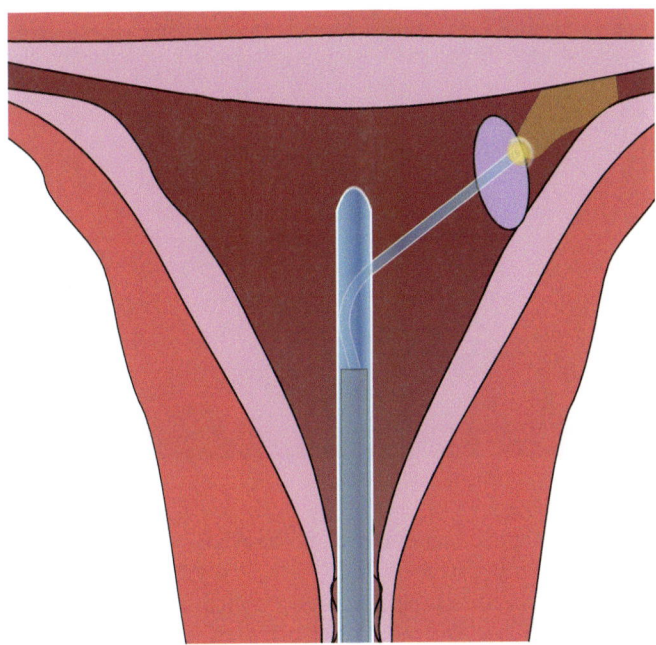

Figura 46-12. Aplicación de energía con láser diodo dentro del mioma.

Se llevaron a cabo 63 casos de miomas de 24-62 mm. Inicialmente, se probó en G0, pero hoy en día se aplica a G1 y G2. La reducción de la masa fue del 50-100 % del mioma con una de 70 %. El tiempo medio del procedimiento fue de 7 minutos (**Figs. 46-13**, **46-14**, **46-15** y **46-16**).

En los casos de indicación por sangrado menstrual excesivo, el 100 % de las pacientes refirieron mejora del patrón de sangrado. Todos los casos se realizaron con la paciente despierta y con una excelente tolerancia. Dados los resultados, se considera que es una técnica prometedora que facilitará el tratamiento de los miomas.

Útero dismórfico

También llamado útero en «T» o útero infantil. Aunque clásicamente estaba solo asociado a la toma materna de dietilestilbestrol durante el embarazo, se han descrito casos en pacientes infértiles jóvenes sin antecedentes de exposición al dietilestilbestrol. Se trata de úteros de contorno y tamaño normal, pero con una forma anormal en las paredes laterales de la cavidad uterina.

Como se aprecia en la **figura 46-15,** según la clasificación de la Sociedad Europea de Ginecología Endoscópica junto

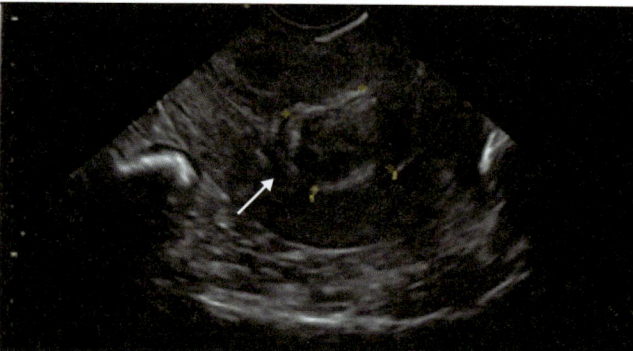

Figura 46-13. Mioma de 24 mm previo a la miólisis.

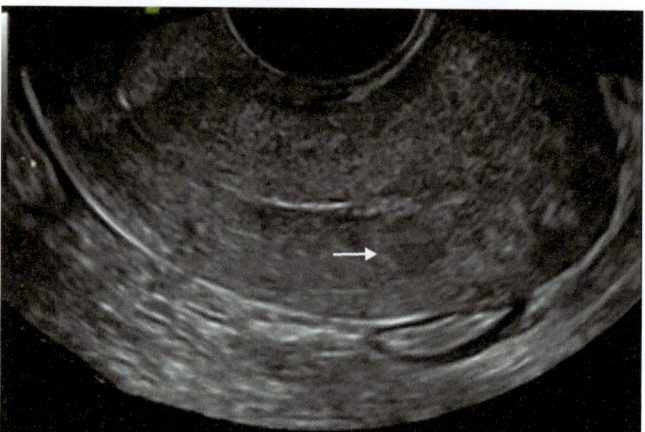

Figura 46-14. Tras la miólisis láser.

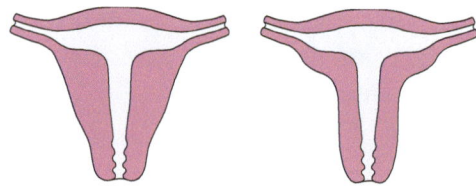

Útero T (U1a)   Útero infantil (U1b)   Otros (U1c)

Figura 46-15. Útero dismórfico según el consenso de la Sociedad Europea de Reproducción Humana y la Sociedad Europea de Endoscopia Ginecológica sobre la clasificación de las anomalías congénitas del aparato genital femenino. Adaptado de: Grimbizis GF, Gordts S, Di Spiezio Sardo A, Brucker S, De Angelis C, Gergolet M, et al. The ESHRE/ESGE consensus on the classification of female genital tract congenital anomalies. Hum Reprod. 2013;28(8):2032-44.

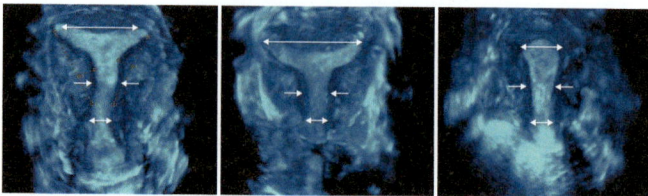

Figura 46-16. Diferentes tipos de útero dismórfico, en «T» en «Y» y en «I».

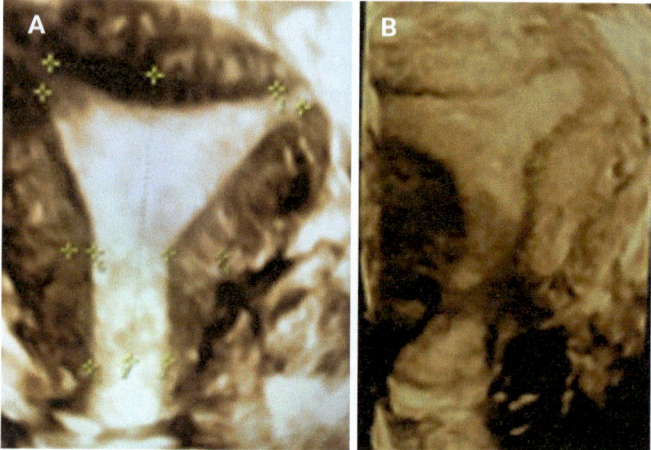

Figura 46-17. A) Las líneas 1, 4 y 6 demarcan las zonas que hay que cortar. **B)** Antes y después de la metroplastia láser.

con la de Reproducción Humana (ESHRE), el útero dismórfico entra en la categoría U1a.

Recientemente, nuestro grupo publicó una propuesta de variante en la clasificación del útero en «T», como puede apreciarse en la **figura 46-16.**

El tratamiento histeroscópico consiste en la apertura de las paredes laterales y, en el caso del útero en «Y», también de la protrusión fúndica. En la **figura 46-17A**, se pueden ver las líneas que marcan los límites del corte.

En nuestro centro, el procedimiento se realiza con láser diodo. Gracias al diámetro de la fibra (1 mm), se tiene en todo momento una estimación de la profundidad de corte. En la figura **figura 46-17B** se puede apreciar el antes y el después de la metroplastia láser.

Sobre 40 casos tratados con esta técnica provenientes de la unidad de reproducción, con una media de esterilidad/ infertilidad de 62,3 meses (30-120), siete están pendientes de comenzar con los tratamientos de fertilización *in vitro*; de las 33 restantes, 16 ya han parido (48 %) y hay ocho embarazos en curso. Cabe destacar que cinco pacientes se quedaron embarazadas de forma espontánea tras la cirugía.

PUNTOS CLAVE

- El láser diodo, en su aplicación para el tratamiento de la patología endometrial mediante histeroscopia, ha demostrado en la última década que es una herramienta versátil, rápida y segura para los procedimientos en consulta. Estas características justifican la expansión que ha tenido su uso en los últimos años.
- En este tema, se han repasado tanto los fundamentos del láser como las indicaciones más frecuentes, comentando con detalle la técnica y los resultados.
- Existen, además, otros procedimientos en los que se está comenzando a utilizar la tecnología láser para su resolución, como en el istmocele, donde el láser consigue cortar con facilidad los arcos fibróticos y, posteriormente, realiza la ablación superficial del endometrio inflamado.
- En nuestro centro, hace 3 años se comenzó a realizar este procedimiento de forma sistemática con el láser diodo. En estas pacientes, se aconseja llevar a cabo la cirugía bajo anestesia, ya que, en la zona de la ablación, el grosor de la pared está muy disminuido y el calor del láser se transmite a zonas inervadas y genera dolor.

BIBLIOGRAFÍA

Alonso Pacheco L, Laganà AS, Ghezzi F, Haimovich S, Azumendi Gómez P, Carugno J. Subtypes of T-shaped uterus. Fert and Steril. 2019;112(2):399-400.

American Association of Gynecologic Laparoscopists (AAGL): Advancing Minimally Invasive Gynecology Worldwide. AAGL Practice Report: Practice Guidelines for the Diagnosis and Management of Submucous Leiomyomas. J Minim Invasive Gynecol. 2012;19(2):152-71.

Bettocchi S, Di Spiezio Sardo A, Ceci O, Nappi L, Guida M, Greco E, et al. A New Hysteroscopic Technique for the Preparation of Partially Intramural Myomas in Office Setting (OPPIuM technique): A Pilot Study. J Minim Invasive Gynecol. 2009;16(6):748-54.

Candiani GB, Vercellini P, Fedele L, Garsia S, Brioschi D, Villa L. Argon laser versus microscissors for hysteroscopic incision of uterine septa. Am J Obstet Gynecol. 1991;164(1 Pt 1):87-90.

Choe JK, Baggish MS. Hysteroscopic treatment of septate uterus with Neodymium-YAG laser. Fertil Steril. 1992;57(1):81-4.

Donnez J, Gillerot S, Bourgonjon D, Clerckx F, Nisolle M. Neodymium: VAG laser hysteroscopy in large submucous fibroids. Fertil Steril. 1990;54(6):999-1003.

Donnez J, Squifflet J, Polet R, Nisolle M. Laparoscopic Myolysis. Hum Reprod Update. 2000;6(6):609-13.

Donnez J, Tomaszewski J, Vázquez F, Bouchard P, Lemieszczuk B, Baró F, et al. Ulipristal acetate versus leuprolide acetate for uterine fibroids. N Engl J Med. 2012;366(5):421-32.

Donnez J, Vázquez F, Tomaszewski J, Nouri K, Bouchard P, Fauser BC, et al. Long-term treatment of uterine fibroids with ulipristal acetate. Fertil Steril. 2014;101(6):1565-73.

Grimbizis GF, Gordts S, Di Spiezio Sardo A, Brucker S, De Angelis C, Gergolet M, et al. The ESHRE/ESGE consensus on the classification of female genital tract congenital anomalies. Hum Reprod. 2013;28(8):2032-44.

Haimovich Segal S. Aplicaciones del Láser de Diodo en el manejo ambulatorio de la patología endometrial. Tesis Doctoral. Barcelona: Universidad Autónoma de Barcelona; 2015.

Haimovich S, López-Yarto M, Urresta Ávila J, Saavedra Tascón A, Hernández JL, Carreras Collado R. Office Hysteroscopic Laser Enucleation of Submucous Myomas without Mass Extraction: A Case Series Study. Biomed Res Int. 2015;2015:905204.

Haimovich S, Mancebo G, Alameda F, Agramunt S, Solé-Sedeno JM, Hernández JL, et al. Feasibility of a new two-step procedure for office hysteroscopic resection of submucous myomas: results of a pilot study. Eur J Obstet Gynecol Reprod Biol. 2013;168(2):191-4.

Kaplan I, Goldman J, Ger R. The treatment of erosions of the uterine cervix by means of the CO2 laser. Obstet Gynecol. 1973;41(5):795-6.

Lara-Domínguez MD, Arjona-Berral JE, Dios-Palomares R, Castelo-Branco C. Outpatient hysteroscopic polypectomy: bipolar energy system (Versapoint®) versus diode laser - randomized clinical trial. Gynecol Endocrinol. 2016;32(3):196-200.

Lasmar RB, Mussel Barrozo PR, Dias R, Pinho de Oliveira MA. Submucous myomas: A new presurgical classification to evaluate the viability of hysteroscopic surgical treatment. Preliminary report. J Minim Invasive Gynecol. 2005;12(4):308-11.

Lasmar RB, Xinmei Z, Indman PD, Celeste RK, Di Spiezio Sardo A. Feasibility of a new system of classification of submucous myomas: A multicenter study. Fertil Steril. 2011;95(6):2073-7.

Nappi L, Pontis A, Sorrentino F, Greco P, Angioni S. Hysteroscopic metroplasty for the septate uterus with diode laser: a pilot study. European Journal of Obstetrics & Gynecology and Reproductive Biology. 2016;206:32-5.

Nappi L, Sorrentino F, Angioni S, Pontis A, Litta P, Greco P. Feasibility of hysteroscopic endometrial polypectomy using a new dual wavelengths laser system (DWLS): preliminary results of a pilot study. Arch Gynecol Obstet. 2017;295(1):3-7.

Parker WH. Etiology, symptomatology, and diagnosis of uterine myomas. Fertil Steril. 2007;87(4):725-36.

Pinion SB, Parkin DE, Abramovich DR, Naji A, Alexander DA, Russell IT, et al. Randomised trial of hysterectomy, endometrial laser ablation, and transcervical endometrial resection for dysfunctional uterine bleeding. BMJ. 1994;309(6960):979-83.

Tadir Y, Raif J, Dagan J, Kaplan I, Zuckerman Z, Ovadia J. Hysteroscope for CO2 laser application. Lasers Surg Med. 1984;4(2):153-6.

Tinelli A. Uterine Fibroid Pseudocapsule: an Update of its Importance in Fibroid Management and Female Reproduction. International journal of Gynecological, Obstetrical, and Reproductive Medicine Research. 2014;1(1).

Tinelli A, Malvasi A, Hurst BS, Tsin DA, Dávila F, Domínguez G, et al. Surgical Management of neurovascular bundle in uterine fibroids pseudocapsule. JSLS. 2012;16(1):119-29.

Yang J, Yin TL, Xu WM, Xia LB, Li AB, Hu J. Reproductive outcome of septate uterus after hysteroscopic treatment with Neodymium: YAG Laser. Photomed Laser Surg. 2006;24(5):625.

Zizolfi B, Saccone G, Cancelliere E, Carugno J, Gallo A, De Angelis MC, et al. Hysteroscopic and ultrasound evaluation of a novel degradable polymer film for the prevention of intrauterine adhesion formation after hysteroscopic surgery. Eur J Obstet Gynecol Reprod Biol. 2022;275:54-8.

Sistemas de ablación endometrial

47

C. Álvarez López y A. González Paredes

OBJETIVOS

- Comprender la utilidad de la endometrectomía como tratamiento del sangrado menstrual abundante (SMA).
- Conocer sus indicaciones y contraindicaciones.
- Explicar las distintas técnicas, sus ventajas y posibles complicaciones.

INTRODUCCIÓN

Las técnicas de ablación endometrial son procedimientos seguros y efectivos para el tratamiento del sangrado menstrual abundante. Suponen una alternativa muy atractiva a la histerectomía al tratarse de cirugías mínimamente invasivas en las que, con un menor tiempo quirúrgico, se consigue la destrucción del tejido endometrial, incluyendo su capa basal. Esto, junto con su menor tasa de complicaciones, supone una recuperación más rápida y menores costes sin que se produzca una disminución en la satisfacción de las pacientes.

Por otra parte, ofrecen mayor comodidad frente a los tratamientos médicos y pueden suponer una solución en aquellas mujeres con sangrado menstrual abundante en las que dichos tratamientos médicos han fracasado previamente.

DEFINICIÓN DE SANGRADO UTERINO ANÓMALO

Según las recomendaciones de la Federación Internacional de Ginecología y Obstetricia, el sangrado uterino anómalo se define como el sangrado del cuerpo uterino que es anormal en volumen, regularidad y/o temporalidad. El sangrado uterino anómalo es una causa frecuente de consulta médica (representa un tercio de las consultas al ginecólogo y se incrementa al 70 % en mujeres perimenopáusicas y posmenopáusicas.

El sangrado menstrual abundante se define como la pérdida sanguínea considerada excesiva por la mujer y que interfiere con la salud física, emocional, social y/o calidad de vida; puede ocurrir solo o en combinación con otros síntomas.

En Estados Unidos, tiene una prevalencia anual de 53 por cada 1.000 mujeres entre 18 y 50 años, con un coste directo asociado de 1.000 millones de dólares en una estimación del año 2005.

La incidencia en Europa es del 27,4 % y aumenta la frecuencia de consulta al médico en un 54 %. Representa casi 7 millones de mujeres en España.

La incidencia es mayor en los límites de la época reproductiva (adolescencia y perimenopausia).

Cuando una mujer refiere reglas abundantes y además tiene anemia, se debe considerar que tiene un sangrado menstrual excesivo. Sin embargo, aunque no se objetive este aumento de cantidad ni la repercusión hematológica, hay que tener en consideración la afectación de la calidad de vida de la mujer, con independencia de la cantidad del sangrado.

En Inglaterra y Gales, se estima que cada año 50.000 mujeres son remitidas al segundo nivel de asistencia por sangrado menstrual abundante, lo que supone el 20 % de las consultas de ginecología y aproximadamente 28.000 intervenciones quirúrgicas.

Un estudio realizado en China refiere una incidencia del 18,2 % en mujeres entre 18 y 50 años, pero solo el 18,9 % de estas mujeres consultaron con el médico acerca de este problema.

No hay causas estructurales en la mayoría de las mujeres que consultan por SMA (64,58 %), aunque el pólipo es la patología que más se asocia con este síntoma (16 %).

El SMA es un problema sanitario frecuente y de gran relevancia sobre la calidad de vida de la mujer, que se ve afectada negativamente tanto en el aspecto físico como en el aspecto social y emocional. La anemia y la ferropenia aumentan los niveles de fatiga, disminuye el rendimiento escolar y laboral, y repercute en la vida social, profesional y familiar. Este problema condiciona el aislamiento social de la mujer y la limitación de las relaciones sexuales.

Los objetivos del tratamiento del SMA incluyen la disminución de la cantidad de sangrado menstrual, la corrección de la anemia, la prevención de recurrencias y la mejora de la calidad de vida.

HISTORIA

A principios de la década de 1980, aparecen las primeras publicaciones en las que se habla de la destrucción endometrial como tratamiento del SMA, basándose en la observación de la disminución o desaparición del sangrado menstrual en el síndrome de Asherman.

La primera intervención descrita por Goldrath, se realizó mediante láser Nd:YAG y bajo visión directa histeroscópica. Posteriormente y tras la aparición de múltiples publicaciones en las que se describe el tratamiento exitoso del SMA mediante la resección endometrial, gracias a la adaptación a la cirugía ginecológica del clásico resector urológico, la FDA aprueba su uso en 1989. Debido a su menor coste, se convirtió rápidamente en la técnica de referencia dentro de las técnicas conocidas como «de primera generación» y que requerían de la visualización directa de la cavidad endometrial y por tanto de un adecuado entrenamiento histeroscópico y de una significativa curva de aprendizaje.

Por ello, a partir del año 2000, cuando la Food and Drug Administration aprueba el uso del dispositivo intrauterino de Levonorgestrel (DIU-LNG), con excelentes resultados, en pacientes con SMA, disminuye la frecuencia de uso de estas técnicas, con la consecuente disminución de ginecólogos entrenados en ellas.

La necesidad de técnicas de destrucción del endometrio más sencillas, que requieran un menor entrenamiento y una reducción en el tiempo operatorio, se ve satisfecha cuando, a mediados de la década de 1990, aparece el balón térmico como primer sistema de ablación endometrial de segunda generación.

Posteriormente, se han desarrollado una gran variedad de dispositivos de ablación endometrial mediante radiofrecuencia, energía bipolar, láser, etc., con resultados similares a las técnicas de primera generación, aunque con menor tasa de complicaciones, por lo que en la actualidad se consideran de elección.

OPCIONES DE TRATAMIENTO DEL SANGRADO MENSTRUAL ANÓMALO

El tratamiento debe basarse en el estado de salud y reproductivo de la paciente y siempre teniendo en cuenta la opinión de esta una vez haya sido adecuadamente informada de las diferentes opciones, ventajas y posibles efectos adversos.

El tratamiento médico ha sido tradicionalmente el de primera línea. Con frecuencia, el tratamiento quirúrgico del SMA ha seguido al médico si fracasa o no es efectivo. Dentro del tratamiento médico se pueden encontrar preparados no hormonales, como los antiinflamatorios no esteroideos y antifibrinolíticos, y preparados hormonales.

El tratamiento hormonal con DIU-LNG es una de las opciones con mejores resultados por su comodidad y alta eficacia, pero la reducción del sangrado con los gestágenos es progresiva y, a veces, precisa varios meses para alcanzar efecto pleno. En algunos casos persisten los sangrados intercalares que, si bien no son excesivos, resultan incómodos para la mujer.

El DIU-LNG, además, presenta, en ocasiones, efectos secundarios que obligan a retirarlo, como migrañas, retención de líquidos, acné, disminución del deseo sexual, mastodinia y alteración del patrón de sangrado. El 36 % de las mujeres dejaron el tratamiento antes de los 2 años y más del 60 % de las mujeres lo abandonan antes de los 5 años debido a los efectos secundarios, dolor pélvico o sangrados no programados.

En cuanto al tratamiento quirúrgico, la histerectomía supone una solución definitiva al SMA, pero se trata de un procedimiento quirúrgico mayor, con sus posibles complicaciones. Por ese motivo, surgen técnicas quirúrgicas poco invasivas, como la resección y la ablación del endometrio, con el objetivo de mejorar los síntomas menstruales al eliminar o extirpar el espesor completo del endometrio.

Al comparar los resultados, en cuanto a reducción del sangrado a los 12 meses, el DIU-LNG presenta un resultado inferior (67 %) al de las técnicas de resección histeroscópica (90 %).

Por otra parte, la necesidad de reintervención posterior también es mayor en el grupo del DIU-LNG frente a la ablación endometrial.

 El tratamiento quirúrgico debe ser una opción cuando el tratamiento médico no ha conseguido resolver el problema, si la paciente presenta contraindicación para su uso o si desea que sea su primera opción de tratamiento (recomendaciones NICE 2019) (**Fig. 47-1**).

¿QUÉ SON LAS TÉCNICAS DE ABLACIÓN-RESECCIÓN ENDOMETRIAL?

Las técnicas de ablación-resección endometrial son técnicas quirúrgicas mínimamente invasivas:

- La resección endometrial consiste en la extirpación del endometrio.
- La ablación endometrial es la destrucción quirúrgica del endometrio por diferentes métodos.

La diferencia principal es la obtención de material para su estudio histológico.

 Todos los métodos de ablación-resección endometrial (AR-E) deben destruir 1-3 mm de miometrio subyacente para eliminar la capa basal del endometrio y obtener el efecto clínico deseado: reducir la cantidad de sangrado o producir amenorrea.

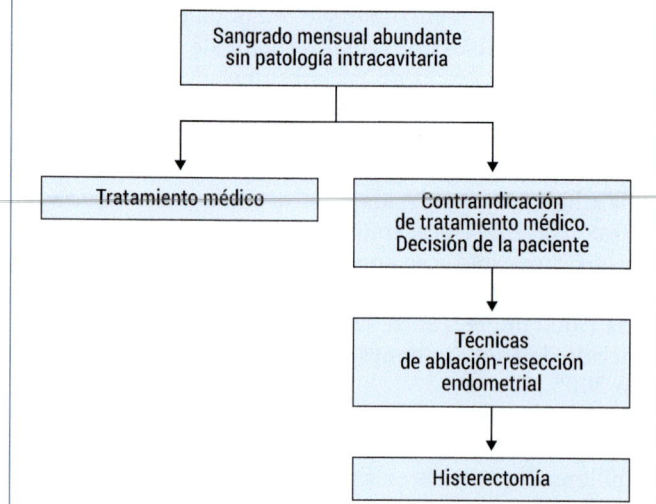

Figura 47-1. Tratamiento del sangrado menstrual abundante.

TÉCNICAS DE PRIMERA GENERACIÓN

Se realizan bajo visión directa de la cavidad endometrial. Hay diferentes tipos:

- Vaporización endometrial con bola rodante.
- Resección endometrial con asa monopolar o bipolar.
- Combinación de ambas técnicas.
- Vaporización con láser (Nd:YAG).

Deben realizarse en primera fase (posmenstrual) o con una preparación endometrial previa con análogos de la hormona liberadora de gonadotropinas o gestágenos para facilitar una mejor visualización por parte del cirujano, sin bien es cierto que su uso no disminuye las posibles complicaciones.

Previamente debe realizarse:

- Sondaje vesical.
- Exploración bajo anestesia.
- Dilatación cervical (tallos 7-9).
- Visualización de la cavidad.

Las técnicas son:

- Ablación endometrial con láser: entre las desventajas destaca que es una técnica cara, tiene escasa disponibilidad, riesgo de sobrecarga hídrica y mayor tiempo quirúrgico 30 min.
- Ablación endometrial con bola (tiempo 13-25 min): de las desventajas, cabe destacar el riesgo de perforación, de sobrecarga hídrica y de hiponatremia si se utiliza energía monopolar, además no se obtiene muestra para anatomía patológica.
- Resección endometrial con asa (tiempo 10-20 min): en cuanto a las desventajas, destaca el riesgo de perforación, de sobrecarga hídrica y de hiponatremia si se usa energía monopolar; sobre las ventajas, conviene destacar que se obtienen muestras para anatomía patológica, que es muy efectiva para endometrios gruesos y que se puede tratar en el mismo acto la patología intracavitaria del tipo, pólipos o miomas.
- Técnica de resección endometrial con asa-bola: se realizan con resectoscopios de 22 Fr (7,3 mm) a 27 Fr (9 mm) de diámetro, por lo que requieren dilatación previa hasta Hedgar de 8-10 y técnica en quirófano bajo sedación siempre (**Fig. 47-2**). Además:
  - El asa debe usarse con corte a 70-100 W y coagulación con 40-60 W.
  - La bola debe usarse con corte a 100-120 W y coagulación con 40-80 W.
  - Los electrodos miden 5-7 mm.
  - El movimiento debe realizarse siempre de fondo a istmo, de manera uniforme y sin ejercer presión, hasta encontrar las fibras concéntricas del músculo (**Figs. 47-3** y **47-4**).

Debe hacerse siempre de manera muy sistemática
- Seguir siempre el mismo sentido (horario o antihorario) (**Fig. 47-5**).
- Evitar resecar dos veces la misma zona.
- No mantener el electrodo activado durante períodos prolongados (< 15 segundos).
- No resecar el istmo (hasta 1 cm por encima del orificio cervical interno).
- Resección suave en la zona de los cuernos (el grosor medio de los cuernos es de 5,5 mm (rango 4-7 mm) (**Tabla 47-1**).

El resultado obtenido con estas técnicas depende de las capacidades y la experiencia del cirujano que las realiza, debido a que, si la resección no es homogénea en toda la superficie, pueden aparecer complicaciones del tipo:

- Adenomiosis yatrogénica (endometrio residual enterrado que por vía sanguínea llega al miometrio): puede producir una manifestación clínica de dolor crónico y cíclico en el hipogastrio. Esta complicación puede evitarse aumentando la profundidad de la resección (**Fig. 47-6**).

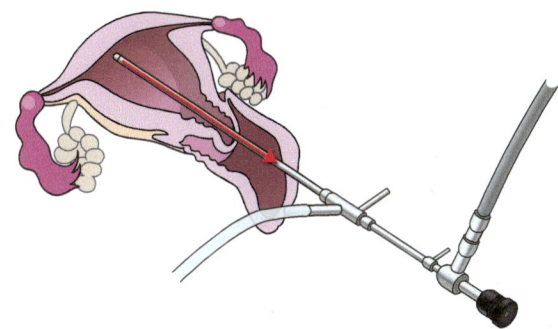
Figura 47-3. Movimientos de fondo a istmo.

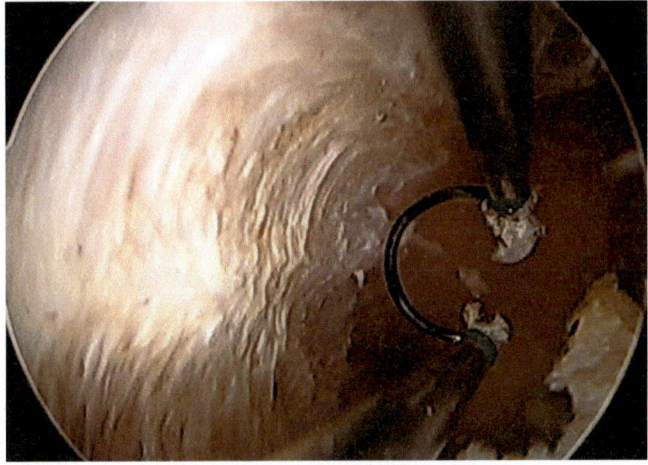
Figura 47-4. Fibras miometriales concéntricas. Límite de la resección.

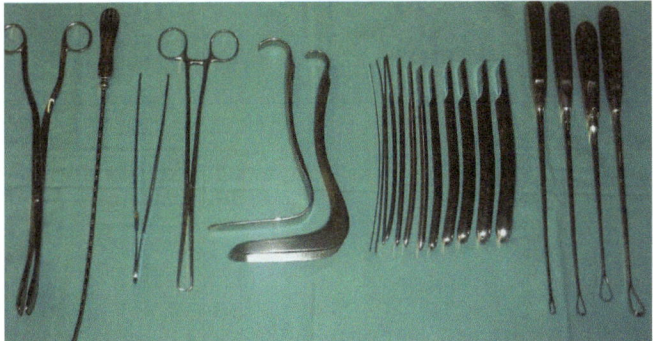
Figura 47-2. Dilatación hasta Hedgar 8-10.

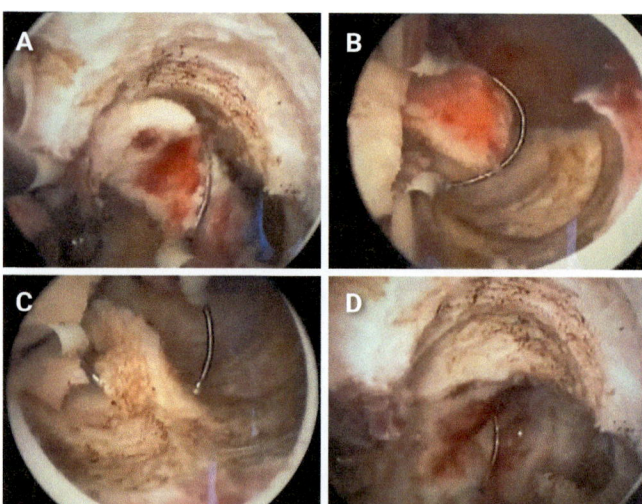

Figura 47-5. A) Resección de cara anterior. **B)** Resección de cara lateral. **C)** Resección de cara posterior. **D)** Resección de cuerno izquierdo.

Tabla 47-1 Medias y rangos de grosores

Grosor de la pared uterina	Media (mm)	Rango (mm)
Pared anterior	22,5	17-25
Pared posterior	21	15-25
Fondo	19,5	15-22
Istmo	10	8-12
Cuerno	**5,5**	**4-7**

- Síndrome postablación esterilización (restos endometriales en los cuernos y la porción intramural de la trompa que producen hematometra que no podrán drenarse a través de la trompa): produce dolor cíclico unilateral bilateral en el hipogastrio, que puede aparecer hasta años después de la intervención. Se puede prevenir con una adecuada resección endometrial de la zona de los cuernos. Para su curación, puede requerir la salpingectomía bilateral o, incluso, la histerectomía (**Fig. 47-7**).
- Hematometra por adherencias que obstruyen el orificio cervical interno por resección errónea a este nivel: puede producir dolor crónico y cíclico en el hipogastrio. Se puede prevenir con la resección hasta 1 cm por encima del orificio cervical interno y realizando histeroscopia de control 1-2 meses tras la resección (**Fig. 47-8**).

> ! Son técnicas que tienen una curva de aprendizaje más larga y un tiempo operatorio mayor que las técnicas de ablación endometrial de segunda generación, además de más complicaciones del tipo perforación, absorción excesiva del medio de distensión y embolia gaseosa.

TÉCNICAS DE SEGUNDA GENERACIÓN

Son métodos de destrucción endometrial mediante un dispositivo intracavitario que libera una energía que destruye uniformemente el endometrio. Al contrario que las anterio-

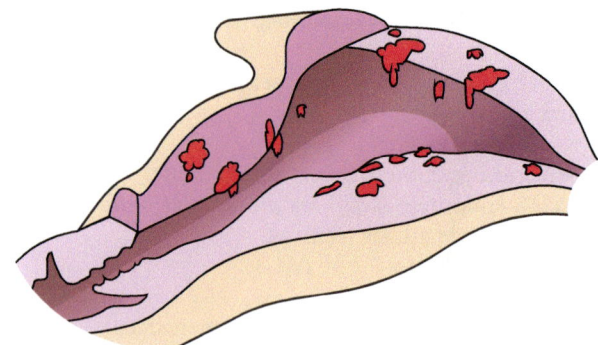

Figura 47-6. Adenomiosis.

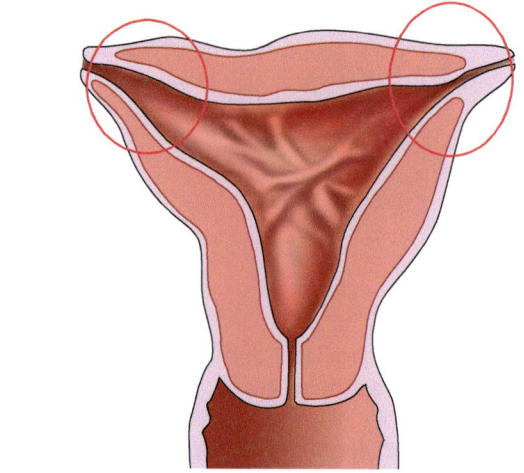

Figura 47-7. Síndrome postablación-esterilización.

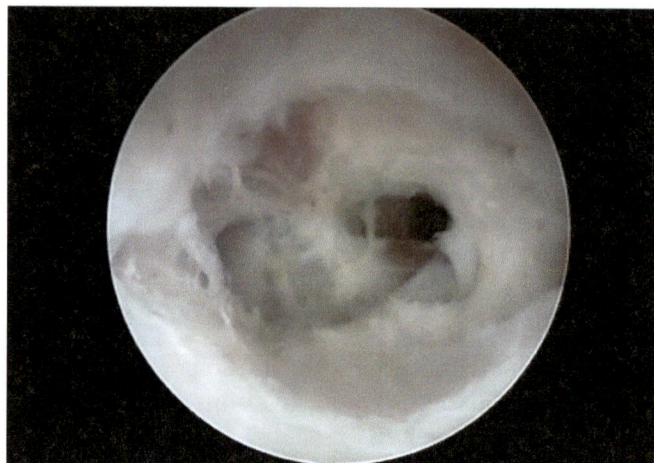

Figura 47-8. Adherencias en el cérvix por resección baja.

res, no precisan un entrenamiento especializado, se pueden realizar bajo anestesia local y suelen realizarse en un menor tiempo quirúrgico.

> 💡 La ablación endometrial es homogénea y no depende de quién lleve a cabo la técnica, ya que la penetrancia de la ablación es calculada por el generador (**Figs. 47-9 y 47-10**).

Estas técnicas precisan estudio previo endometrial para descartar la existencia de patología endometrial maligna o premaligna (NE: II-B).

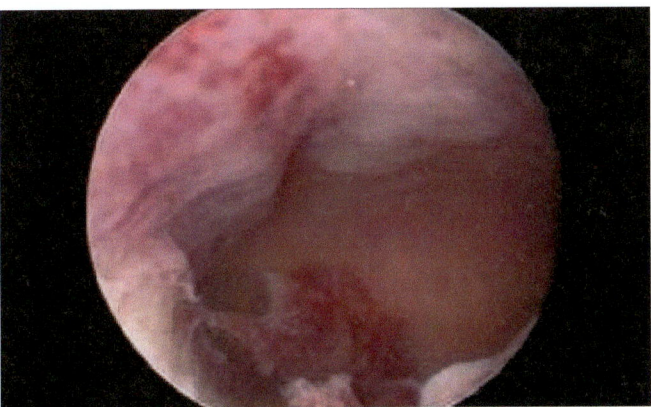

Figura 47-9. Visión previa.

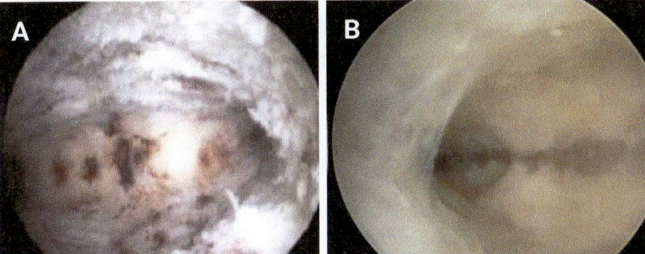

Figura 47-10. Visión postablación inmediata **(A)** y a los 3 meses **(B)**.

Comparándolas con las técnicas de primera generación, hay que destacar:

- Menor tiempo de realización (diferencia media total de 15 min).
- Mayor empleo de anestesia local (OR: 6,4).
- Sin diferencias significativas en cuanto a reducción del sangrado o satisfacción de las pacientes.
- Menor tasa de sobrecarga de fluidos, perforación uterina, laceraciones cervicales o hematometra (OR: 0,17/0,32/0,22/0,31).
- Mayor incidencia de náuseas, vómitos y espasmos uterinos (OR: 2,4/1,8).

Anestesia local para la realización de técnicas de segunda generación

Se debe realizar un doble bloqueo uterino pericervical y del fondo uterino. El fundamento de este doble bloqueo es que la inervación sensitiva del útero es diferente en el tercio superior (que proviene del plexo hipogástrico superior y del plexo ovárico) y en los dos tercios inferiores (que procede del plexo hipogástrico inferior). Cabe destacar los siguientes aspectos:

- Bloqueo pericervical: se inyectan 5 mL de levobupivacaína al 2,5 % en distintos puntos alrededor del cérvix, penetrando hasta 5 cm de profundidad siguiendo la superficie uterina sin penetrar en el miometrio (**Figs. 47-11**, **47-12** y **47-13**). Se introduce 1 mL, se aspira y se introduce 1 mL, y, así, sucesivamente hasta inyectar los 5 mL a lo largo de los 5 cm de longitud.
- Bloqueo del fondo uterino: mediante histeroscopio de Bettocchi® y a través del canal de trabajo se introduce la aguja de punción cistoscópica que debe atravesar el endometrio y llegar a la interfase entre endometrio y miometrio.

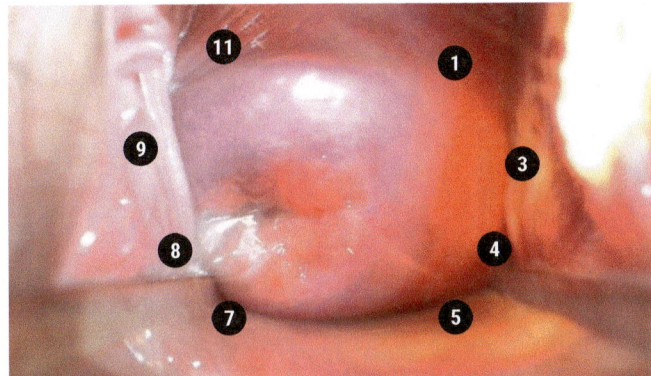

Figura 47-11. Puntos de anestesia local cervical.

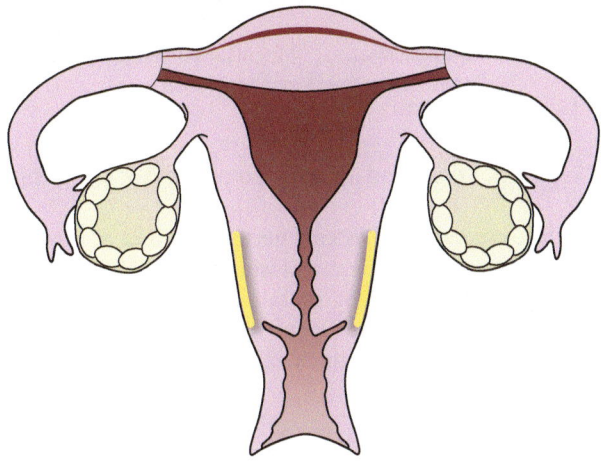

Figura 47-12. Zona anestesiada.

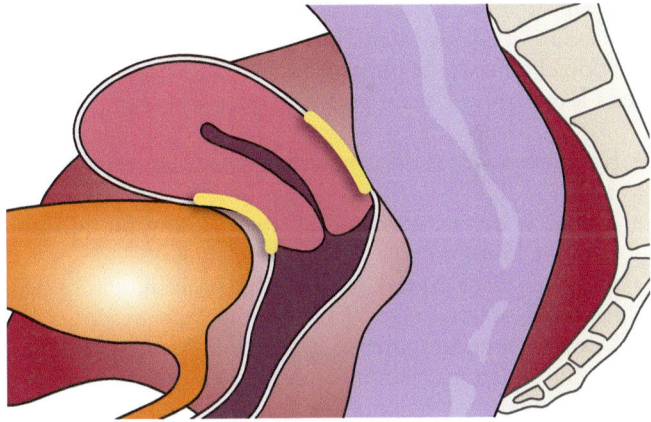

Figura 47-13. Zona anestesiada.

Se inyecta 4 mL de levobupivacaína al 2,5 % en cada cuerno uterino, 2 mL a cada lado del *ostium* (0,5 cm a la derecha y a la izquierda de este) (**Fig. 47-14**). La necesidad de realizar el bloqueo mediante histeroscopia añade cierta dificultad a la técnica, lo que constituye la principal desventaja del uso de anestesia local.

Entre los efectos adversos de la anestesia local, se pueden destacar los siguientes:

- Locales: dolor, equimosis, hematoma, infección, lesión del tronco nervioso y lesión de la estructura subcutánea.
- Sistémicos: por inyección intravenosa accidental.

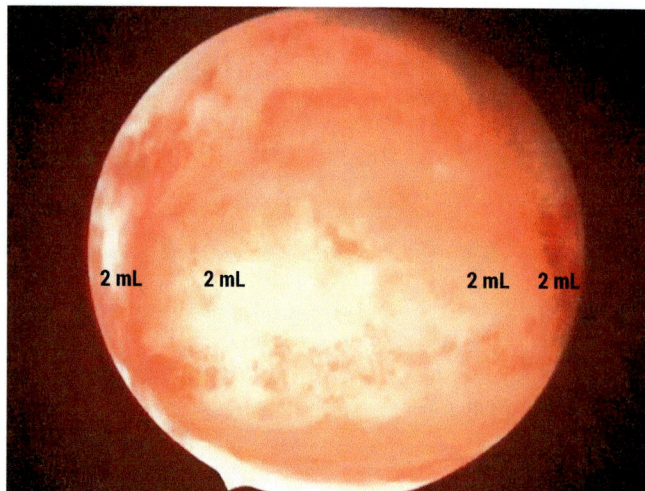

Figura 47-14. Zonas de anestesia local del fondo uterino.

Se produce toxicidad a mayor potencia. Así, se produce:

- Neurotoxicidad: en el sistema nervioso central, más sensible que el miocardio. Se da manifestación clínica más precoz:
  - Leve: acúfenos, sabor metálico, parestesias, náuseas, vómitos, vértigo e inquietud.
  - Moderada: nistagmo, alucinaciones, fasciculaciones, temblor y convulsiones.
  - Grave: apnea y coma.
- Cardiotoxicidad: hipotensión (primer signo), arritmias y *shock*.

La levobupivacaína es de los anestésicos locales que menos neurocardiotoxicidad tiene.

Con el objetivo de prevenir las complicaciones con anestesia local, hay que tener presentes estos aspectos:

- No sobrepasar las dosis máximas y usar concentraciones del 1 % (diluir).
- Esperar el tiempo de latencia previo a intervenir quirúrgicamente (5-10 min).
- Preguntar por alergias (indagar sobre procedimientos dentales previos).
- Desinfectar generosamente la zona que hay que infiltrar.
- Aspirar la jeringa siempre antes de presionar el émbolo y presionar suave y lentamente.

Para la indicación de una técnica de segunda generación, es preciso que se den estos requisitos:

- Útero de tamaño normal (menor de 10 semanas, aconsejable).
- Haber cumplido su deseo genésico.
- Deseo de conservar el útero.
- Estudio previo de la cavidad, miometrio y endometrio.

Las contraindicaciones para realizar las técnicas de segunda generación son:

- Embarazo o deseos genésicos no cumplidos.
- Conocimiento o sospecha de cáncer de útero o afecciones premalignas.
- Infección de orina, genital o pélvica.
- Condiciones anatómicas o patológicas que puedan debilitar el miometrio.
- Dispositivo intrauterino (es necesaria la retirada previa).

Las diferentes técnicas de segunda generación son balones térmicos (Cavaterm®, ThermaChoice®, Thermablate EAS®, Lina Librata®): los balones intracavitarios irán adquiriendo temperatura hasta que se produzca la destrucción del endometrio:

- ThermaChoice®. Sus características son:
  - Se expande a 160-220 mmHg con solución de glucosa al 5 % (máximo 35 mL), mínimo 30 segundos.
  - Diámetro: 5 mm.
  - Tiempo: 8-10 minutos.
  - Temperatura: 68-87 °C.
  - Requiere preparación endometrial previa.
  - Este producto no se encuentra en la actualidad en el mercado.
- Cavaterm®. Sus características son:
  - Diámetro: 6 mm.
  - Tiempo: 10 minutos.
  - Temperatura: 78 °C.
  - Balón con glicerina y solución de glucosa 5 %.
  - Se puede usar en cavidades uterinas de 4-10 cm (desde orificio cervical interno hasta el fondo).
- Thermablate EAS®. Sus características son:
  - Diámetro: 6 mm.
  - Tiempo: 2 minutos y 8 segundos, y 35 segundos para chequear la correcta colocación.
  - Temperatura: 173 °C.
  - Balón con glicerina.
  - Contraindicado en úteros mayores de 12 cm y menores de 8 cm en ecografía.
- Lina Librata®. Sus características son:
  - Diámetro: 5,4 mm.
  - Tiempo: 2 minutos.
  - Temperatura: 173 °C.
  - Balón con glicerina, cinco ciclos.
  - Requiere preparación endometrial.

Estos dos últimos dispositivos, al alcanzar temperaturas mayores, han acortado significativamente la duración del procedimiento.

- Crioablación (Her Option®, Cerene®). Criosondas que alcanzan temperaturas tan bajas que destruyen el endometrio:
  - Her Option®. Sus características son:
    - Criosonda de 5,5 mm con nitrógeno líquido (–100 °C).
    - Procedimiento guiado mediante ecografía.
    - Tiempo: 10 minutos.
    - Necesita preparación endometrial.
  - Cerene®. Sus características son:
    - Criosonda con óxido nitroso.
    - Diámetro: 6 mm.
    - Tiempo: 2,5 minutos.
- Hidrotermoablación (Hydro ThermAblator®/Genesys®, Mara®/Aegea®). Destrucción del endometrio por instilación de suero salino o vapor a altas temperaturas:

– Hydro ThermAblator®/Genesys®. Sus características son:
– Bajo visualización histeroscópica.
  ■ Solución salina a 90 °C.
  ■ Se instila a través de un histeroscopio diagnóstico manteniendo una presión intrauterina de 50 mmHg.
  ■ Tiempo: 10 minutos.
– Mara®/Aegea®. Sus características son:
  ■ Vapor de agua (100 °C).
  ■ Diámetro: 5,8 mm.
  ■ Tiempo: 4 minutos.
  ■ Prueba de integridad.
• Energía bipolar (Novasure®, Minerva®). Sistemas que producen ablación endometrial mediante la utilización de radiofrecuencia:
  – Novasure®. Sus características son:
    ■ Diámetro: 6 mm.
    ■ Tiempo máximo: 2 minutos.
    ■ Durante el proceso de ablación, el flujo de energía de radiofrecuencia vaporiza y/o coagula el endometrio, independientemente de su grosor, y deseca y coagula el miometrio superficial subyacente.
    ■ Cuando la destrucción de tejidos alcanza una profundidad óptima, el aumento de la impedancia del tejido hace que el controlador interrumpa el procedimiento.
    ■ Prueba de integridad.
    ■ No preparación endometrial.
  – Minerva®. Sus características son:
    ■ Diámetro: 7 mm.
    ■ Tiempo máximo: 2 minutos.
    ■ Mediante radiofrecuencia, se produce ionización del gas argón contenido en el dispositivo intrauterino de silicona, que se transforma en un plasma que calienta la membrana de silicona en contacto con el tejido, con lo que se produce la ablación.
    ■ Prueba de integridad.
    ■ No preparación endometrial.
• Microondas (MEA Microsulis®, Minitouch®). Esta técnica consiste en el empleo de la energía microonda (9,2 GHz):
  – MEA (Microwave Endometrial Ablation) Microsulis®. Sus características son:
    ■ Diámetro: 8,5 mm.
    ■ Temperatura: 70-80 °C.
    ■ Tiempo: 3-5 minutos.
    ■ Minitouch®. Sus características son:
    ■ Diámetro: 3,6 mm.
    ■ Tiempo máximo: 2 minutos.

Actualmente, en España los más utilizados son balón-térmico Lina Librata® y la ablación con radiofrecuencia Novasure®.

Ablación endometrial con radiofrecuencia Novasure®

El sistema consta de:

• Un generador.
• Un sistema desechable formado por una malla de electrodos que se abre más o menos según el ancho de la cavidad y cuyas dimensiones de apertura se indican en una rueda que existe en su parte proximal. Además, dispone de un émbolo que se acopla al orificio cervical externo para ayudar a que se mantenga el vacío en el interior de la cavidad uterina (**Fig. 47-15**).

La ablación endometrial con Novasure® se realiza en los siguientes pasos:

1. Se conecta el sistema desechable al generador y comienza a fluir a través del sistema desechable un flujo de dióxido de carbono que elimina las posibles burbujas de aire que pudiera haber en él.
2. Se calcula cavimetría uterina (distancia desde el fondo endometrial hasta el orificio cervical interno) y se prefija en el dispositivo desechable previamente para que la longitud de la malla de electrodos, que va a producir la ablación, sea esta y no superior; así, se evita que se realice ablación del canal endocervical (**Fig. 47-16**).
3. Se introduce la malla de electrodos en la cavidad uterina y se despliegan estos hasta conseguir que hayan quedado perfectamente apoyados sobre la superficie endometrial a nivel de los cuernos (**Figs. 47-17** y **47-18**).
4. El ancho es la distancia máxima de apertura de los electrodos dentro de la cavidad (lo indica la rueda proximal del dispositivo) (**Fig. 47-19**).
5. Las dimensiones de la cavidad endometrial se introducen en el generador (**Fig. 47-20**).
6. Prueba de integridad de la cavidad con la que el dióxido de carbono se libera desde el generador hasta la cavidad uterina y si se mantiene a una presión de 50 mmHg durante 4 segundos. Así, se confirma la integridad de esta y se procede a llevar a cabo la ablación con seguridad.
7. Para el proceso de estanqueidad de la cavidad uterina, durante unos segundos, previos a la ablación, se hace un proceso de vacío para ajustar correctamente la superficie endometrial a los electrodos.
8. Proceso de ablación endometrial:
   • La potencia es calculada por el generador según medidas de cavimetría y ancho de cavidad.
   • La ablación debe realizarse hasta 3 mm de profundidad a nivel miometrial para, así, provocar la destrucción de la

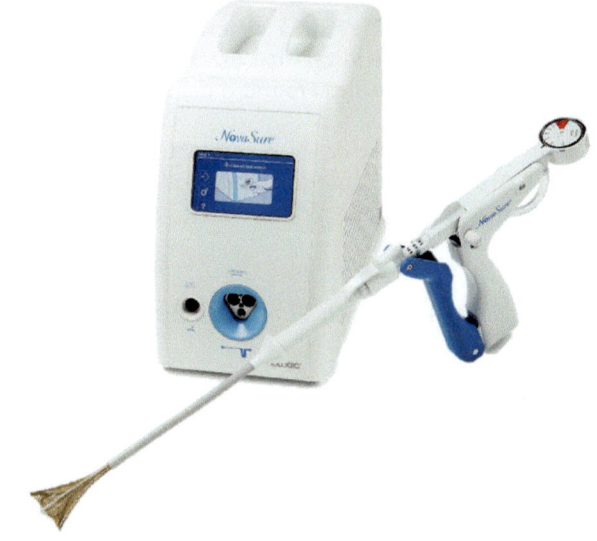

Figura 47-15. Sistema Novasure®.

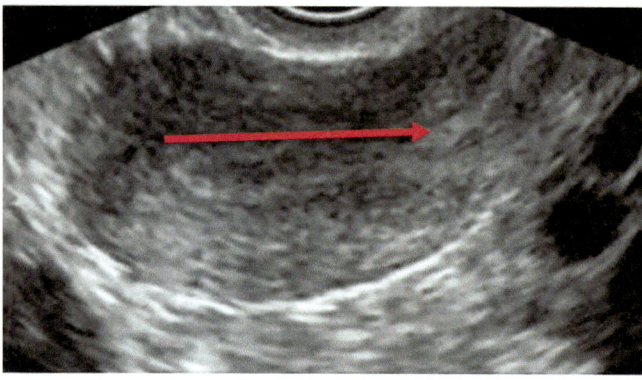

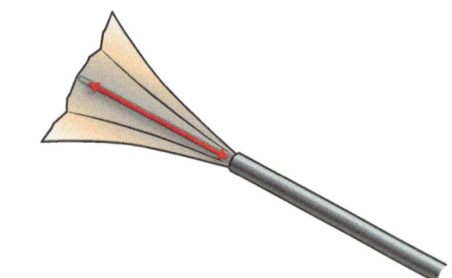

Figura 47-16. Cavimetría. Máxima apertura longitudinal de los electrodos.

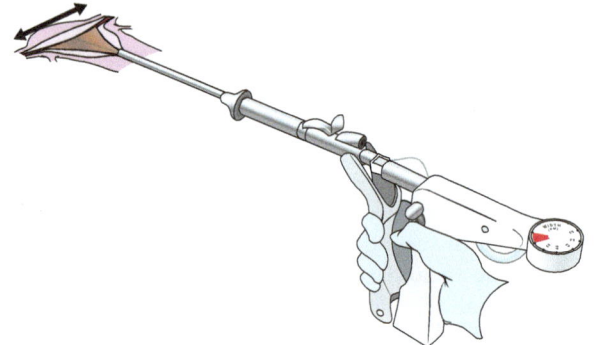

Figura 47-17. Apertura de malla.

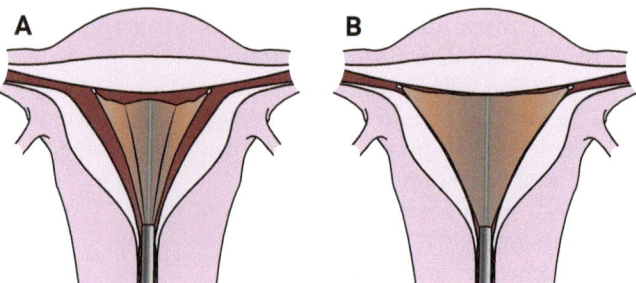

Figura 47-18. A) Ajuste de la malla a las dimensiones uterinas. **B)** Apertura máxima de la malla individualizada según ancho uterino.

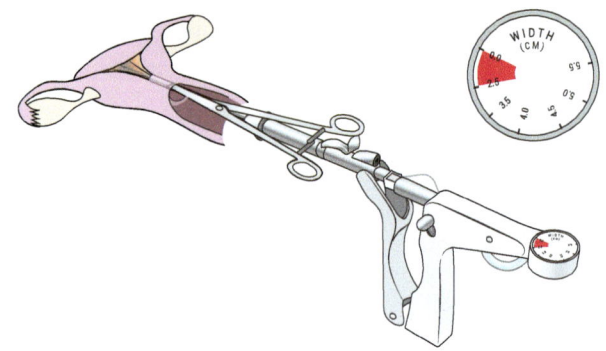

Figura 47-19. Máxima apertura de electrodos indicada en la rueda proximal.

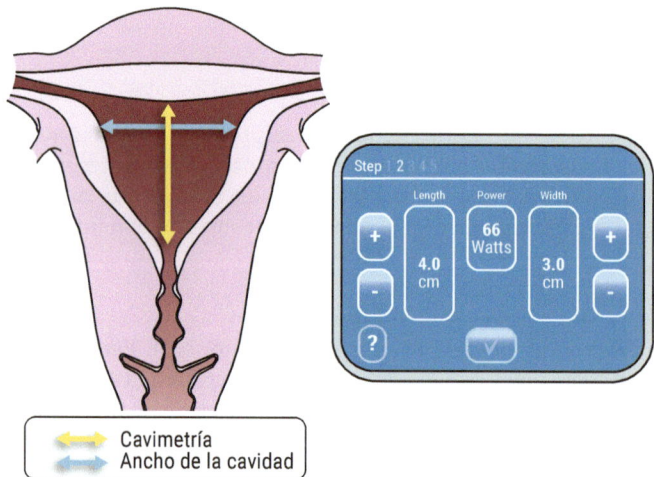

Cavimetría
Ancho de la cavidad

Figura 47-20. La medidas de cavimetría (distancia de fondo endometrial a orificio cervical externo) y ancho de la cavidad (apertura máxima de los electrodos), se ajustan en el generador.

capa basal. Se consigue cuando se alcanza los 50 ohmios de impedancia en la interfase tejido-electrodo; el tiempo total del tratamiento nunca excede los 2 minutos.

Durante los pasos 6, 7 y 8 de la ablación, se debe presionar el émbolo sobre el orificio cervical externo para evitar que haya pérdida de dióxido de carbono o del vacío a través del cuello (**Fig. 47-21**).

El dispositivo dispone de un sistema que retira los subproductos de la ablación durante la aplicación de la radiofrecuencia, lo que garantiza en todo momento el contacto de la malla y el endometrio.

Ablación endometrial con balón térmico Lina Librata®

El sistema consta de:

- Un catéter de 5,4 mm de diámetro, en cuyo extremo tiene un balón que se llena de líquido y se calienta.
- El catéter se encuentra unido directamente al generador que, al igual que el catéter, es desechable y se carga con un sistema de baterías (**Fig. 47-22**).

La ablación endometrial consta de los siguientes pasos:

1. Cálculo de medidas uterinas (distancia del fondo endometrial a orificio cervical externo) e introducción de estas en el catéter del dispositivo (**Figs. 47-23** y **47-24**).
2. Proceso de calentamiento previo del líquido sobre una mesa estéril durante 10 minutos.
3. Colocación del catéter dentro de la cavidad endometrial.
4. Proceso de ablación endometrial, que dura, aproximadamente, 2 minutos y consta de los siguientes pasos, que se repetirán cinco veces:
   - Distensión de la bolsa proximal del dispositivo con glicina hasta que esta contacta correctamente con la superficie endometrial que hay que tratar (**Fig. 47-25**).

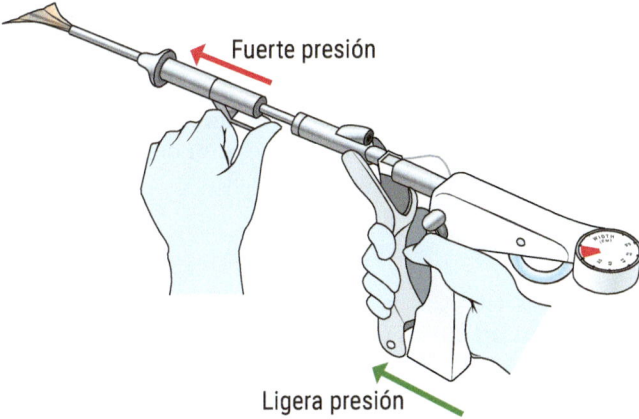

Figura 47-21. Émbolo que cierra el orificio cervical externo.

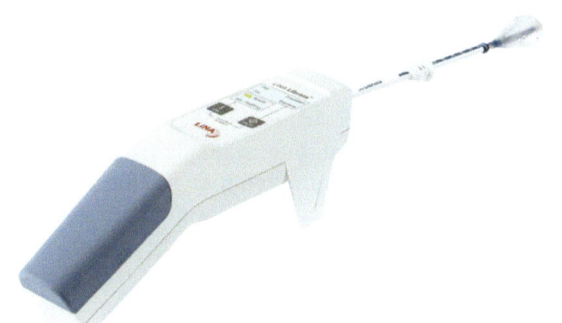

Figura 47-22. Catéter con balón térmico Lina Librata®.

- Proceso de destrucción endometrial (25 segundos de duración).
- Vaciado de la bolsa.

SELECCIÓN DE LAS PACIENTES. SITUACIONES ESPECIALES

Estas técnicas están **indicadas** en mujeres premenopáusicas, con deseo genésico cumplido y sangrado menstrual anómalo debido a causas benignas.

Están **contraindicadas** en caso de:

- Embarazo.
- Patología uterina maligna o premaligna.
- Infección activa pélvica o urinaria.
- Condiciones anatómicas o cirugías previas que debiliten el miometrio (cesárea corporal y miomectomía).
- Portadoras de dispositivo intrauterino (es necesaria la retirada previa).

Situaciones especiales

Dentro de las situaciones especiales que pueden darse, cabe destacar las que se explican a continuación.

Patología y anomalías intrauterinas

Según la técnica utilizada, puede ser recomendable la extirpación previa de la patología intracavitaria, en especial si es mayor de 2 cm o distorsiona significativamente la cavidad.

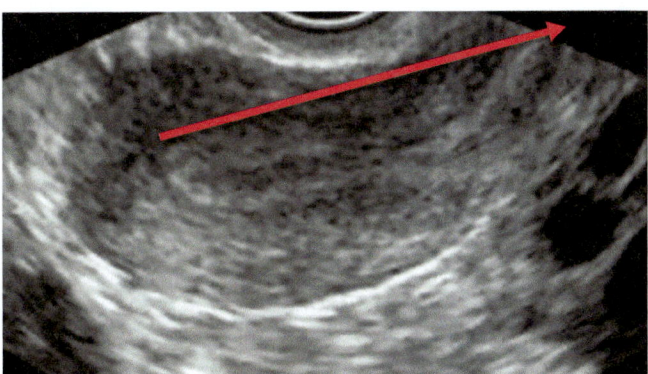

Figura 47-23. Dimensiones longitudinales de útero.

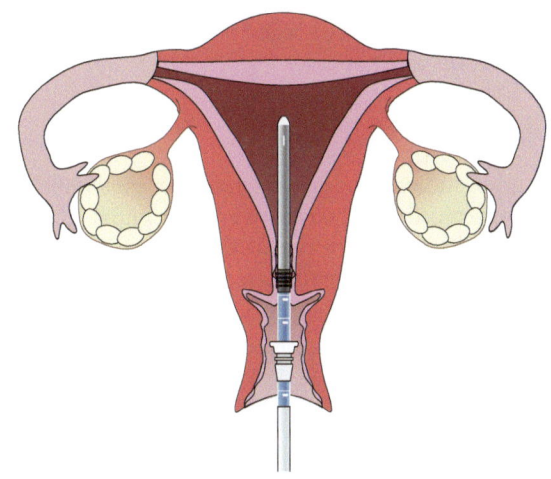

Figura 47-24. Ajuste del catéter a las dimensiones uterinas.

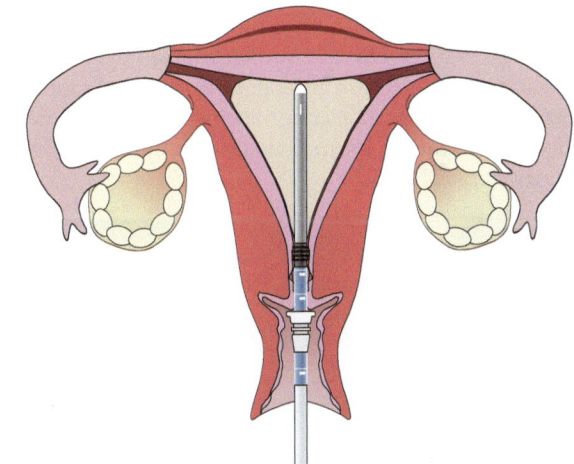

Figura 47-25. Ajuste de la bolsa térmica al útero.

Existen estudios que demuestran que la realización de ablación endometrial con radiofrecuencia Novasure® y con Hydro ThermAblator® en pacientes con patología intracavitaria menor de 3 cm consigue una reducción importante del sangrado, con adecuado grado de satisfacción para la paciente y sin aumento de los efectos adversos asociados.

En cuanto a las anomalías congénitas, constituyen una contraindicación relativa para las técnicas de segunda generación. Aunque se han descrito casos tratados con éxito mediante estos dispositivos, la técnica resectoscópica parece más adecuada en estas pacientes.

Cesárea anterior

La cesárea transversal baja previa no se considera una contraindicación para las técnicas de resección-ablación endometrial.

Son técnicas que se pueden realizar en pacientes con cesáreas anteriores, no encontrándose diferencias ni en los resultados ni en la tasa de complicaciones cuando se efectúa la técnica en estas mujeres con respecto a las que no tienen cesáreas previas. Además, el número de cesáreas previas no afecta a los resultados.

Cuando la técnica utilizada es la ablación con radiofrecuencia, el mecanismo de seguridad que esta tiene (prueba de integridad de la cavidad previa a la ablación) detecta curación incompleta de la cicatriz de la cesárea y no permite continuar con la ablación en estos casos.

Cáncer endometrial

Los estudios indican que las pacientes con ablación endometrial no sufren dificultad o retraso en el diagnóstico de cáncer de endometrio y que la incidencia es similar, e incluso menor, al de las pacientes no sometidas a ablación (**Fig. 47-26**).

Adenomiosis y dolor pélvico crónico

La ablación endometrial es un tratamiento adecuado para reducir el sangrado uterino anómalo (84-100 %) y la dismenorrea (61-83 %) tanto a corto como a largo plazo. Su efectividad disminuye con el tiempo, por lo que puede ser una alternativa adecuada a la histerectomía en mujeres mayores de 40 años.

El dolor pélvico crónico no es una contraindicación para la AR-E, pero es adecuado un estudio exhaustivo de la paciente para tratar de establecer su etiología, ya que, en algunos casos, como ante la presencia de endometriosis, puede ser más adecuado un tratamiento hormonal que permita controlar tanto el dolor como el SMA.

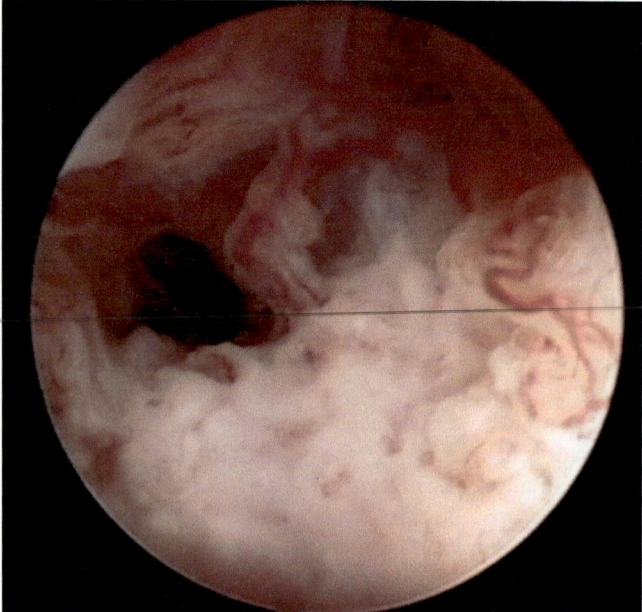

Figura 47-26. Cáncer de endometrio.

Dismenorrea

La ablación endometrial con radiofrecuencia ha demostrado una reducción de la dismenorrea en un 40-78 % según la serie, aunque también constituye un factor de riesgo de reintervención posterior por dolor pélvico.

Cavidades grandes (mayores de 10 cm)

Aunque las técnicas de segunda generación en principio están aconsejadas para úteros menores de 10 cm, la técnica de ablación endometrial con radiofrecuencia Novasure® ha demostrado que puede producir una importante reducción del sangrado también en úteros mayores de 10 cm, incluso consiguiendo tasas de amenorrea de hasta el 52 %.

Además, la tasa de complicaciones es similar a las que aparecen cuando se realiza dicha técnica en úteros menores de 10 cm.

Sin embargo, en las cavidades grandes es más frecuente que el tratamiento sea parcial, puesto que la malla de electrodos no consigue cubrir por completo toda la superficie endometrial, por lo que la tasa de fallo por sangrado posterior es algo más elevada que en los úteros menores de 10 cm.

En estos casos, es importante ajustar la red de electrodos al fondo para que la superficie endometrial que no sufra la ablación sea la parte inferior del útero y no el fondo uterino. Si ocurriera así, la fibrosis de la parte inferior podría impedir la salida de la sangre menstrual producida por el tejido endometrial fúndico no sometido a ablación, lo que produciría hematometra y dolor a la paciente.

Mujeres jóvenes

La ablación puede ser una opción para el tratamiento del sangrado menstrual anómalo en pacientes jóvenes cuando el tratamiento médico está contraindicado o la paciente no lo desea, si tiene sus deseos genésicos cumplidos.

El 79 % de las pacientes menores de 36 años evitan una histerectomía al someterse a una técnica de resección-ablación endometrial. Sin embargo, se debe informar a estas pacientes de que la tasa de fracaso de la técnica con el tiempo es mayor que en pacientes de más edad. La tasa de histerectomía y el tiempo hasta su realización depende del tipo de técnica.

RESULTADOS

En España, la tasa de ablaciones endometriales que se realiza en mujeres con sangrado menstrual abundante es inferior a la recomendada por diversas guías europeas. Quizás esto sea debido a la baja penetrancia que tienen aún las técnicas de segunda generación en nuestro país.

En las últimas recomendaciones NICE, publicadas en septiembre 2019, la evidencia mostró que la reducción en la pérdida de sangre y la satisfacción con el tratamiento fue mayor para las técnicas de ablación endometrial de segunda generación que para la ablación endometrial de primera generación.

Cuando se han comparado las dos técnicas de radiofrecuencia bipolar en un estudio realizado en el que se reportó una tasa de amenorrea mayor en las tratadas con Novasure®

que en las tratadas con Minerva® (64 % y 42 %, *p* = 0,004), Novasure® fue significativamente más eficaz que Minerva® en la reducción del síndrome premenstrual (*p* = 0,019) y el dolor menstrual (*p* = 0,003), y más pacientes en el grupo Novasure® (94 %) que el grupo Minerva® (78 %) estuvieron satisfechas con el resultado clínico (*p* = 0,003).

Cuando se compararon la cirugía conservadora (resección del endometrio o ablación con balón) con el DIU-LNG, las tasas de satisfacción fueron altas en ambos grupos y no significativamente diferentes.

Según la revisión Cochrane 2019, que comparaba la resección y la ablación del endometrio frente a la histerectomía para el tratamiento del sangrado menstrual abundante, la resección y la ablación del endometrio ofrecieron una alternativa a la histerectomía como tratamiento quirúrgico para el sangrado menstrual abundante. Ambos procedimientos son efectivos y las tasas de satisfacción son altas. Aunque la histerectomía ofrece un alivio permanente e inmediato del sangrado menstrual abundante, está asociada a un tiempo quirúrgico y un período de recuperación más prolongados. La histerectomía también tiene tasas más altas de complicaciones postoperatorias.

Los beneficios de la AR-E con respecto a la histerectomía incluyen la reducción del trauma y de las complicaciones postoperatorias, la reducción de la necesidad de anestesia general, un ahorro para el sistema de salud sanitario, al ser un tratamiento ambulatorio, y para la sociedad, ya que las mujeres retornan más rápidamente a sus actividades habituales.

Embarazo tras ablación

La ablación endometrial no se considera una forma de contracepción, por lo que es importante asegurar que la paciente dispondrá de un método anticonceptivo. Sin embargo, la ligadura tubárica puede causar dolor tras la ablación si esta no ha sido completa. Se han descrito embarazos en el 0,7 % de las mujeres sometidas a ablación endometrial.

La gestación tras una técnica de ablación-resección endometrial puede tener graves consecuencias. Durante el primer trimestre, la tasa de abortos es elevada, pero hay que tener en cuenta que un alto número de estos embarazos son interrumpidos voluntariamente, por lo que la tasa de abortos es similar a la de la población general. Sin embargo, la incidencia de embarazo ectópico triplica a la esperada:

- Abortos 28 % (interrupción voluntaria del embarazo 50 %).
- Embarazo ectópico 6,5 % (2 % en la población general).

En aquellos embarazos que continúan, se observan frecuentes complicaciones:

- Prematuridad 31-52 %.
- RPM pretérmino 16 %.
- Placentación anormal/acretismo 12-25 %.
- Cesárea 44-50 %.
- Cesárea-histerectomía 22-37 %.
- Síndrome de bridas amnióticas.
- Rotura uterina espontánea.

Tasa de histerectomías

Una reciente revisión que compara los resultados de las técnicas de AR-E con la histerectomía para el tratamiento del sangrado menstrual abundante encuentra que entre el 3,3 y el 12,9 % de las pacientes a las que se sometió a algún procedimiento de AR-E precisó una segunda cirugía por fracaso del tratamiento al año.

El riesgo de histerectomía por cualquier causa aumenta con el tiempo de seguimiento. Se calcula que el riesgo de histerectomía en estas pacientes puede alcanzar tasas del 26,2 % a los 8 años de seguimiento.

Un estudio retrospectivo que incluyó 1.169 mujeres que se sometieron a ablación endometrial, encontró que el 13,4 % se sometieron posteriormente a una histerectomía. El tiempo desde la ablación endometrial hasta la histerectomía varió de 1 a 64 meses. El 60 % de las histerectomías se realizaron dentro de los primeros 24 meses después ablación endometrial y el 80 %, dentro de los primeros 3 años, aunque fueron más frecuentes a menor edad de la paciente en el momento de la ablación.

COMPLICACIONES

Las complicaciones inmediatas que pueden tener son:

- Perforación.
- Lesión térmica.
- Hemorragia.
- Infección.
- Sobrecarga hídrica (técnicas de primera generación).

Como complicaciones tardías pueden presentar:

- Menstruación retrógrada.
- Reaparición del sangrado (regeneración endometrial).
- Adherencias intrauterinas.
- Dolor por síndrome postablación y ligadura tubárica: por regeneración o no destrucción de endometrio a nivel cornual, lo que produce sangrado menstrual, que, si no se elimina vía vaginal por adherencias, distiende progresivamente las trompas ocasionando dolor.
- Dolor por hematometra central (ablación en canal cervical).

FACTORES PREDICTIVOS DE FALLO EN LA ABLACIÓN

El hecho de conocer qué características se asocian a mayor frecuencia a peores resultados tras una AR-E es importante, ya que permite informar adecuadamente a la mujer y establecer unas expectativas reales con una adecuada selección de las pacientes candidatas a este tratamiento.

Los factores pronósticos de fallo de estas técnicas quirúrgicas mínimamente invasivas y de necesidad de reintervención posterior son:

- Edad menor de 45 años, sobre todo 35-40 años. Hay que recordar que a mayor edad, mayor reducción del sangrado, mayor porcentaje de amenorrea y menor riesgo de necesitar una segunda cirugía para control del sangrado. Además, el riesgo de dolor pélvico postablación es mayor en pacientes menores de 40 años.

- Dismenorrea preoperatoria persistente.
- Ligadura tubárica previa por aparición de síndrome postablación y esterilización.

Otros factores que parecen influir en la obtención de peores resultados tras AR-E son:

- Miomas submucosos de gran tamaño: se asocian a menor tasa de amenorrea, más riesgo de reaparición de sangrado menstrual abundante y dolor pélvico tras ablación.
- Obesidad con índice de masa corporal superior a 30: aunque existe controversia entre los diferentes estudios,

es razonable pensar que el hiperestrogenismo secundario a la obesidad puede favorecer la regeneración endometrial y la reaparición del sangrado abundante, por lo que es necesario tenerlo en cuenta, sobre todo si se acompaña de otros factores de riesgo para el fallo de la AR-E.

- Cavidades uterinas grandes: especialmente en las técnicas de radiofrecuencia por ablación incompleta.

Algunos autores proponen combinar la AR-E con la inserción de DIU-LNG en estas pacientes que presentan una mayor frecuencia de fracaso tras tratamiento; es especialmente interesante en pacientes jóvenes que presentan mayor riesgo de regeneración endometrial, proporcionándoles, además, una solución anticonceptiva.

 PUNTOS CLAVE

- La ablación endometrial es un tratamiento efectivo para el sangrado menstrual abundante refractario al tratamiento médico y brinda a las pacientes alternativas quirúrgicas menos invasivas a la histerectomía.
- Se podría plantear en algunas pacientes como primera opción según la clínica, los antecedentes y sus preferencias.
- Es una técnica segura en pacientes con historia de cesárea transversal baja; no afecta el número previo de cesáreas a los resultados.

- La dismenorrea previa, los úteros de mayor tamaño o la menor edad de la paciente reducen la efectividad de la técnica; pero, aun así, esta técnica puede solucionar el SMA y evitar la histerectomía en un gran número de estas pacientes.
- Las técnicas de segunda generación son de primera elección en el tratamiento quirúrgico del sangrado menstrual anómalo. Las técnicas resectoscópicas están recomendadas cuando se debe realizar, además, otro procedimiento en la zona intracavitaria.

BIBLIOGRAFÍA

Adkins RT, Bressman PL, Bressman PB, Lucas TL. Radiofrecuency Endometrial Ablation in Patients with a history of Low Transverse Cesarean Delivery. J Minim Invasive Gynecol. 2013;20(6):848-52.

AlHilli MM, Hopkins MR, Famuyide AO. Endometrial cancer after endometrial ablation: systematic review of medical literature. J Minim Invasive Gynecol. 2011;18(3):393-400.

Andeyro García M, Carmona Herrera F, Cancelo Hidalgo MJ, Canals I, Calaf Alsina J. Características socio-demográficas de las mujeres españolas con sangrado menstrual abundante. Resultados del registro nacional de pacientes con sangrado menstrual abundante (registro SANA). Prog Obstet Ginecol. 2015;58(8):356-62.

Beelen P, Reinders IMA, Scheepers WFW, Herman MC, Geomini PMAJ, van Kuijk SMJ, et al. Prognostic Factors for the Failure of Endometrial Ablation: A Systematic Review and Meta-analysis. Obstet Gynecol. 2019;134(6):1269-81.

Beelen P, van den Brink MJ, Herman MC, Geomini PMAJ, Dekker JH, Duijnhoven RG, et al. Levonorgestrel-releasing intrauterine system versus endometrial ablation for heavy menstrual bleeding. Am J Obstet Gynecol. 2021;224(2):187.e1-187.e10.

Bitzer J, Serrani M, Lahav A. Women's attitudes towards heavy menstrual bleeding, and their impact on quality of life. Open Access J Contracept. 2013;4:21-8.

Bofill Rodriguez M, Lethaby A, Fergusson RJ. Endometrial resection and ablation versus hysterectomy for heavy menstrual bleeding. Cochrane Database Syst Rev. 2021;2(2):CD000329.

Cholkeri-Singh, A. Predictors of Endometrial Ablation Failure. En: Tinelli A, Alonso Pacheco L, Haimovich S. Hysteroscopy. Springer; 2018.

Committee on Practice Bulletins - Gynecology. Practice bulletin no. 128: diagnosis of abnormal uterine bleeding in reproductive-aged women. Obstet Gynecol. 2012;120(1):197-206.

Coulter A, Bradlow J, Agass M, Martin-Bates C, Tulloch A. Outcomes of referrals to gynaecology outpatient clinics for menstrual problems: an audit of general practice records. Br J Obstet Gynaecol. 1991;98(8):789-96.

Critchley HO, Warner P, Lee AJ, Brechin S, Guise J, Graham B. Evaluation of abnormal uterine bleeding: comparison of three outpatient procedures within cohorts defined by age and menopausal status. Health Technol Assess. 2004;8(34):iii-iv, 1-139.

Daniels JP, Middleton LJ, Champaneria R, Khan KS, Cooper K, Mol BW, et al. Second generation endometrial ablation tecniques for heavy menstrual bleeding: network meta-analysis. BJM. 2012;344:e2564.

de Léotoing L, Chaize G, Fernandes J, Toth D, Descamps P, Dubernard G, et al. The surgical treatment of idiopathic abnormal uterine bleeding: An analysis of 88 000 patients from the French exhaustive national hospital discharge database from 2009 to 2015. PLoS One. 2019;14(6):e0217579.

Ding C, Wang J, Cao Y, Pan Y, Lu X, Wang W, et al. Heavy menstrual bleeding among women aged 18-50 years living in Beijing, China: prevalence, risk factors, and impact on daily life. BMC Womens Health. 2019;19(1):27.

Dood RL, Gracia CR, Sammel MD, Haynes K, Senapati S, Strom BL. Endometrial cancer after endometrial ablation vs medical management of abnormal uterine bleeding. J Minim Invasive Gynecol. 2014;21(5):744-52.

Ewies AA. Levonorgestrel-releasing intrauterine system--the discontinuing story. Gynecol Endocrinol. 2009;25(10):668-73.

Fergusson RJ, Bofill Rodriguez M, Lethaby A, Farquhar C. Endometrial resection and ablation versus hysterectomy for heavy menstrual bleeding. Cochrane Database Syst Rev. 2019;8(8):CD000329.

Fraser IS, Critchley HO, Broder M, Munro MG. The FIGO recommendations on terminologies and definitions for normal and abnormal uterine bleeding. Semin Reprod Med. 2011;29(5):383-90.

Fraser IS, Mansour D, Breymann C, Hoffman C, Mezzacasa A, Petraglia F. Prevalence of heavy menstrual bleeding and experiences of affected women in a European patient survey. Int J Gynaecol Obstet. 2015;128(3):196-200.

Gimpelson RJ. Ten-year literature review of global endometrial ablation with the NovaSure® device. Int J Womens Health. 2014;6:269-80.

Gokyildiz S, Aslan E, Beji NK, Mecdi M. The Effects of Menorrhagia on Women's Quality of Life: A Case-Control Study. ISRN Obstet Gynecol. 2013;2013:918179.

Gupta J, Kai J, Middleton L, Pattison H, Gray R, Daniels J; ECLIPSE Trial Collaborative Group. Levonorgestrel intrauterine system versus medical therapy for menorrhagia. N Engl J Med. 2013;368(2):128-37.

Gurtcheff SE, Sharp HT. Complications Associated With Global Endometrial Ablation: The Utility of the MAUDE Database. Obst Gynecol. 2003;102(6):1278-82.

Istre O, Trolle B. Treatment of menorrhagia with the levonorgestrel intrauterine system versus endometrial resection. Fertil Steril. 2001;76(2):304-9.

Kalampokas E, McRobbie S, Payne F, Parkin DE. Endometrial cancer after endometrial ablation or resection for menorrhagia. Int J Gynaecol Obstet. 2018;142(1):84-90.

Khan Z, El-Nashar SA, Hopkins MR, Famuyide AO. Efficacy and safety of global endometrial ablation after cesarean delivery: a cohort study. Am J Obstet Gynecol. 2011;205(5):450.e1-4.

Kjerulff KH, Erickson BA, Langenberg PW. Chronic gynecological conditions reported by US women: findings from the National Health Interview Survey, 1984 to 1992. Am J Public Health. 1996;86(2):195-9.

Kocaoz S, Cirpan R, Degirmencioglu AZ. The prevalence and impacts heavy menstrual bleeding on anemia, fatigue and quality of life in women of reproductive age. Pak J Med Sci. 2019;35(2):365-70.

Kohn JR, Shamshirsaz AA, Popek E, Guan X, Belfort MA, Fox KA. Pregnancy after endometrial ablation: a systematic review. BJOG. 2018;125(1):43-53.

Kumar V, Chodankar R, Gupta JK. Endometrial ablation for heavy menstrual bleeding. Womens Health (Lond). 2016;12(1):45-52.

Lethaby A, Hickey M, Garry R, Penninx J. Endometrial resection / ablation techniques for heavy menstrual bleeding. Cochrane Database Syst Rev. 2009;(4):CD001501.

Li D, Wan Y, Mu Q. Clinical efficacy of NovaSure for 30 patients with adenomyosis. Zhong Nan Da Xue Xue Bao Yi Xue Ban. 2016;41(1):88-92.

Lunardi Rocha AL, França Ferreira MC, Mara Lamaita R, Batista Cândido E, Mendonça Carneiro M, Lopes da Silva-Filho A. Heavy menstrual bleeding: a global survey of health care practitioners' perceptions. Eur J Contracept Reprod Health Care. 2018;23(4):288-94.

Maillet L, de Saint-Hilaire P, Rudigoz RC, Dubernard G. Évaluation de l'endométrectomie par radiofréquence chez les femmes préménopausiques: étude rétrospective sur 90 cas. J Gynecol Obstet Biol Reprod (Paris). 2013;42(5):458-63.

Miller JD, Lenhart GM, Bonafede MM, Basinski CM, Lukes AS, Troeger KA. Cost effectiveness of endometrial ablation with the NovaSure(®) system versus other global ablation modalities and hysterectomy for treatment of abnormal uterine bleeding: US commercial and Medicaid payer perspectives. Int J Womens Health. 2015;7:59-73.

National Institute for Health and Care Excellence (NICE). Heavy Menstrual Bleeding: Assessment and Management. NICE guideline (NG88); 2018. Disponible en: https://www.nice.org.uk/guidance/ng88

Philip CA, Le Mitouard M, Maillet L, de Saint-Hilaire P, Huissoud C, Cortet M, et al. Evaluation of NovaSure® global endometrial ablation in symptomatic adenomyosis: A longitudinal study with a 36 month follow-up. Eur J Obstet Gynecol Reprod Biol. 2018;227:46-51.

Royal College of Obstetricians and Gynaecologists, London School of Hygiene & Tropical Medicine, Ips MORI. National Heavy Menstrual Bleeding Audit: Third Annual Report: RCOG Press, 2013.

Sabbah R, Desaulniers G. Use of the NovaSure Impedance Controlled Endometrial Ablation System in patients with intracavitary disease: 12-month follow-up results of a prospective, single-arm clinical study. J Minim Invasive Gynecol. 2006;13(5):467-71.

Scordalakes C, del Rosario R, Shimer A, Stankiewicz R. Efficacy and patient satisfaction after NovaSure and Minerva endometrial ablation for treating abnormal uterine bleeding: a retrospective comparative study. Int J Womens Health. 2018;10:137-45.

Sharp HT. Endometrial ablation: postoperative complications. Am J Obstet Gynecol. 2012;207(4):242-7.

Shavell VI, Diamond MP, Senter JP, Kruger ML, Johns DA. Hysterectomy subsequent to endometrial ablation. J Minim Invasive Gynecol. 2012;19(4):459-64.

Shazly SA, Famuyide AO, El-Nashar SA, Breitkopf DM, Hopkins MR, Laughlin-Tommaso SK. Intraoperative Predictors of Long-term Outcomes After Radiofrequency Endometrial Ablation. J Minim Invasive Gynecol. 2016;23(4):582-9.

Singh M, Hosni MM, Jones SE. Is endometrial ablation protective against endometrial cancer? A retrospective observational study. Arch Gynecol Obstet. 2016;293(5):1033-7.

Sun Y, Wang Y, Mao L, Wen J, Bai W. Prevalence of abnormal uterine bleeding according to new International Federation of Gynecology and Obstetrics classification in Chinese women of reproductive age: A cross-sectional study. Medicine (Baltimore). 2018;97(31):e11457.

Thiel JA, Briggs MM, Pohlman S, Rattray D. Evaluation of the NovaSure endometrial ablation procedure in women with uterine cavity length over 10 cm. J Obstet Gynaecol Can. 2014;36(6):491-7.

Técnicas quirúrgicas. Cirugía intrauterina

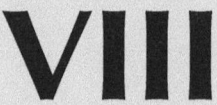

48 • Técnicas de biopsia endometrial

49 • Técnicas quirúrgicas I: pólipos y miomas

50 • Técnicas quirúrgicas II: malformaciones

51 • Técnicas quirúrgicas III: adherencias intrauterinas, istmocele y restos abortivos

52 • Técnicas quirúrgicas IV: adenomiosis, cuerpos extraños, cérvix restantes y malformaciones arteriovenosas

53 • Complicaciones en histeroscopia

Técnicas de biopsia endometrial

48

M. A. Brito Pérez y J. Ortiz Fumero

OBJETIVOS

- Conocer las diferentes modalidades para muestreo endometrial, sus ventajas, inconvenientes y posibles complicaciones.
- Recordar las indicaciones actuales para la realización de la biopsia endometrial basada en la evidencia científica y las recomendaciones de las principales sociedades médicas de la especialidad.
- Reconocer la importancia del muestreo endometrial bajo visión directa histeroscópica y sus ventajas sobre los procedimientos «a ciegas».
- Aplicar las diferentes técnicas de biopsia histeroscópica según el instrumental disponible y las características del tejido endometrial.
- Combinar las competencias previas en evaluación histeroscópica con la visualización endocervicoscópica; en casos especiales se utiliza la prueba de inspección visual con ácido acético en el tercio distal para complementar el diagnóstico de lesiones ocultas neoplásicas del cérvix.
- Revisar la evidencia científica actual sobre el manejo conservador histeroscópico del cáncer de endometrio I A, según la Federación Internacional de Ginecología y Obstetricia, para pacientes con deseo de fertilidad.

BREVE HISTORIA DE LA BIOPSIA ENDOMETRIAL

Identificar visualmente la distorsión de la superficie endometrial (sobre todo si es focal), seguido de la biopsia dirigida, es la modalidad diagnóstica más precisa para el diagnóstico de la patología endometrial

La biopsia de endometrio es uno de los procedimientos diagnósticos de más utilidad en ginecología. Se realiza con el objetivo de extraer tejido endometrial para ser observado bajo el microscopio ante la sospecha de una enfermedad premaligna o maligna. También en el estudio del sangrado uterino anormal en premenopausia y posmenopausia, o como parte de los estudios de fertilidad.

Tradicionalmente, la biopsia endometrial «a ciegas» obtenida por dilatación y curetaje (D&C) ha sido aceptada de manera universal. Asimismo, es la más costosa, y no está exenta de complicaciones y falsos negativos. Para lograr una disminución en costes, en las últimas décadas se ha introducido la modalidad de biopsia endometrial «a ciegas» en consultorio a través de instrumentos de menor calibre, como las cánulas de Novak, Pipelle o Vabra. Hasta ahora son las técnicas más difundidas para obtener un muestreo endometrial, aunque tienen poca precisión diagnóstica cuando se trata de una patología estructural intracavitaria o lesiones neoplásicas incipientes focales. Hoy en día, gracias a la capacidad y seguridad diagnóstica y terapéutica de la vaginohisteroscopia, que permite una evaluación integral de la cavidad uterina y el endocérvix, se considera la modalidad de referencia de la patología intrauterina, con la ventaja de que se realiza en el ambiente del consultorio, sin anestesia general.

En 1846, el cirujano y ginecólogo francés Joseph Claude Anthélme Récamier introduce la legra con la forma con la que se conoce actualmente, para el raspado de la cavidad uterina. En 1878, C. Ruge y J. Veit sugieren que el curetaje puede ser utilizado con fines diagnósticos. En 1886, se introducen los dilatadores del cuello elaborados en metal. Durante el siglo xx, en 1924, Howard Atwood Kelly inicia la era de legrados en el consultorio, con sedación o sin ningún tipo de anestesia. Emil Novak diseña su cánula o raspador de pequeño calibre y punta aserrada para hacer biopsias en 1935.

Ese mismo año, Novak diseña un sistema de aspiración y legrado mediante la utilización de un aspirador conectado a tubos aserrados (de mayor calibre al raspador de Novak). De esta manera, se inicia la modalidad de aspiración y legrado de la cavidad endometrial. En 1982, Cornier diseña un raspador flexible para conectar a un aspirador llamado Vabra.

ESTADO ACTUAL DE LAS TÉCNICAS PARA MUESTREO ENDOMETRIAL

En general, se ha descrito que el fallo diagnóstico de las biopsias endometriales, cualquiera que sea su técnica de muestreo, puede llegar al 42 % debido a la aplicación incorrecta de la técnica o a la cantidad insuficiente de material endometrial para el estudio histopatológico.

La biopsia endometrial juega un rol fundamental en el diagnóstico temprano del cáncer de endometrio, la evaluación preoperatoria y en establecer el plan terapéutico. Cada una de las diferentes técnicas establecidas para la obtención de tejido endometrial tiene una sensibilidad y una especificidad que varían de acuerdo con la indicación formal de la biopsia o la patología endocavitaria. Así, es distinta en la evaluación y el diagnóstico de patologías estructurales intrauterinas, en el estudio de sangrado uterino anómalo (SUA), en el diagnóstico de lesiones premalignas o malignas endometriales y en procesos inflamatorios, como la endometritis en estudios de fertilidad.

La cánula de Novak es uno de los dispositivos más antiguos utilizados en la práctica clínica para obtener muestras de endometrio. Es un tubo metálico de 4-5 mm diámetro y 20 cm de largo, cuyo extremo presenta una ventana con dientes cortantes de 1,4 mm de altura. Se conecta con el interior de la cánula y permite conectar por el otro extremo un dispositivo de succión al vacío con el que se extrae el tejido desde la cavidad endometrial hacia el interior del dispositivo; genera a su paso una agresión importante de la pared intrauterina, un raspado doloroso para la paciente y, por lo general, se asocia a sangrado por su acción traumática y cortante (**Fig. 48-1**).

La cánula de Pipelle, a diferencia de la de Novak, es de menor calibre, material plástico e igualmente fenestrada en la punta. Su vástago interno facilita la función de succión del material endometrial. Se trata de un dispositivo muy popular en la práctica médica al que se le atribuye en diferentes estudios una sensibilidad superior al 95 % y una especificidad del 98 %, sobre todo en patología hiperplásica endometrial y cáncer endometrial avanzado. Pero su capacidad es limitada en lesiones neoplásicas focales incipientes (**Fig. 48-2**). Por tratarse de un método «a ciegas», no permite la evaluación visual de canal cervical ni la cavidad endometrial; en caso de patologías estructurales intracavitarias, como pólipos o miomas submucosos, no tiene utilidad, así como en el endometrio atrófico de pacientes posmenopáusicas, con lo que genera 11-33 % de falsos negativos por muestreo insuficiente. En alrededor de un 10-15 % de

las pacientes no se logra el paso a través del canal endocervical por presencia de sinequias o estenosis cervical, sobre todo en posmenopausia.

Se ha evaluado la similitud de la precisión diagnóstica entre Pipelle y D&C para hiperplasia endometrial difusa y cáncer endometrial al menos en 10 trabajos publicados; ambas técnicas son satisfactorias para su diagnóstico. La ventaja del uso de Pipelle en consultorio hace el método más rentable que la D&C, que, por el contrario, necesita ingresar en la sala de operaciones bajo anestesia, lo cual incrementa los costes y las posibles complicaciones. Se ha estimado que la abrasión de la cavidad uterina durante la D&C permite el examen de solo 50-60 % de la superficie de revestimiento. En esta técnica, existen riesgos adicionales de anestesia general y complicaciones, como infecciones, sangrado y perforación uterina hasta en el 60 % de los casos. La D&C no garantiza la obtención de muestras suficientes de la cavidad uterina; además, es un procedimiento costoso con una alta tasa de complicaciones.

Otro posible enfoque para obtener una muestra de endometrio es utilizar el principio del vacío. Vabra es una forma de raspado al vacío por aspiración del útero para la enfermedad endometrial. Fue presentado por Jensen y Jensen en 1968. Vabra es un acrónimo de vacío abrasión y aspiración. Este método tiene limitaciones para detectar pólipos y patologías neoplásicas focales incipientes.

El Tao brush® fue inventado en 1993 y aprobado por la Food and Drug Administration (FDA). El pincel debe insertarse a través del canal cervical hasta el fondo uterino; se debe girar 360° de tres a cinco veces para recolectar una cantidad adecuada de células endometriales. Además, sigue siendo un método «a ciegas», con limitaciones diagnósticas para la patología endocavitaria. Se trata de un estudio citológico y no logra recoger suficiente tejido estromal en las tomas.

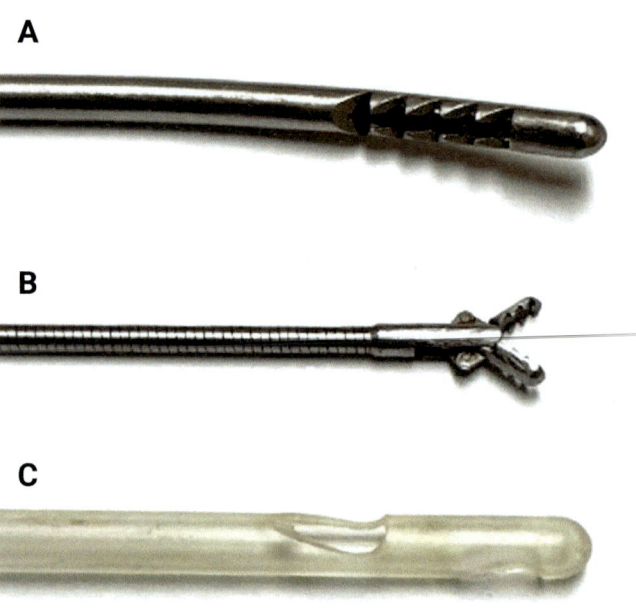

A

B

C

Figura 48-1. A) Cánula de Novak. **B)** Pinza de biopsia histeroscópica. **C)** Cánula Pipelle.

 Desde hace más de 15 años se han inventado innumerables dispositivos que permiten la exploración de los órganos pélvicos con la finalidad de poder establecer la causa de las patologías más frecuentes de las mujeres, entre ellas el sangrado uterino anormal. Algunas tienen ventajas notables debido a la simplicidad de su mecanismo y fácil uso. Sin embargo, ninguna puede superar la ventaja de poder observar directamente las cavidades, como lo permiten las evaluaciones endoscópicas.

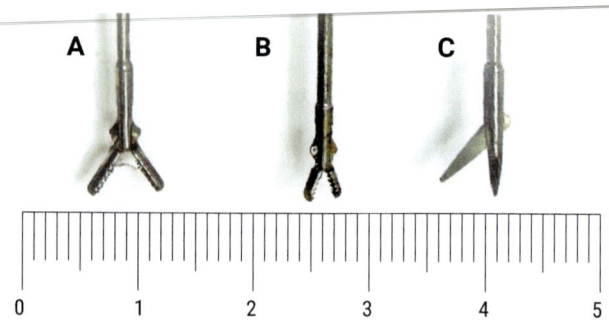

A **B** **C**

Figura 48-2. Dimensiones de pinza de biopsia histeroscópica **(A)**, pinza de cocodrilo **(B)** y tijera histeroscópica **(C)**.

VENTAJAS DE LA BIOPSIA ENDOMETRIAL DIRIGIDA POR HISTEROSCOPIA

! La sugerencia general para la buena práctica histeroscópica es utilizar el equipo de menor calibre posible: histeroscopio con óptica 2,7 mm y camisa interna ≤ 3,5 mm con camisa de flujo continuo y canal de trabajo para el paso de instrumentos (5 Fr), como tijera histeroscópica o *grasping*, que permita la toma de biopsia endometrial directamente en la lesión al ser visualizada.

Se han enumerado ampliamente en la biblografía científica los inconvenientes del muestreo endometrial «a ciegas», razón por la cual la evaluación visual a través de la vaginohisteroscopia de consultorio suplanta con solidez todos estos métodos, hoy en desuso en la práctica clínica (**Fig. 48-3**).

La histeroscopia es un método endoscópico mínimamente invasivo, que puede realizarse de forma segura en la tranquilidad del consultorio, involucrando a la paciente en el proceso de diagnóstico de la patología endocavitaria. Permite la inspección visual integral del tracto genital inferior y la cavidad uterina en la mayoría de los casos. Ante el hallazgo de una lesión en el canal endocervical o en la superficie endometrial, esta facilita el uso de instrumentos miniaturizados con los que se logra tomar el muestreo adecuado y suficiente del tejido endometrial.

En la actualidad, existen varios instrumentos mecánicos, electroquirúrgicos y de recuperación de tejido que pueden ser utilizados por histeroscopia. El mercado dispone de una amplia variedad de pinzas de diferentes puntas de 5 Fr: pinzas de cuchara, de biopsia dentada, fórceps, pinza «cocodrilo», pinza de agarre, tijeras punta roma o punta aguda, electrodo de punta monopolar, bipolar, minirresector monopolar o bipolar, y sistema de recuperación de tejido (morceladores), cada uno con sus especificaciones e indicaciones (**Figs. 48-4** y **48-5**).

! Las indicaciones actuales para realizar la histeroscopia y la biopsia de endometrio son:
- Cribado de la patología premaligna y maligna endometrial.
- Evaluación de pacientes con SUA premenopáusicas o posmenopáusicas.
- Infertilidad: condiciones de la cavidad endometrial previo a fertilización *in vitro*, madurez endometrial, ventana de implantación, microbioma y diagnóstico de endometritis crónica.

LA BIOPSIA DIRIGIDA POR HISTEROSCOPIA EN LOS DIFERENTES ESCENARIOS CLÍNICOS

A continuación se comentan los casos del sangrado uterino anormal y de la hiperplasia y cáncer de endometrio.

Sangrado uterino anormal

El SUA es la causa más frecuente de consulta durante la edad reproductiva en ginecología. El sangrado menstrual abundante, intermenstrual y posmenopáusico también están incluidos en este cuadro clínico en la última revisión

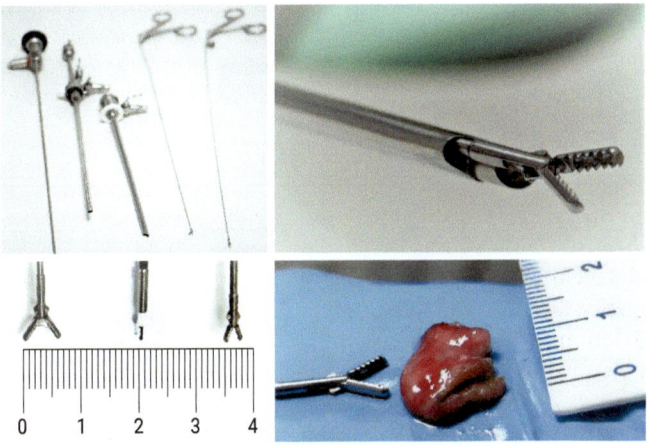

Figura 48-3. Set de histeroscopia básica de consultorio.

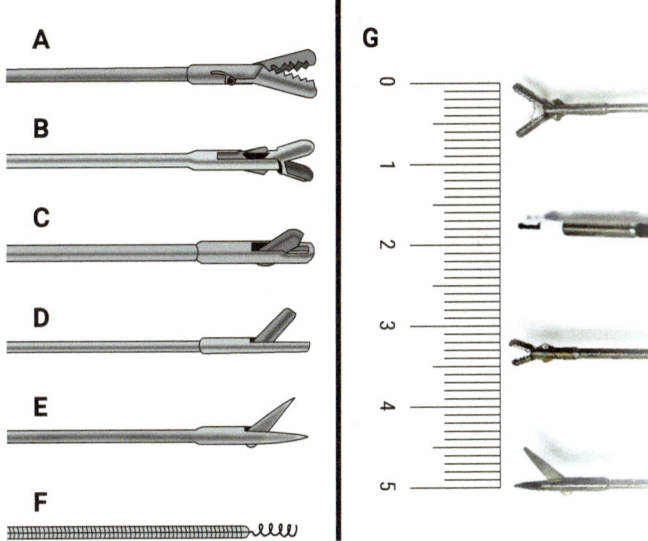

Figura 48-4. Diferentes instrumentos histeroscópicos. **A)** Cocodrilo. **B)** Cuchara. **C)** Biopsia. **D)** Tijera roma. **E)** Tijera puntiaguda. **F)** Tirabuzón. **G)** Se aprecia las dimensiones reales de estas pinzas mecánicas de agarre y corte.

de la Federación Internacional de Ginecología y Obstetricia (FIGO) 2018. El examen físico genital con espéculo y la ecografía transvaginal son la primera herramienta diagnóstica disponible para la identificación de sus causas más frecuentes, seguido de la evaluación histeroscópica, que, junto a la biopsia endometrial, conforma el algoritmo de estudio más rentable para esta entidad. La histeroscopia se considera la técnica de referencia para el diagnóstico y manejo de las condiciones patológicas que afectan a la cavidad uterina.

La Sociedad de Obstetricia y Ginecología de Reino Unido (RCOG) es, con probabilidad, una de las sociedades que más tempranamente ha incluido la histeroscopia como herramienta fundamental del estudio del SUA en atención primaria de salud desde el año 2011, siempre aplicada bajo las buenas prácticas de la histeroscopia (National Institute for Health and Care Excellence). Otras sociedades de la especialidad en el mundo, como el Colegio americano de Obstetras Ginecólogos, consideran hoy en día la histeroscopia como un método de diagnóstico de elección en el sangrado posmenopáusico, en aquellas pacientes cuyo endometrio no es

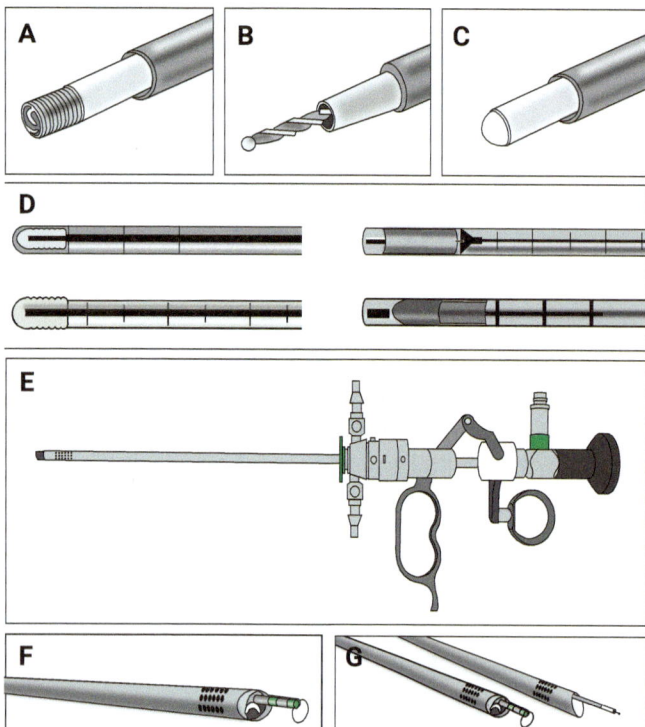

Figura 48-5. Instrumental electroquirúrgico y mecánico histeroscópico para muestreo endometrial y endocervical. **A)** Electrodo bipolar vaporizador. **B)** Twizzle. **C)** Electrodo de punta bipolar. **D)** Truclear (Sistema remoción de tejido). **E)** Minirresector Gubbinni®. **F)** Asa de minirresector. **G)** Electrodo bipolar Twizzle y electrodo asa minirresector.

adecuadamente evaluable por ecografía o sonohisterografía, o cuya biopsia «a ciegas» fue insuficiente o fallida. En mayo de 2022, en Málaga (España), se inició el trabajo en conjunto de las tres sociedades más importantes del mundo en el campo de la cirugía endoscópica endouterina (Global Community of Histeroscopy, American Association of Gynecologic Laparoscopists y European Society for Gynaecological Endoscopy) con la intención de gestionar un consenso que permita dar fin a las biopsias «a ciegas» del endometrio. En este encuentro, se estableció con un nivel de evidencia I y grado de recomendación B que, siempre que exista disponibilidad de tecnología, deben utilizarse herramientas para la realización bajo visión directa de las biopsias endometriales; con un nivel de evidencia II y recomendación grado B, el diagnóstico y tratamiento del sangrado menstrual abundante debe ser realizado bajo visualización directa.

El sangrado uterino anormal es el síntoma cardinal y más precoz de las lesiones premalignas y malignas del endometrio, así como de todas las lesiones estructurales de la cavidad endometrial: pólipos, miomas y adenomiosis focal. La histeroscopia es la herramienta más importante, eficaz y segura para el diagnóstico de estas lesiones. En la actualidad, la formación de especialistas en histeroscopia está en aumento. Sin embargo, la proporción de quienes la realizan en atención primaria de salud aún es baja globalmente. La bibliografía científica publicada recoge que solo el 20 % de los ginecólogos obstetras de Estados Unidos realizan histeroscopia en su práctica clínica; esta relación es común en muchos países alrededor del mundo.

El muestreo endometrial «a ciegas» con Novak, Pipelle y Vabra se asocia a un riesgo de perder lesiones intracavitarias focales. La calidad de la muestra para diagnóstico también varía de acuerdo con el estado menopáusico, la edad y las indicaciones del estudio. En gran medida, el éxito de una buena muestra cuando se realiza con estos dispositivos o por D&C depende de los antecedentes de partos vaginales de la paciente, índice de masa corporal y grosor del endometrio, factores que no afectan a la actuación de la técnica visual por histeroscopia.

En el sangrado uterino de causa no estructural, cuya etiología más frecuente es la disfunción ovulatoria, no siempre existe una alteración de la ecotextura o del grosor endometrial por ultrasonido. No obstante, el estudio visual del endometrio facilita la descripción de los cambios fisiológicos o fisiopatológicos de este en ausencia de ovulación. Los patrones histeroscópicos permiten identificar los datos del ciclo endometrial y su sincronía, y, junto con la biopsia dirigida, ayuda a engranar los mecanismos fisiopatológicos que ocasionan los síntomas hemorrágicos de estas pacientes, además de ser una herramienta diagnóstica fundamental, junto con la ecografía Doppler, de las malformaciones arteriovenosas.

Hiperplasia y cáncer de endometrio

La hiperplasia endometrial es considerada la lesión premaligna del endometrio. Su prevalencia es tres veces superior a la del cáncer endometrial y está asociada a factores de riesgo bien establecidos, entre ellos: obesidad, diabetes, hipertensión arterial, estados anovulatorios crónicos, uso de tamoxifeno, antecedente de síndrome de Lynch, etc. Su sintomatología más frecuente es el SUA, al igual que el CE, en estadios tempranos, lo cual permite hacer el diagnóstico en fases iniciales de la enfermedad, repercutiendo en una mayor supervivencia postratamiento quirúrgico.

La biopsia de endometrio es el estudio de referencia para su diagnóstico y seguimiento. Tras la evaluación inicial y el ultrasonido ginecológico, que usualmente revela un engrosamiento endometrial o una alteración de la ecotextura del endometrio, se indica el muestreo histológico, el cual, preferentemente, debe ser realizado bajo visión directa por vaginohisteroscopia. Los patrones de reconocimiento de las hiperplasias de bajo riesgo y alto riesgo por histeroscopia están bien definidos.

La sensibilidad y especificidad de la histeroscopia para hiperplasia endometrial es modesta (70 % y 60 %, respectivamente) en comparación con la alta precisión que tiene para cáncer endometrial (98 % y 100 %, respectivamente). Es probable que las razones de las limitaciones de la biopsia de endometrio en etapa de transición menopáusica, en la que aumenta la incidencia de lesiones premalignas, se deba a la variabilidad del aspecto endometrial y su continuo recambio menstrual entre los 45 y 50 años. Esto puede tener un impacto sobre la decisión del histeroscopista al realizar el muestreo, ya que las profundas alteraciones de la arquitectura endometrial en esta etapa pueden ser confundidas con endometrio sano y pasar por alto verdaderas lesiones preinvasoras.

La clasificación de hiperplasia endometrial, utilizada actualmente y propuesta por la Organización Mundial de la Salud en 2014, distingue entre dos entidades: hiperplasia sin atipias con bajo potencial de progresión a cáncer (menor del

3 %) y las hiperplasias atípicas/NIE que tienen un porcentaje de malignización hasta en un 60 %; puede coexistir hasta en un 40 % con adenocarcinoma focal en el mismo momento del diagnóstico o progresar a este en menos de 1 año en pacientes no tratadas. Las hiperplasias atípicas/NIE se reconoce como la lesión precursora del CE tipo I dependiente de estrógenos; comparte incluso similar comportamiento genético y su diagnóstico precoz puede lograrse a través del estudio histeroscópico y el muestreo.

El ultrasonido transvaginal tiene un excelente valor predictivo negativo para CE en mujeres con sangrado posmenopáusico. La International Society of Ultrasound in Obstetrics and Gynecology establece que el punto de corte del grosor endometrial en la posmenopausia por ultrasonido debe ser igual o menor a 3 mm (el riesgo de CE es muy bajo por debajo de este punto). Un grosor endometrial mayor de 3 mm en pacientes con sangrado posmenopáusico merece una evaluación complementaria (biopsia endometrial, histeroscopia o sonohisterografía) (FIGO). Es importante considerar que el 85 % de las mujeres con patología neoplásica endometrial presentan SUA precozmente; solo un 15 % de ellas pueden tener una CE sin presentar sangrado, razón por la cual otros autores han planteado elevar el punto de corte para la indicación de biopsia endometrial en pacientes asintomáticas. Algunos sugieren 6 mm; en modelos teóricos incluso consideran hasta 11 mm en endometrios de doble capa al ultrasonido, ya que la posibilidad de una neoplasia en ellas es del 6,7 %. Sin embargo, estos autores recomiendan considerar de forma individualizada el contexto de cada paciente y sus factores de riesgo.

No existen métodos de *screening* (cribado) para CE, a diferencia de lo que ocurre con el cáncer de cuello uterino. Sin embargo, los esfuerzos en la última década se han orientado hacia la estandarización de la interpretación y manejo clínico del endometrio engrosado en la menopausia.

Uno de los aspectos que genera resistencia a la realización de biopsias de endometrio por histeroscopia en el CE es la posibilidad de paso de células neoplásicas a la cavidad peritoneal por el medio de distensión. Este aspecto ha sido también considerado en los últimos años, sin evidenciar de forma contundente que exista una correlación entre el procedimiento histeroscópico y el cambio de estadiaje en pacientes con CE. La última revisión de la FIGO, en 2018, indica para el CE que no considera la presencia de células malignas en el peritoneo como parte del estadiaje. La recomendación general es ante la realización de la histeroscopia en pacientes con alta sospecha de CE, trabajar con presiones intrauterinas del medio de distensión por debajo de 70 mmHg y hacer breve y efectiva la evaluación y el muestreo.

BIOPSIA DE ENDOMETRIO E INFERTILIDAD

La histeroscopia tiene un valor fundamental en el estudio de la anatomía uterina en pacientes con deseos gestacionales. Permite el diagnóstico junto a la ecografía 3D transvaginal y la resonancia magnética de las malformaciones müllerianas.

Uno de los aportes más significativos de la vaginohisteroscopia en la evaluación de la mujer infértil es en el diagnóstico de la endometritis crónica, entidad responsable de aproximadamente el 40 % de las causas de pérdidas de embarazos recurrentes y fallos de implantación. La histeroscopia permite la identificación de patrones inflamatorios focales o difusos y la realización de biopsias dirigidas a las áreas especialmente más afectadas. Hoy en día es aceptado que el estudio histopatológico del endometrio y la identificación de células B (CD138) en el estroma endometrial confirma el diagnóstico; siendo el método de referencia de la entidad. La histeroscopia permite, además, la recuperación de tejido suficiente para llevar a cabo estudios de microbiota endometrial.

> ❗ El patrón histeroscópico típico de la endometritis crónica está definido como la presencia de: eritema focal o difuso, edema, superficie de aspecto de fresa, micropólipos o áreas de hemorragia reciente. El diagnóstico confirmatorio es histopatológico y demuestra la presencia de dos o más células B (CD138) en el estroma endometrial.

La biopsia endometrial en la mujer con trastornos de la fertilidad también está indicada en la evaluación de la ventana de implantación y en los estudios de maduración endometrial previos a los procedimientos de fertilización *in vitro*.

INSTRUMENTACIÓN Y TÉCNICAS PARA REALIZAR BIOPSIA ENDOMETRIAL HISTEROSCÓPICA

Existen principios básicos para realizar un adecuado muestreo biópsico, que es común en las buenas prácticas de oncólogos y cirujanos, y que deben ser considerados al realizar este procedimiento en la investigación del endometrio enfermo.

Es fundamental no concluir diagnósticos histopatológicos en la descripción del estudio histeroscópico sin la confirmación del estudio histológico. Esta práctica puede conllevar a planear o efectuar tratamientos inadecuados en las pacientes, con consecuencias medicolegales. Incluso en aquellas pacientes cuya lesión endometrial sea altamente sugestiva de cáncer, siempre es necesaria la confirmación. Siempre hay que elegir el método más seguro, más rentable y menos invasivo, pero que permita un diagnóstico preciso. Además, hay que considerar el deseo de la paciente de recibir sedación anestésica si así lo manifiesta. Se recomienda realizar la vaginohisteroscopia y biopsia endometrial en pacientes en edad reproductiva en la fase proliferativa, excepto en mujeres que estén en estudio de fertilidad, cuya biopsia se prefiere en la ventana de implantación. En posmenopáusicas, se puede hacer en cualquier momento que exista la indicación.

Según el tipo de lesión, ubicación, vascularización y estado de atrofia del endometrio, varía el tipo de biopsia y el instrumental que se utiliza para su muestreo (**Fig. 48-6**). Todas las biopsias deben tomarse en el sitio de mayor irregularidad o alteración del epitelio endometrial.

INSTRUMENTACIÓN HISTEROSCÓPICA

Existen diferentes tipos de pinzas histeroscópicas, cuyo terminal o extremo varían de acuerdo con la necesidad del cirujano. Las más frecuentemente utilizadas son: pinza de biopsia (o de cuchara), que puede ser dentada o lisa; pinza con

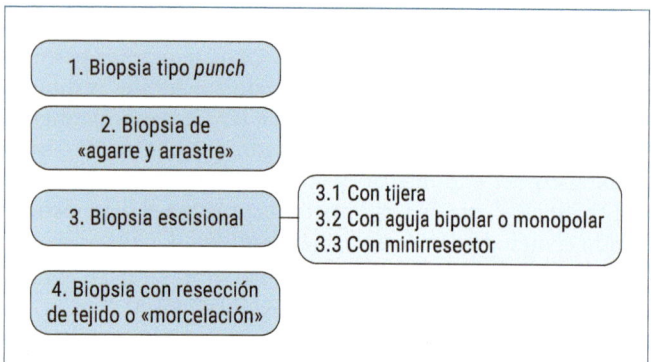

Figura 48-6. Modalidades de Biopsia endometrial por histeroscopia con diferentes instrumentos mínimamente invasivos.

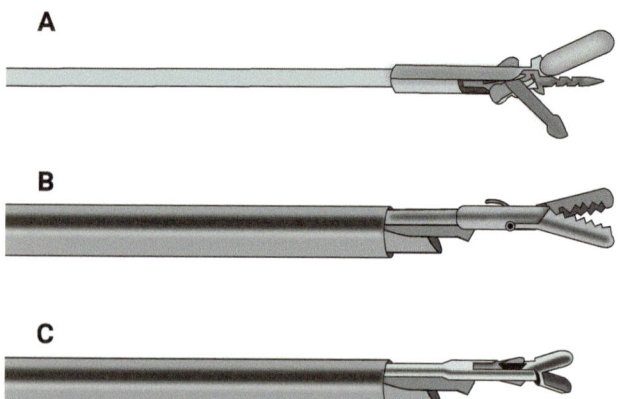

Figura 48-7. A) Detalle de la «pinza Vitale», con el eje en forma de arpón y mandíbulas cóncavas para agarre de la muestra endometrial. **B)** Pinza «cocodrilo» o *grasper*. **C)** Pinza de biopsia sin dientes de 5 Fr.

mandíbulas de presión o *grasping*, también conocida como pinza «cocodrilo», y pinza cuatro puntas, que, como dice su nombre, tiene cuatro puntas de agarre. También se utilizan tijeras histeroscópicas, de punta roma, punta aguda y tipo Hook. También hay disponible nuevas pinzas: *grasping* de Di Spiezio® Sardo y pinza tipo serpiente Vitale®, diseñadas ante todo para la aprehensión segura del tejido (**Fig. 48-7**).

Los instrumentos electroquirúrgicos son de gran utilidad en la histeroscopia, sobre todo los elementos que pueden pasar por el canal de trabajo del histeroscopio, como los electrodos de aguja o de bola, monopolar y bipolar. La casa comercial Olympus Endoscopy America (Center Valley, Estados Unidos) representa el Versapoint®, que fue el primero en recibir la aprobación FDA para el tratamiento de patologías intrauterinas por histeroscopia. Actualmente, en el mercado, en la versión Versapoint® II, sus electrodos disponibles son: electrodo de muelle (Twizzle) para vaporización precisa y controlada y electrodo Spring para vaporización difusa y de bola o berbiquí; cuenta también con los electrodos para resectoscopio OES Pro de asa y de vaporización de 2,5 y 4 mm.

La casa Storz, de equipamiento endoscópico, dispone electrodos 5 Fr bipolares que requieren generador eléctrico Autocon III 400 (Karls Storz SE & Co. KG, Tuttlingen, Alemania). Existe una gran variedad de asas para uso resectoscópico.

El minihisterorresectoscopio Gubbini (Tontarra Medizintechnik GmbH) de 16 Fr (**Fig. 48-8**) fue originalmente introducido en 2010. En los siguientes 3 años, se desarrolla para energía monopolar y bipolar y con una gran variedad de electrodos quirúrgicos. Giuseppe Bigatti, en septiembre 2017, aborda el primer caso con el Shaver de 19 FR. La calidad fue excelente, no requirió dilatación cervical, hasta 2,5 mm menos que el Shaver de 24 Fr. El minirresectoscopio de Storz tiene un diámetro de 16 Fr; también se utiliza con asas frías.

Más recientemente se incorpora al arsenal histeroscópico. Los sistemas de recuperación de tejido intrauterino (morceladores histeroscópicos), cuyo funcionamiento consiste en un sistema de corte y aspirado, en el que se puede seleccionar el tejido que desea extraerse, no requiere energía eléctrica. El sistema de corte utiliza energía mecánica para evitar el daño térmico al endometrio.

TÉCNICAS DE BIOPSIAS

A continuación se detallan las diferentes técnicas que utilizan para llevar a cabo las biopsias.

Biopsia *punch* «sacabocado»

Este tipo de biopsia es la más frecuentemente utilizada. Se emplea la pinza en forma de cuchara, con o sin dientes, para el muestreo directo a la lesión. Ha sido considerada durante mucho tiempo el método de referencia en la biopsia. Bettocchi *et al.*, en 2002, describe la técnica por vaginohisteroscopia y el instrumental sugerido: histeroscopio con camisa de flujo continuo de 5 mm, con canal operatorio de 5 Fr con una óptica 2.0 (Bettocchi Office Hysteroscope, Karl Storz, Tuttlingen, Alemania), pinza de biopsia en «sacabocados» (punta de 2,5 mm) o pinza de «cocodrilo» (fauces de 5 mm), el cual coloca las mandíbulas de la pinza sobre el endometrio que es examinado. Así, toma la muestra que se retiene en la concavidad de la cuchara, mantiene la pinza cerrada y sale por el canal operatorio, sin movilizar el histeroscopio de la cavidad.

Biopsias de agarre

Una de las limitaciones para una adecuada evaluación histológica de la muestra es el volumen. Con la biopsia de «sacabocado» se logra obtener (0,8 mm²). La alternativa para una mayor recuperación de tejido es la técnica de agarre. Se colocan las pinzas con las mandíbulas abiertas contra el endometrio que va a ser biopsiado. Se realiza una maniobra suave de empuje en el tejido a lo largo de 0,5-1 cm con una presión suave que evite estimular o lastimar las fibras musculares cercanas a la zona basal endometrial.

Una vez se ha desprendido la muestra de tejido endometrial, las mandíbulas se cierran y se extrae todo el histeroscopio de la cavidad uterina y vaginal sin volver a introducir la punta del instrumento en el canal. De esta manera, no solo queda el tejido dentro de las mordazas del fórceps, sino también el tejido circundante. Con esta técnica, se recupera más de 1 cm de tejido, aproximadamente, en endometrio exuberante (no sirve para endometrio atrófico). Es importante evitar el aplastamiento y la manipulación extrema del tejido para evitar distorsiones en la interpretación histológica (**Fig. 48-9**).

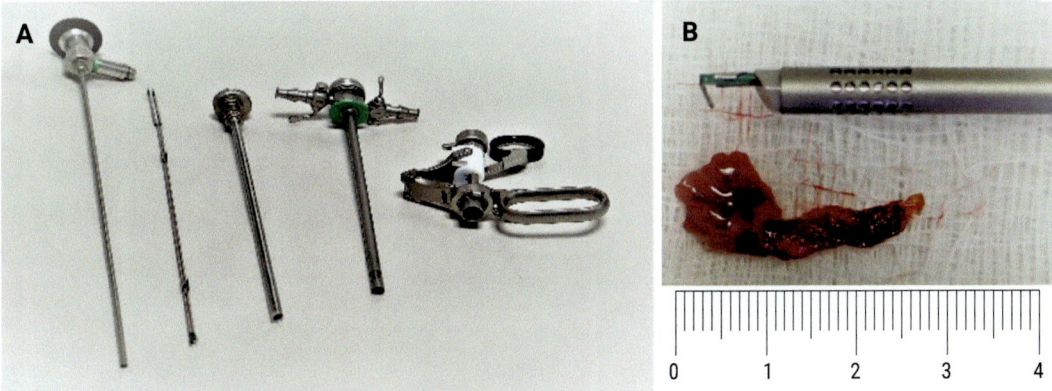

Figura 48-8. A) Minirresector de «Gubbinni» 15 Fr. **B)** Polipectomía con asa del minirresector.

En el año 2020, se introduce en el mercado la pinza serpiente-biopsia Vitale® para paso por canal de trabajo de 5 Fr de histeroscopio. El diseño de la punta presenta en el centro un eje punzante en forma «de arpón» y dos mandíbulas cóncavas de bordes cortantes, cuya finalidad es fijar el tejido objetivo. Una vez asegurado, las mandíbulas al cerrar recuperan con firmeza el tejido circundante, el cual puede ser extraído a continuación junto al equipo de la cavidad uterina y vaginal. Esta pinza facilita el muestreo en endometrio adelgazado o atrófico. Se ha definido como biopsia *pick-up* a esta técnica.

> **!** Es muy importante definir qué es una *buena muestra endometrial*, ya que el éxito del diagnóstico no solo depende de obtener tejido, sino de: una adecuada selección del sitio de la toma, la conservación del tejido desde que es seccionado o agarrado hasta que se extrae de la cavidad, el volumen de la muestra (epitelio glandular y estroma suficiente) y la profundidad.

Biopsias escisionales

Consiste en la extracción parcial o total de una muestra de tejido para biopsia con forma elíptica, circular, en forma de *slice* o «chip» de la mucosa endometrial. Puede ser realizada con instrumentos mecánicos, como las tijeras histeroscópicas, de punta roma o puntiagudas, o con instrumentos electroquirúrgicos, como electrodos de punta (Twizzle o en forma de aguja), monopolar, bipolar o con el asa *loop* de minirresectoscopio.

Uno de los equipos con energía bipolar que transformó de forma revolucionaria la ejecución histeroscópica fue el Versapoint® (Ethicon, Inc., Somerville, NJ). Aprobado por la FDA en 1997, cambió por completo la forma en que hasta entonces era manejada la patología endometrial intracavitaria, con lo que se logró una forma de auténtica mínima invasión para la resolución de la mayoría de los hallazgos intracavitarios asociados al SUA. Para ello, se usó energía bipolar, que resulta más segura y efectiva a la hora de elegir procedimientos ambulatorios en consultorio.

Para la extirpación completa de un pólipo endometrial pediculado es necesario el uso del electrodo Twizzle, que tiene la propiedad de dirigir la energía bipolar de forma controlada, sin generar daño colateral en el tejido circundante. Así, se inclina levemente la punta a 25-30° para convertirlo en una forma de gancho. Para pólipos pediculados cuya inserción se

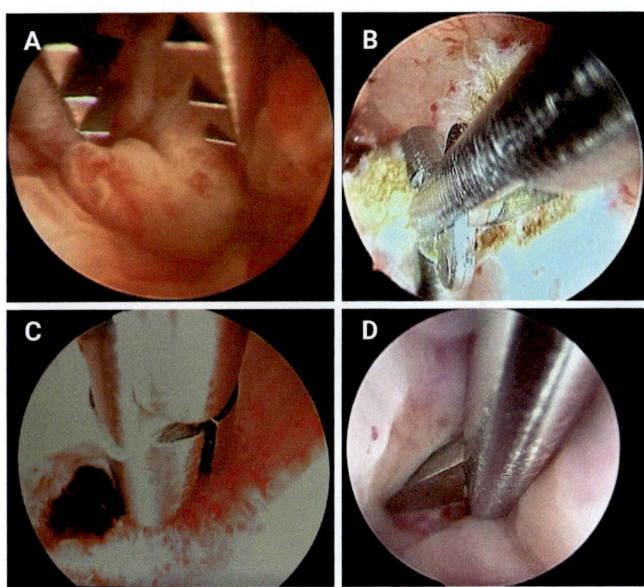

Figura 48-9. A) y **B)** Biopsia por arrastre. **C)** Biopsia tipo *punch.* **D)** Biopsia escisional con tijera.

encuentre en el fondo uterino, se sugiere realizar la extracción en dos o tres secciones y luego hacer la asistencia de la pinza de «cocodrilo». Esta técnica también se utiliza para la sección en fragmentos de los miomas submucosos. Se recomienda el uso de baja potencia (30 W) en esta técnica.

En las pacientes con sangrado posmenopáusico y endometrio de aspecto atrófico, idealmente se efectúa la técnica de biopsia escisional con el asa de corte del minirresectoscopio, para lo cual se realiza una exéresis superficial en el endometrio que no supere los 3-4 mm de profundidad y a baja potencia, con lo que se evita profundizar en el miometrio, ya que esta maniobra puede ocasionar dolor. Las limitaciones de esta técnica son: la extracción cuidadosa de la muestra, la posibilidad de daño térmico y la elevación de los costes por el uso de las asas bipolares. Estas técnicas aplican para la diversidad de electrodos de aguja o de punta bipolar de 5 Fr disponibles en el mercado mundial en la actualidad (**Fig. 48-10**).

> **!** Para una adecuada biopsia endometrial, el principio quirúrgico que debe prevalecer es: elegir la técnica menos invasiva, menor malestar posible para la paciente y toma suficiente de tejido.

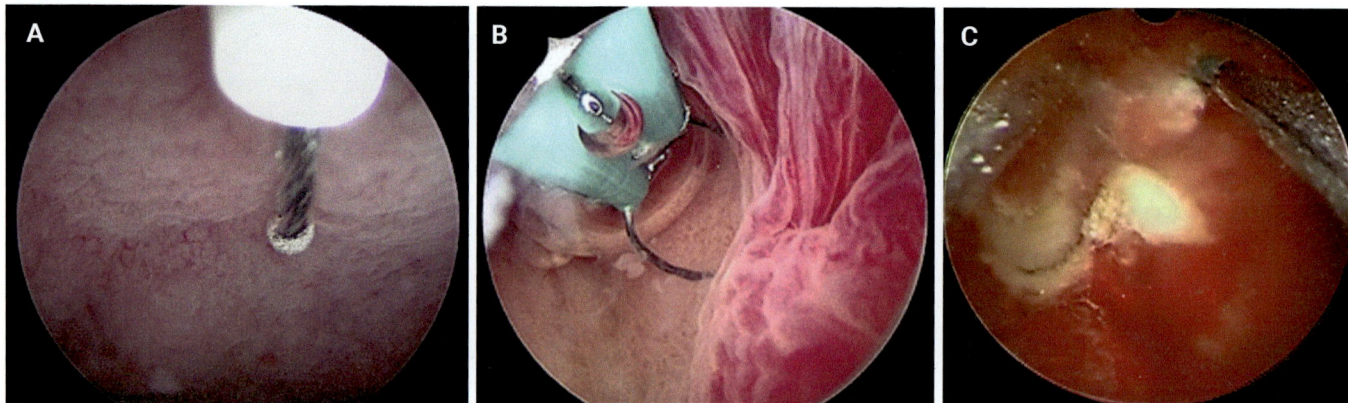

Figura 48-10. A) Biopsia con electrodo Twizzle. **B)** Biopsia con minirresector. **C)** Biopsia escisional «slice o chip» con asa de minirresector.

Biopsias para recuperación de tejido o morcelación

En los últimos 20 años, se han realizado numerosas innovaciones en el campo instrumental histeroscópico, lo que ha aumentado la disponibilidad de nuevas herramientas para el manejo de la patología intrauterina. El morcelador histeroscópico mecánico es un sistema mínimamente invasivo con tecnología quirúrgica, también conocido como sistema histeroscópico de remoción de tejido (*mechanical hysteroscopic tissue removal*, mHTR) o como se conoce actualmente *tissue removal systems* (TRS), cuya terminología tiene el objetivo de evitar posibles malentendidos de terminología con el morcelador laparoscópico, después de que la FDA emitiera una advertencia de recuadro negro para morceladores electromecánicos en laparoscopia. Aunque la FDA concluye que no hay riesgo con el uso de morceladores histeroscópicos, aún está en discusión y evaluación.

Estos sistemas fueron desarrollados en un intento de superar los límites de la histeroscopia y la resectoscopia tradicional y evitar los riesgos de complicaciones derivadas del uso de la electrocirugía. Es un sistema basado en la acción mecánica no dependiente del electrocirugía. Tiene la capacidad de cortar y aspirar tejido simultáneamente optimizando, así, la extracción de muestras y, lo que es más importante, evitando la necesidad de utilizar instrumentos adicionales para el legrado de la cavidad uterina. La mayoría de los equipos TRS tienen una estructura similar; su diseño consta de una unidad de control de potencia con un *software* específico, pedal, pieza de mano, histeroscopio y hojas de corte.

Con el uso de los TRS se ha planteado un nuevo concepto, **dilatación y curetaje visual** (D&C visual), ya que estos dispositivos permiten la visualización integral, directa y completa de toda la cavidad endometrial. Asimismo, permiten tomar muestras sistemáticamente de lesiones endometriales de sus paredes. Su mayor limitación es la incapacidad para coagular vasos que sangren activamente cuando se visualizan, además del elevado costo de estos equipos. Sin embargo, logran, de forma automatizada y en menos tiempo, la resección completa de miomas submucosos tipo 0 y 1, pólipos y restos ovulares retenidos. No hay que olvidar que los TRS tienen un papel primordial en la patología endocavitaria en la actualidad.

Estos sistemas se han asociado a menos complicaciones potencialmente mortales, como sobrecarga de líquidos, per-

foración uterina y sangrado, en comparación con la resectoscopia. La prevalencia de complicaciones es extremadamente baja (0,02 % en hospital y 1,6 % en consultorio) y menos frecuente que la tasa de complicaciones informadas en el uso de la resección tradicional histeroscópica. Pero no se ha dilucidado aún el riesgo de diseminación de cáncer a la cavidad peritoneal en pacientes con cáncer endometrial.

Hasta la fecha, no existe evidencia sobre cuál es la mejor herramienta para realizar la biopsia histeroscópica. Depende de la experiencia del operador, el nivel de comodidad con las diferentes opciones disponibles y la posibilidad de elegir entre las distintas pinzas o electrodos lo que determina el mejor abordaje para la biopsia endometrial en pacientes con patología endometrial.

ENDOCERVICOSCOPIA

La prevención secundaria de cáncer de cuello uterino se ha fundamentado durante más de 50 años en la citología cervical, como método de detección de las lesiones precursoras en fase inicial, y la colposcopia y biopsia como método de referencia para evaluar los resultados anormales de la citología. Con el advenimiento de nuevas técnicas de mínima invasión, la endocervicoscopia resulta una herramienta útil que busca complementar el estudio de las patologías del tracto genital inferior.

Es necesario diferenciar la microcolpohisteroscopia de la evaluación integral del endocérvix a través de histeroscopio. La primera es una técnica que permite la evaluación histológica *in vivo* utilizando un microcolpohisteroscopio de contacto, con aumento ocular de hasta 80X. Para ello, se usan métodos de coloración de la unión escamocolumnar (UEC) con azul de Waterman y lugol. Esto permite la visión 360° de la UEC e identificar los grados de lesión y extensión hacia el endocérvix, lo cual requiere un entrenamiento avanzado en la técnica y el conocimiento profundo de la citología e histología local del cérvix.

La endocervicoscopia, a diferencia de la microcolpohisteroscopia, se lleva a cabo como parte de la evaluación integral de la histeroscopia y hace un énfasis particular en la evaluación del conducto endocervical, su orientación, diámetro, arquitectura anatómica y superficie epitelial glandular, además de complementar su evaluación con el uso de ácido acético en el tercio caudal o distal del cérvix, lugar de asiento de lesiones intraepiteliales de bajo y alto grado que pueden estar ocultas en la evaluación colposcópica.

Durante la evaluación endocervical es fundamental la descripción de patologías estructurales ubicadas en este trayecto, como: pólipos, sinequias, miomas cervicales, quistes de Naboth obstructivos, focos de endometriosis y neoplasias endocervicales (ADC endocervical). Cada uno de estos hallazgos puede ser tratado durante el procedimiento histeroscópico con la instrumentación miniaturizada disponible ya descrita. Uno de los aportes más importantes de la endocervicoscopia es la evaluación de la superficie epitelial endocervical en su tercio proximal en pacientes con diagnóstico de cáncer de endometrio, ya que permite establecer el avance de estadio I a estadio II, con lo que se modifica el plan terapéutico en estos casos.

La endocervicoscopia es un método endoscópico que unifica los criterios diagnósticos de la colposcopia con la precisión de la histeroscopia para la evaluación del canal endocervical. Es una técnica segura y de fácil ejecución en consultorio que permite realizar una evaluación precisa de las lesiones de la mucosa endocervical, facilita la toma de biopsia bajo visión directa y complementa de forma magistral a la colposcopia (**Fig. 48-11**). Este método que permite engranar diferentes herramientas terapéuticas en aras de generar nuevas prácticas clínicas basadas en evidencia.

Indicaciones

Se propone la utilización de esta nueva herramienta de cribado con el fin de lograr mejorar la sensibilidad diagnóstica en el examen de entidades nosológicas cervicales, las cuales se describen a continuación.

- **En los casos en que se encuentre la UEC en el canal cervical, zonas de transformación tipo 3.** Entre las características para catalogar las colposcopias como inadecuadas, se encuentran las zonas de transformación tipo 3, las cuales impiden la correcta valoración del componente endocervical, restando sensibilidad al método (sensibilidad del 10 %). Lo que exige nuevas técnicas de evaluación para superar este limitante.
- **Citología dudosa o sospecha no asociada a lesiones colposcópicas evidentes.** En los casos de resultados citológi-

cos infrecuentes, en concreto las atipias de células glandulares no específicas para atipias endometriales, se encuentran asociadas en un 3-4 % a adenocarcinoma *in situ* y cáncer invasivo en un 2-3 %. Con la incorporación de la genotipificación del virus del papiloma humano para el cribado de lesiones premalignas de cuello uterino, se ha visto la clara asociación del serotipo 18 con lesiones endocervicales potencialmente precursoras de eventos neoplásicos. A menudo, no se detectan ni se tratan en etapas tempranas, lo que crea una necesidad de una mejor forma de identificar estas lesiones.

- **Necesidad del uso de técnicas escisionales con asa diatérmica y de conización.** El uso de las diferentes técnicas escisionales tiene una aproximación cualitativa del grado de extensión de la lesión en su extremo marginal, es decir, la endocervicoscopia tiene un carácter cuantitativo de evaluación para la realización de procedimientos más conservadores, sobre todo en pacientes con deseos genésicos, quienes, en la actualidad, presentan mayor frecuencia en las enfermedades precancerosas de alto grado.
- **Estadificación del cáncer cervical.** El manejo terapéutico de las patologías neoplásicas cervicales es un tema importante en la cirugía oncológica, la cual exige un tratamiento hecho a la medida (*tailoring*) para adaptar la escisión a la medida del tumor.

Técnica endocervicoscópica

La evaluación consta de cuatro tiempos: especuloscopia, colposcopia, vaginohisteroscopia y endocervicoscopia:

- **Especuloscopia:** para la toma de muestra exocervical y endocervical con cepillo (prueba de Papanicoláu).
- **Colposcopia:** visualización directa de exocérvix con aplicación de solución fisiológica al 0,9 %, aplicación de ácido acético al 5 % y solución de lugol; se retira el espéculo y se inicia la siguiente fase.
- **Vaginohisteroscopia:** con medio de distensión acuoso (solución fisiológica al 0,9 %), se observa cada segmento anatómico de las cavidades vaginal y uterina. La siguiente parte de la valoración consiste en la aplicación de ácido acético en el canal endocervical, para lo cual, en la misma

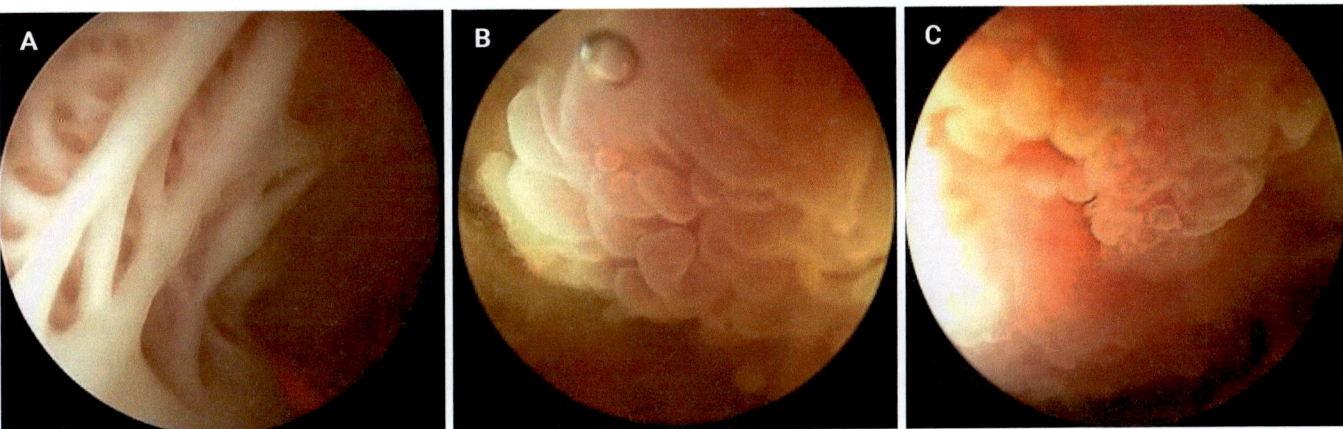

Figura 48-11. A) *Plica palmatae* en endocervicoscopia. **B)** Glándula típica endocervical. **C)** Lesión acuminada condilomatosa por VPH endocervical oculta al ácido acético.

posición de litotomía, se procede a colocar nuevamente el espéculo, se instila 1,5 mL de ácido acético al 5 % en el canal endocervical con jeringa sin aguja y se espera 1 minuto para la impregnación de la mucosa.

- **Endocervicoscopia**: con medio de distensión acuoso (solución fisiológica al 0,9 %) y visualización de canal, se hace, específicamente, inspección visual con ácido acético en las adyacencias de las UEC.

Para realizar la descripción colposcópica y endocervicoscópica, se utiliza la nomenclatura de la Sociedad Internacional de Colposcopia y Patología Cervical:

1. **Hallazgos colposcópicos normales**: evaluación general del epitelio escamoso original maduro o atrófico, epitelio columnar, epitelio escamoso metaplásico (quistes de Naboth y aperturas glandulares).
2. **Hallazgos colposcópicos anormales**: identificación de tamaño y ubicación de la lesión:
   2.1. Grado 1 (menor): epitelio acetoblanco (mosaico fino y punteado fino).
   2.2. Grado 2 (mayor): epitelio acetoblanco grueso o mosaico grueso, punteado grueso.
   2.3. No específicos: leucoplasia, queratosis y erosión. Prueba de Schiller positiva /negativa.
   2.4. Sospecha de invasión: vasos atípicos, vasos irregulares, signos de necrosis, lesión exofítica, tumoración nodular y ulceración.
3. **Hallazgos varios:** condiloma, pólipo exocervical o endocervical, inflamación, estenosis, anomalía congénita, anomalías postratamiento o endometriosis.

Ante la presencia de hallazgos colposcópicos anormales, se realiza la toma de la biopsia con pinza de biopsia histeroscópica. En lesiones amplias se utiliza electrocirugía con asa diatérmica en canal o minirresector.

Existe poca experiencia publicada sobre técnicas de evaluación del epitelio endocervical con ácido acético e histeroscopia. Esta técnica es segura, eficaz y puede ser realizada en el consultorio, con lo que se optimiza el diagnóstico de las lesiones intraepiteliales en canal y permite disminuir las consecuencias que tienen sobre él las biopsias efectuadas «a ciegas», sobre todo en mujeres nuligestas.

Es importante destacar la importancia de la evaluación del canal endocervical por histeroscopia en combinación con el uso de ácido acético con la finalidad de resaltar las lesiones intraepiteliales ocultas en el canal y, así, poder realizar las biopsias dirigidas con instrumentos mínimamente invasivos. El factor cervical en las pacientes infértiles es de vital importancia; su obstrucción, inflamación y reducción del diámetro suelen estar asociados a procedimientos fallidos de fertilidad.

TRATAMIENTO CONSERVADOR DEL CÁNCER DE ENDOMETRIO SEGÚN LA TÉCNICA DE MAZZON

El cáncer de endometrio es una de las causas de neoplasias más frecuentes en la mujer, es la más habitual en países desarrollados. Es una condición que afecta a la mujer posmenopáusica en la década de los 55-65 años. Sin embargo, el

5-29 % de los cánceres de endometrio se diagnostican en mujeres en edad reproductiva.

La histerectomía abdominal total y la salpingooforectomía bilateral con evaluación de los ganglios linfáticos es el método de referencia del tratamiento de la etapa temprana del CE bien diferenciado de grado 1 (FIGO). Este tiene una tasa de curación a 5 años que supera el 90 %. La histerectomía arriesga la posibilidad de gestación en la mujer que aún desea tener hijos; por lo tanto, es necesaria la alternativa del manejo conservador del cáncer endometrial en estas pacientes. Se ha propuesto la selección de cierto grupo de pacientes que pueden recibir tratamiento combinado entre resección tumoral histeroscópica seguida de terapia progestágena para un manejo conservador.

La técnica original propuesta por Mazzon sugiere, tras la dilatación cervical y el uso de resectoscopio de 9 mm con lente de 0° y energía monopolar, el uso de presiones medias intrauterinas de máximo de 70 mmHg, la monitorización cuidadosa de fluidos, el electrodo de asa de corte de 5 mm y 100 W de potencia pura de corte. Resección de la lesión tumoral, del endometrio cercano a la lesión y el miometrio debajo de la lesión. Si el análisis anatomopatológico confirma adenocarcinoma de endometrio bien diferenciado sin invasión de miometrio ni de los márgenes de resección, se ha complementa con terapia hormonal, con acetato de megestrol (160 mg) diarios 5 días después de la histeroscopia quirúrgica y de forma continua durante 6 meses. Se indica a las pacientes relaciones dirigidas y tratamiento de fertilidad en el año siguiente.

Para confirmar que la respuesta es la adecuada después del tratamiento, se debe demostrar la ausencia total de células tumorales durante la histeroscopia diagnóstica de seguimiento con biopsia tras la terapia hormonal. Esta biopsia debe ser tomada en las áreas adyacentes al sitio de la resección previa. A la paciente que no responde al tratamiento se le plantea cirugía convencional. Este seguimiento se lleva a cabo durante 2 años y se logra fertilidad con hijos vivos a casa en el 66 % de los casos.

Aunque la bibliografía especializada es limitada acerca de la efectividad del tratamiento de altas dosis de progestágenos en estos casos, el estudio de Ramírez *et al.* reporta una respuesta mayor al 70 % entre 12 y 60 semanas de tratamiento posterior al diagnóstico. En esta serie, el 58 % de las pacientes tuvieron una respuesta total satisfactoria, el 19 % recurrencia y el 23 % sin respuesta favorable. El pronóstico del cáncer de endometrio depende de la histología, el grado, la profundidad de la invasión miometrial, la afectación cervical, el compromiso del espacio vascular, la metástasis al ganglio linfático pélvico y aórtico, las metástasis anexiales y los hallazgos citológicos peritoneales positivos. Los factores asociados a un bajo riesgo de metástasis extrauterina son la histología de grado I y poca o ninguna invasión miometrial. Solo el grado del tumor predice el estadio.

En la actualidad, no existen recomendaciones de referencia para la selección, el manejo y la vigilancia a largo plazo.

El carcinoma de endometrio en mujeres jóvenes tiene riesgos, beneficios y consecuencias potencialmente graves del retraso en el tratamiento definitivo. Por lo tanto, las recomendaciones actuales para el manejo conservador se basan en el pronóstico general favorable del cáncer de endometrio grado I, con tumores mínimamente invasivos (y, en un pequeño número de casos series y reportes de casos, pero sin datos prospectivos). Aunque su grado histológico es probablemente el factor pronóstico más importante para el carcinoma de endometrio, las lesiones de grado I pueden cursar con

afectación de los ganglios linfáticos pélvicos (3 %), afectación de los ganglios linfáticos paraaórticos (1,7 %), invasión del miometrio profundo (9 %), diseminación del tumor a los anexos (6 %) y neoplasias ováricas coexistentes (19 %). El riesgo de enfermedad de progresión durante el manejo conservador del grado I del carcinoma endometrial es del 5-6 %.

PUNTOS CLAVE

- La biopsia endometrial es uno de los procedimientos más frecuentemente realizados en la práctica ginecológica.
- Es un método diagnóstico fundamental que permite identificar las formas en que se enferma el endometrio de la mujer a las diferentes edades.
- La amplitud de posibilidades patológicas va desde procesos fisiológicos del endometrio, procesos inflamatorios, patologías estructurales y neoplasias benignas y premalignas hasta la malignidad.
- La forma de abordar el endometrio resulta en éxito o fracaso del diagnóstico y en un retardo no deseado del inicio de

tratamiento. Por lo tanto, la ejecución de procedimientos «a ciegas» para muestreo endometrial debe quedar en desuso.
- La histeroscopia y su desarrollo instrumental en los últimos años ha generado una revolución en la forma de explorar el útero, desde la arquitectura apasionante del endocérvix hasta el cambio sutil del aspecto endometrial en la cavidad uterina y su disposición hacia los *ostium*.
- La invitación es a formar parte de esta revolución cuyo fin último es la eficacia, la seguridad y la tranquilidad de las mujeres.

BIBLIOGRAFÍA

Abdelazim IA, Elezz AA, Abdelkarim AF. Pipelle endometrial sampling versus conventional dilatation & curettage in patients with abnormal uterine bleeding. Asian Pac J Reprod. 2013;2(1):45-8.

ACOG Committee Opinion No. 440: The Role of Transvaginal Ultrasonography in the Evaluation of Postmenopausal Bleeding. Obstet Gynecol. 2009;114(2 Pt 1):409-11.

ACOG Committee Opinion No. 734: The Role of Transvaginal Ultrasonography in Evaluating the Endometrium of Women With Postmenopausal Bleeding. Obstet Gynecol. 2018;131(5):e124-9.

Bakour SH, Khan KS, Gupta JK. Controlled analysis of factors associated with insufficient samples on outpatient endometrial biopsy. BJOG. 2000;107(10):1312-4.

Ben-Baruch G, Seidman DS, Schiff E, Moran O, Menczer J. Outpatient endometrial sampling with the Pipelle curette. Gynecol Obstet Invest. 1994;37(4):260-2.

Bettocchi S, Ceci O, Di Venere R, Pansini MV, Pellegrino A, Marello F, et al. Advanced operative office hysteroscopy without anaesthesia: analysis of 501 cases treated with a 5 Fr. bipolar electrode. Hum Reprod. 2002;17(9):2435-8.

Bettocchi S, Di Venere R, Pansini M, Pansini MV, Pellegrino A, Santamato S, et al. Endometrial Biopsies Using Small-Diameter Hysteroscopes and 5F Instruments: How Can We Obtain Enough Material for a Correct Histologic Diagnosis? J Am Assoc Gynecol Laparosc. 2002;9(3):290-2.

Bornstein J, Bentley J, Bösze P, Girardi F, Haefner H, Menton M, et al. Nomenclatura de la Federación Internacional de Colposcopia y Patología Cervical: IFCPC 2011. 14 congreso mundial de patología cervical y colposcopia - IFCPC. Rio de Janeiro. Obstet Gynecol. 2012;120(1):166-72.

Brito Pérez MA, Sánchez Boccaccio C, Carugno J. Endocervicoscopia: una herramienta precisa para el diagnóstico y tratamiento de lesiones intraepiteliales del endocérvix. Rev Obstet Ginecol Venez. 2017;77(1):41-50.

Carugno J, Grimbizis G, Franchini M, Alonso L, Bradley L, Campo R, et al. International Consensus Statement for recommended terminology describing hysteroscopic procedures. Facts Views Vis ObGyn. 2021;13(4):287-94.

Chang YN, Zhang Y, Wang YJ, Wang LP, Duan H. Effect of hysteroscopy on the peritoneal dissemination of endometrial cancer cells: a meta-analysis. Fertil Steril. 2011;96(4):957-61.

Cicinelli E, Vitagliano A, Kumar A, Lasmar RB, Bettocchi S, Haimovich S. Unified diagnostic criteria for chronic endometritis at fluid hysteroscopy: proposal and reliability evaluation through an international randomized-controlled observer study. Fertil Steril. 2019;112(1):162-73.e2.

Clark TJ, Barton PM, Coomarasamy A, Gupta JK, Khan KS. Investigating postmenopausal bleeding for endometrial cancer: cost-effectiveness of initial diagnostic strategies. BJOG. 2006;113(5):502-10.

Clark TJ, Voit D, Gupta JK, Hyde C, Song F, Khan KS. Accuracy of hysteroscopy in the diagnosis of endometrial cancer and hyperplasia: a systematic quantitative review. JAMA. 2002;288(13):1610-21.

Cuzick J, Adcock R, Wheeler CM. Riesgo específico del genotipo del VPH para el cáncer de cuello uterino. Federación Argentina de sociedades de Ginecología y Obstetricia. 2021;181.

De Franciscis P, Riemma G, Schiattarella A, Cobellis L, Guadagno M, Vitale SG, et al. Concordance between the Hysteroscopic Diagnosis of Endometrial Hyperplasia and Histopathological Examination. Diagnostics (Basel). 2019;9(4):142.

Demirkiran F, Yavuz E, Erenel H, Bese T, Arvas M, Sanioglu C. Which is the best technique for endometrial sampling? Aspiration (pipelle) versus dilatation and curettage (D&C). Arch Gynecol Obstet. 2012;286(5):1277-82.

Di Spiezio Sardo A, De Angelis MC, Della Corte L, Carugno J, Zizolfi B, Guadagno E, et al. Should endometrial biopsy under direct hysteroscopic visualization using the grasp technique become the new gold standard for the preoperative evaluation of the patient with endometrial cancer? Gynecol Oncol. 2020;158(2):347-53.

Du J, Li Y, Lv S, Wang Q, Sun C, Dong X, et al. Endometrial sampling devices for early diagnosis of endometrial lesions. J Cancer Res Clin Oncol. 2016;142(12):2515-22.

Duska LR, Garrett A, Rueda BR, Haas J, Chang Y, Fuller AF. Endometrial cancer in women 40 years old or younger. Gynecol Oncol. 2001;83(2):388-93.

Emons G, Beckmann MW, Schmidt D, Mallmann P; Uterus commission of the Gynecological Oncology Working Group (AGO). New WHO Classification of Endometrial Hyperplasias. Geburtshilfe Frauenheilkd. 2015;75(2):135-6.

Fakhar S, Saeed G, Khan AH, Alam AY. Validity of pipelle endometrial sampling in patients with abnormal uterine bleeding. Ann Saudi Med. 2008;28(3):188-91.

Farrel T, Jones N, Owen P, Baird A. The significance o fan "insufficient" Pipelle sample in the investigation of post-menopausal bleeding. Acta Obstet Gynecol Scan. 1999;78(9):810-2.

Franchini M, Ceci O, Casadio P, Carugno J, Giarrè G, Gubbini G, et al. Mechanical hysteroscopic tissue removal or hysteroscopic morcellator: understanding the past to predict the future. A narrative review. Facts Views Vis Obgyn. 2021;13(3):193-201.

Goldchmit R, Katz Z, Blickstein I, Caspi B, Dgani R. The accuracy of endometrial Pipelle sampling with and without sonographic measurement of endometrial thickness. Obstet Gynecol. 1993;82(5):727-30.

Gungorduk K, Asicioglu O, Ertas IE, Ozdemir LA, Ulker MM, Yildirim G, et al. Comparison of the histopathological diagnoses of preoperative dilatation and curettage and pipelle biopsy. Eur J Gynaecol Oncol. 2014;35(5):539-43.

Haber K, Hawkins E, Levie M, Chudnoff S. Hysteroscopic morcellation: review of the manufacturer and user facility device experience (MAUDE) database. J Minim Invasive Gynecol. 2015;22(1):110-4.

Helmerhorst TJ, Franke HR, Risse EK, Heeregrave-Bechthold M, Kenemans P, Stolk JG. Endocervical curettage by Vabra aspiration as part of colposcopic evaluation. Gynecol Oncol. 1990;36(3):312-6.

International Federation of Gynecology and Obstetrics annual report on the results of treatment in gynecological cancer. Int J Gynecol Obstet. 1989;28(2):189-93.

Jensen JA, Jensen JG. Abrasion of the uterine mucosa by aspiration. Preliminary report. Ugeskr Laeger. 1968;130(49):2124-7.

Karamanou M, Salakos N, Grammatikakis I, Androutsos G. Hallmarks in the evolution of gynaecological cancer surgery: the famous pioneers in children. J BUON. 2017;22(6):1613-6.

Kavak Z, Ceyhan N, Pekin S. Combination of vaginal ultrasonography and pipelle sampling in the diagnosis of endometrial disease. Aust NZJ Obstet Gynaecol. 1996;36(1):63-6.

Kazandi M, Okmen F, Ergenoglu AM, Yeniel AO, Zeybek B, Zekioglu O, et al. Comparison of the success of histopathological diagnosis with dilatation-curettage and Pipelle endometrial sampling. J Obstet Gynaecol. 2012;32(8):790-4.

Kim YB, Holschneider CH, Ghosh K, Nieberg RK, Montz FJ. Progestin alone as primary treatment of endometrial carcinoma in premenopausal women. Report of seven cases and review of the literature. Cancer. 1997;79(2):320-7.

Liu H, Wang FL, Zhao YM, Yao YQ, Li YL. Comparison of Pipelle sampler with conventional dilatation and curettage (D&C) for Chinese endometrial biopsy. J Obstet Gynaecol. 2015;35(5):508-11.

Mazzon I, Corrado G, Masciullo V, Morricone D, Ferrandina G, Scambia G. Conservative surgical management of stage IA endometrial carcinoma for fertility preservation. Fertil Steril. 2010;93(4):1286-9.

Moberger B, Nilsson S, Palmstierna S, Redvall L, Sternby N. Amulticenter study comparing two endometrial sampling devices - Medscand Endorette and Pipelle De Cornier. Acta Obstet Gynecol Scand. 1998;77(7):764-9.

Moreno I, Cicinelli E, Garcia-Grau I, Gonzalez-Monfort M, Bau D, Vilella F, et al. The diagnosis of chronic endometritis in infertile asymptomatic women: a comparative study of histology, microbial cultures, hysteroscopy, and molecular microbiology. Am J Obstet Gynecol. 2018;218(6):602.e1-16.

Munro MG, Critchley H, Fraser IS. Research and clinical management for women with abnormal uterine bleeding in the reproductive years: more than PALM-COEIN. BJOG. 2017;124(2):185-9.

Munro MG, Critchley HO, Broder MS, Fraser IS; FIGO Working Group on Menstrual Disorders. FIGO classification system (PALM-COEIN) for causes of abnormal uterine bleeding in nongravid women of reproductive age. Int J Gynaecol Obstet. 2011;113(1):3-13.

Nagele F, O'Connor H, Davies A, Badawy A, Mohamed H, Magos A. 2500 Outpatient diagnostic hysteroscopies. Obstet Gynecol. 1996;88(1):87-92.

Niwa K, Tagami K, Lian Z, Onogi K, Mori H, Tamaya T. Outcome of fertility-preserving treatment in young women with endometrial carcinomas. BJOG. 2005;112(3):317-20.

Noventa M, Ancona E, Quaranta M, Vitagliano A, Cosmi E, D'Antona D, et al. Intrauterine morcellator devices: The icon of hysteroscopic future or merely a marketing image? A systematic review regarding safety, efficacy, advantages, and contraindications. Reprod Sci. 2015;22(10):1289-96.

Perkins RB, Guido RS, Castle PE, Chelmow D, Einstein MH, García F, et al. 2019 ASCCP Risk-Based Management Consensus Guidelines for Abnormal Cervical Cancer Screening Tests and Cancer Precursors. J Low Genit Tract Dis. 2020;24(2):102-31.

Piatek S, Warzecha D, Kisielewski F, Szymusik I, Panek G, Wielgos M. Pipelle biopsy and dilatation and curettage in clinical practice: are factors affecting their effectiveness the same? J Obstet Gynaecol Res. 2019;45(3):645-51.

Ramírez PT, Frumovitz M, Bodurka DC, Sun CC, Levenback C. Hormonal therapy for the management of grade 1 endometrial adenocarcinoma: a literature review. Gynecol Oncol. 2004;95(1):133-8.

Ramshaw N, Narayansingh G. The implications of hysteroscopy in the updated guidelines on heavy menstrual bleeding from the UK National Institute for Health and Care Excellence (NICE). Case Rep Womens Health. 2019;22:e00117.

Rauf R, Shaheen A, Sadia S, Waqar F, Zafar S, Sultana S, et al. Outpatient endometrial biopsy with Pipelle vs diagnostic dilatation and curettage. J Ayub Med Coll Abbottabad. 2004;26(2):145-8.

RCOG. Hysteroscopy, Best Practice in Outpatient (Green-top Guideline No. 59); 2014

Salazar CA, Isaacson KB. Office Operative Hysteroscopy: An Update. J Minim Invasive Gynecol. 2018;25(2):199-208.

Salazar E. Fellow Internacional en COLPOSCOPIA on line. Modalidad Aula Virtual, organizado por la Sociedad Venezolana de Colposcopia y Patología Cervical (SOVECOL), bajo la Plataforma Moodle, en Venezuela, años 2020-2021.

Sanderson PA, Critchley HO, Williams AR, Arends MJ, Saunders PT. New concepts for an old problem: the diagnosis of endometrial hyperplasia. Hum Reprod Update. 2017;23(2):232-54.

Schei B, Bang TF, Halgunset J, Haugen OA, Haarstad I, Onsrud M. Microcurettage sampling of the endometrium for histopathological examination - simpler but not safe? Comparison of endometrial histopathology in samples obtained by a disposable mechanical curette and by traditional curettage. Acta Obstet Gynecol Scand. 1994;73(6):497-501.

Schmidt T, Breidenbach M, Nawroth F, Mallmann P, Beyer IM, Fleischc MC, et al. Hysteroscopy for asymptomatic postmenopausal women with sonographically thickened endometrium. Maturitas. 2009;62(2):176-8.

Smith-Bindman R, Weiss E, Feldstein V. How thick is too thick? When endometrial thickness should prompt biopsy in postmenopausal women without vaginal bleeding. Ultrasound Obstet Gynecol. 2004;24(5):558-65.

Tao LC. Direct intrauterine sampling: the IUMC Endometrial Sampler. Diagn Cytopathol. 1997;17(2):153-9.

Terzic MM, Aimagambetova B, Terzic S, Norton M, Bapayeva G, Garzon S. Current role of Pipelle endometrial sampling in early diagnosis of endometrial cancer. Transl Cancer Res. 2020;9(12):7716-24.

The Use of Hysteroscopy for the Diagnosis and Treatment of Intrauterine Pathology. Obstet Gynecol. 2020;135:754-6.

Torné A, Andía D, Bruni L, Centeno C, Coronado P, Cruz Quílez J, et al. Prevención secundaria del cáncer de cuello del útero, 2022. Conducta clínica ante resultados anormales de las pruebas de cribado. AEPCC-Guía. 2022.

Trimble CL, Kauderer J, Zaino R, Silverberg S, Lim PC, Burke JJ 2nd, et al. Concurrent endometrial carcinoma in women with a biopsy diagnosis of atypical endometrial hyperplasia: a Gynecologic Oncology Group study. Cancer. 2006;106(4):812-9.

Van den Bosch T, Cornelis A. Endometrial malignancy missed by office sampling. Aust N Z J Obstet Gynaecol. 1998;38(1):123-4.

Van Doorn HC, Opmeer BC, Burger CW, Duk MJ, Kooi GS, Mol BW. Inadequate office endometrial sample requires further evaluation in women with postmenopausal bleedng and abnormal ultrasound results. Int J Gynaecol Obstet. 2007;99(2):100-4.

Van Hanegem N, Breijer MC, Khan KS, Clark TJ, Burger MP, Mol BW, et al. Diagnostic evaluation of the endometrium in postmenopausal bleeding: An evidence-based approach. Maturitas. 2011;68(2):155-64.

Vinker S, Shani A, Open M, Fenig E, Dgani R. Conservative treatment of adenocarcinoma of the endometrium in young patients. Is it appropriate? Eur J Obstet Gynecol Reprod Biol. 1999;83(1):63-5.

Visser NC, Breijer MC, Herman MC, Bekkers RL, Veersema S, Opmeer BC, et al. Factors attributing to the failure of endometrial sampling in women with postmenopausal bleeding. Acta Obstet Gynecol Scand. 2013;92(10):1216-22.

Vitale SG, Riemma G, Alonso Pacheco L, Carugno J, Haimovich S, Tesarik J, et al. Hysteroscopic endometrial biopsy: from indications to instrumentation and techniques. A call to action. Minim Invasive Ther Allied Technol. 2021;30(5):251-62.

Vitale SG, Sapia F, Rapisarda AMC, Valenti G, Santangelo F, Rossetti D, et al. Hysteroscopic morcellation of submucous myomas: a systematic review. Biomed Res Int. 2017;2017:6848250.

Wen J, Chen R, Zhao J, Dong Y, Yang X, Liao QP. Combining endometrium sampling device and SurePath preparation to screen for endometrial carcinoma: a validation study. Chin Med J (Engl). 2015;128(5):648-53.

Wolfman W. No. 249-Asymptomatic Endometrial Thickening. J Obstet Gynaecol Can. 2018;40(5):e367-e77.

Técnicas quirúrgicas I: pólipos y miomas

49

S. Haimovich

OBJETIVOS

- Aprender sobre el uso de los diferentes tipos de dispositivos y técnicas quirúrgicas adaptadas a cada tipo de dispositivo en la cirugía histeroscópica de los pólipos.
- Aprender sobre el uso de los diferentes tipos de dispositivos y técnicas quirúrgicas adaptadas a cada tipo de dispositivo en la cirugía histeroscópica de los miomas..

INTRODUCCIÓN

Los pólipos son, probablemente, el hallazgo histeroscópico benigno más frecuente en el contexto de la cavidad uterina. Se trata de un sobrecrecimiento hiperplásico de glándulas y estroma que se proyecta sobre la superficie del endometrio. Los pólipos pueden ser únicos o múltiples, sésiles o pediculados; su tamaño puede variar desde pocos milímetros hasta varios centímetros.

Los pólipos en edad fértil se diferencian de los pólipos durante la menopausia en su componente glandular; estos últimos son predominantemente fibrosos.

La prevalencia depende de la población estudiada, el 24-41 % de las mujeres con sangrado uterino anormal y el 10 % de las mujeres asintomáticas presentan pólipos endometriales. Además, la mayoría de mujeres con pólipos sintomáticos presentan sangrado uterino anormal.

Sobre el potencial de malignización de los pólipos, este parece estar relacionado con su tamaño y si producen o no sintomatología. Wang *et al.* determinaron que el tamaño superior a 10 mm (OR 2,93; IC 95 % 1,19-7,20) y el sangrado uterino anormal (OR 3,97; IC 95 % 1,71-9,18) eran factores independientes de riesgo para la malignización de los pólipos ($p < 0,05$).

En 2010, Lieng *et al.* publicaron una revisión sistemática de estudios sobre pólipos endometriales que incluyó información de 46 trabajos donde se analizaron 9.266 mujeres con pólipos, tanto premenopáusicas como posmenopáusicas, sintomáticas y asintomáticas. La mayoría de los estudios fueron retrospectivos y mostraron una gran variación debido a la heterogeneidad de los casos, la edad de las pacientes y los síntomas. La prevalencia de atipia o malignidad fue del 0,8 % y 3,1 %, respectivamente.

En la ecografía transvaginal, los pólipos presentan un aspecto de lesión hiperecogénica de contorno regular dentro de la cavidad uterina, rodeados de un fino halo hiperecoico (**Fig. 49-1**).

En ocasiones, se pueden visualizar imágenes quísticas dentro del pólipo o, incluso, verse como un engrosamiento endometrial inespecífico. Todos los hallazgos ecográficos no son específicos y podrían verse en otras masas endometriales, como los miomas. Para obtener unos resultados óptimos, la exploración ecográfica debería realizarse durante la fase proliferativa inicial. El agregar contraste, como gel o, en el caso de la hidrosonografía, suero salino, ayuda a mejorar la imagen y conseguir un diagnóstico más preciso.

El uso de ecografía Doppler color, con la posibilidad de visualizar el pedículo que nutre al pólipo, es lo que mejora el diagnóstico y es tan sensible como la histeroscopia (**Fig. 49-2**).

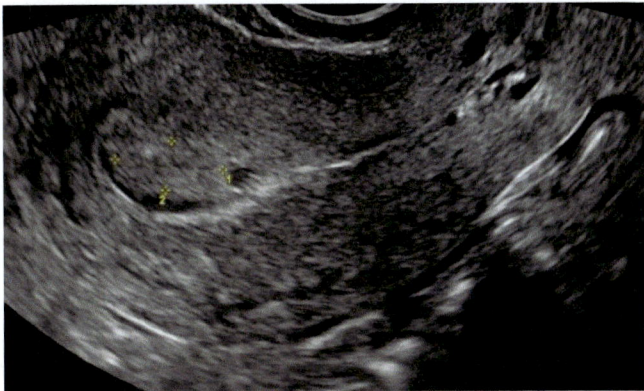

Figura 49-1. Imagen ecográfica de pólipo endometrial.

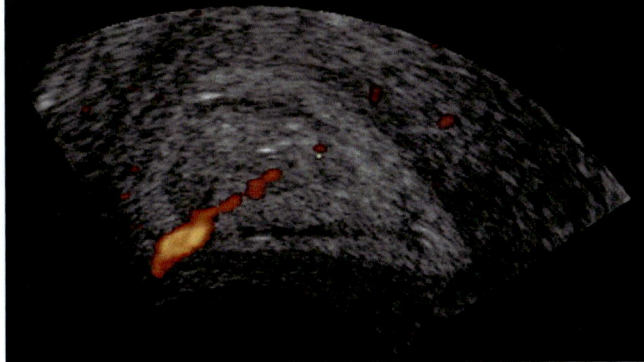

Figura 49-2. Imagen del pedículo del pólipo mediante ecografía Doppler color.

Dado que la mayoría de los pólipos no son malignos, existe la posibilidad de un manejo expectante de ellos. Si los pólipos son menores de 10 mm existe la posibilidad de regresión espontánea hasta en un 25 % de los casos.

La polipectomía histeroscópica es la técnica de elección para el tratamiento de estos. No obstante, existe una variedad de técnicas, tanto de uso en quirófano como en consulta, que se detallan a continuación.

TÉCNICAS DE POLIPECTOMÍA

Fue Pantealoni en 1869 quien realizó la primera histeroscopia en una mujer con sangrado posmenopáusico. Al visualizar la cavidad, se encontró con un pólipo sangrante que coaguló con nitrato de plata. Se puede considerar este procedimiento como el primer tratamiento histeroscópico de un pólipo endometrial.

Inicialmente, el tratamiento de los pólipos endometriales se realizó mediante técnicas «a ciegas». En 1982, Einerth *et al.* publicaron una serie de 296 *vacuum curettage* para el tratamiento de pólipos. Tan solo 2 años más tarde, Rafael Valle usó la histeroscopia para extraer 47 pólipos endometriales. Fue el inicio de la aplicación de un instrumento diseñado en principio para urología y que se comenzaba a utilizar en la cirugía de la cavidad uterina: el resectoscopio monopolar.

El uso del resectoscopio/minirresectoscopio

En la resección monopolar, el efecto deseado (corte o coagulación) se obtiene mediante una elevada densidad de corriente entre el electrodo activo y el tejido. La corriente regresa al generador a través de un electrodo neutro situado lo más cerca posible del área de intervención. Para garantizar este circuito cerrado de corriente, es necesario utilizar una solución no conductora como la glicina.

Posteriormente, han aparecido los resectoscopios bipolares, que mejoran la seguridad de uso, ya que reducen a un mínimo el flujo de corriente a través del paciente. En este caso, el electrodo neutro se sitúa muy cerca del electrodo activo. La solución de irrigación pasa a ser el medio conductor; la más utilizada es el suero salino al 0,9 %. Esta solución tiene una resistencia inferior a la del tejido; así, el flujo de energía pasa del electrodo neutro al activo sin provocar ningún daño tisular.

El efecto térmico se produce en el tejido en contacto con el asa antes de que la corriente retorne al generador mediante el líquido de irrigación y a través del electrodo neutro.

Los resectoscopios que se utilizan hoy en día varían en el diámetro desde el minirresectoscopio de 15 Fr (5 mm) hasta el resectoscopio de 26 Fr (aproximadamente, 9 mm). La diferencia en el diámetro del instrumental marca la aproximación a la paciente.

En la actualidad, la tendencia general es al abandono del instrumental monopolar, así que aquí se hace referencia a los resectoscopios bipolares con suero salino como medio de irrigación.

Cuando se utiliza un resectoscopio, el procedimiento requiere la dilatación cervical, por lo que se realiza en quirófano y bajo anestesia. Para ello, es necesario el uso de espéculo o valvas para visualizar el cérvix, así como de tenáculo/pinzas Pozzi para fijar este. Además, se efectúa la dilatación cervical, habitualmente con tallos de Hegar, hasta, como mínimo, los 9 mm.

Instrumental mecánico

Introducción del resectoscopio e identificación del pólipo. La técnica de polipectomía consiste en la identificación del pólipo y su base de implantación. Se realiza la resección del pedículo con el asa de corte en gestos repetitivos, siempre desde el fondo hacia el istmo. En caso de uso del minirresectoscopio de 15 Fr, no es necesario realizar una dilatación cervical ni el uso de espéculo y/o pinzas Pozzi. Cabe destacar que el procedimiento se puede llevar a cabo tanto en quirófano como en consulta.

A partir de los años 90 del siglo pasado, comienza una nueva filosofía en el tratamiento de la patología endometrial, el *see & treat* o ver y tratar. El diseño único de un histeroscopio de bajo diámetro con un canal de trabajo de 5 Fr permitió no solo diagnosticar en la consulta, sino también tratar la patología. El histeroscopio diseñado por Stefano Bettocchi con una óptica de 30° y de forma oval permitió el tratamiento de diversas patologías endometriales.

La aparición de electrodos bipolares (Versapoint® de Gynecare J&J) de 5 Fr, adaptados al canal de trabajo del dispositivo, aumentaron la eficacia terapéutica de los procedimientos en consulta. De esta forma, se disponía de instrumental mecánico, tijeras y pinzas (**Figs. 49-3** y **49-4**), además de electrodos de corte bipolar (**Fig. 49-5**).

MATERIAL MECÁNICO

La técnica con material mecánico es variada y depende del tamaño y la consistencia del pólipo. En casos de pólipos pequeños en mujeres en edad fértil, donde el componente tisular mayoritario es glandular, la polipectomía se puede

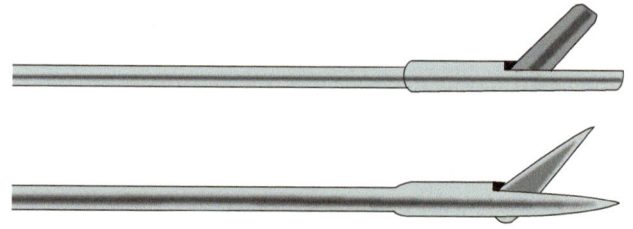

Figura 49-3. Tijeras.

Figura 49-4. Pinzas.

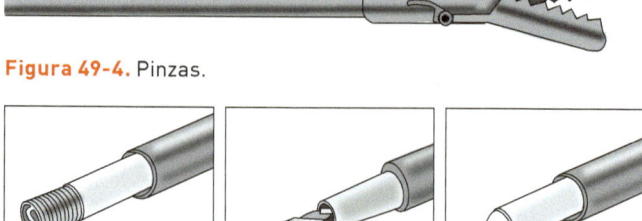

Figura 49-5. Electrodos bipolares.

realizar mediante el uso de pinzas. Estas se dirigen hacia la base del pólipo, en paralelo a la pared donde está implantado, se cierra la pinza en torno a la base y, en lugar de tirar hacia afuera, una vez cerradas las pinzas, se empuja hacia la pared fúndica. Si no hay suficiente espacio, se dirigen lateralmente hacia la cara contralateral. Este movimiento genera el arrancamiento de la base del pólipo y directamente se extrae.

Otra posibilidad es un movimiento de rotación de la pinza, lo que genera una extracción por torsión. Si la base de implantación es amplia, con las pinzas se puede generar un movimiento de empuje en dos direcciones, hacia dentro y delicadamente hacia la cara contralateral en movimientos repetitivos. Esto va generando una separación gradual de la implantación hasta la total liberación del pólipo.

En caso de utilizar tijeras, es importante recordar la importancia de no dejar pedículo adherido a la pared uterina, ya que aumenta la tasa de recidiva de los pólipos. Las tijeras se dirigen a la base del pólipo, paralelas a la pared uterina y pegadas a esta. A continuación, se corta el pedículo hasta su liberación y, después, con las pinzas se recoge y extrae el pólipo.

En caso de mujeres posmenopáusicas, donde el componente tisular del pólipo es mayoritariamente fibroso, se aconseja directamente el uso de tijeras, puesto que es un tejido cuya consistencia dificulta la separación con pinzas.

ELECTRODOS BIPOLARES

El generador bipolar Versapoint® surgió en 1997, en la casa Gynecare. Se trata de un microelectrodo de 5 Fr (1,6 mm) de diámetro y una longitud de 36 cm. La electrocirugía es la aplicación de una corriente alterna de alta frecuencia que crea un efecto térmico en los tejidos. Según la temperatura alcanzada, se obtiene un efecto de corte o coagulación.

El electrodo bipolar convierte una corriente alterna de baja frecuencia en una de alta frecuencia, con lo que se crea un efecto térmico sobre los tejidos. Tiene una punta activa-retorno de tipo coaxial, es decir, la corriente no circula por el cuerpo, sino que da vueltas en la punta del electrodo. El circuito completo de una unidad de electrocirugía está compuesto por el generador, un electrodo activo, el paciente y un electrodo de retorno.

El tipo utilizado para resección de pólipos es un microelectrodo bipolar flexible con una punta berbiquí Twizzle, que es el más usado por tener la punta más fina y hacer un corte más preciso y rápido. Este electrodo es considerado un excelente instrumento de ablación y corte que ha aportado numerosos beneficios a la histeroscopia ambulatoria.

La técnica de polipectomía consiste en cortar la base del pólipo hasta su total liberación y posterior extracción con pinzas. La ventaja de uso de la energía bipolar radica en su velocidad de corte, especialmente en caso de pólipos fibrosos, además de la posibilidad de coagulación en caso de sangrado. Por otra parte, en procedimientos de consulta y sin anestesia, la energía se transmite al miometrio y la paciente se puede resentir por la sensación de malestar.

Posteriormente, han ido apareciendo nuevos dispositivos, como los sistemas extractores de tejidos, e incluso nuevas fuentes de energía como el láser de diodo.

LÁSER DE DIODO

La tecnología láser en ginecología comenzó a usarse para el tratamiento de lesiones cervicales. La palabra *láser*, corresponde al acrónimo en inglés de radiación como luz amplificada por la emisión estimulada de radiación (*light amplification by stimulated emission of radiation*).

El láser de diodo, también conocido como láser de contacto, se inventó en 1962, inmediatamente después del desarrollo del diodo electroluminiscente (*light emitting diode*, LED).

El láser de diodo presenta una longitud de onda en el intervalo del rojo y del infrarrojo, según el material semiconductor y la temperatura de funcionamiento. La longitud de onda más utilizada para uso quirúrgico en histeroscopia es la de 1.470 nm. Esta longitud de onda tiene afinidad tanto por el agua, vaporiza y corta, como por la hemoglobina, coagula simultáneamente. Por su lado, la dispersión del calor en el tejido es de 0.5-1 mm, por lo que raramente lo nota la paciente y se convierte en una energía adaptada a las necesidades de los procedimientos en consulta.

En la técnica de la polipectomía, una vez se localiza en la cavidad la base de implantación del pólipo o su pedículo, se procede con el láser al corte de este, a la altura del endometrio hasta la total liberación del pólipo (**Fig. 49-6**). Si su extracción es posible, se realiza con pinzas y se remite para el estudio histológico. Si por las dimensiones no fuera posible, se efectúa la toma de biopsias para su estudio y se deja en la cavidad. Además, debe realizarse un seguimiento a los 2 meses mediante ecografía para comprobar la desaparición del pólipo.

La aplicación del láser para el tratamiento de los pólipos de más de 10 mm acorta el tiempo quirúrgico, al compararlo con el uso de instrumental mecánico, y consigue en los pólipos de mayor tamaño una rápida resolución.

En un trabajo aleatorizado comparativo entre el láser diodo y el uso de energía bipolar (Versapoint®) entre 50 y 52 casos,

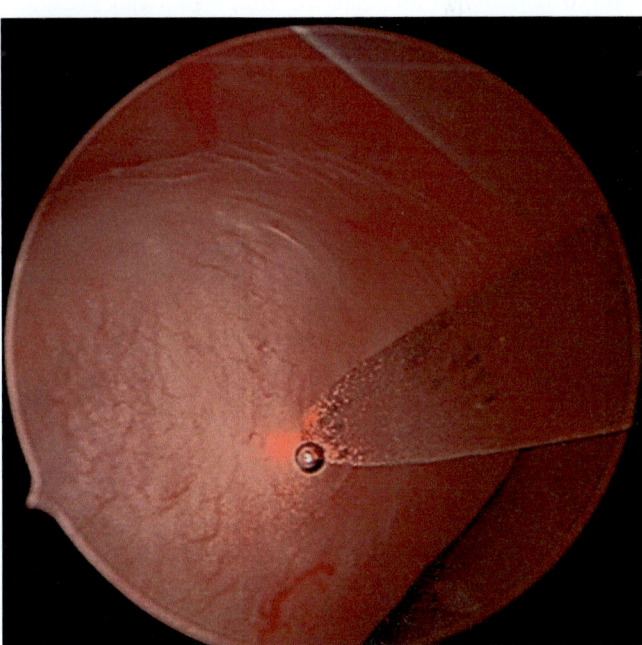

Figura 49-6. Corte del pedículo del pólipo mediante fibra cónica aplicando energía láser de diodo.

respectivamente, Lara-Domínguez *et al.* evidenciaron que con el láser diodo había menos recidivas y una satisfacción superior sin diferencias en cuanto al tiempo quirúrgico o al dolor. En este caso, la fibra utilizada era de un grosor que requirió un histeroscopio de 6 mm con un canal de trabajo de 7 Fr, fibra que realizaba vaporización del pólipo y que, actualmente, ha caído en desuso. La longitud de onda aplicada fue de 980 nm, que consigue una mayor coagulación, pero es menos eficiente en vaporización y corte.

En otro estudio, Nappi *et al.* publicaron los resultados de 219 polipectomías realizadas con un láser diodo dual (980 y 1.470 nm) utilizando una potencia de 35-45 vatios. Se incluyeron pólipos de menos de 25 mm y el procedimiento se llevó a cabo en consulta y sin anestesia. La tasa de éxito fue del 97,3 %. Se suspendieron 6 casos por intolerancia debido a estenosis cervical.

Sistemas histeroscópicos extractores de tejidos o morceladores

La aparición en 2004 de un sistema de morcelación histeroscópica que utiliza la energía mecánica como sistema de corte permite disminuir los riesgos que conlleva la histeroscopia quirúrgica estándar, además de presentar otras ventajas respecto de la técnica convencional.

En la actualidad, se comercializan diferentes dispositivos con diámetros entre 5,5 y 8 mm, por lo que se pueden utilizar tanto en procedimientos en quirófano como en consulta.

La técnica quirúrgica consiste en acercar la ventana del morcelador al pólipo, de forma que el tejido cubra toda la ventana, y activar el dispositivo. Al activarse, comienza a funcionar la succión de modo que el tejido entra por la ventana del dispositivo, donde funciona una cuchilla rotatoria que de forma mecánica extrae el tejido. Nuevamente, es importante llegar a la base del pólipo sin dejar pedículo (**Fig. 49-7**).

MIOMAS

Los miomas son tumores benignos y monoclonales que crecen a partir de las células de músculo liso del miometrio. Están compuestos de grandes cantidades de matriz extracelular que contiene colágeno, fibronectina y proteoglicanos. Los recubre una zona laxa de tejido neuroconectivo y rica en vascularización llamada seudocápsula.

Esta seudocápsula es el resultado del fenómeno de compresión sobre el miometrio sano subyacente al mioma. El crecimiento del mioma genera isquemia y, como consecuencia, se constituye una red de fibras de colágeno, neurofibras y vasos sanguíneos, como un tejido fibroneurovascular separado del miometrio sano. La superficie de la seudocápsula se ve interrumpida por fibras de colágeno y vasos que anclan el mioma al miometrio. La identificación de la seudocápsula que señala a su vez el plano de disección entre mioma y miometrio sano facilita la correcta enucleación de este.

La Sociedad Europea Ginecología Endoscópica clasifica los miomas submucosos según el grado de protrusión desde el

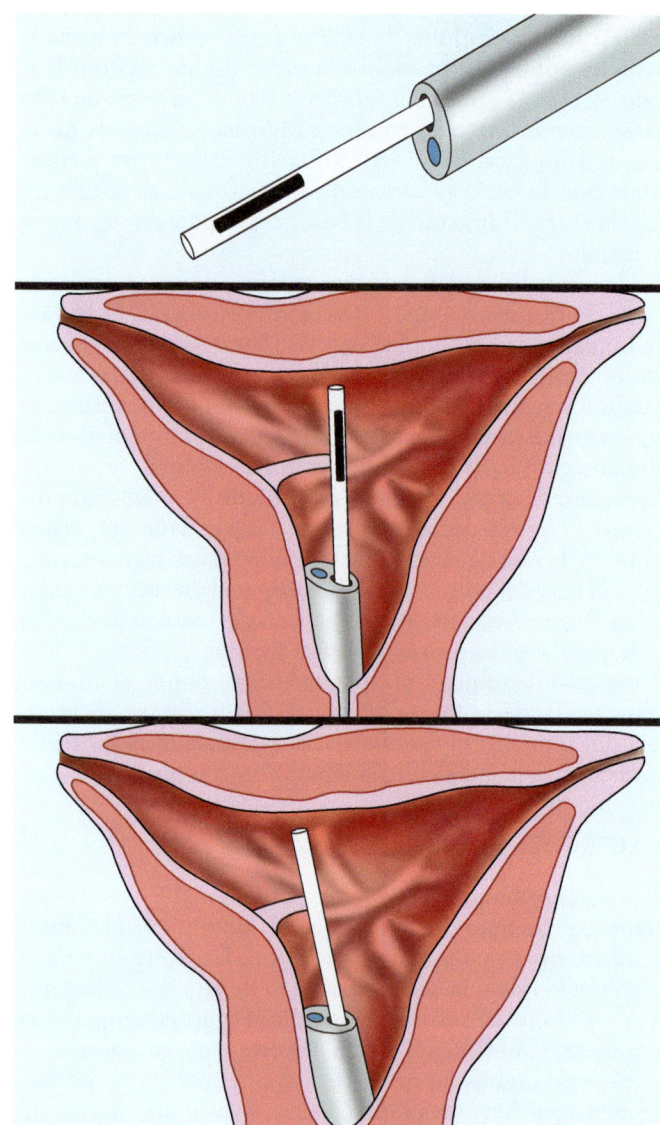

Figura 49-7. Polipectomía mediante sistemas histeroscópicos extractores de tejidos o morcelador.

Tabla 49-1. Clasificación de los miomas submucosos según la ESGE	
G0	Totalmente endocavitario. Pediculado
G1	> 50 % endocavitario
G2	< 50 % endocavitario

ESGE: Sociedad Europea de Ginecología Endoscópica.

miometrio hacia el interior de la cavidad endometrial (**Tabla 49-1**). Dicha clasificación es una modificación de la clasificación de Wamsteker.

Posteriormente, Lasmar *et al.* proponen una nueva clasificación en la que se tienen en cuenta diferentes características de los miomas con la finalidad de determinar el grado de dificultad y la factibilidad de su resección histeroscópica (**Tabla 49-2**).

La técnica aplicada para la miomectomía depende del tipo de mioma y su tamaño.

Tabla 49-2. Clasificación de Lasmar para los miomas submucosos					
Puntos	Penetración	Tamaño (cm)	Tercio	Base en la pared	Pared lateral (+1)
0	0 %	< 2	Inferior	< 1/3	
1	< 50 %	> 2-5	Medio	1/3 a 2/3	
2	> 50 %	> 5	Superior	> 2/3	
Puntuación total					

RESECTOSCOPIO/MINIRRESECTOSCOPIO

Ambos instrumentos son aplicables a la resección del mioma. La diferencia está en las limitaciones del tamaño. El límite para el resectoscopio está en miomas de hasta 5 cm, especialmente si son G2. En cambio, para el minirresectoscopio la recomendación está en torno a los 2 cm.

Aunque existen resectoscopios monopolares y bipolares, poco a poco los primeros están desapareciendo en favor de los segundos debido a la mayor seguridad de los bipolares.

La miomectomía mediante resectoscopio fue introducida en 1976 por Neuwirth, que fue quien aplicó un instrumento desarrollado por los urólogos para su uso dentro de la cavidad uterina.

Básicamente, la técnica consiste, tras la dilatación del canal endocervical, en la introducción del resector dentro de la cavidad uterina, visualización del mioma y resección de este. La resección se realiza mediante el uso de un asa que, al aplicar energía, va cortando un trozo/loncha del mioma a su paso por la superficie de este, comenzando en la cúpula del mioma y profundizando gradualmente hacia su base. Es importante que el corte se realice de distal o fúndico hacia proximal o ístmico, de forma que en todo momento se controle el corte y se eviten posibles perforaciones de la pared uterina. El movimiento ha de ser mixto, del asa hacia nosotros, a la vez que se retira poco a poco el resectoscopio. Así, se consigue cortar trozos más largos del mioma y reducir el tiempo quirúrgico.

En relación con los trozos cortados, la recomendación es dejarlos en la cavidad, como mucho moverlos de la zona de corte para que no molesten al campo visual, y continuar con la resección. Con ello, se evitan salidas y entradas del resectoscopio en la cavidad y se disminuye el tiempo quirúrgico.

La extracción de miomas G0 y la mayoría de los G1 es, por lo general, sencilla y se realiza en un solo tiempo quirúrgico. Se considera por finalizado el procedimiento cuando se visualiza la estructura del miometrio. Cuando los miomas G1 y sobre todo los G2 son de un diámetro importante, un segundo tiempo quirúrgico puede ser necesario.

En caso de miomas cercanos a la serosa, se puede hacer uso de la ecografía transabdominal durante el procedimiento para reducir el riesgo de perforación. Esta misma técnica se aplica al minirresectoscopio con la diferencia de no necesitar dilatación del canal cervical y poder realizarse incluso en consulta.

La técnica *cold loop*

Dado que esta técnica no respeta la seudocápsula y puede lesionar las fibras miometriales, Ivan Mazzon introdujo en 1995 la técnica *cold loop* o asa fría, que consiste en tres tiempos quirúrgicos. Esta técnica fue desarrollada para miomas G1 y G2 con el propósito de hacer este procedimiento seguro y eficiente, y para prestar más atención a la integridad anatómica y fisiológica del miometrio:

1. En un primer tiempo, se realiza la resección de la porción endocavitaria del mioma siguiendo la técnica descrita anteriormente. Esta acción se sigue hasta que se llega al plano de la superficie endometrial y, así, se identifica el plano entre el mioma y el miometrio, el plano de disección o seudocápsula.
2. En el segundo paso, se procede a la enucleación del componente intramural del mioma. Una vez identificado el plano de la seudocápsula, se sustituye el asa del resectoscopio por un asa fría o *cold loop*. Inicialmente, se usa el instrumento rectangular (**Fig. 49-8C**) Este instrumento, una vez introducido dentro del plano de disección, se utiliza para separar todos los puentes de tejido conectivo que anclan el mioma al miometrio. Luego se emplea el asa que tiene una protrusión central; con ella que se acaba de romper las fibras de tejido fibroso que aún unen el mioma al miometrio. Durante toda la fase de enucleación se evita el uso de energía y solo se utilizan los instrumentos mecánicos
3. Una vez enucleada la porción intramural del mioma, encontrándose dentro de la cavidad, se procede a la resección de esta con el asa y mediante la aplicación de energía. La resección es completamente segura al encontrarse el mioma íntegramente dentro de la cavidad (**Fig. 49-8**).

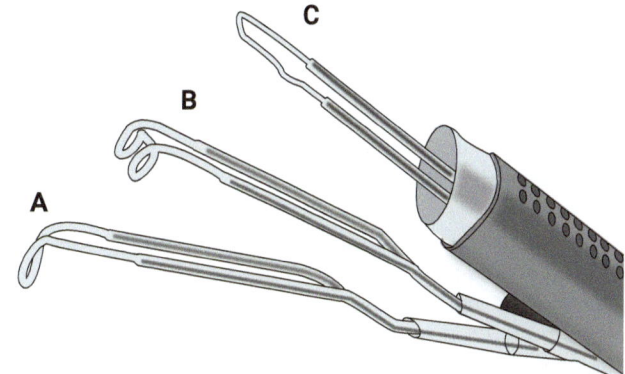

Figura 49-8. *Cold loops* o asas frías de Mazzon.

En un estudio retrospectivo realizado por Mazzon sobre una serie de 688 pacientes con 806 miomas tipo G1 y G2, se analizó la integridad de la cavidad uterina y la prevalencia de adherencias. Tras aplicar la técnica *cold loop*, se llevó a cabo una histeroscopia de seguimiento a los 2 meses. En ningún caso se empleó algún tipo de profilaxis para evitar adherencias.

La tasa de adherencias tras una resección de mioma es, aproximadamente, del 4 %. Con la técnica de Mazzon fue tan solo del 0,29 %.

Además, mediante la técnica *cold loop* se consiguió la extracción total del mioma en un solo tiempo quirúrgico en casi el 80 % de los casos. Los minirresectoscopios cuentan con accesorios de *cold loop*, lo que permite aplicar la técnica con estos dispositivos en caso de miomas pequeños, aplicable a miomectomía en consulta.

Enucleación en Toto

Se trata de una técnica descrita por Litta en 2003 y diseñada para el tratamiento de miomas G1 y G2 con gran componente intramural. El objetivo es favorecer la protrusión del mioma hacia la cavidad para asegurar su extracción, que sea más segura y evitar daño al miometrio subyacente.

Con un resectoscopio de 12° y con un electrodo de Collins de 90°, se realiza una incisión elíptica de la mucosa endometrial que cubre al mioma hasta llegar al nivel de la seudocápsula. Una vez encontrado el plano, se realiza una disección de los puentes de tejido conectivo. El efecto de esta acción fue la protrusión progresiva del mioma hacia el interior de la cavidad uterina.

Mediante esta acción se facilitaba la posterior resección del mioma con asa bipolar, ya que una vez el mioma protruye dentro de la cavidad, el cirujano puede extraer el mioma en su totalidad sin ocasionar daño térmico al miometrio sano.

En el caso de miomas de más de 30 mm, en ocasiones se tiene que recurrir a un segundo tiempo quirúrgico sin llegar a considerarse un fallo de la técnica. El segundo tiempo quirúrgico se programa a los 2 meses, tras dos menstruaciones.

En un estudio de seguimiento a largo plazo de la técnica realizado en 112 pacientes con una media de 58 meses, la tasa de éxito fue del 88,4 %. Tan solo el 15 % requirió un segundo tiempo quirúrgico. Esta técnica permite convertir un mioma G2 en un mioma G0, lo que hace que pueda llevar a cabo una resección total y segura de este. En la serie publicada, el número de perforaciones fue nulo.

Uso de material mecánico y/o electrodos bipolares

El uso de estos instrumentos se reserva para miomas de pequeño tamaño, accesibles y fáciles de extraer, ya que se trata de procedimientos en consulta y sin anestesia.

Según Stefano Bettocchi, es factible realizar una miomectomía con electrodos bipolares a través del canal de trabajo de 5 Fr en casos de miomas de hasta 20 mm.

El uso de estos instrumentos, especialmente los mecánicos, son esenciales para el desarrollo de las habilidades quirúrgicas. En los casos realizados en consulta y sobre todo si no se dispone de dispositivos adicionales, el cirujano debería comenzar su curva de aprendizaje en la miomectomía con el uso de instrumental mecánico. Inicialmente, se deben escoger los miomas de menos de 1 cm. Si son G0 o pediculados, hay que cortar el pedículo bien con tijeras o con electrodo bipolar y, después, extraer la pieza mediante el uso de pinzas.

Estos instrumentos también permiten acceder a miomas G1 e incluso G2, si son muy pequeños, con las tijeras para acceder al plano de la seudocápsula y realizar una disección de este. A medida que el mioma se va liberando de la seudocápsula, comienza a migrar hacia el interior de la cavidad hasta que, finalmente, se pueda coger con las pinzas y extraerlo.

Sistemas extractores de tejido/morceladores

En la actualidad, existen diferentes sistemas extractores de tejidos, los más comunes son el Truclear® (Smith and Nephew, Andover Massachusetts, Estados Unidos), el MyoSure® (Hologic, Bedford Massachusetts, Estados Unidos) y el Shaver de Storz (Bedford Massachusetts, Estados Unidos).

El Truclear® fue el primero en ser aprobado por la Food and Drug Administration (FDA) en 2005. Se basa en un sistema que incluye dos cilindros huecos, uno dentro del otro (el tubo interno rota dentro del otro). Dicho movimiento se genera mecánicamente mediante una unidad de control eléctrica. El sistema se controla con un pedal que activa la rotación y regula la dirección de rotación del tubo interno.

En el extremo de los tubos hay una ventana con bordes cortantes. El sistema se conecta a una unidad de vacío/succión y, de esta forma, el tejido entra a través de la apertura de la ventana donde es cortado/rebanado. Como no se utiliza electrocoagulación, la hemostasis es espontánea gracias a las contracciones del miometrio. Los diámetros de los diferentes morceladores varían entre 5,5 y 7,8 mm; la ventana de trabajo se encuentra entre 2,9 y 4,5 mm.

En un estudio randomizado y controlado, Van Dogen *et al.*, compararon la resección convencional con la morcelación entre residentes en formación; comprobaron una disminución en el tiempo quirúrgico con una alta satisfacción por parte tanto de los cirujanos como de los residentes a favor del morcelador.

MyoSure® fue aprobado por la FDA en 2009. El sistema es similar al expuesto en el caso del Truclear®. Por su lado, el Shaver de Storz aún no ha sido aprobado por la FDA, aunque se comercializa en Europa y otras áreas geográficas. La diferencia con los dos anteriores radica en que no tiene unidades fungibles y es multiusos.

Independientemente del método utilizado para extraer la patología uterina, es importante pensar que el tejido resecado pertenece a una estructura tridimensional; eso implica que el crecimiento del diámetro derive en incremento de la masa exponencial. En el caso del mioma, estructura más o menos esférica, se calcula el volumen según la fórmula $v = 4/3 * \pi r^3$. Esta ecuación es importante a la hora de planificar la cirugía del mioma, donde el tiempo quirúrgico depende de dicho volumen, además de la consistencia y el tipo de mioma.

En la resección con asa, la cantidad de tejido extraído por minuto depende de:

- Lo rápido que el cirujano realiza el paso del asa.
- La cantidad de tejido extraído con cada loncha cortada.
- En ocasiones, en lo rápido que se extraigan los trozos de tejido liberado.

Por otro lado, con la morcelación histeroscópica, la cantidad de tejido extraído depende del contacto de la ventana con el tejido y de la consistencia del tejido, además de lo rápido que consiga succionar el tejido morcelado.

Si bien la curva de aprendizaje se considera corta, es importante en el caso de los miomas saber aplicar la técnica. En el G0 es posible simplemente morcelar la zona de implantación y, una vez liberado, dejar el resto del tejido libre en cavidad. Para los miomas G1, es posible la morcelación de la base en paralelo a la pared, entrar con el morcelador en el espacio entre el mioma y el miometrio, poner la ventana del morcelador en dirección al mioma y extraer el tejido a la vez que se enuclea la parte intramural.

La enucleación de la parte intramural con el morcelador es también la base del tratamiento de los miomas G2. Debido a que más del 50 % aún no ha migrado hacia la cavidad, la morcelación de dichos miomas requiere un grado de habilidad y experiencia superior. Se considera que este tipo de miomas representan una de las limitaciones de los morceladores en el tratamiento de esta patología.

Otra limitación radica en el hecho que se trata de energía mecánica y, por lo tanto, no permite la coagulación y hemostasis en caso de sangrado. Para superar esta limitación, es posible inyectar al mioma vasopresina diluida que genere una vasoconstricción en el mioma y disminuya el sangrado. La inyección se realiza con la ayuda de una aguja de 5 Fr a través del canal de trabajo del histeroscopio previo al inicio de la morcelación.

LÁSER DE DIODO EN MIOMECTOMÍA

La técnica aplicada para la miomectomía depende del tipo de mioma y su tamaño. En el caso de los miomas G0 (totalmente dentro de la cavidad y pediculados), simplemente se secciona el pedículo con láser. Si por dimensiones, no se consigue la extracción de este por el canal endocervical, tras la realización de la biopsia para remitir muestra para estudio histológico, se deja la masa en la cavidad y se efectúa un control ecográfico a los 2 meses. En el caso de miomas G1 (mayoritariamente endocavitarios) y G2 (componente mayoritario intramural), según las características del mioma, se realiza una enucleación total de este en un solo tiempo; en ocasiones, son necesarios dos tiempos para conseguir la miomectomía.

Una vez conseguida la enucleación y obtenida una muestra de tejido para histología, el mioma se deja libre dentro de la cavidad uterina.

Una de las cuestiones más polémicas en torno a esta técnica radica en el hecho de que una vez liberado el mioma, se deja libre este en la cavidad sin extraerlo.

Haimovich *et al.* han identificado un total de 63 miomas que fueron dejados en la cavidad uterina de 61 pacientes que fueron evaluadas mediante control ecográfico a los 2 meses de haberse realizado el procedimiento. En ninguno de los casos se objetivó masa residual intrauterina tras un seguimiento medio de 68 días. El resultado histológico de las biopsias realizadas fue en todos los casos de leiomioma y/o mioma.

Tras una media de 68 días, las pacientes, además de someterse a una ecografía de control, fueron reinterrogadas sobre sintomatología ginecológica atribuible a la presencia del mioma intracavitario. De las tres pacientes (4,9 %) que refirieron dolor,

tan solo una acudió a urgencias indicando un dolor moderado que cedió tras la analgesia. En los otros dos casos, el dolor fue referido como leve. Además, 13 de las pacientes (21 %) refirieron sangrado, siempre inferior a una menstruación y similar al que aparece tras una miomectomía con extracción de la masa. Dicha sintomatología fue referida independientemente del tipo de mioma enucleado o del tamaño.

En 10 casos, los miomas tuvieron un diámetro superior a 30 mm y el resultado fue el mismo. Estos resultados fueron publicados en el año 2015.

Este estudio creó mucha polémica y generó críticas, por lo que se decidió estudiar mejor la opción de dejar el mioma libre en la cavidad. En el estudio publicado recientemente, realizado en nueve centros de siete países y con más de 200 miomas, sobre la enucleación total se obtuvieron unos resultados similares al anterior.

La técnica quirúrgica se basa en un trabajo publicado en 2009 por Stefano Bettocchi *et al.* en el que se describe la técnica OPPIuM (*office preparation of partially intramural myomas*), con preparación en consulta de los miomas parcialmente intramurales. Bettocchi, mediante el uso de Versapoint®, abría la mucosa y seudocápsula del mioma. Esto generaba una migración del fibroma hacia la cavidad, ya que no había nada que contuviera al mioma. En un segundo tiempo, se remitía la paciente a quirófano para la realización de una resectoscopia.

De acuerdo con la técnica OPPIuM de dos tiempos, hemos desarrollado y publicado una técnica que, a diferencia de Bettocchi, que enviaba el segundo tiempo a quirófano, realizamos los dos tiempos en consulta. Esta es la primera publicación de la enucleación de mioma en consulta y sin anestesia. Durante el primer tiempo se abre la mucosa (**Fig. 49-9**) y seudocápsula migrando el mioma (G2 o G1) hacia la cavidad (**Fig. 49-10**) y facilitando la total enucleación de este. Para conseguir la liberación total del mioma, se sigue el plano de

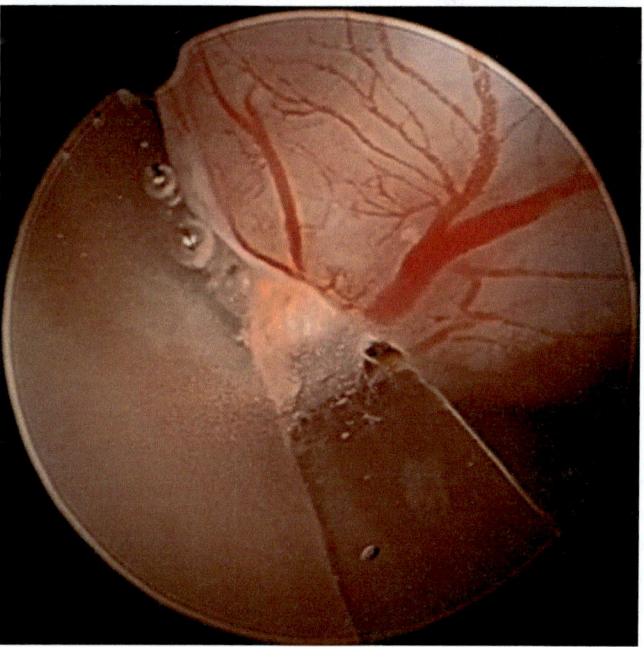

Figura 49-9. Apertura de la mucosa del mioma mediante láser de diodo con uso de fibra cónica.

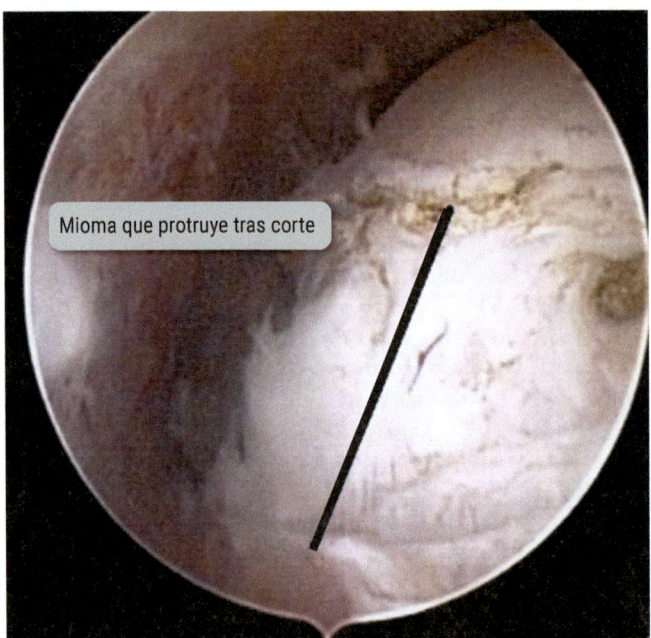

Figura 49-10. Mioma que protruye tras sección de mucosa y seudocápsula.

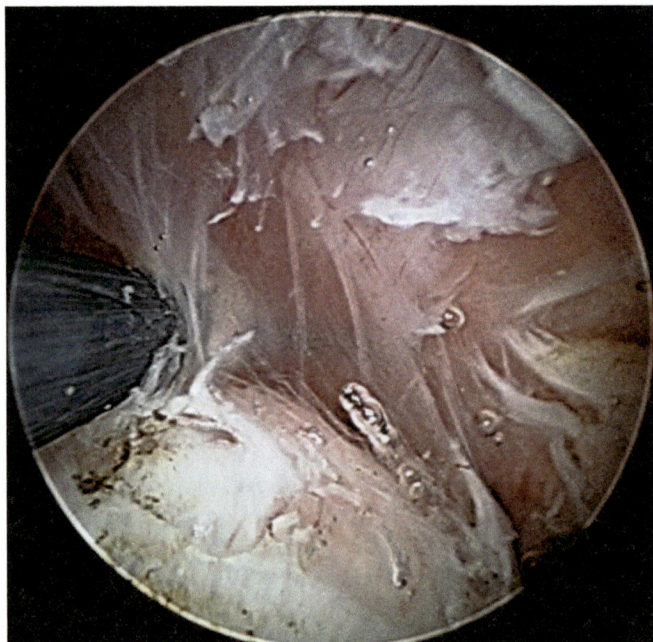

Figura 49-12. Puentes laxos de tejido conectivo de la seudocápsula que anclan el mioma.

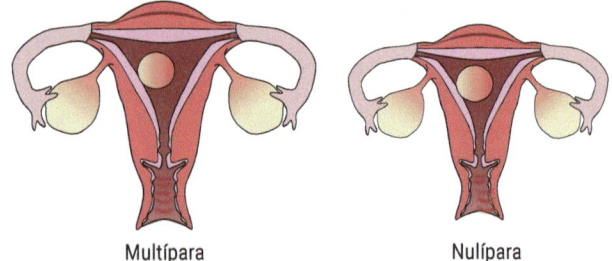

Multípara Nulípara

Figura 49-13. *Factor ratio.*

forma similar a la miomectomía por laparoscopia o abierta (**Figs. 49-11** y **49-12**).

Mediante la disección del plano de cribado se consigue la liberación del mioma y el compromiso de la vascularización que lo rodea. De esta forma, cuanto mayor sea la disección, más afectado está el mioma en el segundo tiempo, con lo que se puede atrofiar e incluso desaparecer.

Las ventajas de realizar la disección sobre el plano de la seudocápsula son:

- Respetando la seudocápsula y el tejido neurovascular, contribuye a la correcta recuperación de los tejidos tras la miomectomía; en el caso de los miomas submucosos, mejora la reepitelización del endometrio.
- Disminuye el sangrado durante la cirugía al utilizar este plano.
- Menor tasa de adherencias posquirúrgicas y menor compromiso para la fertilidad posterior.

Una correcta técnica quirúrgica para los miomas submucosos debería respetar siempre la seudocápsula. Esta técnica consigue la enucleación con éxito de los miomas hasta 30 mm; en miomas de 30 mm o más, las tasas de éxito se reducen. La causa de estos resultados se basa en el hecho de que cuando el volumen del mioma es mayor que el tamaño de la cavidad, no es posible introducirlo dentro de esta.

Este hecho introduce un factor no relacionado con el mioma, pero que debería formar parte de la clasificación de estos. Es el llamado *factor ratio*. Este se deriva de la relación contenido/continente. En la **figura 49-13** el tamaño del mioma es el mismo en las dos cavidades, pero, obviamente, el grado de dificultad quirúrgica es superior en el útero de la nulípara que en el de la multípara.

Para concluir, el mioma representa uno de los mayores retos de la cirugía de la cavidad uterina debido a la dificultad

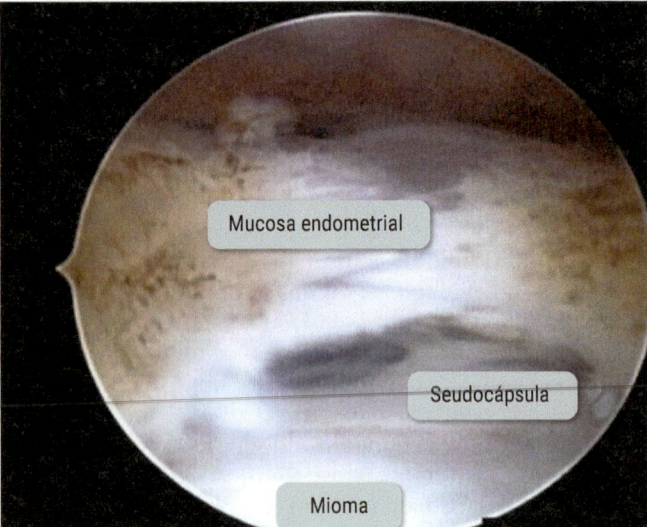

Figura 49-11. Seudocápsula entre la mucosa endometrial y el mioma.

en miomas grandes y profundos con el consiguiente aumento de riesgo de perforación de la pared uterina y/o sobrecarga hídrica. De hecho, es prácticamente la única indicación donde la sobrecarga hídrica representa una preocupación para el cirujano.

Tras evaluar las diferentes técnicas y los distintos tipos de dispositivos, hay unos puntos claros. Cualquier técnica utilizada debe respetar la integridad de la seudocápsula y evitar al máximo el daño a las fibras del miometrio sano.

El otro punto que hay que resaltar es que no existe un dispositivo ideal para conseguir la miomectomía histeroscópica, pero la técnica ideal, en ocasiones, requiere más de un dispositivo para conseguir completar la cirugía del mioma dentro de la cavidad uterina. Al igual que Ivan Mazzon utiliza en resectoscopio junto con los *cold loops* diseñados por él para conseguir enuclear la porción intramural del mioma, cada vez se ve más el uso del morcelador asociado a otros instrumentos mecánicos introducidos a través del canal del trabajo por donde se introduce este (pueden llegar a ser de hasta 9 Fr).

Este reto que representa la miomectomía histeroscópica motiva a continuar desarrollando tanto técnicas como dispositivos.

PUNTOS CLAVE

- Durante la última década han surgido nuevos dispositivos y fuentes de energía adaptados al uso en histeroscopia. Esta innovación aplicada a las diferentes patologías, como los pólipos y los miomas, han resultado en técnicas quirúrgicas que mejoran los resultados por su rapidez, eficacia y seguridad para las pacientes. El proceso de innovación seguirá creciendo en los años venideros, y con ello se conseguirá mejorar aún más los resultados.

BIBLIOGRAFÍA

AAGL Practice Report: Practice Guidelines for the Diagnosis and Management of Endometrial Polyps. J Minim Invasive Gynecol. 2012;19(1):3-10.

Bettocchi S, Ceci O, Di Venere R, Pansini MV, Pellegrino A, Marello F, et al. Advanced operative office hysteroscopy without anaesthesia: analysis of 501 cases treated with a 5 Fr. bipolar electrode. Hum Reprod. 2002;17(9):2435-8.

Bettocchi S, Ceci O, Di Venere R, Pansini MV, Pellegrino A, Marello F, et al. Advanced operative office hysteroscopy without anaesthesia: analysis of 501 cases treated with a 5 Fr. bipolar electrode. Hum Reprod. 2002;17(9):2435-8.

Bettocchi S, Di Spiezio Sardo A, Ceci O, Nappi L, Guida M, Greco E, et al. A New Hysteroscopic Technique for the Preparation of Partially Intramural Myomas in Office Setting (OPPIuM technique): A Pilot Study. J Minim Invasive Gynecol. 2009;16(6):748-54.

Bettocchi S, Nappi L, Ceci O, Selvaggi L. What does 'diagnostic hysteroscopy' mean today? The role of the new techniques. Curr Opin Obstet Gynecol. 2003;15(4):303-8.

Clevenger-Hoeft M, Syrop CH, Stovall DW, Van Voorhis BJ. Sonohysterography in premenopausal women with and without abnormal bleeding. Obstet Gynecol. 1999;94(4):516-20.

Coccia ME, Becattini C, Bracco GL, Bargelli G, Scarselli G. Intraoperative ultrasound guidance for operative hysteroscopy. A prospective study. J Reprod Med. 2000;45(5):413-8.

DeWaay DJ, Syrop CH, Nygaard IE, Davis WA, Van Voorhis BJ. Natural history of uterine polyps and leiomyomata. Obstet Gynecol. 2002;100(1):3-7.

Einerth Y. Vacuum curettage by the Vabrar method. A simple procedure for endometrial diagnosis. Acta Obstet Gynecol Scand. 1982;61(4):373-6.

Haimovich S, López-Yarto M, Urresta Ávila J, Saavedra Tascón A, Hernández JL, Carreras Collado R. Office Hysteroscopic Laser Enucleation of Submucous Myomas without Mass Extraction: A Case Series Study. BioMed Res Int. 2015;2015:905204.

Haimovich S, Mancebo G, Alameda F, Agramunt S, Solé-Sedeno JM, Hernández JL, et al. Feasibility of a new two-step procedure for office hysteroscopic resection of submucous myomas: results of a pilot study. Eur J Obstet Gynecol Reprod Biol. 2013;168(2):191-4.

Haimovich Segal S. Aplicaciones del Láser de Diodo en el manejo ambulatorio de la patología endometrial [Tesis Doctoral]. Barcelona: Universitat Autònoma de Barcelona; 2015.

Kanthi JM, Remadevi C, Sumathy S, Sharma D, Sreedhar S, Jose A. Clinical study of endometrial polyp and role of diagnostic hysteroscopy and blind avulsion of polyp. J Clin Diagn Res. 2016;10(6):QC01-4.

Lara-Domínguez MD, Arjona-Berral JE, Dios-Palomares R, Castelo-Branco C. Outpatient hysteroscopic polypectomy: bipolar energy system (Versapoint®) versus diode laser - randomized clinical trial. Gynecol Endocrinol. 2016;32(3):196-200.

Lasmar RB, Mussel Barrozo PR, Dias R, Pinho de Oliveira MA. Submucous myomas: A new presurgical classification to evaluate the viability of hysteroscopic surgical treatment- Preliminary report. J Minim Invasive Gynecol. 2005;12(4):308-11.

Lasmar RB, Xinmei Z, Indman PD, Celeste RK, Di Spiezio Sardo A. Feasibility of a new system of classification of submucous myomas: A multicenter study. Fertil Steril. 2011;95(6):2073-7.

Lieng M, Istre O, Qvigstad E. Treatment of endometrial polyps: a systematic review. Acta Obstet Gynecol Scan. 2010;89(8):992-1002.

Litta P, Vasile C, Merlin F, Pozzan C, Sacco G, Gravila P, et al. A new technique of hysteroscopic myomectomy with enucleation in toto. J Am Assoc Gynecol Laparosc. 2003;10(2):263-70.

Mazzon I, Favilli A, Cocco P, Grasso M, Horvath S, Bini V, et al. Does cold loop hysteroscopic myomectomy reduce intrauterine adhesions? A retrospective study. Fertil Steril. 2014;101(1):294-8.e3.

Mazzon I. Nuova tecnica per la miometomia isteroscopica: enucleazione con ansa fredda. En: Cittadini E, Perino A, Angiolillio M, Minelli L, editores. Testo- Atlante di Chirurgia Endoscopica Ginecologica. Palermo: COFESE; 1995, cap XXXIIIb.

Nappi L, Sorrentino F, Angioni S, Pontis A, Litta P, Greco P. Feasibility of hysteroscopic endometrial polypectomy using a new dual wavelengths laser system (DWLS): preliminary results of a pilot study. Arch Gynecol Obstet. 2017;295(1):3-7.

Perez-Medina T, Martínez O, Folgueira G, Bajo J. Which endometrial polyps should be resected? J Am Assoc Gynecol Laparosc. 1999;6(1):71-4.

Porreca MR, Pansini N, Bettocchi S, Loverro G, Selvaggi L. Hysteroscopic Polypectomy in the Office without Anesthesia. J Am Assoc Gynecol Laparosc. 1996;3(4, Supplement):S40.

Saccardi C, Conte L, Fabris A, De Marchi F, Borghero A, Gizzo S, et al. Hysteroscopic enucleation in toto of submucous type 2 myomas: long-term follow-up in women affected by menorrhagia. J Minim Invasive Gynecol. 2014;21(3):426-30.

Tanvir T, Garzón S, Alonso Pacheco L, López Yarto M, Ríos M, Stamenov G, et al. Office hysteroscopic myomectomy without myoma extraction: A multicenter prospective study. Eur J Obstet Gynecol Reprod Biol. 2021;256:358-63.

Tinelli A, Favilli A, Lasmar RB, Mazzon I, Gerli S, Xue X, et al. The importance of pseudocapsule preservation during hysteroscopic myomectomy. Eur J Obstet Gynecol Reprod Biol. 2019;243:179-84.

Tinelli A. Uterine Fibroid Pseudocapsule: an Update of its Importance in Fibroid Management and Female Reproduction. International Journal of Gynecological, Obstetrical, and Reproductive Medicine Research 2014;1(1).

Valle RF. Therapeutic hysteroscopy in infertility. Int J Fertil. 1984;29(3):143-8.

Van Dongen H, Emanuel MH, Wolterbeek R, Trimbos JB, Jansen FW. Hysteroscopic morcellator for removal of intrauterine polyps and myomas: a randomized controlled pilot study among residents in training. J Minim Invasive Gynecol. 2008;15(4):466-71.

Vilos GA. Intrauterine surgery using a new coaxial bipolar electrode in normal saline solution (Versapoint): a pilot study. Fertil Steril. 1999;72(4):740-3.

Wang JH, Zhao J, Lin J. Opportunities and risk factors for premalignant and malignant transformation of endometrial polyps: management strategies. J Minim Invasive Gynecol. 2010;17(1):53-8.

Técnicas quirúrgicas II: malformaciones uterinas

50

L. Alonso Pacheco

 OBJETIVOS

- Conocer las distintas técnicas quirúrgicas utilizadas en el tratamiento de las diferentes malformaciones uterinas de una manera práctica. Además, se destacan una serie de puntos clave de cada técnica.
- Comprender el tratamiento de la patología con diferente instrumental, haciendo hincapié en las características que debe tener este para conseguir mejores resultados quirúrgicos.
- Entender las bases del tratamiento quirúrgico de las diferentes malformaciones uterinas, así como conocer las bases de utilización del instrumental disponible.

INTRODUCCIÓN

Las malformaciones uterinas han fascinado desde siempre a los profesionales responsables de la salud de la mujer. El desarrollo de la cirugía endoscópica ha abierto un universo de posibilidades terapéuticas tanto a los ginecólogos como a las pacientes. A los ginecólogos porque les permite tratar dichas malformaciones de una manera más precisa, más eficaz y bajo visión directa durante todo el procedimiento, lo que da lugar a mejores resultados obstétricos. A las pacientes porque se realiza por cirugía mínimamente invasiva, lo que supone una mejor recuperación y un menor daño sobre el útero cuando se compara con las antiguas técnicas de corrección de malformaciones.

Aunque no todas las pacientes con anomalías mülleriana presentan problemas reproductivos, en general las anomalías uterinas se asocian a infertilidad, aumentan el riesgo de aborto, de parto prematuro y de complicaciones durante el embarazo, con lo que disminuye la tasa de recién nacido vivo cuando se compara con un útero normal.

En el manejo de las malformaciones uterinas, es fundamental establecer un diagnóstico preciso, ya que de este depende el tratamiento propuesto. La utilización de clasificaciones para determinar el tipo de malformación facilitan la unificación de resultados y la realización de estudios.

El diagnóstico se basa en las pruebas de imagen, aunque hoy en día el método de referencia sigue siendo la combinación de laparoscopia e histeroscopia. Los resultados diagnósticos de la resonancia magnética nuclear y la ecografía 3D ofrecen una sensibilidad y especificidad muy cercanas al 100 %. (**Fig. 50-1**).

El tratamiento depende de la malformación uterina. Según el tipo de malformación, la corrección quirúrgica puede realizarse por vía laparoscópica o histeroscópica. Las malformaciones relacionadas con alteraciones en la fase de reabsorción,

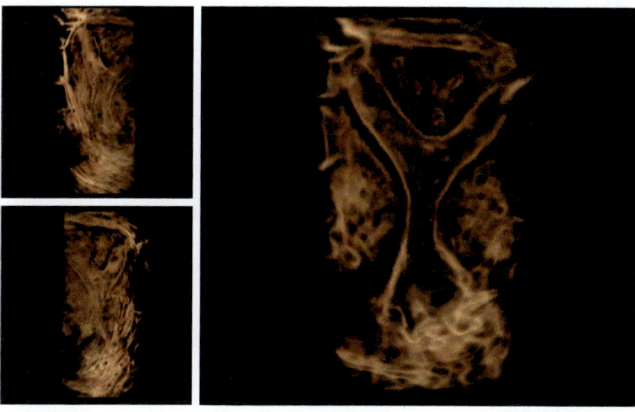

Figura 50-1. Uso de la ecografía 3D para el diagnóstico de un útero septo.

como el septo, el subsepto y el arcuato, suponen el 60 % del total de las malformaciones uterinas, por lo que se puede concluir que la mayoría de las malformaciones uterinas son abordables por vía histeroscópica.

El propósito de la cirugía histeroscópica en el tratamiento de las malformaciones uterinas es conseguir una cavidad uterina lo más parecida posible a la del útero normal o clase U0 de la clasificación de anomalías congénitas uterinas de la European Society for Gynaecological Endoscopy/European Society of Human Reproduction and Embryology (ESGE/ESHRE) (**Fig. 50-2**). De esta forma, se consigue, por un lado, una cavidad adecuada y con espacio suficiente para una implantación y posterior desarrollo fetal; por otro lado, se obtiene un útero funcionalmente normal.

En este tema, se abordan las diferentes técnicas utilizadas en el tratamiento de las malformaciones uterinas, destacando puntos clave que ayuden a la realización de dicha cirugía en la práctica clínica diaria.

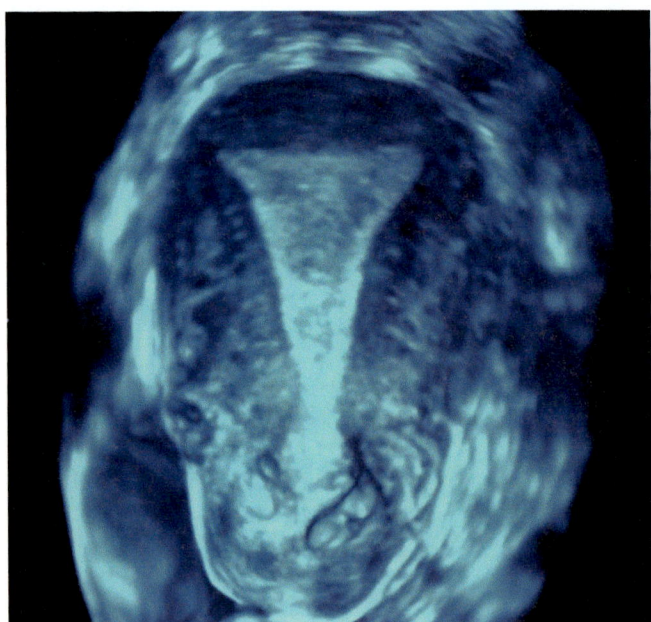

Figura 50-2. Útero U0 o normal.

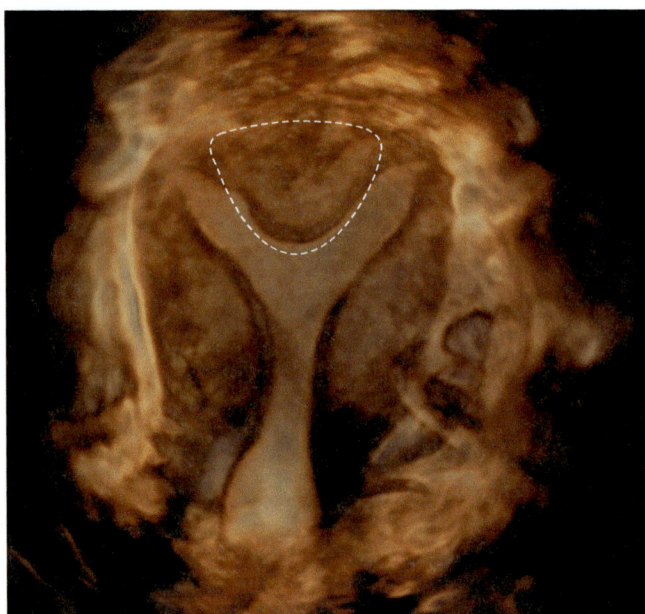

Figura 50-3. Resección en forma de cuña, según técnica de Jones.

ANTECEDENTES

La cirugía de corrección de malformaciones uterinas comienza con Schröder en 1881 y es posteriormente publicada por Ruge en 1884, quien describe el tratamiento de un septo uterino en una paciente con abortos de repetición. Esta primera cirugía se realiza «a ciegas» seccionando el septo por vía transcervical; a pesar de que la paciente consigue un embarazo a término tras la cirugía, esta técnica es descartada tiempo después.

Pasado el tiempo, en 1907, Paul Strassman describe su técnica de metroplastia vía vaginal o abdominal con el objetivo de unificar los dos cuernos en casos de útero didelfo o bicorne. La técnica original la describe así: «La incisión en el útero se realiza en los cuernos uterinos en la parte media, evitando la lesión de la porción cornual de las trompas. Posteriormente, se introducen las tijeras en la zona seccionada del miometrio, cortando el tejido. Después se cierra la incisión con Catgut crómico número 2 evitando el endometrio». Esta primera cirugía se realiza en una paciente que había tenido ocho abortos previos; tras la corrección mediante la técnica que lleva su nombre, la paciente tuvo seis embarazos a término.

En 1953, Jones describe una técnica específica para los casos de septo uterino que consiste en la realización de una incisión ancha en forma de cuña en el fundo uterino mediante la cual se reseca el septo (**Fig. 50-3**). Los resultados de esta primera serie que incluye 43 pacientes con historia de malos resultados reproductivos son asombrosos; el 77 % de las pacientes tienen un recién nacido vivo tras la cirugía.

Años después, en 1962, Tompkins describe la primera técnica que en vez de resecar el septo uterino, como en el caso de la técnica de Jones, tras la apertura del útero en el fundo uterino, se incide o corta el septo, lo que resulta en una mejora anatómica, ya que deja el músculo uterino intacto.

El manejo endoscópico del septo uterino es propuesto por primera vez por Edstrom en 1974, quien realiza la sección de dos septos uterinos bajo visión directa con pinzas afiladas como instrumental. Esta cirugía establece las bases de la cirugía histeroscópica del septo uterino y es el origen del tratamiento actual. Posteriormente, en 1981, Chervenak comienza a utilizar tijeras histeroscópicas y, en 1983, DeCherney describe la metroplastia del útero septo con resectoscopio.

La metroplastia por vía histeroscópica ha demostrado grandes ventajas con respecto a la cirugía vía abdominal. La principal ventaja es que se evita la realización de una laparotomía, no se realiza incisión con apertura de la cavidad uterina, presenta menor pérdida de sangre, el tiempo quirúrgico es más corto y se evita la formación de adherencias a nivel intraabdominal.

Respecto a la cirugía del útero en «T», el primer trabajo sobre metroplastia de remodelación de cavidad en este tipo de úteros se publica en 1993 por Nagel y Malo, con el propósito de mejorar los pésimos resultados obstétricos que presentan estas pacientes. Esta primera serie tiene como objetivo ampliar el espacio de la cavidad uterina mediante cirugía histeroscópica. En ella se observa que tres de las ocho pacientes operadas consiguen un embarazo a término. La técnica que se emplea hoy en día es similar a esta, aunque con pequeñas variaciones relacionadas sobre todo con el instrumental.

Posteriormente, en 2015, Di Spiezio publica una técnica ambulatoria para aumentar el volumen y mejorar la morfología de la cavidad tanto en úteros en «T» como en cualquier cavidad tubular, es la denominada HOME-DU (*hysteroscopic outpatient metroplasty to expand dysmorphic uteri*). Esta técnica, además de las incisiones realizadas en ambas paredes laterales, asocia dos incisiones hechas en la cara anterior y posterior de la cavidad uterina, desde el fondo uterino hasta el istmo con idea de ampliar aún más el volumen de la cavidad uterina. Esta serie incluye 30 pacientes. La tasa de embarazo clínico tras la metroplastia es del 57 % y la de niño en casa, del 40 %. No obstante, hoy en día casi está en desuso.

Con respecto a la cirugía de los úteros unicorne, la primera serie se publica en 2017 por Enla Xia y la denomina incisión uterina transcervical. La serie incluye 33 pacientes a las que se les sigue durante un período de 10-52 meses. Del total de las pacientes, 31 buscan embarazo; de ellas, 20 se quedan embarazadas y 16 dan a luz a un recién nacido vivo.

ÚTERO SEPTO

En este apartado se exponen: principios de la cirugía, medidas preoperatorias y postoperatorias, así como el abordaje del útero septo con tijeras, electrodo bipolar, minirresector/resector y láser.

Principios de la cirugía

Se define útero septo como aquel que posee una indentación en la zona fúndica de la cavidad y que divide esta en dos, de manera parcial o completa (**Fig. 50-4**). Como ya se ha comentado en capítulos anteriores, existe debate sobre la profundidad que debe tener la indentación para catalogar el útero como septo, arcuato o normal. Como norma general y de acuerdo con los criterios de la clasificación de la American Society for Reproductive Medicine (ASRM) y la Congenital Uterine Malformation by Experts, el útero septo tiene una indentación en el área fúndica mayor de 1 cm.

El objetivo de la cirugía es conseguir una cavidad con morfología triangular, haciendo desaparecer la indentación fúndica y poder moverse libremente durante la realización de una histeroscopia de *ostium* a *ostium* sin encontrar tejido prominente en la zona fúndica.

Clásicamente, la cirugía se realiza con una sección del septo más que con una resección de este. La técnica más utilizada corta el septo por vía histeroscopia y este, al seccionarlo, se retrae. Se trata de una simple incisión del septo, pero debe tener dos premisas fundamentales:

- Equidistancia: la incisión sobre el septo se debe realizar exactamente en la línea media de este, equidistante de la pared anterior y posterior uterina. Así, se consiguen dos objetivos principales. Por un lado, la retracción del tejido cortado es simétrica mejorando los resultados finales al evitar un mayor engrosamiento en una de las paredes; por otro, al incidir directamente sobre la línea media del septo se evita lesionar el miometrio normal de la pared uterina. Habitualmente, los *ostium* tubáricos se utilizan como puntos de referencia para mantener el plano correcto y evitar el daño sobre el miometrio sano.
- Simetría: es aconsejable conseguir que el resultado final de la metroplastia dé un resultado de cavidad simétrica y morfología triangular (**Fig. 50-5**).

La determinación de un plano correcto de incisión del septo es uno de los puntos más importantes de la metroplastia para conseguir un resultado óptimo, pero esta línea imaginaria no siempre es fácil de determinar. Tratando de facilitar esta identificación, Levent Yasar y Ali Süha Sönmez describen una forma simple de visibilizar esta línea; lo denominan el signo de Süha-Levent. Al realizar la histeroscopia inmediatamente después de la instilación intrauterina de azul de metileno para una cromopertubación, se observa una línea azul bien definida de 2-3 mm de grosor que recorre el septo uterino de *ostium* a *ostium* y que se sitúa equidistante entre

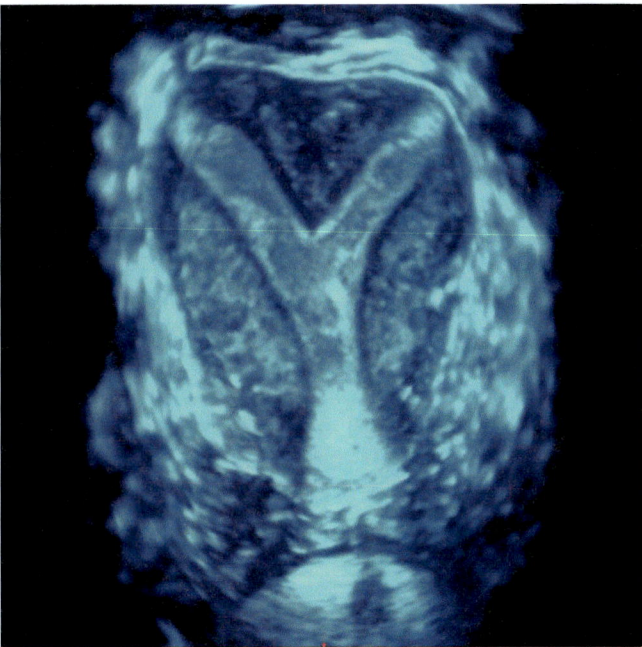

Figura 50-4. Renderización del eje coronal de un septo.

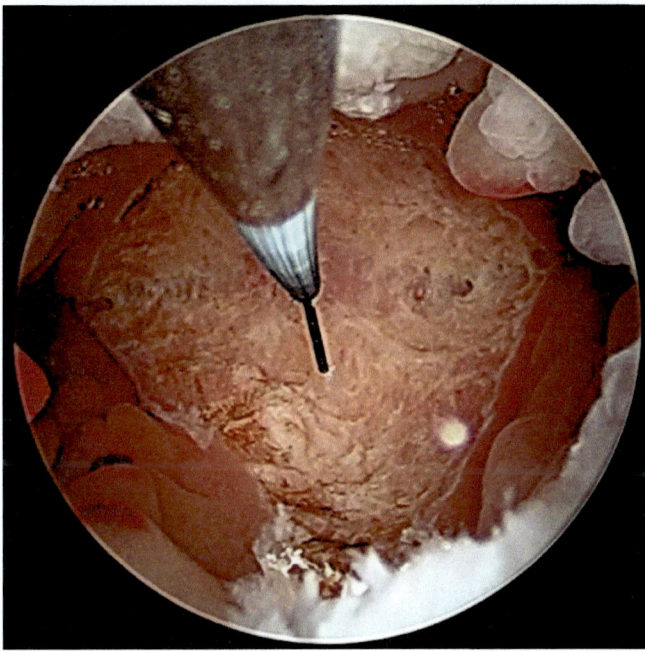

Figura 50-5. Importancia de la simetría en la cirugía de las malformaciones uterinas.

la pared anterior y posterior de la cavidad uterina. Este signo de Süha-Levent ayuda a identificar claramente la línea de incisión.

Existen tres formas de efectuar esta incisión sobre el septo. La elección de una u otra depende, por un lado, de la elección personal del cirujano que está acostumbrado a una forma determinada de hacer la metroplastia y, por otro, del instrumental que se utilice. Estas tres formas de realizar la incisión sobre el septo son:

- *Thinning technique* o técnica del adelgazamiento del septo: consiste en realizar incisiones longitudinales sobre cada lado del septo desde la base de este hasta el ápice. El objetivo es ir disminuyendo la anchura y longitud del septo de manera paulatina, transformando el septo inicial en un remanente en la zona fúndica más corto y estrecho hasta su resección total.

- *Shortening technique* o técnica del acortamiento: el septo se incide desde el ápice y se dirige el corte hacia la base de este. Muchos autores, en casos de septos con una base poco ancha, prefieren esta técnica sobre la anterior.
- *Lateral incision* o incisión lateral: se inicia la sección también en el ápice de la indentación, pero se realiza un movimiento de lado a lado; con cada movimiento se acorta el septo hasta alcanzar la base.

En determinadas ocasiones se combinan las técnicas durante la misma intervención.

Otro punto importante en la metroplastia es determinar el momento en el que la cirugía se da por finalizada. Clásicamente, se ha considerado que la intervención está terminada cuando se obtiene una cavidad normal en la que el histeroscopio se puede mover con libertad desde un *ostium* hasta el otro y se observa cierto sangrado de los pequeños vasos del fundo miometrial. Esta definición clásica del momento en el que terminar la intervención tiene ciertos matices:

- En aquellos casos en los que el fondo exterior uterino tiene cierta indentación, a veces no se puede llegar al plano de los *ostium* y hay que dejar cierto septo residual para no adelgazar en exceso el grosor miometrial en la zona fúndica. El objetivo es evitar posibles complicaciones futuras relacionadas con esta debilidad, como roturas uterinas durante el embarazo. Algunos autores proponen que el resultado correcto de la metroplastia debe dejar un grosor miometrial total en el fondo uterino de 1-1,5 cm.
- El septo uterino se considera un tejido fibromuscular con variaciones entre los diferentes septos en el porcentaje de tejido fibroso y muscular. Así, los septos que poseen mayor componente muscular tienen mayor vascularización y, por tanto, mayor tendencia a presentar sangrado durante la cirugía, por lo que no se puede tomar la presencia de este sangrado como signo de que la intervención está finalizada (**Fig. 50-6**).

En la búsqueda de conseguir una resección completa del septo y, por tanto, una cavidad con morfología triangular, Di Spiezio propone realizar un estudio preoperatorio mediante ecografía 3D en el que se determinan las medidas denominadas X, Y y Z (**Fig. 50-7**):

- X corresponde a la medida *interostium*.
- Z es la longitud del septo medida desde X hasta el ápice del septo.
- Y representa el grosor del miometrio en el fondo uterino medido desde X hasta la en la zona fúndica.

Se propone terminar la metroplastia cuando, al medir el área resecada con un palpador intrauterino graduado que se introduce por el canal operatorio del histeroscopio, se observa una resección de (Y+Z)−1, es decir, cuando se deja 1 cm de grosor del miometrio en el fondo uterino.

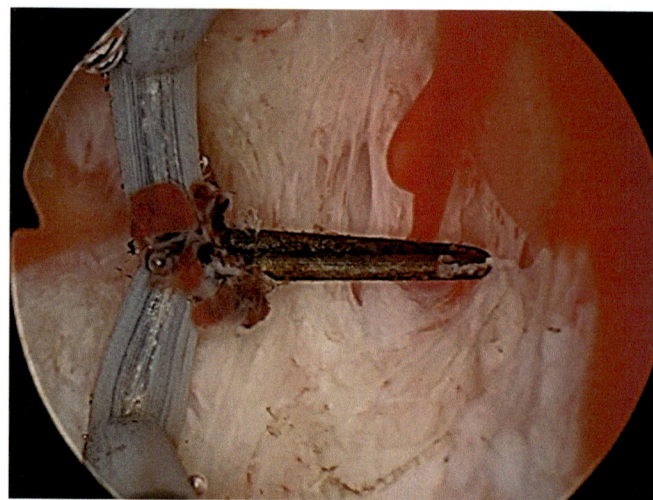

Figura 50-6. Detalle del sangrado de un vaso del septo.

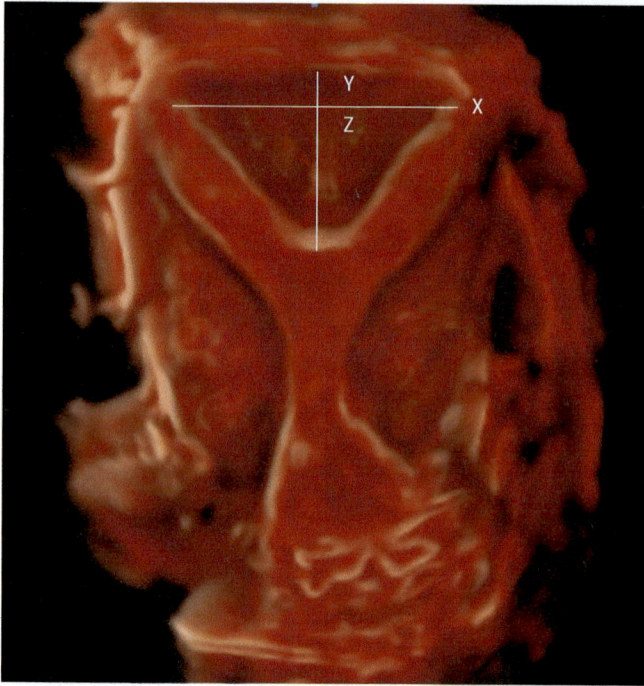

Figura 50-7. Medidas X, Y y Z, según la propuesta de Di Spiezio.

Un interesante estudio recientemente publicado ha observado que a los 3 meses de la cirugía existe un engrosamiento de la pared miometrial en la zona fúndica, tanto en el valor de Z como de Y; en dicho trabajo, precisa una segunda cirugía de remodelación en el 72 % de las pacientes. De acuerdo con los resultados, este informe recomienda realizar una ecografía 3D con evaluación del septo residual a los 3 meses tras la metroplastia.

Algo aceptado por casi todos los autores desde el estudio presentado por Fedele es que el hallazgo por ecografía de un septo residual menor de 1 cm tras la metroplastia no afecta a los resultados reproductivos, por lo que se puede considerar normal. Asimismo, se ha observado que las mujeres con un septo residual mayor de 1 cm de profundidad que se someten a una nueva cirugía para normalización de esta tienen una mejoría en los resultados obstétricos con incremento en la posibilidad de un embarazo a término.

Medidas preoperatorias

Como regla general para el tratamiento histeroscópico de las malformaciones uterinas y con el objetivo de hacer la cirugía más sencilla, es importante realizar esta con un endometrio lo más delgado posible, así se identifica mejor la pared de la cavidad uterina y los *ostium* son, por lo general, utilizados como puntos de referencia.

La mayoría de los autores coinciden en identificar la fase proliferativa inicial como el mejor momento para hacer la metroplastia debido a que el endometrio está adelgazado de manera natural y, además, es menos tendente a presentar sangrado (**Fig. 50-8**). En aquellos casos en los que no se puede organizar la cirugía en esta fase del ciclo, se puede preparar el endometrio de manera farmacológica.

Existen diferentes fármacos que se pueden utilizar con este objetivo, como los análogos de la hormona liberadora de gonadotropinas, los anticonceptivos orales, el danazol y la progesterona. Una revisión sistemática recientemente publicada que compara la efectividad de los diferentes tratamientos utilizados para mantener un endometrio fino concluye que los análogos producen más atrofia endometrial que el danazol, aunque ambos consiguen buenos resultados. Además, se destaca que conseguir un endometrio fino antes de una histeroscopia quirúrgica por malformaciones uterinas facilita la realización de esta. Hoy en día, se suele utilizar un anticonceptivo combinado o desogestrel, que en una revisión sistemática recientemente publicada ha demostrado también ser más efectivo en la preparación endometrial que el danazol, además de presentar menos efectos secundarios.

En algunos casos de duplicidad cervical y según la técnica que se vaya a utilizar, es necesario administrar medicación para preparar el cérvix y facilitar su dilatación mecánica, con lo que disminuye el riesgo de complicaciones asociadas. El misoprostol suele ser el fármaco más utilizado.

No se suelen utilizar antibióticos para la realización de esta cirugía.

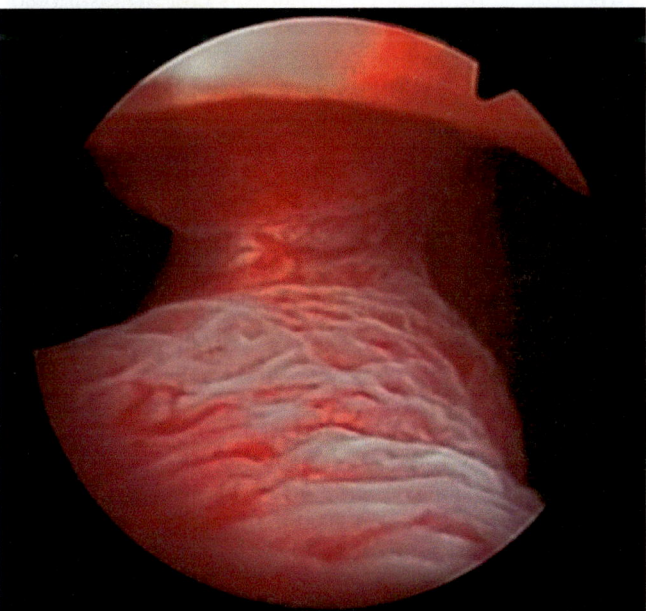

Figura 50-8. La fase secretora no es el mejor momento para la metroplastia histeroscópica.

Medidas postoperatorias

Se han utilizado diferentes opciones terapéuticas en el postoperatorio con el objetivo de evitar la formación de adherencias y mejorar los resultados quirúrgicos, aunque no existe un consenso sobre cuál es el más adecuado. De hecho, hay que destacar que la metroplastia no es, en general, una cirugía tendente para desarrollar adherencias.

La administración de terapia hormonal durante uno o dos ciclos tras la metroplastia es, probablemente, la medida más utilizada, a pesar de que diferentes estudios concluyen que este tratamiento posquirúrgico no es necesario. El objetivo que se persigue al administrar esta terapia hormonal es estimular el crecimiento y desarrollo endometrial, así como prevenir la formación de adherencias posquirúrgicas.

Se han utilizado diversas opciones intrauterinas para prevenir la aparición de adherencias como el dispositivo intrauterino, Foley intrauterino o geles antiadherenciales. Sin embargo, y aunque la bibliografía científica al respecto es escasa, no hay ninguno que haya demostrado una superioridad clara para reducir la formación de adherencias comparado con la no utilización de ninguna medida. Esto ha llevado a que no sean medidas comúnmente empleadas.

Sí es muy importante una evaluación del resultado quirúrgico 1-2 meses después de la cirugía. Esta revisión puede realizarse tanto por histeroscopia como por ecografía 3D, con la obtención del plano coronal y la medición del septo residual en caso de que este existiese. Un septo residual menor de 1 cm no tiene implicación en los resultados reproductivos.

Útero septo con tijeras

La metroplastia histeroscópica con tijeras ha sido clásicamente la técnica más utilizada para el tratamiento del útero septo. El abordaje se realiza por vaginoscopia con un histeroscopio de flujo continuo y con canal operatorio de 5-7 Fr.

Se pueden emplear tijeras rígidas o flexibles. Por lo general, las flexibles son más difíciles de manejar y, por lo tanto, menos precisas. Por ello, la mayoría de los ginecólogos utilizan tijeras rígidas o, como mucho, semiflexibles. En cuanto a la punta, pueden ser puntiagudas, romas o en gancho. Las tijeras romas o en gancho van mejor en la zona de la base del septo al tener mayor área de corte, por lo que muchos autores las prefieren sobre las puntiagudas para la metroplastia del septo.

La utilización de los elementos mecánicos, como las tijeras, permite usar solución salina como medio de distensión (cloruro de sodio [ClNa] 0,9 %). La metroplastia suele iniciarse en el ápice del septo y se suele hacer en dirección hacia la base de este, seccionando pequeñas porciones de tejido con cada corte (**Fig. 50-9**).

Cuanto más cerca de la base o en los casos de septos con mayor componente muscular, más posibilidad de sangrado existe. Uno de los principales problemas del uso de tijeras es que no se puede actuar contra los vasos sangrantes. Así, no es raro combinar el uso de tijeras con electrodos bipolares para realizar una coagulación selectiva de los puntos sangrantes.

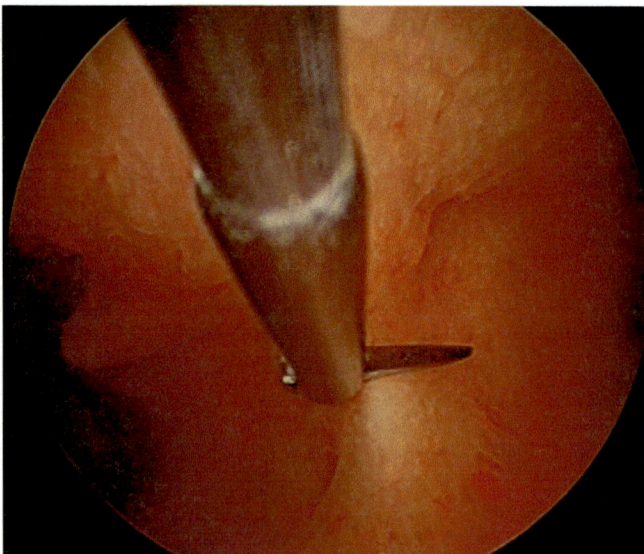

Figura 50-9. Metroplastia con tijeras rígidas.

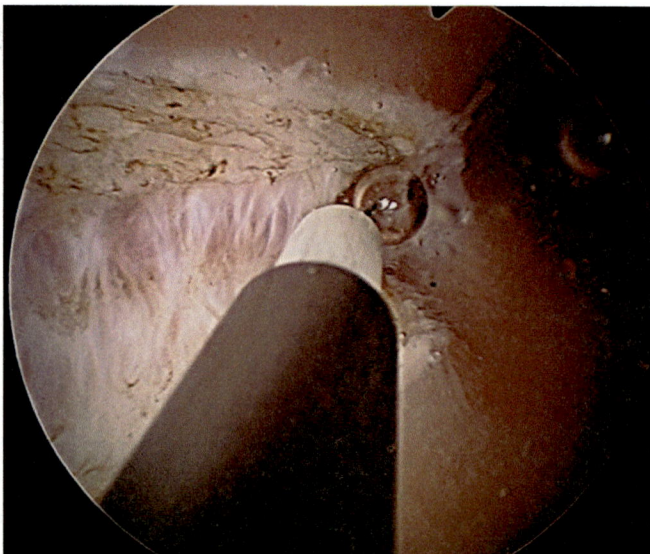

Figura 50-10. Incisión del septo con electrodo bipolar.

Útero septo con electrodo bipolar (Versapoint®)

El abordaje se realiza por vaginoscopia con un histeroscopio de flujo continuo y canal operatorio de 5 Fr. La utilización de los electrodos bipolares permite utilizar solución salina como medio de distensión (ClNa 0,9 %). Es aconsejable conseguir una distensión adecuada de la cavidad que permita una visualización panorámica de la cavidad y evite el sangrado hacia la cavidad de los vasos seccionados en la porción más muscular del septo.

La metroplastia suele iniciarse en el ápice del septo y, habitualmente, hacia la base del septo (**Fig. 50-10**). Con los electrodos bipolares es más sencillo realizar movimientos laterales de corte, de lado a lado, y mantener siempre la equidistancia entre pared anterior y posterior. La selección comúnmente utilizada es VC3, que corresponde al modo de corte más suave y una potencia de 50 vatios.

Este tipo de generadores permiten utilizar el electrodo en modo de corte y coagulación, algo que es muy útil cuando los septos tienen mayor componente muscular, ya que son más tendentes a sangrar; la coagulación selectiva de los vasos sangrantes permite mantener una visión clara durante todo el procedimiento.

Útero septo con minirresector/resector

En el caso de los minirresectores, el abordaje suele iniciarse por vaginoscopia, ya que estos tienen un tamaño de unos 5 mm de diámetro, lo que permite una entrada fácil a través de la mayoría de los cuellos. Hay que recordar que este instrumental utiliza óptica de 0°. Sin embargo, cuando se utiliza un resector, hay que dilatar para permitir una entrada fácil en la cavidad. La dilatación necesaria depende del calibre del resector que se utilice.

Hay minirresectores y resectores tanto monopolares como bipolares. Los primeros deben emplear glicina como medio de distensión, mientras que los segundos pueden usar solución salina. Si se puede elegir entre uno y otro, es preferible elegir los bipolares.

Con los minirresectores y resectores se pueden utilizar las tres maneras de incidir el septo que se han explicado con anterioridad: adelgazamiento, acortamiento o movimientos laterales. La elección de una u otra depende de la preferencia del cirujano (**Fig. 50-11**).

El terminal generalmente utilizado es el denominado asa de Collins o aguja (*needle*) resectoscópica. Este tipo de terminal forma un ángulo recto que facilita la incisión del septo. Algunos generadores modernos establecen el preset de manera automática, tanto de corte como de coagulación. En caso de tener que seleccionarlo de forma manual, se aconseja potencias de 35-40 vatios tanto para corte como para coagulación.

Útero septo con láser

El abordaje se realiza por vaginoscopia con un histeroscopio de flujo continuo y con canal operatorio de 5 Fr. La utilización del láser permite emplear solución salina como medio de distensión (ClNa 0,9 %). Los láseres que se han utilizado en histeroscopia son el del neodimio (Nd:YAG), que se comienza a utilizar a finales de la década de 1980 y principio de la década de 1990, y el de diodo, que es el más empleado hoy en día. Los modelos actuales del láser de diodo combinan dos frecuencias de onda (980 nm y 1.470 nm), las cuales presentan afinidad al mismo tiempo por el agua y la hemoglobina, con lo que se consigue una excelente hemostasia, además de un corte preciso.

La metroplastia suele iniciarse en el ápice y se realiza dirigiéndose hacia la base. La sección del septo con fibra láser se hace con más facilidad si se efectúan movimientos laterales de lado a lado y se avanza sobre la misma línea de corte, que debe estar equidistante de pared anterior a posterior. El láser de diodo alcanza hasta 15 vatios (normalmente, con 8-10 vatios es suficiente para obtener un corte limpio y preciso).

Por lo general, se utilizan fibras de punta cónica que van seccionando el septo por vaporización de este. A la vez que corta, se produce una coagulación de los vasos, por lo que el sangrado suele ser mínimo.

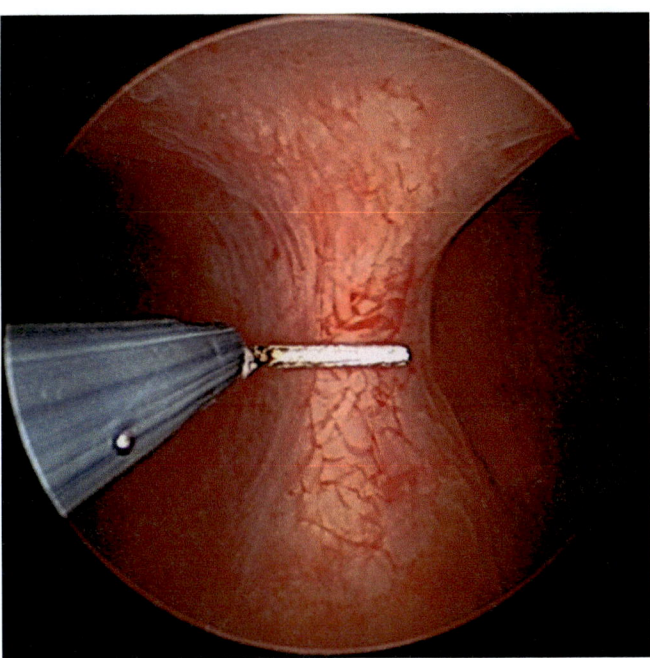

Figura 50-11. Utilización del minirresectoscopio para la metroplastia.

Situaciones especiales

Entre estas situaciones se encuentran: el septo completo con duplicidad cervical y el útero de Robert.

Septo completo con duplicidad cervical

En determinadas ocasiones, el útero septo se asocia a un septo cervical e, incluso, a un tabique vaginal. La existencia de doble cérvix se puede asociar a diferentes anomalías uterinas, como el útero didelfo, el bicorne y el septo. La existencia de útero septo completo en casos de doble cérvix es, probablemente, la asociación más habitual, seguida a muy a corta distancia del útero didelfo; mucho menos frecuente es el útero bicorne. Aunque una separación de ambos cérvix mayor de 1,5 cm es más usual en los casos de útero didelfo, no es una regla válida y debe realizarse un estudio más completo para determinar exactamente el tipo de malformación asociada (**Fig. 50-12**).

Existen dos técnicas que se pueden utilizar en este tipo de malformación, con preservación del septo cervical o con sección de este. No hay unanimidad de criterio sobre cuál de las dos opciones es mejor. Parece que la preservación es más aconsejable en casos en los que exista una separación por encima de 1,5-2 cm de ambos orificios cervicales externos, mientras que la sección puede realizarse cuando estos están cercanos uno del otro.

La técnica quirúrgica con preservación del septo cervical fue descrita por Rock. En la descripción de la técnica, tras la dilatación cervical, se introduce una sonda de Foley o un dilatador en una de las cavidades que sirven como guía para la sección de la parte corporal del septo; después, se introduce el resectoscopio con un asa de Collins en la otra cavidad y se incide el septo intrauterino en la zona supracervical. El catéter de Foley sirve como guía. Una vez iniciada la unificación de las cavidades, se procede como en cualquier otra metroplastia.

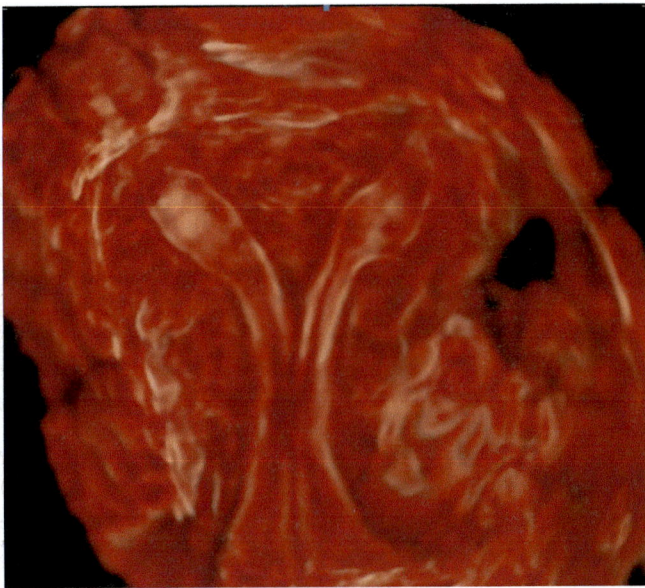

Figura 50-12. Septo completo con duplicidad cervical.

Hoy en día, se pueden utilizar otros instrumentos para la sección del septo, como tijeras, terminales bipolares, minirresectores o láser. Algunos autores introducen azul de metileno a través de la sonda de Foley; así, al conseguir la apertura del septo se ve que fluye el azul de metileno de una cavidad a otra.

Probablemente, la primera referencia que se puede encontrar respecto a la sección del septo cervical es la de Vercellini, que realiza la sección del septo cervical con tijeras de Metzenbaum en siete pacientes en las que había grandes dificultades para crear la comunicación inicial entre las dos cavidades endometriales. En la técnica original se realiza la dilatación de ambos cérvix con dilatadores de Hegar hasta el número 6; a continuación, se hace el corte del tabique intercervical con tijeras de Metzenbaum de unos 3 cm de profundidad para sobrepasar el orificio cervical interno (OCI). Tras ello, se realiza una nueva dilatación con Hegar hasta el número 9 para favorecer la inserción del resector. A partir de aquí, se trata como un septo completo que alcanza el OCI. Hoy en día y con el nuevo material disponible, se puede realizar esta técnica sin necesidad de dilatación de los canales cervicales e iniciando la sección desde el OCE. La sección del canal cervical es, quizás, la parte más complicada de la intervención por dos motivos: la dificultad de movimiento debido a la estrechez del canal y que se trata de un tejido muy vascularizado tendente a presentar sangrado intraoperatorio.

Parsanezhad compara los resultados de 28 mujeres con esta malformación y que presentan historia clínica de malos resultados obstétricos o infertilidad. Las pacientes se asignan a dos grupos (en uno se realiza la sección de la porción intracervical del septo, mientras que en el otro grupo se respeta el septo cervical). Tanto el tiempo quirúrgico como el déficit de fluido es mayor en el grupo en el que se respeta el septo cervical. Cuatro de las 15 pacientes del grupo en el que se efectúa la sección del septo tienen cerclaje uterino, mientras que se realiza a dos de las 13 del grupo en el que se respeta el septo cervical. Los resultados obstétricos fueron similares en ambos grupos, por lo que los autores recomiendan la sección del septo cervical en todos los casos de septo uterino completo, ya que hace el procedimiento más seguro, más rápido y con similares resultados obstétricos en ambos grupos.

Útero de Robert

El útero de Robert es una malformación uterina poco frecuente. Se trata de una variante asimétrica del útero septo que se caracteriza por tener un septo uterino completo que divide la cavidad uterina de manera asimétrica desde el fondo uterino hasta el OCI, lo que da como resultado una hemicavidad no comunicante y otra con aspecto de útero unicorne. Todo esto en un útero con una morfología externa normal.

El único tratamiento efectivo para este tipo de malformación es el quirúrgico. Se han descrito diversos tipos de abordaje vía laparoscópica con hemihisterectomía, vía laparotomía y vía histeroscópica con acceso a través del septo a la hemicavidad ciega y endometrectomía de esta.

Quizás el tratamiento más adecuado sea la unificación histeroscópica de las dos cavidades mediante una sección completa del septo sin hacer ablación del endometrio de la cavidad ciega y con la toma de medidas para prevenir la formación de adherencias, como la utilización de una sonda de Foley o un dispositivo intrauterino intracavitario. De esta manera, se mantiene la estructura uterina normal de una manera mínimamente invasiva, mejorando el cuadro de dolor asociado y manteniendo las posibilidades reproductivas de la paciente.

Este tipo de cirugía suele hacerse con resector, con una incisión sobre el septo hasta alcanzar la hemicavidad ciega. Tras el drenaje del material acumulado, se amplía la incisión y se identifican ambos *ostia* tubáricos, que sirven como puntos de referencia. Una vez localizados estos, se continúa como si de un septo completo se tratase. Dada la complejidad de la malformación, la mayoría de los casos publicados se realizan bajo control concomitante, generalmente laparoscópico o ecográfico.

ÚTERO DISMÓRFICO

En este apartado, se exponen los principios de la cirugía y las medidas preoperatorias y postoperatorias, así como el abordaje dismórfico con tijeras, electrodo bipolar minirresector/resector y láser.

Principios de la cirugía

El útero dismórfico corresponde al grupo U1 de la clasificación de la ESGE/ESHRE de las malformaciones congénitas del tracto genital femenino. Según esta definición, el útero dismórfico incluye todos aquellos casos con contorno uterino exterior normal, pero con una forma anormal de la cavidad uterina, excluido el septo. Dentro de los úteros dismórficos, el subtipo más conocido y sobre el que existe más bibliografía especializada en cuanto a su corrección es el denominado útero en «T». Este viene definido por aquel útero que tiene una cavidad uterina estrecha debido a un engrosamiento de las paredes laterales y con una correlación 2/3 cuerpo uterino y 1/3 cérvix (**Fig. 50-13**).

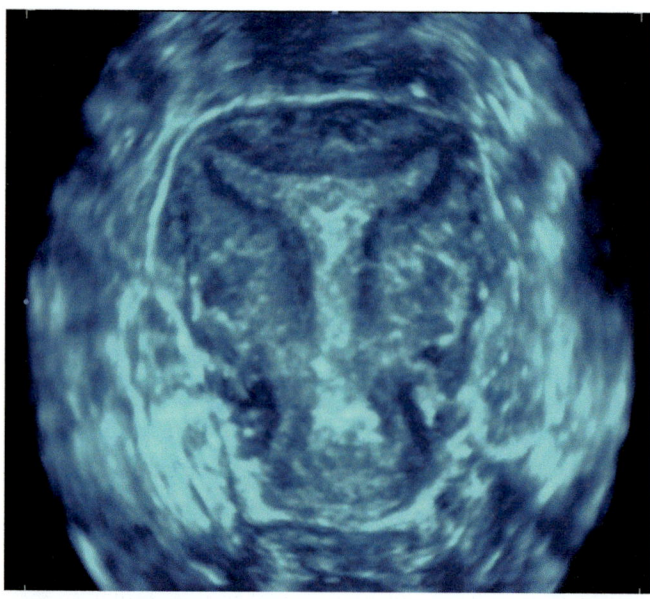

Figura 50-13. Útero dismórfico U1a.

El objetivo de la cirugía de estos úteros en «T» es conseguir una cavidad con morfología triangular haciendo desaparecer el estrechamiento que presentan en el tercio medio e inferior y medio de la cavidad. Con ello, se da una morfología triangular similar a la del útero normal. De hecho, muchos autores definen esta cirugía como metroplastia de ampliación de cavidad o de expansión de cavidad en úteros dismórficos.

Existen tres maneras de ampliar estas cavidades mediante histeroscopia:

- Incisiones longitudinales realizadas sobre ambas paredes laterales. Se trata de la opción más utilizada por la mayoría de los autores.
- Resección de parte del tejido miometrial en ambas paredes laterales. Generalmente, se realiza con minirresectores y con asa de corte.
- Incisiones longitudinales hechas sobre ambas paredes laterales, así como sobre la pared anterior y posterior.

Un punto importante es determinar cuándo se considera que la cirugía está completada. Existe un acuerdo bastante unánime en que el resultado de la cirugía es óptimo en el momento en que se consigue una cavidad triangular y la visualización en visión panorámica desde el orificio cervical interno de ambos *ostium* tubáricos.

Medidas preoperatorias

La mayoría de los autores tratan de realizar la metroplastia de ampliación de cavidad en fase proliferativa inicial, ya que el endometrio está adelgazado de manera natural y, además, es menos tendente a presentar sangrado. Si no se puede planificar la cirugía en esa fase, se consigue una óptima preparación endometrial con el uso de terapia hormonal.

Se suele preferir la preparación con anticonceptivos combinados o solo de progesterona. El desogestrel ha demostrado ser un fármaco efectivo en conseguir este fin, evitando los efectos secundarios asociados a la utilización de estrógenos.

En casos de útero dismórfico, no se suelen utilizar los análogos de la hormona liberadora de gonadotropinas debido a que se trata de cavidades pequeñas y estrechas en las que no es conveniente el declive hormonal que producen los análogos por la teórica atrofia en la zona uterina que podría producirse.

Medidas postoperatorias

La mayoría de las series publicadas no incluyen ninguna medida postoperatoria, salvo la utilización de terapia hormonal durante uno o dos ciclos tras la metroplastia con el objetivo de inducir un rápido crecimiento endometrial que evite, así, la aparición de adherencias.

Alguna serie ha utilizado gel antiadherencial de aplicación postoperatoria, aunque no está demostrado que mejore los resultados. El uso de gel antiadherencial no está generalizado.

Sí es muy importante realizar una consulta de control postoperatorio uno o dos ciclos tras la intervención. Este control se puede realizar por histeroscopia o por ecografía 3D. Mediante histeroscopia se debe conseguir visualizar ambos *ostium* tubáricos con facilidad en una visión panorámica desde el istmo, lo que indica que hay una cavidad de morfología triangular. Mediante ecografía 3D y con la utilización del corte coronal, debe apreciar una cavidad de morfología triangular sin estrechamiento de la cavidad en el tercio medio e inferior de esta; no debe cumplir los criterios expuestos por el grupo Congenital Uterine Malformation by Experts, y la anchura a 10 mm del fondo debe ser mayor de 10 mm.

Dismórfico con tijeras

La metroplastia de ampliación con tijera es la técnica más comúnmente utilizada en la mayoría de las series publicadas. El abordaje se realiza por vaginoscopia con un histeroscopio de flujo continuo y con canal operatorio de 5 Fr (**Fig. 50-14**).

Se suelen utilizar tijeras rígidas que permiten mayor precisión al ser más fáciles de manejar que las flexibles. En cuanto a la punta, es habitual preferir las tijeras puntiagudas, ya que permiten clavar la parte fija de la tijera en el tejido y, posteriormente, cortar este con la parte móvil. Las tijeras romas no se pueden clavar en el tejido, por lo que la metroplastia lateral resulta más dificultosa.

Igual que en el caso del septo, se utiliza solución salina como medio de distensión (ClNa 0,9 %). La incisión sobre las paredes laterales se suele iniciar en el 1/3 medio de la cavidad dirigiéndose hacia el *ostium* tubárico, que sirve como referencia. Una vez realizada esta primera línea de sección, se van profundizando sobre ella, avanzando sobre la misma línea de corte e iniciando la nueva línea de corte unos milímetros más caudal que la anterior.

La cirugía no suele ser muy sangrante, lo que permite, por lo general, mantener un buen campo de visión durante toda la intervención. Se considera que la intervención se realiza cuando se ve el *ostium* tubárico desde el OCI. Esto suele conseguirse con una profundidad de incisión en cada pared lateral de unos 6-7 mm.

Dismórfico con electrodo bipolar (Versapoint®)

Al igual que en el caso del tratamiento del dismórfico con tijeras, el abordaje se realiza por vaginoscopia con un histeroscopio de flujo continuo y con canal operatorio de 5 Fr. La utilización de los electrodos bipolares permite utilizar solución salina como medio de distensión (ClNa 0,9 %).

La metroplastia suele iniciarse marcando la línea de corte con el electrodo bipolar a lo largo de la pared lateral, desde el punto más prominente en la cavidad hasta el orificio cervical interno. Después se va avanzando repetitivamente sobre esa línea de corte en dirección caudal-craneal hasta conseguir visualizar el *ostium* desde el área ístmica, algo que se suele producir con una incisión de unos 6-7 mm de profundidad (**Fig. 50-15**).

El uso de terminal bipolar permite coagular los puntos sangrantes que se observen, manteniendo una correcta visualización en la cavidad. Los preset comúnmente utilizados son VC3, que corresponde al modo de corte más suave y una potencia de 50 vatios.

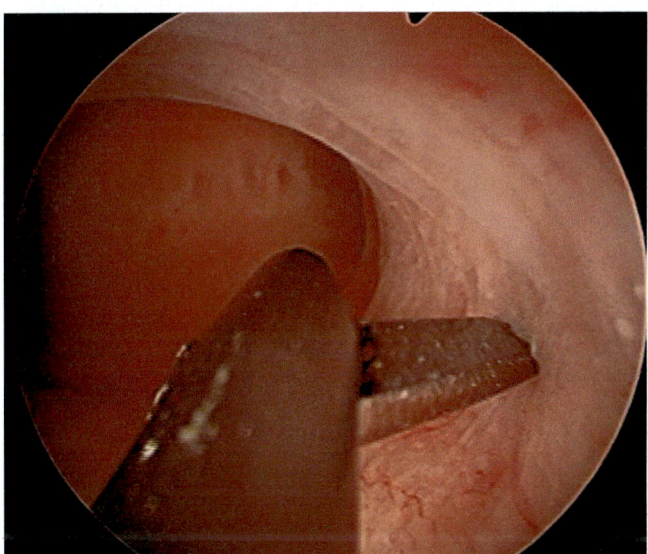

Figura 50-14. Metroplastia lateral con tijeras.

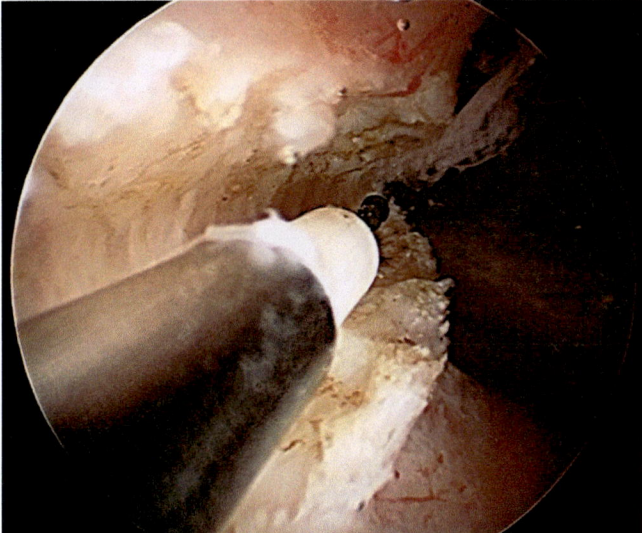

Figura 50-15. Utilización del electrodo bipolar en el tratamiento del útero dismórfico U1a.

Útero dismórfico con minirresector/resector

En el tratamiento de los úteros dismórficos se desaconseja la utilización del resector, ya que en determinadas circunstancias el calibre del resector es mayor que la anchura de la cavidad, por lo que existe una gran dificultad de movimientos dentro del útero. Es de preferencia el uso de los minirresectores, puesto que estos tienen un tamaño de unos 5 mm de diámetro, lo que permite una entrada fácil a través de la mayoría de los cuellos. El abordaje suele iniciarse por vaginoscopia. Hay que recordar que este instrumental utiliza óptica de 0°, por lo que, a veces, resulta imposible visualizar los *ostia* tubáricos.

La técnica se suele realizar con aguja resectoscópica, con un corte en ambas paredes laterales, justo en la línea media de este. La incisión de la pared lateral es habitual hacerla en dirección craneocaudal, iniciándose en el punto más prominente de la pared lateral en cavidad, equidistante entre cara anterior y posterior. De esta forma, se va incidiendo sobre la misma línea de corte hasta alcanzar el área del OCI. Se suele utilizar un preset de 30-35 vatios, lo que suele ser suficiente para conseguir un corte preciso.

Hay autores que realizan una resección de tejido en el punto medio de ambas paredes laterales con asa del minirresector. Aunque algunos autores defienden esta técnica, no hay series publicadas con resultados de esta manera de proceder, por lo que se desaconseja con respecto a la técnica de incisión de la pared lateral (**Fig. 50-16**).

Útero dismórfico con láser

El abordaje se realiza por vaginoscopia con un histeroscopio de flujo continuo y canal operatorio de 5 Fr. La utilización del láser permite usar solución salina como medio de distensión (ClNa 0,9 %). La serie publicada de tratamiento de úteros dismórficos con láser emplea una longitud de onda de 1.470 nm y la potencia de corte se establece en 15 vatios.

Por lo general, se utilizan fibras de punta cónica que van seccionando las fibras de la pared lateral por vaporización de estas. La manera de proceder en la metroplastia de ampliación con láser es similar a la realizada con electrodos bipolares.

ÚTERO UNICORNE

En este apartado se explican los principios de la cirugía y las medidas preoperatorias y postoperatorias, así como el abordaje con resector o tijeras.

Principios de la cirugía

El útero unicorne corresponde al grupo 4 de la clasificación de la ESGE/ESHRE de las malformaciones congénitas del tracto genital femenino y, simplemente, como útero unicorne en la nueva clasificación de anomalías müllerianas del 2021 de la ASRM.

Según la ESGE/ESHRE, la clase U4 o hemiútero incluye aquellos casos con desarrollo uterino unilateral y aquellos en los que el otro lado puede estar incompletamente formado o ausente (**Fig. 50-17**). Según la presencia o no de una

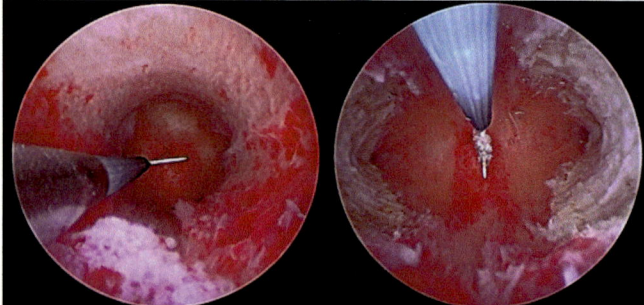

Figura 50-16. Forma de «T» con minirresector (antes y después).

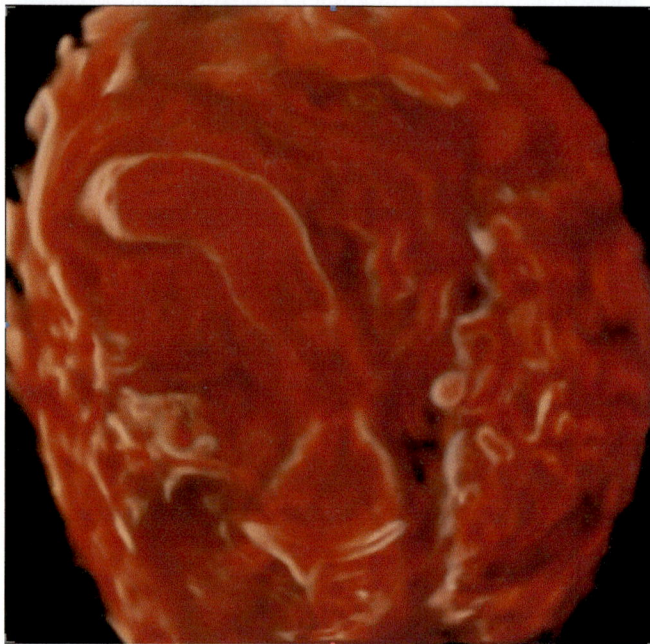

Figura 50-17. Útero unicorne.

cavidad rudimentaria funcional, se subdivide en U4a, en el que existe presencia de un cuerno funcionante contralateral (comunicante o no comunicante), y en U4b, en el que no existe cuerno funcionante contralateral. La presencia de una cavidad contralateral funcionante es el factor que se asocia sobre todo a complicaciones.

Por su parte, la nueva clasificación de la ASRM diferencia cinco tipos de útero unicorne: con agenesia contralateral, con remanente uterino distal atrófico, con remanente uterino distal funcionante, con remanente uterino atrófico y con remanente uterino funcionante comunicante en la zona del cérvix.

Una de las posibles teorías que relaciona los úteros unicornes con los malos resultados obstétricos sostiene que esto es debido a la disminución del volumen de la cavidad uterina que presenta este tipo de malformación. El objetivo de la cirugía propuesta en este tipo de úteros es ampliar la cavidad uterina mediante una técnica denominada incisión uterina transcervical. Esto se consigue ampliando la cavidad tubular que presentan estos úteros y remodelando ligeramente el fondo con el objetivo de darle una morfología lo más triangular posible.

Existen dos maneras de ampliar estas cavidades mediante histeroscopia:

- Incisión longitudinal: realizada sobre la pared lateral junto a una incisión transversal en el fondo.
- Resección longitudinal: con asa de pared lateral junto a incisión transversal en el fondo.

Medidas preoperatorias

Como en todos los casos de cirugía de malformaciones uterinas, es preferible tener el endometrio lo más fino posible. Por eso, se suele realizar la metroplastia de ampliación en fase proliferativa inicial. Si no es posible planificar la cirugía en esa fase, se suele conseguir una buena preparación endometrial con el uso de terapia hormonal.

Medidas postoperatorias

Las series publicadas incluyen la utilización de terapia hormonal durante uno o dos ciclos tras la metroplastia con el objetivo de inducir un rápido crecimiento endometrial que evite, así, la aparición de adherencias.

Una de las series utiliza también un balón de Foley como medio físico de separación de las paredes uterinas. Esta sonda se mantiene en la cavidad 5-7 días tras la intervención y se retira transcurrido ese tiempo.

Útero unicorne con resector

La serie publicada con este instrumento (que es la serie más amplia de todas las publicadas) utiliza un resector bipolar de 27 Fr con suero salino como medio de distensión y una presión media de distensión por debajo de 100 mmHg. Debido al calibre de este dispositivo, es necesario dilatar hasta Hegar del 10, por lo que los autores recomiendan una imprimación cervical previa con tallos de laminaria.

La incisión uterina transcervical se inicia con una incisión uterina transversal sobre la parte más estrecha en la zona fúndica del útero unicorne con electrodo de asa o de aguja (electrodo de Collins). Esto consigue crear un nuevo fondo de la cavidad uterina con una anchura de, aproximadamente, 2 cm. Después se hace una incisión vertical a lo largo de la pared lateral, contralateral a la que tiene el *ostium* de unos 4 cm de longitud y de alrededor de 1 cm de profundidad, finalizando esta en el istmo.

Útero unicorne con tijeras

Para la realización de esta técnica, se usa un histeroscopio con canal operatorio y tijeras. La utilización de los elementos mecánicos como las tijeras permite emplear solución salina como medio de distensión (ClNa 0,9 %). Es mejor con tijeras puntiagudas, ya que hay que hacer incisiones sobre las paredes laterales.

La metroplastia se suele iniciar incidiendo sobre el fondo uterino con el objetivo de ampliar esta área tratando de obtener un fondo de la cavidad cercano a los 2 cm de anchura. Después se incide sobre la pared lateral contralateral al *ostium* con el objetivo de ampliar la cavidad uterina y dotarla de una morfología algo más triangular. Es importante tener en cuenta el grosor miometrial para evitar perforaciones.

Tras la cirugía, los autores que describen esta técnica utilizan simplemente terapia hormonal con valerato de estradiol durante 6 semanas añadiéndole progesterona durante las dos últimas. Se aconseja realizar una histeroscopia de control en fase proliferativa tras la menstruación con el objetivo de comprobar el aumento en el volumen de la cavidad uterina.

ÚTERO BICORNE

En principio, el útero bicorne no es candidato a una cirugía histeroscópica, aunque esto no es del todo cierto. A partir de la publicación de la clasificación de la ESGE/ESHRE en 2013, se dio visibilidad a un tipo de útero bicorne (o bicorpóreo) con indentación externa en la zona fúndica, en la línea media de más del 50 % del grosor de la pared uterina, que asocia al defecto de fusión uno de reabsorción. Este tipo, clasificado como U3c o bicorpóreo septado, tiene un grosor de indentación que excede el 150 % del grosor de la pared uterina.

Este tipo de úteros pueden beneficiarse de una resección parcial del septo uterino, solucionando el componente septo y dejándolo en un bicorne U3a.

Tanto las medidas preoperatorias y postoperatorias como la técnica son similares a la del útero septo; el objetivo es dejar un grosor de miometrio en la zona fúndica de 1-1,5 cm para evitar una debilidad uterina excesiva a dicho nivel.

PUNTOS CLAVE

- En el útero septo con tijeras, se incide desde el ápice en dirección a la base, no permite coagulación de los vasos sangrantes y la elección adecuada son las tijeras.
- En el útero septo con electrodo bipolar (Versapoint®), el procedimiento se realiza desde el ápice en dirección a la base, con movimientos, generalmente, de lado a lado. Permite coagulación selectiva de vasos sangrantes.
- En el útero septo con minirresector/resector, se trabaja desde la base hasta el ápice o viceversa, generalmente con terminal de Collins o aguja resectoscópica. Se aconseja elegir instrumental bipolar siempre que sea posible.

- En el útero septo con láser, se procede desde el ápice en dirección a la base con movimientos que suelen ser de lado a lado. Este método permite coagulación selectiva de vasos sangrantes.
- En el útero dismórfico con tijeras, se debe iniciar el procedimiento a mitad de la pared en dirección al *ostium*. No permite la coagulación de vasos sangrantes y la elección adecuada es la de tijera puntiaguda.
- En el útero dismórfico con electrodo bipolar, hay que marcar primero con electrodo la línea de corte y avanzar sobre la misma línea de corte. Este sistema permite coagulación selectiva de vasos sangrantes.

(Continúa)

> **PUNTOS CLAVE** *(Cont.)*
>
> - En el útero dismórfico con minirresector/resector, se trabaja desde el punto más prominente en la pared lateral hacia el OCI, generalmente con terminal de Collins o aguja resectoscópica. Es apropiado elegir minirresector.
> - En el útero dismórfico con láser, se emplean puntas cónicas con avance sobre la misma línea de corte. Esto permite coagulación selectiva de vasos sangrantes.
>
> - En el útero unicorne con resector, la incisión se hace en la pared lateral y fúndica, en la pared lateral contralateral a la del *ostium*, con electrodo de asa o de Collins.
> - En el útero unicorne con tijeras, la incisión se hace en la pared lateral y fúndica, en la pared lateral contralateral a la del *ostium*, con tijeras puntiagudas.

BIBLIOGRAFÍA

Alonso Pacheco L, Laganà AS, Garzón S, Pérez Garrido A, Flores Gornés A, Ghezzi F. Hysteroscopic outpatient metroplasty for T-shaped uterus in women with reproductive failure: Results from a large prospective cohort study. Eur J Obstet Gynecol Reprod Biol. 2019;243:173-8.

Di Spiezio Sardo A, Florio P, Nazzaro G, Spinelli M, Paladini D, Di Carlo C, et al. Hysteroscopic outpatient metroplasty to expand dysmorphic uteri (HOME-DU technique): a pilot study. Reprod Biomed Online. 2015;30(2):166-74.

Fernández H, Garbin O, Castaigne V, Gervaise A, Levaillant JM. Surgical approach to and reproductive outcome after surgical correction of a T-shaped uterus. Hum Reprod. 2011;26(7):1730-4.

Grimbizis GF, Gordts S, Di Spiezio Sardo A, Brucker S, De Angelis C, Gergolet M, et al. The ESHRE/ESGE consensus on the classification of female genital tract congenital anomalies. Hum Reprod. 2013;28(8):2032-44.

Parsanezhad ME, Alborzi S, Zarei A, Dehbashi S, Shirazi LG, Rajaeefard A, et al. Hysteroscopic metroplasty of the complete uterine septum, duplicate cervix, and vaginal septum. Fertil Steril. 2006;85(5):1473-7.

Pfeifer SM, Attaran M, Goldstein J, Lindheim SR, Petrozza JC, Rackow BW, et al. ASRM mullerian anomalies classification 2021. Fertil Steril. 2021;116(5):1238-52.

Valle RF. Hysteroscopic treatment of partial and complete uterine septum. Int J Fertil Menopausal Stud. 1996;41(3):310-5.

Xia EL, Li TC, Choi SS, Zhou QY. Reproductive Outcome of Transcervical Uterine Incision in Unicornuate Uterus. Chin Med J (Engl). 2017;130(3):256-61.

Técnicas quirúrgicas III: adherencias intrauterinas, istmocele y restos abortivos

51

L. Alonso Pacheco y J. E. Okohue

OBJETIVOS DE APRENDIZAJE

- Conocer las distintas técnicas utilizadas en el tratamiento tanto de las adherencias uterinas como del síndrome de Asherman, así como las medidas prequirúrgicas y posquirúrgicas encaminadas a prevenir la reformación de adherencias.
- Entender los principios de la cirugía, las técnicas e indicaciones en el tratamiento del istmocele.
- Ser capaz de evaluar correctamente los restos gestacionales retenidos y poder seleccionar, así, el tratamiento más adecuado para cada caso.

ADHERENCIAS INTRAUTERINAS

Las adherencias intrauterinas son bandas de tejido mucoso, fibroso o fibromuscular que aparecen en la cavidad como respuesta a una lesión sobre la capa basal del endometrio (**Fig. 51-1**). El nivel de gravedad puede variar desde cuadros leves con adherencias mucosas y sin prácticamente repercusión hasta casos graves con obliteración total de la cavidad que da lugar a oligomenorrea o amenorrea e infertilidad, como en los casos de síndrome de Asherman.

Entre las distintas causas que pueden producir esta lesión sobre el endometrio destaca el legrado uterino relacionado con la gestación en abortos espontáneos, interrupción voluntaria del embarazo, embarazo molar o en la extracción de restos retenidos intracavitarios. El estudio de Schenker y Maralioth, que examinó 1.856 casos, determinó que la gestación es el factor de riesgo predominante: tras un legrado por aborto (66,7 %), después de un legrado posparto (21,5 %), de una cesárea (2 %) y de la evacuación de una mola (0,6 %).

Una de las teorías es que, tras el legrado realizado sobre un útero gestante o después de una gestación reciente, existe una situación de hipoestronismo transitorio que no permite un correcto crecimiento del endometrio, lo que favorece la formación de adherencias. Se ha observado que el riesgo de formación de adherencias es mayor cuando se realiza el legrado entre la segunda y cuarta semana de posparto (21,5-40 %) y que este es menor si se hace dentro de las primeras 48 horas del posparto.

Las adherencias también se pueden producir en períodos no relacionados con la gestación debido a diversas manipulaciones sobre el útero o el endometrio. Dentro de estas causas fuera del embarazo, la más frecuente es la miomectomía, sobre todo la histeroscópica, aunque también se da en casos de miomectomía de vía abdominal o laparoscópica. También se ha observado tras resección de septo, legrado ginecológico, inserción de un dispositivo intrauterino (DIU) e, incluso, después de la embolización de arterias uterinas, tanto histeroscópica como abdominal.

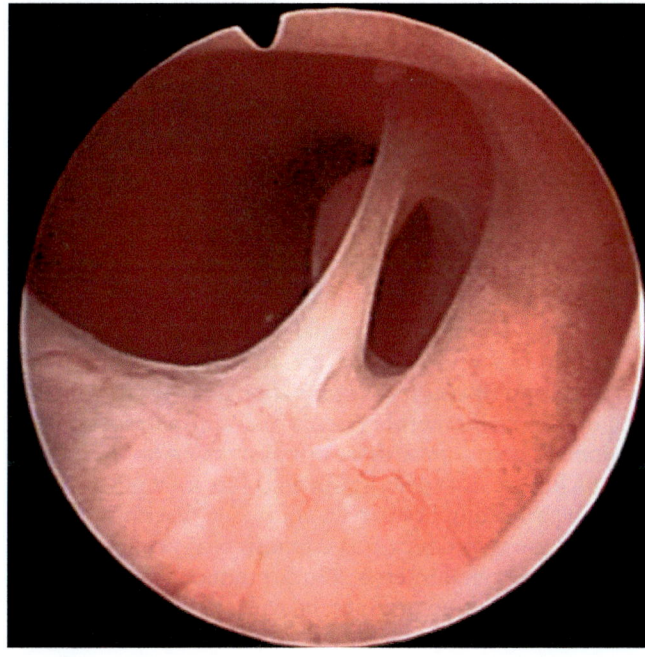
Figura 51-1. Visión en detalle de una adherencia intrauterina.

Asimismo, se ha registrado tras ablación endometrial, ya que esta técnica persigue la destrucción de la capa basal del endometrio, y en casos de infecciones, como en las endometritis agudas y en los casos de tuberculosis genital, que suele causar adherencias y destrucción del endometrio.

En el diagnóstico, es fundamental una buena anamnesis. La presencia de disminución de la cantidad de sangrado menstrual, que puede llegar a la amenorrea en pacientes que se han sometido a un legrado previo, debe poner sobre aviso. Las pruebas de imagen que hoy en día ofrecen más información son la histeroscopia, que se considera el método de referencia para el diagnóstico de la patología intrauterina, y la realización de la ecografía 3D con o sin interfase líquida (sonohisterografía 3D)

El tratamiento es quirúrgico y se lleva a cabo mediante histeroscopia. La técnica depende de la consistencia de las adherencias, el grado de afectación de la cavidad y el material disponible para su realización. Los casos graves suponen un reto quirúrgico y se trata, probablemente, de la cirugía histeroscópica más compleja.

El propósito de la cirugía histeroscópica en el tratamiento de las adherencias intrauterinas es doble. Por un lado, conseguir una cavidad uterina lo más normalizada posible restaurando su morfología triangular y su capacidad original. Por otro, recuperar el endometrio. El objetivo final es conseguir restaurar la fertilidad en estas pacientes.

En este apartado, se abordan las diferentes técnicas utilizadas en el tratamiento de las adherencias intrauterinas y se destacan aspectos clave que ayudan a la realización de dicha cirugía en la práctica clínica diaria.

Antecedentes históricos

El primer tratamiento documentado del que existe constancia de una paciente con adherencias intrauterinas fue realizado por Henrich Fritsch en 1894. Posteriormente, fueron varios los autores que publicaron casos clínicos sobre adherencias intrauterinas.

No fue hasta 1927 cuando Bass publicó una primera serie de pacientes con cuadro de obstrucción en la zona cervical. Este trabajo identificó a 20 pacientes con adherencias sobre un total de 1.500 mujeres sometidas a aborto.

En 1946, Stamer revisó 37 casos publicados en la bibliografía científica a los que añadió otros 24 propios. Este artículo ya hablaba del cierre de la cavidad uterina y del canal cervical como consecuencia de una destrucción del endometrio.

En 1948 el profesor Asherman publicó el primer artículo describiendo el síndrome que lleva su nombre. En dicho artículo, titulado *Amenorrhoea traumatica*, describía lo siguiente: «Bajo el siguiente nombre describiré un tipo específico de amenorrea que, a pesar de su prevalencia, no ha encontrado aún un lugar ni una descripción en la literatura ginecológica. Tras un parto complicado o un aborto, en determinadas ocasiones se puede producir una estenosis o una conglutinación del orificio cervical interno, lo que produce amenorrea. Esta no es funcional, sino orgánica; la ovulación continúa, pero el útero no reacciona y el endometrio permanece en un estado de inactividad. La terapia hormonal no es ni razonable ni efectiva, mientras que la simple exéresis de la obstrucción restituye la menstruación a la normalidad.»

En este artículo, el propio Asherman establecía que el tratamiento de este síndrome es quirúrgico y no hormonal. Es cierto que estos primeros tratamientos se basaban en una dilatación «a ciegas» con una sonda uterina hasta que se encontraba resistencia. Si la paciente no recuperaba la regla a las 4 semanas, se intentaba de nuevo la dilatación.

En los años 70, comenzaron a aparecer diversas series de tratamiento histeroscópico de las adherencias intrauterinas. Es probable que la primera referencia que existe sea el trabajo de Levine, de 1973, titulado *Simultaneous laparoscopy and hysteroscopy for intrauterine adhesions*. En él, se analizan 10 pacientes diagnosticadas por histerosalpingografía de adherencias intrauterinas y son evaluadas simultáneamente por laparoscopia e histeroscopia; las adherencias son tratadas en el mismo acto quirúrgico.

Principios de la cirugía

Los cuadros de adherencias pueden ser muy variables y llegar incluso a coaptar totalmente la cavidad. Con independencia de la gravedad de la cirugía, el objetivo es el mismo y se puede resumir en tres puntos:

- Restaurar la cavidad uterina: conseguir una morfología normal de la cavidad es el objetivo inicial y más importante en los casos de Asherman grave (**Fig. 51-2**). Conseguir tras la cirugía la visualización de ambos *ostia* es un punto importante que determina el resultado de esta.
- Evitar la reformación de adherencias: para ello, son múltiples las medidas que se han propuesto, desde tratamiento hormonal hasta medios físicos. Hoy en día, no existe un tratamiento universalmente aceptado.
- Inducir el crecimiento endometrial: este es el último paso y, con probabilidad, el más complejo. Tratamientos como la terapia estrogénica, pentoxifilina, vitamina E, sildenafilo e, incluso, infusión de plasma rico en plaquetas son tratamientos que se utilizan de forma habitual para este fin.

Hay que recordar que en los casos de verdadero síndrome de Asherman no existen referencias dentro de la cavidad como en el caso de la cirugía de las malformaciones uterinas. Por ello, con bastante frecuencia se utiliza algún método de guía para evitar la perforación uterina. Lo más empleado es una ecografía concomitante, que permite identificar la existencia de islotes endometriales y ayuda a dirigir el esfuerzo de alcanzar esas áreas dentro de la cavidad. Otros autores utilizan como guía la laparoscopia o la fluoroscopia.

Otro punto para destacar durante la realización de esta cirugía es que el tejido adherencial suele tener un color y una consistencia diferente al tejido miometrial sano; esto permite a los histeroscopistas más expertos identificar el plano correcto de corte. Además, se trata de un tejido menos vascularizado y, por lo tanto, menos tendente a presentar sangrado durante su sección.

Medidas preoperatorias

La medida preoperatoria más importante es tener un conocimiento lo más preciso posible de la localización de las adherencias intrauterinas, así como de los islotes endometriales residuales (en caso de que los hubiera).

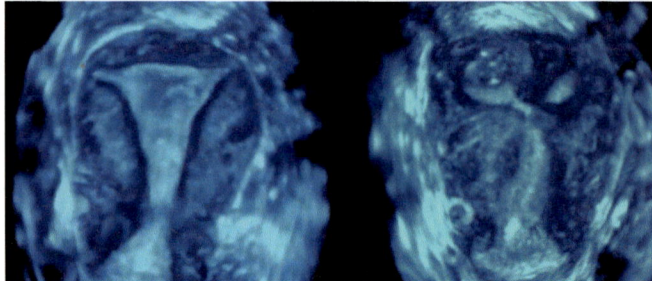

Figura 51-2. Comparación entre cavidad normal y cavidad distorsionada por cuadro adherencial.

Hacer una histeroscopia previa a la intervención ayuda a conocer el grado y la extensión de las adherencias, así como las áreas de la cavidad libre de estas. En los casos graves, esto, por lo general, se consigue con una ecografía 3D que, mediante la obtención del eje coronal, ofrece una visión completa de la cavidad endometrial. En los casos en los que sea posible, se puede hacer una sonohisterografía 3D que, al introducir una interfase líquida, puede dibujar los islotes endometriales y evaluar si hay conexión entre ellos.

Algunos autores, como Myers, proponen la instauración de una terapia con estrógenos previa a la intervención que se mantendrá después de esta. Dicha indicación está basada en la observación de mejores resultados reproductivos en pacientes con amenorrea grave y sometidas a esta terapia hormonal prolongada.

Medidas postoperatorias

Dentro de estas medidas, en este apartado se abordan la prevención de adherencias y la estimulación de desarrollo endometrial.

Prevención de adherencias

La prevención de adherencias es un factor determinante en el éxito del proceso de cirugía de la paciente con cuadro adherencial grave. La reaparición de las adherencias es relativamente habitual, con cifras que alcanzan el 23,5 %; es significativamente más común tras la cirugía de cuadros adherenciales graves que en los casos leves. Las nuevas adherencias suelen ser laxas y es frecuente que se solucionen con cierta facilidad. Para ello, se han utilizado dispositivos y sustancias que, introducidas en cavidad, crean una barrera mecánica que impide el contacto entre las paredes uterinas anterior y posterior, con lo que se evita la formación de adherencias.

Dispositivo intrauterino

El uso del DIU para prevenir la reformación de las adherencias es el primer método del que existe referencia. El objetivo es crear una separación entre las paredes uterinas, aunque algunos autores han especulado que podría inducir cierto efecto en la regeneración endometrial. Aunque algunos autores han reportado buenos resultados con el uso de este medio para evitar la reformación de adherencias, aún no existen datos claros sobre el tipo de DIU, el tiempo que debe dejarse en la cavidad y el tamaño más adecuado para esta función. El DIU T suele ser demasiado pequeño para esta función, mientras que el asa de Lippes, debido a que posee mayor superficie de contacto con las paredes uterinas, parece ser el más adecuado. Sí está aceptado que se debe evitar el DIU liberador de levonorgestrel por el papel supresor del efecto de los estrógenos, comúnmente utilizados como terapia postoperatoria.

Catéter de Foley

El catéter de Foley es uno de los dispositivos más utilizados debido a su disponibilidad y a su rentabilidad (**Fig. 51-3**). Habitualmente, se emplea una sonda de Foley

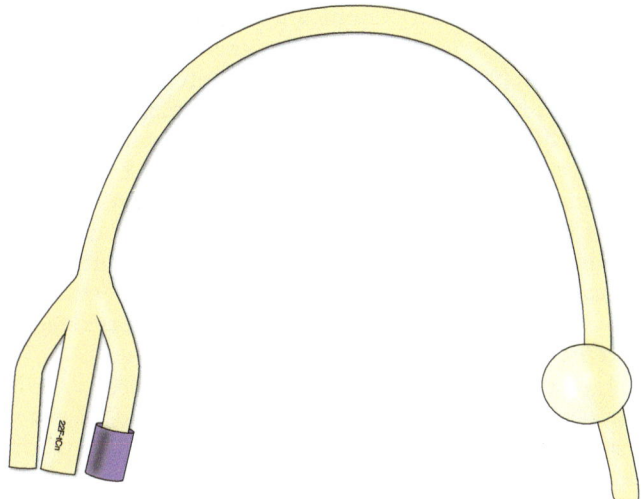

Figura 51-3. Catéter de Foley.

a la que se le ha cortado antes su parte distal; esta sonda se coloca en la cavidad y se rellena con 2,5-3 mL de suero salino. La sonda se deja en la cavidad durante un período de unos 7-14 días con cobertura antibiótica acompañante. Un estudio ha comparado los resultados del uso de este catéter con el DIU y se ha observado que el grupo con Foley presenta mayores tasas de embarazo que el del DIU.

Balón de Cook

Cook Medical ha desarrollado un balón intrauterino con forma triangular de silicona que se adapta perfectamente a la forma de la cavidad uterina y que está pensado para mantener una adecuada separación entre las paredes uterinas. Este dispositivo, que tiene un grosor de 9 Fr, se introduce tras la cirugía y se rellena con alrededor de 3-5 mL de suero salino. El objetivo es mantenerlo en la cavidad por un tiempo variable durante el cual se administra terapia antibiótica profiláctica. Un estudio reciente ha evaluado el efecto de mantener el balón de Cook durante un período de 37 días y se ha observado que es efectivo en prevenir la reformación de adherencias posquirúrgicas con altas tasas de embarazo posterior.

Catéter de Word

Este dispositivo consiste en un catéter hueco que permite el drenaje de fluidos por su interior. Lleva incluido un balón inflable de autorretención en el extremo. Fue originalmente diseñado para el tratamiento de los quistes y abscesos de Bartolino. El balón permite insuflar hasta 3 mL de suero salino y no es necesario cortar el extremo distal. Por ello, algunos autores lo utilizan como sustituto de la sonda de Foley, para evitar el contacto de las paredes uterinas. Otra de las ventajas que tiene es que al ser más corto que la sonda de Foley, evita que pueda asomar por la vagina.

Geles antiadherenciales

El objetivo de este tipo de productos es crear una barrera temporal que impida la formación de adherencias. Generalmente, se basan en el ácido hialurónico o en productos derivados de este, solo o en combinación con otras sustancias. El más conocido está compuesto por ácido hialurónico reticulado (Autocross-linked hyaluronic acid Hyalobarrier®). Su forma de actuación es la creación de una barrera. Esto lo consigue porque es muy viscoso y, por lo tanto, permanece dentro de la cavidad tras su aplicación, disolviéndose al cabo de unos días. Otro de los productos es una combinación de ácido hialurónico modificado (hialuronato de sodio) combinado con carboximetilcelulosa (Seprafilm®). Hoy en día, existe una falta de evidencia sobre el papel que desempeñan estos geles en la prevención de adherencias.

Histeroscopia de control

La mayoría de los trabajos que evalúan el resultado de la cirugía histeroscópica en casos de adherencias intrauterinas recomiendan la realización de una histeroscopia de *second-look* entre 1-2 meses después de la cirugía inicial. Esta histeroscopia de control permite, por un lado, evaluar los resultados y, por otro, eliminar de un modo precoz las adherencias neoformadas. Algunos autores promueven este control tan pronto como a la semana de la realización de la cirugía inicial. Parece que el hacerlo de forma precoz mejora los resultados a largo plazo.

Estimulación de desarrollo endometrial

En este apartado de estimulación de desarrollo endometrial, se aborda la terapia hormonal y el plasma rico en plaquetas.

Terapia hormonal

La administración de terapia hormonal, solo con estrógenos o con combinación estroprogestágenos durante uno o dos ciclos tras la restauración de la cavidad es, probablemente, la medida más utilizada. Aunque se han sugerido distintas pautas de tratamiento, no hay consenso sobre la dosis, el tiempo ni el tipo de terapia. Sí se ha observado que a mayor dosis hormonal, mejor resultado en la prevención de adherencias y el crecimiento endometrial. El objetivo que se persigue al administrar hormonas es estimular el crecimiento y desarrollo endometrial, así como prevenir la formación de adherencias posquirúrgicas.

Plasma rico en plaquetas

Este plasma rico en plaquetas se obtiene por centrifugación y activación; es rico en proteínas y factores de crecimientos con actividad biológica y permite un cambio regenerativo en los tejidos. Se ha comenzado a utilizar en el endometrio tras los estudios de Chang, los cuales han ofrecido resultados prometedores.

Adherencias intrauterinas con tijeras

La cirugía de las adherencias con tijeras ha sido y es la técnica más utilizada para el tratamiento tanto de los casos leves como de los graves; es, además, el instrumental preferido por la mayoría de los histeroscopistas. El abordaje se realiza por vaginoscopia con un histeroscopio de flujo continuo y con canal operatorio de 5 o 7 Fr.

Se pueden utilizar tijeras rígidas o flexibles. En cuanto a la punta, se suelen utilizar tanto las romas como las puntiagudas (**Fig. 51-4**). La realización del corte del tejido fibroso es habitual que sea difícil debido a la dureza de este; además, produce menos sangrado que cuando se corta el músculo. Ambas son circunstancias para tener en cuenta cuando se lleva a cabo la sección con tijeras.

Otras de las ventajas principales de las tijeras son, sobre todo en casos graves, que existe menor riesgo de daño de las estructuras pélvicas si hay perforación uterina y que no existe riesgo de lesión térmica del endometrio residual. Hay autores que mantienen que las tijeras son especialmente útiles en el tratamiento de las adherencias centrales, las laxas y las fibrosas sueltas. No es raro combinar el uso de tijeras con electrodos bipolares para realizar coagulación selectiva de los puntos sangrantes. Los puntos clave son:

- Incisión en dirección caudocraneal.
- No permite coagulación de los vasos sangrantes.
- Poco riesgo de lesión de estructuras pélvicas en caso de perforación.

Adherencias intrauterinas con electrocirugía

Algunos autores prefieren la utilización de electrocirugía con aguja bipolar (Versapoint®) o resector o minirresector con terminal de Collins (aguja). El abordaje cambia, ya que, en el caso del uso de resector, suele hacer falta dilatación cervical previa; no ocurre lo mismo con el uso de los minirresectores o con la aguja bipolar. Se suele trabajar con potencias bajas; así, con las agujas bipolares se establece una potencia de 50 vatios en VC3 y con el resector/minirresector potencias de 35-50 vatios. Se debe utilizar el modo de corte y reservar el modo de coagulación para los puntos sangrantes.

Una de las ventajas principales es que permite un corte rápido y eficaz, además de poder realizar una coagulación selectiva de los puntos sangrantes, con lo que se mantiene una visión adecuada durante todo el procedimiento (**Fig. 51-5**).

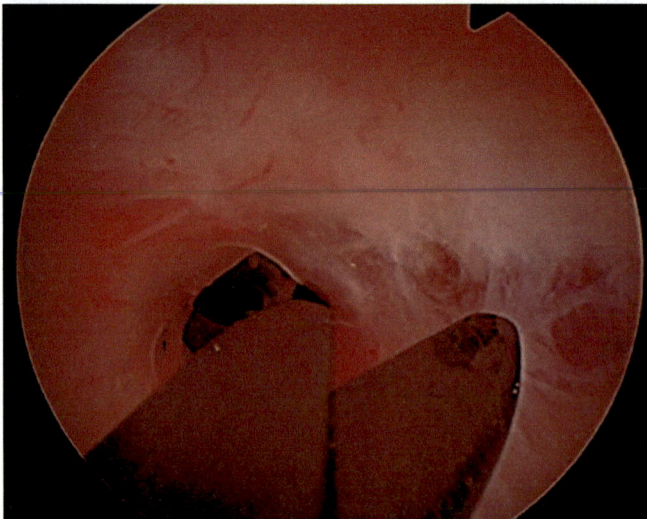

Figura 51-4. Adhesiólisis con tijeras.

La principal desventaja es la posibilidad de daño térmico de las estructuras pélvicas en caso de perforación uterina accidental.

Existen controversias sobre si la utilización de electrocirugía puede llegar a producir un daño térmico sobre el endometrio residual y, secundariamente, afectar a los resultados. Un metanálisis recientemente publicado ha observado que el uso de tijeras es mas efectivo en prevenir la recurrencia de las adherencias que la electrocirugía.

Por otro lado, parece que el uso de electrocirugía es especialmente útil en el tratamiento de las adherencias laterales, así como en las fibrosas densas y las musculares. Los puntos clave son:

- Utilización del modo corte y reservar coagulación para puntos sangrantes.
- Corte más preciso y rápido que con tijeras.
- Alto riesgo de lesión de estructuras pélvicas en caso de perforación.

Miometrial *scoring*

En 1998, se propuso esta técnica por Protopapas dirigida a mujeres con cuadro de adherencias moderadas o graves y con cavidad parcialmente conservada. La técnica se aplicó a mujeres que habían sido sometidas antes al menos a una histeroscopia quirúrgica para la liberación de adherencias.

Esta técnica se realizó bajo anestesia general, con un resector de flujo continuo monopolar de 26 Fr, utilizando como terminal el asa de Collins y con una potencia de 100 vatios en corte puro. Además, se usó glicina como medio de distensión. Tras la dilatación cervical con tallos de Hegar hasta 10, se realizaron 6-8 incisiones longitudinales en el miometrio de unos 4 mm de profundidad desde el área fúndica hasta el istmo. En todos los casos, se administró terapia estrogénica posterior.

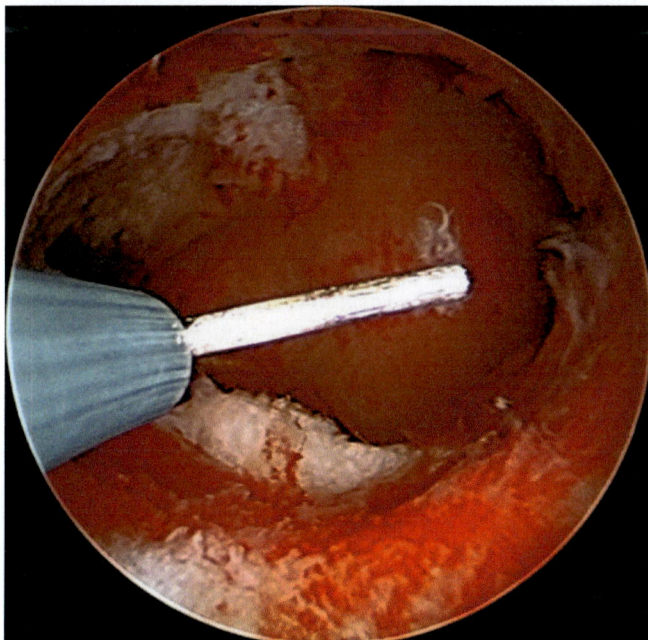

Figura 51-5. Utilización del minirresector en el tratamiento de las adherencias intrauterinas.

Actualmente, esta técnica queda relegada a casos en los que no se consiguen resultados satisfactorios con las técnicas antes descritas. Los puntos clave son:

- Cuando las otras técnicas han fallado.
- Uso de electrocirugía.
- 6-8 incisiones longitudinales en el miometrio.

ISTMOCELE

En este apartado, se tratan los principios para su cirugía con resector o minirresector, así como las medidas preoperatorias y postoperatorias.

Introducción

El istmocele consiste en un nicho o hueco que se produce como consecuencia de un proceso de cicatrización incompleto en la cicatriz de la cesárea (**Fig. 51-6**). Esta cicatrización defectuosa produce una disrupción endomiometrial en la cara anterior de la región ístmica.

La aparición del istmocele está claramente relacionada con una cesárea previa y es una complicación tardía de esta; aun así, permanecen poco claros los mecanismos por los que se llega a producir este defecto en algunas mujeres y en otras no. Se han propuesto varios mecanismos que podrían estar relacionados con su aparición, como la diferencia de grosor entre los labios anterior y posterior de la histerotomía, los distintos tipos de material utilizado y los tipos de suturas empleadas. Parece que cuanto más isquémica sea el tipo de sutura utilizada, mayor es la posibilidad de que se desarrolle un istmocele, lo cual lleva a plantear si el aumento del uso de técnica de cierre de la histerotomía con dos hemisuturas continuas tenga relación con la aparición de esta patología.

El diagnóstico del istmocele se basa en la manifestación clínica y, sobre todo, en la relación de pruebas complementarias, como la ecografía, la histerosonografía y la histeroscopia. La ecografía demuestra la existencia de un área econegativa, por lo general, de forma triangular, localizada en la zona ístmica con el vértice de ella dirigida hacia la vejiga. Este istmocele es

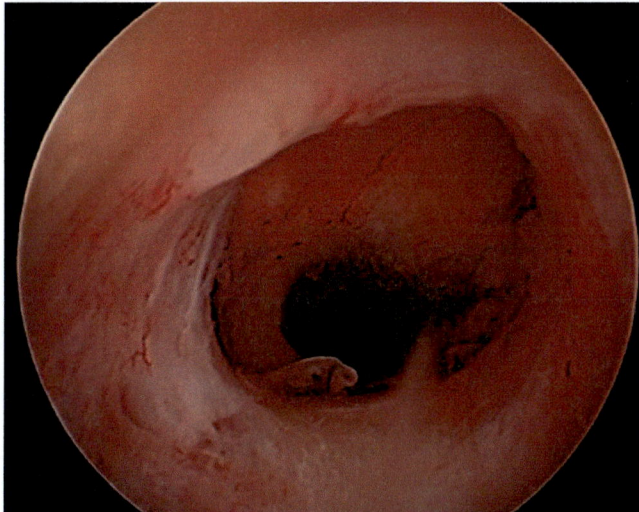

Figura 51-6. Visión en detalle de un istmocele.

más evidente, desde un punto de vista ecográfico, si esta técnica se realiza en fase periovulatoria, ya que el acúmulo de moco en su interior facilita su visión como área econegativa ecográfica. La histerosonografía permite, al introducir líquido en la zona intrauterina, la visión del istmocele incluso en momentos del ciclo en los que no existe el acúmulo en su interior.

La histeroscopia se considera la técnica de referencia para el diagnóstico del istmocele. Este método pone de manifiesto la visualización de los bordes inferior y superior del istmocele, que algunos autores definen como un arco anterior y arco posterior; el istmocele es en realidad, el área contenida entre estos dos arcos.

Varios son los tratamientos propuestos encaminados a resolver la sintomatología asociada al istmocele, en especial el sangrado y la esterilidad secundaria. Se ha propuesto un tratamiento médico basado en el uso de hormonas que tiene como objetivo disminuir la duración del sangrado y mejorar la sintomatología asociada.

La otra alternativa es el tratamiento quirúrgico. Con la corrección quirúrgica del istmocele se trata de evitar la retención de flujo menstrual en el área del defecto, lo que soluciona el cuadro de sangrado posmenstrual y sus consecuencias derivadas. El abordaje histeroscópico es un tratamiento sintomático, mientras que el laparoscópico o por vía vaginal tiene como objetivo reparar el defecto, por lo que se considera un tratamiento reparador.

Como norma general, se acepta que, en aquellos casos en los que el grosor del miometrio residual en la cúpula del istmocele es mayor de 3 mm, el abordaje histeroscópico constituye una opción adecuada y segura. Sin embargo, si el grosor endometrial en ese punto es menor de 3 mm, debería elegirse el abordaje laparoscópico por el riesgo de perforación uterina y con el objetivo de reforzar la pared uterina en esa zona.

En este apartado, se evalúan las distintas opciones para el tratamiento histeroscópico del istmocele.

Antecedentes

En 1968, durante una conferencia en un curso de actualización médico-quirúrgico, el doctor García Triviño, director médico del Hospital Materno-Infantil de Jaén, expuso sus conocimientos sobre las secuelas tardías de la cesárea. Durante esta habló de la cicatrización patológica, consistente en un defecto de continuidad del miometrio en el istmo y que se diagnosticaba mediante una histerosalpingografía a los 4 meses tras la cesárea. Las mujeres que lo presentaban se sometían de nuevo a la prueba a los 12 meses para ver si el defecto se había corregido. En aquellos casos en los que el defecto persistía, se aconsejaba una cesárea electiva en caso de un nuevo embarazo.

En 1995, el doctor Morris presentó su serie de 51 piezas de histerectomía que se estudiaron para ver los cambios que se producían en la cicatriz de la cesárea y correlacionar los hallazgos con el motivo que indujo a la realización de la histerectomía. Así, observó que las anomalías anatómicas que desarrollaban algunas pacientes en relación con la cicatriz podrían dar lugar a síntomas como la metrorragia posmenstrual. Desde entonces se denomina síndrome de Morris a la relación existente entre el defecto de cicatrización y la existencia de menorragia, dolor abdominal, dispareunia y dismenorrea.

La primera referencia existente sobre la remodelación quirúrgica del defecto de cicatriz data del año 1996, justo 1 año después del trabajo de Morris. Este primer trabajo publicado se debe a Emilio Fernández y fue presentado como comunicación en el XXV Congreso de la American Association of Gynecologic Laparoscopists. Esta primera serie estaba compuesta por 20 pacientes, de las cuales se realizó cirugía histeroscópica a siete de ellas. La técnica empleada fue la resección del anillo de tejido fibroso localizado en la parte inferior de la cicatriz de la cesárea. Del total de las pacientes operadas, cuatro padecían, además, infertilidad secundaria; tras la intervención, dos de estas pacientes quedaron embarazadas espontáneamente. Esta primera publicación concluía diciendo que la resección mediante histeroscopia de este anillo fibroso mejoraba el sangrado posmenstrual que presentaban estas mujeres. Dicho sangrado que se producía por la existencia de sangre retenida en a la zona de la cicatriz podía ser el responsable de la infertilidad secundaria al interferir con la calidad del moco cervical.

No fue hasta el año 2005 cuando la doctora Cecilia Fabre de la Clínica las Condes de Santiago de Chile publicó su primer trabajo. En él se incluían 24 pacientes con sangrado posmenstrual en las que se había descartado la existencia de cualquier otra patología intrauterina como causante de ella. En estas pacientes se realizó una resección del tejido fibroso localizado en la parte inferior de la cicatriz, así como la fulguración de las glándulas endometriales y los vasos sanguíneos localizados en el fondo del istmocele.

Varios años después, el doctor Giampietro Gubbini publicó su primera serie de 26 pacientes en las que llevó a cabo la resección tanto del anillo fibroso proximal como del distal, poniendo a plano totalmente el defecto de cicatrización; además, efectuó una electrofulguración del fondo con bola rodante.

Años más tarde, Gubbini junto a Casadio propusieron una electrofulguración en 360° con la que se pretendía destruir tanto el tejido congestivo del fondo del istmocele como el tejido inflamatorio circundante. Este tejido inflamatorio se suele localizar en la cara posterior del canal cervical y aparece como consecuencia de la irritación producida por el acúmulo hemático localizado en el istmocele.

La primera referencia sobre el abordaje combinado por vía laparoscópica y vaginal data de 2005 y fue presentado por Petra Klemm. En dicho estudio, corrigieron el defecto utilizando ambas vías en tres pacientes en la que disecó la vejiga por vía laparoscópica y se suturó el istmocele por vía vaginal. Esta es la primera referencia que existe de una técnica reparativa o correctora del istmocele. Las técnicas reparativas son aquellas en las que se corrige y sutura el defecto de cicatrización existente restaurando la anatomía normal del istmo uterino.

Finalmente, Donnez describió la técnica utilizando solo el abordaje laparoscópico para la corrección del istmocele. Se trata igualmente de una técnica reparativa que pretende conseguir la integridad de la pared anterior del segmento uterino al suturar de nuevo el defecto relacionado con una cicatrización defectuosa de la cesárea anterior.

Principios de la cirugía

El objetivo de la cirugía del istmocele es actuar sobre los mecanismos implicados en el sangrado posmenstrual que parecen relacionados con la infertilidad secundaria asociada. Es importante destacar que esta cirugía se encuentra reservada para pacientes sintomáticas, pero no cuando el istmocele es un hallazgo casual sin sintomatología acompañante.

La cirugía histeroscópica pretende remodelar la cicatriz y no repararla. Por tanto, es una cirugía enfocada a mejorar los síntomas en contraposición a la cirugía vía abdominal o vaginal en las que el objetivo es volver a suturar el defecto de cesárea anterior, es decir, se trata de una cirugía reparativa. La remodelación mediante cirugía histeroscópica de la cicatriz pretende tres objetivos:

- Facilitar la salida de sangre al eliminar el arco inferior, que muchas veces actúa como muro de contención manteniendo la sangre en el interior del defecto.
- Eliminar el tejido fibrótico que existe en la cicatriz y que altera la contractilidad uterina.
- Eliminar el tejido inflamatorio desarrollado como consecuencia del contacto continuo con la sangre retenida.

Hay que recordar que en la actualidad existe consenso en elegir la vía histeroscópica cuando el grosor del miometrio residual es mayor de 3 mm, lo que da cierto margen de seguridad para evitar la perforación uterina con posible lesión vesical. En aquellos casos en los que haya menos de esos 3 mm de miometrio sano residual, está aconsejada la realización de una cirugía reparativa por otra vía de abordaje.

Medidas preoperatorias

Como regla general para la realización de cualquier cirugía histeroscópica, esta se suele llevar a cabo en fase proliferativa debido a que el endometrio está adelgazado de manera natural y, además, es menos tendente a presentar sangrado. Es cierto que en los casos de cirugía histeroscópica del istmocele el grosor endometrial no es tan determinante, ya que la cirugía se hace sobre el área ístmica.

En algunos casos en los que haya que utilizar un resector de 26-28 Fr, suele ser necesaria una preparación cervical previa para favorecer la dilatación. El misoprostol suele ser el fármaco más utilizado.

Medidas postoperatorias

No existen medidas postoperatorias específicas tras la realización de la cirugía histeroscópica del istmocele, salvo las habituales para cualquier procedimiento histeroscópico. Los miembros del comité científico del Global Community of Hysteroscopy desaconsejan un embarazo en los 3 meses posteriores a la cirugía. Por ello, recomiendan el uso de anticonceptivos durante 3 meses junto con un estudio histeroscópico de control pasado este tiempo para una evaluación del área quirúrgica. No se suelen utilizar antibióticos para esta cirugía, aunque, debido a que este cuadro está vinculado a procesos de endometritis, algunos autores realizan el tratamiento de la endometritis, sobre todo en pacientes que buscan embarazo.

Istmocele con resector

En este apartado, se explican con detalle la técnica de Fabres y de Gubbini.

Técnica de Fabres

Se trata de la primera técnica sobre el tratamiento histeroscópico del istmocele publicada en 2005. Tiene como objetivo actuar sobre el tejido fibrótico que existe en la parte inferior de la cicatriz de la cesárea, ya que sus autores consideraban que dificultaba el drenaje del flujo menstrual al actuar como una válvula, lo que llevaba a la retención de sangre en la zona del defecto.

Esta técnica fue realizada en quirófano y bajo anestesia con un resector con corriente monopolar de 28 Fr y una solución de sorbitol y manitol como medio de distensión. Establecieron la potencia de corte en 60 vatios. En un primer tiempo, hicieron la resección del arco inferior hasta ponerlo a plano y ser capaces de visualizar el fondo del istmocele; con esto evitaban el obstáculo que este arco producía al drenaje del flujo menstrual. En un segundo tiempo, se realizó la fulguración superficial tanto de los vasos dilatados localizados en el interior del defecto como de las glándulas con contenido mucoso que se encontraban en su interior para evitar la producción *in situ* de secreciones inflamatorias o de sangrado.

Técnica de Gubbini

Se publicó en 2008 y fue donde por primera vez se habló de istmocele. Asimismo, fue el primero no solo en demostrar que el tratamiento quirúrgico mejora el sangrado posmenstrual, sino que, además, influye positivamente sobre la fertilidad en aquellas mujeres con istmocele e infertilidad secundaria no achacable a otra causa.

Esta técnica también se realiza en el quirófano y bajo anestesia con un resector monopolar de 28 Fr y glicina al 1,5 % como medio de distensión (**Fig. 51-7**). Se utiliza la bomba Endomat® y se mantienen presiones intracavitarias de 110 mmHg. Antes de comenzar la cirugía, se coloca un catéter de Foley intravesical y se rellena la vejiga con suero con azul de metileno, como medida de seguridad ante la posibilidad de producir una lesión vesical y que no pase desapercibida.

Tras dilatar con Hegar hasta número 10, se realiza la resección tanto del arco inferior como del superior del defecto con el asa del resector en modo de corte puro. Se hace una resección completa del tejido cicatricial del arco inferior hasta que

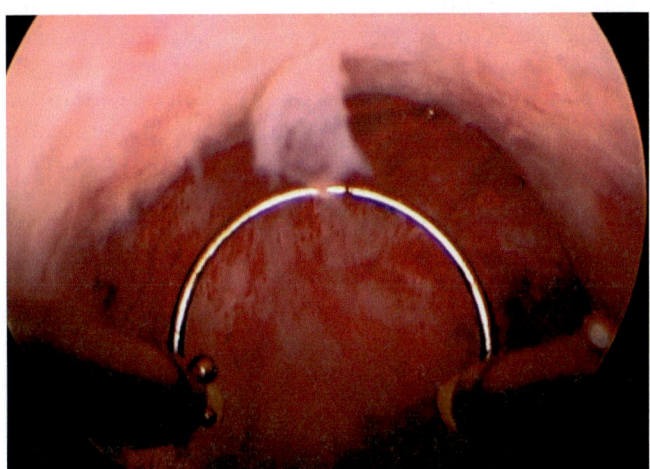

Figura 51-7. Utilización del resector de 26 Fr en el tratamiento del istmocele.

se aprecia el tejido muscular sano y se visualiza con claridad el fondo del defecto. Posteriormente, utilizando la bola de 3 mm, se realiza la electrofulguración del fondo del defecto en modo corte (no en modo coagulación). Toda la técnica se realiza bajo visión directa, con pequeñas modificaciones según los requerimientos de la paciente. La principal y única diferencia de esta técnica de Gubbini con respecto a la de Fabres es que propuso la resección tanto del arco inferior como del superior. La realización de esta cirugía con resector presenta las siguientes características:

- Precisa dilatación.
- Reseca o solo el arco inferior (Fabres) o ambos (Gubbini).
- Electrofulguración del fondo del istmocele.

Istmocele con minirresector. Técnica de 360°

Descrita en 2019 por Paolo Casadio demuestra cómo se trata el istmocele con un minirresector de 16 Fr. En realidad, se trata de una variante de la técnica de Gubbini, pero con un minirresector.

La utilización del minirresector tiene la ventaja sobre el resector de 26 Fr de que no precisa dilatación cervical, por lo que no se altera la anatomía normal del istmocele. Mediante abordaje vaginoscópico se localiza el istmocele. Se emplea un electrodo de asa circular a 90° y se establece la potencia a 100 vatios en modo corte puro. Esta técnica se realiza en cuatro pasos:

1. Resección del arco fibroso inferior: se realiza la sección de este, que supone un obstáculo a la salida natural del flujo menstrual. Se debe resecar este arco inferior hasta conseguir restablecer la continuidad de la cara anterior, poniendo a plano el defecto, lo que permite la visualización de la cúpula del istmocele. Si se reseca este tejido fibroso, se evita que el istmocele actúe como un reservorio de sangre posmenstrual.
2. Resección del arco superior: la actuación sobre este tejido fibroso permite disminuir la retracción fibrosa y mejora la contractilidad uterina, un factor muy importante en la limpieza del útero tras la menstruación.
3. Coagulación superficial de los vasos en el fondo del istmocele: el objetivo es disminuir la producción *in situ* derivada de la inflamación y fragilidad vascular que se encuentra en el fondo del istmocele. Hay que recordar que no se debe realizar una coagulación en profundidad, dada la cercanía de la vejiga con esta área de la cúpula del istmocele.
4. Ablación endocervical 360°: se hace con una electrofulguración de todo el tejido inflamatorio que se localiza alrededor del defecto en la cara lateral y posterior en la zona ístmica. El objetivo es que, al destruir este tejido inflamatorio, se produzca una sustitución del mismo por un tejido epitelial nuevo (**Fig. 51-8**).

La técnica finaliza con la visualización del resultado y la comprobación de la hemostasia. Los puntos clave de esta técnica son:

- No precisa dilatación.
- Reseca tanto el arco inferior como el superior.
- Realiza una ablación de 360° incluyendo la cara posterior del istmo.

RESTOS GESTACIONALES RETENIDOS

En este apartado se establecen cuáles son los principios de la cirugía para este caso y las medidas preoperatorias y postoperatorias, además de describir los restos gestacionales retenidos con medios mecánicos, resector o morcelador intrauterino.

Introducción

Los restos gestacionales retenidos (*retained products of conception*) se refieren a la presencia de tejido placentario o fetal que permanece retenido en la cavidad uterina tras la finalización de una gestación por cualquier vía y a cualquier edad gestacional (**Fig. 51-9**). Aproximadamente, un 0,5 % de los embarazos presentan restos abortivos retenidos y, aunque se desconocen las causas de por qué se da esta situación, existen ciertos factores de riesgo asociados, como aborto del segundo trimestre, anomalías uterinas y acretismo placentario.

Los síntomas pueden variar en intensidad y frecuencia. La gravedad del cuadro, por lo general, está relacionada con el tamaño de los restos, la vascularización que presenten y el tiempo de evolución de estos. El principal síntoma es el sangrado uterino anormal, que puede variar desde leve a masivo y que comprometa la estabilidad hemodinámica de la paciente. Otros síntomas asociados son dolor abdominal y fiebre.

El diagnóstico a veces supone un verdadero reto, ya que es normal presentar cierto sangrado tras la finalización de una gestación. El hallazgo de un sangrado más abundante o prolongado de lo considerado como normal debe hacer sospechar esta patología. Sin lugar a duda, la ecografía es la principal prueba de imagen para su diagnóstico. La visualización de una masa en el interior de la cavidad es el hallazgo más importante en el diagnóstico, mientras que la visualización de un endometrio lineal excluye la patología al 100 %.

Algunos estudios han dado mucha importancia al estudio Doppler color como parte importante en el diagnóstico debido

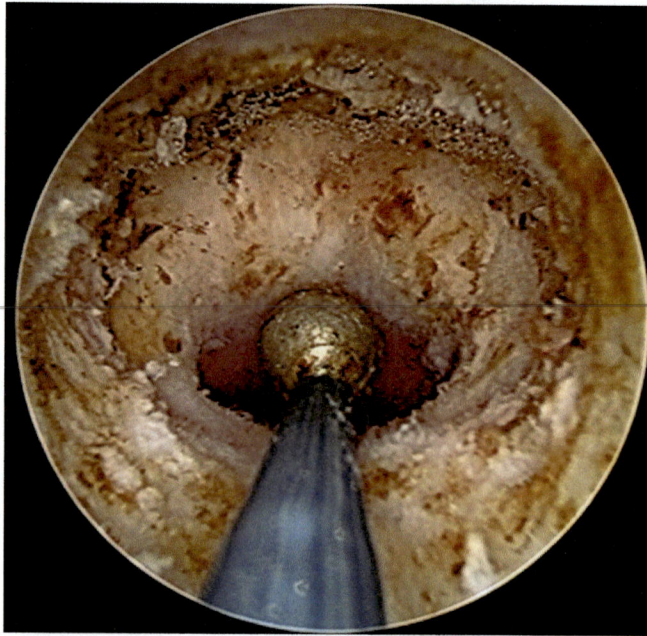

Figura 51-8. Visión final de la técnica de 360°.

a que los restos retenidos suelen estar muy vascularizados. La clasificación Gutenberg establece cuatro patrones ecográficos basados en la ecogenicidad del tejido y su vascularización:

- Tipo 0: masa ecogénica (blanca) sin vascularización en su interior.
- Tipo I: patrón ecogénico heterogéneo con diferentes ecos y mínima vascularización.
- Tipo II: patrón ecogénico heterogéneo con alta vascularización solo en la zona intracavitaria.
- Tipo III: patrón ecogénico heterogéneo con alta vascularización tanto en la cavidad como en el miometrio.

La histeroscopia es considerada la prueba de referencia para el diagnóstico de la patología intrauterina, incluidos los restos retenidos. La apariencia histeroscópica tiene diferentes patrones según la involución del tejido trofoblástico y de las vellosidades coriales. Así, la clasificación Gutenberg diferencia cuatro patrones relacionados con los hallazgos ecográficos:

- Tipo 0: masa intracavitaria blanquecina en la que no se identifican estructuras.
- Tipo I: se aprecian vellosidades coriales blanquecinas debido a la escasa vascularización.
- Tipo II: se aprecian vellosidades coriales de color rojizo.
- Tipo III: similar a la anterior, pero con dilataciones vasculares, aneurismas y fístulas AV en la zona de implantación.

El tratamiento está condicionado por diversos factores, como la situación hemodinámica de la paciente, la gravedad del sangrado, el tamaño de los restos y los recursos disponibles. El manejo tradicional de los restos ha sido mediante legrado evacuador. En los últimos años están emergiendo otras opciones, como el manejo expectante o la resección selectiva de los restos bajo visión directa, alternativas encaminadas a reducir

los riesgos asociados a la realización del legrado evacuador «a ciegas», como la evacuación incompleta, la lesión de la capa basal con formación de adherencias o la perforación uterina.

Se han propuesto diversos dispositivos para la extracción histeroscópica de los restos retenidos, desde simples elementos mecánicos hasta el uso de morceladores intrauterinos. Independientemente del material utilizado, hay dos factores importantes que hay que tener en cuenta:

- El tamaño de los restos: la limitación de los restos puede ser comparable a la de los miomas. Así, una retención de tejido mayor de 5 cm de diámetro puede ser difícil de resecar en un único procedimiento.
- La vascularización del material retenido: en casos de fragmentos altamente vascularizados y con vascularización aumentada también del miometrio (Gutenberg tipo III) (**Fig. 51-10**), suele ser necesaria la utilización de electrocirugía. Algunos autores proponen la embolización previa de las arterias uterinas con el objetivo de disminuir el sangrado durante el procedimiento quirúrgico.

Antecedentes históricos

La primera referencia documentada que existe en la bibliografía científica que describe la presencia de tejido gestacional retenido en cavidad uterina tras un embarazo data de 1884, cuando Baer publicó el caso de una paciente con un pólipo placentario diagnosticado 12 años después del embarazo. Desde entonces han sido múltiples los casos publicados acerca de esta afección. El manejo clásico desde estos primeros casos se ha basado en la extracción del tejido retenido mediante la realización de un legrado evacuador. Este tratamiento ha perdurado hasta nuestros días.

Existen algunos casos clínicos sobre restos que persisten en cavidad durante años. Es interesante destacar el caso publicado por Swan en el que se descubrieron los restos retenidos 21 años después del último embarazo documentado que tuvo la paciente, a pesar de que esta tenía ciclos menstruales normales.

En 1984, Tchabo fue el primero en utilizar la histeroscopia como herramienta en la evacuación del material retenido. En esta primera serie utilizaba un histeroscopio de contacto para determinar la localización de los restos retenidos y, posterior-

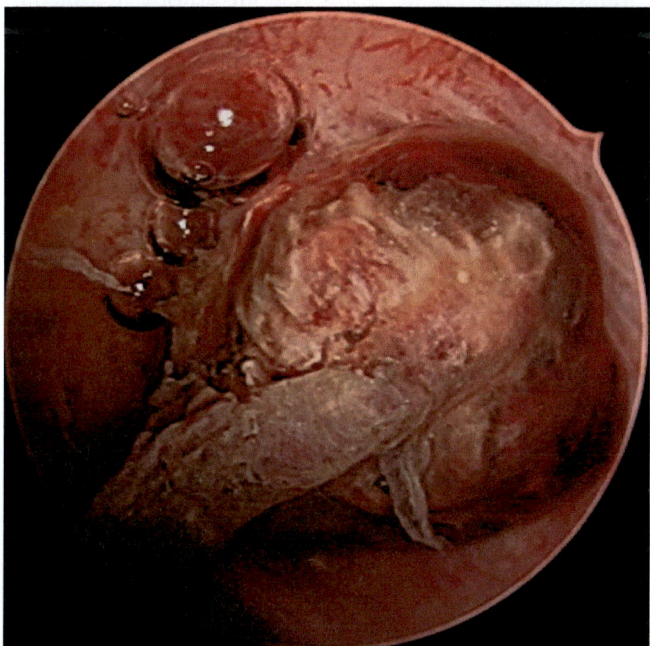

Figura 51-9. Visión en detalle de unos restos gestacionales retenidos en la cavidad.

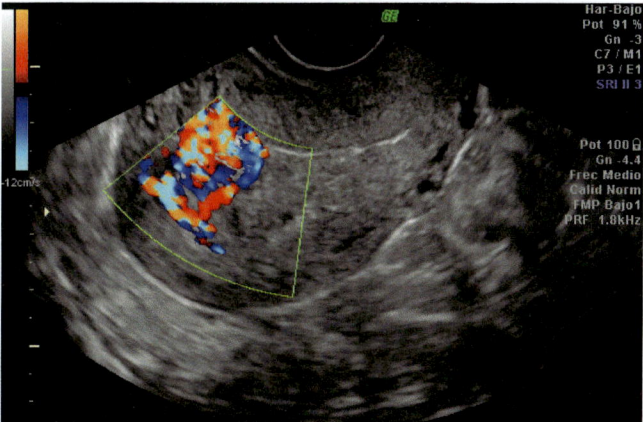

Figura 51-10. Restos con vascularización aumentada tanto en cavidad como en la zona miometrial (Gutenberg tipo III).

mente, los extraía con unas pinzas «a ciegas». En este primer trabajo, la histeroscopia solo servía como medio para localizar el área de implantación.

Años después, se comenzó a utilizar el histeroscopio panorámico como un método auxiliar en la evacuación quirúrgica. Se realizaba una histeroscopia diagnóstica antes del legrado para identificar exactamente dónde estaban implantados los restos gestacionales retenidos. De esta manera, se guiaba la evacuación al realizar esta visualización previa de la cavidad. Goldfarb concluyó tras su estudio sobre 237 mujeres que existía evidencia significativa que apoyaba el uso rutinario de la histeroscopia como un complemento al legrado evacuador.

Con respecto al uso del resectoscopio para la evacuación selectiva de los restos, el primer trabajo fue publicado por Goldenberg en 1997. En dicho estudio, se utilizaba el resector con asa de corte y se consiguió la evacuación completa en el 100 % de las pacientes con el asa como una legra, con lo que se evitaba la lesión del resto de tejido sano. Este tratamiento bajo visión directa permitió mejores tasas de evacuación completa, realizar el procedimiento en un solo tiempo quirúrgico y reducir el riesgo de adherencias intrauterinas al no lesionar el tejido sano circundante.

En 2013, de la mano de Hamerlynck se publicó la primera serie en la que se utilizó un morcelador histeroscópico para la evacuación de restos gestacionales retenidos. El trabajo concluyó que con este instrumental era posible una mejor visualización durante el procedimiento, retirar todo el tejido en un solo procedimiento y reducir el riesgo de formación de adherencias.

En 2022, se firmó en Málaga un documento de intenciones con miembros de las tres principales sociedades con intereses en histeroscopia (American Association of Gynecologic Laparoscopists, European Society of Gynaecological Endoscopy y Global Community of Hysteroscopy) en el que, con un nivel de evidencia grado I, se recomienda, con grado A, siempre que la tecnología esté disponible, el uso de herramientas bajo visión directa para el tratamiento de los restos gestacionales retenidos.

Principios de la cirugía

El objetivo principal de la cirugía es evacuar los restos retenidos de una manera precisa y eficaz, tratando que esta evacuación sea completa, en un solo procedimiento y sin lesionar el tejido sano residual. El método más ampliamente utilizado es la evacuación mediante legrado evacuador. Las técnicas bajo visión directa tratan de evitar las complicaciones derivadas de la utilización de técnicas «a ciegas». Se puede concluir que los objetivos son:

- Evacuación completa: los restos retenidos son una patología focal y la naturaleza «a ciegas» del legrado conlleva asociado el riesgo de una persistencia de material. Se ha observado que la histeroscopia es más efectiva en conseguir una evacuación completa en un solo procedimiento con cifras de persistencia de solo el 1,4 % comparado con el 28,8 % en los casos en los que se utiliza el legrado evacuador.
- Evitar la formación de adherencias: las técnicas «a ciegas» pueden dañar la capa basal, así como el tejido sano circundante, lo que puede dar lugar a la formación de adherencias

intrauterinas. La incidencia de adherencias intrauterinas en mujeres sometidas a legrados evacuadores repetidos es del 40 %, de las cuales el 75 % presentan adherencias grado III y IV.
- Evaluar la cavidad uterina: la histeroscopia permite diagnosticar y tratar la patología uterina concomitante. Se ha descrito una tasa de malformaciones uterinas del 10 % en mujeres con restos gestacionales retenidos.

Con todo ello, se concluye que el objetivo de la cirugía de extracción de restos consiste en evacuar completamente la cavidad sin causar daño en la cavidad.

Medidas preoperatorias

La primera medida es adoptar un manejo expectante. Hay que recordar que el tratamiento inicial en pacientes hemodinámicamente estables se basa en el manejo expectante o en el tratamiento médico; se reserva el tratamiento quirúrgico para aquellos casos en los que no se soluciona con las medidas iniciales. La tasa de resolución con manejo expectante es hasta del 81 % de los casos.

Es muy importante realizar una evaluación de los restos acorde con la clasificación Gutenberg, que valora tanto la vascularización como la ecogenicidad del tejido retenido. Esta clasificación es muy útil en la planificación de la cirugía, ya que permite predecir el riesgo de sangrado durante la evacuación y determinar el entorno más seguro para el procedimiento. Los pacientes con Gutenberg tipo II y, sobre todo, los tipo III presentan más sangrado que los tipo 0 y I; por lo tanto, es más seguro realizarlo en quirófano.

También se ha observado que, al retrasar la instauración del tratamiento quirúrgico, se produce una disminución del grado de vascularización tanto en el interior del material retenido como en el miometrio en el área de implantación. Estos cambios en el patrón de vascularización se asocian a menor sangrado durante la cirugía. Esta disminución del sangrado se puede explicar por dos mecanismos: una disminución de los *shunts* arteriovenosos en el interior de la formación polipoide y la aparición de vasoespasmos relacionados con la liberación de prostaglandinas.

En aquellos casos en los que exista una gran neovascularización que no disminuya con el tiempo y en pacientes en los que al final se opte por evacuación de los restos, Takeda propuso hacer una embolización de las arterias uterinas para disminuir el sangrado durante el procedimiento.

Medidas postoperatorias

Las medidas postoperatorias están encaminadas a disminuir la formación de adherencias, algo que es mucho menor que con la evacuación mediante legrado (3 %). Dentro de estas medidas, algunos autores recomiendan la instauración de terapia estrogénica tras la intervención para inducir un crecimiento endometrial que evite la formación de adherencias. También se ha reportado la utilización de geles antiadherenciales.

La mayoría de los estudios aconsejan una histeroscopia de *second look* para evaluar que se ha conseguido una evacuación completa y descartar la existencia de adherencias *de novo*.

Restos gestacionales retenidos con medios mecánicos

La evacuación de los restos con medios mecánicos (pinzas y/o tijeras) es la técnica más utilizada en consulta (**Fig. 51-11**). El abordaje se realiza por vaginoscopia con un histeroscopio de flujo continuo con canal operatorio de 5 o 7 Fr; se utiliza suero salino como medio de distensión. Tienen la ventaja de que al utilizar instrumental de pequeño calibre esta técnica se puede emplear en consulta; por el contrario, es un problema cuando hay que enfrentarse a masa de tejido grande o cuando los restos se encuentran fuertemente adheridos a la pared uterina.

Se utilizan pinzas histeroscópicas de «cocodrilo», capaces de separar el tejido trofoblástico remanente de la pared miometrial y abrir y cerrar repetidamente las ramas de las pinzas sobre el tejido. Si el material está fuertemente adherido a la pared, se pueden utilizar las tijeras o el electrodo bipolar (se debe prestar especial cuidado en no dañar el tejido miometrial sano).

Desde su instauración, esta técnicas se aconsejó para un tipo determinado de restos. Así, la recomendación es reservarla para pacientes con un tamaño de los restos por debajo de 3 cm de diámetro, con resultado de beta-gonadotropina coriónica humana por debajo de 80 unidades/L y vascularización del tejido escasa o ausente, ya que la utilización de instrumental mecánico no permite la coagulación de los puntos sangrantes. Los puntos clave son:

- Pinzas histeroscópicas de «cocodrilo».
- Para tejido fuertemente adherido, utilizar tijeras o electrodo bipolar.
- No permite coagulación de los puntos sangrantes.

Restos gestacionales retenidos con resector

La evacuación de los restos con resector se basa en este instrumento sin usar electrocirugía. Esta utilización del asa en frío tiene por objetivo evitar el daño térmico sobre el tejido sano circundante. Solo se utiliza la electrocirugía en caso de sangrado y de una manera selectiva. Para este fin, puede emplearse tanto el resector como el minirresector. Ambos en modalidad monopolar y bipolar con el medio de distensión correspondiente.

Tras introducir el resector, se localizan los restos retenidos y el área de implantación de estos en la cavidad uterina. Después se utiliza el asa a modo de legra, separando los restos retenidos de la pared miometrial. Posteriormente, se evacúan los restos y se comprueba el sangrado existente en el área de implantación. Si se observan vasos sangrantes pulsátiles, se realiza una coagulación cuidadosa estos evitando lesionar el tejido sano.

Una de las principales ventajas del uso del minirresector es que, debido a su reducido diámetro, no precisa la realización de una dilatación cervical previa (**Fig. 51-12**). Entre sus inconvenientes está que el tamaño del asa es muy pequeño y no está indicado para restos con un diámetro mayor de 3 cm, como sucede con el uso de los medios mecánicos. Los puntos clave son:

- Uso del asa a modo de legra.
- Evitar el uso de electrocirugía, salvo para coagulación selectiva.
- El minirresector no es útil para restos de tamaño grande.

Restos gestacionales retenidos con morcelador intrauterino

La utilización de morceladores para el manejo endoscópico de los restos es una buena alternativa que permite una evacuación completa de los restos en casi el 94 % de los pacientes en un solo procedimiento. Evita el daño térmico sobre el tejido circundante, ya que se trata de un medio mecánico.

Tras introducir el terminal del morcelador en la cavidad, se procede a la localización de los restos retenidos y del área

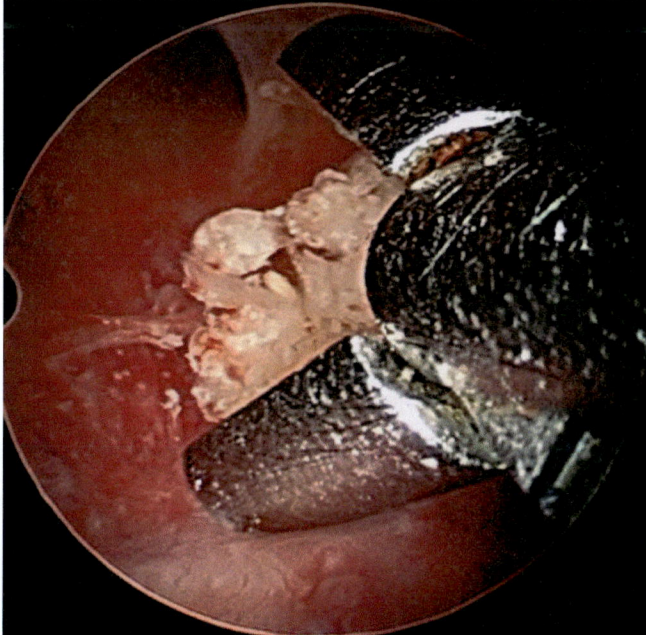

Figura 51-11. Utilización de medios mecánicos para la extracción de restos.

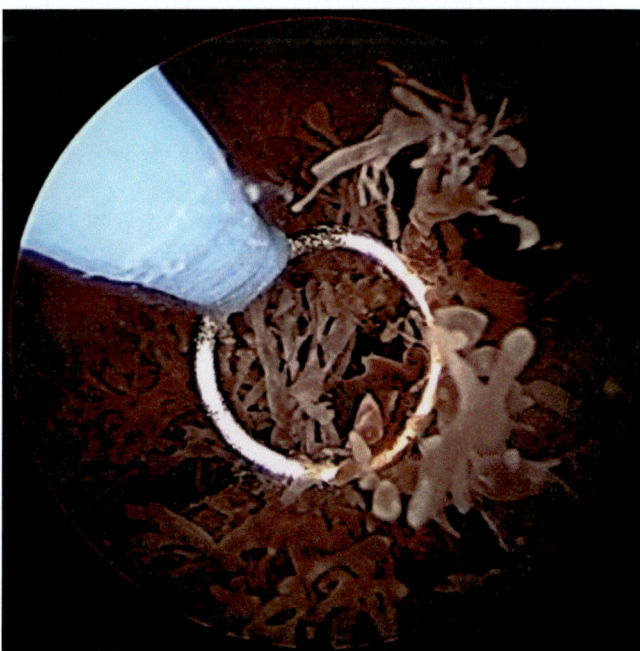

Figura 51-12. Visión en detalle de la utilización del minirresector en la extracción de restos.

de implantación de estos en la cavidad. Posteriormente, se coloca la ventana del morcelador sobre el tejido retenido y se comienza su extracción. Es importante que la ventana esté en todo contacto con el tejido que hay que resecar. Algunos autores recomiendan abordar el tejido de una manera lateral, manteniendo la visión del área de implantación.

Uno de los principales problemas que puede suceder es la aparición de sangrado masivo que, en el caso de los morce-ladores, no se puede solucionar con coagulación. Por eso, es importante evaluar el caso y demorar la cirugía en aquellos restos retenidos altamente vascularizados siempre que la situación de la paciente lo permita. Los puntos clave son:

- Ventana sobre el tejido retenido.
- Abordaje lateral visualizando el área de implantación.
- No permite coagulación de puntos sangrantes.

PUNTOS CLAVE

- El tratamiento de las adherencias intrauterinas es quirúrgico y se realiza por histeroscopia. El objetivo de la cirugía es, por un lado, restaurar la anatomía de la cavidad uterina, volviendo a dar una morfología triangular; por otro lado, pretende restaurar la funcionalidad uterina con diferentes terapias enfocadas a prevenir la reformación de adherencias, así como promover el crecimiento endometrial. Para la realización de esta cirugía se suelen utilizar las tijeras, aunque no hay que olvidar el papel de la electrocirugía. El trabajo de Cararach no halló diferencias en los resultados entre el uso de tijeras y electrocirugía.

- El istmocele o nicho es un defecto de cicatrización en la zona miometrial, en el lugar de la realización de una cesárea previa. Este defecto se asocia, sobre todo, a sangrado uterino posmenstrual, así como a infertilidad. La cirugía está reservada para pacientes sintomáticas. En el caso de la histeroscopia, consiste en una remodelación de la cicatriz para mejorar el sangrado posmenstrual y, secun-dariamente, la infertilidad. La técnica original consistía en la resección del arco inferior y en la posterior fulguración del fondo del nicho. Las distintas modificaciones han añadido la resección del arco superior, así como la fulguración en 360°.

- Los restos gestacionales retenidos se refieren a la existencia de restos placentarios y/o fetales que persisten en la cavidad tras la finalización de una gestación. La histeroscopia es el método de referencia para el diagnóstico de esta patología. El aspecto histeroscópico de los restos se cataloga según la clasificación de Gutenberg. La evacuación por histeroscopia permite la resección selectiva y completa del tejido retenido. Los restos más vascularizados (Gutenberg tipo II y III se pueden beneficiar del uso de instrumental que permita la coagulación de los puntos sangrantes.

BIBLIOGRAFÍA

Aghajanova L, Cedars MI, Huddleston HG. Platelet-rich plasma in the management of Asherman syndrome: case report. J Assist Reprod Genet. 2018;35(5):771-5.

Alonso Pacheco L, Timmons D, Saad Naguib M, Carugno J. Hysteroscopic management of retained products of conception: A single center observational study. Facts Views Vis Obgyn. 2019;11(3):217-22.

Asherman JG. Traumatic intra-uterine adhesions. J Obstet Gynaecol Br Emp. 1950;57(6):892-6.

Baer BF. Placental polypus which simulated malignant disease of the uterus. Philadelphia Med Times. 1884;15:175.

Bass B. Ueber die Verwachsungen in der cervix uterinach curettage. Zentralbl Gynakol. 1927;51:223.

Dominguez JA, Pacheco LA, Moratalla E, Carugno JA, Carrera M, Pérez-Milán F, et al. Diagnosis and management of isthmocele: a SWOT analysis. Ultrasound Obstet Gynecol. 2023.

Donnez O, Jadoul P, Squifflet J, Donnez J. Laparoscopic repair of wide and deep uterine scar dehiscence after cesarean section. Fertil Steril. 2008;89(4):974-80.

Fabres C, Avilés G, De La Jara C, Escalona J, Muñoz JF, Mackenna A, et al. The cesarean delivery scar pouch: clinical implications and diagnostic correlation between transvaginal sonography and hysteroscopy. J Ultrasound Med. 2003;22(7):695-700.

Fernández H, Al-Najjar F, Chauveaud-Lambling A, Frydman R, Gervaise A. Fertility after treatment of Asherman's syndrome stage 3 and 4. J Minim Invasive Gynecol. 2006;13(5):398-402.

Fritsch H. Ein Fall von volligem Schwaund der Gebormutterhohle nach Auskratzung. Zentralbl Gynaekol. 1894;18:1337-42.

Goldenberg M, Schiff E, Achiron R, Lipitz S, Mashiach S. Managing residual trophoblastic tissue. Hysteroscopy for directing curettage. J Reprod Med. 1997;42(1):26-8.

Goldfarb HA. D&C results improved by hysteroscopy. N J Med. 1989;86(4):277-9.

Gubbini G, Casadio P, Marra E. Resectoscopic correction of the «isthmocele» in women with postmenstrual abnormal uterine bleeding and secondary infertility. J Minim Invasive Gynecol. 2008;15(2):172-5.

Gubbini G, Casadio P, Marra E. Resectoscopic correction of the «isthmocele» in women with postmenstrual abnormal uterine bleeding and secondary infertility. J Minim Invasive Gynecol. 2008;15(2):172-5.

Hamerlynck TW, Blikkendaal MD, Schoot BC, Hanstede MM, Jansen FW. An alternative approach for removal of placental remnants: Hysteroscopic morcellation. J Minim Invasive Gynecol. 2013;20(6):796-802.

Laganà AS, Pacheco LA, Tinelli A, Haimovich S, Carugno J, Ghezzi F, et al. Optimal Timing and Recommended Route of Delivery after Hysteroscopic Management of Isthmocele? A Consensus Statement From the Global Congress on Hysteroscopy Scientific Committee. J Minim Invasive Gynecol. 2018;25(4):558.

Levine RU, Neuwirth RS. Simultaneous laparoscopy and hysteroscopy for intrauterine adhesions. Obstet Gynecol. 1973;42(3):441-5.

March CM. Management of Asherman's syndrome. Reprod Biomed Online. 2011;23(1):63-76.

Morris H. Surgical pathology of the lower uterine segment caesarean section scar: is the scar a source of clinical symptoms? Int J Gynecol Pathol. 1995;14(1):16-20.

Myers EM, Hurst BS. Comprehensive management of severe Asherman syndrome and amenorrhea. Fertil Steril. 2012;97(1):160-4.

Orhue AA, Aziken ME, Igbefoh JO. A comparison of two adjunctive treatments for intrauterine adhesions following lysis. Int J Gynaecol Obstet. 2003;82(1):49-56.

Protopapas A, Shushan A, Magos A. Myometrial scoring: a new technique for the management of severe Asherman's syndrome. Fertil Steril. 1998;69(5):860-4.

Qu S, Zhou P. Post-hysteroscopy Duration of the Cook Balloon Uterine Stent Effect on the Re-adhesion Formation. J Coll Physicians Surg Pak. 2021;31(10):1163-7.

Schenker JG. Etiology of and therapeutic approach to synechia uteri. Eur J Obstet Gynecol Reprod Biol. 1996;65(1):109-13.

Swan RW, Woodruff JD. Retained products of conception. Histologic viability of placental polyps. Obstet Gynecol. 1969;34(4):506-14.

Stamer S. Partial and total atresia of the uterus after excochleation. Acta Obstet Gynecol Scand. 1946;26:263-97.

Takeda A, Koike W. Conservative endovascular management of retained placenta accreta with marked vascularity after abortion or delivery. Arch Gynecol Obstet. 2017;296(6):1189-98.

Tchabo JG. Use of contact hysteroscopy in evaluating postpartum bleeding and incomplete abortion. J Reprod Med. 1984;29(10):749-51.

Yang L, Wang L, Chen Y, Guo X, Miao C, Zhao Y, et al. Cold scissors versus electrosurgery for hysteroscopic adhesiolysis: A meta-analysis. Medicine (Baltimore). 2021;100(17):e25676.

Técnicas quirúrgicas IV: adenomiosis, cuerpos extraños, cérvix restantes y malformaciones arteriovenosas

52

C. A. Buitrago Duque, L. Alonso Pacheco, I. Miranda Mendoza y M. E. Correa Duclos

 OBJETIVOS

- Conocer el papel de la histeroscopia en el diagnóstico y tratamiento de la adenomiosis, así como las distintas posibilidades terapéuticas que ofrece.
- Tener conocimiento de cómo realizar la extracción de cuerpos extraños por histeroscopia.
- Saber que la histeroscopia puede ser una solución sencilla y mínimamente invasiva al sangrado cíclico del cérvix restante.
- Entender las malformaciones arteriovenosas uterinas y el papel que tiene la histeroscopia en su manejo.

ADENOMIOSIS

En este apartado se tratan las medidas preoperatorias y postoperatorias, la obtención de muestras para el estudio histopatológico, el drenaje de lesiones quísticas, la adenomiomectomía y las técnicas de ablación y resección endometrial.

Introducción

La adenomiosis es una invasión benigna del tejido endometrial en el miometrio; en casos de una afectación difusa, produce un útero voluminoso. Microscópicamente, se aprecian glándulas endometriales ectópicas acompañadas de estroma que están rodeadas de miometrio hipertrófico e hiperplásico. En ocasiones, la acumulación de material hemático llega a producir verdaderas lesiones quísticas reconocibles de forma macroscópica.

Afecta sobre todo a mujeres en los años reproductivos tardíos, el 70 % en los 40-50 años. El método de referencia para el diagnóstico es el hallazgo histológico en muestras del útero, algo que, clásicamente, solo se podía demostrar tras una histerectomía. Sin embargo, hoy en día la ecografía representa la modalidad de diagnóstico por imagen de primera línea. El grupo de trabajo en hemorragia uterina anormal de la Federación Internacional de Ginecología y Obstetricia ha aceptado los ocho criterios ecográficos propuestos por el grupo Morphological Uterus Sonographic Assessment para su diagnóstico. Los aspectos relacionados con la definición, patogenia y manejo clínico se encuentran desarrollados en el **capítulo 28**.

Mucho se ha escrito y debatido sobre el papel de la histeroscopia tanto en el diagnóstico como en el manejo de esta patología. Es cierto que al ser la adenomiosis eminentemente intramiometrial, el papel de la histeroscopia en el diagnóstico visual desempeña un papel secundario. Asimismo, no existen hallazgos histeroscópicos patognomónicos, pero pueden visualizarse algunas alteraciones de la superficie endometrial muy sugestivas de adenomiosis (**Tabla 52-1**). Es importante

destacar que, para una adecuada evaluación de algunas de estas lesiones, es necesario reducir la presión intracavitaria a fin de no colapsar los capilares y apreciar la irregularidad endometrial de forma apropiada (**Fig. 52-1**).

Existen determinadas técnicas histeroscópicas para la toma de biopsia miometrial de las zonas sospechosas. Las biopsias de localización más superficial pueden tomarse tanto con medios mecánicos (tijeras y pinzas) como con la utilización de electrocirugía (terminal bipolar o resector). Existe, además, la posibilidad de realizar tomas de biopsias más profundas mediante la utilización de un espirotomo.

El enfoque terapéutico más aceptado de la adenomiosis se basa en la utilización de tratamientos médicos hormonales, entre los que se incluyen agonistas de la hormona liberadora de gonadotropina, dispositivos intrauterinos liberadores de levonorgestrel, píldora anticonceptiva combinada, progestágenos y danazol. La principal limitación de los tratamientos médicos es que producen una regresión y mejoría temporal de la adenomiosis, pero no una curación definitiva. De hecho, existen altas tasas de recurrencia al suspender el tratamiento.

En cuanto al papel de la histeroscopia en el tratamiento de la adenomiosis, su papel es limitado y se circunscribe, por lo general, a casos en los que esta patología sea abordable desde la cavidad. Hay que recordar que existen técnicas excisio-

Tabla 52-1. Hallazgos histeroscópicos sugerentes de adenomiosis
Endometrio irregular con defectos en forma de «agujeros»
Hipervascularización endometrial
Patrón endometrial «de fresa»
Lesiones quístico-hemorrágicas azul oscuro o achocolatadas
Aspecto fibroso cicatricial de las lesiones uterinas

nales y no excisionales. Las primeras tienen como objetivo la exéresis completa de la lesión (la histeroscopia se realiza en casos de adenomiosis focal). Las no excisionales pretenden un tratamiento sin realizar la exéresis completa de la lesión y suelen utilizarse cuando se requiere un tratamiento sintomático de la adenomiosis.

El propósito de la cirugía histeroscópica en los casos de adenomiosis es mejorar la sintomatología asociada, como es el caso del sangrado menstrual abundante, la dismenorrea asociada o la infertilidad. En este apartado, se abordan las diferentes técnicas utilizadas en el tratamiento de las adenomiosis, destacando puntos clave que ayuden en la práctica clínica diaria.

Antecedentes históricos

La histerectomía ha sido clásicamente la cirugía de la adenomiosis, ya que se utilizaba tanto para el diagnóstico de esta afección como para su tratamiento definitivo. Con el desarrollo de las técnicas de imagen y la posibilidad de diagnosticar la adenomiosis uterina antes de la histerectomía, se comenzó a desarrollar el tratamiento conservador en aquellas mujeres que querían conservar el útero.

Es difícil encontrar cuáles fueron las primeras referencias en el tratamiento histeroscópico de la adenomiosis, puesto que en estos tratamientos iniciales, al hacer resecciones endometriales a pacientes con cuadros de sangrado menstrual abundante, probablemente se desconocía que se estaba tratando en realidad a pacientes afectadas por adenomiosis. Las primeras ablaciones endometriales histeroscópicas se realizaron con energía láser en lugar de electrocirugía. Así, la primera serie publicada fue la de Goldrath en 1981. Solo 2 años más tarde, DeCherney publicó el primer trabajo sobre la utilización del resector para tratar un cuadro de sangrado uterino abundante con electrocoagulación del endometrio. Este fue el punto de partida del uso del resector en el tratamiento del sangrado menstrual abundante asociado a la adenomiosis. Posteriormente, el mismo autor publicó una actualización de su trabajo anterior en la que, sobre un grupo de 21 pacientes, realizó una resección del endometrio en lugar de la simple electrocoagulación de este, con lo que se establecieron las bases de la resección endometrial actual.

En cuanto al tratamiento de los quistes adenomiósicos, quizás uno de los primeros trabajos ubicados fue el de Giana, quien, en 2005, publicó un caso de un quiste adenomiósico en una mujer de 46 años (**Fig. 52-2**). Este quiste fue estudiado mediante ecografía transvaginal, histeroscopia y microscopia. La ecografía transvaginal mostró una zona anecoica; la histeroscopia reveló una masa quística que protruía en la pared posterior. Mediante un resectoscopio de asa bipolar se removió la masa. El examen histológico de la lesión mostró características típicas de un quiste adenomiósico. Los autores sugirieron en este estudio que la ecografía transvaginal junto con la histeroscopia eran pruebas adecuadas para diagnosticar y tratar este tipo de lesión adenomiósica.

Un adenomioma que se proyecta en la cavidad endometrial se denomina **adenomioma polipoide**. Mazur, en 1981, fue el primero que describió esta entidad. En su trabajo reflejó a cinco mujeres premenopáusicas con lesiones polipoideas inusuales del endometrio que él denominó **adenomiomas polipoides atípicos**. Dichos pólipos se caracterizaban por tener glándulas irregulares y atípicas con metaplasia escamosa y un mesénquima celular de músculo liso, con un patrón parecido al de un adenocarcinoma infiltrante o un tumor mülleriano maligno mixto. La microscopia electrónica confirmó en un caso la presencia de un componente de músculo liso bien diferenciado. Estas lesiones eran focales y no invasivas.

Doabshi, en 1992, publicó el caso de una mujer de 42 años con cuadro de sangrado vaginal anormal de 8 años de evolución. La histeroscopia reveló una masa polipoide compatible con un leiomioma submucoso; se realizó una histerectomía. El útero mostraba una masa polipoide firme de 7 × 5 × 3 cm que ocupaba la mayor parte de la cavidad uterina y sobresalía a través del orificio cervical. El diagnóstico anatomopatológico confirmó que se trataba de un adenomioma.

Por su lado, George Vilos publicó la resección de un adenomioma polipoide con resector que manejó de manera similar a como se hace con cualquier pólipo de gran tamaño, aunque, en este caso, también llevó a cabo una ablación endometrial.

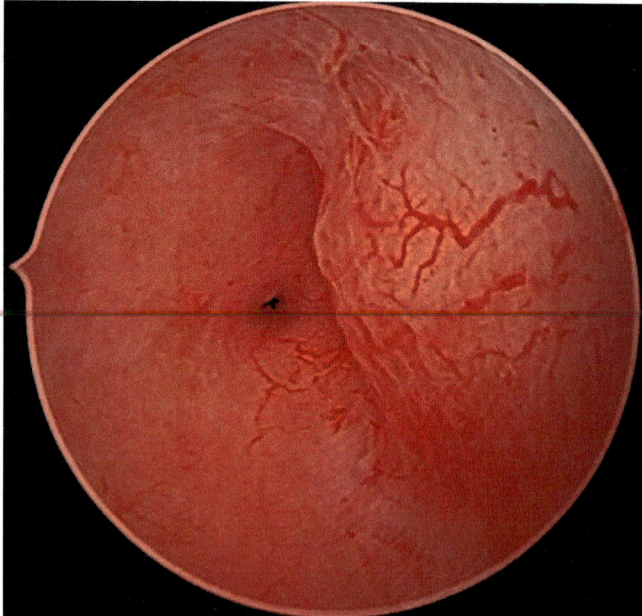

Figura 52-1. Detalle de foco de adenomiosis que impronta en la cavidad uterina.

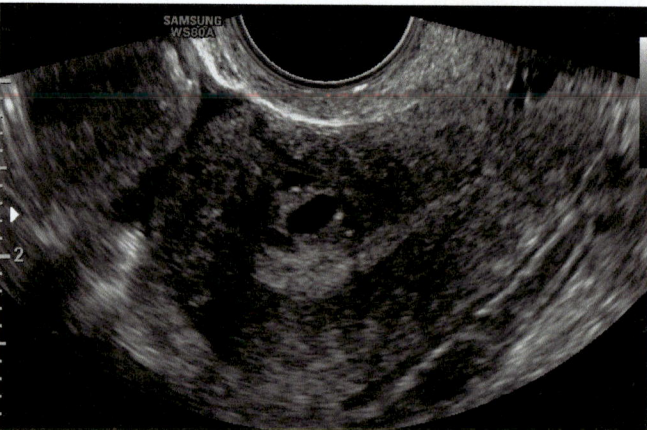

Figura 52-2. Quiste adenomiósico.

El uso de técnicas de biopsia para el diagnóstico de adenomiosis de localización profunda mediante histeroscopias fue publicado por primera vez por Gordts mediante la utilización del espirotomo.

Principios de la cirugía

Los principios de la cirugía en los casos de adenomiosis son diferentes según el objetivo que se desee alcanzar y la sintomatología que se quiera tratar. Así, se puede diferenciar entre:

- Pacientes con sangrado uterino anormal sin deseos de gestación: la indicación principal en estas pacientes es la histerectomía o el tratamiento médico. En aquellos casos en los que se opte por la opción histeroscópica, las técnicas de ablación o resección endometrial son la opción más adecuada.
- Pacientes con dismenorrea y quiste adenomiósico: en estos casos, el objetivo es mejorar el dolor experimentado por la paciente, algo que por vía histeroscópica se puede lograr simplemente con una apertura y un drenaje del quiste (**Fig. 52-3**).
- Pacientes con dismenorrea y adenomioma: mejoría del dolor con exéresis del adenomioma como si de un mioma se tratase.
- Pacientes con infertilidad y adenomiosis asociada: la apertura de un drenaje de las lesiones quísticas y la remodelación de la cavidad en casos en los que esta esté alterada constituyen el principio de la cirugía histeroscópica en este grupo de pacientes.
- Pacientes con adenomioma polipoide: resección de este como si de un pólipo se tratase.
- Pacientes con cavidad distorsionada por adenomiosis con pérdida de la anatomía normal: estos casos suponen un verdadero reto y, probablemente, se beneficien más de un tratamiento médico como primera opción terapéutica; se reserva la cirugía para un segundo tiempo con el objetivo de conseguir una cavidad lo más normalizada posible y con morfología triangular (**Fig. 52-4**).

Medidas preoperatorias

La medida preoperatoria más importante es tener un conocimiento lo más preciso posible de la localización y profundidad de la lesión, así como realizar la cirugía con un endometrio lo más delgado posible, dado que, como ya se ha comentado con anterioridad, esta es una patología que afecta a la pared en la mayoría de los casos; además, un endometrio grueso podría dificultar la localización de las lesiones.

Como en el caso de la cirugía histeroscópica en el tratamiento de las malformaciones uterinas, la mayoría de los autores coinciden en identificar la fase proliferativa inicial como el mejor momento para la metroplastia debido a que el endometrio está adelgazado de manera natural, además de estar menos tendente a presentar sangrado. En aquellos casos en los que no se puede organizar la cirugía en esta fase del ciclo, se puede preparar el endometrio de manera farmacológica.

Medidas postoperatorias

En los casos en los que se realiza el tratamiento en pacientes sin deseo reproductivo, la instauración de una terapia médica con la utilización del dispositivo intrauterino liberador de levonorgestrel es una opción válida. La liberación continua controlada de este medicamento, directamente en la mucosa uterina, puede inducir la regresión de las lesiones adenomiósicas residuales tras la cirugía, lo que influye de forma positiva en el sangrado menstrual y en el alivio de los síntomas de dolor.

En las pacientes en las que existe un deseo reproductivo, es muy importante la utilización de medidas tendentes a evitar la formación de adherencias, así como una evaluación del resultado quirúrgico 1-2 meses después de la cirugía. Esta revisión puede hacerse tanto por histeroscopia como por ecografía 3D. También se debe objetivar una cavidad de morfología triangular sin signos histeroscópicos de adenomiosis.

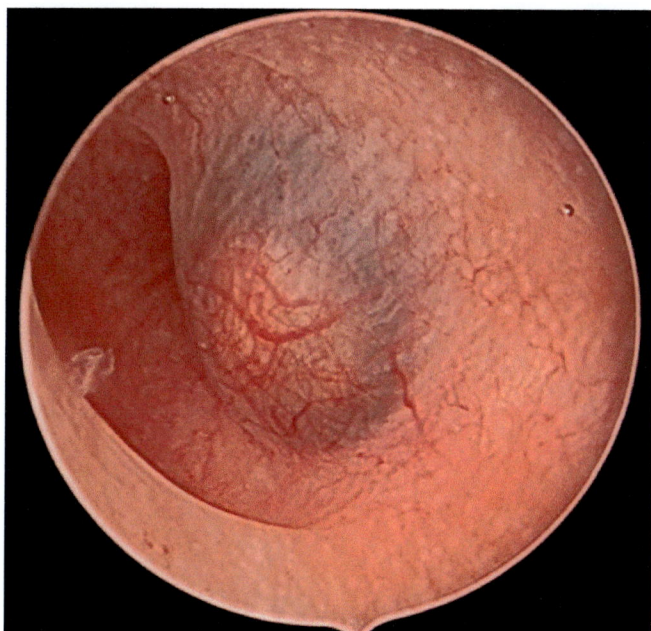

Figura 52-3. Adenomiosis quística.

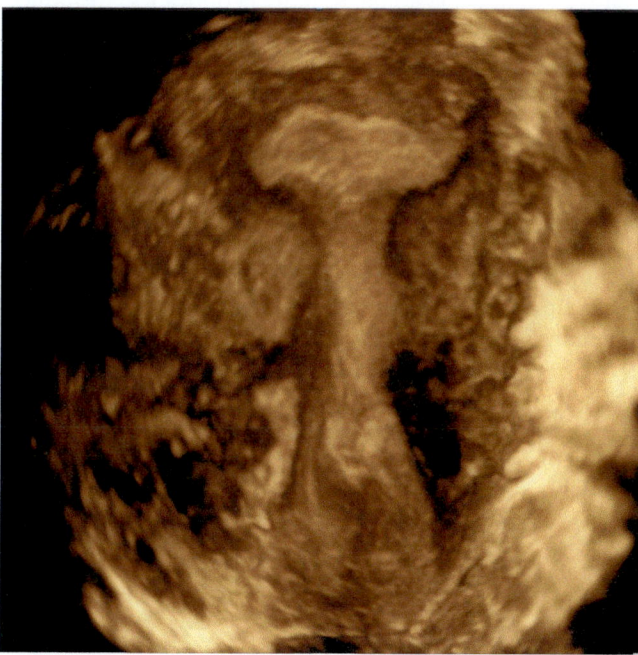

Figura 52-4. Cavidad distorsionada por adenomiosis.

Obtención de muestra para estudio histopatológico

La técnica clásica consiste en la toma de una muestra con resector. Esta debe incluir endometrio y miometrio. Algunos autores aconsejan realizar una segunda toma más profunda que incluya el miometrio localizado bajo la primera toma. El trabajo de McCausland fue uno de los primeros en demostrar que existía una correlación entre la profundidad de la adenomiosis y la gravedad del sangrado uterino anormal. En la actualidad, esta técnica de biopsia con asa de resector se puede llevar a cabo con más facilidad con el uso de los minirresectores y, así, evitar la necesidad de una dilatación cervical.

Otra técnica para la toma de biopsias fue descrita por Gordts. En ella, se aconsejaba la utilización de histeroscopios de muy pequeño calibre. El trabajo inicial se realizó con el histeroscopio Trophy (Karl Storz, Alemania), que ofrece la posibilidad de cambiar de un histeroscopio diagnóstico de 2,9 mm a uno operatorio de 4,4 mm sin necesidad de retirar el histeroscopio gracias a su sistema deslizante.

Utilizando estos minihisteroscopios, y a través del canal operatorio, se toman muestras selectivas de las lesiones adenomiósicas. En los casos de lesiones quísticas subendometriales o de adenomiomas que protruyen en la cavidad, es posible una toma de biopsia selectiva con medios mecánicos. Con el uso de tijeras se puede disecar parte de la pared del quiste que se extrae, posteriormente, con pinzas para enviarlo a estudio histopatológico.

En casos de lesiones de localización más profunda, se utiliza un espirotomo (**Fig. 52-5**), que permite una toma frontal de tejido localizado tanto en superficie como en profundidad. El espirotomo es un dispositivo de toma de biopsias de tejidos blandos basado en un sistema de rotación y corte. Primero, una hélice cortante se va introduciendo mediante un movimiento rotatorio en la zona a biopsiar, fijando además el tejido. Después, una cánula exterior cortante se desplaza sobre la hélice cortante, con lo que se libera el tejido que queda dentro del sistema; esto permite retirar todo en conjunto. Una vez localizada la lesión, se retira la óptica y se introduce el espirotomo a través de la vaina externa del Trophy; bajo guía ecográfica, se dirige en profundidad hasta el área que hay que biopsiar. En los casos de adenomiosis quística, el canal producido por el paso del espirotomo se convierte, además, en una referencia del camino que hay que seguir hasta dicha lesión, con lo que se facilita el posterior abordaje histeroscópico. Los puntos clave que hay que destacar son:

- Es importante tomar muestra del miometrio en profundidad para estudiar la profundidad de penetración de la adenomiosis.

- La técnica clásica se realiza hoy con minirresectores.
- La utilización del espirotomo permite una toma de biopsias en más profundidad de manera ecoguiada.

Drenaje de lesiones quísticas

El drenaje de lesiones adenomiósicas quísticas superficiales que protruyen en la cavidad puede realizarse en consulta con medios mecánicos (tijeras) y/o electrodos bipolares. Cuando dichas lesiones se encuentran a mayor profundidad, se suele hacer el tratamiento en quirófano, donde, en un primer tiempo, se localiza el quiste con el uso del espirotomo y, en un segundo tiempo, se efectúa la resección de este con instrumental bipolar siguiendo el camino que ha dejado el espirotomo y que sirve de guía para encontrar la lesión quística de ubicación intramural.

La técnica consiste en la apertura y drenaje del quiste adenomiósico, que, inevitablemente, deja un defecto en la superficie de la pared uterina (**Fig. 52-6**). Algunos autores abogan por una resección completa del quiste como si de un endometrioma se tratase, mientras que otros realizan simplemente una apertura completa y un drenaje del quiste, con o sin conservación del endometrio que hay en su interior.

Hasta la fecha no existen estudios comparativos entre una u otra técnica ni entre la preservación o no del endometrio localizado en el interior del adenomioma. La mayoría de los casos publicados sí que reportan una mejoría de la sintomatología clínica, con independencia de la técnica utilizada. Los puntos clave que hay que destacar son:

- La técnica de drenaje es sencilla en los casos en los que el quiste adenomiósico protruye en la cavidad.
- No existe acuerdo sobre si es mejor resecar el quiste o, simplemente, abrirlo y drenarlo.
- Tampoco existe acuerdo sobre el manejo del endometrio intraquístico.

Adenomiomectomía

Un adenomioma es una forma localizada de adenomiosis que está compuesta por una mezcla de glándulas endometriales, estroma y fibras musculares lisas; a veces, es muy difícil de diferenciar del mioma con técnicas de imagen.

La técnica de la adenomiomectomía por vía histeroscópica se realiza de manera similar a una miomectomía. El principal problema al que hay que enfrentarse en estos casos es que no existe un límite definido entre adenomiosis y miometrio sano (**Fig. 52-7**).

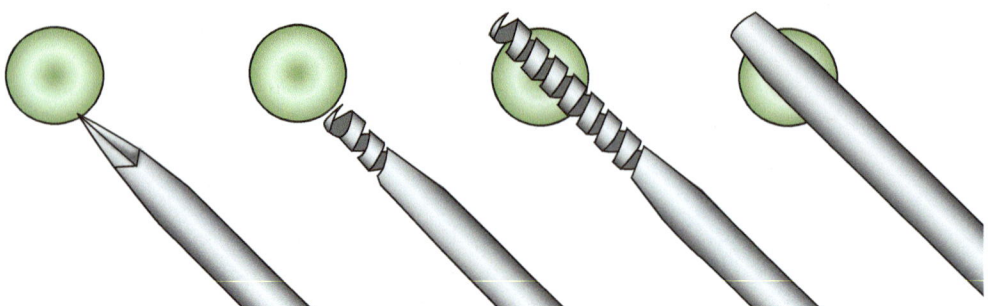

Figura 52-5. Esquema de cómo actúa el espirotomo.

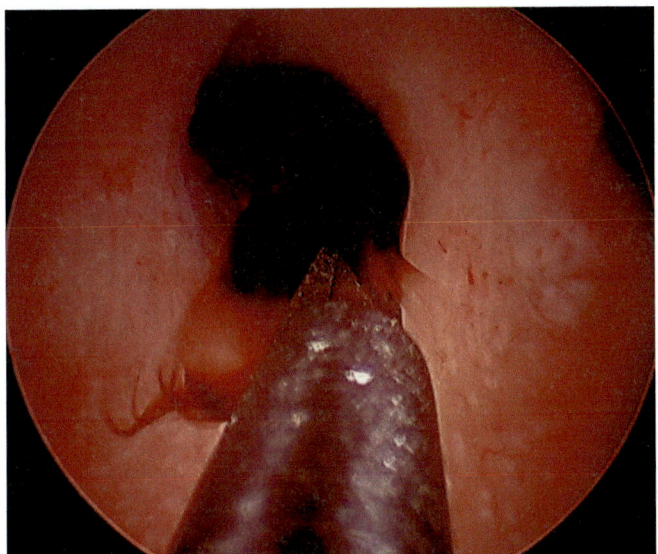

Figura 52-6. Apertura de lesión quística con tijera.

Los adenomiomas superficiales menores de 1,5 cm pueden manejarse de manera ambulatoria como si fuera un mioma, con la dificultad añadida de que es más difícil movilizarlos y separarlos del miometrio sano, ya que no existe seudocápsula. Los miomas mayores de 1,5 cm o de localización más profunda requieren un manejo con resector o minirresector. El objetivo es resecar por completo el adenomioma sin dañar el miometrio subyacente. Tras la resección del adenomioma, se coagula el lecho remanente. El manejo de este tipo de lesiones suele dejar un defecto en la superficie endometrial. Los puntos clave que hay que destacar son:

- Manejo similar al del mioma.
- La mayor complejidad radica en la ausencia de seudocápsula.
- Se realiza coagulación del lecho remanente.

Técnicas de ablación y resección endometrial

Las técnicas de ablación y resección endometrial han sido ampliamente desarrolladas en el **capítulo 48**. Solo recordar que la ablación endometrial consiste en la destrucción del endometrio, mientras que la resección se basa en la extirpación de la capa superficial del miometrio. Ambas técnicas deben destruir, al menos, 1-3 mm del miometrio subyacente para eliminar la capa basal del endometrio y conseguir el efecto deseado.

CUERPOS EXTRAÑOS

En este apartado sobre cuerpos extraños se tratan las medidas preoperatorias de los cuerpos extraños, además de abordar los casos con dispositivos intrauterinos (DIU) retenidos, fragmentos óseos y Essure®, además de otros casos menos frecuentes.

Introducción

La presencia de cuerpos extraños, tanto en tla cavidad endometrial como en la vagina, es un hallazgo infrecuente y puede darse en pacientes desde la primera infancia hasta mujeres de

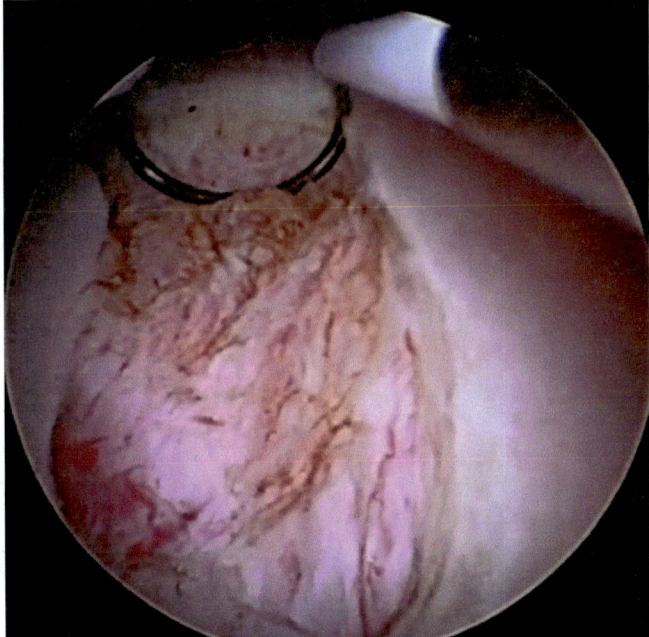

Figura 52-7. Resección de adenomioma con resector.

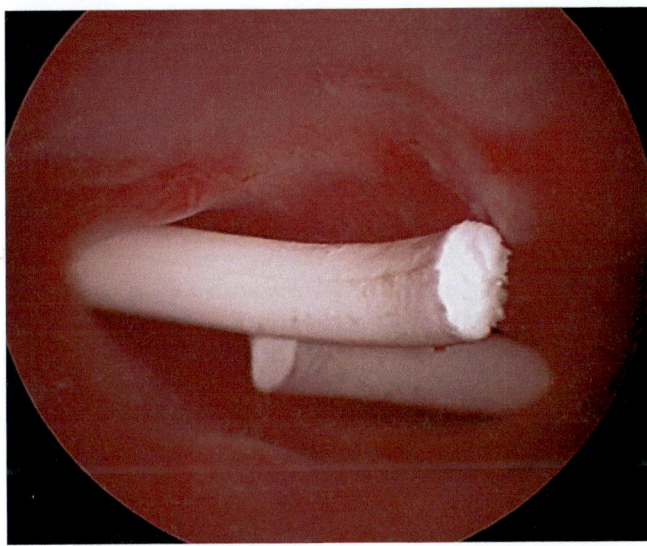

Figura 52-8. Fragmentos de dispositivo intrauterino retenidos en la cavidad uterina.

edad avanzada. El principal cuerpo extraño descrito son los DIU o los fragmentos de estos; su extracción a veces supone un verdadero problema (**Fig. 52-8**). Otros cuerpos extraños que pueden localizarse en la cavidad uterina son fragmentos óseos, restos de material de sutura, dispositivo Essure® y fragmentos de algodón, entre otros.

Es importante tener en cuenta que la presencia de cuerpos extraños retenidos en la vagina es algo propio de niñas que, de manera inconsciente, pueden introducirse un cuerpo extraño que luego no pueden extraer. Conviene señalar que, en ocasiones, la introducción de estos cuerpos extraños se realiza por otra persona dentro del contexto de juegos sexuales o abusos a menores, algo relevante siempre que se encuentra algo introducido en la vagina de una niña.

La mayoría de las pacientes con cuerpos extraños retenidos son asintomáticas, mientras que otras presentan síntomas como sangrado uterino anormal, alteraciones en la cantidad menstrual, secreción vaginal y molestias abdominales inespecíficas.

Antecedentes históricos

Quizás, el primer caso documentado de un cuerpo extraño retenido en la zona uterina fue el publicado por Heineck, en el que presentaba el caso de una mujer de 25 años con un dispositivo retenido localizado en el canal cervical como método anticonceptivo. El autor exponía la dificultad de extraer estos cuerpos extraños utilizados como anticonceptivo y dudaba de su eficacia a la hora de prevenir el embarazo.

A veces, la retención se prolonga en el tiempo y, por lo general, se diagnostica como consecuencia de la sintomatología asociada. Cabe destacar el caso publicado por Roy, en el que encontró un cuerpo extraño retenido durante más de 12 años.

La mayor serie documentada de cuerpos extraños extraídos por histeroscopia fue la publicada por Xia en 2003; en ella se observó que la mayoría de los casos correspondían a DIU retenidos o fragmentos de DIU en la cavidad. La totalidad fueron extraídos por histeroscopia con guía ecográfica.

Medidas preoperatorias

La extracción de cuerpos extraños retenidos en la vagina o el útero no precisa preparación previa, salvo las habituales antes de realizar una histeroscopia diagnóstica-terapéutica. Sí es importante destacar que en el caso de los cuerpos extraños en niñas, es necesario hacerlo en quirófano y bajo sedación, dado que son pacientes que suelen ser poco colaboradoras durante el procedimiento y no es habitual que toleren el dolor.

Dispositivo intrauterino retenido

Más de 160 millones de mujeres en el mundo usan en la actualidad dispositivos intrauterinos como método anticonceptivo. El uso de los dispositivos medicados ha aumentado considerablemente durante la última década y, por su efecto progestágeno local, son utilizados con frecuencia para el manejo de la dismenorrea primaria, sangrado menstrual abundante, dolor pélvico secundario a adenomiosis e, incluso, en el manejo conservador de la hiperplasia endometrial. La histeroscopia permite, en el caso de los DIU, evaluar su posición, reposicionar aquellos rotados o descendidos, apoyar su instalación en casos de estenosis cervical y extraer el dispositivo o sus fragmentos.

Los casos de mayor complejidad son la retirada de dispositivos intrauterinos vía histeroscópica en pacientes con embarazos viables de primer trimestre, en los que la posición del dispositivo es de alto riesgo de aborto o cuando no se encuentran las guías visibles por el orificio cervical externo.

El acceso se realiza mediante vaginohisteroscopia con solución salina y, por lo general, en consulta. Una vez alcanzada la cavidad y tras lograr una visión adecuada del dispositivo, se debe identificar la posición de este y evaluar la estrategia adecuada para la extracción. Existen varios supuestos que se pueden dar:

- Dispositivo normoinserto: se puede realizar una tracción de los hilos guía del DIU o traccionar directamente del dispositivo con pinzas dentadas. Una vez pinzado, se debe acercar el DIU a la óptica y retirar el histeroscopio manteniendo una visión directa de la extracción.
- DIU rotado: en este caso, se puede traccionar de la parte distal del DIU y ver si su rotación en la cavidad es posible (**Fig. 52-9**). A veces esta no es posible y se consigue una extracción más fácil traccionando de uno de los brazos del DIU (suele ser del que se encuentra más cercano al orificio cervical interno). La extracción se debe hacer bajo visión directa.
- DIU enclavado en la pared: si el dispositivo se encuentra enclavado en el miometrio, debe emplearse una pinza rígida de agarre apropiada, traccionar desde la porción intracavitaria del dispositivo y ver si sale con facilidad. Si la tracción no es efectiva, se debe emplear una tijera fría para facilitar la liberación del DIU del tejido miometrial (**Fig. 52-10**).

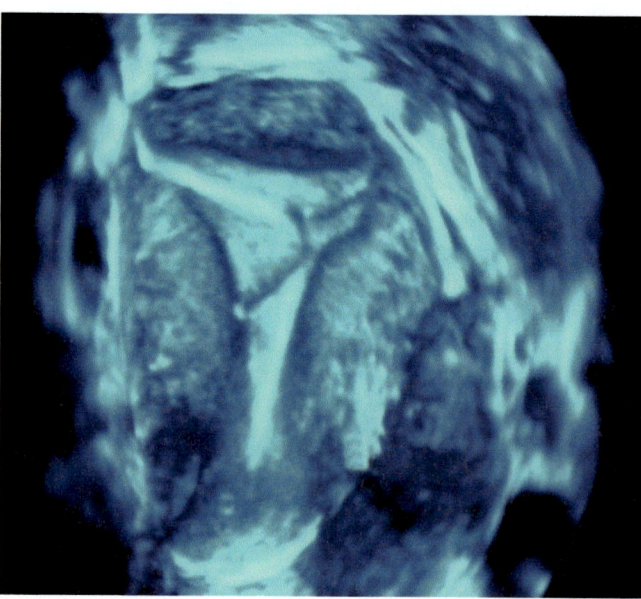

Figura 52-9. Dispositivo intrauterino traslocado.

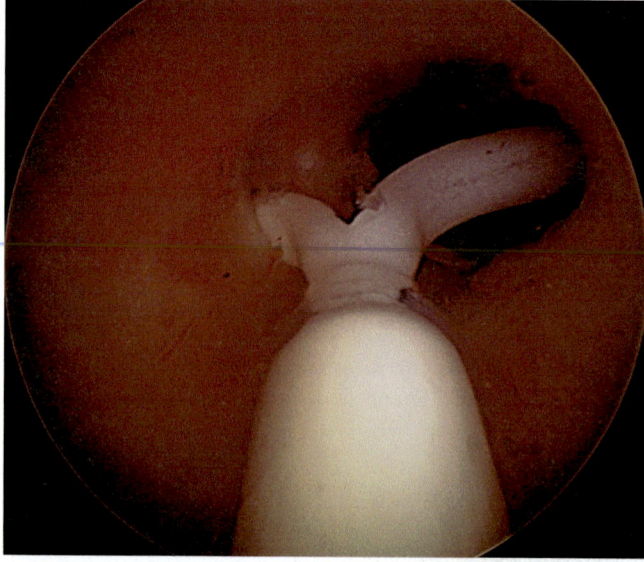

Figura 52-10. Dispositivo intrauterino enclavado en la pared.

- DIU y embarazo: la extracción de un DIU en una gestación supone un desafío para el histeroscopista (**Figs. 52-11** y **52-12**). Como ya se ha comentado previamente, el acceso es por vaginohisteroscopia con solución salina, lo que permite que el medio de distensión separe de manera gradual el saco gestacional de las paredes uterinas y del dispositivo. Una vez que el dispositivo intrauterino es visible y está separado del saco gestacional, se toma con la pinza de extracción firmemente y es extraído con cuidado. Este procedimiento se puede realizar guiado por ecografía transabdominal, lo que permite tener mejor orientación y mayor grado de seguridad. Algunas recomendaciones son: realizarlo antes de las 12-14 semanas y con guía ecográfica; evaluar la viabilidad embrionaria antes y después del procedimiento; utilizar suero fisiológico a temperatura corporal y con la menor presión posible, y utilizar profilaxis antibiótica.

Los puntos clave que conviene destacar respecto al DIU retenido son:

- La extracción del DIU se realiza por vaginohisteroscopia.
- Si el DIU está enclavado en la pared miometrial, a veces hace falta liberarlo previamente con el uso de tijeras.
- En casos de DIU y embarazo, se suele realizar la extracción de manera ecoguiada.

Fragmentos óseos

Los fragmentos óseos secundarios a la metaplasia (**Fig. 52-13A**) son otros de los cuerpos extraños que pueden observarse en la cavidad endometrial. El origen de este tejido tiene dos teorías principales. Por una parte, se propone que las células del estroma endometrial multipotenciales podrían transformarse en cartílago o tejido óseo mediado por la reacción a los estímulos desconocidos. Por otro lado, pueden originarse a partir de tejido ovular o fetal residual de abortos incompletos o legrados uterinos insuficientes, que, posteriormente, se calcifican.

Algunos fragmentos tienen formas óseas y otros coraliformes. La gran mayoría pueden ser extraídos con histeroscopia de consultorio y, en casos en que son de mayor tamaño, es recomendable fragmentarlos (**Fig. 52-13B**). No se recomienda el corte con tijeras, por el alto riesgo de ocasionar daño en el instrumental, pero sí se aconseja la fragmentación con pinza tipo *grasper* o la utilización del láser de diodo.

Es importante destacar que, por lo general, las formas planas suelen ser muy delicadas y se suelen romper al cogerlas con las pinzas de histeroscopia, lo que hace que se produzcan múltiples fragmentos de pequeño calibre que dificultan la extracción completa.

La extracción histeroscópica es la primera opción terapéutica en el caso de los fragmentos óseos retenidos.

Essure®

Hasta el año 2018 se utilizó el Essure®, un sistema de anticoncepción definitiva mediante la colocación en ambos cuernos uterinos de una espiral compuesta por aleación de titanio, níquel y acero que produce una reacción inflamatoria (**Fig. 52-14**). Después de 3 meses, se consideraba el método como efectivo y lograba la obstrucción tubárica a través de la fibrosis cicatricial cornual. Su inserción era a través de histeroscopia ambulatoria, sin necesidad de anestesia. Debido a la gran cantidad de pacientes que presentaron dolor pélvico,

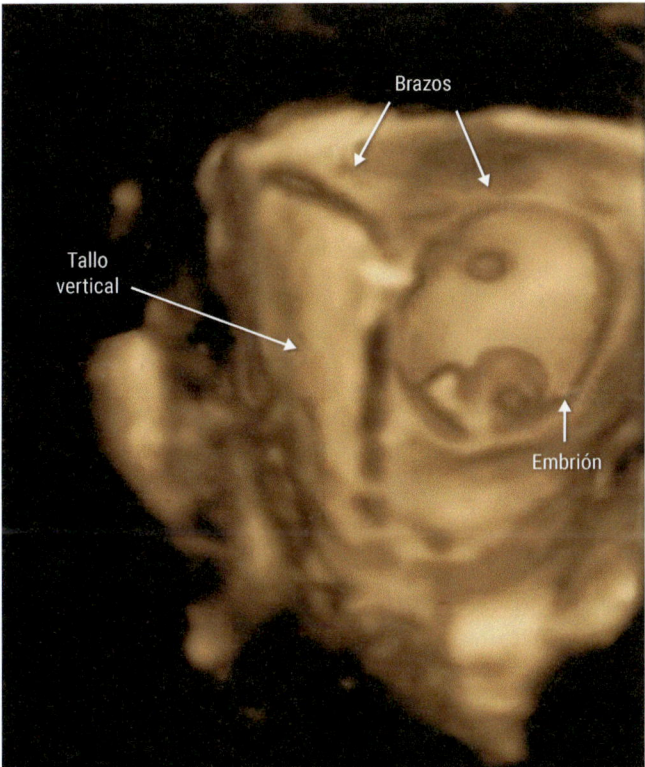

Figura 52-12. Ecografía 3D de gestación y dispositivo intrauterino.

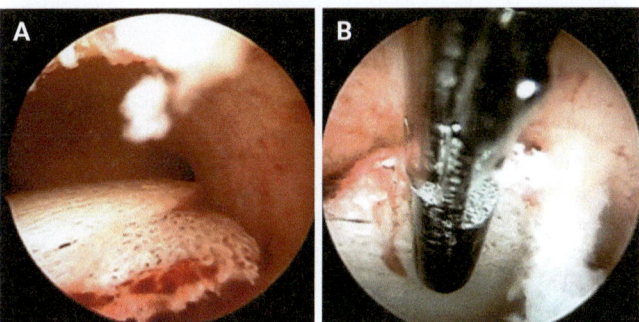

Figura 52-13. A) Fragmento óseo en la cavidad uterina. **B)** Extracción de fragmento óseo con pinzas.

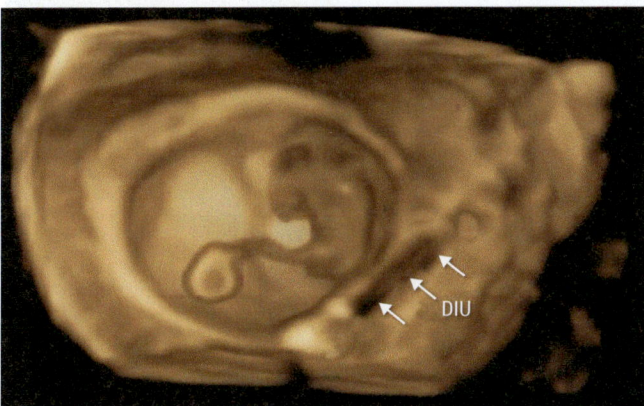

Figura 52-11. Ecografía 3D de gestación y dispositivo intrauterino.

alergias y otras complicaciones atribuidas al dispositivo, este fue retirado del mercado.

La extracción histeroscópica era posible en las primeras 5-6 semanas de la colocación, ya que aún no estaba establecida la fibrosis definitiva. Dicha extracción por vía histeroscópica se podía realizar cuando el dispositivo tenía más de 14 espirales dentro de la cavidad endometrial. Para la extracción por histeroscopia se sugería hacerla bajo sedación, con una tracción suave evitando movimientos que pudieran romper el dispositivo.

Al igual que con la extracción de otros cuerpos extraños, se aproximaba la pinza al canal operatorio, pero sin entrar a este, y se extraía el sistema de forma conjunta. Si no se estaba totalmente seguro de la extracción completa del implante, se realizaba una radiografía y/o ecografía para determinar si quedaba algún fragmento residual. En los casos que no era posible bajo histeroscopia, la extracción laparoscópica y/o la histerectomía eran las alternativas apropiadas.

Otros cuerpos extraños

Han sido varios los cuerpos extraños extraídos por histeroscopia tanto de la vagina como del útero, muchas veces consecuencia de diferente material utilizado para provocar abortos en condiciones no saludables y fuera de un ambiente hospitalario adecuado. Aunque muchas de estas pacientes son asintomáticas y, por lo tanto, desconocen la existencia del cuerpo extraño retenido, otras tienen síntomas, como sangrado anormal, infección pélvica, dolor abdominal, leucorrea e infertilidad.

La revisión de la bibliografía científica muestra en la zona intrauterina casos de cerillas, espinas de pescado, fragmentos de cánulas de aspiración, fragmentos de bambú, horquillas y agujas de tejer. Las muertes por abortos ilegales suponen hasta un 20 % de los fallecimientos relacionados con el embarazo en zonas rurales de países en vías de desarrollo.

En el caso de los cuerpos extraños en la zona vaginal, estos son diversos según el grupo de edad. En niñas, pueden hallarse fragmentos de papel o de tejido, canicas, lápices, esponjas y materiales plásticos, entre otros. Hay que recordar que el uso de la vaginoscopia en estos casos puede desempeñar un papel importante en la extracción al respetar el himen. En jóvenes adolescentes y mujeres adultas, se pueden hallar tampones, preservativos y objetos utilizados para la masturbación que suelen extraerse con la ayuda de un espéculo y una pinzas.

CÉRVIX RESTANTE

La diferencia entre la histerectomía total y la subtotal radica en la preservación del cérvix o muñón cervical. El debate sobre las repercusiones de preservar o no el cérvix permanece hasta hoy con defensores y detractores. Uno de los problemas asociados a la histerectomía subtotal es el posible desarrollo de un carcinoma cervical que asiente en el muñón cervical, posibilidad muy remota que afecta a menos de un 1 % de las pacientes. El otro problema asociado es la existencia de un sangrado cíclico persistente tras la cirugía proveniente de la repuesta a los cambios hormonales de cierta cantidad de tejido endometrial remanente dentro del muñón. Este sangrado cíclico afecta al 0-25 % de las pacientes según las series (**Fig. 52-15**).

La solución definitiva que se suele utilizar consiste en una traquelectomía del cérvix restante, técnica cuya vía natural es la vaginal, aunque también puede hacerse por vía abdominal o laparoscópica.

Existen muy pocos casos publicados de abordaje histeroscópico de esta patología. Puede dividirse la técnica en dos tipos:

- Ablación del tejido endometrial residual: Pontrelli utilizó el sistema bipolar Versapoint® con el electrodo denominado *spring* para realizar una vaporización del endometrio localizado en el muñón cervical. Con este tratamiento consiguió una franca disminución del sangrado, aunque no una amenorrea completa.
- Resección del tejido: Alonso realizó una resección del tejido residual con un resector de 22 Fr y el asa monopolar. La

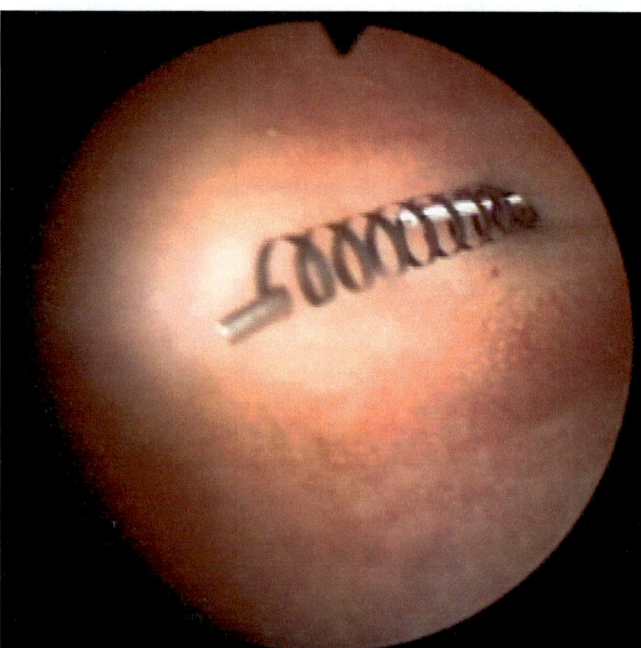

Figura 52-14. Anillas de Essure® en la cavidad uterina.

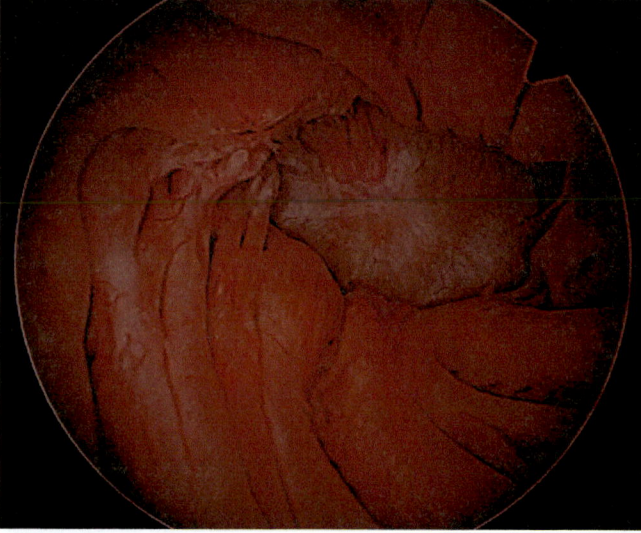

Figura 52-15. Visión de cérvix restante por histeroscopia.

resección permitió ser más efectivo que en el caso de la ablación, consiguiendo que la paciente entrase en amenorrea desde el momento de la intervención.

El manejo histeroscópico del sangrado cíclico que experimentan estas pacientes es una alternativa válida, rápida y mínimamente invasiva a la traquelectomía del muñón residual.

MALFORMACIÓN ARTERIOVENOSAS UTERINA

Las malformaciones arteriovenosas uterinas (MAV) corresponden a alteraciones vasculares caracterizadas por una comunicación directa entre arterias y venas del miometrio y que pueden ser de origen congénito o adquirido; son una causa infrecuente, pero potencialmente mortal de sangrado uterino. La Sociedad Internacional para el Estudio de las Anomalías Vasculares clasifica estas lesiones como malformaciones vasculares de alto flujo (**Fig. 52-16**).

Pueden ser congénitas o adquiridas. Muchos autores coinciden en reservar el término **fístula arteriovenosa** para los casos adquiridos y el de **malformación arteriovenosa** para los congénitos, aunque esto no está aceptado por todos.

Las malformaciones arteriovenosas congénitas son extremadamente infrecuentes y se producen como consecuencia de una alteración en la diferenciación vascular en el período embriológico, lo que conlleva la aparición de múltiples conexiones vasculares. Las MAV adquiridas son más comunes y causadas por angiogénesis reactiva, que puede ocurrir como consecuencia del trauma producido por legrados, cirugía uterina, aborto terapéutico, neoplasia trofoblástica gestacional, infección, traumatismo directo y neoplasias malignas ginecológicas.

Recientemente, con el desarrollo del diagnóstico apoyado por ecografía Doppler, se ha incorporado el término de **vascularización miometrial aumentada** (VMA), lo que ha conllevado a un considerable aumento en el registro de los casos. Para identificar una MAV/VMA, se requiere un alto índice de sospecha durante la evaluación ecográfica en pacientes que presentan sangrado vaginal, aborto reciente y/o legrado uterino reciente. Esta VMA corresponde al tipo III de la clasificación morfohisteroscópica de Gutenberg de restos gestacionales retenidos.

La importancia clínica de este hallazgo y su manejo, particularmente en mujeres asintomáticas, no está bien establecida. La presentación clínica es muy variable y es probable que un número importante de casos sean infradiagnosticados. Las pacientes sintomáticas pueden presentar desde un sangrado intermitente irregular hasta un cuadro de sangrado incoercible durante la realización de un legrado evacuador.

Para el diagnóstico, la ecografía Doppler color es el método de estudio inicial y representa un medio no invasivo de diagnóstico y determinación del manejo. El Doppler color demuestra el flujo arterial multidireccional de alta velocidad dentro del miometrio.

Múltiples estudios coinciden en valorar que la evolución de las MAV sintomáticas depende de los parámetros de flujo medidos en el Doppler color: expectante (cuando las lesiones son pequeñas con un valor sistólico máximo [PSV] < 40 cm/s), médico (cuando las lesiones son relativamente más grandes con un PSV de 40-60 cm/s) o definitivo con embolización o cirugía (cuando las lesiones son grandes y muy vasculares con PSV > 60-70 cm/s (**Fig. 52-17**). La tomografía computarizada y la resonancia magnética contrastadas pueden ser útiles para la planificación del tratamiento.

El diagnóstico final de las MAV/VMA se confirma mediante angiografía, que es la técnica de referencia. El hallazgo patognomónico es el llenado venoso temprano con contraste de una red vascular uterina.

La histeroscopia se puede utilizar para diagnosticar MAV/VMA cuando la ecografía no es concluyente. El reconocimiento de la apariencia vascular pulsátil de la MAV/VMA en la histeroscopia es fundamental para prevenir la hemorragia por un legrado inapropiado. La histeroscopia también puede ser útil en la evaluación de la resolución de la lesión después de la embolización y se puede evidenciar con histeroscopia en el consultorio.

El manejo expectante es el de primera elección, ya que la gran mayoría de lesiones se resolverán de forma espontánea. Con respecto a la angiografía intervencionista, es importante destacar que conlleva riesgos potenciales, como afectación de la vascularización uterina que puede producir problemas de fertilidad futura (**Fig. 52-18**). Según un metaanálisis reciente, las complicaciones son muy bajas (1,8 %) y se considera un método muy seguro de tratamiento (**Fig. 52-19**).

La elección del tratamiento, entre las diferentes opciones de manejo, debe ser de carácter individualizado y ha de considerar la cuantía del sangrado uterino, los hallazgos ecográficos y los deseos de fertilidad. La embolización

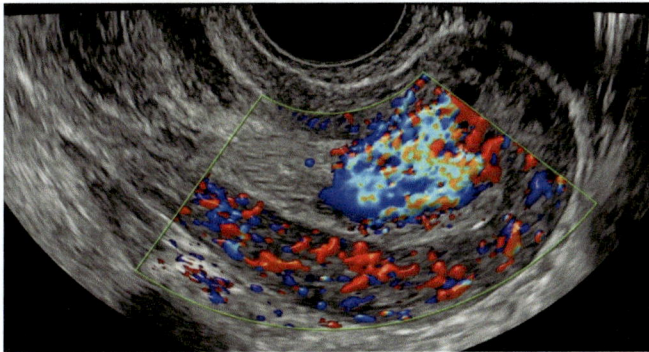

Figura 52-16. Fístula arteriovenosa vista con ecografía Doppler.

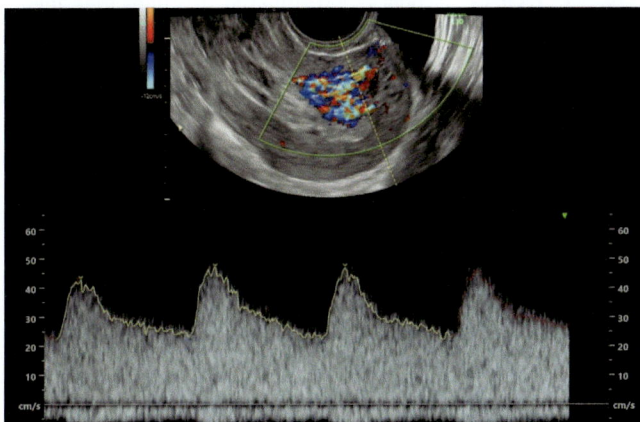

Figura 52-17. Parámetros del flujo de una malformación arteriovenosa uterina.

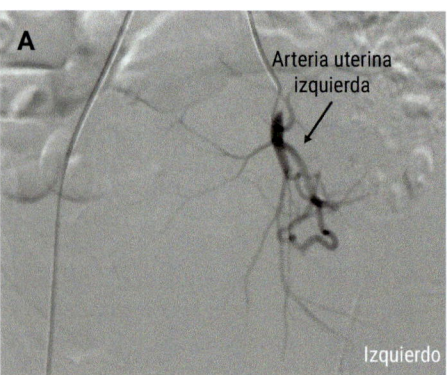
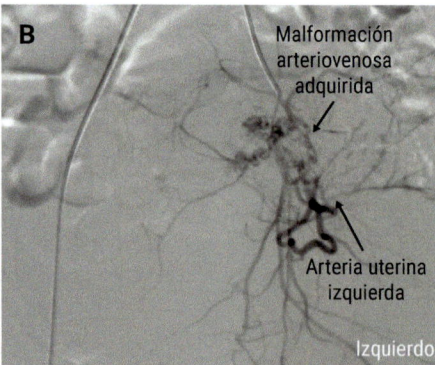
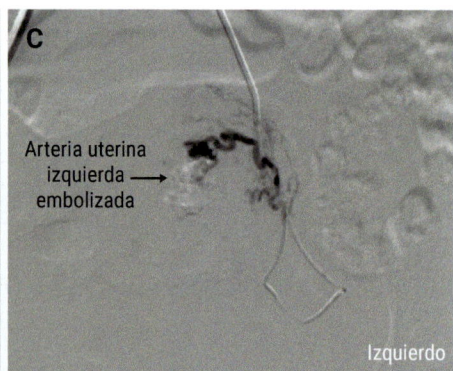

Figura 52-18. Angiografía en malformación arteriovenosa.

de arterias uterinas es la modalidad de tratamiento más utilizada (59 %) en los casos de MAV y es de elección en mujeres con deseo reproductivo, seguida de la histerectomía (29 %).

El uso de la histeroscopia en el manejo de la extracción dirigida de los productos de la concepción bajo visión directa es la mejor opción, ya que conlleva un menor riesgo de sinequia y de infertilidad secundaria, y una mayor probabilidad de resolución completa con un único procedimiento. Además, es posible abordar durante el procedimiento otras alteraciones de la anatomía intracavitaria.

En el caso de las MAV/VMA existe aún escasa bibliografía científica sobre su manejo óptimo, aunque hay casos descritos que muestran la histeroscopia como una modalidad de tratamiento alternativo factible y segura. Los pacientes tratados con histeroscopia quirúrgica reflejaron resultados de fertilidad altos, una tasa de éxito del 100 % después del

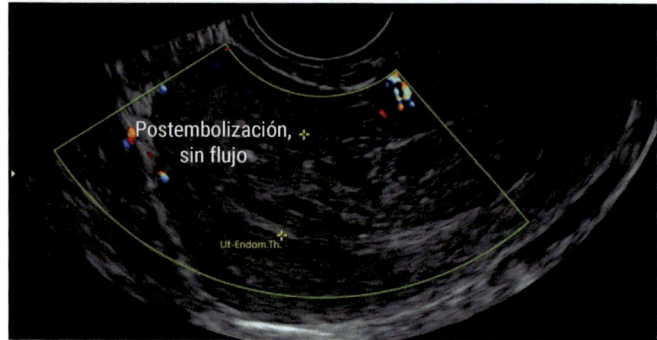

Figura 52-19. Resultado tras la embolización.

primer tratamiento, sin complicaciones relacionadas con el procedimiento quirúrgico y una estancia hospitalaria corta. El tratamiento histeroscópico debe reservarse solo para mujeres hemodinámicamente estables sin sangrado profuso y en centros especializados.

PUNTOS CLAVE

- El papel de la histeroscopia en el tratamiento de la adenomiosis es limitado y se realiza en aquellos casos en los que la patología es abordable desde la cavidad. Los dos escenarios en los que la histeroscopia desempeña un papel más importante es en el drenaje de los quistes adenomiósicos y en las técnicas de ablación/resección endometrial por cuadro de sangrado uterino anormal causado por la adenomiosis.
- La histeroscopia es, sin embargo, la prueba más adecuada para la extracción de cuerpos extraños en la cavidad uterina y en la zona vaginal en niñas. La utilización de la técnica de vaginohisteroscopia e instrumental de pequeño calibre son los puntos clave. El cuerpo extraño que más se puede encontrar en la práctica diaria son los dispositivos intrauterinos retenidos o fragmentados.
- La histeroscopia desempeña un papel importante en el tratamiento del sangrado cíclico asociado a la persistencia del muñón cervical tras una histerectomía subtotal.
- Las malformaciones arteriovenosas uterinas relacionadas con la gestación son relativamente habituales, y se debe conocer su diagnóstico y tratamiento para evitar complicaciones mayores.

BIBLIOGRAFÍA

Alonso Pacheco L, Rodrigo Olmedo M, Larracoechea Barrionuevo J, González de Gor Crooke R. Abordaje histeroscópico del endometrio residual en muñón cervical. Prog Obstet Ginecol. 2013;56(5):274-7.

Alonso Pacheco L, Rodrigo Olmedo M, Narbona Arias I, Hijano Mir JV. Fístulas arteriovenosas uterinas tras legrado. Manejo histeroscópico. Prog Obstet Ginecol. 2014;57(3):126-9.

DeCherney A, Polan ML. Hysteroscopic management of intrauterine lesions and intractable uterine bleeding. Obstet Gynecol. 1983;61(3):392-7.

DeCherney AH, Diamond MP, Lavy G, Polan ML. Endometrial ablation for intractable uterine bleeding: hysteroscopic resection. Obstet Gynecol. 1987;70(4):668-70.

Dobashi Y, Fiedler PN, Carcangiu ML. Polypoid cystic adenomyosis of the uterus: report of a case. Int J Gynecol Pathol. 1992;11(3):240-3.

Giana M, Montella F, Surico D, Vigone A, Bozzola C, Ruspa G. Large intramyometrial cystic adenomyosis: a hysteroscopic approach with bipolar resectoscope: case report. Eur J Gynaecol Oncol. 2005;26(4):462-3.

Goldrath MH, Fuller TA, Segal S. Laser photovaporization of endometrium for the treatment of menorrhagia. Am J Obstet Gynecol. 1981;140(1):14-9.

Gordts S, Campo R, Brosens I. Hysteroscopic diagnosis and excision of myometrial cystic adenomyosis. Gynecol Surg. 2014;11(4):273-8.

Heineck AP. Removal of a foreign body introduced into the uterine cervical canal to prevent conception. JAMA. 1913;61(11):868.

Kaya C, Alay I, Yildiz S, Aslan O. Hysteroscopic Removal of Intrauterine-retained Suture Material Causing Pelvic Inflammatory Disease. Gynecol Minim Invasive Ther. 2021;10(2):121-3.

King LA, Michels KA, Graubard BI, Trabert B. Trends in oral contraceptive and intrauterine device use among reproductive-aged women in the US from 1999 to 2017. Cancer Causes Control. 2021;32(6):587-95.

Magalhaes J, Ferreira-Filho ES, Soares-Junior JM, Baracat EC. Uterine volume, menstrual patterns, and contraceptive outcomes in users of the levonorgestrel-releasing intrauterine system: A cohort study with a five-year follow-up. Eur J Obstet Gynecol Reprod Biol. 2022;276:56-62.

Maia H, Maltez A, Coelho G, Athayde C, Coutinho EM. Insertion of Mirena after Endometrial Resection in Patients with Adenomyosis. J Am Assoc Gynecol Laparosc. 2003;10(4):512-6.

Mazur MT. Atypical polypoid adenomyomas of the endometrium. Am J Surg Pathol. 1981;5(5):473-82.

McCausland AM. Hysteroscopic myometrial biopsy: its use in diagnosing adenomyosis and its clinical application. Am J Obstet Gynecol. 1992;166(6 Pt 1):1619-26; discussion 1626-8.

Moawad G, Kheil MH, Ayoubi JM, Klebanoff JS, Rahman S, Sharara FI. Adenomyosis and infertility. J Assist Reprod Genet. 2022;39(5):1027-31.

Munro MG, Critchley HOD, Fraser IS; FIGO Menstrual Disorders Committee. The two FIGO systems for normal and abnormal uterine bleeding symptoms and classification of causes of abnormal uterine bleeding in the reproductive years: 2018 revisions. Int J Gynaecol Obstet. 2018;143(3):393-408. Fe de erratas en: Int J Gynaecol Obstet. 2019;144(2):237.

Pontrelli G, Landi S, Siristatidis C, Di Spiezio Sardo A, Ceci O, Bettocchi S. Endometrial vaporization of the cervical stump employing an office hysteroscope and bipolar technology. J Minim Invasive Gynecol. 2007;14(6):767-9.

Preutthipan S, Herabutya Y. Hysteroscopic rollerball endometrial ablation as an alternative treatment for adenomyosis with menorrhagia and/or dysmenorrhea. J Obstet Gynaecol Res. 2010;36(5):1031-6.

Rao KB. Causes of Maternal Deaths. J Obstet Gynaec India. 1975;46:397-99.

Roy KK, Mittal S, Verma A. Removal of an intrauterine foreign body retained for 12 years. Int J Gynaecol Obstet. 1996;54(2):185-6.

Sanders AP, Sanders B. Hysteroscopic removal of intrauterine devices in pregnancy. Fertil Steril. 2018;110(7):1408-9.

Van den Bosch T, Dueholm M, Leone FP, Valentin L, Rasmussen CK, Votino A, et al. Terms, definitions and measurements to describe sonographic features of myometrium and uterine masses: A consensus opinion from the Morphological Uterus Sonographic Assessment (MUSA) group. Ultrasound Obstet Gynecol. 2015;46(3):284-98.

Vilos GA, Ettler HC. Atypical polypoid adenomyoma and hysteroscopic endometrial ablation. J Obstet Gynaecol Can. 2003;25(9):760-2.

Vitale SG, Di Spiezio Sardo A, Riemma G, De Franciscis P, Alonso Pacheco L, Carugno J. In-office hysteroscopic removal of retained or fragmented intrauterine device without anesthesia: a cross-sectional analysis of an international survey. Updates Surg. 2022;74(3):1079-85.

Xia E, Duan H, Huang X, Zheng J, Yu D, Cheng L. Hysteroscopic removal of foreign bodies and its method of monitoring. Chin Med J (Engl). 2003;116(1):125-8.

Complicaciones en histeroscopia

53

S. Rodríguez y J. Carugno

OBJETIVOS

- Conocer las complicaciones más comunes que ocurren durante la histeroscopia.
- Entender pasos claves para evitar las complicaciones durante procedimientos histeroscópicos.
- Comprender el mecanismo fisiopatológico de las principales complicaciones.
- Identificar complicaciones frecuentemente asociadas a determinados procedimientos histeroscópicos.
- Utilizar la información en la práctica clínica para manejar las complicaciones en caso de presentarse.

INTRODUCCIÓN

La histeroscopia es un procedimiento mínimamente invasivo, seguro y bien tolerado. Se considera el método de referencia para el diagnóstico y manejo de la patología intrauterina. La prevención de complicaciones es obligatoria para la atención del paciente. Por fortuna, la tasa de complicaciones en la histeroscopia es muy baja, aunque en la histeroscopia quirúrgica son más comunes y potencialmente más graves que las que se producen durante los procedimientos de histeroscopia diagnóstica. Las complicaciones pueden ser tempranas o tardías. Las tempranas incluyen síncope vasovagal, síndrome de intravasación del medio de distensión, trauma cervical, hemorragia, perforación, daño térmico y embolia gaseosa. Las tardías son infecciones, formación de adherencias intrauterinas, infertilidad y dolor pélvico. A medida que la histeroscopia continúa volviéndose popular, la importancia de prevenir, identificar y manejar las complicaciones es de suma importancia. Algunos problemas son inherentes a la histeroscopia quirúrgica, pero se puede prevenir un gran número de complicaciones mediante una evaluación preoperatoria y una técnica quirúrgica adecuada. La capacitación y la experiencia del operador son claves para practicar una histeroscopia segura y exitosa.

Las complicaciones según un criterio cronológico pueden ocurrir antes (posicionamiento de la paciente, premedicación y anestesia), durante (técnica quirúrgica) y después (infección, sangrado y formación de adherencias intrauterinas) del procedimiento histeroscópico. La **tabla 53-1** muestra las diferentes categorías de eventos adversos.

SÍNCOPE VASOVAGAL

La reacción vasovagal es la complicación más común durante la histeroscopia de consulta. Sin embargo, el riesgo de una reacción vasovagal es bajo (0,16-15 % para diferentes procedimientos en el consultorio). El síncope vasovagal se asocia a un reflejo de vasodilatación inapropiada y bradicardia, lo que da lugar a mareo, hipotensión y bradicardia. La fisiopatología es bastante compleja, ya que existen diferentes presentaciones clínicas, resultados y fármacos que pueden inducir la hipotensión y la bradicardia resultantes. Puede ser provocado por el paso del histeroscopio a través del orificio cervical interno. Así, se han demostrado tasas más altas de reacción vasovagal con histeroscopios rígidos en comparación con histeroscopios flexibles, así como con el uso de dióxido de carbono (CO_2) como medio de distensión en comparación con la solución salina. También se ha demostrado que la anestesia local disminuye el riesgo de síndrome vasovagal en la histeroscopia diagnóstica. Además, pacientes con mucha ansiedad o estenosis cervical que requiere manipulación extensiva del cuello uterino tienen mayor riesgo de síncope vasovagal.

El diagnóstico de síncope vasovagal se realiza clínicamente de acuerdo con la historia clínica detallada y el examen físico. Por lo general, está precedido por síntomas prodrómicos y/o desencadenantes identificables. Los pródromos asociados a la reacción vasovagal son calor, diaforesis, náuseas, molestias epigástricas, calambres abdominales, debilidad, mareos, bostezos, hiperventilación, problemas de audición, deseo de sentarse y palidez. Es común que los adultos mayores no experimenten síntomas prodrómicos. Los signos clínicos evolucionan a la palidez facial, que resulta de la disminución del flujo sanguíneo como consecuencia de la presión arterial baja y la vasoconstricción simpática. Otros signos son pérdida de audición, dificultad para concentrarse, pérdida de consciencia del entorno y, finalmente, pérdida de consciencia. Otros hallazgos asociados pueden incluir taquicardia sinusal previa al episodio sincopal, con disminución posterior de la frecuencia cardíaca. Se ha descrito que la duración de la pérdida de la consciencia dura de 10 a 120 segundos.

La mayoría de los casos se resuelven espontáneamente. La educación del paciente y el tratamiento no farmacológico resuelven alrededor del 90 % de los episodios de síncope vasovagal que ocurren durante los procedimientos histeroscópicos en el consultorio. Se recomiendan maniobras para aumentar el retorno venoso, como posición de Trendelenburg. Asimismo, se podría considerar el uso de medias de compresión. También se ha demostrado que una educación sobre el síncope vasovagal, en general, incluidas las causas, el mecanismo y las contramaniobras, entre otros detalles, disminuye las lesiones traumáticas. Es conveniente animar a las pacientes a aumentar la ingesta de líquidos y sal por vía oral si no hay contraindicaciones, como comorbilidades renales o hipertensivas. En el eventual caso de que la paciente no responda a la posición de Trendelenburg, se puede administrar atropina para su recuperación inmediata.

 El síncope vasovagal se presenta con hipotensión, bradicardia y náuseas. La mayoría de los casos se resuelven espontáneamente en muy poco tiempo.

MEDIOS DE DISTENCIÓN Y SÍNDROME DE INTRAVASACIÓN

Para obtener una visualización adecuada de la cavidad uterina, los procedimientos histeroscópicos requieren el uso de medios de distensión de la cavidad uterina, como gas (CO_2) o medios líquidos para lograr la distensión adecuada del útero permitiendo la visualización de la cavidad endometrial. Los medios de distensión líquidos se pueden clasificar en fluidos de baja o alta viscosidad y como eléctricamente conductores o no conductores de energía en función de la presencia o ausencia de electrólitos dentro del fluido.

Tabla 53-1. Eventos adversos en histeroscopia

1. Posicionamiento de la paciente
   a. Lesiones neurológicas

2. Complicaciones anestésicas

3. Acceso a la cavidad uterina
   a. Trauma cervical (laceraciones)
   b. Falsa vía

4. Medio de distensión
   a. Sobrecarga hídrica
   b. Embolia gaseosa

5. Perforación
   a. Daño uterino
   b. Daño a estructuras adyacentes (vejiga/recto)

6. Sangrado
   a. Cervical
   b. Intrauterino (arteria uterina)

7. Electrocirugía
   a. Daño térmico por uso de energía monopolar o bipolar

8. Infecciones
   a. Endometritis

9. Complicaciones tardías
   a. Formación de adherencias intrauterinas
   b. Complicaciones obstétricas (rotura uterina, placenta acreta)

La distensión de la cavidad uterina es vital para la realización de procedimientos histeroscópicos, pero la absorción sistémica de cualquiera de los medios antes mencionados puede provocar una serie de eventos adversos, incluidas complicaciones potencialmente mortales. Por esta razón, la comprensión de los riesgos potenciales asociados a cada uno de los diversos medios de distensión es crucial para la ejecución y realización segura de los procedimientos histeroscópicos.

El CO_2 es un gas incoloro e inodoro, un componente esencial y un producto de desecho natural del cuerpo humano. En teoría, dado que el CO_2 es altamente soluble en la sangre, si volúmenes diminutos del gas alcanzan la circulación sistémica cuando se utiliza como medio de distensión en histeroscopia, el gas debería emulsionarse rápidamente y, por lo tanto, no tener un impacto clínico relevante. Sin embargo, si grandes volúmenes de CO_2 llegan a la circulación sistémica y al corazón, puede ocurrir un colapso cardiorrespiratorio catastrófico. Para limitar el riesgo de un resultado adverso, el CO_2 debe ser desplazado hacia la cavidad endometrial a través de un insuflador de baja presión que regula la presión y el flujo de gas, que puede adherirse y trabajar al unísono con la vaina del sistema histeroscópico. Este instrumento esencial, conocido como el histeroinsuflador, tiene una insuflación máxima de 100 mmHg/minuto.

El uso de CO_2 como medio de distensión solo es adecuado para la histeroscopia diagnóstica. En caso de hemorragia endometrial, el medio gaseoso no proporciona una forma eficaz de eliminar la sangre y otros desechos de la cavidad endometrial. Esta acumulación de sangre y otros productos, a su vez, dificulta la visualización y aumenta significativamente el riesgo de eventos adversos. Por esta razón, no se recomienda el uso de CO_2 como medio de distensión en histeroscopia quirúrgica y solo debe ser empleado en procedimientos de diagnóstico.

Mientras el uso de CO_2 como medio de distensión tiene sus ventajas, se ha encontrado que es inferior, incluso en histeroscopia diagnóstica, en comparación con los medios fluidos, lo cual ha hecho que su uso sea prácticamente considerado anecdótico. Dos estudios aleatorizados controlados analizaron resultados entre las mujeres que fueron asignadas al azar para una histeroscopia diagnóstica con solución salina o con CO_2. En aquellas en las que se usó CO_2, se encontró dolor con mayor frecuencia durante y después del procedimiento, mayor uso de analgésicos y más efectos secundarios, como dolor en el hombro. Los tiempos de procedimiento para los grupos de CO_2 y solución salina normal fueron 5,96 ± 1,55 minutos y 3,12 ± 0,96 minutos, respectivamente. También se notó que en pacientes con CO_2 hubo una mayor incidencia de reacciones vasovagales, más efectos secundarios (como dolor en la parte inferior del abdomen y en la punta del hombro), un tiempo quirúrgico más prolongado, bastantes más analgésicos después del procedimiento y, en general, menos satisfacción con el método. Los estudios demuestran que el CO_2 no es tan favorable como el medio fluido, pero aún se utiliza en ciertos casos. Sin embargo, su uso clínico ha sido reemplazado casi por completo por medios fluidos.

Los fluidos de alta viscosidad rara vez se usan para la histeroscopia. Mientras los medios de alta viscosidad tienen la notable ventaja de ser insolubles en sangre y, así, pueden mantener la visualización de la cavidad endometrial en presencia de sangrado, este beneficio no supera los riesgos potenciales.

El líquido de alta viscosidad usado con más frecuencia para la distensión uterina es una solución hiperosmolar de 32 % de dextrano 70 en 10 % de dextrosa en agua, denominada como Hyskon. Incluso con volúmenes relativamente pequeños de la solución (es decir, 100 mL), puede expandir el volumen plasmático hasta ochos veces su propio volumen, circunstancia que puede provocar una sobrecarga de líquidos y alteraciones electrolíticas con una insuficiencia cardíaca y edema pulmonar subsiguientes. Aunque el fabricante ha sugerido que el volumen máximo de dextrano usado debe ser 500 mL, debido a su osmolalidad e impacto en el volumen plasmático descritos anteriormente, las recomendaciones implícitas sugieren que el volumen usado ha de limitarse a no más de 300 mL. Otro efecto adverso raro, pero que vale la pena mencionar del dextrano 70 es que también se ha asociado con la inducción de una respuesta alérgica, con múltiples series de casos que informan signos y síntomas tan graves como la anafilaxia.

Además de los efectos adversos para el paciente, el uso de dextrano 70 puede causar daños irreversibles a los instrumentos histeroscópicos durante el procedimiento. En resumen, el dextrano 70 tiende a «caramelizarse» en los instrumentos con bastante rapidez, característica que puede dañar gravemente el histeroscopio. En consecuencia, los instrumentos deben desmontarse inmediatamente y limpiarse a fondo con agua tibia después de cada uso. Un fallo en el detallado protocolo para la limpieza adecuada de los instrumentos después del procedimiento provoca daños irreversibles en el sistema histeroscópico.

En conjunto, estos problemas, además de la facilidad de disponibilidad de otros medios fluidos, cuestionan la aplicabilidad y la funcionalidad del 32 % de dextrano 70 en 10 % de dextrosa en la histeroscopia y la cirugía histeroscópica contemporáneas. De manera similar al CO_2, el uso de dextrano 70 ha sido reemplazado por medios de baja viscosidad.

Los medios de distensión líquidos de baja viscosidad se pueden dividir en medios que contienen electrólitos (solución salina normal y solución de lactato de Ringer) y medios pobres en electrólitos (sorbitol al 3 %, glicina al 1,5 % y manitol al 5 %). La elección del tipo de fluido depende de si se planea un procedimiento de diagnóstico u operativo y de la elección del equipo por parte del cirujano (fuente de energía monopolar o bipolar). Cada tipo de líquido tiene sus complicaciones y efectos adversos si no se utiliza correctamente.

Los tres principales líquidos pobres en electrólitos (no conductores) que se utilizan para los procedimientos quirúrgicos son sorbitol 3 %, glicina 1,5 % y manitol 5 %. Estas soluciones se emplean comúnmente cuando se va a realizar electrocirugía con instrumentos histeroscópicos monopolares. Estos requieren un medio no conductor para facilitar la finalización del circuito eléctrico entre el electrodo activo y el pasivo ubicado remotamente. Como resultado de su naturaleza no iónica, cuando los instrumentos monopolares se utilizan junto con un medio pobre en electrólitos, la corriente no se dispersa desde el electrodo activo, logrando de esta forma el efecto quirúrgico deseado. Mientras esta es una consecuencia favorable del uso de estas soluciones, debe tenerse en cuenta que cada una posee propiedades que pueden tener un impacto potencial en la seguridad de la paciente y el resultado quirúrgico.

 Los tres principales líquidos pobres en electrólitos (no conductores) que se utilizan para los procedimientos quirúrgicos son sorbitol 3 %, glicina 1,5 % y manitol 5 %. Estas soluciones se emplean comúnmente cuando se va a realizar electrocirugía de radiofrecuencia con instrumentos histeroscópicos monopolares.

Si se absorbe en cantidades excesivas, los medios hipotónicos pueden crear alteraciones de líquidos y electrólitos. Entre las secuelas se incluyen la hiponatremia y sus problemas relacionados (el más grave es el edema cerebral). Cuando se absorbe sistémicamente, el líquido hipotónico provoca un desequilibrio osmótico entre el líquido extracelular y las células del cuerpo, incluidas las del cerebro. En condiciones normales, el cerebro es capaz de compensar con la bomba de sodio-potasio-ATPasa (NA1/K1-ATPasa), que desplaza los cationes osmóticamente activos fuera de las células, lo cual reduce la inflamación. En condiciones de hiponatremia, esta bomba deja de funcionar de modo correcto. En cambio, el agua se mueve hacia las células cerebrales, lo cual causa edema cerebral, que desemboca en una cascada de síntomas que empeoran progresivamente, como necrosis por presión inicial con hernia del tronco encefálico posterior y, en última instancia, la muerte.

Los eventos adversos neurológicos antes mencionados, incluida la encefalopatía hipotónica, se han reportado significativamente con mayor frecuencia en mujeres en edad reproductiva que en posmenopáusicas. Esto, en parte, se debe al hecho de que en las premenopáusicas, los esteroides sexuales femeninos inhiben la bomba de sodio-potasio-ATPasa. Este efecto biológico puede revertirse mediante la administración preoperatoria de agonistas de la hormona liberadora de gonadotropinas (GnRH), lo cual puede ser una posible solución al problema, pero estas circunstancias hacen que la baja osmolalidad sea una opción de más riesgo para las mujeres premenopáusicas.

Aunque estos eventos adversos son raros, tienen consideraciones clínicas importantes, ya que los medios de distensión sin electrólitos están disponibles en soluciones tanto hipotónicas como isotónicas. Además, la creciente disponibilidad de instrumentos bipolares que funcionan en soluciones que contienen electrólitos ofrece la oportunidad de reducir de manera significativa el riesgo de hiponatremia como consecuencia del exceso de absorción de los medios de distensión.

 El síndrome de intravasación del medio de distensión puede causar edema cerebral, pulmonar y subcutáneo, así como encefalopatía hipotónica y muerte.

La solución salina normal es la solución rica en electrólitos más comúnmente utilizada en la histeroscopia. Esta es isoosmolar (isotónica) y, por lo tanto, no altera el equilibrio osmolar entre el líquido intracelular y el extracelular. Este componente distintivo es la base que hay detrás de su utilidad y su atribución como el medio más seguro, incluso si hay absorción de un volumen sustancial; la solución salina normal no causa desequilibrio electrolítico. Si bien las soluciones que contienen electrólitos no son adecuadas para los procedimientos de cirugía monopolar, el desarrollo de instrumentación bipolar para la cirugía histeroscópica ha permitido la aplicación de solución salina como medio de distensión en procedimientos aún más avanzados y complejos. La solución de lactato de Ringer posee propiedades similares a las de la solución salina normal y, por lo tanto, se esperaría que tuviera un perfil similar de bajo riesgo. Sin embargo, ningún estudio ha evaluado específicamente el uso y la implementación de lactato de Ringer para procedimientos histeroscópicos.

El mecanismo predominante de absorción sistémica de los medios de distensión de fluidos parece estar directamente relacionado con los errores quirúrgicos intraoperatorios, en concreto, en la medida de la interrupción quirúrgica de los senos venosos, que se encuentran dentro del endometrio profundo y el miometrio. Cuando el daño al tejido se extiende al miometrio más profundo, el medio fluido tiene la oportunidad de acceder de forma directa a la circulación sistémica de la paciente a través de una absorción rápida por los senos o vasos seccionados y abiertos. En consecuencia, se puede anticipar que los riesgos y la extensión de la absorción sistémica son incluso mayores durante los procedimientos de histeroscopia que implican la disección del miometrio, como la miomectomía, la metroplastia o la resección endometrial.

> Los líquidos de distensión pobres en electrólitos (sorbitol 3 %, glicina 1,5 % y manitol 5 %) se usan para realizar electrocirugía utilizando instrumentos histeroscópicos monopolares. La solución salina normal, la cual es rica en electrólitos, es usada para instrumentos bipolares.

Existen varios factores que contribuyen al volumen de medios sistemáticamente absorbidos. Con respecto a la presión de distensión intrauterina, cuanto mayor sea la presión, mayor es el grado de absorción en el cuerpo. Además, las presiones intrauterinas superiores a 75 mmHg aumentan el volumen del paso retrógrado de líquido a través de las trompas de Falopio y hacia la cavidad peritoneal.

Además, la absorción sistémica de líquido aumenta de manera significativa cuando la presión intrauterina supera la presión arterial media; por lo tanto, cuanto menor sea la presión arterial media, menor es la presión intrauterina que se requiere para causar una mayor absorción sistémica de líquido. En el caso de tiempo operatorio, cuanto mayor sea la duración del procedimiento, más tiempo hay disponible para que se acumule líquido. Finalmente, las cavidades más grandes proporcionan una mayor superficie endometrial para la absorción de líquidos.

Las posibles complicaciones descritas previamente que son consecuencia de la absorción sistémica del medio líquido se denominan síndrome de intravasación del medio de distensión. Aunque es raro, se ha estimado que la incidencia es de alrededor del 0,1-0,2 %.

> **!** Hay tres objetivos principales del manejo de fluidos:
> - Elegir el medio de distensión con menor probabilidad de causar complicaciones en caso de exceso de absorción.
> - Minimizar la absorción sistémica durante la cirugía.
> - Reconocimiento temprano del exceso de absorción.

Las complicaciones y, después, el tratamiento de la paciente dependen del tipo de medio líquido utilizado durante el procedimiento. Los factores que deben tenerse en cuenta al seleccionar los medios de distensión para la histeroscopia incluyen el tipo de procedimiento que se realice y el tipo de instrumento que se utilice. En referencia al instrumento, lo más importante es el conocimiento de aquellos que requieren electricidad. Si se van a utilizar instrumentos electroquirúrgicos monopolares, no se puede emplear un medio de distensión que contenga electrólitos, es decir, solución salina normal. Al mismo tiempo, si se van a usar instrumentos electroquirúrgicos mecánicos o bipolares, se debe emplear solución salina normal, es decir, medios fluidos ricos en electrólitos.

El conocimiento y el reconocimiento del tipo de procedimientos que son propensos a la absorción excesiva de medios son de suma importancia para garantizar que se puedan tomar las medidas preoperatorias adecuadas para reducir el riesgo de complicaciones relacionadas con los medios de distensión. Por ejemplo, la histeroscopia diagnóstica y los procedimientos intrauterinos simples que no diseccionan el miometrio tienen un riesgo bajo de complicaciones relacionadas con los medios de distensión. Por el contrario, los procedimientos más complicados, como los que implican la disección del miometrio, tienen un mayor riesgo de complicaciones. De hecho, existe evidencia científica de que el riesgo de sobrecarga de líquidos en estos procedimientos particulares (es decir, miomectomías resectoscópicas) está directamente relacionado con la duración del procedimiento, el diámetro de los leiomiomas y la proporción del leiomioma que está en el miometrio. De manera similar, se ha recomendado asegurarse de que exista un protocolo de manejo de medios, con la implementación de sistemas automatizados de manejo de fluidos, antes del inicio de cualquier procedimiento de histeroscopia. Asimismo, se recomienda predeterminar un nivel de líquidos con el cual se mide los electrólitos intraoperatorios y que dicta el uso de diuréticos cuando sea necesario y determina la finalización inmediata del procedimiento en caso de detectar o sospechar un exceso de líquidos.

El uso preoperatorio de agonistas de GnRH se ha asociado a una reducción del balance negativo en las mujeres premenopáusicas y puede disminuir el grado de morbilidad asociada a la sobrecarga de líquidos de los medios hipotónicos no iónicos. Por lo general, existe evidencia consistente con respecto al valor de la administración preoperatoria de agonistas de GnRH para reducir tanto el grado de absorción sistémica de los medios de distensión como el impacto potencial de la encefalopatía hipotónica hiponatrémica en todas las mujeres. No obstante, aún se necesitan más evaluaciones y estudios para incorporar de manera definitiva este principio en la práctica preoperatoria.

Al contrario de la intervención anterior, la inyección de vasopresina diluida en el cuello uterino inmediatamente antes del procedimiento es una medida preventiva que ha demostrado disminuir la absorción de los medios de distensión durante la cirugía histeroscópica. La dosis recomendada para la inyección intracervical es de 8 mL de una solución diluida de vasopresina (0,05 U/mL). Esta administración también puede reducir la fuerza requerida para la dilatación cervical y facilitar el paso del histeroscopio a través del canal endocervical.

Se han descrito complicaciones graves con balances negativos tan bajos como 500-1.000 mL cuando se utilizan líquidos pobres en electrólitos (es decir, glicina al 1,5 %, sorbitol al 3 % o manitol al 5 %). También es importante tener en cuenta el estado de salud de la paciente. Se ha informado que es más probable que ocurran complicaciones en pacientes con comorbilidades (como enfermedades cardíacas y renales) y de edad avanzada. Por esa razón, según el estado de salud de la paciente, si se utiliza un líquido pobre en electrólitos, se recomienda suspender el procedimiento una vez que el déficit de líquido alcance los 500 mL para evaluar de forma adecuada el estado de la paciente. Según la cantidad estimada de tiempo necesario para completar el procedimiento, el equipo quirúrgico debe intentar hacerlo de manera acelerada o abortar el proceso en ese momento. A la vez que el balance negativo alcanza los 1.000 mL, no solo se debe suspender de inmediato el procedimiento, sino que también se debe descartar hiponatremia como posible secuela.

Para pacientes más jóvenes sin comorbilidades médicas, se han descrito complicaciones con balance negativo superior a 2.500 mL cuando se utilizan medios que contienen electrólitos (es decir, solución salina normal o solución de lactato de Ringer). Por lo tanto, se recomienda terminar el procedimiento con un balance negativo de 2.500 mL en pacientes jóvenes y sanas. Para mujeres mayores y/o con comorbilidades médicas (es decir, enfermedad cardiovascular o renal), el límite del balance negativo debe asumirse de forma individualizada.

 El máximo balance negativo para procedimientos la solución no electrolítica es de 1.000 mL; el máximo para la solución salina es de 2.500 mL.

Si se cumple el criterio para la terminación del procedimiento (déficit máximo alcanzado), se deben implementar los siguientes pasos:

1. Suspender el procedimiento:
   • Interrumpir la entrada de líquido y retirar todos los instrumentos histeroscópicos.
   • Si se observa sangrado activo, se recomienda la inserción e inflado de un catéter de Foley de 10-30 mL en la cavidad uterina:
     – Si la paciente está hemodinámicamente estable y su sangrado se ha detenido, el catéter de Foley se puede retirar después de 6-8 horas.
     – En el caso de un útero más grande, como en pacientes con antecedentes de fibromas o adenomiosis, es posible que se requiera un balón de Bakri para una hemostasia adecuada.
2. Signos/síntomas:
   • En pacientes que no están bajo anestesia general o sedación, investigar si están experimentando signos y/o síntomas de sobrecarga de volumen, hiponatremia o toxicidad por glicina. Si el paciente presenta náuseas, dolor de cabeza, alteración visual, sensación de ardor/picazón en la cara y el cuello, dolor en el pecho o dificultad para respirar, se debe administrar inmediatamente furosemida i.v. y monitorizar la producción de orina.

• En todas las pacientes, en especial en aquellas bajo anestesia general o sedación e incapaces de responder, hay que evaluar el estado hemodinámico (signos vitales, presión venosa central y saturación de oxígeno) y valorar el estado mental, respiratorio y cardiovascular.
3. Obtener resultados de laboratorio: hematocrito, plaquetas, urea, creatinina, sodio, potasio, bicarbonato, cloruro, glucosa, amoníaco (la glicina se transforma en amoníaco) en sangre y osmolalidad plasmática.

La evaluación de cada paciente debe ser individualizada, de acuerdo con las comorbilidades y factores de riesgo del individuo. Para las pacientes que tienen un balance negativo excesivo, pero que no muestran signos o síntomas de sobrecarga de líquidos, la observación postoperatoria es una opción factible. Alternativamente, la furosemida i.v. se puede administrar de manera anticipada. La dilución del plasma alcanza su punto máximo a alrededor de los 15-20 minutos después de la infusión de líquidos, pero los cambios de líquidos y electrólitos continúan durante varias horas después; por lo tanto, la observación postoperatoria continua es de suma importancia. Según el grado de sobrecarga de líquidos o desequilibrio electrolítico, el tratamiento puede incluir observación, diuresis, administración intravenosa de líquidos correctivos (p.ej., solución salina hipertónica) o hemodiálisis. Puede ser necesaria la consulta con un nefrólogo o cardiólogo, o transferir a la paciente a un entorno de cuidados intensivos.

El síndrome de intravasación se puede prevenir con las siguientes medidas generales:

• Uso de líquidos que contienen electrólitos isoosmolares siempre que sea posible.
• Intentar limitar la cantidad de líquidos endovenosos preoperatorios e intraoperatorios, en especial cuando se anticipan procedimientos histeroscópicos más complicados.
• Supervisar de cerca el balance negativo de líquidos y finalizar el procedimiento, según sea necesario.
• Tratar de limitar el tiempo quirúrgico a lo menos posible.

La prevalencia y la gravedad de las complicaciones que ocurren durante la histeroscopia quirúrgica, sobre todo cuando se usa el resectoscopio, son mayores que las complicaciones encontradas durante los procedimientos de diagnóstico. La mayoría de las complicaciones ocurren durante el intento de acceder a la cavidad uterina, seguidas de las secundarias a la absorción de líquidos. Con el progreso de la tecnología y la innovación quirúrgica, la incidencia y la gravedad de las complicaciones ya han disminuido y están destinadas a disminuir aún más con el transcurso del tiempo.

LACERACIÓN CERVICAL Y CREACIÓN DE FALSA VÍA

Las pacientes que se someten a histeroscopia también están sujetas al riesgo de laceraciones cervicales y a la creación de falsa vía. Las laceraciones cervicales pueden ocurrir cuando se dilata el cuello uterino, se introducen instrumentos en el canal cervical, se aplica tracción con un tenáculo y se extrae una patología intrauterina grande. Es posible que se presenten dificultades para dilatar e insertar el histeroscopio en pacientes con estenosis cervical, nuliparidad, menopausia, uso de agonistas de GnRH, biopsia de cono previa, laceraciones cervicales previas, criocirugía o útero con retroflexión o anteflexión aguda.

Por otro lado, se ha demostrado que el uso de misoprostol vaginal preoperatorio reduce el riesgo de laceraciones cervicales y la creación de vías falsas en comparación con el placebo o la ausencia de medicación. En particular, el riesgo no se reduce cuando se utiliza misoprostol oral o sublingual. También se ha utilizado la vasopresina intracervical para ayudar a reducir la fuerza necesaria para dilatar el cuello uterino. Además, se ha descrito la inserción de laminaria la noche anterior a la cirugía; sin embargo, puede resultar en una falsa vía.

 La administración de misoprostol vaginal preoperatoria reduce el riesgo de laceraciones cervicales y la creación de vías falsas.

Si se encuentra una laceración cervical, existen diferentes opciones de manejo. Si la laceración es superficial, se puede aplicar a la laceración nitrato de plata o pasta de subsulfato férrico (Solución de Monsel). También se puede utilizar la cauterización a baja potencia. Si la laceración aún no es hemostática o si hay sangrado activo, está indicada una sutura.

Para evitar crear una falsa vía, se recomienda dilatar el cuello uterino con una presión lenta y constante y detenerse tan pronto como se abra el orificio cervical externo. A veces, se puede crear una falsa vía cuando se intenta dilatar el orificio cervical interno lo suficiente para acomodar instrumentos más grandes, como un resectoscopio. Un método para manejar este problema es insertar el histeroscopio bajo visualización directa y abrir el flujo de salida mientras se mantiene cerrado el flujo de entrada, ya que la presión del agua puede dilatar el orificio cervical interno lo suficiente como para permitir el paso del instrumento.

Una falsa vía es evidente cuando hay fibras musculares visibles sin orificios tubáricos o glándulas endometriales visibles (**Fig. 53-1**). Luego se debe intentar identificar la verdadera cavidad y evaluar si hay perforación. El procedimiento debe interrumpirse después para evitar la intravasación del líquido de distensión a la circulación.

SANGRADO

El sangrado excesivo durante la histeroscopia (**Fig. 53-2**) puede ocurrir cuando se realiza accidentalmente una resección inapropiada del miometrio, cuando hay un trauma en los vasos miometriales o cuando se laceran estructuras como el cuello uterino. La mayoría de las veces, el sangrado esz intraoperatorio; sin embargo, puede ocurrir varios días después.

El útero recibe la mayor parte de su riego sanguíneo de las arterias uterina y ovárica. La mayor parte del suministro de sangre a los fibromas proviene de las ramas de las arterias uterinas, sobre todo de las arterias arqueadas, que se encuentran en la pseudocápsula de los fibromas. La hemorragia se define como un procedimiento que requiere transfusión de sangre o intervención hemostática. El riesgo de hemorragia durante la histeroscopia quirúrgica se ha descrito en el 0,11-3,6 % de los casos.

Los datos son contradictorios con respecto a qué procedimientos histeroscópicos tienen un mayor riesgo de hemorragia. Se observa que el riesgo de sangrado es mayor en la histeroscopia realizada para liberación de sinequias (2,51 %) en comparación con la miomectomía (0,37 %), la polipectomía (0,47 %) y la metroplastia en útero dismórfico (0 %). En el caso de la liberación de sinequias, puede ocurrir hemorragia debido a incisiones hechas en el plano de disección incorrecto. Sin embargo, la hemorragia se observa con mayor frecuencia durante los procedimientos de miomectomía. También se han descrito casos de sangrado en el postoperatorio. En Heinonen *et al.* se observó un riesgo de hemorragia secundaria que requería histerectomía del 0,23 %.

En prevención de una potencial hemorragia antes de la cirugía, se puede considerar el tratamiento previo con un agonista de la GnRH al realizar una miomectomía histeroscópica en un fibroma de gran volumen para disminuir el tamaño y la perfusión sanguínea. También se ha demostrado que esto reduce la tasa de complicaciones y el tiempo operatorio durante los procedimientos histeroscópicos. El tratamiento

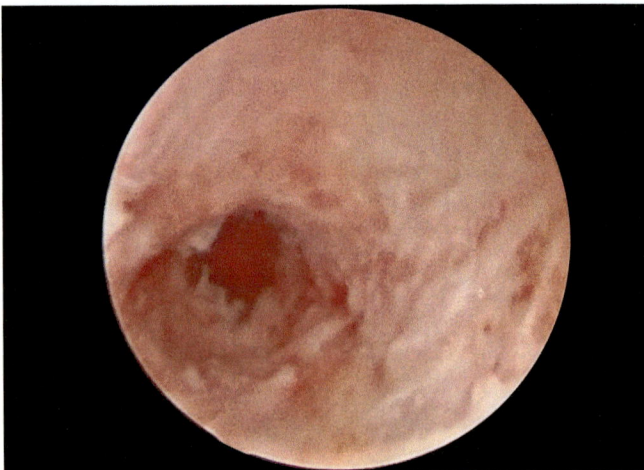

Figura 53-1. Falsa vía. Se aprecia un canal tubular de tejido con fibras musculares y no se aprecian estructuras del canal endocervical como los orificios glandulares o pliegues del árbol *vitae*.

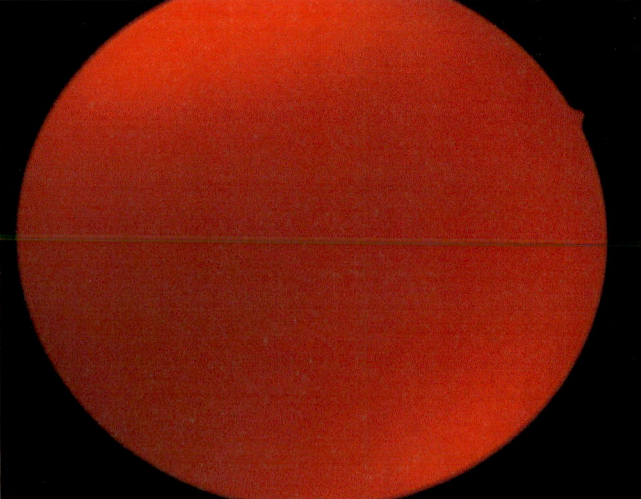

Figura 53-2. Sangrado excesivo. Pérdida de la visualización del campo operatorio. La imagen se torna roja y no se reconoce ninguna estructura anatómica.

con agonistas de GnRH durante 2 meses antes de la miomectomía histeroscópica puede disminuir el volumen de los miomas. Además, las pacientes anémicas pueden beneficiarse de una terapia adecuada con hierro para elevar los niveles preoperatorios de hemoglobina y hierro. Si se trata de una emergencia, se puede considerar la transfusión de sangre.

Al estar en el quirófano, se pueden seguir varios pasos para evitar la hemorragia intraoperatoria. Se recomienda utilizar suficiente presión intrauterina que permita una adecuada distensión y visualización intrauterina (lo ideal es con una bomba de fluidos automática). También se puede administrar oxitocina 10 UI por vía intravenosa durante el procedimiento, pero los datos no son concluyentes en cuanto a su beneficio. Además, en ocasiones, la coagulación de los vasos sanguíneos grandes es imprescindible para evitar más hemorragias. Se ha demostrado que la administración profiláctica de vasopresina diluida (0,05 U/mL), un vasoconstrictor potente, en el estroma cervical reduce significativamente la pérdida de sangre, la extravasación de los medios de distensión y el tiempo operatorio. Dos pruebas controladas aleatorias han demostrado una disminución del sangrado y la pérdida total de sangre en el momento de la cirugía con vasopresina. Por otra parte, se puede considerar la repetición de la dosificación en casos prolongados, dado que la duración de la acción es de alrededor de 20 minutos. Cabe destacar que debe evitarse la inyección intravascular debido al riesgo de hipertensión y broncoespasmo.

La mayoría de las veces, el sangrado intraoperatorio es autocontenido por la contracción uterina que oblitera los vasos sangrantes, lo cual provoca hemostasia. El manejo de la hemorragia persistente durante la histeroscopia se puede lograr con diferentes estrategias. El primer paso es aumentar temporalmente la presión intrauterina, lo que puede obliterar los vasos sanguíneos que se encuentran sangrando para mejorar la visualización. Algunos médicos han descrito el uso de prostaglandinas E1 intrarrectales, inyecciones intracervicales de vasopresina o ácido tranexámico. Cuando se observa una laceración cervical con sangrado activo abundante, está indicada la reparación con sutura. Otros médicos han descrito el uso de un catéter de Foley colocado dentro de la cavidad uterina durante 2-24 horas para producir contrapresión y generar hemostasia, lo cual se ha descrito como un método seguro y eficaz para el tratamiento de la hemorragia. Otra opción para controlar la hemorragia, aunque mucho más invasiva, es la ligadura de las arterias uterinas por vía vaginal separando la vejiga de la pared uterina anterior, visualizando y ligando los ligamentos uterosacros, seguida por la ligadura de las arterias uterinas. Los casos refractarios al tratamiento médico pueden requerir histerectomía o embolización de las arterias uterinas Si se sospecha hemorragia intraperitoneal en el marco de una perforación uterina, está indicada la laparoscopia diagnóstica.

PERFORACIÓN UTERINA

La perforación uterina es una complicación potencial de todos los procedimientos intrauterinos. Puede estar asociada a una lesión de los vasos sanguíneos o vísceras circundantes (vejiga o intestinos) y puede, aunque es raro, provocar hemorragia y/o sepsis. El riesgo de perforación uterina aumenta por factores que dificultan el acceso a la cavidad endometrial

(por ejemplo estenosis cervical, anteflexión grave o retroflexión) o alteran la consistencia de la pared miometrial (embarazo, lactancia, menopausia o disrupción uterina previa).

Los datos de los tres estudios reconocidos más importantes sugieren una incidencia de perforación uterina que oscila del 0,12-1,61 %. Sin embargo, es importante señalar que la incidencia de perforación uterina se basa sobre todo en datos proporcionados por cirujanos y que muchos no han reconocido ni confirmado de forma fiable. Por lo tanto, se presume que cualquier incidencia informada o disponible es, en realidad, una subestimación.

Los estudios han demostrado de forma repetida que los procedimientos histeroscópicos de diagnóstico tienen una tasa de complicaciones significativamente menor (0,13 %) que los procedimientos quirúrgicos (tasa de 0,95 %; $p < 0,01$). Las lesiones traumáticas relacionadas con la histeroscopia son más comunes durante los procedimientos quirúrgicos que de diagnóstico porque se necesita más dilatación para insertar los histeroscopios quirúrgicos de mayor diámetro (las camisas de diagnóstico tienden a tener, en promedio, 4-5 mm de diámetro en comparación con las camisas resectoscópicas, que varían en tamaño con 7-10 mm de diámetro) (**Fig. 53-3**).

La perforación uterina ocurre con mayor frecuencia durante la dilatación cervical mecánica o la inserción de instrumentos uterinos afilados. Los factores que dificultan el acceso a la cavidad endometrial o alteran la fuerza del miometrio pueden predisponer a una perforación uterina. Los factores más notables que aumentan el riesgo de perforación uterina intraoperatoria son los siguientes:

- Estenosis cervical.
- Canal cervical tortuoso, distorsionado o con cicatrices (biopsias de cono, extirpación electroquirúrgica con asa o cesárea).
- Malposición o desviación uterina (anteversión extrema, anteflexión, retroversión o retroflexión).
- Distorsión de la anatomía uterina (p. ej., debido a fibromas, adherencias intrauterinas, cirugía uterina previa o condiciones congénitas, como útero unicorne, y exposición al dietilestilbestrol, que da como resultado un tamaño uterino reducido).
- Embarazo o lactancia.
- Adenocarcinoma endometrial.

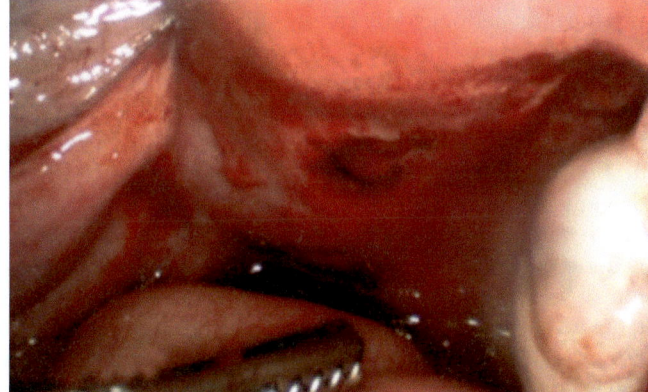

Figura 53-3. Perforación uterina con resectoscopio debido a aplicación de excesiva fuerza.

- Posmenopausia.
- Atrofia endometrial.
- Adelgazamiento del miometrio.
- Atrofia vaginal.
- Estenosis vaginal.

 La perforación uterina ocurre con mayor frecuencia durante la dilatación cervical mecánica o la inserción de instrumentos uterinos afilados.

Durante el período perioperatorio, la perforación uterina se puede diagnosticar mediante la visualización directa de uno de los siguientes factores durante el procedimiento:

- Un defecto en la pared uterina se visualiza directamente mediante histeroscopia, laparoscopia o laparotomía.
- Paso de epiplón o intestino (u otra víscera pélvica o abdominal) a través de una abertura en el miometrio (v. **Fig. 53-3**) o presente en la cavidad endometrial o en un instrumento de succión.
- Tejido peritoneal en la muestra recolectada (tejido adiposo, que no se encuentra dentro del útero, identificado por el cirujano o patólogo mediante visualización directa).

La perforación uterina también se debe sospechar de inmediato en presencia de colapso repentino de la cavidad uterina con la subsiguiente pérdida de la visualización adecuada, durante instancias de mayor desequilibrio del medio de distensión y cuando el instrumento quirúrgico (sonda uterina, dilatador o instrumento quirúrgico) se introduce más profundamente que la longitud del útero. El colapso de la cavidad uterina es secundario a la pérdida súbita de la distensión uterina y, por lo tanto, de la resistencia intracavitaria, ya que el medio de distensión sale por el sitio de la perforación y entra a la cavidad peritoneal. En ausencia de cualquiera de los factores antes mencionados, se debe sospechar perforación uterina si hay signos francos de lesión vascular o visceral. Los órganos viscerales más comúnmente lesionados son el intestino grueso y delgado, los uréteres y la vasculatura pélvica. Los primeros signos de una complicación de tal lesión incluyen hipotensión perioperatoria, sangrado excesivo y dolor en el postoperatorio inmediato (**Fig 53-4**).

El sitio más común de perforación uterina es en el fondo uterino. Las perforaciones en este sitio suelen ser pequeñas, con un sangrado mínimo. Otros puntos habituales son la perforación cervical y del segmento uterino inferior, los cuales se denominan perforaciones uterinas laterales. La perforación en cualquiera de estos sitios suele ser más grave, ya que puede afectar a ramas de los vasos sanguíneos uterinos de gran calibre. La laceración de estos vasos puede provocar una hemorragia profusa e inmediata, con la formación de hematoma del ligamento ancho o una hemorragia intraperitoneal consecuente. Otros lugares de perforación que hay que tener en cuenta son las perforaciones posteriores, que pueden afectar al recto, y las anteriores, que pueden perjudicar a la vejiga. En este último caso, si se sospecha, se debe realizar una cistoscopia inmediata durante la operación para evaluar la posible lesión vesical asociada (**Fig 53-5**).

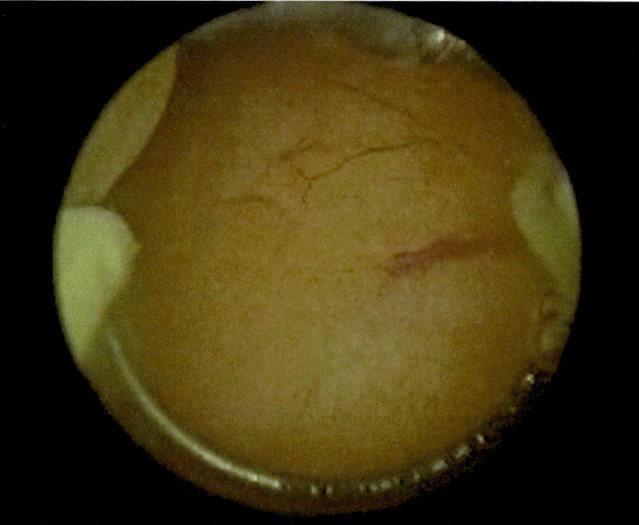

Figura 53-4. Visualización histeroscópica del omento y asas intestinales a través de perforación uterina a nivel del fondo.

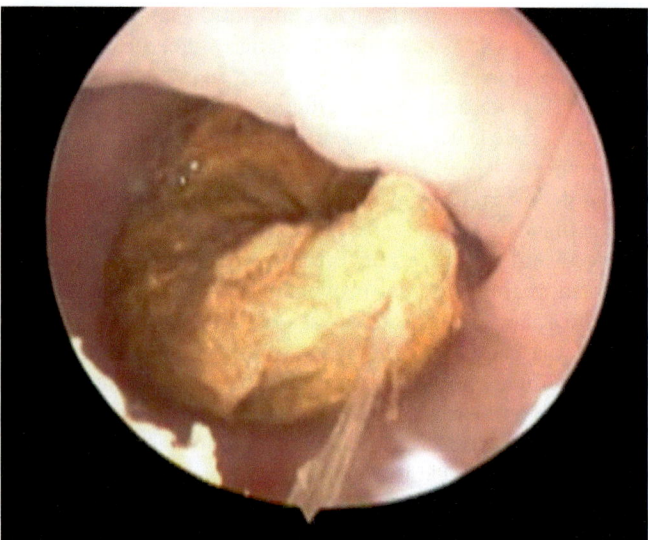

Figura 53-5. Complicación grave con perforación uterina y visualización de la luz del rectosigmoide con material fecal en perforación de cara posterior del útero y cara anterior del recto durante histeroscopia diagnostica de consultorio.

En cuanto se detecta una perforación uterina, se debe terminar el procedimiento. El estado hemodinámico de la paciente debe ser evaluado y, según el lugar de la perforación, asegurar que otros órganos no han sido lesionados. De acuerdo con el estado clínico de la paciente, se puede observar unas horas antes de dar de alta. Si la perforación ha ocurrido durante la dilatación del cuello uterino o con un instrumento romo sin succión o si fuente de energía electroquirúrgica, el riesgo de sangrado o lesión de órganos adyacentes es bajo, por lo cual la paciente es candidata para observación sin necesidad de proceder a una exploración abdominal. La exploración abdominal con laparoscopia o laparotomía debe realizarse de inmediato si hay signos de hemorragia uterina grave o se sospecha lesión vascular o visceral (**Fig. 53-6**). La laparotomía puede estar justificada en pacientes que no están hemodinámicamente estables (**Fig. 53-7**).

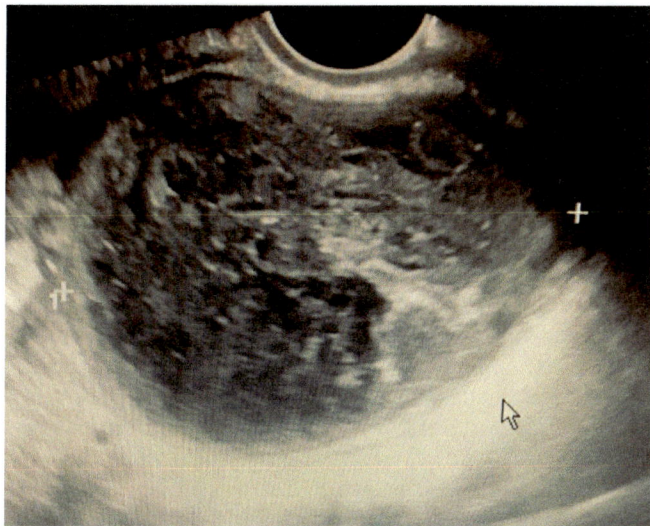

Figura 53-6. Ultrasonido revelando hematoma del ligamento ancho en paciente con perforación lateral del uterino con lesión de la arteria uterina.

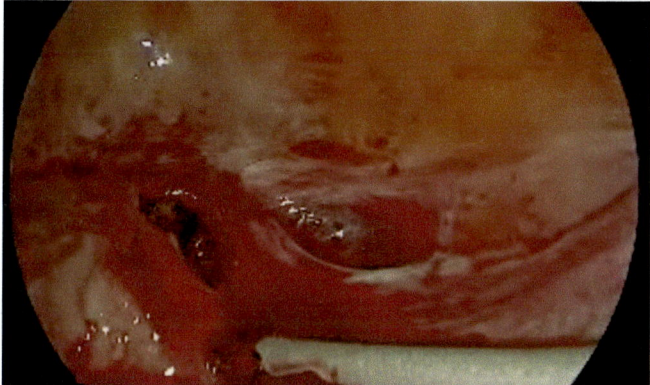

Figura 53-7. Defecto de pared anterior del útero debido a resección iatrogénica con uso del resectoscopio.

Aunque la mayoría de las perforaciones uterinas se reconocen y diagnostican durante la cirugía, hay casos en los que se ha dado de alta a la paciente sin haber diagnosticado la perforación. Si una paciente presenta dolor pélvico o abdominal grave o persistente, distensión abdominal, sangrado vaginal abundante o persistente, hipotensión o fiebre de origen desconocido durante el período postoperatorio inmediato, se debe sospechar una perforación uterina intraoperatoria no detectada y se justifica la evaluación adicional de la paciente.

 En cuanto se detecta una perforación, se debe terminar el procedimiento y evaluar el estado hemodinámico de la paciente.

LESIÓN TÉRMICA

Aunque es rara, la lesión electroquirúrgica térmica es una complicación presumiblemente única de los instrumentos electroquirúrgicos. La electrocirugía es la administración de corriente alterna para elevar la temperatura intracelular que da como resultado la vaporización del tejido o una combinación de desecación y coagulación. Cabe destacar

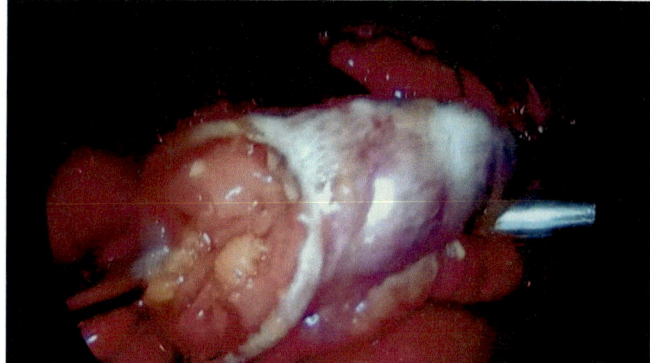

Figura 53-8. Perforación uterina con láser a través del fondo uterino. Se aprecia el daño térmico al intestino.

que el tejido biológico contiene una alta concentración de electrólitos, lo que lo hace lo suficientemente propicio para la energía electroquirúrgica. La electrocirugía utiliza un sistema compuesto por dos electrodos, el paciente, el generador electroquirúrgico y los cables de conexión. La naturaleza de tener dos electrodos es lo que hace que el sistema sea bipolar. En los instrumentos monopolares, solo hay un electrodo activo para administrar la corriente al tejido seleccionado junto con un electrodo pasivo conectado en otra ubicación del paciente.

Aunque el efecto térmico de la corriente de alta frecuencia utilizada en la histeroscopia es totalmente eficaz para cortar y coagular el tejido, también puede ser una fuente potencial de lesiones. En tal caso, los efectos térmicos de la electrocirugía o la energía del láser pueden provocar lesiones no solo en la cavidad uterina y sus contrapartes en la cavidad pélvica (es decir, el cuello uterino, la vagina, la vulva, etc.), sino también en las estructuras vecinas, como la vejiga, los vasos pélvicos y el intestino. En el contexto de una perforación uterina, pueden ocurrir lesiones térmicas en el intestino y otras estructuras intraperitoneales (**Fig. 53-8**). El daño térmico al intestino sin perforación también puede ser el resultado de una manipulación profunda del miometrio con el intestino adherido a la serosa uterina. En el caso de los instrumentos monopolares, se pueden producir lesiones en el cuello uterino, la vagina y la vulva si hay desviación de corriente. Sin embargo, esta complicación es extremadamente rara.

EMBOLIA VENOSA GASEOSA

Una embolia venosa de aire/gas puede ser una complicación yatrogénica grave encontrada durante la histeroscopia. La embolia durante la histeroscopia quirúrgica puede ser aire (aire atmosférico) o gas (como resultado de la insuflación de gas como CO_2 o humo generado durante el procedimiento electrotérmico).

Parece haber muchos mecanismos plausibles instrumentales para provocar una embolia durante un procedimiento histeroscópico. Un mecanismo de lesión propuesto es a través de la dilatación cervical manual. A medida que el cirujano dilata repetidamente el cuello uterino para acomodar instrumentos de mayor calibre, el aire de la habitación también se introduce por burbujas de aire en el sistema de fluidos o por flujo de aire forzado, lo que provoca un efecto similar al de un pistón a través de la reintroducción repetitiva de instrumentos histeroscópicos. La dilatación manual del cuello uterino también puede dar como resultado laceraciones ocultas o la creación de conductos falsos, que pueden actuar como un conducto para el aire cuando el cuello uterino y/o la vagina están expuestos al aire atmosférico. Otro mecanismo propuesto es a través de la producción de burbujas de gas durante la diatermia, que es la generación de calor en el tejido por corrientes eléctricas que se produce durante el uso de instrumentos histeroscópicos monopolares y bipolares.

Durante la histeroscopia en el consultorio, en la que la paciente está despierta, la disnea y el dolor torácico son los dos síntomas más frecuentes en caso de embolia venosa de aire/gas. No obstante, cuando la histeroscopia se realiza bajo anestesia general, la detección de una embolia gaseosa solo se puede determinar de manera objetiva a través de un estricto control de los signos vitales. Una disminución repentina del CO_2 espirado que se asocia a hipotensión y bradicardia grave que no se asocia a hemorragia/hipovolemia aguda son dos hallazgos intraoperatorios que deben generar preocupación por una posible embolia gaseosa. La auscultación intraoperatoria de un sonido característico de «chapoteo» o agitación sobre el pericardio, denominado «soplo de rueda de molino», es el hallazgo patognomónico del examen físico de la presencia de aire en la cavidad cardíaca derecha. La muerte después de una embolia gaseosa ocurre en el 46,2 % de los pacientes.

> ❗ Una disminución repentina del CO_2 espirado que se asocia a hipotensión y bradicardia grave que no se asocia a hemorragia/hipovolemia aguda son dos hallazgos intraoperatorios que deben generar preocupación por una posible embolia gaseosa. Si se sospecha una embolia gaseosa, el procedimiento debe interrumpirse de inmediato.

Si se sospecha una embolia gaseosa, el procedimiento debe interrumpirse de inmediato. Si el colapso cardiovascular es inminente, se debe colocar a la paciente en una posición lateral izquierda, conocida como maniobra de Durant, o en Trendelenburg inverso para elevar el ventrículo derecho por encima del ventrículo izquierdo y, en consecuencia, disminuir el riesgo de embolia paradójica o minimizar el atrapamiento de aire adicional.

Se han propuesto ciertos parámetros como procedimiento de referencia para el personal del quirófano, cirujanos y anestesiólogos con el objetivo de reducir el riesgo de embolia gaseosa durante los procedimientos histeroscópicos. No se debe utilizar la posición de Trendelenburg durante los procedimientos histeroscópicos; por el contrario, se debe mantener a la paciente plana o en posición de Trendelenburg invertida. Se ha de limitar la extracción y reintroducción de instrumentos histeroscópicos en el útero, ya que esto puede introducir gas/aire a la fuerza en el útero. Además, antes de la inserción en el útero, todos los tubos tienen que cebarse para expulsar todo el aire dentro de los tubos. La implementación de un sistema de flujo de salida continuo durante todo el procedimiento puede ayudar aún más con la eliminación de burbujas de gas/aire dentro del útero.

Finalmente, si se usa CO_2 como medio de distensión, hay que asegurarse de usar un histeroinsuflador apropiado, un instrumento distintivo específico para los procedimientos histeroscópicos que no solo insufla adecuadamente el CO_2 durante todo el procedimiento, sino que también asegura el manejo y la obtención de la presión intrauterina adecuada.

INFECCIÓN

Por fortuna, la infección es una complicación rara de la histeroscopia. Tradicionalmente, la infección se define como la presencia de fiebre, dolor pélvico y flujo vaginal maloliente. La infección puede ocurrir debido a la frecuente inserción y extracción del histeroscopio, que puede llevar bacterias vaginales y cervicales a la cavidad endometrial. Otro mecanismo potencial es el de los medios de distensión que irrigan bacterias desde el tracto reproductivo inferior hacia el abdomen a través de las trompas, que luego se absorben y producen bacteriemia. Finalmente, el trauma directo a las células del revestimiento endometrial sirve como lugar de infección local y sistémica.

Se ha informado de una tasa de infección del 0,01-1,6 %. Las infecciones específicas que se han descrito tras la histeroscopia son fiebre postoperatoria (2,3-2,4 %), endometritis (0,18-0,9 %), piometritis (0,1-0,2%), infección del tracto urinario (0,57-0,6 %), endometritis (0,01 %), anexitis (0,4 %) o absceso tuboovárico; otros permanecen sin especificar. Se ha encontrado que el riesgo de infección varía según el procedimiento histeroscópico realizado; el mayor riesgo se encuentra en la cirugía de liberación de sinequias (riesgo relativo 5-6) en comparación con la resección endometrial, la miomectomía o la polipectomía. Otros riesgos de infección son los pacientes con antecedentes de enfermedad inflamatoria pélvica, tejido residual necrótico, múltiples inserciones del histeroscopio, tiempo operatorio prolongado y resección y manipulación endometriales profundas. Además, la histeroscopia no debe realizarse en pacientes con infección pélvica activa o con herpes prodrómico o activo.

Los antibióticos profilácticos no están indicados al realizar una histeroscopia. Sin embargo, algunos médicos han reportado el uso de antibióticos perioperatorios según la duración y el curso del procedimiento. Otros indican el uso de antibióticos profilácticos en el caso de articulaciones artificiales, insuficiencia de la válvula mitral documentada o antecedentes de enfermedad pélvica inflamatoria. Se ha documentado una prueba controlada aleatorizada (Kasius *et al.*) que administró amoxicilina- ácido clavulánico y doxiciclina 2 horas antes del procedimiento y no se observó una diferencia significativa en la incidencia de infecciones, por lo que no se recomienda la profilaxis antibiótica de rutina.

Estudios aleatorizados multicéntricos (Nappi *et al.*) tampoco encontraron diferencias significativas en la tasa de infección postoperatoria después de la histeroscopia quirúrgica en el consultorio después de la administración de cefazolina. También se ha publicado (Van Kerkvoorde *et al.*) un estudio de cohortes retrospectivo de histeroscopia diagnóstica en el consultorio utilizando un abordaje vaginoscópico sin preparación antiséptica vaginal ni antibióticos profilácticos en el que no se observó ninguna infección en el período postoperatorio de 1 año. Tampoco se han observado diferencias significativas en las tasas de infección cuando se utiliza el abordaje vaginoscópico en comparación con el abordaje tradicional, con independencia de la histeroscopia diagnóstica o quirúrgica. Además, en Muzii *et al.*, un metaanálisis de cinco pruebas controladas aleatorizadas no demostró diferencias significativas en la tasa de fiebre, la tasa general de infección, endometritis y enfermedad pélvica inflamatoria cuando se administraron antibióticos profilácticos. Hay que añadir que la administración de antibióticos tiene un riesgo de anafilaxia y de crear resistencia bacteriana. A la luz de los datos disponibles, dada la rara ocurrencia de infección, el Colegio Americano de Obstetricia y Ginecología recomienda no usar rutinariamente antibióticos profilácticos durante los procedimientos histeroscópicos habituales.

En los casos en los que ha habido infección, la etiología de la infección ha sido reportada por un estudio con organismos encontrados en la flora cervical, otros han reportado *Streptococcus* del grupo D, *Staphylococcus aureus*, *Escherichia coli*, *Chlamydia trachomatis*; otros no reportaron crecimiento de bacterias en cultivos vaginales. Se especula que la tasa de infección puede disminuir con un tiempo operatorio más corto.

Las opciones de manejo dependen de la evaluación de la paciente en el momento de la presentación, así como de la sospecha de infección subyacente, es decir, infección del tracto urinario, endometritis, etc. La evidencia científica ha respaldado el manejo expectante sin antibióticos en el escenario clínico apropiado, el tratamiento ambulatorio con antibióticos orales o ingresar a la paciente en el hospital para administrar antibióticos intravenosos.

Cabe señalar que se observó endometritis en una paciente con fiebre que respondió a los antibióticos ambulatorios. Para pacientes en general sanos, capaces de tolerar medicamentos orales, se pueden usar cefalosporinas o penicilinas de espectro extendido. En este caso, se recomienda la reevaluación de la paciente en 48-72 horas para comprobar la mejoría clínica. Para pacientes con comorbilidades significativas, que no pueden tolerar o mejorar con antibióticos orales, o con evidencia de sepsis, se justifica el ingreso en el hospital para la administración de antibióticos parenterales con un solo agente o con terapia multifarmacológica, según esté indicado.

 PUNTOS CLAVE

- La prevalencia y gravedad de las complicaciones que se producen durante la histeroscopia quirúrgica, en especial cuando se utiliza el resectoscopio, son mayores que las encontradas durante los procedimientos de diagnóstico.
- La mayoría de las complicaciones ocurren durante el intento de acceder a la cavidad uterina, seguidas de las secundarias a la absorción de líquidos.

- Con el progreso de la tecnología y la innovación quirúrgica, la incidencia y la gravedad de las complicaciones han disminuido y están destinadas a hacerlo aún más con el transcurso del tiempo.

BIBLIOGRAFÍA

AAGL Advancing Minimally Invasive Gynecology Worldwide, Munro MG, Storz K, Abbott JA, Falcone T, Jacobs VR, et al. AAGL Practice Report: Practice Guidelines for the Management of Hysteroscopic Distending Media: (Replaces Hysteroscopic Fluid Monitoring Guidelines. J Am Assoc Gynecol Laparosc. 2000;7:167-168.). J Minim Invasive Gynecol. 2013;20(2):137-48.

Aas-Eng MK, Langebrekke A, Hudelist G. Complications in operative hysteroscopy - is prevention possible? Acta Obstet Gynecol Scand. 2017;96(12):1399-403.

ACOG Practice Bulletin No. 195: Prevention of Infection After Gynecologic Procedures. Obstet Gynecol. 2018;131(6):e172-e189.

Agostini A, Cravello L, Bretelle F, Shojai R, Roger V, Blanc B. Risk of uterine perforation during hysteroscopic surgery. J Am Assoc Gynecol Laparosc. 2002;9(3):264-7.

Agostini A, Cravello L, Desbrière R, Maisonneuve AS, Roger V, Blanc B. Hemorrhage risk during operative hysteroscopy. Acta Obstet Gynecol Scand. 2002;81(9):878-81.

Agostini A, Cravello L, Shojai R, Ronda I, Roger V, Blanc B. Postoperative infection and surgical hysteroscopy. Fertil Steril. 2002;77(4):766-8.

Al-Fozan H, Firwana B, Al Kadri H, Hassan S, Tulandi T. Preoperative ripening of the cervix before operative hysteroscopy. Cochrane Database Syst Rev. 2015;(4):CD005998.

American College of Obstetricians and Gynecologists. ACOG technology assessment in obstetrics and gynecology, number 4, August 2005: hysteroscopy. Obstet Gynecol. 2005;106(2):439-42.

Aydeniz B, Gruber IV, Schauf B, Kurek R, Meyer A, Wallwiener D. A multicenter survey of complications associated with 21,676 operative hysteroscopies. Eur J Obstet Gynecol Reprod Biol. 2002;104(2):160-4.

Baggish MS, Sze EH. Endometrial ablation: a series of 568 patients treated over an 11-year period. Am J Obstet Gynecol. 1996;174(3):908-13.

Bassil S, Nissole M, Donnez J. Complications of endoscopic surgery in gynaecology. Gynaecol Endoscop 1993; 2:199-209.

Ben-Baruch G, Menczer J, Shalev J, Romem Y, Serr DM. Uterine perforation during curettage: perforation rates and postperforation management. Isr J Med Sci. 1980;16(12):821-4.

Bhattacharya S, Parkin DE, Reid TM, Abramovich DR, Mollison J, Kitchener HC. A prospective randomised study of the effects of prophylactic antibiotics on the incidence of bacteraemia following hysteroscopic surgery. Eur J Obstet Gynecol Reprod Biol. 1995;63(1):37-40.

Bracco PL, Vassallo AM, Armentano G. Complicanze infettive dopo isteroscopia diagnostica [Infectious complications of diagnostic hysteroscopy]. Minerva Ginecol. 1996;48(7-8):293-8.

Bradley LD. Complications in hysteroscopy: prevention, treatment and legal risk. Curr Opin Obstet Gynecol. 2002;14(4):409-15.

Brusco GF, Arena S, Angelini A. Use of carbon dioxide versus normal saline for diagnostic hysteroscopy. Fertil Steril. 2003;79(4):993-7.

Cohen MR, Dmowski WP. Modern hysteroscopy: diagnostic and therapeutic potential. Fertil Steril. 1973;24(12):905-11.

Cooper JM, Brady RM. Intraoperative and early postoperative complications of operative hysteroscopy. Obstet Gynecol Clin North Am. 2000;27(2):347-66.

Corson SL, Brooks PG, Serden SP, Batzer FR, Gocial B. Effects of vasopressin administration during hysteroscopic surgery. J Reprod Med. 1994;39(6):419-23.

Corson SL, Brooks PG. Resectoscopic myomectomy. Fertil Steril. 1991;55(6):1041-4.

Crane JM, Healey S. Use of misoprostol before hysteroscopy: a systematic review. J Obstet Gynaecol Can. 2006;28(5):373-9.

De Silva PM, Carnegy A, Smith PP, Clark TJ. Vaginoscopy for office hysteroscopy: A systematic review & meta-analysis. Eur J Obstet Gynecol Reprod Biol. 2020;252:278-85.

DeCherney A, Polan ML. Hysteroscopic management of intrauterine lesions and intractable uterine bleeding. Obstet Gynecol. 1983;61(3):392-7.

Deffieux X, Gauthier T, Menager N, Legendre G, Agostini A, Pierre F, et al. Hysteroscopy: guidelines for clinical practice from the French College of Gynaecologists and Obstetricians. Eur J Obstet Gynecol Reprod Biol. 2014;178:114-22.

Deffieux X, Gauthier T, Menager N, Legendre G, Agostini A, Pierre F, et al. Hysteroscopy: guidelines for clinical practice from the French College of Gynaecologists and Obstetricians. Eur J Obstet Gynecol Reprod Biol. 2014;178:114-22.

Dyrbye BA, Overdijk LE, van Kesteren PJ, de Haan P, Riezebos RK, Bakkum EA, et al. Gas embolism during hysteroscopic surgery using bipolar or monopolar diathermia: a randomized controlled trial. Am J Obstet Gynecol. 2012;207(4):271.e1-6.

Garry R, Shelley-Jones D, Mooney P, Phillips G. Six hundred endometrial laser ablations. Obstet Gynecol. 1995;85(1):24-9.

Glasser, MH. Hysteroscopy: managing and minimizing operative complications. OBG Management. 2005;17(2):42-57.

Gregoriou O, Bakas P, Grigoriadis C, Creatsa M, Sofoudis C, Creatsas G. Antibiotic prophylaxis in diagnostic hysteroscopy: is it necessary or not? Eur J Obstet Gynecol Reprod Biol. 2012;163(2):190-2.

Groenman FA, Peters LW, Rademaker BM, Bakkum EA. Embolism of air and gas in hysteroscopic procedures: pathophysiology and implication for daily practice. J Minim Invasive Gynecol. 2008;15(2):241-7.

Gulumser C, Narvekar N, Pathak M, Palmer E, Parker S, Saridogan E. See-and-treat outpatient hysteroscopy: an analysis of 1109 examinations. Reprod Biomed Online. 2010;20(3):423-9.

Hahn RG. Fluid absorption in endoscopic surgery. Br J Anaesth. 2006;96(1):8-20.

Hamou JE. Hysteroscopy and microcolpohysteroscopy. Connecticut, California, USA: Appleton & Lange; 1991. p. 43-54.

Heinonen PK, Helin, R, Nieminen, K. Long-term impact and risk factors for hysterectomy after hysteroscopic surgery for menorrhagia. Gynecol Surg. 2006;3, 265–9

Imasogie N, Crago R, Leyland NA, Chung F. Probable gas embolism during operative hysteroscopy caused by products of combustion. Can J Anaesth. 2002;49(10):1044-7.

Istre O, Schiötz H, Sadik L, Vormdal J, Vangen O, Forman A. Transcervical resection of endometrium and fibroids. Initial complications. Acta Obstet Gynecol Scand. 1991;70(4-5):363-6.

Istre O. Managing bleeding, fluid absorption and uterine perforation at hysteroscopy. Best Pract Res Clin Obstet Gynaecol. 2009;23(5):619-29.

Jansen FW, Vredevoogd CB, van Ulzen K, Hermans J, Trimbos JB, Trimbos-Kemper TC. Complications of hysteroscopy: a prospective, multicenter study. Obstet Gynecol. 2000;96(2):266-70.

Kasius JC, Broekmans FJ, Fauser BC, Devroey P, Fatemi HM. Antibiotic prophylax is for hysteroscopy evaluation of the uterine cavity. Fertil Steril. 2011;95(2):792-4.

Kitai T, Okuno K, Ugaki H, Komoto Y, Fujimi S, Takemura M. Spontaneous uterine perforation of pyometra presenting as acute abdomen. Case Reports in Obstetrics and Gynecology. 2014:2.

Kopitović V, Bujas M, Fistes Topalski N, Pjević M, Ilić D, Kapamadzija A, et al. Clinical efficacy of goserelin (Zoladex) in the treatment of uterine myomas in infertile patients. Med Pregl. 2001;54(7-8):339-46.

Lee EB, Park J, Lim HK, Kim YI, Jin Y, Lee KH. Complications of fluid overload during hysteroscopic surgery: cardiomyopathy and epistaxis - A case report. Anesth Pain Med (Seoul). 2020;15(1):61-5.

Litta P, Bonora M, Pozzan C, Merlin F, Sacco G, Fracas M, et al. Carbon dioxide versus normal saline in outpatient hysteroscopy. Hum Reprod. 2003;18(11):2446-9.

Loffer FD, Bradley LD, Brill AI, Brooks PG, Cooper JM. Hysteroscopic fluid monitoring guidelines. The ad hoc committee on hysteroscopic training guidelines of the American Association of Gynecologic Laparoscopists. J Am Assoc Gynecol Laparosc. 2000;7(1):167-8.

Loffer FD. Removing intrauterine lesions: myomectomy and polypectomy. En: Bieber EJ, Loffer FE (eds). The Gynecologic Resectoscope. Cambridge: Blackwell Scientific; 1994. p. 168-94.

McCausland VM, Fields GA, McCausland AM, Townsend DE. Tuboovarian abscesses after operative hysteroscopy. J Reprod Med. 1993;38(3):198-200.

McGurgan PM, McIlwaine P. Complications of hysteroscopy and how to avoid them. Best Pract Res Clin Obstet Gynaecol. 2015;29(7):982-93.

Mergui JL, Renolleau C, Salat-Baroux J. Hystéroscopie opératoire et fibrome. Gynecol. 1993;1(6):325-7.

Munro MG. Complications of hysteroscopic and uterine resectoscopic surgery. Obstet Gynecol Clin North Am. 2010;37(3):399-425.

Murakami T, Tamura M, Ozawa Y, Suzuki H, Terada Y, Okamura K. Safe techniques in surgery for hysteroscopic myomectomy. J Obstet Gynaecol Res. 2005;31(3):216-23.

Muzii L, Di Donato V, Boni T, Gaglione R, Marana R, Mazzon I, et al. Antibiotics Prophylaxis for Operative Hysteroscopy. Reprod Sci. 2017;24(4):534-8.

Muzii L, Donato VD, Tucci CD, Pinto AD, Cascialli G, Monti M, et al. Efficacy of Antibiotic Prophylaxis for Hysteroscopy: A Meta-Analysis of Randomized Trials. J Minim Invasive Gynecol. 2020;27(1):29-37.

Nappi L, Di Spiezio Sardo A, Spinelli M, Guida M, Mencaglia L, Greco P, et al. A multicenter, double-blind, randomized, placebo-controlled study to assess whether antibiotic administration should be recommended during office operative hysteroscopy. Reprod Sci. 2013;20(7):755-61.

Olsson J, Berglund L, Hahn RG. Irrigating fluid absorption from the intact uterus. Br J Obstet Gynaecol. 1996;103(6):558-61.

Ostrzenski A. Resectoscopic cervical trauma minimized by inserting Laminaria digitata preoperatively. Int J Fertil Menopausal Stud. 1994;39(2):111-3.

Paradisi R, Barzanti R, Natali F, Battaglia C, Venturoli S. Metroplasty in a large population of women with septate uterus. J Minim Invasive Gynecol. 2011;Jul-Aug;18(4):449-54.

Pellicano M, Guida M, Zullo F, Lavitola G, Cirillo D, Nappi C. Carbon dioxide versus normal saline as a uterine distension medium for diagnostic vaginoscopic hysteroscopy in infertile patients: a prospective, randomized, multicenter study. Fertil Steril. 2003;79(2):418-21.

Phillips DR, Nathanson HG, Milim SJ, Haselkorn JS. The effect of dilute vasopressin solution on the force needed for cervical dilatation: a randomized controlled trial. Obstet Gynecol. 1997;89(4):507-11.

Propst AM, Liberman RF, Harlow BL, Ginsburg ES. Complications of hysteroscopic surgery: predicting patients at risk. Obstet Gynecol. 2000;96(4):517-20.

Rankin L, Steinberg LH. Transcervical resection of the endometrium: a review of 400 consecutive patients. Br J Obstet Gynaecol. 1992;99(11):911-4.

Ratner RT, Tsaltas J, Vollenhoven B. Hysteroscopy and the risk of gas embolism: A review. J Endometr Pelvic Pain Disord. 2020;12(1):51-5.

Salat-Baroux J, Hamou JE, Maillard G, Chouraqui A, Verges P. Complications from microhysteroscopy. En: Sieger AM, Lindemann HJ, editores. Hysteroscopy: principles and practice. Philadelphia: Lippincot; 1984. p. 112-7.

Serden SP, Brooks PG. Treatment of abnormal uterine bleeding with the gynecologic resectoscope. J Reprod Med. 1991;36(10):697-9.

Shokeir T, El-Lakkany N, Sadek E, El-Shamy M, Abu Hashim H. An RCT: use of oxytocin drip during hysteroscopic endometrial resection and its effect on operative blood los and glycine deficit. J Minim Invasive Gynecol. 2011;18(4):489-93.

Shveiky D, Rojansky N, Revel A, Benshushan A, Laufer N, Shushan A. Complications of hysteroscopic surgery: «Beyond the learning curve». J Minim Invasive Gynecol. 2007;14(2):218-22.

Sowter MC, Lethaby A, Singla AA. Pre-operative endometrial thinning agents before endometrial destruction for heavy menstrual bleeding. Cochrane Database Syst Rev. 2002;(3):CD001124.

The Use of Hysteroscopy for the Diagnosis and Treatment of Intrauterine Pathology: ACOG Committee Opinion, Number 800. Obstet Gynecol. 2020;135(3):e138-e48.

Umranikar S, Clark TJ, Saridogan E, Miligkos D, Arambage K, Torbe E, et al. BSGE/ESGE guideline on management of fluid distension media in operative hysteroscopy. Gynecol Surg. 2016;13(4):289-303.

Van Eyk N, van Schalkwyk J; INFECTIOUS DISEASES COMMITTEE. Antibiotic prophylaxis in gynaecologic procedures. J Obstet Gynaecol Can. 2012;34(4):382-91.

van Kerkvoorde TC, Veersema S, Timmermans A. Long-term complications of office hysteroscopy: analysis of 1028 cases. J Minim Invasive Gynecol. 2012;19(4):494-7.

Wamsteker K, Emanuel MH, de Kruif JH. Transcervical hysteroscopic resection of submucous fibroids for abnormal uterine bleeding: results regarding the degree of intramural extension. Obstet Gynecol. 1993;82(5):736-40.

Yin CS, Wei RY, Chao TC, Chan CC. Hysteroscopic endometrial ablation without endometrial preparation. Int J Gynaecol Obstet. 1998;62(2):167-72.

Índice analítico

Los números de página seguidos de *f* o de *t* indican figura o tabla.

A

Ablación-resección endometrial, 541
- balón térmico Lina Librata®, 548
- complicaciones, 551
- en sangrado uterino anormal (SUA), 541
- factores predisponentes de fallo, 551
- radiofrecuencia Novasure®, 547
- resultados tras la cirugía, 550
- - embarazo tras ablación, 551
- - tasa de histerectomía, 551
- selección de las pacientes, 549
- situaciones especiales, 549
- - adenomiosis y dolor pélvico crónico, 550
- - cáncer de endometrio, 550
- - cavidades grandes, 550
- - cesárea anterior, 550
- - dismenorrea, 550
- - mujeres jóvenes, 550
- - patología y anomalías uterinas, 549
- técnicas
- - de primera generación, 543
- - - asa, 543
- - - asa-bola, 543
- - - bola, 543
- - - complicaciones, 543
- - - láser, 543
- - de segunda generación, 544
- - - anestesia local, 545
- - - contraindicaciones, 546
- - - crioablación, 546
- - - energía bipolar, 547
- - - hidrotermoablación, 546
Abortos de repetición
- adherencias y síndrome de Asherman, 404
- anomalías müllerianas, 399
- causas, 399
- endometritis crónica, 402
- histeroscopia, 399
- miomas uterinos, 401
- pólipos endometriales, 403
- útero dismórfico, 405
- útero septo, 400
Acretismo placentario, 396
Adenomiomectomía, 608
Adenomiosis, 33, 163, 267, 278, 605
- antecedentes históricos, 330
- apariencia en histeroscopia, 192f
- clasificaciones, 333

- - ecografía, 333
- - grado de penetración, 333
- - hallazgos histológicos, 333
- - PALM-COEIN, 33
- - resonancia magnética, 333
- daño tisular y reparación, 332
- definición, 330
- - adenomioma, 330
- - difusa, 330
- - focal, 330
- - pólipo adenomatoso, 330
- - quiste adenomiósico, 330
- diagnóstico, 334
- - ecografía, 335
- - histerosalpingografía, 335
- - histeroscopia, 336
- - resonancia magnética, 336
- ecografía, 127
- etiopatogenia, 331
- - invasión endometrial, 331
- factores de riesgo, 332
- formas poco comunes, 339
- - polipoide atípica, 339
- - quística juvenil, 339
- hallazgos histeroscópicos sugerentes, 605t
- histerectomía, 606
- - ablación y resección endometrial, 608
- - adenomiomectomía, 608
- - drenaje de lesiones quísticas, 608
- - medidas postoperatorias, 607
- - medidas preoperatorias, 607
- - obtención de muestra para estudio histopatológico, 608
- - - resector, 608
- - principios de la cirugía, 607
- histeroscopia, 127
- manifestación clínica, 333
- - dismenorrea, 334
- - infertilidad, 334
- - metaplasia, 332
- - sangrado uterino anormal (SUA), 334
- patología asociada, 332
- patrones histeroscópicos, 163
- prevalencia, 332
- sangrado uterino anormal (SUA), 191
- tratamiento(s)
- - médicos, 337
- - quirúrgicos, 338

- yatrogénica, 543
Adherencias intrauterinas, 161, 267, 591
- abortos de repetición, 404
- antecedentes históricos, 342
- cirugía, 592
- - antecedentes históricos, 592
- - medidas postoperatorias
- - - balón de Cook, 593
- - - catéter de Word, 593
- - - dispositivo intrauterino (DIU), 593
- - - geles antiadherenciales, 593
- - medidas preoperatorias, 592
- - principios, 592
- clasificaciones, 342
- diagnóstico, 345
- - ecografía, 345
- - histerosalpingografía, 345
- - histeroscopia, 346
- - resonancia magnética, 346
- ecografía, 128
- electrocirugía, 594
- etiología, 342
- fallo de implantación, 445
- histeroscopia, 128, 161
- manifestación clínica, 345
- medidas postoperatorias, 348
- - células madre, 350
- - control posquirúrgico, 350
- - dispositivos intrauterinos (DIU), 349
- - geles antiadherentes, 349
- - membrana amniótica humana, 349
- - plasma rico en plaquetas, 350
- - terapia hormonal, 349
- *miometrial scoring*, 595
- prevalencia, 344
- resultados tras la cirugía, 350
- tratamiento, 347
American Fertility Society (AFS)
- clasificación de malformaciones uterinas, 228
- en histeroscopia, 88
- - efectos secundarios, 90
- - mecanismo de acción, 89
- - técnicas de infiltración, 91
- - - bloqueo intracervical, 91
- - - infiltración del fondo uterino, 92
- - - infiltración pericervical, 92
- - - instilación transcervical, 93

American Fertility Society (AFS) (*cont.*)
- - tratamiento de las complicaciones, 90
Anomalías müllerianas, 399
- fallo de implantación, 446
Antiadherentes
- uso en histeroscopia, 112
- - gel de ácido hialurónico, 114t
Aparato genital femenino
- a término, 265f
- correspondencia embriología-anatomía, 4
- desarrollo, 264f
- desarrollo embriológico, 3
- malformaciones congénitas, 5
- - anomalías müllerianas, 6, 6t
- - clasificación, 272
- - expectativas en el plano reproductivo, 277
Arbor vitae, 26, 170f

B
Balón de Cook, 593
Biopsia endometrial, 557
- dirigida por histeroscopia
- - e infertilidad, 561
- - en los diferentes escenarios clínicos, 559
- - - hiperplasia y cáncer de endometrio, 560
- - - sangrado uterino anormal (SUA), 559
- - instrumentación y técnicas, 561
- - - pinzas, 561
- - técnicas, 562
- - - de agarre, 562
- - - en sacabocado, 562
- - - escisionales, 563
- - - para recuperación de tejido o morcelación, 564
- - - tijeras, 562
- - ventajas, 559
- estado actual de técnicas de muestreo, 557
- - cánula de Novak, 558
- - cánula de Pipelle, 558
Blastocisto, 26

C
Cáncer
- cervical, 36, 497
- - definición, clasificación y etiología, 497
- - diagnóstico, 498
- - - citología cervical, 498
- - - colposcopia, 498
- - - histeroscópico/endocervicoscópico, 499
- - manifestación clínica, 498
- - pruebas de imagen, 499
- - tratamiento, 500
- de endometrio, 35, 122, 158, 196, 487
- - biopsia endometrial por histeroscopia, 560
- - cuadro clínico, 487
- - ecografía, 123
- - factores de riesgo, 241, 476, 487
- - ganglio centinela, 495
- - histeroscopia, 123, 196, 490
- - - cambios histeroscópicos, 491
- - - seguridad, 494
- - patrones histeroscópicos, 35f, 159, 491

- - pruebas diagnósticas, 489
- - - histerosalpingografía, 490
- - - resonancia magnética y tomografía por emisión de positrones, 490
- - - ultrasonido ginecológico, 489
- - sangrado en posmenopausia, 240
- - tratamiento conservador según la técnica de Mazzon, 566
- - tratamiento conservador y control, 495
- de vagina, 168, 500
- - definición, etiología y clasificación, 500
- - diagnóstico, 501
- - manifestación clínica, 501
- - tratamiento, 501
Cánula(s)
- de Novak, 558
- de Pipelle, 558
- - principio del vacío, 558
Catéter de Word, 593
Cavidad uterina
- acúmulo de líquido, 227
- - clasificación, 227
- - - hematometra, 227
- - - hidrometra, 227
- - - mucometra, 227
- - - piometra, 227
- - pacientes posmenopáusicas, 230
- - pacientes premenstruales, 227
Cervicitis
- aguda, 171
- crónica, 171
- infecciosa, 171
- no infecciosa, 171
Cérvix o cuello uterino, 170
- adenocarcinoma, 173
- cambios patológicos benignos, 464
- carcinoma, 466
- - herramientas diagnósticas para cribado, 466
- cervicitis, 171
- citología, 464
- - virus del papiloma humano (VPH), 464
- - - y lesiones escamosas de alto grado, 465
- - - y lesiones escamosas de bajo grado, 465
- - - y lesiones preneoplásicas, 464
- endometriosis, 173
- estenosis cervical, 172
- leiomiomatosis, 174
- metaplasia escamosa, 463
- metástasis, 173
- normal, 461
- - epitelio columnar (cilíndrico), 462
- - epitelio escamoso estratificado, 461
- - unión escamocolumnar, 462
- - vascularización e inervación, 461
- patrones cervicales en histeroscopia, 170
- - canal cervical, 170
- - - en edad reproductiva, 170
- - - en menopausia, 170
- - muñón cervical, 171
- pólipos cervicales, 172
- quistes de Naboth, 171, 464
- restante, 612
- - abordaje histeroscópico, 612

- - traquelectomía, 612
Ciclo endometrial, 22
- fases
- - de implantación, 23
- - descamación endometrial, 24
- - endometrio premenstrual, 22
- - proliferativa, 22
- - secretora, 23
- patrones por histeroscopia
- - menstrual, 24
- - proliferativo, 24
- - secretor, 24
Clasificación(es)
- de Gutenberg, 370, 525
- de la FIGO, 31
- de la Sociedad Europea de Endoscopia Ginecológica (ESGE), 30
- de Lasmar, 534t
- PALM-COEIN, 131, 179
- - e histeroscopia, 189
- - sangrado uterino anómalo (SUA), 32
- VCUAM, 274t
Coagulopatía y sangrado uterino anormal (SAU), 195
Condilomas
- vaginales, 167
Conducto(s)
- de Müller, 5
- e histeroscopia, 409
Cuello o cérvix uterino
- *arbor vitae*, 26
- estenosis, 54; véase *Estenosis cervical*
- fisiología, 13
- histología, 13
- - capa externa, 13
- - miometrio o capa muscular, 13
- - mucosa, 13
- - - endocérvix, 13
- - - exocérvix, 13
- *plica palmatae*, 26
Cuerpos extraños
- en la cavidad uterina, 609
- - antecedentes históricos, 610
- - dispositivo intrauterino retenido, 610
- - Essure®, 611
- - fragmentos óseos, 611
- - histeroscopia diagnóstica-terapéutica, 610
- - medidas preoperatorias, 610
- - otros tratamientos quirúrgicos, 612

D
Depósitos cálcicos, 222
- dispositivos intrauterinos, 222
- microcalcificaciones
- - endocervicales, 223
- - endometriales, 222
Dietilestilbestrol (DEB), 295
Dinoprostona, 57
Distensión en histeroscopia, 73
- duración del estudio, 76
- elección del fluido, 75
- límites recomendados de los fluidos, 75
- mecanismos de absorción sistémica, 75
- medios de distensión, 74

- - de alta viscosidad, 74
- - de baja viscosidad, 74
- - gaseosos, 74
- - líquidos, 74
- - - características, 74t
- sobrecarga hídrica, 76
- técnicas y equipos, 76
Distrofia vascular endometrial, 231
- diagnóstico histeroscópico, 232
- estudios anatomopatológicos, 232
- etiopatogenia, 231
- tratamiento, 232
DIU de levonorgestrel (DIU-LNG) en
    istmocele, 356

E
Ecografía
- e histeroscopia, 117
- en diagnóstico de malformaciones uterinas
    congénitas, 268
- transvaginal, 181
- US2D, 117
- US3D, 117
Eje hipotálamo-hipofisario, 19
- fisiología uterina, 19
- hipófisis, 19
- - anatomía, 20f
- - circulación portal, 21
- - secreción hormonal, 21
Electrocirugía, 77
- componentes
- - intensidad de corriente, 77
- - resistencia o impedancia, 78
- - voltaje, 78
- efectos de la corriente en los tejidos, 79
- - de coagulación, 81
- - de corte, 80
- - electrolítico, 79
- - farádico, 79
- - térmico, 80
- principios básicos, 78
- - formas de onda eléctrica, 79
- - tipos de corriente, 78
- - - alterna, 79
- - - continua, 78
- - - pulsada, 78
- principios electroquirúrgicos aplicados a la
    cirugía, 81
- seguridad y riesgos, 82
- tipos de circuito eléctrico, 81
Endocervicoscopia, 564, 566
- descripción de patologías estructurales, 565
- indicaciones, 565
- técnica, 565
- - colposcopia, 565
- - especuloscopia, 565
- - hallazgos, 566
- - vaginohisteroscopia, 565
Endometrio, 12
- atrófico, 155
- - atrofia quística, 155
- - inactivo, 155
- - mixto, 155
- - no inactivo, 155

- - tras la menopausia, 239
- biopsia, 490
- - indicaciones, 490
- ciclo endometrial, 22; véase *Ciclo
    endometrial*
- disfuncional, características, 248
- - alteraciones de la fase descamativa, 249
- - fase lútea insuficiente, 249
- - hiperplasia endometrial, 249
- - inactivo, hipotrófico o atrofia, 248
- - proliferativo desordenado, 249
- durante la edad reproductiva, 118, 153
- - fases, 153
- - - menstrual, 119, 154
- - - periovulatoria
- - - proliferativa, 118, 153
- - - secretora o lútea, 118, 154
- en la menopausia, 119
- microcalcificaciones, 222
- miomas, 120
- pólipos, 119
- previo a la menarquia, 118
- refractario fino, 431
- - causas, 433
- - - cirugía, 433
- - definición y prevalencia, 431
- - diagnóstico, 434
- - - endometritis, 433
- - estrategias terapéuticas, 438t
- - histología y fisiopatología, 432
- - malformaciones uterinas, 433
- - manifestación clínica e impacto
    reproductivo, 434
- - radioterapia, 433
- - tratamiento y prevención, 435
- - - cirugía/síndrome de Asherman, 435
- - - radioterapia, 435
Endometriosis
- cervical, 173
- vaginal, 167
- transformación decidual, 247
- valoración en el ciclo menstrual, 248
- y medicamentos que le afectan, 250
- - análogos de la hormona liberadora de
    gonadotropinas, 258
- - - decidualización estromal, 253
- - anticonceptivos solo con gestágenos, 255
- - - acetato de medroxiprogesterona, 256
- - - dienogest, 255
- - - levonorgestrel, 256
- - danazol (andrógeno), 258
- - inhibidores de la aromatasa, 253
- - medicamentos no hormonales, 259
- - moduladores selectivos de los receptores
    de estrógenos, 250
- - - bacedoxifeno, 252
- - - ospemifeno
- - - raloxifeno, 252
- - - tamoxifeno, 250
- - moduladores selectivos del receptor de
    progesterona, 258
- - terapia hormonal sustitutiva, 256
Endometritis, 37
- crónica, 159, 201

- - abortos de repetición, 402
- - criterios histeroscópicos, 160
- - definición, 201
- - diagnóstico, 204
- - - dilución de sindecano-1, 204
- - - histeroscópico, 205, 424
- - - método Delphi, 206
- - etiología, 201
- - fisiopatología, 202f, 203
- - impacto en el proceso reproductivo, 207
- - - aborto de repetición, 210
- - - fracaso de implantación, 208
- - prevalencia, 201
- - tratamiento antibiótico, 435
- - y adherencias intrauterinas, 212
- - y endometriosis, 214
Endoscopia
- bases, 45
Endoscopio
- de Bozzini, 47f
- de Desormeaux, 47f
Essure®, 411
- complicaciones, 413
- eficacia y tasa de embarazos, 413
- esterilización histeroscópica, 411
- protocolo para el seguimiento, 412
Estenosis cervical, 54
Estenosis cervical, 172
- adquirida, 172
- clasificación, 55
- - de Bettocchi, 55t
- complicaciones, 56
- congénita, 172
- después de la cirugía, 60
- ecografía intraoperatoria, 58
- en la menopausia, 242
- epidemiología, 54
- patogénesis, 55
- síntomas, 56
- tratamiento
- - no quirúrgico, 57
- - - dinoprostona, 57
- - - laminaria, 57
- - - mifepristona, 57
- - - misoprostol, 57
- - quirúrgico, 58
- - - dilatadores, 58
- - - electrodo bipolar, 59
- - - medios mecánicos, 58
- - - vaginoscopia, 58
Esterilización histeroscópica, 409
- futuro, 415
- mécanica, 410
- métodos mixtos, 410
- - Adiana®, 410
- - Essure®, 411
- química, 409
- térmica, 409

F
Formación en histeroscopia, 143
- aprendizaje práctico, modelos, 146
- - avanzados, 148
- - básicos, 147

Formación en histeroscopia (*cont.*)
- - intermedios, 148
- aprendizaje teórico, 144
- - conocimiento del instrumental, 145
- - indicaciones y contraindicaciones, 145
- modelos de aprendizaje, 144
- - basado en competencias, 144
- - mentor-aprendiz, 144
- niveles de complejidad, 149
- proceso de aprendizaje, 143
- programa de formación GESEA, 150

G
Gestación
- histeroscopia, 385
- - contraindicaciones, 396
- - controversia de su uso, 387
- - indicaciones, 388
- - pasos para una correcta, 387
- - principios básicos, 385
- - - instrumental, 386
- - - medios de distensión, 386
- - - personal, 386
- - teoría

H
Hematometra, 228, 231
Hemivagina, 169
Hidrometra, 227, 230
Hidrosálpinx
- fallo de implantación, 446
Hiperplasia endometrial, 34, 157, 194, 249
- biopsia endometrial por histeroscopia, 560
- clasificación, 473
- - de la neoplasia intraepitelial endometrial
  (EIN), 474
- - de la OMS, 158, 473
- con atipia (EIN), 194, 479
- - evolución natural, 479
- - histerectomía, 479
- - terapia con progestina, 480
- diagnóstico, 475
- - biomarcadores, 475
- - diferencial, 475
- - ecografía transvaginal, 476
- - ecografía tridimensional, 476
- - histeroscopia, 158, 477
- ecografía, 122
- epidemiología, 473
- evolución natural, 475
- factores de riesgo, 474
- histeroscopia, 122
- manejo y tratamiento, 478
- - histerectomía, 481
- - medicamentos sin progestina, 482
- - otros tratamientos quirúrgicos, 482
- presentación clínica, 475
- sangrado en posmenopausia, 240
- sangrado uterino anormal (SUA), 194
- seguimiento, 483
- sin atipia, 194, 478
- - evolución natural, 478
- - observación, 479
- - terapia con progestágenos, 478

- terapia de mantenimiento, 483
- terminología y clasificación histológica, 475t
Hipófisis, 19
- anatomía, 20
- circulación portal, 21
- secreción hormonal, 21
Histeroembrioscopia, 377
- definición e indicaciones, 379
- equipo, 380
- - histeroscopio tipo Bettocchi®, 380
- historia, 377
- procedimiento, 381
- - canal endocervical, 381
- - cavidad uterina, 381
- - embrión, 382
- - espacio extracelómico, 382
- - saco amniótico, 382
- - saco gestacional, 381
- - vellosidades coriales y membrana corial, 382
- - vesícula vitelina, 382
- técnica, 380
Histerosalpingografía
- en diagnóstico de malformaciones uterinas
  congénitas, 268
- y diagnóstico de cáncer de endometrio, 490
Histeroscopia
- abordaje, 53
- - vaginoscopia, 53
- adenomiosis, 336
- ambulatoria, 85
- - anestesia local, 88
- - manejo del dolor, 85
- - - algoritmo, 94f
- - - óxido nitroso, 93
- - premedicación
- - - antiinflamatorios no esteroideos, 87
- - - benzodiacepinas, 88
- - - misoprostol, 88
- - - opiáceos, 88
- antes de técnicas de reproducción asistida, 419
- - eficacia con respecto a otras técnicas, 419
- - ventajas teóricas, 420
- asuntos legales médicos, 134
- - causas de litigios por negligencia médica, 135
- - elementos de una demanda por
  negligencia, 136
- - historia de litigios por negligencia
  médica, 136
- - prevención de litigios por negligencia, 137
- - - consentimientos informados, 137
- complicaciones, 617
- - embolia venosa gaseosa, 625
- - infección, 626
- - laceración cervical y creación de falsa vía, 621
- - lesión térmica, 625
- - perforación uterina, 623
- - sangrado excesivo, 622
- - síncope vasovagal, 617
- - síndrome de extravasación, 618
- con anestesia general, 94
- - manejo del dolor, 94
- - - posición de la paciente, 94
- de quirófano, 98
- desinfección y mantenimiento del material, 67

- - desinfectantes, 68
- - - glutaraldehído, 68
- - - ortoftaldehído, 68
- - métodos de esterilización, 68
- - - autoclave, 68
- - - con gas, 68
- - - Sterrad®, 68
- - en fallo recurrente de implantación, 443
- distensión, 73; véase *Distensión en
  histeroscopia*
- en consulta (in office), 97
- - complicaciones, 103
- - contraindicaciones, 101
- - de alta complejidad, 97
- - de baja complejidad, 97
- - en patologías específicas, 101
- - instrumental y equipos, 98
- - manejo preoperatorio de la paciente, 101
- - técnica quirúrgica, tiempos, 102
- - - cervical, 102
- - - uterino, 102
- - - vaginal, 102
- - ventajas, 98t
- en diagnóstico de malformaciones uterinas
  congénitas, 270
- en menopausia, 237
- equipamiento, 63
- - histeroscopios, 64
- - - flexibles, 64
- - - rígidos, 64
- - - semirrígidos, 64
- - iluminación, 64
- - material auxiliar de la consulta, 66
- - material operatorio, 65
- - - láser de diodo, 66
- - - minirresectoscopio, 66
- - - morcelador histeroscópico, 66
- - - medios de distensión, 66
- - mesa, 64
- - óptica, 65
- - recursos humanos, 64
- - sala, 63
- - sistema videóptico, 64
- - vainas, 65
- estandarización de procedimientos, 132
- - abordaje histeroscópico, 134
- - entorno, 133
- - manejo del dolor, 132
- - modelo de atención, 133
- - tipos de procedimientos, 133
- formación, 143; véase *Formación en
  histeroscopia*
- indicaciones, 101
- - diagnósticas, 101
- - terapéuticas, 101
- inicios, 46
- láser, 529
- manejo del dolor, 85
- - aspectos técnicos para disminuirlo, 85
- - importancia, 85
- - medicamentos, 107
- - - antiadherentes, 112
- - - gel de ácido hialurónico, 113
- - preparación cervical, 107

- - preparación endometrial, 108
- - preparación para el dolor, 110
- - - antiinflamatorios no esteroideos (AINE), 110
- - profilaxis antibiótica, 111
- - tratamiento hormonal posterior, 113
- moderna, 48
- - bases, 48
- - concepto *see and treat*, 49
- - en consulta (*in office*), 49
- - minirresector, 50
- - morcelador intrauterino o *shaver*, 50
- - ventajas, 50
- nódulos grasos aislados, 224
- organización de la unidad, 68
- preparación previa de la paciente, 69
- - consentimiento informado, 69
- - necesidad de interrupción de tratamiento previo, 70
- - tratamiento previo
- - - analgesia, 70
- - - preparación cervical, 70
- - - profilaxis antibiótica, 70
- - valoración e información previa, 69
- técnica, 86
- - entrada a cavidad uterina
- - entrada al canal cervical, 86
- - medio de distensión, 86
- terminología, 131
- y cáncer de endometrio, 490
- y contracepción, 409
Histeroscopio(s)
- de flujo continuo de Seymour, 48
- flexibles, 64
- inventariables o reutilizables, 508
- - flexibles o histerofibroscopios, 509
- - ópticas, 508
- láser diodo, 49
- minirresectosopios, 515
- resectoscopio, 513
- rígidos, 64
- semirrígidos, 64
- sistema de electrodos bipolar Versapoint®, 49
- usado en consulta, 507
- - características, 512t
- - - electrodos bipolares, 512
- - instrumentos auxiliares o quirúrgicos, 512
- - - mecánicos, 512, 513f
Hocico de tenca, 9

I

Implantación embrionaria, 26, 441
- fallo recurrente (FRI), 442
- - factores de riesgo, 442
- - fisiopatología endometrial, 442
- - histeroscopia diagnóstica, 443
- - incidencia, 442
- - métodos diagnósticos, 443
- - tratamiento, 445
- - - opciones médicas, 448
- fases, 27
Istmocele, 37, 267, 278, 595

- antecedentes, 596
- cirugía, 595
- - con minirresector, 598
- - con resector, 597
- - medidas postoperatorias, 597
- - medidas preoperatorias, 597
- diagnóstico, 197, 355, 595
- - histeroscopia, 596
- ecografía, 128
- etiología, 353
- fallo de implantación, 446
- histeroscopia, 129
- manifestación clínica, 355
- - dolor pélvico, 355
- - infertilidad, 355
- - sangrado uterino anormal (SUA), 355
- prevalencia, 353
- razones para tratar, 359
- tratamiento, 197, 356, 596
- - histeroscópico, 357
- - laparoscópico, 358
- - médico, 356, 596
- - - dispositivo intrauterino de levonorgestrel (DIU-LNG), 356
- - quirúrgico, 596
- - resección histeroscópica, 197
- - vía vaginal, 359
Istmoplastia histeroscópica, 358f

L

Laminaria
- en estenosis cervical, 57
- en diagnóstico de malformaciones uterinas congénitas, 270
Láser
- de diodo, 575
- - en miomectomía, 575
- - tratamiento de pólipos endometriales, 185
- en histeroscopia, 529
- - aplicación a la patología endometrial, 531
- - de argón, 530
- - de dióxido de carbono, 530
- - de neodimio y granate de itrio y aluminio, 530
- - de semiconductores o diodo, 530
Leiomioma
- fallo de implantación, 445
- miomectomía histeroscópica, 193
- sangrado uterino anormal (SUA), 192
- sistema de clasificación FIGO, 192
Ligamento(s)
- uterinos, 9
- - ancho, 10
- - - mesometrio, 11
- - - mesosálpinx, 10
- - fascia endopélvica, 11
- - redondos, 10
- - uteroováricos, 11
LNG-IUS (sistema liberador de levonorgestrel), 60

M

Malformación(es)
- aparato genital femenino, 267

- - adquiridas, 267
- - clasificación, 272
- - - VCUAM, 274t
- - tratamiento, 273
- arteriovenosa (MAV) uterina, 38, 232, 613
- - clínica, 233
- - diagnóstico, 233, 613
- - etiología, 233
- - manejo, 613
- - - expectante, 613
- - - histeroscopia, 614
- - tratamiento, 233
- müllerianas
- - clasificación, 273f
- - - ESGE Y ESHRE, 275f
- - - arcuato, 277
- - - bicorne, 278
- - - didelfo, 278
- - - septo completo, 277
- - - subsepto o septo parcial, 277
- - - unicorne, 278
- uterinas, 124, 263
- - - epidemiología, 267
- - cirugía, 436
- - congénitas, 266
- - - diagnóstico, 267
- - - epidemiología, 266
- - - etiopatogenia, 305
- - - prevalencia, 305
- - ecografía, 124
- - elección de la técnica diagnóstica, 271
- - histeroscopia, 124
- - técnicas quirúrgicas, 579
- - - antecedentes, 580
Menopausia
- cambios hormonales, 237
- e histeroscopia, 237
- manejo del endometrio engrosado, 242
- peculiaridades de la histeroscopia, 242
- - analgesia y anestesia, 243
- - complicaciones
- - estenosis cervical, 242
- - posición de la paciente, 244
- sangrado en posmenopausia, 239
- causas más frecuentes, 240
- terapia hormonal sustitutiva (THS), 256
- tibolona
- variaciones del cérvix y el útero, 238
- - endometrio atrófico, 238
Metaplasia
- endometrial, 217
- - clasificación, 217
- - - epitelial, 218
- - - estromal o mesenquimal, 220
- - definición, 217
- ósea, 39
Método(s)
- Delphi, 206
- - diagnóstico de endometritis crónica, 206
Metroplastia
- de Strassman, 313f
- histeroscópica, 300
Microcolpohisteroscopia
- examen, 468

Microcolpohisteroscopia (*cont.*)
- imágenes, 469
- material necesario, 467
- - endocámara, 467
- - microcolpohisteroscopio, 467
- - solución de Lugol, 468
- - tinta azul de Waterman, 468
Microcolpohisteroscopio
- de Hamou, 466
Mifepristona, 57
Minirresectoscopios, 515
- diferencias entre los distintos, 515
Mioma(s), 30, 572
- clasificación
- - de la FIGO, 31, 157
- - de la Sociedad Europea de Endoscopia
  Ginecológica (ESGE), 31, 572
- endometriales, 120
- - ecografía, 121
- - histeroscopia, 121
- - sangrado en posmenopausia, 240
- intramurales, 315
- miomectomía, 573
- - enucleación en Toto, 574
- - láser de diodo, 574
- - material mecánico y/o electrodos
  bipolares, 574
- - resectoscopio, 573
- - sistemas extractores de tejido/
  morceladores, 574
- - técnica *cold loop*, 573
- submucosos, 315
- - clasificación de la ESGE, 319t
- - clasificación de Lasmar, 534t
- - clasifición STEP-W, 319
- - diagnóstico, 317
- - etiología y etiopatogénesis, 316
- - evaluación prequirúrgica, 319
- - miomectomía con láser, 534
- - miomectomía histeroscópica, 319
- - síntomas clínicos, 317
- - - infertilidad, 317
- - - sangrado uterino anormal, 317
- - sistema de clasificación de la FIGO, 315
- subserosos, 315
- - morcelador hTRS, 523
- vaginales, 169
- y abortos de repetición, 401
Miomectomía
- con láser, 534
- - resultados, 536
- histeroscópica, 193, 320
- - ambulatoria, 320
- - complicaciones, 325
- - en quirófano, 322
- - técnicas, 323t
- - - asa fría de Mazzon (*cold loop*), 324
- - - láser, 324
- - - morcelación, 323
- - - movilización y enucleación, 324
- - - *slicing*, 323
Miometrio, 12
Misoprostol, 57
- preparación cervical, 107

Morceladores, 520
- intrauterinos, 50
- mecánicos histeroscópicos (hTRS), 520
- - comparativa con el resectoscopio
  tradicional, 521
- - concepto, 520
- - diseño estructural, 520
- - histeroscopio, 520
- - mecanismo de acción, 521
- - muestreo endometrial dirigido, 526
- - patologías a tratar, 523
- - tipos
- - - Aveta®, 528
- - - Biggatti Shaver®, 527
- - - Symphion®, 527
- - - TruClear®, 526
- tratamiento de pólipos endometriales, 185
Mucometra, 229
Muñón cervical (*cervical stump*), 171

N

Nódulos grasos aislados, 224

P

Perforación uterina, 627
Perimetrio, 13
Permeabilidad tubárica, 451
Piometra, 229, 230
Plica palmatae, 26, 170
Polipectomía, 570
- electrodos bipolares, 571
- histeroscópica, 190
- - ambulatoria (*in office*), 191
- - instrumentos, 190
- láser de diodo, 571
- material mecánico, 570
- técnicas, 570
- - instrumental mecánico, 570
- - resectoscopio/minirresectoscopio, 570
Pólipo(s)
- cervicales, 172
- endometriales, 32, 156, 177, 189
- - abortos de repetición, 403
- benignos, 119
- - clasificación, 177
- - definición, 177
- - diagnóstico, 181
- - - biopsia «a ciegas», 182
- - - ecografía transvaginal, 181
- - - histeroscopia, 182
- - - histerosonosalpingografía, 182
- - ecografía, 120
- - epidemiología, 179
- - etiología, 178
- - factores predisponentes, 179
- - fallo de implantación, 445
- - funcionales, 156
- - malignos, 119
- - manifestación clínica, 179
- - - sangrado uterino anormal (SUA), 179
- - no funcionales, 156
- - polipectomía con láser, 531
- - potencial oncológico, 180
- - - factores de riesgo de malignidad, 180f

- - resultados tras la polipectomía, 186
- - sangrado en posmenopausia, 240
- - seudopólipos, 156
- - tratamiento
- - - conservador, 183
- - - morcelador hTRS, 523
- - - quirúrgico, 184
- tubáricos, 174
- vaginales, 166
- - clasificacion PALM-COEIN, 32

Q

Quiste(s)
- adenomiósico, 330
- de Naboth, 55, 171, 464
- - estenosis cervical, 55

R

Regla del 10, 298
Reproducción asistida
- histeroscopia antes, 419
- - posible efecto beneficioso, 426
Resectoscopio, 49, 513
- asas y electrodos, 514
- características especiales, 515
- histeroscopia quirúrgica, 513
- ópticas, 514
- vainas, 514
- en diagnóstico de malformaciones uterinas
  congénitas, 270
Restos gestacionales retenidos, 123, 367, 598
- antecedentes históricos, 599
- clasificación de Gutenberg, 162, 370
- diagnóstico, 369, 598
- - diferencial, 370
- - - enfermedad trofoblástica, 372
- - - malformación arteriovenosa uterina, 371
- - ecografía con o sin Doppler, 369
- ecografía, 124
- fertilidad y resultados obstétricos, 375
- histeroscopia, 124
- histología, 374
- incidencia y factores de riesgo, 367
- manifestación clínica, 369
- medidas postoperatorias, 600
- medidas preoperatorias, 600
- opciones terapéuticas, 372
- - expectante, 372
- - manejo médico, 373
- - tratamiento quirúrgico, 373
- patogénesis, 368
- patrones histeroscópicos, 162
- principios de la cirugía, 600
- - con medios mecánicos, 601
- - con morcelador intrauterino, 601
- - con resector, 601
- síntomas, 598

S

Sangrado uterino anormal (SAU), 131, 189
- causas, 29
- - estructurales, 29
- - no estructurales, 29
- clasificación PALM-COEIN, 131

- adenomiosis, 334
- biopsia endometrial por histeroscopia, 559
- coagulopatía, 195
- definición, 541
- en istmocele, 355
- en pólipos endometriales, 179
- endometrial, 195
- - histeroscopia, 195
- histeroscopia diagnóstica, 241
- iatrogenia, 196
- no clasificado, 196
- opciones terapéuticas, 542
- - ablación-reseccion endometrial, 542
- - hormonal con DIU-LNG, 542
- sistema PALM-COEIN, 189
Sarcoma(s)
- endometrial, 36
- - diagnóstico, 503
- - - histeroscópico/endocervicoscópico, 503
- uterinos, 501
- - definición, clasificación y etiología, 501
- - - carcinosarcomas, 502
- - - del estroma endometrial, 502
- - - leiomiosarcomas, 502
- - diagnóstico, 502
- - manifestación clínica, 502
- - tratamiento, 504
Sedación consciente
- en histeroscopia, 93
- - fentanilo, 94
- - midazolam, 94
- - remifentanilo, 94
Septo uterino
- septoplastia, 533
- - con láser, 533
- vasovagal
- - diagnóstico, 617
- - en histeroscopia, 617
Síndrome(s)
- de Asherman o adherencias intrauterinas, 38
- de Herlyn-Werner-Wunderlich u
  OHVIRA, 169, 313
Solución de Lugol, 468

T
Tabiques vaginales, 168
- longitudinales, 169
- transversales, 168
Tinta azul de Waterman, 468
Trastorno(s)
- de la ovulación, 195
- - histeroscopia, 195
- - sangrado uterino anormal (SUA), 195
Trompas de Falopio, 174
- patrones histeroscópicos, 174
- - pólipos tubáricos, 174
- - *tubal ostia sunshine*, 175
- permeabilidad tubárica, 451
- - abordajes histeroscópicos, 452
- - - cromoperturbación histeroscópica, 453
- - evaluación no histeroscópica, 451
- - - infusión de burbujas de aire, 454
- - - observación de paso espontáneo, 456
Tuberculosis genital, 160

U
Útero
- anatomía, 7
- - cavidad uterina-cavidad endocervical, 9
- - cuello o cérvix uterino, 9
- - cuerpo uterino, 8
- - istmo, 8
- - ligamentos uterinos, 9
- - - ancho, 10
- - - fascia endopélvica, 11
- - - parametrio, 9
- - - redondos, 10
- - - uteroováricos, 11
- arcuato, 277
- bicorne, 126, 278, 310, 589
- - clasificación, 310
- - diagnóstico, 312
- - - ecografía 3D, 312
- - - histerosalpingografía, 312
- - - histeroscopia, 312
- - - resonancia magnética, 312
- - ecografía, 126
- - histeroscopia, 126
- - incidencia, 310
- - manejo, 312
- - manifestación clínica, 311
- - patología asociada, 311
- - resección parcial del septo uterino, 589
- contractilidad, 25
- didelfo, 278
- - síndrome de Herlyn-Werner-Wunderlich, 313
- dismórfico, 124, 278, 586
- - abortos de repetición, 405
- - cirugía con tijeras, 587
- - definición, 294
- - desarrollo uterino, 294
- - diagnóstico
- - - ecografía 3D, 297
- - - histerosalpingografía, 297
- - - regla del 10, 298
- - ecografía, 124
- - en T, 124, 294
- - - regla de los 10, 125
- - etiología, 295
- - - dietilestilbestrol (DEB), 295
- - histeroscopia, 125
- - infantil, 124, 294
- - manifestación clínica, 296
- - medidas postoperatorias, 587
- - medidas preoperatorias, 586
- - metroplastia con electrodo bipolar
    (Versapoint®), 587
- - minirresector/resector, 588
- - otros, 294
- - prevalencia, 295
- - principios de la cirugía, 586
- - tratamiento, 299, 538
- - - con láser diodo, 538, 588
- - - metroplastia histeroscópica, 300
- - visión histeroscópica, 299f
- embriología, 3
- - criterios ecográficos para el diagnóstico, 270f
- fisiología, 19
- - eje hipotálamo-hipofisario, 19

- histología, 12
- - endometrio o túnica mucosa, 12
- - miometrio o túnica muscular, 12
- - perimetrio o túnica serosa o peritoneal, 13
- inervación, 16, 89
- patología, 29
- - alteraciones estructurales, 29
- - - adenomiosis, 33
- - - anomalías congénitas, 30
- - - cáncer cervical, 36
- - - cáncer de endometrio, 35
- - - hiperplasia endometrial, 34
- - - miomas, 30
- - - pólipos endometriales, 32
- - - sarcoma, 36
- - alteraciones funcionales, 37
- - - endometritis, 37
- - - istmocele, 37
- - - malformación arteriovenosa, 38
- - - metaplasia ósea, 39
- - - síndrome de Asherman, 38
- septo, 125
- - clasificaciones ecográficas, 126
- - completo, 277
- - complicaciones, 290
- - criterios para el diagnóstico, 269f
- - diagnóstico, 284
- - - histeroscopia, 284
- - histeroscopia, 126
- - implicación clínica, 282
- - medidas postoperatorias, 583
- - medidas preoperatorias, 583
- - - con láser diodo
- - - electrodo bipolar (Versapoint®), 584
- - - incisión sobre el septo, 581
- - - metroplastia histeroscópica con tijeras, 583
- - prinicipios de la cirugía, 581
- - - minirresector/resector, 584
- - seguimiento, 289
- - situaciones especiales, 585
- - - útero de Robert, 586
- - tratamiento, 286
- - - instrumentos miniaturizados, 288
- - - minirresectoscopio bipolar, 288
- - - morceladores, 289
- - - resectoscópico, 287
- - y abortos de repetición, 400
- subsepto, 277
- unicorne, 126, 278, 306, 588
- - clasificación, 307
- - - ecográfica, 126
- - con resector, 589
- - con tijeras, 589
- - diagnóstico, 309
- - histeroscopia, 127
- - incidencia, 306
- - manejo, 309
- - manifestación clínica, 307
- - medidas postoperatorias, 589
- - medidas preoperatorias, 589
- - patología asociada, 308
- - principios de la cirugía, 588
- vascularización
- - arterial, 13

Útero (*cont.*)
- - linfática, 15
- - venosa, 15

V

Vagina
- embriología, 265
Vaginitis, 167
Vaginoscopia, 53, 165

- cáncer vaginal, 168
- en estenosis cervical, 58
- endometriosis vaginal, 167
- epitelio vaginal, 165
- - en edad reproductiva, 165
- - en menopausia, 165
- lesiones de la cúpula vaginal, 169
- miomas vaginales, 169
- patología infecciosa, 166

- - condilomas vaginales, 166
- - vaginitis, 167
- pólipos vaginales, 166
- tabiques vaginales, 168
- técnica, 53
Virus del papiloma humano (VPH), 465
- infección, 465